国家社会科学基金项目
国家“十三五”重点图书
上海市教育委员会科研创新重点资助项目
上海中医药大学优秀团队（杏林团队）培育项目
上海文化发展基金会图书出版专项基金资助项目

汉文《大藏经》涉医文献的辑录与研究
——律部

主编　李兆健

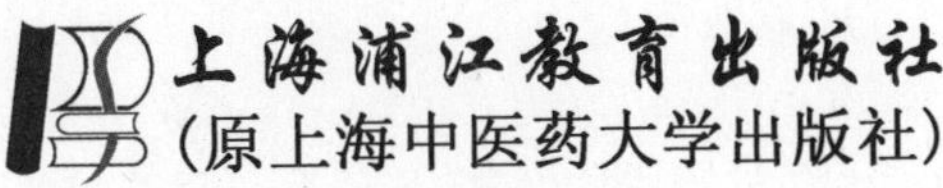

图书在版编目(CIP)数据

汉文《大藏经》涉医文献的辑录与研究. 律部/李兆健主编.
—上海:上海浦江教育出版社有限公司,2018.6
ISBN 978-7-81121-552-6

Ⅰ.①汉…　Ⅱ.①李…　Ⅲ.①大藏经—医学文献—研究　Ⅳ.①R793.51②B941

中国版本图书馆 CIP 数据核字(2018)第 109486 号

上海浦江教育出版社(原上海中医药大学出版社)出版
总社社址:上海市海港大道 1550 号上海海事大学校内　　邮政编码:201306
分社社址:上海市蔡伦路 1200 号上海中医药大学校内　　邮政编码:201203
电话:(021)38284910(12)(发行) 38284923(总编室) 38284910(传真)
E-mail: cbs@shmtu.edu.cn　URL: http://www.pujiangpress.cn
上海盛通时代印刷有限公司印装　上海浦江教育出版社发行
幅面尺寸:185 mm×260 mm　印张:58.25　字数:1418 千字
2018 年 6 月第 1 版　2018 年 6 月第 1 次印刷
责任编辑:黄　健　封面设计:赵宏义
定价:298.00 元

汉文《大藏经》涉医文献的辑录与研究——律部

编　委　会

主编　李兆健

编委　(以姓氏笔画为序)

丁洁韵　邓文文　王少墨　叶阳舸

苏　珊　李　洁　沈丽华　沈邹影

陈　正　陈　晓　陈　磊　郑　直

荆丽娟　胡　壮　郭显英　高葛秋子

崔　松　黄晓华　董志颖　蒋双静

蒋海平　薛　辉

前　言

20世纪以来，科学技术蓬勃发展，给人类带来了巨大而全面的影响，物质生活日益富足，疾病谱发生重大变化，感染性疾病的发病率和死亡率显著下降，寿命不断延长。但是，快速的节奏、频繁的应激、剧烈的竞争，给人类带来了空前的心理压力和社会适应问题，人们常常陷入无法言说的烦恼、痛苦之中。如何解决人类极其复杂而又必须认真对待的健康问题呢？

医学承担着维护人类身心健康的重任，是以人为研究对象的一门学问，不论过去、现在，还是未来，都不应该是一门纯粹的自然科学。人的生命价值和意义何在，如何尊重生命，是医学发展历程中必须时时面对的重要问题，遗憾的是当代医学对此缺乏足够重视。

宗教作为人类文明的重要组成部分，蕴藏着丰富的调节心身，获得“心身自在”的最佳理论和方法，闪烁、蕴含着古人的智慧和深邃的见解。长期以来，由于众所周知的原因，人们常常给宗教贴上了负面标签，将之视为主观、唯心的产物，甚至斥为迷信。

其实宗教是人类进化到一定阶段的产物。当人有了自我意识以后，察觉人和动物、植物一样，都要死亡，而且一旦死去就再也不会返回人世间。于是人们不禁提出这样的问题：“我是谁？”“我为什么活着？”“我从哪里来？最终到哪里去？”宗教的诞生就是要解决这些问题，消除人们的焦虑和恐惧，能够平静地面对人生和死亡。

可见，宗教与人类社会有着复杂的联系，它不仅反映出人的灵性世界和精神生活，而且还影响着人类的日常生活。宗教迄今仍对世界上大多数人产生着广泛而深入的影响，全世界70多亿人口中，至少有三分之二的人有着虔诚程度不一的各种宗教信仰。

佛教作为世界三大宗教之一，至今已有2 000多年的历史。佛陀以舍弃家庭、出离人间修行的方式证悟真理，但他悟道之后，还是积极回到人间，聚焦于人间的生、老、病、死，度化陷于苦难而不自知的众生，实现他为众生解除痛苦的愿望。

正是因为众生所处的社会始终是佛陀关心的对象，所以佛教传入中国后和中国原有的思想相接触，不断变化，不断发展，成为中华民族精神财富的重要组成部分，佛教也成为中国信众最多的宗教。

佛教文献浩如烟海，内容丰富，涉及范围广泛，既有与人类身体疾病问题有关的自然科学内容，更有与人类自身价值以及伦理、道德、规范等密切联系的社会学内容。佛教的意义系统应该在科学文化的背景下得到重新阐释。尤其是在中国构建和谐社会的进程中，佛教作为有着深刻和谐思想与和平理念的宗教，可以在缓和人与自然、人与人之间、心身之间的紧张关系、促进社会和谐等方面发挥独特作用。对于这笔巨大、细密又渊深的精神财富，现代自然科学和人文科学还未能全面地吸收和消化，难以被普通民众吸收。

从20世纪90年代中期起，我们开始尝试从佛教文献中撷取与心身调养相关的内容，并在上海市教委的资助下陆续设立了一些科研项目。在此基础上，2011年申报的"汉文《大藏经》中涉医文献的辑录与研究"入选国家社会科学基金项目。

该研究设想辑录、梳理佛教在宇宙观、心身观、生死观、终极关怀、人与自然、人与人、临终关怀等问题上的独特见解，尝试运用哲学、伦理学、医学、心理学（含心理治疗学）、文化人类学等理论加以剖析，使佛教文化中维护心身健康的理论与方法得到真实、完整的总结和弘扬。

课题研究所辑录的文献出自《大正新修大藏经》，标点基本采用中国台湾中华电子佛典协会出版的《CBETA电子佛典集成》(2014版)，所有原文均未做校注，仅纠正了明显的错字。同一人物、地点在不同汉译经文中的不同用字，如大目犍连，又作大目健连等，一律遵循原译，不作更改。

课题研究过程中，得到了慧明、智度、亚蕴、定慈法师，周瑞金、吕会霖、肖泽萍、李天纲、孙时进、沈雪峰、严世芸、王庆其、段逸山、朱伟常、朱邦贤、张如青、陈跃来等教授的指导，谨致真挚的感谢。

本研究团队入选上海中医药大学"优秀学科团队培育"（杏林团队）计划，获得大力支持，充分保证了研究的顺利进行。

本书是国家社会科学基金项目"汉文《大藏经》中涉医文献的辑录与研究"的阶段性成果之一，编写过程中陈士强教授在百忙之中一直给予详尽的、极具意义的指导，万分感谢！本书的出版还得到了国家古籍整理出版专项经费和上海文化发展基金会图书出版专项基金的资助。

感谢王庆其教授为本书题写书名、潘华敏教授篆印：于诸病苦为作良医（语出《华严经普贤行愿品》）。

由于我们能力有限，难免挂一漏万，不当之处，尚祈不吝指正。

"汉文《大藏经》中涉医文献的辑录与研究"课题组

二〇一六年三月

总目录

汉文《大藏经》律部医学内容略说

目　录

第一部分　律部文献的主要内容

第二部分　医学内容

第三部分　饮食问题

第四部分 日常生活

第五部分 心身调摄

第六部分 小 结

第一部分 律部文献的主要内容

一、戒律的含义、起源与主要内容

律，是佛教戒律类经典的汇编，是佛教经、律、论三藏的重要组成部分。《宗教大辞典》(1998)认为："戒律合梵文 iila(尸罗)和 Vinaya(毗奈耶)字意译而成。佛教名词。泛指佛教为出家、在家信徒制定的一切戒规。'戒'是'禁止'的意思。'律'是'调伏'的意思。按内容可分为持戒与作持戒两大类。"佛教戒律是佛门的根本，涵盖佛教信众必须受持的各种止恶行善的戒法条文，僧尼(指男性、女性出家修行的人)日常生活的行仪规范，以及僧团组织、制度和行事等诸多内容，是佛教徒、佛教信众修行入道的基础，被誉为"佛门的纲纪，入道的基阶"(陈士强. 大藏经总目提要·律藏[M]. 上海:上海古籍出版社，2015:3-4.)，在佛教"戒""定""慧"三学中，位居第一。"若人依毘尼为行则得入定，得定便具三达智，此是戒为行本，因三昧故便具六通。若人修学阿毘昙，能生实智慧，实慧既生便具四辩"(《善见律毘婆沙·卷第一》)，戒、定、慧是正确的修行顺序，戒是定的基础，定然后修习佛教理论才能令人生智慧。因为"以戒净故易得禅定，定心清净发生智慧，福德具足成五分法身一切种智"(《净心诫观法·诫观智差别福田不等法第二十九》)，守戒容易得到禅定之境，获得智慧，达到超越生死的目的。

戒律的建立是一个缓慢而逐渐形成的过程，创始者当为佛陀(释迦牟尼)。佛陀(释迦牟尼)身为王子享尽荣华富贵，面对生老病死却同样无计可施。为了超越生死、获得解脱，他毅然抛下一切，出家修行。佛陀遍访名师，精勤修行，经过六年苦行却形体枯瘦，精神衰惫，无法获得解脱。遂从座起，入尼连禅河洗浴，接受了牧女的乳糜供养，在伽耶村的毕钵罗树下，敷座而坐，誓言不获正知绝不起身。经过四十九天的禅坐，豁然大悟，妙契宇宙人生真谛，获得了无上解脱之道。

佛陀得道后首先往波罗奈国鹿野苑，度憍陈如等五侍者，第二年，又度化了波罗奈国长者善觉之子耶舍及其朋类五十人。佛陀在鹿野苑三个月，度化弟子五十六人后，独自一人去摩揭陀国王舍城，在途中度化了拜火教徒优楼频螺迦叶、那提迦叶和伽耶迦叶三兄弟及其属下徒众一千人。并率领他们到王舍城。摩揭陀国王频婆娑罗王听闻佛陀的说法，心悦诚服，率大众皈依佛陀，在王舍城中迦兰陀竹园为佛陀建立了精舍。佛陀在竹林精舍弘法时，婆罗门舍利弗、目犍连闻佛陀弟子马胜比丘的说法后，率领弟子二百五十人，至竹林精舍依佛出家。至此佛陀已有了一千二百五十人的僧团。

"如来未为诸比丘结戒。何以故？比丘中未有犯有漏法。若有犯有漏法者，然后世尊为诸比丘结戒，断彼有漏法故"(《四分律·卷第一》)。僧团形成之初，出家修行的徒众动机较单纯，他们中的许多人原先就是"外道"出家者("梵志")，习惯于苦行，时刻呵责自己，约束自己的言行。他们弃长期信奉的"外道"转而皈依佛陀是为了超越生死，找到真正的解脱之道。所以佛陀开示僧众的只是如何从正面修养身心，并没有制定强制性的戒法条文。后来因信众日益增多，僧团规模不断扩大，人员良莠不齐，违背佛陀教诲甚至与世俗伦理相悖的行为

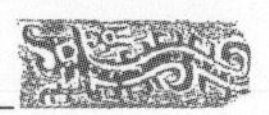

多有发生。为了确保僧团的秩序，规范修行者的日常行为，佛陀依据“随犯随制”“无犯不制”的原则，相继制立了一批以制止恶行为主旨，重轻不等的禁戒条文。每一条戒律都是由于某一位僧人犯了错，遭到外人或“外道”的讥嫌，佛陀在听到其他弟子的禀告之后才制立的。不是在僧人没有犯过失之前，事先就预设一套戒法，公布于众的(陈士强. 大藏经总目提要·律藏[M]. 上海:上海古籍出版社，2015:4.)。从语义学的角度来说，“戒”“律”是有区别的。“律”的含义较广，能够包摄“戒”，“戒”的含义较狭，它不能替代“律”，但在非限定情况下，“戒”“律”二字又是可以通用的(陈士强. 大藏经总目提要·律藏[M]. 上海:上海古籍出版社，2015:4.)，或者合用。

“佛说戒律，为欲止恶因，止恶故生不悔心，因不悔心故，得生欢喜。因欢喜故，得生安乐。因安乐故，得生三昧。因三昧故，得生慧眼。因生慧眼故，而生厌污。因厌污故，而得离欲。因离欲故，而生度脱。因度脱故，得度脱智。因度脱智，次第得入涅槃。为欲言故，为欲说故，为依止故，为欲闻故，如是次第心得度脱智，是故殷懃当学毘尼。此是毘尼处说根本”(《善见律毘婆沙·卷第四》)。戒律能制止信众做不好的事，这样在修行的道路上就不会后悔，因此就会内心欢喜。内心欢喜，身心就会安乐，身心安乐就会进入三昧的状态，在三昧的状态下就会生慧眼，生慧眼就会使人厌恶污秽，厌恶污秽使人离欲，离欲就会使人修行超越生死的方法，然后入涅槃、超越生死。佛教戒律的根本精神是要信徒防非止恶，修习善行，超越生死。“戒是佛法之平地，万善由之生。又戒一切佛弟子，皆依而往，若无戒者，则无所依，一切众生由戒而有。又戒入佛法之初门，若无戒者，则无由入泥洹城也。又戒是佛法之瓔珞，庄严佛法”(《萨婆多毗尼毗婆沙·卷第六》)。佛陀将持戒作为修持佛法的基础和获得解脱的重要保证，他认为信仰佛教者首先应守持戒律，只有在持戒的基础上，才能进一步去修习禅定，证得智慧(孙亦平. 论佛教戒律的特点及其在佛教发展中的作用[J]. 佛学研究，1998:351-357)。

“由此因缘我观十利，为声闻弟子于毘奈耶制其学处。云何为十？一、摄取于僧故；二、令僧欢喜故；三、令僧乐住故；四、降伏破戒故；五、惭者得安故；六、不信令信故；七、信者增长故；八、断现在有漏故；九、断未来有漏故；十、令梵行得久住故”(《根本说一切有部毘奈耶·卷第一》)，佛陀认为制定戒律有十种好处：一、摄取于僧，即戒律有利于管理僧团；二、令僧欢喜，即遵守戒律能使僧众情绪稳定；三、令僧乐住，即有助于僧众安心修行；四、降伏破戒，即依戒行事能使僧团中不依法的人和事得到应有的制裁；五、惭者得安，即帮助犯戒者改邪归正；六、不信令信，即戒律具有教化社会的意义，若僧人严持戒律，就会有庄严的外在形象，就能使不信佛的民众皈依佛门；七、信者增长，即使信佛之人更加坚定自己的信仰；八、断现在有漏，即以戒为师，能断除当下的痛苦烦恼，不造恶业，这样就不会种下苦因；九、断未来有漏，即未来的烦恼也会断除；十、令梵行得久住，即令佛法久住，能世代流传下去。

“犯罪者知法，顺法者成就；戒律亦如是，如王治正法。如医观众病，进止得其所；可治则进药，不可者则舍……如合和众药，择去不良者；病者服除愈，身康得安乐。如是念修戒，能避诸恶行；除诸结使患，安隐入涅槃……禁戒犹慈母，守护于行者”(《四分律·卷第一》)，戒律如同药物，守持戒律就是服药，所以戒律对于人们避免恶行、灭除结患具有重要的意义。

“戒者名制，能制一切不善之法”(《优婆塞戒经·卷第七》)，佛陀认为制定戒律是为了制止不善的行为、语言和意识；“戒者，名曰迮隘，虽有恶法，性不能容，故名迫迮”(《优婆塞戒经·卷第七》)，“迮隘”，狭隘貌、紧靠貌，戒是用来约束言行、意识，不让其产生恶行；“戒者，名曰清凉，遮烦恼热不令得入”（《优婆塞戒经·卷第七》），戒是为了清除人的烦恼；“戒者名学，学调伏心智慧诸根”（《优婆塞戒经·卷第七》），戒是为了调摄心身。总而言之，戒律就是对意识、行为和言语的约束。戒律对于佛门来说类似于世俗社会的法律，“或是佛法罪非世界罪，或世界罪非佛法罪，或亦佛法罪亦世界罪，或非佛法罪非世界罪”（《大比丘三千威仪·卷上》），戒律的要求与世间律法虽有相合之处，但高于世间律法。既有任何时候都必须信守的戒律，也有在一定条件下可以灵活变化的律法。“如我言者，是名随时。在此时中应行此语，在彼时中应行彼语，以利行故皆应奉持”（《舍利弗问经》），制定戒律的目的是为了更好地修行，所以戒律在不同的时间和环境下可以相应调整。“菩萨戒内不戒外也”（《佛说菩萨内戒经》），佛家强调内心的修持，是真正的信受戒律，而不仅仅是外在的遵守戒律的行为。“是故一切善不善法，心为根本”（《优婆塞戒经·卷第七》），言行有无犯戒是人的精神意识决定的。发誓信守戒律，但仍有违反戒律的言行虽停止不再犯仍然是犯戒，如果没有发誓，停止犯戒的行为后就不是犯戒。

戒条的总体又被称为“婆罗提木叉”，意为解脱（Prātimoksa），亦译“波罗提目叉”“钵喇底木叉”，意译“从解脱”“随顺解脱”“别解脱”等。谓遵守规戒可解脱一切烦恼，也称为“戒本”（任继愈. 佛教大辞典［M］. 南京：江苏古籍出版社，2002：853）。其内容包括止恶和扬善，即“禁止”和“可行”两个方面。

戒律包括：二波罗提木叉（比丘、比丘尼戒）、二十三蹇陀（键度）、波利婆罗（附随）（《善见律毘婆沙·卷第一》）。“波罗提木叉”包括比丘、八篇和尼戒七篇。比丘八篇为四波罗夷（波罗市伽法）、十三僧残、二不定法、三十尼萨耆波逸提法（舍堕法）、九十波逸提法（单堕）、四提舍尼法（波罗提提舍尼法）、众学法、灭净法。比丘尼七篇为八波罗夷法、十七僧残法、三十尼萨耆波逸提法、一百七十八波逸提法、八提舍尼法、众学法、灭净法。二十三蹇陀（键度）包括夏安居键度、皮革键度、衣键度、布萨键度等（陈士强. 大藏经总目提要·律藏［M］. 上海：上海古籍出版社，2015：596.）。

佛陀指出违反戒律，根据情节轻重会分别承受不同的报应。波罗夷，梵文 Pārājikā。亦称“波罗市迦”，意为“极恶”。为戒律中之严重罪（任继愈. 佛教大辞典［K］. 南京：江苏古籍出版社，2002：853）。僧残，音译“僧伽婆尸沙”。比丘戒中的第二类。波罗夷为不可赦之重罪，而此罪尚有“残命”可救（任继愈. 佛教大辞典［M］. 南京：江苏古籍出版社，2002：1 292）。波逸提，亦译“波夷提”“波夜提”“贝逸提”，意译“堕”。轻罪的一种，犯者经忏悔可灭罪，否则据称死后堕地狱等（任继愈. 佛教大辞典［M］. 南京：江苏古籍出版社，2002：853）。波罗提提舍尼，即“提舍尼”。意为“悔过法”。为比丘戒中的第六类，犯此戒时，必须向其他清净比丘发露忏悔，是轻罪的一种（任继愈. 佛教大辞典［M］. 南京：江苏古籍出版社，2002：853）。突吉罗，意译“恶作”“小过”“轻垢”“失意”“应当学”。轻罪，包括恶作、恶语在内的一切轻微违戒的罪（任继愈. 佛教大辞典［M］. 南京：江苏古籍出版社，2002：963）。偷兰遮，意为“大罪”“重罪”“粗罪”。佛教戒律。指五篇之外的一切重罪，属波罗夷和僧残的未遂罪；又指七聚之一（任继愈. 佛教大辞典［M］. 南京：江苏古籍出版社，2002：1 113）。尼萨耆婆逸提法，即捨堕。意为“尽捨”。其事皆于财物上犯，故罚其在僧尼中捨材物，若不忏悔，则结堕狱之罪，故曰“堕”（任继愈. 佛教大辞典［M］. 南京：江苏古籍出版社，2002：1 095）。不定法，也称“不定地法”，指善、恶等性质不确定的心理活动（任继愈. 佛教大辞典［M］. 南京：江苏古籍出版社，2002：264）。众学法，全称“众多学法”。比丘戒中的第七类，

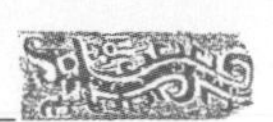

此戒轻微易犯，当顺心学，不立罪名，故云“应当学”。此有一百戒，如“不整齐著内衣”“白衣舍内蹲坐”“静默入白衣舍”“戏笑入白衣舍”“含食语”“塔下啼唾”等。比丘尼戒中之“众学法”与比丘戒内容完全相同（任继愈. 佛教大辞典[M]. 南京：江苏古籍出版社，2002：548）。灭诤法，指在僧团中，有了纷争，乃至对于某一个问题形成两派不同而对立的意见时，就用“灭诤法”来解决。为比丘戒中的第八类，共有七条，称为“七灭诤”，如“使双方对决于现前”“决是非于多数”“对精神异常者，待其治愈”等。比丘尼戒中灭诤法与此全同（任继愈. 佛教大辞典[M]. 南京：江苏古籍出版社，2002：382）。

二、僧团制度与戒律

佛陀在带领弟子们修行的过程中，为了维护僧团的和合，减少外界的干扰，保证修行的正常进行，制定了一系列特有的制度，包括毗尼摩得勒伽和犍度、受戒、布萨、安居与自恣、羯磨、衣食。

佛陀制定的僧团的各项制度和行事，最初被称为“毗尼摩得勒伽”，意为律的“本母”，指僧团制度和行事的纲目。“摩得勒伽”是“论义”的别称。从今传的律典来看，“毗尼摩得勒伽”的叙述形式，有先列“本母”总目（又称“标母”），然后逐一解释事项的，如《萨婆多部毗尼摩得勒伽·卷五》；有未列“本母”总目，但行文所释事项，实际上是以“本母”为序展开的，如《十诵律·比尼诵》；也有先逐一解释事项，然后以“摄颂”的形式给出“本母”，如《摩诃僧祇律》。

在“毗尼摩得勒伽”的基础上，渐次集成，便形成了广律中的“犍度”。“犍度”，意为“篇”“聚”“品”，是律典和论典均使用的术语，从唐义净将《根本说一切有部》的单篇“犍度”均译作“某事来看”，律典中的“犍度”又称“律事”，指僧团的制度和行事的分类编集。“毗尼摩得勒伽”是律事的细项，“犍度”则是包纳细项的大类（陈士强. 大藏经总目提要·律藏[M]. 上海：上海古籍出版社，2015：67.）。

“受戒”，指的是通过一定的仪式，接受佛陀制定的戒法。受戒包含出家和在家两类人，三皈依是一切佛教信众都要首先受持的最基本的戒法。

“布萨”，亦译“优波婆素陀”“优婆娑”“布萨陀婆”“布沙他”“褒洒陀”等，意译“善宿”“长养”“断增长”“说戒”“净住”等。佛教修行制度。源于古印度的祭祀法，在每月新月祭和满月祭之前，要举行预备性祭祀，称“布萨”。此时祭主须断食、持戒，使自己身心清净。佛教则采用布萨作为检查、督促僧尼遵守戒律的方法。佛教僧团规定出家僧尼每半月集会一次，诵习波罗提木叉戒本。参加者同时应反省过去的半月中，自己在身口意三方面有无违反戒律的行为。如有犯戒，应当众忏悔。佛教认为这样的活动可使出家僧尼随时注意遵守戒律，长养善法，增长功德。在家信徒在六斋日遵守八戒，也称为布萨（任继愈. 佛教大辞典[M]. 南京：江苏古籍出版社，2002：376）。

“布萨”，是僧团定期的集体活动，有一套指导运作的规则。

“安居”，又作“夏安居”“雨安居”“坐夏”“结夏”，古印度一年分为三季，其中雨季有四个月，为了不踩杀虫蚁草木，佛陀要求僧人在每年雨季这三个月须定居一处，摄心修行。

在“夏安居”结束之日为“自恣日”，僧众要举行“自恣”活动。“自恣”，意译为“满足”“喜悦”“随意”，指请他人根据所见、所闻、所疑，任意举发自己所犯之罪，即请求他人批评举罪。

“羯磨”，指僧团按戒律处理僧侣个人或僧团事务时的各种集体活动。对于这些活动，律藏中有许多专门的具体规定，如“比丘羯磨”“比丘尼羯磨”中的种种“羯磨法”（任继愈. 佛教大辞典［M］. 南京：江苏古籍出版社，2002：1 329）。

“衣食制度”，是佛陀关于出家修行的僧众服装、食物等方面的规定。佛陀虽然认为衣食住药是修行得以进行的必要资生物资，但强调对这些物质的贪求同样会妨碍修行，所以对弟子的衣食住药作了严格的限定。

佛陀制定的毗尼摩得勒伽和犍度、受戒、布萨、安居与自恣、羯磨、衣食等一系列制度，都在戒律中得到了很好的体现。

汉文《大藏经》律部文献是佛教戒律文献的汇编，戒律是建立在佛教信仰基础上的一整套关于心身调节、行为准则和生活方式的相关要求，它将佛教信仰与人们的实际生活相结合，对佛门弟子修行、衣食住行、个人卫生做了严格规定。戒律文献中包含了丰富的医药学知识，其独特的修持方法对指导人们建立正确的认知、拥有良好的生活态度、保持人格健全和身心健康有着十分重要的意义，以下简述之。

 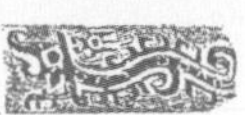

第二部分　医学内容

一、对人体生理、心理的认识

“如来能度众生，令过崄难”“一者生难，二者病难，三者老难，四者死难。如是诸难，如来能度脱，令得安乐处，故名为师”(《善见律毘婆沙·卷第四》)，从胎儿脱离母体到人世间开始独立生存一直到老，每个人都要经历生、老、病、死等诸般苦难。律部经典中对于人从生到死整个生命过程中的众多生理情况的认识颇为完善。

“寿命百年有其十位，初谓婴儿位，卧于襁褓。二谓童子，乐为儿戏。三谓少年，受诸欲乐。四谓少壮，勇健多力。五谓盛年，有智谈论。六谓成就，能善思量巧为计策。七谓渐衰，善知法式。八谓朽迈，众事衰弱。九谓极老，无所能为。十谓百年，是当死位”(《根本说一切有部毘奈耶杂事·卷第十二》)，佛陀将人生分为婴儿、童子、少年、少壮、盛年、成就、渐衰、朽迈、极老、百年等十个阶段(位)。婴儿，指在婴儿时期，人尚处襁褓之中，智识始开，饮食、二便皆由他人护理；童子，指在童蒙时期，身体发育迅速，好嬉笑打闹，无忧无虑；少年，指在青春期中，身体第二性征开始发育，心理活动也随之发生变化，对诸多欲乐有了切身体验，也萌发了渴求欲乐之心；少壮，指在青年时期，体格强健，勇猛有力；盛年，指在青壮年时期，随着生活阅历的增加，智慧增长，爱高谈阔论；成就，指在壮年时期，生活的积淀令人足智多谋、精明能干，在各项事务的处理上游刃有余、张弛有度；渐衰，指开始进入暮年时期，身体的各项机能开始渐渐衰退，在对事情的处理上也开始有力不从心之感，但在对人生的反思过程中，渐渐熟稔了为人处世的法则，通晓了人情世故的各种道理；朽迈，指在暮年古稀之时，人的身心状态每况愈下，在统调各种关系方面心有余而力不足，只能望洋兴叹；极老，指在老年晚期，身心极度衰惫，无所能为，了无生气；百年，指在死亡之际，身体四大开始分解，开始出现精气衰败、阴阳离绝的死亡征兆。在每个阶段中，人随着生理、心理的变化而展现出各不相同的生命形态和生活状态。

对于人体的基本构架，佛陀认为包括身相和心相，身相由九万九千毛孔、八百种风、八万户虫、三百六十骨节(顶骨有九块，牙齿有三十二颗等)等构成，心相由思维等构成，受贪嗔痴影响。贪、嗔、痴的表现众多，可细分为八万四千种，每个人都有一百零八种烦恼、五百四十种受(受即指眼、耳、鼻、舌、身、意等六根与色、声、香、味、触、法等六尘相接而引起的生理、情绪乃至伦理学方面的种种感受)和九十八种使(使，即结使，指系缚众生不得解脱的烦恼)(《净心诫观法·诫观身心相苦恼过患法第十五》)。在《根本说一切有部毘奈耶杂事·卷第十二》则认为人体有三百十六块骨。

(一) 妊娠

孕育胎儿对于人类的延续有着极其重要的意义。现代医学认为妊娠是一个复杂但变化协调的生理过程，是胚胎和胎儿在母体内发育成长的过程。妊娠始于精子卵子结合，终于胎儿及其附属物自母体排出。律部经典中也涉及了妊娠条件、妊娠方式、胎儿在母体内的成长等内容，但是律部文献中对这些问题有自己独特的认识。

1. 妊娠条件

“要由三事和合，方有其子。何者为三？一、父，二、母，三、贪爱现前，乃当有子”（《根本说一切有部毘奈耶药事·卷第十三》），妊娠有三个条件：父亲、母亲、有（性交的）欲望。“一者父母有染心；二者其母腹净应合有娠；三者应受生者中有现前，具此三缘方有男女”（《根本说一切有部毘奈耶·卷第十九》）。除此以外，佛门进一步认为妊娠需父母双方身体健康、父母有孕育孩子的意愿、中有身（中有身是生死之间的桥梁，此为佛教文化所特有）等条件。其中父母双方身体健康是孕育胎儿的物质基础和必要条件，“若父精出时母精不出、母精出时父精不出、若俱不出，皆不入胎。若母不净父净、若父不净母净、若俱不净，亦不受胎。若母根门为风病所持……若业不和合，亦不成胎，若其中有于前境处，无男女二爱，亦不受生”（《根本说一切有部毘奈耶杂事·卷第十一》），父母双方任何一方出现问题都会导致精子卵子无法结合，对受孕产生影响，引起不孕不育。引起不孕不育的原因主要有：精子卵子无法结合，母亲子宫、卵巢、阴道等有问题不适合怀孕，父母业不合等。在佛陀时代就有这种认识实属不易。

月经正常与否可反映母体的健康状况，因此佛陀时代很重视观察处于生育年龄的妇女月经情况。“月华者，月生水华，此是血名，女人法”（《善见律毘婆沙·卷第六》），女子月经称为月华，取月生水华之意。“有诸女人或经三日、或经五日、半月、一月，或有待缘经久期水方至。若有女人身无威势多受辛苦，形容丑陋无好饮食，月期虽来速当止息，犹如干地，洒水之时即便易燥。若有女人身有威势常受安乐，仪容端正得好饮食，所有月期不速止息，犹如润地，水洒之时即便难燥”（《根本说一切有部毘奈耶杂事·卷第十一》），女性的月经因人而异，行经时间长短、经量多少各不相同，劳逸、心理状态、饮食情况都会对月经造成影响，此种认识与现代医学观点完全相同。

“须提那妇数日之中便有月水，即以白姑，姑欢喜言：‘是有子相’”（《弥沙塞部和醯五分律·卷第一》），月经正常是女子怀孕的前提。“尔时须达多母语须达多妇言：‘我今勅汝，若月期三日后，著初嫁衣服好自严饰来白我’”（《鼻奈耶·卷第一》），须达多之母嘱咐儿媳妇月经结束后三天内与须达多作不净行（同房），以使其怀孕。佛陀时代认为怀孕的时间应在月经之后。“欲怀胎时，于儿胞处生一血聚，七日自破从此血出，若血出不断者，男精不住即共流出，若尽出者，以男精还复其处，然后成胎”（《善见律毘婆沙·卷第六》），有月经时精子会随月经流出，精子卵子无法结合故无法怀孕，月经过后男精进入女子胞宫方可成胎。这与现代医学认识不符。现代医学认为女子在排卵期中容易受孕。

2. 妊娠方式

律部文献中认为可通过性交、非性交两种方式使女子怀孕。文献记载了多种非性交致女子怀孕的方式。“相视面便失不净”（失精）“持是衣小却一面，捩衣取汁著小便处，即时有福德子来受母胎”（《十诵律·卷第六》），“时彼笈多欲心乱故，取精一渧置于口中，复取一渧投女根内。有情业力事不思议，时有中蕴有情，是最后生而来依託”（《根本说一切有部毘奈耶·卷第十八》），两段经文都记载了女子未和男子性交仅将精液置入女性阴道内而怀孕。“一者身相触，二者取衣，三者下精，四者手摩脐下，五者见，六者声，七者香，以此七事女人怀胎”（《善见律毘婆沙·卷第六》），身相处即女子月经来潮时，接触男子身体而怀孕；取衣怀胎即女子将男子体外射出的精液纳入女子生殖器中而怀孕；下精怀胎即女子喝下男子含有精子的小便而怀孕；手摩脐下怀胎即女子用手摩擦男子脐下而怀孕；见怀胎即女子欲望盛时，

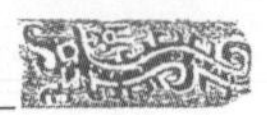

看见男子即可怀孕；声怀胎即女子闻男子之声而怀孕；香怀胎即嗅闻男子身体的气味而怀孕。佛陀认为这七种方式均可以令女子怀孕。从现今的医学知识来看，此七种方式应是指一次完整的质量较高的性活动过程的七个步骤：男女双方褪去衣物，即肌肤相亲（包括生殖器接触）、目睹对方的身体、鼻嗅体香或其他香味、耳闻对方的软言妙语、按摩脐下、射精，经过这种方式的性交后女子容易怀孕。

当然，“有药名为多子，宫人食者，当即有子”（《根本说一切有部毘奈耶药事·卷第十三》），佛陀时代已有助孕的药物。“妹姊无儿息，语比丘：‘教我方术。’比丘即教。犯何事？”（《佛说目连问戒律中五百轻重事》）。当时还采用方术治疗不孕。

3. 胎儿生长

《根本说一切有部毘奈耶杂事·卷第十一》中记载了胎儿在母体内的生长：

时　　间	母腹之风	胎儿名称	特　　点
第一周		羯罗蓝	如粥、酪浆
第二周	遍触	頞部陀	稠酪、凝酥
第三周	刀鞘口	闭尸	如筷子、蚯蚓
第四周	内开	健南	如鞋楥或如温石
第五周	摄持	（五相现）	两臂、两髀及头
第六周	广大	（四相现）	两肘、两膝
第七周	旋转	（四相现）	两手、两脚
第八周	翻转	（二十相现）	手足十指
第九周	分散	（九种相现）	眼鼻耳口前后二阴
第十周	坚鞕、普门	（胎坚实）	生长
第十一周	疎通	（九孔现）	窍穴开
第十二周	曲口、穿发		大小肠、关节
第十三周	以上之风		知饥渴
第十四周	线口		生一千筋
第十五周	莲花		脉（血管）
第十六周	甘露行		呼吸道
第十七周	毛拂口		呼吸道健全
第十八周	无垢		六处清净
第十九周			健全眼耳鼻舌功能
第二十周	坚固		生骨
第二十一周	生起		生肉
第二十二周	浮流		生血
第二十三周	净持		生皮

（续表）

时　间	母腹之风	胎儿名称	特　点
第二十四周	滋漫		令皮肤光滑
第二十五周	持城		血肉滋润
第二十六周	生成		生毛发爪甲
第二十七周	曲药		毛发爪甲茂密
第二十八周			生妄想
第二十九周	花条		肤色
第三十至三十四周	铁口		胎儿生长
第三十五周			生长完成
第三十六周			不愿待母体
第三十七周			生三种想
第三十八周	蓝花		出生

从表格中可看出：母体内的风促使胎儿生长变化；一至四周胎儿未成形；胎儿器官先发育然后逐渐功能完善；胎儿时期已有意识，并会承受业报。“入母胎已后至四十九日，名为似人。过此已后，尽名为人”（《五分律·卷第二》），佛陀认为怀孕四十九日后的胎儿才属于人。

佛陀时代与现代医学一样都认为：第八、九周左右胎儿四肢成形，七窍形成；胎儿十一周左右上下孔窍可开合，开始做吮吸、吞咽和蹬腿运动；第十三周胎儿的神经元迅速增长，神经突触形成，条件反射能力加强，可以知晓母体的饥饱以及摄入的食物；胎儿在第二十一至二十六周主要是皮肤、肉、脂肪的增长。

与现代医学认为的第五周左右各器官均已出现不同，佛陀时代认为四肢、肠等器官的生长发育过程有先后顺序。佛陀时代将胎儿意识也纳入了观察范围，认为在第十八周胎儿开始出现意识，这是佛陀时代对胎儿成长认识的一大特色。佛教认为业报会使胎儿出现患先天疾病（聋、哑、畸形）、肤色黧黑、胎位不正、难产、胎死腹中等情况。在没有任何仪器辅助的情况下，佛陀对胎儿在母体内的生长情况竟有如此精确的描述，令人叹为观止。

当时，还有“若人怀畜生胎”（《佛说优婆塞五戒相经》）的记载，“人怀畜生胎”似可理解为异常胚胎。

4. 养胎与育婴

佛陀时代十分注重养胎，认为养胎对胎儿的发育和孕妇分娩均有益处。“耶输陀罗闻是事已，宫中亦复放纵身心，事同菩萨，由斯快乐，胎遂增长其腹渐大”（《根本说一切有部毘奈耶破僧事·卷第十二》），心情愉悦、营养足够，胎儿才能发育正常。

“作是语已，于高楼上敷设宝座安置其妻，专使名医调和将护，衣服饮食触事合宜，兼令一切冷暖涩滑酸咸之类，轻重适时温凉得所。遍身庄严上妙璎珞，涂饰花鬘光彩超绝，譬如天女居欢喜园。凡所游践皆在床褥，往来未曾足履于地，耳目所经终不听视邪恶声色”（《根本说一切有部苾刍尼毘奈耶·卷第一》），佛陀时代富贵之家很注重胎教：请医生为孕妇调理、孕妇穿着舒适、饮食丰富合理，让孕妇心情愉悦，处于一个舒适的养胎环境中。“若比丘

 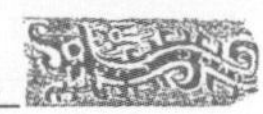

尼度他妊娠女人授具足戒者，波逸提。”“若比丘尼度他乳儿妇女受具足戒，波逸提”（《四分律·卷第二十七》），因为孕妇、哺乳期妇女必须摄入足够的营养，所以佛陀制定了度孕妇、度乳儿妇女戒，不允许为她们授具足戒。

“时彼长者遥见世尊，遂将其妇诣世尊处，请世尊曰：‘薄伽梵！我妇有娠，为男为女？’佛言：‘长者！必当是男，光隆家族，诸天妙相皆具足有，于我法中出家修行，断尽诸惑得阿罗汉果。’”“时彼外道善明历数，即便观察计算阴阳，如佛所言更无有异”（《根本说一切有部毘奈耶杂事·卷第二》），孕妇怀孕不久后佛陀即能辨别出胎儿的性别。佛陀时代主要有两种辨胎儿性别的方法：“若是男者依右胁住，若是女者居在左胁”（《根本说一切有部毘奈耶·卷第一》），右男左女，男性胎儿居母亲右胁，女性胎儿居母亲左胁，即看肚形及偏向可以辨别胎儿性别。“我今怀妊，在左腋边，必知是男”（《根本说一切有部毘奈耶药事·卷第十三》），经文中也有左男右女的不同记载。“时彼外道善明历数，即便观察计算阴阳，如佛所言更无有异”（《根本说一切有部毘奈耶杂事·卷第二》），另一种则是通过算阴阳结合历法推知胎儿性别。

佛陀时代还观察到一种特异的情况，“我抱宿疹，遍问诸医，虽进汤药竟无瘳损；及怀此子病苦即除，宜与孩儿名为大药”（《根本说一切有部毘奈耶杂事·卷第二十七》），大药童子的母亲因怀孕诸病痊愈。现代医学研究表明在怀孕过程中，胎儿的细胞会进入到母亲的体内，并分化成母体的各种细胞，修复原有细胞的一些缺陷，这个修复的过程，可能会使母亲自身原有的一些疾病不治而愈。

“我本解医颇练方药，若怀胎者有药能销”“妇闻取药依教服之，胎便堕落无妊娠相”（《根本说一切有部毘奈耶·卷第六》），佛陀时代堕胎的方法颇多妇人服用一些特殊的方药可堕掉胎儿。“又复堕胎者，与有胎女人吐下药，及灌一切处药，若针血脉，乃至出眼泪药”（《佛说优婆塞五戒相经》），佛陀时代已采用服吐下药、针血脉、出眼泪、灌二阴、灌鼻等多种方法堕胎（《十诵律·卷第二》），并且当时已观察到堕胎不当会导致孕妇死亡的恶果。

律部经文中亦记载了佛陀时期富贵人家婴幼儿的养护方法，“一者肢节乳母、二者洗浴乳母、三者与乳乳母、四者游戏乳母。肢节乳母者，抱持案摩肢节回戾令政。洗浴乳母者，洗身浣濯衣服。与乳乳母者，随时与乳。游戏乳母者，诸童子等，乘象、乘马、乘车、乘舆，诸杂宝器乐器转机关，作如是种种供养之具”（《四分律·卷第三十一》），通常由专人分工负责照料婴幼儿的肢节、洗浴、哺乳、游戏等。“时母养育，以上奶酪，及以醍醐，而供给之，速得长成，如莲出水”（《根本说一切有部毘奈耶出家事·卷第一》），佛陀时代已观察到奶酪、醍醐等食物可以促进孩子的成长。醍醐指从酥酪中提制出的油。

“未久之间便生一子，腰脊软弱犹如猫兔”（《根本说一切有部毘奈耶·卷第一》），一新生儿患“腰脊软弱”的病证。这与中医的“五软”症状相似，头项、口、手、足、身软是名“五软”。“父精不足，母血素衰”“五脏之气虚弱”，先天禀赋不足，后天调护失当均可引起小儿生长发育障碍。

“彼妇月满便诞一男，饮母乳时爪齿损乳乳便肿大。曾与童子一处戏时，或因瞋忿若爪若齿，有伤损处悉皆疮肿久而平复”（《根本说一切有部毘奈耶杂事·卷第三十四》），哺乳时婴儿吮吸齿咬或手抓会导致母亲的乳房受损或感染。

5. 女子的生理心理特征

女子有其独特的生理、心理特性。佛陀时代将女子的生理心理特点概括为：“一者自念恶露不净洁。二者自念多欲，妖惑一切人皆令意乱。三者自念多恣（姿）态”（《大爱道比丘尼经·卷下》)，恶露不净洁(如女子的月经、带下等皆是污秽不洁的)、性欲较重、注重容颜。律部经文中记载了女性的十恶五过。“应知女人亦有五过：一者多瞋、二者多恨、三者作恶、四者无恩、五者利毒。云何名为女人利毒？凡诸女人，多怀猛利染欲之心”(《根本说一切有部毘奈耶出家事·卷第二》)，佛陀认为女子容易发怒、易怀恨他人、易做恶事、无感恩之心、多欲望。十恶指女性的不良品行：贪淫；嫉妒心；谄媚他人，欺骗亲人；精心装扮引诱他人；口上恶业多；有丈夫的女人对其他男人心生爱欲；奸诈险恶欺骗他人；贪财不顾道德恩义；生活作风不检点，不守妇道；经常因为淫欲而有生理反应。在十恶之外的私下堕胎也是极大的罪恶。(《净心诫观法·卷第十一》)

《大爱道比丘尼经·卷下》更是详细记载了女性的八十四种行为、心理特征：描画眉目；梳理头发；涂抹脂粉；显露娇羞的样子；涂抹口红；佩戴金银首饰；穿着华丽的衣裳；穿好的鞋子；走路扭扭捏捏；漏出淫邪的眼光；喜欢偷偷窥视男子；想见男子，见到了又退缩不敢正视；目光追寻着已经走开的男子；想见男子，见到了又娇羞不说话；喜欢身体扭动、摇头；低头摩梭指甲；笑脸盈盈而坐；温声软语；喜欢皱眉头；大声呵斥牲畜；看见男子，表里不一，内心欢喜，佯装嗔恚；贡高我慢，憎嫉他人；想要夫婿，佯装嗔怒；对夫婿佯装嗔怒，如果夫婿离开，又独自懊悔；有男子搭讪，内心欢喜，佯装嗔怒骂詈；如果男子离开，口上诽谤，内心悲伤；喜欢说三道四，搬弄是非；慢待孤弱之人，以势压人；胁迫他人，喜欢争强好胜；不及时归还借的东西，偿还贷的东西；打击他人，抬高自己；喜怒无常；自恋，轻视他人；喜欢居功自傲；好逸恶劳；曲意评判他人过错；嫌贫爱富又仇视高贵者；谗言迷惑伤人，显示自己的功德；破坏道德；混乱正道；嫉妒心强；推卸责任；诽谤清净之人；在丈夫面前说别人长短；施恩望报；喜欢诋毁他人；自怨自艾，骂詈虫畜；妖媚蛊惑；诅咒他人早死；想要以毒药害人；心怀旧恶；刚愎自用；对外人好却疏远亲人；暴躁不已；自嗔自喜；贪欲深，违逆丈夫；贪淫心怀嫉妒，多疑少信；不懂礼仪，举止粗鲁；丑言恶语不避亲属；骄纵自恣，长幼不分；喜欢自我肯定，丑态百出，语无伦次；喜欢嬉笑不顾违禁；禁锢丈夫不能和别人调笑；出言粗鲁，诋毁丈夫；诋毁贤人；喜欢谄媚；怨天尤人，得到想得到的就欢喜，没有得到就忧愁烦恼；少慈悲心，好恶杀生；教唆他人堕胎；偷窥他人，打量别人外貌美丑、财富多少；调戏迷惑误导别人；察看他人的恶露(月经、白带等)；嘲笑残障人；教唆他人休妻变穷困；教唆他人捶打别人、攻击别人；大笑癫狂，抢夺别人的东西，对他人有淫邪之念。将个别女子的负面特性引申为女性的特点，纯属以偏概全，应舍弃之。

佛陀时代整个社会普遍存在歧视女性的陋习，文献中对女性的负面记载比比皆是。“若居山中树下，树即枯死”“若居丘泽，草木园果悉闭不生”“若居人中，国土不安”“常自惭愧羞耻罪患受女人身”(《大爱道比丘尼经·卷下》)，经文形象地反映了对女子的贬低和不屑。“有食者，女人名男子食”(《十诵律·卷第十四》)，甚至将女性视作男子的食物，更是充满对女性的蔑视。“凡是女人性多惛睡”(《根本说一切有部苾芻尼毘奈耶·卷第二》)，佛陀时代认为女性、嗜睡且易昏沉，似与现代认识不符。

基于女子的生理、心理特征，佛陀强调女子出家“要灭断阳欲”“却情欲态心常良洁”(《大爱道比丘尼经·卷下》)，严格规定了女子的出家程序，并制定了相应戒律以规范佛门女弟子的行为。女子想出家修行，应学六法、六随法，学习两年后方可受具足戒。六法即不单独外出、不单独渡河、不得接触男子的身体、不得与男子在同一房间休息、不得说媒、不得掩盖比丘尼重罪。六随法即不得拿金银、不得剃除隐秘处体毛、不得垦掘土地、不得伤害花草树木、

不能食用施主没有亲手施予自己的食物、不得食用不干净的食物。比丘尼具足戒包括八波罗夷、十七僧伽婆尸沙、三十尼萨耆波逸提、一百七十八波逸提、八波罗提提舍尼等。比丘尼戒是在比丘戒的基础上又针对女性的特征而制定的。如"比丘尼复有八事犯波罗夷"(《毘尼母经·卷第二》),比丘尼应遵守的八波罗夷法即在比丘四波罗夷戒(不得与人或畜生行淫事、不得偷盗、不得直接或间接断人命、不得未体证上人之法而言证得)的基础上又加上不得以淫心摩触男子;若有淫心而捉男子手、捉男子衣;故意隐藏包庇他人罪行;认同犯罪比丘等四条。"女人欲求男子者,皆当悔过"(《佛说舍利弗悔过经》),女子的性欲影响解脱,故八波罗夷中有三条针对女性的情欲而设戒,"绝欲情态无有沾污"(《大爱道比丘尼经·卷下》),女子出家修行应断绝情欲。

文献中亦记载了生理异常的女子:二形女、二道合女、常流血女、黄门女。"'姊!我是二形人。'尼白苾刍,苾刍白佛,佛言:'此是非男非女不应出家,纵受近圆不发律仪护,可速擯出。'……'谁污处所?'答言:'姊妹!我本无心欲污其处,为二道合欲小行时大便俱出。'……时有苾刍尼与常流血女出家,裙衣点污多有蝇附。诸尼问曰:'妹!身常流血耶?'答言:'我是常流血女。'……见有余尼于时时中月期水现,遂生嫌耻,报言:'小妹!汝有邪思不能离欲,于时时中有月期现。'答言:'阿姊!何故见嫌?此是女人常法,汝可无耶?'答言:'我无血人何有斯事?'尼白苾刍,苾刍白佛,佛言:'此是黄门女,宜应擯去不生善法'"(《根本说一切有部毘奈耶杂事·卷第三十二》)。二形女即非男非女,指阴阳人。二道合女指尿道、粪道相通的女子,会出现大便随小便而出的症状。常流血女指月经异常,阴道常有血流出的女子。黄门女,即先天生殖道、尿道损坏的女子。

6. 男子的生理特征

生殖器勃起是性发育成熟男子常见的生理现象,"开户而睡,衣裳撩乱生支遂起"(《根本说一切有部毘奈耶·卷第二》),此现象睡眠中尤多。"有五因缘眠时形起:一者、大便盛;二者、小便盛;三者、风盛;四者、虫啮;五者、欲盛"(《五分律·卷第二》),强烈的大小便意、大风、虫叮咬、欲望盛是导致睡眠中男子阴茎勃起的原因。"阴起有十事,五事有罪、五事无罪:一者见色起、二者闻因缘起、三者思念女人端正、四者思念故宿因缘、五者手持起,有罪。无罪:一者谓卧瞋申、二者常习、三者卧频申、四者体有疮手把近、五者欲行小便逼捉不得,阴起无罪"(《大比丘三千威仪·卷下》)。男子生殖器勃起除了睡梦中、小便急、身体有疮病等生理原因外,还与目睹美色或思恋女子等心理因素密切相关。"身有乐触倚卧而睡,于其根内有嗢指征伽虫啮彼生支,因斯遂起"(《根本说一切有部毘奈耶·卷第二》),寄生人体的嗢指征伽虫的啮咬也会引起生殖器勃起。总之,佛陀时代已认识到生理、病理刺激或心理刺激都会导致阴茎勃起。

"不净有十种:一者、青色;二者、黄色;三者、红色;四者、黑色;五者、赤色;六者、白色;七者、乳色;八者、酥色;九者、油色;十者、蜜色"(《五分律·卷第二》),佛陀时代对男子精液的区分十分精细,但与平日肉眼所见迥异。"是中精有五种:一者青,二者黄,三者赤,四者白,五者薄。青者,转轮王及转轮王受职太子。黄者,转轮王其余诸子。赤者,转轮王最上大臣。白者,年已成人。薄者,年未成人"(《十诵律·卷第三》),佛陀又将男子精液分为青、黄、赤、白、薄五类,不同的人会有不同类型的精液:转轮王及转轮王太子的精液为青色,转轮王其他儿子的精液为黄色,大臣的精液为红色,成年的男性精液成白色,未成年的男性精液稀薄,若一个人被女色所伤则以上五种精子都可出现。前三种是按当事人的社会等级来分,一方面反映了当时等级森严的社会现象，另一方面或许说明社会地位、生活状况会对男性的生殖状况产生影响。“情尘意垢曾未除遣，虽坐绳床起恶觉观，攀缘乱想念世欲事，令夜恶梦漏失不净”（《净心诫观法・诫观外现威仪内起邪命法第八》），男子修习观想时如果妄念不息，想入非非，同样会出现梦遗的现象。在《根本说一切有部毘奈耶杂事・卷第十一》中佛陀认为淫欲旺盛的比丘应用皮袋子贮存苏合香油，鼻嗅消除淫欲。

律部文献中将男性生殖器损坏者称之为黄门，并对黄门进行了分类。“黄门于我法中无所长益，不得与出家受具足戒；若已出家受具足戒应灭摈。是中黄门者，生黄门、犍黄门、妬黄门、变黄门、半月黄门。生者，生已来黄门。犍者，生已都截去作黄门。妬者，见他行婬已有婬心起。变者，与他行婬时失男根变为黄门。半月者，半月能男半月不能男”（《四分律・卷第三十五》），黄门分为：生、犍、妬、变、半月黄门五类。生黄门指先天性的男性生殖器缺失，犍黄门指后天截去男性生殖器，妬、变、半月黄门者其意不明。

7. 梦

佛陀时代对梦的了解也颇为深刻。佛陀将梦分为五种：实梦、不实梦、不明了梦、梦中梦、先想而后梦。“梦者，有五种：何等五？一者实梦；二者不实梦；三者不明了梦；四者梦中梦；五者先想而后梦，是为五。何者实梦？所谓如来为菩萨时，见五种梦如实不异，是名实梦。不实梦者，若人见梦，觉不实，是名不实梦。不明了梦者，如其梦不记前后中间，是谓不明了梦。梦中梦者，如见梦即于梦中为人说梦，是名梦中梦。先想而后梦者，如昼所作想夜便辄梦，是名先想后梦”（《摩诃僧祇律・卷第五》），实梦是感觉真实的梦，感觉不真实的梦为不实梦，醒后不记得的梦为不明了梦，梦中为别人解梦为梦中梦，先想而后梦类似于我们说的“日有所思，夜有所梦”。“云何四大不和梦？”“四大不和梦者，眠时梦见山崩，或飞腾虚空，或见虎狼师子贼逐，此是四大不和梦，虚不实。先见而梦者，或昼日见或白或黑，或男或女，夜梦见，是名先见，此梦虚不实。天人梦者，有善知识天人，有恶知识天人，若善知识天人现善梦，令人得善。恶知识者，令人得恶想现恶梦，此梦真实。想梦者，此人前身，或有福德或有罪，若福德者现善梦，罪者现恶梦，如菩萨母梦菩萨，初欲入母胎时，梦见白象从忉利天下入其右胁，此是想梦也。若梦礼佛诵经持戒，或布施种种功德，此亦想梦”（《善见律毘婆沙・卷第十二》）。四大（地、水、火、风）不和会梦见山崩、飞腾虚空、虎狼狮子贼逐、或见过的场景重现。天人梦，即与人品性相符的梦：善知识天人现善梦令人得善，恶知识者令人得恶想现恶梦。想梦，即与人的前世或福德相关的梦：菩萨母梦菩萨初欲入母胎时见白象从忉利天下入其右胁，梦礼佛诵经持戒或布施种种功德。可见，律部中记载的梦有两种，一种是正常的生理现象，与人的健康无关，另一种则是由四大不和所引起的病理现象。

中医学也认为梦境与人生理、心理、疾病等密切相关。《灵枢・淫邪发梦》记载了十五梦境，通过对梦境的分析可知病邪所在。《黄帝内经素问・脉要精微论》中记载阴胜则梦大水而恐惧，阳胜梦火，阴阳俱胜则梦与人打架相杀，上盛梦飞腾，下盛则会梦堕落，肝气盛梦发怒。佛门和中医学都对梦进了分类，但佛门认为梦更多的是对人的思想品行、前世今生的反应，对梦与疾病的联系并未做深入分析。

二、对疾病的认识

佛教诞生的目的就是为了解决人类的生、老、病、死，因此与医学的关系十分密切。“意

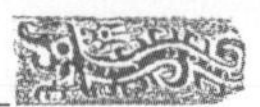

不欲愚痴聋盲瘖症"(《佛说舍利弗悔过经》),反映了佛陀时代人们追求躯体健康的美好愿望。"一失人身万劫不复……人命无常过于山水……"(《梵网经卢舍那佛说菩萨心地戒品·梵网经菩萨戒序》),生命短暂必须抓紧时间修行,另一方面也说明身体是修行的基础,应注意健康问题。

"教诸众生令学声论,能令众生离身心病,乐以世事教于他人,所作事业无能胜者,所谓呪方,种种医药"(《优婆塞戒经·卷第七·优婆塞戒经般若波罗蜜品第二十八》),佛陀主张在家修行人要修习慈悲喜舍,获得五通(天眼通、天耳通、他心通、宿命通、如意身通),观不净作无常想,帮助其他人解除心身疾病,乐意教授别人医药和咒术。可见医方明是佛教的重要组成部分。

(一) 疾病的分类

1. 躯体疾病

佛陀在《根本萨婆多部律摄·卷第八》中将疾病分为主病、客病。"病者,有四百四病,风病有百一、火病有百一、水病有百一、杂病有百一"(《摩诃僧祇律·卷第十》),人所患身病四百零四种,分为风病、火病、水病、杂病,每一种病又可细分为一百零一种,四种病合为四百零四种。在《根本说一切有部毘奈耶杂事·卷第十二》中佛陀对四百四病则有不同的解释:"复有百一风病、百一黄病、百一痰癊病、百一总集病,总有四百四病,从内而生。"

佛经与医学专著不同,往往提及疾病只是为了说法的需要,未对疾病进行分类。律部文献中提及疾病的经文较多,集中提及疾病较多的如下:

"丈夫身中有如是病:谓癞病、瘿病、癣疥、疱疮、皮白、痲痪、头上无发、恶疮、下漏、诸块、水肿、欬瘷、喘气、咽喉干燥、暗风、癫狂、形无血色、噎哕呕逆、诸痔、淋沥、瘇脚、吐血、痈痤、下痢、壮热、胁痛、骨节烦疼及诸疟病、风黄、痰癊、总集三病、常热病、鬼病、聋盲、瘖症、短小、癵躄、支节不具。"(《根本说一切有部百一羯磨·卷第一》)

"黄烂、痈痤、痔病、不禁、黄病、疟病、欬嗽、痟羸、风肿、水肿,如是种种,是名为病。"(《摩诃僧祇律·卷第十七》)

"汝无如是诸病:癣疥、黄烂、癞病、痈痤、痔病、不禁、黄病、疟病、欬嗽、消尽、癫狂、热病、风肿、水肿、腹肿,如是种种更有余病著身不?"(《摩诃僧祇律·卷第二十三》)

"病者,癣疥、黄烂、癞病、痈痤、痔病、不禁、黄病、疟病、謦嗽、消尽、癫狂、热病、风肿、水肿、腹肿,乃至服药未得平复,不应与出家。"(《摩诃僧祇律卷·第二十四》)

"如是身生疥癣、秃疮、噎饖、变吐、瀧痟、热虐、风气、癫狂、水肿、痔漏块等所有诸病。"(《根本说一切有部毘奈耶·卷第二十六》)

"如是身生疥癣、秃疮、噎噦、变吐、瀧痟、热疟、风气、癫狂、水肿、痔漏块等所有诸病。"(《根本说一切有部苾刍尼毘奈耶·卷第十二》)

粗略概括一下,内科疾病主要有:黄病、疟病、咳嗽、消尽、癫狂、热病、风肿、水肿、腹肿(《摩诃僧祇律·卷第二十三》),哕嗝、呕吐、干咳、热病、风病(《根本说一切有部毘奈耶·卷第二十六》),噎膈、呕吐、疟疾、消渴、癫狂、水肿等(《根本说一切有部苾刍尼毘奈耶·卷第十二》)。涉及消化、呼吸等多个系统,且其名称与中医学中疾病的一些症状、病名十分类似,如噎膈、消渴、哕。如此多相似的病名或症状说明了佛经翻译时可能受到了中医学的影响。

外科疾病主要有:癣疥、黄烂、癞病、痈痤、痔病(《摩诃僧祇律·卷第二十三》),癞、痈、白癫、干痟(《四分律·卷第三十四》),男性生殖器患疮疱癣疥(《十诵律·卷第三》),痈疽病(《十诵律·卷第三十六》),瘿病(《十诵律·卷第五十七》),秃顶(《根本说一切有部毘奈耶·卷第二十六》),白斑、疮癞、瘘疬、干癣、湿癣等皮肤疾病(《根本说一切有部毘奈耶出家事·卷第四》)。"男根长肉生,名为疣"(《善见律毘婆沙·卷第八》),外科疾病中还有男子生殖器病变长出赘生物的记载。"时有癞病乞儿,骨节分离,疮脓流溃,乞求济活"(《根本说一切有部毘奈耶药事·卷第十二》),癞病患者,骨节分离,疮脓流溃,类似于现代中医学中的"无头疽"。

"癞者,有数癞、有白癞,有黑癞疥癣,皆入癞"(《善见律毘婆沙·卷第十六》),佛陀时代对皮肤疾病已有相当的认识,将癞病分为数癞、白癞、黑癞、疥癣。佛陀规定患癞病者不得出家,皮肤上有异样突出物和瘤状物亦不得出家。此规定或是为了防止疥癣类皮肤病的传染,是对其他比丘的保护。同时对常见的疮病进行了细分,"疮者有三种:一者痈疮等自生;二者物伤;三者中风坚癖。癖有三种:冷癖、热癖、风癖"(《十诵律·卷第四十七》)。疮有三种类型:身体自生的痈疮;因为外物所伤而生的疮;中风坚癖。癖有三种:冷癖、热癖、风癖。

佛陀时代对痔病的认识相当完备,"我之痔病,或是风痔、热痔、癊痔、血痔、粪痔及余诸痔"(《根本说一切有部尼陀那目得迦·卷第二》),痔疮分为风痔、热痔、饮痔、血痔、粪痔等,其分类方法和当今痔疮分类迥异。"身患痔病,其头下出"(《根本说一切有部尼陀那目得迦·卷第二》),这与现代医学中的"痔疮"症状描述相同。

还采用咒语治疗痔病,"此痔病经,我于余处已曾宣说,今为汝等更复说之,若诵持者必得除差。若有诵者,乃至尽形终无痔病共相逼恼,亦得宿命智,能忆过去世时七生之事。"即说呪曰:"怛姪他　阿鲁泥去　末鲁泥鼻泥　俱丽婆鞞世沙婆鞞　三婆鞞　莎诃。"(《根本说一切有部尼陀那目得迦·卷第二》)这与中国古代"祝由术"相似。

"若苾刍口病、唇病、齿病、舌病、咽病、心病、面气满、若出血"(《十诵律·卷第十》),口腔疾病则有口病、唇病、齿病、舌病、咽病口腔出血等。

经文中还记载了先天畸形或后天残缺,"有十二丑:瞎、偻、凸背、瘿、黄色、黄头、眼青、锯齿、齿黑、手脚曲、戾身不与人等、凸髋"(《四分律·卷第三十一》),瞎、偻、凸背、瘿、黄色、黄头、眼青、锯齿、齿黑、手脚曲、戾身不与人等、凸髋。丑,或是指躯体上的某种缺陷。"从今日一眼、无眼、通精、瘿、无手、跛、偻脊,不应请说法赞呗,若请得突吉罗"(《十诵律·卷第五十七》),先天残疾包括无手、跛、偻脊、通精(眼睛斜视)、盲人、独眼人。"眇目、瘾躄、背伛、侏儒、太长、太短、太麁、太细、聋盲、瘖症、拐行、肿脚、秃臂、大头、哆唇、齵齿"(《根本说一切有部苾刍尼毘奈耶·卷第十二》),记载了独眼、佝偻背、侏儒症、巨人症、过胖、过瘦、过矮小、聋哑症、失声、跛行、脚部水肿、解颅、哆唇、齵齿等疾病。

《根本说一切有部毘奈耶杂事·卷第八》记载了胜光王因食用不干净的连叶萝卜患霍乱而死亡。现代医学认为霍乱是因霍乱弧菌引起的一种急性腹泻性传染病,病发高峰期在夏季,能在数小时内造成腹泻脱水致死亡。经文中的霍乱是否由霍乱弧菌引起,是不是现代医学所说的霍乱有待商榷,但从致死性来看,两者十分相似,且霍乱自古以来就在印度流行。

"染有二种:一者不净染、二者饮食染(但是粪秽涎唾污身,及大小行来未为洗净,身婴垢腻、泥土坌躯,于晨旦时未嚼齿木、正嚼齿木或除粪扫,斯等皆名不净染也。若食噉时或未漱口,设令漱刷尚有余津,下至饮水未洗口已来,咸名食染也。带斯二染未净其身,若展转相触并成不净,由此言之,触器令礼招愆何惑? 广如别处也)"(《根本说一切有部百一羯磨·卷第八》)。佛陀时代已经认识到某些疾病可以通过饮食、唾液接触、粪便传播,具有传染性,所以

 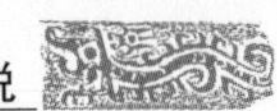

十分注意个人卫生和饮食卫生。小儿斜视、双性人、哺乳时婴儿吮吸齿咬或手抓会导致母亲的乳房受损或感染(《根本说一切有部毘奈耶杂事·卷第三十四》),女子先天尿道生殖道损坏等妇科、儿科病亦有记载。

律部中还多次提及了疫病,"如一住处自恣时,多比丘病"(《十诵律·卷第二十三》),应为僧团内发生了传染病。"大灾害人多病死"(《根本说一切有部毘奈耶·卷第四十七》),"尔时嗢逝尼国人多疫死,丧舆相次,尸骸遍野"(《根本说一切有部毘奈耶杂事·卷第二十一》),则是大范围的疫病流行,死亡率高,尸骸遍野。

2. 心理问题

"是故生悲。又见众生虽多怨毒,亦作亲想,是故生悲。又见众生迷于正路,无有示导,是故生悲。又见众生卧五欲泥而不能出,犹故放逸,是故生悲。又见众生常为财物、妻子缠缚,不能舍离,是故生悲。又见众生以色命故而生憍慢,是故生悲……又见众生堕生有界,受诸苦恼,犹故乐著,是故生悲。又见众生造身、口、意不善恶业,多受苦果,犹故乐着,是故生悲。又见众生渴求五欲,如渴饮醎水,是故生悲……又见众生处无明闇,不知炽然智慧灯明,是故生悲。又见众生为烦恼火之所烧然,而不能求三昧定水,是故生悲。又见众生为五欲乐造无量恶,是故生悲……又见众生饥渴、寒热,不得自在,是故生悲。又见众生毁犯禁戒,当受地狱、饿鬼、畜生,是故生悲。又见众生色、力、寿命、安隐、辩才,不得自在,是故生悲"(《优婆塞戒经·卷第三》),佛陀将人生的苦难分为饥渴、寒热等生理之苦,因处于无明之中,故贪求五欲而备受煎熬的心理之苦。身体机能、气力、寿命、生活的安稳度、辩才皆有所限,不得自在的身心之苦。

心理问题轻者表现为烦恼。佛陀说人有一百零八种烦恼,根据性质将其分为:俱生烦恼、缘发烦恼(《根本萨婆多部律摄·卷第二》)。在《根本萨婆多部律摄·卷第二》中有二十七种:因贪婪而生的烦恼、因嗔怒而生的烦恼、因痴而生的烦恼、因淫而生的烦恼、因摄取而生的烦恼、因不忍而生的烦恼、因求利养而生烦恼、因诤恨而生的烦恼、因住处而生烦恼、因做坏事而生烦恼、因邪见而生烦恼、因家贫穷悭吝而生烦恼、因追求一定的内心境界而生烦恼、因追求完美而引起的烦恼、因缺失而生烦恼、等待缘分的烦恼、受讥嫌烦恼、因隐瞒而生烦恼、因摄收门徒而生烦恼、因怠慢佛法而生烦恼、无慈悲心而生的烦恼、因诋毁他人而生的烦恼、因轻视心而生的烦恼、不收举烦恼、内心不平静而生烦恼、不尊敬他人而生烦恼、不能忍受他人诘问的烦恼等。"不摄心者,是烦恼,睡心眠心亦是烦恼;惊喜施心、大心、过精勤心、极柔心、极多言心、不分别心、极观色心,如是诸烦恼心。阿寃楼陀,此十一烦恼,如来极精勤故,离此烦恼,若我见色不见光,见光不见色,如是为初,如来已过十一烦恼,亦过人眼。是故律本所说,以圣眼净过世间肉眼观者,众生如肉眼无异,众生堕落受生亦见"(《善见律毘婆沙·卷第五》),还有内心想法过多、过分喜静、喜欢睡觉、心理承受能力低、傲慢心、过分精勤使生活没有弹性、过分有善心、多言、与人比较、过分关注心身变化等十一种烦恼。这些烦恼时刻束缚着我们的心,左右着我们的情绪,因此它是造成当今各种心理疾病的主要原因。

"时诸比丘患蛇入屋,未离欲比丘恐怖……时诸比丘患鼠入屋,未离欲比丘皆惊畏……诸比丘患蝎、蜈蚣、蚰蜒入屋,未离欲比丘惊畏"(《四分律·卷第四十二》),佛陀认为,人在遭受蛇鼠、蝎子、蜈蚣、蚰蜒等动物入侵时,出现惊恐畏惧是人的正常情绪反应。若刺激时间过长、量过大常导致身心问题的出现,如一位母亲思念儿子,看到佛陀就想抱佛陀,"若不令抱我身者,即吐热血"(《根本说一切有部毘奈耶药事·卷第十》);"是时太子帝须,虽受王位,七日之中,日夜妓乐、饮食种种供养,心不染著,形体羸瘦,忧恼转剧。所以尔者,犹畏死故""死法逼迫，心不甘乐”（《善见律毘婆沙·卷第二》），若是过度担忧死亡会影响人的心身健康，无法享受世间的快乐，使人形体瘦弱。这与中医学中的“思虑过度则伤脾”思想相通，五志过极皆不利于身体健康。

佛陀时代已观察到精神刺激可引起昏厥。“闻是语已即便闷绝投身躄地，以冷水洒良久乃稣”（《根本说一切有部毘奈耶·卷第十八》），“时未生怨王闻是语已，闷绝躄地。以冷水洒面方能醒悟”（《根本说一切有部苾刍毘奈耶·卷第二》），对于精神刺激引起的昏厥，用冷水喷患者即可令其苏醒。过分强烈的精神刺激甚至会直接致人死亡。这与中医中“薄厥”的辨证相同。“如是系念分别便生极重爱染，遂被欲火内外烧然，遍体汗流奄便命过”（《根本说一切有部毘奈耶杂事·卷第二十五》），名为妙光的女子因思慕俊美比丘淫心大动而猝死；“有一比丘病，往师比丘所，欲破额出血。拔刀向彼病人，病人见刀即怖死”（《萨婆多部毘尼摩得勒伽·卷第四》），惊恐过度令人畏怖而死亡。这与中医学“惊恐过度则伤肾”的致病机理相同，又因肾为命门，故惊惧过度可致死。

“不得勇施比丘以为夫者，当自殒命……欲心内结遂以成病”（《佛说净业障经》），女子思慕男子不得而致“相思病”是因郁致病的案例。

精神刺激会导致一过性的精神失常，“有五因缘名为狂，谓失亲、失财、四大不调、为非人所恼、宿业报，是名五种狂也”（《萨婆多部毘尼摩得勒伽·卷第三》），发狂的原因包括失去亲人、失去财产、四大不调、为非人所恼、宿业报。“便自搥胸悲泣交流，唇口干焦精神迷乱，情怀痛切速趣王城，遍行诸坊康庄道路，园林池沼天庙神堂，客舍空房皆求不得。更加痛切便即癫狂，脱去衣裳大声号叫”（《根本说一切有部毘奈耶杂事·卷第三十一》），经文中记载了某人因不能见自己的儿子悲痛欲绝以至弃衣而走、大声号叫的癫狂状态。“长老施越，狂心颠倒”（《十诵律·卷第十九》），“癫狂乱意，痛恼所缠，言行多违失沙门法，作不净事，口流涎唾精转睑翻，状同眠睡”（《根本说一切有部百一羯磨·卷第九》），出家修行的人，患癫狂病后同样会意识不清，胡言乱语，口流涎液，眼神呆滞。

癫狂是当时临床常见的精神疾患，佛陀将癫狂分为有内瞻癫狂、外瞻癫狂（《根本说一切有部毘奈耶·卷第十九》），“外瞻如血遍身，若病起时体生疥癞，合身振动，若以药治即便得差。若内瞻起者，而生狂乱不知轻重，若以药治都无除差”（《善见律毘婆沙·卷第七》），外瞻癫狂起病时会体生疮疥，全身震颤抽搐，可药物治疗；内瞻癫狂起病时，精神错乱，不知轻重，药物无法治愈。

“自在长者有病，寝卧床席，由其患苦，性多暴急，恶骂亲眷”（《根本说一切有部毘奈耶药事·卷第二》），长期病苦卧床会导致精神情志发生变化。

律部中多处记载了意外死亡的案例：“比丘食噎，倩比丘搥背，诸比丘不敢，便死”（《五分律·卷第九》），因食噎死；“尔时十七群比丘至六群比丘住处，共相击攊。有一比丘众共击攊，不胜笑故，气绝而死”（《五分律·卷第八》）；“有一白衣小儿憙笑。时十七群比丘以憙笑故，用指击攊，小儿多笑乃至气绝，不能动手足便死”（《十诵律·卷第十六》），“又一小儿喜笑，居士捉击攊，令大笑故，便死”（《佛说优婆塞五戒相经》），大笑过度可致人死亡，这与中医学的“过喜则伤心”思想相通，心藏神，笑为心音，大笑可使心神涣散，重则致死。

《佛说优婆塞五戒相经》也记载了各种意外致人死亡的案例。“有居士起新舍，在屋上住，手中失梁，堕木师头上，即死……又一居士屋上作，见泥中有蝎，怖畏跳下，堕木师上，即死……又一居士，日暮入崄道值贼，贼欲取之，舍贼而走，堕岸下织衣人上，织师即死……又

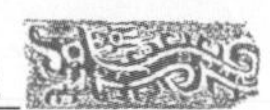

一居士山上推石，石下杀人”。

佛陀时代对疾病有两种特殊的分类方法，“佛说有三种病：一种，得药、不得药死；二种，得药、不得药差；三种，得药差，不得药死。愿听诸比丘服诸药，我亦尽命供给舍卫城诸比丘药”（《五分律·卷第五》），第一种根据疾病有无药物治疗分为三类：无论有没有药物治疗都会死亡；有无药物治疗都会恢复；得到药物治疗会恢复，没有药物治疗就会死亡。“佛说三种病：一种，得随病食、不得随病食死；二种，得随病食、不得随病食活；三种，得随病食活，不得随病食死。愿听诸比丘食随病食，我亦尽命供给舍卫城诸比丘随病食”（《五分律·卷第五》），第二种根据获得的食物种类也分为三类：一、食物无论是否与病症相对应都要死亡；二、得到的食物不论与病症对应与否都会恢复；三、得到可治疗疾病的食物会恢复健康，反之则死亡。

(二) 致病原因

探索致病原因，既可防病，又可根据临床表现推求病因为治疗疾病提供理论依据。佛教将致病原因分为：外因、内因和业因。

1. 外因

天气因素会对人体健康产生影响。“时属春阳为热所逼，形色萎黄瘦损无相”（《根本说一切有部毘奈耶杂事·卷第十四》），“时当盛暑苾刍苦热，身体萎黄病瘦无力”（《根本说一切有部毘奈耶杂事·卷第十三》），“比丘得秋时病”（《五分律·第八》），“时诸比丘秋月得病，颜色憔悴形体枯燥癣白”（《四分律·卷第四十二》），“时属寒夜彻明被冻，因斯病发”（《根本说一切有部毘奈耶杂事·卷第五》），佛陀时代已认识到不同的季节各有好发的疾病。

同样自然和居住环境也会对人体健康产生影响。“汝热处宿，恐染黄病”“汝凉处卧，或触风得病，或痰癊伤寒”（《根本说一切有部毘奈耶·卷第二十九》），过热致黄病、人无力，凉、寒、风皆致病。“土地咸湿，诸比丘病痈疮”（《十诵律·卷第十八》），“是地咸湿，诸比丘病疥、脓血流污安陀会如水渍”（《十诵律·卷第二十六》），“然为地湿痰癊病增不堪居住”（《根本说一切有部毘奈耶杂事·卷第十四》），“于其住处下湿水多，恐后病生。移向余处，同前无犯”（《根本说一切有部毘奈耶安居事》），环境过于潮湿会影响人的健康，久居湿地令人多发痈疮。

此外，佛陀时代已认识到寄生虫可致病。《根本说一切有部毘奈耶杂事·卷第十二》记载了多种寄生虫：食发虫寄生在人体发根，会侵食人的头发；杖藏、粗头两种虫寄生在人的头，会侵食人的头；绕眼虫寄生在人的眼睛，会损坏眼睛；人的脑内有驱逐、奔走、屋宅、圆满四种虫，会侵蚀人的大脑；稻叶虫寄生在人的耳朵内并会侵蚀耳朵；藏口虫寄生在鼻内，会导致鼻子生病；摇掷、遍掷两虫寄生在人的唇内；蜜叶虫寄生在人的牙齿；木口虫寄生在齿根；针口虫寄生在舌，会侵蚀舌；利口虫寄居在舌根；手圆虫寄居在人的两腭；手网虫、半屈虫寄居在人的手掌部，会侵蚀人的手掌；人的手腕中寄居短悬、长悬两种虫；远臂、近臂虫寄居在人的手臂部；人的喉咙部寄居着欲吞、已吞两种虫；有怨、大怨虫寄生在人的胸部，并会侵蚀胸部；螺贝、螺口两种虫寄居在人的肌肉内；有色、有力两种虫寄生在人的血内；勇健、香口两种虫寄居在人的筋中；人的脊背内寄居着不高、下口两种虫；脂色虫寄居在人的脂肪内；珍珠虫寄生在人的肾内；腰内寄居着大珍珠虫；脾脏内有未至虫；肠内有水命、大水命、针口、刀口四种虫；左右两胁寄生有月满、月面、晖耀、晖面、别住五种虫；骨内寄生有穿前、穿后、穿坚、穿住四种虫；脉内有大白、小白、重云、臭气四种虫；胃内有狮子、备力、急箭、莲花四种虫；结肠直肠内有安志、近志两种虫寄生;尿道有盐口、蕴口、网口、雀口四种虫寄生;应作、大作、小形、小束四种虫寄生在肛门处;黑口、大口两种虫寄生在大腿根部;癞、小癞两种虫寄生在人的膝盖部;愚根虫寄居在人的小腿部;人的脚有黑项虫寄居。

野兽、虫蛇等也会造成机体的损伤或致人于死地。"道路山中为七步蛇所螫,比丘知七步当死"(《佛说目连问戒律中五百轻重事》),被七步蛇咬伤后,将会在七步之内死去。

2. 内因

内因指因行为不循常度或情志不节,超过人体自身的调节范围而致病,如饮食不当、劳逸失当、七情内伤等。

"食不消腹胀眷眠"(《萨婆多部毘尼摩得勒伽·卷第四》),饮食不当影响睡眠;"时过不食,风发遭患"(《根本说一切有部毘奈耶·卷第十三》),不按时进食会使人的抵抗力下降。可见,饮食过饥过饱、不按时进食均可致病。

精神心理因素异常也可影响人的健康导致疾病的发生。"尔时世尊复告四人曰:有四圣谛……所谓爱欲更受后有,爱、喜、贪、俱行爱,彼彼欣乐染爱,为舍离故,应修习八正道。云何灭圣谛?所谓爱欲更受后有,喜爱相应攀缘染著,为灭坏、休息、永没、离欲、见证故,修习八正道。云何道圣谛?所谓八圣道,应当修习"(《根本说一切有部毘奈耶破僧事·卷第六》),佛教认为人生有八种苦:生、老、病、死、忧悲恼、求不得、怨憎会、爱别离,归根到底人的痛苦包括心理与生理之苦。人生之苦均由贪、嗔、痴三毒引起。心理问题产生的根源亦为贪、嗔、痴,受社会因素、个人认知等多种因素的影响。"'如佛所说,狂者不犯。云何为狂?'答:'有五因缘名为狂,谓失亲、失财、四大不调、为非人所恼、宿业报,是名五种狂也。若彼作犯戒事,自知是比丘者随事犯,不知者不犯。''如佛所说,散乱心者不犯。云何散乱心耶?'答:'散乱心有五因缘,谓见非人怖散乱心、非人打、非人夺精气、四大不调、宿业报,是名五因缘散乱心也'"(《萨婆多部毘尼摩得勒伽·卷第三》),失去亲人、失去财产、四大不调、为非人所恼、宿业报等社会、心理因素、生理因素以及其他特殊因素可导致狂病的出现。非人怖散乱心、非人打、非人夺精气、四大不调、宿业报等因素可致人精神异常。

贪、嗔、痴三毒是产生心理疾病的根源,贪嗔痴常表现为人的各种欲望。"欲有二:一者、处欲,二者、烦恼欲"(《善见律毘婆沙·卷第四》),佛陀将欲望分为两类:处欲、烦恼欲。处欲即内心对物质世界的欲望,烦恼欲即为了满足内心的欲望而派生出的欲望。"复次世尊!我昔曾见,诸余沙门婆罗门,面色黄瘦形貌羸弱,诸根缺减覩者生厌。我见是事便即思维:'岂非彼人不乐梵行,或复长病致斯羸弱,或于屏处作罪恶业而心覆藏,为此形容人不乐覩?'我便往问:'仁等何缘顿无颜色,形容憔悴人不乐观?'彼答我言:'大王!我由欲缚致此形仪。'"(《根本说一切有部毘奈耶杂事·卷第八》),过多的欲望会使人面黄身瘦。

心理、生理可相互影响,从而会导致心身障碍的发生。"有一苾刍,情多愧耻坚持禁戒爱乐学处,忽于一时犯初众教,便生懊悔情怀羞耻,形色羸黄积渐成病"(《根本说一切有部尼陀那目得迦·卷第六》),比丘因犯戒而生懊悔羞耻之心,长时间情绪不畅而出现身体消瘦。"常有知识调言破项,我负羞耻致斯羸瘦"(《根本说一切有部毘奈耶杂事·卷第十五》),羞愧导致羸瘦不堪。"羸瘦者,为自悔所行,饮食不通,是故血肉燋小。形体色变者,如树叶萎黄欲落。筋脉悉现者,为无肉血故筋脉悉现。心亦蔽塞者,心孔悉闭也。羞耻低头者,于清净行自观不善而生羞耻"(《善见律毘婆沙·卷第六》),佛陀认为人处于后悔、羞愧的状态,会食欲下降,故而令人憔悴;人过于瘦弱血少则筋脉凸现。中医学也认为忧思伤脾,在忧思过度

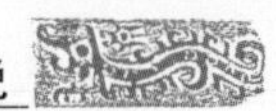

会影响人的健康这一观点上中医学和佛教是一致的。

情志的刺激会引起各种心身障碍的发生。“时诸医人共观太子无别病状，来白王曰：大王！我等详观太子，诸根明利更无病状。此恐多是情有忧惧所以不言”（《根本说一切有部毘奈耶·卷第十九》），忧惧是水生太子音哑不言的原因。“时未生怨王枉杀其父，生大追悔怀忧在室。虽有种种鼓乐弦歌，无释愁恼”（《根本说一切有部苾刍尼毘奈耶·卷第二》），未生怨王因杀害父亲，内心懊悔忧愁，从而对歌舞失去兴趣，此时的兴趣下降是内心忧愁的外现。“时阿耆达惭愧忧恼、热闷躄地，时宗亲以水洒面扶起乃醒”（《十诵律·卷第十四》）；“闻是语已即便闷绝投身躄地，以冷水洒良久乃稣”（《根本说一切有部毘奈耶·卷第十八》）；“时未生怨王闻是语已，闷绝躄地。以冷水洒面方能醒悟”（《根本说一切有部苾刍芻毘奈耶·卷第二》）；“王闻臣言杀诸苾芻，即大惊愕，心中懊恼，闷绝躄地，以冷水洒面，良久乃稣”（《善见律毘婆·沙卷二》），几处经文都记载了剧烈的精神刺激可致人昏迷，用冷水可喷醒。情志刺激过度甚至出现致人死亡的恶果，“是时老母耻辱缠怀便呕热血，因即命过生榛洛迦”（《根本说一切有部毘奈耶·卷第九》），老妇人因羞恼过度，情感得不到疏泄，故出现呕吐热血而死。

3. 业因

律部文献中多处出现关于业力致病的记载。在《根本说一切有部毘奈耶药事·卷第十八》中佛陀解释了自己患背痛的因由，佛陀往世作医者时，心怀恶心，用不对症的药物进行治疗致使患者断肠，所以今世常有背痛；在《根本说一切有部毘奈耶杂事·卷第二十一》中说龙王因恶业而头上生树，风吹树动摇，脓血流出，致全身臭秽，人皆厌弃，以此告诫世人不可造恶业。

业因致病是佛教特有的致病原因。佛教广阔的生命观决定了其独特的业因致病观。业，为佛教用语，指一切身口意等身心行为。业与因果结合，对现在未来产生影响的作用称为业力。业力产生的结果为业报。根据业报时间的不同可分为现报、生报、后报。生报即此生作的业来生报，后报即过去多生中的业此生报。生报、后报使得有些业病在成胎时出现，如在母体二十六周时因业报不同长相不同，二十八周时因业不同肤色不同。淫、偷盗、妄语、杀人或自杀、饮酒等不正当、不良行为都可引起不好的恶报，因此都被佛陀列入禁止行为。此种疾病非药食所能治愈，唯须忏悔业障、广行放生、写经、布施众生等善举，以其功德消业除病。

我们认为业因致病的核心思想是要求世人行善止恶，才能保持良好的心身状态。

三、疾病的治疗

“有此故彼有，此生故彼生，所谓无明缘行、行缘识、识缘名色、名色缘六处、六处缘触、触缘受、受缘爱、爱缘取、取缘有、有缘生、生缘老死忧悲苦恼，如是纯极苦蕴生。所谓无此有故，彼即不生；彼若灭故，此即当灭，所谓无明灭故行灭、行灭故识灭、识灭故名色灭、名色灭故六处灭、六处灭故触灭、触灭故受灭、受灭故爱灭、爱灭故取灭、取灭故有灭、有灭故生灭、生灭故老死忧悲苦恼灭，如是纯极苦蕴灭”（《根本说一切有部毘奈耶药事·卷第二》），生命具有无常性，有生必有死，生死是常态，依缘聚而生，依缘散而死，没有什么值得惊异的。佛陀解说了十二因缘的理论，说明无明是一切业力的根源，生老病死等各种生命现象的产生都是因缘聚散的结果。“发白面皱，年几朽迈，羸弱颇颓，诸根不明，倚杖而行”“遍体疮溃，皮肤皴涩，腹胀如山，脓血流出，支节分离”“以青黄赤白缯彩严饰而用盖之，吹螺打鼓，男女大小多诸人众，四人共舆，复持柴火逆前而行，复多人众随舆而后，悲啼号哭”（《根本说一切有部毘奈耶药事·卷第十一》），人生必有病、老、死，都是心身造作的缘故。为了超越生死必须修行，“人身难得”，良好的身体状态是修行的基础，所以佛陀对疾病的治疗持积极的态度。

“凡治病时应问医者；若无医人，问解医苾刍；此亦无者，问曾病者；无曾病人，问诸老宿，造次授药，得越法罪。若解医者他来问时，应生悲念施惠方药，无求利心无犯；若为求利是所不应。若见破伤，应于屏处而为缠裹，勿令俗人见嗤医道。与他泻药不应舍去，善教所宜去亦无犯……亦复不应作杀害意而授人药，当兴好心欲令病差”（《根本萨婆多部律摄·卷第三》）。佛陀认为比丘生病需要治疗时首先要寻找医生，找不到医生应咨询懂医的比丘，没有懂医的比丘则询问曾经患过此种疾病的人，没有的话则请教年长之人，不可随意用药。懂医者遇到上门求医寻药者应该慈悲为怀，及时施药，不可有求利心。

“佛住拘睒弥，尔时阐陀母比丘尼善知治病，持根药叶药果药入王家、大臣家、居士家，治诸母人胎病、眼病、吐下，熏咽、灌鼻、用针刀，然后持此诸药涂之”（《摩诃僧祇律·卷第三十八》），“医者，持根药、叶药、果药治病。复有医呪毒、呪蛇乃至呪火、呪星宿日月，以此活命”（《摩诃僧祇律卷·第三十八》）。佛陀时代医生用根、叶、果药或咒禁、祷祝治疗疾病，已有熏咽、灌鼻等给药方式以及针刀治疗的方法。

“后时大王身染病患，医人处方，用根茎叶枝果种种药疗，竟治不差，惟加困笃”（《根本说一切有部毘奈耶药事·卷第十三》）。佛陀时代已意识到有一些疾病是医药不可治愈的。

（一）内治法

内治法主要是药物治疗。

1. 药物的种类

“百味饮食床座医药供事法师”（《梵网经卢舍那佛说菩萨心地戒品第十·卷下》），药物和衣、食、住一样是修行的必要物质基础。

“七种药：一者辟谷药、二者消谷药、三者吐下药、四者强中药、五者服食药、六者毒药、七者兵疮药。无有病，一切不应服药，亦不得与他人使服”（《大比丘三千威仪·卷下》）。佛陀时代的药按作用分为辟谷、消谷、吐下、强中、服食、毒、兵疮药等，佛陀认为没有疾病不可服药，也不能让其他没病的人服药。

“后于异时其父得病，虽加药饵竟不瘳损，于此邑中所收年税，咸充药直无有残余。更向外村转贷而用，其病日笃遂致命终”（《根本说一切有部毘奈耶杂事·卷第七》），不难看出佛陀时代的药物很昂贵非普通家庭所能承受。

“如人服药，经于时节，药虽销灭时到则发好力、好色”（《优婆塞戒经·卷第四·杂品第十九》）。佛陀已观察到服药物后，需要经过一段时间后才能发挥作用。

佛陀时代药物众多，律部中多有涉及，一种是泛论包括一部分食物：

“种种药：所谓酥、油、蜜、石蜜、姜椒、荜茇、黑盐、诃梨勒、鞞醯勒、阿摩勒、波栌路、毘呪曼陀多耶、摩那伽头栌醯”（《十诵律·卷第三十四》）。佛陀时代将酥、油、蜜、石蜜、姜、胡椒、荜茇、黑盐（一种药用盐）、诃梨勒（即诃子）、鞞醯勒（相传可以治疗癞病、眼病的药物）、阿摩勒（一种印度果实的名字）、波栌路、毘呪曼陀多耶、摩那伽头栌醯等作为药物使用。

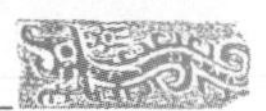

“阿梨陀者，黄姜也；忧尸罗者，香菱也；贸他致咤者，是雀头香；卢揵者，黄连也；陀卢者，外国草名也”（《善见律毘婆沙·卷第十五》），黄姜、香菱、雀头香、黄连、陀卢。黄姜又名盾叶薯蓣，具有解毒消肿的功效。忧尸罗草意为茅根香，其粉末可祛除苦热。雀头香即香附，具有疏肝、理气、解郁的功效。黄连具有清热燥湿、泻火解毒的功效。陀卢为外国药名，具体不详。“若人田中有诸根药，谓雀头香、黄姜、白姜，及诸根药乌头等类”（《根本说一切有部毘奈耶·卷第三》），已使用雀头香、黄姜、白姜、乌头等药材。“所谓余甘子（梵云庵摩洛迦，此云余甘子，广州大有，与上庵没罗全别，为声相滥人皆惑之，故为注出是掌中观者）、诃梨勒、毘醯勒、毕钵梨、胡椒。此之五药，有病无病、时与非时，随意皆食，勿致疑惑”（《根本说一切有部毘奈耶杂事·卷第一》），余甘子、诃梨勒、毗醯勒、毕钵梨、胡椒五种食物无论是否患病，随时可以食用，余甘子可治疗口渴。“牛屎、牛尿以为病药”（《优婆塞戒经·卷第二·义菩萨心坚固品第九》），可以牛屎、牛尿治疗疾病。

黏药：“又有五种黏药：一、阿魏；二、乌糖；三、紫矿；四、黄蜡；五、诸余树胶”（《根本萨婆多部律摄·卷第八》），五种黏药包括阿魏、乌糖、紫矿、黄蜡、其他树胶。

灰药：“又有五煎灰药：一、䴬麦灰；二、䴬麦芒灰；三、油麻根灰；四、牛膝草灰；五、诸余杂灰。此等诸灰水淋煎之，随意应用”（《根本萨婆多部律摄·卷第八》），五煎灰药是䴬麦灰、䴬麦芒灰、油麻根灰、牛膝草灰、诸余杂灰。此等诸灰水淋煎之，随意应用。

盐药：“又有五种盐药：一、先陀婆（因河为名）；二、毘邓伽（因水为名）；三、骚跋折攞（因山为名）；四、鹘路磨（因地为名）；五、三没达攞（煮海为之）”（《根本萨婆多部律摄·卷第八》），五种盐药是：先陀婆、毘邓伽、骚跋折攞、鹘路磨、三没达攞。

涩物药：“又有五种涩物药：一、庵摩洛迦；二、诳婆；三、瞻部；四、失利洒；五、高苫薄迦（此并树名，东夏既无，不可翻也）。斯等咸是举类而言，若更有余用皆无犯”（《根本萨婆多部律摄·卷第八》），五种涩物药：庵摩洛迦、诳婆、瞻部、失利洒、高苫薄迦。

散剂：“佛为病苾刍故，听服六种散：一离畔散；二破罗私散；三怖罗罗散；四阿犯却罗散；五波却罗散；六阿半陀散。如是等散众多不一，若苾刍病，随医分处服之”（《毘尼母经·卷第四》），治疗需要，佛陀规定比丘应听从医嘱服用离畔散、破罗私散、怖罗罗散、阿犯却罗散、波却罗散、阿半陀散，药物具体组成不详。

另一种则是辨病用药：

治疗热病的药物有：酥、栴檀（《摩诃僧祇律·卷第三十三》），沉水、若栴檀、毕陵祇伽罗奃婆罗（《四分律·卷第四十二》）。酥能除胸中热，补五脏，利肠胃。“栴檀”或为紫檀，主风毒，为血分药，和营气消肿毒。

治疗热血药物：首卢浆（《十诵律·卷第二十六》）、池物（莲藕、莲子、菱角、芡实等水生植物）和无毒的花叶煮娑摩尼水洗浴（《十诵律·卷第三十八》）。首卢浆即将丢弃的食物或磨东西剩下的残渣或做饭剩下的油，兑入水令混合物变酸（《根本说一切有部毘奈耶药事·卷第一》）。

治疗眼病的药物有：黑物、青白物屑、草屑、华屑、果汁、罗散禅那（《十诵律·卷第五十六》）、五种安禅那（花安膳那、汁安膳那、粖安膳那、丸安膳那、骚毘罗石安膳那）。（《根本说一切有部毘奈耶药事·卷第一》）

治疗风病的药物有：藕（《五分律·卷第七》），酢麦汁（《四分律·卷第四十一》），“乳中煮蒜噉”（《十诵律·卷第三十八》），油、生肉、脂、三种合药（《四分律·卷第四十二》）。“听净人净洗器渍麦，乃至烂，漉取汁饮。若麦汁臭应覆。若汁滓俱出，听作漉器"（《四分律·卷第四十一》），酢麦汁即用麦做成的醋，也就是米醋。"合药者，诸根药、茎药、叶药、华药、果药，是药草各各差别和合，是名合药"（《十诵律·卷第五十六》），将根药、茎药、叶药、花药、果药等药和合在一起称为合药。

治疗蛇毒的药物："并将弓箭及以明宝，合阿伽陀香药，能治蛇毒"（《根本说一切有部毘奈耶药事·卷第十四》），阿伽陀香药可以治疗蛇毒。

佛陀时代用诃梨勒治疗风动病（《摩诃僧祇律·卷第二十八》）、酥提罗浆治疗风寒之症。大麦去皮，煮熟汤和米一起放一容器中令其变酸即酥提罗浆（《十诵律·卷第二十六》）。

"时有比丘患疱，医教用人脂……时有比丘患吐，须细软发，佛言：'听烧已末之水和漉受饮之'"（《四分律·卷第四十二》）。用人的脂肪治疗疱、细软须发烧末治疗吐病。

"尔时病毒比丘，医教服田中泥"（《四分律·卷第四十二》），用水调田中泥，过滤后饮净水治疗毒病。

"尔时世尊患风，医教和三种药"（《四分律·卷第四十二》），以三种和合药物治疗风疾，具体不详。

在《四分律·卷第四十二》中，由于治疗疾病的需要佛陀允许比丘可以终身服药。由于疾病病因复杂，故允许比丘服用丢弃药末以外的药物以满足治疗疾病的需要，主要包括鞞醯勒、诃梨勒、阿摩勒、胡桐树末、马耳树末、舍摩罗树末，大小五种根药等，以及至今不能详知的药物如质多罗、阇婆药等，另有各种盐、灰、人血、人骨、唾液、指甲中泥、稻谷、酒糟、大麦等。

佛经中对毒药的认识独具特色，"有三种药：有生毒药、有作毒药、有蛊毒药。生毒药者，有国土地生毒药，如倪楼国生胜渠毒药、欝阇尼国生伽罗毒药，是名生毒药。作毒药者，如猎师作毒药，根茎花叶合和为药，是名作毒药。蛊毒药者，若蛇毒、那俱罗毒、猫子毒、鼠毒、狗毒、黑毒、人毒，如是种种毒，是名蛊毒"（《摩诃僧祇律·卷第四》）。毒药有三种，生毒药指不同地区生产的不同毒药，有楼国生胜渠毒药、郁阇尼国生伽罗毒药。作毒药指猎人用植物的根茎花叶混合在一起制成的毒物。蛊毒药指蛇毒、那俱罗毒、猫子毒、鼠毒、狗毒、黑毒、人毒。"占相男女，解梦吉凶，是男是女，呪术工巧调鹰方法，和合百种毒药千种毒药、蛇毒生金银蛊毒，都无慈心"（《梵网经卢舍那佛说菩萨心地戒品·第十卷下》），佛陀时代已广泛使用毒药。

"……有杀心，若以毒药、若毒和食……以诸毒粖或用摩身、或将洗浴、或和涂香、或坌香鬘、或杂香烟……"（《根本说一切有部毘奈耶·卷第七》），若比丘将毒药混入食物、抹他人身上，或将毒药放入洗澡水、擦脸油、发油、香里而使他人丧命得波罗夷罪。此外，《十诵律·卷第二》记载了施毒的众多途径，毒药可置入五官（眼、耳、鼻、口等）、生殖器、躯体、溃疡伤口、食物、衣被和交通工具中。可见，古印度用毒药谋害他人性命的方法颇多。

"我今当以呪术药草令此比丘共为欲事"（《佛说净业障经》），佛陀时代已有用药草咒禁使人迷乱的不端行为。

佛陀对泻药的使用较慎重，"汝诸苾刍！不应卖药。若苾刍善医方者，起慈愍心应病与药。然诸苾刍不应与他泻药舍之而去，应自观察勿令过度。设有他行，嘱人看守然后应去，仍报彼言：'利若过度，应以某药为解'"（《根本说一切有部尼陀那目得迦·卷第四》）。若出于慈悲心给予病人泻药，不应让病人马上离开，应注意观察其用药后的反应或者让人看护病

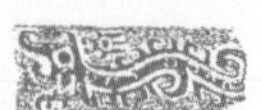

人。“多服泻药在温堂中随处便利”(《根本说一切有部毘奈耶·卷第二十九》),使用泻药大便次数增多,排便后“应用土块或以树叶,或将破帛故纸而净拭之,待泻痢毕煖水净洗”(《根本说一切有部毘奈耶杂事·卷第三十四》),不可用冷水清洗肛门,应用土、树叶、破帛或旧纸擦拭,等腹泻停止后再用暖水洗净。

“其亲属等既见癫狂,即觅医人及善呪者,种种医方疗不能差”(《根本说一切有部毘奈耶破僧事·卷第十五》),观察到癫狂无法用方药等治愈,因为癫狂大部分由心理问题引起。

2. 安全用药

“耆婆言:‘世尊所服此药,名那罗延,此药非是余人所服,除转轮王、成就菩萨如来乃能服之。’提婆达多语言:‘若不与我,我当害汝。’尔时耆婆畏夺命故,即便与之。提婆达多以服此药故,即得重病,身心俱苦”(《四分律·卷第四十》),服用了不应当服用的药物(那罗延)会致病,出现心身俱苦,即生理、心理都痛苦不已。

“长者子复宿疾发动,同前请医。医以恶心,与不宜药,致令病者肠绝段段”(《根本说一切有部毘奈耶药事·卷第十八》)。佛陀往世作医者时,心怀恶心,用不对症的药物进行治疗致使患者断肠,所以今世常有背痛。这里的断肠,为医源性疾病。

“合药施人而不知裁节,服者死”(《佛说目连问戒律中五百轻重事》),药物剂量不当致人死亡。“其药毒烈势不可持,遂便命过”(《根本说一切有部毘奈耶·卷第六》),可见佛陀时代已有毒性过猛的药物,可迅速使人死亡。

当时在用药安全方面已注意到药物本身的毒性和不正确服药(剂量不当、药不对症)带来的危害。“然诸苾刍不问医人,不应辄与病人药服;若无医人应问苾刍曾是医者;此若无者应问曾与医人为知识者;此若无者应问曾遭病人;此若无者应问耆旧苾刍。若苾刍不问医人乃至耆旧,辄以自意与病人药,得越法罪”(《根本说一切有部毘奈耶·卷第八》)。所以,佛陀强调没有询问过医生不应给病人服药;若没有医生应该根据不同条件分别询问做过医生的比丘、教导过医生的善知识、曾患此病的人,总而言之,不能擅自给病人药。“我昔曾作卖香人,于诸药性善分别”(《根本说一切有部毘奈耶药事·卷第十七》),当时已有善于鉴别药性的人,“若疾病服药当先白师”(《沙弥十戒法》),因为医方明是出家人应该掌握的知识,故佛陀要求沙弥服药前应听从师长的指导,强调用药安全。

“彼即为觅盐醋与之令饮,饮已便死”“彼昔在家是痰癊病,今是风热。由此缘故,昔药今非”(《根本说一切有部毘奈耶·卷第八》),同一个比丘患痰饮病服醋得愈,患风热服醋即死。佛陀认为同一个人病症不同应服用不同的药物。

“譬如贤医师,满一器药,不能自愈其病”(《佛说迦叶禁戒经》),医生拥有充足的药物不一定能治好自己的病,此说与中国“医不自医”暗合。

“汝先可治,与药不取;今将气尽,方复有求,如汝即时非药能治”(《舍利弗问经》)。佛陀指出疾病必须及时治疗,所以治疗所用药物虽对症,但延误了最佳治疗时间仍然会丧命。

“尔时阐陀比丘常出入诸家,为说法,料理官事,疗治众病”(《五分律·卷第三》),佛陀时代出家修行人也为人疗治疾病,由此证明佛家对疾病的治疗态度积极。

3. 药物的煎煮、储备和保存

“煎药所须用铜铁釜”(《根本萨婆多部律摄·卷第八》),佛陀时代用铜铁锅煎药。

为了保证或促进药物的疗效,在煎煮药物时加入某些食物同煮。“此山有药,采取以苏煎服,能无饥渴,多饶气力,性念能定”(《根本说一切有部毘奈耶药事·卷第十四》);“‘贤首!

世尊今患风疾，为我处方。'医人报曰：'圣者！宜用酥煎三种涩药，服即除愈。'"(《根本说一切有部毘奈耶药事·卷第二》)，医者以酥煎三种涩药治疗佛陀风疾；"时医王活命，为佛合煎酥药，药名那罗若药"(《根本说一切有部毘奈耶破僧事·卷第十四》)，医王用那罗若药与酥合煎治愈了佛陀的疾病，那罗若药具体为何药不详。除加酥外，"时比丘患风，医教作除风药，是中除风药者，烝稻谷、烝酒糟、若大麦，若诸治风草、若麸糠、若煮小便。"(《四分律·卷第四十二》)，还在治风药中加入稻谷、酒糟、大麦、麸糠、人尿等同煮治风病。

"器物者：资生器物。唯听畜盛酥、油、蜜、香、药、酱、酢各一瓶"(《五分律·卷第十二》)，药物是出家人必备的资生物资，不可或缺。"非不欲与，亦非无物，但访索此药，绝不可得！"(《五分律·卷第八》)，记载了一种当时稀缺的药物。"'汝某甲听！四、陈弃药，是清净物易可求得。苾刍依此，于善法律出家近圆成苾刍性。汝某甲始从今日乃至命存，用陈弃药而自支济，生欣乐不？'答言：'欣乐。'"(《根本说一切有部百一羯磨·卷第一》)，陈弃药法指治疗后剩下的、其他人遗弃的药物，另一说法谓陈弃药又称腐烂药，旧律谓大小便。佛陀为了消除弟子的贪著心，要求使用陈弃药治疗疾病。

"佛知而故问：'医师比丘！诸病比丘调和不？'答言：'世尊！诸病比丘安隐，但我疲苦。'佛言：'何故疲苦？'答言：'世尊！波罗奈城去此半由旬，为求所须，日日往返，以是疲苦。又世尊！听病比丘停药一日，病疾已过。'佛问医师：'比丘！欲使畜药几日得安隐耶？'答言：'世尊！药势相接七日可知。'佛言：'从今日听先一日，更与六日七日畜。'"(《摩诃僧祇律·卷第十》)，佛陀为了消除弟子对物质的贪著，不允许储存药物，后因医师连续往返于病人之间常感疲倦，加上医师认为连续七日服药才可见效，所以佛陀制定了允许蓄七日药的规定。

"若比丘受四月请与药，无病比丘应受请"(《四分律·卷第十五》)，夏四月安居时，比丘可以接受他人供养的药物。"若比丘尼，四月与药，无病比丘尼应受"(《四分律·卷第二十四》)，在结夏安居的四月内可以储存药物，若比丘尼储存药物超过了四个月的量，属于犯戒。

"听畜七种麁钵：一以盛饮食、二以盛香、三以盛药、四以盛残食、五以除唾、六以除扫、七以除小便"(《五分律·卷第十二》)，佛陀时代使用专用钵保存药物。"彼守僧药比丘，应以新器盛呵梨勒、阿摩勒、鞞醯勒、毕跋罗、干姜、苷蔗糖、石蜜；若器不漏，应盛酥油蜜，应持皮结口，题上作药名"(《五分律·卷第八》)，容器应完好、无渗漏，放入药物后覆上皮纸，在纸上标明药物名称。在《根本说一切有部毘奈耶药事卷第一》中采用药袋保存药物，制作药袋时将杂药放在袋中，在干阴之处晾晒，不可在烈日下暴晒。对于不同种类的药物的保存，《根本萨婆多部律摄卷第八》中做了详细规定：花药安置在盆中、汁药储存在小盒中、粉末状的药放在桶中、丸和骚毘罗放在袋子中或包裹后存放。

"从今听畜三种囊：钵囊、药草囊、革屣囊"(《十诵律·卷第三十八》)，佛陀允许弟子云游时携带药草囊，用来保存药物。

(二) 外治法

1. 烤火

运用药物或手术疗法直接作用于体表或病变部位以起治疗作用的疗法称为外治疗法。

"时一苾刍身苦风病，诣医人所，报言'贤首！为我准如是病而处方药。'医人报曰：'凡是风病得火为良，当须近火。'"(《根本说一切有部毘奈耶·卷第三十八》)，一比丘被风邪侵犯身体，医生令其近火用以治病，从中可以推测比丘患病应是受到风寒之邪的侵袭，若是受到

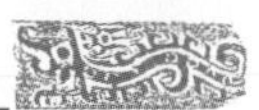

风热之邪的侵袭则不能靠近火治疗。

“若癣疥、瘙黄、烂风病，如是种种病须火得乐者听然”（《摩诃僧祇律·卷第十七》），这些病需要燃火取暖，烤火后病势减轻。

2. 外涂

“尔时输波勒迦国王乃患热病，极重迷闷。有医人处方，宜用牛头栴檀末涂身”（《根本说一切有部毘奈耶药事·卷第三》），用牛头栴檀涂抹身体治疗出现昏迷症状的热病患者。“若热病，医言：‘当须旃檀香涂。’”（《摩诃僧祇律·卷第三十三》），旃檀香涂身治疗热病。

“时苾刍尼受已而去，即以此油涂世罗身遍及手足，油并罄尽。世罗病愈便行乞食”（《根本说一切有部毘奈耶·卷第五》），佛陀时代用油涂抹身体治病。

马血外涂可以治疗癣疥病（《摩诃僧祇律·卷第三十二》）。《十诵律·卷第二十六》载有佛陀时代用拘赖阇树、拘波罗树、拘真利他树、师罗树、波伽罗树、波尼无祇伦陀树等研磨制作的细药末涂抹在已涂过油的创面上治疗疥癣。在《根本说一切有部毘奈耶药事·卷第一》中用涩药治疗疥疮病，涩药是将庵没罗、纴婆、赡部、夜合、俱奢摩的皮或叶入水煎后，取汤液外涂。若疥疮较严重，涩药也可加工成散剂使用，制作过程中不能在烈日下曝晒，只能在微日下晾晒。在使用散剂涩药时应当用擦干的手将药涂在患处并按摩使药性渗入皮肤，再沐浴洗净，如此再反复两次，疥疮病就可以痊愈。

治疗疮的方法：“于疮四边以牛黄涂之”（《根本说一切有部毘奈耶杂事·卷第一》）；用唾液涂铫底熨烫治疗疮病（《四分律·卷第四十二》），“有比丘体上生疮，医教治法，用唾涂疮上，烧热瓦熨之，令加脱疮得差”（《毘尼母经·卷第六》）。佛陀时代认为将唾液涂在疮上，用热瓦烫患处可令其痊愈。

“医人问曰：‘圣者！身有疮疥？’答曰：‘尔。’告曰：‘何不疗治？’答曰：‘为此故来，可示方药。’告曰：‘圣者！食好食已，取芥子油遍涂其身，于日中坐必当得损。’苾刍曰：‘施我辛油’”（《根本说一切有部毘奈耶·卷第二》），佛陀时代治疗疮疥先进食营养好的食物，然后用芥子油涂抹患处，再晒太阳。“渴沙少女身多癣疥……医人为疗悉皆平复，次以衣服饮食随意资养，容颜可爱有异常伦”（《根本说一切有部毘奈耶杂事·卷第二十二》），渴沙少女身患癣疥治愈后容颜更美。由此可见，摄入足够的营养对癣疥的治疗至关重要。现代医学认为，摄入高蛋白的食物可帮助疮脓的透发，从而促使疾患早日愈合。

3. 嗅、熏、洗和灌药

嗅：

“若比丘患眼痛、头痛，医教言：‘当须华鬘系头差’”（《摩诃僧祇律·卷第三十一》）。华鬘系头治疗眼痛、头痛。

“或有信心以馨香物持来奉施，宜应受取安在床头或涂户扇时以鼻嗅，能令眼明；华亦如是”（《根本萨婆多部律摄·卷第八》）。治疗时宜将馨香之物安放在床头或涂在户扇上，用鼻嗅以明目。

“长老毕陵伽婆蹉眼痛，时药师教言：‘和药作丸著火上烧服烟’”（《十诵律·卷第三十八》）。用火烧除青木香以外的香料制成的丸剂，吞咽其散发的烟雾治疗眼痛。

“问言：‘何苦?’答言：‘患嗽。’”“佛言：‘有病者听吸烟治病。’苾刍不解，安药火上，直尔吸烟烟不入口，佛言：‘可以两椀相合底上穿孔，于中着火置药吸之。’事犹未好，佛言：‘应可作筩’”（《根本说一切有部毘奈耶杂事·卷第十》），烟雾可治疗咳嗽、风疾；具寿华隣陀婆吸药烟治疗咳嗽；医生用烟治疗比丘风疾。药烟的工具为两碗相合底穿孔，孔中置药着火，然后做桶置梡孔上。药烟治咳嗽类似于现代的雾化。

“尔时世尊患水……时耆婆与阿难俱往王舍城，取三把优钵花，还诣其家，取一把花，以药熏之！并复呪说，如来嗅此可得十下。复取第二把花，以药熏之！并复呪说，嗅之复可得十下。复取第三把花，以药熏之，并复呪说，嗅之可得九下。复饮一掌煖水，足得一下风……患即消除，风亦随顺”(《四分律・卷第四十》)。耆婆以药熏优钵花合咒语治疗佛陀水病。

洗：

《根本萨婆多部律摄・卷第八》中用庵摩洛迦、诃婆、瞻部、失利洒、高苦薄迦五种果阴干后捣成末，用水煎熟，取清汁洗疥疮。

《昆尼母经・卷第四》中用粗涩散洗疮，并用粗涩散涂洗白癞病的脓血，具体药物组成不详。

《四分律・卷第五十一》记载了用刮汗刀剃去身毛治疗汗臭，用细末药、细泥、叶华果清洗身体可消除汗臭和治疗疮病。

灌：

主要是用药灌鼻，可治疗头痛、眼病。“彼即取好药以酥煎之，灌长者妇鼻”(《四分律・卷第三十九》)，耆婆用酥煎药后灌鼻的给药方式治疗头痛；具寿华隣陀婆用酥油灌鼻治疗流涕(《根本说一切有部毘奈耶杂事・卷第十》)。鼻滴药法是一种局部给药的外科治疗方式。灌鼻工具为灌鼻筒，清洗双手后方可取药灌鼻。“时有比丘患头痛，医教灌鼻，药不入，佛言：‘听手摩顶、若摩脚大指、若以凝酥塞鼻’”(《四分律・卷第四十三》)，灌鼻时若药物难以入鼻，可用凝固的油脂塞鼻，用手摩擦头顶、足大趾。这与现代医学鼻窦炎的治疗方式相似。

“‘长病不乐’……主人言：‘白衣时病云何治？’答：‘牛胞中著药灌。’……佛言：‘听厚皮灌屏处，听若药师教亲亲人灌’”(《十诵律・卷第六十一》)。佛陀时代把药放在牛胞中灌私密处治疗“长病”。这说明当时掌握的医疗手段已经相当先进，医疗思维也富于智慧。

4. 针刺、按摩

“凡人护面如护明镜，不应辄使无识医人而行针刺”(《根本说一切有部毘奈耶杂事・卷第四》)，不能随意让不懂医的人针刺。佛陀认为患病后应当请医术高明的医生治病，“必无上医，可使中医刺去其血”(《根本说一切有部毘奈耶杂事・卷第四》)，如果没有医术高明的上医，只能退而求其次请中等水平的医生治疗。

“既为解劳按摩身已”(《根本萨婆多部律摄・卷第二》)，“骨节皆痛……彼即为按摩”(《五分律・卷第十一》)，“若道行时见疲极者，当与按摩解劳，为擎衣钵及诸资具，能去者善”(《根本说一切有部毘奈耶・卷第八》)，“诸尼即为按摩解劳令其歇息”(《根本说一切有部苾刍尼毘奈耶・卷第六》)，按摩能缓解行路的疲劳。佛陀时代通过按摩治疗骨节疼痛，亦通过按摩缓解疲惫，帮助其身体得到放松和休息。“如天帝释欢喜园内，中有种种解劳之具”(《根本说一切有部毘奈耶杂事・卷第一》)，当时富裕之家的住宅园子里拥有各种消除疲劳的器具。按摩可疏通经络，使气血调和，以达到治病保健的功效，“从今不应以木棒治身”(《十诵律・卷第三十七》)，但不得用木棒拍打身体治病。

5. 手术疗法

(1) 疮痈切开排脓

“若有疮处应治”(《昆尼母经・卷第四》)，佛陀时代疮痈的治疗已经达到较高的水平。

针对疮痈的不同情况，制定了相应的治疗方法，以减轻疼痛不适。可以用针刺去恶血，敷药，以帛缠裹（《根本说一切有部毘奈耶破僧事·卷第十三》）。已经认识到"痈熟脓溃"（《十诵律·卷第三十六》）是疮痈即将痊愈的标志，"若比丘新生疮，病痈不坏者，当用坏药傅之"（《毘尼母经·卷第四》）。《十诵律·卷第四十》认为，以用坏药（坏药组成经文中未记载）外敷，常常先令生痈部位变热，食用促进痈化脓的药物或食物（即托毒外出）："……軀令熟……应破……应捺去脓……听着种种治脓药"。用刀"切开疮处，裹以疮药"（《四分律·卷第四十三》）。这与当代"痈疮"的治疗过程相同。

"时阿难陀背上生一小疮，佛令侍缚迦治之……便取妙药傅其疮上。疮既熟已，以刀割之出其脓血，复以妙膏傅上，因即除差"（《根本说一切有部毘奈耶破僧事·卷第十三》），侍缚迦治疗阿难的背疮，首先在疮上敷药起提脓之功效，然后用刀割破疮使脓血流出，再在创面上覆膏药起生肌收口之功效。

"时有比丘患疮，医教作涂疮药，佛言：'听作，彼疮熟，应以刀破著药。自今已去，听以刀破疮，患疮臭应洗。若以根汤、茎叶华菓汤，及小便洗时以手洗患痈，以鸟毛洗。若药汁流弃，以物拥障四边。若患燥以油涂，若上弃以物覆，若疮臭香涂'"（《四分律·卷第四十三》），恶疮切开排脓后，用药汁清洗，再裹以疮药。

"侍缚迦作是念云：'我治阿难陀疮，今正是时。何以故？听法心至，割截不知痛故。'作是念已，便取妙药傅其疮上。疮既熟已，以刀割之出其脓血，复以妙膏傅上，因即除差。"（《根本说一切有部毘奈耶破僧事·卷第十三》），为了减少患者的痛苦，应乘患者注意力集中在其他事物上时，迅速为其刀割排脓。

"若诸苾芻有善医者，应与安药，可在屏处勿令俗见"（《根本说一切有部毘奈耶杂事·卷第二十五》），治疗痈痤时，切开排脓后敷药会比单纯切开排脓取效快，为了尊重个人隐私，佛陀要求在隐秘处施行治疗。

"又一人病痈疮未熟，居士为破而死"（《佛说优婆塞五戒相经》），痈疮未成熟化脓，提前切开排脓会致人死亡。

（2）肛肠疾病的治疗

"痔病有二种疗法：一者以呪、二者以药。"（《根本说一切有部毘奈耶药事·卷第二》）佛陀指出疗治痔病有两种方法：一是通过咒语治病，二是通过药物治疗。

"时耆婆童子，刀治比丘大小便处两腋下病。时世尊慈念告诸比丘：'此耆婆童子，刀治比丘大小便处及两腋下病。不应以刀治。何以故？刀利破肉深入故。自今已去，听以筋、若毛绳急结之，若爪取使断皮然后著药'"（《四分律·卷第四十二》），治疗前后二阴（大小便处）、两腋下的病患，恐开刀入里易感染恶化，应当用皮筋、毛绳结扎患处，断皮肉后以灰药涂抹患处，与现代橡皮筋结扎法治疗痔疮类似，其机理在于阻断血流，使病理产物干枯脱落。

佛教不允许用刀治疗爱处（肛门旁四指）痈痤疖，可以用"口嚼小麦、鸡屎外涂，令痈痤疖溃破出脓"（《摩诃僧祇律·卷第三十二》）。"刀治者，若病余药所不能治，佛听猥处以刀治。若病余药能治，而以刀治，得偷兰遮罪"（《十诵律·卷第五十六》）。佛陀强调当药物治疗无效时，才能手术治疗。《根本说一切有部毘奈耶药事·卷第二》记载了治疗痔疮失败的案例：一比丘因患痔病羸瘦无力，经不信奉佛法的医者阿帝耶强行割痔治疗后导致死亡，这是佛陀不允许用刀割痔疮的原因，只有当其他方法不奏效后，佛陀才允许用刀割痔疮。

"尔时瓶沙王患大便道中血出……时即取铁槽盛满煖水……语王坐水中，王即坐。语王卧水中，王即卧。时耆婆以水洒王而呪之，王即睡，疾疾却水，即取利刀破王所苦处，净洗疮已，持好药涂。药涂竟，病除疮愈，其处毛生，与无疮处不别……”（《四分律·卷第四十》）。瓶沙王所患疾病或为痔疮，耆婆合暖水熏洗、手术、敷药治疗而愈。

（3）外科手术

“尔时王舍城有长者，常患头痛，无有医能治者……尔时耆婆即与醎食令渴、饮酒令醉，系其身在床，集其亲里，取利刀破头开顶骨示其亲里，虫满头中，此是病也……时耆婆净除头中病已，以酥蜜置满头中已，还合髑髅缝之，以好药涂。即时病除肉满，还复毛生，与无疮处不异……”（《四分律·卷第四十》）。长者因头中生虫出现头痛难耐的症状，经多名医生诊治无效，耆婆先让长者喝醉，然后采取开颅的手术方法将酥蜜放置其头中后以药涂于缝合处，治愈了痼疾。从经文可以看出耆婆详知此病的治疗方法及转归预后。

“尔时拘睒弥国有长者子，轮上嬉戏，肠结腹内食饮不消亦不得出，彼国无能治者……时耆婆童子即下车，取利刀破腹披肠结处……即为解肠，还复本处，缝皮肉合，以好药涂之，疮即愈毛还生，与无疮处不异”（《四分律·卷第四十》）。拘睒弥长者之子因嬉戏打闹后肠结腹中，出现饮食不消化、便秘、昏死等症状，耆婆通过开腹手术将肠还归本处，缝合涂药不久即痊愈。

以上两处记载表明佛陀时代的手术疗法达到了相当高的水平。

6. 其他疗法

“医人以蛭疗病而为活命”（《根本说一切有部毘奈耶·卷第三》），说明佛陀时代已有医师采用水蛭叮咬救人。

“医者，持根药、叶药、果药治病。复有医呪毒、呪蛇乃至呪火、呪星宿日月，以此活命”（《摩诃僧祇律·卷第三十八》）。佛陀时代医生用根、叶、果药或咒禁、祷祝治疗疾病，但佛陀反对以咒禁治疗为生。“比丘尼诵习世俗呪术乃至音声，若口受、若执文诵，说而了了，波逸提；不了了，突吉罗。不犯者，若诵治腹内虫病呪、若诵治宿食不消呪、若学书、若诵世俗降伏外道呪、若诵治毒呪以护身故，无犯”（《四分律·卷第二十七》），自诵或教授他人诵念咒语都属于犯戒，但为了治病诵念咒语不犯戒。“怛姪他庵　敦鼻丽敦鼻丽　敦薜　钵利敦薜　棕帝苏棕帝　鸡棕帝　牟柰裔　苏牟柰裔　弹帝尼攞鸡世　遮卢计薜　嗢毘盈具莉萨诃”（《根本说一切有部毘奈耶·卷第六》）。佛陀认为口诵此咒语可使人免受毒蛇侵害。

综上所述，佛陀时代的治疗方法众多，可见佛陀对疾病治疗持积极的态度，有病应及时治疗，无病时应防患于未然。

“应诵医方，种种呪术，求钱汤药，须者施之。至心瞻病，将养疗治。劝有财者和合诸药，若丸、若散、若种种汤。既了医方，遍行看病，案方诊视，知病所在，随其病处而为疗治。疗治病时，善知方便，虽处不净，不生厌心。病增知增，损时知损，复能善知如是食、药能增病苦，知如是食、药能除病苦。病者若求增病食药；应当方便随宜喻语，不得言无；若言无者，或增苦剧。若知定死，亦不言死，但当教令归依三宝，念佛法僧，勤修供养。为说病苦皆是往世不善因缘，获是苦报，今当忏悔”（《优婆塞戒经·卷第五杂品之余》）。本段经文详细叙说了医者诊治疾病的原则：首先要求医者掌握各种医药知识和技术，细心照料病人，募集资金配制各种药物；其次诊病时不生厌恶之心，应根据疾病的变化随时调整治疗方案和药物。“无以增病食药施人”，不能让病人服用会导致病情加重的食物和药物。“若知定死，亦不言死，但当教令归依三宝，念佛法僧，勤修供养。为说病苦皆是往世不善因缘，获是苦报，今当忏悔”，

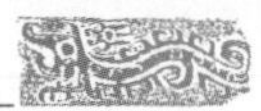

则是临终关怀的内容，帮助病人理解生死的实质，从容面对死亡。“若知定死，亦不言死”，为了安抚病人不安的情绪，不告知病人大限将至的实情，体现了佛教的人文关怀。

（三）照看病人

患病以后由于治疗手段、照料方式、饮食种类的不同，病人的预后也不同。“病人九法成就，命虽未尽而必横死。何等九？一、知非饶益食贪食。二、不知筹量。三、内食未消而食。四、食未消而擿吐。五、已消应出而强持。六、食不随病食。七、随病食而不筹量。八、懈怠。九、无慧，是名九法成就而必横死。复次成就九法终不横死。何等九？一、知非饶益食便少食。二、善知筹量。三、内食消已而食。四、不强吐。五、不强持。六、不食不随病食。七、食随病食食能筹量。八、不懈怠。九有智慧，是名成就九法终不横死”（《摩诃僧祇律·卷第二十八》）。有九类易横死的病人：知非饶益食贪食（贪食不适宜疾病的食物）、不知筹量（过量饮食）、内食未消而食（食物未消化仍然进食）、食未消而摘吐（不消化采用吐的方法）、已消应出而强持（憋大便）、食不随病食（进食不适宜疾病的食物）、随病食而不筹量（不加节制地进食适宜疾病的食物）、懈怠、无慧。“汝等病人，或得良药、善看病人、随病饮食，病可得差，莫自夺命”（《十诵律·卷第二》）；“医人答曰：彼之妻子既其不问，更有何人为作瞻养？婢曰：唯我看侍。医人即为依病处方。婢亲供给，蒙加药饵，病得痊瘳”（《根本说一切有部毘奈耶·卷第十六》）。佛陀认为病人康复需要三种条件：药物、良好的照顾者及病人的配合，强调人患病后除了按照医生处方服药，还需要得到适当的照料才能痊愈。

“有三种病人。何等三？有病人得随病药随病食，如法看病而死。或有病人不得随病药随病食，如法看病而活。有病人得随病药随病食，得如法看病人，病必差不得便死。优波离！病比丘中，有不得如法看便死、得如法看便活者，是故应好看，务令如法安隐，即为施命。是故看病得大功德，诸佛赞叹”（《摩诃僧祇律·卷第二十八》）。有三类病人：一类是得到了与疾病相宜的药物和食物，仍旧不能痊愈；一类是未得到与疾病相适宜的药物和食物，但看护正确，痊愈；一类是得到了与疾病相宜的药物和食物，如有正确的看护则痊愈，没有正确的看护则死亡。所以佛陀强调瞻视、照顾病人极其重要，在某种程度上决定着病情的预后和转归。

“见一切疾病人，常应供养如佛无异，八福田中看病福田第一福田”（《梵网经卢舍那佛说菩萨心地戒品·第十卷》），照料病人有很大的福报，所以应主动照顾患病者。

“佛住迦维罗卫尼拘律树释氏精舍，世尊以五事利益故，五日一行诸比丘房”（《摩诃僧祇律·卷第十》），佛陀重视对患病者的照料，瞻视病比丘是佛陀每五日巡察比丘房的目的之一。

“比丘！此是恶事。汝等各各异姓，信家非家、舍家出家，同一释种，病痛不相看视，谁当看者？汝还看病比丘去”（《摩诃僧祇律·卷第二十八》）。佛陀明确指出，未患病比丘应当主动承担起瞻护生病比丘的任务，而不要指望别人来瞻护生病比丘，同时要根据患病者的修行给予不同的护理。“若比丘尼同活比丘尼病，不瞻视者，波逸提……同活者，二比丘尼共生活”（《四分律·卷第二十六》）。佛陀制定了不看护病比丘戒，要求主动照看患病者，充分体现了佛教慈悲为怀、珍视生命、以人为本的观念。

“十四者占视病瘦当等，十五者闻外有病比丘，当往看视之”（《大比丘三千威仪·卷下》），指主动照顾患病体弱者。“若有被病著床，当有自然持神药往瞻视护汝”（《大比丘三千威仪·卷下》),佛家对患病卧床的修行人通过送药、瞻视等行为表达关怀和支持。

考虑到患病比丘的身体状况,在《萨婆多部毘尼摩得勒伽·卷第六》中佛陀要求僧众作僧事时应当照顾患病比丘,至患病比丘所进行僧事活动。

照护的过程与病人的配合密切相关。"病人成就五法难看。何等五?不能服随病药随病食、不从看病人语、病增损不知、苦痛不能忍苦、懈怠无慧,是名五法病人难看。病人成就五法易看。何等五?能服随病药随病食、随看病人语、人问知病增损、能忍苦痛、精进有慧,是名五法病人易看。五法成就不能看病。何等五?多污不能出大小行器唾盂等、不能为病人索随病药随病食、不能时时为病人随顺说法、有希望心惜自业,是名五法不能看病。五法成就能看病人,少污能出大小行器唾盂等、能为病人索随病药随病食、能时时为病人随顺说法、无希望心不惜自业,是名五法能看病人"(《摩诃僧祇律·卷第二十八》)。有五种病人较难护理,分别是不能服随病药随病食(不能根据疾病需要服用相应的药物和食物)、不从看病人语(不听从照料者)、病增损不知(不知道疾病的好转和加重)、苦痛不能忍、懈怠无慧。在《四分律·卷第四十一》中佛陀则概括了若病人所不应食而欲食不肯服药(想吃不能吃的食物,不肯服药)、看病人有至心而不如实语(不如实向看护人讲述自己的情况)、应行不行(应该行走不行走)、应住不住(应该停止行动却行动)、身有苦痛不能堪忍(不能忍受病苦)、身少有堪能而不作仰他作(自己能做的却依赖他人)、不能静坐止息内心等行为是病人不配合治疗的表现,会给照料者造成困难,不利于疾病的康复。因此病人应积极配合医生治疗、接受照护者看护。

既然照料病人如此重要,选择合适的人担任此项工作至关重要。

"有五种人不应嘱授令其观察。云何为五?一、无惭耻者,二、有雠隙者,三、年衰老者,四、病无力者,五、未圆具者"(《根本说一切有部毘奈耶·卷第二十八》)。"一者年老不任事、二者病疹疮不净洁、三者久病羸极","不应作摩波利及直日"(《大比丘三千威仪·卷下》)。不能让没有羞耻心、与病人有过节、年老力衰、自身有病、无修行的人承担照料病人的任务,患疥疮病、久病体虚等情况下也不能照料他人,这既是对病弱者的照顾,也是为了避免疾病的传染。

"勿令病者非理损害,堕水火食诸毒,持刀斧堕崖堑,或昇高树食所忌食,皆应遮止,无令因此而致伤害"(《根本说一切有部毘奈耶·卷第六》)。佛陀认为不应该让没有智慧的人看护病人,若因故不得不让缺少智慧者看护病人,应该教导他们:使病人远离水火,不能让病人服毒,不能让病人持刀斧跳崖,禁止病人登高爬树或食用不能食用的食物,更不应该在重病人之前说无常、苦、不净等法,以免增加患者的求死之心(《根本说一切有部毘奈耶·卷第七》),这些观点对现代护理学颇有借鉴意义。

"此得力正行看承病安住,谓随其病疾而与汤药"(《佛说苾刍迦尸迦十法经》),照料患病比丘时,首先要根据疾病特点为他们提供药物;"有比丘病,应须随病食"(《萨婆多部毘尼摩得勒伽·卷第四》)。其次应当按照所患疾病的饮食宜忌为其提供食物;"看病人不应违病人意,如病人使应当随意,或有病人亦随看病人意"(《萨婆多部毘尼摩得勒伽·卷第四》)。尽量不违背病人的意愿,满足病人的合理要求。佛陀在《四分律·卷第四十一》中指出,照料者应悉知医药常识、掌握病人的行为反应、了解病人的心理活动,不仅为其进行医疗护理,还应当为其说法,进行心理疏导。"若知定死,亦不言死,但当教令归依三宝,念佛法僧,勤修供养。为说病苦皆是往世不善因缘,获是苦报,今当忏悔"(《优婆塞戒经·卷第五杂品之余》),

 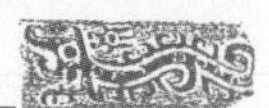

则是临终关怀的内容，让病人理解生死的实质，从容面对死亡，体现了佛陀对病患的重视以及心身同治的观点。

在《根本说一切有部百一羯磨·卷第七》中佛陀认为除了病人的看护者外，其他人应尽量减少看望患病比丘的次数，以避免打扰患者养病，也防止其他人被传染。这一规定无疑是相当先进的防病措施。

《根本说一切有部毘奈耶杂事·卷第十五》还提及应在卧床不起者的旧床上穿孔，孔下置盆，在孔旁放软物，让患者通过孔穴排便入盆；准备两盆交替使用，盆清洗后置烈日下暴晒消毒。“其盆虽洗臭气不除应用油涂”(《根本说一切有部毘奈耶杂事·卷第十五》)，即用涂油方法消除异味。

第三部分　饮食问题

“身体肢节皆悉萎瘦无肉，如八十岁女人肢节枯憔，菩萨羸瘦亦复如是。尔时菩萨由少食故，头顶疼枯又复酸肿，如未熟蓏子擿去其蔓见日萎憔，菩萨头顶亦复如是……菩萨尔时以少食故，眼睛却入，犹如被人挑去，如井中见星……两胁皮骨枯虚高下，犹三百年草屋……脊骨羸屈，犹如箜篌欲起则伏、欲坐仰倒、欲端腰立、上下不随。菩萨困顿乃至于是，以手摩身诸毛随落。菩萨复作是念：‘今我所行非正智非正见，不能至无上菩提’”（《根本说一切有部毘奈耶破僧事·卷第四》）。佛陀在出家的早期，因少食苦行出现了身体消瘦、头疼、脱毛掉发等虚弱症状，影响了修行。“六年苦行，都无所获，随意喘息，便飡美味奶酪等食，酥油涂身，以香汤浴，便即往诣军营聚落，受欢喜、欢喜力二牧牛女十六倍乳糜”（《根本说一切有部毘奈耶出家事·卷第二》），于是食用奶酪补充营养、用酥油涂身、用香汤沐浴恢复身体健康，在菩提树下跏趺坐得道。佛陀通过自己亲身的经历认识到苦行不能获得解脱，身体健康是修行的基础，所以佛陀并不提倡断食少食等苦行。“饮食、衣服、卧具、医药、资生之具”（《十诵律·卷第十》），佛陀指出饮食和衣服、卧具、医药一样是出家修行之人维持生命活力的必备物资。因为食物是维持人类生命的基础物质，可以为人类提供活动所需要的能量。“王于七日期心不食，身体羸瘦不自支持”（《根本说一切有部毘奈耶杂事·卷第二十三》），“噉是饮食身体充满，得色得力肥盛润泽”（《十诵律·卷第二》）。丰盛的饮食可以使肌肤润泽、身体健康。“尔时年旱谷贵，乞求难得，诸比丘颜色憔悴”（《鼻奈耶·卷第十》），缺少食物营养不良使人面容憔悴。“于秋月时冷热病盛，不能饮食羸瘦无色”（《十诵律·卷第十二》），患冷热病无法进食导致消瘦虚弱。因此用餐是人类日常生活中极其重要的活动。

一、佛陀时代常见的食物

（一）佛陀时代普通的食物

佛陀时代食物种类丰富多样，“饭、干饭饼、麨、鱼、肉”（《五分律·卷第七》），“乳、酪、酥、油”（《五分律·卷第八》），“根、茎、叶、花、果等五种佉阇尼食；饭、麨、干饭、鱼、肉五种蒲膳尼；酥、油、生酥、蜜、石蜜五种奢耶尼食”（《四分律·卷第十五》），食物可以细分为饼丸、粥、菜、肉、葱蒜等类。《十诵律·卷第四十二》中记载了可以食用的食物为“五佉陀尼”“五蒲阇尼”“五似食”。五佉陀尼包括根食、茎食、叶食、华食、果食，五蒲阇尼包括饭、麨、糒、鱼、肉，五似食包括糜、粟、䴬麦、莠子、加师食。

其中，饼丸类：

“大麦饼、𪍿麦饼、小麦饼、米饼、豆饼、油饼、酥饼、摩睺罗饼、钵波勒饼、牛耳饼、波利斯饼、刍徒饼、曼坻罗饼、欢喜丸肉饼（欢喜丸又作欢喜团，指以酥、面、蜜、姜等调和制成之食物，古代印度人食物之一，在密教中，也以欢喜丸（团）供养曼荼罗诸尊，并以之为欢喜天之供物）”（《摩诃僧祇律·卷第二十八》）；“种种带钵那饼，所谓胡麻欢喜丸、石蜜欢喜丸、蜜欢喜

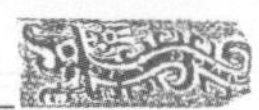

丸、舍俱利饼、波波罗饼、曼提罗饼、象耳饼、馄饨饼、阎浮梨饼”(《十诵律·卷第三十四》)。

粥类:

“食粥五事好:除饥、解渴、消宿食、大小便通利、除风,是为五”(《四分律·卷第五十九》),“食粥有五事:善除饥、除渴、消宿食、大小便调适、除风患。食粥者有此五善事……城中人民闻佛听诸比丘食粥及饼,即于其夜办具种种酥油、胡麻子乳、净水、姜椒、荜茇作粥”(《四分律·卷第十三》),“粥法者,有五利益故听啜粥:除饥、除渴、下气、除脐下冷、消熟藏中生者”(《十诵律·卷第五十七》)。佛陀时代认为食粥有多种益处:除饥、除渴、消宿食、调适大小便、除风疾、助消化滋养五脏,已用酥油、胡麻子乳、净水、姜椒、荜茇作粥。“从小以粥长养,由出家后遂不得粥,身体羸瘦痿黄无力”,“我今因说笼拏二十亿为先首故,听诸大众咸悉食粥”(《根本说一切有部尼陀那目得迦·卷第九》)。佛陀因为关心诸比丘的健康规定诸比丘可以食粥。当时粥的种类众多,“即作种种粥:酥粥、胡麻粥、油粥、乳粥、小豆粥、摩沙豆粥、麻子粥、清粥,办已奉佛”(《十诵律·卷第十四》)。

“佛身中冷气起,药师言:‘应服三辛粥’”(《十诵律·卷第二十六》)。三辛粥即胡麻、粳米、摩沙豆、小豆合煮后加三辛而成的粥,三辛粥能驱除身中寒气。三辛可能指葱、韭、蒜等物。“今以往,有病无病,常服此鬻。有五事:益于身体,除饥不渴,无风寒病,肠胃通利,生食病熟”(《鼻奈耶·卷第八》)。食用胡麻子、苏子、阿摩勒、鞞醯勒、荜茇、姜等煮的粥,可以强健身体、消除饥渴、祛风寒、通利脾胃,具有良好的保养功效,所以无论疾病与否都应该常服。

“作釜饭逼上饭汁自饮,即觉身中内风除、宿食消”(《摩诃僧祇律·卷第二十九》),煮饭时的饭浆可消内风、消宿食。《根本说一切有部毘奈耶药事·卷第十二》记载了一种名为无盐米膏的食物。

菜类:

有“干菜、芜菁菜、葱菜、瓠菜”(《摩诃僧祇律·卷第二十九》)。

肉类:

早期佛教时代,出家人托钵化缘为生,对施主给予的任何食物包括肉食只能接受,为了秉持不杀生的戒律,佛陀规定“有三种净肉应食,若不故见、不故闻、不故疑应食”(《四分律·卷第四十二》),“不见者,不自眼见为我故杀是畜生。不闻者,不从可信人闻为汝故杀是畜生。不疑者,是中有屠儿,是人慈心,不能夺畜生命”(《十诵律·卷第三十七》)。没有亲眼看见特地为自己杀害畜生作为食物;没有听到可信的人说这是特地为自己杀害畜生作为食物;提供肉食的人有慈悲心不可能为自己杀害畜生作为食物。这三种净肉在乞食中可以接受。

“时有颠狂病比丘,至杀牛处食生肉饮血,病即差”(《四分律·卷第四十二》),佛陀时代用生肉、血治疗癫狂病。“若医人说此为药,余不能疗,应与生肉”(《根本说一切有部毘奈耶药事·卷第一》),“佛先说不得食生肉血,若病余药不能治者,得食不?佛言:‘得食。若余药能治差者,不得食’”(《十诵律·卷第四十八》)。佛陀规定不得食用肉、血,但是当生病且没有治疗的药物时,将肉、血用来治病是可以的;当有药物可以使用却食用肉、血,则犯偷遮拦罪。

在《十诵律·卷第二十六》中,一患病比丘服下药后须食肉,一女居士割大腿之肉令其食,而致自己疼痛不能坐起。因此佛陀规定比丘不得食用人肉、人脂、人血、人筋,食肉前应问是何种肉。

“有五种脂:一者鱼脂,二者江豘脂,三者鲛鱼脂,四者熊脂,五者猪脂”(《根本说一切有部毘奈耶药事·卷第一》),鱼脂、江豘脂、鲛鱼脂、熊脂、猪脂是当时常见的五种肉食。“舍利弗患风;医教服五种脂:罴脂、鱼脂、驴脂、猪脂、失守摩罗脂”(《四分律·卷第四十二》),当时还用罴脂、鱼脂、驴脂、猪脂、失守摩罗脂治疗风疾。

在弘法的过程中,佛陀改变了规定,“一切男子是我父、一切女人是我母,我生生无不从之受生,故六道众生皆是我父母。而杀而食者,即杀我父母,亦杀我故身”(《梵网经卢舍那佛说菩萨心地戒品·第十卷下》),所以“一切肉不得食,断大慈悲性种子,一切众生见而舍去,是故一切菩萨不得食一切众生肉,食肉得无量罪”(《梵网经卢舍那佛说菩萨心地戒品·第十卷下》),任何品种的肉都不能食用,食肉是犯戒的行为。

葱蒜类:

当时已广泛食用“大蒜、革葱(即是薤、山葱、革山葱)、慈葱(即是葱、胡葱、春葱)、兰葱(即是韭、小蒜、家葱、野生)、兴蕖(即是葸葔、阿魏药、殑渠卢、形具)(《梵网经卢舍那佛说菩萨心地戒品·卷第十》),《五分律·卷第八》中有食用干姜的记载。

(二) 水

“一切万物皆从水得生活”(《佛说菩萨内戒经》),佛陀时代已认识到生物的存活离不开水。

佛陀对饮水作了严格的规定。首先“彼比丘知是杂虫水饮用者,波逸提。除水已,若杂虫浆、苦酒、清酪浆、清麦汁饮用,波逸提”(《四分律·卷第十六》),如果水、浆、苦酒、清酪浆、清麦汁中夹杂虫子,都是禁止饮用的。饮用这类水,对健康有害。同时,饮有虫的水,无异于杀生、食肉,违背了佛教修行过程中的慈悲观。佛教所说的无虫水,指的是肉眼看不到小虫的水。“此等沙门常说慈愍护念众生,而今以虫水浇溼、饮食、浇浴,无怜愍心!无沙门行,破沙门法”(《五分律·卷第六》),饮无虫水反映了佛陀严禁杀生的立场,但也可看作是注意饮水卫生的举措。

其次,应饮用净水(过滤清洁过的水),“有五种净水:一、僧伽净;二、别人净;三、滤罗净;四、涌泉净;五、井水净”(《根本萨婆多部律摄·卷第十一》),“应知滤物有其五种:一、谓方罗;二、谓法瓶;三、君持迦;四、酌水罗;五、谓衣角”(《根本萨婆多部律摄·卷第十一》)。当时过滤水的物品有:方罗、法瓶、君持迦、酌水罗、衣角。

“水中见面应可饮用,若不见面须人授饮;如极浑者,应取羯得迦果葡萄果投中待清,或可以麨而内水中”(《根本说一切有部尼陀那目得迦·卷第九》),佛陀告诫弟子不能饮用浑浊不清的水,可将羯得迦果、葡萄果等投入水中或者将麦作团投入水中来使水干净。若看到井水中有食物残渣、酥、酪、油渍,应过滤后饮用;旅途中找到水后应仔细观察,先用水漱口无异常后方可饮用。“有五种眼不应观水:一、患疮眼;二、睛翳眼;三、狂乱眼;四、老病眼;五、天眼”(《根本萨婆多部律摄·卷第十一》),为了保证饮水安全,不能让有眼病或视力超常的人查看水源。

此外,还要注意水质。“不得宿水”(《沙弥十戒法》),不饮隔夜水。“有咸水……若不著盐,性咸,听不受饮”(《五分律·卷第七》),不可饮用原因不明的咸水。“手不净不得使用汲水,当先澡手”(《沙弥威仪经》),打水前首先要清洗双手,这样可以保持所汲水的清洁。“不得用盛食器用作水瓶”(《萨婆多部毘尼摩得勒伽·卷第六》),为了饮水干净清洁,佛陀不允许用盛食器贮水。

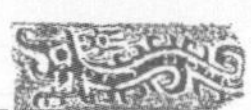

(三) 醋

醋是一味十分重要的调料。律部文献中多处出现关于醋的记载。“有六种醋物:一、大醋;二、麦醋;三、药醋;四、小醋;五、酪浆;六、钻酪浆”(《根本萨婆多部律摄·卷第八》),佛陀时代醋包括大醋、麦醋、药醋、小醋、酪浆、钻酪浆。大醋即将砂糖放入水中,将各种杂果或蒲桃、木槛、余甘子等放入糖水中久酿成醋。麦醋即用麸、麦等物磨碎酿成醋。药醋即用植物根茎、酸枣等果实酿成醋。小醋即在饭中投热饭汁及饭浆让其自然发酵,取其汁水随用随添饭浆、饭汁。酪浆即酪中浆水。钻酪浆即钻酪取酥剩下的浆水。

(四) 酒

1. 酒的分类

佛陀时代,人们广泛饮酒。当时已采用曲、水果的皮、果花或葡萄、蜜糖等酿酒。《根本说一切有部毘奈耶颂·上》称粮食酿的酒为大酒,皮、果、花酿的酒为杂酒。《佛说优婆塞五戒相经》将酒分谷酒和木酒,木酒指用植物根茎、叶、花、果、种子、药草酿制能令人沉醉,谷酒即粮食酿造的酒。“酒者,木酒、粳米酒、余米酒、大麦酒……木酒者,梨汁酒、阎浮果酒、甘蔗酒、舍楼伽果酒、蕤汁酒、蒲桃酒。梨汁酒者,若以蜜石蜜杂作,乃至蒲桃酒亦如是杂”(《四分律·卷第十六》),此处酒则是根据酿制的原料而分类和命名的。

“酒者,十种:和、甜、成、动、酢、渍、黄、屑、澱、清。和者,饭屑、曲屑,水和着器中……是名和。甜者,和酿已讫始变生甜……是名甜。成者,气味成就……是名成。动者,酒势已坏乃至饮者……是名动。酢者,酒味坏变成酢……是名酢。渍者,净浣白氎渍着酒中,数数出晒,晒已复渍,远行旷野时渍氎绞取……是名渍。黄者,澄黄未清乃至饮者……是名黄。澱者,酒下浊淀乃至饮者……是名淀。清者,上澄清如油色……是名清”(《摩诃僧祇律·卷第二十》)。酒酿制过程包括和、甜、成、动、酢、渍、黄、屑、澱、清十个阶段。

“酒者,酒色、酒香酒味,不应饮。或有酒,非酒色,酒香、酒味,不应饮。或有酒,非酒色、非酒香,酒味,不应饮。或有酒,非酒色、非酒香、非酒味,不应饮。非酒,酒色、酒香、酒味,应饮。非酒,非酒色,酒香、酒味,应饮。非酒,非酒色、非酒香,酒味,应饮。非酒,非酒色、非酒香、非酒味,应饮”(《四分律·卷第十六》),从佛教的规定来看,只要饮后能使人意识不清,不管是否有酒色、酒香、酒味,都不能饮用;如果不是酒,即使该饮品具有酒色、酒香或酒味,都是可以饮用的。

2. 饮酒的危害

“夫酒为毒药、酒为毒水、酒为毒气,众失之原,众恶之本,残贤毁圣,败乱道德,轻毁致灾,立祸根本。四大枯朽,去福就祸靡不更之”(《大爱道比丘尼经·卷上》),佛陀开宗明义指出饮酒是“众恶之本”:使人迷失自己,干出败坏道德的事。

“尔时间酒势便发,近寺门边倒地,僧伽梨衣等、漉水囊、钵、杖、油囊、革屣、针筒各在一处,身在一处,醉无所觉”(《佛说优婆塞五戒相经》),佛陀借弟子醉酒后的丑态,引出饮酒的危害:“饮酒有五过失:无颜色、体无力、眼闇、憙现瞋相、失财物,是为五。复有五事:生病、益鬬诤、恶名流布、智慧转少、死堕恶道,是为五”(《四分律·卷第五十九》);“饮酒有十过失:令色恶、少力、眼不明、喜现瞋、失财、增病、起鬬诤、有恶名流布、无智慧、死堕地狱,是为十”(《四分律·卷第六十》);“酒有三十六失,失道、破家、危身、丧命,皆悉由之。牵东引西,持南著北；不能讽经，不敬三尊；轻易师友，不孝父母；心闭意塞，世世愚痴；不值大道，其心无识，故不饮酒”（《沙弥尼戒》）；“若复有人乐饮酒者，是人现世喜失财物，身心多病，常乐斗诤，恶名远闻，丧失智慧，心无惭愧，得恶色力，常为一切之所呵责，人不乐见，不能修善，是名饮酒现在恶报”（《优婆塞戒经・卷第三・优婆塞戒经受戒品第十四》）。饮酒有许多过失：容颜没有光泽、乏力、视物不清、容易发怒、失财、增病、起斗诤、有恶名流布、无智慧、死堕地狱、意识紊乱、丑态百出等。

“若苾刍以米酒、花酒、根皮等酒与苾刍，令熟醉着行不净行。而苾刍于初中后，有知不知受乐不乐，得罪轻重有犯无犯，乃至余众与酒令醉，如上睡眠广说。如醉既尔，若以呪术及药令彼迷乱，于彼诸境行不净行，乃至余众互为，得罪有无如上”（《根本说一切有部毘奈耶・卷第一》）；“如米酒既尔，乃至根、茎、花、叶、果酒，或呪其酒、或以药酒，饮令心乱痴无所识”（《根本说一切有部毘奈耶・卷第七》）。即使是出家修行之人，饮酒后也会沉醉、意识紊乱，“行不净行”（淫行）。

《摩诃僧祇律・卷第二十》中佛陀规定不但谷酒、石蜜酒、葡萄酒不可饮，醪也不可饮，醪指浊酒，包括麦人醪、米饭醪、麦饭醪、木麦醪、麧醪。各种浆（饮料）“若变酒色、酒味、酒香”（《摩诃僧祇律・卷第二十》），也不可饮，“墟逻果、迦比哆果、比逻婆果、拘陀罗果，此诸果食者令人醉食者”（《摩诃僧祇律・卷第二十》），连食后会令人醉的水果都不可食用。

“若当与黑石蜜蒲萄浆苦酒浆者，恐发腹内风”（《鼻奈耶・卷九》），佛陀时代认识到黑石蜜、葡萄汁、苦酒浆可能引发一种疾病：腹内风。佛陀时代常见的饮品有：葡萄浆、甘蔗浆、柿浆、梨浆、楱浆、煮麦浆、苦酒、花浆。可将其分为四类：颜色像酒，有酒味，饮后令人醉，不可饮；颜色像酒有酒味，饮后不醉，可饮；颜色不像酒，无酒味，饮后令人醉，不可饮；颜色不像酒，无酒味，饮后不醉，可饮。可见佛陀禁酒是为了不让出家人神志迷乱，影响修行。

总之，饮酒会对自己身体健康、家庭、社会等造成十分恶劣的影响。“无得尝酒、无得嗅酒、亦无粥酒、无以酒饮人、无饮药酒、无止酒舍”（《沙弥十戒法并威仪》），因此佛陀严禁佛门之人饮酒、尝酒、嗅酒以及出入酒店（“酤酒门一切不得入”）。若患病者需用酒治疗，“若师言必差，听和药服，不得空服”（《佛说目连问戒律中五百轻重事》），和药同服。“佛言：‘病者听瓮上嗅之。若差，不听嗅。若嗅不差者，听用酒洗身。若复不差，听用酒和面作酒饼食之。若复不差，听酒中自渍’”（《毘尼母经・卷第五》）。若患病者需用酒治疗可嗅酒气、用酒洗身、作酒饼食、浸泡在酒中，依次使用以上方法直至病愈。

“若苾刍饮醋之时有酒色者，饮之无犯。若饮熟煮酒者，此亦无犯。若是医人令含酒或涂身者无犯”（《根本说一切有部毘奈耶・卷第四十二》），佛陀规定若饮醋时，醋有酒色，饮用不犯戒；若医生令比丘将酒含嘴里或涂抹皮肤，不犯戒；若饮用煮熟的酒也不犯戒。煮熟之酒不易理解，或是酒煮后酒精完全挥发，饮用不会让人意识模糊。

3. 戒酒的方法

对于饮酒成瘾的人，根据个体差异，佛陀给予了不同的处理方法：

“若苾刍先是耽酒人，不得酒时遂便瘦弱者，取造酒物曲及树皮，并诸香药捣簁为末，布帛裹之，以杖横系，悬于新熟酒瓮之内，勿令霑酒。经一二宿，以水和搅，时与非时饮皆无犯”（《根本萨婆多部律摄・卷第十三》），若因嗜酒而瘦弱者应戒酒，方法是将酒曲、树皮和各种香药捣成碎末用布裹住，用杖架住吊在酒翁中熏一两晚，然后取下用水浸泡后饮用。

“时沙竭陀，佛制戒已，不敢复饮；以先习故，气绝欲死，饮食不消，不知云何？以是白佛。

 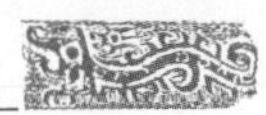

佛言:'令嗅酒器!'嗅酒器不差,佛言:'以酒著饼中,若羹粥中令啜。'啜不差,佛言:'听以酒与之。'沙竭陀得已便差,即以白佛,佛言:'已差,应渐渐断之;乃至嗅酒器,不复恶者,不得复嗅'"(《五分律·卷第八》)。经文详细记载酒精依赖者按照随意饮酒、在饼和粥中混入少量酒、嗅闻盛酒的器皿等步骤,慢慢减少酒精摄入,逐步戒断酒瘾。

"但有造酒之物,所谓根茎叶花果等,并屑为末以白布裹,可于无力不醉淡酒中而为浸渍,勿令器满而封盖之。后以清水投中搅饮,或以曲及树皮并诸香药,捣簁为末,布帛裹之。用杖横系,悬于新熟酒瓮内,勿令沾酒,经一二宿以水搅用。斯之二种:时与非时,随饮无犯。如是能令酒渴止息"(《根本说一切有部尼陀那·卷第七》)。佛陀还提出了戒酒的另外两种方法:将能酿酒之物用白布裹住浸泡在淡酒中,再加入清水搅匀后饮用;或将酒曲、树皮和各种香药捣成碎末用布裹住,用杖架住吊在酒瓮中熏一两晚,然后取下用水浸泡后饮用。可见佛陀时代也认识到戒断酒瘾是一个渐进的过程。

二、药食

"云何比丘作是欺诳,使我三日绝食殆死"(《五分律·卷第九》),佛陀时代已认识到绝食三日会导致身体虚弱。《鼻奈耶·卷第十》记载时逢旱年,比丘因缺少食物,营养不良使人面容憔悴,佛陀认为饥饿亦为疾病,因此将食物视作治疗饥饿的药物。将饮食称为药食,可以告诉弟子乞食不是为了贪图口腹之欲,而是为了治疗疾病,同时将食物作药观想就不会贪多贪好。"由此常应于食啖时作疗病想,然后方食"(《根本萨婆多部律摄·卷第八》),"比丘食是食,应生厌心,为存身命故"(《十诵律·卷第五十六》),饮食只是为了维持生命。

"药有二种:谓时、非时。从旦至中名之为时,过中已后总名非时"(《根本萨婆多部律摄·卷第八》),药有二种:时、非时。从早晨至日中为时,日中以后名非时。食药主要包括时药、非时药(更药)、七日药、尽寿药四种。

在《摩诃僧祇律·卷第三》中佛陀为众比丘详细讲解了治疗疾病的四种药:时药、更药、七日药、尽寿药。

时药是指中午前食用的"药物",是维持生命的能量物质,即主食,主要包括根、谷、肉三大类;其中谷有十七种,肉有水虫、陆虫两类。谷包括稻、赤稻、小麦、麦、小豆、胡豆、大豆、豌豆、粟、黍、麻子、姜句、阇致、波萨陀、莠子、脂那句、俱陀婆。水虫包括鱼龟、提弥、祇罗、修罗、修修罗、修修磨罗。陆虫包括两足、四足、无足、多足的陆地虫类。这类"药物"的主要成分是碳水化合物及蛋白质(《摩诃僧祇律·卷第三》)。

《摩诃僧祇律·卷第三》中,更药(夜分药、非时药)包括十四种浆,分别用于初夜、中夜、后夜饮用,即在日中至隔日日出这段时间可以食用的药物,用于治饥渴及杂病。主要为庵罗浆、拘梨浆、安石榴浆、巅哆梨浆、蒲桃浆、波楼沙浆、健健浆、芭蕉浆、罽伽提浆、劫颇罗浆、婆笼渠浆、甘蔗浆、诃梨陀浆、呿波梨浆。进食的时间既遵循了药物自身的特性,又遵循佛教饮食戒律。在《根本说一切有部毘奈耶药事卷第一》中更药是指八种浆,包括招者浆、毛者浆、孤洛迦浆、阿说他果、乌昙跋罗、钵鲁洒、蔑栗坠浆、渴树罗浆。招者浆来源于颠咀梨树,角同皂荚,宽一两指,长三四寸,味道酸甜;毛者浆即芭蕉子,用少量胡椒余末放在果子上并用手揉搓,就会出现果汁;孤洛迦浆,无甜味,状如酸枣,没有甜味;制作乌昙跋罗的果子的大小如同李子;钵鲁洒果子的形状和味道都像蘡薁子;蔑栗坠浆即是葡萄果;渴树罗浆果子形如小枣，甜、涩。在制作更药前必须洗手，将药材洗净、榨取汁并过滤以后才能饮用。“佛听病比丘饮苏昆罗浆。如尊者舍利弗病因缘，是中应广说。取根茎花果叶药著一器中，渍酢已，清澄无浊，朝受乃至初夜饮，后夜亦如前说”(《萨婆多部毘尼摩得勒伽·卷第六》)，苏昆罗浆是一种用于治疗疾病的饮品。将根茎花果叶至于器皿中渍榨取汁，清澈部分白天至初夜饮用，浑浊部分后夜饮用。

七日药是指酥、油、蜜、石蜜、脂、生酥。酥包括牛、水牛酥，羖羊、羺羊酥，骆驼酥；油包括胡麻油、芜菁油、黄蓝油、阿陀斯油、蓖麻油、比楼油、比周缦陀油、迦兰遮油、差罗油、阿提目多油、缦头油、大麻油等；蜜包括军荼蜜、布底蜜、黄蜂蜜、黑蜂蜜；石蜜包括盘挓蜜、那罗蜜、缦阇蜜、摩诃昆梨蜜；脂包括鱼脂、熊脂、罴脂、修修罗脂、猪脂；生酥包括牛酥、羊酥(《摩诃僧祇律·卷第三》)。佛陀为防止僧众囤积贪食此药，制定了服用或贮存此药不得超过七日的规定。

《摩诃僧祇律·卷第三》中尽寿药是指没有食气的药物，包括诃梨、勒昆醯勒、阿摩勒、荜茇、胡椒、姜、长寿果、仙人果、乳果、豆色果、波罗悉多果、盘那果、小五根、大五根、一切盐等，可以终身服用。

在《根本说一切有部毘奈耶药事·卷第一》中尽寿药包括根、茎、叶、花、果、五种胶药、五种灰药、五种盐药、五种涩药九类。根药包括香附子、菖蒲、黄姜、生姜、白附子等一类以根作为取材部位的植物；茎药包括栴檀香药、葛栢木、天木香、不死藤、小栢等一类以茎作为入药部位的植物；叶药包括酸菜婆奢迦叶、纴婆、高奢得织等以叶作为入药部位的植物；花药包括婆舍迦花、纴婆花、陀得鸡花、龙花、莲花等以花作为入药部位的植物；果药包括诃梨勒果、庵摩勒果、鞞酰得织果、胡椒、荜茇等以果实种子作为入药部位的植物；五种胶药分别是阿魏、乌糠、紫矿、黄蜡、安悉香；五种灰药分别是䵃麦灰、油麻灰、䵃麦、麸灰、牛膝草灰、婆奢树叶灰；五种盐药分别是乌盐、赤盐、白石盐、种生盐、海盐；在《四分律·卷第五十九》中载有十种盐包括：青盐、黑盐、昆荼盐、岚婆盐、支都昆盐、土盐、灰盐、赤盐、石盐、海盐。《根本说一切有部毘奈耶药事·卷第一》中五种涩药分别是阿摩罗木、楝木、赡部木、尸利沙木、高苦薄迦木。

时药必须在中午前食用，更药必须在初更前食用，七日药必须在七日内服用，尽寿药可以终生服食。从佛教对服药时间的规定来看，时药具有大量的能量，需要在中午前食用才有助于消化；更药属于浆汁一类，不易存放过久，所以在初更前服用完毕；七日药多属于甜食，不宜长期服用；尽寿药的药源很广，口味一般，如果疾病需要，就可以一直服食。若为了祛除疾病，恢复体力，四种药物可一起服用；如果没有疾病，就不能一起服食。

佛陀在《四分律·卷第四十二》中制定了服食不同药物时的参照标准，和时药一同服食的时药、非时药、七日药、尽寿药都应当作时药服用；和非时药一同服食的非时药、七日药、尽寿药应当当作非时药服食。在《根本说一切有部毘奈耶药事·卷第一》则规定：更药、七日药、尽寿药与时药同时服用时，就应当按时药的服食时间，在中午前服用完毕；若七日药、尽寿药与更药一起服用，就应当按照更药的服食时间在更分前服食完毕；若尽寿药与七日药一起服食，就应当按七日药的服食时间，在七日内服食完毕；若两种或数种尽寿药同时服用，可以终生服食。

正因为佛陀将食物当作疗饥的药物，所以他在说法时常常将药物、食物视作一类。《善见律毘婆沙·卷第十七》记载的佛门常用药物有：拘跋陀罗饭、吉罗、那奚因、呿阇尼、呵罗勒、鞞醯勒、阿摩勒、质多罗、加婆药、婆利婆婆、赋渠、陀婆阇、耆罗阇那、龙、守摩罗、黑石蜜、

 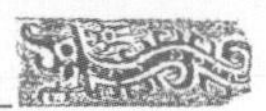

伽尼、乌婆陀颇尼、颇尼、波漏师。其中包含了许多食物,拘跋陀罗饭即穄米饭,修步即青豆羹,吉罗即竹笋,那瓮因是外国药,具体不详。呿阇尼即一切水果。诃罗勒其味酢苦,具有利便的功效。鞞醯勒其形如桃子其味甜能治疗癞。阿摩勒者即余甘子,广州有产,其形如蕤子大。质多罗药和加婆药是外国药名。婆利婆婆即芥子。赋渠是外国药,能治毒,汉地无有。陀婆阇是烟药。耆罗阇那即赤石也。眼药者,陀婆阇。陀婆阇那者,生活在陆地。耆罗阇那生活在水中。“龙者,长身无足。狮子、象、马、龙、狗肉不得食,皮毛不得用。得一切肉应问,若得不问,得突吉罗罪。”失守摩罗即鳄鱼也,广州土境有。黑石蜜者是甘蔗糖,因僵硬如石,是名石蜜。伽尼即蜜也。乌婆陀颇尼、颇尼即薄甘蔗糖。舍楼伽即优钵罗,是拘物头花根,舂取汁澄清而来。波漏师此似庵罗果。“一切木果得作非时浆,唯除七种谷不得。一切诸叶得非时服,唯除芋不得。一切诸花得作非时服,唯除头花汁。一切果中,唯除罗多树果、椰子果、波罗榛子、甜瓠子、冬苽、甜苽,此六种果不得非时服。一切豆不得非时服”(《善见律毘婆沙·卷第十七》)。佛陀规定除七种谷物外一切木果都可以做成浆;一切叶子任何时候都可以服用,芋头的叶子除外;一切花汁可以在任何时候服用,头花汁除外;除去罗多树果、椰子果、波罗榛子、甜瓠子、冬瓜、甜瓜外的瓜果在任何时候可以食用;日中以后不可以食用豆子。

“尔时世尊,更为说种种妙法,示教利喜,还祇洹,集诸比丘,赞少欲知足、赞戒、赞持戒已,告诸比丘:‘从今听诸比丘受雨浴衣,诸比丘尼受水浴衣,受随病药、随病食、看病人食、客比丘食、远行比丘食及粥’”(《五分律·卷第五》),为了及时治愈疾病,佛陀允许弟子服用有益于病情的药物,食用有利于疾病恢复的食物。

综上所述佛教常将药物、食物混为一谈,它们的来源十分广泛,包括植物、矿物、动物三大类。在此基础上,植物类又分为九种。佛教在生活实践经验以及戒律基础上主要依据药物或食物的性能、作用、服用时间及保质期限等特征将药物大体分为四类,这种分类方法具有明显的佛教特征,同时为治疗疾病提供了用药处方的依据,也为佛教医药知识的传播提供了方便可行的途径。

三、饮食卫生

(一)清洁卫生

“为比丘僧做饭食当令洁净”(《大比丘三千威仪·卷下》),佛陀强调食物卫生,要求加工时必须清洁卫生。“教人澡案一切食具有五事:一者皆当三易水使净、二者拭使净、三者布案使相去二尺、四者皆当案正下橙令坚、五者不得令污比丘僧衣”(《大比丘三千威仪·卷下》),应注意反复用水清洗厨具、餐具。“择菜有五事:一者当去根、二者当令等、三者不得令青黄合、四者当使澡净、五者皆当令向火知之乃得布用”(《大比丘三千威仪·卷下》),炊煮蔬菜前应择去根和黄叶。

“乃至于熟悉,皆应食”(《根本说一切有部毘奈耶杂事·卷第一》),水果成熟之后方可食用。“生果菜不问有种子无种子,要须净而食”(《萨婆多毘尼毘婆沙·卷第六》),生果菜应洗净后食用,不能吞食不干净的含核的果子。“不应不净果便食,应净已食之”(《四分律·卷第四十三》),成熟的果子应清洁后食用。《根本说一切有部毘奈耶药事·卷第九》记载除水洗外，还采用火熏的方法进行水果消毒。

“此羹若未熟者，应更煮”（《十诵律·卷第三十八》），佛陀十分注重饮食卫生，不允许比丘食用未煮熟的食物。在《根本萨婆多部律摄·卷第八》中规定煮饭时应观鱼肉、果菜颜色之变化从而探知食物生熟；食处应干净；庵没罗果核未成者不应食。

“四百四种病，宿食为根本”（《净心诫观法·诫观女人十恶如实厌离解脱法第十一》），佛陀时代认识到宿食是导致疾病的主要原因。“昨不见来遂不出食用，今虽有者已成残宿恶触，不堪受用”（《根本说一切有部毘奈耶杂事·卷第三十一》），佛陀规定不能食用过夜的食物，因为食物放久了会变质，现代医学研究证实食物久放会产生亚硝酸盐，有致癌的作用。“已受之食，留之经宿，名为残宿食”（《五分律·卷第八》），“欲说戒者当如是说：若苾刍残宿食而食者，波逸提”（《四分律·卷第十四》），佛陀严禁食用隔夜的食物。“若复苾刍食曾经触食者，波逸底迦”（《根本说一切有部毘奈耶·卷第三十六》），严禁弟子食用别人舍弃的食物，以免交叉感染。

“诸比丘饭未至，大张口待，蝇入口，食竟多吐”（《五分律·卷第十》），佛陀时代已观察到误食苍蝇会导致呕吐。

“从今日后不听共食。共食者，共一器食”（《摩诃僧祇律·卷第三十二》），佛陀不允许比丘共用食器进食。

“蛇吐毒钵中，不洗持用食，食已得病。诸比丘白佛，佛言：‘不应不洗钵用食，听洗已用食’”（《四分律·卷第五十一》），“洗钵用食”体现了佛陀的卫生观。

因为有毒蛇的屎落在食物上，比丘食用后中毒身亡的事例，“应作盖覆食器上”（《十诵律·卷第四十一》），佛陀规定食器上要有盖子，这也是佛陀注意饮食卫生的体现。

“以马尿煮饭，令彼仙人食；仙人既食已，由此命便终”（《根本说一切有部毘奈耶药事·卷第十六》），食用马尿煮熟的饭会令人死亡。

粮食的保存：

“听若以键瓷、小钵、次钵受。键瓷者，入小钵。小钵者，入次钵。次钵者，入大钵”（《四分律·卷第三十九》），大麦、小麦、斑豆、粳米，酥、油、蜜、石蜜应储存在各种钵中。《四分律·卷第四十二》记载了佛陀时代已有麨㽹、量麨器、盛盐㽹、苦酒瓶、木欓、卮、匕、勺、摩膏、卮椀等称量、容纳食物的各种器具。“不得用木皮木肉，以其体中本有胶故。若胶若漆，以受尘故。若已枯燥，本是有故，湿热更流故”（《舍利弗请问经》），佛陀时代对植物的认知相当细致，已观察到某些植物含有胶质，会吸附灰尘，故不能用其制作容器。

（二）饮食养生

“时过不食，风发遭患”（《根本说一切有部苾刍尼毘奈耶·卷第十三》），佛陀认识到不按时进食会使人的抵抗力下降，强调要按时进食。“噉食之时不应随情辄索饮食，若火力微者得索熟果，若少壮者随意取生”（《根本萨婆多部律摄·卷第十一》），佛陀主张应根据个人身体情况选择合适的饮食。

佛教认为饮食是为了维持生命，“若少食者令我身轻，若身轻众欲亦少，若欲少者疾至菩提”（《优婆塞五戒威仪经》），节制饮食则身体轻便，身体轻便则欲望少，欲望少则易得解脱。“有诸病比丘，医教食美食……”（《五分律·卷第八》）为了有利于疾病的康复，佛陀允许弟子根据医生的要求食用营养价值高的食物。“服吐下药，不及时食，腹中空闷”（《五分律·卷第

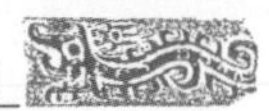

八》),服用吐下药后,没有及时进食导致饥饿难忍。

"时诸病比丘,虽得好食饭、麨、干饭、鱼及肉,不能一坐食,形体枯燥颜色燋悴"(《四分律·卷第十四》),多食同样会导致疾病,因过食饭、麨、干饭、鱼、肉等食物,导致形体枯燥、肤色无华,所以佛陀制定了食足更食戒。"若比丘知他比丘食竟,殷勤请与食,长老食是食,以是因缘非馀,欲令他犯,波逸提"(《四分律·卷第十四》),劝导饱食之人再食违背了健康饮食的原则。"僧食过多皆患不乐"(《毘尼母经·卷第六》),饮食过多会影响人的健康。"若复苾刍足食竟,更食者波逸底迦"(《根本说一切有部毘奈耶·卷第三十六》),佛陀规定吃饱饭后就不能再进食,与现代营养学所提倡的进食不宜过饱的饮食理念相合。"时世尊在毘舍离。时众僧大得饮食供养,诸比丘不节遂成患,佛言:'应服药。彼须吐下,应与吐下。彼须粥,与粥。须野鸟肉,应与'"(《四分律·卷第五十二》),因饮食不节患病,医生耆婆建议:根据不同情况,治疗上可以服吐下药、饮粥、食野鸟肉。"若食已更食,身得安隐,食者无罪"(《摩诃僧祇律·卷第十六》),佛陀在制定戒律时充分考虑了患病比丘的情况,为了治疗疾病,可以食后再次进食。"有比丘吐下,比煮粥顷日时已过。佛言:'听以完全麦、若完全稻谷煮令熟,勿使破,漉汁饮'"(《四分律·卷第四十二》),比丘患吐下病后,因食粥时间已过,佛陀告诉比丘可以用稻谷煮浆取汁服用,但稻谷不得煮破。可以看出,若疾病需要,是可以灵活应对相关规定的。《十诵律·卷第六十一》记载了患病比丘患病服下药后心中烦闷,先后与稻花汁、竹笋汁、米粥汁等都没有效果,佛陀建议再食用米粥。

"于时日暮,迦留陀夷著衣持钵入罗阅城乞食,天阴闇至,一怀妊妇女家乞食,此妇女持食出门,值天雷电暂见其面,时妇女怖称言:'鬼!鬼!'即堕娠"(《四分律·卷第十四》)。这段经文说明了制定非时食戒的因缘,佛陀反对比丘在非食时间乞食或受食。佛教规定,每天从早晨到正中午的这一时段,允许比丘进食,就叫时食。比丘在时食的时间里,正食只许一餐。正食之前,可以吃粥等非正食。"此非我等沙门食时"(《善见律毘婆沙·卷第二》),指佛门独特的饮食习惯"过午不食",又称"一坐食",佛陀认为"一坐食故亦得少欲无病,起居轻利气力康强安乐而住"(《根本说一切有部毘奈耶·卷第三十六》),日中一食可以使人行走轻便、身体康健、欲望减少。"一坐食"是佛陀时代对出家人的基本要求。

"或食增病食"(《五分律·卷第二》),"此食增病"(《五分律·卷第七》),佛陀时代已认识到某些食物会加重疾病。"我多风疾,于三月日,不能食麦"(《根本说一切有部毘奈耶药事·卷第十》),患风疾的病人在三月禁食马麦。

四、饮食礼仪

佛陀从进食时间、饮食物、饮食礼仪等方面对比丘都有严格的规定。

"不弃饭食,应当学"(《五分律·卷第十》),佛陀规定不可浪费粮食。"若比丘,知比丘尼赞叹教化因缘得食食,除檀越先有意者,波逸提"(《四分律·卷第十三》),佛陀不允许弟子凭借别人的称赞或通过教化他人而获得食物。"欲说戒者当如是说:若比丘一住处食应受一食,若过一食者,波逸提"(《四分律·卷第十三》),佛陀规定比丘在借宿处只能进食一次,若身患疾病,饮食超过规定的次数则不属于犯戒。

在《四分律》中:舍堕第二十六条;单堕第二十三、二十九、四十六条;悔过法的全部四条;众学法中第二十六到四十八条,记载的都是与食物有关的问题,包括饮食的诸多礼仪:佛陀不允许比丘尼为了获得食物而故意赞叹食物;佛陀反对比丘别聚一处独自乞食、进食;佛陀要求比丘乞食二三钵后,当分与其他比丘;不得劝饱食比丘再食;四提舍尼(比丘在聚落中或在俗家时,不应当从非亲族比丘尼处受食;比丘在白衣家就食时,不应食用比丘尼不按顺次授食而优先予以美食美羹;比丘不应于有学圣者处不得妄自受食、过分受食,令彼供养过度而致空乏;比丘不得令檀越送食至阿兰若住处)。

"欲说戒者当如是说:用意受食"(《四分律·卷第二十》),佛陀主张用意受食,即心怀感恩,珍惜粮食,不捐弃羹饭。

律部其他经典中多有关于饮食礼仪的记载。"此诸比丘食如狗嗒水"(《五分律·卷第十》),洗手后取食,咀嚼时声音不可过响。《摩诃僧祇律》中规定:进食时不得随意丢弃皮核滓骨;佛陀不允许比丘共用食器进食。《十诵律·卷第十九》制定了严格的比丘在俗家吃饭的礼仪:盛饭时不得使饭溢出钵外;羹饭一同食用;不得大口吃饭;不得用手抓饭;不得张口待食;吃饭时不得说话;吸食嚼食时不应出声;应将食物整个食用;吃饭应细嚼慢咽;吃饭不得吐食;吃饭时不得吸鼻、不得舔手、不得用手指揩钵上的食物;拿器具时应保持手的清洁;按顺序食用食物;应询问主人洗钵水倒置在何处等。

《四分尼戒本》《根本说一切有部比丘尼戒经》规定比丘尼应:"恭敬受食""不得将钵盛满饭使饭菜溢出""行食未至不伸钵""不将钵放在食物上""恭敬而食""不大口、不小口食用食物""若食未至不张口待""不在吃饭时说话""不弹舌食、不噂食、不呵气食、不吹气食、不散手食、不毁訾食、不填颊食、不啮半食、不舔食""不舔手、不舔钵、不摇晃手、不摇晃钵,常看钵食""不应随便倒洗钵水""不得将剩下的饭菜倒入钵中。"这些规定包含了饮食礼仪和饮食卫生两方面的规定。

"时有比丘食蒜在下风而坐,畏熏诸梵行人"(《摩诃僧祇律·卷第三十一》),"不得食五辛:大蒜、革葱、慈葱、兰葱、兴蕖。是五种,一切食中不得食"(《梵网经卢舍那佛说菩萨心地戒品·第十卷下》),不可食用五种辛辣的食物:大蒜、革葱(即是薤、山葱、革山葱)、慈葱(即是葱、胡葱、春葱)、兰葱(即是韭、小蒜、家葱、野生)、兴蕖(即是葸蒺、阿魏药、殑渠卢、形具),规定比丘不得食蒜,若治病需要可食用)。《十诵律·卷第三十八》《根本说一切有部毘奈耶杂事·卷第六》《根本萨婆多部律摄卷第八》规定治疗需要服蒜后,因有异味应主动避免接触他人,暂时在无人处居住,不得使用僧人卧具、和僧众在一起及说法等活动。停止食蒜后七日(胡葱停服三日,泽蒜停服一日),洗净衣物消除异味后方可参加集体活动。

佛陀对饮食礼仪作出严格规定一方面是为了保证比丘、比丘尼的健康,为修行提供身体条件;另一方面制定威仪以养德,用餐本身就是修行(《鼻奈耶·卷第十》)。

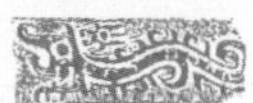

第四部分　日常生活

一、个人卫生

在个人卫生方面佛陀制定了严格的戒律，一方面是为了维护僧团的良好形象，扩大影响，另一方面是为了促进弟子的健康，利于修行。

（一）口腔卫生

佛陀教导佛门弟子应注意口腔卫生，晨起应嚼杨枝，“听嚼杨枝有五利益：一者口不苦、二者口不臭、三者除风、四者除热病、五者除痰癊。复有五利益：一者除风、二者除热、三者口滋味、四者能食、五者眼明”（《十诵律·卷第四十》），嚼杨枝口不苦、口不臭、除风病、除热病、除痰、促进食欲、有利于眼的健康。《四分律·卷第五十三》则认为咀嚼杨枝有五大益处：口气不臭、别味、消热瘾、引食、眼明 。“不嚼杨枝有五过失：口气臭、不善别味、热癊不消、不引食、眼不明”（《四分律·卷第五十九》），“尔时诸比丘不嚼杨枝，口气臭可恶。不嚼杨枝有五过患：一口气臭；二咽喉中不净；三痰癊宿食风冷不消；四不思饮食；五增人眼病”（《毘尼母经·卷第六》）。“温室、讲堂、厨下、大门前、厕边安水处、小便处、浴室中多人行处，不得嚼杨枝”（《十诵律·卷第四十一》），不得在洗脚的地方、厨房、大小便处、浴室等不洁净的地方嚼杨枝。“有三事应在屏处，大小便、嚼杨枝，如是三事应在屏处”（《十诵律·卷第四十一》），应当在隐蔽处嚼杨枝，大小便。

律部文献中还有嚼齿木的说法，“用齿木法事亦应知，谓于晨旦嚼用之时，得五种利：一、决除热水；二、能蠲冷癊；三、令口清净；四、乐欲饮食；五、能明眼目”（《根本萨婆多部律摄·卷第十一》），嚼齿木可以除黄热、去痰、除口气、增加胃口、令眼睛明亮。对于齿木的规格，佛陀也做出了规定，齿木最长十二指，“不得太利、不得疾疾刺齿间，应徐徐挑，勿使伤肉”（《萨婆多部毘尼摩得勒伽·卷第六》），使用时应当缓慢挑拨，避免伤及牙龈。嚼齿木时要注意礼仪，应当在隐蔽处嚼齿木。嚼杨枝、嚼齿木似为同一件事。

佛陀时代还采用刮舌苔的方法保持口腔的清洁，“时诸比丘舌上多垢，佛言：‘听作刮舌刀’……彼不洗便举，余比丘见恶之，佛言：‘不应尔，应洗。’彼洗已不晒燥便举，生坏，佛言：‘不应尔’”（《四分律·卷第五十三》）。刮舌刀可由骨、牙、角、铜铁、白银、铅、锡、舍罗草、竹苇、木制作，但应注意清洗、干燥后使用。“刮舌……不得过三返、二者舌上血出当止……常当著屏处”（《大比丘三千威仪·卷上》），用刮刮清理食苔，应在隐秘处刮舌，舌上出血则不能再刮。“泻药齿有毒，刮舌錍应洗”（《根本说一切有部略毘奈耶杂事摄颂》），服用泻药后再刮舌的刮舌板应该清洗干净，可见当时使用泻药非常慎重，已具有水平相当高的医药卫生知识。

“时诸比丘患食物入齿间，佛言：‘听作摘齿物’”（《四分律·卷第五十三》），若牙齿有食物残留应剔除。

（二）日常卫生

“次应净身口净衣食。净身者，洗大小便、剪十指爪。净口者，嚼杨枝漱口刮舌”（《大比丘三千威仪·卷上》）。佛家注重出家修行者自身身、口、衣的清洁卫生，除了要求用杨枝清洁口腔，还应经常修剪指甲，大小便后要清洗，食后清洗食钵，僧衣保持整洁。

《四分律·卷第五十一》规定必须经常剃发、修剪指甲、拔鼻毛、除耳垢。剪指甲应注意不能剪出血、不能剪成半月形、指甲尖不能染色；须发最长不得超过两指，至少二月一剃，剃发时换剃发衣，作承发器。《根本说一切有部百一羯磨·卷第一》要求剃头后及时洗澡。“时诸比丘患耳中有垢，佛言：‘听作挑耳篦’”（《四分律·卷第五十三》），佛陀时代用骨、牙、角、竹木等材料制作的挑耳篦来去除耳垢。

“时诸比丘患身汗臭，佛言：‘听作刮汗刀’……时病疮比丘以麁末药洗患痛。佛言：‘听以细末药、若细泥、若叶华菓，随病比丘便身，听洗病者种种疮乃至患汗臭’”（《四分律·卷第五十一》）。佛陀指导弟子用刮汗刀（剃去身毛）治疗汗臭，用细末药、细泥、叶华果治疗汗臭和疮病。

此外，为了防止交叉感染，出家人的毛巾、手巾应自用，不得“妄用众家手巾”（《大比丘三千威仪·卷上》），手巾只能擦拭脸部、手部，不能擦鼻和身体，用脏后随即清洗。

“厕边若有衣架、若龙牙杙、若有屋、若有树、若草、若有石，听持衣著上。若天雨渍应着无雨处，若雨傍来渍，应着好捉不令触厕户上厕，正安脚好蹲令不污衣”（《四分律·卷第四十一》），佛陀强调在如厕时应当注意保持衣物整洁干净。“或以叶筹净拭下已（厕内应安置缾土处），次应洗净”（《根本说一切有部百一羯磨·卷第一》），佛陀时代大便后用土或叶等擦拭，用水洗净双手。

（三）洗浴

洗浴包括清洗和沐浴。

洗：

在《根本说一切有部毘奈耶杂事·卷第七》中记载了同一个人用不同温度的水来满足身体不同部位的需要：用热水洗脚、温水洗目、冷水饮用，充分体现了因事制宜的疗法。

“复有熏香洗浴之物，浮砖澡豆芬馥余甘（余甘子出广州，堪沐发。西方名庵摩洛迦果也），持用揩身并将涂发，能令发白更黑”（《根本说一切有部毘奈耶杂事·卷第一》），佛陀时代重视洗浴，除了熏香等物外，还用澡豆、余甘子摩擦身体和头发，以使白发变黑。用砖或浮石清洗脚，类似于现代的足底按摩。

“时诸比丘冷水洗面手脚患冷，佛言：‘听煖水洗。’……诸比丘脚劈破，“听涂足跟足底油，涂至指奇’”（《四分律·卷第五十》）。冬天应用暖水洗面和手脚，可以预防冻疮，若患脚皲裂，可用油涂抹。“时比丘洗脚，天雨，雨新染衣，色坏，佛言：‘应别作洗脚处。’彼须水盆与水盆，须水坻与水坻，须洗脚石与石，须坐具与坐具。”（《四分律·卷第五十》），佛陀从利益众生的角度出发，主张安设洗脚处、木障、栏等。

“佛既不听洗，便臭秽不净，热时生虫。波阇波提比丘尼与五百比丘尼俱至佛所，白佛言：‘世尊！我等女人形体臭秽，正赖水洗，愿见听许！’佛告诸比丘：‘今听诸比丘尼以水作净’”（《五分律·卷第十二》）。佛陀时代已观察到女性不清洁阴部导致异味产生，并影响健康，要求经常清洗。

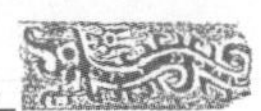

“时偷罗难陀闻此制已，即以水作净，欲心内指水道中，指深爪伤内，血出污身衣卧具……若比丘尼以水作净，应齐两指各一节，若过者，波逸提”(《四分律·卷第二十五》)。佛陀制定了洗净过分戒，女子清洗下阴时，手指不可伸入阴道过深，防止损伤。

浴：

“下声入浴室，整威仪”(《萨婆多部毘尼摩得勒伽·卷第六》)，沐浴可以齐整威仪(仪表整洁)，“浴室洗法者，浴室中洗得五利：一、除尘垢；二、治身皮肤令一色；三、破寒热；四、除风气；五、少病痛。是名浴室洗法”(《十诵律·卷第五十七》)。此外，佛陀时代认识到洗浴有五种利处：洗掉身上尘垢、防止皮肤疾病、调节身体寒热、除去风气、减少身体病痛，故称“浴室洗法”。可见，沐浴具有清洁肢体、保持仪表整洁和治疗的作用。

“从八月十六日至腊月十五日为一时，百二十日属冬。从腊月十六日至四月十五日为一时，百二十日属春。从四月十六日至八月十五日为一时，百二十日属夏，为长岁尽。从八月十六日至腊月十五日即属冬”(《大比丘三千威仪·卷下》)。与中国不同，古印度将一年划分为三季：八月十六至十二月十五日，共120天属冬；十二月十六日至四月十五日，共120日为春；四月十六日至八月十五日，共120日为夏。

古印度因为天气原因需每天多次洗浴，“欲说戒者当如是说：若比丘半月应洗浴，若过者，波逸提”(《四分律·卷第十六》)，佛陀为了减少弟子对躯体清洁的执着，规定每十五天洗浴一次，“尔时春残一月半、夏初一月，是二月半大热时，诸比丘不得浴故，身体垢痒烦闷吐逆”(《十诵律·卷第十六》)，“诸比丘盛热时身体疱疿出，污垢臭秽……诸病比丘，身体疱疿出，污垢臭秽，或大小便吐污不净……诸比丘，作时身体污垢臭秽……诸比丘风雨中行，身体疱疿、污出尘坌、污秽不净……诸比丘道行时，身体热疱疿出、污垢尘土、污秽不净”(《四分律·卷第十六》)，但在患病、劳作后、天气过分炎热情况下可随时洗浴，“若触死尸亦应洗浴……其捉尸者连衣浴身。若不触者应洗手足”(《根本萨婆多部律摄·卷第十二》)，触摸尸体后也应及时洗澡，其目的是保持身体的整洁，避免受到传染，这样有益于修行。

“应可剃除。次与洗浴，若寒与汤、热授冷水”(《根本说一切有部百一羯磨·卷第一》)。佛陀规定剃头后及时洗澡，天冷用热水，天热用冷水。

除了保持个人卫生外，沐浴还有治疗作用，“此澡浴者不为余缘，但欲令除身中风冷病”(《毘尼母经·卷第六》)，洗澡可以驱除体内的风寒之邪。“有裸形外道病疥瘙，往语耆婆：‘治我此病。’答言：‘浴室中洗乃可得差’”(《十诵律·卷第四十一》)，佛陀时代已经认识到勤洗澡、注意个人卫生可以防治疥瘙病。“有诸病比丘问医，医言：‘应服如是药，然火，洗浴’”(《五分律·卷第九》)，佛陀时代还有服药后热水洗浴的治疗方法。

“佛言：‘应用澡豆洗。’优波离问佛：‘用何物作澡豆？’佛言：‘以大豆、小豆、摩沙豆、豌豆、迦提婆罗草、梨频陀子作’”(《十诵律·卷第三十八》)。佛陀时代用澡豆作清洁剂来清除身体的污垢、消除瘙痒感，澡豆的原料包括大豆、小豆、摩沙豆、豌豆、迦提婆罗草、梨频陀子等，“澡豆法者，佛听用小豆、大豆、摩沙豆、豍豆、胡豆屑、一梨梨频陀等干草屑，莫杂香作”(《十诵律·卷第五十六》)，制作澡豆时不能混合香料，“若病得合余香”(《萨婆多部毘尼摩得勒伽·卷第六》)，因治疗疾病需要可和以香料。澡豆相当于今天的肥皂，是以豆子研成的细末作为主料制成细丸状而得名，用以洗手、洗面，能清洁、滑润皮肤。

“复有熏香洗浴之物，浮砖澡豆芬馥余甘(余甘子出广州，堪沐发。西方名庵摩洛迦果也)，持用揩身并将涂发，能令发白更黑”(《根本说一切有部毘奈耶杂事·卷第一》)，除了熏香、澡豆等物外，当时还用余甘子清洗身体和涂抹头发，有使白发变黑的功效。

“诸比丘于祇洹中处洗浴，或用澡豆、或用土，以湿热故生虫”（《十诵律·卷第三十九》），因比丘没有固定处洗浴，又用澡豆、土，影响环境以致潮湿生虫，所以佛陀规定要有固定洗浴的地点。“彼比丘尼应以四事覆形洗浴，若在流水岸侧曲迴处，若复有树荫覆处，若复水覆障，若以衣障身。上三事不得相取与器物；以衣障者，一切如法事得作”（《四分律·卷第二十六》），特别是比丘尼不得在河水、泉水、深水、池水中暴露身形洗浴。随着僧团逐渐扩大，佛陀要求建造专门用于洗浴的澡堂。

佛陀时代已有药浴，“药汤应洗浴”（《根本说一切有部略毘奈耶杂事摄颂》），“但是治风，根茎花果及皮木等，共煮为汤洗身除疾”（《根本说一切有部毘奈耶杂事·卷第十》），药汤沐浴可以治疗风疾，主要原料为根茎花果及皮（具体不详）。

“片时遍汗以油涂身，令人揩拭，遂得沉痾冷痹风阴烦劳众病皆除，不须余药，岂同汤洗去垢而已！然后移向别室，过候其时以药汤浴身，此是帝释浴法”（《根本说一切有部毘奈耶杂事·卷第三》），洗浴出汗后用油涂抹，再用药汤浴身，可以消除疲劳，治疗沉痾、冷痹、风阴、烦劳等多种疾病。

“复有比丘，浴室中浴，热闷倒地。诸比丘不敢牵出，气绝而死”（《五分律·卷第六》），因为有体弱比丘在浴室中洗浴晕倒未得到及时救助而死亡，所以《四分律·卷第四十六》提出了洗浴的安全问题，要求先看浴室干净与否，小心将老羸比丘扶到浴室，若热气或烟熏眼应安屏障，且特别指出应当在浴室中安置扶手以免其摔倒。

《根本说一切有部百一羯磨·卷第二》指出洗浴时应注意及时调节水温，若水凉兑入热水，水烫兑入冷水，但“用水不得大费”（《沙弥十戒法》），沐浴时必须注意节约用水。

“当用手巾有五事：一者当拭上下头；二者当用一头拭手，以一头拭面目；三者不得持拭鼻；四者以用拭腻污当即浣之；五者不得拭身体，若澡浴各当自有巾”（《大比丘三千威仪·卷下》），佛陀强调个人卫生，规定手巾自用，只能擦拭脸部、手部，不能擦鼻和身体，用脏后随即清洗。沐浴时还应使用其他毛巾，不可和手巾混用。

《大比丘三千威仪·卷上》的“入浴室有二十五事：一者当低头入，不得上向；二者当随次踞，勿当日前；三者不得读经狂语；四者日达嚫，不得以水洗；五者不得取日水用；六者不得持水浇火；七者不得呵火多少；八者不得多用人水；九者不得于中浣手巾衣；十者浴已即出去；十一者和上阿阇梨在中不得入；十二者三师浴，当入回之；十三者三师浴，当持衣住外待；十四者已出易衣，当取浴布浣之；十五者自入浴当报；十六者入当着麻油；十七者当用土；十八者用澡豆；十九者当用灰；二十者当用汤已乃用水；二十一者当多少诵经；二十二者当持水澡浴处；二十三者不得住上座前；二十四者设无日当达嚫礼越主；二十五者出不得当风住，急入室”，从场所、浴具、用水、礼仪等方面对沐浴做出了规定，至今仍有指导意义。

二、环境与服装

（一）环境

1. 保护环境

“万物何因缘生？有五事：一者四时五行、二者种性、三者自然、四者施与、五者功德”

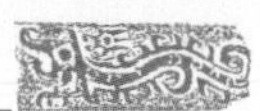

(《大比丘三千威仪·卷下》),佛家认为万物存在需要气候、种族、自然界、有人布施、自己的功德等五种条件,因此十分重视环境问题。

佛陀认识到人类居住的大环境会对自身的身心健康产生影响,所以十分注意保护生态环境,重视人与自然的关系。“若比丘,自掘地;若使人掘,言:‘掘是!’波逸提”(《五分律·卷第八》),严禁随意挖土,已意识到水土保护的重要性。

“草木之中,人生命想。汝作此事,使人怀恶”(《五分律·卷第六》),佛陀要求弟子保生护生,视草木如人命。《四分律·卷第十一》中将草木分为五种:根种、枝种、节生种、覆罗种、子子种。根种类,是指把植物根茎从母株上分割下来,另行栽植培育成独立的新植株,如诃梨陀姜(黄姜)、忧尸罗(茅根香)、贸他致咤(藿头香)、卢健(黄连)、陀楼等。枝种类,是指将植物枝条插入土壤中,使其生根抽枝成为新植株,如柳、舍摩罗(菩提树)、婆罗醯他(贝多树)。节生种类是指将植物结节经过培育,能够长出根须形成新的植株,如苏蔓那华、苏罗婆、蒱醯那、罗勒蓼。覆罗种类,假借植物结节而生,但也属根种,如甘蔗、竹苇、藕根等。子子种类,种子还生种子,五谷及诸子种等。根据颜色的不同又将草木分为七类:青、黄、赤、白、黑、缥、紫色。可见,佛陀时代植物的栽培技术已较为先进,对植物也已经有比较系统的分类。佛陀不允许弟子破坏任何种子。

“以土覆生草菜草……摇树落菓……杀草木……杀是树……杀草菜……得波夜提……以种子著热汤中、若日曝火炙……取水上浮萍、若取石韦,得突吉罗”(《十诵律·卷第五十三》),不得用土覆盖在菜草上,不得摇晃树木,不得伤害草木,不得损害种子,不得在水上取浮萍、石韦。“四月乃至九月,放火若烧他人家屋宅、城邑、僧房、田木及鬼神官物,一切有主物不得故烧”(《梵网经卢舍那佛说菩萨心地戒品·第十卷下》),注重保护森林,四月至九月不可毁烧山林。不能用混有食物的水浇地(《五分律·卷第十》)、不可在水中大小便、不可在草上大小便(《五分律·卷第十》),这些规定体现了佛陀爱护环境的生态发展观。

佛陀注重环境卫生,“尔时诸比丘尼掷粪扫及残食于篱墙外,污泥人及非人”(《五分律·卷第十三》),严禁弟子乱扔垃圾杂物;“若噉鱼肉果蓏苷蔗时,皮核滓骨不得纵横弃地,当聚足边”(《摩诃僧祇律·卷第二十二》),“不得唾人净地”(《大比丘三千威仪·卷上》),要求弟子进食时不得随意丢弃皮核滓骨,不得随地唾吐;“世尊食已洒扫清净,重以香花周匝供养,在一面坐”(《根本说一切有部毘奈耶破僧事·卷第六》),餐毕打扫食堂。

“然于寺中四角柱下各安唾盆,若有唾者可弃于此”(《根本说一切有部毘奈耶杂事·卷第十四》),不可随地唾吐,应吐在盆中。“盆有臭气,佛言:‘时时应洗。’洗已不晒致有虫生,佛言:‘晒干。’复有苾刍涎唾不止,待器干时事便废阙,佛言:‘应畜二盆更互而用’”(《根本说一切有部毘奈耶杂事·卷第十四》),病人则要准备两个盆,清洗、晒干,交替使用。

“彼比丘尼,夜大小便器中,昼日当看墙外然后弃之。若夜起者,要先弹指謦欬”(《四分律·卷第二十五》),比丘尼不看清墙外情况而向外随意抛弃贮存夜间排泄大小便的罐子污染环境,《十诵律·卷第三十八》中也有比丘在聚居处随地大小便,脏臭不堪的记载,于是佛陀建议建造厕所,让弟子有了专门大小便的地方,并规定大便后用水清洗。

佛陀十分注重卫生,要求呕吐时应吐在旧衣物中(《十诵律·卷第三十八》)。

2. 注重修行环境

“汝诸比丘不得来至我所,除一送食及布萨”(《十诵律·卷第四》),修行需要清净的环境、减少对物质的贪求。“比丘若不为此诸虫兽所恼,应修治平地,若有石、树株、荆棘,当使人掘出。若有培沟、坑陂、池处，当使人填满。若畏水淹渍，当预设堤防”（《四分律·卷第三》），早期佛教修行者常选择没有虎狼、巨石、大树、荆棘、不会被河水淹没的地方修行，并尽量排除其他危险因素，创造适宜的环境。

结夏安居是古印度佛家修行的重要组成部分。夏安居，指僧众在夏天禁止外出而专心坐禅修学。古印度四月至八月为夏季，炎热多雨，草木虫蚁繁殖多，外出恐伤害生灵；其次，天气炎热妇女穿衣不庄严，防止僧众外出惹世人讥嫌，此时比丘应结夏安居。“比丘若欲安居，先应筹量住处。若住处出入安隐，有好树林有好水，昼夜少音声，少蚊虻蜈蚣毒蛇，少风少热”（《十诵律·卷第五十七》），结夏安居有一定的法度（规定），安居处要树木茂盛、有水源、夜间安静、没有蜈蚣毒蛇蚊虫的侵扰、风小、冷热温度适宜的地方，并且需要众比丘达成一致。

结夏安居常固定一个区域不得随意离开，可以称为结界。结界，指划定一定区域，僧侣在其中进行布萨、进食等活动。“有病比丘夏安居，若不得随病食……有病比丘夏安居，若不得随病药……有病比丘夏安居，若不得具满看病人……有病比丘夏安居，不得随病食随病药、若不得随病食具满看病人、若不得随病药具满看病人、若不得随病食随病药具满看病人，有如是事难故出去，无罪”（《十诵律·卷第二十四》），患病比丘在夏安居时若无法得到及时治疗可以暂时结束安居。若处于结界安居中的僧人为了解决饮食等问题，可以禀报其他僧人后外出接受供养物资，但不得超过七日。佛陀的规定是为了维持僧人基本的生存物资，为修行提供必要的条件。“若比丘于安居处，若不得随意饮食，不得随意医药，不得随意使人，即应以此事去”（《四分律·卷第三十七》）。“若苾刍安居已竟，若有病生，虽有汤药，无人看病，恐有失命，佛言：“听去，不破安居”（《根本说一切有部毘奈耶安居事》）。患病后比丘得不到合适的食物、适当的治疗和照顾，可以离开安居处，此规定体现了佛陀对于疾病医治的重视和谨慎，对于比丘来说身体健康是修行的基础，因此应爱惜生命、保证健康。“若于乞食、病药所须及看病者有废阙时，亦随意去。若有女人男子及黄门等到苾刍所，现非法相，如斯等处亦不应住，若有染心请唤苾刍亦不应往。又有八难事：谓王怖、贼怖、人非人怖、猛兽、毒龙、水火怖处，此不应居。设出界外逢此难时，不还无犯”（《根本萨婆多部律摄·卷第七》）。此外，在下列情况下比丘出结界也不犯戒：乞食，须要看病抓药，有人在结界内现非法相，有染心者唤比丘，有王、贼、非人猛兽毒龙水火危害生命。“然说法时久，背缠风疾，一日不食遂涉长途，此不安乐。时诸苾刍闻是事已以缘白佛，佛言：‘听诸苾刍应畜偃带以自安息，又施食处应除病缘’”（《根本说一切有部毘奈耶·卷第三十五》）。比丘说法时间过长会背痛，因此佛陀规定出家修行人可以在僧团外休息调养。

“于其住处下湿水多，恐后病生”（《根本说一切有部毘奈耶安居事》），居住环境不佳会影响健康，“时有苾刍于此而住，时属春阳为热所逼，形色萎黄瘦损无相……佛言：‘须地窟者随意应作’……至夏月时复多湿气便不堪住……佛言：‘任为大舍’”（《根本说一切有部毘奈耶杂事·卷第十四》）。所以春夏居住环境应宽敞，防止热邪、湿邪对人体的影响。“时当盛暑苾刍苦热，身体萎黄病瘦无力……佛言：‘应作招凉舍’”（《根本说一切有部毘奈耶杂事·卷第十三》）。热邪会侵犯人的身体，因此在暑热之时，应该制作凉亭避暑。《根本说一切有部略毘奈耶杂事摄颂》规定天气热了可用扇子扇风降温。“汝热处宿，恐染黄病”（《根本说一切有部毘奈耶·卷第二十九》），睡于温度高的地方易患黄病；“汝凉处卧，或触风得病，或痰癊伤寒”（《根本说一切有部毘奈耶·卷第二十九》），睡于温度低的地方易患痰饮和伤寒病，“夏

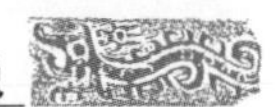

取清凉，冬取温"(《佛说正恭敬经》)，佛陀主张应该顺应自然变化调整起居环境。

随着佛教的传播，僧人丛林静修的方式有了变化，"难陀、邬波难陀于此地中与僧伽造寺，此处与佛世尊而作香殿、此处作门楼、此处作温室、此作净厨、此作静虑堂、此作看病堂"(《根本说一切有部毘奈耶·卷第十二》)，佛陀允许僧团分别建造厨房、禅修堂和看病堂等设施。

"汝等比丘当知，乃至畜生尚不憙人乞，而况于人多求无厌而不憎恶？云何旷野比丘痴人！私作大房舍多所乞索"(《四分律·卷第三》)，佛陀对弟子所居房屋也作了严格的规定。比丘十三僧残中的有主僧不处分房戒(《四分律·卷第三》)(比丘打算为自己建造较大的房屋时，若有施主布施，应当征得其他比丘的同意，建造在清净、利于修持、对他人没有妨碍的地方)、过量房戒(《四分律·卷第三》)(建造小房屋不符合规定，造制限定以外的广大房舍)，就是对所居房屋做的规定。

《三十尼萨耆波逸提》中的黑毛卧具戒、白羊毛卧具戒(《四分僧戒本》)(用二分黑羊毛、三分白羊毛作卧具)、减六年作卧具戒(卧具未满六年禁止做新卧具)、不贴坐具戒(应取部分旧卧具贴于新卧具上)是对佛门弟子卧具的规定。

"若向大床坐卧者，一切过失，因此而兴"(《根本说一切有部毘奈耶皮革事·卷下》)，不得卧高床(《十诵律·卷第十八》)，佛陀对房、床、卧具做如此严格的规定是为了防止佛门弟子贪图安逸和物质享受。

"以新牛粪随处涂拭，可于厕上亦涂令净"(《根本说一切有部毘奈耶杂事·卷第十》)，佛陀时代很注意厕所卫生，用牛粪清洗厕所。现代研究表明牛粪在酸性条件下可以生成二氧化氯，二氧化氯是一种很好的消毒剂。

(二) 服装

佛陀早期要求弟子着粪扫衣，唐慧琳《一切经音义·大宝积经·卷二》云："粪扫衣者，多闻知足上行苾刍常服衣也。此苾刍高行制贪，不受施利，舍弃轻妙上好衣服，常拾取人间所弃粪扫中破帛，于河涧中浣濯令净，补纳成衣，名粪扫衣"。"听持粪扫衣及十种衣：拘舍衣、劫贝衣、钦跋罗衣、刍摩衣、叉摩衣、舍兔衣、麻衣、翅夷罗衣、拘摄罗衣、嚫罗钵尼衣。如是十种衣，应染作袈裟色持"(《四分律·卷第三十九》)。除了破碎布制作的衣服外还可以穿用蚕丝(绢布)、棉布、羊毛、麻布、纤摩、似麻之树皮、麻衣、木皮布、鸟羽毛、草等材料制成的衣服，但都应染成袈裟色。袈裟色，又作染色、坏色，系从树根、树皮、树汁和花中提炼染料染衣，破坏衣色的整齐，以消除对衣服的贪著。"著染色衣亦有五利：顺圣形仪故、令离傲慢故、不受尘垢故、不生虮虱故、触时柔软易将护故"(《根本萨婆多部律摄·卷第六》)，着染色衣有五种好处：衣服和身形相符、远离傲慢、衣服不易脏、不生虮虱、衣服柔软可以保护身体。

除了衣服的材质外，衣物的数量也有要求。《五分律·卷第四》记载佛陀在舍卫城时制定有关出家比丘的服装规定(戒律)：只能拥有僧伽梨、郁多罗僧、安陀会三衣。僧伽梨，大众集会为授戒说戒等严议时着之；郁多罗僧，礼诵斋讲时着；安陀会，宿睡时紧身衣，或劳作、行路时所着。除三衣之外的衣服都称为长衣。

"言知间隙者，不可频频常着一衣，臭而疾破，可间用之……言知时者，寒热适时受用合度，若乖时节自损损他，自损者不益己身，损他者福不增长"(《根本萨婆多部律摄·卷第六》)，一件衣服长时间穿着，会变脏变臭，危害人体健康，应及时清洗，并根据天气变化相应增减衣物，这样可以防止寒热之邪侵袭人体，“毕邻陀跋瑳苦热身黄……佛言：‘热时应著疎薄之衣’”（《根本说一切有部毘奈耶杂事·卷第十四》），如天热应著薄衣。

佛陀指出借用了别人衣物后，应该“净洗方还”（《根本说一切有部毘奈耶杂事·卷第五》），这不但是礼貌，更体现了良好的卫生习惯。“凡洗浣衣有五种利：除臭秽气、虮虱不生、身无瘙痒、能受染色、堪久受用”（《根本萨婆多部律摄·卷第六》），洗衣服有五种好处：除臭秽气、不生虮虱、身体无瘙痒、可以染色、衣服不易破损。洗衣服要适度，若过分洗衣会造成衣服易破、劳力、劳心、心情烦躁，不利于修行。“持此二石：一用浣衣，一为晒服”（《根本说一切有部毘奈耶破僧事·卷第七》），可用石块捶打来清洗衣物，将衣服置于大方石上晒干。

因为腋下容易出汗，佛陀在《根本说一切有部毘奈耶杂事·卷第十六》中主张在衣服的腋部安装别安怗（旧衣服做内衬）吸汗，以保持皮肤干燥，减少异味。

因女性有着特殊的生理现象，佛陀对女性衣物做了特殊规定：“烦恼未除随业流注，女人每月皆出不净，诸苾刍尼应畜病衣”（《根本说一切有部苾刍尼毘奈耶·卷第十九》），月经期间应穿月期衣“遮月水衣”（（《五分律·卷第十二》），“病衣者，月水出时遮内身，上著涅槃僧”（《四分律·卷第二十四》）。“遮月水衣”类似于卫生巾，“当持故布作，不得坚物作。又不得深内作婬欲想，当软物障小便道”（《摩诃僧祇律·卷第四十》），用旧的软布制成，不可纳入太深，以免摩擦阴道、刺激产生性欲。《根本说一切有部比丘尼毘奈耶·卷第十九》中建议应储存足够量内衣以备月经期换洗。

“诸苾刍尼亦近王园，于闇林中或在余处，受用随时供身卧具加趺而坐宴默思维。遂有虫来入小便处，因生苦恼。世尊闻已告诸苾刍：‘诸尼不应加趺而坐，以修寂定应半加坐。’是时诸尼奉教而作，尚有细虫入身相恼，佛言：‘应以故破衣及以软叶而为掩蔽，方始半加当修寂定’”（《根本说一切有部毘奈耶杂事·卷第三十一》）。比丘尼在林中跏趺坐时，小虫会爬入阴道影响她们修行，为了避免出现这种情况，比丘尼可以半跏坐。跏趺坐，即互交二足，将右脚盘放在左脚上，左脚盘放于右腿上的坐姿。在各种坐法中，此坐法最安稳而不易疲倦。交一足为半跏坐。在半跏坐修禅定时，还应以破衣或者软叶遮盖阴部，可以防止或减少虫子的侵扰。

佛陀时代非常注重疮病的护理，《根本说一切有部比丘尼毘奈耶·卷第十六》就要求比丘患疮应作覆疮衣。“诸比丘往白佛，佛言：‘自今已去听诸比丘畜覆疮衣。’时诸比丘覆疮衣麁，多毛着疮举衣时患痛。比丘白佛，佛言：‘自今已去听诸比丘，以大价细软衣覆疮上着涅槃僧’…… 覆疮衣者，有种种疮病持用覆身”（《四分律·卷第十九》），覆疮衣既可减轻患者因疮面受到摩擦产生的疼痛，又可防止传染给他人。“尔时毘罗茶比丘体生痈疮，脓血流溢；衣服着疮，脱时剥痛。佛行房见，问彼比丘：‘汝病小差，苦可忍不？’答言：‘病不差，苦不可忍！衣服着疮，脱辄剥痛。’佛以是事集比丘僧，告诸比丘：‘今听诸比丘，护身、护衣、护僧坐褥故，畜覆疮衣，用细滑物作’”（《五分律·卷第九》）。为了减少创面与衣物摩擦导致的疼痛，佛陀允许弟子采用细滑材料制作贴身衣服。“若复苾刍尼，作覆疮衣，当应量作。是中量者，长佛四张手、广二张手。若过作者，应截去，波逸底迦”（《根本说一切有部苾刍尼戒经》），覆疮衣长四手臂宽二手臂。“时病比丘被拘执，毛在内，毛著疮患痛”（《四分律·卷第五十二》），穿衣时尽量不要使衣物与患处摩擦，以免造成疼痛。

“世尊听病比丘畜禅带，谓腰背痛”（《萨婆多部毘尼摩得勒伽·卷第六》），“尔时诸比丘冬月患寒，白佛，佛言：‘听著帽。’露地坐患背痛，佛言：‘听作禅带。’尔时比丘身患疮若污臭，

 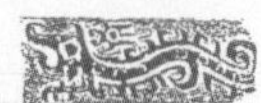

佛言：‘听作拭身巾。若面污，听作拭面巾。若患眼泪，听作扪泪巾’”（《四分律·卷第四十一》）。若背痛、天冷、生疮、面污、流泪，可蓄禅带、带帽、用拭身巾、拭面巾、扪泪巾。“彼上座老病比丘及远来比丘，不倚身不安，佛言：‘听以草叶树皮、十种衣中以一一衣着背后倚之’”（《四分律·卷第五十》），老病比丘可做靠背。“时老病比丘道行倒地，佛言：‘老病听捉杖。患杖下头尽，听作鍇’”（《四分律·卷第五十二》），佛陀建议老病比丘拄杖以防摔倒，杖底可作锴以防损毁。可见，佛陀的规定大多来源于现实生活中的实际情况，也体现了佛陀“以人为本，治病为先”的思想。

“诸苾刍等着青草鞋，便往乞食，苾刍脚上悉生疿子如芥子颗……时室罗筏城，于街衢生草长盛，苾刍行时，脚踝被疮”（《根本说一切有部毘奈耶皮革事·卷下》），穿草鞋易生皮疹，比丘可视情况穿缱头鞋或靴子。“边方地土恶处，开著一重革屣，不得二重、三重，底若穿破应补。若苾刍遣信送衣与余苾刍，彼未得衣，无犯舍罪”（《根本说一切有部毘奈耶皮革事·卷上》）。佛陀在制定戒律时会根据环境的变化作出相应调整，在环境恶劣的地方，允许比丘穿一层底的皮鞋。在《根本萨婆多部律摄·卷第八》中规定根据气温的变化可以穿皮制鞋子，在棘刺沙砾之处行走应穿厚鞋底的鞋子；若天气寒冷可以穿厚衣服，天气热可以使用扇子；可以做拂扇以防蚊虫；若患肩痛可以拄杖头用来捶肩。

第五部分　心身调摄

一、对生命的理解

“我人知见假会合成，主者造作我见，十二因缘无合无散无受者。十二入、十八界、五阴，一切一合相，无我我所相”（《梵网经卢舍那佛说菩萨心地戒品·第十卷上》），佛陀通过自己的修行实践体悟到万物皆是一定条件下的假令合成，既无我也无所相。“一切色过去、未来、现在色，若内、若外，若麁、若细，若好、若丑，若远、若近一切色，非我非彼、非彼所非我所”（《四分律·卷第三十二》），色身同样也具有非我非彼、非我所非彼所的特性，教导人们正确看待色身，才能超越生老病死的梏桎。“一失人身万劫不复……人命无常过于山水……”（《梵网经菩萨戒·序》），所以生命短暂必须抓紧时间修行。

“众生能度佛，佛复度众生”“一切诸佛皆因众生而成佛道”（《净心诫观法·诫观善恶相资法第二十一》），佛陀指出只有通过自己的亲身实践才能超越生死。“观身、受、心、法若四皆空，四倒则无。不坏假名，一切法故。皆如幻化者，五阴色识受想行、六大识空、四大一切法，无自相、无他相，如虚空故”（《菩萨璎珞本业经·卷上》），修行者首先要从四念处出发，了悟地水火风四大皆空的道理，无我也无我所。

正如陈独秀所言“一切无常，万物不空”，虽然躯体是因缘聚合而成，无恒定性，但“人依五阴乃得修道，阴藉神持方能存立”（《净心诫观法·诫观佛性不一二非有无含中道不着中法第二十八》），躯体是修行的基础，躯体凭借神识的作用才能存在。“具足八法，能自他利。何等为八？一者、寿命长远，二者、具上妙色，三者、身具大力，四者、具好种姓，五者、多饶财宝，六者、具男子身，七者、言语辩了，八者、无大众畏”（《优婆塞戒经·卷二·优婆塞戒经自他庄严品第十一》）。“寿命长远”“具上妙色”者容易达到自利利他的效果，也就是说心身健康寿命长的人教化能力强。对身心关系的探索是一个永恒的话题。虽然佛陀重视言行对精神意识的作用，但仍把精神意识活动看作言行的基础，“或身、或口……无独心犯罪”（《萨婆多部毘尼摩得勒伽·卷第一》），在认识心身关系时明显重心轻身，基于这样的认识律部文献中对于身心问题的认识与处理独具特色。

二、心身烦恼

“若人短寿百岁已下，时诸众生为诸五浊昏冒重故。云何为五？一者命浊、二者烦恼浊、三者有情浊、四者见浊、五者劫浊”（《根本说一切有部毘奈耶破僧事·卷第二》），佛陀认为五浊会令人寿命减短，五浊分别为命浊、烦恼浊、有情浊、见浊、劫浊，即个人的欲望、认知、自然环境、社会环境等都会对人的寿命产生影响。

人世间各种各样引起烦恼的原因可概括为“八风”。“一利，二衰，三毁，四誉，五称，六讥，七苦，八乐。一切众生为八所动不自安心，故名八风”（《净心诫观法·诫观八风力大智者不动法第十四》），八风分别指利、衰、毁、称、讥、苦、乐。人受八风的影响产生八风动相，

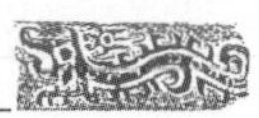

八风动相指人得利便悦（得到好处则喜悦）、衰恼便忧（受到损害则忧愁）、毁辱即嗔（受到诋毁则生嗔心）、誉谈即喜（有荣誉则开心）、逢苦怀戚（碰到困苦则忧伤）、遇乐生逸（开心顺利则放逸）、称赞情欢（受到称赞则欢乐）、讥刺抱恨（受到讽刺则怀恨在心），八风能使人动摇不安。“不摄心者，是烦恼，睡心眠心亦是烦恼；惊喜施心、大心、过精勤心、极柔心、极多言心、不分别心、极观色心，如是诸烦恼心”（《善见律毘婆沙·卷第五》），人内在的多疑、内心想法过多、过分喜静、喜欢睡觉、心理承受能力低、傲慢心、过分精勤等性格特征导致生活没有弹性、过分有善心、多言、与人比较、过分关注心身变化等十一种状态也是烦恼。“欲得广知，不欲广行……规贪虚响，聪明声息；背舍身心，野偷名利……口劳神疲，心无一润，烦恼更增，吾我转大”（《净心诫观法·诫观内行密修嘱付殷勤受持法第三十》），只贪图掌握知识，不肯付诸行动，只贪图名利，不重视心身和谐，这些都是人的弊病，古今中外莫不如此。

“勿触恼者，莫以财宝及女欲触或我心”（《善见律毘婆沙·卷第六》），佛陀借须提那之口指出对财富、性的欲望过重是令人烦恼的原因，会让人作出如《净心诫观法·诫观世谛第一义谛法第二十四》所说的因财色不爱惜身体、作恶杀人、食饮无节、日夜放浪形骸、贪恋声乐、不避亲疏饮酒乱性等行为。

三、心身调摄的原则

如何消除这些健康的隐患呢？“又复心有种种苦恼忧愁闷绝，众病现前，无有良医能为除疗”（《根本说一切有部毘奈耶杂事·卷第十二》），这些疾病普通的药物是无法治愈的。心病还须心药医，“胜义洗净有其三种：一者洗身；二者洗语；三者洗心”（《根本说一切有部百一羯磨·卷第八》），消除烦恼必须从行为延伸到语言、意（精神心理），多生善心，应止恶言。

（一）改变认知

首先，“一切烦恼同虚空性”（《佛说净业障经》），要建立一切烦恼的本质也属空的认知，不应执空为有。

其次，必须节制欲望。“未得财时起贪爱，求不得时生苦恼；设得财物贪不息，故知财利招无利”（《根本说一切有部毘奈耶破僧事·卷第九》），人们没有钱财时爱钱财，挣不到钱财时徒增烦恼，拥有钱财后想得到更多，永无知足。“少智愚人恒逆流，由欲牵缠镇漂没”（《根本说一切有部毘奈耶破僧事·卷第五》），欲望往往会使人迷失自我，所以节制欲望乃是当务之急。佛陀在《净心诫观法·诫观诈善扬名口清心浊法第十六》中要求“知足之性不求好名，少欲寂静宁惧恶响”，少欲知足，不贪求名声，“察身无我”，破除了我执，就达到了净心的目的。

“近者，谓烦恼心忽然自起，于现前事作其罪业。时彼苾刍知其因已，应当远离如避火坑，顺理作意令因不起。若彼烦恼以自心力不能除者，应就尊宿及闲三藏有德行人请对治法，作意除遣……仍不除者，当往尸林独居兰若修不净观、为四念住无常等想”（《根本萨婆多部律摄·卷第十四》）。既然知道了内心烦恼的原因，就应该努力规避产生烦恼的想法；若自己无法规避，应向他人求助；若求助于他人，烦恼仍不除者，应独居修习不净观、四念无常。

(二) 建立正确的行为准则和生活方式

在改变认知的基础上才有可能真正建立正确的行为准则和生活方式。

1. 诸恶不作,诸善奉行

"一心清洁,身不婬泆,口不说婬,心不念婬。执己鲜明,如虚空风无所倚着。身不行婬,目不婬视,耳不婬听,鼻不婬香,口不婬言,心不存欲"(《沙弥尼戒经》),不能有丝毫淫邪的念头、言语和行为。"所谓身造三恶:杀、盗、邪婬。语为四罪:妄语、离间语、麁恶语、绮杂语。意作三罪:贪、瞋、邪见。"(《根本说一切有部毘奈耶・卷第三十一》)身口意的不端行为称为十恶业,分别是三身恶业、四口恶业和三意恶业。身三恶业:杀生、偷盗、淫秽;四口恶业:妄语、离间语、粗恶语、绮杂语;意三恶业:贪、嗔、痴。日常生活中应时刻警惕不犯杀、盗、淫、语戒,"勿轻小罪以为无殃,水滴虽微渐盈大器"(《梵网经卢舍那佛说菩萨心地戒品・梵网经菩萨戒序》),强调小错也不可犯,与中国儒家之"勿以恶小而为之"相合。

盗戒:

"物属他、他所护,不与而取,是名盗心。又以谄心、曲心、瞋恚心、恐怖心取他物,亦名盗心。若自取、若使人取,物离本处,是名不与取"(《五分律・卷第一》),未经允许擅取他人之物皆为盗。"不与者,他不舍。盗者,盗心取也"(《四分律・卷第一》),盗即偷盗,指不与而取的行为。偷盗的基础心理活动就是欲望。佛陀在《十诵律・卷第一》中认为偷盗是先有了偷盗之心,然后有偷盗的具体行为,行为是内心想法的外显。

语戒:

"尽形寿诚信为本,不得两舌、恶骂、妄言、绮语"(《沙弥十戒法》),佛陀规定不得妄语、两舌、绮语、恶骂。

"恶口、妄语、两舌、绮语、赞邪见者,此人不为一人作贼,普为一切诸天、世人作大劫贼"(《受十善戒经》)。恶口,言语粗俗或不避忌讳,说人隐恶;妄语,见言不见,不见言见,以虚为实,或未得道,自谓得道,未断惑,却谓得道;两舌,指搬弄是非,斗构两头;绮语,指夸夸其谈或谈说谣言。恶口、妄语、两舌、绮语、赞叹邪见(不正确的认知)都会导致极不好的后果。

"不得恶口骂人作畜生"(《大比丘三千威仪・卷上》),不得骂人是畜生。"若比丘种类相骂者……若比丘调戏两舌鬬乱彼此者若比丘诤,如法事止,还扬举者,贝夜提"(《鼻奈耶・卷七》),佛陀规定比丘不得辱骂他人、不得离间他人、不得与他人争讼。

在《十诵律・卷第二》中记载了佛陀制定妄语戒的经过。"世有二贼:一者实非净行自称净行,二者为口腹故不真实、非己有,在大众中故作妄语,自称言:'我得上人法。'是中为口腹故,不真实、非己有,于大众中故妄语,自称言'我得上人法'者最上大贼"(《四分律・卷第二》)。妄语,指以欺骗别人为目的而说的虚妄语,即说虚幻不实的话,没有修持佛法而假说自己修持,没有见过或经历某种神通而假说自己见过或经历过,没有证得相应的果位而假说自己已证得。妄语戒是佛陀对僧众口业的约束。

"凡人欲有所说,当说善语、不应说恶语,善语者善、恶语者自热恼。是故诸比丘!畜生得人毁呰,犹自惭愧不堪进力;况复于人,得他毁辱能不有惭愧耶"(《四分律・卷第十一》)。佛陀禁止以恶语辱骂他人提倡善语。善语的直接目的是为了维护僧团和谐,其根本目的是为了帮助人们培养内在德性,建立去恶行善的价值观念,从而达到离苦得乐的境界。善语是清净身、口、意三业的重要途径。从现代医学来理解,恶语会导致他人及自身心身状态发生不良改变，有可能会引发疾病。

2. 少欲知足

“言少求少事者，少求谓少欲，少事谓知足。又少求谓意业，少事谓身语”（《根本萨婆多部律摄·卷第一》），佛陀提倡少欲少事的生活态度。“行则知时、非时不行，量腹而食、度身而衣，取足而已”（《四分律·卷第五十三》），佛陀“取足而已”的生活观点与《内经》遵循自然之道的养生观有相似之处，量腹而食体现了适度的原则，过饥过饱都会导致疾病的产生。中道，就是佛家日常生活的准则。“云何名中道？眼明智明永寂休息，成神通得等觉，成沙门涅槃行，此贤圣八正道：正见、正业、正语、正行、正命、正方便、正念、正定，是谓中道”（《四分律·卷第三十二》），佛家的中道与儒家所言中道不同，佛家的中道是指正见、正业、正语、正行、正命、正方便、正念、正定。正，指离邪灭苦。正见，指正确的观念。正思维，指正确的思维，特指离开世俗的主观分别，离开邪妄，以佛教的思维来思考问题。正语，指纯正的净善的语言，不妄语，不慢语，不恶语，不谤语，不暴语，远离一切戏论。正业，指正当的合乎佛教要求的活动、行为、工作，也就是不杀生、不偷盗、不邪淫，不作一切恶行。正命，指正当的谋生手段。正精进，指正确的努力。正定，指正确的禅定。

“耳得定，不闻善恶之声；眼得定，不视好丑之色；鼻得定，不嗅臭香之气；口得定，不贪著五味；身得定，不知寒温之痛痒；意得定，无复往来之思想。身行檀波罗蜜，但欲布施；眼为尸波罗蜜，但欲持戒；耳为羼提波罗蜜，但欲忍辱；鼻为惟逮波罗蜜，但欲精进；口为禅波罗蜜，但欲一心；意为般若波罗蜜，但欲智慧”（《佛说菩萨内戒经》）。佛家强调眼、耳、鼻、舌、身、意的修行，眼不视美丑之色，耳不听善恶之声，鼻不嗅臭香之味，舌（口）不贪著各种味道，身不察觉寒热和痛痒，意没有忙乱的思绪。此说与道家“致虚极，守静笃”“是以圣人为腹不为目”极为相似。

虽然佛陀要求弟子舍弃对物质的贪著，但并不提倡苦行。“自制五事谤三净教，劝诸愚小习行邪法。言五事者，一、不食奶酪，犊子饥困故。二、不食鱼肉，由斯杀生故。三、不啖于盐，多有尘土故。四、不截衣縷，废损织功故。五、不住兰若，受房生福故”（《根本萨婆多部律摄·卷第四》）。佛陀弟子提婆达多极力主张：不食奶酪（因为会令小牛饥饿交困）、不食鱼肉（因为吃鱼肉杀生）、不啖于盐（因为盐中多有尘土）、不裁剪衣服（因为会损坏织物浪费织布人的成果）、不住兰若（因为接受房子会贪图享受），在佛陀看来这种行为只是标榜品行高尚的表面行为，内心并没有出离欲望的动机，不值得奉行。

3. 正确处理人际关系

人具有社会属性，不可避免要与他人联系，若不能很好地处理人际关系，就会给当事人带来内心冲突，甚至出现交往障碍。

(1) 处理人际关系的原则

为人处世应当“推直于人，引曲向己”（《净心诫观法·诫观诈善扬名口清心浊法第十六》），即不呵责他人，多审查自己；“见他人得乐常生喜悦”（《梵网经卢舍那佛说菩萨心地戒品·第十卷上》），“恶事自向己、好事与他人”（《梵网经卢舍那佛说菩萨心地戒品·第十卷下》），为他人的快乐而高兴，不可自誉毁他或教唆他人自誉毁他，应主动誉扬他人好事，主动承担责任，“宁使彼得我利，我不得彼利”（《五分律·卷第五》），不能占对方便宜。

《根本说一切有部毘奈耶破僧事》中认为利他可以减少诽谤，正见可以使人心平静。“若自护者即是护他，若护他者便成自护。云何自护即是护他？自能修习多修习故有所证悟，由斯自护即是护他。云何护他便成自护？不恼不恚无怨害心，常起慈悲愍念于物，是名护他便成自护”（《根本说一切有部毘奈耶·卷第十八》）。佛陀认为自护也是护他，对他人不起恼恚怨害是他护也是自护，即自护、他护合一。“若闻讥毁，心能堪忍；若闻赞叹，反生惭愧。修行道时，欢喜自庆，不生憍慢。能调恶人，见离坏众，能令和合。扬人善事，隐他过咎，人所惭耻处，终不宣说，闻他秘事，不向余说……少恩加己，思欲大报……视诸众生，犹如父母。宁丧身命，终不虚言”（《优婆塞戒经·卷第二·优婆塞戒经自他庄严品第十一》）。听到别人讥毁能忍，听到赞叹心生惭愧；宣扬别人的善事，不言说他人过失；保守他人隐秘；知恩大报；平等对待亲人和怨家；视众生如父母；身口意清净。佛陀对人的这些道德要求今时仍须遵照执行。“怀嫌恨心，他实有德不欲显扬；他实有誉不欲称美；他实妙说不赞善哉；是名有犯，有所违越，是染违犯……见诸有情应可苛责，应可治罚，应可驱摈，怀染污心，而不苛责；或虽诃责，而不治罚，如法教诫；或虽治罚如法教诫，而不驱摈，是名有犯，有所违越，是染违犯”（《菩萨戒》）。不显扬他人德行属于犯戒，若对方性好少欲不愿他人宣扬、自己患病无力气、维护僧制、显扬后会引起对方骄慢心等则不犯戒。他人有错，不苛责、不处罚是犯戒的行为，对方已不可悔改、时机未到，或因等待时机都不为犯戒。

“世尊观彼夫妇根性差别随机说法”（《根本说一切有部毘奈耶·卷第四十四》），佛陀主张根据每个人的个性特征相应说法，“好语心者，入体性爱语三昧，第一义谛法语义语。一切实语者皆顺一语，调和一切众生心无瞋无诤，一切法空智无缘，常生爱心行顺佛意，亦顺一切他人”（《梵网经卢舍那佛说菩萨心地戒品·第十卷上》），教诫他人时要使用别人能接受的表达方式。“若比丘，覆藏比丘麁罪，波逸提”（《五分律·卷第九》），不应为他人掩饰错误。

“复有二法能自他利：一者、多闻，二者思维”（《优婆塞戒经·卷第二·优婆塞戒经自利利他品第十》），应该虚心听从他人教化，“尽形寿非贤不友”（《沙弥十戒法》），应与善知识交往，“复有二事，堕镬汤中：一者常念爱欲，二者憙交结知友”（《佛说迦叶禁戒经》），但不可多结交志趣相同的朋友，与儒家“君子不党”之说暗合。“若有余比丘，恶性不受人语者，僧亦当与作如是呵谏白四羯磨”（《四分律·卷第五》），不能以恶劣的态度或行为对待他人的劝谏，不得加入有不端行为的小团体。

正确对待争论。“何谓四诤？一、评论诤；二、非言诤；三、犯罪诤；四、作事诤”（《根本萨婆多部律摄·卷第十四》），争论是不可避免的，佛门也有评论诤、非言诤、犯罪诤、作事诤四种诤讼。评论诤即因为评论某事而起诤讼；非言诤即以粗俗之语责诘他人引起诤讼；犯罪诤即因为犯戒与否而起争论；作事诤即因为羯磨等事而起争论。正确理解其原因和本质，才可能减少、消除或处理争论。“言诤以何为根？贪恚痴为根”（《四分律·卷第四十七》），诤斗的根本原因在于贪嗔痴。“或望别人诤根有六……何谓为六？一、忿恨；二、覆恼；三、嫉悭；四、谄诳；五、无惭愧；六、恶欲邪见”（《根本萨婆多部律摄·卷第十四》）。佛陀认为与他人发生争论大致因为愤怒憎恨、内心烦恼、嫉妒心胸狭窄、谄媚狂妄、无羞耻心和不正确的观念、欲望等六种情况引起，所以发生争论时应该首先内省。《根本萨婆多部律摄·卷第十四》提出有七种可以消除诤讼的方法：现前、多人语、忆念、不痴、自言、求罪自性、如草相掩。现前，即直接对当事人讯问，听其陈述。人现前，即令诤论者现前相对，各自陈述诤意而解决诤论。法现前，即采用三藏教法加以判决。忆念，即对有无犯戒有诤论时，令当事者回忆反省当时有无，若无记忆则免除，但只限于平生与善行、善知识为友者。不痴，即若比丘得癫狂病而犯戒，则不怪罪，其病愈后，若行为恢复正常，则由僧团举行白四羯磨，如经羯磨认可，则其人仍

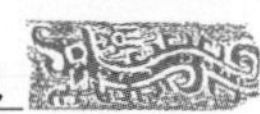

可回到僧团。自言，即令比丘自行发罪（坦白自己的错误行为）。求罪自性，指犯者说谎，陈述前后矛盾时，例举其罪状，终身令持八法不得度人。如草相掩即争讼双方都后悔，共同发露。《根本说一切有部百一羯磨·卷第四》则要求若有争讼应先作羯磨，通过羯磨时能使比丘认识到自己的错误，消除斗诤从而有利于修行。《十诵律·卷第三十》规定不同部派的僧人不得相近而坐，防止起纷争。

正确对待骂辱。“有智之人，若遇恶骂，当作是念：‘是骂詈字，不一时生，初字出时后字未生，后字生已初字复灭，若不一时，云何是骂？直是风声，我云何瞋’”（《优婆塞戒经·卷第七·优婆塞戒经羼提波罗蜜品第二十五》）。佛陀指导弟子面对恶骂加以解构：骂声前面的字出来了，后面的字未出，后面的字出来，前面的字已经消失，怎么能构成恶骂呢？“以恶口骂辱加以手打，及以刀杖意犹不息，前人求悔善言忏谢，犹瞋不解者”（《梵网经卢舍那佛说菩萨心地戒品·第十卷下》），不得心怀嗔恨，不得自己或教唆他人用言语、工具攻击他人，甚至不接受别人道歉也为犯戒。“若苾刍习恶见，已摈出，若与坐卧、言语者，堕”（《鼻奈耶·卷第九》）。比丘不得与被逐出佛门的僧人坐在一起、说话，佛陀的规定与中国传统“近朱者赤，近墨者黑”的认识吻合。

（2）特殊人际关系的处理

佛陀对于佛门中的人际交往做出了规定，包括僧团内部的人际关系、佛门弟子与俗家交往应注意的问题两部分。

亲子关系：

“常应发一切愿，孝顺父母师僧三宝”（《梵网经卢舍那佛说菩萨心地戒品·第十卷下》），每个人都应该孝顺父母和师长。“一切佛法，父母不听，不得为道”（《五分律·卷第一》），佛陀主张任何人必须征得父母同意才能出家。“子能如是于父母处，善巧劝喻令安住者方曰报恩。父母既有如是深厚之德，今欲持此物往报其恩”（《根本说一切有部毘奈耶·卷第三》），为人子女即使出家修行也应该感念父母之恩，这与中国孝亲的传统美德相符。“假使有人，一肩担父、一肩担母，至满百年，犹不能报父母之恩。又将大地珍宝玩饰之物以奉父母，犹不能报，不为殷重。若父母不信佛法僧，渐渐教令信佛法僧，乃为报恩”（《根本说一切有部毘奈耶药事·卷第四》），佛教的孝道不单以物质奉养来衡量一个人的孝行，让父母尊信三宝、持戒布施、证得智慧才是孝顺父母的根本方法。这种孝道思想在根本上维护了社会和谐。

师生关系：

“于依止师可为供侍，当观师主与父母无异”（《根本说一切有部毘奈耶杂事·卷第十六》），佛陀认为比丘要像对待自己的父母一样，尊重并侍奉自己的师父。“凡为弟子，于师主处常怀恭敬有畏惧心，不为名闻、不求利养，当须早起亲问二师：‘四大安隐、起居轻利。’除小便器为按摩身，其师若言：‘我今有疾。’应问所患，便往医处具说病由、请方救疗，如医所教便为疗治。若师自有药物应用和合，如其无者可问近亲。亲眷若多应问师曰：‘何亲处求？’得师教已如言可去。若无亲族，应向余家如教往觅，或诣病坊施乐之处。此若无者当缘自业，于饮食中而为将息……若是寒时，应守持心为暖汤水。若是热时，应可持扇而为招凉。师亦知时，令其作业，勿使空度。若衣钵等营作之时，所有事业皆师物在前，次营己物”（《根本说一切有部毘奈耶杂事·卷第三十五》）。比丘早起帮师父除小便器、按摩身体；若师父有病，帮师父去请医生；若师父有病但仍可吃饭，应帮师父准备好澡豆、齿木、刮舌篦等物；若师父患眼病，应帮助师父擦拭眼药；帮助师父收拾屋子；若得豆饼、酸浆水置自己钵中，得米、奶酪、石蜜、饭饼及砂糖，应置师父钵内；寒冷时，应为师父准备热水，热时，应持扇为师父纳凉等。总之，弟子应照顾师父的日常生活和起居，若师父生病应看护师父，并遵师意取药等，这些行为与中国尊敬老师的传统相符。

“摄受徒众，怀嫌恨心，而不随时无倒教授、无倒教诫；知众匮乏，而不为彼从清净信长者居士婆罗门等，如法追求衣服饮食诸坐卧具，病缘医药资身什物，随时供给，是名有犯，有所违越，是染违犯”（《菩萨戒》），老师必须教导弟子，为弟子提供衣、食、住、药等物资，如自己有病力衰时转请有力者帮助，老师应当和弟子共苦，“病时当为求觅所须，瞻病之时不应生厌”（《优婆塞戒经·卷第三·摄取品第十三》），弟子生病时为他们寻医觅药，尽心照料毫无怨言。

夫妻关系：

在《根本说一切有部毘奈耶·卷第二十》中记载了一长者及其妻子双双出轨，致使家财几乎散尽之事。佛陀弟子邬波难陀以此劝诫世人妻子应该贤惠守节，丈夫应爱护妻子不生邪念，这对于现代家庭建设具有借鉴意义。

“离婚者，有国土法，夫妇不相乐乐，便诣王所，输三钱半、二张劫贝而求断，当听使离婚”（《摩诃僧祇律·卷第六》），佛陀时代夫妻感情破裂可以离婚，但须报官府知晓。

弟子间的关系：

佛陀非常重视僧团的团结和僧门的清净。“众火相因成光焰，若其分散光便灭；兄弟同居亦如此，若辄分析还当灭”（《根本说一切有部毘奈耶药事·卷第二》），佛陀借自在长者以柴聚火旺、柴散火灭的道理教导四子的故事，要求弟子之间应当和睦相处。

“汝弊恶贼比丘尼一头两舌，适言：‘小小比丘。’复言：‘大龙’”（《十诵律·卷第十二》），人前人后语言要一致。

“若比丘恚恚所覆故，非波罗夷比丘，以无根波罗夷法谤，欲坏彼清净行。若于异时，若问、若不问，知此事无根说，‘我恚恚故作是语。’若比丘作是语者，僧伽婆尸沙”（《四分律·卷第四》）。严禁因心怀忿恨、毫无根据地诽谤没有违反波罗夷戒的比丘，妄图破坏他人的清净行。该戒的制定有利于团结僧团、维护社会和谐。“若事不实而不清雪，是名有犯”（《菩萨戒》），面对恶声、恶称、恶誉、与事实不符不护不雪（不说明澄清）犯戒，必须主动澄清。

“若比丘尼，恐他比丘尼者，波逸提”（《四分律·卷第二十四》），“若比丘恐怖他比丘者，波逸提……恐怖者，若以色声香味触法恐怖人”（《四分律·卷第十六》），佛陀禁止故意恐吓他人的行为，恐吓的方式包括以色恐怖、以声恐怖、以香恐怖、以味恐怖、以触恐怖等，即对人的视觉、听觉、嗅觉、味觉、触觉进行恶性干扰。“若苾刍故心恼他苾刍者，皆得波逸底迦罪”（《根本说一切有部毘奈耶·卷第二十九》），不得故意惹怒他人。“若比丘尼，恚恚故不喜，打彼比丘尼者，波逸提……以手搏比丘尼者……以无根僧伽婆尸沙法谤者，波逸提”（《四分律·卷第二十五》），佛陀反对比丘尼因嗔恚不喜故意击打、手击打、毁谤他人。这种因私心引发的不良情绪不仅会对他人造成困扰，于己也相当不利。

“彼比丘尼有小事便自呪诅堕三恶道、不生佛法中……波逸提”（《四分律·卷第二十六》），佛陀禁止比丘尼因琐事发誓死后堕三恶道。

僧门与俗家的关系：

对于如何处理僧门与俗家的关系，佛陀也制定了严格的规定。首先，《四分律·卷第二十》规定进入俗家应注意自己的仪态：比丘进入俗家应穿戴整洁；比丘不应跳行、叉腰行、摇

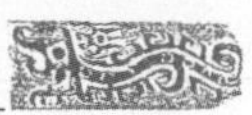

身行、掉臂行、蹲行、覆身、左右顾视行、静默行、戏笑行进入俗家;《十诵律·卷第十九》进一步要求不可拥挤、叉腰、左右反抄衣、将衣服搭在肩上、掉臂、摇肩、摇头、摇身、牵手、翘脚进入俗家;在俗家亦不可拥挤、叉腰、左右反抄衣、将衣服搭在肩上、掉臂、摇肩、摇头、摇身、牵手、翘脚、累髀(腿岔开的距离的距离比较大)、累脚(古印度王公大臣的一种坐姿,无从考证具体形态)。此外,比丘、比丘尼不得为俗家做媒。

四、心身问题的对治

(一) 心身问题的对治原则

心身异常会导致日常生活出现诸多问题。因此在处理心身问题时佛陀提出了众多解决方法并且针对不同的心理问题采用相应的方法治疗。“是故教汝察病对治”“在家之人亦有四种:一者、易调难出,二者、难调易出,三者、易调易出,四者、难调难出。如是四人分为三种:一者、呵责已调,二者、濡语而调,三者、呵责、濡语使得调伏。复有二种:一者、自能调伏不假他人,二者、自若不能请他令调。复有二种:一者、施调,二者、呪调。是调伏法,复有二时:一者、喜时,二者、苦时”(《优婆塞戒经·卷第二·优婆塞戒经自利利他品第十》),处理身心问题时首先应根据病人的具体情况察病对治。在《净心诫观法·卷第三》中佛陀指出“自知欲情多,一向观不净”,欲望过重者,用观不净对治;“自知嗔恚多,一向修慈悲”,嗔心重者,用慈悲心对治;“自知愚痴多,谛观十二因,始悟轮回苦,了知无我人”,愚蠢痴念多者,用观想十二缘起对治,领悟无我无我所;“自知我慢多,谛观十八界,方得无人解,吾我病即差”,贡高我慢者,观想十八界对治;“自知乱想多,常数出入息”,妄念多者,采用数出入息对治。《净心诫观法·诫观教化众生法第二十七》则进一步应用十善法对治十恶:用不杀生对治短寿、用断食血肉对治多病、用竭情布施对治贪吝贫穷、用恭敬对治卑贱、用端正品格忍辱对治丑陋、用读诵大乘对治愚蒙、用禁淫对治贪淫、用调柔思过自我反省对治恶性、用知识正法对治邪见。

(二) 心身问题的对治

1. 睡眠问题

睡眠是正常的生理需要。“时诸苾刍过二宿已遂不敢睡,因更病生”(《根本说一切有部毘奈耶·卷第三十九》),“诸苾刍闻是声,不得眠故食不消,食不消故身体患痒,恼闷吐逆不乐”(《十诵律·卷第十一》),缺少睡眠或失眠会导致疾病。“不修三业、食已而眠,眠起洗浴、共论世间无记之语,令身体肥壮”(《善见律毘婆沙·卷第十三》),“耽睡眠乐卧乐倚乐,非时非量,是名有犯,有所违越,是染违犯”(《菩萨戒》),贪耽睡眠使人肥胖,影响修行。

佛陀时代睡眠问题是一个常见的健康问题。“乱意睡眠有五过失:一者恶梦;二者诸天不护;三者心不入法;四者不思维明相;五者于梦中失精。是为五过失。善意睡眠有五功德:不见恶梦;诸天卫护;心入于法;系意在明相;不于梦中失精。是谓五功德。于梦中失精,不犯。自今已去当如是说戒:若比丘故弄阴失精,除梦中,僧伽婆尸沙”(《四分律·卷第二》),佛陀将睡眠分为乱意睡眠和善意睡眠。善意睡眠似为高质量睡眠,乱意睡眠似为低质量睡眠。“若比丘乱念不一心眠时,有五过失。何等五?一者难睡苦,二者难觉苦,三者见恶梦,四者睡眠时善神不护，五者觉时心难入善觉观法”(《十诵律·卷第十八》)，睡觉时若不专注，胡思乱想则会出现无法入睡、睡眠不深、作恶梦、心神不宁等问题。

睡眠障碍的症状之一是失眠，失眠的原因主要有两个。“然而四大不调忽有不睡之病”(《根本说一切有部毘奈耶杂事·卷第二十》)，“食不消腹胀卷眠”(《萨婆多部毘尼摩得勒伽·卷第四》)，躯体问题导致失眠。“我闻昼中五种之人，于夜省睡。云何为五？一者丈夫思妇、妇思丈夫；二者妇被夫瞋责；三者作贼之人；四者军将；五者苾刍精勤苦行时”(《根本说一切有部毘奈耶药事·卷第十四》)。思念丈夫或妻子的人、被丈夫责备的妇女、做贼的人、军中之人、精勤苦行的比丘，这五类人失眠的原因则是精神心理因素。

为了达到优质睡眠，首先要“住心而眠”(《四分律·卷第五十六》)，心不散乱、专注于睡眠。“离一切烦恼，心不染诸欲；得无漏解脱，常得安乐眠。断一切结缚，心息热烦恼；寂静得心者，乃可安乐眠”(《根本说一切有部毘奈耶破僧事·卷第八》)，内心寂静，远离烦恼有助于睡眠。其次，采用正确的睡姿，“比丘应如师子兽王顾身卧，敷时不听左敷应右敷，头向衣架……以右胁着下如师子王卧，累两脚、合口、舌拄上齿、枕右手舒左手顺身上。不舍念慧思维起想，不得眠至日出，至后夜当起正坐思维己业，若夜恶眠不自觉转者无罪”(《摩诃僧祇律·卷第三十五》)，应当右侧如狮子卧。此外，在《根本说一切有部毘奈耶杂事·卷第十五》中佛陀认为床、枕头合适与否，都会影响人的睡眠质量，枕头最好长宽两肘、内装棉絮等松软物。还应该“入房内闭户而眠”(《四分律·卷第五十》)，“比丘不病，不得昼日卧、不得灯中卧”(《萨婆多部毘尼摩得勒伽·卷第六》)，白日卧不符合睡眠规律，灯中卧不符合养生之道，故不得白日卧、灯中卧。

2. 观不净治淫欲

(1) 淫欲与淫戒

古印度时代人类性行为已十分复杂，据《五分律·卷第一》记载性交对象包括人、非人(人以外的其他有情)、动物，其中人又包括同性、异性、两性人或性倒错者；性交部位包括性道、尿道、肛门、口腔；性交方式包括性器官直接接触或手及外物与性器官接触。“作男根者，用诸物作、或以胡胶作、若饭作、或用麨作、或蜡作。若比丘尼，以此诸物作男根内女根中者，一切波逸提……若比丘尼共相拍，波逸提……拍者，若以手掌、若脚拍、若女根女根相拍、若比丘尼共相拍……若二女根共相拍，二俱波逸提”(《四分律·卷第二十五》)，当时已有比丘尼以外物作男根(阴茎)而行淫事，故在《十诵律·卷第四十四》中规定比丘尼用韦囊、脚指、肉脔、藕根、萝卜根、芜菁根、瓜、瓠、梨等自慰或用以上器具为其他比丘尼行淫行，都属于犯戒。

“宁持男根着毒蛇口中，不持着女根中。何以故？不以此缘堕于恶道。若犯女人，身坏命终堕三恶道。何以故？我无数方便说断欲法，断于欲想、灭欲念，除散欲热、越度爱结。我无数方便说欲如火，如把草炬亦如树果，又如假借、犹如枯骨，亦如段肉、如梦所见、如履锋刃、如新瓦器盛水着于日中、如毒蛇头、如轮转刀、如在尖标、如利戟刺，甚可秽恶佛所呵责”(《四分律·卷第一》)。佛陀强调了与女子发生性关系的害处，“欲火所烧，身体羸瘦，绝有气息”(《五分律·卷第二》)，性欲旺盛会导致身体消瘦。“诸有智人，于婬欲处知有五失。故不应为。云何为五？一者观欲少味多过常有众苦；二者行欲之人常被缠缚；三者行欲之人永无厌足；四者行欲之人无恶不造；五者于诸欲境”(《根本说一切有部毘奈耶杂事·卷第三十二》)。佛陀认为淫欲有五种害处：令人贪著淫乐忘却生命的众多苦难；常常被淫欲

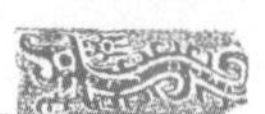

困扰；行淫欲永远得不到满足；纵欲之人常常无恶不作；沉溺欲望。佛门之人，为了修行的需要是不允许有淫欲的。所以佛陀告诫世人要尽量控制自己的欲望，并制定了严格的控制淫欲的戒律。

比丘四波罗夷戒中的淫戒，十三僧残中的故出精戒、摩触女人戒、媒人戒，九十波逸提中的与女人共宿戒、与女人说法戒、与尼说法至日暮戒、与非亲尼衣戒、与非亲尼作衣戒、独与尼屏露处戒、与尼期行戒、与尼同船戒、与女人期同行戒、屏与女坐戒、独与女露处戒，比丘尼戒十七僧残中的媒人戒、受漏心男食戒、劝受染心男子衣食戒，波逸提中的剃隐处毛戒、掌拍密处戒、使用树胶生支戒、水洗密处戒、与男子暗处语戒、与男子屏处语戒、与男子露处语戒，都是佛陀为了戒除比丘、比丘尼的淫欲而制定。

《四分律·卷第一》详细记载了淫戒的主要内容。行不净行（各种性行为）的主要对象包括妇女、童女（未成年的少女）、二形（具有两性生殖器官）、黄门（不男，生殖器损坏的男性）、男性。佛陀指出，人有五类、非人有五类、畜生也有五类，共十五类，比丘与十五类中的任何一类发生性行为都属于犯戒。行不净行的方式主要包括大便道性交、小便道性交、口交。佛陀指出比丘不得在大便道、小便道、口等处发生性行为。此外，经文还列举了一些犯淫戒的具体情况。若被人强逼行淫事，在行淫事时，若感觉到快乐，就是犯了波罗夷；发生性行为双方无论是否有隔离物，只要造成行淫的事实，都是犯了波罗夷；对熟睡中的女性、男性、黄门行不净行，对死亡后身根未坏或多半未坏的尸体行不净行都属于犯淫戒。不属于犯淫戒的情况有：未制戒、痴狂、心乱、痛恼所缠、睡眠中没有知觉或没有感觉到快乐。

人类性行为受心理意识支配以及社会道德制约。从佛陀制定淫戒的经过以及淫戒的主要内容来看，或可以认为淫戒是一种特殊形式的性教育。佛陀严禁不正常的性行为，包括性对象选择障碍、性方式障碍、性别认同障碍。具体可分为同性恋、恋童癖、恋尸癖、特殊部位性交、易性癖。性对象障碍是指在性对象的选择上存在障碍。比丘与黄门、比丘与男子等皆可看作同性取向。可见，同性恋的现象在佛陀时代已经存在。僧团中单一的性别环境有可能是同性恋产生的一个特殊原因。“若比丘婬欲意，与女人身相触，若捉手、若捉发、若触一一身分者，僧伽婆尸沙”“若比丘婬欲意，与女人麁恶婬欲语，随所说麁恶婬欲语，僧伽婆尸沙”（《四分律·卷第三》），比丘起欲意，与女人身体任何一个部位比如手、头发等相触，对女性说粗恶淫秽的话或随他人所说粗陋淫秽的话都属于僧残。从现代行为医学来看，这种摩触女人的行为类似于性方式障碍中的摩擦癖，说粗恶淫秽的话则为淫语癖，其根本目的是为了满足自身的性欲，属于性变态的一种。佛陀禁止比丘与童女发生性关系，与童女发生性关系或属于现代行为医学范畴的恋童癖。比丘以死亡后身根未坏或多半未坏的尸体作为性满足的对象，属于恋尸癖，是一种极少见的性变态。

“若比丘婬欲意，于女人前自叹身言：‘大妹！我修梵行、持戒、精进修善法，可持是婬欲法供养我，如是供养第一最。’僧伽婆尸沙”（《四分律·卷第三》），“若比丘欲盛变心，在女人前赞叹以身供养，作如是言：‘汝能以身供养我等持戒行善梵行人者，诸供养中第一供养。’僧伽婆尸沙”（《十诵律·卷第二》）。不当的行为中有一种通过赞叹自己修持正法、善法达到获得女性供养的目的，即诱惑女人与自己行淫，这种行为的实质是为了满足自身的淫欲。佛陀严禁此种行为的发生。

“若比丘尼往观看伎乐者，波逸提”（《四分律·卷第二十五》）。佛陀禁止比丘尼观看伎乐，因为这种行为有悖佛教清净修行的宗旨。“若比丘尼，入村内巷陌中遣伴远去，在屏处与男子共立耳语者，波逸提”(《四分律·卷第二十四》)，佛陀对男女之间的交往有着严格的规定，从佛教修心修身的根本宗旨来看，这样的规定对于僧尼的修行大有益处。“汝执于女，当观如母、如女、姊妹等想，救渡令出”(《根本说一切有部毘奈耶皮革事·卷下》)，佛陀教诫弟子视不同年龄的女性如母、如女儿、如姐妹来对治淫欲心，不应摸触女性，但当她们溺水无人拯救时，应主动拯救。

(3) 观不净治淫欲

佛陀在《大爱道比丘尼经·卷下》中指出认为与异性“相视颜色”(互相打量容颜)“问讯起居”(询问日常生活起居)。“必有情态起。何以故？用心意识想故。虽不得交，其心乱矣”，性欲泛起，扰乱修行，故应禁止。“绝欲情态无有沾污”，出家修行必须断绝情欲。“于一树下端居静思，作意现前生支复起。既被欲恼倍发瞋心，即出其根安在石上，更以石打遂便损坏，生大苦恼不能堪忍……若染欲心起时应修不净观”(《根本说一切有部毘奈耶杂事·卷第四》)，反对为断淫欲而自损生殖器的行为，应修不净观对治淫欲。

“种种方便赞叹不净观者，以种种因缘观身不净。云何不净？从头至足，头发指爪、筋肉脓血、屎尿唏唾，从七孔流出不净，此略说，汝自当知。佛告诸比丘：‘此身一寻汝当善观，于一一身分中，无有真珠珊瑚摩尼等宝及牛头栴檀等香，唯有臭秽不净，发毛为初，观发有五种，一者色，二者形，三者气，四者长，五者住处，毛亦如是’，观身不净即想象身体的污秽不净，头发有气味，筋肉脓血污秽，屎尿唏唾从七孔流出臭秽不堪”(《善见律毘婆沙·卷第十》)。观身不净即想象自己身体的污秽不净。从头至足，头发有气味、筋肉脓血很污秽、屎尿唏唾从七孔流出臭秽不堪，因此身体不干净。观身不净主要通过观自身不净、他人(主要是异性)不净，逐渐消除对自身和异性肉体的贪著使淫念自然消亡。

“如世尊说教诸苾刍修不净观得大果利，时诸苾刍便修不净观，既修已于脓血身深生厌患，或持刀自杀、或服毒药、或以绳自缢、或自坠高崖、或展转相害”(《根本说一切有部毘奈耶·卷第七》)，修习不净观不当的话，会导致比丘对身体起厌恶心而出现持刀自杀、服毒药自杀、上吊自杀、跳崖自杀或求人杀己的情况，因此，不净观的修行必须在有经验的善知识指导下进行。

3. 慈悲心治嗔怒

佛陀认为慈悲心可对治嗔怒。“先垂慈悲念三界苦，且就人道化益众生，爱言软语令其调顺”(《净心诫观法·卷第二十五》)，即以慈悲心感同身受，用温柔的语言感化他人可以利他。“是故在家应先修悲，若修悲已，当知是人能具戒、忍、进、定、智慧”(《优婆塞戒经·卷第一·优婆塞戒经悲品第三》)，佛陀认为在家修行者必须先修悲心。

“复有六法令他欢喜，汝应谛听！我当为说。云何为六？一者我今应以身业行慈，谓于大师所及诸贤圣同梵行处，起慈善心以身礼敬，洒扫涂拭作曼荼罗，布列众华烧香供养，或复为其按摩手足，若见病苦随时供给……二者我今应以语业行慈，谓于大师所及诸贤圣同梵行处起慈善心，以语赞叹彰其实德，他不闻者令其普知，读诵经典昼夜无歇……三者我今应以意业行慈，谓于贤圣同梵行处起慈善心，不生妬害悭嫉之想，于身语业所有行慈，系念思维无令断绝。设在危难，亦不暂停，况复平居而乖正念。于诸含识起悲愍心，不断其命不行楚苦，远离烦恼至解脱处……四者诸有所得如法利养，乃至钵中获少饮食，悉皆欢喜共他受用不屏处食，于同梵行者情无彼此……五者于所受戒，不破不穴不杂不垢不秽，初后净持智人所赞，同梵行者不生轻鄙，共持净戒法食俱同……六者能生正见无有疑惑，是圣出离无能破坏速尽苦边，与同梵行者共同此见。如是作时令他欢喜，广说乃至如水乳合”（《根本说一切有部毘奈耶杂事·卷第三十五》），让其他人心情愉快有六种方法：身业行慈、语业行慈、意业行慈、如法利养、受持戒法、能生正见，即以慈悲心待人，礼敬供养诸大师，若见病者应施予帮助，应传法、诵读经典，不生嗔恚心，与其他僧人一起接受供养，守持戒律，保持正见，这些行为能使其他僧人心情愉悦。

《佛说菩萨内戒经》认为慈、悲、喜、护四无量心是慈悲观意义的扩展和延伸。慈心即友爱之心，以深刻、亲切之有情待人，慈悯众生，深心愿给予众生快乐、幸福；悲心即同情之心，能感同身受地体察他人的痛苦，愿意帮助他人脱离痛苦；喜心对众生所行善事产生随喜之心；舍心即舍弃怨亲等分别和自己的财物身命，也包括舍弃烦恼及过分的慈悲喜乐，平等地看待一切生命。

慈悲心的最直接体现是禁止杀害任何生命。佛门弟子杀害任何生命都将触犯戒律。若比丘有杀人行为将被逐出僧门（逐出僧门是对佛门弟子最重的处罚）。“若比丘尼，若人、若似人，若自杀、若与刀药杀、若教人杀、若教人自杀，誉死、赞死：‘咄！人用恶活为？死胜生。’作是心，随心杀；如是种种因缘，彼因是死，是比丘尼得波罗夷，不共住”（《五分律·卷第十一》）。杀人及自杀都是违反杀戒的行为，其中杀人的方式有直接和间接两种，间接有教唆别人杀、诱导他人自杀、为别人自杀提供方便。“叹誉死、快劝死。是比丘波罗夷，不共住”（《四分僧戒本》）。赞叹死亡、劝人自杀都是修行者不应当有的行为。

“……比丘即与其夫吐下药令断命……比丘即与非所应食令断命……比丘即与其夫非药令断命……即与其夫药令断命……比丘即呪食与之令食，彼得堕胎”（《四分律·卷第五十六》），以吐下药、禁忌药、非药、不合适的食物等杀害他人（包括堕胎）属于犯罪。佛陀重视生命本身的存在规律，《摩诃僧祇律·卷第四》《佛说优婆塞五戒相经》等多处经文都规定不能因为患病者苦痛难忍而断其性命。

五、心身调摄的特殊方法

佛陀处理身心问题的方法众多，除了上文提到的用观不净治淫欲、用慈悲心治嗔怒外，还可采用经行、数息观、禅定等特殊方法调摄身心。

（一）经行

修行者为提高对身体的明觉度和摄受力、锻炼心念对身体的控制，常旋回往返于一定之地叫“经行”，属于四念住修行中的身念住的修行方法。“经行有五事好：堪远行、能思维、少病、消食饮、得定久住”（《四分律·卷第五十九》），“经行有五利益：勤健、有力、不病、消食、意得坚固，是名经行五利。复有经行五利益：能行故、解劳故、除风故、消冷热病故、意得坚固，是名经行五利”（《十诵律·卷第五十一》），经行能使人身体变得矫健、有力量、少生病、健脾消食、意志力变强大、能够远行、能缓解疲劳、能除风病、能消除冷热病（即疟疾）。“时诸比丘露地经行，患风雨日曝得患，佛言：‘听作经行堂。’不知云何作？佛言：‘听长行作，作堂所须一切给与。’时彼上座老病羸顿经行时倒地，佛言：‘听绳索系两头循索行。’捉索行手软破手，佛言：‘听作卷、若竹筒以绳穿筒手捉循行’”（《四分律·卷第五十》），佛陀规定经行应在经行堂进行，以防日晒风吹雨淋导致疾病的发生，应为年老患病比丘设经行绳索。《根本说一切有部毘奈耶破僧事·卷第十七》指出经行过程中既不可以着急也不可以懒散，应张弛有度。

（二）数息观

数息观指通过观察计算呼气或吸气的次数，排除妄念，集中精神，以对治散乱，为初入道修行的观法，为五停心观之一。数息观又称阿那波那念。修行阿那波那念要有三个前提条件：不易干扰修行的外界环境（静室）、合适的气候和稳定的心身状态（时节及四大和适）。在具备三个条件后方可开始修行阿那波那念。

数息观时，首先结跏趺坐。“正身者，十八背骨骨相累，筋脉皮宽舒”，身体挺直、全身放松，这种坐法不易疲劳。“出入息者，比丘结加趺坐念禅定已，念出入息”，自然呼吸，从呼吸粗重渐渐进入平和的状态（此处禅定不是指入定，应是指稳定、平和的状态）；接着把注意力集中在呼吸上，“念喘息长、念喘息短”，细细察觉出入气息的长短，“而心得定，无有动摇”，注意力专注于呼吸后，“以念及智慧”“以正念故，心已生乐”，感知一种较粗糙的愉悦（乐）；“心转乐已，出入息转细长”，在“乐”的基础上，出入息变得细而长；“出入息转细长，因转乐已生怡悦”，出入息转为细长后，粗糙的愉悦随之变为精细的怡悦；“因怡悦故，知息转成微细，因此怡悦复增怡悦”，怡悦感出现后，出入息变得微细，出入息微细后，精细的怡悦感更加强烈；“怡悦故，倍息增微细难得分别，已生舍心”，因为强烈的怡悦感，对出入息的感知渐渐模糊，出现对自身及周围事物的舍离状态（舍心）；在舍离状态下，“出息知一切身，入息亦知一切身者，知一切身出息入息，身长短初中后，一切知现前，知知与心合”，可以察知身体的一切情况，“心无疲倦”，即不会疲倦，达到“善出入息”的境界。“恒观出入息，若如是者”，持续不断地察知出入息，“护身口意业，名为学戒定慧”，就是（佛家）所谓的修行戒定慧，“若三昧心”，一心不乱后就是“定”，在“定”的基础上就会产生智慧（慧）（《鼻奈耶·卷第十》）。“身心精进调柔成就，此是名为禅定”（《善见律毘婆沙·卷第十一》），念出入息后身心精进调柔就是禅定。

（三）禅修

禅修是古印度的一种修行方法，佛门将其发扬光大。“菩萨见此殊胜之地，作如是念：‘此地树茂其水清冷、底有纯沙、岸平水满、易可取汲、青草遍地，岸阔堤高有杂花树。在于岸上，滋茂殊胜。若有人乐修禅慧者，可居此地。我今欲于此地念诸寂定，此树林中断诸烦恼。’菩萨作是念已，便于树下端身而坐，以舌拄腭两齿相合，善调气息摄住其心，令心摧伏压捺考责，于诸毛孔皆悉流汗，犹如猛士搦一弱人，拉折压捺复恼彼情，其人当即遍体流汗。菩萨伏其身心亦复如是”（《根本说一切有部毘奈耶破僧事·卷第四》）。经文记载了佛陀在良好的外部环境下禅修的经过。“游戏诸禅解脱，颜容光发，倍胜于昔”（《五分律·卷第四》），禅修有成者，外貌会发生变化，容光焕发。修习禅定，不仅有助于消除心理压力，还可以预防和治疗各种心理障碍、心理疾病。

在禅修前，必须离欲。“离欲亦言弃欲。何以故？初入第一禅定者，无明是欲傥，欲是禅定怨家，已弃欲故而得禅定，是谓为怨家。欲与恶离者，禅定而来，欲恶灭已，禅定即起。如是二句，义自当知。又有三静，身静、心静、覆静，是为三静。此三静者，亦入前二句静”（《善见律毘婆沙·卷四》），舍弃欲望就是离欲。“当得闲静无心错乱，六识安隐得灭尽定”（《优婆塞五戒威仪经》），安静少欲则精神安泰，心身安康易于坐禅得定。

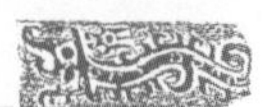

“欲坐禅复有五事：一者当随时、二者当得安床、三者当得端坐、四者当得闲处、五者当得善知识。复有五事：一者当得好善檀越、二者当有善意、三者当有善药、四者当能服药、五者当得助尔乃得猗”(《大比丘三千威仪·卷上》)，坐禅还需要一定的条件，其中安静的场所、有成就的先行者的指导和必要的医药支持是必不可少的。

《净心诫观法·诫观修习安那般那假相观法第二十》详细解说了坐禅的方法，第一，确定周围环境安静，远离各种危险；第二，铺设中间厚旁边薄的草褥；第三，衣裳宽松，节食少欲；第四，跏趺坐，左手放在右手上，闭目合口，牙齿不互相碰撞，身体端正目光平视；第五，年纪轻饱腹者应当数出息，年纪大饥饿者应当数入息；第六，观察出息离开鼻子的远近，气到什么地方，就知道气开始粗后来细，下至气海上冲于顶；第七，从第一息数至第十，因为异想，没有数到十，收摄心身，重新从一开始数；第八，想象手掌之内置有一明珠，将心念专注集中在这颗明珠上；第九，五停观对治随时出现的烦恼，清净守戒；第十，按以上步骤修定，可以增长功德智慧。

禅修能够达到的境界依次分为初禅、二禅、三禅、四禅。“‘何谓为念?’答曰：‘动转。何以动转？于观处初置心，是名念。’问曰：‘何谓为思?’答曰：‘诸禅人以心置观处中，心徘徊观处……初禅有五支，何谓为五支？一者、念，二者、思，三者、喜，四者、乐，五者、定，是为五支。犹如大树有华有实，亦如初禅有念有思，从静起。’问曰：‘何谓为静?’答曰：‘离五盖是为静。喜乐者，喜者满。何谓为满？身心喜满怡悦，边味是喜。乐者，弃除二苦：身苦、心苦，是名为乐，乐者著其想味。’又问曰：‘何谓为喜?’答曰：‘心肥壮，其想希好，是名为喜，乐者得而受之……念、思灭者，念、思此二法过，入第二禅定……问曰：‘何以名定清?’答曰：‘念、思是动之根也，念、思已灭，名即清净。一相者，一法起。’问曰：‘何谓一法起?’答曰：‘为不顾念、思故，是名一法相，亦言无上。又言：一相者，念、思已离；亦言无双，是名一相。’问曰：‘一法相者，何以名为一法相?’答曰：‘三昧是也。’问曰：‘何谓为三昧?’答曰：‘一心无二。亦言定，亦言不动，是故第二禅一相。何以故？为名故。’……‘何谓为舍’答曰：‘舍者，是平等见、不偏见、不党见，恒大健舍，是第三禅。’……‘乐心苦心于第四禅言，何时得弃?’答曰：‘于第四禅定门中弃也。’……喜者，于第四禅定门灭尽，乐到第四禅定，入乐住舍，起不过乐也，是故苦于第四禅中灭尽无余，是谓不苦不乐”(《善见律毘婆沙·卷第四》)。初禅，有念、思、喜、乐、定五支。念思起于静，离(摆脱)五盖(贪欲盖、嗔忿盖、昏沉睡眠盖、掉举恶作盖和疑盖)是为静，故禅修之前应约束自己的身心为入定做准备。二禅时，离念思即没有了念和思。如果有念和思，内心就会容易波动，没有了念和思内心就能保持清净进入三昧(意念不动、一心无二)状态，故二禅又名清禅。三禅时没有喜的感受，以平等、无偏见的态度接受一切。进入四禅后觉无有掉动，即无感受、无想法，进入无我的状态。心系一处，将注意力放在观想上为念，注意力越来越集中为思。喜乐者，身心愉悦弥漫全身称为喜，弃除身苦、心苦，没有心身的烦恼是名为乐。

“比丘得入初禅亦复如是，喜乐遍身无有空处，此是最初现身得乐。何以故？由不放逸精进不懈，念无错乱乐处寂静故。彼舍觉观便生内信，心在一处，无觉无观，心定喜乐……比丘入第二禅亦复如是，心定喜乐遍满盈溢，此是第二现身得乐。彼舍喜心，住护念乐，身受快乐，如圣所说护念快乐……比丘入第三禅亦复如是，离喜住乐润渍于身无不遍处，此是第三禅得现身快乐所游戏处。彼舍苦乐忧喜，先断不苦不乐，护念清净……比丘入第四禅亦复如是，其心清净遍满于身，无空缺处。彼入第四禅，心不掉动，亦不懈怠，不与爱恚相应，住无动地”（《四分律·卷第五十三》）。修行进入一、二、三、四禅定后的心身状态各不相同，进入一禅后觉喜乐遍身无有空处，进入二禅后觉心定喜乐遍满盈溢，进入三禅后觉离喜住乐润渍于身无不遍处，进入四禅后觉无有掉动，心无懈怠，不与爱恚相应，已住无动地。

初禅是禅修的初级阶段，对禅修者至关重要，正确理解、体验身心发生的变化，能坚定信心，有助于修行的进一步进行。初禅细分为初、中、断三个阶段。“又问：‘初禅极净者为初，净有几相？’答曰：‘净有三相。何谓为三？一者、从怨家得离心净，二者、因净故而入，三者、已入三昧而住。此是初禅极净三相。’‘初禅满舍为中，中者有几相？’答曰：‘中复有三相：一者、心净而放，二者、入静而住，三者、一处而住。此是初禅满舍，为中三相，是后禅本中说中善。’‘何谓为初禅怡悦为断，断中几相？’答曰：‘断有四相：一者、不越同生法，二者、合成一味五根怡悦，三者、应足精勤生怡悦心，更足精勤怡悦，四者、增进。此是初禅怡悦，为后四相，是故禅经中说后善’”（《善见律毘婆沙·卷第十》）。初禅初期修行者没有嗔恨心、没有淫心、一心不动，故能使人感到心境清静。禅修到初禅中期时心净而无杂念、不起杂念、集中注意力于一处，故舍弃了许多感知（满舍）。初禅进入后期能感知到业报、眼耳鼻舌身都有身心愉悦的感受、精进修行增强了愉悦感，愉悦感又会促使精进修行，从而形成了良性循环，修行者细察这种愉悦感会逐渐进入一心不动的状态。

“答曰：‘舍者，是平等见、不偏见、不党见，恒大健舍，是第三禅。’又曰：‘舍有十种……’问曰：‘十舍者，取何舍耶？’答曰：‘取末阇求舍。’问曰：“何谓末阇求舍？’答曰：‘不知他事因喜而生。’问曰：‘初禅、第二禅，此二处无末阇求舍耶？正三禅有也？’答曰：‘初与第二禅亦有，然犹微不现。何以故？念、思、喜蔽故，第三禅中念、思、喜已离，故得现耳。正思知者。’问曰：‘何谓为思？’答曰：‘心多生想，故谓之思也。知者。’问曰：‘何谓为知？’答曰：‘洞达知也。’问曰：‘何谓为正思？’答曰：‘正思者，不忘；亦言识。问曰：“何谓为知？’答曰：‘择也，亦言聚；又言广，此略说，末阇中自当知之。’问曰：‘初禅定无思知？’答曰：‘有。何以故？若无思知者，从何往者初法也。’问曰：‘初禅中何不现思知也？’答曰：‘犹大钝故，譬如磨刀，初钝后利……亦如第三禅定乐，离喜不远，若无思知守者，即与喜合；思知守之，数强者即离。乐者无上乐极乐’”（《善见律毘婆沙·卷第四》）。在禅修过程中佛陀十分强调末阇求舍、正思知的存在和出现。末阇求舍即对自我的感知。正思知即智慧。前三禅都有末阇求舍的存在，但初禅、第二禅时念、思、喜将其遮蔽。初禅、二禅、三禅都有正思知，但因为初禅时，人仍然愚钝，所以正思知无法呈现。正思知使人将喜、乐两种状态分开，亦使人不过分贪图乐。

佛陀认为须采取适当的方式来维持禅修后的状态。“比丘护禅相亦复如是，不护即失。云何护之？一者、善住处，二者、善行处，三者、亲近善人，四者、饮食调适，五者、和调四时，六者、善经行立坐卧，七者、离诸愦闹及饮食为初，是名为七，以此七法以用护之”（《善见律毘婆沙·卷第十一》），适宜的居住环境、去往利于修行的地方、向善知识学习、保持饮食营养均衡、顺应四时节气、劳逸结合、控制情绪等都有利于维持禅修后的良好心身状态。“若比丘禅，以指挃惊，觉欠，复以指挃口中者，堕。若比丘，不得以水相洒惊禅者，堕”（《鼻奈耶·卷九》），不得惊吓禅修中的比丘，因禅修中受到惊吓容易出现各种偏差，严重者精神失常，俗称之为“走火入魔”。

在律部文献中还另有一种根据戒除贪嗔痴的情况将禅修分为一、二、三、四禅。“今受四禅法。何谓禅法？菩萨坐禅一心念佛，佛空、无所有意便止。复念贪婬五所欲，已无贪婬五所欲，便得一禅；菩萨坐禅一心念法，法亦空、无所有，意便无瞋恚痛痒，已无瞋恚痛痒，如是

便得二禅；菩萨坐禅一心念摩诃般若波罗蜜，亦空、无所有，意便无愚痴，如是便得三禅；菩萨已得三禅，诸恶已尽，无所复念，意清净不动不摇，便得四禅。一心不复转，自然得五旬，是为菩萨行禅法”(《佛说菩萨内戒经》)，禅坐时一心念佛，渐渐佛也消失，散乱的意识停止，没有了贪、淫的欲望，就达到了一禅；在一禅的基础上一心念法，渐渐法也消失了，没有了嗔恚痛痒的感受，达到二禅的境界；在二禅的基础上观想甚深超越生死苦厄的佛法，渐渐到空无所有，没有了痴心，便是三禅；在三禅基础上无挂碍，如如不动便达到了四禅。

“定心者，寂灭无相”(《梵网经卢舍那佛说菩萨心地戒品·第十卷上》)，空有不滞，不执着有，也不执着空，就是定。与其他经文对禅定的定义不同，佛陀此处给禅定的定义为“禅定即戒、慈、悲、喜、舍，远离诸结，修集善法，是名禅定”(《优婆塞戒经·卷第七优婆塞戒经禅波罗蜜品第二十七》)，包含了几乎所有的佛教修行内容，狭义的禅定也在其中。

(四) 修行次序

经行、数息观、禅定等多种修行方法虽各不相同，但都具有相似的次序。

“南无佛，南无法，南无比丘僧，南无诸菩萨摩诃萨，南无文殊师利菩萨！菩萨从一数、二随、三止、四观、五还、六净以次得道……菩萨发大乘之业，以僧那僧涅度脱一切人非人，以波罗蜜示现众人，以慈悲喜舍救济众人，菩萨以儒软伏诸刚强，菩萨以沤惒拘舍罗和合众人，菩萨以谦恭慈仁安慰众人，菩萨以和悦欢喜降伏诸恶逆，菩萨以道力度诸愚痴，菩萨以贞洁度诸爱欲，菩萨以大慈愍念众生，菩萨以省约绝诸财宝，菩萨以清净断诸醉酒，菩萨以讷言正心口忍辱，菩萨以经行立于精进，菩萨以少食绝于睡卧，菩萨以无欲轻身强健，菩萨以无瞋怒养于道德，菩萨以无嫉妬合聚众人，菩萨以功德归流一切人非人，是为菩萨十二时戒平等之行，救济一切众生，是为飞行菩萨功德具足。”(《佛说菩萨内戒经》)

以上经文中，佛家的修行步骤依次为一数、二随、三止、四观、五还、六净。一数，数指数息，数息就是听自己的呼吸，计算其次数。数分为“修数”和“证数”两种，“修数”是指修行者入坐后，应先调和气息，不涩不滑，极其安详，徐徐而数，从一数至十，或数入息，或数出息，各听其便，但不应出入都数。心注在数，勿令弛散，若数不到十，心忽他想，应该迅速收回，从一重新数起，这叫“修数”；“证数”是指数息日久，渐渐纯熟，从一到十，自然不乱，出息入息，极其轻微，这时觉得用不着数了，这叫“证数”。二随，随也有“修随”和“证随”两种，“修随”是指舍掉前面数法，一心跟随息的出入，心随于息，息也随于心，心息相依，绵绵密密，这叫“修随”；“证随”是指心既渐细，觉息的长短可以遍身毛孔出入，意境寂然凝静，这叫“证随”。三止，止有“修止”和“证止”两种，“修止”是指不去随息，把一个心，若有意，若无意，止于鼻端，这叫作“修止”。“修止”以后，忽然觉得身心好像没有，泯然入定，这叫“证止”。四观，观有“修观”和“证观”两种，“修观”是指这时于定心中细细审视，微细的息出息入，如空中的风，了无实在，这叫“修观”。如是观久，心眼开明，彻见息的出入已周遍全身毛孔，这叫“证观”。五还，有“修还”和“证还”两种，“修还”是指我们既然用心来观照这息，就有能观的心智，所观的息境。境与智对立，是相对的，不是绝对的，应该还归于心的本源，这叫“修还”。这能观的心智是从心生，既从心生，应随心灭，一生一灭，本是幻妄，不是实在。须知心的生灭，好比水上起波，波不是水，波平方见得水的真面目；心的生灭，一如波浪，不是真心，应观真心本自不生，不生故不有，不有故即空，空故无观心，无观心也就没有观境，境智双亡，这叫“证还”。六净，净也有“修净”和“证净”两种，“修净”是指一心清净，不起分别，这叫作“修净”。“证净”指心如止水，妄想全无，真心显露，也不是妄想以外另有个真心，要知返妄就是真，犹如波平就是水一样，这叫“证净”。作为发了大乘之心的菩萨，“以贞洁度诸爱欲”“以清净断诸醉酒”“以少食绝于睡卧”“以无欲轻身强健”，通过这些具体的行为来教导、救拔众生，减缓众生身心痛苦。

“随佛行者有十八种利益：一、无王怖；二、无贼怖；三、无水怖；四、无火怖；五、无敌国怖；六、无师（狮）虎狼恶兽等怖；七、无关塞怖；八、无津税怖；九、无阙防援怖；十、无人怖；十一、无非人怖；十二、于时时间得见诸天；十三、得闻天声；十四、见大光明；十五、闻授记音；十六、共受妙法；十七、共受饮食；十八、身无病苦”（《根本说一切有部毘奈耶·卷第八》）。“如理修行蠲除三毒，勤勇无怠断诸烦恼，于须臾顷证阿罗汉果，平等运心爱憎无二，破无明縠永出樊笼，释梵诸天尊重供养”（《根本说一切有部毘奈耶·卷第三十一》），佛陀认为经行、数息观、禅定等修行方式有诸多利益：身体变得矫健、有力量、少生病、消食健脾、意志力变强大、能够远行、能缓解疲劳、能除风病、能消除冷热病（即疟疾）；内心对许多人、事不再恐惧；能看到听到美好的事物；身心无痛苦；除贪嗔痴三毒；在没有烦恼的基础上若人发心广大、认真修行，死后会升天；发心轻微、修行平平会投胎为人。

“若复有人极行精进心生掉举，若多慢缓心生懒惰，是故汝应修处中行”（《根本说一切有部毘奈耶破僧事·卷第十七》），在修行过程中既不可以着急也不可以懒散。“时菩萨得此定意，诸结使除尽，清净无瑕秽，所行柔软住坚固处，证宿命智”（《四分律·卷第三十一》），修习禅定的过程中所存在的大多数干扰和困难主要来自自身，所以个人心理素质对心身发展起着关键作用。宿命智又称宿命通，就是能够知道自己、他人过去世的能力，在佛门中指一种通过修习禅定所得到的特殊能力，能够知道自己、他人过去世的情况。佛家认为这其实是人的本能，就像湖面水波静下来后自然澄清，能够映现诸物景象一样，人的心识若能真正平静下来，也会变得像水一样澄清，能够映现虚空中的信息（镜像），自然能够将自己过去生的信息映现出来。从现代角度来说或可看作是一种特殊的良好心身状态。

从现代医学角度来看，佛教的众多修持方法，都是行之有效的心身疗法，值得我们在生活中借鉴使用。

第六部分 小　结

人间充满各种痛苦，无论是谁，都无法摆脱生老病死的命运。为了解决这个困惑，佛陀通过自己的证悟，提出了一套行之有效的理论和方法，帮助大众通过不懈的修行，了知生命和宇宙的实相，达到寂静涅槃、超越生命的目的。

律部文献是佛教经、律、论之一，是佛教戒律文献的汇编。综览律部文献我们发现：

佛陀对人的生理、心理活动已有详细的观察和深刻的认识，他认为人是生理、心理的统一体，在此基础上对食、衣、住、个人卫生等日常活动做出了严格规定，劝导人们建立正确的生活方式，预防身心疾病的发生。

疾病是人生命过程中的必然现象。佛陀认为应积极预防疾病，若生病应及时治疗并察病而治（根据具体的疾病、病人的生理心理特点采取相应的治疗方法）。佛陀时代的医学水平已经达到一定高度，在疾病的病因、诊断、治疗、护理等方面有着自己独特的见解。治疗疾病的方法多样，不仅包括药物治疗，还包括外治法、多种物理疗法等。佛陀将饥饿也视为疾病，因此将食物亦看作药，具体分为时药、更药、七日药、尽寿药四类。佛陀虽然强调过午不食，但为了治疗疾病可以随时食用任何食物或药物。

佛陀强调照料病患，并对如何照顾病患做了具体的规定。佛门对患病、年老之人的照顾堪称护理、临终关怀的典范。佛陀强调信守戒律的重要性，但会为病患开戒，即由于患病的原因，可暂时不守某一项戒律，或神志不清时犯戒，可不追究责任。

佛陀认为认知对行为起着决定性的作用，因此他提出的众多修行之道，其根本的落脚点在于督促人们改变自己的认知方式。佛陀在自己修行过程中发现世人产生烦恼的根本原因是对人生和世界产生了错误的认识，所以主张只有改变认知才有可能达到真正的解脱。

同时佛陀还认识到行为的矫正有助于树立和维持正确的认知，守持戒律、羯磨、经行、禅修、观不净等行为可以调摄人的身心，使人最终超越生死。

我们可借鉴佛学律部文献中的身心调摄内容，将其纳入中医学体系，维护人类的身心健康。

汉文《大藏经》律部涉医文献的辑录与研究

目 录

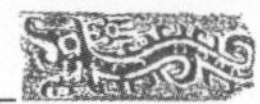

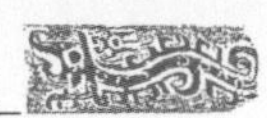

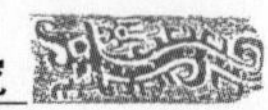

弥沙塞部和醯五分律

宋罽宾三藏佛陀什共竺道生等译

【提要】《弥沙塞部和醯五分律》共三十卷，为弥沙塞部(化地部)所传之律藏。包括四波罗夷法、十三僧残法、二不定法、三十舍堕法、九十一堕法、四悔过法、百众学法、七灭诤法、八波罗夷法、十七僧残法、受戒法、布萨法、安居法、自恣法、衣法、皮革法、药法、食法、迦絺那衣法、灭诤法、羯磨法、破僧法、卧具法、杂法、威仪法、遮布萨法、别住法、调伏法、比丘尼法、五百集法、七百集法等。

卷第一

【提要】佛陀在须赖婆国因须提那出家后与妻行欲(同房)说行淫法得波罗夷。

【原文】爾時迦蘭陀邑諸長者事緣入城，聞佛世尊在重閣講堂，皆詣佛所，見佛世尊與無量眾圍遶說法。時彼眾中有長者迦蘭陀子，名須提那，聞法歡喜，即作是念："如我解佛所說，夫在家者，恩愛所縛，不得盡壽廣修梵行；出家無著，譬如虛空。我今寧可以家之信，出家修道。"眾會各歸，前至佛所，頂禮佛足，白佛言："世尊！我向聞佛說法，作如是念：'如我解佛所說，夫在家者，恩愛所縛，不得盡壽廣修梵行；出家無著，譬如虛空。我今寧可以家之信，出家修道。'世尊！我有是念，今欲出家，唯願與我出家受戒！"

佛言："甚善！汝父母聽未？"答言："未聽。"佛言："一切佛法，父母不聽，不得為道。"即白佛言："我今當還，啟白父母。"佛言："今正是時。"

於是須提那便從坐起，右繞三匝，還家白父母言："我聞佛法，在家縛著，今欲出家，廣修梵行。"父母答言："止，須提那，莫作是語！吾先無子，禱祠神祇，僅而有汝。一子之愛，情念實重，死不相遠，如何生離？汝家饒富，金銀寶物恣汝修德，現世受樂。何用出家，奪吾情志？"苦請至三，父母不許。便從坐起，住於別處，作是誓言："若不得出家，終不復食，於此而死，何用徒生！"即便不食，至于六日。

親戚聞之，咸來慰喻，言："汝父母唯汝一子，愛念情重，死尚不遠，況聞生離。汝家大富可以樹德，道由於心，不在形服。何必傷生，苦違父母？"如是至三，默然不受。又諸時友亦來諫之，苦言如上，亦復如是。各捨之去，至父母所，咸作是言："如我所見，不可復轉。若聽出家，猶可時見；不樂道者，歸來有期。絕飡六日，餘命漏剋，數日之間，當棄中野，鵄烏吞啄，虎狼競食。人父、人母胡寧忍此！"父母聞已，銜淚答言："聽子出家，修於梵行；但為我共要，時還相見。"親友聞已，皆大歡喜，復至其所，語言："汝父母已許汝出家，不忘時歸，便得去矣！"須提那即大歡喜，至父母所，白言："我今詣佛出家修道。"父母悲泣，答言："聽汝出家，廣修梵行；但勿忘要，時還見我。"

於是須提那拜辭父母，繞三匝而去。還至佛所，頂禮佛足，白佛言："世尊！父母已聽，唯願與我出家受戒！"佛言："善來比丘，修諸梵行。我善說法，斷一切苦。"佛說是已，須提那鬚髮自落，袈裟著身，鉢盂在手，即成沙門得具足戒。

出家未久，時世飢饉，諸比丘入城分衛者，都無所獲。須提那在閑靜處，作是念："今此飢

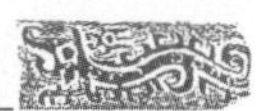

饉，乞求難得，我所生處飲食豐樂；當將諸比丘還我本邑，令得供養，并福度彼。”便從坐起，與諸比丘還到本邑，住林樹下。父母聞之，勑其婦言：“汝可莊嚴，如吾子在家所好服飾。”莊嚴既畢，父母將之同詣彼林。

時須提那見父母來，起迎問訊。父母語言：“汝何用毀形在林樹間？可還捨道，在家修善。”白父母言：“不能捨道，還就下賤。”如是至三，執心彌固。父母嗚咽，捨之還家。須提那婦數日之中便有月水，即以白姑，姑歡喜言：“是有子相。”即勑莊嚴，如前服飾，父母復將共詣彼林。（《大正藏》卷二十二第 2-3 页）

【评说】“一切佛法，父母不听，不得为道”，佛陀主张任何人必须征得父母同意才能出家。

“须提那妇数日之中便有月水，即以白姑，姑欢喜言：‘是有子相’”，佛陀时代已认识到月经正常是女子怀孕的前提。

【原文】是中比丘，與三種眾生行婬，犯波羅夷：人、非人、畜生。比丘與三種女行婬，犯波羅夷：人女、非人女、畜生女；與三種男：人男、非人男、畜生男；三種黄門：人黄門、非人黄門、畜生黄門；三種無根：人無根、非人無根、畜生無根；三種二根：人二根、非人二根、畜生二根行婬亦如是。

比丘與人女、非人女、畜生女三處行婬：大、小行處、口中。眠時、醉時、狂時、散亂心時、病壞心時、死時、噉半時，波羅夷；過半時、骨時，出不淨僧伽婆尸沙，不出不淨偷羅遮。無根女時、二根亦如是。

比丘與人男、非人男、畜生男二處行婬：大行處、口中。眠時，乃至噉半時，波羅夷；過半時、骨時，出不淨僧伽婆尸沙，不出不淨偷羅遮。無根男時、黄門亦如是。

於上諸處行婬，外方便，內出不淨；內方便，外出不淨，眠時，乃至噉半時，波羅夷；過半時、骨時，出不淨僧伽婆尸沙，不出不淨偷羅遮。

比丘若為強力所逼，於上諸處行婬，入時受樂，出、住不受；出時受樂，入、住不受；住時受樂，出、入不受；出、入受樂，住時不受；入、住受樂，出時不受；出、住受樂，入時不受；出、入、住時受樂，眠時乃至噉半時波羅夷；過半時、骨時，出不淨僧伽婆尸沙，不出不淨偷羅遮。出、入、住時，都不受樂，不犯。

若比丘婬欲心，以男根內上諸處一分，皆波羅夷；若以指、一切外物，內上諸處，皆偷羅遮。

比丘尼亦波羅夷；式叉摩那、沙彌、沙彌尼，突吉羅，驅出。

不犯者：狂心、亂心、病壞心、初作，此四種不犯。下一切諸戒皆如是，悉不復出。（《大正藏》卷二十二第 5 页）

【评说】古印度时代人类性行为已十分复杂，性交对象包括人、非人（人以外的其他有情）、动物，其中人又包括同性、异性、两性或性倒错者；性交部位包括阴道、尿道、肛门、口腔；性交方式包括性器官直接接触或手及外物与性器官接触。只要比丘有这样的行为，都违反淫戒。

非人指人类以外的其他有情，包括天龙八部及夜叉、恶鬼之冥众。不男，即阳具损坏或性无能的男子，亦指性倒错的人。

【原文】佛在王舍城。爾時有比丘名達尼迦，是陶家子，於乙羅山作草菴住。至時持鉢入城乞食，取樵人於後輒壞其菴，持材木去。食後還已，復更治之。如是至三，心轉懷恨，便作是念："我身幸能善於和泥，何為不作完成瓦屋，以勉斯患？"即便作之。脊、棟、櫨、栿、榱、柱、桁、梁、綺疏牖戶，巧妙若神；積薪燒成色赤嚴好，大風吹時作箜篌聲。佛在耆闍崛山遙見其屋，種種刻畫，色赤嚴好。問阿難言："彼是何屋？"阿難白佛："是達尼迦身力所作。"佛告阿難："是達尼迦所作非法！云何出家為此惡業，殘害物命，而無哀愍？我先種種說慈忍法，如何比丘無此慈心？"世尊如是種種呵已，告諸比丘："汝等往彼，破其所作。"比丘受教，即往屋所。時達尼迦從屋內出，問諸比丘："我不相犯，何為群黨欲破我屋？"諸比丘言："奉世尊勅，非我等心。"達尼迦言："法王所壞，我復何言！"諸比丘即共破之，將達尼迦還至佛所，以事白佛。佛以是事集比丘僧，問達尼迦："汝實作不？"答言："實作。世尊！"佛種種如上呵責已，告諸比丘："從今若比丘作燒成瓦屋，偷羅遮；自現工巧，突吉羅。"

時達尼迦復作是念："我先結草菴，輒為樵人所壞；後作瓦屋，復違法王出家之體。今寧可更求好材，建立大屋，必得久住，無復苦惱。"復作是念："王舍城典材令是我知識，當往從索。"念已，便往語言："我須材木，可以與我。"典材令言："我於材木不得自由。"問言："由誰？"答言："由王。"達尼迦言："王已與我。"典材令言："若王已相與，隨意取之。"達尼迦便取城防大材，斷截持去。

時雨舍大臣案行諸處，遇見於道，即問典材令："何以乃持城防大材與彼比丘？"答言："非是我與。"復問："是誰？"答言："是王。"雨舍即啟："不審大王，何以乃以城防大材與達尼迦？"王言："誰道我與？"雨舍言："是典材令。"王即勅左右收典材令。受教即收，將詣王所。時達尼迦入城乞食，道路見之，問言："汝何所犯，繫縛乃爾？"答言："由大德故，致此大罪。願見救免，全其性命！"達尼迦言："汝且在前，吾尋後到。"

時典材令既至王所，王問："汝何以乃持城防大材與達尼迦？"白言："大王！不敢專輒。達尼迦言，王教使與。"王便勅呼。時達尼迦已在門外，王勅令前，即前見王。王問言："我以何時與比丘材？"達尼迦言："王豈不憶，初登位時以一切境內草、木及水施沙門、婆羅門耶？"王言："我本所施，不及有主。怪哉！比丘乃作此方便而取人物。"復語言："我是灌頂王，如何當囚、殺沙門？如今便可速還詣佛，法王自當以法治汝。"

時有聞者皆驚愕言："達尼迦犯罪應死！云何呵責而便放遣？如此得脫，誰不為盜？"又譏呵言："沙門釋子親受王供，而盜王材；況復我等，當得無畏。沙門釋子常讚歎不盜，教人布施。如何於今躬行賊法？此等無沙門行，破沙門法！"如此惡聲展轉流布。國中不信樂佛法長者、居士、婆羅門等，遙見沙門輒種種罵。諸比丘聞，更相問言："誰盜王材，致是惡聲？"達尼迦言："是我所作。"時諸比丘種種呵責："汝所作非法，不隨順道！世尊種種毀呰不與取，讚歎不盜。汝今云何躬行賊法？"諸比丘如是呵責已，將詣佛所，以事白佛。佛以是事集比丘僧，問達尼迦："汝實爾不？"答言："實爾。世尊！"佛種種呵責如須提那。

爾時摩竭大臣出家修道，侍佛左右。佛問比丘："阿闍世王，人盜齊幾，便得死罪？"比丘白佛："五錢已上，便與死罪。"佛復以此更呵責已，告諸比丘："以十利故為諸比丘結戒，從今是戒應如是說：

'若比丘，盜五錢已上，得波羅夷，不共住。'"

佛在舍衛城。時有眾多比丘作是語："佛所制戒為聚落中物，非謂空地。"又有諸比丘作是語："犯與非犯，制與不制，但取無苦。"便各以盜心取空地有主、無主物。取已各生疑悔，到

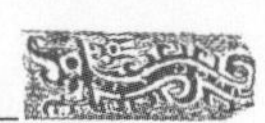

阿難所問阿難，阿難即以白佛。佛以是事集比丘僧，問言："汝實爾不？"答言："實爾。世尊！"佛種種呵責："聚落、空地有何等異？"呵責已，告諸比丘："從今是戒應如是說：

'若比丘，若聚落、若空地盜心不與取。若王、若大臣，若捉、若縛、若殺、若擯，語言：汝賊！汝小！汝癡！是比丘得波羅夷，不共住。'"

若城塹、若籬柵周迴圍遶三由旬乃至一屋，是名聚落。

聚落外，除聚落所行處，是名空地。聚落外盡一箭道，有慚愧人所便利處，是名聚落所行處。

物屬他、他所護，不與而取，是名盜心。又以諂心、曲心、瞋恚心、恐怖心取他物，亦名盜心。

若自取、若使人取，物離本處，是名不與取。

國主、聚落主、灌頂王、轉輪王，名為王。

典領國事者，名為大臣。

捉其手、髮，名為捉。

杻械枷鎖，名為縛。

以刀杖等斷其命，名為殺。

驅出一住處乃至一國，名為擯。

離善法、無記法，墮不善處，名為賊。

無所識，名為小。

入黑闇，名為癡。

是中犯者：地中物、地上物、虛空物、聚落、聚落物、坫、坫物、田、田物、園、園物、屋、屋物、乘、乘物、擔、擔物、船、船物、池、池物、寄還、遮路、伺路、示處、導道，教取、共取、不輸稅。

地中物者：若物在地中，比丘作念："我當盜是物。"發心及方便，皆突吉羅；掘地，波逸提；捉物，突吉羅；動物，偷羅遮；離本處直五錢，波羅夷；減五錢，偷羅遮。

地上物者：物在地上，若床架、机橙、戶楣、梁棟，乃至屋上、樹上，如是等盡名地上物。比丘作念："我當盜是物！"發心及方便乃至捉物，皆突吉羅；動物，偷羅遮；離本處直五錢，波羅夷；減五錢，偷羅遮。

虛空物者：若以神力置物空中，或有主鳥銜，或風吹來。比丘作念："我當盜是物。"發心及方便，皆突吉羅；動物，偷羅遮；離本處直五錢，波羅夷；減五錢，偷羅遮。

聚落者：周圍三由旬乃至一屋處。比丘作是念："我當盜是聚落。"發心及方便，皆突吉羅；打杙，椎椎波逸提；繩量諍得直五錢，波羅夷；減五錢，偷羅遮。

聚落物者：隨聚落中所有物。比丘作念："我當盜是物。"得者，波羅夷。

坫者：比丘作念："我當盜是坫。"發心及方便，皆突吉羅；打杙，椎椎波逸提；繩量諍得，波羅夷。

坫物者：隨坫中所有物。比丘作念："我當盜是物。"得者，波羅夷。

田者：水、陸諸田。比丘作念："我當盜是田。"發心及方便，皆突吉羅；打杙，椎椎波逸提；繩量諍得，波羅夷。

田物者：隨田中所出五穀諸物。比丘作念："我當盜是物。"得者，波羅夷。

園者：菓菜諸園。比丘作念："我當盜是園。"發心及方便，皆突吉羅；打杙，椎椎波逸提；繩量諍得，波羅夷。

園物者:隨園中所出物。比丘作念:“我當盜是物。”得者,波羅夷。

屋者:在家、出家人所居屋,若重屋。比丘作念:“我當盜是屋。”發心及方便,皆突吉羅;打杙,椎椎波逸提;繩量諍得,波羅夷。

屋物者:隨屋中所有物。比丘作念:“我當盜是物。”得者,波羅夷。

乘者:象、馬、車輿諸乘。比丘作念:“我當盜是乘。”發心及方便乃至捉時,皆突吉羅;動物,偷羅遮;離本處直五錢,波羅夷;減五錢,偷羅遮。

乘物者:隨乘上所有物。比丘作念:“我當盜是物。”得者,波羅夷。

檐者:頭戴、肩檐、背負、手提盡名為檐。比丘作念:“我當盜是檐。”發心及方便,皆突吉羅;動時,偷羅遮;離本處直五錢,波羅夷;減五錢,偷羅遮。

檐物者:隨檐中所有物。比丘作念:“我當盜是物。”得者,波羅夷。

船者:皮船、瓶船、木船、箄筏盡名為船。比丘作念:“我當盜是船。”發心及方便,皆突吉羅;動時,偷羅遮;離本處直五錢,波羅夷;減五錢,偷羅遮。

船物者:隨船上所有物。比丘作念:“我當盜是物。”得者,波羅夷。

池者:陂、湖、諸水盡名為池。比丘作念:“我當盜是池。”發心及方便,皆突吉羅;打杙,椎椎波逸提;繩量諍得直五錢,波羅夷;減五錢,偷羅遮。

池物者:隨池所出物。比丘作念:“我當盜是物。”得者,波羅夷。

寄者:人寄比丘物,盜心不還物。主心捨,直五錢,波羅夷;減五錢,偷羅遮。

寄還者:比丘受他寄物,盜心不與彼人,直五錢,波羅夷;減五錢,偷羅遮。

遮路者:比丘為賊遮路,不聽異人來。

伺路者:伺候見人,便往語賊。

示處者:比丘示賊路處。

導道者:比丘在賊前導。

教取者:教賊取物之方。

共取者:共賊取物。

不輸稅者:比丘應輸稅而不輸。如上諸事取物,直五錢,波羅夷;減五錢,偷羅遮。

若人物不與取,五錢已上,比丘、比丘尼,波羅夷;式叉摩那、沙彌、沙彌尼,突吉羅,驅出。

非人物不與取,比丘、比丘尼,偷羅遮;式叉摩那、沙彌、沙彌尼,突吉羅。

畜生物不與取,皆突吉羅。

四種取人重物,不犯:自想取、同意取、暫用取、非盜心取。(《大正藏》卷二十二第5-7页)

【评说】佛陀认为未经允许擅取他人之物皆为盗。

卷 第 二

【原文】佛在毘舍離。爾時世尊告諸比丘修不淨觀得大果利。時諸比丘即皆修習,深入厭惡,耻愧此身。譬如少年好憙淨潔,澡浴塗身,著新淨衣,忽以三屍嬰加其頸,膿血逼身,虫流滿體。其人苦毒,無復餘想,但念:“何當脫此耻辱?”諸比丘厭惡此身,亦復如是,其中或有自殺,展轉相害,或索刀、繩,或服毒藥。

有一比丘厭惡身已,便往彌隣旃陀羅所,語言:“為我斷命,衣鉢相與。”時旃陀羅為衣鉢

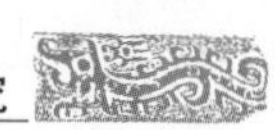

故，即以利刀而斷其命。有血污刀，持至婆求末河洗之，尋生悔心，作是念："我今不善。云何為小利故，而斷持戒沙門性命，得無量罪？"

時自在天魔知其心念，譬如壯士屈伸臂頃，來至其前，從水踊出，立於水上，讚言："善哉！汝得大利，斷持戒沙門命，未度者度，福慶無量。天神記錄，故來告汝。"

時旃陀羅便生惡邪見，心大歡喜："我今當更度未度者。"彼旃陀羅善知厭身、未厭身相："若凡夫比丘未離於欲，舉刀向時，心恐怖者是未厭身，我若殺之得福甚少。我今當求已得道果、無恐怖者。"於是手執長刀，從房至房，從經行處至經行處，高聲唱言："欲滅度者，我當度之。"時諸比丘厭惡身者，皆出就之，尋斷其命。於一日中，殺十、二十乃至六十，以是因緣僧數減少，大德聲聞悉不復現。

爾時世尊從三昧起，在露處坐，大眾圍繞；觀視僧眾，告阿難言："今日僧眾何故減少？"阿難白佛："世尊一時為諸比丘說不淨觀，比丘修習厭惡身苦，轉相殘殺，乃至彌隣一日之中，傷害梵行六十人命，是故今日僧眾減少。善哉，世尊！唯願更說餘善道法，令諸比丘得安樂住。"佛告阿難："汝今宣令依止毘舍離比丘，皆使來集普會講堂。"阿難受教，即呼來集。集已，白言："唯聖知時。"世尊從坐起，至講堂就座而坐，問諸比丘："實有上事不？"答言："實爾。世尊！"佛種種呵責："汝等愚癡，所作非法！豈不聞我所說慈忍，護念眾生；而今云何不憶此法？"呵已，告諸比丘："若自殺身，得偷羅遮罪。"又告："從今已後，應修安般念，樂淨觀，樂喜觀。觀已，生惡不善法，即能除滅。以十利故為諸比丘結戒，從今是戒應如是說：

'若比丘，手自殺人，斷其命，是比丘得波羅夷，不共住。'"

爾時眾多比丘得重病，有諸比丘來問訊言："大德！病寧有損，苦可忍不？"病比丘言："病猶未損，苦不可忍。"便語諸比丘："與我刀、繩，與我毒藥，與我增病食，將我至高岸邊。"時諸苾芻皆隨與之。病比丘或以刀自刺，或以繩自絞，或服毒藥，或食增病食，或墜高岸自斷其命。諸比丘見其死已，便生悔心，以白阿難。阿難將至佛所，以事白佛。佛以是事集比丘僧，問諸比丘："汝等實爾不？"答言："實爾。世尊！"佛種種呵責："汝等愚癡，自斷人命、與刀令死，有何等異？從今是戒應如是說：

'若比丘，自斷人命，持刀授與，得波羅夷，不共住。'"

復有比丘得重病，諸比丘來問訊，如上語諸比丘："與我刀、繩、毒藥。"諸比丘言："佛不聽我與人自殺之具；然我有知識獵師，當為汝喚，令斷汝命。"病比丘言："為我速喚！"彼比丘走語獵師言："此有比丘得重病，不復樂生。汝為斷命，可得大福。"獵師言："若殺生得大福者，屠膾之人得大福耶？汝等比丘自言有慈悲心，今教人殺。教人殺與自殺有何等異？"時諸比丘皆生悔心，往白阿難。阿難將至佛所，以事白佛。佛以是事集比丘僧，問諸比丘："汝實爾不？"答言："實爾。世尊！"佛種種呵責，語諸比丘言："自殺、教人殺有何等異？從今是戒應如是說：

'若比丘，自殺、教人殺，得波羅夷，不共住。'"

復有比丘得重病，諸比丘問訊如上，語病者言："汝等戒行具足，應受天福，若自殺者，必得生天。何用如是久受苦為？"病比丘言："若當如是，雖有此苦，不能自殺。何以故？若自殺者，犯偷羅遮罪；又復不得廣修梵行。"又呵言："自手殺人、教人自殺，有何等異？而汝比丘為此惡業！"諸長老比丘聞，種種呵責，將至佛所，以事白佛。佛以是事集比丘僧，問諸比丘："汝實爾不？"答言："實爾。世尊！"佛種種呵責："汝等愚癡，自手殺人、教人自殺，有何等異？從今是戒應如是說：

'若比丘,自手殺人,教人自殺,得波羅夷,不共住。'"(《大正藏》卷二十二第7-8页)

【评说】佛陀规定杀人及自杀行为都是违反杀戒,其中杀人的方式有直接和间接两种,间接有教唆别人杀、诱导他人自杀、为别人自杀提供方便。称赞死亡也违反了杀戒。

"或食增病食",佛陀时代已认识到某些食物会加重疾病。

【原文】入母胎已後至四十九日,名為似人。過此已後,盡名為人。

自以手、足、刀、杖、毒藥等殺,是名自殺。

彼欲自殺,求殺具與之,是名與刀、藥殺。

使人殺,是名教人殺。

教人取死,是名教自殺。

言死勝生,是名譽死、讚死。

隨心遣諸鬼神殺,是名作是心,隨心殺。

是中犯者:自殺,遣使,展轉使,重遣使,指示,言說,眠時說,向眠說,醉時說,向醉說,狂時說,向狂說,亂心說,向亂心說,病壞心說,向病壞心說,遣書,作相,手語,相似語;獨、獨想,不獨、獨想,獨、不獨想;戲語,色,聲,香,味,觸,優波頭,優波奢,優波害。

自殺者:自以手、足、刀、杖等殺;彼人死者,波羅夷。

遣使者:遣使殺彼人;彼人死者,波羅夷。

展轉使者:遣某甲殺,某甲不自殺,轉使乙殺;死者,波羅夷。

重遣者:始受使人不得殺,還報比丘,比丘更遣使殺;死者,波羅夷。

指示者:指示日、月、星宿,語人言:"汝福應生彼,汝可自殺。"從而死者,波羅夷。

言說者:說生過惡,讚歎死好;因此死者,波羅夷。

眠時說者:比丘眠中說先所念言:"汝功德已成,應可自殺。"彼人聞已,待覺問言:"汝何故說此?"答言:"我眠中,欲利益汝故,作是語汝;今覺,亦作是語。汝可隨我語死。"彼因是死者,波羅夷。

向眠說者:向眠人作是語:"汝功德已成,可以刀等自殺。"鬼神令眠中聞,即覺問言:"汝何故說此?"答言:"汝眠時,我欲利益汝故,作是語;汝今覺,亦作是語。汝可隨我語死。"因是死者,波羅夷。

醉時說者:醉中說先所念言:"汝功德已成,應以刀等自殺。"彼人聞已,待醒問言:"汝何故說此?"答言:"我醉時,欲利益汝故,作是語;今醒,亦作是語。汝可隨我語死。"因是死者,波羅夷。

向醉說者:作是言:"汝功德已成,汝可以刀等自殺。"醉醒已問言:"汝何故說此?"答言:"我欲利益汝故,汝醉時,作是語;汝今醒,亦作是語。汝可隨我語死。"因此死者,波羅夷。

狂時說、向狂說、亂心說、向亂心說、病壞心說、向病壞心說亦如是。

遣書者:比丘遣書令殺。彼作書,字字偷羅遮;書至彼,彼因是殺;死者,波羅夷。

作相者:比丘語人言:"汝看我坐起,舉手,下手,口言寒暑時,便殺彼。"彼見相便殺;死者,波羅夷。

手語者:作手語教人殺,彼隨此殺;死者,波羅夷。

相似語者:比丘作相似語教人殺,彼隨此殺;死者,波羅夷。

獨、獨想者,突吉羅;不獨、獨想,獨、不獨想者,偷羅遮。

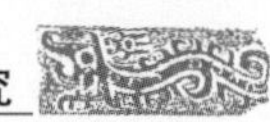

戲語者:比丘戲笑語:"汝功德已成,可應自殺。"彼人問言:"何故說此?"比丘答言:"我先雖是戲言,今意實爾;汝可自殺。"因此死者,波羅夷。

色者:若比丘作呪術,召惡色鬼神,使恐怖人。因此死者,波羅夷。

聲者:若比丘作是語:"汝父母兒女已死,財物破散。"作如是語,欲令憂惱自殺;因此死者,波羅夷。

香者,以毒合和諸香,令嗅便死;因是死者,波羅夷。

味者:以毒著食中令食;因是死者,波羅夷。

觸者:以迦毘毒藥塗身殺;因是死者,波羅夷。

優波頭者:為一切眾生作穽殺,若人墮死,波羅夷;非人墮死,偷羅遮;畜生墮死,波逸提。

優波奢者:作弱床薄覆其上,下安殺具,使人坐上;因是死者,波羅夷。

優波害者:作蠱毒殺;因是死者,波羅夷。

若比丘作是念:"我當殺彼人。"發心時,突吉羅;作方便時,偷羅遮;死者,波羅夷。若殺非人,偷羅遮;若殺畜生,波逸提。

比丘尼亦如是。式叉摩那、沙彌、沙彌尼,突吉羅。

不犯者:慈愍心、無殺心(第三事竟)。(《大正藏》卷二十二第 8-9 页)

【评说】"以毒合和诸香,令嗅便死……以毒著食中令食……以迦毘毒药涂身杀",佛陀认为毒物通过空气、食物、皮肤进入体内致人死亡。"入母胎已后至四十九日,名为似人。过此已后,尽名为人",佛陀时代认为怀孕 49 日后的胎儿才属于人。

【原文】佛在毘舍離。時世飢饉乞食難得,諸比丘入城分衛,都無所獲。爾時世尊告諸比丘:"汝等各隨知識,就彼安居。莫住於此,受飢饉苦。"比丘受教,有往摩竭國者,有往婆求末河邊聚落中者。往河邊諸比丘集,共議言:"今乞食難得,此聚落中有信樂者,我等當共更相讚歎:'某得初禪,我亦得之;某得二禪、三禪、四禪、四無量處、四無色定,我亦如是;某得四念處,乃至八正道分、三解脫門,我亦如是;某得八解脫、九次第定、十一切入、十直道,我亦如是;某得堅信、堅法、四沙門果、三明六神通,我亦如是。'諸居士聞,必生希有心,作是語:'我得善利,乃有如是得道聖人安居我邑。'便當具諸餚饍供養我等,我等無乏得安樂住。"議已即便入城,到諸富家共相稱讚,如上所說,語言:"汝得大利,聖眾福田依汝聚落。"諸居士聞,生希有心,歎未曾遇;皆減己分,不復祭祠,斷施餘人并以供養。

諸佛常法,二時大會,春、夏末月諸方比丘皆來問訊。摩竭國諸比丘安居竟,羸瘦、憔悴來詣佛所,頂禮佛足,却住一面。諸佛常法,客比丘來皆加慰問,問言:"汝等安居和合,乞食易得,道路不疲耶?"諸比丘言:"安居和合,道路不疲,但乞食難得。"時佛為說種種妙法,示教利喜,令隨所住。婆求末河諸比丘身體充悅,來詣佛所,頂禮佛足,却住一面。佛亦如上慰問,諸比丘白言:"安居和合,乞食易得,道路不疲。"佛即問言:"今世飢饉,乞求難得。汝等云何而獨言易?"諸比丘白佛:"我等在彼,以乞食難得,更相讚歎。"具說如上。佛即問言:"汝等讚歎,為實、為虛?"比丘白佛:"有實、有虛。"佛種種呵責虛者:"汝等非法,不隨順道,出家之人所不應作!寧噉燒石,吞飲洋銅,不以虛妄,食人信施。汝等豈不聞,我毀呰妄語之罪,種種讚歎不妄語德耶?而今云何為利養故虛誑,自說得過人法?"復呵責言:"諸比丘!世間有五大賊:一者、作百人至千人主,破城、聚落,害人取物;二者、有惡比丘將諸比丘遊行人間,邪命說法;三者、有惡比丘於佛所說法,自稱是我所造;四者、有惡比丘不修梵行,自言我修梵行；五者、有惡比丘為利養故，空無過人法，自稱我得。此第五賊，名為一切世間天、人、魔、梵、沙門、婆羅門中之最大賊。汝等云何為小利養，作最大賊？”如是呵責已，告諸比丘：“以十利故，為諸比丘結戒，從今是戒應如是說：

‘若比丘，不知、不見過人法，聖利滿足，自稱我如是知、如是見。後時，若問、若不問，為出罪，求清淨故，作是言：我不知言知，不見言見，虛誑妄語。是比丘得波羅夷，不共住。’”

佛在舍衛城。有眾多少聞比丘，不學、不問，無過人法，自謂我知、我見、我證。彼於後時，聞諸比丘講論得道、未得道相，乃悟非道；生慚愧心，作是念：“我等先未得謂得，將無犯波羅夷罪？”

復有少聞比丘，不學、不問，無過人法，自謂我知、我見、我證。彼於後時，廣學諸經，生慚愧心，作是念：“如我今解佛所說法，先未得謂得，是增上慢，將無犯波羅夷罪？”

復有少聞比丘，不學、不問，無過人法，自謂我知、我見、我證。彼於後時，廣修梵行，得入道果；生慚愧心，作是念：“我先未得謂得，是增上慢，將無犯波羅夷罪？”

諸比丘念已，各詣阿難，皆以問之。阿難將至佛所，具以白佛。佛以是事集比丘僧，各隨其事問諸比丘：“汝實爾不？”答言：“實爾。世尊！”佛告諸比丘：“有五種現過人法：一者、愚癡；二者、亂心；三者、隨惡；四者、增上慢；五者、實有。若愚癡、亂心、增上慢、實有，而自言我得，犯波羅夷者，無有是處。從今是戒應如是說：

‘若比丘，不知、不見過人法，聖利滿足，自稱我如是知，如是見。是比丘後時，若問、若不問，為出罪，求清淨故，作是言：我不知言知，不見言見，虛誑妄語。除增上慢，是比丘得波羅夷，不共住。’”

不知、不見者：不知、不見過人法。

一切出要法，謂諸禪、解脫、三昧、正受，諸聖道果，是名過人法。

於佛所說苦集滅道，已辦、已足，更無所求，是名聖利滿足。

自說：我如是知見法，法亦知見我，是名自稱我如是知，如是見。

若一月乃至一歲後，問：“汝云何得？何處得？從誰得？以何法得？”

若不問，而自發露所犯，求戒淨、心淨、見淨、疑淨，言：“我不知、不見苦集滅道，言知、言見，虛誑妄語。”雖作如此發露，故得波羅夷。

是中犯者：有二種得波羅夷：一者、先作是念：“我當虛說得過人法。”二者、當說時，作是念：“我今虛說得過人法。”復有三種得波羅夷：二如上說；三者、作是念：“我已虛說得過人法。”復有四種得波羅夷：三如上說；四者、異見說過人法。復有五種得波羅夷：四如上說；五者、異想說過人法。復有六種得波羅夷：五如上說；六者、異忍說過人法。復有七種得波羅夷：六如上說；七者、異樂說過人法。復有八種得波羅夷：七如上說；八者、不隨問答說過人法。

有四種非聖語、四種聖語。非聖語者：不見言見，不聞言聞，不覺言覺，不知言知。聖語者：見言見，聞言聞，覺言覺，知言知。又八種非聖語、八種聖語。非聖語者：不見言見，見言不見，不聞言聞，聞言不聞，不覺言覺，覺言不覺，不知言知，知言不知；反上名八聖語。又十六非聖語、十六聖語。非聖語者：不見言見，不聞言聞，不覺言覺，不知言知，見言不見，聞言不聞，覺言不覺，知言不知，見疑言不疑，聞疑言不疑，覺疑言不疑，知疑言不疑，見不疑言疑，聞不疑言疑，覺不疑言疑，知不疑言疑；反上名十六聖語。

若比丘向人自稱得過人法，解者，波羅夷；不解者，偷羅遮。向非人說，偷羅遮；向畜生

 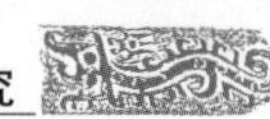

說,突吉羅。

比丘尼亦如是。式叉摩那、沙彌、沙彌尼,突吉羅。

不犯者:實語(第四戒竟)。(《大正藏》卷二十二第 9-10 页)

【评说】此段经文为妄语戒。一切不见言见(没有看见说看见)、不闻言闻(没有听到说听到)、不觉言觉(没有觉悟说已觉悟)、不知言知(不知道说知道)的话语都是妄语。

【原文】佛在舍衛城。爾時長老優陀夷為欲火所燒,身體羸瘦,纔有氣息。以手出不淨,得安樂住。

有異比丘亦復羸瘦。優陀夷問:"汝何故爾?"答言:"長老!我為欲火所燒,是故如是。"優陀夷言:"我先亦爾,以手出不淨,得安樂住。汝若法我,亦當如是。"彼比丘言:"汝所作非法,非清淨行,破沙門法,不隨順道!世尊種種呵欲、欲想、欲覺、欲熱;斷欲想、除欲覺、滅欲熱;說欲如赤骨,如毒藥。汝今云何以此手出於不淨,受人信施,復以教人?"呵責已,將至佛所,以事白佛。佛以是事集比丘僧,問優陀夷:"汝實爾不?"答言:"實爾。世尊!"佛亦種種如上呵責已,告諸比丘:"以十利故,為諸比丘結戒,從今是戒應如是說:

'若比丘,故出不淨,僧伽婆尸沙。'"

爾時諸比丘不一其心,夢失不淨,覺作是念:"我夢中亦有心,亦動身,失不淨。將無犯僧伽婆尸沙耶?"或有發露者、或有行摩那埵者、或有出罪者、或有直白佛者。佛以是事集比丘僧,問諸比丘:"汝等實爾不?"答言:"實爾。世尊!"佛種種呵責:"汝等不應散亂心眠,若散亂心眠,犯突吉羅。"

散亂心眠,有五過失:一者、惡夢;二者、善神不護;三者、不得明想;四者、無覺法心;五者、失不淨。不散亂心眠,有五德:無惡夢、善神護、得明想、有覺法心、不失不淨。

有五因緣眠時形起:一者、大便盛;二者、小便盛;三者、風盛;四者、虫噛;五者、欲盛。

復告諸比丘:"若未離欲恚癡,散亂心眠,必失不淨;雖未能離,以繫念心眠者,無有是過。從今是戒應如是說:

'若比丘,故出不淨,除夢中,僧伽婆尸沙。'"

故出不淨者:發心,身動,出不淨也。

僧伽婆尸沙者:此罪有殘,猶有因緣尚可治,有恃怙,得在僧中求除滅也。

不淨有十種:一者、青色;二者、黃色;三者、紅色;四者、黑色;五者、赤色;六者、白色;七者、乳色;八者、酥色;九者、油色;十者、蜜色。

若發心,身動,欲出青色,而黃色乃至蜜色出,皆僧伽婆尸沙。若發心,身動,欲出黃色乃至蜜色,而餘色出,亦如是。

有十種發心,身動,出不淨,皆僧伽婆尸沙:一者、自試;二者、除病;三者、為顏色;四者、為力;五者、為樂;六者、為布施;七者、為生天;八者、為外道祠天會;九者、為種子;十者、為火祠。

有五種發心,身動,出不淨,皆僧伽婆尸沙:內色、外色、虛空、風、水。內色者,己身。外色者,他身。虛空者,空中動身。風者,向風行。水者,逆水行。

又有五種發心,身動,出不淨,僧伽婆尸沙:大便盛、小便盛、風盛、虫噛、欲盛。

若發心,身不動,不出不淨;發心,身不動,出不淨,皆突吉羅。

發心,身動,不出不淨,偷羅遮。

不發心,身動,不出不淨;不發心,身動,出不淨;不發心,身不動,出不淨,皆不犯。

眠時出不淨,覺時發心,身動,偷羅遮;眠時身動,覺時發心,出不淨,突吉羅;眠時發心,覺時身不動,出不淨,不犯。

沙彌,突吉羅(一戒竟)。(《大正藏》卷二十二第10页)

【评说】"欲火所烧,身体羸瘦,才有气息",记载了性欲旺盛导致的身体清瘦。

"散乱心眠,有五过失:一者、恶梦;二者、善神不护;三者、不得明想;四者、无觉法心;五者、失不净",经中将有恶梦、遗精的睡眠称为散乱心眠;"有五因缘眠时形起:一者、大便盛;二者、小便盛;三者、风盛;四者、虫啮;五者、欲盛",佛陀时代认为大小便、风、虫叮咬、欲望强烈是导致睡眠中男子阴茎勃起的原因。

"不净有十种:一者、青色;二者、黄色;三者、红色;四者、黑色;五者、赤色;六者、白色;七者、乳色;八者、酥色;九者、油色;十者、蜜色",经文中对男子精液的区分十分精细,与肉眼所见迥异。

卷 第 三

【原文】佛在拘舍彌國。爾時闡陀比丘常出入諸家,為說法,料理官事,療治眾病;國王、大臣、長者、居士無不親敬。(《大正藏》卷二十二第14页)

【评说】经文记载佛陀时代出家修行人也为人疗治疾病。

卷 第 四

【原文】佛在舍衛城。爾時跋難陀常出入一居士家,晨朝著衣持鉢往到其舍,敷尼師檀與居士婦,獨屏處坐,說婬欲麁惡語。

時毘舍佉鹿子母,聞跋難陀與居士婦獨屏處坐,說婬欲麁惡語,念言:"若居士還見,必生惡心向餘比丘,使其長夜受諸苦痛;我當遣人,往白世尊。"即語常供養婆羅門那隣伽言:"汝往佛所,頭面禮足,廣說此事。"婆羅門即往白佛,佛為說種種妙法已,發遣令還。佛以是事集比丘僧,問跋難陀:"汝實爾不?"答言:"實爾。世尊!"佛種種呵責,如婬事中說已,告諸比丘;"以十利故,為諸比丘結不定法,從今是戒應如是說:

'若比丘,共一女人獨屏處、可婬處坐。可信優婆夷見,於三法中,一一法說:若波羅夷、若僧伽婆尸沙、若波逸提。若比丘言:如優婆夷所說!應三法中,隨所說法治。是名不定法。'"

獨者:一比丘、一女人,更無第三人。

屏處者:眼所不見處。

可信者:見四真諦,不為身、不為人、不為利,而作妄語。

優婆夷者:受三自歸,絕於邪道。

不定者:若於三法中說一事,諸上坐比丘,應問是比丘:"汝往彼家不?"若言:"往。"未應治。復應軟語問:"汝與女人獨屏處坐、麁惡語、行婬欲不?"若言:"不!"上坐、下坐比丘,應切語問:"汝實語,莫妄語!如優婆夷說不?"若言:"如優婆夷說。"然後乃應隨所說法治。

沙彌,突吉羅。

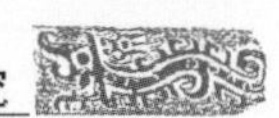

第二不定法，與女人在露處坐，除若波羅夷，餘皆如上說。

露處者：眼所見處也。（《大正藏》卷二十二第22-23页）

【评说】不定法包括屏处戒、可淫处戒、露处戒，是指出家比丘不能单独和女性在别人看不见的地方、私密处和公开的地方相处。

【原文】佛在舍衛城。爾時世尊教諸比丘唯畜三衣，而六群比丘食前、食後、晡時，皆著異衣。諸比丘見，問言："世尊不聽畜長衣，汝不聞耶？"答言："我亦聞之，但我此衣，或僧中得、或居士間得、或是糞掃衣、彼以著故與我，本不使我為五家畜。"諸比丘種種呵責，將至佛所，以事白佛。佛以是事集比丘僧，問六群比丘："汝實爾不？"答言："實爾。世尊！"佛種種呵責："汝等不聞，我先讚歎少欲知足，衣裁蔽形，食足支命耶？譬如眾鳥，毛羽自隨。比丘如是，三衣常俱。汝今云何畜積非法？"種種呵責已，告諸比丘："以十利故，為諸比丘結戒，從今是戒應如是說：

'若比丘，畜長衣過一宿，尼薩耆波逸提。'"

爾時諸比丘，若須一一衣，眾僧羯磨，所應分物與之。時阿那律衣麁弊壞，諸比丘語言："汝衣弊壞，何不從僧取作，使一日成？"阿那律言："我不敢取，恐一日不成，犯尼薩耆波逸提罪。"

爾時波利邑諸比丘，來舍衛城，欲後安居。時到不及，便於娑鞞陀邑結坐。安居訖，十六日便進佛所，道經埿水，三衣麁重，極大疲極；到禮佛足，却坐一面。佛問諸比丘："安居和合，乞食不乏，道路不疲耶？"答言："安居和合，乞食不乏。我等先住波利邑，欲來此安居，多諸知識不得早發，欲及後坐，而復不及，遂往娑鞞陀結坐。安居訖，十六日便來，道經埿水，三衣麁重，極大疲極。"諸比丘因是，具以阿那律事白佛。佛以是事，集比丘僧，讚少欲知足、讚戒、讚持戒已，告諸比丘："從今聽受迦絺那衣，得不犯五事：一者、別眾食；二者、數數食；三者、食前食後，行至餘家，不白餘比丘；四者、畜長衣；五者、別宿不失三衣。"

時諸比丘作是念："佛以受迦絺那衣，聽畜長衣，為得幾時？"念已白佛。佛言："受迦絺那衣時聽畜。從今是戒應如是說：

'若比丘，三衣竟，捨迦絺那衣已，長衣過一宿，尼薩耆波逸提。'"

爾時阿難得二張劫貝，為舍利弗故受。時舍利弗於異處住，阿難作是念："世尊不聽畜長衣過一宿，舍利弗今不在此，此當云何？"念已白佛。佛問阿難："舍利弗幾日當還？"答言："或十日，或不至十日。"佛以是事集比丘僧，種種讚少欲知足、讚戒、讚持戒已，告諸比丘："從今是戒應如是說：

'若比丘，三衣竟，捨迦絺那衣已，長衣乃至十日；若過，尼薩耆波逸提。'"

三衣竟者：浣染縫竟。

捨迦絺那衣者：白二羯磨捨。

長者：三衣之外，皆名長。衣者：劫貝衣、欽波羅衣、野蠶綿衣、紵衣、麻衣。

十日者：若一日得衣，應即日捨，若受持、若施人、若淨施；若即日不捨，二日更得衣，應此日皆捨；若此日不捨，三日乃至十日更得衣，亦應此日皆捨；若此日不捨，至十一日明相出時，十日中所得衣，皆尼薩耆波逸提。若有過十日衣，應捨與比丘僧，若與一、二、三比丘，不得捨與餘人及非人；捨已，然後悔過。若不捨而悔過者，罪益深。除長三衣，若長餘衣乃至手巾，過十日，皆突吉羅。

比丘尼亦如是。式叉摩那、沙彌、沙彌尼，突吉羅。

若淨施，不犯(一事竟)。(《大正藏》卷二十二第23页)

【评说】佛陀在舍卫城制定有关出家比丘的服装规定(戒律)：只能拥有三衣，僧伽梨、郁多罗僧、安陀会。僧伽梨，大众集会为授戒说戒等严议时著之；郁多罗僧，礼诵斋讲时著；安陀会，宿睡时紧身衣，或劳作、行路时所著。

除三衣之外的衣服都称为长衣。迦那絺衣指功德衣，安居后接受功德衣者可有五种方便利益：别众食(比丘独自进食称别众食，佛陀不许)、数数食(吃了一次正餐后，移位再吃，佛陀不许)、食前食后行至余家、不白余比丘(日中之前不告知同位住比丘便往家中去，佛陀不许)、蓄长衣(除三衣之外另有衣者)、别宿三衣(佛陀不许三衣离身他处宿)。

【原文】佛在舍衛城。爾時諸比丘三衣竟，捨迦絺那衣已，得非時衣。諸比丘慚愧言："佛未聽我等受非時衣。"以是白佛。佛以是事集比丘僧，問諸比丘："汝等實得非時衣，慚愧言：'佛未聽我等受非時衣不?'"答言："實爾。世尊!"佛種種讚少欲知足、讚戒、讚持戒已，告諸比丘："從今聽受非時衣。"

時六群比丘作是念："世尊聽我等受非時衣。"便多受，不受持、不施人、不淨施。諸比丘見，問言："汝不聞世尊制，不得畜長衣耶?"答言："佛雖制畜長衣，而聽受非時衣。"又問："汝等一切時畜非時衣，不受持、不施人、不淨施耶?"答言："如是!"諸長老比丘種種呵責，以事白佛。佛以是事集比丘僧，問六群比丘："汝實爾不?"答言："實爾。世尊!"佛種種呵責："汝愚癡人！不應多求、多欲。外道法中，受者無厭，施者籌量；我正法中，少欲知足，施者雖無厭，受者應少取。"呵責已，告諸比丘："若比丘得非時衣，不受持、不施人、不淨施，乃至一宿，突吉羅。"

爾時有一住處諸比丘多得衣，受持、施人、淨施，餘段與諸比丘。諸比丘不受，言："佛未聽我等受不具足衣。"語言："且受，當足令足。"

時長老伽毘，得一狹短衣，日日舒挽，欲令廣長。佛常五日案行諸房，見伽毘牽挽衣，問言："汝作何等?"答言："得此衣小，不得受持。"佛復問："汝更望得衣處不?"答言："有。"又問："幾時可得?"答言："若一月、若減一月。"佛以是事，種種讚少欲知足、讚戒、讚持戒已，告諸比丘："從今聽畜非時衣。不足，望足，至一月。"

佛既聽畜非時不足衣，諸比丘便持此衣遊行過一月。諸比丘見，問言："佛不聽畜非時不足衣過一月。汝等云何擔此衣遊行過於一月?"種種呵責，將至佛所，以事白佛。佛以是事集比丘僧，告諸比丘："以十利故為諸比丘結戒，從今是戒應如是說：

'若比丘，三衣竟，捨迦絺那衣已，得非時衣，若須應受，速作受持。若足者善；若不足，望更有得處，令具足成，乃至一月。若過，尼薩耆波逸提。'"

非時衣者：捨迦絺那衣已，有所得衣，皆名非時衣。

須者：三衣中有故壞，須以補易。

望更有得處者：應更有得衣處，望一日乃至一月得。

若比丘，一日得不具足衣，即日有望，若得應足成，受持、若施人、若淨施；若不受持、不施人、不淨施，至十一日明相出時，尼薩耆波逸提。二日，乃至十日亦如是。

十一日有望，若得，即此日應足成，受持、若施人、若淨施。若不受持、不施人、不淨施，至十二日明相出時，尼薩耆波逸提。乃至三十日亦如是。

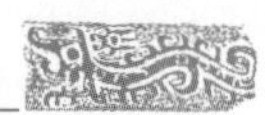

比丘尼亦如是。式叉摩那、沙彌、沙彌尼，突吉羅（三竟）。（《大正藏》卷二十二第24-25页）

【评说】“我正法中，少欲知足”，佛陀强调修行者要少欲知足。

【原文】爾時世尊與無央數眾圍遶說法，蓮華色見眾多人往反出入，謂是節會，當有飲食，便入精舍。見佛世尊為眾說法，聞法開解，飢渴消除。於是世尊，遍觀眾會，誰應得度；唯蓮華色應得道果，即為說四真諦法，苦集盡道，便於坐上遠塵離垢，得法眼淨。既得果已，一心合掌向佛而住。佛說法已，眾會各還，蓮華色前禮佛足，長跪合掌，白佛言：“於佛法中，願得出家。”佛即許之，告波闍波提比丘尼：“汝今可度此女為道。”受教即度與出家受戒，勤行精進，遂成羅漢。成羅漢已，遊戲諸禪解脫，顏容光發，倍勝於昔。（《大正藏》卷二十二第25页）

【评说】“闻法开解，饥渴消除”，由于烦恼解决了，连饥渴等生理反应也随之消减了，说明了心理健康的重要性。

“遊戏诸禅解脱，颜容光发，倍胜于昔”，禅修有成者，外貌会发生变化，容光焕发。

【原文】佛在舍衛城。爾時跋難陀常出入一估客家，說法、治病。（《大正藏》卷二十二第29页）

【评说】此段经文是出家比丘为俗人说法、治病的记载。可见佛陀时代僧人掌握一定的医药学知识。

卷 第 五

【原文】畢陵伽如是展轉四現神足，時諸人民聞見神變，於佛法眾生信樂心，施僧前食後食、怛鉢那、非時漿、洗浴眾具、塗身塗足及然燈油。（《大正藏》卷二十二第31页）

【评说】由于环境原因，佛陀时代十分注重身体的清洁，经常洗浴后用油涂擦身体。

【原文】爾時眾僧多得生熟酥油、蜜、石蜜，食不能盡，積聚在地，處處流漫，污埿衣服、床席、臥具。諸居士見，問言：“此是誰物？”有人答言：“是沙門釋子之所稸積。”諸居士言：“沙門釋子自言節食，積聚如此，恣意噉之。此等為求解脫，離生老死，而今但求如此美味。無沙門行，破沙門法！”諸長老比丘聞，種種呵責，以事白佛。佛以是事集比丘僧，問諸比丘：“汝等實爾不？”答言：“實爾。世尊！”佛種種呵責已，告諸比丘：“從今不聽食宿受酥油、蜜、石蜜，犯者突吉羅！”（《大正藏》卷二十二第31页）

【评说】佛陀时代广泛食用生熟酥油、蜜、石蜜。

【原文】時眾多比丘病，不能得淨人從日日受；亦無錢直，又無買處。諸比丘不知云何？以是白佛。佛以是事集比丘僧，讚少欲知足、讚戒、讚持戒已，告諸比丘：“從今聽諸病比丘食宿受酥油、蜜、石蜜乃至六夜。”

時諸比丘復過六夜，長老比丘種種呵責，以是白佛。佛以是事集比丘僧，問諸比丘：“汝等實爾不？”答言：“實爾。世尊！”佛種種呵責已，告諸比丘：“以十利故，為諸比丘結戒，從今是戒應如是說：

‘若比丘，病得服四種含消藥：酥、油、蜜、石蜜，一受乃至七日。若過，尼薩耆波逸提。’”

若一日得受，二日更得受，至七日更得受，留至八日明相出時，皆尼薩耆波逸提。應白捨與僧，僧捨與白衣、沙彌；若用然燈、若用塗足，唯捨藥比丘不得用，一切比丘不得噉。（《大正藏》卷二十二第 31 页）

【评说】佛陀规定比丘不得食用酥、油、蜜、石蜜，只有患病比丘才可以连续服用，时间为七天。

【原文】時毘舍佉遣婢白佛：“食具已辦。”婢至祇洹，見諸比丘皆裸形浴，作是念：“此是外道，非是比丘。”還白如是。毘舍佉作是念：“必是比丘露地洗浴，癡婢不知，謂是外道。”即復遣言：“汝至祇洹門，作如是唱：‘食具已辦，唯聖知時。’”婢即復往至祇洹門，欲如勅唱；時諸比丘浴竟還房，不見一人，復作是念：“向滿中外道，今不復見。”即便還歸，復白如此。毘舍佉復作是念：“必是比丘浴竟，宴息。”復更遣言：“汝可入門，於庭中唱。”即復受教，入祇洹門，庭中唱之。佛聞唱聲，告諸比丘：“毘舍佉已白時到，汝等皆著衣持鉢，共受彼請。”諸比丘奉勅，盡集普會講堂。婢方進前更白佛言：“食具已辦，唯聖知時。”佛言：“汝可先去，當隨後到。”於是世尊如力士屈伸臂頃，與諸比丘沒普會講堂，踊出毘舍佉所敷座上，衣服不濕。毘舍佉見佛及僧忽然在座，衣服不濕，作是念：“我得善利，供養如是聖師及聖弟子，天雨洪注，而衣服不濕。”歡喜踊躍，種種美食手自下之。食畢行水，叉手合掌，在一面立，白佛言：“願世尊與我願！”佛告毘舍佉：“佛於世間，諸願永離。”毘舍佉復白言：“願佛與我清淨可得之願。”佛言：“大善！”毘舍佉白佛言：“世尊！我晨朝遣婢白食具已辦，見諸比丘皆裸形浴，便還語我祇洹中盡諸外道，無有比丘。世尊！云何比丘於和尚、阿闍梨前裸形浴？願佛聽諸比丘畜雨浴衣，我當盡命供給舍衛城諸比丘雨浴衣。”又言：“我近小緣至阿夷羅河，見諸比丘尼在於河中，裸形洗浴。時人見之，咸形笑言：‘女人著衣猶尚無好，況出家人而裸形體。’願佛亦聽諸比丘尼畜水浴衣，我亦盡命供給舍衛城諸比丘尼水浴衣。”又言：“佛說有三種病：一種，得藥、不得藥死；二種，得藥、不得藥差；三種，得藥差，不得藥死。願聽諸比丘服諸藥，我亦盡命供給舍衛城諸比丘藥。”又言：“佛說三種病：一種，得隨病食、不得隨病食死；二種，得隨病食、不得隨病食活；三種，得隨病食活，不得隨病食死。願聽諸比丘食隨病食，我亦盡命供給舍衛城諸比丘隨病食。”又言：“看病人若乞食，則有所廢。願聽諸比丘受看病人食，我亦盡命供給舍衛城看病人食。”又言：“客來比丘行路疲極，始至不知何處乞食？願聽諸比丘受我客比丘食，令息疲極知乞食處；我亦盡命供給舍衛城客比丘食。”又言：“若有遠行比丘入村乞食，便不及伴，至逈道中，或遇八月賊、或失道徑。願聽遠行比丘受我遠行食，我亦盡命供給舍衛城遠行比丘食。”又言：“我聞世尊聽阿那頻頭國諸比丘食粥。願聽諸比丘受我粥，我亦盡命供給舍衛城諸比丘粥。”又白佛言：“願世尊受我盡命衣食、湯藥。”（《大正藏》卷二十二第 32-33 页）

【评说】本段经文记载了佛陀对疾病的两种分类方法，第一种根据有无药物分为三类：无论有没有药物治疗都要死亡；有无药物治疗都会恢复；得到药物治疗会恢复，没有药物治疗就会死亡。第二种根据获得食物的种类也分为三类：食物无论适应病情与否都要死亡；得到适应病情、不适应病情的食物都会恢复；得到适应疾病的食物恢复健康，食物不适应疾病则死亡。

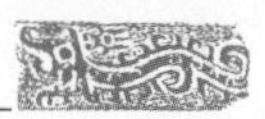

【原文】爾時世尊，更為說種種妙法，示教利喜，還祇洹，集諸比丘，讚少欲知足、讚戒、讚持戒已，告諸比丘："從今聽諸比丘受雨浴衣，諸比丘尼受水浴衣，受隨病藥、隨病食、看病人食、客比丘食、遠行比丘食及粥。"(《大正藏》卷二十二第33页)

【评说】为了及时治愈疾病，佛陀允许弟子服用有益病情的药物，有利疾病恢复的食物。

【原文】"若比丘，種種販賣求利，尼薩耆波逸提。"

以作，易作；以作，易未作；以作，易作、未作；以未作，易未作；以未作，易作；以未作，易作、未作；以作、未作，易作，未作；以作、未作易作；以作、未作，易未作，皆尼薩耆波逸提。

若比丘，欲貿易，應使淨人，語言："為我以此物，易彼物。"又應心念："寧使彼得我利，我不得彼利。"(《大正藏》卷二十二第36页)

【评说】佛陀规定比丘与人交换物品时不能占对方便宜。

卷 第 六

【原文】佛種種呵責已，告諸比丘："往昔有城名得叉尸羅。時彼城中彼婆羅門，有一特牛行疾多力；復有居士亦有一牛，與彼無異。二人便共捔二牛力，要不如者，賭金錢五十。彼婆羅門牛即便得勝，於是居士恥失金錢，更得一牛倍勝前者，重斷倍賭。彼婆羅門即語牛言：'彼居士更得一牛，其力非凡，欲倍賭之。汝能為不？'答言：'我能！'即集一處，捔二牛力。"

"時婆羅門恐牛不如，便毀呰摧督：'曲角！痛挽，薄領痛與！汝今行步何以不正？'牛聞此語，便大失力，不如彼牛。彼婆羅門倍輸物已，而問牛言：'汝向云能，今何故不如？'答言：'我實堪能，聞毀呰故，力便都盡。可更斷賭，復使倍上，要牽百車上于峻坂；當捔力時，美言見誘，可言：'觠角！汝行步周正，形體姝好，閑挽百車上于峻坂。於是更賭，果便得勝。'"

佛因是事，即說偈言：

"當說可意言，　勿為不可語；
　畜生聞尚悅，　引重拔峻坂，
　由是無有敵，　獲倍生歡喜。
　何況於人倫，　毀譽無增損？"

諸比丘！彼畜生聞毀呰語，猶尚失力，況於人乎！今為諸比丘結戒，從今是戒應如是說："若比丘，毀呰比丘，波逸提。"(《大正藏》卷二十二第37-38页)

【评说】诋毁的言语会导致他人丧失力量，佛陀严禁诋毁他人。

【原文】爾時有大威德比丘，至時著衣持鉢入城乞食；次到一家，婦人出，為敷座設美飲食，食訖以小床於前坐，白言："大德！為我說法。"比丘觀之，知此婦人須臾之間刀風當發，死墮地獄；若為說法，便於座上遠塵離垢。雖見知此，而作是念："佛制不聽為女人說法，乃至沒命不應有犯。"便答言："姊妹且安，不得有說。"語已而去。去未久，婦人果風發而死。比丘愍之，還至僧房向餘人說。諸比丘將至佛所，以是白佛。佛以是事集比丘僧，問彼比丘："汝實爾不？"答言："實爾。世尊！"佛又問比丘："汝若為說法，幾語得解。"答言："五六語。"於是佛讚少欲知足、讚戒、讚持戒已，告諸比丘："從今聽諸比丘，為女人說法至五六語。從今是戒應如是說：

'若比丘,為女人說法,過五六語,波逸提。'"(《大正藏》卷二十二第38页)

【评说】 经文中记载了一种名为刀风的疾病,其发病急促可致人死亡。

【原文】 佛從拘薩羅國與五百比丘俱,向阿荼脾邑。時彼比丘聞佛當來,作是念:"此諸居士不信樂佛法,無大講堂,佛與大眾當於何住?"即集共議,便自斫伐草木,而營理之。時諸居士譏呵言:"我等白衣斫伐草木,出家之人何緣復爾?此等常說慈忍,護念眾生,而今斫伐,傷害無道。無沙門行,破沙門法!"佛既至已,到新講堂,就座而坐,問諸比丘:"此堂誰造?"答言:"我等所造。"又問:"草木誰所斫伐?"答言:"亦是我等。"佛種種呵責言:"汝愚癡人,不應作此!草木之中,人生命想。汝作此事,使人懷惡!"呵已,告諸比丘:"今為諸比丘結戒,從今是戒應如是說:

'若比丘,殺生草木,波逸提。'"

時諸比丘使守園人、若沙彌,斫伐草木。諸長老比丘問言:"佛豈不制殺生草木耶?"答言:"我等使人為之,不違佛制。"諸長老比丘言:"自殺、使人殺,有何等異?"以是白佛。佛以是事集比丘僧,問諸比丘:"汝等實爾不?"答言:"實爾。世尊!"佛種種呵責已,告諸比丘:"從今是戒應如是說:

'若比丘,自殺生草木,若使人殺,波逸提。'"(《大正藏》卷二十二第41页)

【评说】 比丘自己或指使他人砍伐森林是犯戒的行为。可见佛陀非常注重环境保护。

【原文】 有病比丘在房,欲出庭中,不能起居,語諸比丘:"善哉,長老!牽我出房。"諸比丘言:"佛不聽我牽比丘出房。"復有比丘,浴室中浴,熱悶倒地。諸比丘不敢牽出,氣絕而死,并以白佛。佛以是事集比丘僧,告諸比丘:"若病人須牽出房,牽出犯波逸提者,無有是處。從今是戒應如是說:

"若比丘,瞋不喜,於僧房中自牽比丘出,若使人牽,作是語:'出去,滅去!莫此中住!'波逸提。"(《大正藏》卷二十二第43页)

【评说】 比丘在浴室中洗浴晕倒未得到及时救助而死亡。

【原文】 佛在拘舍彌國。爾時闡陀作大房舍,用有虫水澆於埿草,亦使人澆。優陀夷用有虫水飲食、澆浴。諸居士見闡陀用有虫水,澆於泥草;從優陀夷索飲,以虫水與之。居士語言:"此水有虫。"答言:"但飲水,勿飲虫!"諸居士言:"大德!既飲水,如何不飲虫?"便不復答。諸居士譏呵言:"此等沙門常說慈愍護念眾生,而今以虫水澆埿、飲食、澆浴,無憐愍心!無沙門行,破沙門法!"諸長老比丘聞,種種呵責,以是事白佛。佛以是事集比丘僧,問闡陀、優陀夷:"汝等實爾不?"答言:"實爾。世尊!"佛種種呵責已,告諸比丘:"今為諸比丘結戒,從今是戒應如是說:

'若比丘,知水有虫,若取澆埿,若飲食諸用,波逸提。'"

有虫水者:囊漉所得,肉眼所見。若澆埿、若飲食,虫虫波逸提。

若有虫,虫想、有虫疑,皆波逸提;無虫,虫想、無虫疑,皆突吉羅。

用虫水,有內外用。內用者:飲食之屬;外用者:澆埿、洗浴、浣濯之屬。

比丘尼亦如是。式叉摩那、沙彌、沙彌尼,突吉羅。

若諦視不見,囊漉不得,不犯(二十竟)。(《大正藏》卷二十二第44-45页)

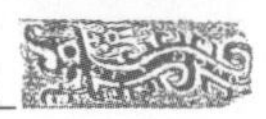

【评说】不可饮用杂有小虫的水，虽反映了佛陀严禁杀生的立场，但也可看作是注意饮水卫生的举措。

【原文】佛種種呵責已，告諸比丘："比丘成就十法，僧應差教誡比丘尼。何等為十？一者、戒成就、威儀成就、恒畏小罪；二者、多聞，諦能了達，知佛所說初中後善，善義、善味，具足清白，梵行之相；三者、善能誦解二部戒律；四者、善能言說，暢理分明；五者、族姓出家，諸根殊特；六者、於佛法中，未曾穢濁；七者、舉止安詳，身無傾邪，被服法衣淨潔齊整；八者、為比丘尼眾之所敬重；九者、能隨順說法，示教利喜；十者、滿二十歲，若過二十。有五法不應差，若已差應捨：一者、所誦經戒而悉忘失；二者、諸根不具；三者、多欲；四者、現為惡相；五者、教比丘尼親近惡人。今為諸比丘結戒，從今是戒應如是說：

'若比丘，僧不差，教誡比丘尼，波逸提。'"(《大正藏》卷二十二第45页)

【评说】"被服法衣净洁齐整"，佛陀规定弟子虽衣饰简陋但要保持清洁整齐。

卷 第 七

【原文】時諸比丘有親里比丘尼衣服、臥具，悉皆麁弊，疾病醫藥亦不能得。諸比丘作是念："若世尊聽我與親里比丘尼衣物者，當無此苦。"以是白佛。佛以是事集比丘僧，告諸比丘："今聽諸比丘與親里比丘尼衣物。從今是戒應如是說：

'若比丘，與非親里比丘尼衣，波逸提。'"(《大正藏》卷二十二第47页)

【评说】衣、食、住、医药是出家人修行的必备物资。

【原文】有一比丘尼在阿夷羅河邊，待舡欲渡。後有一比丘來，比丘尼語言："大德！此間險難，可共俱渡。"比丘答言："佛制不聽我等與比丘尼共載一舡。"舡師復言："但俱上舡，各在一頭。"比丘不聽。比丘尼言："若不得者，大德先渡。"比丘即在前渡，舡未到岸，比丘尼被剝赤肉。舡師見之，便譏呵言："汝等同共出家，不能相護，況於餘人！無沙門行，破沙門法！"

彼比丘還到僧坊，向諸比丘說。諸比丘將到佛所，以是白佛。佛以是事集比丘僧，問彼比丘："汝實爾不？"答言："實爾。世尊！"佛種種呵責："汝愚癡人！云何捨比丘尼，使賊剝脫？"呵已告諸比丘："從今是戒應如是說：

'若比丘，與比丘尼先期共舡行，若上水、若下水，除直渡，波逸提。'"餘如共道行中說(二十九竟)。(《大正藏》卷二十二第48页)

【评说】佛陀时代已有掠人财物不分男女的恶人。

【原文】爾時畢陵伽婆蹉等八十比丘，皆得重病，不能頓食，以是白佛。佛以是事集比丘僧，告諸比丘："今聽病比丘數數食。從今是戒應如是說：'若比丘，數數食，除因緣，波逸提。因緣者：病時，是名因緣。'"(《大正藏》卷二十二第50页)

【评说】比丘因为疾病的缘故可以多次进食。

【原文】時舍利弗得風病，到一食處，食一食已，便欲餘行。諸比丘言："長老疾患，不須餘行。我等當以食分相供養。"答言："世尊不聽一宿處，過一食。"有諸居士聞舍利弗疾患，亦共請住，答亦如初。於是舍利弗牽病而去，諸比丘作是念：“若世尊聽病比丘於一食處，過一食者，便無此苦。”以是白佛。佛以是事集比丘僧，告諸比丘：“今聽諸病比丘於一食處，過一食。從今是戒應如是說：

‘若比丘，無病，施一食處，過一食，波逸提。’”（《大正藏》卷二十二第51页）

【评说】佛陀规定弟子在同一处地方乞食不能超过一次，患病者除外，可见佛陀主张要主动照料患病者。

【原文】爾時王舍城眾僧食竟，有比丘於外得食持還，諸比丘不知云何？以是白佛。佛言：“可以此食與病比丘。”即便與之。病比丘言：“此食增病，我等不須。”以是白佛，佛言：“聽諸比丘於病比丘人邊，作殘食法食。”（《大正藏》卷二十二第52页）

【评说】“此食增病”，佛陀时代已认识到某种食物不利于疾病的治疗。

【原文】有比丘，晨朝請諸比丘作小食，與時飲、佉陀尼食、賒陀尼食。諸比丘謂已是足食，不敢復食，以是白佛。佛言：“此不名為足食。有五種食，名為足食：飯、乾飯餅、麨、魚、肉。於此五食，一一食中有五事，名為足食：一者、有食；二者、授與；三者、受噉；四者、不復受益；五者、身離本處。若離本處已，更得時食、飯、餅，不作殘食法食，口口波逸提。”（《大正藏》卷二十二第52页）

【评说】饭、干饭饼、麨、鱼、肉是佛陀时代的主要食物。

【原文】爾時大迦葉著糞掃衣，於街巷處處，拾棄食而食。諸居士見，譏呵言：“此沙門正似狗，趣得食食，不淨可惡！云何令彼入我等家？”諸長老比丘聞二事已，以是白佛。佛以是事集比丘僧，先問諸比丘：“汝等實不受食食不？”答言：“實爾。世尊！”佛種種呵責已，又語迦葉：“汝雖少欲，而為人惡賤，不應食棄去食。若食，突吉羅。”告諸比丘：“今為諸比丘結戒，從今是戒應如是說：

‘若比丘，不受食著口中，波逸提。’”（《大正藏》卷二十二第53页）

【评说】佛陀注意饮食卫生，严禁弟子食用别人舍弃的食物。

【原文】時諸比丘不受楊枝及水，便不敢嚼及漱口，口臭眼闇；共人語時，人聞其氣，問言：“大德！口何以臭？”諸比丘甚羞恥，便乞受楊枝及水。諸人言：“汝自嬾取，誰為汝惜楊枝及水？”諸比丘以是白佛。佛以是事集比丘僧，告諸比丘：“今聽不受楊枝及水。從今是戒應如是說：

‘若比丘，不受食，著口中，除嘗食、楊枝及水，波逸提。’”（《大正藏》卷二十二第53页）

【评说】佛陀时代已认识到不用杨枝和水清洁口腔，口腔会有异味。

【原文】爾時舍利弗得風病，目連往問：“汝在家時，曾有此病不？”答云：“有！”“何方治差？”答言：“食藕！”於是目連到阿耨達池取藕與之。舍利弗問：“何處得此？”答言：“阿耨達池。”又問：“從誰受？”答言：“從龍。”便不敢食。以是白佛，佛言：“聽從龍受食。”（《大正藏》卷二十二第53页）

【评说】佛陀时代采用藕治疗风病。

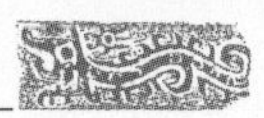

【原文】有醎水，比丘不受不敢飲之。以是白佛。佛言："若不著鹽，性醎，聽不受飲。"(《大正藏》卷二十二第53页)

【评说】佛陀注重饮水卫生，规定不可饮用原因不明的咸水。

卷 第 八

【原文】爾時有比丘服吐下藥，不及時食，腹中空悶。諸比丘不知云何？以是白佛。佛言："以酥塗身。"猶故不差，佛言："以麨塗身。"猶故不差，佛言："酥和麨塗身。"猶故不差，佛言："以煖湯澡洗。"猶故不差，佛言："與煖湯飲。"猶故不差，佛言："以盆盛肥肉汁，坐著中。以如此等足以至曉，一切不得過時食。"

非時者：從正中以後，至明相未出，名為非時。(《大正藏》卷二十二第54页)

【评说】服用吐下药后，没有及时进食导致饥饿难忍。

【原文】"若比丘，食殘宿食，波逸提。"

殘宿食者：已受之食，留之經宿，名為殘宿食。若食此食，口口波夜提。(《大正藏》卷二十二第54页)

【评说】佛陀严禁食用隔夜的食物。

【原文】佛在王舍城。爾時有諸白衣來詣僧坊，問諸比丘："僧有幾人?"諸比丘言："僧有若干人。"諸白衣言："我等明日盡請眾僧，願臨薄食。"六群比丘語言："汝若與我乳、酪、酥、油、魚、肉者，當受汝請。"諸人答言："當須假貸、市買辦之。"(《大正藏》卷二十二第55页)

【评说】乳、酪、酥、油、鱼、肉是佛陀时代的主要食物。

【原文】有諸病比丘，醫教食美食，諸比丘言："佛不聽我索，云何可得?"作是念："佛聽我索此食者，病乃得差。"以是白佛。佛以是事集比丘僧，告諸比丘："今聽病苾芻索美食。從今是戒應如是說：

'若諸家中有如是美食：乳、酪、酥、油、魚、肉。若苾芻，無病為己索，得食者，波逸提。'"(《大正藏》卷二十二55页)

【评说】为了促进疾病的康复，佛陀允许弟子食用营养价值高的食物。

【原文】佛在舍衛城。爾時邊境有事，波斯匿王嚴四種兵，欲往討伐。六群比丘共相語言："我聞灌頂王征伐之時，軍儀嚴飾。我等未見，可共往觀。"便往路側。前鋒軍見，皆悉瞋言："今日云何見不吉人？我等在家厭見此等，於今軍行復不得免！若王不敬信，當斷其頭!"時王遙見六群比丘，亦復不憙，即遣人問："諸大德！何以在此?"答言："我等聞灌頂王出軍之時，軍容嚴飾，未曾所見，故來看耳!"王作是念："誰能以此白佛?"復作是念："若白、不白，佛自當知!"即以石蜜、乾薑，寄六群比丘言："大德！為我持此奉上世尊，致敬無量!"軍盡之後，各還所住，以王所寄奉上於佛，白佛言："王致敬無量!"佛問六群："汝何由見王?"具以事答。佛以是事集比丘僧，種種呵責六群比丘言："汝等愚癡，所作非法！軍發行時，以見沙門為不吉；此必眾軍瞋嫌，王恨汝故，持物與我。"呵已，告諸比丘："今為諸比丘結戒，從今是戒應如是說：

‘若比丘，觀軍發行，波逸提。’”（《大正藏》卷二十二第 56 页）

【评说】佛陀时代已食用干姜。

【原文】佛在舍衛城。爾時十七群比丘至六群比丘住處，共相擊攊。有一比丘眾共擊攊，不勝笑故，氣絕而死。十七群比丘為之悲哭。諸長老比丘問：“何以悲哭？”答言：“有一比丘戲笑命終，是以悲哭。”又問：“何由致此？”答言：“我等共擊攊，笑不自勝，遂便氣絕。”諸比丘種種呵責，以是白佛。佛以是事集比丘僧，問十七群比丘：“汝等實爾不？”答言：“實爾。世尊！”佛種種呵責已，告諸比丘：“今為諸比丘結戒，從今是戒應如是說：

‘若比丘，擊攊比丘，波逸提。

比丘擊攊沙彌，乃至畜生，突吉羅。’”（《大正藏》卷二十二第 59 页）

【评说】经文记载的是关于嬉笑中用力过甚致人死亡的案例。

【原文】佛在拘舍彌國。爾時世尊未制比丘飲酒，有諸比丘於酒肆中、或白衣家飲酒大醉，或墮坑塹，或突壁物，或破衣鉢傷壞身體。諸白衣見，譏呵言：“我等白衣尚有不飲酒者，沙門釋子捨累求道，而皆洪醉過於俗人，空著壞色割截之衣！無沙門行，破沙門法！”

爾時世尊從拘舍彌國往跋陀越邑。時彼編髮梵志住處有一毒龍，常雨大雹，壞諸田苗。彼諸居民常作是念：“沙門、婆羅門中誰有威德，能降此龍者！”聞佛與千二百五十弟子俱來此邑，莫不歡喜，皆出奉迎，頭面禮足，白佛言：“世尊！此邑常有一惡毒龍破壞田苗。我恒願得大威德人，而降伏之！”時沙竭陀在佛後扇佛，佛即顧問：“汝聽此諸居士所說不？”答言：“聽！”第二、第三問答亦如是。沙竭陀作是念：“世尊反覆三問，已為勑我降此惡龍。”即前禮佛足，右遶而去，向彼龍所，作是念：“我今當降此龍，令不壞形，而使其身微細如構。”即入其室却坐一面，龍身便出烟，沙竭陀身亦出烟；龍舉身火然，沙竭陀亦舉身火然；龍火出五色，沙竭陀火亦出五色；於是化龍身令如構，內著鉢中，持至佛所，白佛言：“此惡毒龍今已降伏，當著何處？”佛言：“可著世界中間。”沙竭陀受教，如人屈申臂頃，持著世界中間，須臾便還。於是世尊從跋陀越邑欲還拘舍彌。

時跋陀越邑諸居士聞沙竭陀降伏惡龍，皆大歡喜，問諸比丘：“誰是沙竭陀？”時沙竭陀在佛後，諸比丘言：“佛後者是！”諸居士即前禮足，白言：“願受我請！”默然受之。諸居士言：“大德！須何等食？”答言：“我白衣時，性好酒肉。”居士歡喜即為辦之。沙竭陀往到其家，食肉飲酒，極飽滿已，還拘舍彌，於僧坊外，醉臥吐洩，衣鉢縱橫。於時世尊天眼遙見，告阿難：“共汝僧坊外看。”受教從佛出外見之，佛與阿難舁還著井邊，佛自汲水使阿難洗，著衣臥繩床上，令頭向佛，須臾轉側，申脚踏佛。佛以是事集比丘僧，問諸比丘：“沙竭陀先敬佛不？”答言：“敬！”又問：“今能敬不？”答言：“不能！”又問：“應飲是酒，失本性不？”答言：“不應！”又問：“沙竭陀先能伏惡龍，今能降蝦蟆不？”答言：“不能！”諸比丘復以前事具白世尊。佛以彼此因緣，種種呵責諸比丘已，告諸比丘：“今為諸比丘結戒，從今是戒應如是說：

‘若比丘，飲酒，波逸提。’”（《大正藏》卷二十二第 59-60 页）

【评说】饮酒醉后神志不清会跌仆受伤，所以佛陀严禁弟子饮酒。

【原文】時沙竭陀，佛制戒已，不敢復飲；以先習故，氣絕欲死，飲食不消，不知云何？以是白佛。佛言：“令嗅酒器！”嗅酒器不差，佛言：“以酒著餅中，若羹粥中令噉。”噉不差，佛言：

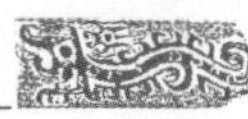

"聽以酒與之。"沙竭陀得已便差,即以白佛,佛言:"已差,應漸漸斷之;乃至嗅酒器,不復惡者,不得復嗅。"(《大正藏》卷二十二第60页)

【评说】本段经文详细记载酒精依赖者戒断的过程。

【原文】有諸白衣送物為僧作房,久久來視,見房不成,問作房比丘:"何不為我速成此福?"答言:"佛不聽我等自掘地、使人掘,云何得成?"以是白佛。佛以是事集比丘僧,告諸比丘:"若須土,應語淨人言:知是,看是。我須是,與我是。從今是戒應如是說:

'若比丘,自掘地;若使人掘,言:掘是! 波逸提。'"

比丘尼亦如是。式叉摩那、沙彌、沙彌尼,無事掘地,突吉羅。

若取燥土,不犯(五十九竟)。(《大正藏》卷二十二第60页)

【评说】佛陀严禁随意挖土,已意识到水土保护的重要性。

【原文】爾時釋摩男不在,未有受其施者,問左右人言:"竟誰受我施?"答言:"未有受者!"又問:"佛及僧未受何等施?"答言:"唯未受藥!"便請佛及僧,施夏坐藥,或自送,或使人送。又到六群比丘所言:"大德! 須藥恣意來取。"六群比丘作是念:"今王請佛及僧,安居四月給藥,或使人送,乃至自送;而令我等自往取之,觀王此心是輕我等! 我等當伺其五親會時,從索最難得藥,彼必不辦,使其羞恥!"復作是念:"此王福德,或能無藥不有,先當訪索人所無者,然後從乞。"即訪索之,唯無一種,於是伺王五親會時,便從其乞。王即令人國中遍覓,悉不能得。王語六群比丘:"諸處求索,絕不可得。"六群比丘便語王言:"王自請佛及僧四月給藥,而今不能與我一種!"王言:"大德! 非不欲與,亦非無物,但訪索此藥,絕不可得! 又四月已過,何為相苦?"六群比丘便於眾前,折辱王言:"先請我等隨所求藥,而今不能得此一種。"餘比丘聞,問六群比丘:"汝說何等?"六群比丘以實而答,諸比丘種種呵責,以是白佛。佛以是事集比丘僧,問六群比丘:"汝等實爾不?"答言:"實爾。世尊!"佛種種呵責已,告諸比丘:"今為諸比丘結戒,從今是戒應如是說:

'若苾芻,受四月自恣請,若過是受,波逸提。'"(《大正藏》卷二十二第61页)

【评说】古印度四月至八月为雨季,此时比丘结夏安居,由于季节原因需要多种药物应对出现的健康问题。

"非不欲与,亦非无物,但访索此药,绝不可得!"记载了一种当时稀缺的药物,具体不详。

【原文】爾時諸比丘得秋時病,釋摩男入房見之,問言:"大德! 所患何等?"答言:"我得秋病!"即請諸比丘言:"可從我取藥!"諸比丘言:"王先請四月,於今已過,佛不聽我過此受藥。"王即更請一月。諸比丘言:"佛未聽我更受請。"不知云何? 以是白佛。佛以是事集比丘僧,告諸比丘:"今聽諸比丘更受一月請,從今是戒應如是說:

'若比丘,受四月自恣請;過是受,除更請,波逸提。'"

又諸居士來僧房看,見諸比丘得秋病,問言:"須何等藥? 我當送之。"諸比丘言:"佛未聽我等受自送藥。"不知云何? 以是白佛。佛以是事集比丘僧,告諸比丘:"今聽諸比丘受自送請,從今是戒應如是說:

'若比丘,受四月自恣請;過是受,除更請、自送請,波逸提。'"(《大正藏》卷二十二第61-62页)

【评说】“秋时病”，佛陀时代已认识到不同的季节各有好发的疾病。

【原文】彼守僧藥比丘，應以新器盛呵梨勒、阿摩勒、鞞醯勒、畢跋羅、乾薑、苷蔗糖、石蜜；若器不漏，應盛酥油蜜，應持皮結口，題上作藥名。若病比丘須者，應歡喜與。若病者，自知須此藥，應自取服；若不知，應問醫；若無醫，應問和尚、阿闍梨：“我如是如是病，應服何藥？”若和尚、阿闍梨不知，應取藥再三服，不差復應取餘藥服。

比丘尼亦如是。式叉摩那、沙彌、沙彌尼，突吉羅（六十二竟）。（《大正藏》卷二十二第62页）

【评说】佛陀时代呵梨勒、阿摩勒、鞞醯勒、毕跋罗、干姜、苷蔗糖、石蜜均归属于药物。

卷 第 九

【原文】爾時阿難常受王供養，晨朝著衣持鉢入於後宮。時王與末利夫人同寢未起，夫人見阿難來，即便狼狽被衣下床，所被之衣極細而滑，不覺墮落，慚羞蹲地。王便譏呵言：“我王事鞅掌，昏夜寢息，起不得早。如何比丘晨朝逕來？”阿難慚恥即還佛所，具以諸苾芻入宮及己事白佛。佛以是事集比丘僧，問諸比丘：“汝等實爾不？”答言：“實爾。世尊！”佛復自說阿難事，種種呵責，告諸比丘：“入王後宮有十過失：一者、若王醉時近餘宮女，醉醒便忘；彼忽有娠，必疑比丘。二者、宮女見比丘，或有戲笑，疑有情故。三者、若王有密謀，外人得知，便當疑是比丘所傳。四者、若王宮內亡失寶物，便當疑是比丘所取。五者、若奪一臣位，外人必言：‘由比丘故！’六者、若有遭罪，外人必疑，比丘所為。七者、若有未應得官，而王與之；亦復疑是比丘之力。八者、若王好出遊觀，勞費事多，亦復疑嫌比丘使然。九者、宮內多諸美色，珍玩服飾，比丘見之必生染著，犯戒反俗。十者、若王子中有反逆者，必復疑是比丘所教。”呵責已，告諸比丘：“今為諸比丘結戒，從今是戒應如是說：

‘若比丘，入王宮過門限，波逸提。’”（《大正藏》卷二十二第63页）

【评说】因比丘出入王宫易引起影响修行的不必要的事端和猜疑，故佛陀禁止出家人进出王宫。此规定对今人颇有启示，减少出入某些场所可以减少矛盾和冲突。

【原文】時六群比丘共十七群比丘大聚薪草，露地然火，在邊坐炙。時有一蛇從木孔出，諸比丘見，以物擲之，蛇即還入，得熱復出；諸比丘復更擲之，蛇復還入，須臾頃復出，擲一比丘齧之即死。諸比丘圍繞啼泣，諸長老比丘問：“汝等何故啼泣？”答言：“此比丘為蛇齧命過。”具說上事。諸長老比丘種種呵責：“汝等云何見蛇再三出，猶故不避，致令嚙死？”以是白佛。佛以是事集比丘僧，問六群諸比丘：“汝等實爾不？”答言：“實爾。世尊！”佛種種呵責已，告諸比丘：“今為諸比丘結戒，從今是戒應如是說：

‘若比丘，然火，波逸提。’”（《大正藏》卷二十二第64页）

【评说】佛陀强调注意保护自己，要求比丘遇见危险的事物、环境应主动避开。

【原文】有諸病比丘問醫，醫言：“應服如是藥，然火，洗浴。”病比丘言：“佛不聽我自然火，及使人然。願更教我服於餘藥！”醫言：“大德！正應服此藥，然火，洗浴。”諸比丘作是念：“佛若聽我自然火，若使人然，病乃得差。”以是白佛。佛以是事集比丘僧，告諸比丘：“今聽病

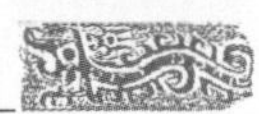

比丘然火,若使人然,從今是戒應如是說:

‘若比丘,無病,若自然火,若使人然,波逸提。’”(《大正藏》卷二十二第 64 页)

【评说】佛陀时代已有服药后热水洗浴的治疗方法。

【原文】佛在王舍城。爾時諸比丘日再三浴,多用澡豆,諸居士見,譏呵言:“此諸比丘數數浴,所用澡豆如王大臣!其本出家欲求解脱,不念誦經、惡露等觀,而反日夜修飾身體!無沙門行,破沙門法!”

時有相師,語瓶沙王言:“尋當有一不吉星出,王應在某泉水中浴,以穰其災。若不爾者,或致失國,或憂身命!”王便勅左右,料理彼泉。即受教往,見諸比丘滿中洗浴,還以白王。王言:“待比丘浴竟!”如是晝夜各三遣參,一去一來都無空缺。婆羅門復語王言:“此星垂出,若出後浴,便無所益!”王聞此語,即便嚴駕出,到泉水所,於下流浴。諸臣以此譏呵:“沙門釋子不知時宜!不勤、不念觀身惡露。但志修飾,洗浴身體!無沙門行,破沙門法!”諸長老比丘聞,種種呵責,以是白佛。佛以是事集比丘僧,問諸比丘:“汝等實爾不?”答言:“實爾。世尊!”佛種種呵責已,告諸比丘:“今為諸比丘結戒,從今是戒應如是說:

‘若比丘,半月内浴,波逸提。’”

有諸病比丘,醫言洗浴乃差。諸比丘言:“佛不聽我等數浴,願思餘方!”醫言:“唯有洗浴,更無餘法。”諸比丘作是念:“佛聽病時數浴者,我病便差。”

復有諸比丘種種作,埿土污身,衣被垢穢,以此益疲,作是念:“佛聽作時數浴者,疲極必差,衣被淨潔。”

復有諸比丘在路行疲極,欲洗浴而不敢,作是念:“佛聽行路時,數洗浴者,疲極得差。”

復有諸比丘風雨塵坌,埿污衣服,作是念:“佛聽風雨塵坌埿污時,數洗浴者,可得不為塵、埿所污。”

春餘一月半,夏初一月,諸比丘熱悶汗出,作是念:“佛聽熱時數洗浴者,可無此患。”各以白佛,佛以是事集比丘僧,告諸比丘:“今聽諸比丘病時、作時、行路時、風雨時、熱時數洗浴,無犯。從今是戒應如是說:

‘若比丘,半月内浴,除因緣,波逸提。因緣者:病時、作時、行路時、風雨時、熱時,是名因緣。’”

病時者:疾病須浴。

作時者:斷理種種事,乃至掃房内地。

行路時者:一由旬、二由旬,乃至行半由旬。

風雨時者:為風雨塵埿之所污埿。

熱時者:熱悶汗出。

比丘尼亦如是。式叉摩那、沙彌、沙彌尼,突吉羅。

若洗浴師及病人,身體已濕,因浴,不犯(七十竟)。(《大正藏》卷二十二第 65-66 页)

【评说】古印度因为季节原因需每天多次洗浴,佛陀为了减少弟子对躯体清洁的执著,规定每十五天洗浴一次,但患病、劳作后、天气过分炎热情况下可随时洗浴,其目的是保持身体的健康,这样有益于修行。

【原文】有比丘食噎,倩比丘搥背,諸比丘不敢,便死。以是白佛,佛以是事集比丘僧,告

諸比丘:“若比丘,不以瞋心打比丘,犯波逸提,無有是處。從今是戒應如是說:

‘若比丘,瞋故打比丘,波逸提。’”(《大正藏》卷二十二第66页)

【评说】经文是关于因食噎死的记载。

【原文】佛在舍衛城。爾時達摩比丘作是念:“跋難陀先奪我衣,佛由是呵責我,為諸比丘結戒。我今當於僧中,說其犯僧伽婆尸沙。”念已,即往上座比丘所,語言:“跋難陀與女人身相觸、麁惡語、讚歎自供養身。”諸比丘問:“汝云何知?”答言:“我共行,見作此事。”諸長老比丘呵責言:“汝云何不瞋時覆藏? 瞋便發露?”呵已,以事白佛。佛以是事集比丘僧,問達摩:“汝實爾不?”答言:“實爾。世尊!”佛種種呵責已,告諸比丘:“今為諸比丘結戒,從今是戒應如是說:

‘若比丘,覆藏比丘麁罪,波逸提。’”(《大正藏》卷二十二第67页)

【评说】佛陀强调不应为他人掩饰错误。

【原文】佛在舍衛城。爾時跋難陀作是念:“達摩比丘許我共行,乃至復出我罪亦如上說。我以無根僧伽婆尸沙謗之,不能有損。我今當復以餘事治之!”便至其所,語言:“汝是我弟子! 我是汝師! 汝先犯我,我亦犯汝。今共和解,勿復相嫌,便可如先共至諸家,食多美食。”彼即和解隨從而行。跋難陀輒將至無食處,有來請者,便眴眼、手語、作相令去;籌量還寺,不復及中,便發遣之,語言:“此今無食,汝可還寺!”彼既去已,至所請家食多美食。達摩還寺遂不及中,跋難陀食後還歸,問達摩言:“汝及食不?”答言:“不及!”復詐慰喻言:“汝今雖失一食,明當令汝得極美者!”明日所往,亦復如上。如是至三,語達摩言:“我比將汝所詣,皆是得美食處,而不得之。恐是汝先人所責,天神所忿,或復是汝罪業所致,勿怨於我! 汝可速歸及中至寺!”達摩馳還,復不及中,積日飢羸,不能復起。跋難陀食後,還至所住,復問:“汝及食不?”答言:“不及!”便語言:“汝欺誑師,應如是治! 汝後若復作,當使劇是!”達摩於是始覺師詐,大喚瞋言:“云何比丘作是欺誑,使我三日絕食殆死?”諸長老比丘問:“汝何故大喚?”答言:“跋難陀三日惱我,使我絕食!”諸長老比丘種種呵責,以是白佛。佛以是事集比丘僧,問跋難陀:“汝實爾不?”答言:“實爾。世尊!”佛種種呵責已,告諸比丘:“今為諸比丘結戒,從今是戒應如是說:

‘若比丘,語比丘,共到諸家,與汝多美飲食。而不與,發遣令還,波逸提。’”(《大正藏》卷二十二第67页)

【评说】佛陀时代已认识到绝食三日会导致身体虚弱。

【原文】佛在王舍城。爾時去城不遠有一神樹,眾人奉事,至節會時七日乃止,四種兜羅貯薦棄之而去。諸比丘於後收取,以貯繩床、木床及作枕褥。諸白衣見,譏呵言:“此物臭穢,好生諸虫,云何比丘坐臥其上? 無沙門行,破沙門法!”諸長老比丘聞,種種呵責,以是白佛。佛以是事集比丘僧,問諸比丘:“汝等實爾不?”答言:“實爾。世尊!”佛種種呵責已,告諸比丘:“今為諸比丘結戒,從今是戒應如是說:

‘若比丘,以兜羅貯坐臥具,波逸提。’”

兜羅者:柳華、白楊華、蒲梨華、睒婆華。

若發心及方便欲貯,皆突吉羅;作成,波逸提。

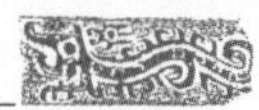

若不壞，若坐，坐坐波逸提；若臥，臥臥波逸提。

若他與，受，波逸提。

要先棄，然後得悔過；若不爾，罪益深。

比丘尼亦如是。式叉摩那、沙彌、沙彌尼，突吉羅（八十四竟）。（《大正藏》卷二十二第70页）

【评说】记载了佛陀时代常见的四种花：柳花、白杨花、蒲梨花、睒婆花。

【原文】時有牙角師，信樂佛法，常供給諸比丘，或自出牙角為作，或索牙角而為作之，以是致弊；餘人不得復有所作。家人自相謂言："若常為沙門作奴，我等便應各分生活！"隣人語言："汝信敬沙門方當窮困！"諸長老比丘聞種種呵責，以是白佛。佛以是事集比丘僧，問諸比丘："汝等實爾不？"答言："實爾。世尊！"佛種種呵責已，告諸比丘："今為諸比丘結戒，從今是戒應如是說：

'若比丘，用骨牙角作針筒，波逸提。'"

若比丘，發心及方便欲作，突吉羅；成已，波逸提。亦應先壞，然後悔過。

作灌鼻筒，不犯。餘如床中說（八十六竟）。（《大正藏》卷二十二第70页）

【评说】用动物牙齿和角制作灌鼻的工具，因为是用于医疗故不犯戒。

【原文】佛在舍衛城。爾時毘羅荼比丘體生癰瘡，膿血流溢；衣服著瘡，脫時剝痛。佛行房見，問彼比丘："汝病小差，苦可忍不？"答言："病不差，苦不可忍！衣服著瘡，脫輒剝痛。"佛以是事集比丘僧，告諸比丘："今聽諸比丘，護身、護衣、護僧坐褥故，畜覆瘡衣，用細滑物作。"諸比丘作是念："佛聽我等作覆瘡衣。"便大作，通裹頭足，曳地污垽。諸居士見，種種譏訶，如尼師檀中說。諸長老比丘聞，種種呵責，以是白佛。佛以是事集比丘僧，問諸比丘："汝等實爾不？"答言："實爾。世尊！"佛種種呵責已，告諸苾芻："今為諸比丘結戒，從今是戒應如是說：

'若比丘，作覆瘡衣，應如量作：長四修伽陀磔手，廣二磔手。若過，波逸提。'"

覆瘡衣，病瘡時著；瘡差，應淨施。餘如坐具中說（八十八竟）。（《大正藏》卷二十二第71页）

【评说】患痈疾病时，为了减少粘连导致的疼痛，佛陀允许弟子采用细滑材料制作贴身衣服。

卷 第 十

【原文】佛在王舍城。爾時諸比丘著下衣，或太高、或太下、或參差、或如多羅葉、或如象鼻、或如圓椋、或細襵。居士見，譏呵言："此諸沙門著下衣，或似婦人、或似伎兒，以此為好，無有風法！尚不知著衣，何況於理！"諸長老比丘聞，種種呵責，以是白佛。佛以是事集比丘僧，問諸比丘："汝等實爾不？"答言："實爾。世尊！"佛種種呵責已，告諸比丘："今為諸比丘結應學法，從今是戒應如是說：

'不高、不下、不參差、不如多羅葉、不如象鼻、不如圓椋、不細襵著下衣，應當學。'"

高著者：半脛已上。

下著者:從踝已下。

参差著者:四角不齊。

如多羅葉著者:前高後下。

如象鼻者:垂上一角。

如圓棕者:撮上令圓,以攝腹前。

細襵者:繞腰作細襵。

若不解、不問,而作此著,突吉羅;若解,不慎,作此著,突吉羅;若解,輕戒、輕人,作此著,波逸提。

比丘尼亦如是。式叉摩那、沙彌、沙彌尼,突吉羅。

若病時、泥雨時,不犯。(《大正藏》卷二十二第 73-74 页)

【评说】佛陀规定了衣装的基本要求。

【原文】復有五百比丘於一居士家食,諸白衣中,有言:"比丘食都不棄飯。"有言棄者,二人遂共賭之。諸比丘今日偶不棄飯,後時見於餘處食棄飯,譏呵如上。諸比丘聞,種種呵責,以是白佛。佛以是事集比丘僧,問諸比丘:"汝等實爾不?"答言:"實爾。世尊!"佛種種呵責已,告諸比丘:"今為諸比丘結應學法,從今是戒應如是說:

'不棄飯食,應當學。'"(《大正藏》卷二十二第 75 页)

【评说】佛陀规定不可浪费粮食。

【原文】後時諸白衣行飯,比丘以左手受,白衣不與,作是言:"不告諸比丘。"以是白佛,佛以是事集比丘僧,告諸比丘:"應淨洗手捉飯器。今為諸比丘結應學法,從今是戒應如是說:

'不以食手捉淨飯器,應當學。'"

食手者:食污其手及肥膩。

佛在王舍城。爾時諸比丘吸食食,復有諸比丘嚼食作聲。諸居士見,譏呵言:"此諸比丘食如狗嗒水。"

復有婆羅門請諸比丘與粥,諸比丘歠粥作聲,有一比丘言:"今諸比丘食如寒戰時!"作是語已,心生疑悔:"我今毀呰僧。"不知云何?以是白佛。佛以是事集比丘僧,問彼比丘:"汝以何心作是語?"答言:"有恨心、有戲心。"佛言:"恨心呵,無犯;戲心呵,犯突吉羅。"告諸比丘:"今為諸比丘結應學法,從今是戒應如是說:

'不吸食食、不嚼食作聲,應當學。'"

佛在王舍城。爾時諸比丘舐取食,諸居士見,譏呵言:"此諸比丘猶如牛食!"諸長老比丘聞,種種呵責,以是白佛。佛以是事集比丘僧,問諸比丘:"汝等實爾不?"答言:"實爾。世尊!"佛種種呵責已,告諸比丘:"今為諸比丘結應學法,從今是戒應如是說:

'不舐取食,應當學。'"(《大正藏》卷二十二第 75 页)

【评说】佛陀规定饮食时的卫生要求:洗手后取食,咀嚼时声音不可过响。

【原文】佛在王舍城。爾時諸比丘滿手食,食棄落墮地;復有諸比丘大張口食;復有諸比丘飯未至,大張口待,蠅入口,食竟多吐;復有諸比丘縮鼻食。諸居士見,皆譏呵,長老比丘

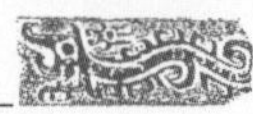

聞，種種呵責，以是白佛。佛以是事集比丘僧，問諸比丘："汝等實爾不？"答言："實爾。世尊！"佛種種呵責已，告諸比丘："今為諸比丘結應學法，從今是戒應如是說：

'不滿手食食，應當學。'

'不大張口食，應當學。'

'飯未至，不大張口待，應當學。'

'不縮鼻食，應當學。'"

諸比丘飯至口，猶不敢開，污口邊，流墮地。以是白佛，佛言："不遠不近便應開。"（《大正藏》卷二十二第75页）

【评说】佛陀时代已观察到吃了苍蝇会导致呕吐。

【原文】有諸白衣新作屋，得比丘鉢中水灑地，以為吉祥。諸比丘不敢灑，諸居士言："此諸比丘不堪人敬！"諸比丘以是白佛。佛以是事集比丘僧，告諸比丘："聽諸比丘以鉢中無食水，用灑地。今為諸比丘結應學法，從今是戒應如是說：

'不以鉢中有食水，灑白衣屋內，應當學。'"（《大正藏》卷二十二第76页）

【评说】不能用混有食物的水浇地，可见佛陀相当注重环境卫生。

【原文】佛在王舍城。爾時諸比丘立大小便，諸居士見，譏呵言："此諸比丘如驢、如馬！"諸長老比丘聞，種種呵責，以是白佛。佛以是事集比丘僧，問諸比丘："汝等實爾不？"答言："實爾。世尊！"佛種種呵責已，告諸比丘："今為諸比丘結應學法，從今是戒應如是說：

'不立大小便，應當學。'"

時諸比丘病不能蹲地，以是白佛。佛以是事集比丘僧，告諸比丘："聽諸比丘病時，立大小便。從今是戒應如是說：

'不立大小便，除病，應當學。'"（《大正藏》卷二十二第76页）

【评说】佛陀规定比丘不可站立大小便。

【原文】佛在王舍城。爾時諸比丘水中大小便，諸居士譏呵。長老比丘聞，種種呵責，以是白佛。佛以是事集比丘僧，問諸比丘："汝等實爾不？"答言："實爾，世尊！"佛種種呵責已，告諸比丘："今為諸比丘結應學法，從今是戒應如是說：

'不大小便水中，應當學。'"（《大正藏》卷二十二第76页）

【评说】佛陀规定为了保护环境不可在水中大小便。

【原文】佛在王舍城。爾時諸比丘大小便生草葉上，諸居士見，譏呵言："此諸比丘似牛羊！"諸長老比丘聞，種種呵責，以是白佛。佛以是事集比丘僧，問諸比丘："汝等實爾不？"答言："實爾。世尊！"佛種種呵責已，告諸比丘："今為諸比丘結應學法，從今是戒應如是說：

'不大小便生草葉上，除病，應當學。'"（《大正藏》卷二十二第76页）

【评说】佛陀规定为了保护环境不可在草上大小便。

卷 第 十 一

【原文】若比丘尼，若人、若似人，若自殺、若與刀藥殺、若教人殺、若教人自殺，譽死、讚死：“咄！人用惡活為？死勝生。”作是心，隨心殺；如是種種因緣，彼因是死，是比丘尼得波羅夷，不共住。（《大正藏》卷二十二第 77 页）

【评说】不可杀生，自杀或教人自杀也属杀生。

【原文】爾時毘舍佉婿，名鹿子。鹿子敬毘舍佉，猶如敬母，時人遂名為毘舍佉鹿子母。其孫名尸利跋，尸利跋常繫念於偷羅難陀比丘尼，後請比丘尼僧，偷羅難陀託病不往，共一小沙彌尼坐守僧房。時到，比丘尼僧皆詣其家，尸利跋手自下食，問言：“偷羅難陀何故不來？”詣比丘尼答言：“以其病，僧差守房，是故不來。”彼下上坐食已，便馳往問：“何所患苦？”答言：“骨節皆痛！”彼即為按摩。比丘尼言：“聽汝處處按摩，但不得行欲！”既按摩已，問言：“汝須何物？”答言：“我須乾棗。”便買與之。比丘尼以手捧棗，問言：“汝見是乾棗不？”答言：“見！”比丘尼言：“若人繫心於不可行欲處，神明乾縮亦如此也！”於是尸利跋與此比丘尼種種身相觸已，便出。諸比丘尼食還，入門遙見，咸疑已共偷羅難陀作不淨行，問言：“汝已破梵行耶？”答言：“我不破梵行，唯與男子身相觸耳！”小沙彌尼亦云：“如此！”諸比丘尼種種呵責言：“佛種種毀訾與男子身相觸，種種讚歎不觸男子身！汝今云何作此惡事？”訶已，往到佛所，以事白佛。佛以是事集二部僧，問偷羅難陀：“汝實爾不？”答言：“實爾。世尊！”佛如上種種訶責已，告諸比丘：“以十利故，今為諸比丘尼結戒，從今是戒應如是說：

‘若比丘尼，欲盛變心，受男子種種摩觸：髮際已下，膝已上，肘已後。是比丘尼得波羅夷，不共住。’”（《大正藏》卷二十二第 78 页）

【评说】佛陀时代骨节病采用按摩治疗。

卷 第 十 二

【原文】若比丘尼，病得服四種含消藥：酥、油、蜜、石蜜，一受乃至七日。若過，尼薩耆波逸提。（《大正藏》卷二十二第 83 页）

【评说】因疾病康复需要，出家人可以在七日内食用酥、油、蜜、石蜜。

【原文】爾時毘舍佉母請比丘尼僧，與遮月水衣，遣信索身量，即皆與之；唯偷羅難陀不與，更遣信索，答言：“我已離欲，無復月水，不須此衣。”毘舍佉母作衣竟，遣信白諸比丘尼：“衣已竟，願各來取！”諸比丘尼皆往就坐。時偷羅難陀月水正出，便先取衣。諸比丘尼次第取之，衣少不足，下坐一人不得。毘舍佉母問：“盡得衣不？”答言：“下坐一人不得。”問：“何以故？”答言：“偷羅難陀先言不須，不付身量。今便先取，是以不足。”毘舍佉母言：“云何先言不須，臨時便取，令他不得？”諸長老比丘尼種種訶責，乃至今為諸比丘尼結戒，亦如上說。從今是戒應如是說：

“若比丘尼，諸比丘尼語：‘汝取遮月水衣。’自言不用，臨時先取，尼薩耆波逸提。”（《大正藏》卷二十二第 84 页）

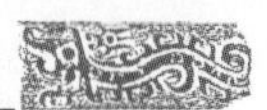

【评说】佛陀时代女子月信来潮已使用“遮月水衣”，具体不详。

【原文】器物者：資生器物。唯聽畜盛酥、油、蜜、香、藥、醬、酢各一瓶；又聽畜釜、鎗、杓，各一，及一小瓫盛米食。過是畜，尼薩耆波逸提。（《大正藏》卷二十二第85页）

【评说】药物是出家人必备的资生物资，不可或缺。

【原文】聽畜七種巃鉢：一以盛飲食、二以盛香、三以盛藥、四以盛殘食、五以除唾、六以除掃、七以除小便。（《大正藏》卷二十二第85页）

【评说】佛陀时代使用专用钵保存药物。

【原文】偷羅難陀亦以手拍女根，女根大腫，不能復行，弟子為到常供養家云：“師病，為索食！”彼即與之。其家婦女尋來問訊，言：“阿姨何所患苦？”答言：“我病！”又問：“是何等病？同是女人，何以不道？”便具以事答。於是諸女譏訶言：“此等常毀呰欲、欲想、欲熱、欲覺，而今作如此事！何不罷道，受五欲樂？無沙門行，破沙門法！”諸長老比丘尼聞，種種訶責，乃至今為諸比丘尼結戒，亦如上說。從今是戒應如是說：

“若比丘尼，以手拍女根，波逸提。”

若以手拍，拍拍波逸提；出不淨，偷羅遮。

式叉摩那、沙彌尼，突吉羅。（七十竟）

爾時諸比丘尼用胡膠作男根，內女根中生愛欲心，遂有反俗、作外道者。

復有一比丘尼作，繫著脚根，內女根中。時一式叉摩那煎油，失火燒屋，彼比丘尼惶怖忘解，著脚出外。諸救火人見，問言：“阿姨！脚邊何等？”具以實答，即便譏訶，乃至今為諸比丘尼結戒，亦如上說。從今是戒應如是說：

“若比丘尼，作男根內女根中，波逸提。”

出不淨，偷羅遮。

式叉摩那、沙彌尼，突吉羅。（《大正藏》卷二十二第86-87页）

【评说】古印度已有女子用手指、自制男子阴器状物品等满足性欲的记载。

【原文】佛既不聽洗，便臭穢不淨，熱時生蟲。波闍波提比丘尼與五百比丘尼俱至佛所，白佛言：“世尊！我等女人形體臭穢，正賴水洗，願見聽許！”佛告諸比丘：“今聽諸比丘尼以水作淨。”佛既聽已，復如前法，諸比丘尼見，種種訶責，乃至告諸比丘，亦如上說。從今是戒應如是說：

“若比丘尼，以水洗女根，應用二指齊一節；若過，波逸提。”

式叉摩那、沙彌尼，突吉羅。

若根內生瘡、若有蟲入、若草石入，用指過一節，不犯。

爾時諸比丘尼剃二處毛：腋下、隱處，生愛欲心，遂有反俗、作外道者。（《大正藏》卷二十二第87页）

【评说】佛陀时代已观察到女性不清洁阴部导致异味产生，并影响健康。

卷第十三

【原文】爾時諸比丘尼雖滿十二歲，而聾盲瘖瘂種種諸病，無所知，而畜弟子，不能教誡、不能攝取，弟子愚闇無知不能學戒。諸長老比丘尼見，種種訶責，以事白佛。佛以是事集二部僧，問諸比丘尼："汝等實爾不？"答言："實爾。世尊！"佛種種訶責言："云何比丘尼盲聾瘖瘂種種諸病，而畜弟子，不能教誡，不能攝取，使弟子愚闇無知不能學戒？"訶已，告諸比丘："今聽諸比丘尼白二羯磨畜眾。"(《大正藏》卷二十二第 90 页)

【评说】佛陀认为患聋盲音哑等疾病的人不能收为弟子，因为他们无法接受教诫。

【原文】爾時諸比丘尼度長病女人，不堪學戒，愚闇無知。諸長老比丘尼見，種種訶責，乃至今為諸比丘尼結戒，亦如上說。從今是戒應如是說：

"若比丘尼，度長病女人，波逸提。"

長病者：長患寒熱，發作有常。

發心，乃至白四羯磨竟，亦如上說。(《大正藏》卷二十二第 93 页)

【评说】经文记载了一种名为长病的疾病，其特点是寒热发作，且病程长。

【原文】爾時諸比丘尼擲糞掃及殘食於籬牆外，污泥人及非人。諸白衣見，譏訶言："云何比丘尼隔牆擲糞掃，污泥於人？此等無有法則！"諸長老比丘尼聞，種種訶責，乃至今為諸比丘尼結戒，亦如上說。從今是戒應如是說：

"若比丘尼，擲糞掃及殘食於籬牆外，若使人擲，波逸提。"

式叉摩那、沙彌尼，突吉羅。(《大正藏》卷二十二第 94 页)

【评说】为了保持环境整洁，佛陀严禁弟子乱扔垃圾杂物。

摩诃僧祇律

东晋天竺三藏佛陀跋陀罗共法显译

【提要】《摩诃僧祇律》由"戒法"和"犍度"两部分组成，其中"戒法"包括"比丘戒法"和"比丘尼戒法"，"犍度"包括"杂诵跋渠法"和"威仪法"。

卷第一

【原文】爾時佛告舍利弗："如來不以無過患因緣而為弟子制戒、立說波羅提木叉法。舍利弗！譬如轉輪聖王不以無過而為婆羅門居士而制刑罰。如是舍利弗！如來亦復如是，不以無過患因緣而為弟子制戒、立說波羅提木叉法。然舍利弗！當來有正信善男子，於佛法中信家非家捨家出家，或有心亂顛倒起於淨想，三毒熾盛而犯諸罪。舍利弗！是時如來當為弟子制戒、立說波羅提木叉法。止！舍利弗！如來自當知時。"(《大正藏》卷二十二第 227 页)

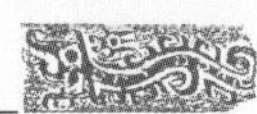

【评说】佛陀根据弟子修行过程中发生的实际发生情况制定戒律。

【原文】復次佛住王舍城，廣說如上。時阿闍世王生一童子，字優陀夷跋陀羅。此兒陰為虫所食，以種種藥治不能令差。見兒患此瘡故，時抱養者常以口含其陰，暖氣噓之其痛小差。數數含之不止，彼得暖氣便失不淨，失不淨時虫便隨精而出。此兒於是得差苦痛除愈，從是已後常習此法。口中行婬如是轉久，乃至強牽餘母人於口中行婬。其兒有婦即作是念："彼習此不已當復及我，宜豫作方便止此惡法。"於是脫衣裹面露其形體，往詣姑所禮拜問訊。時姑呵言："汝癡狂耶？何得如是？"答言："不狂，但大家子捨於常道而用其口，是故覆之。"即向其姑具說上事。爾時宮內展轉相語，乃至外舍盡共聞知，多共為此口中行欲。時王舍城婆羅門居士，詣阿闍世王所白言："大王！國中有此惡法流行，云何口中是飲食處而行不淨？"王聞此言甚用不可，即作教令："從今已去若有作此及教他者，當重治其罪。"爾時尊者優波離知時而問："世尊！若比丘比丘共口中行婬者，犯波羅夷不？"佛言："俱波羅夷。"又復白佛言："世尊！比丘與沙彌共口中行婬，犯波羅夷不？"佛言："比丘波羅夷，沙彌驅出。"又復白言："世尊！比丘與白衣共口中行婬云何？"佛言："比丘波羅夷，白衣知如之何。"又白："世尊！比丘、比丘尼共口中行婬，犯波羅夷不？"佛言："俱波羅夷。"乃至"外道出家、比丘共口中行婬云何？"佛言："比丘波羅夷，外道知如之何。"(《大正藏》卷二十二第 234-235 页)

【评说】经文记载了小儿阴部被虫咬伤药物治疗不愈的案例。

卷 第 三

【原文】時藥者，一切根、一切穀、一切肉。根者。治毒草根、藕根、筧樓根、芋根、蘿葡根、葱根，是名根。穀者，有十七種：一稻、二赤稻、三小麥、四𪍿麥、五小豆、六胡豆、七大豆、八豌豆、九粟、十黍。十一麻子、十二薑句、十三闍致、十四波薩陀、十五莠子、十六脂那句、十七俱陀婆，是名十七種穀。肉者，水陸虫肉。云何水虫？水虫者，魚龜、提彌、衹羅、修羅、修修羅、修修磨羅，如是等水中諸虫可食者，是名水虫。云何陸虫？陸虫者，兩足、四足、無足、多足，如是等名陸虫。如是根食、穀食、肉食，皆名時食。何以故？時得食，非時不得食，是名時食。若比丘盜心，觸時藥，犯越比尼罪；動彼物，得偷蘭罪；離本處滿者，波羅夷。

夜分藥者，十四種漿：一菴羅漿、二拘梨漿、三安石榴漿、四巔哆梨漿、五蒲桃漿、六波樓沙漿、七揵揵漿、八芭蕉漿、九罽伽提漿、十劫頗羅漿、十一婆籠渠漿、十二甘蔗漿、十三呵梨陀漿、十四呿波梨漿。此諸漿，初夜受初夜飲，中夜受中夜飲，後夜受後夜飲，食前受至初夜飲，是故名夜分藥。若比丘盜心，觸夜分藥，犯越比尼罪；動彼物，偷蘭遮罪；離本處滿者，波羅夷。

七日藥者，酥、油、蜜、石蜜、脂、生酥。酥者，牛、水牛酥，羖羊、羺羊酥，駱駝酥。油者，胡麻油、蕪菁油、黃藍油、阿陀斯油、蓖麻油、比樓油、比周縵陀油、迦蘭遮油、差羅油、阿提目多油、縵頭油、大麻油，及餘種種油，是名為油。蜜者，軍荼蜜、布底蜜、黃蜂蜜、黑蜂蜜，是名為蜜。石蜜者，槃抳蜜、那羅蜜、縵闍蜜、摩訶毘梨蜜，是名石蜜。脂者，魚脂、熊脂、羆脂、修修羅脂、猪脂，此諸脂無骨、無肉、無血、無臭香、無食氣，頓受聽七日病比丘食，是名脂。生酥者，牛羊等諸生酥，淨漉洗無食氣，頓受聽七日病比丘食。此諸藥清淨無食氣，一時頓受得七日服，故名七日藥。若比丘盜心，觸七日藥，越比尼罪；動彼物，偷蘭罪；離本處滿者，波羅夷。

盡壽藥者，呵梨、勒毘醯勒、阿摩勒、蓽茇、胡椒、薑、長壽果、仙人果、乳果、豆色果、波羅悉多果、槃那果、小五根、大五根、一切鹽，除八種灰餘一切灰，除石蜜滓地餘一切地。此諸藥無食氣，頓受病比丘終身服，是名終身藥。若比丘盜心，觸終身藥，越比尼罪；動彼物，偷蘭罪；離本處滿者，波羅夷。(《大正藏》卷二十二第244-245页)

【评说】佛陀为众比丘讲解治疗疾病的四种药：时药、更药、七日药、尽寿药。

时药是指中午前食用的“药物”。所谓时药，大概指的是维持生命的能量物质，主要包括根、谷、肉三大类；其中谷有十七种，肉有水虫、陆虫两类。谷包括稻、赤稻、小麦、麦、小豆、胡豆、大豆、豌豆、粟、黍、麻子、姜句、阇致、波萨陀、莠子、脂那句、俱陀婆。水虫包括鱼、龟、提弥、祇罗、修罗、修修罗、修修磨罗。陆虫包括两足、四足、无足、多足的陆地虫类。

夜分药包括十四种浆，分别用于初夜、中夜、后夜饮用，主要为菴罗浆、拘梨浆、安石榴浆、巅哆梨浆、蒲桃浆、波楼沙浆、健健浆、芭蕉浆、罽伽提浆、劫颇罗浆、婆笼渠浆、甘蔗浆、呵梨陀浆、呿波梨浆。进食的时间既遵循了药物自身的特性，又遵循佛教饮食戒律。

七日药是指酥、油、蜜、石蜜、脂、生酥。酥包括牛、水牛酥，羖羊、羺羊酥，骆驼酥；油包括胡麻油、芜菁油、黄蓝油、阿陀斯油、蓖麻油、比楼油、比周缦陀油、迦兰遮油、差罗油、阿提目多油、缦头油、大麻油等；蜜包括军荼蜜、布底蜜、黄蜂蜜、黑蜂蜜；石蜜包括槃抳蜜、那罗蜜、缦阇蜜、摩诃毘梨蜜；脂包括鱼脂、熊脂、罴脂、修修罗脂、猪脂；生酥包括牛酥、羊酥。

尽寿药是指没有食气的药物，包括呵梨、勒毘醯勒、阿摩勒、荜茇、胡椒、姜、长寿果、仙人果、乳果、豆色果、波罗悉多果、槃那果、小五根、大五根、一切盐等，可以终身服用。

卷 第 四

【原文】佛住毘舍離，時毘舍離有一病比丘，嬰患經久治不時差。看病比丘心生疲厭，便語病比丘言：“長老！我看病久，不得奉侍和上、阿闍梨，亦不得受經誦經、思维行道。長老疾病既久治不可差，我亦疲苦。”病比丘言：“當奈之何？我亦患厭苦痛難忍，汝若能殺我者善。”是比丘即便殺之。諸比丘聞已，以是因緣具白世尊，佛言：“呼彼比丘來。”來已，佛廣問上事：“比丘！汝實作是事不？”答言：“實爾。世尊！”佛言：“癡人！汝常不聞我無量方便稱讃於梵行人所，身行慈、口行慈、意行慈，供養供給所須。汝今云何手自斷人命根？此非法、非律、非如佛教，不可以是事長養善法。”佛告諸比丘：“依止毘舍離比丘皆悉令集，以十利故為諸比丘制戒，乃至已聞者當重聞。若比丘手自斷人命根，是比丘波羅夷，不應共住。”

復次佛住毘舍離，時有一病比丘，得患經久治不能差。看病比丘心生疲厭，便語病比丘言：“長老我看病來久，不得奉事和上、阿闍梨，不得受經誦經、思维行道。長老疾病既久治不可差。我亦疲苦。”病比丘言：“當奈之何？我亦患此苦痛難忍，汝若能殺我者善。”是比丘言：“世尊制戒不得自手殺人。”病比丘言：“汝若不能自手殺我者，汝可為我求持刀者來。”是時看病比丘便往鹿杖外道所語言：“長壽！汝能殺某比丘者，當與汝衣鉢。”彼便如語殺之，取其衣鉢。諸比丘聞已，以是因緣具白世尊，佛言：“呼看病比丘來。”來已，佛問看病比丘：“汝實作是事不？”答言：“實爾。”佛言：“癡人！汝常不聞我無量方便稱讃於梵行人所，身行慈、口行慈、意行慈，供養供給所須。汝今云何求持刀者斷人命根？此非法、非律、非是佛教，不可以是事長養善法。”佛告諸比丘：“依止毘舍離比丘皆悉令集，以十利故為諸比丘制戒，乃至已聞者當重聞。若比丘自手斷人命，求持刀者令奪人命，是比丘得波羅夷，不應共住。”

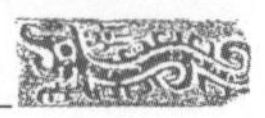

復次佛住毘舍離，時有長病比丘，有看病比丘乃至語長病比丘言："我不得受經誦經、思维行道，又復從人求索隨病飲食、湯藥，人皆厭我，我亦疲苦。"病比丘言："當如之何？我亦患此苦痛難忍，汝能殺我者善。"是比丘言："汝不聞世尊制戒，不得手自殺人耶?"病比丘言："若爾者，汝為我呼持刀者來。"比丘復言："汝不聞世尊制戒，不得求持刀者令殺人耶?"病比丘言："今當奈何?"看病比丘言："汝但自求活、不欲死，若欲死者汝自有刀，可用自殺、亦可飲毒、用繩自勠、投坑赴火、抱石沈淵，自殺之法亦甚眾多。"作是讚說已，乃避出外。時病比丘於後自殺。諸比丘以是事具白世尊，佛言："呼彼看病比丘來。"來已，佛廣問上事："汝實爾不?"答言："實爾。"佛言："汝常不聞我無量方便稱讚於梵行人所，身行慈、口行慈、意行慈，供養供給所須耶？汝今云何譽死歎死？此非法、非律、非如佛教。不可以是事長養善法。"佛告諸比丘："依止毘舍離比丘皆悉令集，以十利故為諸比丘制戒，乃至已聞者當重聞。若比丘自手斷人命，求持刀與殺者，教死、譽死，是比丘得波羅夷，不應共住。"(《大正藏》卷二十二第253-254 页)

【评说】佛陀规定比丘不能因为患病者苦痛难忍而断其性命，此规定在多处经文中可见，体现出佛陀重视生命本身的存在规律。

饮毒、用绳自勠、投坑赴火、抱石沈渊是当时自杀的方法。

【原文】毒藥殺者，有三種藥：有生毒藥、有作毒藥、有蠱毒藥。生毒藥者，有國土地生毒藥，如倪樓國生勝渠毒藥、欝闍尼國生伽羅毒藥，是名生毒藥。作毒藥者，如獵師作毒藥，根莖花葉合和為藥，是名作毒藥。蠱毒藥者，若蛇毒、那俱羅毒、猫子毒、鼠毒、狗毒、羆毒、人毒，如是種種毒，是名蠱毒。若比丘以殺人心，取此三種藥，得越比尼罪；到彼身，偷蘭罪；若因是藥死者，波羅夷。是名毒藥殺。(《大正藏》卷二十二第 255 页)

【评说】佛陀禁止比丘用生毒药、作毒药、蛊毒药杀人。

生毒药指不同地区生产的不同毒药，倪楼国生胜渠毒药、郁闍尼国生伽罗毒药。作毒药指猎人用植物的根茎花叶混合在一起制成的毒物。蛊毒药指蛇毒、那俱罗毒、猫子毒、鼠毒、狗毒、罴毒、人毒。

卷 第 五

【原文】夢者，有五種：何等五？一者實夢；二者不實夢；三者不明了夢；四者夢中夢；五者先想而後夢，是為五。何者實夢？所謂如來為菩薩時，見五種夢如實不異，是名實夢。不實夢者，若人見夢，覺不實，是名不實夢。不明了夢者，如其夢不記前後中間，是謂不明了夢。夢中夢者，如見夢即於夢中為人說夢，是名夢中夢。先想而後夢者，如晝所作想夜便輒夢，是名先想後夢。(《大正藏》卷二十二第 263 页)

【评说】佛陀将梦分为五种：实梦、不实梦、不明了梦、梦中梦、想梦。

卷 第 六

【原文】放者，放有二種：若賣、若離婚。賣者，如頗梨國法，有婦小嫌便賣。離婚者，有國土法，夫婦不相樂樂，便詣王所，輸三錢半、二張劫貝而求斷，當聽使離婚。或有女人與他私通，共作要言："若我與夫離婚，當為汝作婦。"答："可爾。"即持錢物求得離婚。彼男子聞已，便倩比丘往語女人言："汝已離婚，來作我婦。"乃至還報，僧伽婆尸沙。若彼女人倩苾芻往語彼男子言："我已離婚，當為作婦。"乃至還報，僧伽婆尸沙。(《大正藏》卷二十二第273页)

【评说】佛陀时代离婚须报官府，手续与现代类似。

【原文】復次佛住舍衛城，廣說如上。爾時有一比丘，老病持重氈僧伽梨。諸比丘語言："汝持是重氈僧伽梨當乏死，可捨是氈，持輕僧伽梨。"是比丘答言："未滿六年。"復言："汝不捨此衣當乏死。"答言："我寧死，不敢違戒。"諸比丘即以是事具白世尊。佛告諸比丘："是老病比丘為著重氈衣增病者，僧應當與作氈衣羯磨。是比丘應從僧乞，僧與作求聽羯磨。"羯磨者應如是說："大德僧聽！比丘某甲老病，氈衣重故增病羸瘦。若僧時到，僧聽某甲比丘欲從僧乞氈衣羯磨。諸大德聽！某甲比丘欲從僧乞氈衣羯磨，僧忍默然故，是事如是持。"此比丘應從僧乞，偏袒右肩右膝著地，作如是言："我某甲比丘老病，氈衣重羸瘦增病，我今僧中乞氈衣羯磨，願僧與我氈衣羯磨。"如是第二、第三乞。羯磨人應作是說："大德僧聽！某甲比丘老病氈衣重，已從僧中乞氈衣羯磨。若僧時到，僧與某甲比丘氈衣羯磨，白如是。"如是白三羯磨。佛問諸比丘："已與老病比丘氈衣羯磨未？"答言："已與。"(《大正藏》卷二十二第308页)

【评说】佛陀允许老病比丘乞用毡衣。

卷　第　十

【原文】復次佛住迦維羅衛尼拘律樹釋氏精舍。世尊以五事利益故，五日一行諸比丘房。何等五？一者我聲聞弟子不著有為事不？二者不著世俗戲論不？三者不著睡眠妨行道不？四者為看病比丘不？五者為年少比丘新出家，見如來威儀，起歡喜心。是為五事。如來五日觀歷諸房，見一病比丘顏色痿黃羸瘦。佛知而故問："比丘！汝調和不？"答言："世尊！我病苦，不調和。"佛言："比丘！汝不能索隨病食及隨病藥治耶？"答言："世尊制戒畜藥，時服不得久停，是故我苦。"佛告諸比丘："從今日聽病比丘停藥一日。"爾時佛問難陀："汝舍衛時多畜酥、油、蜜、石蜜耶？"答言："實爾。世尊！"佛言："汝云何多欲無厭？"種種呵責已，自今已後不聽多畜。(《大正藏》卷二十二第316页)

【评说】瞻视病比丘是佛陀每五日巡察比丘房的目的之一。佛陀重视对病患者的照料。

【原文】復次佛住波羅奈仙人鹿野苑，廣說如上。時有六十病比丘，有一醫師出家為道，療治諸病比丘。是醫比丘來問訊世尊，頭面禮足，却住一面。佛知而故問："醫師比丘！諸病比丘調和不？"答言："世尊！諸病比丘安隱，但我疲苦。"佛言："何故疲苦？"答言："世尊！波羅奈城去此半由旬，為求所須，日日往返，以是疲苦。又世尊！聽病比丘停藥一日，病疾已過。"佛問醫師："比丘！欲使畜藥幾日得安隱耶？"答言："世尊！藥勢相接七日可知。"佛言："從今日聽先一日，更與六日七日畜。"

佛告諸比丘："依止波羅奈住者盡集，以十利故為諸比丘制戒，乃至已聞者當重聞。若病比丘所應服藥，酥、油、蜜、石蜜、生酥、脂，如是病比丘聽畜七日服。若過七日殘不捨而服者，尼薩耆波夜提。"

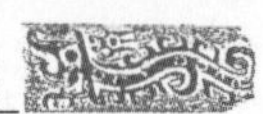

比丘者，如上說。

病應服藥者，酥、油、蜜、石蜜、生酥、脂，如上盜戒中說。(《大正藏》卷二十二第 316 頁)

【评说】 因医师往返于病人之间常感疲倦，加上医师认为连续七日服药才可见效，佛陀制定了允许蓄七日药的规定。用于治病的药物包括酥、油、蜜、石蜜、生酥、脂。

【原文】 病者，有四百四病，風病有百一、火病有百一、水病有百一、雜病有百一。若風病者，當用油脂治。熱病者，當用酥治。水病者，當用蜜治。雜病者，當盡用上三種藥治。(《大正藏》卷二十二第 316 頁)

【评说】 佛教将疾病分为四类，并详细说明了不同类别疾病的适用药物。病包括风病、火病、水病、杂病，每一种病可细分为一百零一种，四种病合为四百零四种。油脂适用于治疗风病、酥适用于治疗热病、蜜适用于水病、三药合治杂病。

【原文】 云何石蜜瓶如武羅國？欲受具足人，在戒場上受具足已，布施僧石蜜各一瓶。諸比丘信心喜作功德，即持石蜜瓶施僧上座。上座有信心言："僧者是良福田。"即復施僧。諸比丘有第七日石蜜，即取此石蜜，是名相污。若比丘食上，大得甘蔗，食殘笮作漿得夜分受。若飲不盡，得煎作石蜜七日受。石蜜不盡，燒作灰終身受。若有事不得壓，即中前應以水作淨，當作是言："此中有淨物生，我當受。"若食上多得果，食不盡，得笮作漿夜分受。若有事不得笮，即時應當作是言："此中淨物生，我當受。"若時過不應作。然燈者，若篤信女人施眾僧食，并作餅盛然燈施僧，僧不應合明受，當使淨人取。若無淨人者，當語使放地，滅燈已然後受。若女人信心故不欲滅，慇懃故得受。受已持刀去膩，然後得食，是名然燈。酪瓶者，食時得多酪，食不盡，得即煎作生酥七日受。若生酥長，得煎作熟酥七日受。若苾芻乞食時多得酥，若是少知識比丘，即以細緻氎淨漉取酥，得七日受。若有事緣不得中前作，當作是言："此中淨物生，我當作七日藥受。"若誤忘不受，不作淨時過，是名不淨。若乞食時得多油，如上酥中說。若食上得多胡麻，食殘不盡得，即笮作油七日受。若事緣不得作，如上酥中說，是名酪瓶。脂者，僧中行魚脂、熊脂、羆脂、猪脂、失修摩羅脂，少知識比丘得持細緻氎漉取，得七日受。若事緣不得作，如上酥中說。若眾僧中分油時，或欲持作淨油、或作七日油、或作然燈油、或作塗足油、或作塗身油，若分不足還斂著一處者，一切不淨。若淨油還著淨油，一處洗盛令淨與淨人。如是七日油還著七日油，一處洗盛令淨與淨人。如是然燈油、塗足油，得已應受。若比丘欲服灰飲油者，灰是終身藥，油是七日藥，不得先服灰、後服油；當先服油，洗手澡口令淨已，然後服灰。若比丘下分有病者，應先服酥。酥者七日藥，澡手洗口令淨，然後乃食。若比丘上分有病者，欲令食上服酥者，酥是七日藥，食竟洗口澡手令淨，然後服酥。若比丘服油訖，有殘油欲作然燈油、若塗足油，和上、阿闍梨來，見已嫌多，若更飲者，得越比尼罪。若比丘食石蜜，欲飲夜分漿者，當先洗口令淨然後飲漿。若飲漿已欲食石蜜，亦如是。若比丘欲煮石蜜，當使淨人煮。若比丘自受酥，如酥觸酥、酥觸油、酥觸蜜、酥觸石蜜、酥觸生酥、酥觸脂，如是油、蜜、石蜜、生酥，乃至脂觸酥、脂觸油、脂觸蜜、脂觸生酥、脂觸石蜜、脂觸脂，亦復如是。時食、夜分、七日、終身共雜者，得時服。夜分、七日、終身共雜者，得夜分服。七日、終身共合者，得七日服。若少知識比丘，乞食時得赤鹽紫鹽等，應淨洗鹽終身受。若得胡椒蓽鉢，亦復如是。若少知識比丘，乞食時得黑石蜜、得白石蜜，淨洗除食氣，作七日藥受，是故說。(《大正藏》卷二十二第 317-318 頁)

【评说】佛陀要求比丘在服食两种不同属性食物时，应当在服食某食物后漱口，令口齿干净。

佛陀还教授弟子如何处理多余的食物，如多余的甘蔗应榨汁夜间饮用，饮用后还有余则熬成石蜜，七天后还未用完则烧成灰终身服用。

卷第十二

【原文】種類毁呰有七事：種姓、業、相貌、病、罪、罵、結使。

種姓者，下中上。下者，汝是旃陀羅、剃毛師、織師、瓦師、皮師種姓。若作此語，使彼慚羞，得波夜提罪。若言："汝父母是旃陀羅，乃至皮師。"作是語使彼慚羞，波夜提。若言："汝和上、阿闍梨是旃陀羅，乃至皮師。"使彼慚羞，得偷蘭遮。若言："汝同友知識是旃陀羅，乃至皮師。"作是語使彼慚羞，越毘尼罪，是名下。中者言："汝等是中間種姓。"作是語欲使彼人慚羞者，得偷蘭罪。若言："汝父母是中間種姓。"得偷蘭罪。若言："汝和上、阿闍梨是中間種姓。"欲使彼慚羞者，越毘尼罪。若言："汝同友知識是中間種姓。"欲使彼慚羞者，得越毘尼心悔，是名中間。上者，語其人言："汝是剎利婆羅門種。"作是語欲使彼慚羞者，越毘尼罪。若言："汝父母是剎利婆羅門種。"作是語欲使彼慚羞者，得越毘尼罪。若言："汝和上、阿闍梨是剎利婆羅門種。"作是語欲使彼慚羞者，得越毘尼罪。若言："汝同友知識是剎利婆羅門種。"欲使彼慚羞者，得越毘尼心悔，是名種姓。

業者，下中上。下者若言："汝是屠兒、賣猪人、漁獵人、捕鳥人、張擜人、守城人、魁膾人。"作是語欲使彼人慚羞者，得波夜提罪；父母亦如是。若言："汝和上、阿闍梨是屠兒乃至魁膾。"得偷蘭罪。若言："汝同友知識是屠兒乃至魁膾。"得越毘尼罪，是名下業。中者，言："汝是賣香人、坐店肆人、田作人、種菜人、汝是通使人。"作是語欲使彼慚羞者，得偷蘭罪；父母亦如是。若言汝和上、阿闍梨者，得越毘尼罪。若言汝同友知識，欲使彼慚羞者，得越毘尼心悔，是名中業。上業者，若言："汝是居金、銀、摩尼、銅器店肆人。"作是語欲令彼人慚羞者，得越毘尼罪；父母、和上、阿闍梨亦如是。若言同友知識，得越毘尼心悔，是名上業。

相貌者，下中上。下者，若言："汝是瞎眼、曲脊、跛脚、臂如鳥翅、榼頭、鋸齒。"作是語使彼慚羞者，得波夜提罪；父母亦爾。和上、阿闍梨，偷蘭罪。同友知識，越毘尼罪，是名下相貌。中者，如是大黑、大白、大黄、大赤。作是語，使彼慚羞者，得偷蘭罪；父母亦爾。和上、阿闍梨，得越毘尼罪。同友知識，得越毘尼心悔，是名中相貌。上者，言："汝有三十二相圓光金色。"作是語欲使彼慚羞者，得越毘尼罪；父母、和上、阿闍梨亦爾。同友知識，得越毘尼心悔，是名上相貌。

病者，無有下中上，一切病盡名下："汝等癬疥、黄爛、癩病、癰疽、痔病、不禁、黄病、瘧病、痟羸病、癲狂，如是等種種病。"作是語欲使彼慚羞者，得波夜提罪；父母亦爾。和上、阿闍梨，得偷蘭罪。同友知識，越毘尼罪，是名病。

罪者，無上中下，一切罪盡名下："汝犯波羅夷、僧伽婆尸沙、波夜提、波羅提提舍尼、越毘尼罪。"作是語，使彼慚羞者，波夜提；父母亦爾。和上、阿闍梨，偷蘭罪。同友知識，越毘尼，是名罪。

罵者，無有下中上，一切罵盡名下，作世間罵：婬逸、污穢、一切惡罵。作是語欲使彼慚羞者，得波夜提；父母亦爾。和上、阿闍梨，偷蘭罪。同友知識，得越毘尼罪，是名罵。

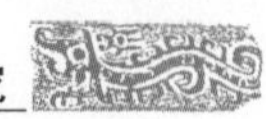

結使者,無下中上,一切結使盡名下:"汝是愚癡闇鈍無知人,猶如泥團;如羊白鵠角鵄。"作如是種種語,使彼慚羞者,得波夜提;父母亦爾。和上、阿闍梨,偷蘭罪。同友知識,得越毘尼罪。

若比丘作如上七事種類毀呰者,得波夜提。種類毀呰比丘尼者,偷蘭罪。式叉摩尼、沙彌、沙彌尼,得越毘尼罪。種類俗人,得越毘尼心悔,是故說。(《大正藏》卷二十二第325-326页)

【评说】种姓、业、相貌、病、罪、骂、结使是导致人际关系不和谐的主要原因。

卷第十六

【原文】除餘時者,病時。病者,熱病風冷,如是等病,若食已更食,身得安隱,食者無罪。(《大正藏》卷二十二第353页)

【评说】从经文记载可见,佛陀在制定戒律时充分考虑了患病比丘的情况,为了治疗疾病,可以食后再次进食。

【原文】食者有五種:麨、飯、麦飯、魚、肉。復有五雜正食,是名食。(《大正藏》卷二十二第354页)

【评说】食物包括麨、饭、麦饭、鱼、肉五类。

卷第十七

【原文】病者,世尊說無罪。病者,黃爛、癰痤、痔病、不禁、黃病、瘧病、咳嗽、痟羸、風腫、水腫,如是種種,是名為病。(《大正藏》卷二十二第362页)

【评说】佛陀时代的疾病包括黄烂、痈痤、痔病、不禁、黄病、疟病、咳嗽、消羸、风肿、水肿等。

【原文】若比丘熱病,醫言:"此病應服酥。"得乞酥,不得往不信家索。何以故?索時譏比丘,但貪美味故索酥。譏嫌比丘長短者,不得往索。當到信心優婆塞家索,得時當自籌量。若比丘風病,醫言:"應服油。"爾時得乞油,不得從笮油家乞,亦不得到不信家,如酥中說。若比丘水病,醫言:"此應服蜜。"爾時復得乞蜜,不得到採蜜家乞,亦不得到不信家乞,如酥中說。若比丘乾痟病,醫言:"此應服石蜜。"不得到笮甘蔗家索,不得到不信家索,如酥中說。若比丘中冷,醫言:"應用石蜜、酪二種合服。"不得到不信家索,如酥中說。若比丘下病,醫言:"此應服乳。"爾時得從放牛人邊乞乳,得時當籌量取。若比丘欲使吐下服吐下藥,醫言:"當先服魚汁。"爾時得乞魚汁,不得從捕魚家乞,不得到不信家乞,如上說。若比丘欲刺頭出血,若服吐下藥,醫言:"此應服肉汁。"爾時得乞肉汁,不得到屠家、不信家乞,如上說。(《大正藏》卷二十二第362页)

【评说】经文记载了几类疾病的治疗方法:酥治热病、油治风病、蜜治水病、石蜜治干痟病、石蜜合酪治冷病、乳治下病,需服吐下药的病人在服药前先服鱼汁或肉汁等。

【原文】若比丘一處乞得八種美食，各各别食，得眾多波夜提。若比丘八種食，異處乞一處食，得一波夜提。眾多處乞，各各别食，得眾多波夜提。一處并索得種種食，合一時食，得一波夜提。不病時乞病時食，得越毘尼罪；病時乞不病時食，無罪；病時乞病時食，無罪；不病時乞不病時食，波夜提。不隨病煮隨病食，無罪；隨病煮不隨病食，得越毘尼罪；隨病煮隨病食，無罪；不隨病煮不隨病食，無罪。何以故？出家人因他活命故。是故說。(《大正藏》卷二十二第362页)

【评说】佛陀禁止比丘在非疾病时期乞食患病时应服食的药食。

【原文】病者，無罪。病者，若癬疥、瘙黄、爛風病，如是種種病須火得樂者聽然。草者，一切草及蘆荻竹等。木者，一切木，若破、若完。牛屎者，若自然、若使人然。(《大正藏》卷二十二第365页)

【评说】癣疥、瘙黄、烂风病是佛陀时代的疾病名，这些病需要燃火取暖，烤火后病势减轻。

卷第二十

【原文】酒者，十種：和、甜、成、動、酢、漬、黄、屑、澱、清。和者，飯屑、麴屑，水和著器中，如是不得草滴髮滴入口，況復器飲，波夜提，是名和。甜者，和釀已訖始變生甜，乃至飲者，波夜提，是名甜。成者，氣味成就，乃至飲者，波夜提，是名成。動者，酒勢已壞乃至飲者，波夜提，是名動。酢者，酒味壞變成酢，乃至飲者，波夜提，是名酢。漬者，淨浣白氎漬著酒中，數數出曬，曬已復漬，遠行曠野時漬氎絞取，乃至飲者，波夜提，是名漬。黄者，澄黄未清乃至飲者，波夜提，是名黄。澱者，酒下濁澱乃至飲者，波夜提，是名澱。清者，上澄清如油色，如是不得草滴髮滴入口，況復器飲，波夜提，是名清。

石蜜酒者，十種：和、甜、成、動、酢、漬、黄、屑、澱、清。和者，石蜜、蘗水和著器中，如是不得草滴髮滴入口，況復器飲，波夜提。餘九事如上說。(《大正藏》卷二十二第387页)

【评说】酒酿制过程包括和、甜、成、动、酢、渍、黄、屑、淀、清十个阶段。石蜜酒酿制过程也有：和、甜、成、动、酢、渍、黄、屑、淀、清十个过程。

【原文】麨麥人醪、米飯醪、麥飯醪、木麥醪、麨醪。麨麥人醪者，麨麥人蘗水於器中釀，如是不得草滴髮滴入口，況復器飲，波夜提。米飯醪者，米飯蘗水於器中釀，乃至飲者，波夜提。麥飲醪者，麥飯蘗水於器中釀，乃至飲者，波夜提。木麥醪者，木麥飯蘗水於器中釀，乃至飲者，波夜提。麨醪者，麨蘗水於器中釀，如是不得草滴髮滴入口，況復器飲，波夜提。食後飲水，無罪。(《大正藏》卷二十二第387页)

【评说】醪，释义为浊酒，包括麦人醪、米饭醪、麦饭醪、木麦醪、麨醪。

【原文】食麴，越毘尼罪。飯麴和飲者，波夜提。食石蜜飲水，無罪。食蘗，越毘尼罪。三種合飲者，波夜提。飲穀酒、石蜜酒，波夜提。飲葡萄酒，越毘尼罪。飲修樓、飲難提、噉糟，皆越毘尼罪。食墟邏果、迦比哆果、比邏婆果、拘陀羅果，此諸果食者令人醉食者，越毘尼罪。除十四種漿，菴婆羅漿乃至耶婆果漿，得澄清，一切聽飲；若變酒色、酒味、酒香，一切不

 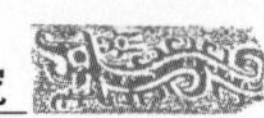

聽飲。酢漿令人醉者亦不聽飲，除苷蔗苦酒、葡萄苦酒，及酢漿。是故說。（《大正藏》卷二十二第 387 页）

【评说】佛陀禁止比丘饮用带有酒色、酒味、酒香的饮品，不可食用令人醉的水果。

卷第二十二

【原文】佛住舍衛城，廣說如上。爾時有居士於精舍中設供飯僧，時六群比丘嗕嗏作聲食，為世人所譏："云何沙門釋子如猪鼠食聲？此壞敗人，有何道法？"諸比丘以是因緣往白世尊。佛言："呼六群比丘來。"來已，佛問："汝實爾不？"答言："實爾。"佛言："從今日後不得嗕嗏作聲食。"佛告諸比丘："皆悉令集，十利故與諸比丘制戒，乃至已聞者當重聞。不得嗕嗏食，應當學。"

不得嗕嗏作聲，若放恣諸根嗕嗏食者，越學法。狂、癡、心亂無罪。是故說，不得嗕嗏作聲食，應當學。

佛住舍衛城，廣說如上。爾時有檀越於精舍中設供飯僧，時六群比丘吸飯作聲食，為世人所譏："云何沙門釋子如駱駝牛驢吸食食？此壞敗人有何道法？"諸比丘以是因緣往白世尊。佛言："呼六群比丘來。"來已，佛問："汝實爾不？"答言："實爾。"佛言："從今日後不得吸食作聲食。"佛告諸比丘："皆悉令集，十利故與諸比丘制戒，乃至已聞者當重聞。不得吸食食，應當學。"

若食薄粥、乳酪、羹飯，不得吸使作聲，當徐徐咽。若放恣諸根吸食食。越學法。狂、癡、心亂無罪。是故說，不得吸食食，應當學。

佛住舍衛城，廣說如上。爾時有居士於精舍中設供飯僧，時六群比丘全吞食嗗嗗作聲，為世人所譏："云何沙門釋子如牛驢駱駝食嗗嗗作聲？此壞敗人，有何道法？"諸比丘以是因緣往白世尊。佛言："呼六群比丘來。"來已，佛問："汝實爾不？"答言："實爾。"佛言："從今日後不得全吞食。"佛告諸比丘："皆悉令集，十利故與諸比丘制戒，乃至已聞者當重聞。不得全吞食，應當學。"

不得全吞食，使嗗嗗作聲。若比丘咽喉病，作聲無罪。若咽喉乾燥，當以水通之，然後咽食。若放恣諸根全吞食者，越學法。狂、癡、心亂無罪。是故說，不得全吞食，應當學。（《大正藏》卷二十二第 406 页）

【评说】佛教规定比丘应文明进食，不可发出异声、吸食、不得吞食。

【原文】受食時不得令一粒落地，若淨人瀉時墮地無罪。食著口中時勿令落地，誤落地者無罪。若噉魚肉菓蓏苷蔗時，皮核滓骨不得縱橫棄地，當聚足邊。若放恣諸根落粒食者，越學法。狂、癡、心亂無罪。是故說，不得落飯食，應當學。（《大正藏》卷二十二第 406 页）

【评说】佛陀强调进食时不得随意丢弃皮核滓骨。

卷第二十三

【原文】汝無如是諸病：癬疥、黃爛、癩病、癰痤、痔病、不禁、黃病、瘧病、欬嗽、消盡、癲

狂、熱病、風腫、水腫、腹腫，如是種種更有餘病著身不？”答言：“無。”(《大正藏》卷二十二第413页)

【评说】佛陀时代的疾病包括癣疥、黄烂、癞病、痈痤、痔病、不禁、黄病、疟病、咳嗽、消尽、癫狂、热病、风肿、水肿、腹肿等。

【原文】大少者，佛住舍衛城，廣說如上。爾時諸比丘度小兒出家，臥起須人扶持，出入屎尿不淨，污僧臥褥，眠起啼喚，為世人譏嫌：“云何沙門釋子度小兒出家，未知宜法語言好惡？此壞敗人，何道之有？”復有人言：“汝知不耶？是沙門無兒，養他小兒作己生想，以自娛樂。”復有人言：“是諸沙門唯不度二種人：一者死人，二者前人不樂出家。若不度者，眾不增長，是故多度。”諸比丘以是因緣往白世尊，佛言：“喚是比丘來。”來已，佛具問上事：“汝實爾不？”答言：“實爾。”佛言：“從今日後太少不應與出家。”太少者，若減七歲、若滿七歲，不知好惡，皆不應與出家。若滿七歲解知好惡，應與出家。若小兒先已出家，不應驅出。若度出家者，越毘尼罪，是名太少。

太老者，佛住舍衛城，廣說如上。爾時諸比丘度八十、九十人出家，頭白背僂、脊屈隱現、諸根不禁，或小便時大便漏出、進止須人、不能自起。若於房中、溫室中、洗脚處、經行處，短氣連欬、洟唾流迸湔、污僧淨地，為世人所譏：“云何沙門釋子度此老翁，頭白背僂、欬嗽振動、起止須人？出家之人宜應康健，坐禪、誦經、修習諸業。此壞敗人，何道之有？”復有人言：“汝不知耶沙門釋子出家無父，養此老翁當作父想。”復有人言：“此諸沙門唯二種人不度：一者死人，二者不欲出家。若不度者，眾不增長。”諸比丘以是因緣往白世尊。佛言：“喚是比丘來。”來已，佛具問上事：“汝實爾不？”答言：“實爾。”佛言：“從今日後太老不應與出家。”太老者，過七十、若減七十，不堪造事，臥起須人，是人不聽出家。若過七十能有所作，是亦不聽。年滿七十康健能修習諸業，聽與出家。若太老不應與出家。若已出家者，不應驅出。若度出家受具足者，越比尼罪。是名太老。(《大正藏》卷二十二第418页)

【评说】佛陀规定不可度小儿及老人出家。允许知道好恶的七岁以下小儿和身体健康修习诸业的七十岁以上老人出家，其余七岁以下小儿及七十岁以上老人不允许出家。因为八九十岁老人头白背偻、脊屈隐现、诸根不禁，或小便时大便漏出、生活不能自理，不利于修行。

【原文】截手者，佛住舍衛城，廣說如上。爾時有比丘度截手人出家，為世人所譏：“云何沙門釋子度犯王法截手人出家？出家之人應身體完具，此壞敗人，有何道法？”諸比丘以是因緣往白世尊。佛言：“喚是比丘來。”來已，佛問比丘：“汝實爾不？”答言：“實爾。”佛言：“從今日後截手人，不應與出家。”截手者，若截手、若截腕、若截小指、若大指，不應與出家。若已出家，不應驅出。若度出家受具足者，越比尼罪。是名截手。

截脚者，佛住舍衛城，廣說如上。爾時有比丘度截脚人出家，為世人所譏，乃至佛言：“從今日後截脚人不應與出家。”截脚者，若截脚、若截腕、若小指、若大指，不應與出家。若已出家者，不應驅出。乃至得越比尼罪。是名截脚。

截手脚者，佛住舍衛城，廣說如上。爾時比丘度截手脚人出家，為世人所譏：“云何沙門釋子度犯王法截手脚人？一事不具尚不得出家，況復兩事。此壞敗人，何道之有？”諸比丘以是因緣往白世尊。佛言：“喚是比丘來。”來已，佛問比丘：“汝實爾不？”答言：“實爾。”佛言：

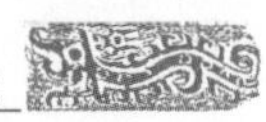

"從今日後截手脚人不應與出家。"截手脚者,若截右手左脚;若截左手右脚;若截左手左脚;若截右手右脚,不應與出家。若已出家者,不應驅出。若與出家受具足者,越比尼罪。是名截手脚。

截耳者,佛住舍衛城,廣說如上。爾時有比丘,度截耳人出家,為世人所譏:"云何沙門釋子度犯王法截耳人?"乃至佛言:"從今日後,截耳人不應與出家。"截耳者,若截耳、若截耳輪、若先穿耳,決能令還合者,得與出家。截耳人,不應與出家。若已出家者,不應驅出。若度出家受具足者,越比尼罪。是名截耳。

截鼻者,佛住舍衛城,廣說如上。爾時諸比丘度截鼻人出家,為世人所嫌:"云何沙門釋子度犯王法截鼻人出家? 此壞敗人,有何道法?"諸比丘以是因緣往白世尊。乃至佛言:"從今日後截鼻人不應與出家。"截鼻者,若截鼻、若決鼻,不應與出家,乃至是名截鼻。

截耳鼻者。佛住舍衛城,廣說如上。爾時比丘度截耳鼻人出家,為世人所譏:"云何沙門釋子度截耳鼻人出家? 截一尚不得出家,況復截兩。此壞敗人,何道之有?"諸比丘以是因緣往白世尊,乃至佛言:"從今日後截耳鼻人不應與出家。"乃至是名截耳鼻。

盲者,佛住舍衛城,廣說如上。爾時有比丘度盲人出家,牽臂將行,為世人所譏:"云何沙門釋子度盲人出家? 不能自行,捉手牽之。出家之人宜當諸根具足,此壞敗人,何道之有?"諸比丘以是因緣往白世尊,佛言:"喚是比丘來。"來已,佛問比丘:"汝實爾不?"答言:"實爾。"佛言:"從今日後盲人不應與出家。"盲者,眼一切不見色,若見手掌文者,若雀目不得與出家。若已出家,不應驅出。若與出家受具足者,越比尼罪。是名盲。

聾者,佛住舍衛城,廣說如上。爾時比丘度聾人出家,為世人所譏:"云何沙門釋子度聾人出家? 不聞善惡語言,何能聽法? 此壞敗人,何道之有?"諸比丘以是因緣往白世尊,乃至佛言:"從今日後聾人不應與出家。"聾者,不聞一切聲,若聞高聲者,得與出家,乃至是名聾。

盲聾者,佛住舍衛城,廣說如上。爾時有比丘度盲聾之人出家,為世人所譏:"云何沙門釋子度盲聾之人出家,不能見聞? 出家之人宜當諸根具足,盲者尚不得,況復盲聾。此壞敗人,何道之有?"諸比丘以是因緣往白世尊,乃至佛言:"從今日後盲聾人不應與出家。"乃至是名盲。

聾瘂者,佛住舍衛城,廣說如上。爾時比丘度瘂人出家,手作相語,為世人所譏:"云何沙門釋子度瘂人出家? 不能語言,而作手相語。此壞敗人,何道之有?"諸比丘以是因緣往白世尊,乃至佛言:"從今日後瘂人不應與出家。"瘂者,不能語,用手示語相,不應與出家。若已出家者,不應驅出,乃至是名瘂。

躄者,佛住舍衛城,廣說如上。爾時比丘度躄人出家,為世人所譏:"云何沙門釋子度躄不能行人出家? 此壞敗人,何道之有?"諸比丘以是因緣往白世尊,乃至佛言:"從今日後躄人不應與出家。"躄者,兩手捉屐曳尻而行,不應與出家。若已出家,不應驅出,乃至是名躄。

瘂躄者,佛住舍衛城,廣說如上。爾時諸比丘度瘂躄人出家,乃至與出家受具足者,越比尼罪,是名瘂躄。

鞭瘢者,佛住舍衛城,廣說如上。爾時比丘度鞭瘢人出家,為世人所譏:"云何沙門釋子度犯王法鞭瘢人出家? 出家之人應當身體完淨。此壞敗人,何道之有?"諸比丘以是因緣往白世尊。佛言:"喚是比丘來。"來已,佛問:"汝實爾不?"答言:"實爾。"佛言:"從今日後鞭瘢人不應度出家。"鞭瘢者,若凸、若凹,若能治瘢還平復,與肉膚不異者,得與出家;鞭瘢人不應與出家。若已出家者,不應驅出。若與出家受具足者,越比尼罪。是名鞭瘢。

印瘢者，佛住舍衛城，廣說如上。爾時比丘度印瘢人出家，為世人所譏："云何沙門釋子度犯王法印瘢人出家？出家之人宜當完淨。此壞敗人，何道之有？"諸比丘以是因緣往白世尊，乃至佛言："從今日後印瘢人不應與出家。"印瘢者，破肉以孔雀膽、銅青等畫作字作種種鳥獸像，不應與出家。若已出家者，不應驅出。若與出家受具足者，越比尼罪。是名印瘢。

�筋者，佛住舍衛城，廣說如上。爾時有比丘度剠筋人出家，曳脚而行，為世人所譏："云何沙門釋子度剠筋人出家？曳脚而行，出家之人應身體完具。此壞敗人，何道之有？"諸比丘以是因緣往白世尊，乃至佛言："從今日後剠筋人不應與出家。"剠筋者，剠脚踵筋，不應與出家，乃至越比尼罪，是名剠筋。

拔筋者，佛住舍衛城，廣說如上。爾時比丘度拔筋人出家，為世人所譏："云何沙門釋子度拔筋人出家？出家之人應當身體完具。"諸比丘以是因緣往白世尊，乃至佛言："從今日後拔筋人不應與出家。"拔筋者，從脚跟抽至項頟，從項頟抽至脚跟，不應與出家，乃至越比尼罪，是名拔筋。

傴脊者，佛住舍衛城，廣說如上。爾時比丘度曲脊侏儒人出家，為世人所譏："云何沙門釋子度王家戲弄曲脊人出家？出家之人應當身體調直。此壞敗人，何道之有？"諸比丘以是因緣往白世尊，乃至佛言："從今日後曲脊人不應與出家。"曲脊者，不正直也。侏儒者，或上長下短、或上短下長。一切最短者，是不應與出家，乃至越比尼罪，是名侏儒。(《大正藏》卷二十二第 418-419 页)

【评说】佛陀不允许截手、截脚、截手脚、截耳、截鼻、截耳鼻、盲、聋、盲聋、聋哑、躄、哑躄、鞭瘢、印瘢、剠筋、拔筋、伛脊(侏儒)之人出家，已经出家的，不能驱逐。

卷第二十四

【原文】病者，佛住舍衛城迦蘭陀竹園，廣說如上。爾時有病人至耆域醫所作是言："耆域與我治病，當雇五百兩金、兩張細氎。"答言："不能，我唯治二種人病：一者佛比丘僧，二、王王後宮夫人。"病人即向難陀、優波難陀房，到已難陀問言："長壽四大調適不？"答言："病不調適，我往詣耆域所，以五百兩金、兩張細氎，雇治病而不肯治，言：'我唯治二種人病：佛比丘僧、王王後宮夫人。'"難陀言："汝用棄五百兩金、兩張氎為？汝但捨二種事：一者捨髮，二、捨俗衣。"病人言："阿闍梨！欲令我出家耶？"答言："然！"即度出家受具足已，晨起著入聚落衣，到耆域所，作是言："童子！我有共行弟子病，與我治之。"答言："可爾，正當持藥往。"即持藥往，見已便識，問言："尊者已出家耶？"答言："爾。"讚言："善哉！今當為治。"即與藥療治，治已以兩張細氎施與，作是言："尊者！於佛法中淨修梵行。"受取已，即罷道，脫去袈裟，著兩張細氎，巷中作如是罵言："耆域醫師眾多人子，我雇五百兩金、兩張細氎而不肯治，見我出家便與我治，反更得氎。"耆域聞已，心懷悵恨，往世尊所，頭面禮足却住一面，白佛言："世尊！此人蒙我得活，反見罵辱。世尊！我是優婆塞，增長佛法故，唯願世尊從今日後勿令諸比丘度病人出家。"爾時世尊為耆域童子隨順說法，示教利喜。禮足而退。爾時世尊往眾多比丘所，敷尼師壇坐已，具以上事為諸比丘說。佛言："從今日後病人不應與出家。"病者，癬疥、黃爛、癩病、癰痤、痔病、不禁、黃病、瘧病、謦嗽、消盡、癲狂、熱病、風腫、水腫、腹腫，乃至服藥未得平復，不應與出家。若瘧病者，若一日、二日、三日、四日中間不發時得與出家。若病人不應與出家。若已出家者，不應驅出。若度出家受具足者，越比尼罪，是名病。(《大正藏》卷二

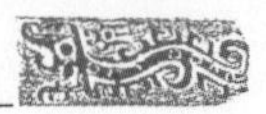

十二第 420 页)

【评说】经文记载了佛陀不允许比丘度病人出家的缘起。病者包括癣疥、黄烂、癞病、痈痤、痔病、不禁、黄病、疟病、咳嗽、消尽、癫狂、热病、风肿、水肿、腹肿,若疾病痊愈,允许出家。

卷第二十八

【原文】時藥者,前食、後食、哆波那食,現前僧應得,是名時藥。夜分藥者,十四種漿應廣說,是名夜分藥。七日藥者,酥、油、蜜、石蜜、生酥、膏應廣說,是名七日藥。盡壽藥者,呵梨勒、鞞醯勒、阿摩勒。(《大正藏》卷二十二第 454 页)

【评说】时药包括前食、后食、哆波那食;夜分药包括十四种浆;七日药包括酥、油、蜜、石蜜、生酥、膏;尽寿药包括呵梨勒、鞞醯勒、阿摩勒等。

【原文】復次佛住舍衛城,廣說如上。爾時南方有二比丘,共來問訊世尊!道中一比丘病,一比丘待經二三日,語病比丘言:"我欲並去問訊世尊!汝差已後來。"病比丘言:"長老!待我差已共去。"答言:"長老!我不見世尊,久思慕如渴,不容相待,汝差已後來。"彼比丘來詣佛所,頭面禮足却住一面,佛知而故問:"汝何處來?"比丘以上因緣具白世尊。佛言:"比丘!此是惡事。若有比丘,心懷放逸懈怠不精進,不能執持諸根馳騁六欲,雖近我,所為不見我,我不見彼。若有比丘能執諸根心不放逸,專念在道,雖去我遠,即為見我,我亦見彼。所以者何?隨順如來法身故、破壞諸惡故、離貪欲故、修寂靜故。汝等比丘同出家修梵行,汝不相看誰當看者?汝還看病比丘去。"

復次佛住舍衛城,廣說如上。爾時鉢羅真國有二比丘,共作伴來問訊世尊,至蜂聚落一比丘病,一比丘待經二三日,語病比丘言:"我欲並去,問訊世尊。汝差已徐來。"病比丘言:"長老!待我差已共去。"答言:"長老!我不見世尊,久思慕如渴,不容相待。"病比丘言:"汝必欲去者,可為我囑質帝利居士。"比丘即往至居士所,作是言:"長壽!我二人從遠來欲往詣佛,今一人得病,欲權留此。長壽!為我經紀所須,我欲前行問訊世尊。"居士言:"尊者!宜住共相看視,差已俱去。"答言:"居士!不爾,我不見佛久,思慕如渴。"居士言:"尊者去,世尊但當遣還,徒自疲勞。"比丘故去,往至佛所,頭面禮足却住一面。佛知而故問:"汝從何來?"比丘以上因緣具白世尊。佛言:"比丘!此是惡事。汝等各各異姓,信家非家、捨家出家,同一釋種,病痛不相看視,誰當看者?汝還看病比丘去。"

復次佛住舍衛城,廣說如上。爾時有一比丘從北方來欲問訊世尊,聞道邊有病比丘即作是念:"世尊制戒,病者應看,我若見者不得前進。"即迴道而去,往到佛所,頭面禮足却住一面。佛知而故問:"汝從何來?"答言:"世尊我從北方來。""從何道來?"答言:"從某道來。"佛言:"有何因緣捨正道從迴道來?"比丘以上因緣具白世尊。佛言:"比丘!此是惡事,如是乃至汝還看病比丘去。"

看病比丘法者,若比丘共商人行至曠野得病,同伴比丘不得相捨,應當將去,代擔衣鉢,應親近扶接不應遠離。若不能行者,應從商人賈借乘馱,作如是言:"長壽!是出家人病,不堪及伴,為我載致使得脫難。"若得者善。若言:"尊者!我乘重。"應言:"長壽!我當與穀草直。"若得者,不得載牸牛車乘草馬等,當載特牛車乘騤馬。若病篤無所分別者,趣乘無罪。

若乘不可得者，應留能看病人，若一人、若二人、若三人：“汝看病人，我到聚落當求乘來迎。”應留糧食，使住者不乏。若各言：“誰能棄身命於曠野？”無肯住者，不得便爾捨去，應作菴舍，敷草蓐、作烟火、與取薪水，留時藥、夜分藥、七日藥、盡壽藥，語病者言：“長老！安意住，我到前聚落，當求乘來迎。”到聚落中不得繞塔、問訊和上阿闍梨，應語聚落中諸比丘言：“曠野中有病比丘，共迎去來。”若言：“在何處？”答言：“某處。”若言：“彼處多有虎狼，恐當食盡，萬無一在。”雖聞此語不得便住，要當往看。若遙見烏鳥，不得便還，要到其所。若已死者應供養尸，若活者應將至聚落語舊比丘言：“長老！此是某處病比丘，我於曠野供養已，今來至此，次長老看。”若不看者，越比尼罪。若無比丘，應語優婆塞：“長壽！曠野中有病比丘，借我乘往迎。”檀越言：“在何處？”如是乃至迎來至檀越家，安別障處。若人多，應取二三人能看病者看。若病人言：“須多人樂住。”者，應盡住，共勸化，索前食、後食、時藥、夜分藥、七日藥、盡壽藥，供給使無渴乏。若有客比丘來者，不得便語：“長老！汝看病比丘。”應言：“善來長老！”應代擔衣鉢、為敷床座、與水洗足及塗足油。若時來者應與前食、後食，若非時來者應與非時漿。止息已應語言：“長老！是病比丘我看已久。長老！次復應看。”若無常者，應供養舍利。若比丘、比丘尼共商人行，若比丘尼病，比丘不得捨去，應語：“去！去！姊妹將接之。”宜如比丘中說，唯除抱撮。若須按摩油塗身者，應倩女人為之。若無常者，彼有衣鉢應雇人闍維，若無者應捨去。有俗人嫌言：“何以留是死尸去？”若能作地想者，應擔著遠處。

爾時尊者優波離白佛言：“世尊！若大德比丘病者，當云何看視？”佛告優波離：“大德比丘病，不得著邊陋小房中、不得著避迴處，應著顯現房中。共行弟子、依止弟子常侍左右，掃灑房中巨磨塗地，燒眾名香勿令臭穢，敷置床座。若比丘來問疾者，應與前食、後食，非時來者，應與非時漿。若有問事，病者應答。病人力劣，應侍者答。若優婆塞來問訊者，應言：‘善來長壽！’語令就座而為說法：‘汝大得功德。如世尊說：“看持戒病比丘，如看我無異。”’若有供養，為呪願受。若病人患下，問疾者不得久停，應速發遣。若病人不能出，應畜三除糞器：一授病人、一持出、一洗已油塗日曝，如是迭用。一人應戶邊住，莫令人卒入。一人在病人邊住，時時為隨順說法。如是優波離！大德比丘病，應如是看視。”時尊者優波離復問世尊：“小德比丘病，當云何看視？”佛告優波離：“小德比丘病者，不應著顯現處臭穢熏外，不得著屏猥處，死時人不知，應安人中。若病人有和上、阿闍梨、若共行弟子、依止弟子應看。若無者，眾僧應差看病人，若一、二、三人看。若病人衣鉢外有醫藥直者，應取還供給。若無者，眾僧應與。若僧無者，彼有重價衣鉢，應轉貿輕者供給病人。病人惜者，應白眾僧言：‘大德僧！某甲病比丘不知無常，慳惜衣鉢，不肯貿易。’白僧已，軟語說法使得開解，然後貿易。若復無者，應乞與。若不能得者，應僧食中取好者與。若復無者，看病人應持二鉢入聚落乞食，持好者與。優波離！是名看小德病比丘法。”（《大正藏》卷二十二第455-457页）

【评说】佛陀明确指出，未患病比丘应当主动承担起瞻护生病比丘的任务，而不要指望别人来瞻护生病比丘，同时要根据患病者的修行给予不同的护理。

【原文】病人成就五法難看。何等五？不能服隨病藥隨病食、不從看病人語、病增損不知、苦痛不能忍苦、懈怠無慧，是名五法病人難看。病人成就五法易看。何等五？能服隨病藥隨病食、隨看病人語、人問知病增損、能忍苦痛、精進有慧，是名五法病人易看。五法成就不能看病。何等五？多污不能出大小行器唾盂等、不能為病人索隨病藥隨病食、不能時時為病人隨順說法、有希望心惜自業，是名五法不能看病。五法成就能看病人，少污能出大小行

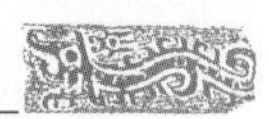

器唾盂等、能為病人索隨病藥隨病食、能時時為病人隨順說法、無希望心不惜自業，是名五法能看病人。

病人九法成就，命雖未盡而必橫死。何等九？一、知非饒益食貪食。二、不知籌量。三、內食未消而食。四、食未消而擿吐。五、已消應出而強持。六、食不隨病食。七、隨病食而不籌量。八、懈怠。九、無慧，是名九法成就而必橫死。復次成就九法終不橫死。何等九？一、知非饒益食便少食。二、善知籌量。三、內食消已而食。四、不強吐。五、不強持。六、不食不隨病食。七、食隨病食食能籌量。八、不懈怠。九、有智慧，是名成就九法終不橫死。（《大正藏》卷二十二第 457 页）

【评说】经文指出有五种病人难治，分别是不能服随病药随病食（不能根据疾病需要服用相应的药物和食物）、不从看病人语（不听从照料者）、病增损不知（不知道疾病的好转和加重）、苦痛不能忍苦、懈怠无慧；有九类易横死的病人：知非饶益食贪食（贪食不适宜疾病的食物）、不知筹量（过量饮食）、内食未消而食（食物未消化仍然进食）、食未消而擿吐（不消化采用吐的方法）、已消应出而强持（憋大便）、食不随病食（进食不适宜疾病的食物）、随病食而不筹量（不加节制地进食适宜疾病的食物）、懈怠、无慧。

【原文】佛語優波離："有三種病人。何等三？有病人得隨病藥隨病食，如法看病而死。或有病人不得隨病藥隨病食，如法看病而活。有病人得隨病藥隨病食，得如法看病人，病必差不得便死。優波離！病比丘中，有不得如法看便死、得如法看便活者，是故應好看，務令如法安隱，即為施命。是故看病得大功德，諸佛讚歎。"是名看病人法。（《大正藏》卷二十二第 457 页）

【评说】经文指出有三类病人，一类是得到了与疾病相宜的药物和食物，仍旧不能痊愈；一类是未得到与疾病相适宜的药物和食物，但看护正确，痊愈；一类是得到了与疾病相宜的药物和食物，如有正确的看护则痊愈，没有正确的看护则死亡。佛陀强调对病人瞻视医治的重要性。

【原文】藥法者，佛俱薩羅國遊行，爾時尊者舍利弗風動，諸比丘以是因緣具白世尊。佛問比丘："宜須何藥？"答言："世尊！呵梨勒。"佛言："從今日聽病比丘服呵梨勒。"佛告諸比丘："待我還舍衛城時語我，當為諸弟子制藥法。"佛還舍衛城，諸比丘白佛言："世尊！當為諸弟子制藥法，今正是時。"佛告諸比丘："從今日後聽諸病比丘服藥。"（《大正藏》卷二十二第 457 页）

【评说】经文记载了用呵梨勒治疗风动病。

【原文】藥法者，時根、非時根，如是莖、皮、葉、菓、漿。時根者，蕪菁根、葱根、緊扠根、阿藍扶根、芋根、摩豆羅根、藕根，如是等與食合者，是名時根。非時根者，婆吒根、蓽茇羅根、尼俱律根、佉提羅根、蘇揵闍根，如是比不與食合者，是名非時根。莖、皮、葉、華、果亦如是。漿者，時漿、非時漿。時漿者，一切米汁、饋汁、乳酪漿，是名時漿。非時漿者，一切豆、一切穀、一切麥漬頭不拆、蘇、油、蜜、石蜜，是名非時漿。若比丘病，醫言："與食便活，不與便死。"者，應淨洗器七遍淘穀，緻囊盛繫已，器中煮令頭不破，然後與飲。一切地亦時亦非時，除八種灰，餘一切灰亦時亦非時，是名藥法。（《大正藏》卷二十二第 457 页）

【评说】药包括根、茎、皮、叶、果、浆六类，又分时药和非时药两类。

【原文】刀治者，欲與他破瘡時應白師："與某甲比丘破瘡。"師應問："汝能不?"答言："此眼見事，何故不能?"師言："不可。"若言："能。"師應相前人，若不善持戒者，應語："不可。"若善持戒者，應問："何處病?"若言："猥處。"者，應語："離穀道邊各四指莫觸。"若刺頭出血、若除處癰痤等應作。若自欲破瘡時應白師，師應問："在何處?"若言："在猥處。"者，應語："不可。"若在餘處如上說，是名刀治。(《大正藏》卷二十二第459页)

【评说】若疮在猥处(指肛门周围)不得持刀破疮出脓。

卷第二十九

【原文】粥法者，佛住舍衛城，時城內難陀母、憂婆斯荼羅母半月中三受布薩，八日十四日、十五日、布薩日作食，先飯比丘後自食，至明日復作布薩食，作釜飯逼上飯汁自飲，即覺身中內風除、宿食消，覺飢須食，作是念："阿闍梨是一食人，應當須粥。"取多水著少米，合煎去兩分，然後內芻胡椒蓽茇。粥熟已盛滿甕，持詣祇洹精舍。至已稽首佛足，却住一面白佛言："唯願世尊聽諸比丘食粥。"佛言："從今日後聽食粥。"其日有檀越，精舍中飯僧。諸苾芻心生疑："世尊制戒不得處處食，我等云何作淨得食?"佛言："若粥初出釜，畫不成字者，是非處處食、非别眾食、非滿足食。若粥初出釜，畫成字者，名處處食，亦名别眾食、滿足食。"爾時世尊說偈呪願：

"持戒清淨人所奉，　恭敬隨時以粥施，
十利饒益於行者，　色力壽樂辭清辯，
宿食風除飢渴消，　是名為藥佛所說；
欲生人天常受樂，　應當以粥施眾僧。"(《大正藏》卷二十二第462页)

【评说】佛陀规定了比丘食用粥的浓度：在粥面上画字不消失为宜。

"作釜饭逼上饭汁自饮，即觉身中内风除、宿食消"，煮饭时饭浆可消内风、消宿食。

【原文】餅法者，佛住舍衛城，世尊四月一剃髮，剃髮時世人持種種餅食來看世尊。時有一婆羅門問婦言："家中有餅具不?"答言："有粳米二斗、油四升。用作何等?"答言："沙門瞿曇今日剃髮，諸人悉持餅往，汝可疾疾作餅，我欲隨伴供養沙門瞿曇。"即作餅盛著器中，以淨巾覆上持去。爾時世尊大眾圍遶，國王、大臣、刹利、婆羅門、十八大聚落主，悉在會中。此婆羅門疑懼不敢逆前，獨在一處作是念："若沙門瞿曇一切智、一切見者，常觀世間無不見、無不知，若照世間我今亦是世間，亦應知見我心。"佛知婆羅門心念已，即遙喚婆羅門來。來已，佛知而故問："婆羅門！汝器中何等?"答言："是餅。世尊！"佛語婆羅門："行與眾僧，人人與一**橎**。"答言："此大眾五百，今餅甚少，不能得遍。"佛言："汝但行。"婆羅門即行餅，人與一**橎**，餅故不減，乃至三遍猶故不減。時婆羅門作是念："沙門瞿曇有大神力，如是少餅，大眾三遍，猶故不減。"佛知婆羅門心歡喜已，隨順說法示教利喜，婆羅門即得須陀洹道。諸苾芻白佛言："世尊！云何婆羅門以少因緣得大果報?"佛言："不但今日以少因緣得大果報，過去世時已曾如是。如《本生經》中說。"餅者，大麥餅、糷麥餅、小麥餅、米餅、豆餅、油餅、酥餅、摩睺羅餅、鉢波勒餅、牛耳餅、波利斯餅、芻徒餅、曼坻羅餅、歡喜丸肉餅，如是比一切皆名餅。除

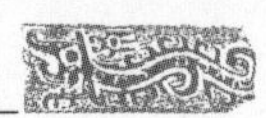

肉餅、賓荼餅，餘一切餅，非别眾食、非處處食、非滿足食。是名餅法。(《大正藏》卷二十二第463页)

【评说】佛陀时代饼包括大麦饼、𪍿麦饼、小麦饼、米饼、豆饼、油饼、酥饼、摩睺罗饼、钵波勒饼、牛耳饼、波利斯饼、刍徒饼、曼坻罗饼、欢喜丸肉饼等。

【原文】菜法者，佛住南山頻頭大邑。爾時有二優婆夷：一名娑婆居、二名叉波，能煮菜令如肉味，煮好菜已奉諸比丘。比丘不受心生疑悔："世尊制戒不得處處食，我等云何作淨得食?"以上事具白世尊，佛言："一切菜非處處食、非别眾食、非滿足食。"菜者，乾菜、蕪菁菜、葱菜、瓠菜，如是比是名菜法。(《大正藏》卷二十二第463页)

【评说】佛陀时代菜包括干菜、芜菁菜、葱菜、瓠菜等。

【原文】漿法者，佛住王舍城，爾時優伽梨居士作大施，象馬奴婢各五百，種種雜施中有漿停久，諸比丘飲已醉悶，以是因緣具白世尊。佛言："從今日壞漿不聽飲。"

……

漿者有十四種。何等十四? 一、名奄羅漿。二、拘梨漿。三、安石榴漿。四、巔多漿。五、葡萄漿。六、波樓沙漿。七、樓樓籌漿。八、芭蕉果漿。九、罽伽提漿。十、劫頗羅漿。十一、波籠渠漿。十二、石蜜漿。十三、呵梨陀漿。十四、佉披梨漿。是名十四種。漿澄清一切聽飲，若變酒色、酒味、酒香，一切不聽飲。若持漿來者應作淨，若器底有殘水即名作淨；若天雨墮中即名作淨；若洗器有殘水亦名為淨；若車載石蜜被雨者即名為淨；若船載水湔即名作淨；若淨人洗手水湔亦名為淨。是名漿法。(《大正藏》卷二十二第463-464页)

【评说】佛陀规定变质的浆不得饮用，若有酒色、酒香、酒味不得饮用。浆包括名奄罗浆、拘梨浆、安石榴浆、巔多浆、葡萄浆、波楼沙浆、楼楼筹浆、芭蕉果浆、罽伽提浆、劫颇罗浆、波笼渠浆、石蜜浆、呵梨陀浆、佉披梨浆十四种。

卷第三十一

【原文】復次佛住舍衛城，時有病比丘語比丘言："看我，當與長老衣鉢。"時病比丘無常，諸比丘僧集，欲分彼衣鉢。看病比丘言："是病比丘存在時語我言：'看我，當與汝衣鉢。'"諸比丘以是因緣往白世尊。佛言："已與未?"答言："未。"佛言："不與已無常，得越比丘罪。彼不應得。"

復次佛住舍衛城，時有病比丘語比丘言："看我，當與長老衣鉢。"即便與。得已不作淨，還置病人邊。時病比丘無常，乃至諸比丘以是因緣往白世尊："是事云何?"佛言"為作淨? 不作淨?"答言："不作。"佛言："不應得。"

復次佛住舍衛城，時有病比丘語比丘言："看我，當與長老衣鉢。"即便與，得已作淨，還置病比丘邊。乃至佛問："作淨不?"答言："作。"佛言："應得。"

復次佛住舍衛城，有沙彌無常。諸比丘問佛："此衣鉢物應屬誰?"佛言："屬和上。"

復次看病比丘作是恨言："我看病不避寒暑，執眾苦事求索湯藥，乃至除大小行器。其實如是，是誰應得? 言眾僧得耶?"諸比丘以是因緣往白世尊。佛言："看病比丘甚苦，應與三衣、鉢盂及所受殘藥。"

時尊者優波離知時而問:“世尊！病比丘得囑與人物不?”佛言:“得。”復問:“得囑與醫藥不?”佛言:“得,若囑言:‘我不差當與。’若差即名捨。若囑言:‘我向彼聚落,若不到當與。’若到者即名捨。若囑言:‘我行去。若無常者當與。’還者即名捨。若決定囑言:‘我若死、若活,其心決定與。’者,應與。若囑與眾多者,最後人應得。若與眾多人,在前者應得。”若比丘無常、若般泥洹,不應便閉其戶。彼若有共行弟子、依止弟子持戒可信者,得與戶鉤;若不可信者,當持戶鉤與僧知事人已,供養舍利料理竟,然後出彼衣物。若有共行、依止弟子持戒可信者使出;若不可信,應使知事人出。若比丘作是言:“我此中亦有衣鉢。”者,當觀前人持戒,可信者應與,不可信者不應與。若有可信人證明者應先與,然後僧受。

受有三種:羯磨受、分分受、貿易分受。羯磨受者,羯磨人應作是說:“大德僧聽！某甲比丘無常、若般泥洹,所有衣鉢及餘雜物,應現前僧分。若僧時到,僧現前羯磨與某甲比丘受。白如是。”“大德僧聽！某甲比丘無常、若般泥洹,所有衣鉢及餘雜物,現前僧應分。僧今現前持是衣鉢及餘雜物,與某甲比丘受。諸大德忍持是衣鉢及餘雜物與某甲比丘受,忍者僧默然,若不忍者便說。”“僧已忍持是衣鉢及餘雜物與某甲比丘受竟,僧忍默然故,是事如是持。”是名羯磨受。分分受者,作分已唱言:“各各自取分。”是名分分受。貿易分受者,互相貿易,是名貿易分受。

若四比丘聚落中住,一比丘無常者,三比丘應受。應作是說:“諸長老！某甲比丘無常、若泥洹,有是衣鉢及餘雜物,現前僧應分。此處無僧,我等現前應分。”若三比丘住,一比丘無常者,二比丘應受。應作是說,乃至“此處無僧,我現前應得。”若二比丘共住,一比丘無常者,一比丘得受,應心念口言:“某甲比丘無常、若涅槃,有是衣鉢,現前僧應分。此處無僧,我現前應得。”

若欲與看病比丘物者,應行舍羅知人多少,知已應與亡人所受持衣鉢及所受殘藥。羯磨者應作是說:“大德僧聽！某甲比丘無常、若涅槃,所有衣鉢現前僧應分。若僧時到,僧持是衣鉢及所受殘藥,與看病比丘某甲。如是白。”白一羯磨,乃至“僧已與看病比丘某甲衣鉢及餘殘藥竟,僧忍默然故,是事如是持。”

看病人云何應得、不應得?不應得者,暫作不應得、差作不應得、樂福德作不應得、邪命作不應得。暫作者,暫作不作,是名暫作。差作者,僧次差,是名差作。樂福德作者,自為福德故看,是名樂福德。邪命者,希望故看病,是名邪命。應得者,佛言:“欲饒益故,下至然一燈炷,欲令病人除差,應得。”(《大正藏》卷二十二第 479-480 页)

【评说】佛陀规定患病比丘亡故后,照料者和其他比丘应行羯磨分配他的遗物。

【原文】蒜法者,佛住王舍城,爾時彌祇居士請僧食蒜,時六群比丘詣園食蒜,狼藉棄地,復持還歸。時居士按行蒜園,見已即問園民:“何故如是?”園民即具說上事。居士言:“比丘但當食,何故棄地如是?復持去與誰?”諸比丘以是因緣往白世尊,乃至佛告諸比丘:“從今日不聽食蒜。”

復次佛住王舍城,爾時世尊為大眾說法。時有比丘食蒜在下風而坐,畏熏諸梵行人。佛知而故問:“此是何等比丘,獨坐一處如鬪諍人?”諸苾芻白佛言:“世尊！是比丘食蒜,畏熏梵行人,故在下風獨住。”佛語諸比丘:“當知是比丘若不噉蒜時,當欲得失如是甘露法不?”答言:“不也。”佛言:“是比丘以食蒜故,失如是不死之法。”佛言:“從今已後不聽食蒜。”

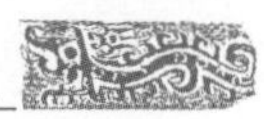

復次佛住迦維羅衛釋氏尼拘律精舍，如來五日一行諸比丘房，見比丘病羸瘦瘀黃。佛知而故問："比丘調適安隱住不？"答言："世尊！我病不調，本俗人時食蒜便差，世尊制不聽食蒜，是故不樂。"佛言："從今日聽病比丘食蒜，應隨順行。"

蒜者，若種生、若山蒜，如是比蒜及餘一切，若生、若熟、若葉、若皮，悉不得食。若癰腫、若癬瘡，得用蒜塗。蒜塗已，不得於眾中住，應在屏處；差已當淨洗浴，還入僧中。病時醫言："長老！此病比丘服蒜當差，若不服不差。"若更無餘方治者聽服，服已應七日行隨順法，在一邊小房中，不得臥僧床褥，不得上僧大小便處行，不得在僧洗脚處洗脚，不得入溫室、講堂、食屋，不得受僧次差會，不得入僧中食及禪坊，不得入說法布薩僧中。若比丘集處一切不得往、不應遶塔。若塔在露地者，得下風遙禮。七日行隨順法已，至八日，澡浴浣衣熏已，得入僧中。若比丘不病食蒜、病食蒜不行隨順法，二俱越比尼罪。是名蒜法。（《大正藏》卷二十二第 483 页）

【评说】经文记载了佛陀制定不得食蒜的缘起以及医治疾病需要用蒜时的注意事项。

【原文】復次佛住王舍城耆舊童子菴婆羅園精舍，如來五事利益故，五日一按行諸比丘房。佛見一比丘病瘦瘀黃，佛知而故問："比丘！汝病增損氣息調不？"答言："世尊！我病苦氣息不調。"佛言："汝不能到耆舊醫看病耶？"答言："世尊制不聽騎乘，我病苦不能得往。"佛言："從今日聽病比丘騎乘。"

乘者，象乘、馬乘、驢乘、駝乘、船乘、牛乘、車乘、輦乘，如是一切乘，不病不聽乘，若病者得，不聽乘雌乘，應乘雄乘。若病重不分別者，乘無罪。若有因緣上下、水行及直渡，應作是念："我有緣事。"爾時得乘渡。若比丘無病乘乘者，得越比尼罪。是名乘法。（《大正藏》卷二十二第 484-485 页）

【评说】经文记载佛陀允许病比丘骑乘，病轻不得乘雌乘，病重不分雌雄乘。

卷第三十二

【原文】共食法者，佛住舍衛城，爾時六群比丘共食，為世人所嫌："云何沙門釋子如世間婬泆人共食？"乃至佛言："呼六群比丘來。"來已，佛語苾芻："汝實爾不？"答言："實爾世尊！"佛言："從今日後不聽共食。"

共食者，共一器食。食者，五正食、五雜正食，應別器食。若無鉢者，應用鉤鉢、若鍵鎡。若復無者，應團飯著左手中，右手食。若復不能者，應置鉢著草葉上更互取食，不得俱下手。離五正食、五雜正食，若麨、若餅、果菜，共食無罪。若共器食者，越比尼罪。是名共食法。（《大正藏》卷二十二第 485 页）

【评说】佛陀不允许比丘共用食器进食。

【原文】佛住王舍城，時瓶沙王馬死，亦如上象中說。若外有癬疥病，須馬血塗者無罪。塗已不得眾中住，應在邊小房中住。（《大正藏》卷二十二第 487 页）

【评说】经文记载马血外涂可以治疗癣疥病。

【原文】復次佛住舍衛城耆舊童子菴婆羅園，時諸比丘眼痛，耆舊童子言："尊者！可以此藥塗眼。”諸比丘言："世尊制戒不聽塗眼。”童子言："我當往從世尊乞此願。”即往佛所頭面禮足，却住一面白佛言："世尊！諸比丘是一食人，眼是人之所重，唯願世尊聽諸比丘著眼藥。”佛言："從今已後聽用眼藥，除空青。若醫言：'尊者！此眼痛，得空青屑塗便差，更無餘方。'若爾者得塗。塗已不得眾中住，應在邊小房中，差已當淨洗得還入眾。”是名眼藥。

眼藥筒者，佛住舍衛城，時諸苾芻持樹葉盛眼藥。佛知而故問："苾芻此是何等？”答言："是眼藥。”佛言："眼藥是貴物，應用筒盛。”時諸比丘作金銀筒盛，佛言："金銀及一切寶不聽用。應用銅、鐵、白臘、竹葦筐、鳥翮，下至皮裹。”是名藥筒。

眼藥籌者，佛住舍衛城，時有比丘持竹作眼藥籌，佛知而故問："苾芻此是何等？”答言："世尊！是眼藥籌。”佛言："眼是軟物，應用滑物作籌。”時有比丘便以金銀作，佛言："不聽金銀及一切寶物作，應用銅鐵、牙骨、栴檀堅木作，揩摩令滑澤，下至用指頭。”是名眼藥籌法。（《大正藏》卷二十二第 487 页）

【评说】佛陀时代已用空青屑治疗眼痛，还有装眼药的眼药筒、施药时的眼药筹。

【原文】愛處者，離穀道邊各四指。若有癰痤癤，聽嚼小麥、雞屎塗上使熟，當令同和上、阿闍梨擿破。若餘處有癰痤癤等諸病，須刀治者聽用。用刀治愛處者，偷蘭罪。是名刀治。（《大正藏》卷二十二第 488 页）

【评说】佛教不允许用刀治疗爱处（肛门旁四指）痈痤疖，可以用口嚼小麦、鸡屎外涂，令痈痤疖溃破出脓。

卷第三十三

【原文】香者，栴檀、沈水，如是比一切香皆不應著。若熱病，醫言："當須旃檀香塗。”爾時得用香塗。若欲塗時，先應供養佛泥塔，然後塗身。塗身已，不得在眾中，當在屏處；病差淨澡，浴身然後入眾。華者，優鉢羅、瞻蔔、須摩那，如是一切華不應著。若苾芻患眼痛、頭痛，醫教言："當須華鬘繫頭差。”者，得繫。若欲繫者當先供養佛塔，然後得繫。繫已不得在眾人中，當在屏處，差已當捨。若著香不著華，一越比尼罪。若著華不著香，一越比尼罪。二俱著，犯二罪。俱不著，無罪。是名香華法。（《大正藏》卷二十二第 494 页）

【评说】经文记载了旃檀香涂身治疗热病以及华鬘系头治疗眼痛、头痛。

【原文】塗面油者，佛住舍衛城，爾時精舍中檀越飯僧。時難陀、優波難陀聞揵椎鳴方以油塗面，住不時出故，為檀越所嫌。諸苾芻以是因緣往白世尊。佛言："喚是比丘來。”來已，佛問比丘："汝實爾不？”答言："實爾。”佛言："從今已後不聽油塗面。”

油者，胡麻油、大麻油、阿提目多華油、瞻婆花油，如是等比香油，為好故塗面者，越比尼罪。若洗浴時得用油，若澡豆屑末、塗足油著手，得用拭面無罪。是名油法。（《大正藏》卷二十二第 497 页）

【评说】佛陀不允许比丘用油涂面，可以搽拭手足。油包括胡麻油、大麻油、阿提目多华油、瞻婆花油等。

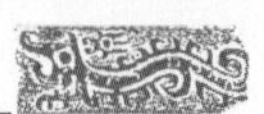

卷第三十四

【原文】佛住舍衛城,爾時六群比丘嚼未斷治齒木,為世人所嫌:"云何沙門釋子如凶惡人,合枝條嚼齒木?"諸比丘以是因緣往白世尊。佛言:"從今日後不聽用齒木。"

復次佛住舍衛城,爾時世尊大會說法,時比丘口臭,在下風而住。佛知而故問:"是何苾芻獨在一處如嫌恨人?"苾芻答言:"世尊制戒不聽嚼齒木,口臭恐熏諸梵行人,故在下風。"佛言:"聽用齒木,應量用,極長者長十六指。"

復次爾時有檀越在阿練若處種樹,比丘拔取作齒木用。主見已心生不悅,即往佛所,以是因緣而白世尊。佛為隨順說法,發喜心已禮佛而退。佛言:"呼是比丘來。"比丘來已,佛問:"汝實爾不?"答言:"實爾。"佛言:"汝云何取華果樹作齒木? 從今已後不聽用花果樹作齒木。"嚼時不得在溫室、講堂、食屋,及僧前、和上阿闍梨前、塔前、像前,不得覆頭覆肩,應偏袒右肩在屏處。若僧房內者,應以器盛嚼,殘餘不得著器中,不得著塔院中、僧院中常行處。刮舌時不得如婬欲人法,刮已當洗著一處。若齒木難得者,當截所嚼處棄之,洗已殘者明日更用。

復次爾時有比丘嚼齒木欲盡,見世尊來,以恭敬故咽之,細木著咽喉不樂。諸比丘以是因緣往白世尊。佛言:"從今已後不聽嚼盡,極長者十六指,極短者四指已上。嚼時當在屏處,先淨洗手,齒木嚼已水洗棄之。用時不得如婬欲人,當以除口臭穢故。嚼時不得咽汁,若誤咽者無罪。比丘病,若醫言:'嚼齒木咽之當差。'應受已嚼咽。若無齒木者,當用灰鹵、土塼、礓石、草木洗口已食。若塔院僧院中見所嚼齒木,當取棄之。若二人共見,小者應棄。若下坐持戒緩者,當自取棄之。齒木法應如是,若不如是,越威儀法。"(《大正藏》卷二十二第505页)

【评说】佛陀对嚼齿木有详细规定,包括齿木规格(齿木最长十六指),嚼齿木位置,齿木重复利用的注意事项,嚼齿木不得咽汁等。可见佛陀时代非常重视口腔卫生。

卷第三十五

【原文】佛住舍衛城,爾時六群比丘伏臥、仰臥、左脇臥。諸比丘以是因緣往白世尊。佛言:"呼是比丘來。"來已問言:"汝實爾不?"答言:"實爾。"佛言:"從今已後當如是臥。云何臥? 不聽餓鬼臥、不聽阿脩羅臥、不聽貪欲人臥。若仰向者阿脩羅臥、覆地者餓鬼臥、左脇臥者貪欲人臥。比丘應如師子獸王顧身臥,敷時不聽左敷應右敷,頭向衣架。不得以脚向和上、阿闍梨、長老比丘。不得初夜便唱言噓極而臥,當正思維自業,至中夜乃臥,以右脇著下如師子王臥,累兩脚、合口、舌柱上齗、枕右手舒左手順身上。不捨念慧思维起想,不得眠至日出,至後夜當起正坐思维己業,若夜惡眠不自覺轉者無罪。若老病、若右脇有癰瘡無罪。比丘臥法應如是,若不如是,越威儀法也。"(《大正藏》卷二十二第507页)

【评说】佛教对卧姿有明确规定:应当右侧卧。

【原文】佛住舍衛城,爾時六群比丘禪坊中故大謦欬作聲,亂諸比丘。諸比丘以是因緣往白世尊,乃至佛言:"從今已後禪坊中謦欬應如是。云何如是? 若欲謦欬時不得放恣故大作聲，當掩口徐徐作聲。若大不可制，當起出，出已欬竟還入。若猶故不止者，當語知事人已去。謦欬法應如是。若不如是，越威儀法。”（《大正藏》卷二十二第513页）

【评说】佛陀强调咳时应当掩口徐徐出声，不得影响他人。

【原文】佛住舍衛城，爾時六群比丘以草根以縷以屑，散著鼻中連嚏作聲，亂坐禪比丘。諸比丘以是因緣往白世尊，佛言：“從今已後嚏應如是。云何如是？禪坊中嚏者，不得放恣大嚏，若嚏來時當忍，以手掩鼻。若不可忍者，應手遮鼻而嚏，勿使涕唾污濺比坐。若有嚏者不得言語。若上座嚏者，應言：‘和南。’下坐者默然。嚏法應如是。若不如是，越威儀法。”（《大正藏》卷二十二第513页）

【评说】佛陀强调喷嚏时应该用手掩鼻。

卷第三十八

【原文】蒜者，種蒜、山蒜。如是比一切蒜不聽食，熟不聽、生亦不聽，重煮亦不聽，燒作灰亦不聽。若身有瘡聽塗，塗已當在屏處，瘡差淨洗已聽入。是故世尊說。（《大正藏》卷二十二第530页）

【评说】佛陀不允许比丘食蒜，但允许外涂治疮。

【原文】佛住拘睒彌，爾時闡陀母比丘尼善知治病，持根藥葉藥果藥，入王家、大臣家、居士家，治諸母人胎病、眼病、吐下，熏咽、灌鼻、用針刀，然後持此諸藥塗之。由治病故大得供養。諸比丘尼呵言：“此非出家法，此是醫師耳。”諸比丘尼語大愛道，大愛道以是因緣往白世尊。佛言：“喚是比丘尼來。”來已問言：“汝實爾不？”答言：“實爾。”佛言：“此是惡事，從今日後不聽作醫師活命。”佛告大愛道瞿曇彌：“依止拘睒彌比丘尼皆悉令集，乃至已聞者當重聞。若比丘尼作醫師活命，波夜提。”（《大正藏》卷二十二第531页）

【评说】佛陀时代可以治疗女性胎病、眼病、吐下等病，已有熏咽、灌鼻等给药方式以及针刀治疗的方法。

【原文】醫者，持根藥、葉藥、果藥治病。復有醫呪毒、呪蛇乃至呪火、呪星宿日月，以此活命如闡陀母者，波夜提。（《大正藏》卷二十二第531页）

【评说】佛陀时代医生用根、叶、果药或呪禁、祷祝治疗疾病，佛陀反对以咒禁治疗为生。

卷第三十九

【原文】佛住王舍城，爾時樹提比丘尼隱處生癰，諸比丘尼入聚落乞食，後有治癰師來。比丘尼言：“長壽！與我破癰。”答言：“可爾。”即與破癰瘡，著塗藥已而去。諸比丘尼乞食還，見地膿血，問言：“此是何等膿血？”答言：“我破癰瘡。”諸比丘尼嫌言：“汝云何隱處有癰，不白善比丘尼而破？”諸比丘尼語大愛道，乃至答言：“實爾。世尊！”佛言：“汝云何膝以上肩以下有癰瘡，先不白聽而破癰？從今已後不聽。乃至已聞者當重聞。若比丘尼膝以上、肩以下隱

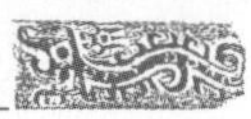

處有癰瘡，先不白聽，男子破洗者，波夜提。”(《大正藏》卷二十二第 541-542 页)

【评说】比丘尼膝以上、肩以下隐处有痈疮在没有禀明善比丘尼前不得让男子破洗。

卷 第 四 十

【原文】佛住舍衛城，爾時佛告大愛道：“如來一時在舍衛城。時六群比丘尼，酥市乞酥、油市乞油、蜜市乞蜜、石蜜市乞石蜜、肉市乞肉、魚市乞魚、乳市乞乳、酪市乞酪，而食為世人所譏：‘云何沙門瞿曇稱歎少欲、毀呰多欲?’如比丘緣中廣說。瞿曇彌比丘尼亦應如是學。瞿曇彌！我一時住迦維羅衛釋氏精舍，聽病比丘尼索好食。”佛告大愛道瞿曇彌：“依止舍衛城比丘尼皆悉令集，乃至已聞者當重聞。若比丘尼不病為身，白衣家乞酥、若使人乞，若噉、若食，是比丘尼應向餘比丘尼悔過，如是言：‘阿梨耶！我墮可訶法，此法悔過。’是波羅提提舍尼法。”

如是二、油，三、蜜，四、石蜜，五、乳，六、酪，七、魚，八、肉。

為身者，自為向身。

病者，世尊說無罪。云何病？老羸、病、服吐下藥、刺頭出血，如是比病。

家者，四種姓家。

酥者，牛酥、水牛酥、羊酥。

乞者，若自乞、若使人乞。(《大正藏》卷二十二第 544 页)

【评说】若非患病，比丘尼不得为自身乞食酥、油、蜜、石蜜、乳、酪、鱼、肉等类。酥包括牛酥、水牛酥、羊酥。

【原文】佛住舍衛城，爾時比丘尼有月期污床褥，大愛道往詣佛所白佛言：“世尊，得作月期不淨衣不?”佛言：“得。當持故布作，不得堅物作。又不得深內作婬欲想，當軟物障小便道。若用堅物深內，以歇欲心者，偷蘭遮。”是名月期衣法。(《大正藏》卷二十二第 545 页)

【评说】佛陀时代已有特意为女性定做的月期衣。

四分律

姚秦罽宾三藏佛陀耶舍共竺佛念等译

【提要】四分律包括序、正宗、流通三个部分。序文在说明劝信持戒的同时，简单介绍了佛陀结戒的因缘。正宗部分详细记载了二部戒及二十犍度。二部戒包括比丘戒和比丘尼戒。比丘戒即四波罗夷、十三僧伽婆尸沙、二不定、三十尼萨耆波逸提、九十波逸提、四波罗提提舍尼、百众学、七灭诤法等。比丘尼戒包括八波罗夷、十七僧伽婆尸沙、三十尼萨耆波逸提、一百七十八波逸提、八波罗提提舍尼等。二十犍度包括受戒犍度、说戒犍度、安居犍度、自恣犍度、皮革犍度、衣犍度、药犍度、迦絺那衣犍度、拘睒弥犍度、瞻波犍度、呵责犍度、人犍度、覆藏犍度、遮犍度、破僧犍度、灭诤犍度、比丘尼犍度、法犍度、房舍犍度、杂犍度。经文详细介绍了制戒缘起、戒律文句、判决标准。流通部分记载了迦叶集五百阿罗汉结法毗尼以及佛涅槃后百年，七百阿罗汉论法毗尼，审查跋阇子比丘所行十事非法的经过，优波离问佛诸戒是犯非犯的分别，律学的法数等。

卷第一

【原文】

稽首禮諸佛，　及法比丘僧；
今演毘尼法，　令正法久住。
優波離為首，　及餘身證者；
今說戒要義，　諸賢咸共聽。
今欲說深戒，　為樂持戒者；
為能諷誦者，　利益諸長老。
今說十句義，　諸佛之戒法：
令僧喜永安，　攝取於僧故；
不信者令信，　已信者增長；
斷不持戒者，　令邪道入正；
慚愧者安隱，　佛法得久住。
是以世最勝，　演布禁戒經。
眾山須彌最，　眾流海為最；
眾經億百千，　戒為第一最。
欲求第一最，　今世及後世；
當持此禁戒，　終身莫毀犯。
除結無罣礙，　縛著由此解；
以戒自觀察，　如鏡照面像。
夫欲造善法，　備具三種業；
當審觀其意，　如《羅云經》說。
所以立王者，　由世諍訟故；
眾人之所舉，　古昔之常法。
犯罪者知法，　順法者成就；
戒律亦如是，　如王治正法。
如醫觀眾病，　進止得其所；
可治則進藥，　不可者則捨。
如醫經所說，　四事不可治；
可救有十三，　餘者不須救。
譬如有死屍，　大海不容受；
為疾風所飄，　棄之於岸上。
諸作惡行者，　猶如彼死屍；
眾所不容受，　以是當持戒。

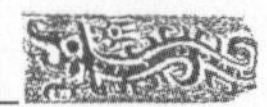

如守門牢固，　不憂失財物；
若垣牆缺壞，　有財者憂懼。
佛戒不缺漏，　奉持者無憂；
禁戒不牢固，　毀犯者懷憂。
坏器多穿漏，　瓦師懷愁憂；
器物若完具，　眷屬皆歡喜。
持戒有缺漏，　為惡者常憂；
不毀禁戒者，　心常懷歡喜。
如熛火雖微，　莫輕以為小；
所經諸草木，　燒盡無有餘。
所造惡雖微，　慎莫謂為輕；
如破伊羅葉，　常在於龍中。
如師子虎吼，　醉者不恐怖；
小獸聲雖微，　醒者聞則懼。
如是三垢人，　一切惡不懼；
智者於微惡，　常懷於恐畏。
如合和眾藥，　擇去不良者；
病者服除愈，　身康得安樂。
如是念修戒，　能避諸惡行；
除諸結使患，　安隱入涅槃。
若欲涉遠路，　當自護其足；
足若毀壞者，　不能涉遠道。
求天若涅槃，　方便守護戒；
如是無毀壞，　必能度險道。
如人欲渡河，　用手及浮囊；
雖深無沒憂，　便能到彼岸。
如是諸佛子，　修行禁戒本；
終不迴邪流，　沒溺生死海。
譬如帝釋堂，　彫飾眾寶成；
七寶為階陛，　天人之所行。
如是正法堂，　七覺意莊嚴；
禁戒為階陛，　賢聖之所行。
如善學世間，　一切眾技藝；
為王所愛念，　以是得安樂。
佛所說禁戒，　能善修學者；
終不墮惡趣，　永得安隱處。
如先自牢眾，　然後破彼軍；
賢聖眾牢固，　然後破魔軍。
聖眾若和合，　世尊所稱譽；

以眾和合故，　佛法得久住。
如乳母慈愛，　養護於其子；
一切水火難，　護使不傷害。
禁戒猶慈母，　守護於行者；
終不墮畜生，　餓鬼地獄中。
如有勇猛將，　善習戰鬪法；
降伏於彼敵，　沒死不顧命。
佛子亦如是，　善學於禁戒；
五陰散壞時，　終不畏命盡。
從佛戒所生，　爾乃是真生；
猶如鴦崛魔，　如來所記別。
若有捨戒者，　於佛法為死；
持戒如護命，　守之無毀失。
譬如得王印，　所往無罣礙；
毀缺則難詰，　全失則被縛。
戒印全具者，　所至無罣礙；
小毀則不定，　大毀入三惡。
為一切人故，　降伏諸魔鬼；
神仙五通人，　造設於呪術，
為彼慚愧者，　攝諸不慚愧。
如來立禁戒，　半月半月說。
已說戒利益，　稽首禮諸佛。（《大正藏》卷二十二第567-568页）

【评说】经文将戒律比作药物，将守持戒律比作服药，又以医生对可以治愈的疾病才进行治疗为喻，说明戒律对于人们避免恶行、灭除结患的重要意义。

【原文】爾時佛遊蘇羅婆國，與大比丘眾五百人俱，漸漸遊行至毘蘭若，即於彼宿那隣羅濱洲曼陀羅樹下。毘蘭若婆羅門聞瞿曇沙門釋家子，離釋種出家為道，從蘇羅婆國將大苾芻眾五百人俱，漸漸遊行來至此毘蘭若，那隣羅濱洲曼陀羅樹下住。此沙門瞿曇，有如是大名稱：如來、無所著、等正覺、明行足、為善逝、世間解、無上士、調御丈夫、天人師、佛、世尊。彼於諸天、魔、梵、沙門、婆羅門眾中，獲神通作證常說正法，上善、中善、下善，義味清淨，自然具足修習梵行。"善哉！我等得見如是無著人，我今寧可宜往問訊沙門瞿曇。"爾時毘蘭若婆羅門即往世尊所，到已共相問訊在一面坐。時世尊無數方便為說法開化令得歡喜。聞佛說法得歡喜已，即白佛言："世尊！唯見哀愍當受我請，及比丘僧三月夏安居。"時世尊及比丘僧默然受請。毘蘭若婆羅門見世尊默然受請，即從坐起遶佛而去，世尊與五百比丘眾受彼夏安居三月。

時有波離國販馬人，驅五百疋馬住毘蘭若，夏九十日。時世穀貴，人民飢餓、白骨狼藉，乞求難得。時毘蘭若婆羅門雖請如來及比丘僧，三月都不供養供給所須。何以故？皆是魔波旬所作。爾時諸比丘從毘蘭若乞食不得，次往彼販馬人所乞食。時販馬人自念："如今此間時世穀貴，人民飢餓乞食難得，白骨狼藉。彼諸比丘從彼乞食不得故來此耳！我今寧可日

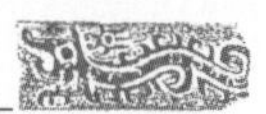

施比丘馬麥五升，世尊一斗耶！”即如所念，日與諸比丘馬麥五升，世尊一斗。時佛所得麥分與阿難，阿難使人磨作乾飯奉佛，佛食乾飯。諸比丘各各得成煮麥而食，佛與比丘所食各異。

時尊者大目連往世尊所，頭面作禮却坐一面，白世尊言：“大德！今此間穀貴，人民飢餓乞求難得，諸比丘食飲麁惡而皆羸瘦。若世尊聽諸神足比丘詣欝單越取自然粳米食者當往。”佛告目連言：“諸有神足比丘可往至彼取粳米食，無神足者當云何？”目連白佛：“諸有神足者隨意自往，不得神足者我當以神足力接往至彼。”佛告目連：“止！止！莫作是語。何以故？汝等丈夫得神足可爾，未來世比丘當云何？”

時尊者舍利弗，於閑靜處作是念言：“何者等正覺修梵行佛法久住？何者等正覺修梵行佛法不久住？”爾時舍利弗從靜處起，整衣服至世尊所，頭面禮足在一面坐，須臾退坐，白世尊言：“向者我於靜處坐，作是念：‘何者等正覺修梵行佛法久住？何者等正覺修梵行佛法不久住？’願為開示。”佛告舍利弗：“毘婆尸佛、式佛、拘留孫佛、迦葉佛，此諸佛修梵行法得久住。隨葉佛、拘那含牟尼佛，法不久住。”舍利弗白佛言：“以何因緣毘婆尸佛、式佛、拘留孫佛、迦葉佛，修梵行法得久住？以何因緣故隨葉佛、拘那含牟尼佛，修梵行法不得久住耶？”佛告舍利弗：“拘那含牟尼佛、隨葉佛，不廣為諸弟子說法。契經、祇夜經、授記經、偈經、句經、因緣經、本生經、善道經、方等經、未曾有經、譬喻經、優波提舍經，不為人廣說契經乃至優波提舍經，不結戒亦不說戒，故諸弟子疲厭，是以法不久住。爾時彼世尊知諸弟子疲厭心故，但作如是教：‘是事應念、是不應念，是應思维、是不應思维，是應斷、是應具足住。’舍利弗，乃往昔時，隨葉佛依恐畏林中住，與大比丘千人俱。舍利弗！若有人未離欲，入彼林中身毛皆竪，故名恐畏林。又舍利弗！拘那含牟尼佛、隨葉佛如來、至真、等正覺，觀千比丘心中疲厭，為說法：‘是事應念、是不應念，是事應思维、是事不應思维，是應斷、是應具足住。’舍利弗當知，爾時彼佛及諸聲聞在世，佛法廣流布。若彼佛及諸聲聞滅度，後世間人種種名、種種姓、種種家出家，以是故疾滅、佛法不久住。何以故？不以經法攝故。舍利弗！譬如種種花散置案上，風吹則散。何以故？以無綫貫穿故如是。舍利弗！彼佛及聲聞眾在世者，佛法流布。若彼佛及諸聲聞眾滅後，世間人種種名、種種姓、種種家出家者，令法疾滅不久住。何以故？不以經法攝取故。”

爾時世尊告舍利弗：“毘婆尸佛、式佛、拘留孫佛、迦葉佛，為諸弟子廣說經法，從契經乃至優波提舍經，亦結戒亦說戒，弟子眾心疲厭。時佛知彼心疲厭，作如是教：‘是應念、是不應念，是應思维、是不應思维，是應斷、是應具足住。’如是舍利弗！彼諸佛及聲聞眾在世，佛法流布。若彼諸佛及聲聞眾滅度後，諸世間人種種名、種種姓、種種家出家，不令佛法疾滅。何以故？以經法善攝故。舍利弗！譬如種種華置於案上，以綫貫，雖為風吹而不分散。何以故？以綫善貫攝故。如是舍利弗！彼佛及聲聞眾在世者，佛法廣說如上。舍利弗！以此因緣故，毘婆尸佛乃至迦葉佛佛法得久住。以此因緣故，拘那含牟尼佛、隨葉佛，佛法不得久住。”

爾時舍利弗從坐而起，偏露右臂、右膝著地，合掌白佛言：“世尊！今正是時，唯願大聖與諸比丘結戒說戒，使修梵行法得久住。”佛告舍利弗：“且止！佛自知時。舍利弗！如來未為諸比丘結戒。何以故？比丘中未有犯有漏法。若有犯有漏法者，然後世尊為諸比丘結戒，斷彼有漏法故。舍利弗！比丘乃至未得利養，故未生有漏法；若得利養便生有漏法。若有漏法生，世尊乃為諸比丘結戒，欲使彼斷有漏法故。舍利弗！比丘未生有漏法者，以未有名稱為人所識，多聞多財業故。若比丘得名稱乃至多財業，便生有漏法。若有漏法生，然後世尊當

為結戒,欲使彼斷有漏法故。舍利弗！汝且止,如來自知時。”(《大正藏》卷二十二第568-569页)

【评说】佛陀结戒的直接目的在于维护僧团的清净壮严、以经法统摄教化僧众、保护比丘及比丘尼等戒体不失;其根本目的是为了帮助众生获得生老病死诸苦的解脱。戒律是生活规范的准则,了脱生死的途径,可以断除生死轮回中的业缘业因。波罗夷为重罪,犯了性戒,不可以通过忏悔而消除。其余的犯戒行为,经过忏悔后可以“出罪”,可以看作是纯粹的道德性制裁。

【原文】爾時世尊在毘舍離,時迦蘭陀村須提那子,於彼村中饒財多寶,持信牢固出家為道。時世穀貴乞求難得,時須提那子作是思维:“今時世穀貴,諸比丘乞求難得。我今寧可將諸比丘詣迦蘭陀村乞食。諸比丘因我故大得利養,得修梵行,亦使我宗族快行布施作諸福德。”作是念已,即將諸比丘詣迦蘭陀村。須提那母聞其子將諸比丘還歸本村,即往迎。到彼子所,語其子言:“可時捨道還作白衣。何以故？汝父已死,我今單獨,恐家財物沒入於官。但汝父財既多,況祖父已來財物無量,甚可愛惜,是以汝今應捨道就俗。”即答母言:“我不能捨道習此非法,今甚樂梵行修無上道。”如是至三,其子亦答言:“不能捨道還俗。”其母便捨之而去,詣其婦所語言:“汝月期時至便來語我。”婦自知時到,往語其姑:“大家欲知我月期時至。”母語其婦:“汝取初嫁時嚴身衣服盡著而來。”即如其教便自莊嚴,與母共俱至其兒所:“今正是時便可捨道就俗。何以故？汝若不捨道者,我財物當沒入於官。”兒答母言:“我不能捨道。”母如是再三語子言:“汝婦今日華水已出,便可安子,使汝種不斷。”子白母言:“此事甚易,我能為之。”時迦蘭陀子,佛未制戒前不見欲穢,便捉婦臂將至園中屏處三行不淨。時園中有鬼命終即處其胎,處胎九月生男,顏貌端政,與世無雙,字為種子。諸根具足漸漸長大,剃髮被袈裟,以信堅固出家學道,精勤不懈得阿羅漢,神足變化威德無量,故號尊者種子。

須提那習沙門威儀,無事不知觸事皆行,亦能轉教於人。爾時須提那行不淨已來常懷愁憂,諸同學見已問:“汝何愁憂耶？汝久修梵行,威儀禮節無事不知,何所愁為不樂梵行耶?”須提那言:“我甚樂梵行,近在屏處犯惡行,與故二行不淨故愁耳!”諸比丘言:“須提那！汝云何乃作如是惡事,於如來清淨法中,於欲無欲於垢無垢,能斷渴愛破壞巢窟,除眾結縛愛盡涅槃。汝今云何於此清淨法中,與故二共行不淨行耶?”爾時諸比丘往至世尊所,頭面禮足在一面坐,以此因緣具白世尊。世尊爾時以此因緣集諸比丘,世尊知而問、知而不問、時而問、時而不問、義合問、義不合不問。爾時世尊知時義合,問須提那:“汝實與故二行不淨行耶?”“如是世尊！我犯不淨行。”爾時世尊以無數方便呵責言:“汝所為非,非威儀、非沙門法、非淨行、非隨順行,所不應為。汝須提那！云何於此清淨法中行,乃至愛盡涅槃,與故二行不淨耶?”告諸比丘:“寧持男根著毒蛇口中,不持著女根中。何以故？不以此緣墮於惡道。若犯女人,身壞命終墮三惡道。何以故？我無數方便說斷欲法,斷於欲想、滅欲念,除散欲熱、越度愛結。我無數方便說欲如火,如把草炬亦如樹果,又如假借、猶如枯骨,亦如段肉、如夢所見、如履鋒刃、如新瓦器盛水著於日中、如毒蛇頭、如輪轉刀、如在尖標、如利戟刺,甚可穢惡佛所呵責。須提那！於我清淨法中,乃至愛盡涅槃,與故二行不淨行。”

爾時世尊無數方便呵責已,告諸比丘:“須提那癡人！多種有漏處,最初犯戒。自今已去,與諸比丘結戒,集十句義:一、攝取於僧,二、令僧歡喜,三、令僧安樂,四、令未信者信,五、已信者令增長,六、難調者令調順,七、慚愧者得安樂,八、斷現在有漏,九、斷未來有漏,十、正

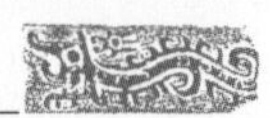

法得久住。欲說戒者當如是說:若比丘犯不淨行行婬欲法,是比丘波羅夷不共住。”如是世尊與諸比丘結戒。

爾時有跋闍子比丘,愁憂不樂淨行,即還家共故二行不淨行。彼作是念:“世尊與諸比丘結戒,若比丘犯不淨行,行婬欲法,是比丘波羅夷不共住。然我愁憂不樂淨行,還家與故二共行不淨行,我將不犯波羅夷耶?我當云何?”即便語諸同學言:“長老!世尊為諸比丘結戒,若苾芻犯不淨行,行婬欲法,是比丘犯波羅夷不共住。然我有愁憂不樂淨行,還家與故二共行不淨行,我將無不犯波羅夷耶?我今當云何?善哉長老!為我以此事白佛,隨佛所教我當奉行。”爾時諸比丘往至世尊所,頭面禮足在一面坐,以此因緣具白世尊。世尊爾時以此因緣集比丘僧,無數方便呵責跋闍子比丘:“汝所為非,非威儀、非沙門法、非淨行、非隨順行,所不應為。云何癡人,不樂淨行,還家與故二行不淨行?初入便波羅夷,汝癡人得波羅夷不共住。是故比丘,若有餘人不樂淨行,聽捨戒還家。若復欲出家於佛法中修淨行,應度令出家受大戒。自今已去當如是說戒:若比丘共比丘同戒,若不捨戒、若戒羸不自悔,犯不淨行,行婬欲法,是比丘波羅夷不共住。”如是世尊與諸比丘結戒。

爾時有一乞食比丘依林中住,有一雌獼猴先在彼林中。時乞食比丘到村乞食還在林中食,食已餘食與此獼猴,如是漸漸調順,逐比丘後行乃至手捉不去。此比丘即捉獼猴共行不淨。時有眾多比丘案行住處,次至彼林中。時彼獼猴在比丘前,迴身背之現其婬相。時諸比丘作是念:“此獼猴在我等前迴身現其婬相,將無與餘比丘作不淨行耶?”咸共相告在屏處伺之。彼比丘乞食還在林中,食已以餘食與彼獼猴,獼猴食已便共行不淨行。諸比丘見已即來語言:“如來不制言:‘比丘不得行不淨行耶!’”彼比丘報言:“如來所制男犯婦女,不制畜生。”諸比丘聞此語已往至佛所,頭面作禮以此因緣具白世尊。世尊爾時以此因緣即集比丘僧,無數方便呵責彼乞食比丘言:“云何比丘,與獼猴共行不淨行耶?初入波羅夷。欲說戒者當如是說:若比丘共比丘同戒,若不還戒、戒羸不自悔,犯不淨行乃至共畜生,是比丘波羅夷不共住。”

若比丘者,名字比丘、相似比丘、自稱比丘、善來比丘、乞求比丘、著割截衣比丘、破結使比丘、受大戒白四羯磨如法成就得處所比丘。是中比丘,若受大戒白四羯磨如法成就得處所,住比丘法中,是謂比丘義。

是中共比丘者,餘比丘受大戒,白四羯磨如法成就,得處所住比丘法中,是共比丘義。

云何名為同戒?我為諸弟子結戒已,寧死不犯,是中共餘比丘一戒、同戒、等戒,是名同戒。

云何名不捨戒?顛狂捨戒、顛狂人前捨戒,心亂捨戒、心亂人前捨戒,痛惱捨戒、痛惱人前捨戒,啞捨戒、聾捨戒、啞聾捨戒、啞人前捨戒、聾人前捨戒、啞聾人前捨戒,中國人邊地人前捨戒、邊地人中國人前捨戒,不靜靜想捨戒、靜作不靜想捨戒,戲笑捨戒。若天、若龍、若夜叉、若餓鬼、若睡眠人、若死人、若無知人、若自不語、若語前人不解,如是等不名捨戒。

云何捨戒?若比丘不樂修梵行,欲得還家厭比丘法,常懷慚愧貪樂在家,貪樂優婆塞法,或念沙彌法、或樂外道法,樂外道弟子法,樂非沙門非釋子法,便作如是語:“我捨佛、捨法、捨比丘僧、捨和上、捨同和上、捨阿闍梨、捨同阿闍梨、捨諸梵行、捨戒、捨律、捨學事,受居家法,我作淨人、我作優婆塞、我作沙彌、我作外道、我作外道弟子、我作非沙門,非釋種子。”若復作如是語:“我止!不須佛,佛於我何益?”離於佛所,如是乃至學事亦如是。若復作餘語,毀佛法僧乃至學事,便讚歎家業,乃至非沙門非釋子。以如是語了了說,是名捨戒。

戒羸者，或有戒羸不捨戒，或有戒羸而捨戒。何者戒羸不捨戒？若比丘愁憂不樂梵行，欲得還家厭比丘法，常懷慚愧意樂在家，乃至樂欲作非沙門非釋子法，便作是言："我念父母、兄弟、姊妹、婦兒、村落、城邑、園田、浴池，我欲捨佛法僧乃至學事。"便欲受持家業，乃至非沙門非釋種子，是謂戒羸不捨戒。何者戒羸而捨戒？若作如是思维："我欲捨戒。"便捨戒，是謂戒羸而捨戒。

不淨行者，是婬欲法。

下至共畜生者，可行婬處者是也。

云何名波羅夷？譬如斷人頭不可復起，比丘亦復如是，犯此法者不復成比丘，故名波羅夷。

云何名不共住？有二共住：同一羯磨、同一說戒。不得於是二事中住，故名不共住。

三種行不淨行，波羅夷：人、非人、畜生。復有五種行不淨行，波羅夷：人婦、童女、有二形、黃門、男子，於此五處行不淨行，波羅夷。於三種婦行不淨行，波羅夷。何者三？人婦、非人婦、畜生婦，於此三處行不淨行，犯波羅夷。三種童女、三種二形、三種不能男、三種男子，於此行不淨行，波羅夷亦如是。犯人婦三處，波羅夷：大便道、小便道及口。非人婦、畜生婦、人童女、非人童女、畜生童女、人二形、非人二形、畜生二形，三處亦如是。人黃門二處行不淨行，波羅夷：大便道及口。非人黃門、畜生黃門亦如是。人男、非人男、畜生男二處亦如是。比丘有婬心向人婦女大便道、小便道及口，若初入犯，若不入不犯。有隔有隔、有隔無隔、無隔有隔、無隔無隔，波羅夷。若比丘有婬意，向非人婦女、畜生婦女、人童女、非人童女、畜生童女、人二形、非人二形、畜生二形，三處亦如是。人黃門、非人黃門、畜生黃門、人男、非人男、畜生男，二處亦如是。若比丘婬意向人睡眠婦女，若死形未壞、多未壞，大便道、小便道及口，若初入犯、不入不犯。有隔無隔亦如是廣說，乃至男子亦如是。若比丘為怨家將至人婦女所，強持男根令入三處，始入覺樂、入已樂、出時樂，波羅夷。始入樂、入已樂、出時不樂，波羅夷。始入樂、入已不樂、出時樂，波羅夷。始入樂、入已不樂、出時不樂，波羅夷。始入不樂、入已樂、出時樂，波羅夷。始入不樂、入已不樂、出時樂，波羅夷；有隔無隔亦如是；從非人女乃至男子亦如是。若比丘為怨家將至人睡眠婦女，若死形未壞、若多未壞，覺樂亦如是；有隔無隔亦如是；從非人女乃至男子亦如是。若怨家強捉比丘大便道中行不淨，若入覺樂，波羅夷；入已覺樂、出時覺樂亦如上，乃至有隔無隔亦如上。從道入道、從道入非道、從非道入道；若限齊入、若盡入、若語不語、若以婬心，乃至入如毛頭，波羅夷。方便而不入，偷蘭遮。若比丘方便求欲行不淨行，成者波羅夷，不成者偷蘭遮。若比丘教比丘行不淨行，彼比丘若作，教者偷蘭遮；若不作，教者突吉羅。比丘尼教比丘行不淨行，若比丘作，尼偷蘭遮；不作，尼突吉羅。除比丘、比丘尼，餘眾相教行不淨行，作、不作盡犯突吉羅。若死屍半壞行不淨，入便偷蘭遮；若多分壞、若一切壞，偷蘭遮；若骨間行不淨，偷蘭遮；若穿地作孔、摶泥作孔，若君持口中，犯偷蘭遮；若道想、若疑，如是一切偷蘭遮。若道作道想，波羅夷；若道疑，波羅夷；若道非道想，波羅夷；非道道想，偷蘭遮；非道疑，偷蘭遮。苾芻尼波羅夷，式叉摩那、沙彌、沙彌尼，突吉羅滅擯，是謂為犯。

不犯者，若睡眠無所覺知，不受樂一切無有婬意，不犯。

不犯者，最初未制戒、癡狂、心亂、痛惱所纏，無犯。（一竟）（《大正藏》卷二十二第569-572页）

【评说】经文记载了佛陀对人、非人以及畜生制定淫戒的缘起。在须提那出家为僧后仍

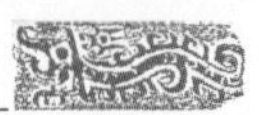

与妻子行不净行，比丘与猕猴行不净行等情况下，佛陀为以善法教导众生，制定了淫戒。淫，即两相交合，行不净行。

经文详细记载了淫戒的主要内容。行不净行的主要对象包括妇女、童女（未成年的少女）、二形（具有两性生殖器官）、黄门（不男，生殖器损坏的男性）、男性。佛陀指出，人有五类、非人有五类、畜生也有五类，共十五类，比丘与十五类中的任何一类发生性行为都属于犯戒。行不净行的方式主要包括大便道性交、小便道性交、口交。佛陀指出比丘不得在大便道、小便道、口等处发生性行为。此外，经文还列举了一些犯淫戒的具体情况。若被人强逼行淫事，在行淫事时，若感觉到快乐，就是犯了波罗夷；发生性行为双方无论是否有隔离物，只要造成行淫的事实，都是犯了波罗夷；对熟睡中的女性、男性、黄门行不净行，对死亡后身根未坏或多半未坏的尸体行不净行都属于犯淫戒。不属于犯淫戒的情况有：未制戒、痴狂、心乱、痛恼所缠，睡眠中没有知觉或没有感觉到快乐。

人类性行为受心理意识支配以及社会道德制约。从佛陀制定淫戒的经过以及淫戒的主要内容或可以认为，淫戒是一种特殊形式的性教育。佛陀严禁不正常的性行为，即性变态，包括性对象障碍、性方式障碍、性别认同障碍。具体可分为同性恋、恋童癖、恋尸癖、特殊部位性交、易性癖。性对象障碍是指在性对象的选择上存在障碍。社会环境、性染色体异常、父母双亲的性格特点及双方之间的关系、教养方式等对性取向有很大的影响。比丘与黄门、比丘与男子等皆可看作同性取向。可见，同性恋的现象在佛陀时代已经存在。僧团中单一的性别环境有可能是同性恋产生的一个特殊原因。佛陀禁止比丘与童女发生性关系，与童女发生性关系或属于现代行为医学范畴的恋童癖。比丘以死亡后身根未坏或多半未坏的尸体作为性满足的对象，属于恋尸癖，是一种极少见的性变态。

“若比丘为怨家将至人妇女所，强持男根令入三处，始入觉乐、入已乐、出时乐，波罗夷。始入乐、入已乐、出时不乐，波罗夷。始入乐、入已不乐、出时乐，波罗夷。始入乐、入已不乐、出时不乐，波罗夷。始入不乐、入已乐、出时乐，波罗夷。始入不乐、入已不乐、出时乐，波罗夷”，经文将性行为分为始入、入已、出时三个阶段，“乐”的感受类似于现代行为医学中的性满足。

【原文】爾時世尊遊羅閱城耆闍崛山中。時羅閱城中有比丘字檀尼迦陶師子，在閑靜處止一草屋。彼比丘入村乞食，後有取薪人破其草屋持歸。比丘乞食還，作是念：“我今獨在閑靜處自取草木作屋，入村乞食，後取薪柴人破我屋持歸。我今自有技藝，寧可和泥作全成瓦屋。”時彼比丘即便和泥作全成瓦屋，取柴薪牛屎燒之，屋成色赤如火。爾時世尊從耆闍崛山下，遙見此舍色赤如火，見已知而故問：“諸比丘！此是何等赤色？”諸比丘白佛言：“世尊！有一比丘名檀尼迦陶師子，獨處閑靜住一草屋，乞食後諸取薪人破其屋持歸。彼還見舍破即作是念：‘我自有技藝，今寧可作全成瓦屋於中止住。’即便作之。是其屋色赤如是。”爾時世尊以無數方便呵責彼比丘言：“汝所為非，非威儀、非沙門法、非淨行、非隨順行，所不應為。云何檀尼迦比丘陶師子自作此屋，大集柴薪牛屎而燒之？我常無數方便說慈愍眾生。云何癡人，自作泥屋聚積柴薪牛屎而燒之？自今已去不得作赤色全成瓦屋，作者突吉羅。”爾時世尊勅諸比丘：“汝等共集相率速詣檀尼迦屋所打破。”時諸比丘即如佛教往詣打破。時檀尼迦見諸比丘破屋已便作是語：“我有何過而破我屋？”諸比丘答曰：“汝無有過，亦不憎汝。我向受世尊教，故來破汝屋耳！”檀尼迦比丘言：“若世尊教勅者正是其宜。”

爾時摩竭國瓶沙王有守材人，與此檀尼迦比丘少小親厚知識。時檀尼迦比丘往至守材人所語言：“汝知不耶？王瓶沙與我材木，我今須材便可與我。”彼人言：“若王與者，好惡多少隨意自取。”王所留要材，比丘輒取斫截持去。時有一大臣統知城事，至材坊見王所留要材斫截狼藉，見已即問守材人言：“此王所留要材，誰斬截持去？”守材人言：“是檀尼迦比丘，來至我所而作是言：‘王與我材，今須材用便可見與。’我尋報言：‘王與汝材，恣意取之。’時比丘即入材坊斫截持去。”時大臣聞此語已即嫌王言：“云何以此要材與比丘？幸自更有餘材可以與之，而令此比丘斫截要材持去。”時大臣往至王所白言：“大王！先所留要材，云何乃與比丘令斫截持去？幸自更有餘材可以與之，何故壞此好材？”王報言：“我都不自憶以材與人，若有憶者語我。”時大臣即攝守材人來將詣王所。時守材人遙見檀尼迦比丘語言：“大德！以汝取材故今攝我去，汝可來為我決了，慈愍故。”比丘報言：“汝但去！我正爾往。”時檀尼迦比丘後往王所，在前默然而住。王即問言：“大德！我實與汝材不？”比丘答言：“實與我材。”王言：“我不憶與汝材，汝可為我作憶念。”比丘報言：“王自憶不？初登位時口自發言：‘若我世時，於我境內，有沙門、婆羅門知慚愧樂學戒者，與而取、不與不取、與而用、不與不用。從今日沙門、婆羅門，草木及水聽隨意用，不得不與而用。自今已去，聽沙門婆羅門草木及水隨意用。’”王言：“大德！我初登位時實有如是語。”王言：“大德！我說無主物，不說有主物。大德應死！”王自念言：“我刹利王水澆頭種，云何以少材而斷出家人命？是所不應。”爾時王以無數方便訶責比丘已，勅諸臣放此比丘去，即如王教放去。後諸臣皆高聲大論不平：“王意云何？如此死事，但爾呵責而放也？”時羅閱城中有諸居士不信樂佛法眾者，皆譏嫌言：“沙門釋子無有慚愧、無所畏懼，不與而取，外自稱言：‘我知正法。’如是何有正法？尚取王材，何況餘人。我等自今已往，勿復親近沙門釋子，禮拜、問訊、供養、恭敬，無使入村、勿復安止。”時諸比丘聞，諸少欲知足、行頭陀、知慚愧、樂學戒者嫌責檀尼迦：“云何偷瓶沙王材木耶？”爾時諸比丘往至佛所，頭面禮足已，在一面坐，以此因緣具白世尊。世尊爾時以此因緣集比丘僧，知而故問：“檀尼迦比丘，汝審爾王不與材而取不？”答言：“實爾！世尊。”世尊爾時以無數方便訶責檀尼迦比丘言：“汝所為非，非威儀、非沙門法、非淨行、非隨順行、所不應為。云何檀尼迦王不與材而取？我無數方便稱歎與者當取、取者當用。汝今云何王不與材而取耶？”爾時復有一比丘名曰迦樓，本是王大臣善知世法，去世尊不遠在眾中坐。爾時世尊知而故問迦樓比丘言：“王法不與取，幾許物應死？”比丘白佛言：“若取五錢、若直五錢物應死。”“云何檀尼迦比丘，王不與材而取？”爾時世尊以無數方便呵責檀尼迦比丘已，告諸比丘：“檀尼迦比丘癡人，多種有漏處最初犯戒，自今已去與比丘結戒，集十句義乃至正法久住，欲說戒者當如是說：若比丘，若在村落、若閑靜處，不與盜心取，隨不與取法，若為王、王大臣所捉，若殺、若縛、若驅出國，‘汝是賊、汝癡、汝無所知。’是比丘波羅夷，不共住。”

比丘義如上。

村者有四種：一者周匝垣牆，二者柵籬，三者籬牆不周，四者四周屋。

閑靜處者，村外空靜地是謂閑靜處。

不與者，他不捨。

盜者，盜心取也。

隨不與取者，若五錢、若直五錢。

王者，得自在、不屬人。

大臣者，種種大臣輔佐王。

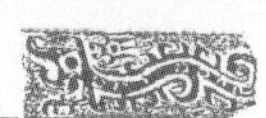

波羅夷不共住者如上說。

有三種不與取，波羅夷：若自手取、若看取、若遣人取。復有三種取，波羅夷：非己物想取、非暫用取、非同意取。復有三種取：他物、他物想取、若舉離本處。復有三種取：有主、有主想取、若舉離本處。復有三種取：他護、他護想取、若舉離本處。復有四種不與取，波羅夷：自手取、若看取、若遣人取、舉離本處。復有四種取，波羅夷：非己物想取、不暫取、不同意取、若舉離本處。復有四種取：他物、他物想取、若重物、若舉離本處。復有四種：有主、有主想、若重物、若舉離本處。復有四種：他護、他護想、若重物、若舉離本處。復有五種不與取，波羅夷：若自手取、若看他取、若遣人取、若重物、若舉離本處。復有五種：非己物想取、不暫取、非同意取、若重物、若舉離本處。復有五種：若他物、他物想、若重物、盜心舉離本處。復有五種：有主、有主想、若重物、盜心、舉離本處。復有五種：他護、他護想、若重物、盜心、舉離本處。復有六種不與取，波羅夷：自手取、看取、遣人取、若重物、盜心、舉離本處。非己物、非己物想有六種，亦如是，是為六種取得波羅夷。

處者，若地處、若地上處、若乘處、若擔、若虛空、若樹上、若村、若阿蘭若處、若田、若處所、若船、若水處、若私度關塞不輸稅、若取他寄信物；若取水、楊枝、樹果、草木；無足眾生、若二足、四足、多足；若同財業、若要、若伺候、若守護、若邏要道，是謂處。

地處者，地中伏藏未發出七寶、金銀、真珠、琉璃、貝玉、硨渠、瑪瑙、生像、金寶、衣被。若復有餘地中所須之物屬主者，若以盜心取五錢、若過五錢；若牽挽取；若埋藏；若舉離本處，初離處波羅夷。若方便欲舉而不舉，偷蘭遮。

地上處者，金銀、七寶乃至衣被不埋，若復有餘地上所須之物屬主者，若以盜心取五錢、若過五錢，若牽挽取、若埋藏、若舉離本處，初離處波羅夷；若方便欲舉而不舉，偷蘭遮。

乘處者，乘有四種：象乘、馬乘、車乘、步乘；若復有餘乘盡名為乘。乘上若有金銀、七寶乃至衣被，若復有餘所須有主物，若以盜心取五錢、若過五錢，若牽挽取、若埋藏、若取離本處，初離處波羅夷；方便欲舉而不舉，偷蘭遮。若取乘從道至道、從道至非道、從非道至道、從坑中至岸上、從岸上至坑中，如是取離本處，初離處波羅夷；若方便欲取而不取，偷蘭遮。

擔處者，頭擔、肩擔、背擔、若抱、若復有餘擔，此諸擔上有金銀、七寶乃至衣被，若復有餘所須之物有主，以盜心取五錢、若過五錢，若牽挽取、若埋藏，若取離本處，初離處波羅夷；若方便欲舉而不舉，偷蘭遮。若取擔者，從道至道、從道至非道、從非道至道、從坑中至岸上、從岸上至坑中，如是以盜心取離本處，初離波羅夷；若方便欲取而不取，偷蘭遮。

空處者，若風吹毳、若劫貝拘遮羅、若差羅波尼、若芻摩、若麻、若綿、若鉢耽嵐婆、若頭頭羅、若雁、若鶴、若孔雀、鸚鵡、鸜鵒，若復有餘所須之物有主，以盜心取五錢、若過五錢離本處，初離波羅夷；方便欲取而不取，偷蘭遮。

上處者，若舉物在樹上、牆上、籬上、杙上、龍牙杙上、衣架上、繩床上、木床上，若大小蓐上、机上、地敷上，有金銀乃至衣被及餘所須之物在上，以盜心取五錢、若過五錢，若牽挽取、若埋藏，若舉離本處，初離波羅夷；方便欲舉而不舉，偷蘭遮。

村處者，有四種如上。若村中有金銀乃至衣被及餘所須之物，有主，以盜心取五錢、若過五錢，若牽挽取、若埋藏，若舉取離處，初離波羅夷；方便欲舉而不舉，偷蘭遮。若以機關攻擊破村、若作水澆、或依親厚強力，或以言辭辯說誑惑而取，初得波羅夷；方便欲取而不取，偷蘭遮。

阿蘭若處者，村外有主空地，彼空處有金銀七寶、衣被及餘所須有主物，以盜心取五錢、若過五錢，若舉取、若埋藏，舉離處，初離波羅夷；方便欲舉而不舉，偷蘭遮。若以方便壞他空地、若作水澆、或依親厚強力，或以言詞辯說誑惑而取，初得波羅夷；方便欲取而不得，偷蘭遮。

田處者，稻田、麥田、甘蔗田、若復有餘田，彼田中有金銀七寶衣被及餘所須之物，有主，以盜心取五錢、若過五錢，若舉取、若埋藏，舉離處，初離波羅夷；方便欲舉而不舉，偷蘭遮。若以方便壞他田，若作水澆壞、若依親厚強力、或以言詞辯說誑惑而取，初得波羅夷；方便欲取而不取，偷蘭遮。

處所者，若家處所、若市肆處、若果園、若菜園、若池、若庭前、若舍後、若復有餘處，彼有金銀七寶衣被及餘所須之物，有主，以盜心取五錢、若過五錢，若舉取、若埋藏取，舉離處，初離波羅夷；方便欲舉而不舉，偷蘭遮。若壞他處所、若依親厚強力、若以言詞辯說誑惑而取，初得波羅夷；方便不得，偷蘭遮。

船處者，小船、大船、臺船、一木船、舫船、櫓船、龜形船、鼈形船、皮船、浮瓠船、果船、懸船、栰船，若復餘船上有金銀七寶衣被及餘所須之物，有主，以盜心取五錢、若過五錢，若埋藏離本處，初離波羅夷；方便欲取而不得，偷蘭遮。若從此岸至彼岸、從彼岸至此岸，若逆流、若順流、若沈著水中、若移岸上，若解移處，波羅夷；方便欲取而不得，偷蘭遮。

水處者，若藏金銀七寶及諸衣被沈著水中，若水獺、若魚、若鼈、若失收摩羅，若優鉢羅華、鉢頭摩華、拘物頭華、分陀利華，及餘水中物，有主，以盜心取五錢、若過五錢，若牽取、若埋藏，離本處，初離波羅夷；方便欲取而不得，偷蘭遮。若以方便壞他水處取，乃至偷蘭遮如上。

不輸稅者，比丘無輸稅法，若白衣應輸稅物，比丘以盜心為他過物若擲關外，若五錢、若過五錢，若埋藏舉、若以辯辭言說誑惑、若以呪術過，乃至方便偷蘭遮如上。

取他寄信物者，寄持信物去，作盜心取五錢、若過五錢，頭上移著肩上，肩上移著頭上，從右肩移著左肩上，從左肩移著右肩上，若從右手移著左手，從左手移著右手，若抱中、若著地，舉離處，初離波羅夷；方便，偷蘭遮。

水者，若大小盆及餘種種水器，若眾香水、若藥水，以盜心取五錢、若過五錢，若牽取、若棄，波羅夷；方便，偷蘭遮。

楊枝者，若一、若兩、若眾多、若一把、若一束、若一抱、若一擔、若香所熏、若藥塗，若賊心取五錢、若過五錢，若牽挽取離本處，初離處波羅夷；方便，偷蘭遮。

園者，諸一切草木叢林華果有主，以盜心取五錢、若過五錢，若牽挽取、若舉若埋藏，離本處，初離處波羅夷；方便偷蘭遮。無足眾生者，蛇魚及餘無足眾生有主者，盜心取直五錢、若過五錢，波羅夷；方便，偷蘭遮。

二足眾生者，人、非人、鳥及餘二足眾生有主者，以盜心取直五錢、若過五錢，波羅夷；方便，偷蘭遮。

四足眾生者，象、馬牛駱駝、驢、鹿、羊及餘有四足眾生有主者，以盜心取直五錢、若過五錢，波羅夷；方便，偷蘭遮。

多足者，蜂、欝周隆伽，若百足及餘多足眾生有主者，以盜心取直五錢、若過五錢，波羅夷；方便，偷蘭遮。

同財業者，同事業得財物當共，以盜心取直五錢、若過五錢，波羅夷；方便，偷蘭遮。

共要者，共他作要教言，某時去、某時來，若穿牆取物、若道路劫取、若燒，從彼得財物來

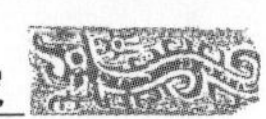

共，以盜心取直五錢、若過五錢，波羅夷；方便，偷蘭遮。

伺候者，我當往觀彼村，若城邑、若船渡處、若山谷、若人所居處、市肆處、作坊處，於彼所得物一切共，以盜心取直五錢、若過五錢，波羅夷；方便，偷蘭遮。

守護者，從外得財來我當守護，若所得物一切共，若以盜心取直五錢、若過五錢，波羅夷；方便，偷蘭遮。

看道者，我當看道，若有王者軍來、若賊軍來、若長者軍來，當相告語，若有所得財物一切共，若以盜心取直五錢、若過五錢，波羅夷；方便，偷蘭遮。

方便求過五錢、得過五錢，波羅夷。若方便求過五錢、得五錢，波羅夷。方便求過五錢，得減五錢，偷蘭遮。方便求過五錢，不得，偷蘭遮。方便求五錢，得過五錢，波羅夷。方便求五錢，得五錢，波羅夷。方便求五錢，得減五錢，偷蘭遮。方便求五錢，不得，偷蘭遮。方便求減五錢，得過五錢，波羅夷。方便求減五錢，得五錢，波羅夷。方便求減五錢，得減五錢，偷蘭遮。方便求減五錢，不得，突吉羅。教人方便求過五錢，得過五錢，二俱波羅夷。方便教人求過五錢，得五錢，二俱波羅夷。方便教人求過五錢，得減五錢，二俱偷蘭遮。方便教人求過五錢，不得，二俱偷蘭遮。方便教人求五錢，得過五錢，二俱波羅夷。方便教人求五錢，得五錢，二俱波羅夷。方便教人求五錢，得減五錢，二俱偷蘭遮。方便教人求五錢，不得，二俱偷蘭遮。方便教人求減五錢，得過五錢，取者波羅夷，教者偷蘭遮。方便教人求減五錢，得五錢，取者波羅夷，教者偷蘭遮。方便教人求減五錢，得減五錢，二俱偷蘭遮。方便教人求減五錢，不得，二俱突吉羅。方便教人求五錢，若過五錢，受教者取異物，取者波羅夷，教者偷蘭遮。方便教人求五錢、若過五錢，受教者異處取物，受教者波羅夷，教者偷蘭遮。若方便教人求五錢、若過五錢，受教者謂使取物，無盜心而取，得五錢、若過五錢，教者波羅夷，受使者無犯。若教人取物，受教者謂教盜取，若取得，直五錢、若過五錢，受教者波羅夷，教者無犯。

有主有主想，不與取，五錢、若過五錢，波羅夷。有主疑，若取五錢、若過五錢，偷蘭遮。無主有主想取，五錢、若過五錢，偷蘭遮。無主物疑取，五錢、若過五錢，偷蘭遮。取有主物有主想，減五錢，偷蘭遮。取有主物疑，減五錢，突吉羅。無主有主想取，減五錢，突吉羅。無主物疑取，減五錢，突吉羅。比丘尼，波羅夷；式叉摩那、沙彌、沙彌尼，突吉羅滅擯，是謂為犯。

不犯者，與想取、己有想、糞掃想、暫取想、親厚意想，一切無犯。

無犯者，最初未制戒、癡狂、心亂、痛惱所纏，是謂無犯。（二竟）。（《大正藏》卷二十二第572-575页）

【评说】经文记载了佛陀制定盗戒的因由及经过。盗即偷盗，指不与而取的行为。违反盗戒构成不可悔的重罪有六个因素，分别是他物、他想物、盗心、兴方便取、离本处、值五钱。偷盗之人，先发偷盗的欲望（动机）而后起偷盗的想法，再后起偷盗的行为，将他人财物据为己有，以满其欲。偷盗的基础心理活动就是欲望。

卷 第 二

【原文】爾時世尊遊毘舍離獼猴江邊講堂中，以無數方便與諸比丘說不淨行、歎不淨行、歎思维不淨行，諸比丘作是念：“今世尊為我等說不淨行、歎不淨行、歎思维不淨行。”時諸比丘即無數方便習不淨觀，從定覺已厭患身命愁憂不樂。譬如自喜男子、女人以死蛇、死狗、死人繫其頸，甚厭患臭穢。諸比丘亦復如是，以無數方便習不淨觀，厭患身命愁憂不樂，便求刀欲自殺、歎死、讚死、勸死。諸比丘在婆裘河邊園中住，作是念："世尊無數方便說不淨行、歎不淨行、歎思維不淨行。"彼以無數方便習不淨觀，厭患身命，愁憂不樂，求刀欲自殺、歎死、讚死、勸死。時有比丘字勿力伽難提，是沙門種出家(言沙門種是姓)，手執利刀入婆裘園中，見有一比丘厭患身命穢污不淨，遙見勿力伽難提比丘來，語言："大德！斷我命來，我以衣鉢與汝。"彼即受其雇衣鉢已，便斷其命。於彼河邊洗刀，心生悔恨言："我今無利非善，彼比丘無罪過，而我受雇斷他命根。"時有一天魔知彼比丘心念，即以神足而來，在勿力伽難提比丘前，於水上立而不陷沒，勸讚言："善哉，善哉！善男子！汝今獲大功德，度不度者。"時難提比丘聞魔讚已，悔恨即滅，便作是念："我今獲大功德，度不度者。"即復持刀入園中而問言："誰未度者，我今欲度之。"時有未離欲比丘，見勿力伽難提比丘，甚大怖懼毛竪。勿力伽難提見已，語諸比丘言："汝等勿懼！諸根未熟，未任受化，須待成熟，當來相化。"其中比丘欲愛盡者，見勿力伽難提心不怖懼，身毛不竪。時勿力伽難提比丘或日殺一比丘，或殺二、三、四、五乃至六十人。

時彼園中死屍狼藉，臭處不淨，狀如塚間。時有諸居士禮拜諸寺，漸次至彼園中，見已皆共驚怪，譏嫌言："此園中乃有是變，沙門釋子無有慈愍、共相殺害，自稱言：'我修正法。'如是何有正法共相殺害？此諸比丘，猶自相殺，況於餘人。我等自今，勿復敬奉，承事供養沙門釋子！"即告諸村邑，勿復容止往來。時諸居士見此園中，如是穢惡便不復往返。

爾時毘舍離比丘，以小因緣集在一處，爾時世尊觀諸比丘眾減少，諸大德比丘有名聞者皆不復見。爾時世尊知而故問阿難言："眾僧何故減少？諸名聞大德者，今為所在皆不見耶！"爾時阿難以先因緣具白佛言："世尊先以無數方便廣為諸比丘說不淨行、歎不淨行、歎思維不淨行。時諸比丘聞已，厭患身命，求人斷命，是以少耳！唯願世尊！與諸比丘更作方便說法，使心開解永無疑惑。"

佛告阿難："今可集諸比丘會講堂。"時阿難受佛教，即集諸比丘會講堂。集比丘僧已往世尊所，頭面禮足在一面住，白世尊言："今眾僧已集，願聖知時。"爾時世尊即詣講堂在眾中坐，告諸比丘："有阿那般那三昧，寂然快樂，諸不善法生，即能滅之，永使不生。譬如秋天，降雨之後，無復塵穢。又如大雨能止猛風，阿那般那三昧亦復如是，寂靜快樂，諸不善法生即能滅之。"爾時世尊以無數方便，為諸比丘說阿那般那三昧，歎阿那般那三昧，歎修阿那般那三昧。彼諸比丘便作是念："世尊今日無數方便為我等說阿那般那三昧、歎阿那般那三昧、歎修阿那般那三昧，當勤修習之。"時諸比丘即以種種方便思維入阿那般那三昧。從阿那般那三昧覺已，自知得增上勝法住於果證。

爾時世尊以此因緣集比丘僧，無數方便呵責婆裘園中比丘："汝所為非，非威儀、非沙門法、非淨行、非隨順行，所不應為。云何婆裘園中比丘癡人而自共斷命？"世尊無數方便呵責已，告諸比丘："婆裘園中比丘癡人，多種有漏處最初犯戒。自今已去與諸比丘結戒，集十句義乃至正法久住，欲說戒者當如是說：若比丘故自手斷人命，持刀與人，歎譽死、快勸死：'咄！男子！用此惡活為？寧死不生。'作如是心思維，種種方便歎譽死、快勸死，是比丘波羅夷，不共住。"

比丘義如上。

人者，從初識至後識而斷其命。

殺者，若自殺、若教殺、若遣使殺、若往來使殺、若重使殺、若展轉遣使殺、若求男子殺、若教人求男子殺、若求持刀人殺、若教求持刀人殺、若身現相、若口說、若身口俱現相、若遣書、

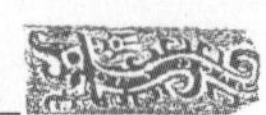

若教遣使書、若坑陷、若倚發、若與藥、若安殺具。

自殺者，若以手、若瓦石、刀杖及餘物而自殺，殺者波羅夷；方便不殺，偷蘭遮。

教殺者，殺時自看，教前人擲水火中，若山上推著谷底，若使象踏殺，若使惡獸噉，或使蛇螫，及餘種種教殺，殺者波羅夷；方便不殺，偷蘭遮。

遣使殺者，比丘遣使斷某甲命，隨語往若斷命，波羅夷；方便不斷，偷蘭遮。

往來使者，比丘遣使往斷某甲命，隨語往欲殺，未得殺便還，即承前教復往殺，若殺，波羅夷；方便不殺，偷蘭遮。

重使者，比丘遣使："汝去斷某甲命。"續復遣使，如是乃至四五，彼使即往殺，殺者，波羅夷；方便不殺，偷蘭遮。

展轉使者，比丘遣使："汝斷某甲命。"彼使復轉遣使若百若千，往斷其命者，波羅夷；方便不殺，偷蘭遮。

求男子者，"是中誰知有如是人能用刀，有方便久習學不恐怖、不退、能斷某甲人命?"彼使即往斷其命者，波羅夷；方便不殺，偷蘭遮。

教求男子者，教人求"是中誰知有如是人能用刀、有方便、久學習、不恐怖、不退、能斷某甲人命?"彼使即往斷其命，波羅夷；方便不殺，偷蘭遮。

求持刀者，自求："誰勇健能持刀斷某甲命?"彼即往殺者，波羅夷；不殺，偷蘭遮。教求持刀者亦如是。

身現相者，身作相殺，令墮水火中，從上墮谷底，令象踏殺，令惡獸食毒蛇螫，彼因此現身相故自殺者，波羅夷；方便不殺，偷蘭遮。

口說者，或作是說："汝所作惡無仁慈、懷毒意，不作眾善行。汝不作救護，汝生便受罪多，不如死。"若復作是語："汝不作惡暴、有仁慈、不懷毒意。汝已作眾善行，汝已作功德，汝已作救護，汝生便受眾苦，汝若死當生天。"若彼因此言故便自殺者，波羅夷；方便不殺，偷蘭遮。身口現相亦如是。

遣使者，若遣使往彼："汝所作善惡廣說如上。"承此使口歎死，自殺者，波羅夷；方便不死，偷蘭遮。

遣書殺者，執書言："汝所作善惡如是。"廣說亦如上。遣使書者亦如是。

坑陷者，審知彼所行道必從是來往，當於道中鑿深坑，著火、若刀、若毒蛇、若尖橛、若以毒塗刺，若墮中死者，波羅夷；方便不死，偷蘭遮。

倚發者，知彼人必當倚發彼處，若樹、若牆、若柵，於彼外若著火、若刀、若橛、若毒蛇、若毒塗刺，機發使墮中死者，波羅夷；方便不死，偷蘭遮。藥者，知彼人病，與非藥、或雜毒、或過限與種種藥使死，波羅夷；與藥不死，偷蘭遮。

安殺具者，先知彼人本來患厭身命穢賤此身，即持刀毒若繩及餘死具置之於前，若彼用一一物自殺者，波羅夷；方便不殺，偷蘭遮。若作如此比及餘方便殺具死者，波羅夷；方便不死，偷蘭遮。

若天子、若龍子、阿須羅子、揵闥婆子、夜叉、餓鬼，若畜生中有智解人語者，若復有能變形者，方便求殺，殺者偷蘭遮；方便不死，突吉羅。畜生不能變形，若殺，波夜提；方便不殺，突吉羅。實人人想殺，波羅夷；人疑，偷蘭遮；人非人想，偷蘭遮。非人人想，偷蘭遮；非人疑，偷蘭遮。

比丘尼，波羅夷；式叉摩那、沙彌、沙彌尼，突吉羅滅擯。此是犯。

不犯者，若擲刀杖、瓦石誤著彼身死者，不犯。若營事作房舍，誤墮墼石、材木、椽柱殺人，不犯。重病人扶起，若扶臥、浴時、服藥時，從涼處至熱處，從熱處至涼處，入房、出房、向廁往返，一切無害心而死，不犯。

不犯者，最初未制戒，癡狂、心亂、痛惱所纏，不犯。（三竟）（《大正藏》卷二十二第575-577頁）

【评说】杀戒包括自杀、教杀、遣使杀、往来使杀、重使杀、展转遣使杀、求男子杀、教人求男子杀、求持刀人杀、教求持刀人杀、身现相、口说、身口俱现相、遣书、教遣使书、坑陷、倚发、与药、若安杀具。任何形式致人死亡都是犯了杀戒行为。

【原文】爾時世尊遊於毘舍離獼猴江邊高閣講堂，時世穀貴人民飢餓乞食難得。時世尊告阿難："諸有在毘舍離比丘，盡令集在講堂。"阿難即承佛教勅，諸比丘集會講堂。眾僧集已，頭面禮佛足却住一面，白佛言："毘舍離比丘已集講堂，唯聖知時。"爾時世尊即詣講堂在大眾中坐，告諸比丘："汝等當知！今時世穀貴，人民飢餓，乞食難得。汝等諸有同和上、同師、隨親友知識，各共於此毘舍離左右，隨所宜安居，我亦當於此處安居。何以故？飲食難得，令眾疲苦。"時諸比丘聞世尊教已，即各隨同和上、同師親友知識，於毘舍離左右安居，世尊於毘舍離城內安居。

時有眾多比丘，於婆裘河邊僧伽藍中安居者，作是念："如今此國穀貴，人民飢餓，乞食難得。我等作何方便，不以飲食為苦。"尋即念言："我今當至諸居士家語言：'我得上人法！我是阿羅漢，得禪、得神通、知他心，并復歎彼某甲得阿羅漢，得禪、得神通、知他心。'中有信樂居士，所有飲食不敢自噉、不與妻子，當持供養我等。彼諸居士亦當稱歎我等：'此諸比丘真是福田可尊敬者。'我等於是可得好美飲食，可得安樂住，不為乞食所苦。"爾時婆裘河邊諸比丘作是念已，即往至諸居士家，自說："我得上人法，是阿羅漢，得禪、得神通、知他心。"并復歎彼某甲比丘得阿羅漢，得禪、得神通、知他心。時諸信樂居士信受其言，即以所有飲食、妻子之分不食，盡持供養諸比丘言："此是世間可尊敬者。"此諸比丘受諸居士供養，顏色光澤和悅氣力充足。

諸餘比丘在毘舍離安居者，顏色憔悴，形體枯燥，衣服弊壞。安居竟攝持衣鉢，往世尊所頭面作禮在一面坐。爾時世尊慰問諸比丘言："汝等住止和合安樂不？不以飲食為苦耶？"諸比丘白佛言："我等住止和合安樂。"時世穀貴，人民飢餓，乞食難得以此為苦，在婆裘河邊僧伽藍中，安居諸比丘，顏色光澤和悅，氣力充足。安居竟，攝衣持鉢往世尊所，到已頭面作禮在一面坐。時世尊慰問諸比丘："汝等住止和合安樂不？不以飲食為苦耶？"諸比丘白佛言："我等住止和合安樂，不以飲食為苦。"佛問言："今世穀貴，人民飢饉，乞食難得，汝等以何方便，不以飲食為苦耶？"諸比丘即以上因緣具白世尊，以是故不以飲食為苦。世尊問諸比丘："汝等有實不？"答言："或有實、或無實。"佛告諸比丘："汝等愚人，有實尚不應向人說，況復無實而向人說。"時世尊告諸比丘："世有二賊：一者實非淨行自稱淨行，二者為口腹故不真實、非己有，在大眾中故作妄語，自稱言：'我得上人法。'是中為口腹故，不真實、非己有，於大眾中故妄語，自稱言'我得上人法'者最上大賊。何以故？以盜受人飲食故。"時世尊以無數方便，訶責婆裘河邊僧伽藍中安居諸比丘已，告諸比丘："此愚人，多種有漏處，最初犯戒。自今已去與諸比丘結戒，集十句義乃至正法久住，欲說戒者當如是說：若比丘實無所知，自稱言：'我得上人法。我如是、我見是。'彼於異時，若問、若不問，欲自清淨故作是說：'我實不知不

 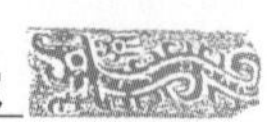

見，言知言見虛誑妄語。'是比丘波羅夷，不共住。"如是世尊，與諸比丘結戒。

爾時有一增上慢比丘語人言："我得道。"彼於後時精進不懈，勤求方便證最上勝法。彼作是念："世尊與諸比丘結戒，若比丘實無所知，自稱言：'我得上人法，我知是、我見是。'彼於異時若問、若不問，欲自清淨故言：'我實不知不見，言知言見虛誑妄語。'是比丘波羅夷不共住。"而我慢心自言："我得道。後勤方便精進不懈，證最上勝法。我將無犯波羅夷耶？今當云何？"尋語諸同意比丘："世尊與諸比丘結戒：'若比丘實無所知，自稱言："我得上人法，我知是、我見是。"彼於異時若問若不問，欲自清淨故言："我實不知不見，言知言見虛誑妄語。"波羅夷，不共住。'我以增上慢故自稱言：'我得道。'後勤方便，精進不懈，證最上勝法。我將不犯波羅夷耶？善哉大德！為我白佛，隨佛教勑我當奉行。"爾時諸比丘往至世尊所，以此因緣具白世尊。世尊爾時以此因緣集比丘僧，為諸比丘隨順說法，無數方便，讚歎頭陀，端嚴少欲知足，樂出離者。告諸比丘："增上慢者不犯。自今已去當如是說戒：'若比丘實無所知，自稱言："我得上人法，我已入聖智勝法，我知是、我見是。"彼於異時若問、若不問，欲自清淨故作是說："我實不知不見，言知言見虛誑妄語。"除增上慢，是比丘波羅夷，不共住。'"

比丘義如上。

不知不見者，實無知見。

自稱者，自稱說有信、戒、施、聞、智慧、辯才。

人法者，人陰、人界、人入。

上人法者，諸法能出要成就。

自言念在身、自言正憶念、自言持戒、自言有欲、自言不放逸、自言精進、自言得定、自言得正受、自言有道、自言修習、自言有慧、自言見、自言得、自言果。

自言念在身者，有念能令人出離，狎習親附此法，修習增廣如調伏乘，守護觀察善得平等，已得決定，無復艱難而得自在，是為自言得身念處。

自言正憶念者，有念能令人出離，狎習親附此法，修習增廣如調伏乘，守護觀察善得平等，已得決定，無復艱難而得自在，是為自言正憶念。自言得戒、自言有欲、自言不放逸、自言精進、亦如上說。

自言得定者，有覺有觀三昧、無覺有觀三昧、無覺無觀三昧、空無相無作三昧，狎習親附思维此定，餘如上說。

自言得正受者，想正受、無想正受、隨法正受、心想正受、除色想正受、不除色想正受、除入正受、一切入正受，狎習親附思维此正受，餘如上說。

自言有道者，從一支道乃至十一支道，狎習親附思维此道，餘如上說。

自言修者，修戒、修定、修智、修解脫慧、修見解脫慧，狎習親附，餘如上說。

自言有智者，法智、比智、等智、他心智，狎習親附思维此智，餘如上說。

自言見者，見苦、見集、見盡、見道，若復作如是言："天眼清淨觀諸眾生，生者、死者，善色、惡色，善趣、惡趣。知有好醜、貴賤，隨眾生業報如實知之。"狎習親附，餘如上說。

自言得者，得須陀洹、斯陀含、阿那含、阿羅漢，狎習親附，餘如上說。

自言果者，須陀洹果、斯陀含果、阿那含果、阿羅漢果，狎習親附，餘如上說。

如是虛而不實，不知、不見，向人說言："我得上人法。"口自向人說，前人知者，波羅夷；說而不知者，偷蘭遮。若遣手印、若遣使、若書、若作知相，若知者，波羅夷；若不知者，偷蘭遮。自在靜處作不靜想，口說言："我得上人法。"偷蘭遮。不靜處作靜處想，口說言："我得上人法。"偷蘭遮。諸天、阿須羅、乾闥婆、夜叉、餓鬼、畜生能變形有智，向說得上人法，知者，偷蘭遮；說而不知者，突吉羅。手印遣使、若書、若作知相使彼知，偷蘭遮；彼不知，突吉羅。畜生不能變形者，向說得上人法，突吉羅。若人實得道，向不同意大苾芻說："得上人法。"突吉羅。若為人說根、力、覺、意、解脫、三昧、正受，我等得是，波羅夷。人作人想，波羅夷；人疑者，偷蘭遮；人非人想，偷蘭遮。非人人想，偷蘭遮；非人疑，亦偷蘭遮。

比丘尼，波羅夷；式叉摩那、沙彌、沙彌尼，突吉羅滅擯。是為犯。

不犯者，增上慢人自言："是業報因緣非修得。"若向同意大苾芻說上人法，若向人說根、力、覺、意、解脫三昧、正受法，不自稱言我得。若戲笑說，或疾疾說，屏處獨說，夢中說，欲說此錯說彼，不犯。

不犯者，最初未制戒，癡狂、心亂、痛惱所纏。(四竟)(《大正藏》卷二十二第 577-579 页)

【评说】妄语，指以欺骗别人为目的而说的虚妄语，即说虚幻不实的话，没有修持佛法而假说自己修持，没有见过或经历某种神通而假说自己见过或经历过，没有证得相应的果位而假说自己已证得。妄语戒是佛陀对僧众口业的约束。

【原文】爾時世尊遊舍衛城。時迦留陀夷，欲意熾盛，顏色憔悴，身體損瘦。於異時獨處一房，敷好繩床、木床、大小褥被枕地，復敷好敷具，戶外別安湯水洗足具，飲食豐足，欲意熾盛，隨念憶想弄失不淨，諸根悅豫，顏色光澤。諸親友比丘見已問言："汝先時顏色憔悴身形損瘦，如今顏色和悅光澤，為是住止安樂，不以飲食為苦耶？云何得爾？"答言："住止安樂，不以飲食為苦。"彼復問言："以何方便住止安樂，不以飲食為苦。"答言："大德！我先欲意熾盛，顏色憔悴，形體損瘦。我時在一房住，敷好繩床、木床、大小褥被枕地，復敷好敷具，戶外別安湯水洗足之具，飲食豐足，我欲意熾盛，隨念憶想弄失不淨。我以是故住止安樂，顏色和悅光澤。"諸比丘言："汝所為甚苦，何以言安樂耶？所為不安而言安耶？此正法中說欲除欲，說慢除慢，滅除渴愛，斷諸結使，愛盡涅槃。汝云何欲意熾盛，隨念憶想弄失不淨耶？"爾時諸比丘往至世尊所，以此因緣具白世尊。世尊爾時以此因緣集比丘僧，知而故問迦留陀夷："汝審爾欲意熾盛，隨念憶想弄陰失精耶？"報言："實爾！"世尊以無數方便呵責："汝所為非，非威儀、非沙門法、非淨行、非隨順行，所不應為。汝今云何於我清淨法中出家，作穢污行弄陰失精耶？汝今愚人，舒手受人信施，復以此手弄陰墮精。"爾時世尊以無數方便呵責已，告諸比丘："此愚人！多種有漏處，最初犯戒。自今已去與諸比丘結戒，集十句義乃至正法久住，欲說戒者當如是說：若比丘，故弄陰失精，僧伽婆尸沙。"如是世尊與比丘結戒。

時有一比丘亂意睡眠，於夢中失精有憶念，覺已作是念："世尊與諸比丘結戒，弄陰失精僧伽婆尸沙。而我亂意睡眠，於夢中失精而有憶念，將不犯僧伽婆尸沙耶？我今當云何？"即具向同意比丘說："世尊與諸比丘結戒，弄陰失精僧伽婆尸沙。我今亂意睡眠，於夢中失精，覺已作是念：'我將不犯僧伽婆尸沙耶？'今當云何？大德！可以此因緣為我白佛，若佛有所教勅，我當修行。"爾時諸比丘往至世尊所，頭面禮足在一面坐，以此因緣具白世尊。世尊以此因緣即集諸比丘告言："亂意睡眠有五過失：一者惡夢；二者諸天不護；三者心不入法；四者不思维明相；五者於夢中失精。是為五過失。善意睡眠有五功德：不見惡夢；諸天衛護；心入於法；繫意在明相；不於夢中失精。是謂五功德。於夢中失精，不犯。自今已去當如是說戒：若比丘故弄陰失精，除夢中，僧伽婆尸沙。"

比丘義如上。

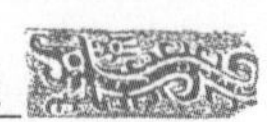

弄者，實心故作失精。精有七種：青、黃、赤、白、黑、酪色、酪漿色。何者精青色？轉輪聖王精也。何者精黃色？轉輪聖王太子精也。何者精赤色？犯女色多也。何者精白色？負重人精也。何者精黑色？轉輪聖王第一大臣精也。何者精酪色？須陀洹精也。何者精酪漿色？斯陀含人精也。

爾時有一婆羅門，居閑靜處誦持呪術。彼經所說，若故墮精者，命終生天。彼欲求天道，常弄陰失精。時有一婆羅門出家為道者，聞此言，為生天故，即便弄陰失精。彼疑，語諸比丘，諸比丘白佛。佛言："僧伽婆尸沙。"

若為樂故、為藥故、為自試出精故、為福德故、為祠天故、為生天故、為施故為種子故、為自憍恣故、為自試力故、為好顏色故，為如是事弄失，一切僧伽婆尸沙。若憶念弄失精，僧伽婆尸沙。若憶念弄欲出青精，若出，僧伽婆尸沙；若憶念弄欲出青精，乃出黃、赤、白、黑、酪酪漿色，僧伽婆尸沙。若欲出黃，乃出赤、白、黑酪、酪漿青色，僧伽婆尸沙。赤、白、黑酪色、酪漿色亦如是。欲為樂故憶念弄失不淨，僧伽婆尸沙。欲為樂故憶念弄，欲失青不淨，若失，僧伽婆尸沙。欲為樂故憶念弄，欲失青不淨，乃至黃、赤、白、黑酪色、酪漿色，僧伽婆尸沙。欲為樂故憶念弄，欲失黃、赤、白、黑酪色、酪漿色青色亦如是。若欲為藥故、為欲自試故、為福德故、為祭祀故、為生天故、為施故、為種子故、為自憍恣故、為自試力故、為顏色和悅故亦如是。

若於內色、外色、內外色、水、風、空。內色者，受色。外色者，不受色。內外色者，受不受色。水者，若順水、若逆水、若以水灑。風者，若順風、若逆風、或口吹。空者，自空動身。若於內色弄失不淨，僧伽婆尸沙。若於內色憶念弄，欲失青不淨，若失，僧伽婆尸沙。若於內色弄，欲失青不淨，乃失黃、赤、白、黑酪、酪漿色，僧伽婆尸沙。若為樂故於內色憶念弄失不淨，僧伽婆尸沙。若為樂故於內色憶念弄，欲失青不淨，若失，僧伽婆尸沙。若為樂故於內色憶念弄，欲失青不淨，乃失黃、赤、白、黑酪、酪漿色，僧伽婆尸沙。若為藥故，乃至為顏色和悅故亦如是。於外色亦如是，於內外色亦如是，水風空亦如是，憶念弄失不淨，僧伽婆尸沙。不失，偷蘭遮。

若比丘方便弄失不淨，僧伽婆尸沙；不失，偷蘭遮。若比丘教比丘方便弄失不淨，若失，偷蘭遮；不失，突吉羅。若比丘尼教比丘方便弄失不淨，若失，偷蘭遮；不失，突吉羅。除比丘比丘尼，教餘人弄失不失，一切突吉羅。

比丘尼，波夜提；式叉摩那、沙彌、沙彌尼，突吉羅。是名為犯。

不犯者，夢中失，覺已恐污身、污衣床褥，若以弊物、樹葉、器物盛棄，若以手捺棄，若欲想出不淨，若見好色不觸失不淨，若行時自觸兩髀，若觸衣觸涅槃僧失不淨，若大便、小便時失不淨，若冷水、暖水洗浴失不淨，若在浴室中用樹皮細末藥泥土浴失不淨，若手揩摩失不淨，若大啼哭，若用力作時，一切不作出不淨意，不犯。

不犯者，最初未制戒，癡狂、心亂、痛惱所纏(一竟)。(《大正藏》卷二十二第579-580页)

【评说】佛陀时代提出精戒，或可理解为手淫，为比丘十三僧残之一。僧伽婆尸沙是仅次于波罗夷的重罪。为了娱乐、药、自试出精、福德、祠天、生天、施、种子、自憍咨、自试力、好颜色等故意弄出精液，都是犯了僧残。不属于犯僧残的情形：一是梦遗(无知觉)；二是非故意(正常的生理现象)；三是精神情绪失常。

佛陀将睡眠分为乱意睡眠和善意睡眠。乱意睡眠有五个特征：恶梦、诸天不护、心不入法、不思维明相、梦遗。善意睡眠有五个特征：无恶梦、诸天卫护、心入于法、意在明相、无梦遗。佛陀对睡眠的认识较有特色。

佛陀观察到精液有七种颜色，不同的人精液颜色不一。轮转圣王的精液颜色为青色，轮转圣王太子的精液颜色为黄色，常犯女色的男性的精液为红色，长期负重劳作的男性其精液颜色为黑色，修行到须陀洹果位的人其精液颜色为酪色，修行到斯陀含果位的的人其精液颜色为浆色。不同精液颜色的分类可能与人的修行与否、或修行后不同心身状态有关。

【原文】佛在舍衛國，時迦留陀夷聞佛所制不得弄陰墮精，便手執戶鑰在門外立，伺諸婦女居士家婦女童女來，語言："大妹！可來入房看。"將至房中捉捫摸嗚口。樂者便笑其所作，不樂者便瞋恚罵詈出房，語諸比丘言："大德當知！不善、非法、非宜、不得時。我常謂是安隱處、無患、無災變、無怖懼處，今更於中遭遇災變恐懼。本謂水能滅火，今更水中生火。迦留陀夷將我等至房中，牽捉、嗚口、捫摸。我等夫主在本房中，牽挽作如是事猶不堪忍，況今沙門釋子乃作此事！"時諸比丘聞，中有少欲知足、行頭陀、樂學戒、知慚愧者，呵責迦留陀夷言："世尊制戒不得弄陰失精，汝今云何手執戶鑰於門外立，伺諸婦女若居士家婦女來，將入房看，便捉捫摸嗚口耶？"如是呵責已，往至世尊所頭面禮足在一面坐，以此因緣具白世尊。世尊以此因緣集諸比丘，知而故問："迦留陀夷！云何？汝實爾不？"答言："爾。"世尊爾時呵責迦留陀夷言："汝所為非，非威儀、非沙門法、非淨行、非隨順行，所不應為。"以無數方便呵責已，告諸比丘："此癡人！多種有漏處，最初犯戒。自今已去與比丘結戒，集十句義乃至正法久住。欲說戒者當如是說：若比丘婬欲意，與女人身相觸，若捉手、若捉髮、若觸一一身分者，僧伽婆尸沙。"

比丘義如上。

婬欲意者，愛染污心。

女人者，如上說。

身者，從髮至足。

身相觸者，若捉摩、重摩、或牽、或推、或逆摩、或順摩、或舉、或下、或捉、或捺。若捉摩者，摩身前後。牽者，牽前。推者，推却。逆摩者，從下至上。順摩者，從上至下。舉者，捉舉上。下者，若立捉令坐。捉者，若捉前、捉後、捉乳、捉髀。捺者，捺前、捺後、若捺乳、捺髀，僧伽婆尸沙。

若女作女想，女捫摸比丘，身身相觸欲意染著受觸樂，僧伽婆尸沙。女作女想，女以手捫摸比丘，動身欲意染著受觸樂，僧伽婆尸沙。如是乃至捉捺亦如是。是女疑者，偷蘭遮。若女作女想，身觸彼衣瓔珞具，欲心染著受觸樂，偷蘭遮。若女作女想，身觸彼衣瓔珞具，欲心染著不受觸樂，偷蘭遮。若女作女想女，以身衣瓔珞具觸比丘身，欲心染著受觸樂，偷蘭遮。若女作女想女，以身衣瓔珞具觸比丘身，欲心染著不受觸樂，偷蘭遮。女作女想，以身觸女衣瓔珞具，欲心染著動身不受觸樂，偷蘭遮。若女作女想，以身觸女衣瓔珞具，欲心染著不動身受觸樂，偷蘭遮。若女作女想，女以身衣瓔珞具觸比丘身，欲心染著動身不受觸樂，偷蘭遮。女作女想，女以身衣瓔珞具觸比丘身，欲心染著受觸樂不動身，偷蘭遮。女作女想，身相觸，欲心染著不受觸樂動身，偷蘭遮。女作女想，身相觸，欲心染著受觸樂不動身，偷蘭遮。如是捉摩乃至捉捺，一切偷蘭遮。若女疑，突吉羅。女作女想，以身衣觸身衣瓔珞具，欲心染著受觸樂，突吉羅。女作女想，以身衣觸身衣瓔珞具，欲心染著不受觸樂，突吉羅。女作女想，以身衣觸身衣瓔珞具，欲心染著不受觸樂動身，突吉羅。女作女想，以身衣觸身衣瓔珞具，欲心

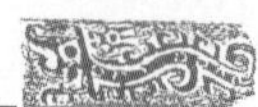

染著受觸樂不動身，突吉羅。女作女想，以身衣觸身衣瓔珞具，欲心染著不受觸樂不動身，突吉羅。女作女想，以身衣觸身衣瓔珞具，欲心染著受觸樂動身，突吉羅。乃至捉捺，一切突吉羅。是女疑，突吉羅。

若比丘與女人身相觸，一觸一僧伽婆尸沙。隨觸多少，一一僧伽婆尸沙。若天女、阿修羅女、龍女、餓鬼女、畜生女能變形者，身相觸偷蘭遮；畜生不能變形者，身相觸，突吉羅。若與男子身相觸，突吉羅。與二形身相觸者，偷蘭遮。若女人作禮捉足，覺觸樂不動身，突吉羅。若比丘有欲心觸衣鉢、尼師檀、針筒、草苫乃至自觸身，一切突吉羅。人女人女想，僧伽婆尸沙；人女生疑，偷蘭遮；人女非人女想，偷蘭遮。非人女作人女想，偷蘭遮；非人女生疑，偷蘭遮。

比丘尼，波羅夷；式叉摩那、沙彌、沙彌尼，突吉羅。是謂為犯。

不犯者，若有所取與相觸、戲笑相觸、若相解時相觸，不犯。

不犯者，最初未制戒，癡狂、心亂、痛惱所纏。（二竟）（《大正藏》卷二十二第 580-581 页）

【评说】摩触女人戒，属于十三僧残之一。比丘起欲意，与女人身比如手、头发等任何一个部位相触，都属于僧残。从现代行为医学来看，这种摩触女人的行为类似于性方式障碍中的摩擦癖，其根本目的是为了满足自身的性欲，属于性变态的一种。

卷 第 三

【原文】佛在舍衛國，時迦留陀夷聞世尊所制戒，不得弄陰墮精、不得身相摩觸，便持戶鑰在門外立，伺諸婦女若居士家婦女來，語言："諸妹！可入我房看。"將至房中已，向彼以欲心麁惡語。諸女樂者笑其所言，不樂者瞋恚罵詈出房，語諸比丘："大德當知！今我所見事，非善、非法、非宜、不得時。我常謂是處安隱、無患、無災變、無怖懼處，今日乃更生畏怖身毛為豎。我等本謂水能滅火，而今火從水生。何以知之？迦留陀夷見將入房，婬欲意麁惡語見向。我在家時夫主作麁惡語向我，猶不能堪忍，況今出家之人惡口如是。"時諸比丘聞，其中有少欲知足、行頭陀、樂學戒、知慚愧者，呵責迦留陀夷，廣說如上已，往至世尊所頭面禮足在一面坐，以此因緣具白世尊。世尊以此因緣集諸比丘，於大眾中知而故問："云何迦留陀夷！汝審有此事耶？"答言："如是。"時世尊呵責："汝所為非，非威儀、非沙門法、非淨行、非隨順行，所不應為。"世尊以無數方便呵責已，告諸比丘："此迦留陀夷癡人！多種有漏處，最初犯戒。自今已去與諸比丘結戒，集十句義乃至正法久住。欲說戒者當如是說：若比丘婬欲意，與女人麁惡婬欲語，隨所說麁惡婬欲語，僧伽婆尸沙。"

比丘義如上。

婬欲意者如上。

女人者亦如上。

麁惡者，非梵行。

婬欲語者，稱說二道好惡。

若自求、若教他求、若問、若答、若解、若說、若教、若罵。

求者，言與我二道作如是如是事，若復作餘語。

教他求者，若天、若梵、水神、摩醯首羅天祐助我，共汝作如是如是事，若復作餘語。

問者，問汝大小便道何似？汝云何與夫主共事？云何復與外人共通？若復作餘語。

答者，汝大小便道如是，汝與夫主外人共通如是，若復作餘語。解者、說者亦如是。

教者，我教汝如是治二道，汝可令夫主外人敬愛，若復作餘語。

罵者，若言："汝破壞、腐爛、燒燋、墮落與驢作如是。"若復作餘語罵。

若比丘與女人一返麁惡語，一僧伽婆尸沙。隨麁惡語多少說而了了者，一一僧伽婆尸沙；不了了者，偷蘭遮。若與指印書、遣使作相，令彼女人知者，僧伽婆尸沙；不知者，偷蘭遮。除此大小便道，說餘處好惡，偷蘭遮。天女、阿須羅女、夜叉女、龍女、畜生女能變形者，黃門、二形，麁惡語令彼知者，偷蘭遮；不知者，突吉羅。若指印、若書、若遣使、若現知相令彼知者，偷蘭遮；不知者，突吉羅。畜生不能變形者，向說麁惡語者，突吉羅。若向男子麁惡語，突吉羅。

若比丘欲意，麁惡語麁惡語想，僧伽婆尸沙；麁惡語生疑者，偷蘭遮。非麁惡語麁惡語想，偷蘭遮；非麁惡語疑，偷蘭遮。人女人女想，僧伽婆尸沙；人女疑，偷蘭遮；人女非人女想，偷蘭遮。非人女作人女想，偷蘭遮；非人女疑，偷蘭遮。

比丘尼，偷蘭遮；式叉摩那、沙彌、沙彌尼，突吉羅。是謂為犯。

不犯者，若為女人說不淨惡露觀："大妹當知！此身九瘡、九孔、九漏、九流。"九孔者，二眼、二耳、二鼻、口、大小便道。當說此不淨時，彼女人謂說麁惡語；若說毘尼時言次，及此彼謂麁惡語；若從受經、若二人同受若彼問、若同誦、若戲笑語、若獨語、若疾疾語、若夢中語、欲說此錯說彼，一切不犯。

不犯者，最初未制戒，癡狂、心亂、痛惱所纏。(三竟)(《大正藏》卷二十二第 581-582 页)

【评说】与女人粗语戒，即对女性说粗恶淫秽的话或随他人所说粗陋淫秽的话，则犯僧残罪。

【原文】佛在舍衛國，時迦留陀夷已聞世尊制戒，不得弄陰墮精、不得與女人身相觸、不得向女人麁惡語。便執戶鑰在門外立，伺諸婦女若居士家婦女來，語言："諸妹！可入我房看。"將入房已自讚歎身言："諸妹知不？我學中第一，我是梵行、持戒、修善法人。汝可持婬欲供養我。"時喜樂者默然笑其所言，不樂者罵詈而出，告諸比丘言："大德當知！我等向所見事，非善、非宜、非法、不得時。我常信，此處無患、無災變、無恐懼處。云何今日乃更生畏怖，身毛為竪。我本謂水能滅火，而今火從水生。我在家時夫主向我作如是語猶不堪忍，況出家之人乃作如是言。"時諸比丘聞，其中有少欲知足、行頭陀、樂學戒、知慚愧者，呵責迦留陀夷："汝云何聞世尊制戒，不得弄陰失精、不得與女人身相觸、不得婬欲麁惡語。"呵責廣說如上已，往世尊所，頭面禮足在一面坐，以此因緣具白世尊。世尊爾時以此因緣集諸比丘，知而故問迦留陀夷："汝審爾不?"答言："爾。"爾時世尊呵責迦留陀夷："汝所為非，非威儀、非沙門法、非淨行非、非隨順行，所不應為。"世尊以無數方便呵責已，告諸比丘："迦留陀夷癡人！多種有漏處，最初犯戒。自今已去與比丘結戒，集十句義乃至正法久住，欲說戒者當如是說：若比丘婬欲意，於女人前自歎身言：'大妹！我修梵行、持戒、精進修善法，可持是婬欲法供養我，如是供養第一最。'僧伽婆尸沙。"

比丘義如上。

婬欲意者如上。

女人者如上。

歎身者，歎身端正好顏色，我是剎帝利、長者、居士、婆羅門種。

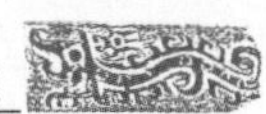

梵行者，勤修離穢濁。

持戒者，不缺、不穿漏、無染污。

善法者，樂閑靜處，時到乞食、著糞掃衣，作餘食法不食、一坐食、一摶食、塚間坐、露坐、樹下坐、常坐、隨坐，持三衣、唄匿、多聞、能說法、持毘尼、坐禪。

作如是自歎譽已供養我來，不說婬欲者，偷蘭遮；若說婬欲，僧伽婆尸沙。若在人女前，一自歎譽身，一僧伽婆尸沙。隨自歎身多小了了者，一一僧伽婆尸沙；說而不了了者，偷蘭遮。若手印、若書信、若遣使、若現知相令彼知者，僧伽婆尸沙；不知者，偷蘭遮。除二道，更為索餘處供養，偷蘭庶。天女、阿須羅女、龍女、夜叉女、餓鬼女、畜生女能變形者，向自歎譽身說而了了者，偷蘭庶；不了了者，突吉羅。若指印、若書信、若遣使、若現知相，歎說身令彼知者，偷蘭遮；說而不知者，突吉羅。畜生不能變形，向彼自歎譽身者，突吉羅。向男子自歎譽身，突吉羅。人女人女想，僧伽婆尸沙；人女疑，偷蘭遮；人女作非人女想，偷蘭遮。非人女作人女想，偷蘭遮；非人女疑，偷蘭遮。

比丘尼，偷蘭遮；式叉摩那、沙彌、沙彌尼，突吉羅。是謂為犯。

不犯者，若比丘語女人言："此處妙尊最上，此比丘精進、持戒、修善法，汝等應以身業慈、口業慈、意業慈供養彼。"諸女意謂比丘為我故自讚身；若為說毘尼時言說相似，而彼自謂讚身；若從受經誦經、若二人共受誦、若問若同誦、若戲笑語、若疾疾語、若夢中語、若欲說此錯說彼，不犯。

不犯者，最初未制戒，癡狂、心亂、痛惱所纏。（四竟）(《大正藏》卷二十二第 582 页)

【评说】叹身索供戒，为十三僧残之一，是指通过赞叹自己修持正法、善法获得女性供养的目的，即诱惑女人与自己行淫。这种行为的实质是为了满足自身的淫欲。

【原文】佛在羅閱祇耆闍崛山中，時羅閱城中有一比丘名迦羅，本是王大臣，善知俗法。彼作如是媒嫁，向男說女、向女說男。時羅閱城中諸居士，欲有所嫁娶盡往諮問迦羅。迦羅答言："須我至彼家先當觀視。"觀視已，往諸居士家語言："汝欲與某甲為婚者隨意。"時諸居士即如其言與作婚娶。時諸男女婚娶得適意者，便歡喜供養讚歎言："令迦羅常得歡樂如我今日。何以故？由迦羅故使我得如此歡樂，令迦羅及餘比丘亦得供養。"若彼男女婚娶不得適意者，便作是言："當令迦羅常受苦惱如我今日。何以故？由迦羅故令我嫁娶受如是苦，令迦羅及諸比丘亦受苦惱不得供養。"時羅閱城中不信佛法僧諸居士自相謂言："汝等若欲得與大富、多財饒寶為婚者，可往沙門釋子中問之，隨時供養親近恭敬可得如意。何以故？此沙門釋子善知媒嫁，此男可娶彼女、彼女可與此男。"時諸比丘聞，其中有少欲知足、行頭陀、樂學戒、知慚愧者，呵責迦羅比丘："云何媒男與女，媒女與男？"呵責已往世尊所，頭面禮足在一面坐，以此因緣具白世尊。世尊以此因緣集諸比丘僧，知而故問迦羅："汝審爾媒嫁不？"答曰："實爾。"世尊以無數方便呵責："汝所為非，非威儀、非沙門法、非淨行、非隨順行，所不應為。我以無數方便與諸比丘說離欲事，汝今云何乃作和合欲事？"訶責已告諸比丘："此迦羅愚人！多種有漏處，最初犯戒。自今已去與比丘結戒，集十句義乃至正法久住，欲說戒者當如是說：若比丘往來彼此媒嫁，持男意語女、持女意語男，若為成婦事、若為私通，乃至須臾頃，僧伽婆尸沙。"

比丘義如上。

往來者，使所應可和合者是。

女人有二十種：母護、父護、父母護、兄護、姊護、兄姊護、自護、法護、姓護、宗親護、自樂為婢、與衣婢、與財婢、同作業婢、水所漂婢、不輸稅婢、放去婢、客作婢、他護婢、邊方得婢。母護者，母所保。父護者，父所保。父母護、兄護、姊護、兄姊護亦如是。自護者，身得自在。法護者，修行梵行。姓護者，不與卑下姓。宗親護者，為宗親所保。自樂為婢者，樂為他作婢。與衣者，與衣為價。與財者，乃至與一錢為價。同業者，同共作業若未成夫婦禮。水所漂者，水中救得。不輸稅者，若不取輸稅。若放去婢者，若買得、若家生。客作者，雇錢使作，如家使人。他護者，受他華鬘為要。邊方得者，抄劫得。是謂二十種。男子亦有二十種，亦如是。

母護男、母護女，遣比丘為使，語彼言："汝為我作婦、若與我私通。"若言須臾間、若一念頃、若比丘自受他語、自往語彼、受彼語還報者，僧伽婆尸沙。若比丘自受語、自往語彼、遣使持報語還，僧伽婆尸沙。若比丘自受語、遣使語彼、自持報語還，僧伽婆尸沙。若比丘自受語、若遣使語彼、遣使持報語還，僧伽婆尸沙。若比丘自受語、自作書持往彼、自持報書還，僧伽婆尸沙。若比丘自受語、自作書持至彼、遣使持報書還，僧伽婆尸沙。若比丘自受語、遣使持書至彼、自持報書還，僧伽婆尸沙。若比丘自受語、遣使持書至彼、遣使持報書還，僧伽婆尸沙。指印、現相各作四句，亦如是。若比丘自受書持至彼、自持報書還，僧伽婆尸沙。若比丘自受書持至彼、遣使持報書還，僧伽婆尸沙。若比丘自受書、遣使持至彼、自持報書還，僧伽婆尸沙。若比丘自受書、遣使持書至彼、遣使持報書還，僧伽婆尸沙。若比丘自受書、自持指印往彼、自持指印還報，僧伽婆尸沙。若比丘自受書、自持指印往彼、遣使持指印還報，僧伽婆尸沙。若比丘自受書、遣使持指印往彼、自持指印還報，僧伽婆尸沙。若比丘自受書、遣使持指印往彼、遣使持指印還報，僧伽婆尸沙。現相四句亦如是，受語四句亦如是。指印十六句亦如是，現相十六句亦如是。若比丘自受語、自持書至彼、自持指印還報，僧伽婆尸沙。若比丘自受語、自持書往彼、遣使持指印還報，僧伽婆尸沙。若比丘自受語、遣使持書往彼、自持指印還報，僧伽婆尸沙。若比丘自受語、遣使持書往彼、遣使持指印還報，僧伽婆尸沙。若比丘自受語、自持書往彼、自持現相還報，四句亦如是。若比丘自受語、自持指印往彼、自持現相還報，四句亦如是。若比丘自受書、自持指印往彼、自持現相還報，四句亦如是。若比丘自受語、往彼、還報，僧伽婆尸沙；自受語、往彼、不還報，偷蘭遮。若聞語、往彼說、不還報，偷蘭遮。若與語而不受、便往彼說、還報，偷蘭遮。若受語、不往彼說、不還報，突吉羅。若聞語、不往彼說、不還報，突吉羅。若不受語、往說、不還報，突吉羅。若言已嫁與他、若言至餘處、若言死、若言賊將去、若言無，一切偷蘭遮。若言癩病、若癰、若白癩、乾痟、瘨狂、若痔病、若道有瘡、若有膿出不斷，如是還報此語，僧伽婆尸沙。

若比丘一返媒嫁人女，僧伽婆尸沙。隨媒嫁多少說而了了，一一僧伽婆尸沙；若說不了了，偷蘭遮。若書指印、若現相來往說，僧伽婆尸沙。若現相令彼知，僧伽婆尸沙；不知，偷蘭遮。除二道，說身處處支節媒嫁者，偷蘭遮。天女、阿須羅女、龍女、夜叉女、餓鬼女、畜生女能變形者，黃門、二根、媒嫁，說而了了者，偷蘭遮；若不了了，突吉羅。書指印、現相令彼知，偷蘭遮；不知者，突吉羅。若畜生不能變形，媒嫁，突吉羅。媒嫁男，突吉羅。若比丘來往媒嫁作媒嫁想，僧伽婆尸沙；媒嫁疑，偷蘭遮；媒嫁作不媒嫁想，偷蘭遮。不媒嫁作媒嫁想，偷蘭遮；不媒嫁疑，偷蘭遮。人女人女想媒嫁者，僧伽婆尸沙；人女疑，偷蘭遮；人女作非人女想，偷蘭遮。非人女作人女想，偷蘭遮；非人女疑，偷蘭遮。若比丘持他書往，不看者，突吉羅。若為白衣作餘使，突吉羅。

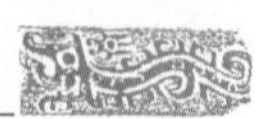

比丘尼，僧伽婆尸沙；式叉摩那、沙彌、沙彌尼，突吉羅。此是犯。

不犯者，若男女先已通而後離别還和合、若為父母病患、若繫閉在獄看書持往、若為信心精進優婆塞病、若繫在獄看書持往、若為佛為法為僧為塔、若為病比丘看書持往、如是無犯。

無犯者，最初未制戒，癡狂、心亂、痛惱所纏。(五竟)(《大正藏》卷二十二第582-584页)

【评说】经文叙述了制定媒嫁戒的缘起。比丘来往于男女彼此之间，将男方之意转述给女方，将女方之意转述给男方，以促使他们成为夫妻或行淫事，都属于犯了僧残。行媒嫁之事与解脱道不相符合，违背了佛教思想中离欲的宗旨，但若为了寺院、僧团、病比丘往返处理事件或为离婚的夫妇说合则不属于犯僧残。

【原文】佛在羅閱祇耆闍崛山中，爾時世尊聽諸比丘作私房舍。時有曠野國比丘，聞世尊聽諸比丘作私房舍，彼即私作大房舍。彼作大房舍功力煩多，常行求索為務言："與我工匠巧人，給我車乘并將車人，給我材木竹草繩索。"以比丘乞求煩多故，時諸居士遙見比丘迴車遠避，或入諸里巷、或入市肆、或自入舍、或低頭直去，不與比丘相見。何以故？恐比丘有所求索故。時復有一曠野比丘，欲起房舍自斫樹。時彼樹神多諸子孫，彼作是念："我今子孫多，此樹我所依止，為我覆護。而此比丘斫截壞，我今寧可打此比丘。"彼鬼復作是念："我今不先撿挍便打，恐違道理，今寧可至世尊所，以此因緣具白世尊；若世尊有所教勅，我當奉行。"念已即往世尊所，頭面禮足在一面立，以上事具白世尊。世尊讚歎言："善哉！乃能不打持戒比丘，若打獲罪無量。汝今速往恒河水邊，有一大樹名曰娑羅，有神始命終。汝可居止！"時彼神頭面禮世尊足，遶三匝已即沒不現。

時尊者摩訶迦葉，從摩竭國將大比丘眾五百人俱，來至曠野城止宿。明旦至時著衣持鉢入城乞食，行步端嚴視瞻不斜，屈伸俯仰與眾有異。時城中諸居士遙見比丘便避，入里巷及入市肆，或自入舍或低頭直去，不與比丘相見。迦葉見此事已便問一人言："此諸居士何故見比丘各逃避不與相見耶？"彼人答言："迦葉！世尊聽諸比丘作私房舍，乞求煩多，以是故諸人逃避耳。"時迦葉聞此語已悵然不樂。爾時世尊從羅閱城，將諸比丘千二百五十人詣曠野城，各敷座而坐。時迦葉往世尊所，頭面禮足在一面立，偏露右臂胡跪合掌白佛言："向者入城乞食，見諸居士遙見諸比丘，各自逃避不與相見。"廣說如上已，頭面禮足遶三匝而去，出曠野城。何以故？恐曠野諸比丘生瞋恚心故。世尊以此因緣集比丘僧，告言："我憶昔日，在此羅閱祇耆闍崛山中時，有一神來詣我所，頭面禮足已在一面立白我言：'世尊聽曠野比丘作私房舍，多所乞求廣說如上。'我今問汝等，審爾私作房舍多所乞求不？"答言："審爾。"世尊以無數方便呵責諸比丘："汝云何以我聽作私房舍而便作大房舍，多所乞求、非法而乞，此物難受。"呵責彼比丘已告諸比丘："往昔此恒水側有一螽髻梵志，常居此水邊，顏貌憔悴，形體羸瘦。時我詣彼與共相見，問言：'汝何以形體羸瘦，顏貌憔悴？'彼即報我言：'此河水中有一龍王名曰摩尼揵大，自出其宮來至我所，以身遶我頭覆我上'。時我作是念：'龍性暴急恐害我命。'我以此憂患致使形體羸瘦，顏貌憔悴耳。時我語彼梵志言：'汝欲使此龍常在水中，不出至汝所汝意住不？'梵志答言：'實欲使此龍不來至我所。'我即問梵志：'彼龍有瓔珞不？'梵志答言：'頸下有好珠瓔珞。'佛語梵志：'若此龍出水來至汝所，時當起迎，語言：'龍王且止！持汝頸下珠瓔珞與我來。'并為說偈：

'我今須如此，　頸下珠瓔珞；
汝以信樂心。　施我嚴好珠。'"

“時彼梵志受我語已，後龍王從水中出至梵志所，遙見即起往迎，語言：‘止，止！龍王！願持汝頸下珠瓔與我。’而說偈言：

‘我今須如此，　頸下珠瓔珞；
汝以信樂心，　施我嚴好珠。’

爾時龍王復以偈報梵志言：

‘我所致財寶，　緣由此珠故；
汝是乞求人，　不復來相見。
端正好淨潔，　索珠以驚我；
不復來相見，　何為與汝珠。’

於是龍王即時還宮，止不復還。”

爾時世尊即說偈言：

“多求人不愛，　過求致怨憎；
梵志求龍珠，　便不復相見。”

“汝等比丘當知，乃至畜生尚不憙人乞，而況於人多求無厭而不憎惡？云何曠野比丘癡人！私作大房舍多所乞索？”廣說如上已。

世尊復告諸比丘：“吾昔一時在舍衛國祇樹給孤獨園，時有一比丘來至我所，頭面禮足在一面坐。我慰勞問訊：‘汝曹住止安樂不？不以乞食為苦耶？’答我言：‘我等住止安樂，不以乞食為苦。我所住林間正患眾鳥於夜半後悲鳴相呼，亂我定意，以此為患。’佛告諸比丘言：‘欲令此鳥不復還林止宿不耶？’比丘白佛言：‘大德！我等實不欲令此鳥還林止宿。’佛告諸比丘：‘汝伺彼鳥還林宿時，語鳥言：“與我兩翅來，我今急須用。”’比丘報言：‘爾。’時彼比丘受我教已，便伺彼鳥還林宿時，夜欲過半至彼鳥所語言：‘我今急須汝兩翅與我來。’時諸鳥心自念言：‘此比丘從我乃乞如是。’即出林去，更不復還。”

佛告諸比丘：“汝等當知，乃至鳥獸猶尚不憙乞索，況復於人多所求索而不憎惡？曠野比丘癡人！私作大房舍多所求索。”廣說如上已。

復告諸比丘：“昔有族姓子名賴吒婆羅，出家為道，乃至父母家終不乞求。時父語賴吒婆羅言：‘汝知不？我自省察，希有人不從我乞者，汝親是我子，何不從我乞耶？’時賴吒婆羅為父說偈言：

‘多求人不愛，　不得懷怨恨；
是故我不乞，　恐生增減故。’

比丘當知，賴吒婆羅自於父母家尚不從乞，況汝等比丘乃在諸居士家多所求索令彼不喜。”

爾時世尊以無數方便呵責諸比丘，非時乞求、不耎乞求、不正乞求。世尊無數方便稱讚知時乞求、柔軟乞求、正乞求已。告諸比丘：“曠野比丘癡人！多種有漏處，最初犯戒。自今已去與比丘結戒，集十句義乃至正法久住，欲說戒者當如是說：若比丘自求作屋，無主自為己，當應量作。是中量者，長佛十二搩手、內廣七搩手。當將餘比丘指授處所，彼比丘當指示處所，無難處、無妨處。若比丘有難處、妨處，自求作屋，無主自為已，不將餘比丘指授處所，若過量作者，僧伽婆尸沙。”

比丘義如上。

自乞者，彼處處乞索。

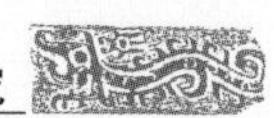

屋者，房也。

無主者，彼無有人，若一、若兩、若眾多。

自為己者，自求索、自為作也。

應量者，長佛十二搩手、內廣七搩手。

難處者，有虎狼、師子、諸惡獸、下至蟻子。比丘若不為此諸虫獸所惱，應修治平地，若有石、樹株、荊棘，當使人掘出。若有埳溝、坑陂、池處，當使人填滿。若畏水淹漬，當預設隄防。若地為人所認，當共斷，當無使他有語，是謂難處。

妨處者，不通草車迴轉往來，是謂妨處。

彼比丘看無難處、無妨處已，到僧中脫革屣、偏露右肩、右膝著地、合掌作如是白："大德僧聽！我某甲比丘，自乞作屋，無主自為己。我今從眾僧乞，知無難、無妨處。"如是再三說。爾時眾僧當觀察，此比丘為可信不？若可信、即當聽使作；若不可信、一切眾僧應到彼處看。若眾僧不去，遣僧中可信者到彼處看。若彼處有難、有妨處，不應與處分；若無難、有妨處，不應與處分；若有難處、無妨處，不應與處分；若無難、無妨處，應與處分，應如是與。眾中應差堪能作羯磨者，若上座、若次座，若誦律若不誦律，應作白："大德僧聽！某甲比丘自乞作屋，無主自為己，今從眾僧乞處分無難、無妨處。若僧時到僧忍聽，當與某甲比丘處分無妨、無難處。白如是。""大德僧聽！此某甲比丘自求作屋，無主自為己，從僧乞處分無難、無妨處。僧今與某甲比丘處分無難、無妨處。誰諸長老忍僧與某甲比丘處分無難、無妨處者默然，誰不忍者說。""僧已忍與某甲比丘處分無難、無妨處竟。僧忍，默然故，是事如是持。"

彼作房應知初安，若石、若土墼、泥團，乃至最後泥治訖是。若不被僧處分、過量、有難、有妨處，二僧伽婆尸沙、二突吉羅。僧不處分、過量、有難、無妨處，二僧伽婆尸沙、一突吉羅。僧不處分、過量、無難、有妨處，二僧伽婆尸沙、一突吉羅。僧不處分、不過量、有難、有妨處，一僧伽婆尸沙、二突吉羅。僧不處分、不過量、有難、無妨處，一僧伽婆尸沙、一突吉羅。僧不處分、不過量、無難、有妨處，一僧伽婆尸沙、一突吉羅。僧處分、過量、有難、有妨處，一僧伽婆尸沙、二突吉羅。僧處分、過量、有難、無妨處，一僧伽婆尸沙、一突吉羅。僧處分、過量、無難、有妨處，一僧伽婆尸沙、一突吉羅。僧處分、不過量、有難、有妨處，二突吉羅。僧處分、不過量、有難、無妨處，一突吉羅。僧處分、不過量、無難、有妨處，一突吉羅。僧不處分、過量、無難、無妨處，二僧伽婆尸沙。僧不處分、不過量、無難、無妨處，一僧伽婆尸沙。僧處分、過量、無難、無妨處，一僧伽婆尸沙。

若比丘僧不處分、過量、有難、有妨處，自作屋成者，二僧伽婆尸沙、二突吉羅；作而不成，二偷蘭遮、二突吉羅。若使他作成，二僧伽婆尸沙、二突吉羅；作而不成，二偷蘭遮、二突吉羅。若為他作屋成，二偷蘭遮、二突吉羅；作而不成，四突吉羅。若作屋以繩拼地應量，彼作者過量，作者犯。若比丘教人按繩墨作，彼受教者言如法作而過量，彼受教者犯。彼教人案繩墨作，即如法作，不還報，作者犯。若教人案繩墨作，即如法作，教者不問："如法作不?"教者犯。若僧不處分作不處分想，僧伽婆尸沙；若僧不處分疑，偷蘭遮；僧不處分作處分想，偷蘭遮。僧處分作不處分想，偷蘭遮；僧處分有疑，偷蘭遮。過量亦如是。若有難有難想，突吉羅；有難疑，突吉羅；若有難無難想，突吉羅。若無難有難想，突吉羅；若無難疑，突吉羅。妨處亦如是。

比丘尼，偷蘭遮；式叉摩那、沙彌、沙彌尼，突吉羅。是謂為犯。

不犯者：如量作；減量作；僧處分作；無難處、無妨處作；如法拼作；若為僧作；為佛圖、講堂、草菴、葉菴；若作小容身屋；若作多人住屋，如是者不犯。

不犯者，最初未制戒、癡狂、心亂、痛惱所纏。（六竟）（《大正藏》卷二十二第584-586页）

【评说】 过量房戒，是指建造小房屋不符合规定，造制限定以外的广大房舍。为自己作，不为其他比丘作；房屋大小超过规定；房屋盖在狭窄危险的地方都属于犯过量房戒。房屋规定的尺寸为长佛十二磔手，内广七磔手。磔手，又作搩手，古代印度之尺数名。搩手，即张开拇指与中指的距离。

【原文】 爾時世尊在拘睒彌國瞿師羅園中，時優填王與尊者闡陀親友知識，語言："欲為汝作屋，隨意所好，何處有好地堪起房舍亦任意作。"報言："大佳。"爾時近拘睒彌城有尼拘律神樹，多人往反，象馬車乘止息其下。時尊者闡陀往伐此樹作大屋。時諸居士見皆譏嫌言："沙門釋子無有慚愧，斷眾生命，外自稱言：'我知正法。'如是何有正法？有如是好樹，多人往反象馬車乘止息其下，而斫伐作大屋。"時諸比丘聞，中有少欲知足、行頭陀、樂學戒、知慚愧者，嫌責闡陀言："有如是好樹，多人往反象馬車乘止息其下，云何斫伐作大屋？"爾時諸比丘呵已，往世尊所頭面禮足在一面坐，以此因緣具白世尊。世尊爾時以此因緣集諸比丘，知而故問闡陀："汝實爾不？"答曰："實爾。"世尊以無數方便呵責："汝所為非，非威儀、非沙門法、非淨行、非隨順行，所不應為。有如是好樹，多人往返象馬車乘止息其下，云何斫伐作大屋？汝不應斫伐神樹，若斫伐得突吉羅。"世尊以無數方便訶責已，告諸比丘："闡陀癡人！多種有漏處，最初犯戒。自今已去為諸比丘結戒，集十句義乃至正法久住，欲說戒者當如是說：若比丘欲作大房，有主為己作，當將餘比丘往指授處所，彼苾芻應指授處所無難處、無妨處。若比丘有難處、妨處作大房，有主為己作，不將餘比丘往看指授處所，僧伽婆尸沙。"

比丘義如上。

大者，多用財物。

房者，屋也。

有主者，若一、若二、若眾多人。

為己者，自為己身作。

難處者，師子、虎狼、熊羆下至蟻子。若比丘不為彼所嬈者應平治地，若有樹株、若有石、若有刺棘應除去，若有坑坎泥水應填滿平治，若畏水應設提防，若有人識認者應先斷了，是謂無難處。

無妨處者，中間容草車迴轉，是謂無妨處。

彼比丘作無難、無妨處竟，應至僧中偏露右肩、脫革屣、禮上座足、胡跪合掌作如是白："大德僧聽！我某甲比丘欲作大房，有主自為己，今從僧乞指授無難無妨處。"如是第二、第三說。眾僧應觀察彼人，為可信不？有智慧不？若有信、有智慧，即信彼，應與羯磨。若無信、無智慧，應舉眾往。若遣有信、有智慧者，往指授處所。若彼處所有難、有妨處，不應指授；若有難、無妨處亦不應指授；若無難、有妨處亦不應指授；若無難、無妨處，應與指授。應作如是指授。眾中應差堪能羯磨者如上，應作如是白："大德僧聽！此某甲比丘欲作大房，有主自為己，今從僧乞指授無難、無妨處。若僧時到僧忍聽，與某甲比丘指授無難、無妨處。白如是。""大德僧聽！此某甲比丘作大房，有主自為己，從僧乞指授無難、無妨處。今僧與某甲比丘指授無難、無妨處。誰諸大德忍僧與某甲比丘指授無難、無妨處者默然，誰不忍者說。""僧已忍與某甲比丘指授無難、無妨處竟，僧忍，默然故，是事如是持。"

彼作房者應知初安石、安土墼、泥摶，是房竟者乃至泥治訖者是也。

若僧不差指授、有難、有妨處，一僧伽婆尸沙、二突吉羅。僧不處分、有難、無妨處，一僧伽婆尸沙、一突吉羅。僧不處分、無難、有妨處，一僧伽婆尸沙、一突吉羅。僧處分、有難、有妨處，二突吉羅。僧處分、有難、無妨處，一突吉羅。僧處分、無難、有妨處，一突吉羅。僧不處分、無難、無妨處，一僧伽婆尸沙。若比丘僧不處分、有難、有妨處起大房，有主自為己，作竟，一僧伽婆尸沙、二突吉羅；作而不成者，一偷蘭遮、二突吉羅。若教人作成者，一僧伽婆尸沙、二突吉羅；作而不成者，一偷蘭遮、二突吉羅。為他起房竟者，一偷蘭遮、二突吉羅；作而不竟者，三突吉羅。僧不處分作不處分想，僧伽婆尸沙；僧不處分生疑，偷蘭遮；僧不處分作處分想，偷蘭遮。僧處分作不處分想，偷蘭遮；僧處分生疑，偷蘭遮。有難有難想、有妨有妨想，各五句亦如是。

比丘尼，偷蘭遮；式叉摩那、沙彌、沙彌尼，突吉羅。是謂為犯。

不犯者，僧處分、無難處、無妨處作；為僧、為佛圖、講堂、草庵、葉庵、小容身屋；為多人作屋，不犯。

不犯者，最初未制戒、癡狂、心亂、痛惱所纏。(七竟)(《大正藏》卷二十二第 586-587 页)

【评说】有主僧不处分房戒，即建造大房子不符合规定。比丘打算为自己建造较大的房屋时，若有施主布施，应当征得其他比丘的同意，建造在清净、利于修持、对他人没有妨碍的地方。无难处是指没有虎狼、巨石、大树、荆棘、不会被河水淹没的地方。无妨处是指能容车辆回转往来的地方。

【原文】爾時佛在羅閱祇耆闍崛山中，時尊者沓婆摩羅子得阿羅漢，在靜處思維，心自念言："此身不牢固，我今當以何方便求牢固法耶?"復作是念："我今宜可以力供養，分僧臥具、差次受請飯食耶!"時沓婆摩羅子晡時從靜處起，整衣服往至世尊所，頭面禮足在一面坐，白世尊言："我向在靜處，心作是念：'是身不牢固，以何方便求牢固法? 我今寧可以力供養，分僧臥具，及差次受請飯食耶!'"世尊告諸比丘："差沓婆摩羅子分僧臥具，及差次受請飯食。"白二羯磨。眾中應差堪能羯磨者如上，如是白："大德僧聽! 若僧時到僧忍聽，差沓婆摩羅子分僧臥具、差次受請飯食。白如是。""大德僧聽! 僧今差沓婆摩羅子分僧臥具、差次受請飯食。誰諸長老忍僧差沓婆摩羅子分僧臥具及差次受請飯食者默然，誰不忍者說。""僧已忍差沓婆摩羅子分僧臥具差次受請飯食竟，僧忍，默然故，是事如是持。"

時尊者沓婆摩羅子，即為僧分臥具：同意者共同；阿練若阿練若共同；乞食乞食共同；納衣納衣共同；不作餘食法不作餘食法共同；一坐食一坐食共同；一摶食一摶食共同；塚間坐塚間坐共同；露坐露坐共同；樹下坐樹下坐共同；常坐常坐共同；隨坐隨坐共同；三衣三衣共同；唄匿唄匿共同；多聞多聞共同；法師法師共同；持律持律共同；坐禪坐禪共同。時羅閱祇有客比丘來，沓婆摩羅子即隨次第所應得臥具分與。時有一長老比丘向暮上耆闍崛山，時尊者沓婆摩羅子手出火光與分臥具，語言："此是房、此是繩床、是木床、是大小蓐、是臥枕、是地敷、是唾壺、是盛小便器、此是大便處、此是淨地、此是不淨地。"時世尊讚言："我弟子中分僧臥具者，沓婆摩羅子最為第一。"

時有慈地比丘來至羅閱城中，時沓婆摩羅子為客比丘分臥具，隨上座次第隨應得處與。時彼慈地比丘眾中下座，得惡房惡臥具，便生憙恚言："沓婆摩羅子有愛，隨所憙者與好房好臥具，不愛者與惡房惡臥具。不愛我等，故與我惡房惡臥具。眾僧云何乃差如此有愛者分僧臥具耶?”時尊者沓婆摩羅子,夜過已明日差僧受請飯食。時羅閱城中有檀越,常為僧一年再作肥美飯食。時慈地比丘被差次至其家。彼檀越聞慈地比丘次來受食,便於門外敷弊坐具施設惡食。時慈地比丘得此惡食,倍復嗔恚言:“沓婆摩羅子有愛,隨所憙者與好房好臥具。所不憙者,與惡房惡臥具。不愛我等故,與惡房惡臥具。今日以不愛我等故,復差與惡食。云何眾僧乃差如是有愛比丘,為僧分臥具、差次受請也?”

時羅閱城中有一比丘尼名曰慈,是慈地比丘妹。聞慈地比丘來至羅閱城中,即至慈地比丘所,在前立問訊:“遠行勞耶? 不疲極耶?”作如是善言問訊。時慈地比丘默然不答。比丘尼言:“大德! 我有何過而不見答?”彼答言:“何須與汝語,為沓婆摩羅子觸嬈我而不能助我。”比丘尼言:“欲使我作何等方便,令沓婆摩羅子不觸嬈大德?”慈地比丘言:“汝伺佛比丘僧會時,便往眾中作如是言:‘大德! 此非善、非宜、非好、不隨順、所不應、不合時。我本所憑無有恐懼憂惱,云何今日更生怖懼憂惱? 云何水中生火? 此沓婆摩羅子乃來犯我。’眾僧即應和合為作滅擯,如是便不來嬈我。”比丘尼言:“此有何難? 便可作之。”時慈比丘尼往至僧中如上所說。(《大正藏》卷二十二第587-588页)

【评说】经文从为僧分卧具列举了同意者、阿练若、纳衣、不作余食法、一坐食、一博食、塚间坐、随坐、三衣、呗匿、多闻、法师、持律、坐禅等十八个共同阐述佛家平等,但也指出了比丘应按顺序进食,有肥美饭食与恶食之分,及恶房恶卧具之现象。

卷 第 四

【原文】時尊者沓婆摩羅子去佛不遠,世尊知而故問:“汝聞此比丘尼所說不?”答言:“聞! 唯世尊當知之。”世尊告言:“今不應作如是報我,若實當言實,若不實當言不實。”時沓婆摩羅子聞世尊教已,即從坐起偏露右臂、右膝著地,合掌白佛言:“我從生已來未曾憶夢中行不淨,況於覺悟而行不淨!”世尊報曰:“善哉,善哉! 沓婆摩羅子! 汝應作是說。”時世尊告諸比丘:“汝等應檢問此慈地比丘,莫以無根非梵行謗,此沓婆摩羅子比丘清淨人,若以無根非梵行謗者獲大重罪。”諸比丘答言:“如是世尊!”諸比丘從佛受教,尋至慈地比丘所檢問本末:“此事云何? 為實爾不? 莫以無根非梵行謗,此沓婆摩羅子清淨梵行人,若以無根非梵行謗清淨梵行人得大重罪。”時慈地比丘得諸比丘詰問已報言:“我知沓婆摩羅子清淨梵行人,無是事。我來到羅閱城,彼為僧分房臥具,與我等惡房、惡臥具。我即生不忍心言:‘沓婆摩羅子有愛,隨所喜者與好房好臥具,不喜者與惡房惡臥具。以不愛我故,與惡房惡臥具。’差次受請與我惡食處,由此倍增嗔恚言:‘眾僧云何差此有愛人,為僧分房舍臥具、差次受請飯食也?’而此沓婆摩羅子清淨梵行人,無如是事。”時諸比丘聞,中有少欲知足、行頭陀、樂學戒、知慚愧者,嫌責慈地比丘:“汝云何以無根非梵行謗沓婆摩羅子梵行人耶?”時諸比丘往世尊所,頭面作禮在一面坐,以此因緣具白世尊。世尊爾時以此因緣集諸比丘,以無數方便呵責慈地比丘:“汝所為非,非威儀、非沙門法、非淨行、非隨順行,所不應為。云何以無根非梵行謗清淨梵行人耶?”世尊告諸比丘:“有二種人一向入地獄。何謂二? 若非梵行自稱梵行,若真梵行以無根非梵行謗之,是謂二一向入地獄。”世尊以無數方便呵責慈地比丘已,告諸比丘言:“此慈地比丘癡人! 多種有漏處,最初犯戒。自今已去與諸比丘結戒,集十句義乃至正法久住,欲說戒者當如是說:若比丘嗔恚所覆故,非波羅夷比丘,以無根波羅夷法謗,欲壞彼清淨行。若於異時,若問、若不問,知此事無根說,‘我嗔恚故作是語。’若比丘作是語者,僧

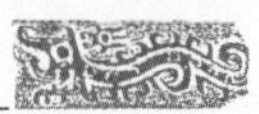

伽婆尸沙。”

比丘義如上。

恚恚者，有十惡法因緣故恚，十事中以一一生恚。

根者，有三根：見根、聞根、疑根。見根者，實見犯梵行、見偷五錢過五錢、見斷人命。若他見者，從彼聞是謂見根。聞根者，若聞犯梵行、聞偷五錢若過五錢、聞斷人命、聞自歎譽得上人法，若彼說從彼聞是謂聞根。疑根者，有二種生疑：從見生、從聞生。從見生者，若見與婦女入林、出林、無衣裸形、男根不淨污身手；捉刀血污，與惡知識為伴，是謂從見生疑。從聞生疑者，若在暗地、若聞床聲、若聞草蓐轉側聲、若聞身動聲、若聞共語聲、若聞交會語聲、若聞我犯梵行聲、若聞言偷五錢過五錢聲、若聞言我殺人、若聞言我得上人法，是謂從聞生疑。除此三根已，更以餘法謗者是謂無根。

若彼人不清淨，不見犯波羅夷、不聞犯波羅夷、不疑犯波羅夷，便作是言：“我見聞疑彼犯波羅夷。”以無根法謗，僧伽婆尸沙。若彼人不清淨，不見犯波羅夷、不聞犯波羅夷、不疑犯波羅夷，生見聞疑想。後忘此想，便作是言：“我見聞疑彼犯波羅夷。”以無根法謗，僧伽婆尸沙。若彼人不清淨，不見聞疑彼犯波羅夷，彼有疑後便言：“我是中無疑。我見聞疑。”以無根法謗，僧伽婆尸沙。若彼人不清淨，不見聞疑彼犯波羅夷，彼生疑後便忘疑，便言：“我見聞疑。”以無根法謗，僧伽婆尸沙。若彼人不清淨，不見聞疑彼犯波羅夷，是中無疑，彼便言：“我是中有疑，見聞疑犯波羅夷。”以無根法謗，僧伽婆尸沙。若彼人不清淨，不見聞疑彼犯波羅夷，是中無疑後忘無疑，彼便言：“我見聞疑彼犯波羅夷。”以無根法謗，僧伽婆尸沙。若彼人不清淨，不見彼犯波羅夷，便言：“我聞疑彼犯波羅夷。”以無根法謗，僧伽婆尸沙。若彼人不清淨，不見彼犯波羅夷，是中有見想，後忘此想，便言：“我聞疑彼犯波羅夷。”以無根法謗，僧伽婆尸沙。若彼人不清淨，不見彼犯波羅夷，是中有疑，便言：“是中無疑。我聞疑彼犯波羅夷。”以無根法謗，僧伽婆尸沙。若彼人不清淨，不見彼犯波羅夷，是中有疑，後忘疑，便言：“我聞疑彼犯波羅夷。”以無根法謗，僧伽婆尸沙。若彼人不清淨，不見彼犯波羅夷，是中無疑，便言：“我有疑。我聞疑彼犯波羅夷。”以無根法謗，僧伽婆尸沙。若彼人不清淨，不見彼犯波羅夷，是中無疑。後忘此無疑，便言：“我聞疑彼犯波羅夷。”以無根法謗，僧伽婆尸沙。聞疑亦如是（此中更有諸句，文繁不出）。

若比丘以無根四事謗比丘，說而了了，僧伽婆尸沙；不了了，偷蘭遮。若指印書遣使、若作知相，了了，僧伽婆尸沙；不了了，偷蘭遮。除四波羅夷，更以餘非比丘法謗，言：“汝犯邊罪、犯比丘尼、賊心受戒、破內外道、黃門、殺父、殺母、殺阿羅漢、破僧、惡心出佛身血、非人、畜生、二根。”說而了了者，僧伽婆尸沙；不了了者，偷蘭遮。若指印書使、若作知相，了了，僧伽婆尸沙；不了了，偷蘭遮。除此非比丘法，更以餘無根法謗比丘，隨前所犯，若以八無根波羅夷法謗比丘尼，說而了了，僧伽婆尸沙；不了了，偷蘭遮。若指印、若書使、若作知相，了了，僧伽婆尸沙；不了了，偷蘭遮。除此八波羅夷，更以餘無根非比丘尼法謗，了了，僧伽婆尸沙；不了了者，偷蘭遮。若以指印書使、若作知相，了了，僧伽婆尸沙；不了了，偷蘭遮。除非比丘尼法，更以餘無根法謗比丘尼者，隨前所犯，除比丘、比丘尼，以無根罪謗餘人者，突吉羅。

比丘尼，僧伽婆尸沙；式叉摩那、沙彌、沙彌尼，突吉羅。是謂為犯。

不犯者，見根、聞根、疑根說實，戲笑說、若疾疾說、若獨說、靜處說、夢中說、若欲說此錯說彼，無犯。

無犯者，最初未制戒，癡狂、心亂、痛惱所纏。（八竟）（《大正藏》卷二十二第 588-589 页）

【评说】无根重罪谤他人戒，是指比丘因心怀忿恨，毫无根据地诽谤没有违反波罗夷戒的比丘，妄图破坏他人的清净行。该戒的制定有利于团结僧团、维护社会和谐。

【原文】佛在羅閲祇耆闍崛山中，時慈地比丘從耆闍崛山下，見大羝羊共母羊行婬，見已自相謂言："此羝羊即是沓婆摩羅子，母羊即是慈比丘尼。"我今當語諸比丘言："我先以聞無根法謗沓婆摩羅子，我等今親自眼見沓婆摩羅子實與慈比丘尼行不淨。"即便往詣諸比丘所言："我等前聞以無根波羅夷謗沓婆摩羅子，今親自眼見沓婆摩羅子與慈比丘尼行婬。"諸比丘言："此事云何？汝等莫以無根法謗沓婆摩羅子修梵行人，以無根法謗梵行人得重罪。"爾時慈地比丘得諸比丘詰問已，便作是言："沓婆摩羅子無有此事，是清淨人。我等向者從耆闍崛山下，見諸羝羊與母羊行婬。我等即自相謂言：'此羝羊是沓婆摩羅子，母羊是慈比丘尼。'我等今日目自見之。當向諸比丘說言：'我本以聞無根法謗沓婆摩羅子，今眼自見共慈比丘尼行婬。'然此沓婆摩羅子是清淨人，實無此事。"諸比丘聞已，中有少欲知足、行頭陀、樂學戒、知慚愧者，嫌責慈地比丘："汝等云何以異分無根波羅夷謗沓婆摩羅子清淨人?"諸比丘即往世尊所，頭面禮足在一面坐，以此因緣具白世尊。世尊以此因緣集比丘僧，以無數方便呵責慈地比丘："汝等所為非，非威儀、非沙門法、非淨行、非隨順行，所不應為。沓婆摩羅子修梵行，汝等云何以異分無根波羅夷謗沓婆摩羅子清淨人?"呵責已告諸比丘："慈地比丘癡人！多種有漏處，最初犯戒。自今已去與諸比丘結戒，集十句義乃至正法久住，欲說戒者當如是說：若比丘㦖恚故，於異分事中取片，非波羅夷比丘以無根波羅夷法謗，欲壞彼清淨行。彼於異時若問、若不問，知是異分事中取片，是比丘自言：'我㦖恚故作是語。'作是語者，僧伽婆尸沙。"

比丘義如上。

㦖恚如上說。

異分者，若比丘不犯彼羅夷，言見犯波羅夷，以異分無根法謗，僧伽婆尸沙。若比丘不犯波羅夷，謂犯，僧伽婆尸沙。以異分無根波羅夷法謗，僧伽婆尸沙。若比丘不犯波羅夷，彼見犯波夜提、波羅提提舍尼、偷蘭遮、突吉羅、惡說，以異分事無根波羅夷法謗，僧伽婆尸沙。若比丘犯僧伽婆尸沙，彼言犯波羅夷，以異分無根波羅夷法謗，僧伽婆尸沙。若比丘犯僧伽婆尸沙，彼謂犯波逸提、波羅提提舍尼、偷蘭遮、突吉羅、惡說，以異分事無根波羅夷法謗，僧伽婆尸沙。不清淨、不清淨人相似，名同、姓同、相同，以此人事謗彼，以異分無根波羅夷法謗，僧伽婆尸沙。若不清淨人與清淨人相似，名同、姓同、相同，以此人事謗，彼以異分無根波羅夷法謗，僧伽婆尸沙。若清淨人與不清淨人相似，名同、姓同、相同，以此人事謗彼，以異分無根波羅夷法謗，僧伽婆尸沙。若清淨人清淨人相似，名同、姓同、相同，以此人事謗彼，以異分無根波羅夷法謗，僧伽婆尸沙。若見本在家時，犯婬、盜五錢若過五錢、若殺人，便語人言："我見比丘犯婬、盜五錢若過五錢、若殺人。"以異分無根波羅夷法謗，僧伽婆尸沙。若聞本在家時，犯婬、聞盜五錢若過五錢、聞殺人、聞自稱得上人法，彼便作是言："我聞彼犯婬、聞盜五錢若過五錢、聞斷人命、聞自稱得上人法。"以異分無根波羅夷法謗，僧伽婆尸沙。若比丘自語："聞響聲，我犯婬、聞盜五錢若過五錢、聞斷人命、聞自稱得上人法。"以異分無根波羅夷法謗，僧伽婆尸沙。若比丘以異分無根四事法謗比丘，說而了了者，僧伽婆尸沙；說而不了了者，偷蘭遮。若指印、若書、若使、若作知相，了了者，僧伽婆尸沙；不了了者，偷蘭遮。除四波羅夷，以餘異分無根非比丘法謗言："汝犯邊罪，乃至二形如上說。"說而了了者，僧伽婆尸沙；

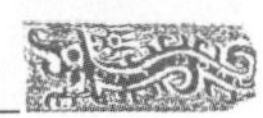

不了了者，偷蘭遮。若指印、若書、若使、若作知相，了了者，僧伽婆尸沙；不了了者，偷蘭遮。除上事更以餘異分無根法謗比丘，隨前所犯。若苾芻以異分無根八波羅夷法謗比丘尼，說而了了者，僧伽婆尸沙；不了了者，偷蘭遮。若指印、若書、若使、若作知相，了了者，僧伽婆尸沙；不了了者，偷蘭遮。除八波羅夷，以餘異分非比丘尼法謗，說而了了者，僧伽婆尸沙；不了了者，偷蘭遮。若指印、若書、若使、若作知相，了了者，僧伽婆尸沙；不了了者，偷蘭遮。除非比丘尼法，更以餘異分無根法謗比丘尼，隨所犯。除謗比丘、比丘尼，以異分無根法謗餘人者，突吉羅。

比丘尼，僧伽婆尸沙；式叉摩那、沙彌、沙彌尼，突吉羅。是謂為犯。

不犯者，見根、聞根、疑根說實，戲笑說、疾疾說、若獨說、夢中說、若欲說此錯說彼，不犯。

不犯者，最初未制戒，癡狂、心亂、痛惱所纏。（九竟）（《大正藏》卷二十二第589-590页）

【评说】假根谤戒，是指比丘因心中私欲，以发生在别人身上的事情来诽谤并未违反波罗夷戒的比丘犯了波罗夷戒，妄图破坏他人的清净行。误会或精神失常不属于犯戒。

卷 第 五

【原文】世尊爾時以無數方便呵責："汝云何以五法教諸比丘？廣說如上。提婆達！汝莫斷四聖種。何等四？如上所說。提婆達！汝今莫方便破和合僧，莫方便受破和合僧堅持不捨，汝當與僧和合不鬪諍，同一水乳於佛法中安樂住。是故提婆達！當知破和合僧甚惡艱難得大重罪，破和合僧在泥犁中一劫受罪不可救。"時世尊以無數方便令提婆達破僧心暫息。以無數方便呵責提婆達已，告諸比丘："聽僧與提婆達呵諫，捨此事故，白四羯磨。眾中應差堪能羯磨者如上，作如是白：'大德僧聽！此提婆達欲方便破和合僧，堅持不捨。若僧時到僧忍聽與作呵諫，捨此事故："提婆達！汝莫破和合僧堅持不捨，汝提婆達當與僧和合，歡喜不諍同一水乳，於佛法中安樂住。"白如是。''大德僧聽！此提婆達欲受破和合僧法堅持不捨，今僧與呵諫，捨此事故："汝莫破和合僧堅持不捨，汝提婆達當與僧和合，歡喜不諍同一水乳，於佛法中安樂住。"誰諸長老忍僧與提婆達呵諫捨此事者默然，誰不忍者說。是初羯磨。'第二、第三亦如是說。'僧已忍與提婆達呵諫捨此事竟，僧忍，默然故，是事如是持。'應作如是呵諫。"

僧為提婆達作如是呵諫白四羯磨，諸比丘以此事故白世尊。世尊告言："若餘比丘，方便欲破和合僧者，亦當以此白四羯磨呵諫。自今已去為諸比丘結戒，集十句義乃至正法久住，欲說戒者當如是說：若比丘欲壞和合僧，方便受壞和合僧法，堅持不捨。彼比丘應諫是比丘：'大德！莫壞和合僧，莫方便壞和合僧，莫受壞僧法堅持不捨。大德！應與僧和合，與僧和合歡喜不諍，同一師學如水乳合，於佛法中有增益安樂住。'是比丘如是諫時堅持不捨，彼比丘應三諫，捨此事故。乃至三諫時，捨者善；不捨者，僧伽婆尸沙。"

比丘義如上說。

和合者，同一羯磨、同一說戒。

僧者，四比丘、若五、若十，乃至無數。

破者，破有十八事：法非法、律非律、犯不犯、若輕若重、有殘無殘、麁惡非麁惡、常所行、非常所行、制非制、說非說，是為十八。住破僧法者，即住此十八事是。若比丘方便欲破和合僧，受破僧法堅持不捨，彼比丘當諫此比丘言："大德！莫方便欲破和合僧，莫受破僧法堅持不捨。大德！當與僧和合，歡喜不諍同一水乳，於佛法中有增益安樂住。大德！可捨此事，莫令僧作呵諫而犯重罪。"若用語者善；若不用語者，復令比丘、比丘尼、優婆塞、優婆夷，若王、大臣、種種異道沙門、婆羅門求。若餘方比丘聞知其人信用言者應來。若用言者善，若不用言者應作白，作白已應更求："大德！我已白竟，餘有羯磨在。汝今可捨此事，莫令僧為汝作羯磨更犯重罪。"若用語者善，不用語者應作初羯磨。作初羯磨已應更求："大德！我已白、作初羯磨竟，餘有二羯磨在。汝可捨此事，莫令僧更為汝作羯磨而犯重罪。"若用語者善，不用語者應作第二羯磨。作第二羯磨已應更求："大德！我已作白二羯磨竟，餘有一羯磨在。汝可捨此事，莫令僧更為汝作羯磨而犯重罪。"若能捨者善，若不捨者與說第三羯磨竟，僧伽婆尸沙。作白二羯磨竟，捨者，三偷蘭遮。作白一羯磨竟，捨者，二偷蘭遮。作白竟，捨者，一偷蘭遮。若初白未竟捨者，突吉羅。若一切未白，方便欲破和合僧，受破和合僧法堅持不捨，一切突吉羅。若僧為破僧人作呵諫羯磨時，有比丘教言："莫捨。"此比丘，偷蘭遮。若不呵諫，突吉羅。若比丘尼教言："莫捨。"尼偷蘭遮。未作呵諫尼教莫捨，突吉羅。除比丘、比丘尼，更有餘人教莫捨，盡突吉羅。

比丘尼，僧伽婆尸沙；式叉摩那、沙彌、沙彌尼，突吉羅。是謂為犯。

不犯者，初諫便捨，若非法別眾作呵諫、非法和合眾作呵諫，法別眾、法相似別眾、法相似和合眾、非法非律非佛所教。若一切未作呵諫，若破惡友、惡知識，若破方便欲破僧者遮令不破，若破方便助破僧者，二三人羯磨，若欲作非法非毘尼羯磨，若為僧、為塔、為和上、同和上、為阿闍梨、同阿闍梨、為知識，作損減、作無住處破者，是謂不犯。

不犯者，最初未制戒，癡狂、心亂、痛惱所纏。（十竟）（《大正藏》卷二十二第 594-595 页）

【评说】破僧违谏戒，是指比丘通过各种方法制造矛盾，破坏僧团清净，分离僧团，并且在其他比丘三次劝谏警告后仍不知悔改。若被逼、劝谏后悔改、精神失常不属于犯戒。

【原文】佛在羅閱祇耆闍崛山中，時提婆達故執此五法，復往教諸比丘言："世尊以無數方便常歎說頭陀，少欲知足、樂出離者，盡形壽乞食、著糞掃衣、露坐、不食酥鹽、不食魚及肉。"時諸比丘語提婆達言："汝莫破和合僧，莫住破僧法堅持不捨。何以故？與僧和合歡喜不諍同一水乳，於佛法中有增益安樂住。"時提婆達伴黨方便助破和合僧比丘，語諸比丘言："汝莫呵提婆達所說，提婆達是法語比丘、律語比丘，提婆達所說我等忍可。"諸比丘聞，中有少欲知足、行頭陀、樂學戒、知慚愧者，嫌責提婆達伴黨比丘："汝等云何言：'提婆達是法語比丘、律語比丘，提婆達所說我等忍可。'"諸比丘嫌責已，往世尊所，頭面禮足在一面坐，以此因緣具白世尊。世尊以此因緣集比丘僧，無數方便呵責提婆達伴黨比丘："汝所為非，非威儀、非沙門法、非淨行、非隨順行，所不應為。云何語諸比丘言：'莫呵提婆達所說，提婆達是法語比丘、律語比丘，提婆達所說我等忍可。'"爾時世尊以無數方便，呵責提婆達伴黨比丘已，告諸比丘："聽僧與提婆達伴黨比丘作呵諫，捨此法故，白四羯磨。眾中當差堪能羯磨者如上，作如是白：'大德僧聽！此提婆達伴黨比丘，順從提婆達，作如是言："汝等諸比丘莫呵提婆達。何以故？提婆達是法語比丘、律語比丘，提婆達所說我等忍可。"若僧時到僧忍聽，僧今與提婆達伴黨比丘作呵諫，捨此事故："汝等莫言：'提婆達是法語比丘、律語比丘，提婆達所說我等忍可。'然提婆達非法語比丘、非律語比丘，汝莫欲壞和合僧，汝等當助和合僧。大德！與僧和合歡喜不諍同一水乳，於佛法中有增益安樂住。"白如是。''大德僧聽！此提婆達伴黨比丘，順從提婆達，作如是語："汝等諸比丘莫呵提婆達，提婆達是法語比丘、律語比丘。提婆

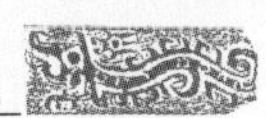

達所說我等忍可。”僧今為提婆達伴黨比丘作呵諫，捨此事故：“大德！莫作如是語：‘提婆達是法語比丘、律語比丘，提婆達所說我等忍可。’而提婆達非法語比丘、非律語比丘，汝等莫壞和合僧，汝等當助和合僧。大德！與僧和合歡喜不諍同一水乳，於佛法中有增益安樂住。”誰諸長老忍僧呵諫提婆達伴黨比丘令捨此事者默然，誰不忍者說。是初羯磨。’第二、第三亦如是說。‘僧已忍呵諫提婆達伴黨比丘令捨此事竟，僧忍，默然故，是事如是持。’當作如是呵諫提婆達伴黨比丘白四羯磨。”諸比丘白佛，佛告諸比丘：“從今已去若有如是伴黨，相助壞和合僧者，亦當作如是呵諫白四羯磨。自今已去與諸比丘結戒，集十句義乃至正法久住，欲說戒者當如是說：若比丘有餘伴黨、若一、若二、若三乃至無數，彼比丘語是比丘：‘大德！莫諫此比丘，此比丘是法語比丘、律語比丘，此比丘所說我等喜樂，此比丘所說我等忍可。’彼比丘言：‘大德！莫作是說言：“此比丘法語比丘、律語比丘，此比丘所說我等喜樂，此比丘所說我等忍可。”然此比丘非法語比丘、非律語比丘。大德！莫欲破壞和合僧，汝等當樂欲和合僧。大德！與僧和合歡喜不諍，同一師學如水乳合，於佛法中有增益安樂住。’是比丘如是諫時堅持不捨，彼比丘應三諫，捨是事故。乃至三諫，捨者善；不捨者，僧伽婆尸沙。”

比丘義如上說。

順從者有二順從：法順從、衣食順從。法順從者，以法教授，增戒、增心、增慧，諷誦承受。衣食順從者，給與衣被、飯食、床臥、敷具、病瘦醫藥。

伴黨者，若四、若過四人。

助伴黨語者，若一、若二、若三、若眾多。若比丘作非法群黨，語諸比丘言：“大德！汝莫諫此比丘，此比丘是法語比丘、律語比丘。此比丘所說我等忍可。”“汝莫作是語：‘此比丘是法語比丘、律語比丘。此比丘所說我等忍可。’而此比丘非法語比丘、非律語比丘，汝等莫壞和合僧，當助和合僧。大德！與僧和合歡喜不諍同一水乳，於佛法中有增益安樂住。可捨此事，勿為僧所呵更犯重罪。”若隨語者善，若不隨語者當白。白已當語彼人言：“我已白，餘有羯磨在，汝可捨此事，勿為僧所呵更犯重罪。”若隨語者善，若不隨語者當作初羯磨。作初羯磨已，當語彼人言：“我已白及初羯磨，餘有二羯磨在，可捨此事，勿為僧所呵更犯重罪。”若隨語者善，不隨語者當作第二羯磨。作第二羯磨已，當語彼人言：“已白二羯磨竟，餘有一羯磨在，汝可捨此事，勿為僧所呵更犯重罪。”若隨語者善，不隨語者作三羯磨。作三羯磨竟，僧伽婆尸沙。白竟二羯磨捨者，三偷蘭遮。白竟一羯磨捨者，二偷蘭遮。白竟捨者，一偷蘭遮。作白未竟捨者，突吉羅。若未白，一切隨破僧伴黨，盡突吉羅。若比丘諫群黨比丘時，更有餘比丘語：“莫捨。”此比丘，偷蘭遮。若未作呵諫，突吉羅。若比丘諫群黨比丘時，比丘尼語：“堅持莫捨。”者，尼偷蘭遮。若未作諫，尼言：“莫捨。”者，突吉羅。除比丘、比丘尼，餘人教言：“莫捨。”盡突吉羅。

比丘尼，僧伽婆尸沙；式叉磨那、沙彌、沙彌尼，突吉羅，是謂為犯。

不犯者，初語時捨，非法別眾、非法和合眾、法別眾、法相似別眾、法相似和合眾，非法、非律、非佛所教，若一切未作呵諫，不犯。

不犯者，最初未制戒，癡狂、心亂、痛惱所纏。（十一竟）（《大正藏》卷二十二第595-596頁）

【评说】助破僧违谏戒，是指结集或加入不净小僧团，破坏比丘和合。其他比丘对这类比丘进行劝告且劝告三次以后依然不改，就犯僧残罪。

【原文】爾時佛在舍衛國祇樹給孤獨園，時𩦺連有二比丘：一名阿濕婆，二名富那婆娑，在𩦺連行惡行污他家，污他家亦見亦聞，行惡行亦見亦聞。彼作如是非法行，自種華樹、教人種花樹，自溉灌、教人溉灌，自摘花、教人摘花，自作華鬘、教人作華鬘，自以綫貫繫、若教人綫貫繫，自持花、教人持花，自持華鬘與人、教人持華鬘與人。若彼村落中有婦女、若童女，共同一床坐起，同一器飲食，言語、戲笑，或自歌舞倡伎，或他作已唱和，或俳說，或彈鼓簧、吹貝，作孔雀音或作眾鳥鳴，或走或佯跛行，或嘯、或自作弄身、或受雇戲笑。時有眾多比丘，從迦尸國漸漸遊行，至𩦺連止宿。晨朝著衣持鉢入村乞食，法服齊整，行步庠序，低目直前，不左右顧視，以次乞食。時諸居士見已自相謂言："此是何人低目而行，不左右顧視，亦不言笑，亦不周接，亦不善言問訊，我等不應與其飲食。我等阿濕婆、富那婆娑二人，亦不低目而行，左右顧視與人周接、善言問訊，應與飲食供養。"時彼比丘在𩦺連乞食困乃得之，彼自念言："此住處惡，惡比丘在此住，彼作如是惡乃至受雇戲笑。"時諸比丘即從𩦺連往至舍衛城，到世尊所，頭面禮足在一面坐。爾時世尊慰問客比丘言："汝等住止安樂不？眾僧和合不？不以飲食為苦耶？"諸比丘白世尊："大德！住止安樂眾僧和合，我曹從迦尸國遊行至𩦺連。"以上因緣具白世尊。世尊爾時以無數方便遙呵責阿濕婆、富那婆娑二比丘："汝所為非，非威儀非沙門法、非淨行、非隨順行，所不應為。云何阿濕婆、富那婆娑，在𩦺連污他家、行惡行，污他家亦見亦聞、行惡行亦見亦聞，乃至受雇戲笑。"

時世尊以無數方便呵責已，告舍利弗、目連："汝等二人，往𩦺連與阿濕婆、富那婆娑作羯磨。何以故？是汝等弟子故。應作白四羯磨，應如是作：集僧已為彼二人作舉，作舉已為作憶念，作憶念已應與罪。眾中應差堪能羯磨人如上，作如是白：'大德僧聽！此阿濕婆、富那婆娑在𩦺連污他家、行惡行，污他家亦見亦聞、行惡行亦見亦聞。若僧時到僧忍聽，今僧為阿濕婆、富那婆娑作擯羯磨。"汝等污他家、行惡行，污他家亦見亦聞、行惡行亦見亦聞。汝等行惡行，出去，不應在此住。"白如是。''大德僧聽！此阿濕婆、富那婆娑在𩦺連污他家、行惡行，污他家亦見亦聞、行惡行亦見亦聞。今僧與阿濕婆、富那婆娑作擯羯磨："此二人污他家、行惡行，污他家亦見亦聞、行惡行亦見亦聞。汝等污他家出去，不應在此住。"誰諸長老忍僧為此二人作擯羯磨者默然，誰不忍者說。此是初羯磨。'第二，第三亦如是說。'僧已忍與阿濕婆、富那婆娑作擯羯磨竟，僧忍，默然故，是事如是持。'"

爾時舍利弗、目連聞佛教已，即從坐起禮佛足遶三匝而去。舍利弗、目連著衣持鉢與五百大比丘眾俱，從迦尸國遊行至𩦺連。時阿濕婆、富那婆娑，聞舍利弗、目連將五百大比丘眾俱從迦尸國遊行來至𩦺連，必為我等作擯羯磨。彼二人即往詣諸居士所語言："今有二比丘來：一名舍利弗，二名目連。其一比丘善能幻術飛行虛空，第二比丘行惡行自能說法，汝等好自觀察莫為彼所惑。"時舍利弗、目連從迦尸國漸漸遊行，來至𩦺連止宿。晨朝著衣持鉢入村乞食，大目連現神足踊身空中，舍利弗親自說法。時諸居士見已自相謂言："此二比丘：一善知幻術飛行空中，第二比丘行惡行自能說法。"時舍利弗、目連即為𩦺連諸居士說法令得信樂。時尊者舍利弗、目連食訖洗鉢還至住處，以此因緣集比丘僧，集僧已為阿濕婆、富那婆娑作舉，作舉已為作憶念，作憶念已與罪。時舍利弗在眾中即作羯磨如上說時，阿濕婆、富那婆娑僧為作羯磨時作是言："眾僧有愛、有恚、有怖、有癡，更有餘同罪比丘，有驅者、有不驅者，而獨驅我。"時舍利弗、目連在𩦺連為阿濕婆、富那婆娑作羯磨已，還舍衛國祇樹給孤獨園，至世尊所，頭面禮足在一面坐，一面坐已白佛言："我等已於𩦺連與阿濕婆、富那婆娑作擯羯磨已。眾僧作擯羯磨時，阿濕婆、富那婆娑作如是言：'眾僧有愛、有恚、有怖、有癡，有如是同罪

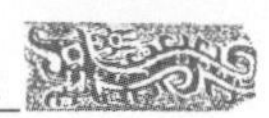

比丘，有驅者、有不驅者。’”爾時世尊以無數方便，遙訶責阿濕婆、富那婆娑：“汝所為非，非威儀、非沙門法、非淨行、非隨順行，所不應為。云何眾僧與作擯羯磨時言：‘眾僧有愛、有恚、有怖、有癡，有如是同罪比丘，有驅者、有不驅者。’”世尊以無數方便呵責彼阿濕婆、富那婆娑已，告諸比丘：“自今已去，聽僧與阿濕婆、富那婆娑作呵諫白四羯磨。眾中應差堪能羯磨人如上，應作如是白：‘大德僧聽！此阿濕婆、富那婆娑在羇連，僧與作擯羯磨時便作是言：“僧有愛、有恚、有怖、有癡，有如是同罪比丘，有驅者、有不驅者。”若僧時到僧忍聽，今僧與阿濕婆、富那婆娑作呵諫，捨此事故：“汝等莫作是言：‘僧有愛、有恚、有怖、有癡，有如是同罪比丘，有驅者、有不驅者。’而諸比丘不愛、不恚、不怖、不癡。汝等污他家、行惡行，污他家亦見亦聞、行惡行亦見亦聞。汝等污他家、行惡行。”白如是。’‘大德僧聽！此阿濕婆、富那婆娑在羇連，僧與作羯磨時便作是言：“僧有愛、有恚、有怖、有癡，有如是同罪比丘，有驅者、有不驅者。”僧今與阿濕婆、富那婆娑作呵諫，捨此事故：“汝等莫作是言：‘僧有愛、有恚、有怖、有癡，有如是同罪比丘，有驅者、有不驅者。’而諸比丘不愛、不恚、不怖、不癡。汝等污他家、行惡行，污他家亦見亦聞、行惡行亦見亦聞。汝等污他家、行惡行。”誰諸長老忍僧與阿濕婆、富那婆娑作呵諫捨此事者默然，誰不忍者說。是初羯磨。’第二、第三亦如是說。‘僧已忍與阿濕婆、富那婆娑作呵諫捨此事竟，僧忍，默然故，是事如是持。’”

如是與阿濕婆、富那婆娑作呵諫白四羯磨已，時諸比丘往白佛，佛言：“若有餘比丘，若僧已擯、若擯時、若未擯，作如是言：‘僧有愛、有恚、有怖、有癡。’亦應如是與作呵諫白四羯磨呵諫。自今已去與諸比丘結戒，集十句義乃至正法久住，欲說戒者當如是說：若比丘依聚落、若城邑住，污他家、行惡行，污他家亦見亦聞、行惡行亦見亦聞。諸比丘當語是比丘言：‘大德！污他家、行惡行，污他家亦見亦聞、行惡行亦見亦聞。大德！汝污他家、行惡行，今可遠此聚落去，不須住此。’是比丘語彼比丘作是語：‘大德！諸苾芻有愛、有恚、有怖、有癡，有如是同罪苾芻，有驅者、有不驅者。’諸比丘報言：‘大德！莫作是語：“有愛、有恚、有怖、有癡，有如是同罪比丘，有驅者、有不驅者。”而諸比丘不愛、不恚、不怖、不癡。大德！污他家行惡行，污他家亦見亦聞，行惡行亦見亦聞。’是比丘如是諫時，堅持不捨者，彼比丘應再三諫，捨此事故。乃至三諫，捨者善；不捨者，僧伽婆尸沙。”

比丘義如上。

村者，有四種，如上。

聚落城邑者，屬王。

家者，有男有女。

污他家者，有四種事：依家污家、依利養污家、依親友污家、依僧伽藍污家。云何依家污家？從一家得物與一家。所得物處聞之不喜，所與物處思當報恩，即作是言：“若有與我者我當報之，若不與我者我何故與？”是為依家污家。云何依利養污家？若比丘如法得利，乃至鉢中之餘，或與一居士、不與一居士，彼得者即生是念：“當報其恩，其有與我者我當報之；若不與我，我何故與？”是為依利養污家。云何依親友污家？若比丘依王、若大臣，或為一居士、或不為一居士，所為者即思當報恩：“其為我者我當供養，不為我者我不供養。”是為依親友污家。云何依僧伽藍污家？若比丘取僧華果與一居士、不與一居士，即作是念：“其有與我者我當供養，不與我者我不供養。”是為依僧伽藍污家。以此四事故污家，是故言污他家。

行惡行者，自種華樹、教人種華樹，乃至受雇戲笑，如上說。

若比丘依聚落住，污他家、行惡行，污他家亦見亦聞、行惡行亦見亦聞。彼比丘諫此比丘言:“大德！污他家亦見亦聞、行惡行亦見亦聞。大德！污他家、行惡行。可捨此事,莫為僧所呵更犯重罪。”若隨語者善,若不隨語者應作白。作白已應求言:“大德！已作白,餘有三羯磨在。可捨此事,莫為僧所呵更犯重罪。”若捨者善,若不捨者應作初羯磨。作初羯磨已,應更求:“大德！已作白作初羯磨竟,餘有二羯磨在。大德！可捨此事,莫為僧所呵更犯重罪。”若隨語者善,不隨語者,應作第二羯磨。作第二羯磨已,應更求:“大德！已作第二羯磨已,餘有一羯磨在。大德！可捨此事,莫為僧所呵更犯重罪。”若隨語者善,若不隨語者,作第三羯磨。作第三羯磨已,僧伽婆尸沙。若白二羯磨捨者,三偷蘭遮。若白一羯磨捨者,二偷蘭遮。若白竟捨者,一偷蘭遮。若初白未竟捨者,突吉羅。若未白前言:“僧有愛、有恚、有怖、有癡。”一切突吉羅。若僧作呵諫時,更有餘比丘教莫捨,此比丘偷蘭遮。若未作呵諫者,突吉羅。若僧作呵諫時,有比丘尼教言:“莫捨。”者,尼偷蘭遮。若未作呵諫前教者,尼突吉羅。除比丘、比丘尼,餘人教莫捨,呵不呵盡突吉羅。若不看書持往,突吉羅。若為白衣作信使,突吉羅。

比丘尼,僧伽婆尸沙;式叉摩那、沙彌、沙彌尼,突吉羅。是謂為犯。

不犯者,初語時捨,非法別眾、非法和合眾,法別眾、法相似別眾、法相似和合眾,非法、非律、非佛所教,若一切未作呵諫前,若與父母、若與病人、與小兒、與妊娠婦女、與牢獄繫人、與寺中客作者,不犯。若種花樹復教人種供養佛法僧,教人取花供養佛法僧,自造花鬘教人造供養佛法僧,自以線貫花教人貫供養佛法僧,自持花教人持花供養佛法僧,自以線貫華鬘教人貫持供養佛法僧,皆不犯。若人舉手欲打,若被賊、若象、熊羆、師子、虎狼來恐難之處,若擔刺棘來於中走避者,不犯。若渡河溝、渠坑,跳躑者,不犯。若同伴行在後,還顧不見而嘯喚者,不犯。若為父母病、若閉在獄、若為篤信優婆塞有病、若閉在獄看書往、若為塔、為僧、為病比丘事持書往返者,一切不犯。

不犯者,最初未制戒,癡狂、心亂、痛惱所纏。(十一竟)(《大正藏》卷二十二第 596-599 页)

【评说】污家擯谤违谏戒,是指比丘败坏僧团并诽谤劝诫的比丘。

【原文】爾時佛在拘睒毘國瞿師羅園,時尊者闡陀比丘惡性不受人語,語諸比丘言:“汝莫語我若好若惡,我亦不語諸大德若好若惡。諸大德止！莫有所說。何用教我為？我應教諸大德！何以故？我聖主得正覺故,譬如大水初來漂諸草木積在一處,諸大德亦復如是,種種姓、種種名、種種家出家,集在一處。亦如大風吹諸草木集在一處,諸大德亦如是,種種姓、種種名、種種家出家,集在一處。是故諸大德,不應教我,我應教諸大德！何以故？我聖主得正覺故。”時諸比丘聞,中有少欲知足、行頭陀、樂學戒知慚愧者,嫌責闡陀比丘:“云何惡性不受人語,語諸比丘言:‘諸大德！莫語我若好若惡,我亦不語諸大德若好若惡。諸大德且止,莫有所說。何用教授我為？我應教諸大德！何以故？我聖主得正覺故。譬如大水初來漂諸草木集在一處,亦如大風吹諸草木聚在一處,諸大德亦復如是,種種姓、種種名、種種家出家,集在一處。是故我應教諸大德,諸大德不應教我。何以故？我聖主得正覺故。’”諸比丘往到世尊所,頭面禮足在一面坐,以此因緣具白世尊。世尊爾時以此因緣集比丘僧,以無數方便呵責闡陀比丘:“汝所為非,非威儀、非沙門法、非淨行、非隨順行,所不應為。云何闡陀惡性不受人語,廣說如上,乃至我聖主得正覺。”時世尊呵責闡陀已,告諸比丘:“聽僧與闡陀比丘作呵諫白四羯磨。如是呵諫。僧中應差堪能羯磨者如上,作如是白:‘大德僧聽！此闡陀比

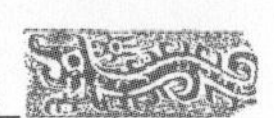

丘惡性不受人語，諸比丘以戒律如法教授，自作不可共語，語諸比丘言：“大德！莫語我若好若惡，我亦不語諸大德若好若惡。大德且止，不須教我。”若僧時到僧忍聽，僧今與闡陀比丘作呵諫捨此事故：“汝闡陀莫自作不可共語，當作可共語。闡陀汝應如法諫諸比丘，諸比丘亦當如法諫汝，如是佛弟子眾得增益，展轉相教、展轉相諫、展轉懺悔。”白如是。’‘大德僧聽！此闡陀比丘惡性不受人語，諸比丘以戒律如法教授，自作不可共語，語諸比丘言：“大德！莫語我若好若惡，我亦不語諸大德若好若惡。大德且止，不須教我。”今僧為闡陀比丘作呵諫捨此事故：“汝闡陀莫自作不可共語，當作可共語。汝當如法諫諸比丘，諸比丘亦當如法諫汝。如是佛弟子眾得增益，展轉相教、展轉相諫、展轉懺悔。”誰諸長老忍僧為闡陀比丘作呵諫捨此事者默然，誰不忍者說。是初羯磨。’第二、第三亦如是說。‘僧已忍與闡陀比丘作呵諫捨此事竟，僧忍，默然故，是事如是持。’當如是呵諫。”僧與闡陀比丘作呵諫白四羯磨，令捨此事已。諸比丘白佛，佛言：“若有餘比丘，惡性不受人語者，僧亦當與作如是呵諫白四羯磨。自今已去，與諸比丘結戒，集十句義乃至正法久住，欲說戒者當如是說：若比丘惡性不受人語，於戒法中諸比丘如法諫已，自身不受諫，語言：‘諸大德！莫向我說若好若惡，我亦不向諸大德說若好若惡。諸大德且止，莫諫我。’彼比丘諫是比丘言：‘大德！莫自身不受諫語，大德！自身當受諫語。大德如法諫諸比丘，諸比丘亦如法諫大德！如是佛弟子眾得增益，展轉相諫、展轉相教、展轉懺悔。’是比丘如是諫時堅持不捨，彼比丘應三諫捨是事故。乃至三諫，捨者善；不捨者，僧伽婆尸沙。”

比丘義如上說。

惡性不受語者，不忍、不受人教誨。

以戒律如法教授者，有七犯聚：波羅夷、僧伽婆尸沙、波逸提、波羅提提舍尼、偷蘭遮、突吉羅、惡說。

如法者，如法、如律、如佛所教。

若比丘惡性不受人語，諸比丘以戒律如法教授，自身作不可共語：“大德莫語我若好若惡，我亦不語諸大德若好若惡。大德！且止，不須諫我。”彼比丘諫此比丘言：“大德莫自作不可共語，當作可共語。大德如法諫諸比丘，諸比丘亦當如法諫大德！如是佛弟子眾得增益，展轉相教、展轉相諫、展轉懺悔。大德，可捨此事，莫為僧所呵更犯重罪。”若隨語者善，不隨語者應作白。作白已應更求：“大德！我已作白竟，餘有三羯磨在。大德可捨此事，勿為僧所呵更犯重罪。”若隨語者善，不隨語者作初羯磨。作初羯磨已應更求：“大德！已作白初羯磨竟，餘有二羯磨在。大德！可捨此事，勿為僧所訶更犯重罪。”若隨語者善，不隨語者為說第二羯磨。說第二羯磨已，應更求：“大德！我已作白第二羯磨竟，餘有一羯磨在。大德！可捨此事，勿為僧所呵更犯重罪。”若隨語者善，不隨語者為說第三羯磨。說第三羯磨竟，僧伽婆尸沙。白二羯磨捨者，三偷蘭遮。白一羯磨捨者，二偷蘭遮。白已捨者，一偷蘭遮。作白未竟捨者，突吉羅。未白前惡性不受人語，盡突吉羅。若為惡性作呵諫時，若有餘比丘教言：“莫捨。”此比丘偷蘭遮。若未作呵諫而語者，突吉羅。若比丘尼教言：“莫捨。”此比丘尼偷蘭遮。若未呵諫，突吉羅。除比丘、比丘尼，餘人教莫捨，呵不呵盡突吉羅。

比丘尼，僧伽婆尸沙；式叉摩那、沙彌、沙彌尼，突吉羅。是謂為犯。

不犯者，初語時捨，非法別眾、非法和合眾，法別眾、法相似別眾、法相似和合眾，非法非律非佛所教，若一切未作呵諫前，不犯。若為無智人呵諫時，語彼如是言：“汝和上、阿闍梨所行亦如是，汝可更學問誦經。”若其事如是，若戲笑語、若疾疾語、若獨語、若夢中語、欲說此錯說彼，是謂不犯。

不犯者，最初未制戒，癡狂、心亂、痛惱所纏。（十三竟）（《大正藏》卷二十二第 599-600 页）

【评说】 恶性拒僧违谏戒，是指做了坏事的比丘不受谏语反以恶劣的态度或行为对待劝谏的比丘。

【原文】 爾時世尊在舍衛國祇樹給孤獨園，迦留陀夷先白衣時有親友婦，名曰齋優婆私，顏貌端正，迦留陀夷亦顏貌端正。迦留陀夷繫意在彼，彼優婆私亦繫意在迦留陀夷。時迦留陀夷，到時著衣持鉢詣齋優婆私家，與共獨屏覆處坐。時迦留陀夷與齋優婆私語。時有毘舍佉母，有小緣事往彼比舍，遙聞迦留陀夷語聲。此優婆私有信樂之心，聞內比丘語聲，作是念："或能說法。"即就倚壁而聽，但聞說非法語聲。復念言："聞比丘聲而說非法言，比丘不應作如是語。"即闚看之，見迦留陀夷與齋優婆私共床坐、作非法語。見已便作是念："此比丘在非法處坐，又說非法言。若此夫主見，當呵罵其婦，生不信心。"時優婆私即還出其舍，疾疾往世尊所，頭面禮足在一面立，以此因緣具白世尊。白世尊已，頭面禮足，遶三匝而去。時世尊集比丘僧，知而故問迦留陀夷言："汝審與齋優婆私獨在屏覆處坐耶？"答言："實爾。世尊！"世尊以無數方便呵責："汝所為非，非威儀、非沙門法、非淨行、非隨順行，所不應為。汝今云何與齋優婆私獨在屏覆處坐耶？"時世尊以無數方便，呵責迦留陀夷已，告諸比丘："迦留陀夷愚人，多種有漏處，最初犯戒。自今已去與比丘結戒，集十句義乃至正法久住，欲說戒者當如是說：若比丘共女人獨在屏覆處、障處、可作婬處坐，說非法語。有住信優婆私，於三法中一一法說，若波羅夷、若僧伽婆尸沙、若波逸提。是坐比丘自言：'我犯是罪。'於三法中應一一治，若波羅夷、若僧伽婆尸沙、若波逸提。如住信優婆私所說，應如法治是比丘，是名不定法。"

比丘義如上說。

女人者，人女有智未命終。

獨者，一比丘、一女人。

屏覆者二種：一者見屏覆，二者聞屏覆。見屏覆者，若塵、若霧、若黑暗中不相見也。聞屏覆者，乃至常語不聞聲處。

障覆者，若樹、若牆壁、若籬、若衣，及餘物障。

可作婬處者，得容行婬處。

說非法語者，說婬欲法。

信樂優婆私者，信佛法僧、歸依佛法僧，不殺、不盜、不邪婬、不妄語、不飲酒，善憶持事，不錯所說，真實而不虛妄。

若比丘自言所趣向處、自言所到處、自言坐、自言臥、自言作，即應如比丘所語治。若比丘自言所趣向處、自言所到處、自言坐、自言臥，不自言作，應如優婆私所說治。若比丘自言所趣向處、自言所到處、自言坐，不自言臥、不自言作，應如優婆私所說治。若比丘自言所趣向處、自言所到處，不自言坐、不自言臥、不自言作，應如優婆私所說治。若比丘自言所趣向處，不自言所到處、不自言坐、不自言臥、不自言作，應如優婆私所說治。若比丘不自言所趣向處、不自言所到處，不自言坐、不自言臥、不自言作，應如優婆私所說治。是中無定法，故言不定。（一竟）

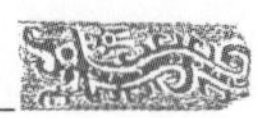

爾時世尊在舍衛國祇樹給孤獨園。時迦留陀夷先白衣時有知友婦，名曰齋優婆私，顏貌端正，迦留陀夷亦顏貌端正。迦留陀夷常繫意在齋優婆私，齋優婆私亦繫意在迦留陀夷。時尊者迦留陀夷，到時著衣持鉢往至齋優婆私家，二人俱露現處坐共語。時毘舍佉母以小因緣往到比舍，遙聞迦留陀夷語聲，作是念言："或能說法。"即就倚壁而聽，但聞在內說非法語聲，復自念言："聞比丘聲而說非法言，比丘不應作如是語。"即闚看之，見迦留陀夷與齋優婆私俱露現處共坐說非法語。見已作是念："今此比丘坐既非法處，又說非法語，夫主見者當呵罵其婦，生不信心。"時優婆私即還出其家，疾疾往世尊所，頭面禮足在一面立，以此因緣具白世尊。白世尊已，頭面禮足，遶三匝而去。時世尊知而故問迦留陀夷："汝審與齋優婆私在露現處共坐言語不?"答言："實爾。世尊!"世尊以無數方便呵責言："汝所為非，非威儀、非沙門法、非淨行、非隨順行，所不應為。汝今云何與齋優婆私在露現處共坐說非法事耶?"時世尊以無數方便呵責迦留陀夷已，告諸比丘："迦留陀夷癡人，多種有漏處，最初犯戒。自今已去與比丘結戒，集十句義乃至正法久住，欲說戒者當如是說：若比丘共女人在露現處、不可作婬處坐作麁惡語。有住信優婆私於二法中一一法說，若僧伽婆尸沙、若波逸提。是坐比丘自言：'我犯是事。'於二法中應一一法治，若僧伽婆尸沙、若波逸提。如住信優婆私所說，應如法治是比丘，是名不定法。"

比丘義如上。

露處者，無牆壁、若樹木，無籬障及餘物障。

不可作婬處者，不容行婬處。

麁惡語者，說婬欲法、讚歎二道好惡。

信樂優婆私者，信佛法僧、歸依佛法僧，不殺生、不盜、不邪婬、不妄語、不飲酒，善憶持事不錯、所說真實而不虛妄。

若比丘自言所趣向處、自言所到處、自言坐、自言臥，即應如比丘語治。若比丘自言所趣向處、自言所到處、自言坐，不自言臥，應如優婆夷所說治。若比丘自言所趣向處、自言所到處，不自言坐、不自言臥，應如優婆私所說治。若比丘自言所趣向處，不自言所到處、不自言坐、不自言臥，應如優婆私所說治。若比丘不自言所趣向處、不自言所到處、不自言坐、不自言臥，應如優婆私所說治。是中無定法，故言不定。(二不定法竟)。(《大正藏》卷二十二第600-601页)

【评说】二不定法，是指需要根据实际情况进行判定罪责的性质与轻重。于隐蔽处或非隐蔽处与妇人单独对坐，是否犯戒当根据实际情况判定。

卷 第 十

【原文】爾時佛在舍衛國祇樹給孤獨園。時諸比丘秋月風病動，形體枯燥又生惡瘡。世尊在閑靜處念言："此諸比丘今秋月風病動，形體枯燥又生惡瘡，我今寧可方宜使諸比丘得服眾藥，當食當藥如食飯乾飯不令麁現。"復作是念："今有五種藥，世人所識：酥、油、生酥、蜜、石蜜，聽諸比丘服此五種藥，當食當藥如食飯乾飯不令麁現。"時世尊從靜室起，以此因緣集比丘僧，告言："我於靜室中作是念：'今諸比丘秋月風病動，形體枯燥又生惡瘡，我今寧可方宜使諸比丘得服眾藥，當食當藥如食飯乾飯不令麁現。'我作是念：'今有五種藥，世人所識：酥、油、生酥、蜜、石蜜，聽諸比丘服，當食當藥如食飯乾飯不令麁現。'是故聽服五種藥，若比丘病因緣時應服。"

時諸比丘得肥美食，若得肉、肉羹不能及時而食，況得此五種藥而能及時食。畜藥雖多病復不差，形體枯燥又生惡瘡。時世尊知而故問阿難："此諸比丘何故形體枯燥又生惡瘡?"阿難白佛言："此諸病比丘得好肥美食，得肉、肉羹不能及時食，況能隨時服五種藥。畜藥雖眾多，病亦不差，是故形體枯燥又生惡瘡。"佛告阿難："自今已去聽諸比丘時、非時，有病因緣，服此五種藥。"

時諸病比丘得肥美飯食，得肉、肉羹不能及時食，盡與看病人。看病人足食已，不食便棄之，眾鳥諍食鳴喚。爾時世尊知而故問阿難："眾鳥何故鳴喚?"阿難白佛言："諸病比丘得肥美飲食，得肉、肉羹，不能及時食，盡與看病人。看病人足食已，不食便棄之，眾鳥諍食是故鳴喚。"佛告阿難："自今已去聽諸病人食殘，看病人足食、不足食自恣食之。"

時諸比丘朝受小食已，入村乞食。足食已，還僧伽藍中，以朝所受食與諸比丘。諸比丘足食已，不食便棄之，眾鳥諍食鳴喚。時世尊知而故問阿難："眾鳥何故鳴喚?"阿難具以上因緣說之，是故眾鳥鳴喚。佛告阿難："自今已去，若受早起小食已、若足食已，聽作餘食法食。作餘食法者，言：'大德！我足食已，汝看是知是。'是為作餘食法。彼應語言：'止汝貪心。'應作如是餘食法食。"(更有餘因緣事，如波逸提餘食法中說不異，故不復煩文，故不出也)。

爾時尊者舍利弗風病動，醫教服五種脂：熊脂、魚脂、驢脂、猪脂、摩竭魚脂，聽服此五種脂。時受、時煮、時漉、如服油法時，非時受、非時煮、非時漉，若服者如法治。

爾時世尊，從舍衛國遊行人間，與大比丘眾千二百五十人俱。時世穀貴人民飢饉乞食難得，時有五百乞人隨逐世尊後行。時世尊往一樹下坐，時有私訶毘羅嗏象師，五百乘車載黑石蜜從彼道來。時象師見道上有如來跡、千輻輪現，光相具足，清淨明好。見已尋跡求之，遙見世尊在一樹下坐，容顏端正，諸根寂定，得上調伏，已得自在，如調龍象，亦如澄淵，內外清淨，見已發歡喜心，於如來所前至世尊所，頭面禮足在一面坐。時世尊無數方便，為象師說微妙法，使發歡喜心。時象師聞如來說法，發歡喜心已，供養諸比丘人別一器石蜜。諸比丘不敢受之，語言："如來未聽比丘受黑石蜜。"以此因緣具白世尊。世尊告言："自今已去聽諸比丘受黑石蜜。"佛語象師："但一器量石蜜與諸比丘。"時象師受如來教已，一器量石蜜與諸比丘已，故有遺餘。佛語象師："汝更再三隨意滿足與之。"時彼象師受佛教，即再三行之，故有遺餘。佛語象師："汝今可持此殘石蜜與彼乞兒。"即與之，故有遺餘。佛復語象師："汝可持此殘石蜜再三行與乞兒令滿足。"即復再三行，故復有遺餘。佛語象師："汝今持此殘石蜜，著淨地無虫水中。何以故？我不見諸天魔、梵、沙門、婆羅門，及世人食此殘石蜜而能消化，唯除如來一人。"時象師即持此殘石蜜，著淨地無虫水中，時水中聲響震動烟出火然，猶如燒大熱鐵，著水中聲響震烈烟出火燃，以殘石蜜瀉著水中亦復如是。時象師見此變已，身毛皆竪心懷恐怖，往至世尊所頭面禮足在一面坐，以向因緣具白世尊。世尊爾時見象師恐怖，即與說微妙法，布施持戒生天之福，呵欲不淨讚歎出離。即於座上諸塵垢盡，得法眼淨，見法得法，得果證已，白佛言："自今已去歸依佛、法、僧，唯願世尊聽為優婆塞，盡形壽不殺生，乃至不飲酒。"時象師聞佛說法，得歡喜開解已，從座起禮佛足繞三匝而去。

時諸比丘入村乞食，見作石蜜以雜物和之，皆有疑不敢非時食。佛告比丘："聽非時食。作法應爾。"得未成石蜜疑，佛言："聽食。"得薄石蜜疑，佛言："聽食。"得濃石蜜，佛言："聽食。"得白石蜜聽食，得雜水石蜜聽飲，得甘蔗漿若未熟聽飲，若熟不聽飲，若飲如法治。得甘蔗，佛言："聽時食。"

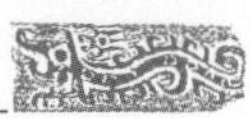

爾時世尊從摩竭國界人間遊行至羅閱城。時畢陵伽婆蹉在此城中住，多有知識亦多徒眾，大得供養酥、油、生酥、蜜、石蜜與諸弟子。諸弟子得便受之，積聚藏舉滿大甕君持，㽂中、篅中、大鉢、小鉢，或絡囊中、漉水囊中，或著橛上，或象牙曲鉤上，或窓牖間處處懸舉，溢出流漫房舍臭穢。時諸長者來入房，看見如是儲積眾藥狼藉，皆譏嫌言："沙門釋子不知止足、多求無厭，外自稱言：'我知正法。'如是何有正法？乃作如是儲積諸藥，如王瓶沙庫藏無異。"時諸比丘聞，中有少欲知足、行頭陀、樂學戒、知慚愧者，嫌責畢陵伽婆蹉弟子："云何儲積眾藥，乃至處處懸舉溢出流漫？"嫌責已往至世尊所，頭面禮足在一面坐，以此因緣具白世尊。世尊爾時以此因緣集比丘僧，無數方便呵責畢陵伽婆蹉弟子言："汝所為非，非威儀、非沙門法、非淨行、非隨順行，所不應為。云何多儲積眾藥，乃至溢出流漫，如王瓶沙庫藏無異？"世尊以無數方便呵責已，告諸比丘："此癡人！多種有漏處，最初犯戒。自今已去與諸比丘結戒，集十句義乃至正法久住，欲說戒者當如是說：若比丘有病，殘藥酥、油、生酥、蜜、石蜜齊七日得服，若過七日服者，尼薩耆波逸提。"

比丘義如上。

病者，醫教服爾所種藥也。

藥者，酥、油、生酥、蜜、石蜜。

若比丘一日得藥畜，二日、三日、四日，乃至七日得藥畜，八日明相出，七日中所得藥盡尼薩耆波逸提。若比丘一日得藥，二日不得，三日得、四日得，如是乃至七日得藥，至八日明相出，六日中所得藥盡尼薩耆。若比丘一日得藥，二日得，三日不得（如是轉降，乃至七日不得藥，作句亦如是）。若比丘一日得藥，二日、三日不得，四日得乃至七日得藥，至八日明相出，五日中所得藥盡尼薩耆。若比丘一日得藥、二日得，三日、四日不得，五日得（如是轉降，乃至六日、七日不得，作句亦如是）。若比丘一日得藥，二日、三日、四日不得，五日得藥，乃至七日得藥，至八日明相出，四日中所得藥盡尼薩耆。若比丘一日得藥、二日得，三日、四日、五日不得（如是轉降，乃至五日、六日、七日不得，作句亦如上）。若比丘一日得藥，二日、三日、四日、五日不得，六日、七日得，至八日明相出，三日中所得藥盡尼薩耆。若比丘一日得藥、二日得，三日、四日、五日、六日不得，七日得（如是轉降，乃至四日、五日、六日、七日不得，作句亦如是）。若比丘一日得藥，二日、三日、四日、五日、六日不得，七日得，至八日明相出，二日中所得藥盡尼薩耆。若比丘一日得藥、二日得，三日、四日、五日、六日、七日不得（如是轉降，乃至三日、四日、五日、六日、七日不得，作句亦如是）。若比丘一日得藥，二日、三日不得，乃至七日不得，至八日明相出，一日中所得藥尼薩耆。若比丘一日得藥不淨施，二日得藥淨施，三日得藥乃至七日得藥不淨施，至八日明相出，六日中所得藥盡尼薩耆。若比丘一日得藥不淨施，二日得藥、三日得藥淨施，四日得藥不淨施（如是轉降，乃至七日得藥淨施、不淨施，作句亦如上）、遣與人（作句亦如上）、若失、若故壞、若作非藥、若作親友意取、若忘去（作句亦如是），盡尼薩耆。若犯捨墮藥不捨，更貿易餘藥，一尼薩耆、一突吉羅。

此尼薩耆當捨與僧、若眾多人、若一人，不得別眾捨。若捨不成捨，突吉羅。捨與僧時，應往僧中，偏露右肩、脫革屣、向上座禮、右膝著地，合掌作如是白："大德僧聽！我某甲比丘，故畜餘藥過七日，犯捨墮，今捨與僧。"捨已應懺悔。前受懺人當作如是白："大德僧聽！此某甲比丘，故畜餘藥過七日，犯捨墮，今捨與僧。若僧時到僧忍聽，我受某甲比丘懺。白如是。"白已然後受懺。當語彼人言："自責汝心。"比丘報言："爾。"僧即當還彼比丘藥，彼比丘所有過七日酥、油塗戶嚮，蜜、石蜜與守園人。若至第七日所捨與比丘，彼比丘應取食。若減七日應還此比丘,應作白二羯磨如是與。僧中當差堪能羯磨人如上,作如是白:“大德僧聽!此某甲比丘,故畜餘藥,犯捨墮,今捨與僧。若僧時到僧,忍聽還此比丘藥。白如是。”“大德僧聽!此某甲比丘,故畜餘藥,犯捨墮,今捨與僧。僧今還此比丘藥。誰諸長老忍僧還此某甲比丘藥者默然,誰不忍者說。”“僧已忍,還此某甲比丘藥竟,僧忍,默然故,是事如是持。”此比丘取已,當用塗脚、若燃燈。僧中捨已不還者,突吉羅。若有人教言:“莫還。”者,突吉羅。若轉作淨施、若遣與人、若故壞、若燒、若作非藥、若數數服,一切突吉羅。

比丘尼,尼薩耆波逸提;式叉摩那、沙彌、沙彌尼,突吉羅。是謂為犯。

不犯者,若彼過七日藥,若酥油塗戶嚮,若蜜石蜜與守園人,若至七日所捨與比丘食之。若未滿七日還彼比丘,彼當用塗脚、若燃燈,無犯。

無犯者,最初未制戒,癡狂、心亂、痛惱所纏。(二十六竟)(《大正藏》卷二十二第626-628页)

【评说】畜七日药过限戒,是指允许患病比丘在七日内蓄积残药、酥、油、生酥、蜜、石蜜等物,但禁止超过七日之限。佛教对药的定义有两层含义:一是指所有食物,二是指用于治疗疾病的药物。七日药是指酥、油、生酥、蜜、石蜜这五类既可以用于治病,又可当做食物的“药”。佛陀为防止僧众囤积贪食此药,制定了服用或贮存此药不得超过七日的规定。从“蓄药虽多病复不差,形体枯燥又生恶疮”可以看出,佛教特别重视饮食物的质量与卫生。七日药因长时间蓄积超过了保质期限,服用后反而会导致形体消瘦,生发恶疮。此外,经文中还有用五脂治疗风病的记载。“见作石蜜以杂物和之,皆有疑不敢非时食”,比丘因疑虑食物中除了石蜜,还掺杂了时药或初更药,不在规定的时间内使用是违反戒律的。石蜜指甘蔗汁经过太阳暴晒后而成的固体原始蔗糖。《正法念处经》记载了石蜜的制作过程:石蜜如甘蔗汁,在器皿中用火煎,去除掉杂质后,这种最初等的制品叫“颇尼多”。再煎,就会渐渐变重,这时就叫“巨吕”。掺杂水的石蜜可以饮用,未熟的甘蔗浆可以饮用。病人、从事体力劳动的、缺乏营养的人等,都可以食用石蜜,但必须在规定的时间内服用。

“时诸比丘秋月风病动,形体枯燥又生恶疮”,佛陀时代秋天好发风病,表现为皮肤干燥易生疮。

卷第十一

【原文】爾時佛在釋翅瘦迦維羅衛尼拘類園中。爾時釋種中有釋迦子,字象力,善能談論,常與外道梵志論議,若不如時便違反前語,若僧中問是語時,即復違反前語,於眾中知而妄語。諸梵志等譏嫌言:“沙門釋子無有慚愧常作妄語,而自稱言:‘我行正法。’如今有何正法?論議不如時便違反前語,於眾僧中問時復違反前語,於眾中知而妄語。”諸比丘聞,其中有少欲知足、行頭陀、樂學戒、知慚愧者,呵責象力釋子:“汝云何與梵志共論議,設不如時便自違反前語,於眾僧中問即復違反前語,於眾僧中知而妄語耶?”時諸比丘往世尊所,頭面禮足在一面坐,以此因緣具白世尊。世尊爾時以此因緣集比丘僧,呵責象力比丘:“汝所為非,非威儀、非沙門法、非淨行、非隨順行,所不應為。云何象力比丘!與梵志共論議,設不如時便違反前語,於眾僧中問即復違反前語,於眾中知而妄語耶?”爾時世尊無數方便呵責象力比丘已,告諸比丘:“此癡人!多種有漏處,最初犯戒。自今已去與比丘結戒,集十句義乃至正法久住,欲說戒者當如是說:若比丘知而妄語者,波逸提。”

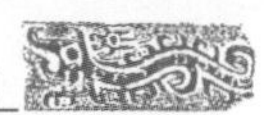

比丘義如上。

知而妄語者，不見言見、不聞言聞，不觸言觸、不知言知，見言不見、聞言不聞，觸言不觸、知言不知。見者，眼識能見。聞者，耳識能聞。觸者，三識能觸，鼻識、舌識、身識。知者，意識能知。不見者，除眼識，餘五識是。不聞者，除耳識，餘五識是。不觸者，除三識，餘眼識、耳識、意識是。不知者，除意識，餘五識是。

若不見、不聞、不觸、不知，彼如是言："我見聞觸知。"知而妄語者，波逸提。若不見、不聞、不觸、不知，是中見想聞想觸想知想，彼便言："我不見、不聞、不觸、不知。"知而妄語者，波逸提。若不見、不聞、不觸、不知，意中生疑，彼作是言："我無有疑，便言我見、我聞、我觸、我知。"知而妄語者，波逸提。若不見不聞不觸不知，意中有疑，便言："我是中無疑，便言我不見不聞不觸不知。"知而妄語者，波逸提。若不見不聞不觸不知，意中無復疑便言："我有疑，我見我聞我觸我知。"知而妄語者，波逸提。我不見、我不聞、我不觸、我不知，意中無疑，便言："我有疑，我不見、不聞、不觸、不知。"知而妄語者，波逸提。此應廣說，本作是念："我當妄語。"妄語時自知是妄語，妄語已知是妄語，故妄語，波逸提。本作是念："我當妄語。"妄語時自知是妄語，妄語竟不自憶作妄語，故妄語，波逸提。本不作是念："我當妄語。"妄語時自知是妄語，妄語竟知是妄語，故妄語，波逸提。本不作妄語意，妄語時知是妄語，妄語已不憶是妄語，故妄語，波逸提。所見異、所忍異、本所欲異、所觸異、所想異、所心異，如此諸事皆是妄語，於大眾中知而妄語者，波逸提。說而了了者，波逸提；說而不了了者，突吉羅。說戒時乃至三問憶念罪而不說者，突吉羅。

比丘尼，波逸提；式叉摩那、沙彌、沙彌尼，突吉羅。是謂為犯。

不犯者，不見言不見、不聞言不聞、不觸言不觸、不知言不知，見言見、聞言聞、觸言觸、知言知，意有見想便說者，不犯。

不犯者，最初未制戒，癡狂、心亂、痛惱所纏。(一竟)(《大正藏》卷二十二第634页)

【评说】知而妄语戒，又称小妄语戒，主要是为了区别四波罗夷重罪之大妄语戒。此处的妄语是指一切不符合实际情况的言论。经文简要说明了眼耳鼻舌身意的功能，眼的生理功能是看见事物，即视觉；耳的生理功能为听见声音，为听觉；鼻、舌、身都有触觉，即接受外界刺激并产生某种感觉的过程。意令人觉知、思维。

【原文】爾時佛在舍衛國祇樹給孤獨園。時六群比丘斷諍事種類罵比丘，比丘慚愧忘失前後不得語。諸比丘聞，其中有少欲知足、行頭陀、樂學戒、知慚愧者，呵責六群比丘："云何六群比丘，斷諍事種類罵比丘，使慚愧忘失前後不得語。"時諸比丘往世尊所，頭面禮足在一面坐，以此因緣具白世尊。世尊爾時以此因緣集比丘僧，呵責六群比丘："汝所為非，非威儀、非沙門法、非淨行、非隨順行，所不應為。云何六群比丘！斷諍事種類罵比丘，使慚愧忘失前後使不得語？"爾時世尊以無數方便呵責六群比丘已，告諸比丘："往古世時得剎尸羅國婆羅門有牛，晝夜養飤刮刷摩捫。時得剎尸羅國復有長者，於城市街巷遍自唱言：'誰有力牛，與我力牛共駕百車，賭金千兩？'時婆羅門牛聞唱聲自念：'此婆羅門晝夜餧飤我刮刷摩捫，我今宜當盡力自竭，取彼千兩金報此人恩。'時彼牛即語婆羅門言：'汝今當知，得剎尸羅國中有長者作是唱言："誰有牛，與我牛共駕百車，賭金千兩？"主今可往至彼長者家語言："我有牛，可與汝牛共駕百車，賭金千兩。"'時婆羅門即往至長者家語言：'我有牛，可與汝牛共駕百車，賭金千兩。'長者報言：'今正是時。'婆羅門即牽己牛與長者牛共駕百車，賭金千兩。時多人觀看，婆羅門於眾人前作毀呰語：‘一角可牽。’時牛聞毀呰語，即懷慚愧不肯出力與對諍競，於是長者牛勝。婆羅門牛不如，輸金千兩。時婆羅門語彼牛言：‘我晝夜餧飤摩捫刮刷，望汝當與我盡力勝彼牛。云何今日反更使我輸金千兩耶？’牛語婆羅門言：‘汝於眾人前毀呰我言：“一角可牽。”使我大慚愧於眾人，是故不能復出力與彼競駕。若能改往言，更不名字形相毀我者，便可往語彼長者言：“能更與我牛共駕百車者，更倍出二千兩金。”’婆羅門語牛言：‘勿復令我更輸二千兩金。’牛報婆羅門言：‘汝勿復在眾人前毀呰我言：“一角可牽。”於眾人前當讚歎我：“好牽端嚴好角。”’時婆羅門至彼長者家語言：‘能更與我牛共駕百車者，賭二千兩金。’長者報言：‘今正是時。’時婆羅門牛與長者牛共駕百車，賭二千兩金，多人共看。時婆羅門於眾人前讚歎牛言：‘好牽端嚴好角。’牛聞此語，即便勇力與彼競駕，婆羅門牛得勝。長者牛不如，婆羅門得二千兩金。”

爾時佛語諸比丘：“凡人欲有所說，當說善語、不應說惡語，善語者善、惡語者自熱惱。是故諸比丘！畜生得人毀呰，猶自慚愧不堪進力；況復於人，得他毀辱能不有慚愧耶！此六群比丘癡人，斷諍事種類罵諸比丘，使慚愧忘前失後使不得語。”爾時世尊以無數方便呵責六群比丘已，告諸比丘：“此癡人！多種有漏處，最初犯戒。自今已去與比丘結戒，集十句義乃至正法久住，欲說戒者當如是說：若比丘種類毀呰語者，波逸提。”

比丘義如上說。

種類毀呰人者，卑姓家生，行業亦卑，伎術工巧亦卑，或言：“汝是犯過人。”或言：“汝多結使人。”或言：“汝盲人。”或言：“汝禿瞎人。”

卑者，旃陀羅種、除糞種、竹師種、車師種。

卑姓者，拘湊、拘尸婆蘇晝、迦葉、阿提利夜、婆羅墮，若本非卑姓習卑伎術即是卑姓。

卑業者，販賣猪羊、殺牛、放鷹鷂、獵人網魚、作賊、捕賊者、守城知刑獄。卑伎者，鍛作、木作、瓦陶作、皮韋作、剃髮作、簸箕作。

犯者，波羅夷、僧伽婆尸沙、波逸提、波羅提提舍尼、偷蘭遮、突吉羅、惡說。

結者，從瞋恚乃至五百結。

盲瞎者，盲瞎、躄跛、聾瘂，及餘眾患所加。

若比丘罵餘比丘言：“汝生卑賤家、汝業卑、伎術卑，汝犯、汝結使、汝禿瞎。”如是等若面罵、若喻罵、若自比罵。

面罵者，言：“汝是旃陀羅家生、除糞家生、竹師種、車師種，拘湊、拘尸婆蘇晝、迦葉、阿提梨夜、婆羅墮種。”若本非卑姓習卑伎術即是卑姓，汝是販賣人、殺牛猪羊人，汝是作賊捕賊人，汝是守城知刑獄人，汝是鍛作、木作、瓦陶作、皮韋作、剃髮作人。汝是犯波羅夷、僧伽婆尸沙、波逸提、波羅提提舍尼、偷蘭遮、突吉羅、惡說人，汝是從瞋恚結人，乃至五百結人，汝是盲瞎、禿、躄跛、瘂聾，及眾患所加人。

喻罵者，汝似旃陀羅種、汝似除糞種、汝似竹師種、汝似車師種、汝似拘湊、汝似拘尸婆蘇晝種、汝似迦葉種、汝似阿提梨夜種、汝似婆羅墮種，汝似販賣猪羊人、汝似殺牛人、汝似放鷹鷂人、汝似網魚獵人、汝似作賊者、捕賊者、汝似守城知刑獄人、汝似鍛作人、汝似木作人、汝似瓦陶作人、汝似皮韋作人、汝似剃髮人，汝似犯波羅夷人、汝似犯僧伽婆尸沙人、汝似犯波逸提人、汝似犯波羅提提舍尼人、汝似犯偷蘭遮人、汝似犯突吉羅人、汝似犯惡說人、汝似結使人、汝似盲瞎人、汝似禿人、汝似躄跛人、汝似瘂聾人。

自比罵者，我非旃陀羅種、我非除糞種、我非竹師種、我非車師種、我非拘湊、拘尸婆蘇

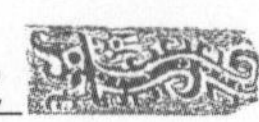

晝、迦葉、阿提梨夜、婆羅墮、販賣猪羊、殺牛人、放鷹鷂人、網魚獵人、作賊人、捕賊、守城、知刑獄人、鍛作人、木作人、竹作人、車作人、瓦陶作人、皮韋作人、剃髮人，我非犯波羅夷人、僧伽婆尸沙人、波逸提人、波羅提提舍尼、偷蘭遮、突吉羅、惡說人，我非結使、我非盲瞎、禿、跛躄、瘂聾人。

若比丘如上說種類毀呰者，波逸提。若種類毀呰語了了，波逸提；不了了者，突吉羅。

若以說善法而面罵、若喻罵、自比罵。說善法者，阿蘭若、乞食、補納衣，乃至坐禪人。

說善法面罵者，汝是阿蘭若乃至坐禪人。

喻罵者，汝似阿練若乃至坐禪人。

自比罵者，我非是阿練若，乃至我非坐禪人。

若比丘說善法，面罵、人喻罵、自比罵，說而了了者，突吉羅；說不了了者，亦突吉羅。

比丘尼，波逸提；式叉摩那、沙彌、沙彌尼，突吉羅。是謂為犯。

不犯者，相利故說、為法故說、為律故說、為教授故說、為親友故說、或戲笑故說、或因語次失口說、或在獨處說、或於夢中語、或欲說此而誤說彼，無犯。

無犯者，最初未制戒，癡狂、心亂、痛惱所纏。(二竟)(《大正藏》卷二十二第634-636页)

【评说】佛陀禁止以恶语辱骂他人，提倡善语。善语的直接目的是为了维护僧团和谐；其根本目的是为了帮助人们修善内在德性，建立去恶行善的价值观念，从而达到离苦得乐的境界。善语是清净身、口、意三业的重要途径。从现代医学来理解，恶语会导致他人及自身心身状态发生不良改变，有可能会引发疾病。不能辱骂别人的出身、长相、从事的职业。

【原文】爾時佛在舍衛國祇樹給孤獨園。爾時六群比丘傳彼此語，傳此屏語向彼說，傳彼屏語向此說，如是不息，遂至眾中未有鬪事而生鬪事，已有鬪事而不滅。諸比丘各作是念："眾僧以何因緣，本無鬪諍而有此諍，已有諍事而不能滅耶？"諸比丘自知此六群比丘傳彼此語，遂至僧中鬪諍，先未有諍事而生諍事，已有諍事而不能滅。時眾中有少欲知足、行頭陀、樂學戒、知慚愧者，呵責六群比丘言："云何汝等傳彼此語，遂至僧中先未有諍事而生諍事，已有諍事而不能滅？"諸比丘往至世尊所，頭面禮足在一面坐，以此因緣具白世尊。世尊以此因緣集比丘僧，呵責六群比丘："云何汝等傳彼此語，遂至僧中先未有諍事而生諍事，已有諍事而不滅耶？"爾時世尊以無數方便呵責六群比丘已，告諸比丘："汝等當聽，古昔有兩惡獸為伴，一名善牙師子，二名善博虎，晝夜伺捕眾鹿。時有一野干逐彼二獸後，食其殘肉以自全命。時彼野干竊自生念：'我今不能久與相逐，當以何方便鬪亂彼二獸令不復相隨。'時野干即往善牙師子所，如是語善牙：'善博虎有如是語言："我生處勝、種姓勝、形色勝汝、力勢勝汝。何以故？我日日得好美食。善牙師子逐我後，食我殘肉以自全命。"'即說偈言：

"'形色及所生，　大力而復勝；
善牙不能善。　善博如是語。'

"善牙問野干言：'汝以何事得知？'答言：'汝等二獸共集一處相見自知。'爾時野干竊語善牙已，便往語善博虎言：'汝知不？善牙有如是語："而我今日種姓、生處悉皆勝汝，力勢亦勝。何以故？我常食好肉。善博虎食我殘肉而自活命。"'即說偈言：

"'形色及所生，　大力而復勝；
善博不能善。　善牙如是語。'

"善博問言：'汝以何事得知？'答言：'汝等二獸共集一處相見自知。'後二獸共集一處，瞋眼相視，善牙師子便作是念：‘我不應不問便先下手打彼。’爾時善牙師子向善博虎而說偈問：

“‘形色及所生，　大力而復勝；

　善牙不如我。　善博說是耶?’

“彼自念言：‘必是野干鬪亂我等。’善博虎說偈答善牙師子言：

“‘善博不說是，　形色及所生；

　大力而復勝，　善牙不能善。

　若受無利言，　信他彼此語；

　親厚自破壞，　便成於寃家。

　若以知真實，　當滅除瞋惱；

　今可至誠說，　令身得利益。

　今當善降伏，　除滅惡知識；

　可殺此野干，　鬪亂我等者。’”

“即打野干殺，　二獸還和合。”

爾時佛告諸比丘：“此二獸為彼所破，共集一處相見不悅；況復於人，為人所破心能不惱?云何六群比丘鬪亂彼此，先無諍事而生諍事，已有諍事而不能滅。”爾時世尊以無數方便呵責六群比丘已，告諸比丘：“此癡人！多種有漏處，最初犯戒。自今已去與比丘結戒，集十句義乃至正法久住，欲說戒者當如是說：若比丘兩舌語，波逸提。”

比丘義如上說。

兩舌者，比丘鬪亂比丘、比丘尼、式叉摩那、沙彌、沙彌尼、優婆塞、優婆夷、國王及大臣、外道、異學沙門、婆羅門。比丘尼還鬪亂比丘尼、式叉摩那、沙彌、沙彌尼、優婆塞、優婆夷、國王及大臣、外道、異學沙門、婆羅門苾芻。式叉摩那還鬪亂式叉摩那、沙彌、沙彌尼、優婆塞、優婆夷、國王及大臣、外道、異學沙門、婆羅門、比丘、比丘尼。沙彌還鬪亂沙彌、沙彌尼、優婆塞、優婆夷、國王及大臣、外道、異學沙門、婆羅門、比丘、比丘尼、式叉摩那。沙彌尼還鬪亂沙彌尼、優婆塞、優婆夷、國王及大臣、外道、異學沙門、婆羅門、比丘、比丘尼、式叉摩那、沙彌、沙彌尼。優婆塞還鬪亂優婆塞、優婆夷、國王及大臣、外道、異學沙門、婆羅門、比丘、比丘尼、式叉摩那、沙彌、沙彌尼。優婆夷還鬪亂優婆夷、國王及大臣、外道、異學沙門、婆羅門、比丘、比丘尼、式叉摩那、沙彌、沙彌尼、優婆塞。國王還鬪亂國王及大臣、外道、異學沙門、婆羅門、比丘、比丘尼、式叉摩那、沙彌、沙彌尼、優婆塞、優婆夷。大臣還鬪亂大臣、外道、異學沙門、婆羅門、比丘、比丘尼、式叉摩那、沙彌、沙彌尼、優婆塞、優婆夷、國王。種種外道、沙門、婆羅門還鬪亂種種外道、沙門、婆羅門、比丘、比丘尼、式叉摩那、沙彌、沙彌尼、優婆塞、優婆夷、國王大臣。

鬪亂者，某甲說是言：“汝是旃陀羅種、除糞種、竹師種、車師種、拘湊、拘尸婆、蘇晝種、迦葉、阿提梨夜、婆羅墮，販賣猪羊、殺牛、放鷹、網魚、獵師、作賊、捕賊、守城刑獄、鍛作、陶師、皮師、剃髮師，汝犯波羅夷、僧伽婆尸沙、波逸提、波羅提提舍尼、偷蘭遮、突吉羅、惡說。結使者，從瞋恚乃至五百結，禿、盲瞎、跛躄、聾瘂。”

若有比丘破皆是苾芻鬪亂，說而了了者，波逸提；說而不了了者，突吉羅。

比丘尼，波逸提；式叉摩那、沙彌、沙彌尼，突吉羅。是謂為犯。

不犯者，破惡知識、破惡伴黨、破方便壞僧者、破助壞僧者、破二人三人作羯磨者。破若作非法羯磨、非律羯磨者，破若僧、若塔、若廟、若和上、同和上、若阿闍梨、同阿闍梨、若知識、

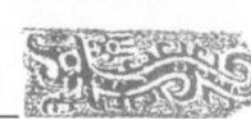

若親友、若數數語者、無義無利、欲方便作無義無利，破如是人者，不犯。

不犯者，最初未制戒，癡狂、心亂、痛惱所纏。（三竟）（《大正藏》卷二十二第 636-637 页）

【评说】经文记载了佛陀制定两舌戒的缘起。两舌戒，是指不得造作离间他人的言语。比丘两舌不利于僧团乃至社会和谐。

【原文】爾時佛在舍衛國祇樹給孤獨園。爾時尊者阿那律從舍衛國向拘薩羅國中，路至無比丘住處村，問言："誰與我住處？"聞彼有一婬女家，常安止賓客在門屋下住。時阿那律即往至彼婬女家語言："大妹！欲寄止一宿可得爾不？"婬女答曰："可住，門下寬廣隨意止宿。"阿那律即入門下，自敷草蓐坐具結加趺坐，一心思维繫念在前。爾時拘薩羅國諸長者有行緣之便，亦投彼村求覓宿處，亦復聞彼婬女家常止賓客，即便往其家求寄宿言："欲於此寄一宿可爾不？"婬女答言："我已先聽一沙門宿，君可問彼沙門，可得共宿者便可止宿。"其人即往阿那律所語言："我向語主人求宿即見聽許，今欲共宿不相妨耶？"阿那律答言："我草蓐敷竟，門屋寬大，可隨意宿，勿疑也。"時諸長者即入門屋下，長者伴多坐相逼近。時婬女見已即生愍念心言："此阿那律是豪貴子孫，習樂來久不能忍苦。今諸長者共相逼近。"即至阿那律所語言："尊者習樂來久不能忍苦，今諸長者共相逼近，尊者能入我舍內宿不？"即報言："可。"爾時尊者阿那律即便入舍，在其坐處結加趺坐繫念在前。時婬女室中然燈燭竟夕不絕，彼婬女於初夜來往阿那律所語言："近有諸長者婆羅門種，多諸財寶，皆來語我言：'可與我作婦。'我即語彼諸長者言：'汝等醜陋，不能為汝等作婦，若是端正者我今當為其作婦。'我觀尊者形貌端正，可為我作夫耶？"時尊者阿那律雖聞此語，默然不答，亦不觀視。何以故？由尊者得無上二俱解脫故。到後夜末明相欲出，時復語阿那律言："諸婆羅門長者種皆多財寶語我言：'為我作婦。'我即不許。然阿那律顏貌端政，可為我作夫耶？"阿那律復默然不答，亦不觀視。何以故？由是尊者得無上二俱解脫故。爾時此婬女即脫衣來前捉之，時阿那律以神足力踊身在空中。婬女見之慚愧，裸身蹲住，即疾疾取衣著已，叉手合掌，仰面空中向阿那律言："懺悔！懺悔！"如是至三。"願尊者還來在本處坐。"阿那律即下在本處坐。此女人禮阿那律足已却坐一面，阿那律為說種種微妙法，所謂施義、戒義、生天之義，呵欲不淨、度有漏縛，稱讚出離為樂、增益解脫。時婬女即於座上諸塵垢盡得法眼淨。時婬女見法得法已："唯願聽許為優婆夷，歸依佛法僧，自今已去盡形壽不殺生，乃至不飲酒。願尊者今日受我請食。"阿那律默然受之。彼婬女知阿那律默然受請已，即辦具種種甘饍飲食而供養之，食已取一小床在阿那律前坐。阿那律為說種種法，勸喻令其心喜，為說法已從坐而去。還僧伽藍中，以此因緣具向諸比丘說。時眾中有少欲知足、行頭陀、樂學戒、知慚愧者，譏嫌阿那律言："云何阿那律！與婦女同室宿耶？"諸比丘往至世尊所，頭面禮足在一面坐，以此因緣具白世尊。世尊即以此因緣集比丘僧，知而故問阿那律言："汝實與女人獨同室宿不？"答言："實爾。"佛無數方便呵責阿那律言："汝所為非，非威儀、非沙門法、非淨行、非隨順行，所不應為。云何阿那律！與婦女同室宿？"世尊以無數方便呵責阿那律已，告諸比丘："自今已去與諸比丘結戒，集十句義乃至正法久住，欲說戒者當如是說：若比丘與婦女同室宿者，波逸提。"

比丘義如上說。

婦女者，人女、有知、命根不斷。

室者，有四周牆壁，障上有覆，或前敞而無壁，或有四壁上無覆，或有雖覆而不遍，或有雖覆遍而有開處，是謂室。

若比丘先宿、婦女後至,或婦女先至、比丘後到,或二人俱至,若亞臥隨脇著地,波逸提。隨轉側,波逸提。若天女、阿修羅女、若龍女、夜叉女、餓鬼女同室宿者,突吉羅。與畜生女能變化、不能變化者同室宿,突吉羅。若與黃門、二根人同室宿,突吉羅。晝日婦女立,比丘臥者,突吉羅。

比丘尼,波逸提;式叉摩那、沙彌、沙彌尼,突吉羅。是謂為犯。

不犯者,若比丘不知彼室內有婦女而宿;若比丘先至而婦女後至,比丘不知;若屋有覆而無四邊障,或盡覆而半障,或盡覆而少障,或盡障而不覆,或有盡障而少覆,或半覆半障,或少覆少障,或不覆不障露地,無犯。此室中若行若坐,無犯。若頭眩倒地、若病臥,無犯。或為強力所捉、若為人所縛、若命難、淨行難,無犯。

無犯者,最初未制戒,癡狂、心亂、痛惱所纏。(四竟)(《大正藏》卷二十二第 637-638 页)

【评说】经文记载了佛陀制定与女人同宿戒的经过。佛陀反对比丘与妇女同室过夜。

卷第十二

【原文】爾時佛在曠野城,世尊以此因緣集諸比丘僧告言:"有一曠野比丘修治屋舍故自斫樹耶?"答曰:"實斫。"爾時世尊以無數方便,呵責言:"汝所為非,非威儀、非沙門法、非淨行、非隨順行,所不應為。云何修治屋舍故自斫樹耶?"世尊以無數方便呵責已,告諸比丘:"此癡人!多種有漏處,最初犯戒。自今已去與比丘結戒,集十句義乃至正法久住,欲說戒者當如是說:若比丘壞鬼神村,波逸提。"

比丘義如上說。

鬼者,非人是。

村者,一切草木是,若斫截墮故名壞。村有五種:有根種、枝種、節生種、覆羅種、子子種。根種者,呵梨陀薑、憂尸羅、貿他致、吒盧揵陀樓及餘根所生種者是。枝種者,柳、舍摩羅、婆羅醯他及餘枝種等是。節生種者,蘇蔓那華、蘇羅婆、蒱醯那、羅勒蓼及餘節生種者是。覆羅種者,甘蔗、竹葦、藕根,及餘覆羅生種者是。子子種者,子還生子者是。

若生生想,自斷、若教他斷,若自炒、教他炒,自煮、教他煮,波逸提。若生疑,若自斷、教他斷,自炒、教他炒、自煮、教他煮,突吉羅。生非生想,若自斷、教他斷,乃至煮,突吉羅。非生生想,若自斷、教他斷,乃至煮,亦突吉羅。非生疑,若自斷、教他斷,乃至煮,亦突吉羅。草木七種色,青、黃、赤、白、黑、縹、紫色。生草木作生草木想,若自斷、教他斷,乃至煮,波逸提。生草木疑,若自斷、教他斷,乃至煮,突吉羅。生草木非生草木想,若自斷、教他斷,乃至煮,突吉羅。非生草木生草木想,若自斷、教他斷,乃至煮,突吉羅。非生草木疑,若自斷、教他斷,乃至煮,突吉羅。若打撅著生樹上,波逸提。若以火著生草木上,波逸提。若斷多分生草木,波逸提。斷半乾半生草木,突吉羅。若不言:"看是知是。"突吉羅。

比丘尼,波逸提;式叉摩那、沙彌、沙彌尼,突吉羅。是謂為犯。

不犯者,言:"看是知是。"若斷枯乾草木,若於生草木上曳材曳竹正籬障,若撥墼石,若取牛屎,若生草覆道以杖披遮令開,若以瓦石柱之而斷傷草木,若除經行地上、若掃經行來往處地誤撥斷生草木,若以杖築地撥生草木斷,無犯。

無犯者,最初未制戒,癡狂、心亂、痛惱所纏。(十一竟)(《大正藏》卷二十二第 641-642 页)

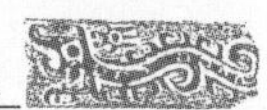

【评说】经文记载了佛陀制定坏生种戒的经过,体现了佛陀的自然生态观。

佛陀将草木分为五种:根种、枝种、节生种、覆罗种、子子种。根种类,是指把植物根茎从母株上分割下来,另行栽植培育成独立的新植株,如呵梨陀姜(黄姜)、忧尸罗(茅根香)、贸他致吒(藿头香)、卢健(黄连)、陀楼等。枝种类,是指将植物枝条插入土壤中,使其生根抽枝成为新植株,如柳、舍摩罗(菩提树)、婆罗醯他(贝多树)。节生种类是指将植物结节经过培育,能够长出根须形成新的植株,如苏蔓那华、苏罗婆、蒱醯那、罗勒蓼。覆罗种类,假借植物结节而生,但也属根种,如甘蔗、竹苇、藕根等。子子种类,种子还生种子,五谷及诸子种等。根据颜色的不同又将草木分为七类:青、黄、赤、白、黑、缥、紫色。可见,佛陀时代植物的栽培技术已较为先进,对植物已经有比较系统的分类。

卷第十三

【原文】爾時羅閱城中有大長者,是梨師達親友知識,彼作是言:"若大德梨師達來至羅閱城者,我等當為梨師達初至故供養眾僧。"長者家比丘尼聞此語默然在懷。於異時尊者梨師達來入羅閱城,爾時比丘尼聞尊者梨師達來入城,便往語長者言:"欲知不?梨師達已來入羅閱城。"長者即遣信至僧伽藍中請之:"明日清旦願尊屈意,并及眾僧受我食。"爾時長者即其夜辦具種種甘美飲食,清旦往白時到。爾時諸比丘著衣持鉢往詣長者家就座而坐。時長者往詣梨師達所語言:"正為尊者故飯食眾僧。"時梨師達問長者言:"云何知我來至此也?"長者報言:"家所供養比丘尼見語。"梨師達語長者言:"若實爾者,我不應食此食。"長者報言:"我亦不從此比丘尼語設此食,我先有誓願,若梨師達來者,我設飯食供養眾僧。"梨師達復語長者言:"雖有此語,我亦不應食此食。"時梨師達即止不食。爾時諸比丘具白世尊,世尊告言:"若檀越先意者,無犯。自今已去當如是說戒:若比丘,知比丘尼讚歎教化因緣得食食,除檀越先有意者,波逸提。"

比丘義如上。

教化者,阿練若乞食人,著糞掃衣、作餘食法不食、一坐食、一摶食、塚間露地坐、樹下坐、常坐隨坐、持三衣、讚偈多聞法師、持律、坐禪也。

食者,從旦至中得食。

彼比丘知比丘尼教化得食食,咽咽波逸提。除此飯食已,教化得餘襯體衣、燈油、塗脚油,一切突吉羅。知教化教化想,波逸提。教化疑,突吉羅。不教化教化想,突吉羅。不教化疑,突吉羅。

比丘尼,突吉羅;式叉摩那、沙彌、沙彌尼,突吉羅。是謂為犯。

不犯者,若不知,若檀越先意,若教化無教化想,若比丘尼自作,若檀越令比丘尼經營,若不故教化而乞食與,無犯。

無犯者,最初未制戒,癡狂、心亂、痛惱所纏。(二十九竟)(《大正藏》卷二十二第653-654页)

【评说】佛陀不允许弟子凭借别人的称赞或通过教化他人而获得食物。

【原文】爾時佛在舍衛國祇樹給孤獨園。爾時拘薩羅國有無住處村,有居士為比丘作住處,常供給飲食,若在此住者當聽一食。爾時有六群比丘,欲往拘薩羅國無住處村,至彼住處經一宿得美好飲食,故復住第二宿復得美好飲食。彼六群比丘作如是念:"我所以遊行者正為食耳,今者已得。"彼於此住處數數食,時諸居士皆共譏嫌:"此沙門釋子無有厭足、不知慚愧,外自稱言:'我知正法。'如是有何正法?於此住處數數受食,正似我曹常為此沙門釋子供給飲食,我本為周給一宿住者耳。"爾時諸比丘聞已,其中有少欲知足、行頭陀、樂學戒、知慚愧者,嫌責六群比丘言:"云何六群比丘於此住處數數受食?"諸比丘往世尊所,頭面禮足在一面坐,以此因緣具白世尊。世尊爾時以此因緣集比丘僧,呵責六群比丘言:"汝所為非,非威儀、非沙門法、非淨行、非隨順行,所不應為。云何六群比丘於此住處數數受食?"爾時世尊以無數方便呵責六群比丘已,告諸比丘:"此癡人!多種有漏處,最初犯戒。自今已去與比丘結戒,集十句義乃至正法久住,欲說戒者當如是說:若比丘一住處食應受一食,若過一食者,波逸提。"如是世尊與比丘結戒。

爾時舍利弗在拘薩羅國遊行,詣此無住處村住一宿,明日清旦得好食。舍利弗於彼得病,念言:"世尊制戒,比丘一宿處應一食,若過者,波逸提。"即扶病而去,病遂增動。爾時比丘往白佛,佛言:"自今已去聽病比丘過受食。自今已去當如是說戒:若施一食處,無病比丘應一食,若過受者,波逸提。"

比丘義如上。

住處者,在中一宿食者,乃至時食。

病者,離彼村增劇者是。

若無病比丘於彼一宿處過受食,咽咽波逸提。除食已,更受餘襯身衣、燈油、塗脚油,盡突吉羅。

比丘尼,波逸提;式叉摩那、沙彌、沙彌尼,突吉羅。是謂為犯。

不犯者,一宿受食、病過受食;若諸居士請大德住,我當與食;我等為沙門釋子故,設此宿處供給飲食,若不得沙門釋子,亦當與餘人耳;若檀越次第請食;若兒若女若妹及兒婦次第請食,無犯。或今日受此人食;或明日乃受彼人食;或水瀑漲、道路澁難;若有賊盜、虎狼、師子;或為力勢者所持;或被繫閉;或命難、梵行難,過一食者無犯。

無犯者,最初未制戒,癡狂、心亂、痛惱所纏。(三十一竟)(《大正藏》卷二十二第654-655页)

【评说】佛陀规定比丘在借宿处只能进食一次,若身患疾病,饮食超过规定的次数则不属于犯戒。

【原文】爾時世尊在羅閱祇迦蘭陀竹園中。世尊從羅閱城出遊行人間,與大比丘眾千二百五十人俱。爾時國界,田殖不收,米穀勇貴,乞食難得,人皆飢色,時有五百乞人隨逐世尊後。時有婆羅門名曰沙菟,有五百乘車載滿飲食,經冬涉夏隨逐世尊後,伺候空缺無食之日便欲設供。爾時世尊從摩竭國界漸漸教化至阿那頻頭國界。彼國人民競興供具,飯佛及比丘僧無有空日。時婆羅門終日伺候無有空缺不得設供,即便往阿難所語阿難言:"我沙菟有五百乘車載滿飲食,經冬涉夏隨逐世尊,伺候空缺無食之日便欲設供。然我今者不得次供,我等處俗多諸難故,屬官役使,至於斷事之日當應往赴,兼復料理家業,復供官財穀,公私驅馳初無停息。唯願尊者為我白佛,佛若有教我當奉行。若佛及僧不得次食者,我當以此五百乘車飲食布在道中,令佛及僧脚蹈而過者,則為受我供養已。"阿難報言:"且小住!我正爾當為白佛。"時阿難往世尊所,頭面禮足在一面立,以此因緣具白世尊言:"沙菟婆羅門來至我所

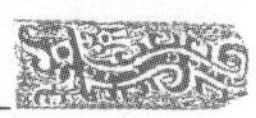

作是說:‘有五百乘車載滿飲食,經冬涉夏隨逐世尊,伺候空缺無食之日便欲設供。然我今日不得次供,我等處俗多諸難故,屬官使役,至於斷事之日當復往赴,兼復料理家業公私無停,唯願尊者為我白佛,佛若有教我當奉行。若不得次供者,我當以此五百乘車飲食布在道中,令佛及僧脚蹈上而去者,則為受我供養。’我向者報言:‘可小住,正爾當為白佛。’是故啟尊。”爾時世尊告阿難:“汝可往語婆羅門,明旦以此飲食具用作粥與諸比丘使食,後當受時食。”爾時阿難受佛教,即往婆羅門所,語婆羅門言:“汝可以此飲食具用作粥,與諸比丘使食,後當受時食。”時婆羅門觀諸供養之者皆無有餅,即其夜供辦種種美味,酥油、胡麻子乳、淨水、薑椒、蓽茇,作種種粥及餅。夜過已以此粥供養佛及比丘僧。然諸比丘不敢受,語婆羅門言:“世尊未聽比丘受酥油,乃至三種藥作種種粥。”爾時諸比丘以此因緣具白世尊。世尊爾時告諸比丘:“自今已去聽諸比丘受酥油,乃至三種藥作種種粥食之。食粥有五事:善除飢、除渴、消宿食、大小便調適、除風患。食粥者有此五善事。”時婆羅門復行餅,比丘不敢受,語婆羅門言:“世尊未聽比丘受餅。”即往白佛,佛言:“自今已去聽諸比丘受餅食。”

時阿那頻頭國諸居士,聞世尊聽諸比丘食粥及餅,皆大歡喜自相謂言:“我等快得作福供養。”已復有一少信大臣,見佛及僧大得供養,如是言:“此非是少福田者,乃於穀貴中,佛及比丘僧致如是供養。我今寧可辦具種種肥美飲食,人別一器肉。”爾時即遣人至僧伽藍中,白言:“大德僧!願受我明日請食。”即其夜辦種種肥美飲食,明日清旦往白時到,爾時世尊自住僧伽藍中遣人請食。時阿那頻頭諸居士先聞佛聽諸比丘食粥,即其夜辦具種種粥如上,明日送至僧伽藍中與諸比丘。諸比丘先已受他請食,復食此種種濃粥,然後往彼大臣家食。爾時少信大臣與諸比丘僧種種飲食,諸比丘言:“止!止!檀越稍稍著。”大臣語比丘僧言:“我故為比丘僧辦具肥美飲食,人別一器肉,莫以我信心薄少故而不飽食。諸大德!但食,我有信心耳。”諸比丘報言:“不為此故不食,城中人民聞佛聽諸比丘食粥及餅,即於其夜辦具種種酥油、胡麻子乳、淨水、薑椒、蓽茇作粥,明日送至僧伽藍中與諸比丘。我等先食彼粥故,今者不能復多食耳,莫怪也!”時少信大臣即嫌之言:“我故為眾僧作此種種好食,人別一器肉者,欲使眾僧盡食。云何先食濃粥已方受我食?”時大臣瞋恨,即便留種種餅肉美味,唯施設羹飯,往世尊所頭面禮足在一面坐,坐已白佛言:“向者所設供養眾僧者,福多耶?罪多耶?”佛告大臣:“汝所設供養者得福極多,乃是生天之因,諸比丘乃至受汝一摶食者其福無量。”爾時世尊漸與說法,布施持戒生天之法,呵欲過惡及上有漏,稱讚出離增益解脫。為說此法已,即於座上諸塵垢盡得法眼淨,見法得法、修於正法、得增上果,白佛言:“自今已去歸依佛法僧,聽為優婆塞,盡形壽不殺生,乃至不飲酒。”

爾時世尊食後,以此因緣集比丘僧,知而故問諸比丘言:“汝等清旦食他濃粥已,然後受大臣請耶?”答言:“實爾。”爾時世尊以無數方便呵責諸比丘言:“汝所為非,非威儀、非沙門法、非淨行、非隨順行,所不應為。云何汝等愚癡,先食彼濃粥然後受請耶?不得先受請已食稠粥。稠粥者,以草畫之不合不得食,若食者當如法治。”(《大正藏》卷二十二第655-656页)

【评说】佛陀时代已用酥油、胡麻子乳、净水、姜椒、荜茇作粥。佛陀认为食粥有五种益处:除饥、除渴、消宿食、调适大小便、除风疾。粥的稠度,以草画之合与不合、食与不食为准。

【原文】爾時世尊從阿那頻頭國人間遊行,與千二百五十比丘俱。爾時國界米穀勇貴,乞食難得,人皆飢色,然有五百乞人常隨逐世尊後。爾時世尊於摩竭提國,漸漸遊行還羅閱城,時佛及眾僧多得供養。時羅閱城中有一少信樂師,見佛及比丘僧大得供養,作是念言:

“此非是少福田者，於此穀貴中，佛及比丘僧大得供養。我今寧可以一年所出之物，供辦種種肥美飲食，人別肉一器施佛及僧耶！”於是即自往僧伽藍中白諸比丘言：“明日清旦受我請食供養。”即夜辦具種種好食已，明日清旦往白時到。爾時羅閱城中節會日，諸居士競持飯、麨、乾飯、魚及肉，往詣僧伽藍中施諸比丘，時諸比丘得而食之然後受請。爾時樂師手自斟酌種種飲食，諸比丘言：“止！止！居士，莫多著食。”彼樂師言：“我一年已來所出眾物，故為比丘僧辦種種肥美飲食，人別肉一器，莫以我少信故，恐生不信而不多食。願但食，我有信樂耳。”爾時諸比丘答此樂師言：“我不以此事故不食，以向先受王舍城諸人食，是故今者食少耳。更無餘心，莫見怪也。”爾時少信樂師聞此語已，即生譏嫌言：“云何我一歲之中所出物，故為眾僧辦具種種肥美飲食，人別肉一器。云何諸比丘，先受他飯、麨、乾飯、魚及肉，然後乃受我食。”樂師瞋恨，即便留種種肥美飲食，正與羹飯而已。往詣世尊所，頭面禮足在一面坐，坐已問佛言：“我向者所設飲食，福多耶？罪多耶？”佛告言：“汝今所施食者生天之因，諸比丘乃至食一摶其福無量，何況今者施設如是，此福不可量也。”爾時世尊為說妙法，布施持戒生天之因，呵欲過惡及上有漏。爾時樂師聞此語已，即於座上諸塵垢盡得法眼淨，見法得法、修於正法、得增上果，即白佛言：“自今已去願聽為優婆塞，盡形壽不殺生乃至不飲酒。”爾時世尊以此因緣集比丘僧，知而故問諸比丘：“汝等實先受他請五種食，然後受此請食耶？”答曰：“實爾。”爾時世尊以無數方便呵責諸比丘言：“汝所為非，非威儀、非沙門法、非淨行、非隨順行，所不應為。云何癡人！先受他五種食已，然後受他請耶？”世尊以無數方便呵責諸比丘已，告諸比丘：“不應先受他請食五種食已，然後受請也。自今已去與比丘結戒，集十句義乃至正法久住，欲說戒者當如是說：若苾芻展轉食者，波逸提。”如是世尊與比丘結戒。

時諸病比丘，所請食處無有隨病食、隨病藥。若有隨病美食及藥，畏慎不敢食，恐犯展轉食。爾時諸比丘以此事往白佛，佛告言：“自今已去聽病比丘展轉食。自今已去當如是說戒：若比丘展轉食，除異時，波逸提。異時者，病時。”如是世尊與比丘結戒。

爾時有一居士，請佛及比丘僧欲設飲食供養。復有一居士，亦請佛及僧欲設飲食及衣供養，即往僧伽藍中語諸比丘言：“我欲請佛及比丘僧供養飲食。”比丘報言：“我等先以受請。”居士白言：“大德！我欲施好飲食及衣，唯願眾僧受我請。”爾時諸比丘畏慎，往白世尊。世尊告言：“自今已去，聽諸比丘布施衣時聽展轉食。自今已去當如是說戒：若比丘展轉食，除餘時，波逸提。餘時者，病時、施衣時，是謂餘時。”

比丘義如上。

展轉食者，請也。請有二種：若僧次請、別請。

食者，飯、麨、乾飯、魚及肉。

病者，不能一坐食好食令足。

施衣者，自恣竟無迦絺那衣一月，有迦絺那衣五月。若復有餘施食及衣，若今日得多請食，應自受一請。餘者當施與人，如是施與言：“長老！我應往彼，今布施汝。”

若比丘不捨前請、受後請食，咽咽波逸提。不捨後請、受前請食者，咽咽突吉羅。

比丘尼，突吉羅；式叉摩那、沙彌、沙彌尼，突吉羅。是謂為犯。

不犯者，病時、施衣時；若一日之中有多請者，自受一請，餘者當施與人；若請與非食，或食不足，或無請食者，或食已更得食，或一處有前食後食，無犯。

無犯者，最初未制戒，癡狂、心亂、痛惱所纏。（三十二竟）（《大正藏》卷二十二第 656-657 页）

【评说】佛陀禁止比丘接受信众供养后，又接受他人的供养，即辗转食戒。佛教规定，每天从早晨到正中午的这一时段，允许比丘进食，就叫时食。比丘在时食的时间里，正食只许一餐。正食之前，可以吃粥等非正食。正食结束离座后，便不能至别处或移动位置再吃了。

卷第十四

【原文】爾時佛在羅閱祇耆闍崛山中。爾時提婆達多教人害佛，復教阿闍世王殺父，惡名流布利養斷絕。時與五比丘俱家家乞食，三聞他羅、達多騫、馱達婆、拘婆離、迦留羅提舍。爾時諸比丘聞提婆達多教人害佛，復教阿闍世王殺父，惡名流布利養斷絕，與五比丘俱家家乞食。爾時諸比丘往世尊所，頭面禮足在一面坐，以此因緣具白世尊。世尊爾時以此因緣集比丘僧，知而故問提婆達多言："汝實與五比丘家家乞食耶?"對曰："實爾。世尊!"世尊爾時以無數方便，呵責提婆達多言："汝所為非，非威儀、非沙門法、非淨行、非隨順行，所不應為。云何提婆達多！與五比丘家家乞食耶？提婆達多！我以無數方便，利益慈愍諸白衣家。云何提婆達多癡人！與五人家家乞食耶?"爾時世尊以無數方便呵責提婆達多已，告諸比丘言："此提婆達多癡人！多種有漏處，最初犯戒。自今已去與比丘結戒，集十句義乃至正法久住，欲說戒者當如是說：若比丘別眾食者，波逸提。"如是世尊與諸比丘結戒。

時諸病比丘有請食處，不得隨病食及藥；有美好隨病食及藥，畏慎不敢受，恐犯別眾食。世尊告諸比丘："自今已去，聽病比丘受別眾食。自今已去當如是說戒：若比丘別眾食，除餘時，波逸提。餘時者，病時。"如是世尊與比丘結戒。

時諸比丘自恣已，迦提月中作衣時，諸憂婆塞作是念言："此諸比丘自恣已，於迦提月中作衣，我今宜與眾僧作食。何以故？恐比丘不能得食疲苦。"彼來至僧伽藍中白諸比丘言："願諸尊明日受我等請食。"諸比丘報言："但請三人食，我等不得別眾食。"彼優婆塞白諸比丘言："我等諸人各有此念：'諸尊自恣竟，於迦提月中作衣，恐諸比丘不能得食疲苦。'是故今日請眾僧欲飯食。"諸比丘復語言："但請三人來，我等不應別眾食。"爾時諸比丘往白世尊，世尊告言："自今已去聽作衣時受別眾食。自今已去當如是說戒：若比丘別眾食，除餘時，波逸提。餘時者，病時、作衣時，是謂餘時。"如是世尊與諸比丘結戒。

爾時有居士欲施食及衣，來至僧伽藍中白諸比丘言："我欲施食，願眾僧受我明日食。"諸比丘報言："但請三人與食，我等不得別眾食。"居士言："大德！我欲施食及衣，願受我請。"彼比丘言："但請三人，我等不得別眾食。"爾時諸比丘往白世尊，世尊告言："自今已去聽諸比丘受施衣時別眾食。自今已去當如是說戒：若比丘別眾食，除餘時，波逸提。餘時者，病時、作衣時、施衣時。"如是世尊與比丘結戒。

爾時眾多比丘與諸居士往詣拘薩羅國共同道行，乞食時到語諸居士："我欲詣村乞食，小見留待，還當共俱。"諸居士報言："但逐我去，當相與飲食。"諸比丘報言："但與三人，我等不得別眾食。"諸居士白言："大德！此道嶮難有疑恐怖，但來我當供給飲食，莫在後來，汝曹人少。"諸比丘言："但與三人，我等不得別眾食。"時諸比丘即入村乞食，伴便前進，比丘在後不及，為賊所劫奪衣服。諸比丘以此因緣具白世尊。世尊爾時告諸比丘："自今已去若嶮道中行，聽比丘別眾食。自今已去當如是說戒：若比丘別眾食，除餘時，波逸提。餘時者，病時、作衣時、施衣時、道行時。"如是世尊與諸比丘結戒。

爾時有眾多比丘與諸居士乘船順流而去，乞食時到語居士言："小住船！我等欲入村乞食，還當共俱。”諸居士言：“但去，我當供給飲食。”比丘報言：“但與三人，我等不得別眾食。”諸居士言：“此岸上多有賊盜、有疑恐怖處，汝伴少，莫在後為賊劫奪，但去，我當供給飲食。”諸比丘報言：“但與三人，我等不得別眾食。”諸比丘即上岸乞食，船伴前去，諸比丘後來，悉為賊劫奪衣服。時諸比丘以此因緣具白世尊。世尊告言：“自今已去聽乘船時別眾食。自今已去當如是說戒：若比丘別眾食，除餘時，波逸提。餘時者，病時、作衣時、施衣時、道路行時、乘船時。”如是世尊與諸比丘結戒。

爾時眾多比丘從拘薩羅國遊行詣一小村，諸居士念言：“眾僧多而村落小，我等寧可與眾僧作食耶！勿令眾僧疲苦。”即來至僧伽藍中，白諸比丘言：“大德！受我明日食。”比丘報言：“但請三人，我等不得別眾食。”諸居士言：“我等作是念：‘眾僧既多村落又小，恐不得飲食令眾僧疲苦耳！’”比丘報言：“但請三人，我等不得別眾食。”爾時諸比丘往白世尊。世尊告言：“自今已去聽諸比丘大集時別眾食。自今已去當如是說戒：若比丘別眾食，除餘時，波逸提。餘時者，病時、作衣時、施衣時、道行時、乘船時、大眾集時。”如是世尊與比丘結戒。

爾時瓶沙王姊子名曰迦羅，為諸沙門施食，欲於外道異學中出家，即往至瓶沙王所白言：“我已為諸沙門設食已，今欲出家。”王問言：“欲於何處出家？”答言：“欲於尼揵子中出家。”王復問言：“竟與我曹沙門設飲食不？”迦羅報言：“大王！何者是沙門？”王告言：“沙門釋子是。”迦羅報言：“我竟不與設食。”王告言：“汝今往與沙門釋子設食。”即往僧伽藍中白諸比丘言：“我今欲飯比丘僧，願受我請。”諸比丘報言：“但與三人，我等不應別眾食。”時迦羅語諸比丘：“我為諸沙門設食，欲於外道中出家。即往瓶沙王所白言：‘我已為諸沙門設食已，今欲出家。’王問我言：‘欲於何處出家？’我答言：‘欲於尼揵子中出家。’王復問我言：‘與我曹沙門設食未？’時我問言：‘大王！何者是沙門？’王告我言：‘沙門釋子是。’時我報王言：‘我未與沙門釋子設食。’王告我言：‘汝今到彼與沙門釋子設食，然後聽行。’以此事故。來詣僧伽藍中請諸大德，願受我請。”爾時諸比丘聞是語已往白世尊。佛告諸比丘：“自今已去聽沙門施食時得別眾食。自今已去當如是說戒：若比丘別眾食，除餘時，波逸提。餘時者，病時、作衣時、施衣時、道行時、乘船時、大眾集時、沙門施食時，此是時。”

比丘義如上說。

別眾食者，若四人、若過四人。

食者，飯、麨、乾飯、魚及肉。

病者，下至脚跟皸。

作衣時者，自恣竟無迦絺那衣一月、有迦絺那衣五月，乃至衣上作馬齒一縫。

施衣者，自恣竟無迦絺那衣一月、有迦絺那衣五月，及餘所施食及衣。

道行者，下至半由旬內有來者、有去者。

乘船行者，下至半由旬內乘船上下。

大眾集者，食足四人長一人為患，五人十人乃至百人長一人為患。

沙門施食者，在此沙門釋子外諸出家者，及從外道出家者是。

若比丘無別眾食因緣，彼比丘即當起白言：“我於此別眾食中無因緣，欲求出。”佛言：“聽出。”若餘人無因緣亦聽使出，若二人、若三人隨意食。若四人、若過四人，應分作二部更互入食。若比丘有別眾食因緣，欲入，尋即當起白言：“我有別眾食因緣，欲求入。”佛言：“當聽隨上座次入。”

若比丘別眾食，咽咽一波逸提。若有因緣不說者，突吉羅。

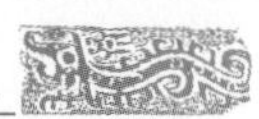

比丘尼，波逸提；式叉摩那、沙彌、沙彌尼，突吉羅。是謂為犯。

不犯者，病時、作衣時、施衣時、道路行時、乘船時、大眾集時、沙門施食時，若三人、四人更互食，若說有因緣去，無犯。

無犯者，最初未制戒，癡狂、心亂、痛惱所纏。（三十三竟）（《大正藏》卷二十二第 657-659 页）

【评说】佛陀反对比丘别聚一处独自乞食、进食，患病比丘除外。该戒体现了佛陀反对小团体主义思想以及对病患的重视。

【原文】爾時佛在舍衛國祇樹給孤獨園。時有一女名伽若那，先住大村，來至欝禪國中與人作婦，經歷數月遂便有娠，即還父母家。有諸比丘來至其家乞食者，身自持食若果施諸比丘。後於異時，其夫遣使呼婦還家，其婦出報使言："小留住，我今方欲辦具飲食莊嚴衣服然後共往。"時有諸比丘來至其家乞食。時女見之，即復以所辦飲食盡施與比丘。白言："大德！可食是食。"爾時諸比丘盡取食之無有遺餘。其婦在後方更莊嚴，未還之間，其夫已更取婦，遣使語其婦言："我今已更取婦，欲來不來便隨卿意。"伽若那父聞之，往至僧伽藍中，諸比丘見已語言："汝女伽若那篤信。好喜布施。"其父報言："如諸尊言實有篤信，但為今日婦人所不喜者今日得之。"諸比丘問言："何所得耶？"其父報言："其夫已更取婦。"爾時波羅城門外，眾多商賈車伴共止宿。時有一乞食比丘，到時著衣持鉢，入此賈客營中乞食。爾時彼比丘以次行乞，漸漸往至一信樂商賈主前默然立住，商主問言："尊今何故在此？"比丘報言："我乞食。"即語言："過鉢來。"時比丘即授鉢與，賈客取鉢盛滿美好飲食與。時乞食比丘持食出營，未遠復有一乞食比丘來入車營乞食，問得食比丘："乞食可得不？"報言："可得。"復問："從誰得耶？"報言："從某甲賈客所得。"爾時乞食比丘往至賈客前默然而立。賈客問言："何故在此？"比丘報言："我今乞食。"賈客語言："過鉢來。"時彼比丘即授鉢與，賈客取鉢盛滿美好飲食授與比丘。比丘得已還出車營，去營未遠復有一乞食比丘來詣車營乞食，問言："乞食可得不？"答言："可得。"復問："從誰得耶？"報言："從某甲賈客所得。"如是相告，乃至令他食盡。時商主方入波羅㮈城更市糴糧食，諸伴已去在後不及，道路為賊所劫。諸比丘聞，其中有少欲知足、行頭陀、樂學戒、知慚愧者，嫌責諸比丘言："云何比丘，食他歸婦食、商賈道路食，具令盡無餘？"時諸比丘往至世尊所，頭面禮足在一面坐，以此因緣具白世尊。世尊爾時集比丘僧，呵責諸比丘："汝所為非，非威儀、非沙門法、非淨行、非隨順行、所不應為。云何諸比丘，食他歸婦食、商賈道路糧，令盡無餘？"爾時世尊以無數方便呵責彼比丘已，告諸比丘："此諸比丘癡人！多種有漏處，最初犯戒。自今已去與比丘結戒，集十句義乃至正法久住，欲說戒者當如是說：若比丘至白衣家，請比丘與食若餅、若麨，比丘若須二三鉢應受，受已還至僧伽藍中，分與諸比丘食。若過兩三鉢受，還至僧伽藍中不分與諸比丘食者，波逸提。"如是世尊與諸比丘結戒。

爾時諸病比丘，畏慎不敢過受食，往白佛。佛言："自今已去聽諸病比丘過受食。自今已去當如是說戒：若比丘至白衣家，請比丘與食若餅、若麨，比丘欲須者當二三鉢受，還至僧伽藍中應分與餘比丘食。若比丘無病，過兩三鉢受持，還至僧伽藍中不分與餘比丘食者，波逸提。"

比丘義如上說。

白衣家者，有男有女。

病者，不能一處坐食好食竟。

若比丘至白衣家，請與餅麨食，當問其主言："為是歸婦食？為是賈客道路糧？"若言："歸婦食、賈客道路糧。"者，即應食已出，還僧伽藍中白諸比丘："某甲家有歸婦食、有賈客道路糧，若欲食者食已應出。若欲持食還者齊二三鉢，我今不持食來。"若欲持一鉢食來還至僧伽藍中與諸比丘共分食之，當語餘比丘言："某甲家有歸婦食、商賈道路糧，若有至彼家者即於彼食，若持食還者應取兩鉢，我以持一鉢還。若持兩鉢還，應共餘比丘分食之。"復語諸比丘言："某甲家有歸婦食、商客道路糧，若欲至彼家乞食者，可即彼家食。欲持來者應取一鉢還，我今已持兩鉢還。"若盡持三鉢，還到僧伽藍中分與諸比丘共食，白餘比丘言："今某甲家有歸婦食、商賈客道路糧，若欲至彼家乞食者可即於彼家食，若欲持還者慎勿持還，我已持三鉢來。"

若比丘無病，於彼家過兩三鉢受食，還出彼門，波逸提。若一足在門內、一足在門外，方便欲去還住者，一切突吉羅。若不問歸婦食、賈客道路糧而取食者，突吉羅。若持至僧伽藍中不分與餘比丘而獨食者，突吉羅。若不語餘比丘，突吉羅。

比丘尼，波逸提；式叉摩那、沙彌、沙彌尼，突吉羅。是謂為犯。

不犯者，兩三鉢受食；病者過受食；問歸婦、商客道路糧，還至僧伽藍中分與比丘共食，白餘比丘使知村處；若彼自送至僧伽藍中得受，若復送至比丘尼寺中亦得受，無犯。

無犯者，最初未制戒，癡狂、心亂、痛惱所纏。（三十四竟）（《大正藏》卷二十二第659-660页）

【评说】佛陀要求比丘乞食二三钵后，当分与其他比丘，这种要求有利于维护僧团和谐。

【原文】爾時佛在舍衛國祇樹給孤獨園。爾時世尊與諸比丘說一食法、讚歎一食法。爾時諸比丘聞世尊說一食法、歎譽一食法，時諸比丘食佉闍尼食、若食五種正食、若飲漿、若服藥，便當一食更不食，令形體枯燥顏色燋悴。爾時世尊知而故問阿難言："此諸比丘何故形體枯燥顏色燋悴？"阿難白佛言："世尊無數方便與諸比丘說一食法、歎譽一食法，而諸比丘聞已，即一座上噉佉闍尼食、若食五種食、若飲漿、若服藥，便當一食更不食，以是故形體枯燥顏色燋悴。"佛告阿難："自今已去聽諸比丘於一坐上食令飽滿。"諸比丘聞世尊聽於一坐上食乃至飽滿。時諸比丘，若食佉闍尼、若食五種食、若飲漿、若服藥，便令飽足更不復食，諸比丘形體枯燥顏色燋悴。爾時世尊知而故問阿難言："此諸比丘何故形體枯燥顏色燋悴？"爾時阿難白佛言："諸比丘聞世尊聽諸比丘於一坐上食乃至飽足，若食佉闍尼、若食五種食、若飲漿、若服藥，便令飽足更不復食，以是故形體枯燥顏色燋麨悴。"爾時世尊告阿難言："自今已去聽諸比丘食五種食，若飯、若麨、若乾飯、魚及肉令飽足，於此五種食中，一一食隨所得令飽足。"時諸病比丘，雖得好食飯、麨、乾飯、魚及肉，不能一坐食，形體枯燥顏色燋悴。爾時世尊知而故問阿難言："諸病比丘何故形體枯燥顏色燋悴？"爾時阿難白世尊言："此病比丘雖得五種食，不能一坐食，是故形體枯燥顏色燋悴。"佛告阿難："自今已去聽諸病比丘數數食，病人無足食法。"時諸病比丘若得好美食，食不能盡，與瞻病人，瞻病人足食已，不敢食便棄之，眾鳥競來諍食鳴喚。世尊知而故問阿難言："何故眾鳥鳴喚？"阿難白佛言："此諸病比丘得好美飲食，食不能盡，餘殘與瞻病人，瞻病人足食已不敢食便棄之，是故眾鳥諍食鳴喚。"佛告阿難："自今已去聽瞻病者食病人殘食，食病人殘食無餘食法。"爾時諸比丘清旦受食舉已入村乞食，食已還取所舉食與諸比丘。諸比丘足食已不敢食便棄之，眾鳥諍食鳴喚。世尊知而故

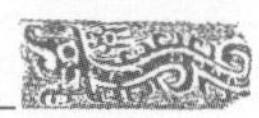

問阿難言:“此烏鳥何故鳴喚?”阿難白佛言:“諸比丘清旦受食,舉已入村乞食,食已還持所舉食與諸比丘。諸比丘足食已,不敢食便棄之,是故眾烏諍食鳴喚。”佛告阿難:“自今已去聽取所受食作餘食法應食,作如是餘食法言:‘大德!我足食已,知是看是。’此作餘食法。彼比丘應取少許食已,語彼比丘言:‘隨意取食。’應作如是餘食法食。”後有一長老多知識,比丘入村乞食,大得積聚一處共食,即持餘食來至僧伽藍中與諸比丘,諸比丘足食已,不敢食遂棄之,眾鳥諍食鳴喚。爾時世尊知而故問阿難:“眾鳥何故鳴喚?”阿難白佛言:“長老多知識,比丘入村乞食,大得飲食積聚一處共食,持殘食來還與諸比丘。諸比丘足食已,不敢食便棄之,眾鳥諍食是故鳴喚。”佛告阿難:“自今已去聽諸比丘從彼持食還,當作餘食法而食之。當作如是餘食法言:‘大德!我足食已,知是看是。’此作餘食法。彼應取少許食已,當語彼比丘言:‘我止,汝取食之。’彼比丘當作如是餘食法食。”

時舍衛國中有一比丘,貪餮不知足食、不足食,不知餘食、不餘食,得便食之。時諸比丘聞,其中有少欲知足、行頭陀、樂學戒、知慚愧者,嫌責彼比丘:“云何貪餮,不知足食、不足食,不知餘食、不餘食,得便食之?”時諸比丘往至世尊所,頭面禮足在一面坐,以此因緣具白世尊。世尊爾時集比丘僧,知而故問彼比丘言:“汝實爾貪餮,不知足食、不足食,不知餘食、不餘食,得便食之耶?”答言:“實爾。”佛以無數方便呵責彼比丘:“汝所為非,非威儀、非沙門法、非淨行、非隨順行,所不應為。云何比丘貪餮如是耶?”世尊呵責已,告諸比丘:“自今已去與比丘結戒,集十句義乃至正法久住,欲說戒者當如是說:若比丘足食竟,或時受請不作餘食法而食者,波逸提。”

比丘義如上說。

食者,五種食:飯、麨、乾飯、魚及肉。於五種食中,若食一一食、若飯、若麨、若乾飯、若魚及肉令飽足。

有五種足食,知是飯、知持來、知遮、知威儀、知捨威儀,足食已捨威儀,不作餘食法得而食之,咽咽波逸提。

爾時尊者憂波離,即從座起偏露右臂、右膝著地、合掌白佛言:“行比丘有幾處應足食?”佛告憂波離:“有五處應足食。云何為五?憂波離!比丘知行時,知飯食、知持來、知遮、知威儀、知捨威儀,知足食已捨威儀,不作殘食法得而食之。咽咽波逸提。是中憂波離!比丘知行時、知麨乾飯魚及肉知持來、知遮、知威儀、知捨威儀,足食已捨威儀,不作餘食法得而食之,咽咽波逸提。是中憂波離!比丘知行時、知麨食、知持來、知遮、知威儀、知捨威儀,足食已捨威儀,不作餘食法得而食之,咽咽波逸提。是中憂波離!比丘知行時、知乾飯知魚及肉飯知持來、知遮、知威儀、知捨威儀,足食已捨威儀,不作餘食法得而食之,咽咽波逸提。是中憂波離!比丘知行時、知乾飯食、知持來、知遮、知威儀、知捨威儀,足食已捨威儀,不作餘食法得而食之,咽咽波逸提。是中憂波離!比丘知行時、知魚及肉飯麨、知持來、知遮、知威儀、知捨威儀,足食已捨威儀,不作餘食法得而食之,咽咽波逸提。是中憂波離!比丘知行時、知魚食知持來、知遮、知威儀、知捨威儀,足食已捨威儀,不作餘食法得而食之,咽咽波逸提。是中憂波離!比丘知行時、知肉飯麨乾飯知持來、知遮、知威儀、知捨威儀、足食已捨威儀,不作餘食法得而食之,咽咽波逸提。是中憂波離!比丘知行時、知肉食、知持來、知遮、知威儀、知捨威儀,足食已捨威儀,不作餘食法得而食之,咽咽波逸提。是中憂波離!比丘知行時、知飯麨乾飯魚、知持來、知遮、知威儀、知捨威儀,足食已捨威儀,不作餘食法得而食之,咽咽波逸提。憂波離!是為行比丘五處足食,住坐臥亦如是。”

佉闍尼食者:有根佉闍尼食;枝、葉、華、果佉闍尼食;油、胡麻、黑石蜜磨細末食。

彼比丘足食已,不作餘食法得而食之,咽咽波逸提。若足食已,為他作餘食法不成餘食法,突吉羅。若知他足食已,作餘食法不成餘食法,突吉羅。若比丘自手捉食,作餘食法不成餘食法,突吉羅。若持食置地,作餘食法不成餘食法,突吉羅。若比丘使淨人持食,作餘食法不成餘食法,突吉羅。若比丘淨人前作餘食法,突吉羅。以不好食覆好食上,作餘食法不成餘食法,突吉羅。若比丘受他餘食法,盡持去,不成餘食法,突吉羅。若足食足食想,波逸提。若足食疑,突吉羅。若比丘不足食足食想,突吉羅。不足食疑,突吉羅。

比丘尼,突吉羅;式叉摩那、沙彌、沙彌尼,突吉羅。是謂為犯。

不犯者,食作非食想不受,作餘食法,非食不作餘食法;自取作餘食法,若不置地作餘食法,乃至手及處、若與他、他與已作餘食法;若病不作餘食法;病人殘食不作餘食法;若已作餘食法,無犯。

無犯者,最初未制戒,癡狂、心亂、痛惱所纏。(三十五竟)(《大正藏》卷二十二第660-661页)

【评说】佛陀认为多食同样会导致疾病,因过食饭、麨、干饭、鱼、肉等食物,导致形体枯燥、肤色无光,所以制定了食足更食戒。

【原文】爾時佛在舍衛國祇樹給孤獨園。時舍衛國中兄弟二人作比丘,一比丘貪餮嗜食,不知足食、不足食,餘食、不餘食,得而食之。有異比丘語言:“未曾有如汝今貪餮嗜食者,不知足食、不足食,餘食、不餘食,得而食之。”時彼比丘聞此語已心懷恚恨,於異時見彼比丘食已,不作餘食法慇懃請與食,彼即受食之。貪餮比丘語言:“未曾有如汝貪餮,如是不知足食、不足食,不知餘食、不餘食,得而食之,不知厭足。”彼比丘報言:“我雖食而未足。”彼比丘語言:“汝食先已飽足。”彼比丘問言:“知我足食耶?”答言:“知。”彼比丘問言:“汝知而故作耶?”答言:“知。”爾時彼比丘嫌責此比丘如是言:“云何知他比丘足食已,慇懃請與食,欲使他犯戒?”時諸比丘聞,其中有少欲知足、行頭陀、樂學戒、知慚愧者,嫌責彼比丘:“云何知他足食已,慇懃請與食,欲使他犯戒也?”爾時彼比丘往至世尊所,頭面禮足在一面坐,以此因緣具白世尊。世尊爾時以此因緣集比丘僧,知而故問彼比丘:“汝實知他足食已,慇懃請與食,欲使他犯戒耶?”答言:“實爾。世尊!”世尊爾時以無數方便呵責彼比丘:“汝所為非,非威儀、非沙門法、非淨行、非隨順行,所不應為。云何知他足食已,慇懃請與食,欲使他犯戒耶?”爾時世尊以無數方便呵責彼比丘已,告諸比丘:“此癡人!多種有漏處,最初犯戒。自今已去與比丘結戒,集十句義乃至正法久住,欲說戒者當如是說:若比丘知他比丘食竟,慇懃請與食,長老食是食,以是因緣非餘,欲令他犯,波逸提。”如是世尊與比丘結戒。

爾時諸比丘,未知已食、未食,不知足食、不足食,後乃知已食、已足食,或作波逸提懺者,或有畏慎者。佛言:“不知者,無犯。自今已去當如是說戒:若比丘知他比丘足食已,若受請不作餘食法,慇懃請與食,長老取是食,以是因緣非餘,欲使他犯戒,波逸提。”

比丘義如上說。

食者,五種,亦如上。

請亦有五種,亦如上。

彼比丘知他比丘足食已,不作餘食法,慇懃請與食,言:“長老食是。”彼即受食之,咽咽二俱波逸提。若與令食,前比丘不食棄之,與者突吉羅。若比丘與令食,前人受而不食、舉置,

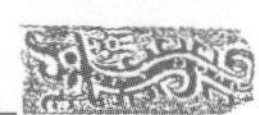

與者突吉羅。若比丘與令食,前人受已轉與餘人,與者突吉羅。若比丘不作餘食法,與前人,前人作餘食而食之,與者突吉羅。若與病人食,欲令他犯,與者突吉羅。持病人殘食與他,欲令他犯,與者突吉羅。若作餘食法已與他,欲使他犯,與者突吉羅。足食足食想,波逸提。足食疑,突吉羅。不足食足食想,突吉羅。不足食疑,突吉羅。

比丘尼,突吉羅;式叉摩那、沙彌、沙彌尼,突吉羅。是謂為犯。

不犯者,若先不知足食、不足食想;若與令棄而食之,若與令舉置而食之,若使令送與人取而食之;若未作餘食法,與令作餘食法而食之,彼不作餘食法而食之;若持病人餘食與,不令他犯;作餘食法與,不令他犯,不犯。

不犯者,最初未制戒,癡狂、心亂、痛惱所纏。(三十六竟)(《大正藏》卷二十二第661-662页)

【评说】劝导饱食之人再食违背了健康饮食的原则。劝足食者食戒体现了佛教的养生思想。

【原文】爾時佛在羅閱城耆闍崛山中。爾時羅閱城中人民節會作眾伎樂,時難陀、跋難陀二釋子到彼看伎,難陀、跋難陀釋子顏貌端正,眾人皆共觀看。時有一人語眾人言:"汝等空看視沙門釋子,何不供給飲食供養然後瞻看?"時眾人即與飲食。時難陀、跋難陀二釋子食訖故看伎,向暮還至耆闍崛山,諸比丘見即問言:"汝等何故逼暮行?"時難陀、跋難陀以此因緣具向諸比丘說。於時日暮,迦留陀夷著衣持鉢入羅閱城乞食,天陰闇至,一懷妊婦女家乞食,此婦女持食出門,值天雷電暫見其面,時婦女怖稱言:"鬼!鬼!"即墮娠。迦留陀夷語言:"大妹!我非鬼!我是沙門釋子!"婦女恚言:"沙門釋子寧自破腹不應夜乞食。"時迦留陀夷聞此語已,還至僧伽藍中,以此因緣向諸比丘說。其中有少欲知足、行頭陀、樂學戒、知慚愧者,嫌責難陀、跋難陀釋子及迦留陀夷:"云何難陀、跋難陀、迦留陀夷,非時乞食并觀伎樂耶?"時諸比丘往世尊所,頭面禮足在一面坐,以此因緣具白世尊。世尊以此因緣集比丘僧,無數方便呵責難陀、跋難陀釋子及迦留陀夷:"汝所為非,非威儀、非沙門法、非淨行、非隨順行,所不應為。云何難陀、跋難陀釋子及迦留陀夷,非時乞食并觀伎樂?"世尊以無數方便呵責難陀、跋難陀釋子及迦留陀夷已,告諸比丘:"自今已去不得觀伎。觀伎者,突吉羅。自今已去與比丘結戒,集十句義乃至正法久住,欲說戒者當如是說:若比丘非時受食,食者波逸提。"

比丘義如上。

時者,明相出乃至日中按此時為法,四天下食亦爾。非時者,從日中乃至明相未出。

食者,有二種,佉闍尼食如上,蒲闍尼五種食如上。

若比丘非時受食,食咽咽波逸提。若非時過非時,波逸提。七日、過七日,波逸提。盡形壽藥,無因緣服者,突吉羅。非時非時想,波逸提。非時疑,突吉羅。非時時想,突吉羅。時非時想,突吉羅。非時疑,突吉羅。

比丘尼,波逸提;式叉摩那、沙彌、沙彌尼,突吉羅。是謂為犯。

不犯者,時有乞食比丘,見他作黑石蜜中有麫尼,畏慎不敢非時噉。佛言:"聽噉,無犯。"作法應爾。時有病比丘服吐下藥,比丘煮粥熟頃日時已過,應煮麥令皮不破,漉汁飲之,無犯。若喉中哯出還咽,無犯。

無犯者,最初未制戒,癡狂、心亂、痛惱所纏。(三十七竟)(《大正藏》卷二十二第662页)

【评说】经文记载了非时食戒的因缘。佛陀反对比丘在非食时间乞食或受食。

【原文】爾時佛在羅閱城耆闍崛山中。爾時尊者迦羅在中住,常坐禪思维。若乞食時到,迦羅著衣持鉢入羅閱城中乞食。爾時羅閱城中乞食易得,時迦羅作如是念:"我今何為日日入城乞食疲苦?我寧可食先得者,食當持還。"後即如所念。時諸比丘,於小食、大食上不見迦羅。時諸比丘自相謂言:"我曹於小食、大食上不見迦羅,將不命終耶?不遠行耶?不休道耶?不被賊耶?不為惡獸所害耶?不為水所漂耶?"後於異時見迦羅,問言:"汝昨來何處來?於小食大食上不見汝。我等謂汝命過、若遠行、若罷道、若為惡獸所害。"時迦羅以此因緣具向諸比丘說。其中有少欲知足、行頭陀、樂學戒、知慚愧者,嫌責迦羅言:"云何藏舉宿食而食?"爾時諸比丘往至世尊所,頭面禮足在一面坐,以此因緣具白世尊。世尊以此因緣集比丘僧,知而故問迦羅:"汝實舉宿食而食耶?"答言:"實爾。"爾時世尊以無數方便呵責迦羅:"汝所為非,非威儀、非沙門法、非淨行、非隨順行,所不應為。云何迦羅!舉宿食而食耶?汝意雖欲少欲知足,後來眾生相法而行。"世尊呵責迦羅已,告諸比丘:"此迦羅癡人!多種有漏處,最初犯戒。自今已去與比丘結戒,集十句義乃至正法久住,欲說戒者當如是說:若比丘殘宿食而食者,波逸提。"

比丘義如上。

宿食者,今日受已至明日,於一切沙門釋子受大戒者皆不清淨。

食有二種:正食、非正食。非正食者,根食乃至細末食。正食者,飯、麨、乾飯、魚及肉。

若比丘舉宿食而食,咽咽波逸提。非時過非時食者,波逸提。受七日藥過七日食者,波逸提。盡形壽藥,無病因緣而服者,突吉羅。宿作宿想,波逸提。宿疑,突吉羅。非宿宿想,突吉羅。非宿疑,突吉羅。

比丘尼,波逸提;式叉摩那、沙彌、沙彌尼,突吉羅。是謂為犯。

不犯者,宿受食有餘,與父母、與塔作人、與房舍作人計價與食直。後於異時乞食苾芻,從作人邊乞食得食,鉢盂有孔罅食鉢中,彼擿洗穿壞,如法洗餘不出者,無犯。若宿受酥油脂用灌鼻,若縮鼻時酥油隨唾出應棄之,餘無犯。

無犯者,最初未制戒,癡狂、心亂、痛惱所纏。(三十八竟)(《大正藏》卷二十二第 662-663 页)

【评说】佛教规定比丘不能食用宿食(隔夜的食物)。从现代医学的角度来看,隔夜的食物容易滋生细菌,从而引发疾病。

卷第十五

【原文】爾時佛在舍衛國祇樹給孤獨園。爾時舍衛城中有一比丘,作是念:"我今寧可常乞食、著糞掃衣。"彼即如所念便行。爾時舍衛城中諸居士,為命過父母及兄弟姊妹及夫,於四衢道頭、或門下、或河邊樹下、或在石邊、或在廟中,作飲食祭祀供養。時彼乞食比丘自取食之,諸居士見皆共嫌之:"沙門釋子不知慚愧,犯不與取,外自稱言:'我修正法。'如是有何正法?我等為命過父母及兄弟姊妹,作飲食祭祀供養而取食之,如似我曹故為沙門釋子飲食供養置如是處,而我等乃為命過父母及兄弟姊妹故設此飲食祭祀,而自取食之。"時諸比丘聞,其中有少欲知足、行頭陀、樂學戒、知慚愧者,嫌責乞食比丘言:"云何乞食比丘,舍衛城中

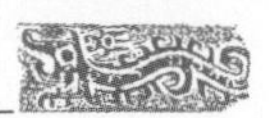

諸居士為命過父母及兄弟姊妹設飯食祭祀供養，而自取食之？”爾時諸比丘往至世尊所，頭面禮足在一面坐，以此因緣具白世尊。世尊以此因緣集諸比丘僧，以無數方便呵責彼比丘：“汝所為非，非威儀、非沙門法、非淨行、非隨順行，所不應為。云何乞食比丘，自取舍衛城居士祭祀飲食而食之。”世尊以無數方便呵責彼乞食比丘已，告諸比丘：“此乞食比丘癡人！多種有漏處，最初犯戒，自今已去與比丘結戒，集十句義乃至正法久住，欲說戒者當如是說：若比丘不受食、若藥著口中，波逸提。”如是世尊與比丘結戒。

時諸比丘於中生疑，不敢自取楊枝淨水，佛言：“比丘自取楊枝淨水，不犯。自今已去當如是說戒：若比丘，不受食、若藥著口中，除水及楊枝，波逸提。”

比丘義如上。

不與者，未受者是。受者有五種受：手與、手受；或手與、持物受；若持物授、手受；若持物授、持物受；若遙過物與，與者受者俱知中間無所觸礙，得墮手中，是謂五種受。復有五種受食：若身與身受、若衣與衣受、若曲肘與曲肘受、若器與器受、若有因緣置地與，是為五種受食。

佉闍尼食者，從根食乃至細末磨食。

食者麨、飯、乾飯、魚及肉。

奢耶尼食者，酥、油、生酥、蜜、石蜜。

若比丘不與食，自取著口中，除水及楊枝，咽咽波逸提。非時過非時食者，波逸提。受七日藥過七日食者，波逸提。盡形壽藥，無因緣不受而食者，突吉羅。不受不受想，波逸提。不受疑，突吉羅。受作不受想，突吉羅。若受有疑，突吉羅。

比丘尼，波逸提；式叉摩那、沙彌、沙彌尼，突吉羅。是謂為犯。

不犯者，取水及楊枝，若不受酥油脂灌鼻與唾俱出，餘者不犯。若乞食比丘鳥銜食墮鉢中，若風吹墮鉢中，欲除去此食乃至一指爪可除去，餘者無犯。

無犯者，最初未制戒，癡狂、心亂、痛惱所纏。（三十九竟）（《大正藏》卷二十二第663-664页）

【评说】五种受食是指施主亲手给予、比丘亲手接受；施主亲手给予、比丘持物接受给予物；施主持物授食、比丘持物受食；遥过物、堕手中。另有五种受食：身与身受、衣与衣受、曲肘与曲肘受、器与器受、因缘置地与。不符合规定的食物不能食用，即不受食戒。五种佉阇尼食，又称五种珂但尼食、五嚼食、五不正食；五种佉阇尼食是指枝、叶、花、果、细末磨食，或根、茎、叶、花、果等五种名。蒲膳尼，是指可以含啖的正食；五种蒲膳尼分别为饭、麨、干饭、鱼、肉。五种奢耶尼食分别是酥、油、生酥、蜜、石蜜。

【原文】爾時佛在舍衛國祇樹給孤獨園。時跋難陀釋子有一商主為檀越，時跋難陀釋子時到著衣持鉢，詣彼商賈家作如是言：“我今欲得雜食！”商賈問言：“今有何患乃思此食？”報言：“無所患苦，但意欲得雜食耳。”商賈報言：“我曹賈客常買賣生活，猶尚不能得雜食，況乃出家人。”時乞食比丘聞此語，嫌責跋難陀釋子：“云何自為身乞求如是美食？”時乞食比丘食訖，還至僧伽藍中，以此因緣向諸比丘說。其中有少欲知足、行頭陀、樂學戒、知慚愧者，嫌責跋難陀釋子：“云何自為身乞如是美食？”爾時諸比丘往至世尊所，頭面禮足在一面坐，以此因緣具白世尊。世尊以此因緣集比丘僧，無數方便呵責跋難陀釋子：“汝所為非，非威儀、非沙門法、非淨行、非隨順行，所不應為。云何跋難陀釋子！自為身乞求如是美食？”世尊以無數方便呵責跋難陀釋子已，告諸比丘："跋難陀癡人！多種有漏處，最初犯戒。自今已去與比丘結戒，集十句義乃至正法久住，欲說戒者當如是說：若有如是美食乳酪魚及肉，若比丘如是美食自為身索食者，波逸提。"如是世尊與比丘結戒。

時諸病比丘，聞此語已皆畏慎不敢乞，不敢為病比丘乞，得食已不敢食。佛言："自今已去聽病比丘乞，彼人亦聽為病比丘乞，乞得已聽食之。自今已去當如是說戒：若得好美飲食乳酪魚及肉，若比丘如此美飲食，無病自為身索者，波逸提。"

比丘義如上。

美食者，乳酪、魚及肉。

病者，乃至一坐間不堪食竟。

若比丘無病，自為身乞如此美食，食咽咽波逸提。

比丘尼，突吉羅；式叉摩那、沙彌、沙彌尼，突吉羅。是謂為犯。

不犯者，病人自乞、為病人乞，乞得而食；或己為彼、彼為己；若不乞而得，無犯。

無犯者，最初未制戒，癡狂、心亂、痛惱所纏。（四十竟）（《大正藏》卷二十二第664页）

【评说】佛陀反对比丘乞食美食。乞食美食与修行不符，但病人自乞、为病人乞、非乞而得等情况不属于犯戒。乳酪、鱼及肉等属于美食。

【原文】爾時佛將千二百五十弟子，從拘薩羅國遊行來至舍衛國，爾時諸檀越供養佛及眾僧大得餅食。時世尊告阿難："汝與眾僧分此餅。"阿難即受教，以餅分與眾僧，分已故有餘在。世尊復告阿難："以此餘餅與乞人。"阿難即受教，人與一餅。時彼乞兒眾中有一裸形外道家女，顏貌端正，時阿難賦餅，餅粘相著，謂是一餅與此女人。此女人即問傍人言："汝得幾餅？"時彼報言："我得一餅。"彼即復還問："汝得幾餅？"報言："我得二餅。"時彼婦女即語此女言："彼與汝私通，何得不與汝二餅也？"時阿難聞此語即懷愁憂，諸比丘聞亦復不樂。時彼會中有一梵志，在此食已便向拘薩羅國，道逢一篤信瞻相婆羅門，即問言："汝從何來？"報言："我從舍衛國來。"復問："云何舍衛國中乞求飲食可得不？復可得持行不？"報言："所索可得。"復問言："從誰間得耶？"報言："禿頭居士邊得。"復問："何者是禿頭居士？"報言："沙門瞿曇是。"婆羅門問言："汝是何人？食他食已發此惡言也。"彼婆羅門至僧伽藍中，如所聞事語諸苾芻。時諸比丘以此二因緣具白世尊。世尊爾時以此因緣集比丘僧，告言："自今已去與比丘結戒，集十句義乃至正法久住，欲說戒者當如是說：若比丘與裸形外道，若男、若女食者，波逸提。"如是世尊與比丘結戒。

諸餘外道等皆有怨言："一二外道有過，我曹復有何過而不得食耶？"諸比丘白佛，佛言："自今已去若諸比丘欲與食者，當置地與，若使人與。自今已去當如是說戒：若比丘，外道男、外道女自手與食者，波逸提。"

比丘義如上。

外道者，裸形異學人。

波私波羅闍者，在此眾外出家者是。

佉闍尼食者，根食乃至果食油食乃至磨細末食。

食者，飯、麨、乾飯、魚及肉。

若比丘，裸形外道若男、若女，自手與食者，波逸提。若與而受者，波逸提。與而不受者，突吉羅。方便欲與而不與還變悔者，一切突吉羅。

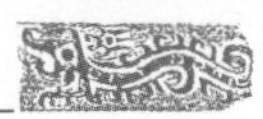

比丘尼，突吉羅；式叉摩那、沙彌、沙彌尼，突吉羅。是謂為犯。

不犯者，若捨著地與；若使人與；若與父母、與塔作人、别房作人，計作食價與；若為力勢强奪去，無犯。

無犯者，最初未制戒，癡狂、心亂、痛惱所纏。（四十一竟）（《大正藏》卷二十二第664-665页）

【评说】佛陀反对比丘与外道一同用餐。佉阇尼食，又称五种珂但尼食、五嚼食、五不正食，即根食、果食、油食、磨细末食。

【原文】爾時佛在舍衛國祇樹給孤獨園。時跋難陀釋子與餘比丘共鬪欲求懺悔，跋難陀結恨在心。後於異時跋難陀釋子語彼比丘言："汝隨我行到村中，當與汝食。"比丘報言："爾。"時跋難陀到時著衣持鉢，與彼比丘俱入舍衛城中，將至無食處，周迴遍行。餘有少時在，跋難陀念言："若此比丘出舍衛城至祇桓中，日時已過。"跋難陀語彼比丘言："未曾有汝是大惡人。"比丘問言："我作何等過？"跋難陀報言："今由汝故併使我不得食。長老速去！我共汝若坐、若語不樂，我獨坐獨語樂。"跋難陀語彼比丘已，便入舍衛城中有食處而食。時彼比丘出舍衛城到祇洹精舍，日時已過，不得食乏極。諸比丘聞其中有少欲知足、行頭陀、樂學戒、知慚愧者，嫌責跋難陀釋子："云何語餘比丘言：'將汝至聚落，與汝食。'竟不與比丘食，便語言：'汝速去！我共汝若坐、若語不樂，我獨坐獨語樂。'遣彼比丘還祇洹中，日時過，竟不得食乏極。"爾時諸比丘往至世尊所，頭面禮足在一面坐，以此因緣具白世尊。世尊爾時以此因緣，集比丘僧呵責跋難陀釋子："汝所為非，非威儀、非沙門法、非淨行、非隨順行，所不應為。云何將餘比丘言：'與汝食。'竟不與食，便語言：'汝速去！我共汝若坐、若語不樂，我獨坐獨語樂。'使彼比丘入祇洹中，日時過，不得食乏極耶？"爾時世尊以無數方便呵責跋難陀釋子已，告諸比丘："此癡人！多種有漏處，最初犯戒。自今已去與比丘結戒，集十句義乃至正法久住，欲說戒者當如是說：若比丘語餘比丘如是語：'大德！共至聚落，當與汝食。'彼比丘竟不教與是比丘食，語言：'汝去！我與汝一處若坐、若語不樂，我獨坐獨語樂。'以此因緣非餘方便遣他去，波逸提。"

比丘義如上。

村者，四種村，如上。

食者，時食。

彼比丘語此比丘言："至聚落間與汝食。"彼竟不與比丘食，便語言："汝去！我與汝若坐、若語不樂，我獨坐獨語樂。"彼方便遣去，捨見處聞處，波逸提。捨見處至聞處，突吉羅。捨聞處至見處，突吉羅。方便遣去，自捨見處聞處，波逸提。捨見處至聞處、捨聞處至見處，突吉羅。

比丘尼，波逸提；式叉摩那、沙彌、沙彌尼，突吉羅。是謂為犯。

不犯者，與食遣去；若病、若無威儀，人見不喜者，語言："汝去！我當送食至僧伽藍中。"彼若破戒、破見、破威儀；若眾中所舉；若被擯、若應擯；若見命難、淨行難方便遣去；不以嫌恨故遣去，不犯。

不犯者，最初未制戒，癡狂、心亂、痛惱所纏。（四十六竟）（《大正藏》卷二十二第667-668页）

【评说】比丘允诺给予其他比丘饮食却不给予，属于犯戒。

【原文】爾時佛在釋翅搜迦維羅衛尼拘律園中。爾時摩呵男釋種請眾僧供給藥，彼恭敬上座施與好者，求者亦與、不求者亦與。時六群比丘自相謂言："此摩訶男釋種子！請眾僧供給藥，彼恭敬上座施與好者，於我等無恭敬心，惡者施與我等，求索猶不見與，況不求而得？"自相謂言："我等當往詣其家，求索難得所無有藥。"於是即往詣其家語言："我等須如是如是藥。"摩訶男報言："若我家中有者當相與，若無者當為詣市求買供給。"六群比丘報言："汝家可無如是如是藥耶？"摩訶男報言："我家有者當相與，無者當為詣市求索相與。"時六群比丘復語言："汝請眾僧供給藥，恭敬上座與好者，求者與之，不求者亦與之。與下座惡者，又不慇懃恭敬，求索而不見與，況不求而得。汝家中所無有，而請眾僧與藥，汝有愛又復妄語。"摩訶男報言："我先有要誓，請眾僧家中所有者隨供給之，若無者當詣市求索與。汝今云何言：'我有愛是妄語人，無有至誠耶？'長老去！我自今已去，不復能供給眾僧藥也！"爾時諸比丘聞，其中有少欲知足、行頭陀、樂學戒、知慚愧者，嫌責六群比丘言："摩訶男釋子！信樂恭敬、供給好藥、布施常供給眾僧藥。云何汝等罵詈言：'他有愛妄語。'使斷眾僧藥耶？"爾時諸比丘往世尊所，頭面禮足在一面坐，以此因緣具白世尊。世尊爾時以此因緣集比丘僧，呵責六群比丘言："汝所為非，非威儀、非沙門法、非淨行、非隨順行，所不應為。云何摩訶男釋子有信心，好樂布施常供給眾僧藥，而汝等罵詈言：'有愛妄語。'使斷眾僧藥耶？"爾時世尊以無數方便呵責六群比丘已，告諸比丘言："此六群比丘癡人！多種有漏處，最初犯戒。自今已去與比丘結戒，集十句義乃至正法久住，欲說戒者當如是說：若比丘，應受四月請、因緣請與藥，若過受者，波逸提。"如是世尊與比丘結戒。

時諸病比丘，有畏慎心不敢過受藥。白佛，佛言："自今已去聽諸病比丘過受藥。自今已去當如是說戒：若比丘無病，受四月請與藥，過受者，波逸提。"如是世尊與比丘結戒。

時諸居士常請諸比丘與藥，諸比丘有畏慎心，不敢受常請供給藥。白佛，佛言："自今已去聽諸比丘受常請供給藥。自今已去當如是說戒：若比丘無病，受四月請與藥，若過受，除常請者，波逸提。"如是世尊與比丘結戒。

時摩訶男釋子復作是念："我寧可以一人二人故斷眾僧藥耶？今故應當更請眾僧供給藥。"作是念已即便至僧伽藍中。請諸比丘言："願諸大德僧受我請供給藥。"諸比丘各各有畏慎心，不敢受更請與藥。白佛，佛言："自今已去聽諸比丘受更請給藥。"諸比丘便計前日數，白佛，佛言："不應計前日數，應從斷藥還與已來日從此為數。自今已去當如是說戒：若比丘無病受四月請與藥，若過受，除常請、更請，波逸提。"如是世尊與比丘結戒。

時諸居士請諸比丘與分藥，諸比丘畏慎不敢受。白佛，佛言："自今已去聽諸比丘受分藥。自今已去當如是說戒：若比丘無病受四月請與藥，若過受，除常請、更請、分請與分藥，波逸提。"如是世尊與比丘結戒。

爾時諸居士請比丘與盡形壽藥，諸比丘畏慎不敢受盡形壽藥。白佛，佛言："自今已去聽諸比丘受盡形壽藥。自今已去與比丘結戒：若比丘受四月請與藥，無病比丘應受請。若過受，除常請、更請、分請、盡形壽請，波逸提。"

比丘義如上。

四月者，夏四月也。

因緣者，藥請也。

病者，醫所教服藥者也。

常請者，其人作如是言："我常與藥。"

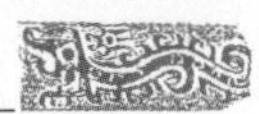

更請者，斷已後復更與請。

與分藥者，持藥至僧伽藍中分與。

盡形壽請者，其人言："我當盡形壽與藥。"

請者有四種：或有請夜有限齊、藥無限齊，或有請藥有限齊、夜無限齊，或有請藥有限齊夜亦有限齊，或有請夜無限齊藥無限齊。云何請夜有限齊、藥無限齊？彼作夜分齊不作藥分齊："我與爾許夜藥。"是謂請夜有分齊、藥無分齊。云何請藥有分齊、夜無分齊？彼作藥分齊、不作夜分齊，作如是言："我與如是藥。"是為請藥有分齊、夜無分齊。云何請夜有分齊藥亦有分齊？彼作夜分齊、藥分齊，作如是言："爾許夜與如是藥。"是謂請夜有分齊、藥有分齊。云何請夜無分齊藥無分齊？彼不作夜分齊、藥分齊，作如是言："我請汝與藥。"是謂請夜及藥俱無分齊。是中請夜有分齊藥無分齊、夜有分齊藥有分齊，應夏四月受請。是中藥有分齊夜無分齊、夜無分齊藥無分齊，應隨施時受。彼比丘無病，應受夏四月與藥，若過受，除常請、更請、分請、盡形壽請，咽咽波逸提。

比丘尼，波逸提；式叉摩那、沙彌、沙彌尼，突吉羅。是謂為犯。

不犯者，受四月請與藥，病者過受請，常請、更請、分請、盡形壽請，無犯。

無犯者，最初未制戒，癡狂、心亂、痛惱所纏。（四十七竟）（《大正藏》卷二十二第668-669页）

【评说】夏四月安居时，比丘可以接受他人供养的药物。

卷第十六

【原文】爾時佛在支陀國，與大比丘眾千二百五十人俱，時尊者娑伽陀為佛作供養人。爾時娑伽陀下道詣一編髮梵志住處，語梵志言："汝此住處第一房，我今欲寄止一宿，能相容止不?"梵志答言："我不惜，可止宿耳，但此中有毒龍，恐相傷害耳!"比丘言："但見聽止，或不害我。"編髮梵志答言："此室廣大，隨意可住。"爾時長老娑伽陀即入其室自敷草蓐，結跏趺坐繫念在前。時彼毒龍見娑伽陀結加趺坐，即放火烟，娑伽陀亦放火烟。毒龍恚之復放身火，娑伽陀亦放身火。時彼室然如似大火，娑伽陀自念言："我今寧可滅此龍火令不傷龍身耶?"於是即滅龍火使不傷害。時彼毒龍火光無色，娑伽陀火光轉盛有種種色，青、黃、赤、白、綠、碧、頗梨色。時娑伽陀其夜降此毒龍盛著鉢中，明日清旦持往詣編髮梵志所語言："所言毒龍者，我已降之置在鉢中，故以相示。"爾時拘睒彌主在編髮梵志家宿，彼作如是念："未曾有！世尊弟子有如是大神力，何況如來!"即白娑伽陀言："若世尊來至拘睒彌時，願見告勅，欲一禮覲。"娑伽陀報言："大佳!"爾時世尊從支陀國人間遊行至拘睒彌國。時彼國主聞世尊將千二百五十弟子至此國，即乘車往迎世尊，遙見世尊顏貌端政，諸根寂定，其心息滅，得上調伏，如調龍象，猶若澄淵。見已篤信心生，以恭敬心即下車至世尊所，頭面禮足已在一面住。爾時世尊無數方便，說法勸化令得歡喜。時拘睒彌主聞佛無數方便說法勸化，心大歡喜已，顧看眾僧不見娑伽陀，即問諸比丘言："娑伽陀今為所在耶?"諸比丘報言："在後，正爾當至。"爾時娑伽陀與六群比丘相隨在後至。時拘睒彌主見娑伽陀來，即往迎頭面禮足已在一面立。時娑伽陀復為種種方便說法，勸化令心歡喜。時拘睒彌主聞娑伽陀種種方便說法勸化，得歡喜已白言："何所須欲？可說之。"娑伽陀報言："止！止！此即為供養我已。"彼復白言："願說何所須欲?"六群比丘語彼言："汝知不？比丘衣鉢、尼師壇、鍼筒，此是易得物耳！更有於比丘難得者與之。”彼即問言:“於比丘何者難得?”六群比丘報言:“欲須黑酒。”彼報言:“欲須者明日可來取,隨意多少。”時彼禮娑伽陀足遶已而去。明日清旦,娑伽陀著衣持鉢,詣拘睒彌主家就座而坐,時彼拘睒彌主出種種甘饌飲食,兼與黑酒極令飽滿。時娑伽陀食飲飽足已從座起去,於中路為酒所醉倒地而吐,眾鳥亂鳴。爾時世尊知而故問阿難:“眾鳥何故鳴喚?”阿難白佛言:“大德!此娑伽陀受拘睒彌主請食種種飲食兼飲黑酒,醉臥道邊大吐,故使眾鳥亂鳴。”佛告阿難:“此娑伽陀比丘癡人!如今不能降伏小龍,況能降伏大龍。”佛告阿難:“凡飲酒者有十過失。何等十?一者、顏色惡;二者、少力;三者、眼視不明;四者、現瞋恚相;五者、壞田業資生法;六者、增致疾病;七者、益鬪訟;八者、無名稱惡名流布;九者、智慧減少;十者、身壞命終墮三惡道。阿難!是謂飲酒者有十過失也。”佛告阿難:“自今以去以我為師者,乃至不得以草木頭內著酒中而入口。”爾時世尊以無數方便呵責娑伽陀比丘已,告諸比丘:“此娑伽陀比丘癡人!多種有漏處,最初犯戒。自今已去與比丘結戒,集十句義乃至正法久住,欲說戒者當如是說:若比丘飲酒者,波逸提。”

比丘義如上。

酒者,木酒、粳米酒、餘米酒、大麥酒,若有餘酒法作酒者是。木酒者,梨汁酒、閻浮果酒、甘蔗酒、舍樓伽果酒、蕤汁酒、蒲桃酒。梨汁酒者,若以蜜石蜜雜作,乃至蒲桃酒亦如是雜。酒者,酒色、酒香、酒味,不應飲。或有酒,非酒色,酒香、酒味,不應飲。或有酒,非酒色、非酒香,酒味,不應飲。或有酒,非酒色、非酒香、非酒味,不應飲。非酒,酒色、酒香、酒味,應飲。非酒,非酒色,酒香、酒味,應飲。非酒,非酒色、非酒香,酒味,應飲。非酒,非酒色、非酒香、非酒味,應飲。

彼比丘若酒酒煮酒和合,若食、若飲者,波逸提。若飲甜味酒者,突吉羅。若飲醋味酒者,突吉羅。若食麴、若酒糟,突吉羅。酒酒想,波逸提。酒疑,波逸提。酒無酒想,波逸提。無酒有酒想,突吉羅。無酒疑,突吉羅。

比丘尼,波逸提;式叉摩那、沙彌、沙彌尼,突吉羅。是謂為犯。

不犯者,若有如是如是病,餘藥治不差以酒為藥;若以酒塗瘡,一切無犯。

無犯者,最初未制戒,癡狂、心亂、痛惱所纏。(五十一竟)(《大正藏》卷二十二第671-672页)

【评说】佛陀制定了饮酒戒。佛教认为饮酒会有十种害处:面容憔悴、虚弱少力、视力下降、面相嗔恚、破坏田业资生法、导致疾病产生、产生争斗、损害名誉、减少智慧、死后堕入三恶道。佛教将酒分为木酒、粳米酒、余米酒、大麦酒等几种。例如梨汁酒、阎浮果酒、甘蔗酒、舍楼伽果酒、蕤汁酒、蒲桃酒等为木酒。“酒者,酒色、酒香、酒味,不应饮。或有酒,非酒色,酒香、酒味,不应饮。或有酒,非酒色、非酒香,酒味,不应饮。或有酒,非酒色、非酒香、非酒味,不应饮。非酒,酒色、酒香、酒味,应饮。非酒,非酒色,酒香、酒味,应饮。非酒,非酒色、非酒香,酒味,应饮。非酒,非酒色、非酒香、非酒味,应饮”,从佛教的规定来看,只要是酒,不管是否有酒色、酒香、酒味,都不能饮用;如果不是酒,即便该饮品具有酒色、酒香或酒味,都是可以饮用的。

【原文】爾時佛在舍衛國祇樹給孤獨園。爾時十七群比丘在阿耆羅婆提河水中嬉戲,從此岸至彼岸,或順流、或逆流、或此沒彼出,或以手畫水,或水相澆潩。爾時波斯匿王與末利夫人在樓觀上,遙見十七群比丘在此河水中嬉戲,從此岸至彼岸,或順流、或逆流,或此沒彼

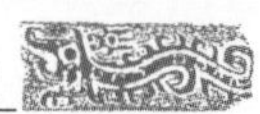

出，或以手畫水，或以水相澆潰，見已即語末利夫人言："看汝所事者。"時末利夫人報王言："此諸比丘，是年少始出家者，在佛法未久，或是長老癡無所知。"時末利夫人即疾疾下樓，語那陵迦婆羅門言："汝持我名往至祇桓中問訊世尊：'遊步康強教化有勞耶?'以此一裹石蜜奉上世尊，以此因緣具白世尊。"時彼婆羅門即受夫人教，往詣世尊所，問訊已在一面坐。那陵迦婆羅門白世尊言："末利夫人故遣我來問訊世尊：'遊步康強，起居輕利，教化有勞耶?'今奉此一裹石蜜。"以向因緣具白世尊。世尊爾時以此因緣集比丘僧，以無數方便呵責十七群比丘言："汝所為非，非威儀、非沙門法、非淨行、非隨順行，所不應為。云何十七群比丘！在阿耆婆提河水中嬉戲，從此岸至彼岸，或順流、或逆流，或從此沒彼出，或以手畫水，或水相澆潰。"爾時世尊呵責十七群比丘已，告諸比丘："此癡人！多種有漏處，最初犯戒。自今已去與比丘結戒，集十句義乃至正法久住，欲說戒者當如是說：若比丘水中嬉戲者，波逸提。"

比丘義如上。

水中戲者，放意自恣，從此岸至彼岸，或順流、或逆流，或此沒彼出，或以手畫水，或水相澆潰，乃至以鉢盛水戲弄，一切波逸提。除水已，若酪漿、若清酪漿、若苦酒、若麥汁，器中弄戲者，突吉羅。

比丘尼，波逸提；式叉摩那、沙彌、沙彌尼，突吉羅。是謂為犯。

不犯者，若道路行渡水；或從此岸至彼岸；或水中牽材木；若竹若簰順流上下；若取石取沙；若失物沈入水底此沒彼出；或欲學知浮法，而浮擢臂畫水潰水，一切無犯。

無犯者，最初未制戒，癡狂、心亂、痛惱所纏。（五十二竟）（《大正藏》卷二十二第672页）

【评说】佛教制定了水中嬉戏戒。用钵盛酪浆、清酪浆、苦酒、麦汁等嬉戏犯了突吉罗，即轻罪。

【原文】爾時佛在波羅梨毘國，爾時尊者那迦波羅比丘常侍世尊左右供給所須。佛語那迦波羅："汝取雨衣來，我欲至經行處經行。"即受教取雨衣授與世尊。世尊爾時受雨衣已，至經行處經行。爾時釋提桓因化作金經行堂已，合掌在世尊前白言："我世尊經行，我善逝經行，諸佛常法，若經行時，供養人在經行道頭立。"爾時那迦波羅比丘在經行道頭立，知前夜已過，白世尊言："初夜已過，可還入房。"爾時世尊默然。時那迦波羅知中夜、後夜過明相已出，眾鳥覺時天欲明了，白世尊言："初中後夜已過、明相出，眾鳥覺時天欲明了，願世尊還入房。"爾時世尊默然。時那迦波羅心自念言："我今寧可恐怖佛使令入房耶！"爾時那迦波羅即反被拘執，來至佛所作非人恐怖聲："沙門！我是鬼。"世尊報言："當知此愚人心亦是惡。"時釋提桓因白佛言："眾中亦有如此人耶?"佛告釋提桓因言："眾中有如是人。"語釋提桓因言："此人於此生中當得清淨之法。"爾時釋提桓因以偈讚佛：

"聖獨步不放逸，　若毀譽不移動；
聞師子吼不驚，　如風過草無礙；
引導一切諸眾，　決定一切人天。"

爾時世尊以偈報言：

"天帝謂我怖，　故說此言耶?"

爾時釋提桓因即禮佛足隱形而去。爾時世尊夜過已，清旦集比丘僧，以此因緣具向諸比丘說之："此那迦波羅癡人乃欲恐怖我。"爾時世尊以無數方便呵責那迦婆羅比丘已，告諸比丘："此癡人！多種有漏處，最初犯戒。自今已去與比丘結戒，集十句義乃至正法久住，欲說戒者當如是說:若比丘恐怖他比丘者,波逸提。”

比丘義如上。

恐怖者,若以色聲香味觸法恐怖人。云何色恐怖?或作象形、馬形;或作鬼形、鳥形,以如是形色恐怖人令彼見。若恐怖、若不恐怖,波逸提。以如是形色恐怖人,前人不見者,突吉羅。云何聲恐怖人,或貝聲、鼓聲、波羅聲、象聲、馬聲、駝聲、啼聲,以如是聲恐怖人令彼人聞,恐怖不恐怖,波逸提。若以如是聲恐怖人,彼不聞,突吉羅。云何香恐怖人?若根香、薩羅樹香、樹膠香、皮香、膚香、葉香、花香、果香、若美香、若嗅氣、若以此諸香恐怖人,彼人嗅香,若怖以不怖,波逸提。若以如是香恐怖人,前人不嗅者,突吉羅。云何味恐怖人?若以味與人,若醋、若甜、若苦、若澁、若鹹、若袈裟味,以如此味恐怖人,令彼人甞味,怖以不怖,波逸提。若作如是味恐怖人,彼不甞者,突吉羅。云何觸恐怖人,若以熱、若以冷、若輕、若重、若細、若麁、若滑、若澁、若軟、若堅,以如是觸恐怖人,令彼人觸,怖以不怖,波逸提。以如是觸恐怖人,彼人不觸者,突吉羅。云何以法恐怖人?語前人言:“我見如是相,若夢汝當死、若失衣鉢、若罷道;汝師和上、阿闍梨亦當死,失衣鉢、若罷道;若父母得重病、若命終。”以如是法恐怖人,彼知怖不怖,波逸提。若以如是法恐怖人,彼不知者,突吉羅。

若比丘以色聲香味觸法恐怖人,若說而了了者,波逸提;說而不了了者,突吉羅。

比丘尼,波逸提;式叉摩那、沙彌、沙彌尼,突吉羅。是謂為犯。

不犯者,或闇地坐無燈火、或大小便處,遙見謂言:“是象、若賊、若惡獸。”便恐怖;若至闇室中無燈火處、大小便處,聞行聲、若觸草木聲、若謦咳聲而怖畏;若以色示人,不作恐怖意,若以聲香味觸與人,不作恐怖意;若實有是事;若見如是相;或夢中見,若當死、或罷道、若失衣鉢,若和上師當死、失衣鉢、罷道,若父母病重當死,便作如是語語彼言:“我見汝如是諸變相事。”若戲語、若疾疾語、若獨語、夢中語,欲說此乃錯說彼,一切無犯。

無犯者,最初未制戒,癡狂、心亂、痛惱所纏。(五十五竟)(《大正藏》卷二十二第 673-674 页)

【评说】恐怖他比丘戒是指不允许比丘利用某种手段恐吓比丘使比丘感受到恐惧。恐吓的方式包括以色恐怖、以声恐怖、以香恐怖、以味恐怖、以触恐怖等,即对人的视觉、听觉、嗅觉、味觉、触觉进行恶性干扰。不属于犯戒的情况有自身处于恐怖状态、心中没有恐怖他人的念头、情况属实,戏语、梦语、独语等情况。另外,经文记载了根香、萨罗树香、树胶香、皮香、肤香、叶香、花香、果香等。触觉有十种,分别是热、冷、轻、重、细、粗、滑、涩、软、坚。

【原文】爾時佛在羅閱祇,迦蘭陀竹園中有池水,爾時摩竭國洴沙王,聽諸比丘常在池中洗浴。時六群比丘於後夜明相未出時入池洗浴,爾時洴沙王於後夜明相未出,與婇女俱詣池欲洗浴,聞六群比丘在池洗浴聲,即問左右言:“此中誰洗浴?”答言:“是比丘。”王言:“莫大作聲,勿使諸比丘不及洗浴而去。”彼六群比丘,以種種細末藥更相洗浴,乃至明相出,時洴沙王竟不得洗浴而去。時諸大臣皆共譏嫌自相謂言:“此沙門釋子不知慚愧,外自稱言:‘我修正法。’如此何有正法?於後夜中相將入池水,以種種細末藥更相洗浴,乃至明相出,使王竟不得洗浴而去。”時諸比丘聞,其中有少欲知足、行頭陀、樂學戒、知慚愧者,嫌責六群比丘言:“云何於後夜中入池水浴,以種種細末藥更相洗浴,乃至明相出,使王不得洗浴?”爾時諸比丘往世尊所,頭面禮足已在一面坐,以此因緣具白世尊。世尊爾時以此因緣集比丘僧,呵責六群比丘言:“汝所為非,非威儀、非沙門法、非淨行、非隨順行,所不應為。云何汝等於後夜中

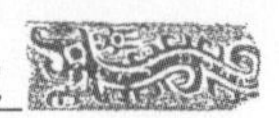

入池水，以種種細末藥更相洗浴，乃至明相出，使王不得洗浴而去?”爾時世尊以無數方便呵責六群比丘已，告諸比丘:“此癡人！多種有漏處，最初犯戒，自今已去與比丘結戒。集十句義乃至正法久住，欲說戒者當如是說:若比丘半月應洗浴，若過者，波逸提。”如是世尊與比丘結戒。

爾時諸比丘，盛熱時身體疱痱出，污垢臭穢，畏慎不敢洗浴，恐犯過半月洗浴。諸比丘白佛，佛言:“聽諸病比丘熱時數數洗浴。自今已去應如是說戒:若比丘半月應洗浴，除餘時，若過，波逸提。餘時者，熱時。”如是世尊與比丘結戒。

其中諸病比丘，身體疱痱出，污垢臭穢，或大小便吐污不淨，畏慎不敢洗浴，恐犯過半月洗浴。諸比丘白佛，佛言:“聽諸病比丘數數洗浴。自今已去當如是說戒:若比丘半月應洗浴，不得過，除餘時，波逸提。餘時者，熱時、病時。”如是世尊與比丘結戒。

時諸比丘，作時身體污垢臭穢，諸比丘有畏慎心不敢洗浴。白佛，佛言:“聽諸比丘作時數數洗浴。自今已去當如是說戒:若比丘半月洗浴，不得過，除餘時，波逸提。餘時者，熱時、病時、作時。”如是世尊與諸比丘結戒。

時諸比丘風雨中行，身體疱痱、污出塵坌、污穢不淨，有畏慎不敢洗浴。白佛，佛言:“聽諸比丘風雨時數數洗浴。自今已去當如是說戒:若比丘半月洗浴，不得過，除餘時，波逸提。餘時者，熱時、病時、作時、風時、雨時。”如是世尊與比丘結戒。

時諸比丘道行時，身體熱疱痱出、污垢塵土、污穢不淨，畏慎不敢洗浴。白佛，佛言:“聽諸比丘道行時數數洗浴。自今已去當如是說戒:若比丘半月洗浴，無病比丘應受不得過，除餘時，波逸提。餘時者，熱時、病時、作時、風雨時、道行時，此是餘時。”

比丘義如上。

熱時者，春四十五日、夏初一月是熱時。

病者，下至身體臭穢是諸病。

作者，下至掃屋前地。

風雨時者，下至一旋風一渧雨著身。

道行者，下至半由旬，若來若往者是也。

若比丘半月洗浴，除餘時，若過一遍澆身者，波逸提。若水洗半身者，波逸提。若方便莊嚴欲洗浴不去，一切突吉羅。

比丘尼，波逸提;式叉摩那、沙彌、沙彌尼，突吉羅。是謂為犯。

不犯者，半月洗浴;熱時、病時、作時、風時、雨時、道行時，數數洗浴;若為力勢所持強使洗浴，無犯。

無犯者，最初未制戒，癡狂、心亂、痛惱所纏。(五十六竟)(《大正藏》卷二十二第 674-675 页)

【评说】佛教规定比丘必须在半月内洗浴一次。洗澡可以去除尘垢，保持皮肤干净，有效防止皮肤疾病的产生。“身体疱痱、污出尘坌、污秽不净”，即过半月仍不洗浴所致。疱痱，是两类皮肤疾病。疱，是指皮肤上长的像水泡的小疙瘩;痱，是由于在高温闷热环境下，出汗过多但蒸发不畅，致使汗管堵塞、破裂，汗液外渗入周围组织而引起。

【原文】爾時佛在舍衛國祇樹給孤獨園。爾時尊者迦留陀夷不喜見烏，作弓射烏，射之不已，大殺眾烏，僧伽藍中遂成大積。時諸居士來入僧伽藍禮拜，見此大積死烏，各共嫌之，自相謂言:“沙門釋子不知慚愧、無有慈心殺眾生命,外自稱言:‘我修正法。’如今觀之何有正法? 射殺眾烏乃成大積。”時諸比丘聞,其中有少欲知足、行頭陀、樂學戒、知慚愧者,嫌責迦留陀夷言:“云何汝射殺眾烏乃成大積耶?”時諸比丘往世尊所,頭面禮足已在一面坐,以此因緣具白世尊。世尊爾時以此因緣集比丘僧,知而故問迦留陀夷:“汝實不喜見烏,而以竹弓射殺眾烏而成大積不?”答曰:“實爾。”爾時世尊以無數方便呵責迦留陀夷:“汝所為非,非威儀、非沙門法、非淨行、非隨順行,所不應為。云何迦留陀夷! 射殺眾烏以成大積耶?”呵責迦留陀夷已,告諸比丘:“此癡人! 多種有漏處,最初犯戒。自今已去與苾芻結戒,集十句義乃至正法久住,欲說戒者當如是說:若比丘斷畜生命者,波逸提。”如是世尊與比丘結戒。

時諸比丘,坐起行來多殺細小虫,中或有作波逸提懺、或有畏慎者。諸苾芻往白佛,佛言:“不知者不犯。自今已去當如是說戒:若苾芻故殺畜生命者,波逸提。”

比丘義如上。

畜生者,不能變化者斷其命,若自斷、若教人斷,若遣使、若往來使殺、若重使殺、若展轉遣使殺、若自求使、若教人求使、若自求持刀人、教人求持刀人、若以身相、若口語、若身口、若遣使教、若遣書教、若遣使書教、若安坑陷殺、若安刀著常所倚住處、若毒藥、若安殺具在前,作如是方便,若復有餘所欲殺畜生,若殺者,波逸提。方便欲殺而不殺,突吉羅。

比丘尼,波逸提;式叉摩那、沙彌、沙彌尼,突吉羅。是謂為犯。

不犯者,不故殺,或以瓦石、刀杖擲餘處,而誤斷命;若苾芻經營作房舍,手失瓦石而誤殺;若土墼材木、若屋柱櫨棟椽,如是手捉不禁墮而殺者;若扶病起而死;或還臥而死;若洗浴時死;若服藥時死;將入房時死;將出房時死;或將日中坐時死;或在蔭處而死,作如是眾多事,無有害心而死者,無犯。

無犯者,最初未制戒,癡狂、心亂、痛惱所纏。(六十一竟)(《大正藏》卷二十二第676-677页)

【评说】佛教制定了断畜生命戒,这样的规定有利于维护自然生态环境,同时对于修行有益处。

【原文】爾時世尊在舍衛國祇樹給孤獨園。時六群比丘取雜虫水而飲用。諸居士見已皆嫌責言:“此沙門釋子! 無有慈心殺害虫命,外自稱言:‘我修正法。’如今觀之何有正法? 乃取雜虫水用。”時諸比丘聞,其中有少欲知足、行頭陀、樂學戒、知慚愧者,嫌責六群比丘言:“云何汝等無有慈心,乃飲虫水以害其命耶?”爾時諸比丘往世尊所,頭面禮足在一面坐,以此因緣具白世尊。世尊爾時以此因緣集比丘僧,呵責六群比丘言:“汝所為非,非威儀、非沙門法、非淨行、非隨順行,所不應為。云何汝等飲用雜虫水以害其命耶?”爾時世尊以無數方便呵責六群比丘已告諸比丘:“此癡人! 多種有漏處,最初犯戒,自今已去與比丘結戒,集十句義乃至正法久住,欲說戒者當如是說:若比丘飲用雜虫水者,波逸提。”如是世尊與比丘結戒。

爾時諸比丘,不知有虫無虫,後乃知或作波逸提懺、或有畏慎者。白佛,佛言:“不知者無犯。自今已去當如是說戒:若比丘知水有虫飲用者,波逸提。”

比丘義如上。

彼比丘知是雜虫水飲用者,波逸提。除水已,若雜虫漿、苦酒、清酪漿、清麥汁飲用,波逸提。有虫水有虫想,波逸提。有虫水疑,突吉羅。無虫水有虫水想,突吉羅。無虫水疑,突吉羅。

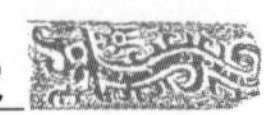

比丘尼,波逸提;式叉摩那、沙彌、沙彌尼,突吉羅。是謂為犯。

不犯者,先不知有虫無虫想;若有麁虫觸水使去;若漉水飲者,無犯。

無犯者,最初未制戒,癡狂、心亂、痛惱所纏。(六十二竟)(《大正藏》卷二十二第677页)

【评说】饮虫水戒体现了佛教对卫生的重视。除此外,如果浆、苦酒、清酪浆、清麦汁中夹杂虫,都是禁止饮用的。饮用这类水,对健康有害。同时,饮食水中虫,无异于杀生、食肉,违背了佛教修行过程中的慈悲观。佛教所说的无虫水,指的是肉眼看不到小虫的水。

卷第十七

【原文】爾時佛在舍衛國祇樹給孤獨園。爾時十七群比丘往語六群比丘:"長老! 云何入初禪、第二、第三、第四禪。云何入空、無相、無願? 云何得須陀洹果、斯陀含果、阿那含果、阿羅漢果耶?"時六群比丘報言:"如汝等所說者,則已犯波羅夷法,非比丘。"時十七群比丘,便往上座比丘所問言:"若有諸比丘作如是問:'云何入初禪、二禪乃至四禪、空、無相願、須陀洹乃至阿羅漢果?'為犯何罪?"上座比丘報言:"無所犯。"十七群比丘言:"我等向者詣六群比丘所問言:'云何入初禪乃至四禪、空、無相願,云何得須陀洹果乃至阿羅漢果?'彼即報言:'汝等自稱得上人法,犯波羅夷,非比丘。'"彼比丘即察知,此六群比丘與十七群比丘作疑惱。爾時諸比丘聞,其中有少欲知足、行頭陀、樂學戒、知慚愧者,嫌責六群比丘:"云何汝等與十七群比丘作疑惱?"爾時諸比丘往世尊所,頭面禮足在一面坐,以此因緣具白世尊。世尊爾時以此因緣集比丘僧,呵責六群比丘:"汝所為非,非威儀、非沙門法、非淨行、非隨順行,所不應為。云何汝等與十七群比丘作疑惱?"爾時世尊以無數方便呵責六群比丘已,告諸比丘:"此六群比丘癡人! 多種有漏處,最初犯戒。自今已去與比丘結戒,集十句義乃至正法久住,欲說戒者當如是說:若比丘與他作疑惱,波逸提。"如是世尊與比丘結戒。

爾時衆多比丘集在一處共論法律,有一比丘退去。退去者心疑,作是言:"彼諸比丘與我作疑。"諸比丘白佛,佛言:"不故作者無犯。自今已去當如是結戒:若比丘故疑惱他比丘,令須臾間不樂者,波逸提。"

比丘義如上。

疑惱者,若為生時、若為年歲、若受戒、若為羯磨、若為犯、若為法也。為生時疑者,即問言:"汝生來幾時耶?"報言:"我生來爾所時。"語言:"汝不爾所時生,汝如餘人生,非爾所時生。"是謂問生時疑。云何問年歲時生疑? 問言:"汝幾歲?"報言:"我爾所歲。"語言:"汝非爾所歲,如餘人受戒者,汝未爾所歲。"是謂問年歲時生疑。云何問受戒生疑? 問言:"汝受戒既年不滿二十,又界內別衆。"是謂問受戒時生疑。云何問羯磨生疑? 問言:"汝受戒時白不成、羯磨不成,非法別衆。"是謂問羯磨生疑。云何於犯生疑,語言:"汝犯波羅夷、僧伽婆尸沙、波逸提、波羅提提舍尼、偷蘭遮、突吉羅、惡說。"是謂於犯生疑。云何於法生疑? "汝等所問法者,則犯波羅夷,非比丘。"是謂於法生疑。

若比丘,故為比丘作疑,若以生時、若歲時,乃至法時疑,說而了了者,波逸提;說而不了了者,突吉羅。

比丘尼,波逸提;式叉摩那、沙彌、沙彌尼,突吉羅。是謂為犯。

不犯者,其事實爾不故作;彼非爾許時生,恐後有疑悔,無故受他利養、受大比丘禮敬,便語言:"汝非如許時生,如餘人生,知汝非如許時生,其事實爾。"彼無爾許歲,恐後有疑悔,無故受他利養、受大比丘禮敬，便語言："汝無爾許歲，如餘比丘歲，汝未如許歲。其事實爾。"若年不滿二十，界內別眾，恐後有疑悔，無故受他利養、受大比丘禮敬，語令彼知，還本處更受戒，故便語言："汝年不滿二十界內別眾，其事實爾。"白不成、羯磨不成非法別眾，恐後有疑悔，無故受他利養、受大比丘禮敬，語彼令知，還本處更受戒，故便語言："汝白不成、羯磨不成就非法別眾，其事實爾。"犯波羅夷、僧伽婆尸沙、波逸提、波羅提提舍尼、偷蘭遮、突吉羅、惡說，恐後疑悔，無故受人利養、受持戒比丘禮敬，欲令彼知如法懺悔故便語言："汝犯波羅夷乃至惡說有。"復若彼為性麁疎不知言語，便言："如汝所說自稱上人法，犯波羅夷，非苾芻行。"或戲笑語、或疾疾語、或獨語、或夢中語、或欲說此錯說彼，無犯。

無犯者，最初未制戒，癡狂、心亂、痛惱所纏。（六十三竟）（《大正藏》卷二十二第 677-678 页）

【评说】故恼比丘戒，是指比丘不得通过某种方式故意刺激其他比丘使其感到恼怒。可见，佛陀相当重视僧团间的和睦相处以及情绪刺激对人的影响。

卷第十八

【原文】爾時佛在舍衛國祇樹給孤獨園。時六群比丘中有一比丘，當說戒時犯罪，自知罪障，恐清淨比丘發舉，便先詣清淨比丘所語言："我今始知是法戒經所載，半月半月說戒經來。"諸比丘察知六群比丘布薩時犯戒，自知罪障，恐清淨比丘發舉，便先詣清淨比丘所語言："我今始知此法戒經所載，半月半月說戒經來。"諸比丘聞，其中有少欲知足、行頭陀、樂學戒、知慚愧者，嫌責六群比丘言："云何汝等說戒時犯罪而自知罪障，恐清淨比丘發舉，便先詣清淨比丘所語言：'半月半月說戒經來，我今始知此法戒經所載。'"爾時諸比丘往世尊所，頭面禮足在一面坐，以此因緣具白世尊。世尊爾時以此因緣集比丘僧，呵責六群比丘言："汝所為非，非威儀、非沙門法、非淨行、非隨順行，所不應為。云何說戒時犯罪，自知罪障，恐清淨比丘發舉，便先詣清淨比丘所語言：'我今始知此法戒經所載，半月半月說戒經來。'"爾時世尊以無數方便呵責六群比丘中一比丘已，告諸比丘言："此愚癡人！多種有漏處，最初犯戒。自今已去與比丘結戒，集十句義乃至正法久住，欲說戒者當如是說：若比丘說戒時作如是語：'我今始知此法戒經所載，半月半月說戒經來。'餘比丘知是比丘若二、若三說戒中坐，何況多！彼比丘無知無解，若犯罪應如法治，更重增無知罪。語言：'長老！汝無利、不善得，汝說戒時，不用心念、不一心攝耳聽法。'彼無知故，波逸提。"

比丘義如上。

彼比丘若自說戒時、若他說戒時、若誦戒時，作如是語："長老！我今始知是法戒經所載，半月半月說戒經來。"餘比丘知是比丘二、三在布薩中坐，何況多！彼比丘無知無解，隨所犯罪應如法治，應重增無知罪。"長老！汝無利、不善得，汝說戒時，不善用意思维，不一心聽法。"無知故重與波逸提。若不與者，彼比丘，突吉羅。

比丘尼，波逸提；式叉摩那、沙彌、沙彌尼，突吉羅。是謂為犯。

不犯者，若未曾聞說戒今始聞；若未曾聞廣說今始聞；若戲笑語、若疾疾語、若獨語、若夢中語；欲說此錯說彼，無犯。

無犯者，最初未制戒，癡狂、心亂、痛惱所纏。（七十三竟）（《大正藏》卷二十二第 686 页）

【评说】佛教制定了恐举先言戒，可以看出佛陀能够较为准确地把握犯错比丘心理的活

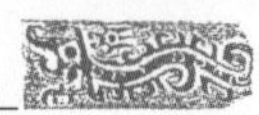

动，不允许弟子投机取巧，体现了佛教对僧团和谐的重视。

卷第十九

【原文】爾時佛在舍衛國祇樹給孤獨園。時尊者迦留陀夷預知世尊必從此道來，即於道中敷高好床座，迦留陀夷遙見世尊來，白佛言："世尊看我床座！善逝看我床座！"佛言："當知此癡人內懷弊惡。"爾時世尊以此因緣集比丘僧，告諸比丘："此癡人迦留陀夷，敷高廣大床但自為己。"爾時世尊以無數方便呵責迦留陀夷已，告諸比丘："此癡人！多種有漏處，最初犯戒。自今已去與比丘結戒，集十句義乃至正法久住，欲說戒者當如是說：若比丘，作繩床、木床，足應高如來八指，除入陛孔上截竟。若過者，波逸提。"

比丘義如上。

床者，五種床，如上。

若比丘，自作繩床、木床，足應高八指截竟，過者，波逸提；作而不成，突吉羅。若教人作過八指截竟，波逸提；作而不成，突吉羅。若為他作，成不成，一切突吉羅。

比丘尼，波逸提；式叉摩那、沙彌、沙彌尼，突吉羅。是謂為犯。

不犯者，若作足高八指；若減八指；若他施已成者截而用之；若脫脚却，無犯。

無犯者，最初未制戒，癡狂、心亂、痛惱所纏。（八十四竟）

爾時佛在舍衛國祇樹給孤獨園。時六群比丘作兜羅綿貯繩床、木床、大小褥，諸居士見皆共嫌之，自相謂言："此沙門釋子不知慚愧，無有慈心斷眾生命，外自稱言：'我修正法。'乃作兜羅貯木床及繩床、大小褥，如似國王亦如大臣，如是有何正法？"諸比丘聞，其中有少欲知足、行頭陀、樂學戒、知慚愧者，嫌責六群比丘："云何作兜羅貯繩床、木床、大小褥？"時諸比丘往至世尊所，頭面作禮在一面坐，以此因緣具白世尊。世尊爾時以此因緣集比丘僧，呵責六群比丘："汝所為非，非威儀、非沙門法、非淨行、非隨順行，所不應為。云何作兜羅貯繩床、木床、大小褥，令居士嫌也？"呵責六群比丘已，告諸比丘："此癡人！多種有漏處，最初犯戒。自今已去與比丘結戒，集十句義乃至正法久住，欲說戒者當如是說：若比丘，作兜羅貯繩床、木床、大小褥成者，波逸提。"

比丘義如上。

兜羅者，白楊樹、華楊柳、華蒲臺也。

大床者，有五種，如上。

繩床者，有五種，如上。

大褥者，為坐臥故。

小褥者，為坐故。

若比丘，以兜羅貯繩床、木床、大小褥，若自作成者，波逸提；不成者，突吉羅。若教他使作成者，波逸提；不成，突吉羅。若為他作，成不成，一切突吉羅。

比丘尼，波逸提；式叉摩那、沙彌、沙彌尼，突吉羅。是謂為犯。

不犯者，若鳩羅耶草、文若草、娑婆草；若以毳劫貝碎弊物；若用作揞肩物作輿上枕，無犯。

無犯者，最初未制戒，癡狂、心亂、痛惱所纏。（八十五竟）（《大正藏》卷二十二第693页）

【评说】过量床足戒以及兜罗贮床褥戒，体现了佛陀反对物质享受的思想。

【原文】爾時佛在羅閱城耆闍崛山中。時有信樂工師，為比丘作骨、牙、角針筒，以是故令此工師廢家事業，財物竭盡無復衣食。時諸世人皆作此言："此工師未供養沙門釋子時，多財饒寶，自供養沙門釋子已來，居家貧匱無所食噉。所以供養者，望得其福，而反得殃。"時諸比丘聞，其中有少欲知足、行頭陀、樂學戒、知慚愧者，嫌責諸比丘："汝等云何使彼工師作骨、牙、角針筒，廢家事業財物竭盡?"時諸比丘往至世尊所，頭面禮足在一面坐，以此因緣具白世尊。世尊爾時以此因緣集比丘僧，呵責諸比丘："汝所為非，非威儀、非沙門法、非淨行、非隨順行，所不應為。云何諸比丘，使工師作牙、骨、角針筒財物竭盡?"世尊以無數方便呵責諸比丘已，告諸比丘："此癡人！多種有漏處，最初犯戒。自今已去與比丘結戒，集十句義乃至正法久住，欲說戒者當如是說：若比丘，作骨、牙、角針筒刳刮者，波逸提。"

比丘義如上。

若比丘，骨、牙、角自刳刮作而成者，波逸提；不成者，突吉羅。若教他作而成者，波逸提；不成者，突吉羅。若為他作，成不成，一切突吉羅。

比丘尼，突吉羅；式叉摩那、沙彌、沙彌尼，突吉羅。是謂為犯。

不犯者，若鐵、若銅、若鉛錫、若白鑞、若竹、若木、若葦、若舍羅草用作針筒，不犯。若作錫杖頭鏢鑽；若作傘蓋子及斗頭鏢；若作曲鉤；若作刮污刀；若作如意；若作玦玶；若作匙；若作杓；若作鉤衣鍋；若作眼藥篦；若作刮舌刀；若作摘齒物；若作挑耳篦；若禪鎮；若作熏鼻筒，如是一切無犯。

無犯者，最初未制戒，癡狂、心亂、痛惱所纏。（八十六竟）（《大正藏》卷二十二第693-694页）

【评说】在古代印度，针筒是一种看病的医疗器械。佛教要求僧众掌握医疗器械的应用方法，所以，针筒是僧众随身所携带的常用物品之一。佛陀制定了骨牙角作针筒戒，是为了防止避免僧众活动影响在家居士的正常生活，也体现了佛教的慈悲观。刮污刀、眼药篦、刮舌刀、摘齿物、挑耳篦、熏鼻筒等都是医疗保健用具。禅镇是坐禅时用来警睡的器物。

【原文】爾時佛在舍衛國祇樹給孤獨園。時諸比丘患癰、瘡疥、種種瘡病，膿血流出，污身、污衣、污臥具。諸比丘往白佛，佛言："自今已去聽諸比丘畜覆瘡衣。"時諸比丘覆瘡衣麁，多毛著瘡舉衣時患痛。比丘白佛，佛言："自今已去聽諸比丘，以大價細軟衣覆瘡上著涅槃僧。若至白衣家請坐時，應語言：'我有患。'若主人語言：'但坐。'當褰上涅槃僧，以此衣覆瘡而坐。"時六群比丘聞世尊聽作覆瘡衣，便多作廣長覆瘡衣。諸比丘見即問言："世尊制戒，畜三衣不得過長，此是何衣?"六群比丘報言："是我等覆瘡衣。"諸比丘聞，嫌責六群比丘："云何汝等多作廣長覆瘡衣?"時諸比丘往世尊所，頭面禮足在一面坐，以此因緣具白世尊。世尊以此因緣集比丘僧，呵責六群比丘言："汝所為非，非威儀、非沙門法、非淨行、非隨順行，所不應為。云何汝等多作廣長覆瘡衣?"爾時世尊以無數方便呵責六群比丘已，告諸比丘言："此癡人！多種有漏處，最初犯戒。自今已去，與比丘結戒，集十句義乃至正法久住，欲說戒者當如是說：若比丘作覆瘡衣當應量作，是中量者，長佛四搩手、廣二搩手，裁竟過者，波逸提。"

比丘義如上。

覆瘡衣者，有種種瘡病持用覆身。

若長中應量廣中不應量，廣中應量長中不應量，若廣長俱不應量，自作成者，波逸提；不成者，突吉羅。教人作成者，波逸提；不成，突吉羅。若為他作，成不成者，盡突吉羅。

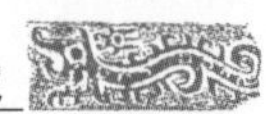

比丘尼，突吉羅；式叉摩那、沙彌、沙彌尼，突吉羅。是謂為犯。

不犯者，應量作，或減量作，若從他得裁割如量，如疊作兩重，無犯。

無犯者，最初未制戒，癡狂、心亂、痛惱所纏。（八十八竟）（《大正藏》卷二十二第694-695页）

【评说】覆疮衣，是比丘用以遮护疥疮的衣物。

【原文】爾時佛在舍衛國祇樹給孤獨園。時世儉穀貴，人民飢餓，死者無限，乞求難得。爾時蓮華色比丘尼，到時著衣持鉢入舍衛城乞食，所得初日食持與比丘，得二日食若三日食亦與比丘。蓮華色比丘尼復於異時，著衣持鉢入舍衛城乞食。時有長者，乘車將從往問訊波斯匿王，從者驅人避道。時蓮華色比丘尼見已避道，墮深泥中面奄地而臥，長者見之，慈愍即止車，勅左右人扶出。長者問言："阿姨有何患苦?"報言："我無所患，飢乏故耳。"爾時長者問言："何故飢乏，乞求難得耶?"答言："易得耳，我得初日食持與比丘，二日三日食亦持與比丘，故我飢耳。"時長者嫌言："沙門釋子受無厭足不知慚愧，外自稱言：'我知正法。'如是何有正法？受此比丘尼所乞得食，不知義讓，施雖無厭而受應知足。"時長者即將此比丘尼還家浣濯衣服，為作酥粥供給所須，語言："自今已去可常在我家食，勿復餘去，若外有所得者隨意與人。"時諸比丘聞，其中有少欲知足、行頭陀、樂學戒、知慚愧者，嫌責彼比丘言："云何汝等於比丘尼邊受食?"爾時諸比丘往世尊所，頭面禮足在一面坐，以此因緣具白世尊。世尊爾時以此因緣集比丘僧，呵責彼比丘言："汝所為非，非威儀、非沙門法、非淨行、非隨順行，所不應為。云何受彼蓮華色比丘尼食不知止足?"以無數方便呵責彼比丘已，告諸比丘："此癡人！多種有漏處，最初犯戒。自今已去與比丘結戒，集十句義乃至正法久住，欲說戒者當如是說：若比丘，入村中自受比丘尼食食者，彼比丘應向餘比丘說：'大德！我犯可呵法，所不應為，今向大德悔過。'是法名悔過法。"如是世尊與比丘結戒。

爾時諸比丘皆有疑，不敢取親里比丘尼食，佛言："自今已去聽受親里比丘尼食。"時諸病比丘復有疑，不敢受非親里比丘尼食。佛言："自今已去聽病比丘受非親里比丘尼食。"時諸比丘復有疑，非親里比丘尼持食置地不敢取，或使人授與，亦不敢取。佛言："自今已去聽諸比丘受如是食。自今已去當如是說戒：若比丘入村中，從非親里比丘尼，若無病自手取食食者，是比丘應向餘比丘悔過言：'大德！我犯可呵法，所不應為，我今向大德悔過。'是法名悔過法。"

比丘義如上說。

非親里、親里亦如上。

病者亦如上。

食者，二種食，亦如上。

彼比丘入村中，從非親里比丘尼，若不病而自手受如是食食，咽咽波羅提提舍尼。

比丘尼，突吉羅；式叉摩那、沙彌、沙彌尼，突吉羅。是謂為犯。

不犯者，受親里比丘尼食；若有病、若置地與、若使人授與、若在僧伽藍中與、若在村外與；若在比丘尼寺內與，如是受取食，無犯。

無犯者，最初未制戒，癡狂、心亂、痛惱所纏。（一竟）

爾時佛在舍衛國祇樹給孤獨園。時眾多比丘與六群比丘在白衣家內共坐食。時六群比丘尼為六群比丘索羹飯語言："與此羹！與此飯!"而捨中間不與，乃越次與六群比丘而食之。

時諸比丘聞，其中有少欲知足、行頭陀、樂學戒、知慚愧者，嫌責六群比丘言："云何汝等食六群比丘尼所索羹飯而食耶？"諸比丘往世尊所，頭面禮足在一面坐，以此因緣具白世尊。世尊爾時以此因緣集比丘僧，呵責六群比丘言："汝所為非，非威儀、非沙門法、非淨行、非隨順行，所不應為。云何汝等食六群比丘尼所索羹飯，而令中間比丘不得食？"以無數方便呵責六群比丘已，告諸比丘："此癡人！多種有漏處，最初犯戒。自今已去與比丘結戒，集十句義乃至正法久住，欲說戒者當如是說：若比丘至白衣家內食，是中有比丘尼指示：'與某甲羹！與某甲飯！'比丘應語彼比丘尼如是言：'大姊且止！須比丘食竟。'若無一比丘語彼比丘尼如是言：'大姊且止！須比丘食竟。'者，是比丘應悔過言：'大德！我犯可呵法，所不應為，我今向諸大德悔過。'是法名悔過法。"

比丘義如上。

家內者，有男女者是。

食者，如上說。

彼比丘於白衣家內食，是中有比丘尼指示："與某甲羹！與某甲飯！"彼比丘當語言："大姊小止！須諸比丘食竟。"若無一比丘語言："大姊小止！須諸比丘食竟。"而食者，咽咽波羅提提舍尼。

比丘尼，突吉羅；式叉摩那、沙彌、沙彌尼，突吉羅。是謂為犯。

不犯者，若語言："大姊且止！須諸比丘食竟。"若比丘尼自為檀越；若檀越設食，令比丘尼處分；若不故作偏為與此置彼，如是無犯。

無犯者，最初未制戒，癡狂、心亂、痛惱所纏。（二竟）

爾時佛在羅閱城耆闍崛山中。時有居士家夫婦，俱得信樂為佛弟子。諸佛見諦弟子常法，於諸比丘無所愛惜，乃至身肉。若諸比丘至家者，常與飯食及諸供養故，令其貧窮衣食乏盡。比居諸人皆作此言："彼家先大富多財饒寶，從供養沙門釋子已來，財物竭盡貧窮乃爾，如是恭敬供養乃反得貧弊。"爾時諸比丘聞，其中有少欲知足、行頭陀、樂學戒、知慚愧者，嫌責諸比丘言："汝等云何數至居士家受飲食供養而不知足，使彼居士財物竭盡乃爾耶？"時諸比丘往世尊所，頭面禮足在一面坐，以此因緣具白世尊。世尊爾時以此因緣集比丘僧，呵責諸比丘言："汝所為非，非威儀、非沙門法、非淨行、非隨順行，所不應為。汝等云何數至居士家受供養飲食，乃令彼家貧窮如是？"以無數方便呵責諸比丘已，告諸比丘："自今已去聽僧與彼居士作學家白二羯磨，作如是與。眾中當差堪能羯磨者如上，當作如是白：'大德僧聽！此羅閱城中一居士家夫婦，得信為佛弟子，財物竭盡。若僧時到僧忍聽，僧今作學家羯磨，諸比丘不得在其家受食食。白如是。''大德僧聽！此羅閱城中一居士家夫婦，得信為佛弟子，財物竭盡。僧今與作學家羯磨，諸比丘不得在其家受食食。誰諸長老忍僧與彼居士作學家羯磨者默然，誰不忍者說。''僧已忍與彼居士作學家羯磨竟，僧忍，默然故，是事如是持。'自今已去與諸比丘結戒，集十句義乃至正法久住，欲說戒者當如是說：若比丘知是學家，僧與作學家羯磨竟，而在其家受飲食食，當向餘比丘悔過言：'大德！我犯可呵法，我今向大德悔過。'是法名悔過法。"如是世尊與比丘結戒。

其中比丘先受學家請，皆有疑不敢往，佛言："聽先請者往。"時病比丘疑不敢受學家食，佛言："自今已去聽諸病比丘受學家食食。"時諸比丘見施食者置地與，疑不敢取，若使人與亦不敢受，佛言："聽受。自今已去當如是說戒：若先作學家羯磨，若比丘於如是學家先不請，無病自手受食食，是比丘應向餘比丘悔過言：'我犯可呵法，所不應為，我今向大德悔過。'是法

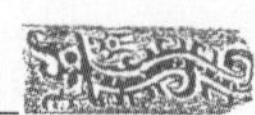

名悔過法。”

比丘義如上。學家者，僧與作白二羯磨。居士家者如上。

病者，亦如上。

若比丘，如是學家僧先與作學家羯磨已，比丘先不受請又無病，於如是學家中自手受食食者，咽咽波羅提提舍尼。

比丘尼，突吉羅；式叉摩那、沙彌、沙彌尼，突吉羅。是謂為犯。

不犯者，若先受請、若有病、若置地與、若從人受取，若學家施與後財物還多，無犯。

彼學家財物還多，從僧乞解學家羯磨，諸比丘白佛，佛言："若彼學家財物還多，從僧乞解學家羯磨者，僧應與作白二羯磨解。眾中應差堪能羯磨者如上，當作如是白：'大德僧聽！此羅閱城中有一居士夫婦，得信為佛弟子，好施財物竭盡，僧先與作學家羯磨。今財物還多，從僧乞解學家羯磨。若僧時到僧忍聽，僧今解學家羯磨。白如是。''大德僧聽！此羅閱城中一居士家夫婦，得信為佛弟子，好施財物竭盡，僧先與作學家羯磨。今財物還多，從僧乞解學家羯磨。僧今與彼居士解學家羯磨。誰諸長老忍僧與彼居士解學家羯磨者默然，誰不忍者說。''僧已忍與彼居士解學家羯磨竟，僧忍，默然故，是事如是持。'"

時諸比丘皆疑，不敢受已解學家羯磨居士食，白佛。佛言："自今已去聽諸比丘受食無犯。"

無犯者，最初未制戒，癡狂、心亂、痛惱所纏。（三竟）

爾時佛在釋翅搜國迦維羅衛尼拘類園中。舍夷城中諸婦女、俱梨諸女人，持飲食詣僧伽藍中供養。時諸盜賊聞之，於道路嬈觸。時諸比丘聞，往白世尊，世尊言："自今已去，諸比丘應語諸婦女：'莫出道路，有賊恐怖。'若已出城，應語言：'莫至僧伽藍中，道路有賊恐怖。'自今已去與比丘結戒，集十句義乃至正法久住，欲說戒者當如是說：若比丘在阿蘭若，有疑恐怖處住，僧伽藍外不受食，僧伽藍內受食而食。當向餘比丘悔過言：'大德！我犯可呵法，我今向大德悔過。'是法名悔過法。"如是世尊與諸比丘結戒。

時諸檀越，先知有疑恐怖而故持食來，諸比丘疑，不敢受食。佛言："自今已去聽諸比丘受如是食。"時諸病比丘亦疑，不敢受如是食。佛言："自今已去聽諸病比丘受如是食。"時有施主，以食置地與、若教人與，諸比丘疑，不敢受。佛言："自今已去聽諸比丘受如是食。自今已去當如是說戒：若比丘在阿蘭、若迥遠有疑恐怖處，若比丘在如是阿蘭若處住，先不語檀越，若僧伽藍外不受食，在僧伽藍內無病自手受食食者，應向餘比丘悔過言：'大德！我犯可呵法，我今向大德悔過。'是法名悔過法。"

比丘義如上。

阿蘭若處者，去村五百弓，遮摩羅國弓量法也。

有疑恐怖者，疑有賊盜恐怖。

病者，如上說。

若阿蘭若比丘，在如是迥遠處住，若先不語檀越，於僧伽藍外不受食，僧伽藍內無病自手受食，食咽咽波羅提提舍尼。

比丘尼，突吉羅；式叉摩那、沙彌、沙彌尼，突吉羅。是謂為犯。

不犯者，若先語檀越、若有病、若置地與、若教人與、若來受教勅聽法時，比丘自有私食令授與者，無犯。

無犯者，最初未制戒，癡狂、心亂、痛惱所纏。（四竟）（《大正藏》卷二十二第695-698页）

【评说】四提舍尼，皆与饮食有关。在俗家从非亲尼取食戒，是指比丘在聚落中或在俗家时，除非在病期，不应当从非亲族比丘尼处受食。在俗家偏心授食戒，是指比丘在白衣家就食时，有比丘尼不按顺次授食而优先予以美食美羹。学家受食戒，是指比丘不应于有学圣者处不得妄自受食、过分受食，令彼供养过度而致空乏。有难兰若受食戒，是指比丘因恐惧往俗家受食之途中遭贼难等之灾患，遂令檀越送食至阿兰若住处，此情形亦为佛陀所禁止。

【原文】爾時佛在舍衛國祇樹給孤獨園。爾時六群比丘以衣覆頭入白衣舍。諸居士見已皆譏嫌言："此沙門釋子不知慚愧，外自稱言：'我知正法。'如是有何正法？衣覆頭行似如盜賊。"時諸比丘聞，其中有少欲知足、行頭陀、樂學戒、知慚愧者，嫌責六群比丘言："汝等云何持衣覆頭入白衣舍？"比丘往世尊所，頭面禮足在一面坐，以此因緣具白世尊。世尊爾時以此因緣集比丘僧，呵責六群比丘言："汝所為非，非威儀、非沙門法、非淨行、非隨順行，所不應為。云何汝等衣覆頭入白衣舍？"以無數方便呵責六群比丘已，告諸比丘言："此癡人！多種有漏處，最初犯戒。自今已去與比丘結戒，集十句義乃至正法久住，欲說戒者當如是說：不得覆頭入白衣舍，式叉迦羅尼。"

比丘義如上。

白衣舍者，村落也。

覆頭者，若以樹葉、若以碎段物。

若衣覆頭行入白衣舍，故作犯應懺突吉羅。以故作故，犯非威儀突吉羅；若不故作，犯突吉羅。

比丘尼，突吉羅；式叉摩那、沙彌、沙彌尼，突吉羅。是謂為犯。

不犯者，或時有如是病、或時患寒、或頭上瘡生、或命難、梵行難，覆頭而走無犯。

無犯者，最初未制戒，癡狂、心亂、痛惱所纏。(七竟)(《大正藏》卷二十二第699页)

【评说】佛陀禁止比丘用树叶或碎段物覆盖头部进入俗家。可见，佛陀对比丘的行为礼仪有着严格的规定。

卷第二十

【原文】爾時佛在舍衛國祇樹給孤獨園。爾時六群比丘跳行入白衣舍。諸居士見皆譏嫌言："此沙門釋子不知慚愧，外自稱言：'我知正法。'如是有何正法？跳行入舍似如鳥雀。"諸比丘聞，其中有少欲知足、行頭陀、樂學戒、知慚愧者，嫌責六群比丘言："汝等云何跳行入白衣舍？"諸比丘往世尊所，頭面禮足在一面坐，以此因緣具白世尊。世尊爾時以此因緣集比丘僧，呵責六群比丘言："汝所為非，非威儀、非沙門法、非淨行、非隨順行，所不應為。云何汝等跳行入白衣舍？"以無數方便呵責已，告諸比丘："此癡人！多種有漏處，最初犯戒。自今已去與比丘結戒，集十句義乃至正法久住，欲說戒者當如是說：不得跳行入白衣舍，式叉迦羅尼。"

比丘義如上。

白衣舍者，如上。

跳行者，雙脚跳。

若比丘，故作跳行入白衣舍，犯應懺突吉羅。以故作故，犯非威儀突吉羅；若不故作，犯

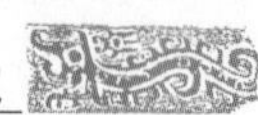

突吉羅。

比丘尼，突吉羅；式叉摩那、沙彌、沙彌尼，突吉羅。是謂為犯。

不犯者，或時有如是病、若為人所打、若有賊、若有惡獸、若有棘刺、或渡渠、或渡坑塹、或渡泥跳過者，無犯。

無犯者，最初未制戒，癡狂、心亂、痛惱所纏。（九竟）

不得跳行入白衣舍坐，式叉迦羅尼，亦如是。（十竟）

爾時佛在舍衛國祇樹給孤獨園。時有居士請眾僧欲設飲食，即其夜辦具甘饍好食，晨朝往白時到。時諸比丘，到時著衣持鉢詣居士家就座而坐。時六群比丘在白衣舍內蹲坐，比坐比丘以手觸之，即時却倒露形體。諸居士見之譏嫌言："此沙門釋子不知慚愧，外自稱言：'我知正法。'如是有何正法？蹲在舍內似如裸形婆羅門。"時諸比丘聞，其中有少欲知足、行頭陀、樂學戒、知慚愧者，嫌責六群比丘言："汝等云何在白衣舍內蹲坐?"諸比丘往世尊所，頭面禮足在一面坐，以此因緣具白世尊。世尊爾時以此因緣集比丘僧，呵責六群比丘言："汝所為非，非威儀、非沙門法、非淨行、非隨順行，所不應為。云何汝等在白衣舍內蹲坐?"以無數方便呵責已，告諸比丘："此癡人！多種有漏處，最初犯戒。自今已去與比丘結戒，集十句義乃至正法久住，欲說戒者當如是說：不得白衣舍內蹲坐，式叉迦羅尼。"

比丘義如上。

白衣舍者，如上。

蹲坐者，若在地、若在床上，尻不至地。

若比丘，故作蹲坐在白衣舍內者，犯應懺突吉羅。以故作故，犯非威儀突吉羅；若不故作，犯突吉羅。

比丘尼，突吉羅；式叉摩那、沙彌、沙彌尼，突吉羅。是謂為犯。

不犯者，或時有如是病、或尻邊生瘡、若有所與、若禮、若懺悔、若受教誡，無犯。

無犯者，最初未制戒，癡狂、心亂、痛惱所纏。（十一竟）

爾時佛在舍衛國祇樹給孤獨園。時六群比丘手叉腰行入白衣舍。時諸居士見皆譏嫌言："沙門釋子不知慚愧，外自稱言：'我知正法。'如是有何正法？如似世人新婚娶得志憍恣。"時諸比丘聞，其中有少欲知足、行頭陀、樂學戒、知慚愧者，嫌責六群比丘言："汝等云何如是手叉腰行入白衣舍?"時諸比丘往世尊所，頭面禮足在一面坐，以此因緣具白世尊。世尊爾時以此因緣集比丘僧，呵責六群比丘言："汝所為非，非威儀、非沙門法、非淨行、非隨順行，所不應為。云何汝等手叉腰行入白衣舍?"以無數方便呵責已，告諸比丘："此癡人！多種有漏處，最初犯戒。自今已去與比丘結戒，集十句義乃至正法久住，欲說戒者當如是說：不得叉腰行入白衣舍，式叉迦羅尼。"

比丘義如上。

白衣舍如上。

叉腰者，以手叉腰㔸肘。

若比丘，故作叉腰行入白衣舍，犯應懺突吉羅。以故作故，犯非威儀突吉羅；若不故作，犯突吉羅。

比丘尼，突吉羅；式叉摩那、沙彌、沙彌尼，突吉羅。是謂為犯。

不犯者，或時有如是病、脇下生瘡、若僧伽藍內、若村外、若作時、若在道路行，無犯。

無犯者，最初未制戒，癡狂、心亂、痛惱所纏。（十二竟）

不得手叉腰入白衣舍坐，式叉伽羅尼。手叉腰匷肘白衣舍妨比坐，亦如是。（十三竟）

爾時佛在舍衛國祇樹給孤獨園。爾時六群比丘搖身行入白衣舍。時諸居士見皆譏嫌言："此沙門釋子不知慚愧，外自稱言：'我知正法。'如是有何正法？搖身行入白衣舍，如似國王大臣。"時諸比丘聞，其中有少欲知足、行頭陀、樂學戒、知慚愧者，嫌責六群比丘言："汝等云何搖身行入白衣舍？"諸比丘往世尊所，頭面禮足在一面坐，以此因緣具白世尊。世尊爾時以此因緣集比丘僧，呵責六群比丘言："汝所為非，非威儀、非沙門法、非淨行、非隨順行，所不應為。云何汝等搖身趍行入白衣舍？"以無數方便呵責已，告諸比丘："此癡人！多種有漏處，最初犯戒。自今已去與比丘結戒，集十句義乃至正法久住，欲說戒者當如是說：不得搖身行入白衣舍，式叉迦羅尼。"

比丘義如上。

白衣舍如上。

搖身者，左右戾身趍行。

若比丘，故作搖身左右戾身趍行入白衣舍，犯應懺突吉羅。以故作故，犯非威儀突吉羅；若不故作，犯突吉羅。

比丘尼，突吉羅；式叉摩那、沙彌、沙彌尼，突吉羅。是謂為犯。

不犯者，或時有如是病、或時為人所打迴戾身避杖、或惡象來、或被賊、或師子惡獸所觸、或逢擔棘刺人，如是事戾身避，或渡坑渠、泥水處於中搖身過；或時著衣迴身看衣齊整不？犯高下耶？不象鼻、多羅樹葉、細襵耶？作如是迴身看者，無犯。

無犯者，最初未制戒，癡狂、心亂、痛惱所纏。（十四竟）

不得搖身行入白衣舍坐，式叉迦羅尼，亦如是。（十五竟）

爾時世尊在舍衛國祇樹給孤獨園。時六群比丘掉臂行入白衣舍。時諸居士見皆譏嫌言："此沙門釋子不知慚愧，外自稱言：'我知正法。'如是有何正法？今掉臂行入白衣舍，似如國王、大臣、長者、居士種。"時諸比丘聞，其中有少欲知足、行頭陀、樂學戒、知慚愧者，嫌責六群比丘言："汝等云何掉臂行入白衣舍？"呵責已往世尊所，頭面禮足在一面坐，以此因緣具白世尊。世尊爾時以此因緣集比丘僧，呵責六群比丘言："汝所為非，非威儀、非沙門法、非淨行、非隨順行，所不應為。云何汝等掉臂行入白衣舍？"爾時世尊以無數方便呵責六群比丘已，告諸比丘："此癡人！多種有漏處，最初犯戒。自今已去與比丘結戒，集十句義乃至正法久住，欲說戒者當如是說：不得掉臂行入白衣舍，式叉迦羅尼。"

比丘義如上。

掉臂者，垂臂前却。

若比丘，故作掉臂行入白衣舍，犯應懺突吉羅。以故作故，犯非威儀突吉羅；若不故作，犯突吉羅。

比丘尼，突吉羅；式叉摩那、沙彌、沙彌尼，突吉羅。是謂為犯。

不犯者，或時有如是病、或為人所打舉手遮、或值暴象來、或師子惡獸盜賊、或逢擔棘刺人來舉手遮，或浮渡河水、或跳渡坑塹、或泥水、或共伴行不及以手招喚，無犯。

無犯者，最初未制戒，癡狂、心亂、痛惱所纏。（十六竟）

坐亦如上。（十七竟）

爾時佛在舍衛國祇樹給孤獨園。時六群比丘不好覆身行入白衣舍。時諸居士見皆譏嫌言："此沙門釋子不知慚愧，所著衣服不好覆身行入白衣舍，如似婆羅門。"時諸比丘聞，其中

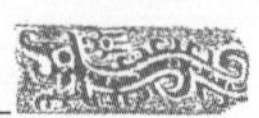

有少欲知足、行頭陀、樂學戒、知慚愧者,嫌責六群比丘言:"汝等云何不好覆身行入白衣舍?"諸比丘往世尊所,頭面禮足在一面坐,以此因緣具白世尊。世尊爾時以此因緣集比丘僧,呵責六群比丘言:"汝所為非,非威儀、非沙門法、非淨行、非隨順行,所不應為。云何汝等著衣不好覆身行入白衣舍?"爾時世尊以無數方便呵責已,告諸比丘:"此癡人!多種有漏處,最初犯戒。自今已去與比丘結戒,集十句義乃至正法久住,欲說戒者當如是說:好覆身入白衣舍,式叉迦羅尼。"

比丘義如上。

白衣舍者,村落也。

不好覆身,處處露。

若比丘,故作不好覆身行入白衣舍,犯應懺突吉羅。以故作,犯非威儀突吉羅;若不故作,犯突吉羅。

比丘尼,突吉羅;式叉摩那、沙彌、沙彌尼,突吉羅。是謂為犯。

不犯者,或時有如是病、或時被縛、若風吹衣離體,無犯。

無犯者,最初未制戒,癡狂、心亂、痛惱所纏。(十八竟)

坐亦如是。(十九竟)

爾時佛在舍衛國祇樹給孤獨園。爾時六群比丘左右顧視行入白衣舍。諸居士見皆譏嫌言:"此沙門釋子不知慚愧,受取無厭。外自稱言:'我知正法。'如是有何正法?如似盜竊人,左右顧視行入白衣舍。"時諸比丘聞,其中有少欲知足、行頭陀、樂學戒、知慚愧者,嫌責六群比丘言:"汝等云何左右顧視行入白衣舍耶?"爾時諸比丘往世尊所,頭面禮足已在一面坐,以此因緣具白世尊。世尊爾時以此因緣集比丘僧,呵責六群比丘言:"汝所為非,非威儀、非沙門法、非淨行、非隨順行,所不應為。云何汝等左右顧視行入白衣舍?"以無數方便呵責六群比丘已,告諸比丘言:"此癡人!多種有漏處,最初犯戒。自今已去與比丘結戒,集十句義乃至正法久住,欲說戒者當如是說:不得左右顧視行入白衣舍,式叉迦羅尼。"

比丘義如上。

白衣舍者,村落也。

彼左右顧視者,處處看。

若比丘,故作左右顧視行入白衣舍,犯應懺突吉羅。以故作故,犯非威儀突吉羅;若不故作,犯突吉羅。

比丘尼,突吉羅;式叉摩那、沙彌、沙彌尼,突吉羅。是謂為犯。

不犯者,或時有如是病,或仰瞻日時節。或命難、梵行難,左右處處伺求方便道欲逃走,無犯。

無犯者,最初未制戒,癡狂、心亂、病惱所纏。(二十竟)

坐亦如是。(二十一竟)

爾時佛在舍衛國祇樹給孤獨園。爾時六群比丘,高聲大喚行入白衣舍。時諸居士見皆譏嫌言:"此沙門釋子不知慚愧,受取無厭。外自稱言:'我知正法。'如是有何正法?高聲大喚如似婆羅門眾。"時諸比丘聞,其中有少欲知足、行頭陀、樂學戒、知慚愧者,呵責六群比丘言:"汝等云何高聲入白衣舍?"諸比丘往世尊所,頭面禮足在一面坐,以此因緣具白世尊。世尊爾時以此因緣集比丘僧,呵責六群比丘言:"汝所為非,非威儀、非沙門法、非淨行、非隨順行、所不應為。云何汝等高聲入白衣舍?"以無數方便呵責六群比丘已,告諸比丘:"此癡人!

多種有漏處，最初犯戒。自今已去與比丘結戒，集十句義乃至正法久住，欲說戒者當如是說：靜默入白衣舍，式叉迦羅尼。”

比丘義如上。

是中不靜默者，高聲大喚、若囑授、若高聲施食。

若彼故作高聲大喚，犯應懺突吉羅。以故作故，犯非威儀突吉羅；若不故作，犯突吉羅。

比丘尼，突吉羅；式叉摩那、沙彌、沙彌尼，突吉羅。是謂為犯。

不犯者，或時有如是病、若聾不聞聲須高聲喚、或高聲囑授、若高聲施食、若命難、梵行難高聲而走，無犯。

無犯者，最初未制戒，癡狂、心亂、痛惱所纏。（二十二竟）

坐亦如是。（二十三竟）

爾時佛在舍衛國祇樹給孤獨園。時六群比丘，戲笑行入白衣舍。時諸居士見皆譏嫌言：“此沙門釋子不知慚愧、受取無厭。外自稱言：‘我知正法。’如是有何正法？戲笑行入白衣舍，如似獼猴。”時諸比丘聞，其中有少欲知足、行頭陀、樂學戒、知慚愧者，嫌責六群比丘言：“云何汝等戲笑行入白衣舍？”時諸比丘往世尊所，頭面禮足在一面坐，以此因緣具白世尊。世尊爾時以此因緣集比丘僧，呵責六群比丘言：“汝所為非，非威儀、非沙門法、非淨行、非隨順行、所不應為。云何汝等戲笑行入白衣舍？”以無數方便呵責六群比丘已，告諸比丘：“此癡人！多種有漏處，最初犯戒，自今已去與比丘結戒，集十句義乃至正法久住，欲說戒者當如是說：不得戲笑行入白衣舍，式叉迦羅尼。”

比丘義如上。

戲笑者，露齒而笑。

若比丘，故作戲笑行入白衣舍，犯應懺突吉羅。以故作故，犯非威儀突吉羅；若不故作，犯突吉羅。

比丘尼，突吉羅；式叉摩那、沙彌、沙彌尼，突吉羅。是謂為犯。

不犯者，或時有如是病，或脣痛不覆齒，或念法歡喜而笑，無犯。

無犯者，最初未制戒，癡狂、心亂、痛惱所纏。（二十四竟）

坐亦如是。（二十五竟）（《大正藏》卷二十二第699-702页）

【评说】佛陀反对比丘跳行、叉腰行、摇身行、掉臂行、覆身、左右顾视行、静默行、戏笑行进入俗家。这样于礼仪不合。

【原文】爾時佛在舍衛國祇樹給孤獨園。爾時有居士請眾僧供設飲食，即其夜辦具種種美食，晨朝往白時到。爾時諸比丘，著衣持鉢詣居士家就座而坐，居士手自斟酌種種飲食。六群比丘，不用意受食，捐棄羹飯。時諸居士見已自相謂言：“此沙門釋子不知慚愧、受取無厭。外自稱言：‘我知正法。’如是有何正法？云何不用意受食？貪心多受如穀貴時。”時諸比丘聞，其中有少欲知足、行頭陀、樂學戒、知慚愧者，嫌責六群比丘言：“汝等云何不用意受食？”諸比丘往世尊所，頭面禮足在一面坐，以此因緣具白世尊。世尊爾時以此因緣集比丘僧，呵責六群比丘言：“汝所為非，非威儀、非沙門法、非淨行、非隨順行、所不應為。云何汝等不用意受食而捐棄羹飯？”以無數方便呵責已，告諸比丘：“此癡人！多種有漏處，最初犯戒。自今已去與比丘結戒，集十句義乃至正法久住，欲說戒者當如是說：用意受食，式叉迦羅尼。”

比丘義如上。

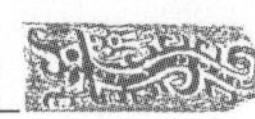

彼不用意受食者，棄羹飯食。

若比丘，故作不用意受食，犯應懺突吉羅。以故作故，犯非威儀突吉羅；若不故作，犯突吉羅。

比丘尼，突吉羅；式叉摩那、沙彌、沙彌尼，突吉羅。是謂為犯。

不犯者，或時有如是病，或鉢小故食時棄飯，或還墮案上，無犯。

無犯者，最初未制戒，癡狂、心亂、痛惱所纏。（二十六竟）（《大正藏》卷二十二第702页）

【评说】经文记载了佛教用意受食的主张。用意受食，即心怀感恩，珍惜粮食，不捐弃羹饭。

【原文】爾時佛在舍衛國祇樹給孤獨園。時有居士請眾僧設飯食，即其夜辦具飲食，晨朝往白時到。爾時諸比丘，到時著衣持鉢往居士家就座而坐。時居士手自斟酌羹飯，六群比丘溢鉢受食捐棄羹飯。時居士見已皆譏嫌言："此沙門釋子無有慚愧、受取無厭。外自稱言：'我知正法。'如是何有正法？受食溢鉢，似如飢餓之人貪多。"時諸比丘聞，其中有少欲知足、行頭陀、樂學戒、知慚愧者，嫌責六群比丘言："汝等云何溢鉢受食棄捐羹飯耶?"諸比丘往世尊所，頭面禮足在一面坐，以此因緣具白世尊。世尊爾時以此因緣集比丘僧，呵責六群比丘言："汝所為非，非威儀、非沙門法、非淨行、非隨順行、所不應為。云何汝等受食溢鉢棄捐羹飯?"以無數方便呵責六群比丘已，告諸比丘："此癡人！多種有漏處，最初犯戒。自今已去與比丘結戒，集十句義乃至正法久住，欲說戒者當如是說：當平鉢受食，式叉迦羅尼。"

比丘義如上。

不平鉢者，溢滿。

若比丘，故作不平鉢受食，犯應懺突吉羅。以故作故，犯非威儀突吉羅；若不故作，犯突吉羅。

比丘尼，突吉羅；式叉摩那、沙彌、沙彌尼，突吉羅。是謂為犯。

不犯者，或時有如是病，或時鉢小，或時還墮案上，無犯。

無犯者，最初未制戒，癡狂、心亂、痛惱所纏。（二十七竟）

爾時佛在舍衛國祇樹給孤獨園。時有居士，請眾僧欲設飯食，即其夜供辦食具，明日往白時到。時諸比丘，著衣持鉢往居士家就座而坐。時居士手自斟酌種種飲食羹飯，六群比丘取飯過多不容受羹。時諸居士見之皆譏嫌言："此沙門釋子不知慚愧、受取無厭。外自稱言：'我知正法。'如是何有正法？受飯過多不容受羹，似如飢餓貪食之人。"諸比丘聞，其中有少欲知足、行頭陀、樂學戒、知慚愧者，嫌責六群比丘言："云何汝等受飯食過多不容受羹?"諸比丘往世尊所，頭面禮足在一面坐，以此因緣具白世尊。世尊爾時以此因緣集比丘僧，呵責六群比丘言："汝所為非，非威儀、非沙門法、非淨行、非隨順行，所不應為。云何汝等受飯過多不容受羹?"佛以無數方便呵責六群比丘已，告諸比丘言："此癡人！多種有漏處，最初犯戒。自今已去與比丘結戒，集十句義乃至正法久住，欲說戒者當如是說：平鉢受羹，式叉迦羅尼。"

比丘義如上。

彼比丘，故作不平鉢受羹，犯應懺突吉羅。以故作故，犯非威儀突吉羅；若不故作，犯突吉羅。比丘尼，突吉羅。

式叉摩那、沙彌、沙彌尼，突吉羅。是謂為犯。

不犯者，或時有如是病，或時鉢小墮食案上，若等受，無犯。

無犯者，最初未制戒，癡狂、心亂、痛惱所纏。（二十八竟）（《大正藏》卷二十二第 702-703 页）

【评说】平钵受食、平钵受羹即不溢钵受食、受羹，体现了佛陀健康饮食的原则。

【原文】爾時佛在舍衛國祇樹給孤獨園。時有居士請眾僧供設飯食，即夜辦具種種甘饍，晨朝往白時到。時諸比丘，到時著衣持鉢往居士家就座而坐。居士手自斟酌種種飲食及羹。時居士下飯已，入內取羹。比取羹還，六群比丘食飯已盡，居士問言："飯在何處?"比丘報言："我已食盡。"時居士與羹已，復還取飯。比取飯還，食羹已盡。居士問言："羹在何處?"報言："我已食盡。"時居士即嫌言："沙門釋子不知慚愧、受無厭足。外自稱言：'我知正法。'如是有何正法？飯至羹未至，飯已盡；羹至飯未至，羹已盡，似如飢餓之人。"諸比丘聞，其中有少欲知足、行頭陀、樂學戒、知慚愧者，嫌責六群比丘言："汝等云何受飯羹未至飯已盡，羹至飯未至羹已盡?"諸比丘往世尊所，頭面禮足在一面坐，以此因緣具白世尊。世尊爾時以此因緣集比丘僧，呵責六群比丘言："汝所為非，非威儀、非沙門法、非淨行、非隨順行，所不應為。云何汝等受飯羹未至飯已盡，羹至飯未至羹已盡?"以無數方便呵責六群比丘已，告諸比丘言："此癡人！多種有漏處，最初犯戒。自今已去與比丘結戒，集十句義乃至正法久住，欲說戒者當如是說：羹飯等食，式叉迦羅尼。"

比丘義如上。

彼不等者，飯至羹未至飯已盡，羹至飯未至羹已盡。

若比丘，故作不等羹飯食者，犯應懺突吉羅。以故作故，犯非威儀突吉羅；若不故作，犯突吉羅。

比丘尼，突吉羅；式叉摩那、沙彌、沙彌尼，突吉羅。是謂為犯。

不犯者，或時有如是病，或時正須飯不須羹，或時正須羹不須飯，或日時欲過，或命難、梵行難，疾疾食無犯。

無犯者，最初未制戒，癡狂、心亂、痛惱所纏。（二十九竟）（《大正藏》卷二十二第 703 页）

【评说】佛陀强调羹饭等食，即羹饭一同食用。

【原文】爾時佛在舍衛國祇樹給孤獨園。時有居士請眾僧供設飯食，即夜辦具種種多美飲食，晨朝往白時到。時諸比丘，著衣持鉢詣居士家就座而坐，時居士手自斟酌飲食。時六群比丘不次第取食食。時諸居士見已皆譏嫌言："此沙門釋子不知慚愧、受取無厭。外自稱言：'我知正法。'如是有何正法？不次第受食食，譬如猪狗食，亦如牛驢烏鳥食。"時諸比丘聞，其中有少欲知足、行頭陀、樂學戒、知慚愧者，嫌責六群比丘言："汝等云何不次第受食?"諸比丘往世尊所，頭面禮足在一面坐，以此因緣具白世尊。世尊爾時以此因緣集比丘僧，呵責六群比丘言："汝所為非，非威儀、非沙門法、非淨行、非隨順行、所不應為。云何汝等不次第食?"以無數方便呵責六群比丘已，告諸比丘："此癡人！多種有漏處，最初犯戒。自今已去與比丘結戒，集十句義乃至正法久住，欲說戒者當如是說：以次食，式叉迦羅尼。"

比丘義如上。

彼不次第食者，鉢中處處取食食。

彼比丘，故為不次第取食食者，犯應懺突吉羅。以故作故，犯非威儀突吉羅；若不故作，犯突吉羅。

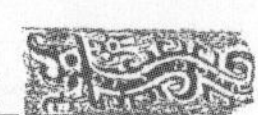

比丘尼,突吉羅;式叉摩那、沙彌、沙彌尼,突吉羅。是謂為犯。

不犯者,或時有如是病,或時患飯熱挑取冷處食,若日時欲過,若命難、梵行難,如是疾疾食無犯。

無犯者,最初未制戒,癡狂、心亂、痛惱所纏。(三十竟)(《大正藏》卷二十二第703-704页)

【评说】佛陀认为以次食,即取食有一定的顺序性,不得于钵中处处食。

【原文】爾時佛在舍衛國祇樹給孤獨園。爾時有居士請眾僧欲供設種種羹飯,即夜辦供具,明日往白時到。諸比丘,著衣持鉢往詣其家就座而坐,居士手自斟酌種種飲食。時六群比丘,受食當挑鉢中而食令現空。時居士譏嫌言:"此沙門釋子不知慚愧、受取無厭。外自稱言:'我知正法。'如是有何正法?受食似如牛驢駱駝猪狗,似如烏鳥食無異。"時諸比丘聞,其中有少欲知足、行頭陀、樂學戒、知慚愧者,嫌責六群比丘言:"云何汝等當挑鉢中而食?"時諸比丘往世尊所,頭面禮足在一面座,以此因緣具白世尊。世尊爾時以此因緣集比丘僧,呵責六群比丘言:"汝所為非,非威儀、非沙門法、非淨行、非隨順行、所不應為。云何汝等受食當挑鉢中而食?"以無數方便呵責六群比丘已,告諸比丘:"此癡人!多種有漏處,最初犯戒。自今已去與比丘結戒,集十句義乃至正法久住,欲說戒者當如是說:不得挑鉢中而食,式叉迦羅尼。"

比丘義如上。

彼挑鉢中食者,置四邊挑中央至鉢底。

若比丘,故為挑鉢中食者,犯應懺突吉羅。以故作故,犯非威儀突吉羅;若不故作,犯突吉羅。

比丘尼,突吉羅;式叉摩那、沙彌、沙彌尼,突吉羅。是謂為犯。

不犯者,或時有如是病,若患食熱開中令冷,若日時欲過,若命難、梵行難,疾疾刳鉢中食者,無犯。

無犯者,最初未制戒,癡狂、心亂、痛惱所纏。(三十一竟)(《大正藏》卷二十二第704页)

【评说】不挑钵中央食戒,体现了佛教饮食礼仪。

【原文】爾時佛在舍衛國祇樹給孤獨園。爾時有居士請眾僧欲供設種種好食,即夜辦具已,晨朝往白時到。諸比丘著衣持鉢詣居士家就座而坐。爾時居士手自斟酌種種羹飯。爾時六群比丘,自為己索食如似飢餓。時諸居士見已皆譏嫌言:"此沙門釋子不知慚愧、受取無厭。外自稱言:'我知正法。'如是有何正法?"時諸比丘聞,其中有少欲知足、行頭陀、樂學戒、知慚愧者,嫌責六群比丘言:"汝等云何自為己索食?"諸比丘往世尊所,頭面禮足在一面坐,以此因緣具白世尊。世尊爾時以此因緣集比丘僧,呵責六群比丘言:"汝所為非,非威儀、非沙門法、非淨行、非隨順行,所不應為。汝等云何自為己索食?"以無數方便呵責六群比丘比丘已,告諸比丘:"此癡人!多種有漏處,最初犯戒。自今已去與比丘結戒,集十句義乃至正法久住,欲說戒者當如是說:不得自為己索羹飯,式叉迦羅尼。"如是世尊與比丘結戒。

時諸病比丘皆有疑,不敢自為己索食,亦不敢為他索、若他索食與亦不敢食。佛言:"自今已去聽病比丘自為己索食、為他索,若他為己索,得食。自今已去當如是說戒:若比丘不病,不得自為己索飯羹,式叉迦羅尼。"

比丘義如上。

彼比丘不病故自為己索羹飯，犯應懺突吉羅。以故作故，犯非威儀突吉羅；若不故作，犯突吉羅。

比丘尼，突吉羅；式叉摩那、沙彌、沙彌尼，突吉羅。是謂為犯。

不犯者，若病者自索，若為他索，他為己索，若不求而得，無犯。

無犯者，最初未制戒，癡狂、心亂、痛惱所纏。(三十二竟)(《大正藏》卷二十二第 704 页)

【评说】佛教规定比丘若非生病不得为自己索羹饭。

【原文】爾時佛在舍衛國祇樹給孤獨園。爾時有居士請眾僧供設種種羹飯，即夜辦具已，晨朝往白時到。諸比丘著衣持鉢往居士家就座而坐，居士手自斟酌羹飯。時居士與一六群比丘羹已，識次更取羹，比丘於後即以飯覆羹。居士還問言："羹在何處？"比丘默然。時居士即嫌言："此沙門釋子不知慚愧、受取無厭。外自稱言：'我知正法。'以飯覆羹如似飢餓人，如是有何正法？"時諸比丘聞已，皆共嫌責六群比丘言："汝等云何受食，以飯覆羹更望得耶？"爾時諸比丘往世尊所，頭面禮足在一面坐，以此因緣具白世尊。世尊爾時以此因緣集比丘僧，呵責六群比丘言："汝所為非，非威儀、非沙門法、非淨行、非隨順行，所不應為。云何汝等以飯覆羹更望得耶？"以無數方便呵責六群比丘已，告諸比丘："此癡人！多種有漏處，最初犯戒。自今已去與比丘結戒，集十句義乃至正法久住，欲說戒者當如是說：不得以飯覆羹，式叉迦羅尼。"如是世尊與比丘結戒。

時有比丘請食，羹污手、污鉢、污衣手巾，有疑，不敢以飯覆羹。佛言："自今已去聽請食者無犯。欲說戒者當如是說：不得以飯覆羹更望得，式叉迦羅尼。"

比丘義如上。

若彼故為以飯覆羹更望得者，犯應懺突吉羅。以故作故，犯非威儀突吉羅；若不故作，犯突吉羅。

比丘尼，突吉羅；式叉摩那、沙彌、沙彌尼，突吉羅。是謂為犯。

不犯者，或時有如是病，若請食，或時正須羹，有時正須飯，無犯。

無犯者，最初未制戒，癡狂、心亂、痛苦所纏。(三十三竟)(《大正藏》卷二十二第 704-705 页)

【评说】佛教规定比丘不得以饭覆羹。

【原文】爾時佛在舍衛國祇樹給孤獨園。爾時有居士請諸比丘欲設羹飯并種種好食，即夜辦具已，晨朝往白時到。諸比丘著衣持鉢往詣家士家就座而坐，時居士手自斟酌羹飯種種好食。時六群比丘中一比丘得食分少，見比坐分多，即語居士言："汝今請僧與食自恣，欲與多者便與多，欲與少者便與少。汝居士有愛！"居士報言："我平等想與耳，何故言我有愛耶？"爾時諸比丘聞，其中有少欲知足、行頭陀、樂學戒、知慚愧者，呵責六群比丘言："汝云何左右視比坐鉢中耶？"諸比丘往世尊所，頭面禮足在一面坐，以此因緣具白世尊。世尊爾時以此因緣集比丘僧，呵責六群比丘言："汝所為非，非威儀、非沙門法、非淨行、非隨順行，所不應為。云何汝等左右視比坐鉢中多少？"以無數方便呵責六群比丘已，告諸比丘："此癡人！多種有漏處，最初犯戒。自今已去與比丘結戒，集十句義乃至正法久住，欲說戒者當如是說：不得視比坐鉢中，式叉迦羅尼。"

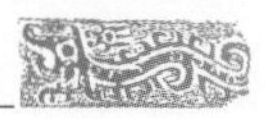

比丘義如上。

是中視比坐鉢中者，誰多誰少耶？

若彼比丘故為視比坐多少者，犯應懺突吉羅。以故作故，犯非威儀突吉羅；若不故作，犯突吉羅。

比丘尼、式叉摩那、沙彌、沙彌尼，突吉羅。是謂為犯。

不犯者，或時有如是病，若比坐病、若眼闇，為看得食不得食、淨不淨、受未受，如是無犯。

無犯者，最初未制戒，癡狂、心亂、痛惱所纏。(三十四竟)(《大正藏》卷二十二第705页)

【评说】佛教主张比丘不得视比坐钵中，即不得顾视邻座之钵，比较份量。

【原文】爾時佛在舍衛國祇樹給孤獨園。爾時有居士請比丘僧欲供設種種好食，即夜辦具已，晨朝往白時到。諸比丘著衣持鉢往詣居士家就座而坐，居士手自斟酌種種飲食。有六群比丘受羹飯已左右顧視，不覺比坐比丘取其羹藏之。彼自看不見羹，問言："我向受羹今在何處？"比坐比丘言："汝何處來耶？"彼答言："我在此置羹在前，左右看視而今無。"爾時諸比丘聞，其中有少欲知足、行頭陀、樂學戒、知慚愧者，嫌責六群比丘言："云何汝受羹左右顧視？"諸比丘往世尊所，頭面禮足在一面坐，以此因緣具白世尊。世尊爾時以此因緣集比丘僧，呵責六群比丘言："汝所為非，非威儀、非沙門法、非淨行、非隨順行，所不應為。云何汝等受羹食而左右顧視？"以無數方便呵責六群比丘已，告諸比丘："此癡人！多種有漏處，最初犯戒。自今已去與比丘結戒，集十句義乃至正法久住，欲說戒者當如是說：當繫鉢想食，式叉迦羅尼。"

比丘義如上。

不繫鉢想者，左右顧視也。

若比丘故作不繫鉢想食，犯應懺突吉羅。以故作故，犯非威儀突吉羅；若不故作，犯突吉羅。

比丘尼、式叉摩那、沙彌、沙彌尼，突吉羅。是謂為犯。

不犯者，或時有如是病，或比坐苾芻病、若眼闇，為受取，瞻看淨不淨、得未得、受未受，或看日時，或命難、梵行難，欲逃避左右看視者，無犯。

無犯者，最初未制戒，癡狂、心亂、痛惱所纏。(三十五竟)(《大正藏》卷二十二第705页)

【评说】系钵想食，佛陀规定食时不顾视左右。

【原文】爾時佛在舍衛國祇樹給孤獨園。時有居士請諸比丘欲設種種多美飲食，即夜辦具已，晨朝往白時到。諸比丘著衣持鉢往居士家就座而坐。時居士手自斟酌飲食，六群比丘大摶飯食令口不受。居士見譏嫌言："沙門釋子不知慚愧、受取無厭，如似猪狗、駱駝、驢牛、烏鳥食。"時諸比丘聞，其中有少欲知足、行頭陀、樂學戒、知慚愧者，嫌責六群比丘言："云何大摶飯食乃如是也？"諸比丘往世尊所，頭面禮足却坐一面，以此因緣具白世尊。世尊爾時以此因緣集比丘僧，呵責六群比丘言："汝所為非，非威儀、非沙門法、非淨行、非隨順行，所不應為。云何汝等大摶飯食？"以無數方便呵責已，告諸比丘："此癡人！多種有漏處，最初犯戒。自今已去與比丘結戒，集十句義乃至正法久住，欲說戒者當如是說：不得大摶飯食，式叉迦羅尼。"

比丘義如上。

大摶飯者,口不容受。

若比丘故作大摶飯食,犯應懺突吉羅。以故作故,犯非威儀突吉羅;若不故作,犯突吉羅。

比丘尼乃至沙彌、沙彌尼,突吉羅。是謂為犯。

不犯者,或有如是病,或日時欲過,或命難、梵行難,疾疾食無犯。

無犯者,最初未制戒,癡狂、心亂、痛惱所纏。(三十六竟)(《大正藏》卷二十二第705-706页)

【评说】佛教主张比丘不得大抟饭食,即不取无法放进口中的大团饭食。

【原文】爾時佛在舍衛國祇樹給孤獨園。時有居士請諸比丘欲供設種種好食,即夜辦具,明日往白時到。諸比丘著衣持鉢詣居士家就座而坐,居士手自斟酌飯食。六群比丘受食,食未至先大張口。居士見已譏嫌言:"沙門釋子不知慚愧、受取無厭。云何食未至先大張口,如似猪狗、駱駝、牛驢、烏鳥?"時諸比丘聞,其中有少欲知足、行頭陀、樂學戒、知慚愧者,嫌責六群比丘言:"汝等云何大張口待食?"諸比丘往世尊所,頭面禮足在一面坐,以此因緣具白世尊。世尊爾時以此因緣集比丘僧,呵責六群比丘言:"汝所為非,非威儀、非沙門法、非淨行、非隨順行,所不應為。云何汝等大張口待食?"以無數方便呵責六群比丘已,告諸比丘:"此癡人!多種有漏處,最初犯戒。自今已去與比丘結戒,集十句義乃至正法久住,欲說戒者當如是說:不得大張口待飯食,式叉迦羅尼。"

大張口者,飯摶未至先大張口待。

若比丘故作大張口待飯者,犯應懺突吉羅。以故作故,犯非威儀突吉羅;若不故作,犯突吉羅。

比丘尼乃至沙彌、沙彌尼,突吉羅。是謂為犯。

不犯者,或時有如是病,或日時欲過,或命難、梵行難,疾疾食,無犯。

無犯者,最初未制戒,癡狂、心亂、痛惱所纏。(三十七竟)(《大正藏》卷二十二第706页)

【评说】佛教主张比丘不得张口待饭。

【原文】爾時佛在舍衛國祇樹給孤獨園。時有居士請衆僧欲設羹飯種種好食,即夜辦具已,明日往白時到。諸比丘著衣持鉢往居士家就座而坐,居士手自斟酌飯食供養。時六群比丘,受食食含飯語,居士見已譏嫌言:"此沙門釋子不知慚愧、受取無厭。云何含飯語?似如猪狗駱駝烏鳥食。"時諸比丘聞,其中有少欲知足、行頭陀、樂學戒、知慚愧者,嫌責六群比丘言:"汝等云何含飯語?"諸比丘往白世尊。世尊爾時以此因緣集比丘僧,呵責六群比丘言:"汝所為非,非威儀、非沙門法、非淨行、非隨順行,所不應為。云何汝等含飯語?"以無數方便呵責六群比丘已,告諸比丘:"此癡人!多種有漏處,最初犯戒。自今已去與諸比丘結戒,集十句義乃至正法久住,欲說戒者當如是說:不得含飯語,式叉迦羅尼。"

彼含飯語者,飯在口中語不可了令人不解。

若比丘故作含飯語者,犯應懺突吉羅。以故作故,犯非威儀突吉羅;若不故作,犯突吉羅。

比丘尼乃至沙彌、沙彌尼,突吉羅。是謂為犯。

不犯者,或時有如是病,或時噎而索水,或命難、梵行難,作聲食無犯。

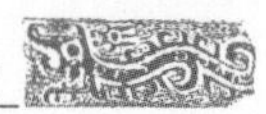

無犯者，最初未制戒，癡狂、心亂、痛惱所纏。（三十八竟）（《大正藏》卷二十二第706页）

【评说】佛教主张比丘不得口中含饭而语，与中国传统文化中“食而不语”的观点类似。

【原文】爾時佛在舍衛國祇樹給孤獨園。爾時有居士請諸比丘欲設羹飯種種好食供養，即夜辦具，明日往白時到。諸比丘著衣持鉢往至其家就座而坐，居士手自斟酌飲食。六群比丘摶飯遙擲口中，居士見已譏嫌言：“此沙門釋子不知慚愧、受取無厭，如似幻師。”時諸比丘聞，其中有少欲知足、行頭陀、樂學戒、知慚愧者，嫌責如上已，往世尊所，頭面禮足在一面坐，以此因緣具白世尊。世尊爾時以此因緣集比丘僧，如上呵責六群比丘，乃至最初犯戒已，告諸比丘言：“自今已去與比丘結戒，集十句義乃至正法久住，欲說戒者當如是說：不得摶飯遙擲口中，式叉迦羅尼。”

若比丘故作遙擲飯摶口中者，犯應懺突吉羅。以故作故，犯非威儀突吉羅；若不故作，犯突吉羅。

比丘尼乃至沙彌、沙彌尼，突吉羅。是謂為犯。

不犯者，或時有如是病，若被繫縛擲口中食者，無犯。

無犯者，最初未制戒，癡狂、心亂、痛惱所纏。（三十九竟）（《大正藏》卷二十二第706页）

【评说】佛教主张比丘不得将抟饭遥掷口中。

【原文】爾時佛在舍衛國祇樹給孤獨園。爾時有居士請諸比丘欲設羹飯種種好食供養，即夜辦具，明日往白時到。諸比丘著衣持鉢往至其家就座而坐，居士手自斟酌飯食。時六群比丘受食不如法，手把飯摶嚙半食，居士見已譏嫌言：“此沙門釋子不知慚愧、受無厭足，食如似猪狗、駱駝、驢牛、烏鳥。”時諸比丘聞，其中有少欲知足、行頭陀、樂學戒、知慚愧者，嫌責已往世尊所，頭面禮足在一面坐，以此因緣具白世尊。世尊爾時以此因緣集比丘僧，無數方便如上呵責六群比丘，乃至最初犯戒已，告諸比丘言：“自今已去與比丘結戒，集十句義乃至正法久住，欲說戒者當如是說：不得遺落飯食，式叉迦羅尼。”

是中遺落者，半入口半在手中。

若比丘故作手把飯摶食半留半者，犯應懺突吉羅。以故作故，犯非威儀突吉羅；若不故作，犯突吉羅。

比丘尼乃至沙彌、沙彌尼，突吉羅。是謂為犯。

不犯者，或時有如是病，噉薄餅燋飯，或時噉肉、若芥甘蔗，噉菜、菴婆羅果、梨閻蔔果、蒲桃、蘂葉心，不犯。

不犯者，最初未制戒，癡狂、心亂、痛惱所纏。（四十竟）（《大正藏》卷二十二第707页）

【评说】佛教主张比丘不得遗落饭食。佛陀将饮食列为四种必备供养之一，可见，在佛教看来，饮食不仅仅只是生存的需要，进食还是一种非常重要的修行方式，因此，制定了一系列相应的戒规。

卷第二十一

【原文】爾時佛在舍衛國祇樹給孤獨園。時有居士請諸比丘欲供設種種飲食，即其夜辦具，明日往白時到。諸比丘，著衣持鉢往其家就座而坐，居士手自斟酌飲食。時有六群比丘頰食，居士見已嫌言："此沙門釋子不知慚愧，食如似獼猴。"時諸比丘聞，其中有少欲知足、行頭陀、樂學戒、知慚愧者，嫌責已，往世尊所，頭面禮足在一面坐，以此因緣具白世尊。世尊爾時以此因緣集比丘僧，如上呵責六群比丘，乃至最初犯戒已，告諸比丘："自今已去與比丘結戒，集十句義乃至正法久住，欲說戒者當如是說：不得頰食食，尸叉罽賴尼。"

是中頰食者，令兩頰鼓起，如似獼猴狀耶！

若故作大滿口鼓起頰食者，犯應懺突吉羅。以故作故，犯非威儀突吉羅；若不故作，犯突吉羅。

比丘尼乃至沙彌、沙彌尼，突吉羅。是為犯。

不犯者，或時有如是病，或日時欲過，或命難、梵行難，疾疾食者無犯。

無犯者，最初未制戒，癡狂、心亂、痛惱所纏。（四十一竟）（《大正藏》卷二十二第707页）

【评说】佛陀禁止比丘颊饭食，认为颊饭食是不合礼仪的行为。颊饭食，指口中塞满食物，两颊突出像猕猴。

【原文】爾時佛在舍衛國祇樹給孤獨園。時有居士請諸比丘供設種種好美食，即夜辦具，明日往白時到。諸比丘，著衣持鉢往其家就座而坐，居士手自斟酌飯食。六群比丘嚼飯作聲食，居士見已嫌言："此沙門釋子無有慚愧，乃至何有正法？如上食如似猪狗、駱駝、牛驢、烏鳥。"時諸比丘聞，其中有少欲知足、行頭陀、樂學戒、知慚愧者，嫌責六群比丘言："云何嚼飯作聲食？"諸比丘往世尊所，頭面禮足在一面坐，以此因緣具白世尊。世尊爾時以此因緣集比丘僧，如上訶責六群比丘，乃至最初犯戒已，告諸比丘言："自今已去與比丘結戒，集十句義乃至正法久住，欲說戒者當如是說：不得嚼飯作聲食，尸叉罽賴尼。"

若比丘故嚼飯作聲食者，犯應懺突吉羅。以故作故，犯非威儀突吉羅；若不故作，犯突吉羅。

比丘尼、式叉摩那、沙彌、沙彌尼，突吉羅。是謂為犯。

不犯者，或時有如是病，嚼乾餅及燋飯、肉苷蔗芷果、菴婆羅果、閻蔔果、蒲萄、胡桃、椑桃、梨、風梨，無犯。

無犯者，最初未制戒，癡狂、心亂、痛惱所纏。（四十二竟）（《大正藏》卷二十二第707页）

【评说】佛陀禁止比丘在进食时发出过响的咀嚼声，若非故意，不属于犯戒。

【原文】爾時世尊在舍衛國祇樹給孤獨園。時有居士請諸比丘供設種種好食，即夜辦具，明日往白時到。諸比丘著衣持鉢往詣其家就座而坐，居士手自斟酌飲食。六群比丘大噏飯食，居士見已嫌言："此沙門釋子無有慚愧，乃至何有正法？如上食如似猪狗、駱駝、牛驢、烏鳥。"時諸比丘聞，其中有少欲知足、行頭陀、樂學戒、知慚愧者，嫌責六群比丘已，往世尊所，頭面禮足在一面坐，以此因緣具白世尊。世尊爾時以此因緣集比丘僧，如上呵責六群比丘，乃至最初犯戒已，告諸比丘："自今已去與比丘結戒，集十句義乃至正法久住，欲說戒者當如是說：不得大噏飯食，尸叉罽賴尼。"

是中噏飯者，張口遙呼噏食。

若比丘故噏飯食，犯應懺突吉羅。以故作故，犯非威儀突吉羅；若不故作，犯突吉羅。

比丘尼乃至沙彌、沙彌尼，突吉羅。是謂為犯。

不犯者，或時有如是病，若口痛，若食羹，若食酪、酪漿、酥毘羅漿，若苦酒，無犯。

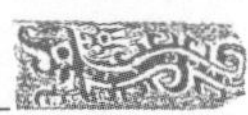

無犯者，最初未制戒，癡狂、心亂、痛惱所纏。（四十三竟）

爾時佛在舍衛國祇樹給孤獨園。時有居士請諸比丘供設種種好食，即其夜辦具，明日往白時到。諸比丘著衣持鉢往詣其家就座而坐，居士手自斟酌飲食。六群比丘吐舌舐食。時居士見已嫌言："此沙門釋子無有慚愧，乃至何有正法？如上食如似猪狗、駱駝、牛驢、烏鳥。"時諸比丘聞，其中有少欲知足、行頭陀、樂學戒、知慚愧者，嫌責六群比丘已，往世尊所，頭面禮足在一面坐，以此因緣具白世尊。世尊爾時以此因緣集比丘僧，如上呵責六群比丘，乃至最初犯戒已，告諸比丘言："自今已去與比丘結戒，集十句義乃至正法久住，欲說戒者當如是說：不得舌舐食，尸叉罽賴尼。"

舌舐者，以舌舐飯摶食。

若比丘故作舌舐食，犯應懺突吉羅。以故作故，犯非威儀突吉羅；若不故作，犯突吉羅。

比丘尼乃至沙彌、沙彌尼，突吉羅。是謂為犯。

不犯者，或時有如是病，或時被縛；或手有泥及垢膩污手，舌舐取，無犯。

無犯者，最初未制戒，癡狂、心亂、痛惱所纏。（四十四竟）

爾時佛在舍衛國祇樹給孤獨園。爾時有居士請諸比丘供設種種好食，即夜辦具，明日往白時到。諸比丘著衣持鉢往詣其家就座而坐，居士手自斟酌飲食。時有六群比丘振手而食，居士見已嫌言："此沙門釋子無有慚愧，乃至何有正法？如上食如似王、若王大臣。"時諸比丘聞，其中有少欲知足、行頭陀、樂學戒、知慚愧者，嫌責已往世尊所，頭面禮足在一面坐，以此因緣具白世尊。世尊爾時以此因緣集比丘僧，如上呵責，乃至最初犯戒已，告諸比丘："自今已去與比丘結戒，集十句義乃至正法久住，欲說戒者當如是說：不得振手食，尸叉罽賴尼。"若比丘故作振手食，犯應懺突吉羅。以故作故，犯非威儀突吉羅；若不故作，犯突吉羅。

比丘尼乃至沙彌、沙彌尼，突吉羅。是謂為犯。

不犯者，或時有如是病，或食中有草有蟲，或時手有不淨欲振去之，或有未受食手觸而污手振去之，無犯。

無犯者，最初未制戒，癡狂、心亂、痛惱所纏。（四十五竟）

爾時佛在舍衛國祇樹給孤獨園。時有居士請諸比丘供設種種好食，即夜辦具，明日往白時到。諸比丘著衣持鉢往詣其家就座而坐，居士手自斟酌飲食。時有六群比丘手把散飯食，居士見已嫌言："此沙門釋子無有慚愧，乃至何有正法？如上食如似鷄鳥耶？"時諸比丘聞，其中有少欲知足、行頭陀、樂學戒、知慚愧者，嫌責已往世尊所，頭面禮足在一面坐，以此因緣具白世尊。世尊爾時以此因緣集比丘僧，如上呵責六群比丘，乃至最初犯戒已，告諸比丘："自今已去與比丘結戒，集十句義乃至正法久住，欲說戒者當如是說：不得手把散飯食，尸叉罽賴尼。"

把散飯者，散棄飯也。

若比丘故作手把散飯食，犯應懺突吉羅。以故作故，犯非威儀突吉羅；若不故作，犯突吉羅。

比丘尼乃至沙彌、沙彌尼，突吉羅。是謂為犯。

不犯者，或時有如是病，或時食中有草有蟲，或有不淨污，或有未受食捨棄，無犯。

無犯者，最初未制戒，癡狂、心亂、痛惱所纏。（四十六竟）（《大正藏》卷二十二第 707-708 页）

【评说】佛陀制定了吸食饭戒、舌舐食戒、振手食戒、手把散饭戒。戒的制定都来源于生活中的实际情况，规范了僧人的饮食行为。吸食，张口吸取食物。振手食，进食时手抖动不已。把散饭食，进食时倒弃食物。

【原文】爾時佛在舍衛國祇樹給孤獨園。時有居士請諸比丘供設種種好食，即夜辦具，明日往白時到。諸比丘著衣持鉢往至其家就座而坐，居士手自斟酌飲食。時有六群比丘以不淨膩手捉飲器食。居士見已嫌言："沙門釋子無有慚愧，乃至何有正法？如上以不淨手捉飲器，如似王王大臣。"時諸比丘聞，其中有少欲知足、行頭陀、樂學戒、知慚愧者，嫌責已往世尊所，頭面禮足在一面坐，以此因緣具白世尊。世尊爾時以此因緣集比丘僧，如上呵責六群比丘，乃至最初犯戒已，告諸比丘："自今已去與比丘結戒，集十句義乃至正法久住，欲說戒者當如是說："不得污手捉飲器，尸叉罽賴尼"

是中污手者，有膩飯著手。

若比丘故作不淨膩手捉飲器者，犯應懺突吉羅。以故作故，犯非威儀突吉羅：若不故作，犯突吉羅。

比丘尼乃至沙彌、沙彌尼，突吉羅。是謂為犯。

不犯者，或時有如是病，或草上受葉上受洗手受無犯。

無犯者，最初未制戒，癡狂、心亂、痛惱所纏。（四十七竟）（《大正藏》卷二十二第708-709页）

【评说】佛陀制定了污手捉饮器戒，体现了佛陀的卫生观。污手捉饮器，用被食物弄脏的手拿饮水器皿。

【原文】爾時佛在舍衛國祇樹給孤獨園。時六群比丘大小便涕唾生草菜上。時有居士見已嫌言："沙門釋子無有慚愧，外自稱言：'我知正法。'如是何有正法？大小便及涕唾生草菜上，如猪狗駱駝牛驢。"時諸比丘聞其中有少欲知足、行頭陀、樂學戒、知慚愧者，嫌責已往世尊所，頭面禮足在一面坐，以此因緣具白世尊。世尊爾時以此因緣集比丘僧，如上呵責六群比丘，乃至最初犯戒已，告諸比丘："自今已去與比丘結戒，集十句義乃至正法久住，欲說戒者當如是說：不得大小便涕唾生草菜上，尸叉罽賴尼。"如是世尊與比丘結戒已。

病比丘不堪避生草菜，疲極。佛言："病比丘無犯。自今已去當如是說戒：不得生草菜上大小便涕唾，除病，尸叉罽賴尼。"

若比丘不病，故生草菜上大小便者，犯應懺突吉羅。以故作故，犯非威儀突吉羅；若不故作，犯突吉羅。

比丘尼乃至沙彌、沙彌尼，突吉羅。是謂為犯。

不犯者，或時有如是病，若在無草菜處大小便流墮生草菜上，或時為風吹，或時為烏所銜而墮生草菜中者，無犯。

無犯者，最初未制戒，癡狂、心亂、痛惱所纏。（四十九竟）

爾時佛在舍衛國祇樹給孤獨園。時六群比丘水中大小便涕唾。居士見已嫌言："此沙門釋子無有慚愧，外自稱言：'我知正法。'如是何有正法？水中大小便，如似猪、狗、牛、驢、駱駝。"時諸比丘聞，其中有少欲知足、行頭陀、樂學戒、知慚愧者，嫌責六群比丘已往世尊所，頭面禮足在一面坐，以此因緣具白世尊。世尊爾時以此因緣集比丘僧，如上呵責六群，乃至最初犯戒，已告諸比丘："自今已去與比丘結戒，集十句義乃至正法久住，欲說戒者當如是說：不

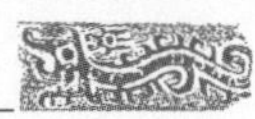

得水中大小便涕唾，尸叉罽賴尼。”如是世尊與比丘結戒。

時病比丘避有水處，疲極。佛言：“病者無犯。自今已去當如是說戒：不得淨水中大小便涕唾除病，尸叉罽賴尼。”

若比丘故於水中大小便涕唾，犯應懺突吉羅。以故作故，犯非威儀突吉羅；若不故作，犯突吉羅。

比丘尼乃至沙彌、沙彌尼，突吉羅。是謂為犯。

不犯者，或時有如是病，或時於岸上大小便流墮水中，或時為風吹烏銜墮水中，無犯。

無犯者，最初未制戒，癡狂、心亂、痛惱所纏。（五十竟）

爾時佛在舍衛國祇樹給孤獨園。時六群比丘立大小便。居士見已嫌言：“此沙門釋子無有慚愧，外自稱言：‘我知正法。’如是何有正法？立大小便，如似牛、馬、猪、羊、駱駝。”時諸比丘聞，其中有少欲知足、行頭陀、樂學戒、知慚愧者，嫌責六群比丘已往世尊所，頭面禮足在一面坐，以此因緣具白世尊。世尊爾時以此因緣集比丘僧，如上訶責六群比丘，乃至最初犯戒，已告諸苾芻：“自今已去與比丘結戒，集十句義乃至正法久住，欲說戒者當如是說：不得立大小便，尸叉罽賴尼。”如是世尊與比丘結戒。

時諸病比丘疲極不堪蹲。佛言：“病者無犯。自今已去當如是說戒：不得立大小便，除病，尸叉罽賴尼。”

若比丘故作立大小便者，犯應懺突吉羅。以故作故，犯非威儀突吉羅；若不故作，犯突吉羅。

比丘尼乃至沙彌、沙彌尼，突吉羅。是謂為犯。

不犯者，或時有如是病，被繫縛，或時脚蹲有垢膩，若泥污，無犯。

無犯者，最初未制戒，癡狂、心亂、痛惱所纏。（五十一竟）（《大正藏》卷二十二第 709-710 页）

【评说】佛陀禁止比丘在生草上、水中大小便，立位大小便。

卷第二十二

【原文】爾時世尊在毘舍離獼猴江邊樓閣講堂上。時世尊以此因緣集諸比丘僧，告言：“自今已去，我與諸比丘尼結戒，集十句義：一、攝取於僧，二、令僧歡喜，三、令僧安樂，四、令未信者信，五、已信者令增長，六、難調順者令調順，七、慚愧者得安樂，八、斷現在有漏，九、斷未來有漏，十、正法得久住。欲說戒者當如是說：若比丘尼，作婬欲犯不淨行，乃至共畜生，是比丘尼波羅夷，不共住。”

若比丘尼者，名字為比丘尼、相似比丘尼、自稱比丘尼、善來比丘尼、乞求比丘尼、著割截衣比丘尼、破結使比丘尼、受大戒白四羯磨如法成就得處所比丘尼。是中比丘尼，若受大戒白四羯磨如法成就得處所，住比丘尼法中，是謂比丘尼義。

作婬欲犯不淨行乃至共畜生者，所可得行婬處者是。

波羅夷者，譬如人斷頭不可復起，比丘尼亦復如是，犯波羅夷已不復成比丘尼，故名波羅夷。

云何名不共住，有二不共住：一羯磨、一說戒。彼比丘尼，不得於是二事中住，是故名不共住。

有三處行婬，波羅夷：人、非人、畜生，於此三處共行婬，犯波羅夷。復於三種男行婬，犯波羅夷：人男、非人男、畜生男，於此三處共行婬，犯波羅夷。於三種二形行婬，犯波羅夷：人二形、非人二形、畜生二形，於此三處二形共行婬，波羅夷。於三種黃門行婬，犯波羅夷：人黃門、非人黃門、畜生黃門，於此三處行婬，波羅夷。

比丘尼有婬心，捉人男根，著三處：大小便道及口，入者犯；不入者，不犯。有隔有隔、有隔無隔、無隔有隔、無隔無隔，波羅夷。非人男、畜生男、二形男黃門亦如是。比丘尼有婬心，捉眠男子及死者身未壞者、少壞者男根入三處，入者犯；不入，不犯。有隔有隔、有隔無隔、無隔有隔、無隔無隔，波羅夷。非人男、畜生男、二形男、黃門亦如上。若比丘尼，為賊所捉，將詣人男所，以彼男根著三處。初入覺樂、入已樂、出時樂，波羅夷。初入樂、入已樂、出時不樂，波羅夷。初入樂、入已不樂、出時樂，波羅夷。初入樂、入已不樂、出時不樂，波羅夷。初入不樂、入已不樂、出時樂，波羅夷。初入不樂、入已樂、出時不樂，波羅夷。初入不樂、入已樂、出時樂，波羅夷，此是第六句。有隔乃至無隔無隔，亦如上。非人男、畜生男、二形男、黃門，有隔乃至無隔無隔，亦如上。若比丘尼為賊所捉，將至眠男子所及死者身未壞、少壞者所，以彼男根著三處，初入樂、入已樂乃至初入不樂、入已不樂、出時樂，亦如上。有隔有隔乃至無隔無隔，亦如上。乃至黃門，亦如上。有隔有隔乃至無隔無隔，亦如上。若比丘尼為賊所捉，於三處行婬，從初入樂、入已樂、出時樂，乃至初入不樂、入已不樂、出時樂，亦如上。有隔有隔乃至無隔無隔，亦如上。若比丘尼方便欲行不淨，若作者，波羅夷；不作者，偷蘭遮。比丘方便教比丘尼犯婬，作者偷蘭遮；不作者，突吉羅。比丘尼教比丘尼犯婬，作者偷蘭遮；不作者，突吉羅。除比丘、比丘尼，教餘者，作、不作，一切突吉羅。

比丘，波羅夷；式叉摩那、沙彌、沙彌尼，突吉羅滅擯。是謂為犯。

不犯者，眠無所覺、知不受樂、一切無欲心，不犯。

不犯者，最初未結戒，癡狂、心亂、痛惱所纏。（一竟）

爾時世尊在羅閱城耆闍崛山中。爾時世尊以此因緣集比丘僧，告言："自今已去與比丘尼結戒，集十句義乃至正法久住，欲說戒者當如是說：若比丘尼，在聚落若空處，不與懷盜心取，隨所盜物，若為王、若王大臣所捉，若縛、若殺、若驅出國。'汝賊！汝癡！'若比丘尼作如是不與取，是比丘尼波羅夷，不共住。"（二竟）

爾時世尊在毘舍離，以此因緣集諸比丘僧，告諸比丘："自今已去與諸比丘尼結戒，集十句義乃至正法久住，欲說戒者當如是說：若比丘尼，故自手斷人命、若持刀授與人，若歎死、譽死、勸死：'咄！人用此惡活為？寧死不生。'作如是心念，無數方便歎死、譽死、勸死，此比丘尼波羅夷，不共住。"（三竟）

爾時世尊在毘舍離獼猴江邊樓閣講堂上，以此因緣集諸比丘僧，告諸比丘："自今已去與比丘尼結戒，集十句義乃至正法久住，欲說戒者當如是說：若比丘尼，實無所知，自歎譽言：'我得過人法，入聖智勝法，我知是，我見是。'後於異時，若問、若不問，欲求清淨故作如是言：'諸大姊！我實不知不見，而言我知我見，虛誑妄語。'除增上慢，是比丘尼波羅夷，不共住。"（四竟）

爾時世尊在舍衛國祇樹給孤獨園。時有大豪貴長者，名大善鹿樂，顏貌端政，偷羅難陀比丘尼亦顏貌端政。長者鹿樂繫心於偷羅難陀所，偷羅難陀亦繫心於長者所。後於異時，為偷羅難陀故，請諸比丘尼及偷羅難陀設食，即於其夜辦具種種飲食，清旦往白時到。偷羅難陀知長者為已故請僧，彼即自住寺不往。諸比丘尼到時著衣持鉢詣長者家就坐已，時長者遍

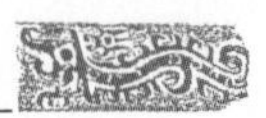

觀尼眾不見偷羅難陀，即問："偷羅難陀何處而不來耶？"答言："在寺不來。"於是長者疾疾行食已，即往寺中至偷羅難陀所。偷羅難陀遙見長者來即臥床上，長者前問："阿姨何所患苦？"答言："無所患苦，我所欲者而彼不欲。"彼言："我欲非不欲。"時長者即前抱臥以手摩捉嗚，長者還坐問言："阿姨所須何物？"答言："我欲得酸棗。"長者言："欲得者明日當送。"時有守房小沙彌尼，見作如此事，諸尼食還已具向說之。比丘尼眾聞，中有少欲知足、行頭陀、樂學戒、知慚愧者，嫌責偷羅難陀比丘尼言："云何汝與長者作如此事耶？"諸比丘尼白諸比丘，諸比丘往白世尊。世尊即以此因緣集比丘僧，以無數方便呵責偷羅難陀比丘尼："汝所為非，非威儀、非沙門法、非淨行、非隨順行，所不應為。云何偷羅難陀！汝與長者作如此事？"爾時世尊以無數方便呵責已，告諸比丘："此偷羅難陀比丘尼癡人！多種有漏處，最初犯戒。自今已去與比丘尼結戒，集十句義乃至正法久住，欲說戒者當如是說：若比丘尼染污心，共染污心男子，從腋已下膝已上身相觸，若捉摩、若牽、若推、若上摩、若下摩、若舉、若下、若捉、若捺，是比丘尼波羅夷，不共住。是身相觸也。"

比丘尼義如上。

染污心者，意相染著。染污心男子亦如是。

腋已下者，腋已下身分。

膝已上者，膝已上身分也。

身者，從足指乃至頭髮。

身相觸者，二身若捉摩、若牽、若推、若逆摩、若順摩、若舉、若下、若捉、若捺。捉摩者，手摩身前後。牽者，牽前。推者，推却。逆摩者，從下至上。順摩者，從上至下。舉者，抱舉。下者，抱下、或坐、或立。捉者，或捉前、或捉後、或捉髀、或捉乳。捺者，或捺前、捺後、捺乳、捺髀。

男子男子想，男子以手摩尼身，身相觸欲意染著，受觸樂，波羅夷。男子男子想，男子以手摩尼身，動身欲意染著，受觸樂，波羅夷。乃至捉捺亦如是。是男子疑者，偷蘭遮。若男作男想，以身觸彼衣瓔珞具，欲心染著受觸樂，偷蘭遮。若男作男想，以身觸彼衣瓔珞具，欲心染著不受觸樂，偷蘭遮。若男作男想，男以身衣瓔珞具觸尼身，欲心染著受觸樂，偷蘭遮。若男作男想，男以身衣瓔珞具觸尼身，欲心染著不受觸樂，偷蘭遮。男作男想，以身觸男衣瓔珞具，欲心染著動身不受觸樂，偷蘭遮。若男作男想，以身觸男衣瓔珞具，欲心染著不動身受觸樂，偷蘭遮。若男作男想，男以身衣瓔珞具觸尼身，欲心染著動身不受觸樂，偷蘭遮。男作男想，男以身衣瓔珞具觸尼身，欲心染著受觸樂不動身，偷蘭遮。若男作男想，身相觸欲心染著不受觸樂動身，偷蘭遮。男作男想，身相觸欲心染著，受觸樂不動身，偷蘭遮。如是捉摩乃至捺，一切偷蘭遮。若男疑，突吉羅。男作男想，以身衣觸身衣瓔珞具，欲心染著受觸樂，突吉羅。男作男想，以身衣觸身衣瓔珞具，欲心染著不受觸樂，突吉羅。男作男想，以身衣觸身衣瓔珞具，欲心染著不受觸樂動身，突吉羅。男作男想，以身衣觸身衣瓔珞具，欲心染著受觸樂不動身，突吉羅。男作男想，以身衣觸身衣瓔珞具，欲心染著不受觸樂不動身，突吉羅。男作男想，以身衣觸身衣瓔珞具，欲心染著受觸樂動身，突吉羅。乃至捉捺，一切突吉羅。是男疑，突吉羅。

若比丘尼與男子身相觸，一觸一波羅夷，隨觸多少，一一波羅夷。若天男、阿修羅男乃至畜生男能變形者，身相觸偷蘭遮。不能變形者，身相觸突吉羅。若與女人身相觸，突吉羅。若與二形人身相觸者，偷蘭遮。若男子作禮捉足，覺觸樂不動身，突吉羅。若比丘尼有欲心，觸衣鉢、尼師檀、針筒、革屣，乃至自觸身，一切突吉羅。人男人男想，波羅夷。於人男疑，偷蘭遮。人男非人男想，偷蘭遮。非人男作人男想，偷蘭遮。非人男生疑，偷蘭遮。

比丘，僧伽婆尸沙；式叉摩那、沙彌、沙彌尼，突吉羅。是謂為犯。

不犯者，若取與時觸身，若戲笑時觸，若有所救解時觸，一切無欲心，不犯。

不犯者，最初未制戒，癡狂、心亂、痛惱所纏。（五竟）

爾時世尊在舍衛國祇樹給孤獨園。爾時舍衛城中有長者，名沙樓鹿樂，顏貌端正，偷羅難陀比丘尼亦顏貌端正。鹿樂長者繫心偷羅難陀所，偷羅難陀亦繫心鹿樂所。爾時偷羅難陀比丘尼欲心，受長者捉手、捉衣，共入屏處、共立、共語、共行，以身相倚共期。爾時諸比丘尼聞，其中有少欲知足、行頭陀、樂學戒、知慚愧者，嫌責偷羅難陀比丘尼："汝云何欲心，受長者捉手、捉衣，入屏處共立、共語、共行、以身相倚共期？"爾時諸比丘尼白諸比丘，諸比丘往白世尊。世尊爾時以此因緣集諸比丘僧，呵責偷羅難陀："汝所為非，非威儀、非沙門法、非淨行、非隨順行，所不應為。云何偷羅難陀比丘尼！欲心受此長者捉手、捉衣，乃至共期？"爾時世尊以無數方便呵責偷羅難陀已，告諸比丘："此偷羅難陀多種有漏處，最初犯戒。自今已去與比丘尼結戒，集十句義乃至正法久住，欲說戒者當如是說：若比丘尼染污心，知男子染污心，受捉手、捉衣，入屏處共立、共語、共行、或身相倚、或共期，是比丘尼波羅夷，不共住，犯此八事故。"

比丘尼義如上。

染污心者，心有染著，染污心男子亦有染著。

捉手者，捉手乃至腕。

捉衣者，捉身上衣。

入屏處者，離見聞處也。

屏處共立者，離見聞處也。

共語者，亦離見聞處。

共行者，亦離見聞處。

身相倚者，身得相及處。

共期者，得共行婬處也。

彼比丘尼染污心，受染污心男子捉手，偷羅遮。捉衣，偷羅遮。入屏處，屏處共立、屏處共語、屏處共行，以為樂，以身相倚，一一偷羅遮。

於七事中，若不發露懺悔，罪未除。若犯第八事，波羅夷。天子、龍子、阿修羅子、夜叉子、餓鬼、畜生能變形者，犯七事，一一突吉羅。若犯第八事，偷羅遮。畜生不能變形者，犯第八事，突吉羅。與染污心女人犯第八事者，突吉羅。

比丘隨所犯；式叉摩那、沙彌、沙彌尼，突吉羅。是謂為犯。

不犯者，若有所取與時手相觸、或戲笑、或有所救解捉衣；若有所施與、若禮拜、若悔過、若受法，入屏處共住；若有所施與、若禮拜、若悔過、若受法，入屏處共立；若有所施與、若禮拜、若悔過，若受法，入屏處共語；若有所施與、若禮拜、若懺悔、若受法，入屏處共行；若為人打、若賊來、若有象來、若惡獸來、若有刺來迴身避，若來求教授、若聽法、若受請、若來至寺內，若共期不可作惡事處，無犯。

無犯者，最初未制戒、癡狂、心亂、痛惱所纏。（六竟）

爾時世尊在舍衛國祇樹給孤獨園。時偷羅難陀比丘尼妹，字坻舍難陀，其人犯波羅夷

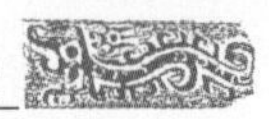

法。時偷羅難陀比丘尼知，便作是念："此坻舍難陀是我妹！今犯波羅夷法，我正欲向人說，懼彼得惡名稱。若彼得惡名稱，於我亦惡。"遂默然不說。彼於異時，坻舍比丘尼休道。諸比丘尼見，語偷羅難陀言："見汝妹已捨道不？"答言："彼所作是，非為不是。"諸比丘尼問："云何所作是？"偷羅難陀答言："我先知彼有如是如是事。"諸比丘尼言："汝若先知，何以不向諸比丘尼說？"偷羅難陀答言："坻舍是我妹！犯波羅夷法即欲向人說，懼得惡名稱。若彼得惡名稱，於我亦惡。以是故我不向人說。"爾時諸比丘尼聞，其中有少欲知足、行頭陀、樂學戒、知慚愧者，呵責偷羅難陀言："汝云何覆藏坻舍重罪？"諸比丘尼白諸比丘，諸比丘往白世尊。世尊爾時以此因緣集諸比丘僧，呵責偷羅難陀比丘尼言："汝所為非，非威儀、非沙門法、非淨行、非隨順行，所不應為。云何偷羅難陀！汝乃覆藏坻舍比丘尼重罪？"爾時世尊以無數方便，呵責偷羅難陀比丘尼已，告諸比丘："偷羅難陀比丘尼！多種有漏處，最初犯戒。自今已去與比丘尼結戒，集十句義乃至正法久住，欲說戒者當如是說：若比丘尼，知他犯波羅夷，不自舉、不白僧、不語人。彼於異時，彼比丘尼，或休道、若滅擯、若眾僧遮、若入外道。後作是言：'我先知有如是如是罪。'是比丘尼波羅夷，不共住，覆重罪故。"如是世尊與比丘尼制戒。或於城內犯波羅夷，出至村中；或村中犯波羅夷，來入城內。時諸比丘尼，亦不知犯波羅夷不犯，後乃知犯波羅夷；或有言犯波羅夷者，或有疑者。佛言："不知者無犯。自今已去當如是說戒：若比丘尼，知比丘尼犯波羅夷，不自發露、不語眾人、不白大眾。若於異時，彼比丘尼或命終、或眾中舉、或休道、或入外道眾，後作是言：'我先知有如是如是罪。'是比丘尼波羅夷，不共住，覆藏重罪故。"

比丘尼義如上。

知者，我知犯如是如是罪。

僧者，一羯磨、一說戒。

大眾者，或四人或過四人。

休道者，出此法外。

滅擯者，僧與作白四羯磨除去。

遮者，眾中斷決罪時遮不聽入眾。

入外道者，受外道法。

重罪者，八波羅夷，於八法中犯一一罪。

彼比丘尼，知是比丘尼犯波羅夷，前食時知、後食時說，偷蘭遮。後食時知、初夜說，偷蘭遮。初夜知、中夜說，偷蘭遮。中夜知、後夜說，偷蘭遮。後夜知、不說至明相出，波羅夷。除八波羅夷法，覆餘罪不說者，隨所犯自覆重罪，偷蘭遮。除比丘、比丘尼，覆餘人罪，突吉羅。

比丘，波逸提；式叉摩那、沙彌、沙彌尼，突吉羅。是謂為犯。

不犯者，若不知、若向人說、若無人可向說、意欲說而未說明相出；若說者，有命難、有梵行難，不得說不犯。

不犯者，最初未制戒，癡狂、心亂、痛惱所纏。（七竟）

爾時世尊在拘睒彌瞿師羅園中。時尊者闡陀比丘，僧為作舉，如法如律、如佛所教，不順從、不懺悔，僧未與作共住。時有比丘尼名尉次，往返承事闡陀比丘。諸比丘尼語言："闡陀比丘，僧為作舉，如法如律、如佛所教，不順從、不懺悔，僧未與作共住，汝莫順從。"尉次答言："諸大姊！此是我兄，今日不供養，更待何時？"猶故隨順不止。時諸比丘尼聞，其中有少欲知足、行頭陀、樂學戒、知慚愧者，嫌責尉次比丘尼言："闡陀比丘僧為作舉，如法如律、如佛所教,而不順從、不懺悔,僧未與作共住。汝今云何故順從也?”爾時諸比丘尼語諸比丘,諸比丘往白世尊。世尊以此因緣集諸比丘僧,呵責尉次比丘尼言:“汝所為非,非威儀、非沙門法、非淨行、非隨順行,所不應為。闡陀比丘,僧為作舉,如法如律、如佛所教,而不順從、不懺悔,僧未與作共住。云何故順從?”以無數方便呵責已,告諸比丘:“聽僧與尉次比丘尼作呵責白四羯磨。當作如是呵責,尼眾中應差堪能人,若上座、若次座、若誦律、若不誦律,堪能作羯磨者作如是白:‘大姊僧聽!是尉次比丘尼,知闡陀比丘,僧為作舉,如法如律、如佛所教,而不順從、不懺悔,僧未與作共住,而順從闡陀比丘’”。諸比丘尼語言:“闡陀比丘,僧為作舉,如法如律、如佛所教,不順從、不懺悔,僧未與作共住,汝莫順從。”而故順從。若僧時到僧忍聽,僧與尉次比丘尼作呵責,捨此事故。“大姊!闡陀比丘,僧為作舉,如法如律、如佛所教,而不順從、不懺悔,僧未與作共住。汝莫隨順,白如是。”“大姊僧聽!是尉次比丘尼,知闡陀比丘,僧為作舉,如法如律、如佛所教,不順從、不懺悔,僧未與作共住,而順從闡陀比丘。諸比丘尼語言:‘闡陀比丘,僧為作舉,如法如律、如佛所教,不順從、不懺悔,僧未與作共住,汝莫隨順。’”而故隨順。僧今與尉次比丘尼作呵責,捨此事故。“闡陀比丘,僧為作舉,如法如律、如佛所教,不順從、不懺悔,僧未與作共住,汝莫隨順。”誰諸大姊忍僧與尉次比丘尼作呵責捨此事者默然,誰不忍者說。是初羯磨。第二、第三亦如是說。“僧已與尉次比丘尼作呵責捨此事竟,僧忍,默然故,是事如是持。當作如是呵責。”尉次比丘尼,僧與作白四羯磨已,白諸比丘,諸比丘往白世尊,世尊言:“若有如此比丘尼順從為僧所舉比丘者,僧亦應如是與作呵責白四羯磨。自今已去與比丘尼結戒,集十句義乃至正法久住,欲說戒者當如是說:若比丘尼,知比丘僧為作舉,如法如律、如佛所教,不順從、不懺悔,僧未與作共住而順從。諸比丘尼語言:‘大姊!此比丘,為僧所舉,如法如律、如佛所教,不順從、不懺悔,僧未與作共住,汝莫順從。’如是比丘尼諫彼比丘尼時,是事堅持不捨,彼比丘尼應乃至第二、第三諫,令捨此事故。若乃至三諫,捨者善;若不捨者,是比丘尼波羅夷,不共住,犯隨舉。”

比丘尼義如上。

僧者如上。

舉者,為僧所舉,白四羯磨是也。

法者,如法如律、如佛所教。

不順從者,不順治罪法。

不懺悔者,所犯罪未懺悔清淨。

僧未與作共住者,僧未與解罪羯磨。

隨順者,有二種:一法,二衣食。法隨順者,教增戒、增心、增慧,教語學問、誦經。衣食者,與飲食、衣服、床、臥具、病瘦醫藥。

若比丘尼,知比丘為僧所舉,如法如律、如佛所教,不隨順、不懺悔,僧未與作共住而隨順。諸比丘尼語言:“此比丘,僧與作舉,如法如律、如佛所教,不順從、不懺悔,僧未與作共住,汝莫隨順,可捨此事,莫為僧所舉更犯重罪。”若隨語者善;不隨語者,當作白。白已當復語言:“妹!當知我白已,餘有羯磨在,汝捨此事,莫為僧所舉更犯重罪。”若隨語者善;不隨語者,當作初羯磨。作初羯磨已,當語言:“妹!我已與汝作白初羯磨竟,餘有二羯磨在。汝可捨此事,莫為僧所舉更犯重罪。”若隨語者善;不隨語者,當作第二羯磨。作第二羯磨已,當復語言:“妹知不?我已作白二羯磨竟,餘有一羯磨在,汝捨此事,莫為僧所舉更犯重罪。”若隨語者善;不隨語者,作第三羯磨竟,波羅夷。白二羯磨竟捨者,三偷蘭遮。白一羯磨竟捨者,

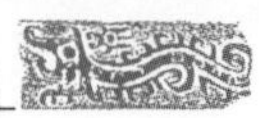

二偷蘭遮。白竟捨者，一偷蘭遮。若作白未竟捨者，突吉羅。若未白前隨順所舉比丘者，一切突吉羅。若僧為隨舉比丘尼作呵責時，有比丘教言："汝莫捨。"若僧與作呵責，偷蘭遮。若不呵責，突吉羅。若比丘尼語言："莫捨。"若僧與呵責，偷蘭遮。若不呵責，突吉羅。除比丘、比丘尼，餘人教："莫捨。"呵責不呵責，一切突吉羅。比丘，突吉羅；式叉摩那、沙彌、沙彌尼，突吉羅。是謂為犯。

不犯者，初諫時捨，非法別眾、非法和合眾、法別眾、似法別眾、似法和合眾、異法異毘尼異佛所教，一切未作呵責前，不犯。

不犯者，最初未制戒，癡狂、心亂、痛惱所纏。（八竟）（《大正藏》卷二十二第714-718页）

【评说】佛陀对比丘尼制定了淫戒、盗戒、杀人戒、妄语戒、摩触戒、八事成重戒、覆他重罪戒、随举三谏不舍戒。

【原文】爾時世尊在羅閱城耆闍崛山中。時世尊以此因緣集比丘僧，告諸比丘："自今已去與比丘尼結戒，集十句義乃至正法久住，欲說戒者當如是說：若比丘尼媒嫁，持男語語女、持女語語男，若為成婦事、若為私通，乃至須臾間，是比丘尼犯初法應捨，僧伽婆尸沙。"（一竟）（《大正藏》卷二十二第718页）

【评说】佛陀制定了媒嫁戒，比丘尼来往于男女彼此之间，将男方之意转述给女方，将女方之意转述给男方，以促使他们成为夫妻或行淫事，都属于犯了僧残。

【原文】爾時世尊在羅閱城耆闍崛山中。時世尊以此因緣集比丘僧，告諸比丘："自今已去與比丘尼結戒，集十句義乃至正法久住，欲說戒者當如是說：若比丘尼瞋恚不喜，以無根波羅夷法謗，欲破彼清淨行。後於異時，若問、若不問，知是事無根，說我瞋恚故如是語。是比丘尼犯初法應捨，僧伽婆尸沙。"（二竟）

爾時世尊在羅閱城耆闍崛山中。時世尊以此因緣集比丘僧，告諸比丘："自今已去與比丘尼結戒，集十句義乃至正法久住，欲說戒者當如是說：若比丘尼瞋恚不喜，於異分事中取片，非波羅夷比丘尼，以無根波羅夷法謗，欲破彼人梵行。後於異時，若問、若不問，知是異分事中取片，彼比丘尼住瞋恚法故，作如是說。是比丘尼犯初法應捨，僧伽婆尸沙。"（三竟）（《大正藏》卷二十二第718页）

【评说】比丘尼不得毫无根据或捏造事实诽谤其他僧众。

【原文】爾時世尊在舍衛國祇樹給孤獨園。有比丘尼在阿蘭若處住，有一居士於此處作一精舍，施與比丘尼僧住。後異時阿蘭若處比丘尼有惡事出，諸比丘尼捨此精舍去。居士後命終，時居士兒即耕此精舍地。諸比丘尼見語言："此是眾僧地。莫耕！"居士兒答言："實爾。我父在時作此精舍與比丘尼僧。比丘尼僧捨去，我父命終，我今自由，何為空此處地？彼此無用耶！"時居士兒如故耕之，諸比丘尼即往斷事官所言。爾時諸斷事官即喚居士兒依法決斷，罰其財貨盡入於官。爾時諸比丘尼聞，其中有少欲知足、行頭陀、樂學戒、知慚愧者，嫌責彼比丘尼："云何比丘尼詣官言居士兒，使財物入官也？"爾時諸比丘尼白諸比丘，諸比丘往白世尊。世尊爾時以此因緣集比丘僧，呵責彼比丘尼："汝所為非，非威儀、非沙門法、非淨行、非隨順行，所不應為。云何比丘尼詣官言人？"爾時世尊以無數方便呵責彼比丘尼已，告諸比丘："此比丘尼多種有漏處，最初犯戒。自今已去與比丘尼結戒，集十句義乃至正法久住，欲說戒者當如是說：若比丘尼言人，若居士、居士兒、若奴、若客作人，若晝、若夜、若一念頃、若彈指頃、若須臾頃，是比丘尼犯初法應捨，僧伽婆尸沙。”如是世尊與比丘尼結戒。

爾時拘薩羅國波斯匿王小婦作一精舍施與比丘尼，彼比丘尼受住已，後捨人間遊行。時王小婦聞比丘尼捨精舍人間遊行，輒復以此精舍轉與女梵志。時彼比丘尼聞，念言：“我行不在，輒以我精舍與人。”時彼比丘尼即還精舍，語女梵志言：“避我去！莫住我精舍。”彼女梵志答言：“此實是汝精舍，施主為汝作；汝出人間遊行，持用與我，我今不能出去。”時彼比丘尼恚，即牽曳令出。時女梵志即詣斷事官言。時諸斷事官喚比丘尼，比丘尼疑難不去，自念：“世尊制戒，不得詣斷事官相言。”爾時比丘尼白諸比丘，諸比丘往白世尊。世尊告諸比丘：“自今已去若有喚應往。”時彼比丘尼，即往斷事官所，諸斷事官問言：“阿姨！此事云何？好說。”比丘尼答言：“此一切地皆屬王，家事屬居士，房舍屬施主，床座臥具亦爾。修治房舍令眾僧住止，得福多。何以故？由其施我得安住故。”諸斷事官答言：“如阿姨所說，一切地屬王，家事屬居士，屋舍屬施主，床座臥具亦爾。修治房舍令僧住止，得福多。何以故？由其施我得安住故。今此精舍應與女梵志令住。”爾時諸比丘往白世尊。世尊告諸比丘：“此比丘尼不善說，斷事官亦不善答。何以故？前施是法，後施非法。”爾時波斯匿王聞比丘尼如是說、諸斷事官如是答、世尊作如是語時，王罰諸斷事官財物盡入官。諸比丘聞，往白世尊。世尊爾時告諸比丘：“自今已去當如是說戒：若比丘尼詣官言，居士若居士兒、若奴、若客作人，若晝、若夜、若一念頃、若彈指頃、若須臾頃，是比丘尼犯初法應捨，僧伽婆尸沙。”

比丘尼義如上。

相言者，詣官共諍曲直。

居士者，不出家人。

兒者，居士所生。

奴者，或買得、或家所生。

客作者，財雇使作也。

女梵志者，在此法外出家者是。

若比丘尼言人，若居士、居士兒，若奴、客作人，若晝、若夜、若一念頃、若彈指頃、若須臾頃，如女梵志詣官稱其事。若斷事官下手疏事者，僧伽婆尸沙。口說不著名字者，偷羅遮。

比丘，突吉羅；式叉摩那、沙彌、沙彌尼，突吉羅。是謂為犯。

不犯者，若被喚，若欲有所啟，若為強力所持去，若被繫將去，若命難、若梵行難，雖口說不告官，不犯。

不犯者，最初未制戒，癡狂、心亂、痛惱所纏。（四竟）（《大正藏》卷二十二第 718-719 页）

【评说】佛陀规定比丘尼不得前往官人处控诉他人。

卷第二十四

【原文】佛在舍衛國祇樹給孤獨園。時偷羅難陀比丘尼有檀越，晨朝著衣持鉢詣其家語言：“我須酥。”彼言：“可爾。”即買與之。既買酥與，而言：“我不須酥，須油。”彼言：“可得。”彼即往賣酥家語言：“我不須酥，須油。”其人報言：“當作買酥法取汝酥，當作賣油法與汝油。”彼檀越即譏嫌言：“比丘尼無有厭足、不知慚愧，外自稱言：‘我知正法。’求酥索油、求油索酥。如是何有正法？若須酥直應索酥，須油便應索油，若須餘物便應索餘物。”時諸比丘尼聞，其

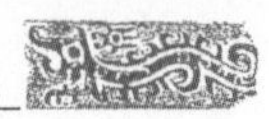

中有少欲知足、行頭陀、樂學戒、知慚愧者,呵責偷羅難陀比丘尼言:“云何索酥求油、索油求酥?”時諸比丘尼白諸比丘,諸比丘往白世尊。世尊爾時以此因緣集比丘僧,呵責偷羅難陀比丘尼言:“汝所為非,非威儀、非沙門法、非淨行、非隨順行,所不應為。汝云何求酥索油、求油索酥?”時世尊以無數方便呵責偷羅難陀比丘尼已,告諸比丘:“此偷羅難陀比丘尼!多種有漏處,最初犯戒。自今已去與比丘尼結戒,集十句義乃至正法久住,欲說戒者當如是說:若比丘尼欲索是更索彼者,尼薩耆波逸提。”

比丘尼義如上。

欲索是更索彼者,求酥已更求油,索油已更索酥。若求餘物亦如是。

若比丘尼欲索是,更索彼者,尼薩耆波逸提。此尼薩耆應捨與尼僧、若眾多人、若一人,不得別眾捨,若捨不成捨,突吉羅。若欲捨時,應往僧中偏露右肩、脫革屣、禮僧足已,右膝著地、合掌作如是言:“大姊僧聽!我某甲比丘尼索是更索彼,犯捨墮,今捨與僧。”捨已應懺悔。前受懺人白已然後受懺,作如是白:“大姊僧聽!此某甲比丘尼索是更索彼,犯捨墮,今捨與僧。若僧時到僧忍聽,我受某甲比丘尼懺。白如是。”應如是白已受彼懺,語彼言:“自責汝心!”答言:“爾。”比丘尼僧即應還彼比丘尼捨物,白二羯磨應如是與。僧中應差堪能羯磨者如上,當如是白:“大姊僧聽!此某甲比丘尼索是更索彼,犯捨墮,今捨與僧。若僧時到僧忍聽,持此捨物還某甲比丘尼。白如是。”“大姊僧聽!此某甲比丘尼索是更索彼,犯捨墮,今捨與僧。僧持此捨物還某甲比丘尼。誰諸大姊忍僧還某甲比丘尼捨物者默然,誰不忍者說。”“僧已忍還某甲比丘尼捨物竟,僧忍,默然故,是事如是持。”

捨物竟不還者,突吉羅。若還時有人教言莫還者,突吉羅。若不還轉作淨施、若遣與人、若故壞、若燒、若作非物、若數數用、一切突吉羅。

比丘,突吉羅;式叉摩那、沙彌、沙彌尼,突吉羅。是謂為犯。

不犯者,若須酥索酥、若須油索油、若須餘物便索餘物、若從親里索、從出家人索、若為彼彼為己索、若不求而得,不犯。

不犯者,最初未制戒,癡狂、心亂、痛惱所纏。(十九竟)(《大正藏》卷二十二第728-729页)

【评说】佛陀制定了乞酥油戒,比丘尼不得因欲望膨胀而求酥索油。

【原文】爾時婆伽婆在舍衛國祇樹給孤獨園。時諸比丘尼月期水出污身衣坐具。諸比丘尼白諸比丘,諸比丘往白佛,佛言:“聽著遮月期衣,若脫聽安帶。月水猶從兩邊出污衣,更聽作病衣重著,外著涅槃僧。若至白衣舍應語言:‘我有病。’若白衣語:‘但坐無苦。’彼比丘尼當褰涅槃僧以此病衣遮身坐。”時有旃檀輸那比丘尼,常自謂無有欲想,語餘一比丘尼言:“汝若月水出時從我取此衣。”彼報言:“可爾。”餘比丘尼常望此衣更不辦衣。於異時,栴檀輸那比丘尼月期水出,餘比丘尼亦月水出。時餘比丘尼遣使詣栴檀輸那比丘尼所語言:“前許我病衣,今可見與。”答言:“妹!我今亦月期水出,不得相與。”彼比丘尼嫌責栴檀輸那比丘尼言:“前語我:‘若月期水出,從我取病衣。’我常望得衣、不自辦衣,而今往索,不與我耶?”諸比丘尼聞,其中有少欲知足、行頭陀、樂學戒、知慚愧者,嫌責栴檀輸那比丘尼:“汝云何許彼比丘尼病衣,使不自辦衣,今索不與?”時諸比丘尼往白諸比丘,諸比丘往白世尊。世尊爾時以此因緣集比丘僧,呵責栴檀輸那比丘尼:“汝所為非,非威儀、非沙門法、非淨行、非隨順行,所不應為。云何栴檀輸那比丘尼!許彼病衣使不自辦,今索不與?”以無數方便呵責栴檀輸那比丘尼已，告諸比丘："栴檀輸那比丘尼！多種有漏處，最初犯戒。自今已去與比丘尼結戒，集十句義乃至正法久住，欲說戒者當如是說：若比丘尼，許他比丘尼病衣，後不與者，尼薩耆波逸提。"

比丘尼義如上。

病衣者，月水出時遮內身，上著涅槃僧。

衣者，有十種衣，如上。

彼比丘尼，許彼病衣不與者，尼薩耆波逸提。除病衣已，許餘衣不與者，突吉羅。除餘衣已，許餘所須物不與者，突吉羅。若比丘尼許比丘尼病衣，後不與，尼薩耆波逸提。此尼薩耆應捨與僧如上。捨已懺悔如上。僧即當還彼捨衣如上。若不還，受作五衣乃至數數用，一切突吉羅如上。

比丘，突吉羅；式叉摩那、沙彌、沙彌尼，突吉羅。是謂為犯。

不犯者，許病衣與、若無病衣、若作病衣、若浣染打舉在牢處求不與，無犯。彼比丘尼，或破戒、或破見、或破威儀、若被舉、若滅擯、若應滅擯、若由此因緣命難、梵行難，許病衣不與，不犯。

不犯者，最初未制戒，癡狂、心亂、痛惱所纏。（二十六竟）

爾時婆伽婆在舍衛國祇樹給孤獨園。時六群比丘尼以非時衣受作時衣。諸比丘尼見語言："世尊許比丘尼畜五衣，此衣是誰衣？"答言："是我等時衣。"即語言："妹！今是時非時。"時諸比丘尼聞，其中有少欲知足、行頭陀、樂學戒、知慚愧者，嫌責六群比丘尼："云何汝等以非時衣受作時衣？"諸比丘尼白諸比丘，諸比丘往白世尊。世尊爾時以此因緣集比丘僧，呵責六群比丘尼："汝所為非，非威儀、非沙門法、非淨行、非隨順行，所不應為。云何六群比丘尼！以非時衣受作時衣？"時世尊以無數方便呵責六群比丘尼已，告諸比丘："此六群比丘尼多種有漏處，最初犯戒。自今已去與比丘尼結戒，集十句義乃至正法久住，欲說戒者當如是說：若比丘尼，以非時衣受作時衣者，尼薩耆波逸提。"

比丘尼義如上。

時者，安居竟，無迦絺那衣一月、有迦絺那衣五月。

非時者，除此於餘時得長衣是。

衣者，有十種衣如上。

若比丘尼，以此非時衣受作時衣者，尼薩耆波逸提。此尼薩耆應捨與僧如上。捨竟懺悔如上。僧即應還彼所捨衣，白二羯磨還如上。若不還，受作五衣乃至數數著，一切突吉羅如上。

比丘，突吉羅；式叉摩那、沙彌、沙彌尼，突吉羅。是謂為犯。

不犯者，非時衣受作非時衣，時衣受作時衣，不犯。

不犯者，最初未制戒，癡狂、心亂、痛惱所纏。（二十七竟）

爾時婆伽婆在舍衛國祇樹給孤獨園。時偷羅難陀比丘尼與比丘尼貿衣，後恚恚還奪取："妹！還我衣來，我不與汝。汝衣屬汝，我衣屬我。汝自取汝衣，我自取我衣。"時諸比丘尼聞，其中有少欲知足、行頭陀、樂學戒、知慚愧者，嫌責偷羅難陀比丘尼："汝云何與比丘尼貿衣，後恚恚還自奪取：'妹！還我衣來，我不與汝。汝衣屬汝，我衣屬我。汝自取汝衣，我自取我衣。'"時諸比丘尼往白諸比丘，諸比丘往白世尊。世尊爾時以此因緣集比丘僧，呵責偷羅難陀比丘尼："汝所為非，非威儀、非沙門法、非淨行、非隨順行，所不應為。云何偷羅難陀比丘尼！與比丘尼貿衣，後[illegible]恚還奪耶？”以無數方便呵責偷羅難陀比丘尼已，告諸比丘：“此偷羅難陀多種有漏處，最初犯戒。自今已去與比丘尼結戒，集十句義乃至正法久住，欲說戒者當如是說：若比丘尼，與比丘尼貿易衣，後瞋恚還自奪取、若使人奪：‘妹！還我衣來，我不與汝。汝衣屬汝，我衣還我。’者，尼薩耆波逸提。”

比丘尼義如上。

衣者，十種衣如上。

貿易者，或以衣貿衣、或以衣貿非衣、或以非衣貿衣、若以非衣貿非衣、若鍼若刀、若縷、若碎段物乃至一丸藥。

彼比丘尼，與比丘尼貿衣，後瞋恚，自奪、若教人奪、藏者，尼薩耆波逸提。奪而不藏者，突吉羅。若彼得衣者，舉樹上、牆上、籬上、若橛上、象牙杙上、衣架上、若繩床上、木床上、大小褥上、若地敷上，若取離處，尼薩耆。取而不離處，突吉羅。此尼薩耆當捨與僧如上。捨已懺悔如上。僧即應當還彼衣，白二羯磨還如上。若不還，受作五衣乃至數數著，一切突吉羅如上。

比丘，突吉羅；式叉摩那、沙彌、沙彌尼，突吉羅。是謂為犯。

不犯者，和喻語：“妹！我悔，還我衣。”彼知有悔意還衣。若有餘比丘尼語言：“此比丘尼欲悔，汝還衣。”或彼借著無道理故還取，若豫知當失、若恐壞；若彼人破戒、若破見、若破威儀、若被舉、若滅擯、若應滅擯、若為此事命難、梵行難奪而不藏者，不犯。

不犯者，最初未制戒，癡狂、心亂、痛惱所纏。（二十八竟）

爾時婆伽婆在毘舍離獼猴江側高閣講堂上。時毘舍離梨奢有因緣應從一居士得財物。時有比丘尼名迦羅，常出入此居士家，以為檀越。時梨奢語迦羅言：“我欲及阿姨一財物事。”報言：“可爾。”即為辦其事。彼得財物歡喜，問言：“阿姨！欲須何物？”報言：“止！此便為供養我已。”彼復問言：“阿姨！若有所須便說。”報言：“且止！何須說？正使我有所須，俱不見與。”居士報言：“但說，所須我當相與。”彼即指示一衣價直千張疊言：“我須如是衣。”時居士皆共譏嫌言：“比丘尼受取無厭，外自稱言：‘我知正法。’如是何有正法？云何乃索價直千張疊衣，正使檀越施與，猶應知足。”彼即持與，復作是語：“若我往者，足自辦此事，可不失此衣。”時跋陀迦毘羅比丘尼至親里家就座而坐。諸居士問言：“阿姨！何所須欲？”報言：“且止，便為供養我已。”復語言：“但說，欲須何物？”報言：“何須說？正使欲有所須，俱不見與。”報言：“當與，非為不與。但說，欲須何物？”彼即指示價直千張疊衣：“我須此衣。”時諸居士譏嫌言：“比丘尼受取無厭，外自稱言：‘我知正法。’如是何有正法？乃索價直千張疊衣，正使檀越施與，猶應知足。”即與衣已，語言：“比丘尼何用此貴價衣為？”時諸比丘尼聞，其中有少欲知足、行頭陀、樂學戒、知慚愧者，嫌責跋陀迦毘羅比丘尼：“云何比丘尼乃從彼索價直千張疊衣？”時諸比丘尼往白諸比丘，諸比丘往白世尊。世尊爾時以此因緣集比丘僧，呵責迦羅跋陀迦毘羅比丘尼：“汝所為非，非威儀、非沙門法、非淨行、非隨順行，所不應為。云何乃從彼索價直千張疊衣？”時世尊以無數方便呵責已，告諸比丘：“此迦羅跋陀迦毘羅比丘尼！多種有漏處，最初犯戒。自今已去與比丘尼結戒，集十句義，乃至正法久住，欲說戒者當如是說：若比丘尼，乞重衣齊價直四張疊，過者尼薩耆波逸提。”

比丘尼義如上。

重衣者，障寒衣也。

衣者，十種如上。

若比丘尼求重衣時，極至十六條。若比丘尼求重衣價直過四張疊者，尼薩耆波逸提。此尼薩耆當捨與僧如上。捨衣竟懺悔如上法。僧即應還彼比丘尼衣，作白二羯磨與如上。僧若不還，若受作五衣，乃至數數著，一切突吉羅如上。

比丘，突吉羅；式叉摩那、沙彌、沙彌尼，突吉羅。是謂為犯。

不犯者，索齊四張疊若減，若從出家人乞，若彼為己、己為彼，若不索而自得，不犯。

不犯者，最初未制戒，癡狂、心亂、痛惱所纏。（二十九竟）

爾時婆伽婆在毘舍離。時毘舍離梨奢有因緣應從一居士得財物。有一迦羅比丘尼，常出入其家以為檀越。時梨奢語此迦羅比丘尼言："阿姨！我欲及一財物事，能為我辦不？"答言："能。"即為辦之。彼得財物歡喜，語言："阿姨！欲得何物？"報言："止！此便為供養我已。"彼復語言："若有所須便說。"報言："且止！正使我有所須，俱不見與。"彼報言："當與，非為不與，但說。"即指示一輕衣價直五百張疊，語言："我須如是衣。"時居士皆共譏嫌言："比丘尼受取無厭，外自稱言：'我知正法。'如是何有正法？乃索價直五百張疊衣，正使檀越施與，猶應知足。"即持衣與已，如是言："若我往者，自足辦事，乃不失此衣。"時有跋陀迦毘羅比丘尼，還至親里家就座而坐。時居士問言："阿姨！欲須何物？"報言："且止！便為供養我已。"復言："但說無苦，欲須何物？"報言："止不須說，正使欲有所須，俱不見與。"報言："當與，非為不與，欲須何物？"即指示直五百張疊輕衣言："我須此衣。"時彼居士譏嫌言："此比丘尼受取無厭，外自稱言：'我知正法。'如是有何正法？乃索直五百張疊輕衣，正使檀越施與，猶應知足。"即與衣已便言："比丘尼何用此貴價衣為？"時諸比丘尼聞，其中有少欲知足、行頭陀、樂學戒、知慚愧者，嫌責迦羅跋陀迦毘羅比丘尼："云何乃從彼索直五百張疊輕衣？"時諸比丘尼往白諸比丘，諸比丘往白世尊。世尊爾時以此因緣集比丘僧，呵責迦羅跋陀迦毘羅比丘尼："汝所為非，非威儀、非沙門法、非淨行、非隨順行，所不應為。云何汝等比丘尼，乃從彼索價直五百張疊輕衣？"時世尊以無數方便呵責已，告諸比丘："此迦羅跋陀迦毘羅比丘尼！多種有漏處，最初犯戒。自今已去與比丘尼結戒，集十句義乃至正法久住，欲說戒者當如是說：若比丘尼，欲乞輕衣，極至價直兩張半疊，過者尼薩耆波逸提。"

比丘尼義如上。

輕衣者，障熱衣。

衣者，有十種如上。

若比丘尼乞輕衣時極至齊十條，若比丘尼乞輕衣過二張半疊，尼薩耆波逸提。此尼薩耆應捨與僧如上。捨竟懺悔如上法。僧即應還彼捨衣，白二羯磨還如上。若不還，若受作五衣乃至作非衣數數著，一切突吉羅如上。

比丘，突吉羅；式叉摩那、沙彌、沙彌尼，突吉羅。是謂為犯。

不犯者，乞價直兩張半疊、若減二張半、若從出家者乞、若為他乞、他為己乞、不乞而得，不犯。

不犯者，最初未制戒，癡狂、心亂、痛惱所纏。（三十竟）（《大正藏》卷二十二第 732-734 页）

【评说】佛陀制定了许病衣不与戒、非时衣受作时衣戒、贸易衣已后强夺戒、过乞重衣戒、过乞轻衣戒。

【原文】"若比丘尼，施一食處，無病比丘尼應一食。若過受者，波逸提。（二十一）

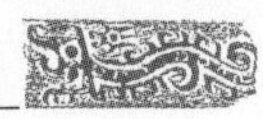

“若比丘尼，别眾食，除餘時，波逸提。餘時者，病時、作衣時、若施衣時、行道時、船上時、大會時、沙門施食時，此是時。(二十二)

“若比丘尼，至檀越家慇懃請與餅麨食，比丘尼欲須者，二三鉢應受，持至寺內分與餘比丘尼食；若比丘尼無病過三鉢受，持至寺中不分與餘比丘尼食者，波逸提。(二十三)

“若比丘尼，非時食者，波逸提。(二十四)

“若比丘尼，殘宿食噉，波逸提。(二十五)

“若比丘尼，不受食及藥，著口中，除水、楊枝，波逸提。(二十六)

“若比丘尼，先受請已，若前食後食行詣餘家，不囑餘比丘尼，除餘時，波逸提。餘時者，病時、作衣時、施衣時，此是時。(二十七)

“若比丘尼，食家中有寶，強安坐者，波逸提。(二十八)

“若比丘尼，食家中有寶，在屏處坐者，波逸提。(二十九)(《大正藏》卷二十二第 735 页)

【评说】佛陀制定了施一食处过受戒、别众食戒、取归妇贾客食戒、非时食戒、食残宿戒、不受食戒、不嘱同利入聚落戒、食家强坐戒、食家屏坐戒。佛陀要求比丘不得在施食处多次乞食，乞食后独享食物，在不应当进食时食用，单独乞食，在食家强坐或隐蔽处坐等。

【原文】若比丘尼，四月與藥，無病比丘尼應受。若過受，除常請、更請、分請、盡形請，波逸提。(三十二)(《大正藏》卷二十二第 735 页)

【评说】在结夏安居的四月内可以储存药物，若比丘尼储存药物超过了四个月的量，属于犯戒。

【原文】若比丘尼，飲酒，波逸提。(三十六)(《大正藏》卷二十二第 735 页)

【评说】佛陀禁止比丘尼饮酒。

【原文】若比丘尼，恐他比丘尼者，波逸提。(四十)(《大正藏》卷二十二第 735 页)

【评说】佛陀禁止故意恐吓他人的行为。

卷第二十五

【原文】若比丘尼，知水有蟲，飲者，波逸提。(四十七)(《大正藏》卷二十二第 735 页)

【评说】明知水中有虫，仍然饮用的行为是犯戒的，体现了佛教的生命观和卫生观。

【原文】若比丘尼，瞋恚故不喜，打彼比丘尼者，波逸提。(六十二)

若比丘尼，瞋恚故不喜，以手搏比丘尼者，波逸提。(六十三)

若比丘尼，瞋恚故不喜，以無根僧伽婆尸沙法謗者，波逸提。(六十四)(《大正藏》卷二十二第 736 页)

【评说】佛陀反对比丘尼因嗔恚不喜故意击打、手搏、毁谤他人。这种因私心引发的不良情绪不仅会对他人造成困扰，于己也相当不利。

【原文】爾時婆伽婆在毘舍離獼猴江側高閣堂上。時異處有蒜園，偷羅難陀比丘尼去園不遠而行，園主問言："阿姨！欲須蒜耶？"報言："須蒜。"即時蒜與。此比丘尼得蒜已，後數數復往。去彼不遠而行，其人見已復語言："阿姨更須蒜耶？"報言："須！我若得蒜便能食。"即復與蒜。與蒜已勅守園人言："從今日給比丘尼人各五枚蒜。"時園主留一人守園，自持蒜詣毘舍離賣。偷羅難陀比丘尼還至僧伽藍中，語諸比丘尼言："汝等知不？某處某甲檀越，日給比丘尼人各五枚蒜，可往迎取。"時偷羅難陀將沙彌尼、式叉摩那即往蒜園，問守蒜人言："園主何處？"報言："詣毘舍離賣蒜。"時守蒜人言："何故問耶？"答言："園主日給比丘尼人各五枚蒜，今可與我。"守蒜人言："小住！須園主來，我不得自在，我正可守視而已耳。"比丘尼語言："大家見施，奴不肯與。"偷羅難陀即勅沙彌尼拔取蒜，數知多少，此與上座、次座、和上、阿闍梨，此與同和上、同阿闍梨、親厚知識。此今日食、此明日食、此後日食。即時現園蒜取盡。蒜主還見蒜盡，問守園者言："蒜何故盡？"答言："大家！先信樂故，日給比丘尼僧人各五枚蒜，向有沙彌尼、式叉摩那來至我所語我言：'蒜主今為所在？'我答言：'入毘舍離賣蒜。'我問言：'何故問？'答我言：'蒜主日與我人各五枚蒜，今可與我。'我答言：'小住！待園主還，我正守視而已耳，不得自由。'比丘尼言：'大家與我蒜，而奴不肯與我。'時即勅沙彌尼拔取蒜已，數知多少，言：'此與上座、此與次座、此與和上、此與阿闍梨、此與同和上、同阿闍梨、此與親厚知識，此今日食、此明日食、此後日食。'并復並噉，以是故園蒜都盡耳。"園主即譏嫌言："此比丘尼無有慚愧、受無厭足，外自稱言：'我知正法。'如是何有正法？正使檀越施與，猶應知足，況不見主而取盡。"時諸比丘尼聞，其中有少欲知足、行頭陀、樂學戒、知慚愧者，呵責偷羅難陀比丘尼："汝等云何盡拔取他蒜并並噉持去不留遺餘？"時諸比丘尼往白諸比丘，諸比丘往白世尊。世尊以此因緣集比丘僧，呵責偷羅難陀比丘尼言："汝所為非，非威儀、非沙門法、非淨行、非隨順行，所不應為。云何不見主拔取他蒜盡？"爾時世尊以無數方便呵責已，告諸比丘："往昔有一婆羅門，年百二十形體羸瘦，此婆羅門婦端政無比，多生男女。此婆羅門繫心其婦及諸男女，初不捨離，以此愛著情篤遂至命終，便生雁中，其身毛羽盡為金色。以前福因緣故自識宿命，內自思維：'我當以何等方便養活此男女使不貧苦？'日日來至其家，日落一金羽而去。男女得之便自思维：'以何因緣此雁王日來落一金羽與我而去？我等寧可伺其來時方便捉之盡取金羽。'如其所謀，即捉拔取金羽，取已即更生白羽。"佛告諸比丘："欲知爾時婆羅門死為雁者，豈異人乎！莫作異觀，即園主是。其端政婦多生男女者，即偷羅難陀比丘尼是。男女者，即式叉摩那、沙彌尼等是。以本貪愛故令金羽盡，更生白羽。今復愛故令蒜盡，更得貧窮。"世尊以無數方便呵責偷羅難陀比丘尼已，告諸比丘："此比丘尼多種有漏處，最初犯戒。自今已去與比丘尼結戒，集十句義乃至正法久住，欲說戒者當如是說：若比丘尼噉蒜者，波逸提。"

比丘尼義如上。

若比丘尼噉生蒜、熟蒜、若雜蒜者，咽咽波逸提。

比丘，突吉羅；式叉摩那、沙彌、沙彌尼，突吉羅。是謂為犯。

不犯者，或有如是病，以餅裹蒜食；若餘藥所不治，唯須服蒜差聽服；若塗瘡，不犯。

不犯者，最初未制戒，癡狂、心亂。痛惱所纏。（七十竟）（《大正藏》卷二十二第736-737頁）

【评说】食蒜戒，是指比丘若非在疾病中，必须以蒜为药方能治愈，或比丘尼已痴狂、心乱、痛恼，其余情况下比丘尼不得食用蒜。制定食蒜戒的起因是某比丘尼因贪心和自私在没有见到主人的情况下就擅自把蒜全体拔尽。佛陀为保护比丘尼的清净，断除其贪欲，佛陀制

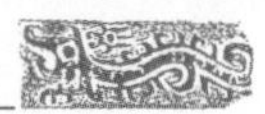

定了食蒜戒。

【原文】爾時婆伽婆在舍衛國。時偷羅難陀比丘尼剃三處毛,往詣檀越家在婦女前就座而坐,不自覆身露其形體。時彼婦女見已語言:“阿姨! 共洗浴來。”答言:“且止!”便為得供養已,復語言:“但來共浴。”答言:“我不須洗浴。”時諸婦女即強脫衣見其剃處,即語言:“阿姨! 世人所以剃毛者為欲事,阿姨以何故剃之?”偷羅難陀答言:“我從俗已來習此法,不但今也。”時諸居士婦女即譏嫌言:“比丘尼不知慚愧,習不淨行,外自稱言:‘我知正法。’如是有何正法? 乃剃三處毛,猶如婬女、賊女。”時諸比丘尼聞,其中有少欲知足、行頭陀、樂學戒、知慚愧者,嫌責偷羅難陀言:“汝云何乃剃三處毛?”諸比丘尼往白諸比丘,諸比丘往白世尊。世尊以此因緣集比丘僧,呵責偷羅難陀:“汝所為非,非威儀、非沙門法、非淨行、非隨順行,所不應為。云何偷羅難陀乃剃三處毛?”時世尊以無數方便呵責偷羅難陀已,告諸比丘:“此偷羅難陀比丘尼! 多種有漏處,最初犯戒。自今已去與比丘尼結戒,集十句義乃至正法久住,欲說戒者當如是說:若比丘尼剃三處毛者,波逸提。”

比丘尼義如上。

三處毛者,大小便處及腋下。

若比丘尼剃三處毛,一動刀一波逸提。若拔、若揃減、若燒,一切突吉羅。

比丘,偷羅遮;式叉摩那、沙彌、沙彌尼,突吉羅。是謂為犯。

不犯者,或有如是病,若有瘡須剃去著藥,或為強力者所執,不犯。

不犯者,最初未制戒,癡狂、心亂、痛惱所纏。(七十一)(《大正藏》卷二十二第 737 页)

【评说】佛陀制定了剃三处毛戒,即大小便处、腋下,认为剃除此三处毛不符合礼仪,但是因治疗疾病需要则不属犯戒。

【原文】爾時婆伽婆在釋翅搜迦維羅衛尼俱律園中。時摩訶波闍波提比丘尼往至世尊所,頭面禮足在一面立,白佛言:“世尊! 女人身臭穢不淨。”說是語已,即禮佛足繞三匝而去。時世尊以此因緣集比丘僧,告諸比丘:“自今已去聽諸比丘尼以水作淨。”時偷羅難陀聞此制已,即以水作淨,欲心內指水道中,指深爪傷內,血出污身衣臥具。諸比丘尼即問言:“何所患苦?”即具說因緣。時諸比丘尼聞,其中有少欲知足、行頭陀、樂學戒、知慚愧者,嫌責偷羅難陀比丘尼:“云何水作淨,乃以指內水道中傷內,血出污身衣及污臥具?”諸比丘尼往白諸比丘,諸比丘往白世尊。世尊爾時以此因緣集比丘僧,呵責偷羅難陀比丘尼:“汝所為非,非威儀、非沙門法、非淨行、非隨順行,所不應為。云何汝以水作淨,以欲心內指爪深傷內,血出污身衣及臥具?”時世尊以無數方便呵責偷羅難陀已,告諸比丘:“此偷羅難陀多種有漏處,最初犯戒。自今已去與比丘尼結戒,集十句義乃至正法久住,欲說戒者當如是說:若比丘尼以水作淨,應齊兩指各一節,若過者,波逸提。”

比丘尼義如上。

水作淨者,以水洗內。

彼比丘尼,以水作淨,內兩指各一節,過者,波逸提。

式叉摩那、沙彌尼,突吉羅。是謂為犯。

不犯者,若齊兩指各一節、若減一節、或有如是病、或內有草、或內有蟲挽出,不犯。

不犯者,最初未制戒,癡狂、心亂、痛惱所纏。(七十二)(《大正藏》卷二十二第 737 -

738 页）

【评说】佛陀制定了洗净过分戒，女子清洗下阴时，手指不可伸入阴道过深处，防止损伤。

【原文】爾時婆伽婆在舍衛國祇樹給孤獨園。時六群比丘尼欲心熾盛顏色憔悴身體羸瘦，往詣波斯匿王宮內。宮內諸婦女見已問言："阿姨有何患苦？"答言："我有色患。"即問言："有何等色患？"答言："我欲心熾盛。"諸婦女言："我在宮內，時時乃得男子。若不得男子時，或以胡膠作男根內著女根中，既得適意不名行婬。阿姨亦可作如是，既得適意不名行婬。"時有二六群比丘尼，作如是男根已共行婬事，餘比丘尼見謂共男子行婬，見起已方知非男子。時諸比丘尼聞，其中有少欲知足、行頭陀、樂學戒、知慚愧者，嫌責六群比丘尼言："云何汝等以胡膠作男根共行婬？"時諸比丘尼往白諸比丘，諸比丘往白世尊。世尊以此因緣集比丘僧，呵責六群比丘尼："汝所為非，非威儀、非沙門法、非淨行、非隨順行，所不應為。云何六群比丘尼！以此胡膠作男根共行婬？"時世尊以無數方便呵責六群比丘尼已，告諸比丘："此六群比丘尼多種有漏處，最初犯戒。自今已去與比丘尼結戒，集十句義乃至正法久住，欲說戒者當如是說：若比丘尼以胡膠作男根，波逸提。"

比丘尼義如上。

作男根者，用諸物作、或以胡膠作、若飯作、或用麨作、或蠟作。

若比丘尼，以此諸物作男根內女根中者，一切波逸提。若不摩治內女根中者，突吉羅。

式叉摩那、沙彌尼、突吉羅。是謂為犯。

不犯者，或有如是病、著果藥及丸藥、或衣塞月水、或為強力者所執，不犯。

不犯者，最初未制戒，癡狂、心亂、痛惱所纏。（七十三）

爾時婆伽婆在舍衛國祇樹給孤獨園。時六群比丘尼欲意熾盛顏色憔悴形體羸瘦，往詣波斯匿王宮。時宮中諸婦女見已問言："阿姨何所患苦？"答言："以不從願故。"問言："有何願不從？"答言："我婬心熾盛。"諸婦女言："我等在宮內，時時乃得男子。若不得時，以胡膠雜物作男根內女根中，既適婬意不名行婬，諸尊何不如是作？"諸比丘尼報言："諸姊！世尊制戒不得爾。"彼即復言："阿姨！我等在宮，時時乃得男子。若不得男子時，共相拍以適婬樂不名行婬，阿姨何不爾？"時二六群比丘尼共相拍，餘比丘尼見謂共男子行婬，起已方知非男子。時諸比丘尼聞，其中有少欲知足、行頭陀、樂學戒、知慚愧者，嫌責六群比丘尼言："汝等云何共相拍？"時諸比丘尼往白諸比丘，諸比丘往白世尊。世尊以此因緣集比丘僧，呵責六群比丘尼："汝所為非，非威儀、非沙門法、非淨行、非隨順行，所不應為。汝等云何共相拍？"世尊以無數方便呵責六群比丘尼已，告諸比丘："此比丘尼多種有漏處，最初犯戒。自今已去與比丘尼結戒集十句義乃至正法久住，欲說戒者當如是說：若比丘尼共相拍，波逸提。"

比丘尼義如上。

拍者，若以手掌、若脚拍、若女根女根相拍、若比丘尼共相拍。拍者，突吉羅。受拍者，波逸提。若二女根共相拍，二俱波逸提。

苾芻，突吉羅；式叉摩那、沙彌、沙彌尼，突吉羅。是謂為犯。

不犯者，或有如是病、或來去、若經行、若掃地、若以杖觸不故作、若洗時手觸，不犯。

不犯者，最初未制戒，癡狂、心亂、痛惱所纏。（七十四）（《大正藏》卷二十二第 738 页）

【评说】佛陀禁止比丘尼以外物作男根（阴茎）而行淫事，也不允许比丘尼之间行淫事。

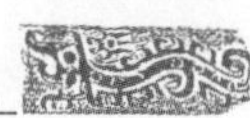

【原文】爾時婆伽婆在舍衛國祇樹給孤獨園。時六群比丘尼乞求生穀、胡麻、米、若大小豆、大小麥。時諸居士見已譏嫌言:"諸比丘尼乞求無厭、不知慚愧,外自稱言:'我知正法。'如是有何正法?乃乞如是等種種生穀米,似如婬女賊女無異。"時諸比丘尼聞,其中有少欲知足、行頭陀、樂學戒、知慚愧者,嫌責六群比丘尼言:"云何汝等乞是種種生穀米?"時諸比丘尼往白諸比丘,諸比丘往白世尊。時世尊以此因緣集比丘僧,呵責六群比丘尼:"汝所為非,非威儀、非沙門法、非淨行、非隨順行,所不應為。云何汝等乞是種種生穀米?"時世尊以無數方便呵責六群比丘尼已,告諸比丘:"此六群比丘尼多種有漏處,最初犯戒。自今已去與比丘尼結戒,集十句義乃至正法久住,欲說戒者當如是說:若比丘尼乞生穀者,波逸提。"

比丘尼義如上。

彼比丘尼乞生穀乃至大小麥,一切波逸提。

比丘,突吉羅;式叉摩那、沙彌、沙彌尼,突吉羅。是謂為犯。

不犯者,若從親里乞,若從出家人乞,若他為己、己為他,若不乞自得者,不犯。

不犯者,最初未制戒,癡狂、心亂、痛惱所纏。(七十六)(《大正藏》卷二十二第 739 页)

【评说】比丘尼乞讨生谷、大麦、小麦属于犯戒。

【原文】爾時婆伽婆在舍衛國祇樹給孤獨園。去比丘尼精舍不遠,有好結縷草生。時有諸居士數來在中坐臥調戲,或唄或歌或舞,或有啼哭音聲,亂諸坐禪比丘尼,諸比丘尼患之。居士去後,以大小便糞掃置草上。諸居士還來在中戲時,諸不淨污身及衣服,以此不淨污草,草遂枯死。時諸居士以此事故皆譏嫌言:"此諸比丘尼,受取無厭、不知慚愧,外自稱言:'我知正法。'如是有何正法?我等數來在此戲笑歌舞,云何比丘尼乃以大小便污壞淨草,復污我身及衣服?"時諸比丘尼聞,其中有少欲知足、行頭陀、樂學戒、知慚愧者,訶責此諸比丘尼:"云何汝等於居士所遊戲之處,以大小便不淨置生草上,污居士身及衣服,又使生草枯死?"時諸比丘尼往白諸比丘,諸比丘往白世尊。世尊爾時以此因緣集比丘僧,呵責此比丘尼:"汝所為非,非威儀、非沙門法、非淨行、非隨順行,所不應為。云何比丘尼,居士所遊戲之處,以大小便置生草上,污身及衣服?"世尊以無數方便呵責此比丘尼已,告諸比丘:"此諸比丘尼多種有漏處,最初犯戒。自今已去與比丘尼結戒,集十句義乃至正法久住,欲說戒者當如是說:若比丘尼在生草上大小便,波逸提。"

比丘尼義如上。

彼比丘尼於生草上大小便者,波逸提。

比丘,突吉羅;式叉摩那、沙彌、沙彌尼,突吉羅。是謂為犯。

不犯者,或有如是病,若在無草處大小便,流墮草上、或風吹、或鳥銜污草,不犯。

不犯者,最初未制戒,癡狂、心亂、痛惱所纏。(七十七)(《大正藏》卷二十二第 739 页)

【评说】佛陀禁止比丘尼在生草上大小便。

【原文】爾時婆伽婆在羅閱祇耆闍崛山中。時有一六群比丘尼,夜大小便器中,明旦不看牆外棄之。時有不信樂大臣,清旦乘車欲問訊洴沙王,路由比丘尼精舍邊過。尼所棄大小便,墮此大臣頭上,污身衣服。時大臣念言:"我當向官斷事人說此事。"時有篤信知相婆羅門言:"欲何所詣?"大臣答言:"比丘尼以大小便污辱我,我欲向官斷事人言。"知相婆羅門諫言:"且止!勿以此事向官言,或不成事更得其罪。"時此大臣隨語便還。彼知相婆羅門,即詣比丘尼精舍,問:"何等比丘尼,夜以器盛大小便,不看牆外棄之?"諸比丘尼答言:"我等不知。"諸比丘尼言:"何故問此事?"時婆羅門以此因緣具向諸比丘尼說:"我已呵諫此大臣令止,自今已去後莫復爾。"諸比丘尼即自相檢校,誰為此事?即知六群比丘尼中有作此事者。時諸比丘尼呵責六群比丘尼:"云何汝夜大小便器中,明旦不看牆外棄之?"時諸比丘尼往白諸比丘,諸比丘往白世尊。世尊以此因緣集比丘僧,呵責六群比丘尼:"汝所為非,非威儀、非沙門法、非淨行、非隨順行,所不應為。云何六群比丘尼?夜大小便器中,不看牆外棄之?"時世尊以無數方便呵責六群比丘尼已,告諸比丘:"此六群比丘尼!多種有漏處,最初犯戒。自今已去與比丘尼結戒,集十句義乃至正法久住,欲說戒者當如是說:若比丘尼,夜大小便器中,晝不看牆外棄者,波逸提。"

比丘尼義如上。

彼比丘尼,夜大小便器中,晝日當看牆外然後棄之。若夜起者,要先彈指謦欬。若比丘尼,夜大小便器中,晝不看牆外棄者,波逸提。若夜不謦欬、不彈指棄者,突吉羅。

比丘,突吉羅;式叉摩那、沙彌、沙彌尼,突吉羅。是謂為犯。

不犯者,夜大小便器中,晝則看牆外棄之;若夜彈指謦欬;若彼有瓦、有石、若有樹株、若有刺諸不淨之處棄;若有汪水、若有坑岸、若有糞聚者,不犯。

不犯者,最初未制戒,癡狂、心亂、痛惱所纏。(七十八)(《大正藏》卷二十二第 739-740 页)

【评说】不看清墙外情况而向外抛弃贮存夜间排泄大小便的罐子属于犯戒,制戒的直接目的是为了防止对他人造成不必要的影响,体现了佛陀和谐的社会观。

【原文】爾時婆伽婆在羅閱祇耆闍崛山中。時國人俗節會日伎樂嬉戲,時六群比丘尼往看。時諸居士見皆共譏嫌:"此諸比丘尼不知慚愧習不淨行,外自稱言:'我知正法。'如是有何正法?乃共看此種種戲事,與婬女賊女何異?"諸比丘尼聞,其中有少欲知足、行頭陀、樂學戒、知慚愧者,嫌責六群比丘尼:"云何汝等共看戲事?"時諸比丘尼往白諸比丘,諸比丘往白世尊。世尊爾時以此因緣集比丘僧,呵責六群比丘尼:"汝所為非,非威儀、非沙門法、非淨行、非隨順行,所不應為。云何汝等共看戲事?"時世尊以無數方便呵責六群比丘尼已,告諸比丘:"此六群比丘尼多種有漏處,最初犯戒。自今已去與比丘尼結戒,集十句義乃至正法久住,欲說戒者當如是說:若比丘尼往觀看伎樂者,波逸提。"

苾芻尼義如上。

觀看者,看種種戲笑。

彼比丘尼,若從道至道、從道至非道、從非道至道、從高至下、從下至高,往看伎樂。若見波逸提。不見,突吉羅。若發意欲去而不去,若期去中道還,盡突吉羅。

比丘,突吉羅;式叉摩那、沙彌、沙彌尼,突吉羅。是謂為犯。

不犯者,或有所啟,若被喚道由邊過,或彼宿止處,或為強力將去、或縛去、或命難、或梵行難,不犯。

不犯者,最初未制戒,癡狂、心亂、痛惱所纏。(七十九)(《大正藏》卷二十二第 740 页)

【评说】佛陀禁止比丘尼观看伎乐,因为观看伎乐有悖佛教清净修行的宗旨。

【原文】爾時婆伽婆在舍衛國祇樹給孤獨園。時六群比丘尼,與男子共入屏障處。時諸

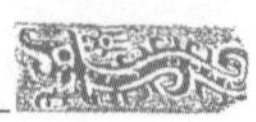

居士見皆共譏嫌言:“此比丘尼,不知慚愧、犯不淨行,外自稱言:‘我知正法。’如是有何正法?云何比丘尼,與男子共入屏障處,如婬女賊女不異?”時諸比丘尼,聞其中有少欲知足、行頭陀、樂學戒、知慚愧者,嫌責六群比丘尼:“云何汝等與男子共入屏障處?”諸比丘尼往白諸比丘,諸比丘往白世尊。世尊爾時以此因緣集比丘僧,呵責六群比丘尼:“汝所為非,非威儀、非沙門法、非淨行、非隨順行,所不應為。云何六群比丘尼,與男子共入屏障處?”時世尊以無數方便呵責六群比丘尼已,告諸比丘:“此六群比丘尼多種有漏處,最初犯戒。自今已去與比丘尼結戒,集十句義乃至正法久住,欲說戒者當如是說:若比丘尼與男子共入屏障處者,波逸提。”

比丘尼義如上。

屏障處者,若樹、若牆、若籬、若衣、若復餘物障。

彼比丘尼與男子共入屏障處,波逸提。若同伴盲而不聾、聾而不盲,突吉羅。立住,突吉羅。

比丘,突吉羅;式叉摩那沙彌、沙彌尼,突吉羅。是謂為犯。

不犯者,若有二比丘尼為伴;或有可知人為伴;若有餘女人為伴;若不盲不聾、或行不住、或病倒地,若為強力者所將入、或被縛、或命難、或梵行難,不犯。

不犯者,最初未制戒,癡狂、心亂、痛惱所纏。(八十一)

爾時婆伽婆在舍衛國祇樹給孤獨園。時六群比丘尼,在村內街巷中屏處,與男子共立共語,若遣伴遠去獨與男子耳語。時諸居士見皆共譏嫌言:“此比丘尼,不知慚愧、犯梵行,外自稱言:‘我知正法。’如是有何正法? 云何比丘尼,入村內街巷中屏處,與男子共立共語,若遣伴遠去獨與男子耳語,如似婬女賊女無異?”時諸比丘尼聞,其中有少欲知足、行頭陀、樂學戒、知慚愧者,嫌責六群比丘尼:“汝等云何入村,在巷陌中屏處與男子耳語?”時諸比丘尼往白諸比丘,諸比丘往白世尊。世尊以此因緣集比丘僧,呵責六群比丘尼:“汝所為非,非威儀、非沙門法、非淨行、非隨順行,所不應為。云何比丘尼,入村內巷陌中屏處獨與男子耳語?”時世尊以無數方便呵責六群比丘尼已,告諸比丘:“此六群比丘尼! 多種有漏處,最初犯戒。自今已去與比丘尼結戒,集十句義乃至正法久住,欲說戒者當如是說:若比丘尼入村內巷陌中,遣伴遠去,在屏處與男子共立耳語者,波逸提。”

比丘尼義如上。

村者,白衣舍巷陌。

屏處者,有見屏處、聞屏處。見屏處者,烟雲、霧塵、黑闇眼所不見。聞屏處者,乃至常語不聞聲也。

耳語者,耳邊語。

彼比丘尼,入村巷陌中遣伴至不見不聞處,在屏處與男子共立共耳語,波逸提。離見處至聞處,突吉羅。離聞處至見處,突吉羅。

比丘,突吉羅;式叉摩那、沙彌、沙彌尼,突吉羅。是謂為犯。

不犯者,若二比丘尼為伴,或與可知女人為伴,或有餘人為伴,若伴不盲不聾,或病發倒地,或為強力者所執,或被縛將去,或命難、梵行難,若有所與遣伴遠去,若伴病,若無威儀,而語言:“妹汝去! 我當送食與汝。”若破戒、破見、破威儀,若被舉、若應滅擯,若以此事有命難、梵行難,不犯。

不犯者,最初未制戒,癡狂、心亂、痛惱所纏。(八十二)(《大正藏》卷二十二第 740-

741 页）

【评说】佛陀对男女之间的交往有着严格的规定，从佛教修心修身的根本宗旨来看，这样的规定对于僧尼的修行大有益处。

卷第二十六

【原文】爾時婆伽婆在舍衛國祇樹給孤獨園。時六群比丘尼，以小事便共瞋恚作呪詛言墮三惡道、不生佛法中："我若作是事者，使我墮三惡道、不生佛法中；若汝作是事者，亦墮三惡道、不生佛法中。"時諸比丘尼聞，其中有少欲知足、行頭陀、樂學戒、知慚愧者，嫌責六群比丘尼："云何汝等自有小事便嗔恚作是呪詛言墮三惡道、不生佛法中：'若我有是事，使我墮三惡道、不生佛法中；若汝有是事，亦墮三惡道、不生佛法中。'"時諸比丘尼往白諸比丘，諸比丘往白世尊。世尊爾時以此因緣集比丘僧，呵責六群比丘尼："汝所為非，非威儀、非沙門法、非淨行、非隨順行，所不應為。云何六群比丘尼，自有小事便嗔恚作是呪詛言墮三惡道、不生佛法中：'若我有是事，使我入三惡道、不生佛法中；若汝有是事，亦當墮三惡道、不生佛法中。'"時世尊以無數方便呵責六群比丘尼已，告諸比丘："此六群比丘尼多種有漏處，最初犯戒。自今已去與比丘尼結戒，集十句義乃至正法久住，欲說戒者當如是說：若比丘尼有小因緣事便呪詛墮三惡道、不生佛法中：'若我有如是事，墮三惡道、不生佛法中；若汝有如是事，亦墮三惡道、不生佛法中。'波逸提。"

比丘尼義如上。佛言："自今已去聽稱南無佛，若我有如是事南無佛；若汝有如是事，亦南無佛。"

彼比丘尼有小事便自呪詛墮三惡道、不生佛法中："若我有是事，墮三惡道、不生佛法中；若汝有是事，亦入三惡道、不生佛法中。"說而了了者，波逸提；不了了者，突吉羅。

比丘，突吉羅；式叉摩那、沙彌、沙彌尼，突吉羅。是謂為犯。

不犯者，若言南無佛、或戲笑語、或疾疾語、或獨語、或夢中語、或欲說此錯說彼，不犯。

不犯者，最初未制戒，癡狂、心亂、痛惱所纏。（八十八）（《大正藏》卷二十二第 743 页）

【评说】佛陀禁止比丘尼因琐事发誓死后堕三恶道。

【原文】爾時世尊在拘睒彌瞿師羅園中。時迦羅比丘尼與他共鬪諍，不善憶持諍事，便自手搥胸啼哭。時比丘尼聞，其中有少欲知足、行頭陀、樂學戒、知慚愧者，呵責迦羅比丘尼："汝云何與他共鬪諍，自手搥胸啼哭？"時諸比丘尼往白諸比丘，諸比丘往白世尊。世尊爾時以此因緣集比丘僧，呵責迦羅比丘尼："汝所為非，非威儀、非沙門法、非淨行、非隨順行，所不應為。云何迦羅比丘尼與他共鬪諍，手搥胸啼哭？"時世尊以無數方便呵責迦羅比丘尼已，告諸比丘："此迦羅比丘尼！多種有漏處最初犯戒。自今已去與比丘尼結戒，集十句義乃至正法久住，欲說戒者當如是說：若比丘尼共鬪諍，不善憶持諍事，搥胸啼哭者，波逸提。"

比丘尼義如上。

彼比丘尼，與他共鬪諍者，有四種諍如上。

若比丘尼共鬪諍，不善憶持諍事，搥胸啼哭，一搥胸一波逸提。一渧淚墮一波逸提。

比丘，突吉羅；式叉摩那、沙彌、沙彌尼，突吉羅。是謂為犯。

不犯者，或時有如是病，或食噎而自搥，或因大小便淚出，或因風寒熱淚出，或烟熏淚出，

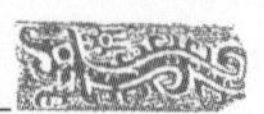

或聞法心生厭離淚出，或眼病著藥淚出，不犯。

不犯者，最初未制戒，癡狂、心亂、痛惱所纏。（八十九）（《大正藏》卷二十二第744页）

【评说】佛陀禁止比丘诤斗时捶胸啼哭，但若在疾病中，食噎时自捶，或在大小便时、风寒热时，或因烟熏、闻法心生厌离、眼病而流泪则不属于犯戒。

【原文】爾時婆伽婆在婆祇陀國。時六群比丘尼二人同一床臥，諸比丘尼見謂與男子共臥，見起時乃知非男子。時有一大將，勇健多智、眾術備具，善能鬪戰，始娶婦未久被官勅當征，便生此念："我今遠征，婦當付誰?"正欲付囑居士，居士家多諸男子，不得付囑。大將先與跋提迦毘羅比丘尼知識，念言："我今寧可將婦付囑迦毘羅比丘尼已，然後出征。"即便付之。時迦毘羅比丘尼受其婦，為擁護故共同床止宿。此迦毘羅比丘尼身體細軟，此婦人身觸生染著心。時大將征還迎婦歸家，其婦樂著比丘尼身細軟，便逃走還至彼尼所。此大將作是念："我欲作好而更得惡，云何我婦今不愛樂我，染著比丘尼，逃走還趣彼所?"時諸比丘尼聞，其中有少欲知足、行頭陀、樂學戒、知慚愧者，嫌責六群比丘尼及跋提迦毘羅比丘尼："云何汝等，二人同床共臥?"時諸比丘尼往白諸比丘，諸比丘往白世尊。世尊爾時以此因緣集比丘僧，呵責六群比丘尼及迦毘羅比丘尼："汝所為非，非威儀、非沙門法、非淨行、非隨順行，所不應為。云何汝等二人，共同床臥?"時世尊以無數方便呵責六群及迦毘羅比丘尼已，告諸比丘："此六群及迦毘羅比丘尼，多種有漏處，最初犯戒。自今已去與比丘尼結戒，集十句義乃至正法久住，欲說戒者當如是說：若比丘尼二人共同床臥者，波逸提。"如是世尊與比丘尼結戒。

時有疑者，不敢與病比丘尼共床臥，亦不敢更互坐、更互臥。佛言："聽與病者同床臥。聽更坐更臥。自今已去應如是結戒：若比丘尼無病，二人共床臥，波逸提。"

比丘尼義如上。

床者，有五種如上。

彼比丘尼無病，二人共同床臥，隨脇著床敷，一一波逸提。隨轉，一一波逸提。

比丘，突吉羅；式叉摩那、沙彌、沙彌尼，突吉羅。是謂為犯。

不犯者，若與病人共床臥，若更互坐更互臥，或病倒地、為強力者所執、或被縛、或命難、梵行難，不犯。

不犯者，最初未制戒，癡狂、心亂、痛惱所纏。（九十）（《大正藏》卷二十二第744页）

【评说】佛陀禁止比丘尼二人共同卧床，除非是在比丘尼生病的情况下，体现了佛陀的瞻护观。

【原文】爾時婆伽婆在舍衛國祇樹給孤獨園。時偷羅難陀比丘尼，同活比丘尼病而不瞻視。諸比丘尼語言："汝同活比丘尼病，何不看視?"彼猶故不瞻視，以不瞻視故彼遂命過。時諸比丘尼聞，其中有少欲知足、行頭陀、樂學戒、知慚愧者，嫌責偷羅難陀比丘尼："汝云何同活比丘尼病而不瞻視？諸比丘尼勸汝，而不從語瞻視，遂令命終。"時諸比丘尼往白諸比丘，諸比丘往白世尊。世尊爾時以此因緣集比丘僧，呵責偷羅難陀比丘尼："汝所為非，非威儀、非沙門法、非淨行、非隨順行，所不應為。云何偷羅難陀比丘尼，同活比丘尼病而不瞻視？諸比丘尼勸汝看視，而不從語，遂令命終。"時世尊以無數方便呵責偷羅難陀比丘尼已，告諸比丘："此偷羅難陀比丘尼！多種有漏處，最初犯戒。自今已去與比丘尼結戒，集十句義乃至正法久住，欲說戒者當如是說：若比丘尼同活比丘尼病，不瞻視者，波逸提。”

比丘尼義如上。

同活者，二比丘尼共生活。

彼比丘尼，同生活比丘尼病，不看視者，波逸提。除同活病，若餘比丘尼病，若和上、若阿闍梨，若同和上、同阿闍梨，若弟子、親厚知識病，不瞻視，一切突吉羅。

比丘，突吉羅；式叉摩那、沙彌、沙彌尼，突吉羅。是謂為犯。

不犯者，瞻視同活病、若己身病不堪瞻視病者，若由是故命難或梵行難不看，不犯。

不犯者，最初未制戒，癡狂、心亂、痛惱所纏。（九十三）（《大正藏》卷二十二第 745 页）

【评说】佛陀制定了不看护病比丘戒，要求主动照看病患者，充分体现了佛教慈悲为怀、珍视生命、以人为本的观念。

【原文】爾時婆伽婆在舍衛國祇樹給孤獨園。爾時六群比丘尼，露身在河水、泉水、池水、深水中浴。時有賊女婬女，往比丘尼所語言：“汝等年少腋下未生毛，云何便出家學道修梵行耶？如今年少，可於愛欲中共相娛樂，老時可修梵行，如是二事俱得。”其中年少者聞便生不樂心。時諸居士見皆共譏嫌言：“此諸比丘尼不知慚愧，外自稱言：‘我知正法。’如是有何正法？而露身形在河泉池深水中浴，如婬女賊女無異。”爾時諸比丘尼聞，其中有少欲知足、行頭陀、樂學戒、知慚愧者，嫌責六群比丘尼言：“云何汝等露形在河、泉、池、深水中浴耶？”時諸比丘尼白諸比丘，諸比丘往白佛。佛爾時以此因緣集比丘僧，呵責六群比丘尼言：“汝所為非，非威儀、非沙門法、非淨行、非隨順行，所不應為。云何比丘尼，露形在河、池、泉、深水中浴耶？”時世尊以無數方便呵責六群比丘尼已，告諸比丘：“此六群比丘尼！多種有漏處，最初犯戒。自今已去與比丘尼結戒，集十句義乃至正法久住，欲說戒者當如是說：若比丘尼露身形在河水、泉水、深水、池水中浴者，波逸提。”

比丘尼義如上。彼比丘尼應以四事覆形洗浴，若在流水岸側曲迴處，若復有樹蔭覆處，若復水覆障，若以衣障身。上三事不得相取與器物；以衣障者，一切如法事得作。彼比丘尼，若露形在河、池、泉、深水中洗浴身，盡漬，波逸提。不盡漬，突吉羅。方便欲洗而不洗，共期而不去，一切突吉羅。

比丘，突吉羅；式叉摩那、沙彌、沙彌尼，突吉羅。是謂為犯。

不犯者，水岸曲迴處、樹蔭覆處、水覆障、若以衣障形、若為強力所執，無犯。

無犯者，最初未制戒，癡狂、心亂、痛惱所纏。（一）（《大正藏》卷二十二第 748-749 页）

【评说】比丘尼不得在河水、泉水、深水、池水中暴露身形洗浴。

卷第二十七

【原文】爾時婆伽婆在舍衛國祇樹給孤獨園。時有六群比丘尼，誦種種雜呪術、或支節呪、或刹利呪、鬼呪、吉凶呪，或習轉鹿輪卜、或習解知音聲。時諸比丘尼聞，其中有少欲知足、行頭陀、樂學戒、知慚愧者，呵責六群比丘尼言：“汝云何習誦如是種種支節呪，乃至解諸音聲呪？”呵責已往白諸比丘，諸比丘往白佛。佛以此因緣集比丘僧，呵責六群比丘尼：“汝所為非，非威儀、非沙門法、非淨行、非隨順行，所不應為。云何誦習種種呪術，乃至解知音聲耶？”呵責已，告諸比丘：“此比丘尼多種有漏處，最初犯戒。自今已去與比丘尼結戒，集十句

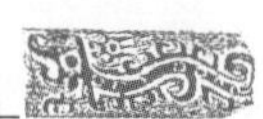

義乃至正法久住，欲說戒者當如是說：若比丘尼誦習世俗呪術者，波逸提。”

比丘尼義如上。

世俗呪術者，支節乃至解知音聲也。

比丘尼誦習世俗呪術乃至音聲，若口受、若執文誦，說而了了，波逸提；不了了，突吉羅。

比丘，突吉羅；式叉摩那、沙彌、沙彌尼，突吉羅。是謂為犯。

不犯者，若誦治腹內虫病呪、若誦治宿食不消呪、若學書、若誦世俗降伏外道呪、若誦治毒呪以護身故，無犯。

無犯者，最初未制戒，癡狂、心亂、痛惱所纏。（十七）

若比丘尼，教人誦習呪術者，波逸提。（十八）（《大正藏》卷二十二第754页）

【评说】自诵或教授他人诵念咒语都属于犯戒，但为了治病诵念咒语不犯戒。

【原文】爾時佛在舍衛國祇樹給孤獨園。時有一比丘尼名婆羅，度他妊娠女人受具足戒已，後便生男兒，自抱入村乞食。時諸居士見已皆譏嫌言：“此比丘尼，不知慚愧犯不淨行，外自稱言：‘我修正法。’如是何有正法？看此出家人新生兒。”時諸比丘尼聞，其中有少欲知足、行頭陀、樂學戒、知慚愧者，呵責婆羅比丘尼言：“汝云何度他妊娠女人？”往白諸比丘，諸比丘白佛。佛以此因緣集比丘僧，呵責婆羅比丘尼言：“汝所為非，非威儀、非沙門法、非淨行、非隨順行，所不應為。云何度他妊娠女人？”以無數方便呵責已，告諸比丘：“此比丘尼多種有漏處，最初犯戒。自今已去與比丘尼結戒，集十句義乃至正法久住，欲說戒者當如是說：若比丘尼度他妊娠女人授具足戒者，波逸提。”如是世尊與比丘尼結戒。

時諸比丘尼，不知妊娠不妊娠，後乃知妊娠，其中或作波逸提懺或疑。“不知者無犯。自今已去當如是說戒：若比丘尼，知女人妊娠，度與授具足戒者，波逸提。”

比丘尼義如上。

彼比丘尼，若知女人妊娠，度授具足戒，作三羯磨竟，和上尼，波逸提。白二羯磨竟三，突吉羅。白一羯磨竟二，突吉羅。白已，一突吉羅。白未竟，突吉羅。未白前與剃頭著衣與受戒，若集眾眾滿，一切突吉羅。

比丘，突吉羅。是謂為犯。

不犯者，若不知。若信彼人言、若信可信人語、或信父母語，與受具足戒後生兒，不犯。

若生已，疑不敢捉抱。佛言：“若未能離母自活，聽一切如母法乳哺長養。”後有疑不敢與此男兒同室宿。佛言：“若未能離母宿，聽共一處宿。”無犯。

無犯者，最初未制戒，癡狂、心亂、痛惱所纏。（十九）

爾時佛在舍衛國祇樹給孤獨園。時有比丘尼，度他乳兒婦女，留兒在家，後家中送兒還之，此比丘尼抱兒入村乞食。時諸居士見已皆共譏嫌言：“此比丘尼，不知慚愧犯不淨行。外自稱言：‘我修正法。’如是何有正法？看此出家人生兒抱行乞食。”時諸比丘尼聞，其中有少欲知足、行頭陀、樂學戒、知慚愧者，呵責彼比丘尼言：“汝云何乃度他乳兒婦女令諸居士譏嫌？”往白諸比丘，諸比丘白佛。佛以此因緣集比丘僧，呵責彼比丘尼言：“汝所為非，非威儀、非沙門法、非淨行、非隨順行，所不應為。云何度他乳兒婦女？”以無數方便呵責已，告諸比丘：“此比丘尼多種有漏處，最初犯戒。自今已去與比丘尼結戒，集十句義乃至正法久住，欲說戒者當如是說：若比丘尼度他乳兒婦女受具足戒，波逸提。”如是世尊與比丘尼結戒。

時諸比丘尼，不知產乳不產乳，後乃知產乳。“不知者無犯。自今已去當如是說戒：若比丘尼，知婦女乳兒，與授具足戒，波逸提。”

比丘尼義如上。

彼比丘尼，知他婦女有乳兒，度授具足戒，作三羯磨竟，和上尼，波逸提。白二羯磨竟，三突吉羅。白一羯磨竟，二突吉羅。白竟，一突吉羅。白未竟，突吉羅。未白前與剃髮、與出家、與著衣、與授戒，若集眾眾滿，一切突吉羅。

比丘，突吉羅。是謂為犯。

不犯者，若不知，信彼人言、信可信人言、或信父母語，而度與授具足戒已，後送兒來，不犯。

其母疑不敢抱養。佛言：“若未能自活，聽如母法乳養至斷乳止。”後母與此兒同處宿有疑。佛言：“自今已去聽未斷乳者無犯。”

無犯者，最初未制戒，癡狂、心亂、痛惱所纏。（二十）（《大正藏》卷二十二第 754-755 页）

【评说】佛陀制定了度孕妇、度乳儿妇女戒，不允许为孕妇、哺乳期妇女授具足戒。

【原文】爾時佛在舍衛國祇樹給孤獨園。時諸比丘尼聞佛制戒得度人，輒度小年童女，不知有欲心、無欲心，後便與染污心男子共立共語調戲。時諸比丘尼聞，其中有少欲知足、行頭陀、樂學戒、知慚愧者，嫌責諸比丘尼言：“世尊制戒聽度人，汝等云何乃度小年童女，與染污心人共立共語調戲耶？”即白諸比丘，諸比丘往白佛。佛以此因緣集比丘僧，呵責諸比丘尼言：“汝所為非，非威儀、非沙門法、非淨行、非隨順行，所不應為。云何乃度小年童女，不知有染污心無染污心，後與染污心人共立共語調戲耶？”以無數方便呵責比丘尼已，告諸比丘尼言：“汝等諦聽！若欲在寺內剃髮者，當語一切尼僧令知，若作白已然後與剃髮。當作如是白：‘大姊僧聽！此某甲欲從某甲求剃髮，若僧時到僧忍聽，為某甲剃髮。白如是。’作如是白已，然後與剃髮。若欲在寺內與出家者，當語一切尼僧。若作白已與出家，當作如是白：‘大姊僧聽！此某甲從某甲求出家，若僧時到僧忍聽，與某甲出家。白如是。’作如是白已，然後與出家。當作如是出家。與剃髮著袈裟已，教右膝著地、合掌作如是語：‘我某甲歸依佛、歸依法、歸依僧，我於如來法中求出家，和上尼某甲，如來、至真、等正覺是我世尊。’如是第二、第三說。‘我某甲歸依佛竟、歸依法竟、歸依僧竟。我於如來法中求出家，和上尼某甲，如來、至真、等正覺是我世尊。’如是第二、第三說已。次應與授戒。‘盡形壽不殺生，是沙彌尼戒，汝能持不？’能持者答言：‘能。’‘盡形壽不盜，是沙彌尼戒，汝能持不？’能持者答言：‘能。’‘盡形壽不婬，是沙彌尼戒，汝能持不？’能者答言：‘能。’‘盡形壽不妄語，是沙彌尼戒，汝能持不？’能者答言：‘能。’‘盡形壽不飲酒，是沙彌尼戒，汝能持不？’能者答言：‘能。’‘盡形壽不著華香瓔珞，是沙彌尼戒，汝能持不？’能者答言：‘能。’‘盡形壽不歌舞伎樂不得往看，是沙彌尼戒，汝能持不？’能者答言：‘能。’‘盡形壽不得高廣大床上坐，是沙彌尼戒，汝能持不？’能者答言：‘能。’‘盡形壽不非時食，是沙彌尼戒，汝能持不？’能者答言：‘能。’‘盡形壽不得捉金銀錢，是沙彌尼戒，汝能持不？’能者答言：‘能。’‘是為沙彌尼十戒，盡形壽能持不？’能者答言：‘能。’自今已去聽年十八童女二歲學戒，年滿二十得受具足戒，白四羯磨當如是說戒。沙彌尼當詣僧中偏露右肩、脫革屣、禮比丘尼僧足、右膝著地，合掌當作是語：‘大姊僧聽！我某甲沙彌尼，今從僧乞二歲學戒，某甲尼為和上，願僧與我二歲學戒，慈愍故。’第二、第三如是說已。沙彌尼應往離聞處著見處已，比丘尼眾中當差堪能羯磨者如上，應作白：‘大姊僧聽！彼某甲沙彌尼，今從僧乞二歲學戒，和上尼某甲。若僧時到僧忍聽，與某甲沙彌尼二歲學戒，和

 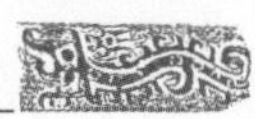

上尼某甲。白如是。'‘大姊僧聽！彼某甲沙彌尼，從僧乞二歲學戒，和上尼某甲。今僧與某甲沙彌尼二歲學戒，和上尼某甲。誰諸大姊忍僧與彼某甲沙彌尼二歲學戒，和上尼某甲者默然，不忍者說。是初羯磨。'如是第二、第三說。‘眾僧已忍與某甲沙彌尼二歲學戒，和上尼某甲竟，僧忍，默然故，是事如是持。'彼式叉摩那一切戒應學，除自手取食、授食與他。彼二歲學戒已，年滿二十當與授具足戒白四羯磨。自今已去與比丘尼結戒，集十句義乃至正法久住，欲說戒者當如是說：若比丘尼，年滿十八童女二歲學戒已，滿二十與授具足戒。若比丘尼年減二十受具足戒者，波逸提。"如是世尊與比丘尼結戒。

時諸比丘尼，不知滿二十不滿二十，後方知不滿二十或作波逸提懺、或有疑者。"不知者不犯。自今已去當如是結戒：若比丘尼，知年不滿二十，與授具足戒，波逸提。"

比丘尼義如上。

彼比丘尼知年不滿二十授具足戒，三羯磨竟，和上尼，波逸提。白二羯磨竟，三突吉羅。白一羯磨，二突吉羅。白已，一突吉羅。白未竟，一突吉羅。若未白前集眾眾滿，一切突吉羅。

比丘，突吉羅。是謂為犯。

不犯者，年滿十八、二歲學戒、滿二十受具足戒，若不知、若自言滿二十，若信可信人語，若信父母語。若受戒後疑，當數胎中月，當數閏月，數十四日說戒日，無犯。

無犯者，最初未制戒，癡狂、心亂、痛惱所纏。（二十一）

爾時婆伽婆在舍衛國祇樹給孤獨園。時諸比丘尼，聞世尊制戒年十八、二歲學戒，滿二十受具足戒。彼非是十八、不二歲學戒，年滿二十與授具足戒。闕二歲學戒，彼受具足戒已，不知當學何戒？時諸比丘尼聞，其中有少欲知足、行頭陀、樂學戒、知慚愧者，呵責諸比丘尼言："世尊制戒年十八、二歲學戒，滿二十與授具足戒。汝云何非是年十八，不二歲學戒，年二十便與授具足戒，闕二歲學戒而不知當學何戒耶？"時諸比丘尼往白諸比丘，諸比丘往白世尊。世尊以此因緣集比丘僧，呵責諸比丘尼言："汝所為非，非威儀、非沙門法、非淨行、非隨順行，所不應為。世尊制戒年十八與二歲學戒，滿二十受具足戒。汝云何非是年十八，不二歲學戒，滿二十受具足戒。闕二歲學戒，受具足戒已，不知當學何戒耶？"爾時世尊以無數方便呵責諸比丘尼已，告諸比丘："此比丘尼多種有漏處，最初犯戒。自今已去與比丘尼結戒，集十句義乃至正法久住，欲說戒者當如是說：若比丘尼年十八童女，不與二歲學戒，年滿二十便與授具足戒者，波逸提。"

比丘尼義如上。

彼比丘尼若年十八童女，不二歲學戒，便與授具足戒，唱三羯磨竟，和上尼，波逸提。白二羯磨竟，三突吉羅。白一羯磨，二突吉羅。白已，一突吉羅。白未竟，突吉羅。未白前集眾及眾滿者，一切突吉羅。

比丘，突吉羅。是謂為犯。

不犯者，年十八童女，二歲學戒，滿二十與授具足戒，無犯。

無犯者，最初未制戒，癡狂、心亂、痛惱所纏。（二十二）

爾時婆伽婆在舍衛國祇樹給孤獨園。時諸比丘尼聞世尊制戒年十八童女，與二歲學戒，與六法滿，二十與授具足戒。彼不與六法，便與授具足戒。彼學戒時，作不淨行、盜取五錢、斷人命、自稱得上人法、過中食、飲酒。時諸比丘尼聞，其中有少欲知足、行頭陀、樂學戒、知慚愧者，嫌責諸比丘尼言："世尊制戒年十八童女，與二歲學戒，與六法滿，二十與授具足戒。

汝云何不教六法事授具足戒，犯梵行、盜五錢乃至飲酒？”即白諸比丘，諸比丘往白世尊。世尊以此因緣集比丘僧，呵責彼比丘尼言：“汝所為非，非威儀、非沙門法、非淨行、非隨順行，所不應為。汝等比丘尼應年十八童女，與二歲學戒，與六法，滿二十與授具足戒。而云何不與六法，令犯婬乃至飲酒耶？”以無數方便呵責已，告諸比丘：“此比丘尼多種有漏處，最初犯戒。自今已去與比丘尼結戒，集十句義乃至正法久住，欲說戒者當如是說：若比丘尼，年十八童女，與二歲學戒，不與六法，滿二十便與授具足戒，波逸提。”

比丘尼義如上。

若式叉摩那犯婬，應滅擯。若有染污心與染污心男子身相觸，缺戒，應更與戒。若偷五錢過五錢，應滅擯。若減五錢，缺戒，應更與戒。若斷人命，應滅擯。若斷畜生命，缺戒，應更與戒。若自言得上人法者，應滅擯。若在眾中故妄語者，缺戒，應更與戒。若非時食，缺戒，應更與戒。若飲酒，缺戒，應更與戒。若比丘尼，年十八童女，與二歲學戒，不與六法，滿二十便與授具足戒，唱三羯磨竟，尼和上，波逸提。白二羯磨竟，三突吉羅。白一羯磨，二突吉羅。白已，一突吉羅。白未竟，一突吉羅。未白前集眾及眾滿，一切突吉羅。

比丘，突吉羅。是謂為犯。

不犯者，年十八童女，二歲學戒，與六法已受具足戒，不犯。

不犯者，最初未制戒，癡狂、心亂、痛惱所纏。（二十三）

爾時婆伽婆在舍衛國祇樹給孤獨園。諸比丘尼聞世尊制戒，年滿十八童女，二歲學戒，與六法，滿二十與授具足戒。時諸比丘尼，便度盲瞎癃躄、跛聾瘖瘂及餘種種病者，毀辱眾僧。時諸比丘尼聞，其中有少欲知足、行頭陀、樂學戒、知慚愧者，嫌責諸比丘尼言：“世尊制戒，年十八童女，與二歲學戒，與六法，滿二十與授具足戒。汝云何乃度盲瞎及諸病者，毀辱眾僧？”時比丘尼往白諸比丘，諸比丘往白世尊。世尊以此因緣集比丘僧，呵責諸比丘尼言：“汝所為非，非威儀、非沙門法、非淨行、非隨順行，所不應為。比丘尼應十八童女，與二歲學戒，滿二十與授具足戒。汝云何乃度盲瞎及諸病人耶？”以無數方便呵責已，告諸比丘：“自今已去當與比丘尼竪立具足戒白四羯磨。當作如是與。安受戒人離聞處著見處已，是中戒師，應作白差教授師。當作如是白：‘大姊僧聽！彼某甲，從和上尼某甲，求受具足戒。若僧時到僧忍聽，某甲為教授師。白如是。’彼人當往受戒人所語言：‘妹！此是安陀會、此是欝多羅僧、此是僧伽梨、此是僧祇支、此是覆肩衣、此是鉢。此衣鉢是汝有不？妹聽！今是真誠時、實語時，我今問汝，實當言實、不實當言不實。汝字何等？和上字誰？年滿二十未？衣鉢具足不？父母聽汝不？夫主聽汝不？汝不負債不？汝非婢不？汝是女人不？女人有如是諸病，癩、癰疽、白癩、乾痟、瘨狂、二形、二道合、道小、常漏大小便、涕唾常流出，汝有如此病不？’若言：‘無。’當復語言：‘如我向問汝事，在眾中亦當如是問，如汝向者答我，眾僧中亦當如是答。’時教授師問已，如常威儀還來入眾中，舒手相及處立，作如是白：‘大姊僧聽！彼某甲，從某甲求受具足戒。若僧時到僧忍聽，我已教授竟聽使來。白如是。’彼即應語言：‘汝來！’來已。教授師應為捉衣鉢，教禮尼僧足已，在戒師前，右膝著地合掌。教授師教作如是白：‘大姊僧聽！我某甲，從和上尼某甲，求受具足戒。我某甲今從眾僧乞受具足戒，某甲尼為和上，眾僧慈愍故，拔濟我。’如是第二、第三說。戒師應作白：‘大姊僧聽！此某甲，從和上尼某甲，求受具足戒。此某甲，今從眾僧乞受具足戒，某甲尼為和上。若僧時到僧忍聽，我問諸難事。白如是。’彼當語言：‘妹諦聽！今是真誠時，我今問汝，實當言實、不實當言不實。汝字何等？和上字誰？年滿二十不？衣鉢具足不？父母聽汝不？夫主聽汝不？汝不負債

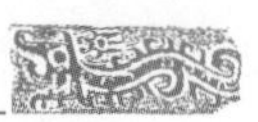

耶？汝非婢耶？汝是女人不？女人有如是諸病：癩、癰疽、白癩、乾痟、瘨狂、二形、二道合、道小、常漏大小便、涕唾常流出。汝有如是病不？'若言：'無。'當作白。'大姊僧聽！此某甲，從和上尼某甲，求受具足戒。此某甲今從眾僧乞受具足戒，某甲尼為和上。某甲自說，清淨無諸難事，年滿二十衣鉢具足。若僧時到僧忍聽，授某甲具足戒，某甲尼為和上。白如是。''大姊僧聽！此某甲，從和上尼某甲，求受具足戒。此某甲今從眾僧乞受具足戒，某甲尼為和上，某甲自說，清淨無諸難事，年滿二十，衣鉢具足。今僧授某甲具足戒，某甲尼為和上。誰諸大姊忍僧授某甲具足戒，某甲尼為和上者默然，若不忍者說。此是初羯磨。'第二、第三亦如是說。'眾僧已忍授某甲具足戒，某甲尼為和上竟，僧忍，默然故，是事如是持。'（《大正藏》卷二十二第755-757页）

【评说】佛陀规定女童满十八、已学戒两年，满二十受具足戒。

卷第二十八

【原文】時諸比丘尼僧，應將受戒者，至比丘僧中，偏露右肩禮僧足已，右膝著地，合掌作如是語："大德僧聽！我某甲，從和上尼某甲，求受具足戒。我某甲今從眾僧乞受具足戒，某甲尼為和上，願眾僧慈愍故，拔濟我！"第二第三亦如是說。彼當問："汝字何等？和上字誰？乃至涕唾常流出如上。汝已學戒清淨不？"若言："學戒清淨。"當復更問餘比丘尼："此人學戒清淨不？"若言："學戒清淨。"者，彼戒師當作白："大德僧聽！此某甲，從和上尼某甲，求受具足戒。此某甲，今從眾僧乞受具足戒，和上尼某甲。某甲已學戒清淨。若僧時到僧忍聽，僧今授某甲具足戒，某甲尼為和上，白如是。""大德僧聽！此某甲，從和上尼某甲，求受具足戒。此某甲，今從眾僧乞受具足戒，某甲尼為和上。某甲已學戒清淨。今僧授某甲具足戒，某甲尼為和上。誰諸長老忍僧授某甲具足戒，某甲尼為和上者默然，誰不忍者說。此初羯磨。"第二、第三亦如是說。"眾僧已忍與某甲授具足戒，某甲尼為和上竟，僧忍，默然故，是事如是持。""族姓女聽！此是如來、無所著、等正覺說八波羅夷法，犯者非比丘尼、非釋種女。不得作不淨行、行婬欲法。若比丘尼，意樂作不淨行、行婬欲法，乃至共畜生，此非比丘尼、非釋種女。汝是中盡形壽不得犯。能持不？能者當言："能。"不得盜乃至草葉。若比丘尼，偷人五錢若過五錢，若自取、教人取，若自斷、教人斷，若自破、教人破、若燒、若埋、若壞色，彼非比丘尼、非釋種女。汝是中盡形壽不得犯。能持不？能者當言："能。"不得故斷眾生命乃至蟻子。若比丘尼，故自手斷人命，若持刀與人，教死、讚死、勸死，若與非藥，若墮人胎、厭禱、呪詛殺，若自作、若教人作，彼非比丘尼、非釋種女。汝是中盡形壽不得犯。能持不？能者當言："能。"不得妄語乃至戲笑。若比丘尼，不真實非己有，自稱言我得上人法，我得禪得解脫、得三昧正受、得須陀洹果、斯陀含果、阿那含果、阿羅漢果，天來、龍來、鬼神來供養我，此非比丘尼、非釋種女。汝是中盡形壽不得作。能持不？能者當言："能。"不得身相觸乃至共畜生。若比丘尼，有染污心，與染污心男子身相觸，從腋已下、膝已上身相觸，若捉、若摩、若牽、若推、逆摩、順摩、若舉、若下、若捉、若捺，非苾芻尼、非釋種女。汝是中盡形壽不得犯。能持不？能者當言："能。"不得犯八事，乃至共畜生。若比丘尼染污心，受染污心男子捉手、捉衣，入屏處、屏處共立、共語、共行、身相近、共期，犯此八事，彼非比丘尼、非釋種女，犯八事故。汝是中盡形壽不得犯。能持不？能者當言："能。"不得覆藏他罪，乃至突吉羅惡說。若比丘尼，知他比丘尼犯波羅夷罪，若不自舉、不白僧、若眾多人，後於異時，此比丘尼，若罷道、若滅擯、若遮不共僧事、若入外道,後便作是說:"我先知有如是如是事。"彼非比丘尼、非釋種女,覆重罪故。汝是中盡形壽不得作。能持不?能者當言:"能。"不得隨順被舉比丘語,乃至守園人及沙彌。若比丘尼,知比丘為僧所舉,如法如律、如佛所教,不隨順、不懺悔,僧未與作共住而隨順。是比丘尼諫彼比丘尼言:"汝妹知不?今僧舉此比丘,如法如律、如佛所教,不隨順、不懺悔,僧未與作共住,汝莫隨順。"是比丘尼諫彼比丘尼時堅持不捨,是比丘尼當三諫,捨此事故。乃至三諫捨者善;不捨者,彼非比丘尼、非釋種女,由隨舉故。汝是中盡形壽不得犯。能持不?能者當言:"能。"族姓女聽!如來、無所著、等正覺說四依法,比丘尼依此得出家受具足戒成比丘尼。依糞掃衣,得出家受具足戒成比丘尼法。汝是中盡形壽能持不?能者當言:"能。"若得長利,檀越施衣、割壞衣得受。依乞食,得出家受具足戒成比丘尼法。汝是中盡形壽能持不?能者當言:"能。"若得長利,若僧差食、檀越送食、月八日食、十四十五日食、若月初日食、若眾僧常食、若檀越請食應受。依樹下坐,得出家受具足戒成比丘尼法。汝是中盡形壽能持不?能者當言:"能。"若得長利,別房、尖頭屋、小房、石室、兩房一戶應受。依腐爛藥,得出家受具足戒成比丘尼法。汝是中盡形壽能持不?能者當言:"能。"若得長利,酥油、生酥、蜜、石蜜應受。"汝已受具足戒白四羯磨如法成就得處所,和上如法、阿闍梨如法、二部僧如法具足滿,汝當善受教法,應勸化作福治塔供養眾僧。若和上阿闍梨一切如法教授不得違逆,應學問誦經懃求方便,於佛法中得須陀洹果、斯陀含果、阿那含果、阿羅漢果,汝始發心出家功不唐捐、果報不絕。餘所未知,當問和上阿闍梨。"令受戒人在前、餘尼在後而去。自今已去與比丘尼結戒,集十句義乃至正法久住,欲說戒者當如是說:若比丘尼,年十八童女,與二歲學戒,與六法,滿二十,眾僧不聽便與授具足戒者,波逸提。

比丘尼義如上。

僧者如上。

若比丘尼,年滿二十,二歲學戒,與六法,眾僧不聽,與授具足戒,三羯磨竟,和上尼,波逸提。白二羯磨,三突吉羅。白一羯磨,二突吉羅。白已,一突吉羅。白未竟,突吉羅。未白前集眾眾滿,一切突吉羅。

比丘,突吉羅。是謂為犯。

不犯者,年滿二十,二歲學戒,眾僧聽受具足戒,不犯。

不犯者,最初未制戒,癡狂、心亂、痛惱所纏。(二十四)(《大正藏》卷二十二第757-758页)

【评说】佛陀根据年龄的不同以及生活中的实际情况,制定了度童女年不满受具戒、不与二岁学戒羯磨戒、不说六法名字戒、度诸遮童女戒。

卷第二十九

【原文】爾時婆伽婆在釋翅搜迦毘羅國尼拘律園中。時跋陀羅迦毘羅比丘尼,身生癰使男子破之。此比丘尼身細軟如天身無異,時男子手觸身覺細滑生染著,便前捉欲犯,即便高聲言:"勿爾!勿爾!"時左右比丘尼聞其聲皆來問言:"向何故大喚耶?"即具說因緣。時諸比丘尼聞,中有少欲知足、行頭陀、樂學戒、知慚愧者,嫌責跋陀羅迦毘羅言:"云何比丘尼乃使男子破癰耶?"即白諸比丘,諸比丘往白世尊。世尊以此因緣集比丘僧,呵責跋陀羅迦毘羅比丘尼言:"汝所為非,非威儀、非沙門法、非淨行、非隨順行,所不應為。云何使男子破身癰瘡

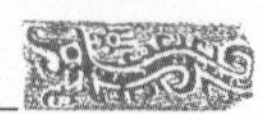

耶?”以無數方便呵責已,告諸比丘:“此比丘尼多種有漏處,最初犯戒。自今已去與比丘尼結戒,集十句義乃至正法久住,欲說戒者當如是說:若比丘尼,身生癰及種種瘡,不白眾及餘人,輒使男子破若裹者,波逸提。”

比丘尼義如上。

僧者亦如上。

彼比丘尼,若身生癰及種種瘡,不白眾使男子破,一下刀,一波逸提。若裹時,一匝纏,一波逸提。

比丘,突吉羅;式叉摩那、沙彌、沙彌尼,突吉羅。是謂為犯。

不犯者,白眾僧使男子破癰若瘡、若裹,若為強力者所執,無犯。

無犯者,最初未制戒,癡狂、心亂、痛惱所纏。(四十七)(《大正藏》卷二十二第767页)

【评说】若比丘尼身生痈疮不告诉他人,就让男子替自己破疮是违反戒规的。

【原文】爾時婆伽婆在舍衛國祇樹給孤獨園。時六群比丘尼以香塗摩身,諸居士見皆共譏嫌言:“此比丘尼等,不知慚愧犯不淨行,外自稱言:‘我知正法。’如是有何正法?乃以香塗身,如似婬女、賊女無異。”時諸比丘尼聞,其中有少欲知足、行頭陀、樂學戒、知慚愧者,嫌責六群比丘尼:“汝等云何乃以眾香塗身耶?”即白諸比丘,諸比丘往白世尊。世尊以此因緣集比丘僧,呵責六群比丘尼言:“汝所為非,非威儀、非沙門法、非淨行、非隨順行,所不應為。云何比丘尼以香塗身?”以無數方便呵責已,告諸比丘:“此六群比丘尼!多種有漏處,最初犯戒。自今已去與比丘尼結戒,集十句義乃至正法久住,欲說戒者當如是說:若比丘尼以香塗摩身者,波逸提。”

比丘尼義如上。

彼比丘尼以香塗摩身,波逸提。

比丘,突吉羅;式叉摩那、沙彌、沙彌尼,突吉羅。是謂為犯。

不犯者,或時有如是病,或為強力所執,無犯。

無犯者,最初未制戒,癡狂、心亂、痛惱所纏。(五十)

爾時婆伽婆在舍衛國祇樹給孤獨園。時六群比丘尼以胡麻滓塗摩身,諸居士見皆共譏嫌:“此比丘尼,無有慚愧犯梵行,外自稱言:‘我知正法。’如是有何正法?云何持胡麻滓塗身,如似賊女、婬女無異?”時諸比丘尼聞,其中有少欲知足、行頭陀、樂學戒、知慚愧者,呵責六群比丘尼言:“汝云何以胡麻滓塗身?”即白諸比丘,諸比丘往白世尊。世尊以此因緣集比丘僧,呵責六群比丘尼言:“汝所為非,非威儀、非沙門法、非淨行、非隨順行,所不應為。云何比丘尼乃以胡麻滓塗身耶?”以無數方便呵責已,告諸比丘:“此比丘尼多種有漏處,最初犯戒。自今已去與比丘尼結戒,集十句義乃至正法久住,欲說戒者當如是說:若比丘尼以胡麻滓塗摩身者,波逸提。”

比丘尼義如上。

彼比丘尼以胡麻滓塗摩身者,波逸提。

比丘,突吉羅;式叉摩那、沙彌、沙彌尼,突吉羅。是謂為犯。

不犯者,或時有如是病,或為強力所執,無犯。

無犯者,最初未制戒,癡狂、心亂、痛惱所纏。(五十一)(《大正藏》卷二十二第768-769页)

【评说】佛陀规定比丘尼不得用香及胡麻涂抹身体。

卷第三十

【原文】爾時婆伽婆在舍衛國祇樹給孤獨園。爾時六群比丘尼乞酥而食。時諸居士見皆共譏嫌言:“此比丘尼,不知慚愧乞求無厭,外自稱言:‘我知正法。’如是有何正法?乞酥而食,如賊女、婬女無異。”時諸比丘尼聞,中有少欲知足、行頭陀、樂學戒、知慚愧者,呵責六群比丘尼言:“汝云何乞酥而食耶?”呵責已即白諸比丘,諸比丘往白世尊。世尊以此因緣集比丘僧,呵責六群比丘尼言:“汝所為非,非威儀、非沙門法、非淨行、非隨順行,所不應為。云何比丘尼乞酥而食耶?”以無數方便呵責已,告諸比丘:“此比丘尼多種有漏處,最初犯戒。自今已去與比丘尼結戒,集十句義乃至正法久住,欲說戒者當如是說:若比丘尼乞酥而食,犯應懺可呵法,應向餘比丘尼說言:‘大姊!我犯可呵法所不應為,今向大姊悔過。’是法名悔過法。”如是世尊與比丘尼結戒。

彼有疑,不敢為病者乞,自身病亦不敢乞,他為乞復不敢食。佛言:“自今已去聽自病乞、為病者乞、他為乞得食。自今已去當如是結戒:若比丘尼,不病乞酥食者,犯應懺悔可呵法,應向餘比丘尼說言:‘大姊!我犯可呵法所不應為,我今向大姊懺悔。’是名悔過法。”

比丘尼義如上。

彼比丘尼,無病而乞酥食,一咽一波羅提提舍尼。

比丘,突吉羅;式叉摩那、沙彌、沙彌尼,突吉羅。是謂為犯。

不犯者,為己病乞、為病者乞、或為他他為已、或不乞而自得,無犯。

無犯者,最初未制戒,癡狂、心亂、痛惱所纏。(一)

乞油,若蜜、若黑石蜜、若乳、若酪、若魚、若肉,如乞酥無異。

(上四戒,比丘、式叉摩那、沙彌、沙彌尼,突吉羅。下四戒,比丘,波逸提;式叉摩那、沙彌、沙彌尼,突吉羅。下眾學戒與大僧戒無異,故不出耳)(《大正藏》卷二十二第778页)

【评说】佛陀不允许比丘在没有患疾的情况下就索食酥、油、蜜、黑石蜜、乳、酪、鱼、肉等物。

卷第三十一

【提要】受戒犍度是受戒内容的汇集。

【原文】爾時菩薩於異時食少飯麨,得充氣力。時菩薩食少食時,五人各各厭捨而去,自相謂言:“此瞿曇沙門狂惑失道,豈有真實道耶?”時菩薩氣力已充,復詣尼連禪水側,入水洗浴身已出水上岸,往菩提樹下。時去樹不遠,有一人刈草名曰吉安。菩薩前至此人所語言:“我今須草,見惠少多。”吉安報曰:“甚善!不為愛惜。”即授草與菩薩。菩薩持草更詣一吉祥樹下,自敷而坐,直身正意繫念在前。時菩薩除欲愛惡不善法,有覺有觀喜樂一心,遊戲初禪,是謂菩薩最初得勝善法。何以故?由繫意專念不放逸故。時菩薩除有覺有觀,得內信喜樂一心念無覺無觀,遊戲二禪,是謂菩薩得此二勝善法。何以故?由繫意專念不放逸故。時菩薩除去喜身受快樂,得聖智所見護念樂,遊戲三禪,是謂菩薩得三勝法。何以故?由繫意

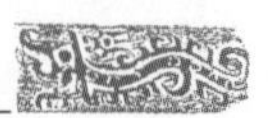

專念不放逸故。時菩薩已捨苦樂，先已去憂喜，無苦無樂護念清淨，遊戲四禪，是謂菩薩得此四勝法。何以故？由繫意專念不放逸故。時菩薩得此定意，諸結使除盡，清淨無瑕穢，所行柔軟住堅固處，證宿命智。自識宿命一生、二生、三生、四生、五生、十生、二十生、三十生、四十生、五十生、百生、千生、百千生、無數百生、無數千生、無數百千生、劫成劫敗、無數劫成無數劫敗、無數劫成敗，我曾生某處，字某姓某如是生，食如是食，壽命如是，壽命限齊如是，住世長短如是，受如是苦樂，從彼終生彼，從彼終復生彼，從彼終生此，如是相貌，識無數宿命事。時菩薩於初夜得此初明，無明盡明生，闇盡光生，所謂宿命通證。何以故？由精進不放逸故。(《大正藏》卷二十二第 781 页)

【评说】佛陀认为修习禅定的过程中所存在的大多数干扰和困难主要来自自身，所以个人心理素质对心身发展起着关键作用。宿命通在佛门中指一种通过修习禅定所得到的特殊能力，从现代角度来说或可看作是一种特殊的良好心身状态。

【原文】"賈人當知！爾時王賞賜婆羅門已，差四乳母，扶侍瞻視定光菩薩：一者肢節乳母、二者洗浴乳母、三者與乳乳母、四者遊戲乳母。肢節乳母者，抱持案摩支節迴戾令政。洗浴乳母者，洗身浣濯衣服。與乳乳母者，隨時與乳。遊戲乳母者，諸童子等，乘象、乘馬、乘車、乘輿，諸雜寶器樂器轉機關，作如是種種供養之具，供養娛樂定光菩薩，擎孔雀蓋從之。(《大正藏》卷二十二第 782 页)

【评说】本段经文记载了佛陀时期富贵人家婴幼儿的养护方法，专人照料婴幼儿，包括肢体、洗浴、哺乳、游戏四个方面的内容。

【原文】"爾時彼國有一大臣婆羅門，名曰祀施，多饒財寶，真珠、虎珀、車渠、馬瑙、水精、金銀、琉璃，珍奇異寶不可稱計。時彼婆羅門，十二年中祠祀。若彼祠祀眾中，有第一多智慧者，當以金鉢盛滿銀粟，或以銀鉢盛滿金粟，并金澡瓶極妙好蓋履屣，及二張好氎，眾寶雜廁杖，并莊嚴端正好女，名曰蘇羅婆提，與之。時彼祠祀眾中，第一上座大婆羅門，是王大臣，有十二醜：瞎、僂、凸背、瘻、黃色、黃頭、眼青、鋸齒、齒黑、手脚曲、戾身不與人等、凸髖。賈人當知！彼祀施婆羅門作是念：'今此上座有十二醜，復是王臣。云何以我寶物并女，與此人耶?'復作此念：'我今寧可更延祀日，若更有端正聰明智慧婆羅門者，我當與之。'"(《大正藏》卷二十二第 784 页)

【评说】本段经文记载了十二种丑：瞎、偻、凸背、瘘、黄色、黄头、眼青、锯齿、齿黑、手脚曲、戾身不与人等、凸髋。丑，或是指躯体上的某种缺陷，从侧面可以了解当时的医学水平。

【原文】爾時世尊食賈人麨蜜已，即於樹下結加趺坐七日不動，遊解脫三昧而自娛樂。七日已從三昧起，由食麨蜜故，身內風動。所以名閻浮提地者，樹名閻浮提，去彼不遠有呵梨勒樹，彼樹神篤信於佛，即取呵梨勒果來奉世尊，頭面作禮已在一面立。樹神白佛言："世尊！由食麨蜜故，身內風動。願今可食此果，亦可當食兼以為藥得除內風。"時世尊慈愍彼故，即便受之告言："汝今歸依佛，歸依法。"答言："如是。"即歸依佛、歸依法。諸神受歸依者，呵梨勒樹神最初。(《大正藏》卷二十二第 785-786 页)

【评说】经文记载了用呵梨勒果治疗因食蜜引发的身内风动一病，呵梨勒果是药食两用的食物。

卷第三十二

【提要】受戒犍度是受戒内容的汇集。

【原文】爾時梵志默然。時世尊捨去,往仙人鹿苑所。五比丘遙見世尊來,各各相誡勑言:“此瞿曇沙門,行不著路迷荒失志。若來至此,汝等莫與言語,亦莫禮敬,更別施小座令坐。”時世尊漸漸至五比丘所,時五比丘不自覺,皆起迎禮敬,或有為敷座者,或有為執衣鉢者,或取水與洗足者。時世尊作是念:“此愚癡人!不能堅固其志,共作制限而復自壞。何以故?不堪佛威神故。我今寧可即就座而坐。”五比丘見如來坐已,皆稱名:“汝如來。”時佛告五比丘言:“汝等莫稱名:‘汝如來、至真、等正覺。’如來威神無量最勝,汝若稱名:‘汝如來。’長夜受苦無量。”時五人語言:“瞿曇!汝本所造苦行執持威儀,猶不能得上人法,神通智見有所增益得自娛樂,況今行不著路迷荒失志。”佛告五人言:“汝等曾聞我有二言返覆不?”報言:“瞿曇!昔來不聞有二言。”佛言:“汝等來!我今已獲甘露,當教授汝等。汝等能承受我言者,如是不久必有所得。所以族姓子,以信牢固從家捨家,為道修無上梵行者,於現法中自身作證,而自娛樂。生分已盡,梵行已立,所作已辦,更不受有。比丘出家者,不得親近二邊,樂習愛欲,或自苦行,非賢聖法,勞疲形神不能有所辦。比丘除此二邊已,更有中道,眼明智明永寂休息,成神通得等覺,成沙門涅槃行。云何名中道?眼明智明永寂休息,成神通得等覺,成沙門涅槃行,此賢聖八正道:正見、正業、正語、正行、正命、正方便、正念、正定,是謂中道。眼明智明永寂休息,成神通等正覺,成沙門涅槃行,四聖諦。何謂為聖諦?苦聖諦、苦集聖諦、苦盡聖諦、苦出要聖諦。何等為苦聖諦?生苦、老苦、病苦、死苦、怨憎會苦、愛別離苦、所欲不得苦、取要言之五盛陰苦,是謂苦聖諦。復次當知苦聖諦,我已知此,當修八正道:正見、正業、正語、正行、正命、正方便、正念、正定。何等為苦集聖諦,緣愛本所生,與欲相應愛樂,是謂苦集聖諦。復次當滅此苦集聖諦,我已滅作證,當修八正道,正見乃至正定。云何名苦盡聖諦?彼愛永盡、無欲滅捨、出要解脫永盡、休息無有欍窟,是謂苦盡聖諦。復次當以苦盡聖諦為證,我已作證,當修八正道,正見乃至正定。何等是苦出要聖諦?此賢聖八正道,正見乃至正定,是謂苦出要聖諦。復次當修此苦出要聖諦,此苦出要聖諦,我已修。此苦聖諦本未聞法,智生、眼生、覺生、明生、通生、慧生得證。復次當知,此苦聖諦本所未聞法,智生乃至慧生。復次我已知苦聖諦本未聞法,智生、眼生、覺生、明生、通生、慧生,是謂苦聖諦。此苦集聖諦本未聞法,智生、眼生、覺生、明生、通生、慧生。復次當滅此苦集聖諦本未聞法,智生乃至慧生復次我已滅,此苦集聖諦本未聞法,智生乃至慧生,是謂苦集聖諦。此苦盡聖諦本所未聞法,智生乃至慧生。復次此苦盡聖諦應作證本未聞法,智生乃至慧生。復次此苦盡聖諦,我已作證本未聞法,智生乃至慧生,此苦出要聖諦本未聞法,智生乃至慧生。復次當修苦出要聖諦本未聞法,智生乃至慧生。復次我已修此苦出要聖諦本未聞法,智生乃至慧生。是謂四聖諦。若我不修此四聖諦,三轉十二行,如實而不知者,我今不成無上正真道。然我於四聖諦三轉十二行,如實而知,我今成無上正真道而無疑滯。如來說此四聖諦,眾中無有覺悟者,如來則為不轉法輪。若如來說四聖諦,眾中有覺悟者,如來則為轉法輪。沙門、婆羅門、魔若魔天、天及世間人所不能轉,是故當勤方便修四聖諦:苦聖諦、苦集聖諦、苦滅聖諦、苦出要聖諦,當如是學。”爾時世尊,說此法時,五比丘阿若憍陳如,諸塵垢盡得法眼生。爾時

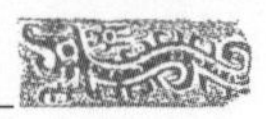

世尊，已知阿若憍陳如心中所得，便以此言而讚曰："阿若憍陳如已知！阿若憍陳如已知！"從是已來名阿若憍陳如。時地神聞如來所說，便即相告語："今如來、至真、等正覺，於波羅㮈仙人鹿苑所，轉無上法輪本所未轉。沙門、婆羅門、魔若魔天、天及人，不能轉者。"地神唱聲，聞四天王、忉利天、焰天、兜術天、化樂天、他化天，展轉相告語言："今如來、至真、等正覺，於波羅㮈仙人鹿苑中，轉無上法輪。沙門、婆羅門、魔若魔天、天及人所不能轉。"爾時一念頃須臾間，展轉相告語聲乃徹梵天。爾時尊者阿若憍陳如，見法得法成辦諸法已獲果實，前白佛言："我今欲於如來所修梵行。"佛言："來，比丘！於我法中快自娛樂，修梵行盡苦原。"時尊者憍陳如，即名出家受具足戒。是謂比丘中初受具足戒，阿若憍陳如為首。（《大正藏》卷二十二第 787-788 页）

【评说】佛家的中道与儒家所言中道不同，佛家的中道是指正见、正业、正语、正行、正命、正方便、正念、正定。正是指离邪灭苦。

【原文】時尊者阿若憍陳如前白佛言："我今欲入波羅㮈城乞食，願聽！"佛言："比丘！宜知是時。"時尊者阿若憍陳如即從座起，頭面禮世尊足已，著衣持鉢入波羅㮈城乞食。爾時世尊與尊者阿濕卑、摩訶摩男比丘說法，勸令歡喜。所謂法者，布施、持戒、生天之法，呵欲不淨有漏繫縛，讚歎出離為樂，即於座上諸塵垢盡得法眼淨，見法得法獲果實，前白佛言："我等欲於如來所出家修梵行。"佛言："來，比丘！於我法中快自娛樂，修梵行盡苦源，即名出家受具足戒。"時阿濕卑摩訶摩男比丘，前白佛言："我等欲入波羅㮈城乞食。"佛言："比丘！宜知是時。"時尊者阿濕卑等，即從坐起頭面禮世尊足已，著衣持鉢入波羅㮈城乞食。時世尊與婆提、婆敷二人說法，勸令歡喜。所謂法者，布施、持戒、生天之法，呵欲不淨有漏繫縛，讚歎出離為樂，即於座上諸塵垢盡得法眼淨，見法得法成辦諸法，前白佛言："我等欲於如來所修梵行盡苦源。"佛言："來，比丘！於我法中快自娛樂，修梵行盡苦源，即名受具足戒。"時婆提、婆敷二人，前白佛言："我等欲詣波羅㮈城乞食。"佛言："宜知是時。"時尊者婆提等，即從坐起頭面禮世尊足已，著衣持鉢入波羅㮈城乞食。時世尊與三人說法，二人乞食。二人所得食，足六人共食。若世尊五人中與二人說法，三人乞食。三人所得食，足六人共食。爾時世尊勸喻五比丘，漸漸教訓，令發歡喜心。時世尊食後告五比丘："比丘！色無我。若色是我者，色不增益，而我受苦。若色是我者，應得自在，欲得如是色、不用如是色，以色無我故，而色增長，故受諸苦。亦不能得隨意欲得如是色便得，不用如是色便不得；受想行識亦復如是。云何比丘！色是常耶？色無常耶？"諸比丘白佛言："世尊！色無常。"佛言："若色無常者，是苦是樂耶？"諸比丘白佛言："世尊！色是苦。"佛言："若色無常苦者，變易法。汝等云何色是我、是彼、是彼所、是我所不？"對曰："非也。""受想行識亦復如是。是故諸比丘！一切色過去、未來、現在色，若內、若外，若麁、若細，若好、若醜，若遠、若近一切色，非我非彼、非彼所非我所，應作是如實正觀智慧；受想行識亦復如是。如是比丘！賢聖弟子作是觀已，厭患色已，厭患便不著，已不著便得解脫，已解脫便得解脫智，我生已盡，梵行已立，所作已辦，更不復受有；受想行識亦復如是。"爾時世尊說此法時，五比丘一切有漏心解脫，得無礙解脫智生。爾時此世間有六羅漢，五弟子，如來、至真、等正覺為六。（《大正藏》卷二十二第 788-789 页）

【评说】佛陀为五比丘详说色身非我非彼、非我所非彼所的特性，教人们正确看待色身，苦行并非获得解脱的正确方法。

卷第三十三

【提要】受戒犍度是受戒内容的汇集。

【原文】時世尊以無數方便呵責已，告諸比丘："自今已去當制和尚使行和尚法。和尚於弟子所，當作如是法，應如是行。若弟子眾僧欲為作羯磨、作呵責、作擯、作依止、作遮不至白衣家、作舉，和尚當於中如法料理，令僧不與弟子作羯磨，若作令如法。復次若僧，與弟子作羯磨、作呵責、作擯、作依止、作遮不至白衣家、作舉，和尚於中當如法料理，令弟子順從於僧，不違逆求除罪，令僧疾與解羯磨。復次若弟子犯僧殘，和尚當如法料理，若應與波利婆沙，當與波利婆沙；應與本日治，當與本日治；應與摩那埵，當與摩那埵；應與出罪，當與出罪。復次弟子得病，和尚當瞻視，若令餘人看，乃至差若命終。弟子若不樂住處，當自移若教人移。弟子若有疑事，當以法以律、如佛所教、如法教除之。若惡見生，當教令捨惡見住善見，當以二事將護，以法、以衣食將護。是中法將護者，應教增戒、增心、增慧、教學問、誦經。是中衣食將護者，當與衣、食、床、臥具、病瘦醫藥，隨力所堪為辦。自今已去制和尚法如是，和尚應行，若不行如法治。"

時和尚於弟子所行和尚法，弟子於和尚所不行弟子法，不白和尚入村入白衣家、或從餘比丘、或將餘比丘為伴、或與或受、或時佐助眾事、或時受他佐助、或時為他剃髮、或受他剃髮，或不白和尚入浴室、或時為他揩摩身、或時受他揩摩身，或時不白和尚至晝日住處房、或至塚間、或至界外、或至他方。爾時諸比丘聞，其中有少欲知足、行頭陀、樂學戒、知慚愧者，嫌責彼諸比丘言："云何和尚於弟子所行和尚法，而弟子於和尚所不行弟子法，而不白和尚入村入白衣家，乃至不白至他方？"時諸比丘往世尊所，頭面禮足在一面坐，以此因緣具白世尊。世尊爾時以此因緣集比丘僧，呵責彼比丘言："汝所為非，非威儀、非沙門法、非淨行、非隨順行，所不應為。云何和尚於弟子所行和尚法，弟子於和尚所不行弟子法，不白和尚入村入白衣家，乃至不白至他方？"爾時世尊以無數方便呵責彼比丘已，告諸比丘："自今已去當制弟子，如弟子所行法，使弟子於和上所行弟子法，作如是行。若和尚，眾僧為作羯磨、作呵責、作擯、作依止、作遮不至白衣家、作舉，弟子當如法料理，令僧不與和尚作羯磨，若作令輕。復次若僧與和尚作羯磨，作呵責乃至作舉，弟子當於中如法料理，令和尚順從於僧，不違逆求除罪，令僧疾疾與解羯磨。復次和尚犯僧殘，弟子當如法料理，若應與波利婆沙，當與波利婆沙；應與本日治，當與本日治；應與摩那埵，當與摩那埵；應與出罪，當與出罪。復次和尚若病，弟子當瞻視，若令餘人看乃至差若命終。若和尚意不樂住處，當自移若教餘人移。若和尚有疑事，當如法如律如佛所教，如法除之。若惡見生，當勸令捨惡見住善見。當以二事將護，以法、以衣食。法將護者，勸令增戒、增心、增慧、學問、誦經。衣食將護者，當供養衣、食、床褥、臥具、醫藥所須之物，隨力所堪。自今已去制弟子法如是，弟子應行。若不行應如法治。"

時弟子於和尚所不行弟子法。"弟子不白和尚，不得入村、不得至他家、不得從餘比丘、或將餘比丘為伴、不得與、不得受、不得佐助眾事、不得受他佐助眾事、不得使他剃髮、不得為他剃髮、不得入浴室、不得為人揩身、不得受他揩身、不得至晝日住處房、不得至塚間、不得至界外、不得行他方，彼當清旦入和尚房中受誦經法問義、當除去小便器，若白時到、應澡豆若

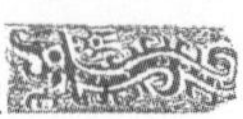

牛屎灰淨洗手，若有可食物當為取、若僧中有利養當為取、當持澡豆楊枝授與和尚令和尚洗手漱口、有可食物授與和尚、僧中有别利養，當白和尚言：‘得如是如是物，是和尚分。’彼當問和尚言：‘欲入村不？’若言：‘不入。’當問言：‘從何處取食？’若和尚言：‘從某處取。’當如勅往取。若報言：‘我欲入村。’彼當洗手已衣架上徐徐取衣，勿使倒錯。當取安陀會舒張抖擻看，勿令有虫蛇蜂諸惡虫。次取腰帶僧祇支、欝多羅僧舒張抖擻看，勿令有蛇蜂諸惡虫，當授與和尚，應疊僧伽梨著頭上若肩上。復次取鉢，當以澡豆若灰牛屎洗盛絡囊中、若手巾裹，若鉢囊中持去。應取和尚襯身衣疊舉，復取洗足物臥氈被舉之。若和尚出行時，當捉和尚行道革屣。出房舍時，當還顧閉戶。復以手推看為牢不？若不牢當更重閉。若牢已，當取戶扇孔中繩內之，遍觀左右已，持戶鬜著屏處，若恐人見、若恐不牢。若不牢，若人見當持去，若移置深牢處。令和尚在前行。若道路逢相識人，當共善語善心憶念。行時當避人道。彼若欲入村時，應小下道，安鉢置一面、頭上、若肩上，下僧伽梨舒張看，勿令有蛇蝎百足諸惡虫，授與和尚。若彼村外，有客舍、坐肆舍、若作坊，當持行道革屣置中。應問和尚：‘我得尋從不？’若言：‘可爾。’即當尋從。若言：‘不須，在某處住。’彼應如言在某處住。若和尚入村不時出，彼當作如是意：‘入村乞食，此分與和尚，此分屬我。’彼出村已，還至革屣所，取革屣下道，持鉢置地，疊僧伽梨著頭上若肩上。若中路見相識人，當善意問訊。若和尚所住食處，當掃令淨，與敷坐具，具淨水瓶洗浴器盛食器。復當與和尚安置洗浴坐、洗足石具、拭脚巾。若遙見和尚來，即起奉迎。取手中鉢，置鉢榰上若鉢床上，若繩床角頭，若頭上肩上。取僧伽梨舒張看之，勿令有脂膩沾污、或為塵土坌、或為泥污、或飛鳥糞污。若有如是污應去之，宜浣者浣之、捩去水舒張曬置，若木床、若繩床上。復當與和尚敷坐與革屣、洗足石、拭足巾、與盛水器、抖擻革屣已，置左面看之，恐在下地濕處；若在下地濕處，便取移彼。與和尚洗足竟當棄水，持洗足石拭足巾還置本處。復自淨洗手已授淨，水與和尚洗手。自所有食，當取與和尚，白言：‘此是我食分可食。’彼須者當取。若和尚食時，當侍立看供給所須。若彼食時，有酪漿、煎漿、苦酒、鹽、大麥、漿菜茹授與之，若熱托令冷。若須水授水與。相日時若欲過者，當即同時食。若和尚食已，當手中取鉢行澡漱水。若自食竟、若有餘食，當與人若非人，若著淨地無草處，若著淨地無虫水中。取盛食器淨洗還置本處，取坐具、洗足、床、淨水瓶、澡洗瓶還置本處。”食處淨掃除糞，彼以食鉢盛糞棄之，餘比丘見者皆共惡之。“自今已去不得持食鉢盛糞棄，聽用除糞器、若破器、若故竹筐、若掃帚上除去糞食。鉢當好淨潔持之。復次入和尚房時，當看恐有塵土。若有塵土，當出繩床、木床、坐具、大小褥、枕、氈被、若床榰若地敷，當記本處出在外曬之。淨掃除房中，去糞土棄時當看。若有鍼綖若刀，若弊故段衣，下至一丸二丸藥，當取舉置現處，若有主識者當取。復當拂拭嚮上若杙上、若龍牙杙上、若衣架上。若房有破壞處、若虫鼠孔穴，可補塞者當治之，可泥者便泥之，可擣便擣，可平治便平治，當以泥漿污灑極令淨潔。當取地敷，曬令燥抖擻內房中。若本敷坐不齊當更齊整，若本齊整當如本齊整。先內床脚榰拂拭之，當急繩床繩床脚，向身內房中，安置床榰上，取大小褥、枕、氈、被衣，內著房中。先敷大褥，次敷少褥氈被，安枕置上。”彼取所著衣、不著衣并置一處，取時各各錯亂。“自今已去不得持所著衣、不著衣并置一處，應各各别一處。”彼取鉢囊、革屣囊、針筒、油器置一處，諸比丘見惡之。佛言：“不應爾。自今已去，聽持鉢囊針筒置一處，革屣囊與油器著一處。彼應在房內安鬜壯看，令不高下出房外，應還探戶觀中庭，恐有塵土不淨。若有即掃除去，當取水瓶淨洗已，還盛淨水置本處。復當與和尚具水瓶洗浴瓶飲水器，若浴室中有洗浴時，當往問和尚：‘欲洗浴不？’若言：‘洗浴。’當先至浴室中看地，若有塵土草芥當除去，

應灑便灑，應掃便掃。若有不淨澇水應棄便棄，應內水便內水，應內薪便內薪，應破薪便破薪，應內竈中便內竈中。應與和尚具温室中瓶，及坐机，刮汗刀水器、泥土器、若澡豆、諸洗浴具。彼當先白和上已然後然火，然火已白時到。若和尚病羸、若老極，當自扶抱，若繩床木床上、若以衣舁，往温室中，當從和尚手中取衣。若浴室中有杙、若龍牙杙、若衣架，當持衣置是諸處。若有油，持油與塗身，若盛油器處處在地，當取貫著龍牙弋上。若和尚病羸瘦老極，當扶抱至浴室中。至已當取浴机床浴瓶、若刮汗刀與若水器、若泥器、若澡豆、諸洗浴具。若煙熏面，當持巾與障，若頭背熱，當以巾覆彼。當白和尚已然後入浴室。若和尚先入已，恐浴室中鬧不敢入，當作是念：‘我今不自為己，以和尚洗浴故入。’可作是意入。入已當與和尚揩摩身，當立和尚後。若欲與異人揩身，若受他揩身，當白和尚使知。然後當與揩身。若受他揩身，彼與和尚洗、自洗已。若和尚病羸瘦若老極，當扶出浴室外，取座與坐、取拭身巾、若拭面巾、若拭眼巾，授與和尚已。當安洗脚石，與水洗脚、取拭脚巾，與當取洗足，革屣拂拭抖擻授與。次取衣舒張看抖擻授與。若有眼藥若丸香授與，若有甜漿蜜漿黑石蜜漿，洗手已授與。若和尚病瘦老極，當以繩床木床上舁，若衣上舁還房中。還房中已，手捫摸臥處看，與敷臥氈令臥。先與襯身衣，次以被衣覆之。出房已還向閉戶，還至浴室中，遍看水瓶、洗浴瓶浴机、刮汗刀、盛水瓶、盛泥土器、細末藥、若澡豆諸洗浴物，還置本處。若浴室中有不淨澇水，應除去便除去，應滅火便滅之，應覆火便覆，應閉戶便閉，應持戶鬮去便持去。彼當日三問訊和尚，朝中日暮，當為和尚執二事，勞苦不得辭設：一修理房舍，二為補浣衣服。和尚如法所教事，盡當奉行。若遣往方面周旋不得辭設，假託因緣住。若辭設者，當如法治。自今已去，制弟子修弟子法，弟子於和尚所，不修弟子法，當如法治。”(《大正藏》卷二十二第 800-803 页)

【评说】佛陀要求耐心教导弟子，为弟子提供必需的资生物资，弟子必须听从教导。必须瞻视患病和尚、患病弟子，从患者患病至命终都有责任对其进行细致照顾。

卷第三十四

【提要】受戒犍度是受戒内容的汇集。

【原文】爾時摩竭國界五種病出：一者癩，二者癰，三者白癩，四者乾痟，五者顛狂。彼國人有此病者，皆詣耆婆童子所語言：“唯願見為治，我等當與如是如是財物。”耆婆童子報言：“我不能治汝。”時病者復語言：“唯願救濟，我等當以家一切所有，身及妻子供給使令。”耆婆報言：“我不能療治汝患。”時諸病者自相謂言：“此人意正必不與我等治病，我曹當往至彼所欲樂治處。”時諸病者，來至僧伽藍中，語諸比丘言：“我欲出家學道。”時諸比丘輒度出家。時耆婆童子療治佛及比丘僧，給與吐下藥，或可與羹者作與，不可與者不與作，或與野鳥肉作羹，隨病者所食，蒙此轉得除差，既得除差已，皆還休道。時耆婆童子在道行，見罷道道人在道而來，見已語言：“汝先不出家耶?”報言：“曾出家。”問言：“汝何故休道?”報言：“我先有患，詣汝所求治言：‘當與汝如是如是財物。’而汝報我言：‘我不能治。’我復重求汝治，當以家一切所有及身妻子供給使令，而汝猶意正不見為治。我等自相謂言：‘此人意正必不為我等治病，我曹當更往至彼所樂治處，而必為我治。’我等為此病故，往僧伽藍中，權求出家治病，本無信心於佛法眾所出家。”時耆婆聞已不悅，即往世尊所，頭面禮足在一面坐，白世尊言：“昔

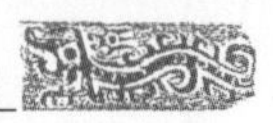

我先療治眾僧病故捨王事，而諸比丘度五種病者：癩、癰、白癩、乾痟、顛狂。唯願世尊見愍，為勅諸比丘，自今已去勿復度此五種病者為道。”爾時世尊默然可之。時耆婆知世尊默然可已，從坐起頭面禮足遶三匝而去。爾時世尊以此因緣集比丘僧，告諸比丘：“汝等當知！耆婆童子先療治眾僧病苦故捨於王事，而諸比丘輒度五種病人。自今已去，不得度五種病人授具足戒，若度者當如法治。”(《大正藏》卷二十二第 808-809 页)

【评说】佛陀不允许比丘度癞、痈、白癞、干痟、颠狂五类病人出家，应当先治其病后度其人。此规定并非佛陀歧视五类病患，只是反映了佛陀对治疗疾病的重视态度。

卷第三十五

【提要】佛陀在僧迦蓝等地制定不得与黄门、畜生造五无问罪者等受具足戒。

【原文】爾時有黃門來至僧伽藍中，語諸比丘言：“我欲出家受具足戒。”諸比丘即與出家受具足戒。受具足戒已，語諸比丘言：“共我作如是如是事來。”比丘答言：“汝滅去！失去！何用汝為?”彼復至守園人及沙彌所語言：“共我作如是如是事來。”守園人沙彌語言：“汝滅去！失去！何用汝為?”彼黃門出寺外，共放牛羊人作婬欲事。時諸居士見已譏嫌言：“沙門釋子并是黃門，中有男子者共作婬欲事。”時諸比丘以此因緣白佛，佛言：“黃門於我法中無所長益，不得與出家受具足戒；若已出家受具足戒應滅擯。是中黃門者，生黃門、犍黃門、妬黃門、變黃門、半月黃門。生者，生已來黃門。犍者，生已都截去作黃門。妬者，見他行婬已有婬心起。變者，與他行婬時失男根變為黃門。半月者，半月能男半月不能男。”(《大正藏》卷二十二第 812 页)

【评说】经文对黄门进行了分类：有生、犍、妬、变、半月黄门五类。生黄门指先天性的男性生殖器缺失，犍黄门指后天截去男性生殖器，妬、变、半月黄门者其意不明。

【原文】爾時有與眠人受具足戒，覺已還家。諸比丘言：“止！莫還家，汝已受具足戒。”彼答言：“我不受具足戒。”諸比丘往白佛，佛言：“不得授眠者具足戒。”爾時有與醉者受具足戒，酒解已即還家，諸比丘言：“汝已受具足戒，止莫還家。”答言：“我不受具足戒。”佛言：“不得授醉者具足戒。”爾時有與狂者授具足戒，狂者得心已便還家。諸比丘言：“汝止莫去！汝已受具足戒。”答言：“我不受具足戒。”佛言：“不得與狂者授具足戒。有三種人，不得受具足戒：眠、醉、狂，是謂三種不得授具足戒。”(《大正藏》卷二十二第 813-814 页)

【评说】佛陀认为睡眠中、醉酒和痴狂的人处于不清醒的状态，故不能为其授具足戒。

【原文】爾時有裸形人受具足戒，後得衣服已還家。諸比丘言：“汝已受具足戒，止莫還家！”答言：“我不受具足戒。”佛言：“不得與裸形人受具足戒。”爾時有與瞋恚人受具足戒，後瞋恚止還家。諸比丘語言：“汝已受具足戒，莫還家。”答言：“我不受具足戒。”佛言：“不得與瞋恚者受具足戒。”爾時有強授人具足戒，後便逃走還家。諸苾芻言：“汝已受具足戒，止莫還家。”答言：“我不受具足戒。”佛言：“不得強授人具足戒。有三種人，非受具足戒：裸形、瞋恚、強與受具足戒者，是謂三種人非受具足戒。”(《大正藏》卷二十二第 814 页)

【评说】裸形人、瞋恚的人和被强行授予具足戒的人都并非出自本心，所以佛陀要求不得为其授具足戒。

【原文】如是截手、截脚、截手脚、或截耳、或截鼻、或截耳鼻、或截男根、或截卵、或截男根卵、或截臂、或截肘、或截指、或常患疥瘡、或死相現、或身瘻、或身如女身、或有名籍、或避官租賦、或癰瘡、或身駮、或尖頭、或左臂壞、或右臂壞、或舉齒、或虫身、或虫頭、或頭髮瘓瘓、或曲指、或六指、或縵指、或有一卵、或無卵、或癀或身內曲、或身外曲、或內外曲、或上氣病、或瘊病、或吐沫病、或病、或諸苦惱、或男根病、或青眼、或黃眼、或赤眼、或爛眼、或有紅眼、或黃赤色眼、或青翳眼、或黃翳眼、或白翳眼、或水精眼、或極深眼、或三角眼、或彌離眼、或大張眼、或凸眼、或一眼、或睞眼、或盲眼、或尖出眼、或斜眼、或瞋怒眼、或瞷眼、或眼有瘡患、或身班、或身疥癩、或身侵淫瘡、或瘂、或聾、或瘂聾、或捲足指、或跛、或曳脚、或一手一脚一耳、或無手無脚無耳、或無髮無毛、或無齒、或青髮、黃髮、白髮、大長、大短、婦女蹲、天子、阿修羅子、揵闥婆子、或有象頭、或有馬頭、或有駱駝頭、或有牛頭、或有驢頭、或有猪頭、或羖羊頭、或有白羊頭、或有鹿頭、或有蛇頭、或有魚頭、或有鳥頭、或有二頭、或有三頭、或有多頭、一切青、一切黃、一切黑、一切赤、一切白、一切似獼猴色、或有風病、或有熱病、或有痰癊病、或癖病、或有喉戾、或有兔缺、或無舌、或截舌、或不知好惡、或身前凸、或後凸、或前後凸、或蟲病、或水病、或內病、或外病、或內外病、或有癖病、常臥不轉病、或有常老極、或有乾痟病、或有失威儀行下極一切污辱眾僧，如此人不得度受具足戒。(《大正藏》卷二十二第 814 页)

【评说】本段经文记载了部分疾病名、症状及生理缺陷。生理缺陷指先天和后天造成的部分肢体的缺失。

卷第三十六

【原文】時說戒日，眾僧集有僧事，世尊告諸比丘："寂靜！今僧有事。"有異比丘白佛言："大德！有病比丘不來。"佛言："自今已去聽與欲，受欲人當往受欲來，彼應如是與欲。若言：'與汝欲。'成與欲。若言：'我說欲。'成與欲。若言：'為我說欲。'成與欲。若現身相與欲，成與欲。若言：'廣說與欲。'成與欲。若不現身相，不口說欲者，不成與欲，當更與欲。若受欲比丘，往病比丘所受欲，受欲已便命過、若餘處行、若罷道、若入外道眾、若入別部眾、若至戒場上、若明相出、若自言犯邊罪、若犯比丘尼、若賊心作沙門、若破二道、若黃門、若殺父母、若殺阿羅漢、若鬪亂眾僧、若惡心出佛身血、若非人、若畜生、若二形、若被舉、若滅擯、若應滅擯、若神足在空、若離見聞處，不成與欲，應更與餘者欲。若至中道，若至僧中，亦如是。若受欲人，若睡、若入定、或忘，若不故作如是，名為成與欲。若故不說者，突吉羅。若能如是者善，若不能如是者，彼比丘應扶將病比丘，若床、若繩床，上舁來至僧中。若慮此病比丘或能動病、或能死，一切眾僧應往病比丘所圍遶與作羯磨。若病者眾多，能集一處者善。若不能者，諸比丘當出界外作羯磨，更無方便得別眾作羯磨。"(《大正藏》卷二十二第 821 页)

【评说】佛陀对病比丘常怀体恤之情，有僧集活动时，病比丘可以请假不参与或由旁人扶到集会地，如比丘病情严重，僧众应到其居处举行羯磨。

卷第三十七

【原文】爾時有比丘在住處安居，不得如意飲食，不得隨意醫藥，不得隨意使人。彼自念言："我當云何?"即白諸比丘。諸比丘往白世尊，世尊言："若比丘於安居處，若不得隨意飲

食，不得隨意醫藥，不得隨意使人，即應以此事去。”（《大正藏》卷二十二第 834 页）

【评说】患病后比丘得不到合适的食物、适当的治疗和照顾，可以离开安居处，体现了佛陀对于疾病医治的重视和谨慎。

卷第三十九

【原文】爾時畢陵伽婆蹉多知識，在道行，大得大麥、小麥、斑豆、粳米，諸比丘疑不敢受。白佛，佛言：“聽受。”諸比丘受已，不知置何處？白佛，佛言：“聽若囊、若箱盛。”

爾時長老畢陵伽婆蹉在道行，得酥、油、蜜、石蜜，不敢受。諸比丘白佛，佛言：“聽受。”受已不知著何處？白佛，佛言：“聽若以鍵瓷、小鉢、次鉢受。鍵瓷者，入小鉢。小鉢者，入次鉢。次鉢者，入大鉢。”諸比丘不知畜鍵瓷、小鉢、次鉢，當淨施不？白佛，佛言：“聽不作淨施畜。”（《大正藏》卷二十二第 848 页）

【评说】经文记载了大麦、小麦、斑豆、粳米，酥、油、蜜、石蜜的贮藏方法。

【原文】爾時世尊在波羅捺國鹿野苑中。時五比丘往世尊所，頭面禮足却住一面。五人白佛：“我等當持何等衣？”佛言：“聽持糞掃衣及十種衣：拘舍衣、劫貝衣、欽跋羅衣、芻摩衣、叉摩衣、舍兔衣、麻衣、翅夷羅衣、拘攝羅衣、嚫羅鉢尼衣。如是十種衣，應染作袈裟色持。”

爾時比丘得塚間衣，佛言：“聽畜。”

爾時比丘得願衣，佛言：“聽畜。”

爾時比丘在道行，去塚不遠，見貴價糞掃衣，畏慎不敢取。佛言：“聽取。”（《大正藏》卷二十二第 849 页）

【评说】拘舍衣、劫贝衣、钦跋罗衣、刍摩衣、叉摩衣、舍兔衣、麻衣、翅夷罗衣、拘摄罗衣、嚫罗钵尼衣，以上十种衣物应染成袈裟的颜色，体现了佛教节约为本的思想，符合现代可持续发展的观点。

【原文】婆伽陀城中有大長者，其婦十二年中常患頭痛，眾醫治之而不能差。耆婆聞之，即往其家語守門人言：“白汝長者，有醫在門外。”時守門人即入白：“門外有醫。”長者婦問言：“醫形貌何似？”答言：“是年少。”彼自念言：“老宿諸醫治之不差，況復年少。”即勅守門人語言：“我今不須醫。”守門人即出語言：“我已為汝白長者，長者婦言：‘今不須醫。’”耆婆復言：“汝可白汝長者婦，但聽我治，若差者隨意與我物。”時守門人復為白之：“醫作如是言：‘但聽我治，若差隨意與我物。’”長者婦聞之，自念言：“若如是，無所損。”勅守門人喚入。時耆婆入，詣長者婦所問言：“何所患苦？”答言：“患如是如是。”復問：“病從何起？”答言：“從如是如是起。”復問：“病來久近？”答言：“病來爾許時。”彼問已語言：“我治汝病。”彼即取好藥以酥煎之，灌長者婦鼻，病者口中酥唾俱出。時病人即器承之，酥便收取，唾別棄之。時耆婆童子見已心懷愁惱：“如是少酥不淨，猶尚慳惜，況能報我？”病者見已，問耆婆言：“汝愁惱耶？”答言：“實爾。”問言：“何故愁惱？”答言：“我自念言：‘此少酥不淨，猶尚慳惜，況能報我？’以是故愁耳。”長者婦答言：“為家不易，棄之何益？可用然燈，是故收取。汝但治病，何憂如是？”彼即治之，後病得差。時長者婦與四十萬兩金并奴婢車馬。時耆婆得此物已還王舍城，詣無畏王子門，語守門人言：“汝往白王言：‘耆婆在外。’”守門人即入白王，王勅守門人喚入。耆婆入已，前頭面禮足在一面住，以前因緣具白無畏王子言："以今所得物盡用上王。"王子言："且止不須，便為供養已，汝自用之。"此時耆婆童子最初治病。（《大正藏》卷二十二第851页）

【评说】经文记载了耆婆用酥煎药后灌鼻的给药方式治疗头痛。

卷第四十

【原文】爾時瓶沙王患大便道中血出，諸侍女見皆共笑言："王今所患如我女人。"時王瓶沙聞已慚愧，即喚無畏王子言："我今有如是病，汝可為我覓醫。"即答王言："有耆婆童子，善於醫道，能治王病。"王言："喚來。"無畏王子喚耆婆來，問言："汝能治王病不？"答言："能治。""若能，汝可往治之。"時耆婆童子往瓶沙王所，前禮王足却住一面，問王言："何所患苦？"王答言："病如是如是。"復問："病從何起？"王答言："從如是如是起。"復問："患來久近？"王言："患來爾許時。"如此問已，答言："能治。"時即取鐵槽盛滿煖水，語瓶沙王言："入此水中。"王即入水。語王坐水中，王即坐。語王臥水中，王即臥。時耆婆以水灑王而呪之，王即睡，疾疾却水，即取利刀破王所苦處，淨洗瘡已，持好藥塗。藥塗竟，病除瘡愈，其處毛生，與無瘡處不別。即復還滿槽水，以水灑王而呪之，王即覺。王言："可治我病。"答言："我已治竟。"王言："善治不？"答言："善治。"王即以手捫摸看，亦不知瘡處。王即問言："汝云何治病，乃使無有瘡處？"耆婆報言："我治病寧可令有瘡處耶？"時王即集諸侍女作如是言："耆婆醫大利益我，有念我者當大與財寶。"時諸侍女即取種種瓔珞、臂脚釧，及覆形密寶、形外寶錢，及金銀、摩尼、真珠、毘琉璃、貝玉、頗梨，積為大聚。時王喚耆婆來語言："汝治我病差，以此物報恩。"耆婆言："大王且止，便為供養已，我為無畏王子故治王病。"王言："汝不得治餘人病，唯治我病、佛及苾芻僧、宮內人。"此是耆婆童子第二治病也。（《大正藏》卷二十二第852页）

【评说】从经文所载症状来看，瓶沙王所患疾病或为痔疮，耆婆合暖水熏洗、手术、敷药治疗而愈。

【原文】爾時王舍城有長者，常患頭痛，無有醫能治者。時有一醫語長者言："却後七年當死。"或有言六年，或言五年，乃至一年當死者。或有醫言："七月後當死。"或言六月乃至一月當死，或有言過七日後當死者。時長者自往耆婆童子所語言："為我治病，當雇汝百千兩金。"答言："不能。"復重語言："與汝二百、三百、四百千兩金。"答言："不能。"復言："當為汝作奴家業，一切亦皆屬汝。"耆婆言："我不以財寶少故不能治汝。以王瓶沙先勅我言：'汝唯治我病、佛及比丘僧、宮中人，不得治餘人。'是故不能。汝今可往白王。"時彼長者即往白王言："我今有病，願王聽耆婆治我病。"時王即喚耆婆語言："王舍城中有長者病，汝能治不？"答言："能治。""汝若能者可往治。"爾時耆婆即往長者家，語言："何所患苦？"答言："所患如是如是。"復問言："從何而起？"答言："從如是如是起。"問言："得來久近？"答言："病來爾許時。"問已語言："我能治汝。"爾時耆婆即與鹹食令渴、飲酒令醉，繫其身在床，集其親里，取利刀破頭開頂骨示其親里，蟲滿頭中，此是病也。耆婆語諸人言："如先醫言：'七年後當死。'彼作是意，七年已後腦盡當死。彼醫如是為不善見。或言：'六、五、四、三、二年、一年當死。'者，彼作是意，腦盡當死。彼亦不善見。或言七月乃至一月當死者，彼亦不善見。有言：'七日當死。'者，彼作是意言，腦盡當死。彼為善見。若今不治，過七日腦盡當死。"時耆婆淨除頭中

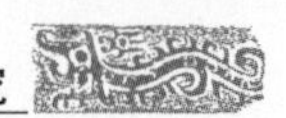

病已，以酥蜜置滿頭中已，還合髑髏縫之，以好藥塗。即時病除肉滿，還復毛生，與無瘡處不異。耆婆語言："汝憶先要不?"答言："憶！我先有此要，當為汝作奴，家業一切悉當屬汝。"耆婆言："且止長者，便為供養已。還用初語。"時彼長者，即與四十萬兩金，耆婆以一百千兩上王，百千兩與父，二百千兩自入。此是耆婆第三治病。(《大正藏》卷二十二第852页)

【评说】经文记载了耆婆治疗头痛病的过程。长者因头中生虫出现头痛难耐的症状，经多名医生诊治无效后，耆婆采取开颅的手术方法将酥蜜放置于头中后病愈，头部肉满无疮，毛发新生。从经文可以看出耆婆详知此病的治疗方法及转归预后。

【原文】爾時拘睒彌國有長者子，輪上嬉戲，腸結腹內食飲不消亦不得出，彼國無能治者。彼聞摩竭國有大醫善能治病，即遣使白王："拘睒彌長者子病，耆婆能治，願王遣來。"時瓶沙王喚耆婆問言："拘睒彌長者子病，汝能治不?"答言："能。""若能者，汝可往治之。"時耆婆童子乘車詣拘睒彌，耆婆始至，長者子已死，伎樂送出。耆婆聞聲即問言："此是何等伎樂鼓聲?"傍人答言："是汝所為來，長者子已死，是彼伎樂音聲。"耆婆童子善能分別一切音聲，即言語："使迴還，此非死人。"語已即便迴還。時耆婆童子即下車，取利刀破腹披腸結處，示其父母諸親語言："此是輪上嬉戲使腸結，如是食飲不消，非是死也。"即為解腸，還復本處，縫皮肉合，以好藥塗之，瘡即愈毛還生，與無瘡處不異。時長者子即報耆婆四十萬兩金，婦亦與四十萬兩金。長者父母亦爾，各與四十萬兩金。是耆婆童子第四治病。(《大正藏》卷二十二第852-853页)

【评说】经文记载了耆婆治疗肠结病的过程。拘睒弥长者之子因嬉戏打闹后肠结腹中，出现饮食不消化、便秘、昏死等症状，耆婆通过开腹手术将肠还归本处，缝合涂药不久痊愈。

【原文】爾時尉禪國王波羅殊提十二年中常患頭痛，無有醫能治者。彼聞瓶沙王有好醫善能治病，即遣使白王："我今有病，耆婆能治，願遣來為我治之。"時王即喚耆婆問言："汝能治波羅殊提病不?"答言："能。""汝可往治之。"王語言："彼王從蠍中來，汝好自護，莫自斷命。"答言："爾。"時耆婆童子往尉禪國，至波羅殊提所，禮足已在一面住，即問王言："何所患苦?"答言："如是如是病。"問言："病從何起。"答言："從如是如是起。"問言："病來久近?"答言："病來爾許時。"次第問已，語言："我能治。"王言："若以酥若雜酥為藥，我不能服。若與我雜酥藥，我當殺汝。是病餘藥不治，唯酥則除。"耆婆童子即設方便語王言："我等醫法治病，朝晡晨夜隨意出入。"王語耆婆："聽隨意出入。"復白王言："若須貴藥，當得急乘騎，願王聽給疾者。"是時王即給日行五十由旬駝，即與王醎食令食，於屏處煎酥為藥，作水色水味已，持與王母語言："王若眠覺，渴須水時，可持此與飲之。"持水與王母已，即乘五十由旬駝而去。時王眠覺渴須水，母即持此水藥與之。藥欲消時覺有酥氣，王言："耆婆與我酥飲，是我怨家，何能治我? 急往覓來。"即往耆婆住處，覓之不得。問守門人言："耆婆所在?"答言："乘五十由旬駝而去。"王益怖懼："以酥飲我，是我怨家，何能治我?"時王有一健步，名曰烏，日行六十由旬，即喚來。王語言："汝能追耆婆童子不?"答言："能。""汝可往喚來。"王言："彼耆婆大知技術，莫食其食，或與汝非藥。"答言："爾。受王教。"耆婆童子去至中道，不復畏懼，便住作食。時健步烏得及耆婆，語耆婆言："王波羅殊提喚汝。"即言："當去。"耆婆與烏食，不肯食。時耆婆自食一阿摩勒果留半，飲一器水復留半，爪下安非藥，沈著水果中，語烏言："我已食半果、飲半水，餘有半果半水，汝可食之。"烏即念言："彼自食半果、飲半水，留半與我，此中必當無有非藥。”即食半果、飲半水已，便患嗤不復能去。復取藥著烏前語言：“汝某時某時服此藥當差。”耆婆童子即便乘行五十由旬駝復前去。後王與烏所患俱差。波羅殊堤王遣使喚耆婆語言：“汝已治我病差，可來。汝在彼國所得多少，我當加倍與汝。”耆婆言：“且止！王便為供養已，我為瓶沙王故治王病。”時波羅殊提送一貴價衣價直半國，語耆婆言：“汝不肯來，今與汝此衣以用相報。”此是耆婆第五治病。（《大正藏》卷二十二第 853 页）

【评说】经文记载了耆婆用酥治疗波罗殊提头痛的经过。波罗殊提不肯服用酥，耆婆先采用煎的方法，将酥加工成像水一样的饮品；又让波罗殊提服咸食口渴不已，趁其索饮时让其服加工好的饮品而奏效。可见耆婆医术高明，深察人心。

【原文】爾時世尊患水，語阿難言：“我患水，欲得除去。”時阿難聞世尊言，往王舍城，至耆婆所語言：“如來患水，欲得除之。”爾時耆婆與阿難俱往佛所，頭面禮足却住一面，白佛言：“如來患水耶？”佛言：“如是耆婆！我欲除之。”白佛言：“欲須幾下？”答言：“須三十下。”時耆婆與阿難俱往王舍城，取三把優鉢花，還詣其家，取一把花，以藥熏之！并復呪說，如來嗅此可得十下。復取第二把花，以藥熏之！并復呪說，嗅之復可得十下。復取第三把花，以藥熏之，并復呪說，嗅之可得九下。復飲一掌煖水，足得一下風。即隨順以三把花，置阿難手中。時阿難持華出王舍城，詣世尊所，持一把花，授與世尊，如來嗅之，可得十下。復授第二把，更得十下。第三把，復得九下。爾時耆婆忘語阿難與佛煖水。爾時世尊知耆婆心所念，即喚阿難取煖水來。爾時阿難聞世尊教，即取煖水與佛。佛即飲一掌煖水，患即消除，風亦隨順。（《大正藏》卷二十二第 853 页）

【评说】经文记载了耆婆以药熏优钵花合呪语治疗佛陀水病的经过。

【原文】爾時王瓶沙聞佛有患，與八萬四千人俱，前後導從詣世尊所，問訊世尊，頭面禮足，却坐一面。時憂填王聞世尊患，亦將七萬人俱。波羅殊提王，與六萬人俱。梵施王，與五萬人俱。波斯匿王，與四萬人俱。末利夫人、利師達多富羅那、四大天王及諸營從、釋提桓因與忉利諸天俱、炎天子與炎天俱、兜率天子與兜率諸天俱、化樂天與化樂諸天俱、他化自在天與他化自在天俱、梵天與梵天俱、摩醯首羅天子與摩醯首羅諸天俱，往世尊所，頭面禮足，却住一面。時舍利弗聞世尊病，與五百比丘俱，往世尊所，頭面禮足却住一面。爾時摩訶波闍波提比丘尼聞世尊病，與五百比丘尼俱，阿難賓坻與五百優婆塞俱，毘舍佉母與五百優婆夷俱，詣世尊所，頭面禮足，問訊世尊。時提婆達多聞世尊病，詣世尊所，頭面禮足，却住一面。爾時提婆達多見世尊前四部眾會，作如是念：“我今寧可服藥如佛，令四部眾來問訊我。”即往耆婆所語言：“我欲服佛所服藥，汝可與我藥。”耆婆言：“世尊所服此藥，名那羅延，此藥非是餘人所服，除轉輪王、成就菩薩如來乃能服之。”提婆達多語言：“若不與我，我當害汝。”爾時耆婆畏奪命故，即便與之。提婆達多以服此藥故，即得重病，身心俱苦，獨有一己更無餘人，亦無親厚，作如是念：“如我今日無有救者，唯有如來。”爾時世尊知提婆達心念，從耆闍崛山身出施藥光明以照提婆達多，使一切苦痛即得休息。爾時提婆達多病差未久，往王舍城巷陌唱令：“太子悉達多，捨轉輪王出家為道，今行醫藥自活。何以知之？適治我病差故知。”時諸比丘聞，有少欲知足、行頭陀、樂學戒、知慚愧者，嫌責提婆達多：“如來慈愍，而更無反復。”

爾時比丘往世尊所頭面禮足已，白佛言：“未曾有，世尊慈愍，提婆達多而更無反復。”佛告諸比丘言：“非適今日慈愍，提婆達多而無反復。何以故？乃往過去世時，有王名一切施，

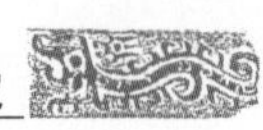

作閻浮提王。時閻浮提,國土平博、人民熾盛、豐樂無比。時閻浮提,有八萬四千城,有五十億聚落,有六萬邊城。爾時有病人,詣一切施王所,白王言:'我今無有救護,唯有王耳。'爾時王集閻浮提諸醫,示此病人,王問諸醫:'如此病人當須何藥?'諸醫看病已,白王言:'如此病人,非常人所能與藥,唯有成就菩薩能與藥耳。'王問:'為須何樂?'醫言:'此病人若得慈心菩薩生肉生血食之,二十九日乃得差。'一切施王心念言:'生死長遠輪轉無際受諸苦惱,或墮地獄、餓鬼、畜生,截脚、截手、截耳、截鼻、挑眼、斫頭,竟何所益?'即以國付囑諸臣,入內靜處思四無量行。爾時一切施王,即取利刀割髀裏肉血,使人送與病者,如是經二十九日。後王問使人:'病人云何?'答王言:'已差。'王言:'將來看之。'時即為病人洗浴與新衣著,將詣王所。王問言:'汝病云何?'答言:'已差。'王言:'汝隨意去。'時彼人出門,右脚蹴地血出,餘人見之問言:'男子! 汝脚何故血出耶?'即言:'彼非法王,弊惡王、非法婬著王、貪著樂邪見王,於彼門中脚蹴此閫,使我脚壞血出如是。'彼諸人言:'未曾有無反復人,一切施王二十九日以身血肉治令得差,而於王所無有反復。'"佛告諸比丘:"爾時一切施王,我身是;時病人者,今提婆達多是。我前世時,慈心愍之而無反復,今亦如是無有反復。"爾時世尊為提婆達多故說此偈言:

"一切諸山海,　我不以為重;
其無反復者,　我以此為重。
無有反復報,　癩病惡疾苦;
或受白癩病,　無反復如是。

"是故諸比丘,應念報恩,應存反復,當如是學。"爾時耆婆童子瞻視世尊病,煮吐下湯藥及野鳥肉得差,是為耆婆童子第六治病。(《大正藏》卷二十二第 853-854 页)

【评说】服用了不应当服用的药物(那罗延)会致病,出现心身俱苦,即不健康的心身关系。经文还记载了耆婆以吐下药及野鸟肉治疗佛陀疾病的经过。

卷第四十一

【原文】爾時佛在舍衛國,不就請食。諸佛常法,若不就請,在後按行諸房。按行諸房時,見有異處有比丘病,無有瞻視供養人,臥大小便中。見已詣比丘所,知而故問比丘:"汝何故臥大小便中,有瞻視供養人不?"答言:"無。"世尊復問:"何故無?"答言:"我無病時不看他病,是故今病無人瞻視供養者。"佛言:"汝不瞻視不供養病人,無利無所得。汝曹比丘不相看視,誰當應看病者?"時世尊即扶病比丘起,拭身不淨,拭已洗之。洗已復為浣衣曬乾,有故壞臥草棄之,掃除住處,以泥漿塗灑,極令清淨,更敷新草并敷一衣,還安臥病比丘已,復以一衣覆上捨去。爾時世尊食已,以此因緣集比丘僧,以向者不就請在後行房所見病比丘自料理事,具告諸比丘已:"汝曹比丘自今已去,應看病比丘,不應不看。應作瞻病人,不應不作瞻病人。若有欲供養我者,當供養病人。聽彼比丘和尚若同和尚、阿闍梨若同阿闍梨、若弟子應瞻視。若都無有人看,眾僧應與瞻病人。若不肯者,應次第差。若次第差不肯,如法治。若無比丘、比丘尼隨所可作應作,不應觸比丘。若無比丘尼,式叉摩那隨所可作應作,不應觸比丘。若無式叉摩那,沙彌應作。若無沙彌,沙彌尼隨所可作應作,不應觸比丘。若無沙彌尼,優婆塞應作。若無優婆塞,優婆私隨所可作應作,不應觸比丘。病人有五事難看:所不應食而欲食不肯服藥,看病人有至心而不如實語,應行不行、應住不住,身有苦痛不能堪忍,身少有堪能而不作仰他作，病者有如是五事難。看病人有五法易看：不應食者不食喜服藥，如實語瞻病者，應行便行、不應行不行、應住便住，身有苦痛能忍，身少有能作便作，病人有如是五事易看。病人復有五法難看，四事如上，第五事不能靜坐止息內心，有此五事難看。病人有五事易看，四事如上，第五能靜坐止息內心，病人有如是五事易看。”

爾時有比丘在拘薩羅國道路行，至一小住處，見有病比丘無有瞻視者，臥大小便中。彼作如是念：“世尊有教：‘應看病人，不應不看。應作瞻病人，不應不作瞻病人。應供養病人，不應不供養病人。其有供養病人，是為供養我。’”彼即便瞻病人。病者死，爾時比丘持亡者衣鉢，往舍衛國祇桓精舍中，往佛所頭面禮足，以此因緣具白世尊。世尊言：“善哉，善哉！比丘！汝乃能瞻視病比丘，正應供養病比丘，作瞻病比丘人。供養病比丘，是為供養我。彼持亡比丘衣鉢、坐具、針筒來，此住處現前僧應分。”爾時世尊告諸比丘：“持亡比丘衣鉢、坐具、針筒與瞻病者，應作白二羯磨如是與。時瞻病人，應至僧中偏露右肩、脫革屣禮僧足，白如是：‘大德僧聽！某甲比丘，彼住處命過，衣鉢、坐具、針筒、盛衣貯器，此住處現前僧應分。’如是第二、第三說。僧中當差堪能作羯磨者，若上座、若次座、若誦律、若不誦律，堪能作羯磨者作如是白：‘大德僧聽！某甲比丘命過，所有衣鉢、坐具、針筒盛衣貯器，此住處現前僧應分。若僧時到僧忍聽，與某甲看病比丘。白如是。’‘大德僧聽！某甲比丘命過，所有衣鉢、坐具、針筒、盛衣貯器，此住處現前僧應分。僧今與某甲看病比丘。誰諸長老忍與某甲看病比丘衣鉢、坐具、針筒、盛衣貯器者默然，誰不忍者說。’‘僧已忍與某甲看病比丘衣鉢、坐具、針筒、盛衣貯器竟，僧忍，默然故，是事如是持。’”（若僧中羯磨，差一人令分亡者衣物羯磨，與此無異。唯益一句言：“僧與某甲比丘衣，某甲比丘當還與僧。白如是。”）

爾時舍衛國有多知識比丘死，彼有多三衣。諸比丘不知以何者與瞻病人？諸比丘白佛，佛言：“聽彼亡者常所侍者與。”

佛聽與瞻病者衣，時有比丘小小瞻病，或一扶起、或一扶臥、或一與楊枝水，便取彼衣鉢。佛言：“不應如是小小瞻病便取彼衣鉢。有五法看病人不應取病人衣物。何等五？一、不知病者可食不可食，可食而不與、不可食而與。二、惡賤病人大小便唾吐。三、無有慈愍心，為衣食故。四、不能為病人經理湯藥乃至差若死。五、不能為病人說法令病者歡喜，己身於善法損減。有如是五法，不應取病人衣物。有五法應與看病人衣物。何等五？一、知病人可食不可食，可食能與。二者、不惡賤病人大小便唾吐。三者、有慈愍心，不為衣食。四者、能經理湯藥乃至差若死。五者、能為病人說法，令病者歡喜，己身於善法增益。有如是五法，應取病人衣物。若病人臨欲終時，有如是言：‘我此眾物，與佛與法、若與僧、若與塔、若與人。若我終後與，若不死還我。’”佛言：“不應如是與，應現前僧分。”

彼病比丘作如是念：“我當受不好三衣，恐瞻病者取去。”佛言：“不應作如是念：‘我受不好三衣，恐瞻病者取去。’應受好者。”

時病人捉衣鉢送著餘處，恐瞻病人取，後病差無所著。諸比丘白佛，佛言：“不應作如是意：‘送衣餘處，恐瞻病者得。’”

爾時舍衛國有多知識比丘命過，彼比丘多三衣。諸比丘不知持何等衣與瞻病比丘？比丘白佛，佛言：“應看此瞻病人云何？若能極上瞻病，應與上三衣；若中，與中三衣；若下，與下三衣。”

爾時舍衛國有負債比丘命過，諸比丘不知誰當償？白佛，佛言：“聽持長衣償，若無物賣三衣與，有餘與瞻病人。聽瞻病人問病比丘：‘何者是三衣？何者是長衣？汝負誰？誰負汝？

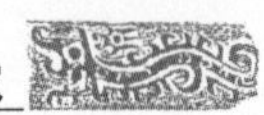

汝應與誰?'若不問,如法治。"

時有病比丘身患瘡污衣臥具,佛言:"聽畜覆身衣。"或有衣毛結毦著瘡,或時患痛,佛言:"聽取大價好衣覆身著內外著涅槃僧。若至白衣舍,應語言:'我患瘡。'若白衣言:'無苦但坐。'應褰涅槃僧坐。"

爾時比丘患下脫痔病,以麁木作籌草患痛,佛言:"聽以毳、若劫貝、若鳥毛故衣物拭之。"用竟舉置不浣,諸比丘見便污賤,白佛,佛言:"不應用竟舉置不浣應浣。"彼浣已不絞去水爛壞虫生,佛言:"應絞去水曬令乾。"

時有病比丘身患瘡污衣臥具,白佛,佛言:"聽畜覆瘡衣。若自無衣,聽僧中取衣作。"作已,彼比丘不敢移此住處覆瘡衣著餘處,白佛,佛言:"聽移。"比丘後瘡差,不持還本處,白佛,佛言:"若差應浣染治還本處;若不還,如法治。"

爾時六群比丘作帳,諸白衣見皆共譏嫌:"沙門釋子!無有止足不知慚愧,自言:'我知正法。'如是何有正法?猶如國王大臣。"諸比丘白佛,佛言:"不應作帳。"(《大正藏》卷二十二第861-862页)

【评说】经文记载了佛陀亲身照料患病比丘的经过,并强调了瞻视病人的重要性,且照顾病人的动机不能为了某种利益,而应当真心替病人着想。佛陀指出,如有以下六种情况会让照料者在看顾病人时感到困难:所不应食而欲食,不肯服药(想吃不能吃的食物,不肯服药);看病人有至心而不如实语(病人不如实向看护人讲述自己的情况);应行不行、应住不住(应该行走不行走、应该停止行动却行动),身有苦痛不能堪忍(不能忍受病苦),身少有堪能而不作仰他作(有自理能力却依赖他人)、不能静坐止息内心。若病人的心身状况极差,照料者更应悉知医药常识、掌握病人的行为反应、了解病人的心理活动,不仅为其进行医疗护理,还应当为其说法,进行心理疏导,体现了佛陀对病患的重视以及心身同治的观点。

经文还记载了佛陀允许脱痔病人大便后用柔软的旧衣服擦拭。

【原文】時諸比丘冬月患寒,白佛,佛言:"聽著。當愛護勿令污泥。"時比丘即著至廁上,大小便污泥臭穢。白佛,佛言:"不應著至廁上。"時比丘送衣還房,大小便急,諸比丘白佛,佛言:"廁邊若有衣架、若龍牙杙、若有屋、若有樹、若草、若有石,聽持衣著上。若天雨漬應著無雨處,若雨傍來漬,應著好捉不令觸廁戶上廁,正安脚好蹲令不污衣。"(《大正藏》卷二十二第864页)

【评说】佛陀强调在如厕时应当注意保持衣物整洁干净。

【原文】爾時諸比丘冬月患寒,白佛,佛言:"聽著帽。"露地坐患背痛,佛言:"聽作禪帶。"爾時比丘身患瘡若污臭,佛言:"聽作拭身巾。若面污,聽作拭面巾。若患眼淚,聽作捫淚巾。"(《大正藏》卷二十二第866页)

【评说】若背痛、生疮、面污、流泪,可带帽、用拭身巾、拭面巾、扪泪巾。可见,佛陀的规定大多来源于现实生活的实际情况,也体现了佛陀以人为本,治病为先的思想。

卷第四十二

【原文】爾時佛在波羅㮈國。時五比丘往世尊所,頭面禮足却住一面,白佛言:"大德!

當食何食?”佛言:“聽乞食,食五種食。”

爾時比丘乞食得飯,佛言:“聽食。”得種種飯,粳米飯、大麥飯、床米飯、粟米飯、俱跛陀羅飯,佛言:“聽食如是種種飯。”得麨,佛言:“聽食種種麨。”得乾飯,佛言:“聽食種種乾飯。”得魚,佛言:“聽食種種魚。”得肉,佛言:“聽食種種肉。”得羹,佛言:“聽食種種羹。”得修步,佛言:“聽食。”得乳,佛言:“聽食種種乳。”得酪,佛言:“聽食種種酪。”得酪漿,佛言:“聽飲種種酪漿。”得吉羅羅,佛言:“聽食。”得蔓菟,佛言:“聽食種種蔓菟。”得菜,佛言:“聽食種種菜。”得佉闍尼食,佛言:“聽食種種佉闍尼食。”佉闍尼者,根食、莖食、葉食、華食、菓食、油食、胡麻食、石蜜食、蒸食。(《大正藏》卷二十二第866页)

【评说】药在佛教中是药和食物总称,包括粳米饭、大麦饭、床米饭、粟米饭、俱跛陀罗饭、麨、干饭、鱼、肉、羹、修步、乳、酪、酪浆、吉罗罗、蔓菟、菜、佉闍尼食。

【原文】爾時世尊在波羅㮈國。時五比丘即從坐起,前禮佛足却住一面,白佛言:“當服何藥?”佛言:“聽服腐爛藥,病比丘有因緣,盡形壽應服。”(《大正藏》卷二十二第866页)

【评说】腐烂药,即药店丢弃不用的药末或牛尿药。在《南海寄归内法传》中指出腐烂药并非牛尿药,而是丢弃药末,意在省事。

【原文】爾時世尊在繩床中,時有病比丘,醫教服呵梨勒,佛言:“聽病比丘有因緣盡形壽服呵梨勒。”(《大正藏》卷二十二第866页)

【评说】病比丘可以服食呵梨勒。

【原文】爾時佛在舍衛國,時有比丘患風,醫教服酢麥汁。佛言:“聽服。”不知云何作?佛言:“聽淨人淨洗器漬麥,乃至爛,漉取汁飲。若麥汁臭應覆。若汁滓俱出,聽作漉器。”不知云何作器?佛言:“聽若銅、若木、若竹作漉器。如漉水筒作、若三角、若大、若小。若麥中燥,令淨人更益水。”

時病比丘在多人前飲麥漿,餘比丘見皆共惡穢之,佛言:“不應在多人前,應在屏處飲。”時一切僧皆須,佛言:“應一切共飲。”

時有諸比丘,各各别用器飲,眾器皆臭,佛言:“不應各別器飲,應共傳用一器飲。”時有比丘飲已不洗器與餘比丘,佛言:“不應爾,應洗器已與餘比丘。”(《大正藏》卷二十二第866-867页)

【评说】酢麦汁可以治疗风疾,经文还记载了酢麦汁的贮存方法以及饮用麦浆时应当注意的事项。

【原文】爾時佛在舍衛國。有比丘吐下,比煮粥頃日時已過。佛言:“聽以完全麥、若完全稻穀煮令熟,勿使破,漉汁飲。”(《大正藏》卷二十二第867页)

【评说】比丘患吐下病后,因食粥时间已过,佛陀告诉比丘可以用稻谷煮浆取汁服用,但稻谷不得煮破。可以看出,若疾病需要,是可以灵活应对相关规定的。

【原文】爾時有病比丘,醫教服鞞醯勒,佛言:“聽服。”醫教服阿摩勒,佛言:“聽服。若比丘有病因緣盡形壽服。”爾時有病比丘,醫教服蕤羅,佛言:“聽比丘有病因緣盡形壽服。”爾

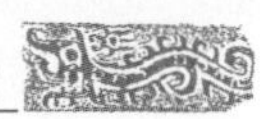

時病比丘，醫教服菓藥，佛言："聽服。若非是常食者，比丘有病因緣盡形壽應服。"爾時有病比丘，須大五種根藥，佛言："聽服。"須小五種根藥，佛言："聽服。比丘有病因緣盡形壽服。"爾時病比丘，醫教服質多羅藥，佛言："病比丘有因緣盡形壽聽服。"爾時有病比丘，醫教服𠫤沙藥，佛言："病比丘有因緣盡形壽聽服。是中𠫤沙者，根莖葉花菓𠫤沙。"

爾時有病比丘，醫教服娑梨娑婆藥，佛言："病比丘聽服。娑梨娑婆者，根莖葉花菓若堅韌者也。式渠亦如是。帝菟(底吐二音)亦如是。"

爾時病比丘，醫教服蓽茇椒，佛言："比丘有病因緣聽盡形壽服。"爾時病比丘須種種細末藥洗，佛言："聽用種種細末藥。是中細末藥者，胡桐樹末，馬耳樹末，舍摩羅樹末洗。"

若自作若更互作，須杵臼，佛言："聽畜。"須簸箕箍掃帚，佛言："聽畜。"

時諸比丘畏慎，不敢以塗香著末藥中。佛言："聽著。"時末藥無器盛，佛言："聽作瓶。若患坌塵，聽作蓋。若欲令堅牢，當著床下、若串壁上、象牙杙上。"

爾時病比丘，以麁末藥洗身患痛，佛言："聽細末、若細泥，若葉、若華、若菓取令病者得樂。是中病者，若體有瘡、若癬、若癟、若疥癩、乃至身臭。"

爾時比丘病，須鹽為藥，佛言："聽服。是中鹽者，明鹽、黑鹽、丸鹽、樓魔鹽、支頭鞞鹽、鹵鹽、灰鹽、新陀婆鹽、施盧鞞鹽、海鹽，若比丘有病因緣盡形壽聽服。"

爾時病比丘須灰藥，佛言："聽用灰藥。是中灰藥者，薩闍灰、賓那灰、波羅摩灰，比丘有病因緣盡形壽聽用。"

爾時病比丘須闍婆藥，佛言："聽用。是中闍婆者，馨牛馨莪婆、提尸婆、梨陀步梯夜婆、提薩闍羅婆，比丘有病因緣盡形壽應服。"

爾時比丘病須眼藥，佛言："聽用。是中眼藥者，陀婆闍那，耆羅闍那，比丘有病因緣盡形壽應服。"

爾時比丘眼有白瞖生，須人血，白佛，佛言："聽用。"

爾時比丘患眼白瞖，須人骨，佛言："聽用。"

爾時比丘患眼白瞖，須細軟髮。"聽燒末著眼中。"

爾時畢陵伽婆蹉患眼痛，得琉璃篦，佛言："聽為治眼病故畜用。"

爾時舍利弗患風，醫教食藕根，爾時大目揵連往舍利弗所問訊已一面坐，語舍利弗言："所患為差不?"答言："未差。"復問舍利弗："何所須?"答言："須藕根。"目連言："東方有阿耨大池，水清澄無有塵穢，食之無患。去此不遠，更有池廣五十由旬，其水清澄無有塵穢，有藕根如車軸。若取折之，其汁如乳食之如蜜。去池不遠，有金山崖高五十由旬，是中有七大龍象王兄弟共住，其最少者，供給一閻浮提王；其次大者，供給二天下王；其次轉大者，供給四天下轉輪聖王；伊羅婆尼龍象王，供給天帝釋。彼諸龍象王來下，入池淨澡浴飲水，以鼻拔取藕根，淨洗泥穢而食之，得好容色氣力充足，彼池藕根可得食之。"時舍利弗默然可之。時目連見舍利弗默然，即於舍衛國沒不現，如人屈申臂頃至彼池邊，化作大龍象王，於彼七象王中形色最勝。時彼七龍象王見，皆畏怖毛竪，恐彼來奪我池。爾時大目連見彼七龍象王心懷恐怖，即還復故身。彼即問目連言："比丘何所須欲耶?"答言："我須藕根。"語言："汝須藕根何不早見語？使我恐怖毛竪。"彼即入池澡浴飲水，以鼻拔取藕根洗去泥授與目連。時目連得藕根已，從此池忽然不現，還舍衛國。到祇桓中，授與舍利弗語言："此是藕根。"舍利弗食已病即得除差，有殘藕根與看病人。看病人先已受請，不肯食之。諸比丘白佛，佛言："聽看病人受請不受請，食病人殘食。"

諸比丘先受食已，至彼聚落，有檀越便請食。食已來還至僧伽藍中，持向者食與諸比丘。諸比丘先已受請不敢受，無人食者便棄之。時有眾烏鳥諍食喚呼。爾時世尊知而故問阿難："諸烏鳥何故喚呼？"阿難以此事具白世尊，世尊言："自今已去，聽作餘食法食。彼應持食至彼比丘前語言：'大德！我已受請、若已食，看是知是作餘食法。'彼應取少食之，語言：'我已食止，汝可食之。'應作如是餘食法食。"

爾時有長老上座多知識，村間乞食來，聚在一處食。食已，持殘食來至僧伽藍中，與諸比丘。諸比丘先已受請，不肯食之，無人食者便棄之。時有眾烏鳥諍食喚呼。世尊知而故問阿難："諸烏鳥何故喚呼？"阿難以此事具白世尊，世尊言："自今已去，聽自持食來作餘食法得食。應如是作，持食至彼比丘所語言：'大德！我已受請、若已食，看是知是作餘食法。'彼應取少食，食已語言：'我止，汝可食。'應作如是餘食法食。"(《大正藏》卷二十二第 867-868 页)

【评说】在治疗疾病时，佛陀允许比丘终身服药。由于疾病病因复杂，故允许比丘服用丢弃药末以外的药物以满足治疗疾病的需要，主要包括鞞醯勒、呵梨勒、阿摩勒、胡桐树末、马耳树末、舍摩罗树末，大小五种根药等，以及至今不能详知的药物如质多罗、荜茇椒、阇婆药等，另有各种盐、灰、人血、人骨、唾液、指甲中泥、稻谷、酒糟、大麦等。经文记载用软发烧灰入眼治白翳、食藕根治风病。

【原文】爾時世尊在王舍城。時有顛狂病比丘，至殺牛處食生肉飲血，病即差。還復本心，畏慎。諸比丘白佛，佛言："不犯。若有餘比丘有如是病，食生肉飲血病得差者聽食。"(《大正藏》卷二十二第 868 页)

【评说】本段经文记载了以生肉、血治疗癫狂病的案例。

【原文】爾時世尊在舍衛國。時諸比丘秋月得病，顏色憔悴形體枯燥癬白。時世尊在靜室作如是念："諸比丘秋月得病，顏色憔悴形體癬白枯燥。我今當聽諸比丘食何等味？當食常藥不令麁現。"即念言："有五種藥，是世常用者，酥、油、蜜、生酥、石蜜。我今寧可令諸比丘食之，當食常藥不令麁現，如飯麨法。"作是念已，晡時從靜處起，以此事集比丘僧，以向者在靜處所思念事具告諸比丘："自今已去，聽諸比丘有病因緣聽服五種藥：酥、油、生酥、蜜、石蜜。"

諸病比丘，得種種肥美食，至中不能食，況復五種藥至中能食？爾時藥雖多，病人不能及時服，諸比丘患遂增形體枯燥、顏色憔悴。爾時世尊知而故問阿難："諸比丘何故形體顏色如是？"時阿難具以上因緣白世尊，佛言："自今已去，若比丘有病因緣，若時、若非時，聽服五種藥。"(《大正藏》卷二十二第 869 页)

【评说】酥、油、蜜、生酥、石蜜这五种药经过加工后比一般药物的营养成分高，只有病比丘才可食用。为避免弟子贪好美食，故佛陀规定无病比丘不得主动乞食，若因疾病需要，服用时间最好也不要超过七日。

【原文】爾時舍利弗患風，醫教服五種脂：羆脂、魚脂、驢脂、猪脂、失守摩羅脂。白佛，佛言："聽服。時受時漉時煮，如油法服；非時受、非時漉、非時煮不應服。若服，如法治。"(《大正藏》卷二十二第 869 页)

【评说】经文记载了用罴脂、鱼脂、驴脂、猪脂、失守摩罗脂五种脂肪治疗风疾的具体方

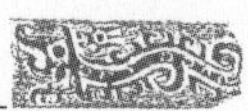

法和禁忌。

【原文】爾時世尊在舍衛國人間遊行，與千二百五十比丘俱。時世穀貴人民飢餓乞食難得，有五百乞人常隨佛後。爾時世尊行未遠，往至道邊樹下，敷尼師壇坐。時有居士，名私呵昆羅，調象師，乘五百乘車，載石蜜從道而過，於道中見佛足跡千輻輪相光明了了，即尋迹而去。遙見世尊在樹下坐顏貌端正諸根寂靜，得上調伏猶如龍象王最勝無比，譬如澄淵無有濁穢。見世尊已，信敬心生，即前頭面禮足却坐一面。時世尊為私呵居士種種方便說法開化，令得歡喜。時私呵居士聞佛說法極大歡喜，即施諸比丘人別一器黑石蜜。諸比丘不受："世尊未聽我曹受黑石蜜。"白佛，佛言："聽受黑石蜜。"佛語私呵："以一器黑石蜜，分與諸比丘。"即受佛教，以一器黑石蜜分與諸比丘。有餘黑石蜜，佛言："應第二、第三隨意重與。"故復有殘。佛語私呵："與乞兒。"與乞兒已，故復有殘。佛語私呵："更隨意第二、第三飽與乞兒。"故復有殘，佛語私呵："以殘黑石蜜著淨地若無虫水中。何以故？未有見諸天、世人、諸魔、梵王、沙門、婆羅門食此黑石蜜能消者，除如來、無所著、等正覺。"時私呵即如教，持餘黑石蜜著無虫水中，水即煙出作聲，猶如燒大熱鐵著水中，其聲振裂，餘黑石蜜著水中，亦復如是水沸作聲。爾時私呵見此已恐怖毛竪，往至佛所頭面禮足却坐一面，以向因緣具白世尊。世尊爾時知私呵心懷恐怖毛竪，種種方便說法開化，令得歡喜，即於座上遠塵離垢得法眼淨，見法得法得增上果，白世尊言："大德！我歸依佛法僧，為優婆塞。自今已去，不殺生乃至不飲酒。"私呵聞佛說法，極大歡喜，頭面禮佛而去。

時比丘乞食時，見白衣作黑石蜜著麫尼，諸比丘疑不敢過中食，白佛，佛言："聽食，作法應爾。"

時諸比丘乞食得軟黑石蜜，白佛，佛言："聽食。"得黑石蜜漿，佛言："聽飲。"得磨飡緻，佛言："聽食。"得白石蜜，佛言："聽食。"得烏婆陀頗尼，佛言："聽食。"得水和甘蔗汁，佛言："聽飲。"得甘蔗汁，佛言："聽飲。若不醉人，聽非時飲；若醉人，不應飲。若飲，如法治。"得甘蔗，佛言："聽時食。"

爾時世尊在摩竭提人間遊行至王舍城。畢陵伽婆蹉多知識多徒眾，多得酥、油、生酥、蜜、黑石蜜，持與徒眾。遂多積聚藏舉眾器皆滿，大盆、小盆、大鉢、小鉢、匳、大釜、絡囊、漉囊，持串著壁上、龍牙杙上、衢上、或懸著屋間，下漏上濕，房舍臭穢。時眾多居士來至僧伽藍中行看房舍，見畢陵伽婆蹉徒眾如是，多積聚飲食眾藥在房共宿臭穢不淨。皆共譏嫌："沙門釋子多貪無厭，自稱：'我知正法。'如是何有正法？觀是沙門多積飲食眾藥，如似瓶沙王厨庫。"諸比丘聞，其中有少欲知足、行頭陀、知慚愧、樂學戒者，嫌責畢陵伽婆蹉言："云何多積飲食眾藥在房共宿臭穢不淨？"時諸比丘往白佛。爾時世尊以此因緣集比丘僧，呵責畢陵伽婆蹉徒眾："汝等所為非，非威儀、非沙門法、非淨行、非隨順行，所不應為。云何多積飲食眾藥在房共宿臭穢不淨？"以無數方便呵責已，告諸比丘："自今已去，若病比丘，須酥、油、蜜、生酥、黑石蜜，乃至七日應服。若過服，如法治。"(《大正藏》卷二十二第869-870页)

【评说】佛陀允许比丘服食黑石蜜。

【原文】爾時比丘患風須藥，醫教漬麥汁。佛言："聽服。"須油漬麥汁、須頗尼漬麥汁。佛言："聽服。若時藥和時藥、非時藥和時藥、七日藥和時藥、盡形壽藥和時藥，應受作時藥。非時藥和非時藥、七日藥和非時藥、盡形壽藥和非時藥，應受作非時藥。七日藥和七日藥，盡

形壽藥和七日藥,應受作七日藥。盡形壽藥和盡形壽藥,應受作盡形壽藥。"(《大正藏》卷二十二第870页)

【评说】佛陀制定了服食不同药物时的参照标准,和时药一同服食的时药、非时药、七日药、尽形寿药都应当作时药服用;和非时药一同服食的非时药、七日药、尽形寿药应当当作非时药服食,以此类推。

【原文】爾時比丘患瘡,須唾塗以銚底熨。比丘白佛,佛言:"聽用。"時有比丘患皰,醫教用人脂,佛言:"聽用。"時有比丘患吐,須細軟髮,佛言:"聽燒已末之水和漉受飲之。"

時有比丘,自往塚間,取人髮人脂持去。時諸居士,見皆憎惡污賤。諸比丘白佛,佛言:"聽靜無人時取。"(《大正藏》卷二十二第870页)

【评说】经文记载了以唾涂铫底熨烫治疗疮病,用人脂治疗疱疹,用细软发烧末治疗吐病的案例。

【原文】爾時有比丘患身熱,醫教用栴檀,為差病故。比丘白佛,佛言:"聽用。"若沈水、若栴檀、畢陵祇伽羅奚婆羅,佛言:"聽用塗身。"(《大正藏》卷二十二第870页)

【评说】经文记载了用栴檀治疗热病,沈水、若栴檀、毕陵祇伽罗奚婆罗也可用于涂身治疗热病。

【原文】時諸苾芻患蛇入屋,未離欲比丘恐怖,佛言:"聽驚。若以筒盛、若以繩繫,棄之。"而彼不解繩便置地,蛇遂死,佛言:"不應不解,應解。"

時諸比丘患鼠入屋,未離欲比丘皆驚畏,佛言:"應驚令出。若作鼠檻盛出棄之。"竟不出置檻內即死,佛言:"應出之,不應不出。"

爾時諸苾芻患蠍、蜈蚣、蚰蜒入屋,未離欲比丘驚畏,佛言:"若以弊物、若泥團、若掃帚盛裹棄之。"而不解放便死,佛言:"不應不解放,應解放。"(《大正藏》卷二十二第870页)

【评说】佛陀认为,人在遭受蛇、鼠、蝎子、蜈蚣、蚰蜒等动物入侵时,出现惊恐畏惧是人的正常情绪反应。

【原文】爾時有比丘病毒,醫教服腐爛藥。"若是已腐爛藥墮地者,應以器盛水和之漉受然後服。若未墮地者,以器承之水和漉服之,不須受。"

爾時病毒比丘,醫教服田中泥,佛言:"聽以器盛水和之漉然後受飲。"(《大正藏》卷二十二第871页)

【评说】经文记载用腐烂药和田中泥治疗毒病。

【原文】爾時世尊在王舍城。時耆婆童子刀治比丘大小便處兩腋下病。時世尊慈念告諸比丘:"此耆婆童子刀治比丘大小便處及兩腋下病。不應以刀治。何以故?刀利破肉深入故。自今已去,聽以筋、若毛繩急結之,若爪取使斷皮然後著藥。"佛言:"聽作灰藥。"手持不堅牢,佛言:"聽作盛灰藥器。"時器若易破。"聽角作。"(《大正藏》卷二十二第871页)

【评说】佛陀不主张用手术的方法治疗患者大小便、两腋下的病患,担心开刀入里,感染恶化,应当用皮筋、毛绳结扎患处,断皮肉后以灰药涂抹患处,与现代橡皮筋结扎法治疗痔疮

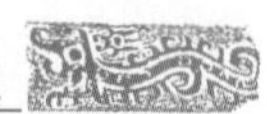

类似，其机理在于阻断血流，使病理产物干枯脱落，可以减少疼痛，避免过度医疗。

【原文】爾時世尊患風，醫教和三種藥，喚阿難："取三種和藥來。"時阿難受佛教，自煮三種和藥已授與佛。時世尊知而故問阿難："誰煮此藥?"答言："我自煮。"佛告阿難："不應自煮而服。若自煮，如法治。"(《大正藏》卷二十二第871页)

【评说】经文记载以三种和合药物治疗风疾。

【原文】時私呵見佛許已，即起禮佛足而去。於其夜辦具種種美食，明日往白時到。世尊著衣持鉢，與千二百五十比丘俱，往其家敷尼師壇就座而坐。爾時尼揵子等，往詣離奢住處，舉手大哭稱怨言："此私呵將軍自殺大牛，與沙門瞿曇及諸比丘設飯食。為已殺，知而故食之。"爾時有人，即往私呵所語言："當知有諸尼揵子，往離奢住處，舉手大哭稱怨言：'私呵將軍自殺牛，為沙門瞿曇及比丘僧設飯食。'"私呵言："此常日夜為佛比丘僧作怨家，我終不為命故斷眾生命。"爾時私呵將軍，以多美飯食，飯佛及比丘僧已，攝鉢，更取一卑床在一面坐。佛為方便說法開化，令得歡喜。為說法已，從坐起而去。還僧伽藍中，以此因緣集比丘僧告言："自今已去，若故為殺者不應食。是中故為殺者，若故見、故聞、故疑，有如此三事因緣不淨肉，我說不應食。若見為我故殺、若從可信人邊聞為我故殺、若見家中有頭有皮有毛、若見有脚血。又復此人能作十惡業常是殺者，能為我故殺，如是三種因緣不清淨肉不應食。有三種淨肉應食，若不故見、不故聞、不故疑應食。若不見為我故殺、不聞為我故殺、若不見家中有頭脚皮毛血，又彼人非是殺者，乃至持十善，彼終不為我故斷眾生命，如是三種淨肉應食。若作大祀處肉不應食。何以故？彼作如是意辦具來者當與，是故不應食。若食如法治。"(《大正藏》卷二十二第872页)

【评说】三净肉中的三净是指不故见、不故闻、不故疑。

【原文】時居士以世尊及比丘僧默然受請已，即於跋提城中，眾味自具，七日供養佛及比丘僧。時世尊七日受請已，欲往曠野。時旻荼居士以千二百五十牸牛遣人，以象載種種飲食之具，於道路供養佛及比丘僧。世尊爾時七日受供養已，即往曠野。諸比丘在道行，見有人犨牛令犢子飲已復犨，犢子口中涎出似乳。諸比丘後遂不飲乳，白佛，佛言："聽飲。犨乳法應爾。有五種牛汁、乳酪、生酥、熟酥、醍醐。"行過曠野已，故有餘飲食，彼使人作如是念："居士大富多有財寶故，為比丘故送此飲食。我今寧可都以此飲食與諸比丘。"時即持飲食與諸苾芻。諸比丘不受言："佛未聽我曹受道路糧。"諸比丘白佛，佛言："自今已去聽作檀越食受，令淨人償舉，不應自受。若有所須，隨意索取。"(《大正藏》卷二十二第873页)

【评说】佛陀允许比丘服食牛汁、乳酪、生酥、熟酥、醍醐。

【原文】婆羅門見佛受已，從坐起而去還家，語親屬言："我明日請佛及比丘僧供養，所應施設願當助我。"其諸親屬聞之皆喜，或有破薪者、或有作飯者、或有取水者。時婆羅門自莊嚴堂舍敷床座："佛及比丘僧當在此座。"時阿摩那城中有施盧婆羅門，與五百婆羅門共往，翅㝹婆羅門常恭敬宗仰之。時施盧婆羅門與五百婆羅門俱往其家，翅㝹婆羅門常法，見其來起出迎之請人屋坐，其日見來亦不出迎亦不請坐，但見自莊嚴堂舍敷好床座。施盧問言："為欲娶婦？為欲嫁女？為欲請王？為欲大祠耶?"彼即答言："我亦不娶婦乃至請王，我欲作大祠，請佛及比丘僧千二百五十人。沙門瞿曇有大名稱，如來無所著、應供、正遍知、明行足、為善逝、世間解、無上士、調御丈夫、天人師、佛、世尊。"施盧問翅㲉言："實是佛耶?"答言："實是佛。"再三問言："實是佛耶?"答言："實是。"問言："佛在何處住？我今欲見。"時翅㲉舉右手示言："乃在彼青林中住。"施盧作如是念："我不應空往，當持何物往見沙門瞿曇也?"即自念言："今有八種漿，是古昔無欲仙人所飲：梨漿、閻浮漿、酸棗漿、甘蔗漿、蕤菓漿、舍樓伽漿、婆樓師漿、蒲桃漿。"爾時施盧婆羅門持此八種漿往詣佛所，恭敬問訊却坐一面。時世尊為方便說法開化，令得歡喜。施盧聞法極大歡喜，即以八種漿施比丘僧。比丘不敢受言："佛未聽我曹受八種漿。"比丘白佛，佛言："聽飲八種漿，若不醉人應非時飲；若醉人，不應飲，若飲如法治。亦不應以今日受漿留至明日，若留如法治。"(《大正藏》卷二十二第873页)

【评说】非时药是指在日中至第二日太阳未出这段时间可以食用的药物，用于治饥渴及杂病。八种浆是指梨浆、阎浮浆、酸枣浆、甘蔗浆、蕤果浆、舍楼伽浆、婆楼师浆、蒲桃浆。

【原文】爾時世尊從阿頭至迦摩羅。諸比丘得如是根藥，阿漏彌那、漏比那、漏提婆、檀豆、檀盧乾漏、私羅漏，諸比丘不受言："佛未聽我曹受如是根藥。"白佛，佛言："聽受。"

是中迦摩羅國諸比丘，得如是盡形壽藥，沙蔓那、摩訶沙蔓那、杏子、人兜兜漏、秦敵梨蓼，諸比丘不受言："佛未聽我等受如是盡形壽藥。"比丘白佛，佛言："聽受。"

爾時世尊從迦摩羅至迦維羅衛國。畢陵伽婆蹉在彼國住，患脚劈破，醫教塗脚。白佛，佛言："聽塗。"不知以何藥塗？白佛，佛言："聽以酥油若脂塗。"手捉酥油臭，佛言："聽用塗藥篦。"時手塗脚手膩，佛言："聽脚脚相塗。"塗脚藥著淺器中不堅密，佛言："聽作瓶。"若患坌塵，佛言："聽作蓋。"時油瓶舉處不堅牢。佛言："聽著床下、若懸著壁上、龍牙杙上。"

時諸比丘患頭痛，醫教頂上著油，白佛，佛言："聽著。"彼畏慎不敢用香油著，佛言："聽著。油法應爾。"

時比丘患風，醫教作除風藥，是中除風藥者，烝稻穀、烝酒糟、若大麥，若諸治風草、若麩糠、若煮小便。白佛，佛言："聽時。"(《大正藏》卷二十二第874页)

【评说】根药包括阿漏弥那、漏比那、漏提婆、檀豆、檀卢干漏、私罗漏；尽形寿药包括沙蔓那、摩诃沙蔓那、杏子、人兜兜漏、秦敌梨蓼；此外，经文记载了用酥油治疗脚劈破，用油治疗头痛，用稻谷、酒糟、大麦、麸糠等治风病。

卷第四十三

【原文】爾時不淨地有樹生，枝葉蔭覆淨地，時諸比丘欲安淨物著上，不知為淨不淨？佛言："根在不淨，地即不淨。"時有樹根在淨地，枝葉蔭覆不淨地，諸比丘欲安淨物著上，不知為淨不？佛言："根在淨地得淨。"時有樹根在不淨地，枝葉覆淨地，菓墮在淨地，諸比丘不知為淨不？佛言："若無人觸，自墮者淨。"風吹雨打墮，有獼猴諸鳥觸墮，不知為淨不？佛言："若不作意欲使墮者淨。"樹根在淨地，菓墮不淨地，比丘不知為淨不？佛言："淨。"時諸比丘在不淨地種胡瓜、甘蔗、菜，枝葉覆淨地，比丘不知為淨不？佛言："不淨。"時有在淨地種胡瓜、甘蔗、菜，枝葉覆不淨地，不知為淨不？佛言："淨。"

時六群比丘不淨菓便食，諸居士見皆共譏嫌言："沙門釋子不知慚愧無有厭足。自稱言：

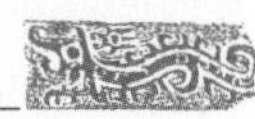

'我知正法。'如是何有正法？食菓不作淨。"比丘白佛，佛言："不應不淨果便食，應淨已食之。應作五種淨法食：火淨、刀淨、瘡淨、鳥啄破淨、不中種淨，此五種淨應食。是中刀淨、瘡淨、鳥淨應去子食。火淨、不中種淨都食。復有五種淨：若皮剝、若剫皮、若腐、若破、若瘀燥。"

爾時眾僧得菓園，佛言："聽受。"復不知誰當料理？佛言："若守僧伽藍民、若沙彌、若優婆塞。"彼守視人欲得分，佛言："應計食作價與直。"

爾時比丘食不破菓，大便已子生，比丘畏慎言："我食生種。"白佛，佛言："不犯即是淨。"（《大正藏》卷二十二第874-875页）

【评说】果子应清洁后食用，本段经文体现了佛陀的卫生观。

【原文】爾時有比丘患頭痛，醫教灌鼻，佛言："聽。"不知何物灌？佛言："以酥油脂灌。"不知云何灌？佛言："聽以羊毛、若劫貝鳥毛漬油中，然後渧著鼻中。"四邊流出，佛言："聽作灌鼻筒。"彼便持寶作筒，佛言："不應用寶作。應用骨、若牙、若角、若鐵、若銅、若白鑞、若鉛錫、若葦、若竹、若木。"彼不洗便舉置，佛言："不應不洗舉置。"洗已不燥後虫生，佛言："不應洗已不燥，應令燥舉置。"

時有比丘患頭痛，醫教灌鼻，藥不入，佛言："聽手摩頂、若摩脚大指、若以凝酥塞鼻。"（《大正藏》卷二十二第877页）

【评说】治疗头痛时，佛陀允许比丘制作灌鼻器，或药物难以入鼻，可用凝固的油脂塞鼻，用手摩擦头顶、足大趾。

【原文】爾時有比丘患風，醫教用煙，佛言："聽用煙。"時須煙筒，佛言："聽作。"彼以寶作，佛言："不應用寶作筒。應用骨、若牙、若角、若鐵、若銅、若白鑞、若鉛錫、若木作。若患火燒煙出處，聽安鐵。"若患筒零落，佛言："聽作囊盛。"手持不堅，佛言："應作帶繫著肩上。"彼須丸藥，佛言："聽作。"手持不堅，應盛著薰筒囊中。（《大正藏》卷二十二第877页）

【评说】经文记载了烟熏治风病和烟筒的改进过程，烟筒的制作材料应用骨、牙、角、铁、铜、白镴、铅锡、木作。若因疾病需要，可以制作囊或丸药。

【原文】時有比丘患瘡，醫教作塗瘡藥，佛言："聽作，彼瘡熟，應以刀破著藥。自今已去，聽以刀破瘡，患瘡臭應洗。若以根湯、莖葉華菓湯，及小便洗時以手洗患痛，以鳥毛洗。若藥汁流棄，以物擁障四邊。若患燥以油塗，若上棄以物覆，若瘡臭香塗。"（《大正藏》卷二十二第877页）

【评说】经文记载了身患恶疮的治疗方法：用刀切开疮处，清洗后裹以疮药。可见佛陀时代已有针对疮的不同情况制定相应的治疗方法，减轻疼痛不适。

【原文】時六群比丘以酥油灌大便道，佛言："不應灌。"彼教人灌，佛言："不應教人灌。"（《大正藏》卷二十二第877页）

【评说】佛陀禁止比丘以酥油灌肠。

【原文】爾時有波羅㮈國市馬人來至舍衛國，欲為眾僧作餅作豆麨，作麨與麨篋與量麨器，與鹽與盛鹽篋，與苦酒苦酒瓶，與木檔與卮與匕，與勺與摩膏與卮椀，與食根食、莖食、

葉食、華食、菓食、油食、胡麻食、黑石蜜食、細末食，佛言："一切聽受食。"(《大正藏》卷二十二第877页)

【评说】佛陀时代已有麨簸、量麨器、盛盐簸、苦酒瓶、木欓、卮、匕、勺、摩膏、卮椀等称量、容纳食物的各种器具。

【原文】諸比丘如是食，不知此粥是食、非食？是請、非請？是足食、非足食？佛言："若持草畫無跡，非食、非請、非足食。"

時比丘作如是念："飲煮飯汁，為是食、非食？是請、非請？是足食不？"佛言："若不合滓飲，非食、非請、非足食。"

時諸比丘作如是念："不知餅是食、非食是請、非請、是足食不？"佛言："非食乃至非足食。"(《大正藏》卷二十二第877页)

【评说】佛教通过以草画粥面有无痕迹来判定粥能否食用；煮饭汁或为米汤，无滓饭汁可作非时食。

【原文】時優波離偏露右肩、右膝著地、合掌白佛言："何等是盡形壽藥應服？"佛語優波離："不任為食者，比丘有病因緣，盡形壽應服。"(《大正藏》卷二十二第877页)

【评说】比丘若因患病的缘故，可以服食尽寿药。

卷第四十六

【原文】"彼行覆藏比丘，若僧洗浴，應至清淨比丘所問言：'大德洗不？'若彼答言：'當洗。'此比丘便應先看浴室，無塵穢不？若有塵穢，應掃便掃，應水灑便灑，應取薪便取，應破便破，應然火便然火，應著薪便著，應與清淨比丘具洗浴瓶、若浴床、若刮汗刀、若水器、若泥器、若樹皮、若細末藥、若泥。應問上座已燃火。若清淨比丘病若老羸，應扶將至浴室所。若不能行者，以繩床、木床、若衣舁至浴室所，應取清淨比丘衣安著衣架上、若龍牙杙上。若有油應為塗身，彼油器無安處不堅牢。"佛言："安著龍牙杙上、若懸著壁上。若清淨比丘病老羸，應扶將入浴室中，與繩床、木床、浴瓶、刮汗刀、水器、泥器，與樹皮細末藥泥。若烟來熏眼，當為安障。若頭熱背熱應為覆，若欲洗浴入浴室，應白清淨比丘。若作如是意：'欲白清淨比丘，恐煩亂共相逼迮。'者，直爾入浴室，在清淨比丘後揩摩身，彼即入浴室，至清淨比丘後住，應為餘比丘揩摩身，不應受他揩摩身。為清淨比丘洗浴已，然後自浴。若清淨比丘老，應扶將出，若病以繩床、若木床，舁出浴室。應與清淨比丘敷座、與洗脚器、拭巾、洗脚革屣，應取清淨比丘衣舒看抖擻，勿令有蛇蝎諸毒蟲，然後授與。若有眼藥丸香應與，若有甜蒲桃漿、蜜、石蜜，淨洗手受，授與清淨比丘。若清淨比丘老病乏氣力者，應扶若以繩床、木床、若衣舁還房。應先入清淨比丘房內敷臥具，若氈手捫摸看，扶清淨比丘臥，以襯體衣著內被覆上。若出房應閉戶，至浴室中看，若有繩床、木床、若浴瓶、若刮汗刀、水器、泥器、樹皮、細末藥泥，還復本處。應洗浴室便洗，有不淨水應出便出，有火應滅便滅、應覆便覆。若浴室戶應閉便閉應脫舉便舉。應日三時見清淨比丘，彼應作者一切應如法作。若清淨比丘有所作不應違逆，若違逆應如法治。(《大正藏》卷二十二第904-905页)

【评说】本段经文详细说明了老病比丘的日常护理方法：先看浴室干净与否，将老羸比

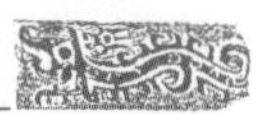

丘扶到浴室，若热气或烟熏眼应安屏障，且特别提出应当在浴室中安置扶手以免其摔倒。

卷第四十七

【原文】"言諍以何為根？貪恚癡為根、無貪無恚無癡為根、僧為根、界為根、人為根、六諍為根、十八破事為根，是為言諍根。覓諍以何為根？貪恚癡為根、無貪無恚無癡為根、僧為根、界為根、人為根、三舉事為根，是為覓諍根。犯諍以何為根？貪恚癡為根、僧為根、界為根、人為根、三舉事為根、六犯所起為根，是為犯諍根。事諍以何為根？貪恚癡為根、無貪無恚無癡為根、僧為根、界為根、人為根，是為事諍根。（《大正藏》卷二十二第916页）

【评说】佛陀指出，诤斗的根本原因在于贪恚痴。

卷第四十九

【原文】時六群比丘尼以牙骨揩摩身作光澤，比丘白佛，佛言："不應爾。"六群比丘尼，以細末藥揩摩身光澤，佛言："不應爾。"彼摩身毛令卷，佛言："不應爾。"彼剪身毛，佛言："不應爾。"彼比丘尼持衣纏腰欲令細好，佛言："不應爾。"彼比丘尼著女人衣，佛言："不應著。"彼比丘尼著男子衣，佛言："不應著，聽比丘尼著比丘尼衣。"比丘尼以多衣纏體欲令廣好，佛言："不應爾。"彼不好著衣欲令身現，佛言："不應爾。"彼腰帶頭作鳥緝，佛言："不應爾。"彼作蔓陀羅腰帶，佛言："不應爾。"彼畜鞞（語卑反音）樓腰帶，佛言："不應畜。"彼畜娑腰帶，佛言："不應畜。"彼散線帶繫腰，佛言："聽比丘尼編織作帶繞腰一周，若圓織者聽再周。"（《大正藏》卷二十二第928页）

【评说】佛陀不主张比丘尼用牙骨摩身、卷毛、缠腰带、扮男装、穿束身衣等。

【原文】時有比丘尼，不往教授處。白佛，佛言："應往。"時有比丘尼，有佛法僧事，有病比丘尼所須，白佛，佛言："聽與欲去。"（《大正藏》卷二十二第929页）

【评说】佛陀指出，若因病或瞻视病比丘尼，可请假不参加某些僧事活动。可见佛陀对病患的重视。

卷第五十

【原文】有檀越欲為僧作種種房，佛言："聽作。"時諸比丘欲作房，佛言："聽作，隨作房法所須一切聽與。"作房竟若地有塵應泥，無敷臥得病，佛言："聽伊梨延陀毷羅、毷毷羅、毛毲，十種衣中若以一一衣作地敷。若故有病聽作床，有五種床如上。"（《大正藏》卷二十二第937页）

【评说】若因治疗疾病所需，佛陀允许比丘作敷卧。

【原文】時諸比丘露地經行，患風雨日曝得患，佛言："聽作經行堂。"不知云何作？佛言："聽長行作，作堂所須一切給與。"時彼上座老病羸頓經行時倒地，佛言："聽繩索繫兩頭循索行。"捉索行手軟破手，佛言："聽作捲、若竹筒以繩穿筒手捉循行。"經行時疲極，聽兩頭安床。

(《大正藏》卷二十二第938页)

【评说】经文记载了老病比丘在室内经行时的特殊装备,即用绳索穿卷、竹筒安设床两头。老病比丘可手握竹筒经行,体现出佛教对老病比丘的看护十分细致。

【原文】時比丘洗脚,天雨,雨新染衣,色壞,佛言:"應别作洗脚處。"彼須水盆與水盆,須水坻與水坻,須洗脚石與石,須坐具與坐具。彼洗脚天雨泥污脚污衣坐具,佛言:"聽以石若甎若木作道。"爾時耆闍崛山中去水遠,佛言:"聽作渠。"作時患渠崩决,佛言:"聽以石、若甎、若木障兩邊。若寺内應作池。若池邊崩决,聽以石、若甎、若木障四邊,上應作屋覆。若池邊患泥應安石、若甎、若板、若碎石。"患小兒墮水,佛言:"聽作欄。"彼池水熱,佛言:"聽瓶盛晝日内屋中夜置在外,若屋内患泥,聽别作安水屋。若地泥污脚,聽安石若甎若碎石,彼須水器應與。"彼用寶作器,佛言:"不應用寶,應用鐵若銅若瓦作。"彼水器無安處破壞,佛言:"應水屋中别作架安。"時衆僧得貝,佛言:"聽畜。"復無安處,佛言:"聽與水器共安一處。"(《大正藏》卷二十二第938页)

【评说】佛陀从利益众生的角度出发,主张安设洗脚处、木障、栏等。

【原文】彼於戶邊作龍蛇像,佛言:"不應作如是像,聽作蒱挑蔓若蓮華像。"彼欲於戶上作華像,聽作。彼作兵馬像,佛言:"不應作,應以紫色、若朱、若五種色。"彼倚色脱。佛言:"不應倚。"彼上座老病比丘及遠來比丘,不倚身不安,佛言:"聽以草葉樹皮、十種衣中以一一衣著背後倚之。"(《大正藏》卷二十二第941页)

【评说】佛陀允许老病比丘作靠背。

【原文】彼比丘晝日多人處脇著地眠,諸居士見皆共譏嫌言:"沙門釋子自稱覺悟,而自晝日脇著地眠耶?"諸比丘白佛,佛言:"不應爾。"彼上座老病遠來比丘晝日不眠疲極,佛言:"聽入房内閉戶而眠。"彼驅遣病人,佛言:"不應遣病人,亦不應去。"彼六群比丘託病不避上座,諸比丘白佛,佛言:"不應爾。"(《大正藏》卷二十二第941页)

【评说】"入房内闭户而眠",是指老病比丘身体需要调养,需要入室休息。可见,佛陀已认识到睡眠、休息对疾病预后的重要性。

【原文】彼病比丘在閣上大房中住,大小便唾污穢臭處不淨。佛言:"病比丘不應在閣上大房中住,應在小房中住,若别作小屋。"彼病比丘不能至大小便處,佛言:"聽在近處鑿坑安大小便處。若不能出房,聽屋中安便器。"若不能起離床,佛言:"聽穿床作孔便器著下。"彼唾房中污灑地,佛言:"不應爾。"彼上座老病比丘數起疲極,佛言:"聽作唾器。"彼於多人住處捨虱棄地,佛言:"不應爾。"彼上座老病比丘數數起棄虱疲極,佛言:"聽以器若毳、若劫貝、若弊物、若綿拾著中。若虱走出,應作筒盛。"彼用寶作筒,佛言:"不應用寶作筒,聽用牙、若骨、若鐵、若銅、若鉛錫、若竿蔗草、若竹、若葦、若木作筒,虱若出應作蓋塞。"彼用寶作塞,佛言:"不應用寶作,應用牙骨乃至木作。無安處,應以縷繫著床脚裹。"(《大正藏》卷二十二第941页)

【评说】若因疾病缘故,不能自行如厕,可在房中安设大小便器、唾器。

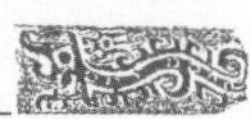

【原文】時祇桓園牛羊來入無有禁限，佛言："掘作塹障。"彼上座老病比丘行時不能度，佛言："聽作橋。"而不知云何作？"應以板若木作，若安繩索連繫。"上座老病比丘度橋時脚跌倒地，佛言："聽兩邊安索手捉順而度，若捉索故倒地，應兩邊安欄楯。若塹不牢，應重作籬障。若無門聽作門，若籬不堅牢應擣牆，作牆所須者一切應與，若不牢應作重樓閣。"(《大正藏》卷二十二第 941 页)

【评说】在桥边安设索手及栏楯，在不牢固的地方安设篱障可以防止老病比丘摔倒。

【原文】時諸比丘露處大小便，有婦人見之，比丘疾疾起，大便不竟遂成患。佛言："聽作廁屋。"彼安一大便處，便時多人立待，佛言："應作眾多處。若當戶見應作障，若更相看應作隔障。"彼上座老病比丘大小便起時倒地，"聽在邊安欄架。"彼在處處拭大便，或在壁角或在石上或草上，佛言："不應爾，聽別作洗處。"彼處處小便泥污地，佛言："不應爾。應在邊一處小便。若故患泥污，應別作小便處。"不知云何作？佛言："聽掘地作坑，下安石持瓮著上，開瓮底漏下，瓮兩邊安木，若患氣臭作蓋覆。"(《大正藏》卷二十二第 942 页)

【评说】为防止老病比丘跌倒，故在大小便处安设栏架。

【原文】時諸比丘冷水洗面手脚患冷，佛言："聽煖水洗。"不知云何煖？佛言："澡罐盛水著火邊。若澡罐多、若火邊不容者，應安三揭杖，瓶盛水著上煖。瓶大妨火，應作繩懸。若繩燒，以筒盛繩，若筒燒，以泥泥。"瀉水時筒折，佛言："應以餘器率取。瀉水瓶中時患棄水，應作潵水筒。若懸繩斷，上安鐵鐶鈕。"

時諸比丘冬月洗脚患冷，佛言："應安澡盤洗脚器在屋裏洗，洗脚所須應與。"

時比丘早起油塗脚已入聚落乞食，女人接足禮油污手捉比丘鉢，餘比丘見惡之。諸比丘白佛，佛言："不應早起油塗脚入聚落乞食。"諸比丘脚劈破，"聽塗足跟足底油，塗至指奇。"(《大正藏》卷二十二第 942-943 页)

【评说】经文指出冬天应用暖水洗面和手脚，可以预防冻疮，若患脚皲裂，可用油涂抹。

卷第五十一

【原文】有五法不應差為僧分粥，設差不應分：若有愛、有恚、有怖、有癡、不知已分未分。有如是五法，不應差為僧分粥，已差不應分。有五法應差為僧分粥：不愛、不恚、不怖、不癡、知已分未分。有如是五法，應差為僧分粥，若差應令為僧分粥、分小食、分佉闍尼，差請會敷臥具分臥具、分浴衣、分衣，可取可與。差比丘使、差沙彌使，一切亦如是。有五法為僧分粥，入地獄如射箭：有愛、有恚、有怖、有癡、不知分未分。有如是五法分粥，入地獄如射箭。有五法分粥，生天如射箭，不愛、不恚、不怖、不癡知分未分。有如是五法為僧分粥，生天如射箭，乃至差沙彌使亦如是。(《大正藏》卷二十二第 945 页)

【评说】经文记载了为僧分粥的条件：不爱、不恚、不怖、不痴、知已分未分，即在没有贪着、恐怖、恚怒、愚痴的情绪，知道已经分到和没有分到的情况下才可以公平分配。

【原文】時有比丘，蛇吐毒鉢中，不洗持用食，食已得病。諸比丘白佛，佛言："不應不洗鉢用食，聽洗已用食。"(《大正藏》卷二十二第 945 页)

【评说】“洗钵用食”体现了佛陀的卫生观。

【原文】時比丘剃髮，患髮著衣，佛言：“聽畜承髮器。”不知云何作？“聽織竹作、若屈木為捲，以樹皮鞔之，若十種衣中一一衣，聽作承髮器。”彼持承髮物著地，用時著膝上，泥土污衣，佛言：“不應爾，聽以繩懸若安栈上。”(《大正藏》卷二十二第945页)

【评说】因剃发时恐发落衣间，故建议比丘作承发器。

【原文】時比丘患鼻中毛長，佛言：“聽拔。若自拔、若令人拔。”彼須鑷，佛言：“聽作。”彼用寶作，佛言：“不應用寶作。聽用骨、牙、角、銅、鐵、白鑞、鉛、錫作。若患鑷頭破，聽頭安鐵。手捉難掌護，聽著剃刀囊中。”(《大正藏》卷二十二第945页)

【评说】佛陀时代就有拔鼻中长毛用的镊子。

【原文】時六群比丘剪爪令血出，佛言：“不應爾。”彼剪爪令如半月形，佛言：“不應爾。”彼剪爪令頭尖，佛言：“不應爾。”彼磨爪令光出，佛言：“不應爾。”彼以彩色染爪，佛言：“不應爾。”佛語比丘：“汝曹癡人！避我所制更作餘事。聽諸比丘皮次剪爪。”不知長短幾許應剪？佛言：“極長如一麥應剪。”(《大正藏》卷二十二第945页)

【评说】佛陀对比丘修剪指甲也作出了相应规定：不能剪出血、不能剪成半月形、指甲尖不能染色。

【原文】時六群比丘以剪刀剪鬚髮，佛言：“不應爾。”彼剃髮不剃鬚，佛言：“應剃鬚髮。”彼剃鬚、不剃鬚，佛言：“應剃鬚髮。”彼拔髮，佛言：“不應爾。”彼留髮，佛言：“不應爾。”彼撚髭令翹，佛言：“不應爾。汝等癡人！避我所制更作餘事。自今已去，應鬚髮盡剃。”

彼比丘不知髮長幾許應剃？佛言：“極長長兩指，若二月一剃，此是極長。”

時六群比丘梳鬚髮，佛言：“不應爾。”彼以油塗髮，佛言：“不應爾。”六群比丘畫眼瞼。時諸居士見皆共譏嫌：“沙門釋子多欲無厭，自稱言：‘我知正法。’如是何有正法？猶若白衣。”諸比丘白佛，佛言：“不應如是畫眼瞼。”

時諸比丘患眼痛，佛言：“聽著種種藥。”(《大正藏》卷二十二第945-946页)

【评说】经文指出须发最长不得超过两指，至少二月一剃，不能画眼睑；佛陀建议患眼病应当积极治疗。

【原文】時諸比丘患身汗臭，佛言：“聽作刮汗刀。”彼用寶作，佛言：“不應用寶。聽用骨、牙、角、銅、鐵鉛、錫、舍羅草、竹、木作。”時六群比丘作刮汗刀，頭似剃刀形，刮汗并欲去身毛，佛言：“不應爾。亦不應畜如是刀。”時病瘡比丘以麁末藥洗患痛。佛言：“聽以細末藥、若細泥、若葉華菓，隨病比丘便身，聽洗病者種種瘡乃至患汗臭。”(《大正藏》卷二十二第946页)

【评说】经文记载了用刮汗刀(剃去身毛)治疗汗臭，用细末药、细泥、叶华果治疗汗臭和疮病。

【原文】時六群比丘著耳鐺佛言：“不應爾。”時六群比丘耳輪上著珠，佛言：“不應爾。”六群比丘著耳環，佛言：“不應爾。”六群比丘以多羅葉、若鉛錫作環張耳孔令大，佛言：“不應

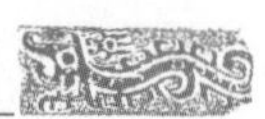

爾。”彼六群比丘纏裹耳睡，佛言：“不應爾。”彼作鉛錫腰帶，佛言：“不應爾。”彼著頸瓔，佛言：“不應爾。”彼著臂脚玔，佛言：“不應爾。”彼著指環，佛言：“不應爾。”彼用五色綖絡腋繫腰臂，佛言：“不應爾。”彼著指印，佛言：“不應爾。”（《大正藏》卷二十二第946页）

【评说】佛陀禁止比丘穿耳孔、佩戴耳饰、缠铅锡腰带、佩戴颈樱、指环、指印等。

卷第五十二

【原文】爾時諸比丘乞食，得菴婆羅菓汁，佛言：“聽飲。”彼得成煮菴婆羅菓，佛言：“聽食。”彼得菴婆羅菓漿，佛言：“聽飲。若未成酒聽非時飲，成酒不應飲，若飲應如法治。”後於異時，菴婆羅菓大熟，阿難喜食此菓，往世尊所，頭面禮足却坐一面，白佛言：“菴婆羅菓大熟。”爾時世尊以此因緣集比丘僧，為諸比丘隨順說法，無數方便讚歎頭陀端嚴少欲知足有智慧者，告諸比丘：“自今已去，聽食菴婆羅菓。”（《大正藏》卷二十二第953页）

【评说】菴婆罗果是一种可以作为酿酒原料的水果，若菴婆罗果汁已酿成酒则不能食用。

【原文】時病比丘被拘執，毛在內，毛著瘡患痛，佛言：“裹著襯身衣，若患熱應反被以袈裟覆上。”（《大正藏》卷二十二第953页）

【评说】“毛在内，毛著疮患痛”，佛陀教导比丘穿衣方法尽量不要使衣物与患处摩擦，以免造成疼痛。

【原文】爾時世尊在舍衛國。六群比丘用雜蟲水，諸居士見皆共譏嫌：“沙門釋子無有慈心斷眾生命，自稱言：‘我知正法。’如是何有正法？”諸比丘白佛，佛言：“不應用雜蟲水，聽作漉水囊。”不知云何作？佛言：“如勺形、若三角、若作撗郭、若作漉瓶，若患細蟲出，聽安沙囊中。”彼以雜蟲沙棄陸地，佛言：“不應爾，聽還安著水中。”（《大正藏》卷二十二第954页）

【评说】漉水囊是一种可以滤过杂虫的盛水器。

【原文】時六群比丘亞臥枕於案上食，時諸居士見皆共譏嫌言：“沙門釋子不知慚愧，自稱言：‘我知正法。’如是有何正法？亞臥而食，如似王大臣。”諸比丘白佛，佛言：“不應爾。”時諸上座老病比丘不能自手捉鉢食，“聽著繩床木床角頭若安瓶上。”（《大正藏》卷二十二第954页）

【评说】因患疾病，比丘不能自理饮食，故将瓶钵置于床头，以方便病比丘进食。

【原文】時老病比丘道行倒地，佛言：“老病聽捉杖。患杖下頭盡，聽作鐕。”彼用寶作，佛言：“不應用寶，聽用骨、牙、角、白鑞、鉛、錫作。若上頭破，亦聽用如是等物作。”（《大正藏》卷二十二第955页）

【评说】佛陀建议老病比丘拄杖以防摔倒，杖底可作鐕以防损毁。

【原文】時世尊在毘舍離。時眾僧大得飲食供養，諸比丘不節遂成患，佛言：“應服藥。彼須吐下，應與吐下。彼須粥，與粥。須野鳥肉，應與。”

爾時耆婆童子治眾僧病，為佛及僧作吐下藥、作粥及野鳥肉羹，不能供足，往世尊所，頭面禮足却住一面，白世尊言："大德！諸比丘得病，若聽諸比丘作浴室浴者可得少病。"時世尊默然聽可。時耆婆童子知佛聽可，即從坐起前禮佛足遶佛而去。時世尊以此因緣集比丘僧，而為方便隨順說法，讚歎頭陀端嚴、少欲知足、樂出離者，告諸比丘："聽諸比丘作浴室洗浴。"（《大正藏》卷二十二第 958 页）

【评说】本段经文记载比丘因饮食不节患病，医生耆婆建议治疗上服吐下药、饮粥、食野鸟肉，同时指出多洗浴有助于防病，体现了耆婆的养生观。

卷第五十三

【原文】時諸比丘口臭，佛言："應嚼楊枝。不嚼楊枝，有五事過：口氣臭、不別味、增益熱癊、不引食、眼不明。不嚼楊枝，有如是五過。嚼楊枝有五事利益：一、口氣不臭。二、別味。三、熱癊消。四、引食。五、眼明。嚼楊枝有如是五事利益。"世尊既聽嚼楊枝，彼嚼長楊枝，佛言："不應爾。聽極長者一搩手。"彼嚼楊枝奇者，佛言："不應爾。"彼嚼雜葉者，佛言："不應爾。"彼純嚼皮，佛言："不應爾。"時有比丘嚼短楊枝，見佛恭敬故便咽即以為患。諸比丘白佛，佛言："不應爾。極短者長四指。"彼於多人行處嚼楊枝，若在溫室、若在食堂、若在經行堂。諸比丘見惡之，往白佛，佛言："不應爾。有三事應在屏處，大小便、嚼楊枝，如是三事應在屏處。"（《大正藏》卷二十二第 960 页）

【评说】佛陀时代已十分重视口腔卫生，认为咀嚼杨枝有五大益处：口气不臭、别味、消热癊、引食、眼明。指出应当在隐蔽处嚼杨枝，大小便。

【原文】時諸比丘舌上多垢，佛言："聽作刮舌刀。"彼用寶作，佛言："不應爾。聽用骨、牙、角、銅鐵、白鑞、鉛、錫、舍羅草、竹葦、木。"彼不洗便舉，餘比丘見惡之，佛言："不應爾，應洗。"彼洗已不曬燥便舉，生壞，佛言："不應爾。"（《大正藏》卷二十二第 960-961 页）

【评说】佛陀时代已有刮舌的工具：刮舌刀，刮舌刀可由骨、牙、角、铜铁、白银、铅、锡、舍罗草、竹苇、木制作，但应注意清洗。

【原文】時諸比丘患食物入齒間，佛言："聽作摘齒物。"彼用寶作，佛言："不應用寶作，聽用骨牙角乃至竹木作。"彼用已不洗便舉，諸比丘見皆惡之，佛言："不應爾。應洗。"彼洗已不曬燥便舉，生壞，佛言："不應爾。應令燥舉之。"（《大正藏》卷二十二第 961 页）

【评说】佛陀时代已有摘齿物剔除齿间残留的食物，以保证口腔清洁。

【原文】時諸比丘患耳中有垢，佛言："聽作挑耳篦。"彼用寶作，佛言："不應爾。聽用骨牙角乃至竹木作。"彼用已不洗便舉，諸比丘見惡之，佛言："不應爾。應洗已舉之。"彼不燥便舉，生壞，佛言："不應爾。應令燥已舉之。"（《大正藏》卷二十二第 961 页）

【评说】挑耳篦是佛陀时代用来去除耳垢的工具。

【原文】爾時世尊在毘舍離國。時諸離奢乘象馬車乘、輦輿、捉持刀劍，來欲見世尊。彼留刀杖在寺外，入內問訊。時六群比丘出外，輒乘彼象馬車乘、輦輿、捉持刀劍共戲。時諸居

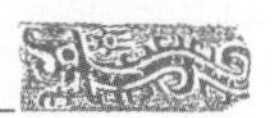

士見皆共譏嫌言:“沙門釋子不知厭足無有慚愧,乃乘彼象馬車乘捉持刀劍共戲,猶如國王大臣。”諸比丘白佛,佛言:“比丘不應乘象馬車乘、輦輿而共戲笑,苾芻亦不應捉持刀劍。”時諸上座老病比丘,不能從此住處至彼處,畏慎不敢騎乘,佛言:“聽乘步挽車。若男子乘,一切畜生乘亦男。”彼有命難、淨行難,畏慎不敢騎乘避走,佛言:“若有如是難,聽乘象馬避。”時諸白衣持刀劍來寄諸比丘藏,比丘畏慎不敢受,世尊有如是教不聽持刀劍。白佛,佛言:“聽為檀越牢堅故藏舉。”(《大正藏》卷二十二第 961 页)

【评说】佛陀允许不堪长途跋涉者可搭乘各种车乘或牲畜(性别一致),可见佛教活动十分注重老弱病比丘的身体状况。

【原文】時王憂陀延即往迦旃延所,頭面禮足却坐一面,時迦旃延種種方便為王說法令得歡喜。時王聞法歡喜已,白如是言:“願受我明日請食,通已八人。”時迦旃延默然受之。時王見迦旃延默然受請已,從座起頭面禮足歡喜而去。王還其家辦種種多美飲食,明日清旦往白時至。時大迦旃延,清旦著衣持鉢,通已八人,往王憂陀延宮敷座而坐。王憂陀延手自斟酌種種多美飲食令得飽足,食已捨鉢,取金瓶盛水授之,以象布施。迦旃延言:“止!止!王此便為供養已,我等不應受如是供養。”復以車馬人兼金銀、琉璃、頗梨、真珠、車渠、馬瑙七寶布施,迦旃延言:“止!止!此便為供養,我等不應受如是供養。”時王憂陀延即禮迦旃延足已,更取卑床坐。時迦旃延種種為王說法,令得歡喜已,從坐起而去,還寺內白諸比丘。諸比丘白佛。佛爾時以此因緣集比丘僧,為諸比丘說大小持戒揵度:“如來出世,應供、正遍知、明行足、為善逝、世間解、無上士、調御丈夫、天人師、佛、世尊,於一切諸天、世人、沙門、婆羅門、天魔、梵王,眾中而自覺悟證知為人說法。初語亦善、中語亦善、下語亦善,文義具足開顯淨行。若居士居士子聞,若復餘種姓生者,彼聞正法便生信樂。以信樂心而作是念:‘我今在居家妻子繫縛,不得純修梵行。我今寧可剃除鬚髮、披袈裟,以信捨家入非家道。’彼於異時,錢財若多、若少皆悉捨棄,親屬若多、若少皆亦捨離,剃除鬚髮、披袈裟,捨家入非家道。彼與出家人同除捨飾好,與諸比丘同戒,不殺生放捨刀杖,常有慚愧慈念眾生,是為不殺生。捨偷盜,與便取、不與不取,其心清淨無有盜意,是為不偷盜。捨婬不淨行,修梵行勤精進,不著欲愛,清淨香潔而住,是為捨婬不淨行。捨妄語,如實不欺詐於世,是為不妄語。捨兩舌,若聞此語不傳至彼,若聞彼語不傳至此,不相壞亂。若有離別善為和合,和合親愛常令歡喜,出和合言所說知時,是為不兩舌。離麁惡言,所言麁獷苦惱他人,令生瞋恚而不喜樂,斷除如是麁惡言,言則柔軟,不生怨害,能作利益,眾人愛樂,樂聞其言,常出如是利益善言,是為不麁惡言。離無利益語,知時語、實語、利益語、法語、律語、滅諍語,有緣而說,所言知時,是為離無利益語。不飲酒離放逸處。不著華香瓔珞,不歌舞倡伎亦不往觀聽,不高廣床上坐,非時不食。若是一食,不把持金銀七寶,不取妻妾童女,不畜養奴婢、象馬、車乘、鷄狗、猪羊、田宅、園觀、儲積畜養一切諸物,不欺詐輕秤小斗,不合和惡物,不治生販賣,斷他肢節殺害繫閉,斷他錢財役使作業。言輒虛詐發起諍訟,棄捨他人,斷除如是諸不善事。行則知時、非時不行,量腹而食、度身而衣,取足而已。衣鉢自隨,猶若飛鳥羽翮身俱。比丘如是所去之處,衣鉢隨身。如餘沙門婆羅門受他信施,求種種餘積飲食、衣服、香味觸法;離如是無厭足事。如餘沙門婆羅門食他信施,聚集種子種殖樹木鬼神村;離如是事。如餘沙門婆羅門食他信施。但作方便求諸利養,象牙雜寶高廣大床,種種文繡被褥,及與雜色諸皮;離如是利養法。如餘沙門婆羅門食他信施,但作方便求自嚴身,酥油摩身、香水洗浴,以香塗身香澤梳頭,著好華鬘染眼紺色，種種莊嚴面首，色綖繫臂捉通中杖，執持刀劍并孔雀蓋，以珠為扇以鏡自照。著雜色革屣，著純白衣；能離如是莊嚴之事。如餘沙門婆羅門食他信施，專為嬉戲，棊局、博掩、樗蒱、八道、十道、或復拍石；斷除如是種種嬉戲。如餘沙門婆羅門食他信施，但說妨道法，說王事、賊事、鬪戰軍馬事、大臣事、騎乘事、園觀出入事、臥起事、女人事、衣服飲食事、親里事、國土事、思憶世間入大海事；斷除如是一切妨道之業。如餘沙門婆羅門食他信施，無數方便但作諛諂美辭，現相毀呰以利求利；捨如是邪命諛諂。如餘沙門婆羅門食他信施，常共講論諍言，或在園觀，若在浴池，或在講堂：'我知如是法律，汝無所知，汝趣邪道，我向正道，以前言著後。後言著前。我能忍汝不能忍，我勝汝，汝但狂言，共汝論議我今得勝，能問便問。'除斷如是一切諍事。如餘沙門婆羅門食他信施，但作方便求為使命，若為王、王大臣、婆羅門、若居士通信，從此處往彼處，從彼還此，持此信往彼，持彼信來此，自作是教他作是；能遠離如是使命事。如餘沙門婆羅門食他信施，但作種種鬪戲，或弓鬪、或刀鬪、或杖鬪、或鷄鬪、或狗鬪、或鬪猪、或鬪羖羊、或鬪羝羊、或鬪鹿、或鬪象、或鬪馬、或鬪駝、或鬪牛、或犎牛鬪、或水牛鬪、或鬪女人、或鬪男子、或鬪童男童女；斷除如是一切嬉戲鬪事。如餘沙門婆羅門食他信施，行妨道法邪命自活，瞻相男女好惡相，種種畜生以求利養；斷除如是種種妨道法。如餘沙門婆羅門食他信施，行妨道法邪命自活，召喚鬼神或復驅遣種種厭禱；除斷如是妨道法。如餘沙門婆羅門食他信施，行妨道法邪命自活，或為人呪病、或誦惡術、或誦好呪、或治背病若為出汗、或行針治病、或治鼻或治下部病；除斷如是邪命妨道法。如餘沙門婆羅門食他信施，行妨道法邪命自活，行藥療治人病或吐或下治男治女；除斷如是妨道法。如餘沙門婆羅門食他信施，行妨道法邪命自活，或呪火、或呪行來令吉利、或誦剎利呪、或誦鳥呪、或誦枝節呪、或誦安置舍宅符呪，若火燒鼠嚙物能為解呪、或誦別死生書、或誦別夢書、或相手相肩、或誦天人問、或誦別鳥獸音聲書；除斷如是妨道法。如餘沙門婆羅門食他信施，邪命自活，瞻相天時，或言當雨、或言不雨、或言穀貴、或言穀賤、或言多病、或言少病、或言恐怖、或言安隱、或言地動、或言彗星現、或言月蝕、或言不蝕、或言日蝕、或言不蝕、或言星蝕、或言不蝕、或言月蝕有如是好報有如是惡報，日蝕星蝕亦如是；除斷如是邪命法。如餘沙門婆羅門食他信施，行妨道法邪命自活，或言此國當勝彼國不如，或言彼國勝此國不如，或此勝彼不如，或言彼勝此不如，瞻如是吉凶好惡；除斷如是妨道法。彼於此事中修集聖戒，內無所著其心安樂，眼雖視色而不取相，不為眼色所劫，眼根堅固寂然而住，無所貪欲而無憂患，不漏諸惡不善法，堅持戒品能善護眼根；耳鼻舌身意亦如是。於如是六觸入中善學護持調伏令得止息，猶若平地四交道頭駕象馬車乘，善調御者左執鞚右持鞭。善學護持、善學調伏、善學止息比丘亦如是，於六觸入中善學護持、善學調伏、善學止息，彼有如是聖戒得聖眼根，食知止足亦不貪味以養其身，而不貢高憍慢取自支身令無苦患，得修淨行，故苦消滅、新苦不生，無有增減，有力無事令身安樂。猶如男子女人身患瘡，以藥塗之取令瘡差。比丘食以知足，取令身安亦復如是。譬如人以膏油膏車，為財物故，欲令轉載有所至到。比丘食知止足取令支身亦復如是。比丘有如是聖戒得聖諸根，於食中能知止足，初夜後夜精進覺悟，若在晝日若行若坐，常爾一心念除諸蓋。彼於初夜若行若坐，常爾一心念除諸蓋。彼於中夜側右脇累脚而臥，念當時起繫想在明心無錯亂，至於後夜便起思維，若行若坐常爾一心念除諸蓋。比丘有如是聖戒逮聖諸根，食知止足。初夜後夜精進覺悟，常爾一心念無錯亂。(《大正藏》卷二十二第962-964页)

【评说】佛陀"如是无厌足事"的生活观点与《内经》遵循自然之道的养生观有相似之处，量腹而食体现了适度的原则，过饥过饱都会导致疾病的产生。佛陀不允许比丘通过咒语进

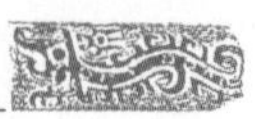

行修行解脱、为人治病、不可持诵邪恶呪术、持诵善呪，也不可替人治背病令其出汗、以针灸治病、治鼻病、治下半身病痛，认为这些都是妨碍解脱的邪法。佛陀强调了持戒的重要性。

【原文】“云何比丘念無錯亂？比丘如是觀内身身念處，精進不懈念無錯亂，調伏慳貪世間憂惱；觀外身身念處，精進不懈念無錯亂，調伏慳貪世間憂惱；觀内外身身念處，精進不懈念無錯亂，調伏慳貪世間憂惱。受、心、法亦如是，是為比丘念無錯亂。云何比丘一心？若行步入出，左右視瞻屈申俯仰，執持衣鉢、受取飯食，大小便利，睡眠覺悟，若坐若立，若有所說若復寂然，如是一切常爾一心，是為一心。譬如有人與大眾共行，若在前若在中若在後，常得安樂而無有畏。比丘亦復如是，行步入出乃至默然，常爾一心。比丘有如是聖戒，得聖諸根，食知止足，初夜後夜精進覺悟，常爾一心無有錯亂，樂在阿蘭若處樹下住，或樂處山窟、若在露地糞聚邊、若在塚間水岸間，彼乞食還已洗足，安置衣鉢結加趺坐，直身正意繫念在前，斷除慳貪心不與俱，斷除瞋恚無有怨嫉，心住無瞋、清淨無恚常有慈愍，除去睡眠不與共俱，繫想在明念無錯亂，除斷調愧不與共俱，内心寂滅調愧心淨。除斷於疑，已度於疑，其心一向在於善法。譬如有奴大家，與姓安隱脫奴。彼自念言：‘我先是奴，而今解脫安隱，已得自在，不復從人。’以是因緣便得歡喜其心安樂。又如有人舉他財物而行治生能得利息，還本既畢復有餘在，足以養活妻子，彼自念言：‘我先舉債以用治生，而得利息。既得還本，復有餘在，足養妻子。我今便得自在，不復畏人。’以是因緣便得歡喜其心安樂。如人久病從病得差，食飲消化身有色力，彼作是念：‘我先有病而今得差，飲食消化身有色力。’以是因緣便得歡喜其心安樂。如人久閉牢獄從獄安隱得脫，彼作是念：‘我先繫閉，今已得脫，無所復畏。’以是因緣便得歡喜其心安隱。如人多持財寶，度大曠野不遭賊劫安隱得過，彼作是念：‘我先多持財寶從曠野得過，而今無所復畏。’以是因緣便得歡喜其心安樂。比丘有五蓋亦復如是，如奴、負債、久病、在獄、行大曠野，自見未斷諸結，令心染污慧力不明。彼即捨欲惡不善法，與覺觀俱而受喜樂，得入初禪。彼以喜樂潤漬於身，遍滿盈溢無不遍處，如人巧浴器盛細末藥，以水漬之和合相得，其水潤漬無有不潤而無零落。比丘得入初禪亦復如是，喜樂遍身無有空處，此是最初現身得樂。何以故？由不放逸精進不懈，念無錯亂樂處寂靜故。彼捨覺觀便生内信，心在一處，無覺無觀，心定喜樂，入第二禪。彼以心定喜樂潤漬於身，遍滿盈溢無不遍處。猶如山頂之泉水自中出，亦不從東西南北及從上來，即此池中清冷水出，潤漬一池遍滿盈溢無有空處。比丘入第二禪亦復如是，心定喜樂遍滿盈溢，此是第二現身得樂。彼捨喜心，住護念樂，身受快樂，如聖所說護念快樂，入第三禪。彼於身無喜，以樂潤漬，遍滿盈溢，無有空處。譬如優鉢羅華、拘頭摩、分陀利華，雖生出地而未出水，根莖華葉潤漬水中，無有空處而不潤漬。比丘入第三禪亦復如是，離喜住樂潤漬於身無不遍處，此是第三禪得現身快樂所遊戲處。彼捨苦樂憂喜，先斷不苦不樂，護念清淨，入第四禪。身心清淨具滿盈溢，無不遍處。由若男子女人沐浴淨潔，被以新白淨衣，無有不覆之處。比丘入第四禪亦復如是，其心清淨遍滿於身，無空缺處。彼入第四禪，心不掉動，亦不懈怠，不與愛恚相應，住無動地。譬如密屋，内外泥治，堅閉戶嚮，無有風塵，於内然燈，無有人、非人、風鳥、扇動，其燈焰直上無有曲戾，恬定而然。比丘入第四禪亦復如是，無有掉動，心無懈怠，不與愛恚相應，已住無動地，此是第四禪現身得樂所遊戲處。何以故？由不放逸精進不懈念不錯亂樂處寂靜故。（《大正藏》卷二十二第964页）

【评说】作奴、负债、久病、在狱、行旷野都会令人心中生疑而难以进行禅定。修行进入一二三四禅定后的心身状态各不相同，进入一禅后觉喜乐遍身无有空处，进入二禅后觉心定喜乐遍满盈溢，进入三禅后觉离喜住乐润渍于身无不遍处，进入四禅后觉无有掉动，心无懈怠，不与爱恚相应，已住无动地。

卷第五十四

【原文】毘舍離有長老，字一切去，是閻浮提中最上座。時三浮陀語離婆多言："今往一切去上座屋中宿，具說此事，令其得聞。"時二人即共相隨往至彼屋。時一切去長老夜坐禪思，惟夜已久，離婆多作是念："此上座年已老氣力羸劣，而久坐如是，況我當不作如是坐。"時離婆多即便坐思维至夜久。一切去長老作是念："此客比丘遠來疲極，猶故坐禪思维如是，況我而不久坐。"時彼長老即復久坐思维。夜已過多，語離婆多言："長老！汝此夜思维何法？"答言："我先白衣時嘗習慈心，此夜思维入慈三昧。"彼即言："汝此夜入小定。何以故？慈心三昧是小定。"即復問言："大德一切去，此夜思维何法？"答言："我先白衣時習空法，我此夜多入空三昧。"彼言："大德此夜思维大人之法。何以故？大人之法入空三昧。"彼作是念："今正是時，可說先因緣令其得知。"彼問言："大德長老！得二指抄食不？"問言："云何得二指抄食？"答言："大德！足食已捨威儀不作餘食法，得二指抄食食。"答言："不應爾。"問言："在何處制？"答言："在舍衛國，不作餘食法食，以是故制。"如是一一說，乃至布薩時受取金銀，令分物人分，如上說。彼即言："勿語餘人，恐人心不同，不得和合。"一切去上座為第一上座，三浮陀第二上座，離婆多第三上座，婆搜村是第四上座，阿難皆為其和尚。(《大正藏》卷二十二第970-971页)

【评说】正餐进食后再食应做余食法。佛陀为了消止比丘的贪欲，规定一日只进一次正餐。

卷第五十六

【原文】爾時世尊在毘舍離。優波離從坐起，偏露右肩、右膝著地，合掌白佛言："大德！諸比丘在婆裘河邊作不淨觀，厭身自殺，是犯不？"佛言："初未制戒，無犯。""人作人想，是犯不？"佛言："波羅夷。""人疑，是犯不？"佛言："偷蘭遮。""人作非人想，是犯不？"佛言："偷蘭遮。""非人人想，是犯不？"佛言："偷蘭遮。""非人疑，是犯不？"佛言："偷蘭遮。""大德！若作女想斷男命，是犯不？"佛言："波羅夷。""大德！若作男想斷女命，是犯不？"佛言："波羅夷。""若作此女想而斷彼女命，是犯不？"佛言："波羅夷。""大德！若作此男想斷彼男命，是犯不？"佛言："波羅夷。""若求覓持刀人，是犯不？"佛言："若斷命，犯。"

爾時有比丘，檀越家病往問訊。彼檀越婦顏容端正，比丘見已欲心繫著，比丘語言："可共我作如是事。"其婦言："大德！莫作是語，我夫存在，不欲作如是惡事。"比丘即向其夫歎死快，彼夫即死，疑，佛問言："汝以何心？"答言："殺心。"佛言："波羅夷。"

時有比丘，檀越病往問訊。檀越婦端正，比丘見已欲心繫著，語言："可共我作如是事。"其婦言："我夫存在，不欲作如是事。"比丘即與彼夫藥令死，疑，佛問言："汝以何心？"答言："以殺心。"佛言："波羅夷。"

時有比丘，檀越病往問訊。檀越婦端正，比丘見已欲心繫著，語言："共我作如是事。"其

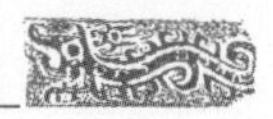

婦言:“我夫存在,不欲作如是事。”比丘即與其夫吐下藥令斷命,疑,佛問言:“汝以何心?”答言:“殺心。”佛言:“波羅夷。”

時有比丘,檀越病往問訊。檀越婦端正,比丘見已欲心繫著,語言:“共我作如是事。”其婦言:“我夫存在,不欲作如是事。”比丘即與非所應食令斷命,疑,佛問言:“汝以何心?”答言:“以殺心。”佛言:“波羅夷。”

時有比丘,檀越病往問訊。檀越婦端正,比丘見已欲心繫著,語言:“共我作如是事。”其婦言:“我夫存在,不欲作如是事。”比丘即與其夫非藥令斷命,疑,佛問言:“汝以何心?”答言:“殺心。”佛言:“波羅夷。”

時有比丘,檀越病往問訊。比丘形貌端正,其婦見欲心繫意於比丘所,語言:“大德!可共我作如是事。”比丘答言:“大姊!莫作是語,我所不應;汝夫存在,云何作如是惡事?”其婦作如是言:“我夫未死之間,不得與共和合。”即與其夫藥令斷命。夫既死已,語比丘言:“我夫已死,可共我作如是事。”比丘言:“大姊!莫作如是語,我所不應。”彼婦語言:“我為汝故斷夫命。云何不作如是事?”比丘聞之生疑,白佛,佛問言:“汝以何心?”即具說因緣,佛言:“無犯。吐下藥非所應食,非藥亦如是。”

時有婦人,夫行不在,他邊得娠,即往家常所供養比丘所,語言:“我夫不在,他邊得娠,與我藥墮之。”比丘即呪食與之令食,彼得墮胎。比丘疑,佛問言:“汝以何心?”答言:“殺心。”佛言:“波羅夷。”(《大正藏》卷二十二第 980-981 页)

【评说】比丘感叹死亡或以吐下药、禁忌药、非药、不合适的食物等伤害他人(包括堕胎)属于犯戒。

【原文】時有比丘,扶病人起,病者命過。疑,佛言:“無犯。若扶坐命過無犯,若為洗浴時命過無犯,若服藥時命過無犯。”

時有比丘長病,時瞻病者厭患,與非所應食令斷命。疑,佛問言:“汝以何心?”答言:“殺心。”佛言:“波羅夷。”

時有比丘長病,瞻病者厭患,即與非藥令命過。疑,佛問言:“汝以何心?”答言:“殺心。”佛言:“波羅夷。”

時有比丘長病,多有器物,瞻病者貪利,即與非所應食令命過。疑,佛問言:“汝以何心?”答言:“殺心。”佛言:“波羅夷。”

時有比丘長病,多有財物,瞻病者貪利,即與非藥令命過。疑,佛問言:“汝以何心?”答言:“殺心。”佛言:“波羅夷。”

時有比丘,腋下有癰腫,有比丘為按,彼語言:“莫按!莫按!”而故為按之不止,遂便命過。疑,佛問言:“汝以何心?”答言:“不以殺心。”佛言:“無犯。而不應如是強按。”

時有比丘通身腫,有比丘以急躁藥塗之,彼言:“止!止!莫塗,我患熱痛。”彼言:“小忍!當得除差。”塗之不止,遂便命過。疑,佛問言:“汝以何心?”答言:“不以殺心。”佛言:“無犯。而不應如是強塗。”

時有比丘,從蔭中移病比丘至日中,彼病者命過。疑,佛言:“無犯。從日中至蔭處亦無犯。”病者自欲從蔭中至日中、從日中至蔭中,病者命過。彼扶者疑,佛言:“無犯。”若扶病人出屋若入屋,病者命過,疑,佛言:“無犯。病人自欲出屋扶出屋,自欲入屋扶入屋而命過,扶者無犯。扶病人至大便處命過,若扶還屋命過,盡無犯。扶病人至小便處命過,若還屋命過,盡無犯。”

時有比丘患瘡，有比丘強壓上，彼病者言：“莫壓！莫壓！”壓之不已，遂便命過。疑，佛問言：“汝以何心？”答言：“不以殺心。”佛言：“無犯。而不應如是強壓。”

時有比丘病，餘比丘往問訊，撥衣看面，問言：“長老病小差不？”彼言：“莫撥！莫撥！”彼撥之不已，遂便命過。疑，佛問言：“汝以何心？”答言：“不以殺心。”佛言：“無犯。而不應強撥。”(《大正藏》卷二十二第 981 页)

【评说】比丘在照顾病人时，若遇病人死亡，在这一过程中，比丘犯戒与否应当根据情况而定。经文还指出，患热病不应以急躁药涂抹。

【原文】時有比丘散亂心眠，夢中失不淨。於夢中識了，彼作是念：“世尊為比丘制戒，故弄失不淨僧伽婆尸沙。而我散亂心眠，夢中失不淨，自覺憶識，我將無不犯耶？”不知云何？以此因緣具白諸比丘：“善哉長老！為我白佛，若佛有教，我當修行。”時諸比丘往世尊所，頭面禮足以此因緣具白世尊。世尊以此因緣集比丘僧，告言：“散亂心眠有五過失：夢見惡事、諸天不衛護、心不憶法、不繫想在明、夢中失不淨；散亂心眠有此五過失。住心而眠有五功德：不見惡夢、諸天衛護、心思樂法、繫想在明、不失不淨；如是住心而眠有五事功德。若夢中失，不犯。”時有比丘夢中憶識弄失不淨，彼疑，佛言：“不犯。”

時有比丘邪憶念失不淨，佛言：“不犯。若見美色不觸而失不淨，不犯。”(《大正藏》卷二十二第 985-986 页)

【评说】住心而眠(睡眠时不要劳心过甚，思绪翩翩)有五种益处：不见恶梦、诸天卫护、心情愉悦、系想在明、不遗精。

住心指专注于一处，心不散乱。

卷第五十九

【原文】飲酒有五過失：無顏色、體無力、眼闇、憙現瞋相、失財物，是為五。復有五事：生病、益鬪諍、惡名流布、智慧轉少、死墮惡道，是為五。(《大正藏》卷二十二第 1005 页)

【评说】经文记载了饮酒的十大过失：肤色难看、无力、眼光暗淡、丢失财物、面露怨恨、生病、好与人争斗、留下恶名损害自己名誉、智慧转少、死后堕恶道。生病是饮酒的害处之一。

【原文】不嚼楊枝有五過失：口氣臭、不善別味、熱癊不消、不引食、眼不明，是為五。嚼楊枝有五事好(即反上句是)。

食粥五事好：除飢、解渴、消宿食、大小便通利、除風，是為五。

經行有五事好：堪遠行、能思维、少病、消食飲、得定久住。

有五種食：飯、乾飯、麨、肉、魚。

有五種鹽：青鹽、黑鹽、毘荼鹽、嵐婆鹽、支都毘鹽，是為五。復有五種鹽：土鹽、灰鹽、赤鹽、石鹽、海鹽，是為五。

佉闍尼食有五事不應食：若非時、若不淨、若不與、若不受、若不作餘食法，是為五。有五事應食(即反上句是)。

有五種受食：身與身受、衣與衣受、曲肘與曲肘受、器與器受、有時因緣置地取，是為五。

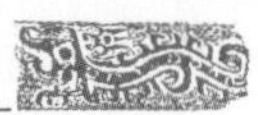

復有五：身與身受、或身與物受、或物與身受、或物與物受、或遙擲與得墮手中，是為五。

有五種淨菓：火淨、刀淨、若瘡淨、若鳥淨、若不任種淨，是為五。復有五：若剝少皮、若都剝、若腐爛、若破、若瘀，是為五。

有五種脂：羆脂、魚脂、驢脂、猪脂、失首摩羅脂，是為五。

有五種皮不應用：師子皮、虎皮、豹皮、獺皮、猫皮，是為五。復有五種皮：人皮、毒蟲皮、狗皮、錦文蟲皮、野狐皮，是為五。

有五種皮不應畜：象皮、馬皮、駝皮、牛皮、驢皮，是為五。復有五：羖羊皮、白羊皮、鹿皮、熊皮、伊師皮，是為五。

有五種肉不應食：象肉、馬肉、人肉、狗肉、毒蟲獸肉，是為五。復有五：師子肉、虎肉、豹肉、熊肉、羆肉，是為五。(《大正藏》卷二十二第1005-1006页)

【评说】经文记载了不嚼杨枝有五大坏处：口气臭、不善别味、热癃不消、不引食、眼不明；食粥有五大益处：除饥、解渴、消宿食、大小便通利、除风；经行五大益处：堪远行、能思维、少病、消食饮、得定久住。还记载了五种食物、十种盐、不应食佉阇尼食的五种情况、五种受食、五种净果、五种脂。十种盐包括：青盐、黑盐、昆荼盐、岚婆盐、支都昆盐、土盐、灰盐、赤盐、石盐、海盐。五种食：饭、干饭、麨、肉、鱼。

卷第六十

【原文】"飲酒有十過失：令色惡、少力、眼不明、喜現瞋、失財、增病、起鬪諍、有惡名流布、無智慧、死墮地獄，是為十。(《大正藏》卷二十二第1012页)

【评说】佛教认为饮酒有十种害处，即容颜没有光泽、乏力、视物不清、容易发怒、失财、增病、起斗诤、有恶名流布、无智慧、死后堕地狱。

四分律比丘戒本

后秦三藏佛陀耶舍译

【原文】若比丘！有病，殘藥酥、油、生酥、蜜、石蜜，齊七日得服。若過七日服者，尼薩耆波逸提。(《大正藏》卷二十二第1018页)

【评说】佛陀强调了药物的保质期限，超过七日的酥、油、蜜、石蜜不能服用。

【原文】若比丘！非時，受食食者，波逸提。

若比丘！殘宿食而食者，波逸提。

若比丘！不受食，若藥著口中，除水及楊枝，波逸提。

若比丘！得好美飲食，乳、酪、魚、及肉，若苾芻如此美飲食，無病，自為己索者，波逸提(四十)。(《大正藏》卷二十二第1019页)

【评说】佛陀制定了非时受食、食残宿食、药著口中(除水及杨枝)、求索美食属波逸提的规定。

四分僧戒本(昙无德出)

后秦世罽宾三藏佛陀耶舍译

【提要】列举四分律中的比丘具足戒之戒条。

【原文】“若比丘,故自手斷人命,持刀授與人,歎譽死、快勸死:‘咄!男子,用此惡活為?寧死不生。’作如是心,思维種種方便,歎譽死、快勸死。是比丘波羅夷,不共住。”(《大正藏》卷二十二第1023页)

【评说】赞叹死亡、劝人自杀或杀人都是修行者不应当的行为。

【原文】諸大德!是十三僧伽婆尸沙法,半月半月,戒經中說。若比丘,故弄陰出精,除夢中,僧伽婆尸沙。若比丘,婬欲意,與女人身相觸,若捉手、若捉髮、若觸一一身分者,僧伽婆尸沙。(《大正藏》卷二十二第1023页)

【评说】比丘故弄出精、摩触女性都属于犯僧残。

【原文】若比丘,作新臥具,應用二分純黑羊毛,三分白,四分牻。若比丘作新臥具,不用二分純黑羊毛,三分白,四分牻,作新臥具者,尼薩耆波逸提。(《大正藏》卷二十二第1025页)

【评说】佛陀规定了用于制作卧具的材料的成分:二分纯黑羊毛,三分白,四分牻。

【原文】若比丘,病畜酥、油、生酥、蜜、石蜜,齊七日得服。若過者,尼薩耆波逸提。(《大正藏》卷二十二第1026页)

【评说】如果因治疗疾病需要,可以储蓄酥、油、生酥、蜜、石蜜,但需要在七日内服食。

【原文】若比丘,知比丘尼讚歎因緣得食食,除施主先有意者,波逸提。

……

若比丘,施一食處,無病比丘應受一食,若過者,波逸提。

若比丘,展轉食,除餘時,波逸提。餘時者,病時、施衣時,此是時。

若比丘,別眾食,除餘時,波逸提。餘時者,病時、施衣時、作衣時、道行時、船行時、大會時、沙門施食時,此是時。

若比丘,至檀越家,殷勤請與餅、麨、飯,比丘須者,應兩、三鉢受,持至寺內,應分與餘比丘食。若比丘無病,過兩、三鉢受,持至寺內,不分與餘比丘食者,波逸提。

若比丘,足食竟,或時受請,不作餘食法更食者,波逸提。

若比丘,知他比丘足食竟,若受請,不作餘食法,殷勤請與食:“大德!取是食。”以是因緣,非餘,欲使他犯者,波逸提。

若比丘,非時食者,波逸提。

若比丘,食殘宿食者,波逸提。

若比丘,不受食食,若藥舉著口中,除水及楊枝,波逸提。

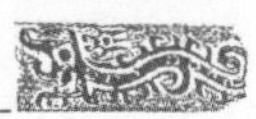

若比丘，得好美食，乳、酪、魚、肉，無病，自為己索者，波逸提。（四十）

若比丘，外道男、外道女，自手與食者，波逸提。

若比丘，先受請已，若前食、後食，行詣餘家，不囑餘比丘。除餘時，波逸提。餘時者，病時、作衣時、施衣時，此是時。

……

若比丘，語諸比丘如是語："大德！共至聚落，當與汝食。"彼比丘乃至聚落竟，不教與是比丘食，語言："汝去！我與汝共坐、共語不樂，我獨坐、獨語樂。"以是因緣，非餘，方便遣去者，波逸提。

若比丘，請四月與藥，無病比丘應受。若過受，除常請、更請、分請、盡形請者，波逸提。

……

若比丘，飲酒者，波逸提。（《大正藏》卷二十二第 1026-1027 页）

【评说】佛陀从进食时间、饮食物、饮食礼仪等方面对比丘都有严格的规定。

【原文】若比丘，恐怖他比丘者，波逸提。（《大正藏》卷二十二第 1027 页）

【评说】佛陀认识到外在情绪刺激对心身状态有极大影响，所以严禁比丘之间相互恐吓。

【原文】若比丘，作覆瘡衣，當應量作。是中量者，長佛四磔手，廣二磔手。若過成者，波逸提。（《大正藏》卷二十二第 1028 页）

【评说】经文记载了覆疮衣的具体尺寸，长佛四磔手，广二磔手；覆疮衣或与现代医院的病服类似。

【原文】不得生草上大小便、涕唾，除病，應當學。

不得淨水中大小便、涕唾，除病，應當學。（五十）

不得立大小便，除病，應當學。

不得與反抄衣人說法，除病，應當學。

不得為衣纏頸人說法，除病，應當學。

不得為覆頭人說法，除病，應當學。

不得為裹頭人說法，除病，應當學。

不得為叉腰人說法，除病，應當學。

不得為著革屣人說法，除病，應當學。

不得為著木屐人說法，除病，應當學。

不得為騎乘人說法，除病，應當學。（《大正藏》卷二十二第 1029 页）

【评说】佛陀规定比丘不得在生草上大小便、涕唾；不得在净水中大小便、涕唾；不得站立大小便，也不可以为反抄衣人、衣缠颈人、覆头人、裹头人、叉腰人、著革屣人、著木屐人、骑乘人说法。同时佛陀特别强调，在患病情况下以上情况都是允许的，表明佛陀十分体恤病人。

四分比丘尼戒本

后秦三藏佛陀耶舍译

【提要】列举四分律中比丘尼戒条。

【原文】若比丘尼，媒嫁，持男語語女，持女語語男。若為成婦事，若私通事，乃至須臾。是比丘尼犯初法應捨，僧伽婆尸沙。（《大正藏》卷二十二第1032页）

【评说】佛陀不允许比丘尼在男女之间传递双方言语。

【原文】若諸病比丘尼，畜藥：酥、油、生酥、蜜、石蜜，得食殘宿，乃至七日得服。若過七日服，尼薩耆波逸提。（《大正藏》卷二十二第1034页）

【评说】若非治疗疾病需要，比丘尼不得储蓄油、生酥、蜜、石蜜，虽是治疗需要但服食时间不得超过七日。

【原文】若比丘尼，故妄語者，波逸提。

若比丘尼，毀呰語，波逸提。

若比丘尼，兩舌語，波逸提。（《大正藏》卷二十二第1034页）

【评说】佛陀反复强调比丘尼之间应当和睦相处，不可妄语、毁呰语、两舌语。

【原文】若比丘尼，別眾食，除餘時，波逸提。餘時者：病時、作衣時、若施衣時、道行時、船上時、大會時、沙門施食時，此是時。（《大正藏》卷二十二第1035页）

【评说】比丘尼若非病时、作衣时、若施衣时、道行时、船上时、大会时、沙门施食时不可以别众食。

【原文】若比丘尼，至檀越家，慇懃請與餅、麨食。比丘尼欲須者，二三鉢應受，持至寺內，分與餘比丘尼食。若比丘尼無病，過三鉢受，持至寺中，不分與餘比丘尼食者，波逸提。

若比丘尼，非時食者，波逸提。

若比丘尼，殘宿食噉者，波逸提。

若比丘尼，不受食，及藥著口中，除水、及楊枝，波逸提。（《大正藏》卷二十二第1035页）

【评说】比丘尼乞食超过三钵后需还至寺中分与其他比丘尼，非时不得饮食，不得食残宿食，食药含在口中。

【原文】若比丘尼，飲酒者，波逸提。（《大正藏》卷二十二第1035页）

【评说】佛陀严禁比丘尼饮酒。

【原文】若比丘尼，瞋恚故不喜，打彼比丘尼者，波逸提。

若比丘尼，瞋恚故不喜，以手搏比丘尼者，波逸提。

若比丘尼，瞋恚故不喜，以無根僧伽婆尸沙法謗者，波逸提。（《大正藏》卷二十二第

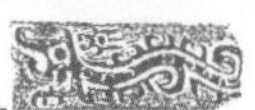

1036 页）

【评说】比丘尼不得因嗔恚不喜而打、搏、毁谤其他比丘尼。

【原文】若比丘尼，噉蒜者，波逸提。

……

若比丘尼，乞生穀者，波逸提。（《大正藏》卷二十二第 1036 页）

【评说】比丘尼不得食蒜，食蒜会产生异味；不得乞讨生谷，若因乞讨生谷而耽误农作，则不利于生态发展。

【原文】若比丘尼，無病，二人共床臥，波逸提。

……

若比丘尼，同活比丘尼病，不瞻視者，波逸提。（《大正藏》卷二十二第 1036-1037 页）

【评说】佛陀规定比丘尼在没有患病的情况下不得共床卧，在有比丘尼患病时，应当瞻视照看。

【原文】若比丘尼，知女人妊娠，度與受具足戒者，波逸提。

若比丘尼，知婦女乳兒，與受具足戒者，波逸提。（《大正藏》卷二十二第 1037 页）

【评说】佛陀规定比丘尼不得使妊娠妇女、哺乳期妇女受具足戒。

【原文】若苾芻尼，無病，乘乘行，除時因緣，波逸提。（《大正藏》卷二十二第 1038 页）

【评说】佛陀允许病比丘尼乘行(使用交通工具)。

【原文】若比丘尼，不病，乞酥食者，犯應懺悔可呵法。應向餘比丘尼說言："大姊！我犯可呵法，所不應為。我今向大姊懺悔。"是名悔過法。

若比丘尼，不病，乞油食者，犯應懺悔可呵法。應向餘比丘尼說言："大姊！我犯可呵法，所不應為。我今向大姊懺悔。"是名悔過法。

若比丘尼，不病，乞蜜食者，犯應懺悔可呵法。應向餘比丘尼說言："大姊！我犯可呵法，所不應為。我今向大姊懺悔。"是名悔過法。

若比丘尼，不病，乞黑石蜜食者，犯應懺悔可呵法。應向餘比丘尼說言："大姊！我犯可呵法，所不應為。我今向大姊懺悔。"是名悔過法。

若比丘尼，不病，乞乳食者，犯應懺悔可呵法。應向餘比丘尼說言："大姊！我犯可呵法，所不應為。我今向大姊懺悔。"是名悔過法。

若比丘尼，不病，乞酪食者，犯應懺悔可呵法。應向餘比丘尼說言："大姊！我犯可呵法，所不應為。我今向大姊懺悔。"是名悔過法。

若比丘尼，不病，乞魚食者，犯應懺悔可呵法。應向餘比丘尼說言："大姊！我犯可呵法，所不應為。我今向大姊懺悔。"是名悔過法。

若比丘尼，不病，乞肉食者，犯應懺悔可呵法。應向餘比丘尼說言："大姊！我犯可呵法，所不應為。我今向大姊懺悔。"是名悔過法。（《大正藏》卷二十二第 1038 页）

【评说】佛陀在制定戒律时往往会强调"病"的特殊情况，可见佛陀对异常心身状态的重视。

【原文】用意受食,應當學。

平鉢受食,應當學。

平鉢受羹,應當學。

羹飯等食,應當學。

以次食,應當學。

不得挑鉢中而食,應當學。

若比丘尼不病,不得自為己索羹飯,應當學。

不得以飯覆羹,更望得,應當學。

不得視比坐鉢中食,應當學。

當繫鉢想食,應當學。

不得大摶飯食,應當學。

不得大張口待飯食,應當學。

不得含飯語,應當學。

不得摶飯遙擲口中,應當學。

不得遺落飯食,應當學。

不得頰食食,應當學。

不得嚼飯作聲食,應當學。

不得大噏飯食,應當學。

不得舌舐食,應當學。

不得振手食,應當學。

不得手把散飯食,應當學。

不得污手捉飲器,應當學。(《大正藏》卷二十二第1039页)

【评说】佛陀对饮食礼仪作出了较为详细的说明。吃饭要专注,平钵接受食物、汤羹,不偏食,不挑食,遵守秩序,不生病比丘不得为自己索取羹饭,不能把饭放在汤羹里,不能张大口吃饭、嘴里有食物不能说话,不能剩饭,吃饭不能发出很大的声音,吃饭不能发出怪声,不能脏手碰餐具。从这些礼仪可以看出佛陀相当注重饮食卫生。

【原文】不得生草葉上大小便、涕唾,除病,應當學。

不得淨水中大小便、涕唾,除病,應當學。

不得立大小便,除病,應當學。

不得與反抄衣不恭敬人說法,除病,應當學。

不得為衣纏頸者說法,除病,應當學。

不得為覆頭者說法,除病,應當學。

不得為裹頭者說法,除病,應當學。

不得為叉腰者說法,除病,應當學。

不得為著革屣者說法,除病,應當學。

不得為著木屐者說法,除病,應當學。

不得為騎乘者說法,除病,應當學。

……

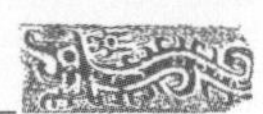

人坐已立，不得為說法，除病，應當學。

人臥已坐，不得為說法，除病，應當學。

人在坐，已在非坐，不得為說法，除病，應當學。

人在高坐，已在下坐，不得為說法，除病，應當學。

人在前，已在後，不得為說法，除病，應當學。

人在高經行處，已在下經行處，不應為說法，除病，應當學。

人在道，已在非道，不應為說法，除病，應當學。

……

人持杖，不恭敬，不應為說法，除病，應當學。

人持劍，不應為說法，除病，應當學。

人持鉾，不應為說法，除病，應當學。

人持刀，不應為說法，除病，應當學。

人持蓋，不應為說法，除病，應當學。（《大正藏》卷二十二第1039-1040页）

【评说】佛陀在制定戒律时往往会强调“病”的特殊情况，可见佛陀对异常心身状态的重视。

【原文】此是尸棄如來、無所著、等正覺，說是戒經。

不謗亦不嫉，　當奉持於戒，

飲食知止足，　常樂在空閑，

心定樂精進，　是名諸佛教。（《大正藏》卷二十二第1040页）

【评说】佛教强调的不谤亦不妒、饮食知足、心定乐精进，与《内经》所言“志意和”“食饮有节”“精神内守”等有类似之处。

十诵律

后秦北印度三藏弗若多罗共罗什译

【提要】《十诵律》共六十一卷，是古萨婆多部的广律。内容包括四波罗夷法、十三僧残法、二不定法、三十尼萨耆法、九十波逸提法、四波罗提提舍尼法、一百七众学法、七灭诤法、七法、八法、杂诵、尼律、增一法、优婆离问法、比丘诵、二种毘尼及杂诵、波罗夷法、僧伽婆尸沙等。

卷　第　一

【提要】佛陀为诸比丘说四波罗夷戒（淫戒、盗戒、杀戒、大妄语戒）。

【原文】佛在毘耶離國，去城不遠有一聚落，是中有長者子，名須提那加蘭陀子，富貴多財種種成就，自歸三寶為佛弟子，厭世出家剃除鬚髮被著法服而作比丘，遠離鄉土到憍薩羅國一處安居。時世飢饉乞食難得，諸人民妻子尚乏飲食，何況能與諸乞求人！時須提那作是念:“此大飢饉乞求難得,我等諸親里多饒財富,當因我故布施作福,今正是時。”作是念已,夏安居過三月自恣竟、作衣畢,著衣持鉢還毘耶離,經遊諸國至本聚落。晨朝時到,著衣持鉢入村乞食至親里舍,為諸比丘各各勸與種種飲食,自行頭陀受乞食法。次乞食已還到自舍,而作是言:“先許當還,我今來歸。”作是語已便駃出去。其家小婢見其駃去,即馳往白須提那母:“向須提那入門便去。”其母念言:“須提那入門即去,或能愁憂欲還捨戒、不樂梵行?我今當往教令還家,自恣五欲布施作福。”作是念已,往到其所語須提那:“汝若愁憂不樂梵行欲捨戒者,便來還家受五欲樂布施作福。”即答母言:“我無愁憂,不欲捨戒、不厭梵行,亦不欲捨沙門之法,心樂梵行。”其母自念:“我雖口言,不廻其心。當語其婦言:‘汝淨潔時到,則來報我。’”便往語之,婦言:“如是。”受其母教,淨潔時到,往報母言:“今何所作?”時母教言:“本須提那所喜衣服、嚴飾之具悉皆著來。”受教還房,著其所喜衣服嚴具。母即將到須提那所,便作是言:“汝若愁憂不樂梵行欲捨戒者,當自還家受五欲樂布施作福。佛法難成,出家勤苦。”即答母言:“我不愁憂、心不動轉、自樂修梵行、不樂五欲。”母言:“善哉須提那!汝樂梵行不欲捨戒者,今婦時到當留續種。若家無嗣,所有財物悉當入官。”爾時世尊未結此戒,是須提那即便心動答母,言:“爾。”母即避去,便將其婦屏處行婬,如是再三。尋時懷妊,有福德子月滿而生,名曰續種,至年長大信樂佛法,出家學道勤行精進,逮得漏盡成阿羅漢。時須提那既行婬已,心生疑悔,愁憂色變無有威德,默然低頭、垂肩迷悶、不樂言說。時知識比丘來相問訊在一面坐,問須提那:“汝先有威德、顏色和悅、樂修梵行。今何以故愁憂色變、默然低頭、迷悶不樂?汝身為病?為私屏處作惡業耶?”須提那言:“我身無病,私屏作惡業故心有愁憂。”時諸比丘漸漸急問,便自廣說如上因緣。諸比丘聞已,種種因緣呵須提那言:“汝應愁苦憂悔,乃作如是私屏惡業。汝所作事非沙門法,不隨順道、無欲樂心、作不淨行,出家之人所不應作。汝不知佛世尊以種種因緣呵欲、欲想、欲欲、欲覺、欲熱,以種種因緣稱讚斷欲、捨欲想、滅欲熱。佛常說法教人離欲,汝尚不應生心,何況乃作起欲恚癡結縛根本不淨惡業?”時諸比丘種種呵已,向佛廣說。佛以是事集比丘僧。諸佛常法:知而故問、或有知而不問、有知時問、有知時不問、有益事問、無益事不問、有因緣問。佛世尊知,彼時以正念安慧問須提那:“汝實作是事不?”答言:“實作。世尊!”佛以種種因緣呵責須提那言:“汝所作事非沙門法,不隨順道、無欲樂心、作不淨行,出家之人所不應作。汝愚癡人!不知我以種種因緣呵欲、欲想、欲欲、欲覺、欲熱,種種因緣稱讚斷欲、捨欲想、滅欲熱,我常說法教人離欲,汝尚不應生心,何況乃作起欲恚癡結縛根本不淨惡業?”語諸比丘:“是愚癡人開諸漏門,寧以身分內毒蛇口中,終不以此觸彼女身。”佛如是種種因緣呵已,語諸比丘:“以十利故為諸比丘結戒:攝僧故、極好攝故、僧安樂住故、折伏高心人故、有慚愧者得安樂故、不信者得淨信故、已信者增長信故、遮今世惱漏故、斷後世惡故、梵行久住故。從今是戒應如是說:若比丘同入比丘學法,不捨戒行婬法,是比丘得波羅夷不共住。”

佛在舍衛國,有一比丘名跋耆子,不捨戒、戒羸不出還家作婬。後欲出家,自作是念:“我當先往問諸比丘得出家不?不得則止。”作是念已問諸比丘。諸比丘疑,以此白佛,佛言:“有人不捨戒、戒羸不出還家作婬,可得出家更作比丘。從今是戒應如是說:若比丘同入比丘戒法,不捨戒、戒羸不出作婬法,是比丘得波羅夷不應共住。”

佛在舍衛國。爾時憍薩羅國有一比丘獨住林中,有雌獼猴常數來往此比丘所,比丘即與飲食誘之,獼猴心軟便共行婬。是比丘多有知識,來相問訊在一面坐。時獼猴來欲行婬,一一看諸比丘面,次到所愛比丘前住諦視其面。時此比丘心恥不視獼猴,獼猴尋瞋攫其耳鼻傷

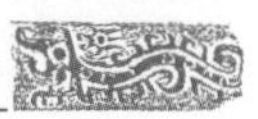

破便去。時諸比丘急問其故，便自廣說如上因緣。諸比丘以種種因緣呵責："汝所作事非沙門法，不隨順道、無欲樂心、作不淨行，出家之人所不應作。汝不知佛以種種因緣呵欲、欲想、欲欲、欲覺、欲熱，以種種因緣稱讚斷欲、捨欲想、滅欲熱。佛常說法教人離欲，汝尚不應生心，何況乃作起欲恚癡結縛根本不淨惡業?"時諸比丘種種因緣呵責已，往詣佛所向佛廣說。爾時世尊以是因緣集比丘僧，知而故問是苾芻："汝實作是事不?"答言："實作。世尊!"佛以種種因緣呵責："汝所作事非沙門法，不隨順道、無欲樂心、作不淨行，出家之人所不應作。汝愚癡人！不知我以種種因緣呵欲、欲想、欲欲、欲覺、欲熱，種種因緣稱讚斷欲、捨欲想、滅欲熱，我常說法教人離欲。汝尚不應生心，何況乃作起欲恚癡結縛根本不淨惡業?"如是種種因緣呵已，語諸比丘："我先已結此戒，今復隨結。從今是戒應如是說：若比丘同入苾芻學法，不捨戒、戒羸不出行婬法，乃至共畜生者，是比丘得波羅夷不應共住。"(《大正藏》卷二十三第 1-2 页)

【评说】经文记载了佛陀制定淫戒的过程。佛陀规定诸比丘与人、非人、畜生行不净行犯波罗夷罪。

波罗夷罪为戒律中的重罪，犯此戒将被驱除僧门。

不净行，指淫事，因爱染，污心，故名不净行。

【原文】不捨戒者，若比丘狂時捨戒，不名捨戒。若心亂時、病壞心時、若向狂人、向亂心人、向病壞心人、若獨捨戒、若獨不獨想、不獨獨想、若中國語向邊地人不相解者、若邊地語向中國人不相解者、若向瘂人、若向聾人、向瘂聾人、向無所知人、若向非人、向睡眠人、向入定人、若隔障、若自瞋、若向瞋人、若夢中、若自不定心、若向不定心人，如是捨戒皆不名捨戒。或有捨戒非戒羸、或有戒羸非捨戒、或有戒羸亦捨戒。捨戒非戒羸者，若比丘言："我捨佛。"即名捨戒。若言："捨法、捨僧、捨戒；捨和上、捨阿闍梨；捨同和上、同阿闍梨；捨比丘、比丘尼；捨式叉摩尼；捨沙彌、沙彌尼；捨優婆塞、捨優婆夷。"皆名捨戒。若言："汝等當知我是白衣、若是沙彌、非比丘、非沙門、非釋子，乃至不復與汝等共作同學。"是名捨戒非戒羸。戒羸非捨戒者，若比丘愁憂不樂，欲捨戒厭比丘法、欲棄聖服取白衣服、須白衣法不須比丘法求在家事，復作是言："我念父母、兄弟、姊妹、我念兒女，當駃教我生活伎術，安我好處囑我以善知識。"說如是語，是名戒羸非捨戒。戒羸亦捨戒者，若比丘愁憂不樂欲捨戒，厭比丘法欲棄聖服，取白衣服須白衣法，不須比丘法求在家事，復作是言："我念父母、兄弟、姊妹、我念兒女，當駃教我生活伎術，安我好處囑我以善知識。"說如是語已，復作是言："我捨佛捨法，乃至捨優婆塞、優婆夷。"是名戒羸亦捨戒。

行婬法者，婬名非梵行。非梵行者，二身交會。

波羅夷者，名墮不如，是罪極惡深重，作是罪者，即墮不如，不名比丘、非沙門非釋子、失比丘法。

不共住者，不得共作比丘法，所謂白羯磨、白二羯磨、白四羯磨、布薩、自恣，不得入十四人數，是名波羅夷不共住。

是中犯者有四種：男、女、黃門、二根。女者，人女、非人女、畜生女。男者，人男、非人男、畜生男。黃門、二根者，亦人、非人、畜生。比丘與人女行婬，三處犯波羅夷：大便處、小便處、口中；非人女、畜生女、二根亦如是。共人男行婬，二處犯波羅夷：大便處、口中；非人男、畜生男、黃門亦如是。復有共畜生女行婬，二處犯波羅夷，謂雞、若似雞是。

佛在舍衛國。有一乞食比丘名曰難提,晨朝時到著衣持鉢入城乞食。食已持尼師壇著左肩上入安桓林,在一樹下敷尼師壇端身正坐。有魔天神欲破是比丘三昧故,化作端政女身在其前立。比丘從三昧起,見此女身即生著心,世俗禪定不能堅固,尋時退失欲摩女身。女人即却漸漸遠去,便起隨逐欲捉其身。時彼林中有一死馬,女到馬所則身不現,是比丘婬欲燒身故,便共死馬行婬。既行婬已欲熱小止,即生悔言:“我已退墮,非是比丘非釋種子。今諸比丘必捨遠我不復共住。我不應以不清淨身著此法衣。”即脫袈裟攝著囊中,以置肩上往詣佛所。爾時佛與百千萬眾恭敬圍遶而為說法,佛遙見來即作是念:“若我不以軟語勞問者,其心必破沸血當從面孔出。”是比丘來到佛所,佛言:“善哉難提! 汝更欲學比丘所學耶?”聞佛所言:“善哉難提!”心大歡欣便作是念:“我當得共諸比丘住必不擯我。”如是思维已答言:“世尊! 我更欲學比丘學法。”爾時佛語諸比丘:“汝等還與難提比丘學法,若有如難提比丘者亦與學法。應一心和合僧,難提比丘偏袒右肩、脫革屣、胡跪合掌,作如是言:‘大德僧聽! 我難提比丘,不捨戒、戒不羸、不出作婬法。我今從僧還乞學法。僧憐愍我故,還與我學法。’第二、第三亦如是說。是中一比丘於僧中唱:‘大德僧聽! 難提比丘不還戒戒不羸作婬法。是難提比丘從僧乞還學法,今僧憐愍故還與學法。若僧時到僧忍聽,還與難提比丘學法。白如是。’如是用白四羯磨。‘還與難提比丘學法竟,僧忍,默然故,是事如是持!’與學沙彌行法者,佛所結一切戒盡應受行,在諸比丘下坐,應授與大比丘飲食湯藥,自從沙彌、白衣受飲食,不得與大比丘同室過再宿,自不得與白衣、沙彌過二宿,得與具戒比丘作布薩、自恣、二羯磨,與學沙彌不得足數作布薩自恣羯磨,一切羯磨不得作。”(《大正藏》卷二十三第 2 页)

【评说】诸比丘与男人、女人、黄门(生殖器损坏的男性)、具有两性生殖器的人行不净行,犯波罗夷罪,但癫狂、梦中、被病痛所困扰的情况下不犯戒。

【原文】不與取者,他人不與是物。若男、若女、若黃門、若二根人不與盜取,是名不與取。

王者,刹利種身受王職吉水灌頂,是名為王,亦名國主,亦名灌頂。若婆羅門、居士、若女人身受王職,亦名為王國主灌頂。

殺者,名為奪命。

繫者,若著杻械枷鎖在獄,皆名為繫。

擯者,驅出國界。

輸金者,輸金等物贖罪。

賊者有二種:若劫、若盜。

汝小兒者,未知法故。

癡者,無所知故。

波羅夷者,名墮不如,是罪極惡深重。作是罪者,不名比丘,非沙門非釋子。

失比丘法不共住者,不共作苾芻法,所謂白羯磨、白二羯磨、白四羯磨、說戒、自恣,不得入十四人數,是名波羅夷不共住。

是中犯者有三種取人重物犯波羅夷:一者自取,二者教他人,三者遣使。自取者,手自取、自手舉離本處,波羅夷。教他者,若比丘教人盜他物,是人隨語即偷奪取離本處,是時比丘得波羅夷。遣使者,若比丘語人言:“汝知某甲重物處不?”若言:“知處。”遣往盜取,是人隨語即偷奪,取離本處時,比丘得波羅夷。

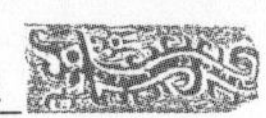

復有三種取人重物波羅夷：一者用心，二者用身，三者離本處。用心者，發心思维欲偷奪取。用身者，若手若脚若頭若餘身分取他人物。離本處者，隨物所在處舉著餘處。

復有三種取人重物波羅夷：一者他不與，二者重物，三者離本處。他不與者，若男、若女、若黃門、若二根人不與。重物者，物直五錢、若過五錢。離本處者，隨物所在處舉著餘處。

復有三種取人重物波羅夷：一者盜心，二者重物，三者離本處。盜心者，他不與自盜心取。重物、離本處，亦如上說。

復有三種取人重物波羅夷：一者是物屬他，二者重物，三者離本處。屬他者，是物有主，若男、若女、若黃門、若二根人。重物、離本處，如上說。復有三種取人重物波羅夷：一者屬他想，二者重物，三者離本處。屬他想者，知是物有主人。重物、離本處，如上說。若男、若女、黃門、二根人。重物、離本處，如上說。

復有四種取人重物波羅夷：一者他不與，二者偷奪心取，三者重物，四者離本處，皆如上說。

復有四種取人重物波羅夷：是物屬他、偷奪心取、重物、離本處，波羅夷。知物屬他、偷奪心取、重物、離本處，皆如上說。

復有四種取人重物波羅夷：一者有守護，二者有主，三者重物，四者離本處。有守護者，如人有象馬、牛羊、妻子、奴婢，若在自國、若在他國有人守護，有我所心，誰為我所、心隨誰物。復有田、甘蔗田、稻田、麥田、麻田、豆田、葡萄田有人守護，有我所心，誰為我所、心隨誰物。復有象廐、馬廐門間食厨，有人藏物在中，是名守護。有我所心，誰為我所、心隨誰物。重物、離本處，如上說。

復有四種取人重物波羅夷：是物無守護，有我所心、重物、離本處。無守護者，如人有象、有馬、妻子，若在自國、若在他國，是物無人守護。有我所心，誰為我所、心隨誰物。復有田地，場上有穀，是物無人守護，有我所心，誰為我所、心隨誰物。復有五寶、若似五寶，藏著地中無人守護。但有我所心，誰有我所心？謂隨所屬主有我所心，是名有主無人守護。重物、離本處，如上說。

復有四種取他重物波羅夷：是物有守護、無我所心、重物、離本處。有守護無我所心者，如群賊破他城邑多得財物，若以王力、若聚落力還破是賊，賊捨物走，是物主不守護無我所心，已失故；賊亦不守護無我所心，已奪故。有守護無我所心，誰守護無我所心？奪得者。又如苾芻失諸衣鉢，有知識比丘在餘處見，便即奪取。是失衣鉢比丘不守護無我所心，已失故；賊不守護無我所心，已奪故。有守護無我所心，誰守護無我所心？奪得者。重物、離本處如上說。

又有七種取人重物，波羅夷：一非己想、二不同意、三不暫用、四知有主、五不狂、六不心亂、七不病壞心。

又七種取人重物，無犯：一者己想、二者同意、三者暫用、四者謂無主、五者狂、六者心亂、七者病壞心。

又七種取非人重物，偷蘭遮：一非己想、二不同意想、三不暫用、四知有主、五不狂、六不心亂、七不病壞心。

又七種取非人重物，無犯：己想、同意取、暫用、謂無主、狂心、亂心、病壞心。

又有七種取人輕物，偷蘭遮：非己想、不同意、不暫用、知有主、不狂、不心亂、不病壞心。

又有七種取人輕物，無犯：己想、同意取、暫用、謂無主、狂心、亂心、病壞心。

又有七種取非人輕物,突吉羅。非己想、不同意、不暫用、知有主、不狂、心不心亂、不病壞心。

又有七種取非人輕物,無犯:己想、同意取、暫用、謂無主、狂心、亂心、病壞心。(《大正藏》卷二十三第4-7页)

【评说】佛陀规定偷盗犯波罗夷罪。构成偷盗行为有四个因素:他人之物、有偷盗之心、使物品离开原处、物品价值五钱及以上。可见,佛陀认为偷盗是先有了偷盗之心,然后有偷盗的具体行为,行为是内心想法的外显。

卷 第 二

【提要】佛陀为诸比丘说四波罗夷戒(婬戒、盗戒、杀戒、大妄语戒)。

【原文】佛在跋耆國跋求摩河上,是時佛語諸比丘:"修習不淨觀得大果大利。"諸比丘作是念:"世尊教我等修習不淨觀得大果大利,我等當勤修習。"諸比丘作是念已,勤修習不淨觀,深懷厭惡慚愧是身,譬如年少自喜嚴飾、洗浴身體、剪爪治鬚髮、著好衣服、以香塗身,若以死蛇、若以死狗、或以死人臭爛青瘀、鳥獸所食膿血蟲出以繫其頸,厭惡臭屍深懷慚愧。是諸比丘深修不淨觀故,慚愧厭惡亦復如是。爾時或有比丘發心欲死、歎死、求刀自殺、或服毒藥、或有自繫、或投高崖、或有比丘轉相害命。有一比丘勤修不淨觀,深得厭惡慚愧臭身,便往鹿杖梵志所讚言:"善人!汝能殺我,與汝衣鉢。"時彼梵志即以利刀而斷其命。有血污刀,持至跋求摩河上洗之。有魔天神從水中出,住水上讚梵志言:"善人!汝得大福德,是沙門釋子未度者度、未脫者脫,兼得衣鉢。"時彼梵志生惡邪見自謂:"審爾。"便挾刀去,從房至房、從經行處至經行處,唱言:"誰未度者,我當度之。誰未脫者,我當脫之。"時諸比丘勤修不淨觀故厭惡臭身,從住處出至梵志所讚言:"善人!可斷我命。"時彼梵志尋斷其命,如是二三乃至六十,以是因緣僧遂減少。月十五日說戒時至眾僧減少,佛知故問阿難言:"今說戒日眾僧都集,何故減少?"阿難白言:"世尊一時教諸比丘深修習不淨觀得大果大利,是諸比丘即勤修不淨觀,厭惡臭身,譬如年少自喜嚴飾、洗浴身體剪爪、治鬚髮、著好衣服、以香塗身,若以死蛇、若以死狗、或以死人臭爛青瘀、鳥獸所食、膿血蟲出以繫其頸,是人厭惡深懷慚愧。是諸比丘修不淨觀,厭惡慚愧亦復如是。爾時或有發心欲死、歎死、求刀自殺、或服毒藥、或有自繫、或投高崖、或有比丘轉相害命。有一比丘,勤修不淨觀故,深得厭惡慚愧臭身,便往鹿杖梵志所讚言:'善人!汝能殺我,與汝衣鉢。'時彼梵志尋以利刀斷是比丘命。有血污刀,持至跋求摩河上洗之。有魔天神從水中出,住水上讚梵志言:'汝得大福德!是持戒沙門釋子未度者度、未脫者脫,兼得衣鉢。'時彼梵志即生惡邪見自謂:'審爾。'便挾刀去從房至房、從經行處至經行處,即大唱言:'誰未度者?我當度之。誰未脫者?我當脫之。'時諸比丘勤修不淨觀故,深得厭惡慚愧臭身,從住處出至梵志所讚言:'善人!可斷我命。'時彼梵志尋斷其命,如是二三乃至六十,故僧減少。唯願世尊為諸比丘說餘善道,安樂住法無有厭惡,諸惡法生即能除滅。"

佛語阿難:"更有善道,安樂行法無有厭惡,諸惡法生即能除滅。""世尊!云何善道,安樂住法無有厭惡,諸惡法生即能滅除?"佛告阿難:"有阿那般那念,名為善道,安樂住法。所以者何?諸惡法生即能除滅,無厭惡故。""世尊!云何修習阿那般那念,名為善道,安樂住法,諸惡法生即能除滅,無有厭惡?"佛語阿難:"若有比丘隨其所依城邑聚落止住,晨朝時到著衣

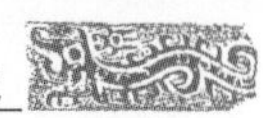

持鉢，攝身諸根繫念一心入村乞食。食已若在空處、若在樹下、若在空舍，敷尼師壇正坐端身繫念在前，除世貪嫉，於他財物遠離貪著，如是行者則能捨離瞋恚、睡眠、調戲、疑悔，是諸陰蓋能煩惱心、使慧力羸、不至涅槃，是故當除。若息入時當一心知入，若息出時當一心知出，若長、若短、若息入遍身，當一心知從一切身入，若息出遍身，當一心知從一切身出。除身行時，當一其心念出入息。受喜時、受樂時、受心行時、除心行時，當一其心念出入息。覺心時、令心喜時、令心攝時、令心解脫時，當一其心念出入息。觀無常、觀變壞、觀離欲、觀滅盡、觀捨離，當一其心念出入息。阿難！是名善道安樂行法，諸惡法生即能除滅，無有厭惡。"爾時佛語諸比丘："當勤修習阿那般那念得大果大利。"時諸比丘各作是念："世尊為我等讚歎修習阿那般那念得大果大利，我等當勤修習。"作是念已，即勤修習阿那般那念，便得無量種種知見作證。佛知多有比丘得漏盡道成阿羅漢，以是因緣集比丘僧種種呵責："云何名比丘，求刀自殺、歎死、教死？"種種呵已語諸比丘："以十利故與諸比丘結戒。從今是戒應如是說：若比丘，若人、若人類，故自奪命、若持刀與、教死、歎死，作如是言：'人用惡活為？寧死勝生。'隨彼心樂死，種種因緣教死、歎死，死者，是比丘波羅夷不應共住。"

奪命者，自奪、若教他奪。是中云何犯罪？比丘有三種奪人命，波羅夷：一者自，二者教，三者遣使。自者，自身作、自身奪他命。教者，教語他言："捉是人，繫縛奪命。"遣使者，語他人言："汝識某甲不？汝捉是人，繫縛奪命。"是使隨語奪彼命時，比丘得波羅夷。

復有三種奪人命：一者用內色，二者用非內色，三者用內非內色。內色者，比丘用手打他，若足、若頭、若餘身分，作如是念："令彼因死。"彼因死者，是比丘波羅夷。若不即死，後因是死，亦波羅夷。若不即死，後不因死，得偷蘭遮。用不內色者，若比丘以木、瓦、石、刀槊、弓箭，若木段、白鑞段、鉛錫段遙擲彼人，作如是念："令彼因死。"彼因死者，波羅夷。若不即死，後因是死，亦波羅夷。若不即死，後不因死，偷蘭遮。用內非內色者，若比丘以手捉木、瓦、石、刀槊、弓箭。若木段、白鑞段、鉛錫段打他，作如是念："令彼因死。"彼因死者，波羅夷。若不即死，後因是死，亦波羅夷。若不即死，後不因死，偷蘭遮。復有比丘，不以內色、不以非內色、亦不以內非內色，為殺人故合諸毒藥，若著眼中、耳中、鼻中、口中；若著男女根中、身上、若著瘡中、若著餅肉中、羹飯粥中、若被褥中、大車、小車、臥具、輦輿、步挽車中，作如是念："令彼因死。"彼因死者，波羅夷。若不即死，後因是死，亦波羅夷。若不即死，後不因是死，偷蘭遮。（《大正藏》卷二十三第 7-8 页）

【评说】佛陀时代已有用毒药致人死亡的记载，施药途径众多，包括置入眼、耳、鼻、口等五官；生殖器；躯体；溃疡伤口；食物中；衣被中；交通工具中。

【原文】復有比丘，不以內色、不以非內色、亦不以內非內色、亦不以毒藥，為殺人故，作憂多殺、頭多殺、作弶、作羂、作撥、作毘陀羅殺、半毘陀羅殺、斷命殺、墮胎殺、按腹殺、推著火中、推著水中、推著坑中，若遣令去就道中死，乃至胎中初受二根、身根、命根，於中起方便殺。

憂多者，有比丘知是人從此道來，於中先作無煙火坑，以沙土覆上。若心念若口說："以是人從此道來故，我作是坑。"是名成憂多。若是人因是死者，比丘得波羅夷。若不即死，後因是死，亦波羅夷。若不即死，後不因死，偷蘭遮。若比丘為人作坑，人死者，波羅夷。非人死者，偷蘭遮。畜生死者亦偷蘭遮。若為非人作坑，非人死者，偷蘭遮。人死者，突吉羅。畜生墮死，亦突吉羅。若比丘為畜生作坑，畜生墮死，波夜提。若人墮死，突吉羅。非人墮死，亦突吉羅。若比丘不定為一事作，諸有來者皆令墮死。人死者，波羅夷。非人死者，偷蘭遮。

畜生死者，波夜提。都無死者，偷蘭遮突吉羅。是名憂多。

頭多者有二種：一者地，二者木。地頭多者，若比丘作坑，埋人脚踝、若埋膝、若腰、若臍、若腋至頸，如是埋已，令象蹴蹋、令馬駱駝牛驢蹴蹋、若令毒蛇蜈蚣往嚙，作如是念："令彼因死。"彼因死者，比丘得波羅夷。若不即死，後因是死，亦波羅夷。若不即死，後不因是死，偷蘭遮。是名地頭多。木頭多者，有比丘穿木作孔，若桁人脚杻手枷頸，如是繫已，令象馬、駱駝、牛驢蹴蹋，若令毒蛇蜈蚣往嚙，作如是念："令彼因死。"彼因死者，波羅夷。若不即死，後因是死，亦波羅夷。若不即死，後不因死，偷蘭遮。是名木頭多。

弶者，有比丘知是人從此道來，於中依樹、依柱、依石、依壁、若依木段、白臘段、鉛錫段，是中施弶，若心念、若口說："為是人從此道來故作弶。"令彼因死者，比丘得波羅夷。若不即死，後因是死，亦波羅夷。若不即死，後不因死，偷蘭遮。若為人作弶，人死者，波羅夷。非人及畜生死者，偷蘭遮。若為非人作弶，非人死者，偷蘭遮。人及畜生死者，突吉羅。若為畜生作弶，畜生死者，波逸提。人及非人死者，突吉羅。若不定為一事作，諸有來者皆令墮死，若人死者，波羅夷。非人死者，偷蘭遮。畜生死者，波夜提。都不死者，偷蘭遮突吉羅，是名為弶。

羂者，有比丘知是人從此道來，若依樹、依柱、依石、依撅、依壁、依木段、白鑞段、鉛錫段，是中施羂，若心念若口說："為是人從此道來故作羂。"是羂事成，彼因死者，比丘得波羅夷。若不即死，後因是死，亦波羅夷。若不即死，後不因死，偷蘭遮。若比丘為人故作羂，人死者，波羅夷。非人死者，偷蘭遮。畜生死者亦偷蘭遮。為非人作羂，非人死者，偷蘭遮。人及畜生死者，突吉羅。為畜生作羂，畜生墮死，波夜提。人及非人死者，突吉羅。若比丘不定為一事作羂，諸有來者皆令墮死者，若人死者，波羅夷。非人死者，偷蘭遮。畜生死者，波夜提。都無死者，偷蘭遮突吉羅。是名為羂殺。

撥者，若比丘知是人從此道來，若依樹、依柱、依橛、依石、依壁、依木段、白鑞段、鉛錫段，是中施機撥。若心念若口說："為是人從此道來故作撥。"是撥事成，彼因死者，比丘得波羅夷。若不即死，後因是死，亦波羅夷。若不即死，後不因死，偷蘭遮。若比丘為人故作撥，人死者，波羅夷。非人及畜生死者皆偷蘭遮。為非人作撥，非人死者，偷蘭遮。人及畜生死者，突吉羅。為畜生作撥，畜生死者，波夜提。人及非人死者，突吉羅。若比丘不定為一事作撥，諸有來者皆令墮死，若人死者，波羅夷。非人死者，偷蘭遮。畜生死者，波夜提。都無死者，偷蘭遮突吉羅。是名為撥。

毘陀羅者，有比丘以二十九日，求全身死人召鬼呪尸令起，水洗著衣著刀手中。若心念若口說："我為某故作毘陀羅。"即讀呪術，是名毘陀羅成。若所欲殺人，或入禪定、或入滅盡定、或入慈心三昧，若有大力呪師護念救解，若有大力天神守護，則不能害。是作呪比丘，先辦一羊、若得芭蕉樹，若不得殺前人者，當殺是羊、若殺是樹，如是作者善；若不爾者還殺。是比丘是名毘陀羅。

半毘陀羅者，有比丘二十九日作鐵車，作鐵車已作鐵人，作鐵人已召鬼，呪鐵人令起，水洗著衣繫刀著鐵人手中。若心念若口說："我為某故作是半毘陀羅。"讀是呪術，是名半毘陀羅成。若所欲殺人，入禪定、入滅盡定、入慈心三昧，若有大力呪師護念救解，若有大力天神守護，則不能害。是作呪比丘先辦一羊、若得芭蕉樹，若不得殺前人者，當殺是羊、若殺是樹，如是作者善；若不爾者還殺。是苾芻是名半毘陀羅。

斷命者，若比丘以其二十九日，牛屎塗地酒食著中，然火已尋著水中。心念、口說讀呪術

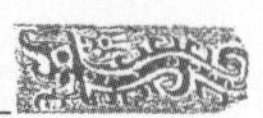

言:“如火水中滅,某甲人命亦如是滅。”若火滅時彼命隨滅。又如比丘二十九日,牛屎塗地酒食著中,畫作所欲殺人形像,作是像已尋還撥滅,心念口說讀呪術言:“如是像滅,彼命亦滅。”若像滅時彼命隨滅。有如比丘二十九日,牛屎塗地酒食著中,以針刺衣角頭尋還拔出,心念口說讀呪術言:“如是針出,彼命隨出。”是針出時彼命隨出。是名斷命。

墮胎者,有比丘與有胎女人吐下藥、灌鼻藥、灌大小便處藥、若針血脈、若出眼淚、若消血藥,作是念:“以是因緣令女人死。”死者,波羅夷。若不即死,後因是死,亦波羅夷。若不即死,後不因是死,偷蘭遮。若是比丘為殺彼母故令墮胎,若母死者,波羅夷。若胎死者,偷蘭遮。若俱死者,波羅夷。俱不死者,偷蘭遮。若比丘為殺胎故作墮胎法,若胎死者,波羅夷。母死者,偷蘭遮。俱死者,波羅夷。俱不死者,偷蘭遮。是名墮胎。(《大正藏》卷二十三第8-10页)

【评说】佛陀时代采用服吐下药、灌鼻、灌二阴处、针刺等方法堕胎。

【原文】按腹者,有比丘使懷妊女人重作、或擔重物、教使在車前走、若令上峻岸,作是念:“以此因緣令女人死。”死者,波羅夷。若不即死,後因是死,亦波羅夷。若不即死,後不因是死,偷蘭遮。若比丘為母故按腹,母死者,波羅夷。胎死者,偷蘭遮。俱死者,波羅夷。俱不死者,偷蘭遮。若為胎故按腹,胎死者,波羅夷。母死者,偷蘭遮。俱死者,波羅夷。俱不死者,偷蘭遮。是名按腹。(《大正藏》卷二十三第10页)

【评说】挤压孕妇腹部或让孕妇抬重物可致流产。

【原文】推墮火中者,推木火中、草火中、牛屎火中、麫糠火中,作如是心念:“令彼因是死。”彼因是死者,波羅夷。若不即死,後因是死者,波羅夷。若不即死,後不因死,偷蘭遮。是名墮火。

推墮水中者,推大池中、大海中、深泉中、陂水中、大深井中、深河渠中,乃至面沒水中,作如是念:“令彼因是死。”死者,波羅夷。若不即死,後因是死,波羅夷。若不即死,後不因死,偷蘭遮。是名墮水。

高上推墮下者,高山、高岸、殿舍、牆壁、深坑,作如是念:“令彼因是死。”死者,波羅夷。若不即死,後因是死,波羅夷。若不即死,後不因死,偷蘭遮。

遣令道中死者,有比丘知是道中有惡賊、惡獸、飢餓,遣令往至此惡道中,作如是念:“令彼惡道中死。”死者,波羅夷。若不即死,後因是死,波羅夷。若不即死,後不因死,偷蘭遮。是名遣令道中死。

乃至胎中初得二根者,謂身根、命根。迦羅羅時,以殺心起方便欲令死,死者,波羅夷。若不即死,後因是死,波羅夷。若不即死,後不因死,偷蘭遮。

佛語諸比丘:“求刀有二種:一者自求,二者教人求。讚歎有三種:一者惡戒人,二者善戒人,三者病人。”

惡戒人者,殺牛、殺羊、養雞、養猪、放鷹、捕魚、獵師圍兔、偷賊、魁膾、呪龍、守獄,有苾芻到惡戒人所,作如是言:“汝等惡戒人,何以久作罪?不如早死。”是人因是死者,比丘得波羅夷。若不即死者,偷蘭遮。若惡戒人作如是言:“我不用是比丘語。”不因死者,比丘得偷蘭遮。若比丘讚歎是人令死,便心悔作是念言:“我何以教是人死。”還到語言:“汝等惡人,或以善知識因緣故,親近善人得聽善法,能正思维得離惡罪,汝勿自殺。”若是人受比丘語,不因死者，比丘得偷蘭遮。

善戒者，比丘、比丘尼、優婆塞、優婆夷。有比丘到諸善人所，作如是言："汝持善戒有福德人，若死便受天福。汝等何不自奪命？"是人因是自奪命者，比丘得波羅夷。若不自奪命，偷蘭遮。若善戒人作是念："我何以受是比丘語自奪命？"不因死者，偷蘭遮。若比丘教他死已，心生悔言："我不是！何以教此善人死。"還往語言："汝善戒人隨壽命住福德益多，福德多故受福亦多，莫自奪命。"不因死者，偷蘭遮。

病者，四大增減受諸苦惱，比丘語是人言："汝云何能久忍是苦惱？何不自奪命？"因是死者比丘，得波羅夷。若不死者，偷蘭遮。若是病人作是念："我何緣受是比丘語自奪命？"不因死者，偷蘭遮。若比丘心悔："我不是！何以教此病人自殺？"還往語言："汝等病人，或得良藥、善看病人、隨病飲食，病可得差，莫自奪命。"病人不因死者，偷蘭遮。是名三種讚死。(《大正藏》卷二十三第 10 页)

【评说】病人康复需要三种条件：有疗效的药物、良好的照顾者、有利于治疗的食物。

【原文】迦留陀夷恒出入一居士舍，晨朝時到著衣持鉢往至其舍。是家婦有未斷乳兒，持著床上以疊覆之捨去。迦留陀夷門下彈指，婦人出看言："大德！入坐此床上。"迦留陀夷不看，便坐兒上，腸出大喚。婦言："此有小兒。"比丘身重小兒即死。作是事已還到寺中，語諸比丘："我今日作如是事。"諸比丘以是事白佛，佛知而故問："汝以何心作？"答言："我不先看床上便坐。"佛言："無犯。從今當先看床榻坐處，然後可坐。若不先看者，得突吉羅罪。"

又父子比丘共行憍薩羅國向舍衛城，至嶮道中，兒語父言："疾行過此。"父隨兒語疾走乏死，兒即生疑："我將無犯波羅夷得逆罪耶？"是事白佛，佛知故問："汝以何心語？"兒比丘言："我見日暮恐不過嶮道，以愛重心語令疾行，遂使乏死。"佛言："無犯。"

復有父子比丘共行憍薩羅國向舍衛城，至一聚落無有僧坊，兒問父言："今何處宿？"父言："聚落中宿。"兒言："聚落中宿，白衣何異？"父即語兒："當何處宿？"兒言："空地宿。"父言："此有虎狼可畏，我眠汝覺。"兒言："爾。"即便臥，父便鼾眠。虎聞鼾聲，便來嚙父，頭破大喚，兒即起看頭破尋死。兒即生疑："我將無犯波羅夷得逆罪耶？"是事白佛，佛言："不犯。應大喚、燃火怖之。"

有一比丘，日暮入嶮道值賊，賊欲取比丘。比丘捨走，墮岸下織衣師上，織師即死。比丘心疑："我將無犯波羅夷？"是事白佛，佛言："不犯波羅夷，從今日莫作如是身行。"

阿羅毘國僧坊中壞故，房舍苾芻在屋上作，手中失鑿墮木師上，木師即死。比丘心疑："我將無犯波羅夷？"是事白佛，佛言："不犯。從今日當一心執作。"

復次阿羅毘國比丘僧房中壞故，房舍比丘作時，見鑿中有蠍，怖畏跳下墮木師上，木師即死。比丘心疑："我將無犯波羅夷？"是事白佛，佛言："不犯。從今莫起如是身行。"(殺事竟)。(《大正藏》卷二十三第 10-11 页)

【评说】杀戒包括自杀、令他人杀人、诱导他人自杀。杀害他人的方式包括：挖造陷阱、使用咒语、用药物或按压孕妇肚子使其堕胎或死亡、将人从高山推下或将人推入水火之中等，无论何种方式致使他人死亡皆犯杀戒。

【原文】佛在維耶離國，夏安居時，與大比丘眾俱。時世飢饉，乞食難得，諸人妻子尚乏飲食，何況與乞人？佛以是因緣故集諸比丘，而告之曰："汝等當知，此間飢餓，乞食難得，諸

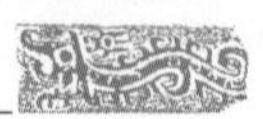

人妻子尚乏飲食遭諸苦惱，何況與人！汝等比丘，隨所知識、隨諸親里、隨所信人，往彼安居，莫在此間以飲食故受諸苦惱。”時諸比丘隨所知識各往安居。有諸比丘往憍薩羅國一處安居；復有比丘到婆求摩河邊聚落安居，是聚落中多諸貴人、奴婢、財寶、穀米豐饒種種成就。時河上安居比丘作是念：“今世飢餓，乞食難得，諸人妻子尚乏飲食，況與乞人！是聚落中多富貴家，穀米豐饒、種種成就，我等當到是諸家共相讚歎，作是言：‘居士當知！汝等得大善利，諸大比丘僧依汝聚落中安居故。今此眾中某是阿羅漢、某是向阿羅漢、某是阿那含、某是向阿那含、某是斯陀含、某是向斯陀含、某是須陀洹、某是向須陀洹，某得初禪、二禪、三禪、四禪，某得無量慈心、無量悲心、無量喜心、無量捨心，某得無量空處、識處、無所有處、非有想非無想處，某得不淨觀，某得阿那般那念。’”諸比丘作是念已，即入聚落到富貴家共相讚歎：“汝等當知得大善利！福田眾僧依汝聚落安居。今此眾中，某是阿羅漢、我亦是阿羅漢，某向阿羅漢、我亦向阿羅漢，某是阿那含、我亦是阿那含，某向阿那含、我亦向阿那含，某得斯陀含、我亦得斯陀含，某向斯陀含、我亦向斯陀含，某得須陀洹、我亦得須陀洹，某向須陀洹、我亦向須陀洹，某得初禪、二禪、三禪、四禪、無量慈心、悲心、喜心、捨心、空處、識處、無所有處、非有想非無想處、不淨觀、阿那般那念，我亦得初禪乃至阿那般那念。”彼諸居士即生清淨信心，作如是念：“我等得大善利！有大福田眾僧依我等聚落安居。某得阿羅漢、某向阿羅漢、某得阿那含、某向阿那含、某得斯陀含、某向斯陀含、某得須陀洹、某向須陀洹、某得初禪、二禪、三禪、四禪、無量慈心、悲喜捨心、空處、識處、無所有處、非有想非無想處、不淨觀、阿那般那念。”是居士得是信心已，今飢儉時乞食難得，乃能如先豐樂易得時與眾僧作前食後食怛鉢那。時婆求摩河邊安居比丘，噉是飲食身體充滿，得色得力肥盛潤澤。諸佛在世法，歲二時大會，春末後月、夏末後月。春末月者，諸方國土處處諸比丘來作是念：“佛所說法，我等當安居時修習，得安樂住。”是名初大會。夏末月者，諸比丘處處夏三月安居竟，作衣畢，持衣鉢詣佛所作是念：“我等久不見佛，久不見世尊。”是第二大會。(《大正藏》卷二十三第 11 页)

【评说】佛陀认为丰盛的饮食可以使肌肤润泽、身体健康。

【原文】爾時憍薩羅國安居比丘，過夏三月作衣畢，持衣鉢遊行到維耶離國。諸佛常法，有共佛安居比丘，有客比丘來，當共往迎一心問訊，與擔衣鉢開房舍示臥具處，作是言：“此是汝等房舍，麁陛繩床、細陛繩床、被褥、枕席，隨上座次第住。”爾時維耶離比丘遙見憍薩羅比丘來，便共出迎一心問訊，與擔衣鉢開房舍示臥具處，作如是言：“此是汝等房舍，麁陛繩床、細陛繩床、被褥、枕席，隨上座次第住。”問訊言：“汝等忍足安樂住，乞食不乏、道路不疲耶?”憍薩羅比丘答言：“我等忍足安樂住道路不疲，但乞食難得。”維耶離比丘言：“汝實忍足安樂住，道路不疲，乞食難得故，汝等羸瘦顏色憔悴。”爾時婆求摩河上比丘安居竟，作衣畢，遊行到維耶離。時維耶離比丘遙見婆求摩河比丘來，皆共出迎一心問訊，與擔衣鉢開房舍示臥具處，作如是言：“此是汝等房舍，麁陛繩床、細陛繩床、被褥、枕席，隨上座次第住。”問訊言：“汝等忍足安樂住，乞食不乏、道路不疲耶?”婆求摩河上比丘答言：“我等忍足安樂住，乞食不乏，但道路疲極。”維耶離比丘言：“汝實忍足安樂住，道路疲極、乞食不乏。何以故汝等肥盛顏色和悅?”時維耶離比丘漸漸急問：“汝等長老！今世飢儉，乞食難得，諸人妻子尚乏飲食，況能與人！汝等何因緣故，安居時氣力肥盛、顏色和悅、乞食不難?”時婆求摩河比丘廣說如上因緣。維耶離比丘問：“諸長老！汝等所可讚歎，實有是功德不?”答言：“實無。”維耶離比丘以種種因緣呵責婆求摩河比丘：“汝所作事非沙門法，不隨順道，無欲樂心作不淨行，出家之人所不應作。汝不知佛世尊以種種因緣呵責妄語，種種因緣讚歎不妄語，佛常說法教人離妄語。汝等尚不應生心作妄語想，何況為飲食故，空無過人聖法，自說言得。”如是種種因緣呵已，向佛廣說。佛以是事集比丘僧，知而故問婆求摩河比丘：“汝等實作是事不?”答言：“實作。世尊!”佛以種種因緣呵責婆求摩河比丘：“汝等所作事非沙門法，不隨順道，無欲樂心作不淨行，出家之人所不應作。汝癡人！不知我以種種因緣呵責妄語，種種因緣讚歎不妄語。我常說法教人離妄語，汝尚不應生心作妄語想，何況為飲食故，空無過人法，自說言得。”佛如是種種因緣呵已，語諸比丘：“世間有三種大賊：一者作百人主，故在百人前，百人恭敬圍遶。二百、三百、四百、五百人主，故在五百人前，五百人恭敬圍繞，入城、聚落、穿踰牆壁、斷道偷奪、破城殺人，是名初世間大賊。二者有比丘用四方眾僧園林中竹木根、莖、枝、葉、花、果、財物飲食，賣以自活、若與知識白衣，是名第二世間大賊。三者有比丘為飲食供養故，空無過人聖法，故作妄語自說言得。若與百人恭敬圍繞，至五百人恭敬圍繞，入城聚落受他供養前食、後食怛鉢那，是名第三世間大賊。是中百人賊主，在百人前恭敬圍繞，二百、三百、四百、五百人主，在五百人前恭敬圍繞，入城、聚落、穿踰牆壁、斷道偷奪、破城殺人，此名小賊。若有比丘用四方眾僧園林中竹木根、莖、枝、葉、花、果、財物飲食，賣以自活、若與知識白衣，是亦小賊。”佛言：“是第三賊，於天人、世間、魔界、梵世、沙門、婆羅門、天人眾中，最是大賊。謂為飲食故，空無過人法，故作妄語自說言得。若與百人至五百人恭敬圍繞，入城聚落受他供養前食、後食怛鉢那，是名大賊。”佛說偈言：

“比丘未得道，　自說言得道，
天人中大賊，　極惡破戒人，
是癡人身壞，　當墮地獄中。”

佛種種因緣呵責已，語諸比丘：“以十利故與諸比丘結戒。從今是戒應如是說：若比丘不知不見空無過人法，自言我得如是知、如是見，是比丘後時若問、若不問，貪著利養故，不知言知不見言見，空誑妄語，是比丘波羅夷不共住。”

佛在舍衛國，時憍薩羅國有空閑處，諸比丘住其中。諸比丘因別相觀得定故，貪欲瞋恚不起，便作是念：“我已得道所作已辦。”是諸比丘到佛所自言：“我是阿羅漢，生分已盡更不受身。”作是語已，後近聚落僧坊中住，數見女人故，貪欲瞋恚便起，是諸比丘作是言：“我曹辛苦痛惱，本在空閑處時，因別相觀得定故，貪欲瞋恚不起，便作是念：‘我已得道所作已辦。’即到佛所自言：‘我是阿羅漢，我生已盡更不受身。’今近聚落住，數見女人故貪欲瞋恚便生。我曹失比丘法、燒比丘法，我曹空無過人法自說言得。”是諸比丘語餘比丘，餘比丘聞已向佛廣說。佛以是事因緣故集比丘僧，以種種因緣讚戒、讚持戒。讚戒、讚持戒已，語諸比丘：“從今是戒應如是說：若比丘不知不見空無過人法，自言我得如是知、如是見。後時或問、或不問，欲出罪故便言：‘我不知言知、不見言見，空誑妄語。’除增上慢，是比丘波羅夷不共住。”

不知者，過人法不知、不得、不見、不觸、不證。不見者，不見苦諦、不見集諦、滅諦、道諦。是中犯者，若比丘說我阿羅漢，若不實，犯波羅夷。向阿羅漢不實，犯波羅夷。若阿那含不實，犯波羅夷。向阿那含不實，犯波羅夷。若斯陀含不實，犯波羅夷。若向斯陀含不實，犯波羅夷。若須陀洹不實，犯波羅夷。若向須陀洹不實，犯波羅夷。若比丘言：“我得初禪、二禪、三禪、四禪，得無量慈心、悲心、喜心、捨心、空處、識處、無所有處、非有想非無想處、不淨觀、得阿那般那念。”不實，犯波羅夷。乃至說：“我善持戒人，婬欲不起。”若不實者，偷蘭遮。若比丘作是言：“諸天來至我所，龍、夜叉、毘陀羅鬼、餓鬼、鳩槃茶鬼、毘舍遮鬼、羅刹鬼來至我

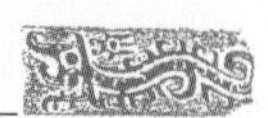

所，彼問我答、我問彼答。"若是事不實者，比丘犯波羅夷。乃至："旋風土鬼來至我所。"若不實者，偷蘭遮。

一時長老大目揵連，在耆闍崛山入無所有空定，善取入定相，不善取出定相。從三昧起，聞阿修羅城中伎樂音聲已，還疾入定，作如是念："我在定中聞阿修羅城中伎樂音聲。"從三昧起語諸比丘："我在耆闍崛山入無所有處無色定，聞阿修羅城中伎樂音聲。"諸比丘語目連："何有是處入無色定當見色聞聲。何以故？若入無色定，破壞色相捨離聲相。汝空無過人法故作妄語，汝目連應擯治驅遣。"是事白佛，佛語諸比丘："汝等莫說目連犯罪。何以故？目連但見前事、不見後事。如來亦見前、亦見後，是目連在耆闍崛山，入無所有處無色定，善取入定相，不善取出定相。從定起聞阿修羅城中伎樂音聲，聞已還疾入定，便自謂：'我入定聞聲。'若入無色定，若見色、若聞聲無有是處。何以故？是人破壞色相捨離聲相故。若目連空無過人法故妄語者亦無是處，是目連隨心想說，無罪。"

有一時諸比丘問長老目連："多浮陀河水從何處來？"目連答言："此水從阿耨達池中來。"諸比丘言："阿耨達池其水甘美有八功德。此水沸熱醎苦，何有此事？汝目連！汝空無過人法故作妄語，汝目連應擯治驅遣。"是事白佛，佛語諸比丘："汝等莫說目連是事犯罪。何以故？阿耨達池去此極遠，是水本有八功德甘美，經歷五百小地獄上來，是故醎熱。汝等若問目連：'是水何故醎熱？'能隨想答。目連實語，無犯。"

有一時大目揵連入定，見跋耆諸夜叉與摩竭陀夜叉共鬪，破摩竭陀夜叉。從定起已語諸比丘："跋耆人當破摩竭陀人。"後阿闍世王善將兵眾破跋耆人。諸比丘語大目揵連："汝先言：'跋耆人當破摩竭陀人。'今摩竭陀人破跋耆人。汝空無過人法故作妄語，汝目連應擯治驅遣。"是事白佛，佛語諸比丘："莫說目連是事犯罪。何以故？目連見前不見後，如來見前亦見後。是跋耆夜叉與摩竭陀夜叉共鬪得勝，時跋耆人亦破摩竭陀人，後阿闍世王更集兵眾共戰得勝。是目連隨心想說，無犯。"

目連又後入定，見摩竭陀夜叉與跋耆夜叉共鬪得勝。目連從三昧起，語諸比丘："摩竭陀人當破跋耆人。"後共鬪時跋耆人得勝。諸比丘語目連："汝先言：'摩竭陀人當破跋耆人。'今跋耆人更破摩竭陀人。汝空無過人法故作妄語，汝目連應擯治驅遣。"是事問佛，佛語諸比丘："莫說目連是事犯罪。何以故？目連見前不見後，如來見前亦見後。是摩竭陀夜叉與跋耆夜叉共鬪得勝，時摩竭陀人亦勝跋耆人，後跋耆人更集兵眾共鬪得勝。目連隨心想說，無犯。"

有一時目連晨朝時到著衣持鉢入居士舍，與敷座處共相問訊，居士言："大德目連！是妊身婦人為生男女？"目連答言："生男。"語已便去。復有一梵志來入舍，居士問言："此妊身婦人為生男女？"答言："生女。"後實生女。諸比丘語目連："汝先說居士婦生男，今乃生女。汝空無過人法故作妄語，汝目連應擯治驅遣。"是事白佛，佛語諸比丘："莫說目連是事犯罪。何以故？目連見前不見後，如來見前亦見後。是時此女是男，後轉為女。目連隨心想說，無犯。"後復相他生女亦如是。

爾時大旱，目連入定見却後七日天當大雨溝坑滿溢。諸城邑人皆聞是語，咸大歡喜。國中人民皆捨眾務覆屋蓋藏，各各屈指捉籌數日。到第七日尚無雨氣，何況大雨！諸比丘語目連："汝言七日大雨溝坑滿溢，今無雨氣，何況有雨。汝空無過人法故作妄語，汝目連應擯治驅遣。"是事白佛，佛語諸比丘："莫說目連是事犯罪。何以故？目連見前不見後，如來亦見前亦見後。是七日時實有大雨，有羅睺阿修羅王，以手接去置大海中。目連隨心想說，無犯。""

又一時長老莎伽陀語諸比丘："我入禪定，能令阿鼻地獄上至阿迦膩吒天滿其中火。"諸比丘言："何有是處？聲聞弟子能作大火從阿鼻地獄極至梵世。汝空無過人法故作妄語，汝莎伽陀應擯治驅遣。"是事白佛，佛語諸比丘："莫說莎伽陀是事犯罪。何以故？若比丘依初禪修如意足得神通力，從阿鼻地獄上至阿迦膩吒天自在能滿中火。若依初禪、二禪、三禪、四禪亦如是。是莎伽陀依止四禪，善修如意足得大神通，若念從阿鼻地獄上至阿迦膩吒天，自在隨意能滿中火。是莎伽陀實語，無犯。"

又一時長老輸毘陀語諸比丘："我一念中能識宿命五百劫事。"諸比丘言："“何有是處？聲聞弟子在一念中極多能知一世，汝空無過人法故作妄語，汝輸毘陀應擯治驅遣。"是事白佛，佛語諸比丘："莫說輸毘陀是事犯罪。何以故？是人前身從無想天命終來生此間，無想天上受五百劫，是故自說：'我一念中能知五百劫事。'是輸毘陀隨心想說，無犯。"(《大正藏》卷二十三第 11-13 页)

【评说】经文记载了佛陀制定妄语戒的经过。妄语，即虚假不实之语，不得没有修持佛法而说自已修持，没有某种神通不得说有，不能未得道而说已得道。

卷 第 三

【提要】佛陀为诸比丘说十三僧残法。

【原文】佛在舍衛國。爾時長老迦留陀夷有别房舍，别房舍中有好床榻，被褥敷好獨坐床，掃灑内外皆悉淨潔，以淨水瓶盛滿冷水，常用水瓶盛滿冷水。是迦留陀夷婬欲發時便自出精，離急熱故得安快住。後時迦留陀夷知識比丘來，共相問訊在一面坐，語迦留陀夷："汝忍不？足不？安樂住不？不乏不？"答言："忍、足、安樂住、不乏。"問曰："云何忍、足、安樂住、不乏？"答言："諸長老！我有别房好床被褥，淨水瓶常用水瓶，皆滿冷水，掃灑内外皆悉淨潔，敷好獨坐床，婬欲發時便自出精，離急熱故得安快住。諸長老！以是因緣故，忍、足、安樂住、不乏。"諸比丘言："汝非忍、非足，實苦惱行以為安樂。汝所作事非沙門法，不隨順道，不清淨行，出家之人所不應作。汝不知佛世尊以種種因緣呵欲欲想，種種因緣讚歎離欲、除滅欲熱。佛常說法教人離欲，汝尚不應生心，何況乃作起欲恚癡結縛根本不淨惡業？"諸比丘種種呵已，向佛廣說。佛以是事集比丘僧，知而故問迦留陀夷："汝實作是事不？"答言："實作。世尊！"佛以種種因緣呵責："汝所作事非沙門法，不隨順道，不清淨行，出家之人所不應作。汝癡人！汝不知我以種種因緣呵欲欲想，種種因緣讚歎離欲、除滅欲熱。我常說法教人離欲，汝尚不應生心，何況乃作起欲恚癡結縛根本不淨惡業？汝癡人！以此手受他信施供養，云何復以此手作不淨行？"佛如是種種呵已，語諸比丘："以十利故與諸比丘結戒。從今是戒應如是說：若比丘故出精，僧伽婆尸沙。"

佛結是戒已，諸比丘夢中精出，心生疑悔，往阿難所頭面禮足一面坐已，語阿難言："世尊結戒，出精者僧伽婆尸沙。今諸比丘夢中出精，生心疑悔，願為我等問佛是事。"阿難默然受比丘語，諸比丘知阿難默然受已，從坐起頭面禮足還去。不久阿難往詣佛所，頭面禮足在一面立，白佛言："世尊！世尊為諸比丘結戒，出精者僧伽婆尸沙。佛雖如是結戒，今諸比丘夢中出精，心生疑悔。"阿難問佛："夢中有心想不？"佛言："有心想而不作。"佛以是事集比丘僧，種種因緣讚戒、讚持戒，讚戒、讚持戒已，語諸比丘："從今是戒應如是說：若苾芻故出精，除夢中，僧伽婆尸沙。"(《大正藏》卷二十三第 13-14 页)

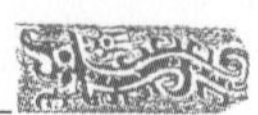

【评说】佛陀认为睡梦中出精不犯戒。

【原文】僧伽婆尸沙者，是罪屬僧，僧中有殘，因眾僧前悔過得滅，是名僧伽婆尸沙。是中犯者有三種：一者發心欲出，二者身動，三者精出。復有三種：一者為受樂，二者治病，三者為自試。比丘以內受色，為受樂故，發心身動精出，僧伽婆尸沙。為治病故、為試看故，以內受色，發心身動精出，僧伽婆尸沙。比丘以外不受色，為受樂故、為治病故、為試看故，發心身動精出，僧伽婆尸沙。

復有四種：一者虛空中動，二者發心，三者身動，四者精出。比丘以內受色，為受樂故，虛空中動、發心、身動、精出，僧伽婆尸沙。為治病故、為試看故，虛空中動、發心、身動、精出，僧伽婆尸沙。

復有五種：若比丘搔小便處、捺小便處、發心、身動、精出，僧伽婆尸沙。比丘以內受色，為受樂故、為治病故、為試看故，搔捺小便處、發心、身動、精出，僧伽婆尸沙。若比丘以外不受色，為受樂故、為治病故、為試看故，搔捺小便處、發心、身動、精出，僧伽婆尸沙。

是中精有五種：一者青，二者黃，三者赤，四者白，五者薄。青者，轉輪王及轉輪王受職太子。黃者，轉輪王其餘諸子。赤者，轉輪王最上大臣。白者，年已成人。薄者，年未成人。

若人青精出者，不出黃、赤、白、薄，但能出青。若人精出黃者，不出赤、白、薄、青，但能出黃。若人赤精出者，不出白、薄、青、黃，但能出赤。若人出白精者，不出薄、青、黃、赤，但能出白。若人出薄精者，不出青、黃、赤、白，但能出薄。若比丘為出青精故，搔捺小便處、發心、身動、精出，僧伽婆尸沙。若比丘為出黃、赤、白、薄精故，搔捺小便處、發心、身動、精出，僧伽婆尸沙。若一人一時出五種精者，無有是事。或有人多行婬故有種種精出，或擔重故、遠騎乘故、筋節斷解故，有種種精出。

若比丘起欲想、欲欲、欲覺、欲熱，不發心、欲出、身不動、精自出者，無犯。

若比丘男根上有瘡疱癬疥、痒，為治是病故，搔捺精出，無犯。

若比丘向火炙男根，痒摩觸精出，無犯。

若比丘行時，兩髀摩觸、或衣觸、或騎乘、或載車，身動精出，不犯。

若比丘見好色故精出，不犯。若不見形憶想故精出，不犯。(《大正藏》卷二十三第14页)

【评说】故出精戒是十三僧伽婆尸沙(僧残)罪之一，犯此罪者须于大众前忏悔，并接受僧团处罚，是仅次于波罗夷的重罪。故出精在佛典中指因淫心而导致的排精，佛陀规定比丘故出精犯僧伽婆尸沙戒。

佛陀将男子精液分为青、黄、赤、白、薄五类，不同的人会有不同类型的精液：转轮王及转轮王太子的精液为青色，转轮王其他儿子的精液为黄色，大臣的精液为红色，成年的男性精液成白色，未成年的男性精液稀薄，前三种是按等级来分，反映了当时等级森严的社会现象。

"比丘男根上有疮疱癣疥、痒"，男性生殖器患疮疱癣疥等病后瘙痒不已，用手搔痒后不慎排精。

【原文】佛在舍衛國。爾時長老迦留陀夷，晨朝時到著衣持鉢入城乞食，食已還房，持戶鉤在門間立，作如是念："若有女人欲來入僧坊中看房舍者，我當示諸房處。"時迦留陀夷遙見眾女人，便言："姊妹來！我當示汝諸房舍處。"少多示已，將至自房摩觸其身。是眾女中有喜者默然,有不喜者即出房外語諸比丘:“大德!法應爾耶?此安隱處更有恐怖。”諸比丘言:“云何安隱處更有恐怖?”眾女人廣說上事,諸比丘言:“如汝所說:‘安隱處更有恐怖。’”時諸比丘種種因緣,為眾女人說法示教利喜,頭面禮足還去。不久諸比丘詣佛所,頭面禮足在一面坐,向佛廣說。佛以是事集比丘僧,知而故問迦留陀夷:“汝實作是事不?”答言:“實作。世尊!”佛以種種因緣呵責迦留陀夷:“汝所作事非沙門法,不隨順道,不清淨行,出家之人所不應作。汝癡人!不知我以種種因緣呵欲欲想,種種因緣稱讚離欲、除滅欲想。我常說法教人離欲,汝尚不應生心,何況乃作起欲恚癡結縛根本不淨惡業?”佛種種因緣呵已,語諸比丘:“以十利故與諸比丘結戒。從今是戒應如是說:若比丘欲盛變心故觸女身,若捉手臂頭髮,一一身分上下摩觸,僧伽婆尸沙。”

欲盛者,即名變心,亦名貪心、染心、繫心。或有變心非欲盛心,亦非貪心、染心、繫心,如狂癡人、亂心人、病壞心人,是名變心非欲盛心、染心、繫心。

女人者,有大、有中、有小、童女、非童女,堪作婬欲。

觸身者,共在一處。

手者,從腕及指。

臂者,從腕至肩。

髮者,頭髮、若劫貝、毳納、頭髻。

一一身分者,眼耳鼻等。

是中犯者有九種:上摩、下摩、若抱、若捉、若牽、若推、若舉、若下、若摩大小便處。

若比丘欲盛變心,上下摩觸無衣女人頭,僧伽婆尸沙。若摩面、咽、胸、腹、肋、脊、臍、腰、大小便處、髀、膝、踌,僧伽婆尸沙。如是抱、捉、牽、推舉、下摩、觸大小便處亦如是。

若比丘從地舉無衣女人著土埵上;土埵上著踞床上;踞床上著獨坐床上;獨坐床上著大床上;大床上著輿上;輿上著車上;車上著馬上;馬上著象上;象上著堂上;堂上乃至從小下處著小高處,僧伽婆尸沙。

若比丘欲盛變心,從堂上舉無衣女人著象上;象上著馬上;馬上著車上;車上著輿上;輿上著大床上;大床上著獨坐床上;獨坐床上著踞床上;踞床上著土埵上;土埵上著地,乃至小高處著小下處,僧伽婆尸沙。

若比丘欲盛變心,上下摩觸有衣女人頭,偷蘭遮。若摩面、咽、胸、肩、腹、肋、脊、臍、腰、大小便處、髀、膝、踌,偷蘭遮。如是抱、捉、牽、推舉、下摩大小便處偷蘭遮。

若比丘欲盛變心,從地舉有衣女人著土埵上,乃至小高處舉著小下處,偷蘭遮。

若女人欲盛變心,上下摩觸無衣比丘頭,比丘有欲心,身動受細滑,僧伽婆尸沙。若摩面、咽、胸腹、肋、脊、臍、腰、大小便處、髀、膝踌,比丘有欲心,身動受細滑,僧伽婆尸沙。如是抱、捉、牽、推舉、下摩大小便處,比丘有欲心,身動受細滑,僧伽婆尸沙。

若女人欲盛變心,從地舉無衣比丘著土埵上,乃至小下處舉著小高處,比丘有欲心,身動受是細滑,僧伽婆尸沙。

若女人婬欲盛變心,從堂上舉無衣比丘著象上,乃至小高處舉著小下處,比丘有欲心,身動受細滑,僧伽婆尸沙。

若女人欲盛變心,上下摩觸有衣比丘頭,比丘有欲心,身動受細滑,偷蘭遮。若摩面、咽、胸、脊、腹、肋、臍、腰、大小便處、髀膝踌,比丘有欲心,身動受細滑,偷蘭遮。如是抱、捉、牽、推舉、下摩大小便處,比丘有欲心,身動受細滑,偷蘭遮。

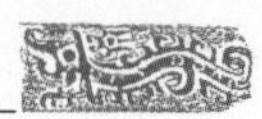

若女人欲盛變心，從地舉有衣比丘著土埵上，乃至小下處舉著小高處，比丘有欲心，身動受細滑，偷蘭遮。

若女人欲盛變心，從堂上舉有衣比丘著象上乃至小高處著小下處，比丘有欲心，身動受細滑，偷蘭遮。

若一比丘摩一女人，僧伽婆尸沙。若一比丘摩二、三、四女，僧伽婆尸沙。若二比丘摩二、三、四、一女人，僧伽婆尸沙。若三比丘摩三、四、一、二女人，僧伽婆尸沙。若四比丘摩四、一、二、三女人，僧伽婆尸沙。

女人所，女人想摩，僧伽婆尸沙。女人所，男想、黃門想、二根想摩，僧伽婆尸沙。男所，男想、黃門想、二根想、女人想摩，偷蘭遮。黃門所，黃門想、二根想、女想、男想摩，偷蘭遮。二根所，二根想、女想、男想、黃門想摩，偷蘭遮。若是事，人女邊，僧伽婆尸沙。即是事，非人女邊，偷蘭遮。若是事，人女邊，偷蘭遮。即是事，非人女邊，突吉羅。

若母想、姊妹想、女想摩觸女身，不犯。

若救火難、水難、刀難、若墮高處、惡虫難、惡鬼難，不犯。

若無染心觸，不犯。（《大正藏》卷二十三第 14-15 页）

【评说】佛陀规定比丘不得以任何方式接触女子（包括成年女性与未成年女性）。"若无染心触，不犯"，若比丘无淫意（没有淫邪心）不小心碰到女子不犯戒。

【原文】佛在舍衛國。爾時長老迦留陀夷，晨朝時到著衣持鉢入城乞食。食已還房，取戶鉤在門間立，作如是念："若有女人欲來看者，我當示諸房處。"爾時迦留陀夷遙見諸女，便言："姊妹來，我當示汝諸房舍處。"少多示已，將至自房作不淨惡語。是諸女中有喜者默然，不喜者出外語諸比丘："大德法應爾耶？此安隱處更有恐怖。"諸比丘言："云何安隱處更有恐怖？"諸女廣說上事。諸比丘言："如汝所說。"時諸比丘以種種因緣，為眾女說法示教利喜，頭面禮足還去。不久諸比丘以是因緣向佛廣說，佛以是事集比丘僧，知而故問迦留陀夷："汝實作是事不？"答言："實作。世尊！"佛以種種因緣呵責迦留陀夷："汝所作事非沙門法，不隨順道，不清淨行，出家之人所不應作。汝癡人，不知我以種種因緣呵責諸欲欲想，種種因緣稱讚離欲、除滅欲熱。我常說法教人離欲，汝尚不應生心，何況乃至起欲恚癡、結縛根本、不淨惡業？"佛種種因緣呵已，語諸比丘："以十利故與諸比丘結戒。從今是戒應如是說：若比丘欲盛變心，在女人前作不淨惡語，隨婬欲法說者，僧伽婆尸沙。"

不淨惡語者，隨波羅夷、隨僧伽婆尸沙事，雖一切罪皆名為惡，但此是重罪因緣故，名為惡語。

隨婬欲法者，二身共會。

說者，如年少男女，婬欲盛故，具說惡語。

是中犯者有九種：讚、毀、乞、願、問、反問、辦、教、罵。

讚者，比丘在女人前讚歎三瘡門形色端正、不大、不小、不麁、不細乃至百語，一一語中，僧伽婆尸沙。

毀者，比丘在女人前毀呰三瘡門形色不好、或大、或小、或麁、或細乃至百語，一一語中，僧伽婆尸沙。

乞者，比丘在女人前乞言："汝三瘡門中隨意與我，我於三瘡門中隨汝意作。"乃至百語，一一語中，僧伽婆尸沙。

願者，比丘在女人前願言："若人得汝三瘡門者，是福德樂人。汝能三瘡門中隨汝意作。"乃至百語，一一語中，僧伽婆尸沙。

問者，比丘問女人言："汝夫三瘡門中幾種作？幾時作？"乃至百語，一一語中，僧伽婆尸沙。

反問者，比丘問女人言："汝夫於三瘡門中不如是作耶？"乃至百語，一一語中，僧伽婆尸沙。

辦者，比丘在女人前言："我辦酒食、槃案、華香、瓔珞、末香、塗香、敷好床褥。汝若來者，我於三瘡門中隨汝意作。"乃至百語，一一語中，僧伽婆尸沙。

教者，比丘教女人言："汝三瘡門中隨意與男子者，則為男子所愛。"乃至百語，一一語中，僧伽婆尸沙。

罵者，比丘罵女人有二種：麁罵、細罵，乃至百語，一一語中，僧伽婆尸沙。

若女人在比丘前讚三瘡門，形色端正乃至百語，是中比丘隨順其心少多語出，一一語中，僧伽婆尸沙。

若女人在比丘前毀呰三瘡門，形色不好乃至百語，是中比丘隨順其心少多語出，一一語中，僧伽婆尸沙。

若女人在比丘前乞："三瘡門中隨我意作，我隨汝意與。"乃至百語，是中比丘隨順其心，少多語出，一一語中，僧伽婆尸沙。

若女人在比丘前願言："若人得我三瘡門者，是福德樂人，我能隨意與。"乃至百語，是中比丘隨順其心少多語出，一一語中，僧伽婆尸沙。

若女人在比丘前問言："汝於三瘡門中，能幾種作？幾時作？"乃至百語，是中比丘隨順其心少多語出，一一語中，僧伽婆尸沙。

若女人在比丘前反問言："汝於三瘡門中不如是作耶？"乃至百語，是中比丘隨順其心少多語出，一一語中，僧伽婆尸沙。

若女人在比丘前言："我辦酒食、盤案、香華、瓔珞、末香、塗香、敷好床褥，汝能來者，三瘡門中隨汝意與。"乃至百語，是中比丘隨順其心少多語出，一一語中，僧伽婆尸沙。

若女人在比丘前教言："汝能三瘡門中隨意作者，則為女人所愛。"乃至百語，是中比丘隨順其心少多語出，一一語中，僧伽婆尸沙。

若女人在比丘前罵是比丘，麁罵、細罵乃至百語，是中比丘隨順其心少多語出，一一語中，僧伽婆尸沙。

若一比丘向一女人，不淨惡語，一僧伽婆尸沙。若一比丘向二、三、四女人，不淨惡語，僧伽婆尸沙。若二比丘向二三四一女人，不淨惡語，僧伽婆尸沙。若三比丘向三四一二女人，不淨惡語，僧伽婆尸沙。若四比丘向四一二、三女人，不淨惡語，僧伽婆尸沙。

若比丘，女人所，女人想，不淨惡語，僧伽婆尸沙。女人所，男想、黃門想、二根想，不淨惡語，僧伽婆尸沙。男所，男想、黃門想、二根想、女想，不淨惡語，偷蘭遮。黃門所，黃門想、二根想、女想、男想，不淨惡語，偷蘭遮。二根所，男想、女想、黃門想、二根想，不淨惡語，偷蘭遮。若是事人女邊，僧伽婆尸沙，即是事非人女邊，偷蘭遮。若是事人女邊，偷蘭遮，即是事，非人女邊，突吉羅。（《大正藏》卷二十三第15-16页）

【评说】佛陀规定不得对女子说粗恶淫秽之语，这是对比丘口业的规定。

"三疮门"指口、肛门和阴户。

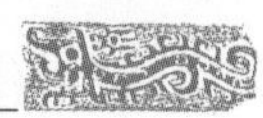

【原文】佛在舍衛國。爾時長老迦留陀夷，晨朝時到著衣持鉢入城乞食。食已還自房，持戶鉤在門間立，作如是念：“若有女人欲來僧坊看房舍者，我當示諸房處。”爾時迦留陀夷遙見眾女來，便言：“姊妹！我當示汝諸房舍處。”少多示已，將至自房，向女人讚歎婬欲以身供養。是眾女中有喜者默然，不喜者出外語諸比丘：“大德！法應爾耶？此安隱處更有恐怖。”諸比丘言：“云何安隱處更有恐怖？”諸女人廣說上事，諸比丘言：“如汝所說。”時諸比丘以種種因緣，與眾女說法示教利喜，頭面禮足還去。不久諸比丘以是因緣向佛廣說，佛以是事集比丘僧，知而故問迦留陀夷：“汝實作是事不？”答言：“實作。世尊！”佛以種種因緣呵責：“汝所作事非沙門法，不隨順道不清淨行，出家之人所不應作。汝癡人！不知我以種種因緣呵欲欲想，種種因緣讚歎離欲、除滅欲熱。我常說法教人離欲，汝尚不應生心，何況乃作起欲恚癡、結縛根本、不淨惡業？”佛種種因緣呵已，語諸比丘：“以十利故與諸比丘結戒。從今是戒應如是說：若比丘欲盛變心，在女人前讚歎以身供養，作如是言：‘汝能以身供養我等持戒行善梵行人者，諸供養中第一供養。’僧伽婆尸沙。”

以身供養者，比丘語女言：“汝能以身作婬欲供養者，諸供養中第一供養。”

持戒者，大戒律法盡能受持。

行善者，正見忍辱故。

梵行者，二身不共會故。

是中犯者，有九種，謂上、大、勝、巧、善、妙、福、好、快。

上者，若比丘語女人言：“汝能以身作婬欲供養我等持戒人者，諸供養中是上供養。”僧伽婆尸沙。

若語女人言：“汝能以身作婬欲供養行善人者，是上供養。”僧伽婆尸沙。

若語女人言：“汝能以身作婬欲供養梵行人者，是上供養。”僧伽婆尸沙。

若語女人言：“汝能以身供養持戒行善人、持戒梵行人、行善梵行人、持戒行善梵行人者，是上供養。”僧伽婆尸沙。

若比丘語女人言：“汝能以身作婬欲供養不大持戒人者，是上供養。”僧伽婆尸沙。

若語女人言：“汝能以身作婬欲供養不大行善人者，是上供養。”僧伽婆尸沙。

若語女人言：“汝能以身作婬欲供養不大修梵行人，是上供養。”僧伽婆尸沙。

若比丘語女人言：“汝能以身作婬欲供養不大持戒行善人、不大持戒梵行人、不大行善梵行人、不大持戒行善梵行人者，是上供養。”僧伽婆尸沙。

若比丘語女人言：“不以自身作婬欲供養我等持戒人者，是上供養。”偷蘭遮。

若語女人言：“不以自身作婬欲供養行善人者，是上供養。”偷蘭遮。

若語女人言：“不以自身作婬欲供養梵行人者，是上供養。”偷蘭遮。

若語女人言：“不以自身作婬欲供養持戒行善人、持戒梵行人、行善梵行人、持戒行善梵行人者，是上供養。”偷蘭遮。

若語女人言：“不以自身作婬欲供養不大持戒人者，是上供養。”偷蘭遮。

若比丘語女人言：“不以自身作婬欲供養不大行善人者，是上供養。”偷蘭遮。

若語女人言：“不以自身作婬欲供養不大修梵行人者，是上供養。”偷蘭遮。

若比丘語女人言：“不以自身作婬欲供養不大持戒行善人、不大持戒梵行人、不大行善梵行人、不大持戒行善梵行人者，是上供養。”偷蘭遮。

如是大、勝、巧、善、妙、福、好、快，供養亦如是。若比丘語女人言：“汝能以身作婬欲供養持戒人者,是上大供養。”僧伽婆尸沙。若言:“上勝、上巧、上善、上妙、上福、上好、上快供養。”僧伽婆尸沙。若言:“大勝、大巧、大善、大妙、大福、大好、大快供養。”僧伽婆尸沙。若言:“勝巧、勝善、勝妙、勝福、勝好、勝快供養。”僧伽婆尸沙。若言:“巧善、巧妙、巧福、巧好、巧快供養。”僧伽婆尸沙。若言:“善妙、善福、善好、善快供養。”僧伽婆尸沙。若言:“妙福、妙好、妙快供養。”僧伽婆尸沙。若言:“福好、福快供養。”僧伽婆尸沙。若言:“好快供養。”僧伽婆尸沙。若言:“上大勝、上大巧、上大善、上大妙、上大福、上大好、上大快供養。”僧伽婆尸沙。若言:“大勝巧、大勝善、大勝妙、大勝福、大勝好、大勝快供養。”僧伽婆尸沙。若言:“勝巧善、勝巧妙、勝巧福、勝巧好、勝巧快供養。”僧伽婆尸沙。若言:“巧善妙、巧善福、巧善好、巧善快供養。”僧伽婆尸沙。若言:“善妙福、善妙好、善妙快供。”僧伽婆尸沙。若言:“妙福好妙福快供養養。”僧伽婆尸沙。若言:“福好快供養。”僧伽婆尸沙。若言:“上大勝、巧上大勝、善上大勝、妙上大勝、福上大勝、好上大勝快供養。”僧伽婆尸沙。若言:“上大勝巧善、上大勝巧妙、上大勝巧福、上大勝巧好、上大勝巧快供養。”僧伽婆尸沙。若言:“上大勝巧善妙、上大勝巧善福、上大勝巧善好、上大勝巧善快供養。”僧伽婆尸沙。若言:“上大勝巧善妙福、上大勝巧善妙好、上大勝巧善妙快供養。”僧伽婆尸沙。若言:“上大勝巧善妙福好、上大勝巧善妙福快供養。”僧伽婆尸沙。

若比丘語女人言:“若以飲食、衣被、臥具、華香、瓔珞,持用供養是上供養。能以身供養者,過是上中上。”僧伽婆尸沙。如是大勝巧善妙福好快亦如是。

若比丘語女人言:“以飲食、衣被、臥具、華香、瓔珞,持用供養是上中上,能以身供養者過是上中上。”僧伽婆尸沙。如是大勝巧善妙福好快亦如是。

若一比丘向一女人,讚歎以身供養一比丘,僧伽婆尸沙。若一比丘向二、三、四女人,讚歎以身供養,僧伽婆尸沙。若二比丘向二三四一女人,讚歎以身供養,僧伽婆尸沙。若三比丘向三四一二女人,讚歎以身供養,僧伽婆尸沙。若四比丘向四一二、三女人,讚歎以身供養,僧伽婆尸沙。

若比丘,女人所,女想讚歎,僧伽婆尸沙。女人所,男想、黃門想、二根想讚歎,僧伽婆尸沙。男所,男想、黃門想、二根想、女想讚歎,偷蘭遮。黃門所,黃門想、二根想、女想、男想讚歎,偷蘭遮。二根所,二根想、女想、男想、黃門想讚歎,偷蘭遮。若是事,人女邊,僧伽婆尸沙。即是事,非人女邊,偷蘭遮。若是事人女邊,偷蘭遮,即是事非人女邊,突吉羅。(《大正藏》卷二十三第 16-18 页)

【评说】佛陀规定诸比丘不得通过宣称自己修行善法、正法而诱使女子用自己的身体供养(发生性行为),可见佛陀时代已有利用比丘身份诱惑女子与其行淫的事情发生。

【原文】佛在舍衛國。爾時有鹿子長者兒,名曰迦羅,聰智利根。眾人所問常為斷疑,他事忽務。若人有女姊妹,有來求者,往問迦羅:“某求我女若姊妹,是人為好不好?應與不應與?能與婦兒衣食不?”若迦羅言:“不好,不能與婦兒衣食,汝莫與女。”即便不與。若迦羅言:“好,能與婦兒衣食,汝當與女。”即隨語與。若人自為求婦、若為兒求,往問迦羅:“我求某女,是女好不?能成家事?我為可取不?”若迦羅言:“不好,不能成家事,汝莫取之。”即隨語不取。若迦羅言:“好,能成家事,汝可取之。”即隨語取。若諸人女姊妹,墮貧窮勤苦、重作惡處、衣食不充,便作是言:“如我女姊妹所受苦惱,諸問迦羅信受語者,所受苦惱當復劇是,由我等信受迦羅語故,令女姊妹墮是惡處,貧窮勤苦衣食不充。”若諸人女姊妹,墮好處富樂衣

食充足，便作是念："如我女姊妹所受富樂，諸問迦羅信受語者，所受富樂當復勝是。我等信受迦羅語故，令女姊妹得好處，衣食充足。"爾時迦羅，或得稱譽、或得毀呰。是人後時以信出家，剃除鬚髮被著袈裟。作比丘已，猶如本法他事怱務。若人有女姊妹，有來求者，往問迦羅苾芻："某求我女姊妹，是人為好不好？應與不應與？"若迦羅言："是人不好。"即便不與。若迦羅言："好。"即隨語與。若人或為己為兒求婦，往問迦羅："我求某女若姊妹，好不好？能辦家事不？"若迦羅言："好。"便隨語取。若言："不好。"即便不取。若諸人女姊妹，有墮貧窮惡處、勤苦重作、衣食不充，便作是念："諸問迦羅信受語者，所受勤苦當復劇是。"若得富樂好處，便作如是念："諸問迦羅信受語者，所受富樂當復勝是。我以信受迦羅語故，令女姊妹得是樂處。"如是迦羅比丘，或得讚歎、或得毀呰。

是迦羅比丘，數出入諸檀越舍，有人問迦羅言："大德！汝至某家不？汝能語某，與我兒女若與姊妹。"迦羅言："能。"如是作媒人往來。有比丘少欲知足行頭陀，聞是事心不喜慚愧，種種因緣呵責迦羅："云何名比丘，作媒人行。"如是呵已向佛廣說。佛以是事集比丘僧，佛知而故問迦羅："汝實作是事不？"答言："實作。世尊！"佛以種種因緣呵責："汝所作事非沙門法，不隨順道，不清淨行，出家之人所不應作。汝癡人！不知我以種種因緣呵欲欲想，種種因緣讚歎離欲、除滅欲熱。我常說法教人離欲，汝尚不應生心，何況乃作起欲恚癡結縛根本不淨惡業？汝癡人！我尚不讚歎少有欲心，何況汝作媒嫁事！"佛種種呵已，語諸比丘："以十利故與諸比丘結戒。從今是戒應如是說：若比丘行媒嫁法，持女意語男、持男意語女，若為成婦事、若為私通事，乃至一會時，僧伽婆尸沙。"

媒法者，受他語往來。

女者，有十四種護：父所護、母所護、父母所護、兄弟所護、姊妹所護、舅護、姑護、舅姑護、親里護、姓護、自護、法護、夫主護。

持女意語男者，有女人語比丘言："汝能持是語語彼男子不？我為汝作婦、若共私通，汝能為我作夫、若共私通。若我與汝女、若與姊妹，汝能作我女夫、若姊妹夫。"是名持女意語男。

持男意語女者，有男語比丘言："汝能持是語語彼女人不？汝與我作婦、若共私通，我與汝作夫。若共私通、若與我女、與我姊妹，我與汝作女夫、為姊妹夫。"是名持男意語女。

乃至一會時者，一時共交會故。

丈夫有七種婦：索得、水得、破得、自來得、以衣食得、合生得、須臾得。索得者，以少多財物索得作婦，是名索得。水得者，若人捉手以水灌掌與女作婦，是名水得。破得者，若破他國奪得作婦，復有自國反叛誅罰得者，是名破得。自來得者，若女人自一心貪著愛樂故，來供給作婦，是名自來得。衣食得者，若女人不能自活，為衣食故來供給作婦，是名衣食得。合生得者，若女人語男子言："汝有財物，我有財物，若生男女當供養我等。"是名合生得。須臾得者，共一交會，故名須臾得。

是中犯者，若苾芻自受主人語、自語彼、自報主人者，僧伽婆尸沙。若自受主人語、自語彼、使報主人者，僧伽婆尸沙。若自受主人語、自語彼使、使報主人者，僧伽婆尸沙。若比丘自受主人語、使語彼、使報主人者，僧伽婆尸沙。若自受主人語、使語彼使、使報主人者，僧伽婆尸沙。若自受主人語、使語彼、自報主人者，僧伽婆尸沙。若比丘自受主人語、使使語彼、使使報主人者，僧伽婆尸沙。若自受主人語、使使語彼、自報主人者，僧伽婆尸沙。若自受主人語、使使語彼、使報主人者，僧伽婆尸沙。若比丘從使受主人語、使語彼、使報主人者，僧伽婆尸沙。若從使受主人語、使語彼使、使報主人者，僧伽婆尸沙。若從使受主人語、使語彼、自報主人者，僧伽婆尸沙。若比丘從使受主人語、使使語彼、使使報主人者，僧伽婆尸沙。若比丘從使受主人語、使使語彼、自報主人者，僧伽婆尸沙。若從使受主人語、使使語彼、使報主人者，僧伽婆尸沙。若比丘從使受主人語、自語彼、自報主人者，僧伽婆尸沙。若從彼使受主人語、自語彼、使報主人者，僧伽婆尸沙。若從使受主人語、自語彼、使使報主人者，僧伽婆尸沙。若比丘從使使受主人語、使使語彼、使使報主人者，僧伽婆尸沙。若從使使受主人語、使使語彼、自報主人者，僧伽婆尸沙。若從使使受主人語、使使語彼、使報主人者，僧伽婆尸沙。若比丘從使使受主人語、自語彼、自報主人者，僧伽婆尸沙。若從使使受主人語、自語彼、使報主人者，僧伽婆尸沙。若從使使受主人語、自語彼、使使報主人者，僧伽婆尸沙。若比丘從使使受主人語、使語彼、使報主人者，僧伽婆尸沙。若從使使受主人語、使語彼、使使報主人者，僧伽婆尸沙。若從使使受主人語、使語彼、自報主人者，僧伽婆尸沙。

有二比丘，受主人語出外，一比丘言："汝并說我意。"若語彼，還報主人者，俱僧伽婆尸沙。若不報者，俱偷蘭遮。

有二比丘，受主人語出外，一比丘語一比丘："莫說我意。"若語彼，還報主人者，一比丘，僧伽婆尸沙。若不報者，偷蘭遮。

諸比丘入他舍，主人問前行比丘："汝等出入某甲家不？能語某甲：'與我兒若女姊妹。'"前行比丘言："我等不得作媒人。"後行比丘聞是語，便往語彼居士言："汝能與某甲兒若女姊妹耶？"還報者，僧伽婆尸沙。不報者，偷蘭遮。

主人問後行比丘："汝出入是諸家不？能語某甲：'與我兒若女姊妹。'"後行比丘言："我等不得作媒人。"前行比丘聞是語，便往語彼居士言："汝能與某甲兒若女姊妹？"比丘受語，語彼還報者，僧伽婆尸沙。不報者，偷蘭遮。

又一比丘行道中，一女人語比丘言："汝能語某甲：'與我兒若女、姊妹。'"比丘受語，語彼還報者，僧伽尸婆沙。不報者，偷蘭遮。二、三、四女人亦如是。二、三、四比丘亦如是。

一比丘行道中，一男子語比丘言："汝能語某甲：'與我兒若女、姊妹。'"比丘受語，語彼還報者，僧伽婆尸沙。不報者，偷蘭遮。二、三、四男子亦如是。二、三、四比丘亦如是。黃門、二根亦如是。

一比丘行道中，一女一男語比丘言："汝能語某甲：'與我兒若女、姊妹。'"比丘受語，語彼還報者，僧伽婆尸沙。不報者，偷蘭遮。二、三、四女人男子亦如是。二、三、四比丘亦如是。

一比丘行道中，一女人、一黃門語比丘言："汝能語某甲：'與我兒若女、姊妹。'"比丘受語，語彼還報者，僧伽婆尸沙。不報者，偷蘭遮。二、三、四女人黃門亦如是。二、三、四比丘亦如是。

一比丘行道中，一女人、一二根人語比丘言："汝能語某甲：'與我兒若女、姊妹。'"比丘受語。語彼還報者，僧伽婆尸沙。不報者，偷蘭遮。二、三、四女人二根亦如是。二、三、四比丘亦如是。

一比丘行道中，一男、一黃門語比丘言："汝能語某甲：'與我兒若女、姊妹。'"比丘受語，語彼還報者，僧伽婆尸沙。不報者，偷蘭遮。二、三、四男子黃門亦如是。二、三、四比丘亦如是。

一比丘行道中，一男子、一二根語比丘言："汝能語某甲：'與我兒若女、姊妹。'"比丘受語，語彼還報者，僧伽婆尸沙。不報者，偷蘭遮。二、三、四男子二根亦如是。二、三、四比丘

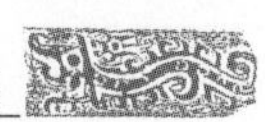

亦如是。

一比丘行道中，一黃門、一二根語比丘言："汝能語某：'與我兒若女、姊妹。'"比丘受語，語彼還報者，僧伽婆尸沙。不報者，偷蘭遮。二、三四黃門二根亦如是。二三四比丘亦如是。

一比丘行道中，一女、一男、一黃門、一二根語比丘言："汝能語某：'與我兒若女、姊妹。'"比丘受語，語彼還報者，僧伽婆尸沙。不報者，偷蘭遮。二三四女人、男子、黃門、二根亦如是。二、三、四比丘亦如是。

有居士夫婦相瞋不和，時一比丘常出入是家，晨朝時到著衣持鉢入舍坐已，共相問訊，教二人令和合。比丘生疑："我將無犯僧伽婆尸沙耶？"是事白佛，佛言："有三種婦：一財索得，二水得，三破賊得。三種婦若作券言：'非我婦，禮法未斷猶故出入。'未唱言：'非我婦。'教是和合者，偷蘭遮。若作券言：'非我婦，禮法已斷不復出入。'而未唱言：'非我婦。'教是和合，偷蘭遮。若作券言：'非我婦，禮法已斷不復出入。'唱言：'非我婦。'和合是者，僧伽婆尸沙。"

受他語有三種，還報有六種。三種者，一威儀，二相，三期。威儀者，比丘語主人言："若見我來往坐立，當知得、不得。"相者，比丘語主人言："主人若見我新剃髮、若著絁僧伽梨、若捉瓦鉢，當知得、不得。"期者，比丘語主人言："若見我在眾中大語時、若挑衣時、當知得、不得。"是名三種受語。

六種報者，一口，二書，三手印，四威儀，五相，六期。若比丘口受使語，口語彼，口還報者，僧伽婆尸沙。若書、手印、威儀、相、期還報者，僧伽婆尸沙。

比丘受使口語，書語彼，書還報者，僧伽婆尸沙。若書、手印、威儀、相、期，口還報者，僧伽婆尸沙。

比丘受使口語，手印語彼，手印還報者，僧伽婆尸沙。若手印、威儀、相、期、口、書還報者，僧伽婆尸沙。

若比丘受使書語，書語彼，書還報者，僧伽婆尸沙。若書、手印、威儀、相、期、口還報者，僧伽婆尸沙。

若比丘受使書，手印語彼，手印還報者，僧伽婆尸沙。若比丘手印、威儀、相、期、口、書還報者，僧伽婆尸沙。

比丘受使書語，口語彼，口還報者，僧伽婆尸沙。若比丘書、手印、威儀、相、期還報者，僧伽婆尸沙。

若比丘受使手印，手印語語彼，手印還報者，僧伽婆尸沙。手印、威儀、相、期、口、書還報者，僧伽婆尸沙。

比丘受使手印語，口語彼，口還報者，僧伽婆尸沙。書、手印、威儀、相期還報者，僧伽婆尸沙。

比丘受使手印語，書語彼，書還報者，僧伽婆尸沙。手印、威儀、相、期、口還報者，僧伽婆尸沙。

若受富貴人語，語富貴人，還報富貴人者，僧伽婆尸沙。若受貧賤人語，語富貴人，還報貧賤人者，偷蘭遮。

若比丘受他語，解意旨，僧伽婆尸沙。若受意旨，不受語，偷蘭遮。若但受語，不解意旨，不犯。(《大正藏》卷二十三第 18-20 页)

【评说】佛陀规定比丘不得撮合男女成婚，更不可为不正当的男女关系提供方便，因男女之情违背佛教离欲的思想。

卷 第 四

【提要】佛陀为诸比丘说十三僧残法。

【原文】佛在王舍城。爾時長老陀驃力士子，成就五法故，僧羯磨作知臥具人，不隨愛、不隨瞋、不隨怖、不隨癡、知得不得，是人隨所應與，若阿練兒阿練兒共、持律持律共、說法說法共、讀修妬路讀修妬路共，如是同事者共。是人作是念："我如是與者，若語、若默安樂得住。"是陀驃分布臥具時，不須燈燭，左手出光，右手持與。有比丘故待闇來，欲見陀驃神通之力。時佛故在王舍城，是力士子陀驃，成就五法故，眾僧教作差會人。是人差次會時，不隨愛、瞋、怖、癡、知次第不越次。爾時彌多羅浮摩比丘次會，值得麁食，如是再三食麁食。時作如是念："我深苦惱。是陀驃力士子故以是麁食惱我。當以何報令彼得惱?"復作是念："我當謗以無根波羅夷法。"是比丘有妹比丘尼，名彌多羅。時此比丘尼，到彌多羅浮摩比丘所，頭面禮足在一面立。時彌多羅浮摩比丘，不共語亦不看不教坐。是比丘尼作是念："我作何惡何所觸犯，使此兄不共我語?"作是念已便言："我於兄有何過故，不共我語不教我坐?"是比丘言："陀驃比丘故以麁食惱我，乃至再三。汝不助我。"比丘尼言："欲令我以何事相助?"是比丘言："妹！汝到佛所作如是言：'世尊！云何有是法？陀驃比丘共我作婬，墮波羅夷事。'"比丘尼言："是清淨無罪比丘，云何謗以無根波羅夷法?"是比丘言："妹！汝不作是謗者，我不共汝語、不喚汝坐。"是比丘尼敬愛兄故，即作是念："若我不隨語者，兄不共我語、不教我坐。"如是念已，即語兄言："當隨汝語。"是比丘言："妹小住！我當先往佛所，汝隨後來，我當證之。"即往佛所，頭面禮足在一面立。是比丘尼便從後來，頭面禮足在一面立，白佛言："世尊！云何有是法？陀驃比丘共我作婬，墮波羅夷事。"時彌多羅浮摩比丘即作是言："世尊！是事實爾，我亦先知，如是比丘尼所說。"爾時陀驃在佛後扇佛，佛顧視陀驃言："汝今云何？是彌多羅比丘尼在我前言：'世尊！云何有是法？陀驃比丘共我作婬，墮波羅夷事。'彌多羅浮摩比丘亦作是言：'世尊！是事實爾，我先亦知，如是比丘尼所說。'"陀驃比丘白佛言："世尊！世尊知我、修伽陀知我。"佛語陀驃："汝今不得作如是語：'世尊知我、修伽陀知我。'汝憶念者，便說憶念。若不憶念者，說不憶念。""我不憶念。世尊！不憶念。修伽陀！"爾時長老羅睺羅亦在會中，偏袒右肩、合掌，白佛言："世尊！是陀驃比丘為何所說？是彌多羅比丘尼今在佛前作如是語：'世尊！云何有是法？陀驃比丘共我作婬，墮波羅夷事。'彌多羅浮摩比丘亦作是言：'世尊！是事實爾。我先亦知。如是比丘尼所說。'"佛語羅睺羅："我今問汝，隨汝意答。於意云何？若是比丘尼來語我言：'世尊！云何有是法？羅睺羅共我作婬，墮波羅夷事。'彌多羅浮摩比丘亦作是說：'是事實爾。我亦先知，如比丘尼所說。'汝當云何?"時羅睺羅言："世尊知我、修伽陀知我。"佛言："癡人！汝尚能言：'世尊知我、修伽陀知我。'何況陀驃比丘持戒清淨善修梵行，云何不言：'世尊知我、修伽陀知我。'"爾時佛語諸比丘："汝等當記，陀驃比丘說不憶念，是彌多羅比丘尼自說作罪故，應與滅羯磨。"佛如是教已，起入禪室。

時諸比丘審諦急問彌多羅浮摩比丘言："汝云何見？何處見？見犯何事？汝以何事故往見?"是諸比丘審諦急問已，答言："陀驃比丘實梵行清淨，我以欲故、瞋故、怖故、癡故，作是語謗。"諸比丘言："云何陀驃比丘梵行清淨，以欲故、瞋故、怖故、癡故，作是語謗?"答言："陀驃比丘成就五法故，王舍城眾僧教作差會人，不隨愛、瞋、怖、癡、次第不越次。我時次會，值麁惡食，如是再三噉食。時心中苦惱，便作是念：'陀驃比丘故以麁食惱我，當以何報?'復作是

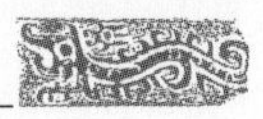

念:'我當謗以無根波羅夷法。'以是因緣故,我以欲瞋怖癡故,作是語謗。"是中有比丘少欲知足行頭陀,聞是事心不喜,呵責言:"云何名比丘,以無根波羅夷法謗清淨梵行比丘?"諸比丘種種因緣呵已,向佛廣說。佛時即從禪室出,集比丘僧,知而故問彌多羅浮摩比丘:"汝實作是事不?"答言:"實作。世尊!"佛以種種因緣呵責:"云何名比丘,以無根波羅夷法誹謗清淨梵行比丘?"佛以種種呵已,語諸比丘:"有三種人必墮地獄。何等三?若人以無根波羅夷法謗清淨梵行比丘,是初人墮地獄。復有人如是邪見,便作是言:'婬欲中無罪。'以是故是人深作放逸自恣五欲,是為第二人墮地獄。復有人犯戒惡法臭爛,非沙門自言沙門、非梵行自言梵行,是為第三人墮地獄。"爾時世尊欲明了此事,而說偈言:

"妄語墮地獄,　作之言不作;
是二俱相似,　後皆受罪報。
夫人處世間,　斧在口中生;
以是自斬身,　斯由作惡言。
應呵而讚歎,　應讚而呵罵;
口過故得衰,　衰故不受樂。
如奄失財利,　是衰為尠少;
惡心向善人,　是衰重於彼。
尼羅浮地獄,　其數有十萬;
阿浮陀地獄,　三千六及五。
惡心作惡口,　輕毀聖人故;
壽終必當墮,　如是地獄中。"

佛種種因緣呵已,語諸比丘:"以十利故與諸比丘結戒。從今是戒應如是說:若比丘住惡瞋故,以無根波羅夷法謗無波羅夷比丘,欲破彼梵行。是比丘後時,或問、或不問,知是無根事,比丘住惡瞋故作是語者,僧伽婆尸沙。"

惡瞋者,以貪著故起,惡瞋增盛,不見是人功德,但求過惡。

無波羅夷比丘者,是比丘四波羅夷中一切不犯。

無根者,有三種根本:若見、若聞、若疑。

謗者,是比丘不犯,強以罪加。

破梵行者,破彼比丘法欲令退墮。

知是無根事者,事有四種:諍訟事、相助事、犯罪事、常所行事。

是中犯者,若比丘以無根波羅夷法謗不清淨比丘,十一種犯、五種不犯。十一種者,是事不見、不聞、不疑、若見妄、若聞妄、若疑妄、若聞信聞、若聞不信聞、聞已言疑、疑已言見、疑已言聞,是名十一種犯。五種不犯者,是事若見、若聞、若疑、見已不妄、聞已不妄,是名五種不犯。如不清淨比丘,似清淨比丘亦如是。若比丘以無根波羅夷法謗清淨比丘,十種犯、四種不犯。十種者,不見、不聞、不疑、若聞妄、疑妄、若聞信聞、聞不信聞、聞已言疑、疑已言見、疑已言聞。四種不犯者,若疑、若聞、若聞不妄、若疑不妄,如清淨苾芻,似、不清淨亦如是。(《大正藏》卷二十三第22-23页)

【评说】佛陀规定比丘不得因怨恨等私心而毫无根据地诽谤他人。此项规定有利于比丘的修行,保证佛门之地的清净。

【原文】佛在王舍城。爾時力士子陀驃比丘獨在山下與二比丘尼共立一處，時彌多羅浮摩比丘亦在彼山坐石上治衣。遙見陀驃比丘獨與二比丘尼共立一處，見已作是念："我先以無根波羅夷法誹謗不成，今有小事，當以波羅夷法謗之。"作是念已，便語諸比丘："今陀驃比丘是犯婬人，我見是事不隨他語。"爾時諸比丘審諦急問："汝云何見？何處見？見犯何事？汝以何事往見？"如是諸比丘審諦問已，便云："我隨愛、隨瞋、隨怖、隨癡故說，是陀驃比丘實梵行清淨。"諸比丘問："云何言：'我隨愛、瞋、怖、癡故說，是陀驃比丘梵行清淨。'"答言："我在彼山坐石上治衣，遙見陀驃比丘獨與二比丘尼共立一處，見已便作是念：'我先以無根波羅夷法誹謗不成，今有小事，當以波羅夷法謗之。'以是故言：'我隨愛、瞋、怖、癡、故說。'陀驃比丘實自清淨。"是中有比丘少欲知足行頭陀，聞是事心不喜，呵責言："云何名比丘，持小片事，以波羅夷法謗清淨比丘？"諸比丘種種因緣呵已，向佛廣說。佛以是事集比丘僧，知而故問彌多羅浮摩比丘："汝實作是事不？"答言："實作。世尊！"佛以種種因緣呵責："云何名比丘，持小片事，以波羅夷法謗清淨比丘？"佛以種種因緣呵已，語諸比丘："以十利故與諸比丘結戒。從今是戒應如是說：若比丘惡瞋故，異分中取片、若似片事，以波羅夷法謗無波羅夷比丘，欲破彼梵行。是比丘後時，或問、或不問，知是片、似片事，比丘住惡瞋故作是語者，僧伽婆尸沙。"

異分者，四波羅夷是。何以故？是四波羅夷中若犯一一事，非沙門、非釋子、失比丘法，故名異分。

不異分者，十三事、二不定法、三十捨墮法、九十墮法、四波羅提提舍尼法、眾多學法、七止諍法，是名不異分。何以故？若犯是事，故名比丘，故名釋子，不失比丘法，是名不異分。

片須臾片者，諸威儀中事，是名為片，亦名須臾片。

諍者，諍有四種：鬪訟諍、相助諍、犯罪諍、常所行事諍。

是中犯者，若比丘地了時，見餘比丘犯僧伽婆尸沙，是比丘僧伽婆尸沙中定生僧伽婆尸沙想，不見他犯波羅夷，言："我見犯。"一一語中，僧伽婆尸沙。日出時、日出已、中前、日中、中後、晡時、日沒、日沒已、初夜、初分、初夜中分、初夜後分、中夜初分、中夜中分、中夜後分、後夜初分、後夜中分、後夜後分亦如是。

有比丘地了時，見餘比丘犯罪：若波逸提、若波羅提提舍尼、若突吉羅。是比丘突吉羅罪中定生突吉羅想，不見他犯波羅夷，言："我見犯。"一一語中，僧伽婆尸沙。乃至後夜後分亦如是。

有比丘地了時，見餘比丘犯僧伽婆尸沙，謂是僧伽婆尸沙、謂波夜提、謂波羅提提舍尼、謂突吉羅。是比丘僧伽婆尸沙中定生突吉羅想，不見他犯波羅夷，言："我見犯。"一一語中，僧伽婆尸沙。乃至後夜後分亦如是。

復有比丘地了時，見餘比丘犯罪，若波夜提、若波羅提提舍尼、若突吉羅，是人謂是突吉羅、謂僧伽婆尸沙、謂波夜提、謂波羅提提舍尼。是人突吉羅罪中定生波羅提提舍尼想，不見他犯波羅夷，言："我見犯。"一一語中，僧伽婆尸沙，乃至後夜後分亦如是。

復有比丘地了時，見餘比丘犯僧伽婆尸沙，是中生疑，為是僧伽婆尸沙？為非僧伽婆尸沙？後除疑心，定生僧伽婆尸沙想，不見他犯波羅夷，言："我見犯。"一一語中，僧伽婆尸沙。乃至後夜後分亦如是。

復有比丘地了時，見餘比丘犯罪，若波夜提、若波羅提提舍尼、若突吉羅，是中生疑，為突吉羅？為非突吉羅？後除疑心，突吉羅罪中定生突吉羅想，不見他犯波羅夷，言："我見犯。"

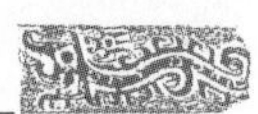

一一語中,僧伽婆尸沙,乃至後夜後分亦如是。

復有比丘地了時,見餘比丘犯僧伽婆尸沙,是中生疑,是罪為僧伽婆尸沙?為波夜提?為僧伽婆尸沙?為波羅提提舍尼?為僧伽婆尸沙?為突吉羅?後除疑心,僧伽婆尸沙中定生僧伽婆尸沙想,不見他犯波羅夷,言:"我見犯。"一一語中,僧伽婆尸沙。乃至後夜後分亦如是。

復有比丘地了時,見他犯罪,若波夜提、若波羅提提舍尼、若突吉羅。是中生疑,是罪為突吉羅?為僧伽婆尸沙?為突吉羅?為波夜提?為突吉羅?為波羅提提舍尼?後除疑心,突吉羅罪中定生突吉羅想,不見他犯波羅夷,言:"我見犯。"一一語中,僧伽婆尸沙。乃至後夜後分亦如是。

復有比丘地了時,見他犯僧伽婆尸沙,是中生疑,為是僧伽婆尸沙?為是波夜提?為是波羅提提舍尼?為是突吉羅?後除疑心,僧伽婆尸沙中定生突吉羅想,不見他犯波羅夷,言:"我見犯。"一一語中,僧伽婆尸沙。乃至後夜後分亦如是。

復有比丘地了時,見他比丘犯罪,若波夜提、若波羅提提舍尼、若突吉羅。是中生疑,是罪為是突吉羅?為僧伽婆尸沙?為波夜提?為波羅提提舍尼?後除疑心,突吉羅罪中定生波羅提提舍尼想,不見他犯波羅夷,言:"我見犯。"一一語中,僧伽婆尸沙。乃至後夜後分亦如是。(《大正藏》卷二十三第 23-24 页)

【评说】佛陀规定诸比丘不得因私心假借他人之事诽谤清净比丘。

【原文】佛在王舍城。爾時提婆達多求破和合僧,受持破僧事,是人有嫉妬心,方便作是念:"我獨不能得破沙門瞿曇和合僧、壞轉法輪。"是提婆達多有四同黨:一名俱伽梨,二名騫陀陀驃,三名迦留陀提舍,四名三文達多。提婆達多到是四人邊已作是言:"汝當共破沙門瞿曇和合僧、壞轉法輪。"時彼四人語提婆達多言:"沙門瞿曇諸弟子,有大智慧大神通,得天眼、知他心念,是人知見我等欲破和合僧、壞轉法輪,我等云何能破沙門瞿曇和合僧、壞轉法輪?"提婆達多語四人言:"沙門瞿曇年少弟子,新入彼法出家不久,我等到邊用五法誘取,語諸比丘言:'汝盡形壽受著納衣、盡形壽受乞食法、盡形壽受一食法、盡形壽受露地坐法、盡形壽受斷肉法。若比丘受是五法,疾得涅槃。'若有長老上座比丘多知多識、久習梵行、得佛法味者,當語之言:'佛已老耄年在衰末,自樂閑靜受現法樂。汝等所須事我當相與。'我等以是方便能破沙門瞿曇和合僧壞轉法輪。"四比丘言:"如是,提婆達多。"受提婆達多語。提婆達多後時到諸年少比丘所,以五法誘之,語諸比丘:"汝盡形壽受著衲衣、盡形壽受乞食法、盡形壽受一食法、盡形壽受露地坐法、盡形壽受斷肉法。汝等行是五法,疾得涅槃。"復語諸長老上座比丘:"佛已老耄年在衰末,自樂閑靜受現法樂,汝所須事我當相與。"爾時提婆達多,非法說法、法說非法、非律說律、律說非律、非犯說犯、犯說非犯、輕說重、重說輕、有殘說無殘、無殘說有殘、常所用法說非常法、非常所用法說是常法、非教說教、教說非教。時諸比丘見提婆達多欲破和合僧、壞轉法輪,見已往詣佛所,頭面禮足在一面坐,坐已,白佛言:"世尊!是提婆達多欲破和合僧,受持破僧因緣事。是人非法說法、法說非法、非律說律、律說非律。犯說非犯、非犯說犯、輕說重、重說輕、有殘說無殘、無殘說有殘、常所用法說非常法、非常所用法說是常法、教說非教、非教說教。"佛語諸比丘:"汝等當呵提婆達多,令捨是破僧因緣事。"是比丘受佛語已,到提婆達多所言:"汝莫求破和合僧,莫受持破僧事,當與僧和合。僧和合者,歡喜無諍,一心一學如水乳合,得安樂住,汝當捨是破僧因緣事。"時提婆達多不捨是事。

爾時提婆達多四同黨，呵諸比丘言："汝等莫說提婆達多是事。何以故？是人說法說律，是人所說皆是我等所欲，是人知說、非不知說，是人所說皆是我等所樂忍。"如是諸比丘，再三教提婆達多，不能令捨惡邪。便從坐起往詣佛所，頭面禮足一面坐。坐已，白佛言："世尊！我等已約勅提婆達多，而不捨惡邪。有四同黨復作是言：'汝等莫說提婆達多是事。何以故？是人說法說律，是人所說，皆是我等所欲。是人知說、非不知說，是人所說，皆是我等所樂忍。'"諸比丘再三約勅，不捨是事。

爾時佛作是念："如提婆達多癡人及四同黨，或能破我和合僧、壞轉法輪，我當自約勅提婆達多令捨是事。"佛作是念已，即自約勅提婆達多："汝莫求破和合僧，莫受持破僧因緣事。汝當與僧和合，僧和合者歡喜無諍，一心一學如水乳合，得安樂住。汝莫非法說法、法說非法、非律說律、律說非律、非犯說犯、犯說非犯、輕說重、重說輕、有殘說無殘、無殘說有殘、常所用法說非常法、非常所用法說是常法、非教說教、教說非教。汝當捨是破僧因緣事。"爾時提婆達多聞佛口教，暫捨是事。佛以是事集比丘僧，以種種因緣呵責："云何名比丘，求破和合僧，受持破僧事？"佛如是種種因緣呵已，語諸比丘："以十利故與諸比丘結戒。從今是戒應如是說：若比丘欲破和合僧，勤求方便受持破僧事，諸比丘應如是呵言：'汝莫破和合僧，莫求方便受持破僧事，當與僧和合。僧和合者歡喜無諍，一心一學如水乳合，得安樂住，汝當捨是求破僧事。'諸比丘如是教時，不捨是事者，當再三教令捨是事。再三教已捨者善，不捨者，僧伽婆尸沙。"

是中犯者，比丘是事中，有十四種犯：非法說法，偷蘭遮。法說非法，偷蘭遮。非律說律，偷蘭遮。律說非律，偷蘭遮。非犯說犯，偷蘭遮。犯說非犯，偷蘭遮。輕說重，偷蘭遮。重說輕，偷蘭遮。有殘說無殘，偷蘭遮。無殘說有殘，偷蘭遮。常所用法說非常法，偷蘭遮。非常所用法說是常法，偷蘭遮。非教說教，偷蘭遮。教說非教，偷蘭遮。先應軟語約勅已，捨者，令作十四偷蘭遮悔過出罪。若不捨者，應作白四羯磨約勅。約勅法者，眾僧一心和合，一苾芻僧中唱言："大德僧聽！是某甲比丘，求破和合僧，受持破僧事已，軟語約勅不捨是事。若僧時到僧忍聽，僧當約勅某甲比丘：'汝莫破和合僧，莫受持破僧事，當與僧和合。僧和合者歡喜無諍，一心一學如水乳合，得安樂住，汝當捨是求破僧事。'白如是。"如是白四羯磨。"僧約勅某甲比丘，汝莫破和合僧，莫受持破僧事竟。僧忍，默然故，是事如是持！"如佛先說："是比丘應約勅，乃至三教令捨是破僧事。"者，是名約勅、是名為教、是名約勅教。若軟語約勅不捨者，未犯；初說、說未竟、說竟，第二說、說未竟、說竟，第三說、說未竟，非法別眾，非法和合眾，似法別眾，似法和合眾，如法別眾，異法異律異佛教，若約勅不捨者，未犯；若如法、如律、如佛教，三約勅竟不捨者，犯僧伽婆尸沙。是比丘，若以十四事約勅皆成約勅，若以是約勅、若以餘約勅，此十四事一向約勅不捨者，一向成僧伽婆尸沙。後復約勅不捨者，復得僧伽婆尸沙。隨所約勅不捨者，隨得爾所僧伽婆尸沙。是比丘應即時入僧中自唱言："諸長老！我某甲比丘，得僧伽婆尸沙罪。"若即說者善。若不即說者，從是時來，名覆藏日數。(《大正藏》卷二十三第 24-25 页)

【评说】佛陀规定诸比丘应以僧团为重，不得破坏僧团的团结。

【原文】佛在舍衛國。爾時迦留陀夷比丘，與掘多憂婆夷舊相知識，共事共語。時迦留陀夷到掘多舍已，獨屏覆處坐說法。時有毘舍佉鹿子母，小因緣故，到掘多比舍。遙聞迦留

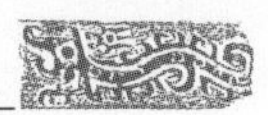

陀夷說法聲，作是念："必當是迦留陀夷在掘多舍說法，我當往聽。"時毘舍佉鹿子母即到掘多舍，見迦留陀夷獨與掘多屏覆處坐，見已作是念："是坐處惡，比丘不應是中坐。若有長者見是坐處，必當知是比丘作惡事竟、若欲作惡。我今當往白佛。"時毘舍佉鹿子母即到佛所，頭面禮足一面坐已，以是因緣向佛廣說。佛與毘舍佉鹿子母說種種法示教利喜已默然住。毘舍佉鹿子母見佛默然已，從坐起作禮而去。去不久，佛以是事集比丘僧，知而故問迦留陀夷："汝實作是事不?"答言："實作。世尊!"佛以種種因緣呵責迦留陀夷："汝所作事非沙門法，不隨順道、無欲樂心、作不清淨行，出家之人所不應作。汝癡人！我以種種因緣，呵欲、欲想、欲欲、欲覺、欲熱，種種因緣稱讚斷欲、除欲想、滅欲熱。我常說法教人離欲，汝尚不應生心，何況乃作起欲恚癡結縛根本不淨惡業?"佛如是種種因緣呵已，語諸比丘："以十利故與諸比丘結戒。從今是戒應如是說：若比丘獨共女人坐屏覆內可行婬處，若可信優婆夷說，是比丘三法中一一法，若波羅夷、若僧伽婆尸沙、若波夜提。若是比丘自言：'我坐是處。'應三法中隨所說治，若波羅夷、若僧伽婆尸沙、若波夜提，若隨可信優婆夷所說法治。是初不定法。"

女人者，女人名有命人，若大、若小，中作婬欲。

獨者，一比丘、一女人，更無第三人。

屏處者，是處有壁、有籬席障、薄障、衣幔障，如是等種種餘障，是名屏覆處。

行婬處者，是中無所羞恥，可作婬欲。

可信優婆夷者，歸依佛、歸依法、歸依比丘僧得道得果，是人終不為身、若為他人、若以小因緣、若為財利故故作妄語。

三法中波羅夷者，四波羅夷中趣說一事。

僧伽婆尸沙者，十三僧伽婆尸沙中趣說一事。

波夜提者，九十波夜提中趣說一事。

不定者，云何名不定？可信優婆夷，不知犯、不知何處起、不知犯名字，但言："我見女人是處來去坐立，亦見比丘來去坐立。不見若作婬欲、若作偷奪、若奪人命、若觸女人身、若殺草木、若過中食、若飲酒。"如是事中不決定故，是名不定。隨優婆夷所說事，應善急問是比丘。善急問已，自說："我有是罪而不往。"隨比丘語應治。若言："我往不犯是罪。"如比丘語應治。若言："我不往，無有是罪。"隨可信優婆夷語故，應與是比丘作實覓法。實覓法者，眾僧一心和合，一比丘僧中唱言："大德僧聽！是某甲比丘，以可信優婆夷語。善急問已，不自說到彼處、不自說有是罪。若僧時到僧忍聽，僧與某甲比丘隨可信優婆夷語作實覓。白如是。"如是白四羯磨。"僧與某甲比丘隨可信優婆夷語作實覓竟，僧忍，默然故，是事如是持!"得實覓比丘行法者，是人不應與他受大戒、不應受他依止、不應畜沙彌、不應教化比丘尼。若僧差作不應受，不應重作實覓罪、不應作相似罪、亦不應作重於先罪、不應呵羯磨、不應呵作羯磨人、不應出清淨比丘罪、不得求聽欲出他罪、不應遮說戒、不應遮自恣、不應遮僧羯磨教誡比丘尼人、不應舉清淨比丘罪、不應教令憶念、不應相言；恒自謙卑折伏心意，隨順清淨比丘心，行常恭敬禮拜。若不如是法行者，盡形壽不得出是羯磨。（初不定竟）

佛在舍衛國。爾時尸利比丘，與修闍多居士婦舊相知識，共事共語。時尸利比丘，晨朝時到著衣持鉢至修闍多舍，獨二人露處坐說法。時有布薩陀居士婦，小因緣故，到修闍多比舍。聞尸利比丘說法語聲，作是念："必是尸利比丘為修闍多說法，我當往聽。"即往到舍，見尸利比丘獨與修闍多婦露處共坐，見已作是念："是坐處惡，比丘不應是中坐。若其夫、若其子、若奴、若子弟、若典計人，見是處坐，必當知是比丘作惡事竟、若欲作惡。我今當往白佛。”時布薩陀往到佛所，頭面禮足一面坐已，以是因緣向佛廣說。佛與布作陀說種種法，示教利喜已默然。布薩陀見佛默然已，從座起作禮而去。去不久，佛以是事集比丘僧，佛知而故問尸利比丘：“汝實作是事不?”答言：“實作。世尊!”佛以種種因緣呵責尸利比丘：“汝所作事非沙門法，不隨順道、無欲樂心、作不清淨行，出家之人所不應作。汝癡人！不知我以種種因緣呵欲、欲想、欲欲、欲覺、欲熱，種種因緣稱讚斷欲想、滅欲熱。我常說法教人離欲，汝尚不應生心，何況乃作起欲恚癡結縛根本不淨惡業?”佛如是種種因緣呵已，語諸比丘：“以十利故與諸比丘結戒。從今是戒應如是說：若比丘獨共一女人露地坐，不可行婬處，若可信優婆夷說，是比丘二法中一一法：若僧伽婆尸沙、若波夜提。若是比丘自言：‘我坐是處。’應隨所說治，若僧伽婆尸沙、若波夜提，若隨可信優婆夷所說治。是二不定法。”

露地處者，無壁障、無籬、無薄席障、無衣幔障，是名露地。

不可行婬處者，是中有所羞恥，不得作婬。

可信優婆夷者，歸佛、歸法、歸僧得道得果，是人終不為身、若為他人、若以小因緣、若為財利故，故作妄語。

說二法中一一法者：僧伽婆尸沙者，十三僧伽婆尸沙中趣說一事。波夜提者，九十波夜提中趣說一事。

不定者，可信優婆夷，不知犯何處起、不知犯名字，但說我見女人是處來去坐立、亦見比丘是處來去坐立，不見出精、若觸女身、若殺草木、若過中食、若飲酒，如是事中不決定故，名為不定。隨可信優婆夷所說，應善急問。善急問已，若是比丘自言：“我有是罪而不往。”如比丘語應治。若言：“我往無有是罪。”如比丘語應治。若言：“我不往，無有是罪。”如可信優婆夷語，應與實覓。實覓法者，僧一心和合，一比丘僧中唱：“大德僧聽！是某甲比丘，以可信優婆夷語，善急問已，不自說到彼處、不自說有是罪。若僧時到僧忍聽，與某甲比丘隨可信優婆夷語作實覓。白如是。”如是白四羯磨。“與某甲比丘隨可信優婆夷作實覓竟，僧忍，默然故，是事如是持!”得實覓比丘行法者，是人不應與他受大戒、不應受他依止、不應畜沙彌、不應教誡比丘尼、若僧差作不應受、不應重作實覓罪、不應作相似罪、不應作重於先罪、不應呵羯磨、不應呵作羯磨人、不應出清淨比丘罪、不得求聽欲出他罪、不應遮說戒、不應遮自恣、不應遮僧羯磨教誡比丘尼人、不應舉清淨比丘罪、不應教令憶念、不應相言；恒自謙卑折伏心意，隨順清淨苾芻心，行常恭敬禮拜。若不如是法行者，盡形壽不得出是羯磨。（二不定訖）（《大正藏》卷二十三第28-29页）

【评说】佛陀强调无论是什么地方，无第三人在场，比丘不能与女性单独待在一起。二不定法即若比丘与女子坐在一起，当视情况定比丘的罪。比丘私下独自与女子坐在一起，足够发生性行为，视比丘可犯波罗夷、僧伽婆尸沙或波夜提罪；不足够发生性行为可犯僧伽婆尸沙或波夜提罪。

卷第五

【提要】佛陀为诸比丘说三十尼萨耆法。

【原文】佛在舍衛國，與大比丘眾安居。爾時諸比丘多得布施衣畜，佛欲制諸比丘多畜衣故，語安居比丘：“我欲制諸比丘多畜衣故，語安居比丘：我欲四月燕坐。令諸比丘不得來

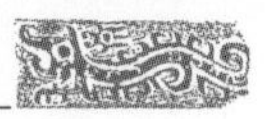

至我所。除一送食比丘及布薩。”諸安居比丘受佛教，還眾中，立如是制：若比丘非一送食及布薩至佛所者，得波夜提罪。立是制已，白佛，佛默然可之。爾時長老優波斯那，與多比丘眾五百人，俱皆阿練兒，著納衣、一食、乞食、空地坐，來去坐臥視瞻進止威儀清淨，持僧伽梨執鉢安庠，從憍薩羅遊行到舍衛國。時多比丘祇桓門間經行，長老優波斯那問諸比丘：“佛今所在？”諸比丘言：“佛在彼東向大房，一板為戶內。若欲往者隨意。”時長老憂波斯那，往大房所，到已謦欬以指扣戶。佛與開戶，長老優波斯那即入大房舍內到佛所，頭面禮足一面坐。佛知故問言：“汝徒眾清淨善好，汝眾何因緣故清淨威儀？”答言：“世尊！若比丘來至我所，求讀誦經求依止者，我語是比丘：‘汝能盡形作阿練兒，著糞掃衣、乞食、一食、空地坐，我當教汝讀經與汝依止。’若比丘能行是頭陀法者，我教讀經與依止。以是故，世尊！我徒眾威儀清淨。”佛問優波斯那：“舊比丘立制，汝知不？”答言：“不知。世尊！舊比丘云何立制？”佛語優波斯那：“我欲四月燕坐，語諸比丘：‘汝諸比丘不得來至我所，除一送食及布薩。’諸比丘受我語，還眾中立制：若比丘非一送食及布薩往佛所，得波夜提罪。諸比丘立制已來語我，我即默然可之。”優波斯那言：“世尊！舊比丘知此意不？”佛言：“何以不知？”佛言：“我從今聽阿練兒著糞掃衣頭陀比丘，若送食、不送食、若布薩、不布薩，隨意來至我所。”舊比丘聞長老優波斯那非送食、非布薩欲見佛故便到佛所，聞已集比丘僧，集已喚優波斯那來。眾僧已集，爾時長老優波斯那即到僧中頭面禮上坐足，隨次坐已，舊比丘問優波斯那：“汝知舊比丘立制不？”答言：“不知。”問上坐言：“舊比丘立制云何？”答言：“優波斯那！佛語安居比丘：‘我欲四月燕坐，諸比丘不得來至我所，除一送食及布薩。’我等受佛教，立制：若比丘非一送食、非布薩往佛所者，得波夜提罪。佛即默然可之。汝優波斯那！非一送食、非布薩往到佛所，得波夜提罪。汝應如法悔過，汝當發露，是罪莫覆藏。”優波斯那言：“上座知不？我到佛所頭面禮足一面坐已，佛知故問我言：‘優波斯那！汝徒眾何因緣故威儀清淨？’我言：‘世尊！若有比丘來至我所，求讀誦經、若求依止，我語是比丘：“汝能盡形作阿練兒，著糞掃衣、乞食、一食、空地坐，我當教汝讀經與汝依止。”若比丘能行是頭陀法者，我教讀經與依止。以是故，世尊！我徒眾威儀清淨。’佛問我言：‘舊比丘立制，汝知不？’答言：‘不知。世尊！云何立制？’佛言：‘優波斯那！我欲四月燕坐，語諸比丘：“令諸比丘不得來至我所，除一送食及布薩。”諸比丘受我語，還眾立制：若比丘非一送食非布薩往佛所者，犯波夜提。我即可之。’我言：‘世尊！彼舊比丘知此意不？’佛言：‘何以不知？’佛言：‘我從今聽阿練兒著納衣頭陀比丘，若一送食非送食、若布薩非布薩，隨意來至我所。’”爾時諸比丘作是念：“我等何不捨居士衣著納衣耶？”即時諸比丘捨居士衣，皆著糞掃衣。(《大正藏》卷二十三第41页)

【评说】“汝诸比丘不得来至我所，除一送食及布萨”，修行需要清净的环境、减少对物质的贪求。

卷 第 六

【提要】佛陀为诸比丘说三十尼萨耆法。

【原文】佛在舍衛國。爾時長老迦留陀夷與掘多比丘尼舊相識，共語來往。時迦留陀夷二月遊行他國，掘多比丘尼聞長老迦留陀夷二月遊行。掘多比丘尼聞迦留陀夷二月遊行竟還到舍衛國。掘多比丘尼聞迦留陀夷二月遊行還舍衛國已，洗身體莊嚴面目，香油塗髮、著輕染衣，到迦留陀夷所，頭面禮足在前而坐。時迦留陀夷生染著心諦視其面，比丘尼亦生染心視比丘面。比丘尼作是念:“此視我面必生染著,我何不在前起行?”時迦留陀夷單著泥洹僧,共行來往欲心動發,畏犯戒故不敢相觸,諦相視面便失不淨,離急熱已即還本坐。掘多比丘尼作是念:“長老迦留陀夷還坐本處,必失不淨。”掘多比丘尼還著上衣已,來近迦留陀夷,語迦留陀夷:“持是衣來,我當與浣。”迦留陀夷更著餘衣,脫此衣與比丘尼。比丘尼持是衣小却一面,捩衣取汁著小便處,即時有福德子來受母胎。腹漸長大,諸比丘尼驅出寺言:“是弊惡比丘尼!賊比丘尼!汝新外來耶?舊出家人云何得娠?”是比丘尼言:“我不作婬欲。”如是因緣向諸比丘尼說。諸比丘尼不知云何?是事白佛,佛言:“汝等莫呵責此比丘尼,是不破梵行,不犯婬欲,如是因緣故得娠。”爾時佛以是事集比丘僧,知而故問迦留陀夷:“汝實作是事不?”答言:“實作。世尊!”佛種種因緣呵責迦留陀夷:“云何名比丘,使非親里比丘尼浣故衣?”佛如是種種因緣呵已,語諸比丘:“以十利故與諸比丘結戒。從今是戒應如是說:若比丘使非親里比丘尼浣故衣,若染、若打,尼薩耆波逸提。”

非親里者,親里名母、姊妹、若女乃至七世因緣。

故衣者,乃至一經身著,皆名故衣。

是中犯者,若比丘語非親里比丘尼:“為我浣是故衣,若染、若打。”若比丘尼為浣是衣,比丘得尼薩耆波逸提。若染,尼薩耆波逸提。若打,尼薩耆波逸提。若浣染、若浣打、若染打、若浣染打,皆尼薩耆波逸提。

又比丘語非親里比丘尼:“為我浣打是衣,莫染。”若比丘尼為浣,比丘得尼薩耆波逸提。若打、若染、若浣染、若浣打、若染打、若浣染打,皆尼薩耆波逸提。

又比丘語非親里比丘尼:“為我浣染是衣,莫打。”若為浣,尼薩耆波逸提。若染、若打、若浣染、若浣打、若染打、若浣染打,皆尼薩耆波逸提。

又比丘語非親里比丘尼:“為我染打是衣,莫浣。”若為染,尼薩耆波逸提。若打,尼薩耆波逸提。若浣、若浣染、若浣打、若染打、若浣染打,皆尼薩耆波逸提。

有比丘語非親里比丘尼:“為我浣打是衣,如染。”若為浣,尼薩耆波逸提。若打,尼薩耆波逸提。若染、若浣染、若浣打、若染打、若浣染打,皆尼薩耆波逸提。

有比丘語非親里苾芻尼:“為我浣染是衣,如打。”若為浣,尼薩耆波逸提。若染若打,尼薩耆波逸提。若浣染、若浣打、若染打、若浣染打,皆尼薩耆波逸提。

有比丘語非親里比丘尼:“為我染打是衣,若浣。”若為染,尼薩耆波逸提。若打,尼薩耆波逸提。若浣、若浣染、若浣打、若染打、若浣染打,皆尼薩耆波逸提。

又比丘語非親里比丘尼:“為我浣是衣,莫染莫打。”若為浣,尼薩耆波逸提。若染,尼薩耆波逸提。若打、若浣染、若浣打、若染打、若浣染打,皆尼薩耆波逸提。

又比丘語非親里比丘尼:“為我染是衣,莫浣莫打。”若為染,尼薩耆波逸提。若浣、若打、若浣染、若浣打、若染打、若浣染打,皆尼薩耆波逸提。

又比丘語非親里比丘尼:“為我打是衣,莫浣莫染。”若為打,尼薩耆波逸提。若浣、若染、若浣染、若浣打、若染打、若浣染打,皆尼薩耆波逸提。

若比丘有非親里比丘尼謂是親里,作是言:“為我浣染打是衣。”若為浣染打,比丘得尼薩耆波逸提。若謂是比丘、是式叉摩尼、沙彌、沙彌尼、出家出家尼,作是言:“為我浣染打是衣。”若為浣染打,比丘得尼薩耆波逸提。

若比丘有非親里比丘尼,疑為親里非親里,語言:“為我浣染打是衣。”若為浣染打,尼薩耆波逸提。若疑是比丘非比丘、式叉摩尼非式叉摩尼、沙彌非沙彌、沙彌尼非沙彌尼、出家非

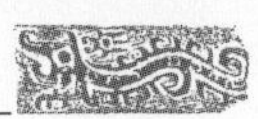

出家、出家尼非出家尼，語言:“為我浣染打是衣。”若為浣染打，尼薩耆波逸提。

若比丘有親里比丘尼，謂非親里，語言:“為我浣染打是衣。”若為浣染打，比丘得突吉羅。若謂是比丘、式叉摩尼、沙彌、沙彌尼、出家、出家尼，語言:“為我浣染打是衣。”若為浣染打，是比丘得突吉羅。

若比丘有親里比丘尼，生疑是親里非親里，語言:“為我浣染打是衣。”若為浣染打，突吉羅。若疑是比丘非比丘、式叉摩尼非式叉摩尼、沙彌非沙彌、沙彌尼非沙彌尼、出家非出家、出家尼非出家尼，語言:“為我浣染打是衣。”若為浣染打，突吉羅。

若比丘有親里非親里，若謂、若疑，以不淨衣，謂駱駝毛、牛毛、羖羊毛雜織衣，使浣者，比丘皆得突吉羅。若親里不犯。(《大正藏》卷二十三第43-44页)

【评说】佛陀为了防止比丘、比丘尼生染心，禁止无血缘关系的比丘尼帮比丘洗、染、刷僧袍。

“相视面便失不净”“持是衣小却一面，捩衣取汁著小便处，即时有福德子来受母胎”，经文记载了非性交而将精液置入女性阴道内仍能怀孕。

【原文】佛在舍衛國。爾時跋難陀釋子有二非親里居士、居士婦為跋難陀釋子辦衣直，作是念言:“我以是衣直，各各買如是如是衣與跋難陀釋子。”跋難陀釋子聞已，便往居士、居士婦所言:“汝等實為我故辦衣直，作是念言:‘我等以是衣直，各各買如是衣，與跋難陀釋子。’不?”答言:“實爾。”“云何作衣?”居士答言:“作如是衣。”跋難陀釋子言:“善！我等比丘出家人，少衣服，乞求難得。汝等不能常有布施因緣。汝今以有好心，為我作如是如是衣；若不能各作者，二人共作一衣與我。”答言:“爾。”諸居士、居士婦隨所辦衣直更出再三倍作衣與跋難陀釋子。後起悔心呵責:“沙門釋子難滿難養無有厭足。我等衰惱失利，云何布施供養是人?”是中有比丘少欲知足行頭陀，聞是事心不喜，諸比丘以是事白佛。佛以是事集比丘僧，知而故問跋難陀:“汝實作是事不?”答言:“實作。世尊!”佛以是事種種因緣呵責:“云何名比丘，非親里人作同意索?”種種因緣呵已，語諸比丘:“以十利故與諸比丘結戒。從今是戒應如是說:若比丘，二非親里居士、居士婦各辦衣直，作是念言:‘我以是衣直，各買如是衣與某甲比丘。’是中比丘先不請，便往居士、居士婦所，作同意言:‘汝等各辦衣直，合作一衣與我，為好故。’若得衣者，尼薩耆波逸提。”

為比丘者，為跋難陀釋子故。

衣直、為辦、先不請，如上說。

是中犯者，有三種:價、色、量。

價者，若比丘語居士言:“與我好衣，二人共作一衣。”若得者，尼薩耆波逸提。若說:“與我好衣。”若言:“二共合。”若言:“二作一衣。”若不得衣，突吉羅。乃至與我二三百錢價衣者，尼薩耆波逸提。若不得衣，突吉羅。是名價。

色者，比丘語居士言:“與我青衣、若黄赤白黑衣白麻衣、赤麻衣、翅夷羅衣、芻麻衣、欽婆羅衣、劫貝衣。”若得者，尼薩耆波逸提。若言:“與我好衣。”若言:“二共合。”若言:“作一衣。”若不得衣。突吉羅。是名色。

量者，比丘語居士言:“與我四肘衣、五肘衣，乃至十八肘衣。”得者，尼薩耆波逸提。若言:“與我好衣。”若言:“二共合。”若言:“作一衣。”若不得衣，突吉羅。是名量。

若索此得彼，突吉羅。若索青衣得黄衣，突吉羅。若索青得赤白黑，突吉羅。若索白麻衣得赤麻衣，乃至索欽婆羅衣，得劫具衣，突吉羅。

不犯者，從親里索、若先請、若不索自與，無犯。（《大正藏》卷二十三第46页）

【评说】佛陀强调诸比丘不得向男众女众索要质量好的僧袍，此规定是为了防止比丘有贪图物资供养之心。

卷 第 七

【提要】佛陀为诸比丘说三十尼萨耆法。

【原文】佛在王舍城。爾時六群比丘多畜鉢，積聚生垢破壞，不用故。是中有比丘少欲知足行頭陀，聞是事心不喜，呵責六群比丘："云何名比丘，多畜鉢積聚生垢破壞不用?"如是呵已向佛廣說。佛以是事集比丘僧，知而故問六群比丘："實作是事不?"答言："實作。世尊!"佛種種因緣呵責："云何名比丘，多畜鉢，積聚生垢破壞，不用故。"種種呵已，語諸比丘："以十利故與比丘結戒。從今是戒應如是說：若比丘畜長鉢得至十日，過是畜者，尼薩耆波夜提。"

鉢者，有三種：上、中、下。上鉢者，受三鉢他飯，一鉢他羹，餘可食物半羹，是名上鉢。下鉢者，受一鉢他飯，半鉢他羹，餘可食物半羹，是名下鉢。若餘者名中鉢。若大於大、若小於小鉢，不名為鉢。

尼薩耆波夜提者。是鉢應捨，波夜提罪應悔過。

是中犯者，若比丘，一日得鉢畜二日捨、二日得畜三日捨、三日得畜四日捨、四日得畜五日捨、五日得畜六日捨、六日得畜七日捨、七日得畜八日捨、八日得畜九日捨、九日得畜十日捨，十日得畜，十日時是鉢應與人、若作淨、若受持，若不與人、不作淨、不受持，至十一日地了時，尼薩耆波夜提。

又比丘一日得鉢，二日更得，畜一捨一。二日得三日更得，畜一捨一。三日得，四日更得，畜一捨一。四日得，五日更得，畜一捨一。五日得，六日更得，畜一捨一。六日得，七日更得，畜一捨一。七日得，八日更得，畜一捨一。八日得，九日更得，畜一捨一。九日得，十日更得，是鉢十日時皆應與人、若作淨、若受持，若不與人、不作淨、不受持，至十一日地了時，尼薩耆波夜提。

又比丘一日得鉢二日更得，畜後捨前。二日得三日更得，畜後捨前。三日得四日更得，畜後捨前。四日得五日更得，畜後捨前。五日得六日更得，畜後捨前。六日得七日更得，畜後捨前。七日得八日更得，畜後捨前。八日得九日更得，畜後捨前。九日得十日更得，十日時是鉢皆應與人、若作淨、若受持，若不與人、不作淨、不受持，至十一日地了時，尼薩耆波夜提。

又比丘一日得鉢二日更得，畜前捨後。二日得三日更得，畜前捨後。三日得四日更得，畜前捨後。四日得五日更得，畜前捨後。五日得六日更得，畜前捨後。六日得七日更得，畜前捨後。七日得八日更得，畜前捨後。八日得九日更得，畜前捨後。九日得十日更得，是鉢十日時應與人、若作淨、若受持，若不與人、不作淨、不受持，至十一日地了時，尼薩耆波夜提。

又比丘一日得鉢畜二日不得，三、四、五、六、七、八、九、十日不得，是鉢十日時應與人、若作淨、若受持，若不與人、不作淨、不受持，至十一日地了時，尼薩耆波夜提。

又比丘一日得鉢畜二日更得，三、四、五、六、七、八、九、十日更得畜，是鉢十日時皆應與

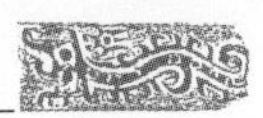

人、若作淨、若受持，若不與人、不作淨、不受持，至十一日地了時，尼薩耆波夜提。

若比丘有鉢，應捨未捨，罪未悔過，次續未斷更得鉢，是後鉢，得尼薩耆波夜提，本鉢因緣故。

又比丘應捨鉢已捨，罪未悔過，次續未斷更得鉢。是後鉢，尼薩耆波夜提，本鉢因緣故。

又比丘有應捨鉢已捨，罪已悔過，次續未斷更得鉢，是後鉢，尼薩耆波夜提，本鉢因緣故。

又比丘有應捨鉢已捨，罪已悔過，次續已斷，更得異鉢者，不犯。（二十一事竟）（《大正藏》卷二十三第53-54页）

【评说】佛陀规定比丘不得储蓄多余的钵。佛教按钵的体积分为上中下三钵，僧人应根据自己的食量来选择大小合适的钵。

卷 第 八

【提要】佛陀为诸比丘说三十尼萨耆法。

【原文】佛在舍衛國，與大比丘僧安居。爾時長老畢陵伽婆蹉王舍城安居，多有知識、大德，酥、油、蜜、石蜜，是長老多得故，一鉢半鉢、拘鉢多羅、半拘鉢多羅、大揵鎡小揵鎡，或絡囊盛，懸象牙杙上。從中取時翻棄污壁、臥具爛壞、污熳房舍、房舍臭處。是長老畢陵伽婆蹉弟子舉宿而食，惡捉、不受、內宿。諸佛在世法、歲二時大會，春末後月、夏末後月。春末月者，諸方國土處處諸比丘來詣佛所，作是念："佛所說法，我等當安居時修習得安樂住。"是初大會。夏末月者，諸比丘夏三月安居竟作衣畢，持衣鉢詣佛所，作是念："我等久不見佛，久不見世尊!"是第二大會。爾時有一比丘，王舍城安居竟作衣畢，持衣鉢遊行到舍衛國，往詣佛所，頭面禮足在一面立。諸佛常法，若客比丘來，以如是語勞問諸比丘："忍不？足不？安樂住不？乞食不乏、道路不疲耶?"爾時佛以如是語勞問是比丘："忍不？足不？安樂住不？乞食不乏、道路不疲耶?"比丘答言："世尊！忍足安樂住、乞食不乏、道路不疲。"以上事向佛廣說。佛以是事集比丘僧，種種因緣呵責："我憐愍利益病比丘故，聽服四種含消藥：酥、油、蜜、石蜜。云何是比丘，舉宿而食、惡捉、不受、內宿?"種種因緣呵已，語諸苾芻："以十利故與苾芻結戒。從今是戒應如是說：若比丘病，聽服四種含消藥：酥、油、蜜、石蜜，共宿至七日得服。過是服是，尼薩耆波夜提。"

病者，若風發、熱發、冷發，服是四種藥可差者，是名病。不病者，異是因緣名為不病。

尼薩耆波夜提者，是藥應捨，波夜提罪應悔過。

是中犯者，若比丘一日得酥畜二日捨，二日得畜三日捨，三日得畜四日捨，四日得畜五日捨，五日得畜六日捨，六日得畜七日捨，七日得七日時，比丘是酥應與人、若作淨、若服，若比丘不與人、不作淨、不服，至第八日地了時，尼薩耆波夜提。

若比丘一日得酥二日更得，畜一捨一。二日得酥三日更得，畜一捨一。三日得酥四日更得，畜一捨一。四日得酥五日更得，畜一捨一。五日得酥六日更得，畜一捨一。六日得酥七日更得，七日時比丘是酥應與人、若作淨、若服，若不與人、不作淨、不服，至第八日地了時，尼薩耆波夜提。

若比丘一日得酥畜二日更得，畜後捨前。二日得酥三日更得，畜後捨前。三日得酥四日更得，畜後捨前。四日得酥五日更得，畜後捨前。五日得酥六日更得，畜後捨前。六日得酥七日更得，七日時比丘是酥應與人、若作淨、若服，若不與人、不作淨、不服，至第八日地了時，尼薩耆波夜提。

若比丘一日得酥二日更得，畜前捨後。二日得酥三日更得，畜前捨後。三日得酥四日更得，畜前捨後。四日得酥五日更得，畜前捨後。五日得酥六日更得，畜前捨後。六日得酥七日更得，七日時比丘是酥應與人、若作淨、若服，若不與人、不作淨、不服，至第八日地了時，尼薩耆波夜提。

若比丘一日得酥畜，二日不得，三、四、五、六、七日不得，七日時比丘是酥應與人、若作淨、若服，若不與人、不作淨、不服，至第八日地了時，尼薩耆波夜提。

若比丘一日得酥畜，二日更得，三、四、五、六、七日更得，七日時比丘是酥皆應與人、若作淨、若服，若不與人、不作淨、不服，至第八日地了時，尼薩耆波夜提。

若比丘有應捨酥，未捨罪未悔過，次續未斷更得酥，是後酥得尼薩耆波夜提，本酥因緣故。

又比丘應捨酥已捨，罪未悔過，次續未斷更得酥，是後酥得尼薩耆波逸提，本酥因緣故。

又比丘應捨酥已捨，罪已悔過，次續未斷更得酥，是後酥得尼薩耆波夜提，本酥因緣故。

又比丘應捨酥已捨，罪已悔過，次續已斷更得酥，不犯。油、蜜、石蜜亦如是。若重病，不犯。

若比丘病，聽服四種含消藥：酥、油、蜜、石蜜，共宿至七日得服。過是服是，尼薩耆波夜提。"

病者，若風發、熱發、冷發，服是四種藥可差者，是名病。不病者，異是因緣名為不病。

尼薩耆波夜提者，是藥應捨，波夜提罪應悔過。(《大正藏》卷二十三第 60-61 页)

【评说】比丘被风热冷三邪侵犯而患病可服用酥、油、蜜、石蜜，但这四种食物储存不可超过七日。

卷第九

【提要】佛陀为诸比丘说波逸提法。

【原文】病者，若比丘語餘比丘言："汝惡疾病人，用出家受戒為？汝有癩病、瘫病、白癩病、乾病、痟病、鬼病。"輕毁心故，一一語波夜提。是名為病。(《大正藏》卷二十三第 65 页)

【评说】癞病、痈病、白癞病、干病、痟病、鬼病，是当时疾病的名称。比丘患这些病，其他比丘不得嘲笑，此规定一方面可以防止其他比丘的有轻蔑之心，一方面可以保护患病比丘的自尊心。

【原文】佛在王舍城。爾時六群比丘，喜鬪諍相言相駡。是六群比丘，共餘比丘鬪諍相言相駡，僧如法斷諍竟。六群比丘知如法斷已，還更發起作是言："諸長老！是事非作惡作，應更作；非斷惡斷，更斷；非停惡停，更停；非滅惡滅，更滅。"是中有未破比丘便破，已破者不可和合，未諍者便諍，已諍者不可滅。是中有比丘少欲知足行頭陀，聞是事心不喜，種種因緣呵責六群比丘言："云何名比丘，僧如法斷諍竟，還更發起，作是言：'諸長老！是事非作惡作，更作；非斷惡斷，更斷；非停惡停，更停；非滅惡滅，更滅。'是中有未破比丘便破，已破者不可和合，未諍者便諍，已諍者不可滅？"種種呵已，向佛廣說。佛以是事集比丘僧，知而故問六群比丘："汝實作是事不？"答言："實作。世尊！"佛以種種因緣呵責六群比丘："云何名比丘，僧

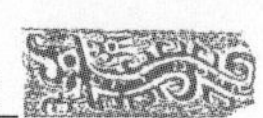

如法斷諍竟，還更發起，作是言：'諸長老！是事非作惡作，更作；非斷惡斷，更斷；非停惡停，更停；非滅惡滅，更滅。'中有未破比丘便破，已破者不可和合，未諍者便諍，已諍者不可滅？"佛種種呵已，語諸比丘："以十利故與諸比丘結戒。從今是戒應如是說：若比丘僧如法斷諍竟，還更發起者，波夜提。"

如法斷者，如法、如律、如比尼、如佛教說。

諍者有四種：相言諍、無事諍、犯罪諍、常所行諍。

還更發起者，作如是言："諸長老！是事非作惡作，應更作；非斷惡斷，更斷；非停惡停，更停；非滅惡滅，更滅。"

是人有五種：一者舊人，二者客人，三者受欲人，四者說羯磨人，五者見羯磨人。

波夜提者，名煮燒覆障，若不悔過，能障閡道。

是中犯者，若舊比丘，於相言諍中相言諍想，如法滅已如法滅想，還更發起，作如是言："諸長老！是事非作惡作，更作；非斷惡斷，更斷；非停惡停，更停；非滅惡滅更滅。"波夜提。

相言諍中，無根諍想、犯罪諍想、常所行諍想，如法滅已如法滅想，還更發起言："諸長老！是事非作惡作，更作；非斷惡斷，更斷；非停惡停，更停；非滅惡滅，更滅。"波夜提。

若舊比丘無事諍中無事諍想，如法滅已如法滅想，還更發起言："諸長老！是事非作惡作，應更作；非斷惡斷，更斷；非停惡停，更停；非滅惡滅，更滅。"波夜提。

無事諍中，犯罪諍想、常所行諍想、相言諍想，如法滅已如法滅想，還更發起言："諸長老！是事非作惡作，更作；非斷惡斷，更斷；非停惡停，更停；非滅惡滅，更滅。"波夜提。

舊比丘犯罪諍中犯罪諍想，如法滅已如法滅想，還更發起言："諸長老！是事非作惡作，更作；非斷惡斷，更斷；非停惡停，更停；非滅惡滅，更滅。"波夜提。

犯罪諍中，常所行諍想、相言諍想、無事諍想，如法滅已如法滅想，還更發起言："諸長老！是事非作惡作，更作；非斷惡斷，更斷；非停惡停，更停；非滅惡滅，更滅。"波夜提。

舊比丘常所行諍中常所行諍想，如法滅已如法滅想，還更發起言："諸長老！是事非作惡作，更作；非斷惡斷，更斷；非停惡停，更停；非滅惡滅，更滅。"波夜提。

常所行諍中，相言諍想、無事諍想、犯罪諍想，如法滅已如法滅想，還更發起言："諸長老！是事非作惡作，更作；非斷惡斷，更斷；非停惡停，更停；非滅惡滅，更滅。"波夜提。客比丘、受欲比丘、作羯磨比丘、見羯磨比丘亦如是。

若比丘如法滅諍中如法滅想，還更發起，波夜提。如法滅諍中不如法滅想，還更發起，波夜提。如法滅諍中生疑，還更發起，波夜提。不如法滅諍中如法滅想，還更發起，突吉羅。不如法滅諍中生疑，還更發起，突吉羅。不如法滅諍中不如法滅想，還更發起，不犯。(《大正藏》卷二十三第 69-70 页)

【评说】佛陀禁止比丘言离间之语。离间之语属于身、口、意三业中口业范畴，不仅不利于僧团的团结而且不利于离间人、被离间人的心理健康发展。

【原文】佛在舍衛國。爾時迦留陀夷中前著衣持鉢入舍衛城乞食，食已還至自房，收衣鉢持戶鉤在門間立，作是念："若有女人來此看者，我當示諸房舍。"爾時多有女人來入寺看，迦留陀夷遙見女人來，作是言："諸姊妹來，我當示諸房舍處。"以是因緣故，諸女人集，說兩可羞事。以他母事向女說言："汝母隱處有如是如是相。"爾時女作是念："如是比丘所說，必當與我母通。"又以女事向母說："汝女隱處有如是如是相。"母作是念："如是比丘所說，必當與我女通。”又以子婦事向姑說:“汝子婦隱處有如是如是相。”姑作是念:“如是比丘所說,必當與我子婦通。”又以姑事向子婦說:“汝姑隱處有如是如是相。”子婦作是念:“如是比丘所說,必當與我姑通。”迦留陀夷作是語時,為他身自身作疑,是諸婦女展轉相疑。是中有比丘少欲知足行頭陀,聞是事心不喜,種種因緣呵責:“云何名比丘,女人前說兩可羞事?”種種因緣呵已,向佛廣說。佛以是事集比丘僧,知而故問迦留陀夷:“汝實作是事不?”答言:“實作。世尊!”佛以種種因緣呵責:“云何名比丘,女人前說兩可羞事?”佛種種因緣呵已,語諸比丘:“以十利故與比丘結戒。從今是戒應如是說:若比丘與女人說法,過五六語,波夜提;除有知男子。”

女人者,女人能受婬欲。

過五六語者,五語,名色陰無常,受、想、行、識、陰無常。六語,名眼無常,耳、鼻、舌、身、意無常。

法者,名佛所說、弟子所說、天所說、仙人所說、化人所說,顯示布施、持戒、生天、涅槃。

有智男子者,知名能分別言語好醜。

波夜提者,燒煮覆障,若不悔過,能障礙道。

是中犯者,若比丘無解語男子,為女人說法過五六語,若偈說,偈偈波夜提。若輕說,事事波夜提。若別句說,句句波夜提。

若比丘即先坐處坐,無解語男子,更有異女人來,復為說法過五六語,先女人亦在中坐,二俱聞法。若偈說,偈偈波夜提。若經說,事事波夜提。若別句說,句句波夜提。

若比丘為女人說法,無解語男子,過五六語已從坐起去。更有女人道中逆來,復為說法,無有解語男子,過五六語。先女人復從後來,二俱聞法。若偈說,偈偈波夜提。若經說,事事波夜提。若別句說,句句波夜提。

若比丘無解語男子,為女人說法過五六語已,次入餘家,更為餘女人說法過五六語,無解語男子。先女人亦來在壁邊立、若在障邊、若在籬邊、若在塹邊,亦復聞法。若偈說,偈偈波夜提。若經說,事事波夜提。若別句說,句句波夜提。

不犯者,若比丘唄、若達嚫、若說所施功德、若與受戒、若女人問而答,不犯。(《大正藏》卷二十三第 70-71 页)

【评说】佛陀反对比丘与女子过多接触。

卷 第 十

【提要】佛陀为诸比丘说波逸提法。

【原文】佛在王舍城。爾時長老陀驃力士子多知多識,能致供養飲食、衣服、臥具、醫藥、資生之具。時陀驃比丘衣服故壞,諸居士因陀驃比丘故,多與眾僧飲食、衣服,現前僧應分物。時彌多羅浮摩比丘作是念:“因是陀驃比丘故,眾僧多得供養飲食、衣服、臥具、湯藥,是陀驃比丘衣服故壞。今眾僧得現前僧應分物,當於眾前作羯磨與陀驃比丘。”作是念已,即眾僧中作羯磨與陀驃比丘。是彌多羅浮摩比丘先自勸與已,後作是言:“諸比丘隨所親厚,迴僧物與。”是中有比丘少欲知足行頭陀,聞是事心不喜,種種因緣呵責:“云何名比丘,先自勸與,後作是言:‘諸比丘隨所親厚,迴僧物與。’”種種因緣呵已,向佛廣說。佛以是事集比丘僧,知而故問彌多羅浮摩比丘:“汝實作是事不?”答言:“實作。世尊!”佛以種種因緣呵責:“云何名

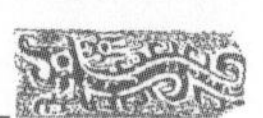

比丘,先自勸與,後作是言:‘諸比丘隨所親厚,迴僧物與。’”佛種種因緣呵已,語諸比丘:“以十利故與比丘結戒。從今是戒應如是說:若比丘先自勸與,後作是言:‘諸比丘隨所親厚,迴僧物與。’波夜提。”(《大正藏》卷二十三第 74 页)

【评说】“致供养饮食、衣服、卧具、医药、资生之具”,说明佛陀时代饮食、衣服、卧具、医药等出家修行之人维持生命活力的是必备物资。

【原文】佛在拘睒彌。爾時闡那比丘犯可悔過罪,諸比丘慈心憐愍欲利益故,語闡那言:“汝犯可悔過罪,當發露莫覆藏。”闡那語諸比丘言:“汝等能謂我作是事耶?我不謂汝等能說我犯是事。”諸比丘言:“闡那!汝若有罪便言有,無便言無,何以用異事、依止異事?”闡那言:“我何豫汝等事?我畏汝等耶?更用異事、依止異事。”是中有比丘少欲知足行頭陀,聞是事心不喜,種種因緣呵責:“云何名比丘,犯罪已用異事、依止異事?”種種因緣呵已,向佛廣說。佛以是事集比丘僧,知而故問闡那:“汝實作是事不?”答言:“實作。世尊!”佛以種種因緣呵責闡那:“云何名比丘,犯罪已用異事、依止異事?”種種因緣呵已,語諸比丘:“汝等當憶識闡那比丘用異事,若更有如闡那比丘者,亦應當憶識彼用異事。憶識法者,一心和合僧,一比丘僧中唱言:‘大德僧聽!是闡那比丘犯罪用異事。若僧時到僧忍聽,憶識闡那比丘用異事。汝闡那,隨所用異事,眾僧隨憶識。如是白。’如是白二羯磨。‘僧憶識竟,僧忍,默然故,是事如是持!’”佛語諸比丘:“以十利故與比丘結戒。從今是戒應如是說:若比丘用異事惱他,波夜提。”

波夜提者,煮燒覆障,若不悔過,能障閡道。

是中犯者,若比丘僧未憶識,用異事、依止異事,爾時用異事,突吉羅。若僧憶識已,爾時用異事、依止異事,波夜提。

佛在拘睒彌,即闡那比丘作可悔過罪,諸比丘慈心憐愍欲利益故,語闡那言:“汝犯可悔過罪,當發露莫覆藏。”闡那作是念:“若我用異事者,眾僧當作憶識羯磨,我當默然。”闡那即時默然。諸比丘語闡那言:“若汝有罪便言有,無便言無,何故默然惱我等?”闡那言:“我是汝等何物?我不畏汝等。”作是語已還復默然。是中有苾芻少欲知足行頭陀,聞是事心不喜,種種因緣呵責:“云何名比丘,犯罪已默然惱他?”種種因緣呵已,向佛廣說。佛以是事集比丘僧,知而故問闡那:“汝實作是事不?”答言:“實作。世尊!”佛以種種因緣呵責:“云何名比丘,犯罪已默然惱他?”種種因緣呵已,語諸比丘:“汝等當憶識闡那比丘默然惱他事。憶識法者,一心和合眾僧,一比丘僧中唱言:‘大德僧聽!是闡那比丘,犯罪默然惱他。若僧時到僧忍聽,憶識闡那比丘默然惱他。汝闡那,隨汝默然惱他事,眾僧隨憶識。如是白。’白二羯磨。‘僧憶識竟,僧忍,默然故,是事如是持!’從今是戒應如是說:若比丘用異事默然惱他,波夜提。”

是中犯者,若僧未憶識時,默然惱他,突吉羅。若僧憶識已,默然惱他,波夜提。

若比丘口病、唇病、齒病、舌病、咽病、心病、面氣滿、若出血,如是不語,不犯。恭敬佛故不語、恭敬和上阿闍梨、恭敬上座、尊重故不語,不犯。若不能語故不語,不犯。(《大正藏》卷二十三第 76 页)

【评说】诸比丘不得强令其他比丘忏悔,以防止使其他比丘心意烦乱。

佛陀时代已有口、唇、齿、舌、咽、心等病的记载。

卷 第 十 一

【提要】佛陀为诸比丘说波逸提法。

【原文】佛在舍衛國。爾時長老迦留陀夷惡眠不一心眠，鼾眠齘齒寱語頻申，拍手動足作大音聲。諸比丘聞是聲，不得眠故食不消，食不消故身體患癢，惱悶吐逆不樂。諸比丘各各共相近敷臥具，作是念："莫令迦留陀夷入中臥。"時迦留陀夷，強來入中敷臥具。諸比丘言："迦留陀夷，汝莫強入中臥。何以故？汝惡眠不一心眠，鼾眠齘齒寱語頻申，拍手動足作大音聲。諸比丘聞是聲，不得眠故食不消，食不消故身體患癢，惱悶吐逆不樂。"迦留陀夷言："我自安樂，汝不樂者便自出去。"作是語已強敷臥具。是中有比丘少欲知足行頭陀，聞是事心不喜，種種因緣訶責："云何名比丘，知比丘房中先敷臥具，後來強敷？"種種因緣訶已，向佛廣說。佛以是事集比丘僧，知而故問迦留陀夷："汝實作是事不？"答言："實作。世尊！"佛以種種因緣訶責迦留陀夷："云何名比丘，知比丘房中先敷臥具，後來強敷？"種種因緣訶已，語諸比丘："以十利故與諸比丘結戒。從今是戒應如是說：若比丘知比丘房中先敷臥具，後來強敷、若使人敷，不樂者自當出去，除彼因緣，波逸提。"（《大正藏》卷二十三第 78 页）

【评说】"诸比丘闻是声，不得眠故食不消，食不消故身体患痒，恼闷吐逆不乐"，经文记载了比丘因睡眠问题影响了消化功能导致身体不适。

卷 第 十 二

【提要】佛陀为诸比丘说波逸提法。

【原文】佛在王舍城。爾時六群比丘與助提婆達多比丘尼共載一船，調戲大笑、作麁惡語、種種不清淨業。是中有白衣在兩岸上，見已共相謂言："汝等看是，為是婦耶？為是私通？必共作婬欲事。"是中有比丘少欲知足行頭陀，聞是事心不喜，向佛廣說。佛以是事集比丘僧，知而故問六群比丘："汝實作是事不？"答言："實作。世尊！"佛以種種因緣訶責："云何名比丘與比丘尼共載一船？"種種因緣訶已，語諸比丘："以十利故與諸比丘結戒。從今是戒應如是說：若比丘與比丘尼共期載一船，波逸提。"（《大正藏》卷二十三第 83 页）

【评说】佛陀规定比丘与比丘尼不得同乘一船，以防止其相互嬉笑打闹起淫心。

【原文】佛在舍衛國。爾時迦留陀夷與掘多比丘尼舊相識，數數共語親善狎習。迦留陀夷往掘多比丘尼房所，屏覆處獨與掘多比丘尼共坐。是中有比丘少欲知足行頭陀，聞已呵責言："云何名比丘，獨與一比丘尼屏覆處共坐？"種種因緣訶已，向佛廣說。佛以是事集比丘僧，知而故問迦留陀夷："汝實作是事不？"答言："實作。世尊！"佛以種種因緣訶責："云何名比丘，獨與一比丘尼屏覆處共坐？"種種因緣訶已，語諸比丘："以十利故與諸比丘結戒。從今是戒應如是說：若比丘獨與一比丘尼屏覆處共坐，波逸提。"

獨與一比丘尼者，正有二人，更無第三人。

屏處者，若壁障、衣幔障、席障，如是等物覆障，是名屏處。

波逸提者，煮燒覆障，若不悔過，能障礙道。

是中犯者，若比丘獨與一比丘尼屏處坐，波逸提。起已還坐，波逸提。隨起還坐，隨得爾

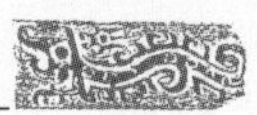

所波逸提。(《大正藏》卷二十三第 84-85 页)

【评说】佛陀规定比丘不得与比丘尼单独在隐秘无人处相处。

【原文】佛在舍衛國。爾時迦留陀夷與掘多居士婦舊相識,數數共語親善狎習。時迦留陀夷往居士婦舍,獨與此婦露地共坐。諸白衣見已作是言:"汝等看是,為比丘婦?為私通耶?是比丘必當共作婬事。"是中有比丘少欲知足行頭陀,聞是事心不喜,種種因緣訶責:"云何名比丘,獨與一女人露地共坐?"種種因緣訶已,向佛廣說。佛以是事集比丘僧,知而故問迦留陀夷:"汝實作是事不?"答言:"實作。世尊!"佛以種種因緣訶責:"云何名比丘,獨與一女人露地共坐?"佛種種因緣訶已,語諸比丘:"以十利故與比丘結戒。從今是戒應如是說:若比丘獨與一女人露地共坐,波逸提。"

女人者,名有命、若大、若小、若嫁、未嫁堪作婬事。

獨與一女人者,正有二人,更無第三人。

露地者,無壁障、無衣幔障、無席障。

波逸提者,煮燒覆障,若不悔過,能障礙道。

是中犯者,若比丘獨與一女人露地共坐,波逸提。起已還坐,波逸提。隨起還坐,隨得爾所,波逸提。若相去半尋坐,波逸提。相去一尋坐,波逸提。相去一尋半坐,突吉羅。

不犯者,若相去二尋、若過二尋坐,不犯。(《大正藏》卷二十三第 85 页)

【评说】佛陀规定比丘不得与女人单独在空旷的地方相处,以防止其行不净行。

【原文】佛在舍衛國。爾時有一居士,請佛四大弟子大迦葉、舍利弗、目揵連、阿那律明日食,皆默然受。居士知諸比丘默然受已,從坐起頭面作禮右繞而去。即還自舍,通夜辦種種多美飲食,是夜辦多美飲食已,晨朝敷雜色坐具,自往白四大比丘言:"時到。"偷蘭難陀比丘尼先在是家出入,是比丘尼早起著衣入是居士舍,見辦多美飲食敷雜色坐具。時比丘尼問居士婦:"辦多美飲食,敷雜色坐具,請比丘耶?"答言:"請。""請誰耶?"答言:"請大迦葉、舍利弗、目揵連、阿那律。"是比丘尼語居士婦言:"請是小小比丘,若問我者,當請大龍比丘。"居士婦言:"何者是大龍?"答言:"大德提婆達多、俱伽離、騫陀達多、三文達多、迦留盧提捨是。"比丘尼共居士婦語時,大迦葉在前行,聞是語作是念:"我等若不即入者,是比丘尼當作大罪。"即作聲。比丘尼聞聲即默然,迴面即見便語居士婦言:"汝請是大龍。"居士婦言:"誰是大龍?"答言:"大迦葉、舍利弗、目揵連、阿那律是。"時居士隨後來至,聞比丘尼作二種語,語偷蘭難陀比丘尼言:"汝弊惡賊比丘尼一頭兩舌,適言:'小小比丘。'復言:'大龍。'若更入我舍者,當如賊法治汝。"復語其婦言:"汝若更前是比丘尼者,我當唱言:'汝非我婦。'當棄汝去。"爾時居士令諸比丘坐雜色坐具,自行水,自與多美飲食。與多美飲食自恣飽滿已,居士行水。諸比丘攝鉢已,取小卑床在諸比丘前坐,欲聽說法。大迦葉說法已,與諸比丘俱從坐起去,往詣佛所頭面禮足一面立笑。佛知故問大迦葉:"汝何因緣笑?"答言:"世尊!我等今日為偷蘭難陀比丘尼所見字名,謂為'小小比丘。'復言:'大龍。'"佛言:"何因緣故爾?"大迦葉向佛廣說如上因緣。佛知故問阿難:"有諸比丘食比丘尼作因緣食耶?"答言:"實爾。"佛以是事集比丘僧,種種因緣訶責:"云何名比丘,知比丘尼作因緣得食便食?"種種因緣訶已,語諸比丘:"以十利故與比丘結戒。從今是戒應如是說:若比丘知比丘尼讚歎因緣得食食者,波逸提。"(《大正藏》卷二十三第 85 页)

【评说】佛陀强调若比丘知道食物是比丘尼赞叹得来的还食用，犯波逸提罪。

“汝弊恶贼比丘尼一头两舌，适言：‘小小比丘。’复言：‘大龙’”，人前人后语言要一致。

【原文】佛在維耶離。爾時維耶離有一大力大臣，往詣佛所頭面禮足一面坐已，佛以種種因緣說法示教利喜，示教利喜已默然。是大力大臣知佛種種示教利喜已，從坐起合掌白佛言：“世尊！願佛及僧受我明日食。”佛默然受。大臣知佛受已，即禮佛足右繞而去，還到自舍，通夜辦種種淨潔多美飲食。爾時維耶離節日，眾僧多得猪肉乾糒。諸比丘受已，欲少嘗看漸漸飽滿。是人辦種種淨潔多美飲食已，早起敷座遣使白佛：“食具已辦佛自知時。”諸比丘往大臣舍，佛自房住迎食分。是大臣見僧坐已，自手行水，自持飯與上座，上座言：“莫多著。”第二上座言：“少著。”第三上座言：“與半。”如是展轉莫多與、少與、與半，一切皆爾。時是大臣往看飯處飯不大減，看羹處羹不大減，看瓮盂器中皆滿不減。爾時大臣往上座所言：“何故不食？為慈愍我故？為世儉故？為食不熟、不香、不美？”上座直實言：“我不以慈愍故、不以世儉、不以不熟不香不美故。今是節日，早起多得猪肉乾糒，初欲少嘗漸漸飽滿，是故食少。”大臣聞說是事，即發恚言：“收是好食去，持猪肉乾糒來與。”爾時使人即收好食，持猪肉乾糒滿鉢與，大臣言：“食！汝謂我家無是食耶？”諸比丘即時慚愧不食不語。大臣見已作是念：“好食尚不能噉，況噉麁食！還使收去。”時大臣至上座前言：“汝等好食尚不能噉，何況麁食。猪肉乾糒世間宜法，若受他請應待其食。”大臣自手捉好食言：“是食香美，可少多噉。”復捉餘食言：“是食香美，勝於前者，可受食。”如是勸已一切僧皆飽滿。爾時大臣以淨潔多美飯食自恣飽滿已，自手行水。知僧攝鉢竟，取小床坐僧前，欲聽說法。上座說法已從坐起去，諸比丘隨次第起去，還詣佛所頭面禮足。諸佛常法，比丘食還如是勞問：“飲食多美、僧飽滿不？”佛以是語問諸比丘：“飲食多美、僧飽滿不？”諸比丘言：“飲食多美、眾僧飽滿。”以是事向佛廣說。佛以是事及先因緣集比丘僧，種種因緣訶責諸比丘：“云何名比丘，數數食？”種種因緣訶已，語諸比丘：“以十利故與比丘結戒。從今是戒應如是說：若比丘數數食，波逸提。”

數數者，食已更食。

波逸提者，煮燒覆障，若不悔過，能障礙道。

是中犯者，若比丘數數食，波逸提。

不犯者，不數數食。（《大正藏》卷二十三第88-89页）

【评说】佛陀规定比丘食后不可再食。

佛陀时代已有猪肉干，可见佛陀时代食物丰富。

【原文】佛在王舍城。爾時有一比丘於秋月時冷熱病盛，不能飲食，羸瘦無色。佛見比丘，羸瘦無色，知而故問阿難：“何故比丘羸瘦無色？”阿難答言：“世尊！是比丘秋月冷熱病盛，不能飲食，是故羸瘦無色。”佛以是因緣故集比丘僧，語諸比丘：“從今日憐愍利益病比丘故，聽三種具足食應食，謂好色香味。病比丘應受一請，不應受二請。若一請處不能飽，應受第二請，不應受第三請。第二請處不能飽滿應受第三請，不應受第四請。若第三請處不能飽，應受已漸漸食，乃至日中。從今是戒應如是說：若比丘數數食，波逸提。除時。時者謂病時，是名時。若人冷盛熱盛風盛，得食則止。”（《大正藏》卷二十三第89页）

【评说】经文中记载了一比丘患冷热病无法进食导致消瘦虚弱的医案。

佛陀规定患病比丘可以多餐以促进疾病的痊愈。

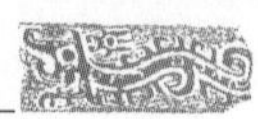

【原文】佛在舍衛國。爾時憍薩羅國諸居士作福德舍，若有沙門、婆羅門來是中宿者，諸居士往迎問訊禮拜、湯水洗脚、蘇油塗足、給好床榻臥具、氈褥被枕，明日與香美前食後食怛鉢那，恭敬供養。爾時六群比丘從憍薩羅國遊行，向舍衛城到福德舍。諸居士即時出迎問訊禮拜、湯水洗脚、蘇油塗足、給好床榻臥具、氈褥被枕，明日與香美前食後食怛鉢那，恭敬供養。爾時六群比丘共相謂言："今時惡世飲食難得，當小住此受樂。"作是念已即住不去。是中更有沙門、婆羅門來欲宿者，不相容受。是後來沙門、婆羅門語主人言："我等得此宿不?"主人言："好。"便入至六群比丘所欲宿，六群比丘言："不得。何以故？我已先住。"六群比丘素健多力，客來不能共語。諸居士瞋訶責言："諸沙門釋子自言：'善好有德。'云何強住福德舍？如王如大臣。"是中有比丘少欲知足行頭陀，聞是事心不喜，向佛廣說。佛以是事集比丘僧，知而故問六群比丘："汝實作是事不?"答言："實作。世尊!"佛以種種因緣訶責："云何名比丘，福德舍過一食?"佛種種因緣訶已語諸比丘："以十利故與比丘結戒。從今是戒應如是說：若比丘福德舍過一食，波逸提。"

福德舍法者，是中應一夜宿應一食。

波逸提者，煮燒覆障，若不悔過，能障礙道。

是中犯者，若比丘福德舍過一食，波逸提。若過一夜宿不食者，突吉羅。若餘處宿是中食者，波逸提。若一夜宿一食，不犯(福德舍應言一宿處)。

佛在舍衛國。爾時長老舍利弗從憍薩羅國遊行，向舍衛國到福德舍。時風病發，作是念："我若住中過一宿不食，得突吉羅，我寧當去。"去已道中病更增劇，漸漸遊行到舍衛國詣佛所，頭面禮足一面坐。諸佛常法，有客比丘來，以如是語問諸比丘："忍不？足不？安樂住不？乞食不難、道路不疲耶?"佛以是語問舍利弗："忍不？足不？安樂住不？乞食不難、道路不疲耶?"舍利弗言："世尊！乞食易得，但不可忍道路疲極。"以是事向佛廣說。佛以是事集比丘僧，種種因緣讚戒、讚持戒，讚戒、讚持戒已，語諸比丘："從今是戒應如是說：若比丘不病，福德舍過一食，波逸提。"

病者，乃至從一聚落至一聚落，身傷破乃至竹葉所傷，皆名為病。

是中犯者，若比丘無病，住福德舍過一食，波逸提。若過一宿不食者，突吉羅。若餘處宿是中食，波逸提。

不犯者，一夜宿一食、若病、若福德舍是親里作、若先請、若住福德舍待伴欲入險道、若多有福德舍、若知福德舍人留住，皆不犯。(《大正藏》卷二十三第 89-90 页)

【评说】佛陀规定比丘只能在福德舍住一晚并用饭一次，生病之人除外。福德舍是佛陀时代居士为供养比丘而建造的房屋。

卷第十三

【提要】佛陀为诸比丘说波逸提法。

【原文】時佛故在舍衛國，爾時舍衛城中有估客眾，用沸星吉日欲出行他國。有一估客，是跋難陀釋子相識，跋難陀常出入其舍。時跋難陀，中前著衣持鉢到其舍，與坐處共相問訊樂不樂。坐已估客一心恭敬問訊跋難陀，跋難陀是大法師，有樂說辯才，為說妙法。是人得法味故言："大德！無有羹飯，但有道中行糧麨，能噉不?"答言："汝等尚能噉，我何以不能!"即與麨持出，第二、第三比丘亦如是，估客麨器皆空。是估客往語估客主言："我所有行糧，沙門釋子悉持去盡。小待！我更作糧食。”估客主言：“諸估客欲沸星吉日去，云何得住？汝但辦糧，徐徐後來。”諸估客在前去者，眾多故賊不敢發；是一估客辦糧已，與少伴共入險道，賊發奪物殺是估客，如是惡聲流布諸國，作是言：“釋種比丘食他行糧，是估客險道為賊所殺。”一人語二人、二人語三人，如是展轉相語，諸沙門釋子比丘，惡名流布滿舍衛城。是中有比丘少欲知足行頭陀，聞是事心不喜，向佛廣說。佛以是事集比丘僧，知而故問跋難陀：“汝實作是事不？”答言：“實作。世尊！”佛以種種因緣訶責：“云何名比丘，不知時、不知量、不知法。若施者不知量，受者應知量。云何令是估客險道中為賊所殺？”種種因緣訶責已，語諸比丘：“以十利故與比丘結戒。從今是戒應如是說：若比丘往白衣家，自恣請多與餅麨。諸比丘須者，應二三鉢取。過是取者，波逸提。二三鉢取已出外，語餘比丘共分，是事應爾。”（《大正藏》卷二十三第90-91页）

【评说】佛陀规定比丘在白衣家吃饭不得过量。佛教中除僧侣以外的人称为白衣。

【原文】佛在舍衛國。爾時長老迦留陀夷於夜闇時有小雨墮雷聲電光中，入白衣舍乞食。時是家中有一洗器女人出，於電光中遙見迦留陀夷身黑，見已驚怖身毛皆竪，即大喚言：“鬼來！鬼來！”以怖畏故即便墮胎。迦留陀夷言：“姊妹！我是比丘，非鬼也。乞食故來。”時女人瞋，以惡語、麁語、不淨語、苦語，語比丘言：“使汝父死、母死、種姓皆死，使是沙門腹破，禿沙門、斷種人著黑弊衣，何不以利牛舌刀自破汝腹，乃於是夜闇黑雷電中乞食。汝沙門乃作爾許惡，我兒墮死令我身壞。”迦留陀夷於是家起如是過罪故，即便出去。以是事向諸比丘說，諸比丘以是事向佛廣說。佛以是事集比丘僧，知而故問迦留陀夷：“汝實作是事不？”答言：“實作。世尊！”佛以種種因緣訶責：“云何名比丘，非時入白衣家乞食？”佛言：“若比丘非時入白衣家，何但得如是過罪，當復更得過於是罪。從今諸比丘應一食。”爾時諸比丘以一食故，羸瘦無色無力。佛見諸比丘羸瘦無色無力，知而故問阿難：“諸比丘何故羸瘦無色無力？”阿難答言：“世尊結戒，諸比丘應一食。一食故，諸比丘羸瘦無色無力。”佛以是事集比丘僧，種種因緣讚戒、讚持戒，讚戒、讚持戒已，語諸比丘：“從今聽噉五種佉陀尼自恣食。五種者，謂根、莖、葉、磨、果。”爾時諸比丘入王舍城乞食，時有白衣，以蘆蔔葉、胡荽葉、羅勒葉雜食與諸比丘。諸比丘不食故，不得飽滿，復更羸瘦無色無力。佛知故問阿難：“何以故諸比丘羸瘦無色無力？”阿難答言：“世尊聽諸比丘噉五種佉陀尼食自恣受。諸比丘入王舍城乞食，時有白衣以蘆蔔葉、胡荽葉、羅勒葉雜食與諸比丘，諸比丘不食，不得飽滿故，羸瘦無色無力。”佛聞已語諸比丘：“從今聽食五種蒲闍尼食，謂飯、麨、糒、魚、肉，五種食自恣受。”是諸比丘入王舍城乞食，時諸白衣以蘆蔔葉、胡荽葉、羅勒葉，雜食與諸比丘。諸比丘不食復不飽故，羸瘦無色無力。佛見諸比丘羸瘦無色無力，知而故問阿難：“何故諸比丘羸瘦無色無力？”阿難答言：“世尊！聽食五種食，諸比丘入城乞食時，得蘆蔔葉、胡荽葉、羅勒葉雜食與諸比丘。諸比丘不食復不飽滿故，羸瘦無色無力。”佛言：“從今聽食五種似食自恣隨所雜，謂糜、粟、穬麥、莠子、迦師飯。”（《大正藏》卷二十三第91页）

【评说】经文中记载了一妇女被比丘惊吓致堕胎之事。

考虑到比丘的身体健康，佛陀规定比丘可以食用五种佉陀尼食、五种蒲阇尼食、五种似食。五种佉陀尼食包括根、茎、叶、花、果；五种蒲阇尼食包括饭、麨、糒、鱼、肉；五种似食包括糜、粟、穬麦、莠子、迦师饭。

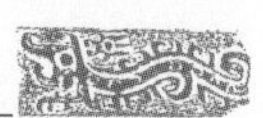

【原文】佛在維耶離。爾時有一居士到佛所頭面禮足一面坐。佛見居士一面坐已，與說種種法示教利喜，示教利喜已默然。是居士聞佛種種因緣示教利喜已，從坐起合掌言："願佛及僧受我明日食。"佛默然受，居士知佛默然受已，即禮佛足右繞而去。還歸自舍，通夜辦種種多美飲食。晨起敷座處，遣使白佛："食具已辦，佛自知時。"諸比丘僧往居士舍，佛自住房迎食分。居士知眾僧坐已，自手行水，自與種種多美飯食，自恣飽滿。爾時維耶離諸比丘多病，有看病比丘，先於僧中食竟，迎病比丘食分去。諸病比丘有食者、有不食者、有少食者，是看病比丘先已食，從坐處起更不得食。諸病比丘多有殘食，棄僧坊內，是時多有烏鳥來噉是食，作大音聲。佛聞寺內多烏鳥聲，知而故問阿難："何故僧坊內多有烏鳥聲?"阿難答言："世尊！是維耶離諸比丘多病，有看病比丘，先於僧中食竟，迎病比丘食分來。諸病比丘有食者、有不食者、有少食者，是看病比丘先已食，從坐處起更不得食。諸病比丘多有殘食，棄僧坊內，有烏鳥來噉是食故，作大音聲。"佛以是事集比丘僧，種種因緣讚戒、讚持戒，讚戒、讚持戒已，語諸比丘："從今以二利故，聽受殘食法。一者看病比丘因緣故，二者比丘有因緣食不足故。以十利故與比丘結戒。從今是戒應如是說：若比丘食竟有從坐處起去，不受殘食法，若噉食者，波逸提。"

噉者，五種佉陀尼。

食者，五種蒲闍尼、五種似食。

波逸提者，煮燒覆障，若不悔過，能障礙道。

是中犯者，若比丘食竟從坐起去，不受殘食法，若噉根食，波逸提。若噉莖、葉、磨、果，皆波逸提。若比丘食竟起去，不受殘食法，若食飯者，波逸提。若食麨、糒、魚、肉，皆波逸提。若比丘食竟從坐起去，不受殘食法，若食糜飯、粟飯、穬麥飯、莠子飯、迦師飯，皆波逸提。

從今聽受殘食法者，諸比丘不知云何受？佛語諸比丘："欲受殘食法者，隨所能食多少，盡著鉢中，知餘比丘食未竟未起者，從是人邊偏袒胡跪捉鉢言：'長老憶念！與我作殘食法。'若前比丘不少多取是食者，不名作殘食法。若用是受殘食法，若噉、若食，波逸提。若持鉢著地受殘食法者，不名為受殘食法。若用是受殘食法，若噉、若食，波逸提。若以鉢著膝上受殘食法者，不名為受。若用是受殘食法者，若噉、若食，波逸提。若相去遠手不相及受殘食法者，不名為受殘食法。若用是受殘食法者，若噉、若食，波逸提。若以不淨食受殘食法者，不名為受殘食法。若用是受殘食法，若噉、若食，波逸提。若以不淨肉受殘食法者，不名為受。若用是受殘食法者，若噉、若食，波逸提。若比丘欲噉五種佉陀尼時，用五種蒲闍尼受殘食法者，不名為受。若用是受殘食法者，若噉、若食，波逸提。若欲食五種蒲闍尼時，用五種佉陀尼受殘食法者，不名為受。若用是受殘食法，若噉、若食，波逸提。若欲食五種似食時，用五種蒲闍尼受殘食法者，不名為受。若用是受殘食法，若噉、若食，波逸提。若比丘受殘食法，坐食餘五種食來，若噉一一，突吉羅。"(《大正藏》卷二十三第 91-92 页)

【评说】佛陀规定比丘离坐须做残食法方可继续吃饭。

残食法即比丘或比丘尼接受他人吃剩食物的一种仪式。

【原文】佛在王舍城。爾時阿闍世王諸大臣將帥信提婆達，是諸人民為助提婆達比丘，作供養前食後食怛鉢那。諸有年少比丘出家不久者，提婆達以鉢鉤、鉢多羅、大揵瓷、小揵瓷、衣鉤、禪鎮、繩帶、匙筋、鉢支、扇蓋、革屣，隨比丘所須物皆誑誘之。提婆達自共百比丘、或二百、三百、四百、五百比丘恭敬圍繞，入王舍城別受好供養，前食後食怛鉢那。諸有上座長老比丘得佛法味久修梵行，是諸比丘入城乞食，得宿冷飯、或不得；或得臭麨、或不得。如是麁食，或飽不飽。是中有比丘少欲知足行頭陀，聞是事心不喜，種種因緣訶責："云何名比丘，自共百人、二百、三百、四百、五百比丘恭敬圍繞，别受供養前食後食怛鉢那。諸有上座長老比丘得佛法味久修梵行，是諸比丘入城乞食，得宿冷飯或不得，或得臭麨或不得；如是麁食或飽不飽？"種種因緣訶已，向佛廣說。佛以是事集比丘僧，佛以種種因緣訶責："云何名比丘，自共百人、二百、三百、四百、五百比丘恭敬圍繞，别受供養前食後食怛鉢那。諸上座長老比丘得佛法味久修梵行，是諸比丘入城乞食，得宿冷飯或不得，或得臭麨或不得；如是麁食或飽不飽？"種種因緣訶已，語諸比丘："從今以二利因緣故，遮别衆食，聽三人共食。一利者隨護檀越以憐愍故，二利者破諸惡欲比丘力勢故，莫令惡欲人别作衆别作法與僧共諍。以十利故與比丘結戒。從今是戒應如是說：若比丘别衆食，波逸提。"

别衆食者，極少乃至四比丘共一處食。

波逸提者，煮燒覆障，若不悔過，能障礙道。

是中犯者，若四比丘别衆食，波逸提。若三比丘别共一處食，第四人取食分，不犯。

佛在王舍城。爾時諸病比丘，以乞食因緣故，苦惱疲悴。城中有居士，見已問言："汝等苦惱耶？"答言："苦惱。""何因緣故？"答言："我等有病，以乞食因緣故苦惱。"諸居士言："汝等病者，我今請汝，諸有病者來我舍食。"諸比丘言："佛未聽病因緣故别衆食。"諸比丘不知云何？是事白佛。佛以是事集比丘僧，種種因緣讚戒、讚持戒，讚戒、讚持戒已，語諸比丘："從今聽諸病比丘别衆食。從今是戒應如是說：若比丘别衆食，波逸提，除因緣。因緣者，病時。"

病者，若比丘風冷熱盛，是名為病。

是中犯者，若比丘無病别衆食，波逸提。病者，不犯。

佛在舍衛國。爾時諸比丘作衣時到，是諸比丘早起，求染衣具薪草煮染、漉出揚冷、出所染衣，如是中間食時轉近，行乞食不得，因是苦惱。城中有居士，見已問言："汝等苦惱耶？"答言："苦惱。""何因緣故？""我等作衣時到，早起求索染衣具、薪草煮染、漉出揚冷、出所染衣，如是中間食時轉近，乞食不得，以是因緣故苦惱。"諸居士言："我今請汝，諸作衣者來我舍食。"諸比丘言："佛未聽我為作衣故别衆食。"諸比丘不知云何？是事白佛。佛以是事集比丘僧，種種因緣讚戒、讚持戒，讚戒、讚持戒已，語諸比丘："從今聽比丘作衣時到諸作衣者别衆食。從今是戒應如是說：若比丘别衆食，波逸提，除因緣。因緣者，病時、作衣時。"

是中犯者，若比丘作衣時未到，别衆食，波逸提。作衣時到别衆食，不犯。

佛在舍衛國。爾時諸比丘，從憍薩羅國遊行向舍衛城。彼國地平諸聚落遠，遙看似近。諸比丘欲從前聚落乞食，至聚落時日已中到，當乞食時日已過，諸比丘斷食故苦惱。是聚落中諸居士，見已問比丘言："汝等苦惱耶？"答言："苦惱。""何因緣故？""我從憍薩羅國向舍衛城，遙看聚落謂近，欲至乞食，時日便過中，不得食故苦惱。"諸居士言："我今請汝等，諸欲行者來我舍食。"諸比丘言："佛未聽行因緣故别衆食。"諸比丘不知云何？以是事白佛。佛以是事集比丘僧，種種因緣讚戒、讚持戒，讚戒、讚持戒已，語諸比丘："從今聽諸行比丘别衆食。從今是戒應如是說：若比丘别衆食，波逸提，除因緣。因緣者，病時、作衣時、行時。"

行者，極近至半由延，若往若來。

是中犯者，若比丘昨日來，今日食者，波逸提。明日行，今日食，波逸提。

即日行極少半由延，若往、若來，若别衆食，不犯。

佛在舍衛國。爾時諸比丘後憍薩羅國載船向舍衛國。是船行近聚落，時諸比丘語船師

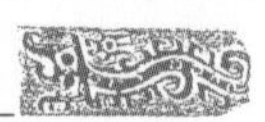

言："迴船向岸，我欲乞食。"即迴船向岸。諸比丘出船入聚落，家家求食已出聚落食，食已洗手、洗口、洗鉢，卷衣著囊中，如是中間船去已遠。諸比丘即從步道行逐船，值師子難、虎狼難、熊羆難，從非道去，有棘刺、竹刺、刈草刺，走逐船時脚痛苦惱。是岸上有居士見已問比丘言："汝苦惱耶？"答言："苦惱。""何因緣故？""我等先載船向舍衛國。船近聚落，我等語船師言：'迴船向岸，我欲乞食。'即時向岸。我等出船入聚落，家家求食已出聚落食，食已洗手洗口洗鉢，卷衣著囊中。爾時船去已遠，即從道行逐船，值師子難、虎狼難、熊羆難。若從非道行，有棘刺、竹刺、刈草刺，走逐船脚痛苦惱。"諸居士言："我今請汝，諸船行者來我舍食。"諸比丘言："佛未聽船行因緣故别眾食。"諸比丘不知云何？以是事白佛。佛以是事集比丘僧，種種因緣讚戒、讚持戒，讚戒、讚持戒已，語諸比丘："從今聽諸船行比丘别眾食。從今是戒應如是說：若比丘别眾食，波逸提，除因緣。因緣者，病時、作衣時、道行時、船行時。"

船行者，極近至半由延，若往若來。

是中犯者，若比丘昨日來、今日食者，波逸提。明日行、今日食者，波逸提。

即日行極少半由延，若往若來，别眾食，不犯。

佛在王舍城。爾時王舍城内有大眾集，佛與千二百五十比丘俱。是中諸比丘入城乞食，諸居士但能與二三比丘食，更不能與。即閉門言："極多誰能為與？"後來乞食比丘不得故苦惱。有居士見已問比丘言："汝等苦惱耶？"答言："苦惱。""何因緣故？"諸比丘言："是王舍城有大眾集故，諸比丘前乞食者二三人得。諸居士即閉門言：'是極多，誰能為與？'我等後來乞食不得，是故苦惱。"諸居士言："我今請汝，諸有大眾集因緣者，來我舍食。"諸比丘言："佛未聽大眾集因緣故别眾食。"諸比丘不知云何？是事白佛。佛以是事集比丘僧，種種因緣讚戒、讚持戒，讚戒、讚持戒已，語諸比丘："從今聽諸比丘有大眾集因緣者别眾食。從今是戒應如是說：若比丘别眾食，波逸提，除因緣。因緣者，病時、作衣時、道行時、船上行時、大眾集時。"

大眾集者，極少乃至八人，四舊比丘、四客比丘共集。以是因緣故，令聚落中諸居士，不能供給諸比丘飲食。

是中犯者，若比丘減八人集時，别眾食，波逸提。若八人、若過八人集時，不犯。

佛在王舍城。爾時瓶沙王舅於阿耆維外道中出家，是舅作是念："我外甥瓶沙王，深敬佛及弟子。我為是王故，當請佛及弟子作一食。"是外道便入王舍城，求米麵、胡麻、小豆。諸居士問言："欲作何等？"答言："我外甥深敬佛，我欲令歡喜故，欲請佛及弟子作一食。"諸居士信佛法故，故多與米麵。得已出城見一比丘，即便語言："汝能為我請佛及爾所弟子，明日至我舍食不？"比丘答言："佛未聽我等受沙門别眾食。"彼言："俱是出家人，何故不聽？有何不可？我亦不敬汝等，但為外甥敬佛，欲令歡喜故，為汝等作食。"時外道作是念："我當辦具飲食，若佛與弟子來者當與，若不來者當用作酒自飲。"是比丘不知云何？以是事白佛。佛以是事集比丘僧種種因緣讚戒、讚持戒，讚戒、讚持戒已，語諸比丘："從今聽沙門因緣故别眾食。從今是戒應如是說：若比丘别眾食，波逸提，除因緣。因緣者，病時、作衣時、道行時、船行時、大眾集時、沙門請時。"

沙門者，名阿耆維尼揵子老弟子，略說除佛五眾，餘出家人皆名沙門。

是中犯者，若沙門請比丘，白衣手持食與，是比丘受請，不犯；食者，波逸提。若白衣請比丘，沙門手持食與，是比丘受請故，突吉羅；食者，不犯。若白衣請比丘，白衣手持食與。受請故，突吉羅；食者，波逸提。

不犯者，若沙門請沙門，手持食與、若受請、若食，不犯。（《大正藏》卷二十三第 93-95 页）

【评说】佛陀规定比丘不得离开僧群独自用饭，有特殊情况者如患病、做衣服、外出、坐船等除外，可见僧团非常注重团结。

【原文】佛在舍衛國。爾時節日至，諸居士辦種種好飲食，出城入園林中。爾時十七群比丘自相謂言："可共到彼園中看去。"皆言："可爾。"即自洗浴、莊嚴面目、香油塗髮、著新淨衣，到園林中一處立看。是十七群比丘端正姝好多人敬愛，諸居士見共相謂言："看是諸出家年少端正姝好。"皆言："實爾。"諸居士歡喜故，持種種好酒食與言："汝能噉不?"答言："汝等尚能，我何以不能?"是十七群比丘多得飲食已醉亂迷悶，食後搖頭掉臂向祇桓，作是言："我等今日極好快樂，有福德無有衰惱。"爾時諸比丘在祇桓門間空地經行，聞是音聲，諸比丘問言："汝今何故言：'我等今日極快樂，有福德無衰惱。'"時十七群比丘即廣說上事。是中有比丘少欲知足行頭陀，聞是事心不喜，種種因緣訶責："云何名比丘，非時飲食?"種種因緣訶已，向佛廣說。佛以是事集比丘僧，知而故問十七群比丘："汝實作是事不?"答言："實作。世尊!"佛種種因緣訶責十七群比丘言："云何名比丘，非時飲食?"種種因緣訶已，語諸比丘："以十利故與比丘結戒。從今是戒應如是說：若比丘非時噉食，波逸提。"

非時者，過日中至地未了，是中間名非時。

噉者，五種佉陀尼。

食者，五蒲闍尼、若五似食。

波逸提者，煮燒覆障，若不悔過，能障礙道。

是中犯者，若比丘非時噉根食，波逸提。若噉莖、葉、磨、果，皆波逸提。若比丘非時食飯、麨、糒、魚、肉，皆波逸提。若比丘非時食五似食：糜、粟、穬麥、莠子、迦師，皆波逸提。

若比丘非時中非時想食，波逸提。非時中時想食，波逸提。非時中疑食，波逸提。若時中非時想食，突吉羅。時中疑食，突吉羅。時中時想食，不犯。(《大正藏》卷二十三第95页)

【评说】佛陀规定比丘中午之后不得食用任何食物。

【原文】佛在舍衛國。爾時有比丘名曰上勝，受乞食法。是人日日乞二分食：一分即噉，一分持還，至自房舍著石上曬，明日洗手從淨人受噉。爾時佛共阿難遊行諸比丘房，到是上勝比丘房所，見石上曬飯。佛知故問阿難："是石上阿誰曬飯?"阿難答言："世尊！是房中有比丘，名上勝，受乞食法。乞二分食：一分即噉，一分持來著石上曬，明日洗手從淨人受噉，是故曬飯。"佛問阿難："諸比丘噉舉宿殘食耶?"答言："實噉。"佛以是事集比丘僧，知而故問上勝比丘："汝實作是事不?"答言："實作。世尊!"佛以種種因緣訶責："云何名比丘，噉舉宿殘食?"種種因緣訶已，語諸比丘："以十利故與比丘結戒。從今是戒應如是說：若比丘舉殘宿佉陀尼、蒲闍尼噉者，波逸提。"(《大正藏》卷二十三第95页)

【评说】佛陀规定比丘不得食用过夜的饭，说明佛陀重视饮食健康。

【原文】佛在舍衛國。爾時長老摩訶迦羅受一切糞掃物法。是人持糞掃僧伽梨、欝多羅僧、安陀衛、糞掃鉢、糞掃杖、糞掃革屣、糞掃食。云何持糞掃僧伽梨？若巷中、若死人處、糞掃中，有段弊衣，取持水上淨浣治，作僧伽梨，欝多羅僧、安陀衛亦如是。糞掃鉢者，若巷中、死人處、糞掃中，有棄弊器，取持水上洗治受用。糞掃杖者，若巷中、死人處、糞掃中棄杖，取持水上洗治畜用。糞掃革屣者，若巷中、死人處、糞掃中，有棄革屣，取持水上淨洗縫治畜用。

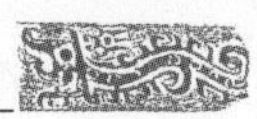

糞掃食者，若巷中、死人處、糞掃中，有棄羅蔔葉、胡荽葉、羅勒葉、若臭糒，自手取持至水上淨洗治已便食，是名糞掃食。是長老受死人處住法，樂住死人處。若國中有疫病死時，便不入城求食，但噉死人所棄飲食。若無疫病死時，則入城求食。是比丘身體肥大、多脂血肉、強壯多力。是比丘一時入城求食，守門人見作是念言："是比丘有疫病死時不來入城求食，無疫病時便來入城，是比丘身體肥大多脂血肉強壯多力，此人必噉人肉。"一人語二人，二人語三人，如是展轉惡名流布滿舍衛城，言："沙門釋子噉人肉。"是中有比丘少欲知足，行頭陀聞是事心不喜，向佛廣說。佛以是事集比丘僧，以種種因緣訶責："云何名比丘，不從他受飲食著口中?"佛但訶責而未結戒。

是長老摩訶迦羅得世俗禪定，受死人處住法，樂住死人處。爾時舍衛國有一居士，親里死送向死人住處。諸居士見是比丘言："此是噉人比丘，我等今日送是死人，親里去後必當為比丘所噉。"棄死人已，諸居士屏處立看。是比丘作是念："是中所有菜葉乾糒，莫令烏鳥來污。"即起往守。諸居士言："是比丘起已、去已、近已、取已、食已。"諸居士定謂："沙門釋子噉人肉。"一人語二人，二人語三人，如是展轉惡名流布滿舍衛城："沙門釋子實噉人肉。"是中有比丘少欲知足行頭陀，聞是事心不喜，向佛廣說。佛以是事集比丘僧，種種因緣訶責："云何名比丘，不受食著口中?"種種因緣訶已，語諸比丘："以十利故與比丘結戒。從今是戒應如是說：若比丘不受食著口中，波逸提。"

不受食者，不從男女、黃門、二根人受。

波逸提者，煮燒覆障，若不悔過，能障礙道。

是中犯者，若比丘不受飲食著口中，波逸提。隨爾所著口中，口口波逸提。

爾時諸比丘聞佛結戒，欲洗口須水楊枝，求淨人受，不時得辛苦。諸比丘不知云何? 以是事白佛。佛以是事集比丘僧，讚戒、讚持戒，讚戒、讚持戒已，語諸比丘："從今是戒應如是說：若比丘不受食著口中，波逸提，除水及楊枝。"

是中犯者，有五種：若是非時、不與、不受、不作淨、不淨。非時者，過日中後至地未了，是名非時。不與者，若男女、黃門、二根人不與，是名不與。不受者，不從他受，若男女、黃門、二根人，是故名不受。不作淨者，不作火淨、刀淨、爪淨、鸚鵡嘴淨，是名不作淨。不淨者，是飲食不淨、若與不淨食和合。

若比丘非時、不與、不受、不作淨、不淨，噉此食者五種罪。若時、不與、不受、不作淨、不淨，噉此食者四罪。若時、與、不受、不作淨、不淨，噉此食者三罪。若時、與、受、不作淨、不淨，噉此食者二罪。若時、與、受、作淨、不淨，噉此食者一罪。若時、與、受、作淨、淨，噉此食者，不犯。

不淨食中，噉舉殘宿不淨食，波逸提。人肉不淨，偷蘭遮。大比丘手觸不淨噉者，突吉羅。(《大正藏》卷二十三第 95-96 页)

【评说】考虑到世俗对僧门的看法，佛陀禁止比丘食用不是他人施舍的食物。

【原文】佛在迦維羅衛國。爾時摩訶男釋往詣佛所頭面禮佛足一面坐。佛以種種因緣示教利喜，示教利喜已默然。摩訶男聞佛種種因緣示教利喜已，從坐起合掌白佛言："願佛及僧受我明日請。"佛默然受。知佛受已，禮佛足右繞而去，還自舍通夜辦種種多美飲食，煮藥草乳汁。辦已早起敷坐處，遣使白佛："食具已辦，唯聖知時。"佛及眾僧往入其舍就座而坐。摩訶男見佛坐已，自手行水，自手與粳米飯香藥乳汁。爾時六群比丘以藥乳汁澆粳米飯，盛滿鉢置在前更望得。摩訶男作是念:“誰食不食? 誰少不少?”作是念已便看。見六群比丘盛滿鉢香藥乳汁,澆飯在前不食,問言:“何故不食?”答言:“有生乳不?”摩訶男言:“是藥草乳汁香美並食,有生乳者當更相與。”又問:“有酪不? 有熟酥、有生酥、有油魚肉脯不?”答言:“是乳香美用好藥草煮並可用食,有酪、熟酥、生酥、油魚肉脯者當與。”諸六群比丘瞋,語摩訶男言:“汝欺佛誑佛及僧,汝不能辦好飲食者,何以請佛及僧? 若餘人請者,當隨意與多美飲食,如此熟乳何處不得?”是摩訶男性善不瞋不驚,諸行食人嫉妬瞋恚:“沙門釋子自言:‘善好有德。’是釋摩訶男深敬佛及僧,云何現前訶罵?”佛見諸比丘作是惡事為諸白衣所訶,見已默然。爾時摩訶男以多美飲食與眾僧,自恣飽滿。見舉鉢已,自手行水,取小床坐佛前,欲聽說法。佛以種種因緣說法示教利喜,示教利喜已從坐起去。爾時佛食後,以是事集比丘僧,以種種因緣訶責六群比丘:“云何名比丘,是摩訶男深敬佛法眾僧,現前以麁語訶罵?”種種因緣訶已,語諸比丘:“以十利故與比丘結戒。從今是戒應如是說:若比丘不病,白衣家中有如是美食,乳酪、生酥、熟酥、油魚、肉脯,自為索如是食者,波逸提。”

家者,白衣舍名家。

美飲食者,乳酪、生酥、熟酥、油魚、肉脯。

病者,風發、冷發、熱發,若噉此食者病差,除是因緣,名曰不病。

波逸提者,煮燒覆障,若不悔過,能障礙道。

是中犯者,若比丘不病,自為索乳,得者波逸提;不得,突吉羅。不病自為索酪、生酥、熟酥、油魚、肉脯,得者波逸提;不得,突吉羅。不病自為索飯羹菜,得者,突吉羅;不得者,亦突吉羅。若索酪汁酪漿酪滓,得者,突吉羅;不得者亦突吉羅。

不犯者,若病、若親里、若先請、若不索自與,不犯。(《大正藏》卷二十三第 96-97 页)

【评说】佛陀规定比丘在白衣家不得索要美食,若因生病索要美食以促进病愈无犯。美食包括酪、酥、鱼、肉脯等。疾病包括风发、冷发、热发。

卷第十四

【提要】佛陀为诸比丘说波逸提法。

【原文】佛在拘睒彌國。爾時長老闡那用有蟲水,諸比丘語闡那言:“莫用有蟲水,多少蟲死。”闡那言:“我用水,不用蟲。”諸比丘言:“汝知水有蟲不?”答言:“知。”“若知者何以用?”答言:“我自用水,不用蟲。”是中有比丘少欲知足行頭陀,聞是事心不喜,種種因緣訶責:“云何名比丘,於眾生中無憐愍心?”種種因緣訶已,向佛廣說。佛以是事集比丘僧,知而故問闡那:“汝實作是事不?”答言:“實作。世尊!”佛以種種因緣訶責闡那:“云何名比丘,知水有蟲故自取用,於眾生中無憐愍心?”種種因緣訶已,語諸比丘:“以十利故與諸比丘結戒。從今是戒應如是說:若比丘知水有蟲,用者波逸提。”

知者,若自知、若從他聞。

蟲者,若眼所見、若漉水囊所得。

波逸提者,煮燒覆障,若不悔過,能障礙道。

是中犯者,若比丘知水有蟲用者,隨所有蟲死,一一波逸提。

若苾芻用有蟲水煮飯、羹、粥、湯染,隨爾所蟲死,一一波逸提。若用有蟲水洗手、洗脚、洗口、面目、洗身,隨爾所蟲死,一一波逸提。

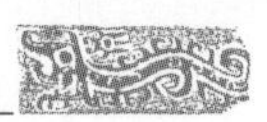

若有蟲水中有蟲想用，波逸提。有蟲水中無蟲想用，波逸提。有蟲水中疑用，波逸提。無蟲水中有蟲想用，突吉羅。無蟲水中疑用，突吉羅。無蟲水中無蟲想用，不犯。(《大正藏》卷二十三第97页)

【评说】佛陀规定比丘不得使用有虫的水。既是不杀生的要求，也是饮水卫生的需要。

【原文】佛在舍衛國。爾時跋難陀釋子常出入一家。時跋難陀中前著衣持鉢到是家，坐已問訊樂不樂。是居士娶婦未久，欲手摩觸，婦言："莫爾！比丘在此。"居士自念："若我住者，比丘終不時去。"居士語婦："與比丘食。"答言："爾。"居士即出，婦語比丘言："受是飯麨。"跋難陀言："日早，小住，時到當受。"居士意謂比丘已去，入欲近婦。見比丘故在，居士作是念："若我在者比丘不去。"語婦言："與比丘食。"答言："爾。"居士即出，婦復持飯麨與語比丘受。跋難陀言："小住，日時早，時到當受。"居士復念："比丘必去。"入已故見，即發瞋言："用是比丘為？我於家中自所欲作不得自在。"跋難陀如是惱居士已，便出去。食後向諸比丘說："我今日故惱是居士。"是中有比丘少欲知足行頭陀，聞是事心不喜，種種因緣訶責："云何名比丘，有食家中強坐？"種種因緣訶已，向佛廣說。佛以是事集比丘僧，知而故問跋難陀："汝實作是事不？"答言："實作。世尊！"佛以種種因緣訶責："云何名比丘，有食家中強坐？"種種因緣訶已，語諸比丘："以十利故與諸比丘結戒。從今是戒應如是說：若比丘有食家中強坐者，波逸提。"

有食者，女人名男子食。

家者，白衣房舍。

波逸提者，煮燒覆障，若不悔過，能障礙道。

是中犯者，若比丘有食家中強坐，波逸提。若起還坐，隨得爾所波逸提。

不犯者，若斷婬欲家、若受齋家、若更有所尊重人在座、若是舍多人出入，不犯。(《大正藏》卷二十三第97-98页)

【评说】佛陀规定比丘不得长时间停留在有女眷的供养者家里，防止对他人造成不便。

【原文】佛在舍衛國。爾時跋難陀釋子常出入一家，中前著衣持鉢往到其舍，閉門戶向，獨與一女舍內相近坐。時有一乞食比丘，早起著衣持鉢入城乞食，次到是家門前立彈指。時跋難陀釋子見乞食比丘，是乞食比丘不見跋難陀。跋難陀語居士婦："與是比丘食。"女人作是念："必是跋難陀相識。"即取鉢與滿粳米飯，以好羹澆上。乞食比丘得已持去，女人還入。跋難陀問言："與比丘食耶？"答言："已與。"跋難陀言："善！此好比丘。"跋難陀食後還祇桓，見乞食比丘作是念："莫使我空作恩分。"語彼比丘言："汝今日至某家乞食不？"答言："到。""得好食不？"答言："得。""汝知不？我教與汝。"比丘問言："汝爾時在何處？"答言："在房內乞食。"比丘以是事向諸比丘說，是中有比丘少欲知足行頭陀，聞是事心不喜，種種因緣訶責："云何名比丘，有食家獨與一女人強坐舍內？"種種因緣訶已，向佛廣說。佛以是事集比丘僧，知而故問跋難陀："汝實作是事不？"答言："實作。世尊！"佛以種種因緣訶責："云何名比丘，有食家中獨與女人強坐舍內？"如是訶已，為說本生因緣。佛語諸比丘："過去世時有狗，捨自家至他家乞食，入他家時身在門內尾在門外。時主人居士打不與食。狗詣眾官言：'是居士我至其家乞食，不與我食反更打我，我不破狗法。'眾官問言：'狗有何法？'答言：'我在自家隨意坐臥，到他家時，身入門內尾在門外。'眾官言：'喚居士來。'時即將來，問言：'汝實打是狗，不與食耶?'答言:'實爾。'眾官言:'如是因緣者,由來未有。'即問狗言:'此人應云何治?'狗言:'與此舍衛城內大居士職位。''何以故?'答言:'我昔在此舍衛城中作大居士,以身口作惡故,受是弊狗身。是人惡甚於我,若令是人有力勢者,極當作惡,令入地獄極受苦惱,更以何事治能劇於是?'"佛言:"畜生尚知入他家法有齊限,何況於人而不知法?"種種因緣訶已,語諸比丘:"以十利故與諸比丘結戒。從今是戒應如是說:若比丘食家中獨與一女人舍內強坐,波逸提。"(《大正藏》卷二十三第98页)

【评说】佛陀强调比丘在供养者家里不得与女子长时间单独待在一起。

【原文】爾時世尊宿行已畢,十六大國咸聞世尊與五百比丘毘羅然國三月食馬麥。諸國貴人長者居士大富商人,備眾供具種種肴膳車馱充滿,來迎世尊如親遠至。時有七日未至自恣,佛知故問阿難:"自恣餘有幾日?"阿難答言:"餘有七日。"佛告阿難:"汝行入城語阿耆達:'佛言:"我於汝國安居已竟,欲遊行諸國。"'"諸比丘言:"世尊! 是婆羅門於佛眾僧有何恩德? 在此安居窮乏困極,而與之別。"佛言:"此婆羅門雖無恩德,賓主之法宜應與別。"阿難受教,與一比丘俱到門下,語守門人:"可白汝王。"阿難在外時,守門者思维念言:"阿難名吉,清旦聞之,不白王者,是為不祥。"時阿耆達早起沐頭著白淨衣獨坐中堂,守門者白:"阿難在外。"婆羅門相法,名吉則喜,即語令前:"誰遮?"阿難即入。與坐相問訊已,問阿難言:"汝何故來?"答言:"佛遣我來語汝:'我夏三月住汝國界,安居已竟當遊行餘國。'"阿耆達驚言:"阿難! 瞿曇沙門在毘羅然國夏住耶?"阿難言:"然。"婆羅門言:"云何得住? 誰所供給?"阿難答言:"窮乏困極,佛及眾僧三月食馬麥。"時阿耆達始自覺悟,憶前請佛及僧夏四月住,供具已備。"云何令佛及僧三月食馬麥? 如是惡聲流布諸國,當言:'阿耆達長夜惡邪,憎嫉佛法,令佛及僧極受苦困。'"即語阿難:"沙門瞿曇可得悔過留不?"阿難言:"不得。"時阿耆達慚愧憂惱、熱悶躄地,時宗親以水灑面扶起乃醒。親里喻言:"汝莫愁憂,我當與汝懺謝瞿曇強請留住。若不肯住,當齎飲食隨後逐送,若有乏時當以供養。"時阿耆達即與宗親共詣佛所懺悔請住,佛自思维:"若我不受者,當吐熱血死。"佛憐愍故受請七日。時阿耆達作是思维:"此四月供具,云何七日能盡?"(《大正藏》卷二十三第99-100页)

【评说】"时阿耆达惭愧忧恼、热闷躄地,时宗亲以水洒面扶起乃醒",情绪过度可致卒然昏厥。

【原文】佛自恣竟欲越祇國二月遊行,越祇國人聞佛當來,各設供具,我今日、汝明日,如是次第竟於二月。佛自恣已向越祇去,阿耆達齎諸供具隨送佛去,若乏少時當以供養。諸越祇人聞已共作要令:"若佛來者,各自當日辦具小食、時食、中後含消漿飲,勿令乏少。莫使異人間錯其間。"阿耆達知佛宿處,先往施設言:"我今日供、若明日供。"諸越祇人不聽使作,語阿耆達:"汝長夜惡邪,是佛怨家,故惱佛及僧。今欲悅他意故,便作是語:'我今日供、若明日供。'汝有何事,爾許時令佛及僧三月食馬麥,今求供日?"阿耆達聞是語已,慚愧愁憂在一面立,看眾僧為少何物? 我當與之。值時無粥,即作種種粥:酥粥、胡麻粥、油粥、乳粥、小豆粥、摩沙豆粥、麻子粥、清粥,辦已奉佛,佛言:"與眾僧。"眾僧不受:"佛未聽我等食八種粥。"以是事白佛,佛言:"從今日聽食八種粥。粥有五事益身:一者除飢,二者除渴,三者下氣,四者除臍下冷,五者消宿食。"時阿耆達自思维:"我夏四月安樂自娛,若復二月逐沙門瞿曇者,以我一人廢諸國事。今此供具多不可盡,且當布地令佛及僧以足蹈上,即是受用。"即便白佛,願

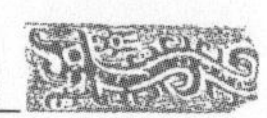

時受用。佛告阿耆達:“不得如汝所言,此是食物應口受用。”佛欲遣阿耆達故,說偈呪願:

“一切天祠中,　供養火為最;
婆羅門書中,　薩毘帝為最;
一切諸人中,　帝王尊為最;
一切諸江河,　大海深為最;
一切星宿中,　月明第一最;
一切照明中,　日光為上最;
十方天人中,　佛福田為最。”(《大正藏》卷二十三第100页)

【评说】佛陀时代已有多种粥:酥粥、胡麻粥、油粥、乳粥、小豆粥、摩沙豆粥、麻子粥、清粥。佛陀认为粥有除饥、除渴、下气、除脐下冷、消宿食五种作用。

【原文】佛在王舍城。爾時六群比丘與十七群比丘共鬪諍,瞋恚發不喜心,打十七群比丘。十七群比丘啼泣,諸比丘問:“何故啼耶?”答言:“六群比丘打我。”是中有比丘少欲知足行頭陀,聞是事心不喜,種種因緣訶責:“云何名比丘,共餘比丘鬪諍,瞋恚發不喜心,打餘比丘?”種種因緣訶已,向佛廣說。佛以是事集比丘僧,知而故問六群比丘:“汝實作是事不?”答言:“實作。世尊!”佛以種種因緣訶責:“云何名比丘,共餘比丘鬪諍,瞋恚發不喜心,打餘比丘?”種種因緣訶已,語諸比丘:“以十利故與諸比丘結戒。從今是戒應如是說:若比丘瞋恚發不喜心,打餘比丘,波逸提。”

打者,有二種:若手、若脚。

波逸提者,煮燒覆障,若不悔過,能障礙道。

是中犯者,若以手打,波逸提。若以脚打,波逸提。若以餘身分打,突吉羅。若為呪故、若食噎故,打拍不犯。

佛在王舍城。爾時六群比丘與十七群比丘共鬪諍,瞋恚發不喜心,六群比丘舉掌向十七群比丘。十七群比丘作是念:“六群比丘壯健多力,若掌著我,我等便死。”即便啼喚。諸比丘問:“何故啼喚?”答言:“六群比丘壯健多力,舉掌向我,怖故啼喚。”是中有比丘少欲知足行頭陀,聞是事心不喜,種種因緣訶責言:“云何名比丘,共比丘鬪諍,瞋恚發不喜心,舉掌向他?”種種因緣訶已,向佛廣說。佛以是事集比丘僧,知而故問六群比丘:“汝實作是事不?”答言:“實作。世尊!”佛以種種因緣訶責:“云何名比丘,共餘比丘鬪諍,瞋恚發不喜心,舉掌向他?”種種因緣訶已,語諸比丘:“以十利故與比丘結戒。從今是戒應如是說:若比丘瞋恚發不喜心,舉掌向他,波逸提。”

舉掌者,有二種:手掌、脚掌。

波逸提者,煮燒覆障,若不悔過,能障礙道。

是中犯者,若比丘舉手掌,波逸提。若舉脚掌,波逸提。除手脚,舉餘身分向他,突吉羅。不犯者,若比丘舉掌遮惡獸、若遮惡人,不犯。(《大正藏》卷二十三第102页)

【评说】佛陀强调比丘不得攻击其他比丘,要团结、和气。

卷第十五

【提要】佛陀为诸比丘说波逸提法。

【原文】說是偈已，佛即捉臂將至自房。時佛獨坐床上大座，佛竟夜入禪，用聖默然到地了已，以是因緣集比丘僧，語諸比丘："是沙彌可憐愍，無父母，若不慈愍何緣得活？若值惡獸得大苦惱，是親里必瞋言：'諸沙門釋子但能畜沙彌，而不能守護。'"佛種種因緣訶已，語諸比丘："從今為二事利故，聽未受大戒人二夜共宿：一者為憐愍沙彌故，二者為有白衣來至寺中應與房宿故。以十利故與比丘結戒。從今是戒應如是說：若比丘與未受大戒人共舍宿，過二夜，波逸提。"

未受大戒人者，除比丘、比丘尼，餘一切人是。

舍有四種：一者一切覆一切障，二者一切障不覆，三者一切覆半障，四者一切覆少障。

波逸提者，煮燒覆障，若不悔過，能障礙道。

是中犯者，若比丘與未受大戒人四種舍中宿，過二夜，波逸提。起已還臥，隨起還臥，一一波逸提。若通夜坐，不犯。

時有比丘病，使沙彌供給看病，是比丘至第三夜驅沙彌去，是病比丘無人看故垂死。諸比丘以是事白佛，佛以是事集比丘僧，語諸比丘："應喚沙彌在病比丘所立，莫令臥。"有病比丘，沙彌小久立倒地便臥，佛言："病比丘不犯。是中有不病比丘，不應臥。"(《大正藏》卷二十三第105页）

【评说】佛陀规定比丘不得与未受大戒之人一起住宿，若因照顾患病比丘无犯。大戒指具足戒，是比丘、比丘尼守持的戒律。

卷第十六

【提要】佛陀为诸比丘说波逸提法。

【原文】佛在王舍城。爾時瓶沙王有三種池水：第一池中王及夫人洗，第二池中王子大臣洗，第三池中餘人民洗。是王得道深心信佛，問諸大臣："上人洗不?"答言："亦洗。"王言："上人應我池中洗。"爾時諸比丘常初夜、中夜、後夜數數洗。一時瓶沙王欲洗，語守池人："除人令淨，我欲往洗。"即時除却餘人，但比丘在。知池人作是念："王敬比丘，若遣除者王或當瞋。"便白王言："已除諸人，但比丘在。"王言："大善！令上人先洗。"初夜、中夜、後夜比丘洗竟便去。知池人白王言："比丘已去。"王即往洗。王法洗遲，王洗竟時便即地了。王浴竟作是念："我不應出城不見佛直還入城。"即詣佛所，頭面禮足却坐一面。佛知而故問："大王！晨朝何來?"時王以是事向佛廣說。佛爾時為王說種種法示教利喜，示教利喜已默然。王聞佛說法已，從坐起頭面禮足右遶而去。王去不久，佛以是事集比丘僧，種種因緣訶責諸比丘："云何名比丘，常初夜、中夜、後夜數數洗，令灌頂刹利大王自池中不得洗?"種種因緣訶已，語諸比丘："以十利故與比丘結戒。從今是戒應如是說：若比丘減半月浴，波逸提。"

波逸提者，煮燒覆障，若不悔過，能障礙道。

是中犯者，若比丘未滿半月浴，波逸提。若滿半月浴、若過，不犯。

爾時春殘一月半、夏初一月，是二月半大熱時，諸比丘不得浴故，身體垢痒煩悶吐逆。是事白佛："願世尊，如是大熱時，聽諸比丘洗浴。"佛言："聽浴。從今是戒應如是說：若比丘減半月浴波逸提，除因緣。因緣者，春殘一月半、夏初一月，是二月半名大熱時。"

是中犯者，若比丘未至大熱時浴，波逸提。若大熱時浴，不犯。

佛在王舍城。爾時諸比丘病，以酥油塗身，不得浴故，患痒煩悶吐逆。諸比丘白佛："願

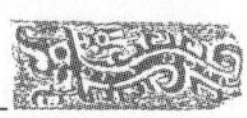

聽病因緣故浴。”佛言:“從今日聽病因緣故浴,益利病人如食無異。從今是戒應如是說:若比丘減半月浴,波逸提,除因緣。因緣者,春殘一月半、夏初一月,是二月半大熱時,除病時。”

病者,若冷發、風發、熱發,若洗浴得差,是名病。

是中犯者,若比丘無病減半月浴,波逸提。若病,不犯。

佛在王舍城,爾時諸比丘中前著衣持鉢入城乞食,時惡風起,吹衣離體塵土坌身,不得浴故煩悶吐逆。是事白佛:“願世尊聽風因緣故浴。”佛言:“從今聽風因緣故浴。從今是戒應如是說:若比丘減半月浴,除因緣,波逸提。因緣者,春殘一月半、夏初一月,是二月半大熱時,除病時、風時。”

是中犯者,若無風因緣浴,波逸提。若有風因緣浴,不犯。

佛在王舍城,爾時諸比丘着新染衣入城乞食,值雨衣濕染汗著身生疥疱,不得浴故痒悶吐逆。諸比丘白佛:“願世尊聽雨因緣故浴。”佛言:“聽雨因緣故浴。從今是戒應如是說:若比丘減半月浴,除因緣,波逸提。因緣者,春殘一月半、夏初一月,是二月半大熱時,除病時、風時、雨時。”

是中犯者,若無雨因緣浴,波逸提。有雨因緣浴,不犯。

佛在阿羅毘國,爾時諸比丘作新佛圖,擔土持泥墼塼草等,麁泥細泥黑白泥治,不得浴故,痒悶吐逆疲極不除。是事白佛:“願世尊聽作因緣故浴。”佛言:“聽作因緣故浴。從今是戒應如是說:若比丘減半月浴,除因緣,波逸提。因緣者,春殘一月半、夏初一月,是二月半大熱時,除病時、風時、雨時、作時。”

作者,乃至掃五掃帚僧坊地,亦名為作。

是中犯者,若比丘無作因緣浴,波逸提。若作因緣者,不犯。

佛在舍衛國,爾時諸比丘從憍薩羅遊行向舍衛國,是土地多土塵,行時塵土坌身,不得浴故,身體痒悶吐逆。是事白佛:“願世尊聽行因緣故浴。”佛言:“聽行因緣故浴。從今是戒應如是說:若比丘減半月浴,除因緣,波逸提。因緣者,春殘一月半、夏初一月,是二月半大熱時,除病時、風時、雨時、作時、行時。”

行者,乃至半由旬若來若去。

是中犯者,若比丘昨日來今日浴,波逸提。明日欲去今日浴,波逸提。若至半由旬來去浴者,不犯。若比丘無是六因緣,減半月浴,波逸提。若有因緣,不語餘比丘輒浴者,突吉羅。(《大正藏》卷二十三第 109-110 页)

【评说】佛陀规定比丘每半月洗澡一次,春季的后一月半、夏季的头一月、生病、天气刮风下雨、劳作、外出等情况下应及时洗澡。佛陀认为长期不洗澡会使人烦闷呕吐影响人的身体健康。

【原文】佛在王舍城。爾時十七群比丘中有一白衣小兒憙笑。時十七群比丘以憙笑故,用指擊攊,小兒多笑乃至氣絕,不能動手足便死。時十七群比丘生疑:“我等將無得波羅夷?”是事白佛。佛知故問十七群比丘:“汝以何心作?”答言:“我以戲笑故。”佛言:“若爾者不犯殺。”語諸比丘:“以十利故與比丘結戒。從今是戒應如是說:若比丘以指擊攊他者,波逸提。”(《大正藏》卷二十三第 112 页)

【评说】经文记载了比丘将一小孩咯吱致死,因此佛陀规定比丘不得用手指咯吱他人。

【原文】佛在維耶離國。爾時有彌多羅浮摩比丘作是念:“我以無根波羅夷法,謗陀驃比丘力士子不能得成,是事無根故。又以小因緣作波羅夷謗,亦不得成,無小因緣故。我今當以無根僧伽婆尸沙法,謗陀驃比丘力士子。”作是念已,即以無根僧伽婆尸沙法,謗陀驃比丘。是中有比丘少欲知足行頭陀,聞是事種種因緣,訶責彌多羅浮摩比丘:“云何名比丘,以無根僧伽婆尸沙法,謗清淨梵行比丘?”諸比丘種種因緣,訶責彌多羅浮摩比丘已,向佛廣說。佛以是事集比丘僧,知而故問彌多羅浮摩比丘:“汝實作是事不?”答言:“實作。世尊!”佛以種種因緣訶責:“云何名比丘,以無根僧伽婆尸沙法,謗清淨梵行比丘?”種種因緣訶已,語諸比丘:“以十利故與比丘結戒。從今是戒應如是說:若比丘以無根僧伽婆尸沙法,謗他比丘,波逸提。”

無根者,根有三種:若見、若聞、若疑。

僧伽婆尸沙者,十三僧伽婆尸沙中隨彼所說。

謗者,他所不作,強言作罪。

波逸提者,煮燒覆障,若不悔過,能障礙道。

是中犯者,若比丘以無根僧伽婆尸沙法,謗不清淨比丘,十一種犯、五種不犯。十一種犯者,若不見、不聞、不疑、若見忘、若聞忘、若疑忘,若聞信聞、若聞不信聞,聞已言我疑,疑已言我見,疑已言我聞,是名十一種犯。五種不犯者,是事若見、若聞、若疑,見已不忘、聞已不忘,是名五種不犯。不清淨比丘、似清淨比丘亦如是。

若比丘以無根僧伽婆尸沙法,謗清淨比丘,十種犯、四種不犯。十種犯者,不見、不聞、不疑、若聞忘、疑忘、若聞信聞、若聞不信聞、聞已言疑、疑已言見、疑已言聞,是名十種犯。四種不犯者,若聞、若疑、若聞不忘、若疑不忘。清淨比丘、似不清淨亦如是。(《大正藏》卷二十三第115页)

【评说】佛陀规定比丘不得无端诽谤他人,这是对比丘口业的规定。

【原文】佛在維耶離。去維耶離城不遠有織師聚落,是中一織師婦有小事不隨夫言,夫以手脚痛打驅出舍。是女父母家在維耶離城中。婦作是念:“我當還歸。”作是念時,有迦留羅提舍比丘從跋耆國遊行向維耶離。是婦出外見是比丘,問言:“善人!那去?”答言:“向維耶離。”婦言:“俱去。”即便俱發。爾時以染心相看調戲、大語掉手臂行,作種種不淨事。時織師還作是念:“我婦或當走去。”即出舍求婦,不得。諸織師法,有事皆相佐助,即語餘織師言:“我婦走去。”諸織師即於要道中覓。是夫作是念:“是婦生在維耶離,必當還歸。”即自向維耶離道中,見婦與向苾芻俱行。即往捉比丘以衣繫項言:“汝比丘法應將我婦去耶?”答言:“我不將去,我自向維耶離,汝婦自隨我來。”夫言:“云何肯直首?”即以手脚打比丘。婦見打比丘故,語夫言:“何以打他?此比丘不將我來,我自向維耶離。”夫語婦言:“小婢!汝必共作不淨事。”復更以手脚打比丘已放去。是迦留羅提舍比丘起如是惡事便去,到維耶離向諸比丘說。諸比丘以是事向佛廣說。佛以是事集比丘僧,語諸比丘:“如是罪及餘過罪,皆由與女人共期道行故。以十利故與比丘結戒。從今是戒應如是說:若比丘與女人共期道行,乃至一聚落,波逸提。”

女人者,有命女人堪作婬欲。

期者,有二種:若比丘作期、若女人作期。

道者,有二種:水道、陸道。

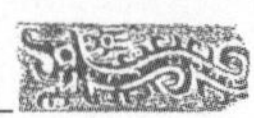

波逸提者，煮燒覆障，若不悔過，能障礙道。

是中犯者，若比丘與女人共期陸道行，從一聚落至一聚落，波逸提；若中道還，突吉羅。若無聚落空地行，乃至一拘盧舍，波逸提；中道還，突吉羅。水道亦如是。

不犯者，若比丘不共期行，若與國王、夫人共道行，不犯。（《大正藏》卷二十三第 115-116 页）

【评说】佛陀规定比丘不得与女人一起长距离行走，防止其起淫心。

【原文】佛在維耶離。爾時諸比丘從跋耆國遊行向維耶離，是道多草木。諸比丘失道，入薩羅樹林中。爾時有賊，作惡事竟先在林中。諸賊見比丘作是言："比丘那去?"答言："向維耶離。"賊言："此非維耶離道。"諸比丘言："我等亦知非向維耶離道，我等失道故。"諸比丘問賊："汝等那去?"答言："向維耶離。"諸比丘言："我曹與汝等共去。"諸賊言："不知我等是賊耶？我等或隨道行、或不隨道行、或從濟渡恒河、或不從濟渡、或由門入、或不由門入，若共我等去者，或得衰惱事。"諸比丘言："我等以失道，有事無事為當共去。"答言："隨意。"即與賊俱去，不由濟渡恒河時，為邏人所捉。邏人問諸比丘："汝等亦是賊耶?"答言："我等非賊，以失道故。"邏人即看無異財物，邏人言："汝肯直首耶？當將詣官治。"眾官問言："汝等亦是賊耶?"答言："我等非賊，以失道故。"眾官即看無異財物。時斷事人信佛法故，作是言："沙門釋子不作是惡事，必是失道。"語比丘言："今放汝去，後莫復與惡人共道行。"諸比丘起如是大惡事已便去，以是事向諸比丘說。諸比丘以是事向佛廣說。佛以是事集比丘僧，語諸比丘："如是罪及過是罪，以與賊眾共道行故。以十利故與比丘結戒。從今是戒應如是說：若比丘與賊共期同道行，乃至一聚落，波逸提。"

賊者，偷象馬牛羊，到小聚落抄奪他物。

期者，有二種：若比丘作期、若賊作期。

道者，有二種：水道、陸道。

波逸提者，煮燒覆障，若不悔過，能障礙道。

是中犯者，若比丘陸道與賊共期，從一聚落至一聚落，波逸提；若中道還，突吉羅。若無聚落空地，乃至一拘盧舍，波逸提；若中道還，突吉羅。水道行亦如是。

不犯者，若不期不犯。若險難處賊送度者，不犯。（《大正藏》卷二十三第116 页）

【评说】佛陀规定禁止比丘与贼人一起行走，若度贼人则无犯。

【原文】佛在王舍城。爾時王舍城中，十七群年少富貴家子、柔軟樂人和提等，未滿二十歲，長老目揵連與受具戒。是人晡時飢急故，於僧坊內發大音聲，作小兒啼。佛聞僧坊內小兒啼聲，知而故問阿難："何故僧坊內有小兒啼聲?"阿難答言："世尊！是王舍城中，有十七群年少富貴家子、柔軟樂人未滿二十歲，長老目揵連與受具戒。晡時飢急，是故僧坊內發大音聲作小兒啼。"佛以是事集比丘僧，知而故問大目揵連："汝實作是事不?"答言："實作。世尊!"佛種種因緣訶責目揵連："汝不知時、不知量，趣得便與受具足戒。汝云何不滿二十歲人與受具戒？何以故？不滿二十歲人，不能堪忍寒熱、飢渴、蚊虻、風雨、蛇毒所螫、他人惡口、苦急奪命、重病，皆不能堪忍，是不滿二十歲人未成就故。"佛言："滿二十歲人，能堪忍寒熱、飢渴、蚊虻、風雨、蛇毒所螫、他人惡口、苦急奪命、重病，皆能堪忍，以成就故。"佛種種因緣訶已，語諸比丘："以十利故與比丘結戒。從今是戒應如是說：若比丘，未滿二十歲人與受具足戒,波逸提。是人不得具足戒,諸比丘亦可訶。是事應爾。"

波逸提者,煮燒覆障,若不悔過,能障礙道。

是中犯者,若人不滿二十歲、自想不滿,僧中問:"汝滿二十不?"答言:"不滿。"若僧與受具足戒,是人不得戒,諸比丘得罪,共事共住者亦得罪。

又人不滿二十歲、自想不滿,僧中問:"汝滿二十不?"答言:"滿。"若僧與受具足戒,是人得戒,共事共住無犯,諸比丘得罪。

又人不滿二十歲、自想不滿,僧中問:"汝滿二十不?"答言:"不知、不憶、疑。"若僧不審諦問,便與受具足戒,是人得戒,共事共住無罪,諸比丘得罪。

若人不滿二十歲,忘、不知、不滿,僧中問:"汝滿二十不?"答言:"不滿。"若僧與受具足戒,是人不得戒,諸比丘得罪,共事共住亦得罪。

又人不滿二十歲,忘、不知、不滿,僧中問:"汝滿二十不?"答言:"滿。"若僧與受具戒,是人得戒,共事共住無罪,諸比丘得罪。

又人不滿二十歲,忘、不知、不滿,僧中問:"汝滿二十不?"答言:"不知、不憶、疑。"若僧不審諦問便與受具戒,是人得戒,共事共住無罪,諸比丘得罪。

若人不滿二十歲,不自知不滿,僧中問:"汝滿二十不?"答言:"不滿。"若僧與受具足戒,是人不得戒,諸比丘得罪,共事共住者亦得罪。

又人不滿二十歲,不自知不滿,僧中問:"汝滿二十不?"答言:"滿。"若僧與受具足戒,是人得戒,共事共住無罪,諸比丘得罪。

又人不滿二十歲,不自知不滿,僧中問:"汝滿二十不?"答言:"不知、不憶、疑。"若僧不審諦問便與受具足戒,是人得戒,共事共住無罪,諸比丘得罪。

若人不滿二十歲,自疑為滿不滿,僧中問:"汝滿二十不?"答言:"不滿。"若僧與受具足戒,是人不得戒,諸比丘得罪,共事共住者亦得罪。

又人不滿二十歲,自疑為滿不滿,僧中問:"汝滿二十不?"答言:"滿。"若僧與受具足戒,是人得戒,共事共住者無罪,諸比丘得罪。

又人不滿二十歲,自疑為滿不滿,僧中問:"汝滿二十不?"答言:"我不知、不憶、疑。"若僧不審諦問便與受具足戒,是人得戒,共事共住者無罪,諸比丘得罪。

若人滿二十歲,自想滿二十,僧中問:"汝滿二十不"? 答言:"滿。"若僧與受具足戒,是人得戒,諸比丘無罪,共事共住者亦無罪。

又人滿二十歲,自想滿二十,僧中問:"汝滿二十不?"答言:"不滿。"若僧與受具戒,是人不得戒,諸比丘得罪,共事共住者亦得罪。

又人滿二十,自想滿二十,僧中問:"汝滿二十不?"答言:"不知、不憶、疑。"若僧不審諦問便與受具戒,是人得戒,共事共住無罪,諸比丘得罪。

若人滿二十歲,忘、不自知滿,僧中問:"汝滿二十不?"答言:"滿。"若僧與受具戒,是人得戒,諸比丘無罪,共事共住亦無罪。

又人滿二十,忘、不自知滿,僧中問:"汝滿二十不?"答言:"不滿。"若僧與受具戒,是人不得戒,共事共住得罪,諸比丘亦得罪。

又人滿二十,忘、不自知滿,僧中問:"汝滿二十不?"答言:"不知、不憶、疑。"若僧不審諦問便與受具戒,是人得戒,共事共住無罪,諸比丘得罪。

若人滿二十歲,不自知滿,僧中問:"汝滿二十不?"答言:"滿。"若僧與受具戒,是人得戒,

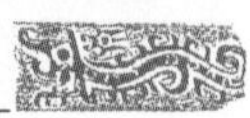

諸苾芻無罪，共事共住亦無罪。

又人滿二十歲，不自知滿，僧中問："汝滿二十不?"答言："不滿。"若僧與受具戒，是人不得戒，共事共住得罪，諸比丘亦得罪。

又人滿二十歲，不自知滿，僧中問"汝滿二十不?"答言："不知、不憶、疑。"若僧不審諦問便與受具戒，是人得戒，共事共住無罪，諸比丘得罪。

若人滿二十歲，自疑為滿不滿，僧中問："汝滿二十不?"答言："滿。"若僧與受具戒，是人得戒，諸比丘無罪，共事共住亦無罪。

又人滿二十歲，自疑為滿不滿，僧中問："汝滿二十不?"答言："不滿。"若僧與受具戒，是人不得戒，諸比丘得罪，共事共住亦得罪。

又人滿二十歲，自疑為滿不滿，僧中問："汝滿二十不?"答言："我不知、不憶、疑。"若僧不審諦問便與受具戒，是人得戒，共事共住無罪，諸比丘得罪。(《大正藏》卷二十三第116-117页)

【评说】佛陀规定不满二十岁不得受具足戒，因为不满二十岁不能承受苦难，心智不健全无法承受压力。

卷第十七

【提要】佛陀为诸比丘说波逸提法。

【原文】爾時佛與阿難遊行到是處，佛見是比丘，知而故問阿難："此是何人?"答言："世尊！此是長老莎伽陀。"佛即語阿難："是處為我敷坐床辦水，集比丘僧。"阿難受教，即敷坐床辦水、集比丘僧已，往白佛言："世尊！我已敷坐床辦水、集比丘僧。"佛自知時，佛即洗足，坐阿難所敷床上，問諸比丘："汝等曾見曾聞，有龍名菴婆羅提他，兇暴惡害，先無有人到其住處，象馬、牛羊、騾驢、駱駝無能近者，乃至諸鳥無敢過上，秋穀熟時破壞諸穀。善男子莎伽陀，能折伏令善，諸人鳥獸得到泉上。"是時眾中有見者言見，聞者言聞。佛語諸比丘："於汝意云何？此善男子莎伽陀，今能折伏蝦蟇不?"答言："不能。世尊!"佛言："如是過罪、若過是罪，皆由飲酒故。從今日若言：'我是佛弟子。'者，不得飲酒，乃至小草頭一滴亦不得飲。"佛種種因緣訶責飲酒已，語諸比丘："以十利故與比丘結戒。從今是戒應如是說：若比丘飲酒者，波逸提。"

酒者有二種：穀酒、木酒。穀酒者，用食、用麴、用米、或用根莖華葉果、用種種子、用諸藥草雜作酒，酒色、酒香、酒味，飲能醉人者，是名穀酒。木酒者，不用食、不用麴米，但用根莖葉華果、若用種種子作酒，酒色、酒香、酒味，飲能醉人，是名木酒。復有木酒，不用食、不用麴米根莖葉華果，但用諸種子諸藥和合作酒，酒色、酒香、酒味，飲能醉人，是名木酒。及前穀酒皆名為酒。若比丘取嘗，咽者亦名為飲，是謂飲酒。

波逸提，波逸提者，煮燒覆障，若不悔過，能障礙道。

是中犯者，若比丘飲穀酒，隨咽咽，波逸提。若比丘飲木酒，隨咽咽，波逸提。若比丘飲酢酒，隨咽咽，波逸提。若飲甜酒，隨咽咽，波逸提。若噉麴能醉者，隨咽咽，波逸提。若噉酒糟，隨咽咽，波逸提。若飲酒澱，隨咽咽，波逸提。若飲似酒色、酒香、酒味能令人醉者，隨咽咽，波逸提。若酒色酒香酒味、若酒色酒香、若酒色酒味、若酒香酒味，飲者隨咽咽，波逸提。

不犯者，若但作酒色、無酒香無酒味、不能醉人，飲者不犯。(《大正藏》卷二十三第

121 页)

【评说】佛陀规定比丘不得饮酒。佛陀时代酒分为谷酒、木酒。谷酒即用食、曲、米、根茎花叶果、种子、诸药草等酿的酒。木酒即只用种子酿的酒,饮后亦令人醉。

【原文】爾時有五百賊,作惡事竟入舍衛城,賊主年少端正。婆羅門兒婦機上遙見,心生染著,便喚婢使語,其人來入共相娛樂。是婢即往語言:"某婆羅門婦喚汝來入共相娛樂。"賊主即入。一時迦留陀夷晨朝着衣持鉢入是婆羅門舍,婦為敷座,坐已共相問訊在一面坐。婆羅門兒婦疾為辦飲食,自手行水,自與多美飲食,自恣飽滿竟,行水洗手,取小床坐聽法。爾時迦留陀夷為種種因緣訶責婬欲,讚歎離婬欲,種種因緣訶責破戒、讚歎持戒,如是說法已從坐起去。時婦作是念:"是比丘種種因緣訶責婬欲、讚歎離欲、訶責破戒、讚歎持戒,是比丘必當見我二人共作惡事,是故作是語。我夫更無同心愛念如是沙門者,若以是事語我夫者,我當受大苦惱。"作是念已語賊言:"汝聞沙門種種因緣訶責婬欲、讚歎離欲、訶責破戒、讚歎持戒耶?是比丘必當見我等二人共作惡事,我夫更無同心愛念如是沙門者,若以是事語我夫者,我等當受大苦惱。"賊主言:"余當云何?"答言:"當除滅去。"賊主言:"此有大威德力,淨飯王師婆羅門子,常出入波斯匿王所,末利夫人師,云何可殺?"答言:"我能作因緣必令可殺。"是女人中後佯病臥地,遣人往喚迦留陀夷言:"來看我病。"迦留陀夷中後著衣往看,即與坐處共相問訊。迦留陀夷就坐,種種因緣為說法,示教利喜已欲起去。婦言:"善人!莫去。隨爾所時為我說法,我漸小差,苦受滅樂受生。"迦留陀夷聞是語已,復為說種種法,示教利喜已欲去,又言:"善人!莫去。隨爾所時為我說法,我便得差,苦受滅樂受生。"迦留陀夷復為更說種種法示教利喜乃至日沒。闇時迦留陀夷起到糞聚所,賊主以利刀斷頭埋著糞中。是時說戒日,祇桓中行籌,長一籌。共相謂言:"誰不來者?"比坐皆言:"迦留陀夷不來,誰受欲?"答言:"無有。"諸比丘不知云何?是事白佛。佛語諸比丘:"汝等作布薩說戒,迦留陀夷已入涅槃。我與善男子迦留陀夷少一身不滿五百世共伴,今則別離。"佛過夜已,晨朝著衣,眾僧圍繞恭敬,入舍衛城到糞聚所。佛神力故,死屍踊出在虛空中,諸比丘取著床上持出城。諸比丘及弟子以大德供具燒身起塔供養。波斯匿王聞長老迦留陀夷某婆羅門家死,即滅七世,左右十家皆奪財物,捕取五百賊悉截手足著祇桓塹中。諸比丘入城乞食,聞是事已白佛,佛言:"如是過罪及餘過罪,皆由非時入聚落。"佛言:"若迦留陀夷不非時入聚落者,不於是婆羅門家為人所殺。"佛種種因緣訶責非時入聚落已,語諸比丘:"以十利故與比丘結戒。從今是戒應如是說:若比丘非時入聚落,波逸提。"

非時者,過日中後至地未了,是中間名為非時。

聚落者,白衣舍。

波逸提者,煮燒覆障,若不悔過,能障礙道。

是中犯者,若比丘非時入聚落,波逸提。隨所入,隨一一波逸提。

爾時為病比丘,欲從白衣舍索羹飯、飲食粥,不得去故,看病比丘苦惱,病者增長。諸比丘不知云何?是事白佛。佛以是事集比丘僧,種種因緣讚戒、讚持戒,讚戒、讚持戒已,語諸比丘:"從今是戒應如是說:若比丘非時入聚落,不白餘比丘,波逸提。"

餘比丘者,謂眼所見。(《大正藏》卷二十三第 122-123 页)

【评说】佛陀规定比丘中午之后不得进入村落,若因特殊情况需入村落应告知其他比丘。

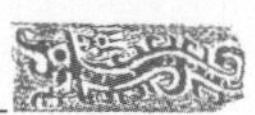

卷第十八

【提要】佛陀为诸比丘说波逸提法。

【原文】佛在俱舍彌國。爾時長老闡那用高廣好床。佛與阿難遊行到闡那房，是闡那遥見佛來，從坐起偏袒右肩、合掌白佛言："世尊！入我房舍看床。"佛即入，見是床高好見已語阿難："染污爛壞！云何是癡人用如是高廣好床？"佛種種因緣呵責闡那："云何名比丘，用高廣好床？"佛種種因緣呵已，集比丘僧語諸比丘："以十利故與比丘結戒。從今是戒應如是說：若比丘欲作床者，當應量作。量者，足高八指，除入梐。過是作者，波逸提。"

床者有二種：細梐繩床、麁梐繩床。麁梐繩床有五種：阿珊蹄脚、波郎劬脚、羝羊角脚、尖脚、曲脚。細梐繩床亦有五種：阿珊蹄脚、波郎劬脚、羝羊角脚、尖脚、曲脚。

高八指者，佛言："用我八指，第三分入梐。"

波逸提者，煮燒覆障，若不悔過，能障礙道。

是中犯者，若比丘過八指作床脚者，波逸提。隨作，隨得爾所波逸提。若比丘過八指作床脚者，應截脚，入僧中白言："我過八指作床脚，得波逸提罪，今僧中發露悔過不覆藏。"僧應問："汝截未？"若言："已截。"問："汝見罪不？"若言："見罪。"僧應言："汝如法悔過，後莫復作。"若言："未截。"僧應約勑令截。若僧不約勑令載者，僧得突吉羅。若僧約勑不受，是比丘得突吉羅。（《大正藏》卷二十三第127页）

【评说】佛陀规定比丘不得作高床，防止比丘贪图安逸和物质享受。

【原文】佛在維耶離國，土地醎濕，諸比丘病癰瘡。有一比丘瘡中膿血流出，污安陀衛如水漬。佛遙見，知而故問是比丘："汝何以膿血污安陀衛？"比丘答言："大德！我患癰瘡，膿血流出污安陀衛。"佛以是事集比丘僧，種種因緣讚戒、讚持戒，讚戒、讚持戒已，語諸比丘："從今聽畜覆瘡衣著，乃至瘡差後十日，若過是畜，波逸提。"諸比丘知佛聽畜覆瘡衣，便廣長大作。是中有比丘少欲知足行頭陀，聞是事心不喜，種種因緣呵責："云何名比丘，知佛聽畜覆瘡衣，便廣長大作？"種種因緣呵已，向佛廣說。佛以是事集比丘僧，知而故問諸比丘："汝實作是事不？"答言："實作。世尊！"佛以種種因緣呵責："云何名比丘，知我聽畜覆瘡衣，便廣長大作？"種種因緣呵已，語諸比丘："以十利故與諸比丘結戒。從今是戒應如是說：若比丘欲作覆瘡衣，當應量作。量者，長佛四搩手、廣二搩手，過是作者，波逸提。"

波逸提者，煮燒覆障，若不悔過，能障礙道。

是中犯者，若比丘過量長作覆瘡衣，波逸提。若過量廣作，波逸提。若過量廣長作，波逸提。若比丘過量廣長作覆瘡衣，是衣應截斷，入僧中作是言："我過量廣長作覆瘡衣，得波逸提罪。今發露悔過不覆藏。"僧應問："汝截斷未？"若言："已截。"僧應問："汝見罪不？"若言："見罪。"僧應語："汝如法悔過，後莫復作。"若言："未截。"者，僧應約勑令截。若不約勑，僧得突吉羅。若僧約勑不受，是比丘得突吉羅罪。（《大正藏》卷二十三第129-130页）

【评说】若比丘患疮应作覆疮衣，既可防止传染给他人，也可减轻疮面受到的摩擦。"土地咸湿，诸比丘病痈疮"。佛陀时代已经认识到环境因素可导致特定疾病的发生。

【原文】佛在維耶離國。爾時諸比丘精污臥具，早起浣精舍門間曬。中前，佛著衣持鉢入城乞食,見是不淨污臥具浣曬門間。佛食後以是事集比丘僧,語諸比丘:"我今日中前著衣持鉢入城乞食,見諸比丘精污臥具,早起浣精舍門間曬。"語諸比丘:"此不應爾,眾僧臥具多用不知量,諸居士血肉乾竭,用布施作福。是中應籌量少用者善。若比丘亂念不一心眠時,有五過失。何等五?一者難睡苦,二者難覺苦,三者見惡夢,四者睡眠時善神不護,五者覺時心難入善覺觀法。若比丘不亂念一心睡眠,有五善事。何等五?一者無難睡,二者易覺,三者無惡夢,四者眠時善神所護,五者睡覺心易入善覺觀法。若比丘有婬怒癡,未得離欲,不亂念一心睡眠,尚不失精,何況離欲?"種種因緣呵已,語諸比丘:"從今聽諸比丘畜尼師檀,護僧臥具故,不應不敷尼師檀僧臥具上坐臥。"(《大正藏》卷二十三第130页)

【评说】佛陀认为睡觉时应专注睡觉不应胡思乱想,若不专注则会出现无法入睡,睡眠不深,作恶梦,心神不宁,醒后不易修观法。

卷第十九

【提要】佛陀为诸比丘说提舍尼法。

【原文】佛在舍衛國。時世飢儉,華色比丘尼有德,多知多識,能多得衣服、飲食、臥具、湯藥諸所須物。是比丘尼晨朝早起著衣持鉢入舍衛城乞食。時見諸比丘眾舍衛城乞食不得,愁惱不樂。是比丘尼看諸比丘鉢中,少少與少、少半與半、都無都與。是比丘尼一日乞食所得,盡以與諸比丘。如是二三日,以不得食故,於巷中迷悶倒地。一賈客見已語其婦言:"華色比丘尼於巷中倒地,汝扶令起將來。"婦即去扶起將來入舍,疾作粰䊗粥與已得醒。問言:"汝何所患苦?有何疾病?有何急於巷中倒地?"比丘尼言:"我無病、無痛、無急。我不得食故,迷悶巷中倒地。"又問:"汝為乞食不能得耶?"答言:"我乞食得,以諸大眾於舍衛城乞食不得愁惱不樂。我看比丘鉢中,少少與少、少半與半、都無都與。如是二三日,我斷食,是故迷悶巷中倒地。"諸居士聞是事心不喜,呵責言:"是沙門釋子不知時不知量,若施者不知量,受者應知量。是華色比丘尼以斷食故垂死。"是中有比丘少欲知足行頭陀,聞是事心不喜,向佛廣說。佛以是事集比丘僧,以種種因緣呵責諸比丘:"云何名比丘,不知時不知量。若施者不知量,受者應知量。是華色比丘尼以斷食故垂死。"種種因緣呵責已,語諸比丘:"以十利故與比丘結戒。從今是戒應如是說:若比丘不病入聚落中,非親里比丘尼所自手受食,是比丘應向餘比丘說是罪:'長老!我墮可呵法不是處,是法可悔,我今發露悔過。'是名波羅提提舍尼法。"(《大正藏》卷二十三第131页)

【评说】佛陀规定无病比丘入村落后,不得从非亲比丘尼手中受食。

【原文】佛在王舍城。爾時有一居士,請佛及二部僧明日食,佛默然受。居士知佛默然受已,頭面禮足右遶而去,還自舍辦種種多美飲食,晨朝敷坐處,遣使白佛時到:"食具已辦,佛自知時。"佛即與二部僧入居士舍坐。居士見佛及僧坐已,自手行水欲下食時。是中有助調達比丘尼,為六群比丘故,教檀越言:"此第一上座、此第二上座、此是持律、此是法師,與是比丘飯、與是比丘羹。"諸居士言:"我等不知誰是第一上座?誰是第二上座?誰是持律?誰是法師?此中多有飲食,自當遍與。莫散亂語,若散亂語者,汝自起行食,我等當住。"佛遙見比丘尼作散亂事,聞諸居士呵責。食後以是因緣集比丘僧,種種因緣呵責六群比丘:"云何名比丘,噉比丘尼所教與食?"種種因緣呵已,語諸比丘:"以十利故與比丘結戒。從今是戒應如

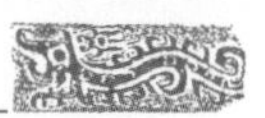

是說:有諸比丘白衣家請食,是中有比丘尼指示言:'與是比丘飯、與是比丘羹。'諸比丘應語是比丘尼:'小住! 待諸比丘食竟。'若諸比丘中無有一比丘語是比丘尼'小住! 待諸比丘食竟。'者,是一切諸比丘,應向餘比丘言:'長老! 我等墮可呵法不是處。是法可悔,我今發露悔過。'是名波羅提提舍尼法。"

是中犯者,若比丘受比丘尼所教與食,得波羅提提舍尼罪。隨受,隨得爾所波羅提提舍尼罪。

若二部僧共坐,一部僧中若有一人語是比丘尼者,第二部亦名為語。若別入別坐別食別出者,是中入檀越門比丘,應問出比丘:"何比丘尼是中教檀越與比丘食?"答言:"某。"應問:"約勑未?"答言:"已約勑。"是入比丘亦名約勑。有諸比丘出城門時,有比丘入者,應問出者。若出者未約勑,入者應約勑。若出者已約勑,入者亦名約勑。(《大正藏》卷二十三第131页)

【评说】佛陀规定比丘在白衣家吃饭不得接受比丘尼不按顺序授食而优先授予的美食。

【原文】佛在維耶離。爾時有象師名首羅,富貴有威德、多饒財寶、人民田宅種種成就。是人歸依佛、歸依法、歸依僧,見四諦得初道,好檀越施不能籌量。是人一月得官廩千金錢,持用布施及餘所有物,不能供足,婦兒飢乏。諸居士瞋呵責言:"沙門釋子不知時、不知量。若施者不知量,受者應知量。是首羅象師本富饒財物,布施不知量與,不能供足,婦兒飢乏甚可憐愍。"是中有比丘少欲知足行頭陀,聞是事心不喜,以是事向佛廣說。佛以是事集比丘僧,種種因緣,呵責諸比丘:"云何名比丘,不知時不知量。若施者不知量,受者應知量。是首羅象師,好檀越施不能量故與,不能供婦兒飢乏?"種種因緣呵已,語諸比丘:"汝等與首羅象師作學家羯磨,諸比丘、比丘尼、式叉摩尼、沙彌、沙彌尼,入是家不得自手受食。若更有如是人僧,亦應與作學家羯磨。學家羯磨者,僧一心和合,一苾芻僧中唱言:'大德僧聽! 首羅象師學家,諸比丘、比丘尼、式叉摩尼、沙彌、沙彌尼,入是學家不得自手受食。若僧時到僧忍聽,僧與首羅居士作學家羯磨,諸比丘、比丘尼、式叉摩尼、沙彌、沙彌尼,不得入是家自手受食。白如是。'如是白二羯磨。'僧與首羅象師作學家羯磨竟,僧忍,默然故,是事如是持!'"(《大正藏》卷二十三第131-132页)

【评说】佛陀规定比丘接受供养时不得妄自受食,不得使供养者因过度供养而影响日常生活。

【原文】佛在迦維羅衛國,爾時諸釋子向暮食時,見食好香美,作是念:"我等不應獨噉如是好飲食,何不當留佛及僧分?"作是念已,為佛及僧故留暮食分。明日地了,諸釋婦女以好寶物自莊嚴身,持好飲食大語大笑來行向僧坊,作是言:"佛今當先食我食。"彼亦復言:"佛先食我食,令我長夜得利益安樂。"爾時尼俱陀林中有賊,先犯事擯入是林中,持器仗著中圍遶而臥。但賊主不臥,聞人聲語諸賊言:"諸人皆起,捉刀盾弓箭,聚財物一處,莫令王力聚落力所圍繞得大憂惱。"是諸人皆起,如所約勑,捉刀盾弓箭,聚財物一處。賊主言:"小住! 我當往看,為是何人?"即立樹間,聞道上人聲,作沙門聲,問言:"汝是誰耶?"答言:"我等是諸釋婦女,以好寶物嚴身,持好飲食向僧坊,入尼俱陀林中,佛今者當先食我食,我等長夜當得利益安樂。"賊主即還語諸賊言:"今得成事,但當起取。"問言:"云何?"答言:"諸釋婦女以妙寶嚴身,持好飲食入尼俱陀林中。"即時賊皆起,剝脫已裸形放去。如是名聲流布城邑聚落,有惡賊剝脫諸釋婦女裸形放去,即以官力聚落力圍遶捕得諸賊。爾時諸女裸形住,六群比丘往語言:“此食香美過與我來,此食復勝亦與我來。”爾時諸婦女瞋呵言:“不是都不憂念我等裸形,但念欲得是食。”諸比丘以是事向佛廣說。佛語阿難:“取捨衣中各各與諸女一衣。”阿難言:“爾。”即取捨衣中各各與諸女一衣。諸女著已,持食入僧坊中打揵搥與僧食分,在佛前坐聽說法。佛見諸女坐已,種種因緣示教利喜,示教利喜已默然。諸女知佛示教利喜已,頭面禮佛足右遶而去。諸女去不久,佛以是事集比丘僧,種種因緣呵責六群比丘:“云何名比丘,僧未作約勅僧坊外不自手受食,而僧坊內受?”種種因緣呵已,語諸比丘:“以十利故與比丘結戒。從今是戒應如是說:有比丘僧,住阿練兒處,有疑怖畏。若比丘知是阿練兒住處有疑怖畏難,僧未作差,不僧坊外自手受食,僧坊內受,是比丘應向餘比丘說罪言:‘長老!我墮可呵法不是處,是法可悔。我今發露悔過。’是名波羅提提舍尼法。”

阿練兒處者,去聚落五百弓,於摩伽陀國一拘盧舍。於北方國則半拘盧舍。

疑者,乃至疑失一水器。

怖畏者,是中乃至畏惡比丘。

僧未差者,僧未一心差是人。

僧坊外者,此僧坊牆障外、若籬障外、若塹障外。

僧坊內者,僧坊牆障內、籬障內、塹障內。

食者,五佉陀尼、五蒱闍尼、五似食。

是中犯者,若比丘僧未與差,是人不僧坊外自手受根食,僧坊內受,得波羅提提舍尼。莖、葉、磨、果、飯、麨、糒、魚、肉、糜、粟、穬麥、莠子、迦師,皆波羅提提舍尼罪。隨自手受,隨得爾所波羅提提舍尼。從今應羯磨差參知食人,一心和合僧,一比丘問言:“誰能為僧作參知食人?”若有言:“我能。”若有五法不應差作知食人:隨愛、隨瞋、隨怖、隨癡、不知有無。若成就五法,應令作參知食人:不隨愛、不隨瞋、不隨怖、不隨癡、知有無。是中一比丘,僧中唱言:“大德僧聽!某甲比丘能作參知食人。若僧時到僧忍聽,某甲比丘作參知食人。白如是。”如是白二羯磨。“某甲比丘作參知食人竟,僧忍,默然故,是事如是持!”若比丘受僧羯磨已,是比丘知是中有賊入,應將淨人是中立。若是中見有人似賊者,應取是食,語諸持食人言:“汝莫來入,是中有人似賊。”若是持食人強來者,不犯。(《大正藏》卷二十三第132-133页)

【评说】比丘不得令檀越将食物送至寺院。檀越指施主,即施与僧众衣食或出资举行法会的信徒。

【原文】若比丘極高著,突吉羅。若不極高著,不犯。(一)

不極下著泥洹僧,應當學。若極下著泥洹僧,突吉羅。不極下著,不犯。(二)

不參差著泥洹僧,應當學。若參差著泥洹僧,突吉羅。不參差著泥洹僧,不犯。(三)

不如釿頭著泥洹僧,應當學。如釿頭著泥洹僧,突吉羅。不如釿頭著,不犯。(四)

不如象鼻著泥洹僧,應當學。如象鼻著泥洹僧,突吉羅。不如象鼻著,不犯。(五)

不如多羅葉著泥洹僧。應當學。如多羅葉著泥洹僧,突吉羅。不如多羅葉著泥洹僧,不犯(六)

不如麨摶著泥洹僧。應當學。如麨摶著泥洹僧,突吉羅。不如麨摶著,不犯。(七)

不細襵前著泥洹僧,應當學。如細襵前著泥洹僧,突吉羅。不細襵前著,不犯。(八)

不著鞾泥洹僧,應當學。著鞾泥洹僧,突吉羅。不著鞾衣,不犯。(九)

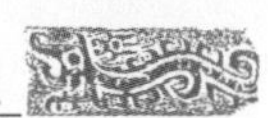

不并襵兩邊著泥洹僧，應當學。若并襵兩邊著泥洹僧，突吉羅。不并襵兩邊著，不犯（十）

不著細縷泥洹僧，應當學。若著細縷泥洹僧，突吉羅。不著細縷，不犯。（十一）

周齊著泥洹僧，應當學。不周齊著泥洹僧，突吉羅。周齊著，不犯。（十二）

佛在王舍城。爾時諸比丘，極高被衣、極下被衣、參差被衣、不周齊被衣。佛見已作是念："我當觀過去諸佛，云何被衣？"空中淨居天言："過去諸佛周齊被衣。佛亦自憶過去諸佛周齊被衣。"佛復念："我當觀未來諸佛，云何被衣？"空中天言："未來諸佛周齊被衣。佛亦自知未來諸佛周齊被衣。"佛復念："淨居諸天云何被衣？"空中天言："淨居諸天周齊被衣。佛亦自見淨居諸天周齊被衣。"佛以是事集比丘僧，種種因緣呵責諸比丘："云何名比丘，極高被衣、極下被衣、參差被衣、不周齊被衣？"種種因緣呵已，語諸比丘："以十利故與比丘結戒。從今不極高被衣，應當學。"極高被衣，突吉羅。不極高被衣，不犯。（十三）

不極下被衣，應當學。極下被衣，突吉羅。不極下被衣，不犯。（十四）

不參差被衣，應當學。參差被衣，突吉羅。不參差被衣，不犯。（十五）

周齊被衣應當學。不周齊被衣，突吉羅。周齊被衣，不犯。（十六）

佛在王舍城。爾時有一居士，請佛及僧明日食，佛默然受。居士知佛默然受已，從坐起頭面禮佛足右遶而去，還自舍通夜辦種種多美飲食，晨朝敷座處遣使白佛："時到，食具已辦，佛自知時。"佛中前著衣入居士舍。爾時六群比丘，不好覆身入是家內，自看肩臂看胸。諸居士呵責言："諸沙門釋子自言：'善好有功德。'不好覆身入家內、自看肩臂看胸，如王、如大臣。"佛見六群比丘不好覆身入白衣舍，聞居士呵責如王、如大臣。佛食後以是事集比丘僧，種種因緣呵責六群比丘："云何名比丘，不好覆身入家內，自看肩臂看胸？"種種因緣呵已，語諸比丘："以十利故與比丘結戒，從今好覆身入家內，應當學。"不好覆身入家內，突吉羅。好覆身入家內，不犯。（十七）

有時六群比丘，雖好覆身入家內，不好覆身坐，自看肩臂看胸。諸居士呵責言："諸沙門釋子自言：'善好有德。'不好覆身坐家內，看肩臂看胸，如王、如大臣。"佛見諸比丘不好覆身坐家內，自看肩臂看胸。佛見已食後集比丘僧，種種因緣呵責諸比丘："云何名比丘，不好覆身坐家內，自看肩臂看胸？"種種因緣呵已，語諸比丘："以十利故與比丘結戒，從今好覆身坐家內，應當學。"不好覆身坐家內，突吉羅。好覆身坐，不犯。（十八）

有時六群比丘，不善攝身入家內，脚蹴大車、小車、犢車、輦輿，輪樹柱壁瓶甕倒地。諸居士呵責言："諸沙門釋子自言：'善好有德。'不善攝身入他家，脚蹴物倒地如盲人。"佛語諸比丘："善攝身入家內，應當學。"不善攝身入家內，突吉羅。善攝身入家內，不犯。（十九）

又六群比丘，雖善攝身入家內，不善攝身坐，蹴大車、小車、犢車、輦輿輪樹柱壁瓶甕床榻倒地如盲人。佛知是事語諸比丘："善攝身坐家內，應當學。"不善攝身坐家內，突吉羅。若善攝身坐，不犯。（《大正藏》卷二十三第 133-134 页）

【评说】佛陀强调比丘进入俗家应穿戴整洁。

【原文】又六群比丘，高大聲入家內，諸居士呵責言："沙門釋子自言：'善好有德。'高大聲入家內，如婆羅門。"佛語諸比丘："從今靜默入家內，應當學。"若不靜默入家內，突吉羅。靜默入，不犯。（二十五）

又六群比丘，雖不高聲入家內，便高聲坐如婆羅門。諸居士呵責言："沙門釋子自言：'善好有德。’高大聲坐他家,如婆羅門。”佛聞已語諸比丘:“從今靜默坐家內,應當學。”若不靜默坐家內,突吉羅。若靜默坐,不犯。(二十六)(《大正藏》卷二十三第135页)

【评说】佛陀规定比丘进入俗家应安静不得喧哗。

【原文】又六群比丘,蹲行入家內,諸居士呵責言:“沙門釋子自言:‘善好有功德。’蹲行入家內,似如截脚。”佛聞已語諸比丘:“從今不蹲行入家內,應當學。”蹲行入家內,突吉羅。不蹲行入,不犯。(二十七)

又六群比丘,雖不蹲行入家內,便蹲坐家內。諸居士呵責言:“沙門釋子蹲坐家內,如外道。”佛語諸比丘:“從今不蹲坐家內,應當學。”若蹲坐家內,突吉羅。不蹲坐,不犯。(二十八)(《大正藏》卷二十三第135页)

【评说】佛陀规定比丘不得蹲行进入俗家,在俗家亦不可蹲坐。

【原文】又六群比丘,以衣覆頭入家內。諸居士瞋呵責言:“是諸比丘自言:‘善好有德。’以衣覆頭入家內,似如伺捕人。”佛言:“從今不覆頭入家內,應當學。”若覆頭入家內,突吉羅。不覆頭入,不犯。(二十九)

又六群比丘,雖不覆頭入家內,覆頭坐家內,諸居士呵責:“諸比丘自言:‘善好有德。’覆頭坐家內,似如伺捕人。”佛言:“從今不覆頭坐家內,應當學。”若覆頭坐,突吉羅。不覆頭坐,不犯。(三十)(《大正藏》卷二十三第135页)

【评说】佛陀规定比丘不得衣覆头进入俗家,在俗家坐时亦不可覆头,现代可引申为不可带帽入俗家,在俗家坐亦不可戴帽。

【原文】又六群比丘,肘隱人肩入家內。諸居士呵責言:“沙門釋子自言:‘善好有德。’肘隱人肩入家內,如王、如大臣。”佛聞是事語諸比丘:“從今不肘隱人肩入家內,應當學。”肘隱人肩入家內,突吉羅。不肘隱人肩入,不犯。(三十三)

又六群比丘,雖不肘隱人肩入,家內便肘隱人肩坐家內。諸居士瞋呵責言:“諸沙門釋子自言:‘善好有德。’肘隱人肩坐家內,如王、如大臣。”佛聞是事語諸比丘:“從今不肘隱人肩坐家內,應當學。”肘隱人肩坐,突吉羅。不肘隱人肩坐,不犯。(三十四)

又六群比丘,叉腰入家內。諸居士呵責言:“沙門釋子自言:‘善好有德。’叉腰入家內,如王、如大臣。”佛聞是事語諸比丘:“從今不叉腰入家內,應當學。”叉腰入,突吉羅。不叉腰入,不犯。(三十五)

又六群比丘,雖不叉腰入家內,便叉腰坐家內。諸居士呵責言:“沙門釋子自言:‘善好有德。’叉腰坐家內,如王、如大臣。”佛聞是事語諸比丘:“不叉腰坐家內,應當學。”叉腰坐,突吉羅。不叉腰坐,不犯。(三十六)

又六群比丘,左右反抄衣入家內。諸居士呵責言:“沙門釋子自言:‘善好有德。’左右反抄衣入家內,如王、如大臣。”佛聞是事語諸比丘:“從今不左右反抄衣入家內,應當學。”左右反抄衣入家內,突吉羅。不左右反抄衣入,不犯。(三十七)

爾時六群比丘,雖不左右反抄衣入家內,便左右反抄衣坐家內。諸居士呵責言:“云何名比丘,左右反抄衣坐家內,如王、如大臣?”佛聞是事語諸比丘:“不左右反抄衣坐家內,應當學。”左右反抄衣坐,突吉羅。不左右反抄衣坐,不犯。(三十八)

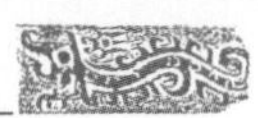

又六群比丘,偏抄衣入家內。諸居士訶責言:“沙門釋子自言:‘善好有德。’偏抄衣入家內,如王、如大臣。”佛聞是事語諸比丘:“從今不偏抄衣入家內,應當學。”若偏抄衣入,突吉羅。不偏抄衣入,不犯。(三十九)

又六群比丘,雖不偏抄衣入家內,便偏抄衣坐家內。諸居士呵責言:“沙門釋子自言:‘善好有德。’偏抄衣坐家內,如王、如大臣。”佛聞是事語諸比丘:“不偏抄衣坐家內,應當學。”若偏抄衣坐家內,突吉羅。不偏抄衣坐,不犯。(四十)

爾時六群比丘,以衣覆右肩、全舉左肩上入家內。諸居士呵責言:“諸沙門釋子自言:‘善好有德。’以衣覆右肩全舉左肩上入家內,如王如大臣。”佛聞是事語諸比丘:“從今不應以衣覆右肩、全舉左肩上入家內,應當學。”若以衣覆右肩、全舉左肩上入家內,突吉羅。不以衣覆右肩、全舉左肩上入,不犯。(四十一)

又六群比丘,雖不以衣覆右肩上、全舉左肩上入家內,便以衣覆右肩上、全舉左肩上坐家內。諸居士呵責言:“沙門釋子自言:‘善好有德。’以衣覆右肩、全舉左肩上坐家內,如王如大臣。”佛聞是事語諸比丘:“從今不應以衣覆右肩、全舉左肩上坐家內,應當學。”若以衣覆右肩、全舉左肩上坐,突吉羅。不覆右肩、全舉左肩上坐,不犯。(四十二)

爾時六群比丘,掉臂入家內。諸居士呵責言:“諸沙門釋子自言:‘善好有德。’掉臂入家內,似如種穀人。”佛聞是事語諸比丘:“從今不掉臂入家內,應當學。”若掉臂入,突吉羅。若不掉臂入,不犯。(四十三)

爾時諸比丘,雖不掉臂入家內,便掉臂坐。諸居士呵責言:“沙門釋子自言:‘善好有功德。’掉臂坐家內,似如種穀人。”佛聞是事語諸比丘:“從今不掉臂坐家內,應當學。”若掉臂坐,突吉羅。若不掉臂坐家內,不犯。(四十四)

爾時六群比丘,搖肩入家內。諸居士呵責言:“沙門釋子自言:‘善好有德。’搖肩入家內,如王、如大臣。”佛聞是事語諸比丘:“從今不搖肩入家內,應當學。”若搖肩入家內,突吉羅。不搖肩入,不犯。(四十五)

爾時六群比丘,雖不搖肩入家內,便搖肩坐。諸居士呵責言:“沙門釋子自言:‘善好有德。’搖肩坐家內,如王、如大臣。”佛聞是事語諸比丘:“從今不搖肩坐家內,應當學。”若搖肩坐,突吉羅。不搖肩坐,不犯。(四十六)

又六群比丘,搖頭入家內。諸居士呵責言:“沙門釋子自言:‘善好有德。’搖頭入家內,似如鬼捉。”佛聞是事語諸比丘:“從今不搖頭入家內,應當學。”若搖頭入家內,突吉羅。不搖頭入,不犯。(四十七)

又六群比丘,雖不搖頭入家內,便搖頭坐家內。諸居士呵責:“沙門釋子自言:‘善好有德。’搖頭坐家內,似如鬼捉。”佛聞是事語諸比丘:“從今不搖頭坐家內,應當學。”若搖頭坐,突吉羅。不搖頭坐,不犯。(四十八)

爾時六群比丘,搖身入家內。諸居士呵責言:“沙門釋子自言:‘善好有德。’搖身入家內,似如舞人。”佛聞是事語諸比丘:“從今不搖身入家內,應當學。”若搖身入,突吉羅。不搖身入,不犯。(四十九)

爾時六群比丘,雖不搖身入家內,便搖身坐。諸居士呵責言:“沙門釋子搖身坐家內,似如舞人。”佛聞是事語諸比丘:“從今不搖身坐家內,應當學。”若搖身坐家內,突吉羅。不搖身坐家內,不犯。(五十)

爾時六群比丘,携手入家內,蹴蹋瓶甕器物倒地。諸居士呵責言:“沙門釋子自言:‘善好有德。'携手入家內,如王、如大臣。"佛聞是事語諸比丘:"從今不携手入家內,應當學。"若携手入家內,突吉羅。不携手入家內,不犯。(五十一)

又六群比丘,雖不携手入家內,便携手坐家內。諸居士言:"諸長老! 相近坐,此請比丘多。"六群比丘言:"汝等更有何等事? 何不廣敷座處,令我等相近坐耶?"佛聞是事語諸比丘:"從今不携手坐家內,應當學。"若携手坐家內,突吉羅。不携手坐,不犯。(五十二)

又六群比丘,翹一脚入家內。諸居士呵責言:"沙門釋子自言:'善好有德。'翹一脚入家內,如王、如大臣。"佛聞是事語諸比丘:"從今不翹一脚入家內,應當學。"若翹一脚入,突吉羅。不翹一脚入家內,不犯。(五十三)

爾時六群比丘,雖不翹一脚入家內,便翹一脚坐家內。諸居士言:"諸長老! 相近坐,我請比丘多。"六群比丘言:"汝等更有何等事? 何不廣敷座處,令我等相近坐耶?"佛聞是事語諸比丘:"從今不應翹一脚坐家內,應當學。"翹一脚坐家內,突吉羅。不翹一脚坐,不犯。(五十四)

爾時六群比丘,累髀坐家內下露形體。諸居士呵責言:"沙門釋子自言:'善好有德。'累髀坐家內下露形體。"佛聞是事語諸比丘:"從今不累髀坐家內,應當學。"若累髀坐家內,突吉羅。不累髀坐,不犯。(五十五)

爾時六群比丘累脚坐。諸居士呵責言:"沙門釋子自言:'善好有德。'累脚坐家內,如王、如大臣。"佛聞是事語諸比丘:"從今不累脚坐,應當學。"若累脚坐,突吉羅。不累脚坐,不犯。(五十六)(《大正藏》卷二十三第 135-137 页)

【评说】佛陀对比丘进入俗家以及在俗家的行为做了严格的规定,十分重视日常礼仪,如不可拥挤、叉腰、左右反抄衣、将衣服搭在肩上、掉臂、摇肩、摇头、摇身、牵手、翘脚进入俗家,在俗家亦不可拥挤、叉腰、左右反抄衣、将衣服搭在肩上、掉臂、摇肩、摇头、摇身、牵手、翘脚、累髀(腿岔开的距离过大)、累脚(古印度王公大臣的一种坐姿,无从考证具体形态)。

【原文】佛在王舍城,爾時有一居士請佛及僧明日食,佛默然受已。居士知佛受已,從坐而起頭面禮佛足右遶而去,還到自舍通夜辦種種多美飲食,晨朝敷座處。遣使白佛時到:"食具已辦,佛自知時。"佛及僧入居士舍坐。是居士知佛及僧坐已,自手行水欲下飲食。時六群比丘持鉢置前四向顧視,居士下飯著鉢中已過去。六群比丘言:"此中何以不與飯?"居士言:"已與。"六群比丘言:"不與。"居士言:"看鉢中。"看已喚居士言:"授我鉢來。"諸居士言:"汝等向者心在何處? 今方喚授鉢。"佛言:"從今一心受飯,應當學。"若不一心受飯,突吉羅。若一心受,不犯。

又六群比丘,以飯滿鉢向餘處看,諸居士著羹鉢中已過。六群比丘言:"此中何以不與羹耶?"答言:"已與。"六群比丘言:"不與。"居士言:"何不看鉢中?"看已語言:"授我鉢來。"諸居士言:"汝向者心在何處? 今方喚授鉢。"佛聞是事語諸比丘:"從今一心受羹,應當學。"若不一心受羹,突吉羅。一心受羹,不犯。(《大正藏》卷二十三第 137 页)

【评说】佛陀规定比丘在俗家吃饭应专注,接受羹饭时亦应专注。

【原文】又六群比丘,溢鉢受飲食,是中飯羹溢出。諸居士言:"飯當更益,羹亦當更益,何以溢鉢取棄?"佛聞是事語諸比丘:"從今不溢鉢受食,應當學。"若溢鉢受食,突吉羅。不溢鉢受,不犯。(六十)

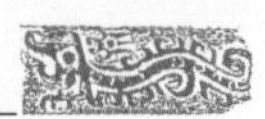

又六群比丘，以羹菜澆飯，但取羹菜處飯食。諸居士呵責言："何以澆食如小兒？"佛聞是事語諸比丘："從今等羹飯和合食，應當學。"若不等羹飯食，突吉羅。若羹飯等食，不犯。（六十一）

又六群比丘，飯上若有酥酪及羹，剾中噉如井。諸居士呵責言："諸比丘食如婆羅門食？"佛聞是事語諸比丘："從今不應剾中噉如井，應當學。"剾中食，突吉羅。不剾中食，不犯。（六十二）

又六群比丘摶飯食。諸居士呵責言："諸比丘摶飯如小兒。"佛聞是事語諸比丘："從今不摶飯食，應當學。"若摶飯食，突吉羅。不摶飯食，不犯。（六十三）

又六群比丘，大摶飯食。諸居士呵責言："諸比丘大摶飯食，似如有人欲奪驅逐。"佛聞是事語諸比丘："從今不大摶食，應當學。"若大摶食，突吉羅。不大摶食，不犯。（六十四）

又六群比丘，手把飯食。諸居士呵責言："諸比丘手把飯食，如田種人。"佛聞是事語諸比丘："從今不手把飯食，應當學。"手把飯食，突吉羅。不手把飯食，不犯。（六十五）

又時諸比丘次第坐食，有一比丘，食未至便大張口。六群比丘與比坐，以戲故持土塊著口中。爾時眾中有如是不清淨事，佛言："從今不豫張口待飯食，應當學。"若食未至豫張口待食，突吉羅。不豫張口待，不犯。（六十六）

有時六群比丘啥食語，羹飯從口流出，比坐比丘見便吐逆。佛言："從今不啥食語，應當學。"若啥食語，突吉羅。不啥食語，不犯。（六十七）

又六群比丘嚙半食，半在口中，半在手中。佛言："從今不嚙半食，應當學。"若嚙半食，突吉羅。不嚙半食，不犯。（六十八）

佛在伽維羅衛國。爾時摩訶男釋請佛及僧明日食，佛默然受。知佛默然受已，即從坐起頭面禮足右遶而去。還自舍通夜辦種種多美飲食，早起敷座處，遣使白佛言："時到！食具已辦，佛自知時。"佛著衣持鉢及僧入摩訶男舍坐。摩訶男見佛坐已，自手行水。是食乳已辦，自手下飯與乳，諸比丘吸食作聲。爾時有比丘先是伎兒，聞是聲即起舞。諸比丘大笑，笑時口中飯粒出，有鼻孔中出者，諸居士呵責言："諸沙門釋子自言：'善好有德。'云何令他笑如伎兒？"佛見諸比丘作是事，聞諸居士呵責時佛默然。食後以是事集比丘僧，佛知故問舞比丘："汝以何心舞？"答言："世尊！欲出諸比丘吸食過罪，及戲笑故。"佛言："從今不吸食，應當學。"若吸食作聲食，突吉羅。不吸食作聲，不犯。（六十九）

又六群比丘，嚼食喽喽作聲。諸居士呵責言："沙門釋子自言：'善好有德。'嚼食喽喽作聲，如猪喽食。"佛言："從今不嚼食作聲，應當學。"嚼食作聲食，突吉羅。不嚼食作聲，不犯。（七十）

又六群比丘，滿口著飯漸漸咽。諸居士呵責言："如獼猴食。"佛言："從今不未咽食食，應當學。"未咽食食，突吉羅。咽已食，不犯。（七十一）

又六群比丘吐舌食，作是言："誰能全吞令摶不壞？"諸居士呵責言："諸比丘吐舌食如小兒。"佛言："從今不吐舌食，應當學。"吐舌食，突吉羅。不吐舌，不犯。（七十二）

又六群比丘縮鼻食。諸居士呵責言："應好棄涕，為寒耶？為噉蒜耶？"佛言："從今不縮鼻食，應當學。"縮鼻食，突吉羅。不縮鼻食，不犯。（七十三）

又六群比丘舐手食。諸居士呵責言："羹飯盡當更益，何以舐手？"佛言："從今不舐手食，應當學。"若舐手食，突吉羅。不舐手食，不犯。（七十四）

又六群比丘，指抆鉢食。諸居士呵責言："羹飯盡當更益，何以指抆鉢食？"佛言："從今不

指拉鉢食,應當學。"若指拉鉢食,突吉羅。不指拉鉢食,不犯。(七十五)

又六群比丘食著手振却。諸居士呵責言:"諸比丘食如王如大臣,振手食棄。"佛言:"從今不振手食,應當學。"振手食,突吉羅。不振手食,不犯。(七十六)

又六群比丘棄著手飯。諸居士呵責言:"是諸沙門不善,不種不穫,但噉復棄。"佛言:"從今不棄著手飯,應當學。"棄著手飯,突吉羅。不棄,不犯。(七十七)

爾時六群比丘,膩手便捉飲器,比坐比丘見便吐逆。佛言:"從今不膩手捉飲器,應當學。"膩手捉飲器,突吉羅。不膩手捉,不犯。(七十八)

又六群比丘,不病自為索飯索羹。佛言:"從今不病不自為索飯索羹,應當學。"不病自索羹飯,突吉羅。若病索,不犯。(七十九)

又六群比丘,以飯覆羹,更望得故。語諸居士言:"此中著羹。"答言:"先噉鉢中飯覆者。"佛言:"從今不飯覆羹欲望更得,應當學。"若飯覆羹更望得者,突吉羅。更不望得覆者,不犯。(八十)

又六群比丘。呵相看比坐鉢中,作是言:"汝多我少,我少汝多。"佛言:"不訶相看比坐鉢,應當學。"呵相看比坐鉢,突吉羅。不呵相看,不犯。(八十一)

又一比丘僧中食時看餘處,六群比丘與作比坐,以戲笑故,持骨著其鉢中。此比丘持手著鉢中欲食,觸骨驚怖。以是事故,佛言:"端視鉢食,應當學。"若不端視鉢食,突吉羅。端視鉢食,不犯。(八十二)

又六群比丘多受食,不次第噉盡殘在鉢中,便著水湯棄,滿澡盤中,收殘食器皆滿。諸居士呵責言:"是諸沙門不善,不種不穫,但能噉復棄。"佛言:"次第噉食盡,應當學。"不次第噉食盡,突吉羅。次第噉盡,不犯。(八十三)

佛在迦毘羅國。爾時有居士請佛及僧明日食,佛默然受。居士知佛默然受已,從坐起頭面禮佛足右遶而去,還自舍通夜辦種種多美飲食,早起敷坐處,遣使白佛:"時到!食辦,佛自知時。"佛及僧到居士舍,新堂上水精作地。諸比丘洗鉢水中有殘食,捨著堂上似如吐。諸居士呵責言:"是諸比丘不善,更有屏處可棄此水,何以乃棄此堂上?"佛言:"洗鉢水有飯,不問主人不應棄舍內,應當學。"若不問主人棄舍內,突吉羅。問主人棄者,不犯。(《大正藏》卷二十三第137-139页)

【评说】佛陀制定了严格的比丘在俗家吃饭的礼仪:盛饭时不得使饭溢出钵外;羹饭一同食用;不得大口吃饭;不得用手抓饭;不得张口待食;吃饭时不得说话;吸食嚼食时不应出声;应将食物整个食用;吃饭应细嚼慢咽;吃饭不得吐食;吃饭时不得吸鼻不得舔手不得用手指揩钵上的食物;拿器具时应保持手的清洁;按顺序食用食物;应询问主人洗钵水倒置在何处等。这些规定包含了饮食礼仪和饮食卫生两方面的规定。

卷 第 二 十

【提要】佛陀为诸比丘说众学法和灭诤法。

【原文】佛在舍衛國。爾時波斯匿王立如是法:"若佛在祇洹,我當日日往。"時王聞佛在祇洹,即勅御者嚴駕。御者受教,嚴駕已辦白言:"大王!嚴駕已竟,王自知時。"王即乘乘出城向祇洹。王在乘上,六群比丘為王說法言:"大王!色無常、受想行識無常。"是中有比丘少欲知足行頭陀,見是事心不喜,種種因緣呵責:"云何名比丘,人在乘上,步為說法。"諸比丘以

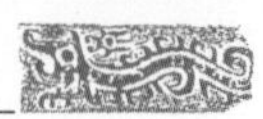

是事向佛廣說。佛語諸比丘:"人無病乘乘,不應為說法,應當學。"若不病乘乘為說法,突吉羅。為病人說法,不犯。(八十五)

又時王在前行,六群比丘隨後行,為說法言:"大王! 色無常、受想行識無常。"佛語諸比丘:"人不病在前行,不隨後為說法,應當學。"若為不病在前行人說法,突吉羅。為病人說法,不犯。(八十六)

又時王在道中行,六群比丘在道外,為王說法言:"大王! 色無常、受想行識無常。"佛語諸比丘:"若人不病在道中行,比丘在道外行,不應為說法,應當學。"若自在道外為道中行不病人說法,突吉羅。為病人說法,不犯。(八十七)

諸王行法,持床榻自隨,王在高床上坐,六群比丘立為說法:"大王! 色受想行識無常。"佛語諸比丘:"從今無病人坐、比丘立,不為說法,應當學。"若自立為坐不病人說法,突吉羅。為病人說法,不犯。(八十八)

王於六群比丘無大恭敬心。六群比丘或得卑小坐處,王自坐高處,六群比丘在卑下處,為王說法言:"大王! 色受想行識無常。"佛語諸比丘:"人無病在高處,自在下處,不為說法,應當學。"若自在下處,為高處不病人說法,突吉羅。為病人說法,不犯。(八十九)

有時王身大坐久便臥,六群比丘坐,為說法言:"大王! 色受想行識無常。"佛語諸比丘:"人無病臥、比丘坐,不為說法,應當學。"若自坐為臥不病人說法,突吉羅。為病人說法,不犯。(九十)

有時王覆頭,六群比丘,為王說法言:"大王! 色受想行識無常。"佛語諸比丘:"不為覆頭人說法,除病,應當學。"若為覆頭不病人說法,突吉羅。為病人說法,不犯。(九十一)

有時王裹頭,六群比丘為說法言:"大王! 色受想行識無常。"佛語諸比丘:"不為裹頭人說法,除病,應當學。"若為不病裹頭人說法,突吉羅。為病人說法,不犯。(九十二)

有時王肘隱人肩,六群比丘為說法言:"大王! 色受想行識無常。"佛語諸比丘:"不應為肘隱人肩者說法,除病,應當學。"若為肘隱人肩不病人說法,突吉羅。為病人說,不犯。(九十三)

有時王叉腰,六群比丘為說法言:"大王! 色受想行識無常。"佛語諸比丘:"不為叉腰人說法,除病,應當學。"若為不病叉腰人說法,突吉羅。為病人說法,不犯。(九十四)

有時王左右抄衣,六群比丘為說法言:"大王! 色受想行識無常。"佛語諸比丘:"不為左右抄衣人說法,除病,應當學。"若為左右抄衣不病者說法,突吉羅。為病人說法,不犯。(九十五)

有時王偏抄衣,六群比丘為說法言:"大王! 色受想行識無常。"佛語諸比丘:"不為偏抄衣人說法,除病,應當學。"若遍抄衣不病為說法,突吉羅。為病者說法,不犯。(九十六)

有時王以衣覆右肩、全舉左肩上,六群比丘為王說法言:"大王! 色受想行識無常。"佛語諸比丘:"不為以衣覆右肩、全舉左肩上人說法,除病,應當學。"若為以衣覆右肩、全舉左肩上不病人說法,突吉羅。為病人說法,不犯。(九十七)

有時王著革屣,六群比丘為說法言:"大王! 色受想行識無常。"佛語諸比丘:"不為著革屣人說法,除病,應當學。"若為著革屣不病人說法,突吉羅。為病者說法,不犯。(九十八)

有時王著屐,六群比丘為王說法言:"大王! 色受想行識無常。"佛語諸比丘:"不為著屐人說法,除病,應當學。"若為著屐不病人說法,突吉羅。為病人說法,不犯。(《大正藏》卷二十三第 139-140 頁)

【评说】佛陀规定比丘不得为不尊敬说法之人的人说法。

【原文】佛在舍衛國,爾時六群比丘立大小便。佛聞是事語諸比丘:"不得立大小便,除病,應當學。"若不病立大小便,突吉羅。若病,不犯。(《大正藏》卷二十三第141页)

【评说】佛陀规定比丘不得站立大小便。

卷第二十二

【提要】佛陀为诸比丘说布萨法。

【原文】佛在王舍城,爾時長老施越,狂心顛倒。是長老有時來布薩,有時不來;有時來僧羯磨,有時不來。諸比丘有疑心悔,諸比丘以是事具白佛。佛以是因緣集僧,集僧已,佛知故問施越:"汝實爾不?"答言:"實爾。世尊!"佛語諸比丘:"汝等集,與施越作狂羯磨。若更有如是狂比丘,僧亦應與羯磨。如是應作,一心集僧,一比丘唱:'大德僧聽! 是施越狂心顛倒,有時來布薩,有時不來;有時來僧羯磨,有時不來,諸比丘有疑心悔。若僧時到僧忍聽,僧與施越狂羯磨,若有施越、若别施越,僧隨意作布薩及諸羯磨。如是白。'白二羯磨。'僧作施越狂羯磨竟,僧忍,默然故,是事如是持!'若未作狂羯磨,不應别布薩及僧羯磨。若已作狂羯磨,若别、若共,僧隨意作布薩及僧羯磨。"(《大正藏》卷二十三第161页)

【评说】经文中记载了一长老患狂症的病案。

卷第二十三

【提要】佛陀为诸比丘说夏安居结束后"自恣"(请求他人举发自己所犯之事)之法。

【原文】"如一住處自恣時,多比丘病。是中諸比丘如是念:'是住處諸比丘病,若我等三說自恣,有病比丘不堪跙跪。''若僧時到僧忍聽,僧當一說自恣。如是白。'如是作竟應自恣,不應與自恣作礙,如是住處應一說自恣。"(《大正藏》卷二十三第171页)

【评说】"多比丘病"应为僧团内发生了传染病。

卷第二十四

【提要】佛陀为诸比丘说夏安居之法。

【原文】有病比丘夏安居,若不得隨病食,有是事難故出去,無罪。

有病比丘夏安居,若不得隨病藥,有是事難故出去,無罪。

有病比丘夏安居,若不得具滿看病人,有是事難故出去,無罪。

有病比丘夏安居,不得隨病食隨病藥、若不得隨病食具滿看病人、若不得隨病藥具滿看病人、若不得隨病食隨病藥具滿看病人,有如是事難故出去,無罪。(《大正藏》卷二十三第176页)

【评说】患病比丘在夏安居时若无法得到及时治疗可以暂时结束安居。夏安居指僧众在夏天禁止外出而专心坐禅修学。在夏天雨季期间,草木虫蚁繁殖多,恐外出伤害生灵;其次,天气炎热妇女穿衣不庄严,防止僧众外出惹世人讥嫌。

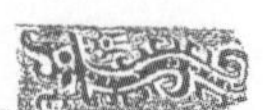

卷第二十五

【提要】佛陀为诸比丘说使用皮革制品方面的制度和行事。

【原文】佛婆伽婆在舍婆提國住。六群比丘爾時畜大皮、師子皮、虎皮、豹皮、獺皮、狸皮,佛言:"五大皮不應畜,若畜犯突吉羅罪。更有五皮不應畜:象皮、馬皮、狗皮、野干皮、黑鹿皮。若畜,犯突吉羅罪。"(《大正藏》卷二十三第182页)

【评说】佛陀强调比丘不得蓄象皮、马皮、狗皮、野干皮、狗皮、黑鹿皮。

【原文】長老畢陵伽婆蹉患眼,親里遣使兩犍牛駕車來迎長老乘車來此間治眼。答言:"佛未聽乘兩犍牛車。"以是事白佛,佛言:"聽載犍牛車,當使餘人御,不得自御。"爾時六群比丘捉牸牛尾渡河,種種不清淨,佛言:"不應捉牸牛尾渡河,若捉得突吉羅罪。若師子、虎、象、馬、牛,雄者捉尾渡河無罪。"六群比丘捉小女人手渡河,種種不清淨,佛言:"不應捉小女人手渡河,若捉小女人手渡河,得突吉羅罪。"

有諸居士婦,向阿脂羅河洗浴,脫衣岸上入水洗浴,河水卒漲漂去。爾時諸比丘在河岸邊空地經行,時諸女人語諸比丘:"大德!見救捉我等。"諸比丘言:"姊妹!佛結戒:不應故觸女人身。"諸女人言:"大德慈悲憐愍人,何處沙門釋子中我等今為水漂是非見捉?"諸比丘不知云何?以是事白佛,佛言:"應救。"諸比丘如是捉時婬心起還放,諸女言:"大德小時莫放得到彼岸。"諸比丘不知云何?是事白佛,佛言:"雖婬心起,但捉一處莫放,到岸不應故觸。若更觸得罪。若繡畫女、木女不應故觸,觸得突吉羅罪。"(《大正藏》卷二十三第182页)

【评说】文中记载了毕陵伽婆蹉患眼疾。

佛陀规定比丘不得牵女人手过河,若救人性命无意中触摸到女性肢体不犯戒。

【原文】佛在王舍城瞻蔔國,中有長者子,字沙門二十億。是人棄二十億金、捨瞻蔔城五百聚落,阿尼目佉出家,徒跣空地經行,足下血出遍流經行地,經行此頭彼頭烏啄血,佛與阿難到是處見是事。佛知故問阿難:"誰是處經行地血流漫?"阿難答言:"世尊!是瞻蔔國中長者子,字沙門二十億,棄二十億金、捨闡蔔城五百聚落,阿尼目佉出家。徒跣經行,足下血流遍經行地,經行此頭彼頭烏啄血。"佛以是事集僧,集僧已,佛知故問:"汝實爾不?"答言:"實爾。世尊!"佛言:"沙門!汝能著一重經行革屣不?"答言:"不能。"佛言:"何以不能?"答言:"世尊!我儻有同守戒,諸比丘當言:'瞻蔔國中長者子,字沙門二十億,棄二十億金、捨瞻蔔城五百聚落,阿尼目佉出家,而染著一重革屣。'若佛聽一切比丘著,我當著。"佛種種因緣讚戒、讚持戒,讚戒、讚持戒已,語諸比丘:"從今聽著一重經行革屣,若破補兩頭置中央,厚重革屣不應著、毛革屣不應著、聲革屣不應著、纏革屣不應著、一切青、一切黃、一切赤、一切白、一切黑革屣不應著。青皮間、黃皮間、赤皮間、白皮間、黑皮間、青皮繡、黃皮繡、赤皮繡、白皮繡、黑皮繡、師子皮繡、虎皮繡、豹皮繡、獺皮繡、猫皮繡、兜羅紵屐、毳紵屐、劫貝紵屣、羖羊毛紵屣、羖羊毛縷縫屣、羖羊角屣、廣前屣、孔雀筋縫屣、孔雀翅縫屣,一切雜色革屣不應著。若著,犯突吉羅罪。"(《大正藏》卷二十三第183页)

【评说】佛陀规定比丘不得穿一切皮毛制作的鞋子。

卷第二十六

【提要】佛陀为诸比丘说饮食医药方面的制度和行事。

【原文】佛在王舍城，秋時諸比丘冷熱發癖瘧患動，食不能飽羸瘦少色力。佛見諸比丘羸瘦少色力，佛知故問阿難："諸比丘何以羸瘦少色力？"阿難白佛言："世尊！諸比丘秋時冷熱發、癖瘧患動食不能飽，是故羸瘦少色力。"爾時世尊作是念："當以何藥與服令差色力還復？若食麁飯、麨糒不能益身，當聽服四種含消藥：酥、油、蜜、石蜜。"佛以是因緣故集僧，集僧已，告諸比丘："從今日聽諸病比丘服四種含消藥：酥、油、蜜、石蜜。"爾時諸比丘中前服，過中不服，猶故羸瘦少色力。佛見已復問阿難："諸比丘何以故羸瘦？"答言："世尊！世尊雖聽病比丘服四種含消藥，諸比丘中前服，過中不服，是以猶故羸瘦。"佛以是因緣集僧，集僧已佛種種因緣讚戒、讚持戒，讚戒、讚持戒已，告諸比丘："從今日聽四種含消藥中前、中後自恣服。"(《大正藏》卷二十三第 184 页)

【评说】比丘可以随时服用酥、油、蜜、石蜜四种含消药。"含消药"是指酥、油、蜜、石蜜等不生病时不可食用，生病时作药物食用。

【原文】佛在舍衛國。是時長老畢陵伽婆蹉目痛，藥師語言："以羅散禪塗眼。"答言："佛未聽我等以羅散禪塗眼。"諸比丘以是事白佛，佛言："聽以羅散禪塗眼。"是長老以羅散禪盛著鉢中半鉢鍵鎡小鍵鎡，絡囊懸象牙杙上。取藥時流污壁及臥具，房舍中臭穢，佛言："應用函盛。"雖盛不覆，土塵墮中，用時增益眼痛，佛言："應作蓋蓋。"直動脫，佛言："子口合作。"是時諸比丘用鳥翮、雞翮、孔雀尾著眼藥，眼痛更增，佛言："用匕。"長老優波離問佛："應用何等物作匕？"佛言："若鐵、若銅、若貝、若象牙、若角、若木、若瓦。"(《大正藏》卷二十三第 184 页)

【评说】佛陀时代用罗散禅治疗目痛，何为罗散禅并无详细记载。

眼药应用有盖的器物保存，用铁、铜、贝壳、象牙、牛角、木头、瓦片等制作的匕施药。

【原文】佛在毘耶離國住，是地鹹濕，諸比丘病疥、膿血流污安陀會如水漬。佛知故問，問諸比丘："何以污安陀會如水漬？"諸比丘言："世尊！我曹病疥，膿血流出污安陀會。"佛言："從今日聽諸病疥比丘用苦藥塗。"長老優波離問佛："何等苦藥？"佛言："拘賴闍樹、拘波羅樹、拘真利他樹、師羅樹、波伽羅樹、波尼無祇倫陀樹。"諸苾芻不曉擣磨，佛言："聽石磨。"石磨藥墮地，佛言："聽石臼杵擣。"諸比丘手壞，佛言："聽作木杵。"作木杵不曉作，捉處手上下脫，佛言："中央令細。"所擣藥麁，佛言："應簁令細，以油塗瘡，以藥坌上。"(《大正藏》卷二十三第 184-185 页)

【评说】佛陀时代认为若处潮湿环境会对人的健康有影响，使人易患疥、疮等。

佛陀时代用拘赖阇树、拘波罗树、拘真利他树、师罗树、波伽罗树、波尼无祇伦陀树等研磨制作的药治疗疥癣。

【原文】佛在舍衛國。長老施越狂病，受他語："噉生肉、飲血狂病當差。"施越語諸比丘："我狂受他語噉生肉飲血，我今當云何？"諸比丘以是事白佛。佛以是因緣集僧，集僧已，佛知故問，問施越："汝實狂受他語噉生肉飲血，語諸比丘：'我今當云何？'汝實作是事不？"答言：

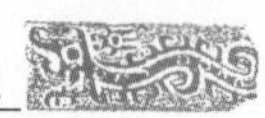

"實作。世尊!"佛種種因緣讚戒、讚持戒,讚戒、讚持戒已,語諸比丘:"從今日若有如是病,聽噉生肉、飲血,應屏處噉,莫令人見。"(《大正藏》卷二十三第185页)

【评说】经文中记载了一长老患狂病。

【原文】佛在舍衛國,共大眾夏安居。是時長老畢陵伽婆蹉王舍城夏安居。是長老多知多識,多得酥、油、蜜、石蜜,盛著大小鉢、大小鍵鎡中,絡結懸象牙杙上,取時流出污壁臥具房舍臭穢。有諸比丘共行弟子近住弟子,取酥、油、蜜、石蜜,舉殘惡捉不受、內宿合置一器中噉。諸佛常法,兩時大會:春末月、夏末月。春末月諸方國比丘來詣佛所,聽佛說法夏安居樂,是初大會。夏末月安居竟,過三月作衣畢,持衣鉢漸漸遊行,來詣佛所:"我久不見佛,久不見修伽陀。"是第二大會。諸比丘王舍城安居訖,過三月作衣竟,與衣鉢俱漸漸遊行,來詣佛所,頭面禮佛足一面坐。諸佛常法,有客比丘來,如是問:"忍不? 足不? 安樂住不? 乞食不難、道路不疲耶?"今佛亦如是。佛問客比丘:"忍不? 足不? 安樂住不? 乞食不難、道路不疲耶?"諸比丘言:"忍足、安樂住、乞食不難、道路不疲。"以是事向佛廣說。佛以是因緣集僧,集僧已,佛種種因緣訶諸比丘:"我憐愍諸病比丘,聽服四種含消藥:酥、油、蜜、石蜜,而舉殘惡捉,不從淨人受內宿。"種種因緣訶已,語諸比丘:"從今病比丘聽服四種含消藥,一受已七日自恣服,若過七日,犯尼薩耆波逸提。"(《大正藏》卷二十三第185页)

【评说】佛陀规定为了治疗疾病可以在七日之内食用酥、油、蜜、石蜜。七日之规定也可能是为了防止食物变质。

【原文】佛在舍衛國。時長老舍利弗病風冷,藥師言:"應服蘇提羅漿。"舍利弗言:"佛未聽我服蘇提羅漿。"諸比丘以是事白佛,佛言:"從今聽服蘇提羅漿。"長老優波離問佛:"用何等物作蘇提羅漿?"佛言:"以大麥去麁皮,不破少煮,著一器中湯浸令酢。晝受晝服、夜受夜服,不應過時分服。"(《大正藏》卷二十三第185页)

【评说】佛陀时代用酥提罗浆治疗风寒之症。

大麦去皮,煮熟后放容器中令其变酸即酥提罗浆。

【原文】佛故在舍衛國。時長老舍利弗熱血病,藥師言:"應服首盧漿。"舍利弗言:"佛未聽我服首盧漿。"諸比丘以是事白佛,佛言:"聽服首盧漿。"長老優波離問佛:"何等物作首盧漿?"佛言:"若糵、若磨、若擣合油,等分以水和之令酢,時應服、非時不應服。"(《大正藏》卷二十三第185页)

【评说】佛陀时代用首卢浆治疗血热病。

将丢弃的食物或磨东西剩下的残渣或做饭剩下的油,兑入水令混合物变酸即首卢浆。

【原文】佛在波羅奈國,與大眾共夏安居。是中有優婆夷,字摩訶斯那,大富饒,錢穀田宅寶物豐足,種種福德成就,信佛法僧見諦得道,請佛及僧夏四月供給病人飲食、湯藥自恣所須。有一比丘病服下藥須肉,語諸看病人言:"汝去到摩訶斯那優婆夷所,作如是語:'有一比丘病,服下藥須肉。'"看病人即往摩訶斯那優婆夷所,語言:"有一比丘病,服下藥須肉。"優婆夷即持物與婢,使買肉與看病人。婢持物遍波羅奈城中求肉不能得,王波摩達斷殺故。還語大家言:"王斷殺,我遍求不能得。"優婆夷思維:"何以辛苦如是? 我請佛及僧夏四月自恣所須,一比丘病服下藥須肉不能得。若不得肉,或當增病。”如是思维已,捉利刀入室,自割髀肉持與婢:“汝好熟煮與比丘。”婢煮竟與看病人,看病人持去,以水洗病比丘手,持肉與病比丘。病比丘不知是何肉便食,病從是得差。摩訶斯那優婆夷極患瘡痛,不能出入坐起。其夫有小因緣事不在,行還不見其婦,即問:“摩訶斯那優婆夷那去?”家人言:“病苦痛,在一室中臥,不能坐起。”其夫到邊問:“汝有何苦痛? 為風熱冷病耶?”優婆夷廣說上事。其夫聞已大瞋:“不忍、不信,何緣爾? 沙門釋子不知時不籌量,若施者不知量,受者應知量,乃使我婦苦痛如是不能坐起。”含瞋詣佛。佛時與大眾圍繞說法,遙見優婆塞來漸近,佛以大慈力感彼瞋恚漸息清淨心生,頭面禮佛足一面坐。佛為說法示教利喜,示教利喜已默然。便從坐起,偏袒右肩、合掌白佛言:“世尊! 受我明日請食并比丘僧。”佛默然受。知佛默然受已,頭面作禮繞佛而去,通夜辦具多美飲食。辦竟晨朝布座,遣使白佛:“食具已辦,唯聖知時。”佛著衣持鉢大眾圍繞,往到其家在眾中坐。優婆塞見大眾坐竟,自行澡水。行澡水已,自手與飲食隨意所須。大眾食訖,澡手執鉢,持一小床在佛前坐,聽佛說法。佛知故問優婆塞:“摩訶斯那優婆夷在何處?”答言:“大德! 摩訶斯那優婆夷病苦痛,在一室中臥不能行來。”佛言:“優婆塞! 汝去語摩訶斯那優婆夷:‘佛呼汝。’”優婆塞到優婆夷邊語言:“佛呼汝。”是時優婆夷聞喚歡喜,瘡即差平復。優婆夷言:“汝看我師有如是大神力。汝語我言:‘佛呼汝。’是時我身患即差平復。”夫見婦如是蒙佛神力,歡喜心生,俱詣佛所頭面禮佛足一面坐。佛知二人信心歡喜,隨意說法。優婆夷得斯陀含道,優婆塞得須陀洹道。佛與二人更說要法,善心即生。示教利喜已,佛從坐起而去。還到精舍,以是因緣集僧,集僧已,佛知故問,問病比丘:“汝實作是事不?”答言:“實作。世尊!”佛種種因緣訶責:“何以名比丘,噉人肉?”佛種種因緣訶已,語諸比丘:“從今日不應噉人肉、人脂、人血、人筋。若噉,犯偷蘭遮。噉人骨,無罪。從今小因緣不應索肉,若食時得肉應問:‘是何等肉?’若不問,得突吉羅罪。”(《大正藏》卷二十三第 185-186 页)

【评说】一患病比丘服下药后须食肉,一女居士割大腿之肉令其食,而致自已疼痛不能坐起。因此佛陀规定比丘虽因治疗疾病而食肉但不得食用人肉、人脂、人血、人筋,食肉前应问是何种肉。

【原文】佛故在波羅奈國。是時飢餓乞求難得,象大疫死。有諸貧賤人、象子、馬子、牛子客、燒死人人、除糞人,皆噉象肉。諸比丘時至到其家乞食,諸人言:“大德! 我此無飯無麨糒,正有象肉,汝能噉不?”答言:“汝等尚噉,我何以不噉?”即與象肉。諸比丘持去,餘比丘問:“此何肉?”答言:“象肉。”諸比丘種種因緣訶:“何以名比丘,佛未聽噉象肉而噉?”訶已以是事具白佛。佛以是因緣集僧,集僧已,佛知故問,問諸比丘:“汝實作是事不?”諸比丘言:“實作。世尊!”佛種種因緣訶諸比丘:“何以名比丘,噉象肉? 若梵摩達王聞沙門釋子噉象肉心不喜。何以故? 象是官物故。”佛種種因緣訶已,告諸比丘:“從今不應噉象肉、象脂、象血、象筋。若噉,得突吉羅罪。若噉象骨,無罪。”

佛故在波羅奈國。是時飢餓乞求難得,馬大疫死。有諸貧賤人、象子、馬子、牛子客、燒死人人、除糞人,皆噉馬肉。諸比丘時至,到其家乞食,諸人言:“大德! 此無飯無麨糒,正有馬肉,汝等能噉不?”諸比丘言:“汝等能噉,我何以不噉?”即與馬肉。諸比丘持去,餘比丘問:“此是何肉?”答言:“馬肉。”諸比丘種種因緣訶責:“何以名比丘,佛未聽噉馬肉而噉?”訶已以是事白佛。佛以是因緣集僧,集僧已,佛知故問,問諸比丘:“汝實作是事不?”答言:“實作。

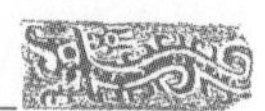

世尊!”佛種種因緣訶諸比丘:“何以名比丘,噉馬肉?若梵摩達王聞沙門釋子噉馬肉心不喜。何以故?馬是官物故。”佛種種因緣訶已,告諸比丘:“從今馬肉不應噉,馬脂、馬血、馬筋、馬骨。若噉,得突吉羅罪。”

佛故在波羅奈國。是時飢餓乞求難得,諸貧賤人、象子、馬子、牛子客、燒死人人、除糞人,皆殺狗噉。諸比丘時至,到其家乞食,諸人言:“大德!此無飯無麨飯糒,正有狗肉,汝能噉不?”諸比丘言:“汝等能噉,我何以不能噉?”即與狗肉。諸比丘持去,餘比丘問:“此是何肉?”答言:“狗肉。”諸比丘種種因緣訶:“何以名比丘,佛未聽噉狗肉而噉?”訶已以是事白佛。佛以是因緣集僧,集僧已,佛知故問,問諸比丘:“汝實作是事不?”答言:“實作。世尊!”佛種種因緣訶諸比丘:“何以名比丘,噉狗肉?汝等若至貴人邊、若貴人來看汝,若聞沙門釋子噉狗肉,則棄捨汝去,汝如旃陀羅。”佛種種因緣訶已,語諸比丘:“從今不應噉狗肉、狗脂、狗血、狗筋、狗骨。若噉,得突吉羅罪。”

佛故在波羅奈國。時世飢餓乞求難得,有諸貧賤人、象子、馬子、牛子客、燒死人人、除糞人,皆殺蛇噉。諸比丘時至到其家乞食,諸人言:“大德!此無飯無麨無糒,正有蛇肉,汝等能噉不?”諸比丘言:“汝等尚能噉,我何以不能噉?”即與蛇肉。諸比丘持去,餘比丘問:“此是何肉?”答言:“蛇肉。”諸比丘種種因緣訶責:“云何名比丘,佛未聽噉蛇肉而噉?”訶已以是事具白佛。佛以是因緣集僧,集僧已,佛知故問,問諸比丘:“汝實作是事不?”答言:“實作。世尊!”佛種種因緣訶責:“云何名比丘,噉蛇肉?若諸龍聞沙門釋子噉蛇肉心不喜。何以故?蛇龍類故。”佛種種因緣訶已,語諸比丘:“從今不應噉蛇肉、蛇脂、蛇血、蛇筋。若噉,得突吉羅罪。若噉蛇骨,無罪。”(《大正藏》卷二十三第 186 页)

【评说】佛陀强调比丘不得食用象肉、马肉、狗肉、蛇肉。

【原文】佛在舍衛國。佛身中冷氣起,藥師言:“應服三辛粥。”佛告阿難:“辦三辛粥。”阿難受勅,即入舍衛城,乞胡麻、粳米、摩沙豆、小豆,合煮和三辛以粥上佛。佛知故問問阿難:“誰煮此粥?”答言:“我。”佛告阿難:“汝持是粥棄著無草地無虫水中。何以故?若外道梵志見如是事,必作是語:‘諸沙門釋子,師在時漏處法出。’”阿難受勅,即持粥棄著無草地無虫水中。佛以是因緣集僧,集僧已告諸比丘:“從今大比丘煮食不應噉。若噉,得突吉羅罪。內宿內煮、內宿外煮、外宿內煮、自煮,不應噉。若噉,得突吉羅罪。”(《大正藏》卷二十三第 187 页)

【评说】药师用三辛粥去佛陀身中之寒气。三辛粥即胡麻、粳米、摩沙豆、小豆混合三种辛物同煮。三辛指葱、韭、蒜。

【原文】佛故在舍衛國。有一比丘痔病,藥師名阿帝利瞿姤路,以刀割大行處。時近祇桓門間露現處治,苦痛切身。時佛欲入祇桓,藥師遙見佛來,合掌請佛看是處,佛言:“惡口人中,阿帝利瞿姤路此最第一,乃請如來示如是處。從今不應示語大行處,若示語犯罪。從今大行處不應聽刀治。若治,犯偷蘭遮罪。”(《大正藏》卷二十三第 187 页)

【评说】佛陀规定比丘患痔疮不得用刀割。此规定是为了防止医术差者滥行手术危及他人生命。

【原文】佛故在毘耶離國,是時飢餓乞食難得。有一居士,請佛及僧明日食,佛默然受。

知佛受已,從坐起頭面禮佛足而歸,具種種多美飲食。時國吉日,清晨眾僧大得豬肉乾飯,諸比丘受思維欲噉。居士供具已辦敷床座,遣人白佛時到。是時僧入其舍,佛自房住迎食分。僧坐訖,自行澡水下食。食已澡漱攝鉢,持一小床坐僧前欲聽說法。上座說法已次第而出。諸比丘食訖不受殘食法,小食先受在精舍內,不知云何?以是事白佛,佛言:"從今日聽如是飢餓時,比丘若食竟,小食先受,不受殘食法聽噉。何等受小食?諸比丘早起受而不食是也。"(《大正藏》卷二十三第 190 页)

【评说】佛陀规定比丘饥饿时可以先食用乞讨得来剩下的食物。

卷第二十七

【提要】佛陀为诸比丘说衣服方面的制度和行事。

【原文】佛在毘耶離國,土地鹵濕,諸比丘病癰瘡。有一比丘瘡中膿血流出,污安陀會如水漬。佛遙見之,知而故問是比丘:"汝身何以膿血流出污安陀會如水漬?"比丘答言:"世尊!我癰瘡中膿血流出污安陀會。"佛以是事集僧,集僧已告諸比丘:"從今日聽諸病癰瘡比丘著覆瘡衣,乃至瘡差後十日。若過,犯波逸提罪。"諸比丘知佛聽畜覆瘡衣,便廣長大作畜。有諸比丘少欲知足行頭陀,聞是事心不喜,訶責言:"云何名苾芻,知佛聽畜覆瘡衣,便廣長大作畜?"諸比丘種種因緣訶已具白佛。佛以是事集僧,集僧已,佛知故問諸比丘:"汝實作是事不?"答言:"實爾。世尊!"佛種種因緣訶:"云何名比丘,知佛聽畜覆瘡衣,便廣長大作畜?"佛種種因緣訶已告諸比丘:"從今日欲作覆瘡衣先應量作,是中量長四搩手、廣二搩手。若過作,犯波逸提罪。"(《大正藏》卷二十三第 196-197 页)

【评说】佛陀规定比丘患疮癞应穿覆疮衣。

卷第二十八

【提要】佛陀为诸比丘说衣服方面的制度和行事。

【原文】憍薩羅國一住處一比丘死,是比丘衣鉢僧分竟,問諸比丘:"誰看是病比丘?"有比丘言:"我。"僧言:"擔是死人去。"比丘言:"大德!我非旃陀羅、非白癩病,衣鉢物僧分,我何以擔死人去?是人活時恭敬愛念我,我已報竟。是死人誰欲得者便擔去。"是諸比丘不知云何?以是事白佛。佛言:"應先與看病比丘六物,餘輕物僧應,分重物不應分。看病人六物云何與?一心會僧,僧中一比丘應唱:'大德僧聽!某甲比丘死,是比丘所有六物現前僧應分物,僧羯磨與看病人。若僧時到僧忍聽,僧某甲比丘死,是比丘所有六物,現前僧應分,僧羯磨與看病人。如是白。''大德僧聽!某甲比丘死,是比丘所有六物,現前僧應分。僧某甲比丘死,是比丘所有六物,現前僧應分,僧羯磨與看病人。誰諸長老忍某甲比丘死,是比丘所有六物,現前僧應分,僧羯磨與看病人。忍者是長老默然,不忍是長老便說。''僧已忍某甲比丘死,是比丘所有六物,現前僧應分,僧羯磨與看病人竟,僧忍,默然故,是事如是持。'"

憍薩羅國一住處一比丘死,是比丘衣物處處寄,是比丘衣物現前僧分竟,僧問是看病比丘:"誰供養瞻視?"答言:"我等。"僧言:"汝等彼處處所寄處衣索取。"諸瞻病人往索不得,便起鬪諍相言,以是事白佛。佛言:"現前六物先與看病人,餘輕物僧應分,重物不應分。"憍薩

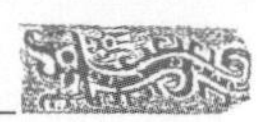

羅國一住處一比丘死，是比丘多衣多鉢多財物，不知是比丘受何等僧伽梨？何等欝多羅僧？何等安陀會？何等鉢？何等漉水囊？何等尼師檀？以是事白佛。佛言："誰是根本看病人？看病人先應問病者：'受何等僧伽梨？何等欝多羅僧？何等安陀會？何等鉢？何等漉水囊？何等尼師檀？'若如是問已，資生六物與看病人，餘輕物僧應分，重物不應分。若如是不問、若不知、不信，與不大好、不大惡六物，餘輕物僧應分，重物不應分。"(《大正藏》卷二十三第202页)

【评说】比丘死后将其价值低的物品分给照顾他的人，贵重物品归僧团。

【原文】佛在舍衛國。有一居士，請佛及僧明日食，佛默然受。知佛受已，從坐起頭面禮佛足繞佛而還，其夜多辦淨妙種種飲食，清旦布坐處，遣人白佛："食具已辦，唯聖知時。"佛自房住迎食分，一切僧入居士舍，阿難送佛食分。有五因緣佛住精舍迎食分。何等五？一若欲入定；二欲為諸天說法；三欲諸房遊看；四看病比丘；五若未結戒欲結。佛知諸比丘入居士舍，捉戶鉤遍看諸房，見一住處開門扇。一病比丘苦痛無侶，自臥大小便中。佛知故問問病比丘："汝何所患苦，獨無人瞻視，自臥大小便上？"是比丘忠直相實相白佛："大德！我性嬾，他有事我不助。我今病，他人亦復不看我。"佛如是思维："是忠實善男子，我當以手摩其身。"是時佛即以手摩之，當手摩時比丘苦痛即除愈，身心安樂。佛安徐扶起，與著衣將出房，安徐扶坐洗之，授淨衣令著。不淨者為浣捩曬，還入安徐却不淨涕唾，除草蓐灑掃塗地。更布草蓐已，安徐扶起著衣將入房，扶令草蓐中坐。告病比丘："汝若不勤求，未得事為得故、未到事為到故、未識事為識故。汝隨爾許時具受苦痛，方當復劇是。"比丘亦自思维："今佛威神力，以手摩我身。當下手時，我身苦痛即除愈，身心安樂。"是比丘念佛大恩，善心生焉，得清淨信立種種願，佛功德尊重，於佛撿意一心。佛隨比丘意善為說法，是比丘在草座上，一切諸法不受，得阿羅漢。佛安是比丘第一漏盡中已，從是房出閉門下樿，還本房布尼師檀結跏趺坐。居士是時見眾僧坐已，從坐起自行澡水，種種飲食自恣所須。食畢澡手執鉢，持一小床在僧前坐，欲聽說法。時上座比丘說法，還到佛所頭面禮佛足一面坐。諸佛常法，諸比丘中食還，如是問諸比丘："飲食多美，僧得滿足不？"諸比丘言："大德！食美飽滿。"諸比丘食還，爾時世尊以如是問："汝等飲食美不？僧飽滿不？"諸比丘言："大德！食美飽滿。"

佛告諸比丘："今日我捉戶鉤諸房遍看，見一病比丘，苦痛病急獨無人看，臥大小便中。汝諸比丘！是事不是，何以不相看、不相供給。入我法中，汝無父母兄弟，若不相看，誰當看汝？"佛種種因緣呵諸比丘已，告諸比丘："從今日應看病人。"長老憂波離問佛："誰應供給瞻視病人？"佛言："和尚、阿闍梨；同和尚、同阿闍梨。若無四種人，僧應供給。若僧不與，僧得突吉羅罪。若僧差人，不肯去者，得突吉羅罪。從今日結看病比丘法。看病人法者，當隨病人所須應作，隨時到病人邊問病因緣。問病因緣已，若問藥師、若問知病比丘、見病比丘，如是以何藥差？若藥師教應服是藥，明日到厨中看僧作何食？若有隨病應食，看病人則往。若無應病食，應取僧所供給供給是病人。若是事無是住處，若善好有德比丘，從是比丘索供給病人。若無是事，應從多知識大德比丘索。若無是事，應留病比丘六物，餘物應貿所須供給病人。若無是事，以所受重物貿輕物受持，得錢求所須供給病人。若無是事，所受鐵鉢為貿瓦鉢受持，得錢市所須供給病人。若無是事，看病人應自與。若自無，應從他乞供給病人。若無知識乞不能得，乞食美者供給病人。看病比丘，應隨時到病人邊為說深法，是道非道發其智慧。是病比丘如是隨意說法。若是阿練若病，應現前讚阿練若法。若學修妬路經，現前讚學修妬路。若學毘尼，現前讚毘尼。若作法師，現前讚阿毘曇。若佐助眾事，應讚佐助眾事。若有大德多人所識，應問初地相、第二、第三、第四地相，須陀洹果乃至阿羅漢果。若死，隨其功德供給供養竟，諸衣若應浣者浣，捩曬燥捲襞，徐徐擔入僧中，應如是唱：‘某甲比丘死，是比丘僧伽梨、是憂多羅僧、是安陀會、是鉢是漉水囊、是尼師檀、是餘資生物，自得如是勝趣。’”(《大正藏》卷二十三第 205-206 页)

【评说】佛陀以身作则亲自照料患病的比丘，要求比丘生病应有人照顾。照料者要为病人提供有益于治疗疾病的饮食，解说佛法。

卷第三十

【提要】佛陀在俱舍弥为诸比丘说“作摈比丘”(指发他人犯罪并将其摈出住地者)“被摈比丘”(被举发有罪并被摈出住地者)各自应作和不应作的制度和行事。

【原文】佛在俱舍彌。時有一居士請佛及僧明日食，佛默然受請。居士知佛默然受已，頭面禮佛足右遶而去。還舍通夜辦種種多美飲食，早起敷座處，遣使白佛：“時到。佛自知時。”諸比丘往居士舍，佛自房住迎食分。諸比丘入居士舍，鬬諍事起、相言相罵、起身惡業，出家人所不應作。是居士語諸比丘言：“大德小住。”皆令就座，自手行水，自與多美飲食，自恣飽滿已，行澡水畢，取小床坐欲聽說法。上座說法已從座起去，諸比丘食後還房舉衣鉢，往詣佛所，頭面禮佛足却坐一面。諸佛常法，諸比丘食來，以是語言問訊：“飲食多美？眾僧滿足不？”佛即以是語勞問：“諸比丘飲食多美、僧飽滿不？”諸比丘答言：“世尊！飲食多美、眾僧飽滿。”以上事向佛廣說。佛以是事集比丘僧，種種因緣訶責言：“云何名比丘，入白衣舍起鬬諍事，相言相罵、起身惡業，出家人所不應作？”佛言：“從今別部異眾，不應共相近坐令起身惡業。如是異眾集時，聽知法比丘令相遠，敷座中間留一床處，然後說戒作諸羯磨，及教化比丘尼。”(《大正藏》卷二十三第 215 页)

【评说】佛陀规定不同部派的僧人不得相近而坐，防止起纷争。

卷第三十一

【提要】十诵律中的“五诵”(卷二十九至卷三十五)包括八法：即迦絺那衣法、俱舍弥法、瞻波法、般茶卢伽法、僧残悔法、遮法、卧具法、诤事法。本篇即是对般茶卢伽法(苦切羯磨法)的阐述。

【原文】佛在舍衛國。爾時舍衛國有二比丘：一名般茶、二盧伽，喜鬬諍相言，共諸比丘鬬諍相言已，知是鬬諍比丘，便到其所言：“汝等決定堅持是事莫為他擊，汝等取勝，我當相助。”復語第二部言：“汝等決定堅持是事莫為他擊，汝等取勝，我當相助。”以是因緣故，未破比丘便破，已破者不可和合，僧中未起事便起，已起事不可滅。是中有比丘少欲知足行頭陀，聞是事心不喜，呵責言：“云何名比丘，喜鬬諍相言。知是鬬諍比丘，便到其所言：‘汝等決定堅持是事莫為他擊，汝等取勝，我當相助。’復語第二部言：‘汝等決定堅持是事莫為他擊，汝等取勝，我當相助。’以是因緣故，未破比丘便破，已破者不可和合，未起事便起，已起事不可滅。”如是呵已向佛廣說。佛以是事集比丘僧，知而故問般茶盧伽比丘：“汝等實作是事不？”答言：“實作。世尊！”佛以種種因緣呵責言：“云何名比丘，喜鬬諍相言，知是鬬諍相言便到其所言：‘汝等決定堅持是事莫為他擊，汝等取勝，我當相助。’復語第二部言：‘汝等決定堅持是

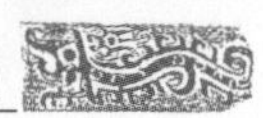

事莫為他擊,汝等取勝,我當相助。'以是因緣故,未破比丘便破,已破者不可和合,僧中未起事便起,已起事不可滅。"如是呵已語諸比丘:"汝等與般荼盧伽比丘作苦切羯磨。若更有如是人者,亦應與作苦切羯磨。若比丘於三事中有犯,應與作苦切羯磨:若破戒、若破正見、若破威儀。復有三事應與作苦切羯磨:喜鬪、喜諍、喜相言。有三種作苦切羯磨,非法非比尼:可破人不現前作、不先說其事作、不令憶念作。有三種如法:不可破人現前作、先說其事作、令憶念作。有三種可破:非法作、别眾作、人不現前作。有三種不可破:如法作、和合僧作、人現前作。有三種可破:非法作、别眾作、不先說其事作。有三種不可破:如法作、和合僧作、先說其事作。有三種可破:非法作、别眾作、不令憶念作。有三種不可破:如法作、和合僧作、令憶念作。復有三種非法非比尼可破:與不犯罪人作、與犯不可悔過作、與已悔過作。有三種如法不可破:為犯罪人作、為犯可悔過作、與未悔過作。有三種可破:不如法作、别眾作、與不犯罪作。有三種不可破:如法作、和合僧作、為犯罪作。有三種可破:非法作、别眾作、不為可悔過作。有三種不可破:如法作、和合僧作、為犯可悔過作。有三種可破:非法作、别眾作、與已悔過作。有三種不可破:如法作、和合僧作、與未悔過作。(《大正藏》卷二十三第 221 页)

【评说】本段经文记载了应该作苦切羯磨(一种羯磨种类)的情形,即破戒、破正见、破威仪、好斗诤、好争论。羯磨即是佛教中的僧团会议,在结夏安居时,针对犯戒比丘举办类似于现代民主制度中的投票表决。

【原文】"苦切羯磨法者,一心和合僧,一比丘僧中唱言:'大德僧聽!是般荼盧伽比丘,喜鬪諍相言,知是鬪諍比丘,便到其所言:"汝等堅持是事莫為他擊,汝等取勝,我當相助。"復語第二部比丘言:"汝等堅持是事莫為他擊,汝等取勝,我當相助。"以是因緣故,未破比丘便破,已破者不可和合,僧中未起事便起,已起事不可滅。若僧時到僧忍聽,僧與般荼盧伽比丘作苦切羯磨,隨汝般荼盧伽比丘幾時作不清淨行惡口不止,隨爾所時僧與汝等作苦切羯磨。是名白。'如是白四羯磨。'僧與般荼盧伽比丘作苦切羯磨竟,僧忍,默然故,是事如是持!'得苦切羯磨比丘行法者,是比丘不應與他受大戒;不應受他依止;不得畜沙彌;不得受教誡比丘尼羯磨,若先受不應教誡。不應重犯苦切羯磨罪、不應作相似罪、不應作過是罪、不應呵諸羯磨、不應呵作羯磨人、不應出清淨比丘過罪、不應從他乞聽、不應言:'我當出汝罪。'不應遮布薩自恣、不應違逆清淨比丘,應折伏心如法恭敬。若不如是法行者,盡形不得離是苦切羯磨。"

即時諸比丘,受佛教小却一面,與般荼盧伽比丘作苦切羯磨。般荼盧伽比丘,得苦切羯磨已,心悔折伏恭敬柔軟,從僧乞解苦切羯磨。諸比丘以是事白佛。佛語諸比丘:"若般荼盧伽心悔折伏,僧應與解。若更有如是人者,亦應與解。若比丘不如法行,僧不應與解苦切羯磨。若與他受大戒、與他作依止畜沙彌、若受教誡比丘尼羯磨、若教誡比丘尼、若重犯罪、若作相似罪、若作過是罪、若呵羯磨、若呵羯磨人、若從他乞聽出清淨比丘罪、若言:'我當出汝罪。'若遮說布薩自恣、違逆清淨比丘、不心悔折伏不柔軟,不應與解。若如法行,僧應與解苦切羯磨。不與他受大戒、不與他作依止、不畜沙彌、不受教誡比丘尼。若已羯磨,不教誡比丘尼、不重犯罪、不作相似罪、不作過是罪、不呵羯磨、不呵羯磨人、不從他乞聽、不出清淨比丘罪、不言:'我當出汝罪。'不遮布薩自恣、不違逆清淨比丘。若心悔折伏柔軟,應與解苦切羯磨。解苦切羯磨法者,一心和合僧,般荼盧伽比丘從坐起,偏袒右肩、脫革屣、胡跪合掌,作是言：'大德僧念！我般荼盧伽比丘，喜鬪諍相言，知是鬪諍相言比丘，便到其所言："汝等堅持是事莫為他擊，汝等取勝，我當相助。"復語第二部比丘言："汝等堅持是事莫為他擊，汝等取勝，我當相助。"以是因緣故，未破比丘便破，已破者不可和合，僧中未起事便起，已起事不可滅，故僧與我等作苦切羯磨。我等得苦切羯磨，心悔折伏，今從僧乞解苦切羯磨。我等般荼盧伽比丘，今心悔折伏，僧憐愍故，與我等解。'第二、第三亦如是乞。即時一比丘僧中唱言：'大德僧聽！是般荼盧伽比丘，喜鬪諍相言，知是鬪諍比丘，便到其所言："汝等堅持是事莫為他擊，汝等取勝，我當相助。"復語第二部比丘言："汝等堅持是事莫為他擊，汝等取勝，我當相助。"以是因緣故，未破比丘便破，已破者不可和合，僧中未起事便起，已起事不可滅，故僧與作苦切羯磨。是般荼盧伽比丘，得苦切羯磨故，心悔折伏，今從僧乞解苦切羯磨。若僧時到僧忍聽，僧般荼盧伽比丘解苦切羯磨。是名白。'如是白四羯磨。'僧與般荼盧伽比丘解苦切羯磨竟，僧忍，默然故，是事如是持。'"（《大正藏》卷二十三第 221-222 页）

【评说】本段经文具体描述了"白四羯磨"的场景。白四羯磨指僧团中所行事务，如授戒之作法，规定受具足戒时，三师中之羯磨师向僧众先告白某某提出出家要求，此即为"白"。其次，三次询问僧众赞成与否，称为三羯磨。如无异议，则准予受戒为僧。合一度之白与三度之羯磨，故称白四羯磨，是最慎重之作法。僧团活动中，其他如忏重、治罚、诃谏、灭诤等，都用此法听取僧众之意见。

【原文】佛在舍衛國。爾時施越比丘，數數犯罪、數數悔過，無有齊限。諸比丘以是事白佛，佛語諸比丘："汝等與施越比丘作依止羯磨。若更有如是比丘，亦應與作依止羯磨。"佛言："比丘三事中有犯，應與作依止羯磨：若破戒、若破見、若破威儀。復有三種：憙鬪、憙諍、憙相言。有三種作依止羯磨非法非比尼：可破人不現前作、不先說其罪作、不令憶念作。有三種作依止羯磨如法如比尼：不可破人現前作、先說其罪作、令憶念作。有三種可破：非法作、別眾作、人不現前作。有三種不可破：如法作、和合眾作、人現前作。有三種可破：非法作、別眾作、不先說其罪作。有三種不可破：如法作、和合僧作、先說其罪作。有三種可破：非法作、別眾作、不令憶念作。有三種不可破：如法作、和合僧作、令憶念作。有三種可破：與不犯罪作、為不可悔過作、與已悔過作。有三種不可破：為犯作、為可悔過作、與未悔過作。有三種可破：非法作、別眾作、與不犯作。有三種不可破：如法作、和合僧作、為犯作。有三種可破：非法作、別眾作、為不可悔過作。有三種不可破：如法作、和合僧作、為可悔過作。有三種可破：非法作、別眾作、為已悔過作。有三種不可破：如法作、和合僧作、與未悔過作。依止羯磨有二種：一、應教汝依止某甲住；二者應說依止羯磨法。依止羯磨法者，一心和合僧，一比丘眾中唱言：'大德僧聽！是施越比丘，數數犯罪、數數懺悔，無有齊限。若僧時到僧忍聽，僧與施越比丘作依止羯磨，隨汝施越幾時作不清淨行不隨順道，隨爾所時僧與汝作依止羯磨。是名白。'如是白四羯磨。'僧與施越比丘作依止羯磨竟，僧忍，默然故，是事如是持！'得依止羯磨比丘行法者，不應與他受大戒、不應受他依止、不得畜沙彌、不得受教誡比丘尼羯磨、若先受不應教誡、不應重犯罪、不應作相似罪、不應作過是罪、不應呵羯磨、不應呵作羯磨人、不應出清淨比丘過罪、不應從他乞聽、不應言：'我當出汝罪。'不應遮布薩自恣、不應違逆清淨比丘。"即時諸比丘，受佛教小却一面，與施越比丘作依止羯磨。

施越得羯磨故，心悔折伏柔軟，從僧乞解依止羯磨。諸比丘以是事白佛，佛語諸苾芻："若施越比丘心悔折伏，僧應與解。若更有如是人者，亦應與解。若比丘不如法行，僧不應與

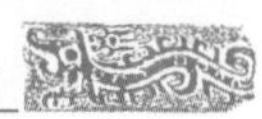

解依止羯磨、若與他受大戒、與他作依止、畜沙彌、若受教誡比丘尼羯磨、若先受不應教誡比丘尼、若重犯罪、若作相似罪、若作過是罪、若呵羯磨、若呵羯磨人、若從他乞聽、若出清淨比丘罪，若言：'我當出汝罪。'若遮布薩自恣、違逆清淨比丘、若不心悔折伏柔軟，不應與解。若如法行，僧應與解依止羯磨，不與他受大戒、不與他依止、不畜沙彌、不受教誡比丘尼羯磨、若先受不應教誡比丘尼、不重犯罪、不作相似罪、不作過是罪、不呵羯磨、不呵羯磨人、不從他乞聽、不出清淨比丘罪、不言：'我當出汝罪。'不遮布薩自恣、不違逆清淨比丘。若心悔折伏柔軟，應與解依止羯磨。解依止羯磨法者，一心和合僧，施越比丘從坐起，偏袒右肩、脫革屣、胡跪合掌，作是言：'大德僧念，我施越比丘，數數犯罪、數數悔過，無有齊限，故僧與我作依止羯磨。我得依止羯磨故，心悔折伏，今從僧乞解依止羯磨。僧憐愍故，與我解。'第二、第三亦如是乞。即時一比丘僧中唱言：'大德僧聽！是施越比丘，數數犯罪、數數悔過，無有齊限，僧與作依止羯磨。是施越比丘，得依止羯磨故，心悔折伏，今從僧乞解依止羯磨。若僧時到僧忍聽，僧與施越比丘解依止羯磨。是名白。'如是白四羯磨。'僧與施越比丘解依止羯磨竟，僧忍默然故，是事如是持。'"(《大正藏》卷二十三第 222-223 页)

【评说】本段经文记载了"依止羯磨"，并说明了依止羯磨的适用情形，即破戒、破正见、破威仪、好斗诤、好争论。

【原文】佛在舍衛國。爾時黑山國土，有馬宿、滿宿二比丘，污他家、行惡行，污他家皆見皆聞皆知、行惡行亦見亦聞亦知。是比丘共女人一床坐、共一盤食、共器飲酒、中後食共食宿噉宿食、不受而食不受殘食法、鼓簧捻脣作音樂聲、齒作伎樂彈銅杅、彈多羅樹葉、作餘種種伎樂歌舞、著鬘瓔珞以香塗身、著香薰衣以水相灑、自手採華亦使人採、自貫花鬘亦使人貫、自頭上著華亦使人著、自著耳環亦使人著、自將他婦女去、若使人將去、若令象鬬、馬鬬、車鬬、步鬬、羊鬬、水牛鬬、狗鬬、雞鬬、男鬬、女鬬，亦自共鬬手、打脚蹋、四向馳走、變易服飾馳行跳躑、水中浮沒破截樹木、打臂、拍髀、啼哭、大喚、或嘯謬語諸異國語、躑絕反行如魚婉轉、擲物空中還自接取、與女人共大船上載令作伎樂、乘象馬車輿、與多人眾吹貝導道入園林中，作如是種種惡不淨事。諸比丘以是事白佛，佛語諸比丘："汝等與馬宿、滿宿比丘作驅出羯磨。若更有如是比丘，亦應與作驅出羯磨。"佛言："比丘於三事中有犯，僧應與作驅出羯磨：若破戒、破見、破威儀。有三種應作驅出羯磨：憙鬬、憙諍、憙相言。有三種非法非比尼作驅出羯磨：可破人不現前作、不先說其罪作、不令憶念作。有三種如法如比尼作驅出羯磨：不可破人現前作、先說其罪作、令憶念作。有三種可破：非法作、別眾作、人不現前作。有三種不可破：如法作、和合僧作、人現前作。有三種可破：非法作、別眾作、不先說其罪作。有三種不可破：如法作、和合僧作、先說其罪作。有三種可破：非法作、別眾作、不令憶念作。有三種不可破：如法作、和合僧作、令憶念作。有三種作驅出羯磨可破：與不犯罪作、為不可悔過作、與已悔過作。有三種作驅出羯磨不可破：為犯罪作、為可悔過作、與未悔過作。有三種可破：非法作、別眾作、與不犯罪作。有三種不可破：如法作、和合僧作、為犯罪作。有三種可破：非法作、別眾作、為不可悔過作。有三種不可破：如法作、和合僧作、為可悔過作。有三種可破：非法作、別眾作、與已悔過作。有三種不可破：如法作、和合僧作、與未悔過作驅出羯磨。

"驅出羯磨法者，一心和合僧，一比丘應僧中唱言：'大德僧聽！是馬宿、滿宿比丘，污他家、行惡行，污他家皆見皆聞皆知、行惡行亦見亦聞亦知，僧今與某甲作驅出羯磨。若僧時到僧忍聽，僧與馬宿、滿宿苾芻作驅出羯磨，隨汝馬宿、滿宿幾時不捨是不清淨行，隨爾所時與汝作驅出羯磨。是名白。'如是白四羯磨。'僧與馬宿、滿宿比丘作驅出羯磨竟，僧忍，默然故，是事如是持！'得驅出羯磨比丘行法者，不應與他受大戒、不得受他依止、不得畜沙彌、不得受教誡比丘尼羯磨、若先受不應教誡、不應重犯得驅出羯磨罪、不應作相似罪、不得作過是罪、不應呵羯磨、不應呵作羯磨人、不應出清淨比丘過罪、不應從他乞聽。不應言：'我當出汝罪。'不應遮布薩自恣、不應違逆清淨比丘，應折伏心如法恭敬。若不如是法行者，盡形壽不得離驅出羯磨。"即時諸比丘，受佛教小却一面，與馬宿、滿宿作驅出羯磨。

馬宿、滿宿得驅出羯磨故，心悔折伏柔軟，從僧乞解驅出羯磨。諸比丘以是事白佛，佛語諸比丘："若馬宿、滿宿比丘心折伏者，僧應與解。若更有如是人，僧亦應與解。若比丘不如法行，僧不應與解驅出羯磨、若與他受大戒、與他作依止、畜沙彌、若受教誡比丘尼羯磨、若教誡比丘尼、若重犯罪、若作相似罪、若作過是罪、若呵羯磨、若呵羯磨人、若從他乞聽、若出清淨比丘罪。若言：'我當出汝非。'若遮布薩自恣、違逆清淨比丘。不心悔折伏柔軟，不應與解。若如法行，僧應與解驅出羯磨，不與他受大戒、不與他作依止、不畜沙彌、不受教誡比丘尼羯磨、不教誡比丘尼、不重犯罪、不作相似罪、不作過是罪、不呵羯磨、不呵羯磨人、不從他乞聽、不出清淨比丘罪、不言：'我出汝罪。'不遮布薩自恣、不違逆清淨比丘。若心悔折伏柔軟，應與解驅出羯磨。解驅出羯磨法者，一心和合僧，馬宿、滿宿比丘從坐起，偏袒右肩、脫革屣、胡跪合掌，作是言：'大德僧憶念！我馬宿、滿宿比丘，污他家、行惡行。污他家皆見皆聞皆知、行惡行亦見亦聞亦知，故僧與我作驅出羯磨。我等得驅出羯磨故，心悔折伏，今從僧乞解驅出羯磨。僧憐愍故，與我等解。'第二、第三亦如是乞。即時一比丘僧中唱言：'大德僧聽！是馬宿、滿宿比丘，污他家、行惡行，污他家皆見皆聞皆知、行惡行亦見亦聞亦知，僧與作驅出羯磨。是馬宿、滿宿比丘得驅出羯磨故，心悔折伏，今從僧乞解驅出羯磨。若僧時到僧忍聽，僧與馬宿、滿宿比丘解驅出羯磨。是名白。'如是白四羯磨。'僧與馬宿、滿宿比丘作解驅出羯磨竟，僧忍，默然故，是事如是持！'"（《大正藏》卷二十三第223-224页）

【评说】经文记载了有比丘犯了众多大戒，不仅犯了淫戒、酒戒，还有比白衣更加过分的享乐、令人或动物相互斗诤、和女人在大船上听歌伎音乐、乘车鸣锣开道等不净事，佛陀要求在僧团中作驱出羯磨。由经文中可得见，因犯戒不同，行不同羯磨，但一定有"白四羯磨"这个过程，相当于现代民主决议中的投票环节。

【原文】佛聞已，語諸比丘："汝等與欝多羅比丘作下意羯磨，令向質多羅居士下意懺悔。若更有如是人，僧亦應與作下意羯磨。若比丘三事中有犯，應與作下意羯磨：破戒、破見、破威儀。又三種應與作下意羯磨：憙鬪、憙諍、憙相言。若比丘有五法，僧應與作下意羯磨：若比丘呵責佛、若呵法、若呵僧、若破戒、若破威儀。又有五法，僧應與下意羯磨：若惡口向白衣、若罵白衣、若毀呰白衣家、若別離白衣家、若方便求驅白衣出欲令得衰惱。復有五法，僧應與作下意羯磨：惡口向比丘，罵比丘、毀呰比丘、破比丘利養、求方便驅比丘出令得衰惱。復有五法，僧應與作下意羯磨：教白衣共白衣鬪、教白衣共比丘鬪、教比丘共比丘鬪、教比丘共白衣鬪、說白衣所不喜事。僧作下意羯磨，作下意羯磨時先應思维三事：是居士所說為實不實？此比丘能作是事不？是比丘可令下意不？如是思维已，然後作下意羯磨。（《大正藏》卷二十三第224-225页）

【评说】经文记载了应用“下意羯磨”的情形，除与其他羯磨共同的情形外，特别强调了比丘呵责佛、法、僧，辱骂诋毁白衣、比丘，教唆白衣或比丘之间的斗诤等都需要行“下意羯磨”。

卷第三十二

【提要】本篇介绍了僧残悔法。

【原文】佛在舍衛國。爾時迦留陀夷比丘犯種種僧伽婆尸沙罪。第一犯故出精一夜覆藏，第二犯觸女人身二夜覆藏，第三與女人麁惡語三夜覆藏，第四讚歎己身供養四夜覆藏，第五犯媒嫁五夜覆藏，語諸比丘：“我當云何？”諸比丘以是事白佛，佛語諸比丘：“應與是人五夜別住羯磨，行別住竟，與六夜摩那埵。行摩那埵竟，與出罪羯磨。”

佛在舍衛國。爾時有一比丘犯種種僧伽婆尸沙罪覆藏，第一犯故出精犯一僧伽婆尸沙罪，一夜覆藏。第二犯觸女人，二夜覆藏。第三犯與女人麁惡語，三夜覆藏。第四犯讚歎己身供養，四夜覆藏。第五犯行媒嫁，五夜覆藏。第六犯無主自為身作房，六夜覆藏。第七犯有主自為身作大房舍，七夜覆藏。第八無根波羅夷法謗餘比丘，八夜覆藏。第九犯取小片事作波羅夷法謗餘比丘，九夜覆藏。第十破和合僧勤求方便，十夜覆藏。第十一犯助破和合僧，十一夜覆藏。第十二犯污他家行惡行，十二夜覆藏。第十三犯戾語，十三夜覆藏。以上事語諸比丘：“我當云何？”諸比丘以是事白佛，佛語諸比丘：“汝等應與是人十三日別住，別住竟與六夜摩那埵。六夜摩那埵竟，與出罪羯磨。”（八法中苦切羯磨竟）（《大正藏》卷二十三第236页）

【评说】经文记载了佛陀对于犯种种僧伽婆尸沙罪的惩戒，第一次行“别住羯磨”，时间的长短视犯戒的轻重而定，再犯行“出罪羯磨”。

卷第三十三

【提要】佛陀在瞻波国为众僧讲遮法。

【原文】佛在瞻波國。爾時世尊十五日布薩時，在眾僧前敷座處坐，觀諸比丘心。觀諸比丘心已，初夜默然入定。爾時有一比丘從坐起，偏袒右肩、右膝著地、合掌白佛言：“世尊！初夜分過，佛及僧坐久，願世尊說波羅提木叉。”佛時默然。至中夜分，是比丘第二從坐起，偏袒右肩、合掌白佛言：“世尊！初夜已過、中夜又過，佛及僧坐久，願世尊說波羅提木叉。”佛故默然。至後夜，是比丘第三從坐起，偏袒右肩、合掌白佛言：“世尊！初夜分過、中夜亦過，後夜分多過，東方欲動。佛及僧坐久，願世尊說波羅提木叉。”爾時佛語是比丘：“我眾不清淨。”時長老目連在眾中坐，便作是念：“佛為誰故作是言：‘我眾不清淨。’我當入定觀之，佛為誰故乃說是語。”即便入定觀一切眾心。如是觀時，見佛所為不清淨比丘。尋從定起，詣是比丘所，捉臂拽出語言：“癡人！汝遠去！滅去！永離比丘法，汝今僧中末後共住。”時目連驅比丘出已閉門下樿，往詣佛所頭面禮佛足，却坐一面白佛言：“世尊！佛所說眾不清淨比丘，我已驅出語言：‘癡人！遠去滅去，永離比丘法。汝今僧中末後共住。’世尊！初夜已過、中夜亦過，後夜多過東方欲動。佛及僧坐久，願世尊說波羅提木叉。”佛語目連：“是癡人得大重罪，惱佛及僧故。目連！若佛於不淨眾中說波羅提木叉者，是不清淨人頭破七分。目連！從今汝等當自說波羅提木叉。佛不復為汝等說。目連！譬如大海漸漸深廣，佛法亦如是。次第結戒、次第立制、次第教學。目連！若我法中次第結戒、次第立制、次第教學，是我法中希有。目連！譬如大海不越常限，我法亦如是。若比丘、比丘尼、優婆塞、優婆夷，乃至失命因緣護戒不缺。目連！若我法中所可制戒，若比丘、比丘尼、優婆塞、優婆夷，乃至失命因緣不越戒，是我法中希有。目連！譬如大海深廣深廣無量，佛法亦如是，深義無量。目連！若佛法義深廣深廣無量，是我法中希有。目連！譬如大海淳一醎味，佛法亦如是，淳一解脫味。目連！若佛法淳一解脫味者，是我法中希有。目連！譬如大海大眾生住處，摩竭魚、黿鼉、婆留耆魚、提麑魚、提麑耆羅魚，此等在海中未足為奇。有百由旬身者、二百、三百乃至七百由延身，此等眾生處海中亦未為奇。目連！佛法海中大人住處亦如是，大人者：若阿羅漢、向阿羅漢，若阿那含、向阿那含，若斯陀含、向斯陀含，若須陀洹、向須陀洹。目連！佛法大海中大人所住，若阿羅漢乃至向須陀洹，是我法中希有。目連！譬如大海多寶無量寶種種積滿，諸寶者：金銀、真珠、硨渠、瑪瑙、琉璃、摩尼珠、貝珊瑚、樓枝等。目連！佛法海亦如是，多寶無量寶種種積滿，所謂四念處、四正勤、四如意足、五根、五力、七覺、八正道。目連！若佛法中多寶無量寶種種積滿，四念處、四正勤、四如意足、五根、五力、七覺、八道，是我法中希有。目連！譬如大海清淨不宿臭屍，若有臭屍風吹上岸。目連！如來法海清淨亦如是，不宿臭屍。臭屍者：所謂破戒人也，心樂惡法、內爛外流、非梵行自說梵行、非沙門自言沙門，是名臭屍。如是等人，雖常隨眾而實遠離。佛法清淨不宿臭屍，是我法中希有。目連！譬如大海閻浮提界四大河流入，所謂恒河流、夜摩那河、婆羅河、阿醯羅婆提摩駄河流入大海，有龍力出水及澍洪雨如車軸下，受如是水，海不增不減。佛法中亦如是，剎利種以信出家，剃除鬚髮服三法衣，得證不壞心解脫，不增不減。如是若婆羅門種、違舍種、首陀羅種，以信出家剃除鬚髮服三法衣，得不壞證心解脫，無增無減。目連！若佛法中有剎利種乃至首陀羅種，以信出家得不壞心解脫，不增不減，是我法中希有。"佛說是已語諸比丘："從今汝等自共說戒，如來不復為汝等說。"(《大正藏》卷二十三第 239-240 页)

【评说】佛陀在瞻波国为目连等比丘说波罗提木叉。波罗提木叉，意译为随顺解脱、处处解脱、别别解脱、别解脱、最胜、无等学。为佛教出家众所应遵守的戒律。其中又包括波罗夷、僧残、不定、舍堕、单堕、波罗提提舍尼、众学、灭诤法等八种。释迦牟尼在生前曾经说过，在他灭度后，僧伽应当以波罗提木叉为师。

"若我法中次第结戒、次第立制、次第教学，是我法中希有"，可见戒律是逐渐形成的。

"若我法中所可制戒，若比丘、比丘尼、优婆塞、优婆夷，乃至失命因缘不越戒，是我法中希有"，佛陀强调应严格遵守戒律。

卷第三十四

【提要】本篇阐述了比丘聚居时的生活规范。

【原文】爾時佛次第到舍衛國，諸比丘欲安居，先作本事，泥塗壁孔及土埵，急床榻繩抖擻被褥枕。六群比丘性懶，立住遙看作是念："待彼作竟受床榻已，我等當往隨上座次第驅出。"諸比丘作本事竟，敷床榻臥具坐已，六群比丘打戶，房內比丘應聲。六群比丘言："汝等幾歲?"答言："若干歲。"六群比丘言："汝起出去，我是上座。"諸比丘言："汝等共我來不?"答言："共來。""作本事不?"答言："不作。"諸比丘言："汝等與我俱來，不作本事，我不能去。"六

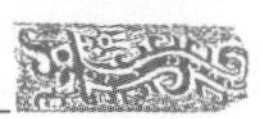

群比丘言："佛不説：'不作本事，不與次第住。'但説：'隨上座次第受房舍臥具。'我等是上座，汝云何不去？"六群比丘勳健多力，不念護戒即便入舍強捉曳出。諸比丘身軟，頭首傷壞、衣鉢破裂。是事白佛，佛言："從今應立知分臥具人。立知分臥具人法者，一心和合僧應作是言：'誰能為僧作分臥具人？'是中若有比丘言：'我能。'"佛言："若有五法，不應立作知分臥具人。何等為五？隨愛、隨瞋、隨怖、隨癡、不知得不得。若成就五法，應立作分臥具人。何等五？不隨愛、不隨瞋、不隨怖、不隨癡、知得不得。即時一比丘應僧中唱言：'大德僧聽！比丘某甲，能為眾僧作知分臥具人。若僧時到僧忍聽，僧立比丘某甲作知分臥具人。如是白。'如是白二羯磨。'僧立某甲比丘作知分臥具人竟，僧忍，默然故，是事如是持！'作知分臥具人，應問舊比丘中善好不妄語能分別臥具者，問此別房中有何等供養？彼別房中、此重閣上悉有何等供養？彼重閣上悉有何等供養？舊比丘應以實答。知分臥具人應籌量臥具多少及諸比丘多少，如是籌量臥具諸比丘多少，若一比丘應得一房，便與別房。應先隨上座自恣取，作是言：'大德上座！某別房中有如是供養，某甲別房復有如是供養。上座欲取何者，隨所欲取。'取已次應語第二上座。隨意取已，又語第三上座。若初上座言：'我欲取第三上座房。'"佛言："不應與，應教作突吉羅悔過。如是次第一切應與。若比丘房舍足者與房舍，如是次第若重足者重與。如是次第若床臥具足者，與床臥具。與法者，知臥具人，應先語上座自恣隨意取，應言：'某床上有如是供養，某床上有如是供養，上座欲取何者？'初上座隨意取已，次語第二上座。第二上座取已，次語第三上座。第三上座取已，若初上座言：'我欲取第三上座床臥具。'"佛言："不應與，應教作突吉羅悔過。"

有一時，跋難陀釋子於祇洹中取臥具分餘處，復取諸比丘言："汝於此處取分，何故復餘處取？"答言："我不復取。"諸比丘不知云何？是事白佛，佛言："若比丘更於彼取臥具者，此處已名為捨。若言：'我不復取。'亦名捨彼臥具，如《守牧婆羅門婦本生經》廣説。"佛言："昔者有守牧婆羅門婦，教賊殺夫持財物去，中道值水。賊語婦言：'汝住此岸，我先渡物，還當渡汝。'賊尋持衣物渡彼岸，婦便喚言：'汝渡我來。'賊言：'弊婢！汝自夫不愛，何能愛我？'即便捨去，婦裸形住。跋難陀亦如是，捨此臥具更彼處取，此處已失，復言：'我不復取。'彼處復失。復有往昔，野干銜肉到水岸上，見魚水中反腹，即便捨肉欲往取魚。時有飛鳥持此肉去。跋難陀釋子亦如是。"佛如是呵已語諸比丘："從今若比丘取一分臥具已，不應復取。若更取者，突吉羅。"

佛在憍薩羅國，與大比丘眾俱一處安居。爾時祇洹中安居比丘少，而臥具多。諸比丘各各分已，有餘不盡，隨居士所造房者來問言："我所作臥具，有比丘住不？"答言："無人住。何以故？今祇洹比丘少，臥具多，佛聽受一臥具，不聽受多臥具，故無有人住。"諸居士言："我房中先有敷具被枕、前食時食，我當與房舍衣住中食用者善。"諸比丘不知云何？是事白佛，佛言："應先人與一，若有長者又應更與，為盡藏物故。若復不盡，應第三更與，為經行故。若復不盡，次與令盡，為護治故。"

爾時憍薩羅國荒亂，以怖畏故，諸比丘多集一處安居結夏。坐已有客比丘來，在洗脚處、講堂、門屋、經行處、經行頭，持衣鉢著是諸處，住待臥具。佛見諸比丘在洗脚處、講堂、門屋、經行處、經行頭，持衣鉢著是諸處，住待臥具。佛知故問阿難："諸比丘何以故持衣鉢著講堂、門屋、經行處、經行頭，住何所待？"答言："是憍薩羅國荒亂，諸比丘怖畏故，多集一處安居。是客比丘來，在洗脚處、講堂、門屋、經行處，經行頭，持衣鉢著是諸處，待臥具分。"佛言："從今聽二種安居：一、先安居，二、後安居。當與後安居比丘房舍臥具。"彼聞佛聽與後安居比丘房舍臥具，即欲從前安居上座比丘取房舍臥具，以是因緣故，鬬諍事起。佛言："後安居上座比丘，不應從前安居上座比丘取房舍臥具。若前安居上座有二分臥具者，應與後一分。"

憍薩羅國又復荒亂，有諸比丘多集一處安居，分房舍臥具竟。有餘處諸比丘來，在洗脚處、講堂、門屋、經行處、經行頭，持衣鉢著是諸處，待臥具分。佛見諸比丘持衣鉢著是諸處待臥具分，佛知而故問阿難："諸比丘何故在洗脚處、講堂、門屋、經行處、經行頭，持衣鉢著是諸處，住何所待?"答言："世尊！憍薩羅國荒亂怖畏。諸比丘安居分臥具竟，是諸比丘從餘處來，在洗脚處、講堂、門屋、經行處、經行頭，持衣鉢著是諸處，待臥具分。"佛言："若有未分臥具者應與分，已分者應共住。"

又時憍薩羅國荒亂，有臣處處鬬戰。諸比丘已結後安居，多有客比丘來，在洗脚處講堂、門屋、經行處、經行頭，持衣鉢著是諸處，待臥具分。佛見客比丘持衣鉢著是諸處待臥具分，佛知故問阿難："諸客比丘何故在洗脚處、講堂、門屋、經行處、經行頭，持衣鉢著是諸處，住何所待?"答言："世尊！憍薩羅國荒亂，有臣處處鬬戰。諸比丘後結坐竟，是客比丘來，至洗脚處、講堂、門屋、經行處、經行頭，持衣鉢著是諸處，待臥具分。"佛言："若有空房者應與，若無者應共住，與溫室令安衣鉢，應當隨僧乞食。若是中有舊比丘善好樂福德者，應為客比丘求索衣物，莫令是比丘無所得去。"時有阿練兒比丘，從舊比丘求索舉衣鉢屋，諸比丘言："佛未聽我等與阿練兒舉衣鉢屋。"是事白佛，佛言："從今聽與阿練兒比丘舉衣鉢屋。"爾時有諸客比丘，暫來無住處疲極苦惱，是事白佛，佛言："應暫與房舍臥具。"有時一比丘來宿已，早起便去。是房中所有供養，前食時食乃至房舍衣，舊比丘生疑："客比丘來是房中宿，早起便去，有是供養分，不知云何?"是事白佛，佛言："客比丘雖在中宿，住者房舍應受。"(《大正藏》卷二十三第245-246页)

【评说】此段经文讲述了比丘聚居后采用"羯磨"(即民主决议)的方式来决定各自的床位。

【原文】佛在迦尸國，與大比丘眾一處安居。諸居士見佛及僧眾，故共相約令："今日汝辦種種飲食，明日次某。如是展轉種種飲食：相食、故作食、十五日食、三十日食。"立如是制已，有早辦者、有晚辦者、有近者、有遠者、有美者、有不美者，是中無知食比丘約勅令至某家，有早辦者、有晚辦者、有近者，是食美好。爾時六群比丘數數從是處取，居士問言："汝等何以數來？諸大長老何故不來?"答言："無知食人約勅我等，汝舍近、早辦、飲食美好，是故我等數來。"居士言："我等施食為諸長老！不但為汝等，何故數來?"諸比丘不知云何？是事白佛，佛言："應立知食人。立知食人法者，一心和合僧應問言：'誰能為僧作知食人?'是中若有一比丘言：'我能。'若有五法，不應立作知食人。何等為五？隨愛、隨瞋、隨怖、隨癡、不知得不得。若成就五法，應立作知食人。何等五？不隨愛、不隨瞋、不隨怖、不隨癡、知得不得。即時一比丘應僧中唱言：'大德僧聽！比丘某甲，能為眾僧作差食人。若僧時到僧忍聽，某甲比丘作差食人。是名白。'如是白二羯磨。'僧立某甲比丘作差食人竟，僧忍，默然故，是事如是持！'差食人法者，應次第差：'若汝某甲至某家。'"所差比丘，有早得者、有晚得者、近得者、遠得者、有得美者、得不美者。有晚得者作是言："故與我是處。"得遠處者亦言："故與我遠處。"得不美者言："故與我如是。"中間更作餘語。佛言："應條名。有比丘得惡處者，便拭名改易好處。"佛言："應書板作字集置一處，和合從上座隨次第取。"有晚得者、有得遠處者，早至主人

 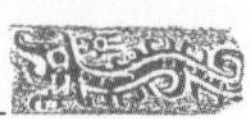

門外，在巷頭立待食久住，心悶吐逆不樂。諸居士出見語言：“我等門内自恣聽汝入坐。”比丘言：“佛未聽我等入白衣門内坐待食。”是事白佛，佛言：“聽是比丘入白衣門内坐待食。”（《大正藏》卷二十三第 248 页）

【评说】佛陀对于比丘饮食的行为规范作出规定。

【原文】佛在王舍城。爾時諸居士作種種粥：酥粥、胡麻粥、油粥、乳粥、小豆粥、磨沙豆粥、麻子粥、薄粥。辦是粥已，持詣竹園。時六群比丘在僧坊門邊立，遥見已問言：“持何等物？”答言：“是粥。”又問：“何等粥？”答言：“酥粥、胡麻粥、油粥、乳粥、小豆粥、磨沙豆粥、麻子粥、薄粥。”爾時六群比丘言：“我等行去，先與我等酥粥、胡麻粥、油粥、乳粥、小豆粥、磨沙豆粥、麻子粥。汝持薄粥入僧坊與上座。”諸比丘聞不知云何？是事白佛，佛言：“從今應羯磨立分粥人。所持盛粥器，即用是器分粥。”是中酥粥、胡麻粥、油粥、乳粥、小豆粥、磨沙豆粥、麻子粥，上座得上肥膩者，下座得底滓。若分薄粥時，上座得汁，下座得滓。是事白佛，佛言：“從今聽畜大盔大瓮，以粥集著是器中和合，以大鉢大鍵鎡分與。”分與時不便，佛言：“應作杓用分。”用分已有殘者、有不足者，佛言：“應更作小杓用分。”（《大正藏》卷二十三第 249 页）

【评说】佛陀时代已掌握粥的做法，并且种类繁多，包括酥粥、胡麻粥、油粥、乳粥、小豆粥、磨沙豆粥、麻子粥、薄粥等。

【原文】佛在王舍城竹園中。諸居士辦種種帶鉢那，胡麻歡喜丸、石蜜歡喜丸、蜜歡喜丸、舍俱梨餅、波波羅餅、曼提羅餅、象耳餅、餛飩餅、閻浮梨餅，持是餅向僧坊。六群比丘早起在門邊立，見已問言：“持何等物？”答：“種種帶鉢那餅，所謂胡麻歡喜丸、石蜜歡喜丸、蜜歡喜丸、舍俱利餅、波波羅餅、曼提羅餅、象耳餅、餛飩餅、閻浮梨餅。”六群比丘言：“我欲行去，先與我等胡麻歡喜丸、石蜜歡喜丸、舍俱梨餅、波波羅餅、曼提羅餅。汝持象耳、餛飩、持閻浮梨餅入與上座。”諸比丘不知云何？是事白佛，佛言：“應羯磨立分帶鉢那人。分帶鉢那人，應和合等分。若更有美者來，亦應次第與。若今日不遍者，明日更有，應續次與。”（《大正藏》卷二十三第 249 页）

【评说】本段经文描述了佛陀时代饮食品种丰富，包括胡麻欢喜丸、石蜜欢喜丸、蜜欢喜丸、舍俱梨饼、波波罗饼、曼提罗饼、象耳饼、馄饨饼、阎浮梨饼等。欢喜丸又作欢喜团，指以酥、面、蜜、姜等调和制成之食物，古代印度人食物之一，在密教中，也以欢喜丸(团)供养曼荼罗诸尊，并以之为欢喜天之供物。

【原文】佛在王舍城。爾時諸居士辦種種藥，所謂酥、油、蜜、石蜜、薑、胡椒、蓽茇、黑鹽、訶梨勒、鞞醯勒、阿摩勒、波樝路、毘呪曼陀多耶、摩那伽頭樝醯，持詣竹園。爾時六群比丘早起門邊立，見已問言：“持何等物。”答言：“種種藥：所謂酥、油、蜜、石蜜、薑椒、蓽茇、黑鹽、訶梨勒、鞞醯勒、阿摩勒、波樝路、毘呪曼陀多耶、摩那伽頭樝醯。”六群比丘言：“我欲行去，與我酥、油、蜜、石蜜、薑椒、蓽茇、黑鹽。汝持訶梨勒、鞞醯勒、阿摩勒、波樝路、毘呪曼陀多耶、摩那伽頭樝醯，入僧坊與上座。”諸比丘不知云何？是事白佛，佛言：“從今應立分藥人，分藥人和合平等分與。若有貴價藥來者，應别舉置。若病比丘索者，應與兩錢半價藥。若索多者，應從索直。”（《大正藏》卷二十三第 249 页）

【评说】佛陀时代将酥、油、蜜、石蜜、姜、胡椒、荜茇、黑盐(一种药用盐)、诃梨勒(即诃子)、鞞醯勒(相传可以治疗癞病、眼病的药物)、阿摩勒(一种印度果实的名字)、波栌路、毘呪曼陀多耶、摩那伽头栌醯等作为药物使用。

卷第三十五

【提要】佛陀在本篇中具体阐释了何谓"斗诤"。

【原文】"所有鬪諍,皆名諍事耶?有諍事亦名鬪諍耶?有鬪諍非諍事、有諍事非鬪諍、有鬪諍亦是諍事、有非鬪諍非諍事。有鬪諍非諍事者,若比丘但相道說,未成鬪諍。有諍事非鬪諍者,三種諍事。有鬪諍亦是諍事者,若比丘相道說,亦成鬪諍事。有非鬪諍非諍事者,除上三句。所有無事諍,皆名為諍事耶?有諍事亦名無事諍耶?有無事諍非諍事、有諍事非無事諍、有無事諍亦諍事、有非無事諍非諍事。有無事諍非諍事者,但說他罪未起諍事。有諍事非無事諍者,三種諍事是。有無事諍亦諍事者,有比丘無事諍亦起諍事。非無事諍非諍事者,除上三句,所有犯罪皆名諍事耶?有諍事亦名犯罪耶?有犯罪非諍事、有諍事非犯罪、有犯罪亦諍事、有非犯罪非諍事。有犯罪非諍事者,所名犯罪。有諍事非犯罪者,三種諍事。有犯罪亦諍事者,所名犯罪亦諍。非犯罪非諍事者,除上三句,所有常所行事皆名諍事耶?有諍事亦名常所行事耶?有常所行事非諍事、有諍事非常所行事、有常所行事亦諍事、有非常所行事非諍事。有常所行事非諍事者,所名作法。有諍事非常所行者,三種諍事。有常所行亦諍事者,常所行亦諍。非常所行事非諍事者,除上三句。鬪諍事為善、為不善、為無記?或善、或不善、或無記。云何名善?有諸比丘善心共諍,所謂是法是非法、是律是非律,是名善。云何不善?有比丘不善心共諍,是法是非法、是律是非律,是名不善。云何名無記?有諸比丘不以善心不善心共諍,是法是非法、是律是非律,是名無記。無根事諍,為善、為不善、為無記?或善、或不善、或無記。善者,若諸比丘善心共諍,出他比丘罪:有殘作、有殘不作、有殘作不作、無殘作、無殘不作、無殘作不作、有殘無殘作、有殘無殘不作、有殘無殘作不作,是名為善。不善者,若諸比丘不善心共諍出他罪:有殘作、有殘不作、有殘作不作、無殘作、無殘不作、無殘作不作、有殘無殘作、有殘無殘不作、有殘無殘作不作,是名不善。無記者,若諸比丘不以善心不善心共諍出他罪:有殘作、有殘不作、有殘作不作、無殘作、無殘不作、無殘作不作、有殘無殘作、有殘無殘不作、有殘無殘作不作,是名無記。犯罪事為善、為不善、為無記耶?犯罪事或不善、或無記。不善者,若諸比丘知佛結戒故犯,是名不善。無記者,不故犯佛所結戒,是名無記。常所行事,為善、為不善、為無記?或善、或不善、或無記。善者,若諸比丘善心作白羯磨、白二羯磨、白四羯磨、布薩自恣、立十四人羯磨,是名善。不善者,若諸比丘以不善心作白羯磨、白二羯磨、白四羯磨、布薩自恣、立十四人羯磨,是名不善。無記者,若諸比丘不以善心不善心作白羯磨、白二羯磨、白四羯磨、布薩自恣、立十四人羯磨,是名無記。"

長老優波離問佛:"鬪諍事,以幾滅諍事滅?"佛言:"以二滅諍事滅。何等二?以現前比尼滅及多覓比尼滅。"又問:"世尊!無根事,以幾滅諍事滅?"佛言:"以四滅諍事滅。以現前比尼及憶念比尼滅,現前比尼及不癡比尼滅,現前比尼及實覓比尼滅。"又問:"世尊!犯罪事,以幾滅諍事滅?"佛言:"以三滅諍事滅。現前比尼及自言比尼滅,現前比尼及布草比尼滅。"又問:"世尊!常所行事,用幾滅諍事滅?"佛言:"以一滅諍事滅,現前比尼滅。

"鬪諍事云何以二滅諍事滅?隨以何住處有諍相言,比丘!是事付闥賴吒斷。闥賴吒比

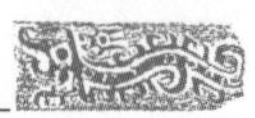

丘應受此事,如法、如比尼、如佛教滅。若闥賴吒比丘能如法、如比尼、如佛教滅者,是事名滅以一滅諍事滅,謂現前比尼。現前者,人現前、比尼現前。人現前者,是中隨助舉事人、有事人共集一處,是名人現前。比尼現前者,如法、如毘尼、如佛教滅是事,是名比尼現前。若是闥賴吒不能如法、如比尼、如佛教斷是事者,應捨付僧。僧應受是事,如法、如比尼、如佛教斷是事。若僧能如法、如比尼、如佛教斷是事者,是名為斷用一比尼,所謂現前比尼。現前比尼者,僧現前、人現前、比尼現前。僧現前者,是中所有可中共作羯磨比丘,共同心和合一處,可受欲者持欲來,現在比丘能遮者不遮,是名僧現前。人現前者,有隨助舉事人、有事人共集一處,是名人現前。比尼現前者,如法、如比尼、如佛教斷是事,是名為斷。若僧不能如法、如比尼、如佛教斷是事者,爾時應僧中立二烏迴鳩羅,應羯磨此人令斷是事。羯磨者,一心和合僧,一比丘僧中問言:'誰能作烏迴鳩羅,如法、如比尼、如佛教斷是事?'僧中若言:'我能。'若有五法,不應立作烏迴鳩羅。何等五?隨愛行、隨瞋行、隨怖行、隨癡行、不知斷不斷。成就五法,應立作烏迴鳩羅:不隨愛行、不隨瞋行、不隨怖行、不隨癡行、知斷不斷。即時一比丘應僧中唱言:'大德僧聽!某甲、某甲比丘,能作烏迴鳩羅,如法、如比尼、如佛教斷隨僧中事。若僧時到僧忍聽,立某甲、某甲比丘作烏迴鳩羅,能如法斷隨僧中事。是名白。'如是白二羯磨。'僧立某甲、某甲比丘作烏迴鳩羅斷隨僧中事竟,僧忍,默然故,是事如是持!'是二烏迴鳩羅比丘若是上座,諸下座比丘應與此二人欲已遠去。若此二烏迴鳩羅是下座,應從諸上座取欲已小遠去,當如法、如比尼、如佛教斷是事。若二烏迴鳩羅能如法、如比尼、如佛教斷是事者,是名為斷用一比尼,所謂現前比尼。現前比尼者,僧現前、人現前、比尼現前。僧現前者如上說,人現前、比尼現前亦如上說。若二烏迴鳩羅不能如法、如比尼、如佛教斷是事者,是二烏迴鳩羅應更立二烏迴鳩羅。立法者,一心和合僧,一比丘僧中問言:'誰能作烏迴鳩羅,斷隨僧中事?'若言:'我能。'一比丘僧中唱言:'大德僧聽!某甲、某甲比丘,能作烏迴鳩羅,如法、如比尼、如佛教斷隨僧中事。若僧時到僧忍聽,僧立某甲、某甲比丘作烏迴鳩羅,能如法斷隨僧中事。是名白。'如是白二羯磨。'僧立某甲、某甲比丘作烏迴鳩羅斷隨僧中事竟,僧忍,默然故,是事如是持!'是二烏迴鳩羅若是上座,諸下座比丘應與欲已小遠去。若二烏迴鳩羅是下座,應從諸上座比丘取欲已小遠去,當如法、如比尼、如佛教斷是事。若二烏迴鳩羅能如法、如比尼、如佛教斷是事者,是名為斷用一比尼,所謂現前比尼。現前比尼者,僧現前、人現前、比尼現前。僧現前者如上說,人現前、比尼現前亦如上說。若是二烏迴鳩羅不能如法斷者,還付先二烏迴鳩羅。先二烏迴鳩羅應如法、如比尼、如佛教斷。若能如法斷是事者,是名為斷用一比尼,謂現前比尼。現前比尼者,僧現前、人現前、比尼現前。僧現前者如上說,人現前、比尼現前亦如上說。若是先二烏迴鳩羅復不能如法、如比尼、如佛教斷是事者,應捨付僧。僧應受是事,如法、如比尼、如佛教斷。若僧取是事,能如法、如比尼、如佛教斷者,是名為斷用一比尼,謂現前比尼。現前比尼者,僧現前、人現前、比尼現前。僧現前如上說,人現前、比尼現前亦如上說。(《大正藏》卷二十三第 251-253 页)

【评说】佛陀规定发生争论时,应在僧众中挑选一名、两名或四名担任乌迴鸠罗,发生争论的双方向其羯磨。

卷第三十六

【提要】十诵律中的"六诵"(卷三十六至卷四十一)包括调达事、杂法(初二十法、中二十法、比丘尼法、后二十法)。本篇讲述的是有关调达尊者的故事,进而引出佛陀规定的戒律。

【原文】有時瓶沙王,駕駃馬車入林園中遊戲。爾時太子持利劍於巷頭待。爾時王晝日於園中伎樂自娱,向暮還宫王來轉近,即以頻遲羅劍遙用擲王。馬車速疾故,得免斯難。太子以不害王故,即便走逃。眾官尋時圍繞收捕,將詣王所。王問太子言:"汝欲作何等?"答言:"欲奪王命。"問言:"用誰語耶?"答言:"用上人調達語。"爾時大臣有言:"一切沙門釋子皆應打殺。"有言:"一切沙門釋子有何等罪?應殺調達及其弟子。"有言:"調達弟子有何等罪?但殺調達。"有言:"何以殺諸沙門釋子?何以殺調達弟子?何以殺調達?大王善好賢柔,應死者放,云何殺諸沙門出家人耶?我等何不以此事白王,隨王教治事亦成斷,何煩我等自用力耶?"王還宫已,因此事故於治處坐,大臣官屬皆來朝覲,於一面立。王言:"昨所起事,當云何斷?"答言:"大臣有言:'一切沙門釋子皆應打殺。'有言:'一切沙門釋子有何等罪?應殺調達及其弟子。'有言:'調達弟子有何等罪?但殺調達。'有言:'何以殺諸沙門釋子?何以殺調達弟子?何以殺調達?大王善好賢柔,應死者放,云何殺諸沙門出家人也?我等何不以此事白王,隨王教治事亦成斷,何煩我等自用力耶?'"王言:"諸沙門釋子先時遣人唱言:'調達身口所作事,莫謂是佛事法事僧事。此是調達及弟子所作事。'此事先已唱說。"王聞大臣有言:"一切沙門釋子皆應打殺。"王不可是語。有言:"諸沙門釋子有何等罪應殺?調達及其弟子。"王亦不可是語。有言:"調達弟子有何等罪?應殺調達。"王亦不可是語。有言:"何以殺一切沙門釋子?何以殺調達弟子?何以殺調達?大王善好賢柔,應死者放,隨王教治事亦成斷,何煩我等自用力耶?"王即可之,賞賜聚落田宅財物。時王自問太子言:"汝欲作何等?"即除慚愧答言:"我欲奪王命。何以故?王有王鼓、王伎樂、王持蓋、王行時金澡瓶導前。我無王鼓、王伎樂、王持蓋、王行時持金澡瓶導前。"王便與太子王鼓、王伎樂、王持蓋、王行時金澡瓶導前。爾時二王打鼓、二王唱導、二王持蓋、二王持金澡瓶在前。治國土法,不可隨一切人意。瓶沙王先未得道時,所可作惡不隨人意,是諸人民心懷瞋恨,而作是念:"時到當報。"是諸惡人親近阿闍世白言:"何國土中有二主者?"王言:"云何二主?"答言:"二王打鼓、二王作伎樂、二王持蓋、二王行時持金澡瓶在前、二王唱導。汝父王後若治國時,當奪汝命獨自作王,汝應方便治王。"阿闍世王聞已心喜忍受,即勅大臣官人,捕取父王令著獄中。大臣受教,即便收捕繫在牢獄。

大王善好賢柔,百千萬人持諸餚饍往問訊王,王噉以自活。過數日已,阿闍世王問:"大王活不?"答言:"活。""云何得活?"答言:"問訊人與飲食活。"王即勅獄官:"自今已後莫聽人入。"後王夫人盜持食入,王噉得活。過數日已,王復問言:"大王活耶?"答言:"活。""云何得活?"答言:"有王夫人,來與飲食故。"即勅獄官莫聽夫人入。有大夫人,深敬念大王,以食塗衣更著上衣往到獄中,脫衣與王令食得活。過數日已,王復問言:"父王活耶?"答言:"活。""云何得活?"答言:"大夫人來,緣得食活。"王言:"莫聽大夫人入。"父王在獄中遙見耆闍崛山,大王見佛及僧舍利弗、目連、阿那律、難提、金鞞羅上山下山,大王得遙見佛及僧歡喜故活。過數日已,阿闍世復問:"父王活耶?"答言:"活。""云何得活?"大臣妬心答言:"遙見佛及僧故活。"王即勅令障隔,莫令得見。

諸佛常法,有大因緣入城時,現如是神通力:象深鳴、馬悲鳴、諸牛吼;鵝鴈、孔雀、鸚鵡、舍利鳥、俱耆羅鳥、猩猩諸鳥出和雅音;大鼓、小鼓、箜篌、箏、笛、琵琶、簫、瑟、箄篥、鐃鈸,不鼓自鳴;諸貴人舍所有金銀寶器內外莊嚴具,若在箱篋中自然作聲;盲者得視、聾者得聽、瘂者能言、痀躄者得伸;跛蹇得手足、睞眼得正、瘻者得除苦痛得樂、毒者消歇、狂者得止;殺者

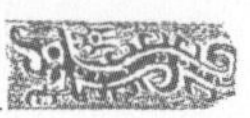

離殺、偷者離偷、邪婬者不邪婬、妄語者不妄語、兩舌、惡口、綺語者不綺語、貪者不貪、瞋者不瞋、邪見者離邪見;牢獄閉繫、枷鎖杻械悉得解脫;急鬧處者皆得空閑;未種善根者種、已種者增長、已增長者得解脫;諸伏藏寶物自然出現。如是希有事,諸眾生得利益。爾時佛入王舍城,以右足蹈門閫上,悉現如是種種瑞應。瓶沙王曾見是相,知佛當入城,王從樓閣向孔間立看佛入城。王得聖道,見佛及僧歡喜故活。過數日已,阿闍世復問:"王今活耶?"答言:"活。""云何得活?"諸大臣妬心答言:"佛入城現神通力,父王從向孔中見佛故活。"阿闍世王言:"以利刀削大王脚底,皮却急繫莫令東西。"即受教,削大王脚底,急繫不得東西。王以是故臥,日就羸篤。(《大正藏》卷二十三第260-261页)

【评说】本段经文展示了佛显神通的场景:牛马鸟类自鸣并有乐感、乐器自己发出音乐、身有残疾的人恢复正常、有疾病的人疾病康复。

【原文】又一時阿闍世王共母俱食,王有一子,字優陀耶跋陀,於道頭與狗子共戲。王問:"優陀耶跋陀,今何所在?"答言:"道中與狗子共戲。"王言:"喚來,我與共食。"即抱狗子隨信俱至,王子不食。王言:"何故?"王子言:"王聽我與狗子食者,爾乃食耳。"王言:"隨意。"王子自食隨持與狗。王語母言:"我作難事。何以故?我澆頂剎利王,以愛念兒故,與狗共食。"母言:"此非作難事。何以故?人有噉狗肉者,與食何怪?會知汝父作難事不?"王言:"作何難事?"母言:"汝年小時手指生癰,受急苦痛晝夜不寐。汝父抱著膝上口含癰指,大王體軟汝得安睡。由口暖故,癰熟膿潰。大王心念:'却指唾膿復增子苦。'即隨咽膿。汝父作是難事,願汝時放。"王聞默然。母謂已放。宮中聲出已放大王,巷陌諸處聞大王得出。王賢善故,百千種人皆稱:"善哉!"咸到獄所各作是言:"大王得出。"大王聞已作是念:"我兒惡逆無慈愍心,不知當復何事治我?"作是念已,自投床下遂便命絕。爾時阿闍世王,奪父王命得大逆罪。(《大正藏》卷二十三第261-262页)

【评说】古印度也有父慈子孝的文化传统,弑父是大逆不道之罪。"痈熟脓溃",佛陀时代痈病已采用排脓法治疗。

卷第三十七

【原文】佛在王舍城方黑石聖山,與大比丘眾七百人俱。爾時世尊中前著衣持鉢,阿難隨後入王舍城乞食。食後往詣講堂,於眾僧前敷坐處坐。調達亦如是,中前著衣持鉢,迦留羅提舍隨後,入王舍城乞食。食後詣講堂隨次第坐,坐已調達僧中唱言:"比丘應盡形受著納衣、應盡形受乞食、應盡形受一食、應盡形受露地住、應盡形受斷肉魚。是五法隨順少欲知足、易養易滿、知時知量、精進持戒清淨、一心遠離、向泥洹門。若比丘行是五法,疾得泥洹。"調達爾時,非法說法法說非法、善說非善非善說善、犯說非犯、非犯說犯、輕說重、重說輕、有殘說無殘、無殘說有殘、常所行法說非常所行法、非常所行法說常所行法、言說非言、非言說言。佛爾時自約勑調達:"汝莫作方便破和合僧,莫受持破僧因緣事。汝與僧共和合,和合者歡喜無諍,一心一學如水乳合安樂行。汝莫非法說法、法說非法、非善說善、善說非善、非犯說犯、犯說非犯、輕說重、重說輕、有殘說無殘、無殘說有殘、常所行法說非常所行法、非常所行法說常所行法、言說非言、非言說言。"調達聞佛如是約勑,不捨破僧因緣事。當佛約勑調達不捨是事,爾時迦留羅提舍比丘,在調達後以扇扇調達。加留羅提舍比丘,即時偏袒右肩、合掌白佛言:"如佛讚歎頭陀功德,上人調達亦讚歎頭陀功德。佛何以生妬心?"佛言:"癡人!我有何妬心?過去諸佛讚歎納衣、聽著納衣。我今亦讚歎納衣、聽著納衣,亦聽著居士衣。癡人!過去諸佛讚歎乞食、聽乞食。我今亦讚歎乞食、聽乞食,亦聽請食。癡人!過去諸佛讚歎一食、聽一食。我今讚歎一食、聽一食,亦聽再食。癡人!過去諸佛讚歎露地住、聽露地住。我今讚歎露地住、聽露地住,亦聽房舍住。癡人!我不聽噉三種不淨肉:若見、若聞、若疑。見者,自眼見是畜生為我故殺。聞者,從可信人聞為汝故殺是畜生。疑者,是中無屠賣家,又無自死者,是人凶惡,能故奪畜生命。癡人!如是三種肉我不聽噉。癡人!我聽噉三種淨肉。何等三?不見、不聞、不疑。不見者,不自眼見為我故殺是畜生。不聞者,不從可信人聞為汝故殺是畜生。不疑者,是中有屠兒,是人慈心,不能奪畜生命。我聽噉如是三種淨肉。癡人!若大祠,所謂象祠、馬祠、人祠、和闍毘耶祠、三若波陀祠、隨意祠,若諸世會殺生處祠,如是大祠世會中,不聽沙門釋子噉肉。何以故?是大祠世會,皆為客故。"佛說是已,即從坐起入室坐禪。爾時調達作是言:"我調達僧中唱言:'比丘應盡形著納衣、應盡形乞食、應盡形一食、應盡形露地住、應盡形不噉肉魚。'隨何比丘,憙樂是五法者,便起捉籌。"唱已調達及四伴即起捉籌。調達第二復作是言:"我調達僧中唱言:'比丘應盡形著納衣、應盡形乞食、應盡形一食、應盡形露地住、應盡形不噉肉魚。'隨何比丘,喜樂是五法者,便起捉籌。"唱第二語已,有二百五十比丘,從坐起捉籌。調達第三復作是言:"我調達僧中唱言:'比丘應盡形著納衣、應盡形乞食、應盡形一食、應盡形露地住、應盡形不噉肉魚。'隨何比丘,憙樂是五法者,便起捉籌。"第三唱已,復有二百五十比丘,從坐起捉籌。爾時調達,即將是眾還自住處,更立法制。調達作是言:"應盡形著納衣、應盡形乞食、應盡形一食、應盡形露地住、應盡形不噉肉魚,隨何比丘,不憙樂、不忍受是五法者,是人去我等遠,與我别異不共語。"(《大正藏》卷二十三第 264-265 页)

【评说】本段经文记载比丘在乞食中不能吃鱼肉。

三种不净肉:第一,亲眼看见特地为自己杀害畜生作为食物;第二,听到别人说这是特地为自己杀害畜生作为食物;第三,怀疑是特地为自己杀害畜生作为食物。这三种不净肉在乞食中是绝对不能接受的。

三种净肉:第一,没有亲眼看见特地为自己杀害畜生作为食物;第二,没有听到可信的人说这是特地为自己杀害畜生作为食物;第三,提供肉食的人有慈悲心不可能为自己杀害畜生作为食物。这三种净肉在乞食中可以接受。

但总而言之,佛陀反对比丘在乞食中接受鱼肉食物。

【原文】佛在王舍城。爾時六群比丘,以木棒自打治身。諸居士呵責言:"諸沙門釋子自言:'善好有德。'以木棒自治身,如王、如大臣。"是事白佛,佛言:"從今不應以木棒治身。治者,突吉羅。"諸比丘以木丸自治身,佛言:"從今不聽以木丸治身。治者,突吉羅。"(《大正藏》卷二十三第 267 页)

【评说】佛陀规定不得用木棒拍打身子治病。

【原文】佛在舍衛國,六群比丘洗浴,以鉋刮身毛脫,諸居士呵責言:"諸沙門釋子自言:'善好有德。'洗浴以鉋刮身毛脫,如王、如大臣。"是事白佛,佛言:"從今洗浴不聽以鉋刮身毛脫。刮者,突吉羅。"爾時有比丘名強耆羅,多毛,洗浴已毛中水濕衣爛壞、身體臭穢,是事白

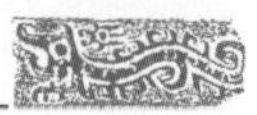

佛:"願聽洗浴時以鉋刮去水。"佛言:"聽。"(《大正藏》卷二十三第 267 页)

【评说】佛陀本规定比丘洗浴时不准刮体毛,后因有比丘因此身体臭秽,佛陀随即又改变了规定。

【原文】爾時六群比丘以香塗身,諸居士呵責言:"諸比丘自言:'善好有德。'以香塗身,如王、如大臣。"是事白佛,佛言:"從今不聽以香塗身。塗者,突吉羅。"(《大正藏》卷二十三第 267 页)

【评说】佛陀规定比丘不得用香涂身。

【原文】六群比丘以掌治身,諸居士呵責言:"諸比丘自言:'善好有德。'以掌治身,如王、如大臣。"是事白佛,佛言:"從今不聽以掌治身。治身者,突吉羅。掌有二種:手掌、脚掌。手掌治,突吉羅。脚掌治,亦突吉羅。除手掌脚掌,以餘身分治者,亦突吉羅。"(《大正藏》卷二十三第 267 页)

【评说】佛陀规定不得用手掌、脚掌治病。

【原文】佛在迦維羅衛國。爾時釋摩男,請佛及僧明日食,佛默然受。釋摩男知佛默然受請已,頭面禮佛足右遶而去,還舍通夜辦種種多美飲食,早起敷坐處,遣使白佛:"時到,唯聖知時。"爾時諸比丘以油塗足,是國多塵土著比丘脚,諸居士婦以兩手接比丘足作禮,然後洗手捉鉢下食。有比丘語居士婦言:"先洗手已捉鉢。"答言:"已洗。若汝不油塗脚上來者,當有何過?"佛見居士婦呵責比丘作如是事。佛食後還僧坊,以是事集比丘僧,語諸比丘:"從今不應以油塗足入白衣家。塗足入白衣舍者,突吉羅。若有泥有瘡塗入者,不犯。"

六群比丘油塗頭,諸居士呵責言:"諸沙門釋子自言:'善好有德。'以油塗頭如白衣。"佛言:"從今不聽比丘以油塗頭。塗者,突吉羅。若新剃髮、若頭痛、若房舍內塗者,不犯。"

六群比丘莊嚴面目,諸居士呵責言:"諸比丘自言:'善好有德。'莊嚴面目,如王、如大臣。"是事白佛,佛言:"從今不應莊嚴面目。莊嚴者,突吉羅。"(《大正藏》卷二十三第 267 页)

【评说】佛陀规定比丘不得用油涂身,但有疮涂油、因头痛涂油等都不属于犯戒。

【原文】六群比丘以莊嚴故畫眼。諸居士呵責言:"諸比丘自言:'善好有德。'畫眼如王如大臣。"是事白佛,佛言:"從今不聽比丘為莊嚴故畫眼。畫者,突吉羅。畫眼有五種:一者墨畫、二者空青畫、三者雜畫、四者華畫、五者樹汁畫。若為治病故畫眼,不犯。"(《大正藏》卷二十三第 267 页)

【评说】佛陀规定不得画眼睛,但是为治病而画眼睛不属于犯戒。

卷第三十八

【原文】佛自恣後遊行教化,有一比丘,手捉鉢、藥草、革屣而行。佛見此比丘,知而故問:"汝何以捉鉢、藥草、革屣遊行?"答言:"我更無著處。"佛言:"從今聽畜三種囊:鉢囊、藥草囊、革屣囊。"(《大正藏》卷二十三第 272 页)

【评说】佛陀规定比丘行走传法时可携带钵囊、药草囊、革屣囊。

【原文】佛在王舍城。爾時六群比丘木上食，佛言："從今不聽木上食。若用食者，突吉羅。"爾時六群比丘，自畜木橙食、或畜床子食、或畜盤食，佛言："不聽畜木橙、木床、木槃食。若用食者，突吉羅。"

佛在王舍城。爾時六群比丘，二人共一鉢食，佛言："不得共鉢食。若共鉢食，突吉羅。不犯者，食休已過與不犯。"

佛在王舍城。六群比丘不著袈裟食，佛言："不聽不著袈裟食。不著食者，突吉羅。"

佛在王舍城。爾時六群比丘露形揩，佛言："不得露形揩。犯者，突吉羅。"又六群比丘揩露形者，佛言："不聽揩露形者，犯者，突吉羅。"有二比丘俱露形相揩，佛言："若露形相揩者，俱突吉羅。"(《大正藏》卷二十三第273页)

【评说】佛陀规定了比丘聚居时饮食的行为规范，比丘不能共钵饮食。说明佛陀很重视饮食的卫生健康，有效避免了因聚餐而致传染病暴发的情况。

【原文】佛在舍衛國。有比丘名疑離越，小豆羹中得生小豆，便出著地。此豆可生芽葉華實，是比丘語諸比丘："此羹不淨不應食。"諸比丘以是事白佛，佛知故問疑離越："汝實羹中得生小豆，出著地可生芽葉華實，語諸比丘：'此羹不淨不應食耶？'"答言："實爾。世尊！"佛種種因緣讚戒、讚持戒，讚戒、讚持戒已，語諸比丘："此羹若未熟者，應更煮。若先生者，應作淨已煮。"

佛在舍衛國。諸比丘作淨地羯磨，佛言："從今不聽作淨地。若作者，突吉羅。"

佛在舍衛國，有比丘名牛呞，食已更呞。諸比丘見非時嚼食，各相謂言："是比丘過中食。"聞已心愁不樂，是事白佛。佛以是因緣集比丘僧，語諸比丘："莫謂是比丘過中食。何以故？是比丘先五百世時常生牛中，是比丘雖得人身，餘習故在。"佛言："若更有如是呞食者，應在屏覆處，不應眾人前呞。"(《大正藏》卷二十三第273页)

【评说】佛陀不允许比丘食用未煮熟的食物，可见佛陀注重饮食卫生。

【原文】佛在舍衛國。爾時長老舍利弗得風病，藥師教言："乳中煮蒜噉。"舍利弗言："佛未聽乳中煮蒜噉。"是事白佛，佛言："聽乳煮蒜噉，隨噉蒜法行。云何隨法行？噉蒜者，不應近佛乃至和上阿闍梨、一切上座、佛塔、聲聞塔、溫室、講堂、僧食厨下，不得近僧坊外門立、不得入僧廁大小便、不得入僧浴室、不得入眾人坐處，當於屏房住。若急大小便者，應使人掘地作處。若無淨人，應就遠屏處大小便。若病差已，應掃灑所住處塗地，臥具床席更應抖擻，故有臭者應洗浣。是比丘從房出，閉戶下撢，下撢已去。"(《大正藏》卷二十三第275页)

【评说】佛陀规定不得食用大蒜，治疗需要服蒜后，因有异味应主动避免接触他人，康复后清洗房间和卧具。

佛陀时代认为蒜放入乳中煮后可治风病。

【原文】佛在舍衛國，爾時長老畢陵伽婆蹉眼痛，時藥師教言："和藥作丸著火上燒服烟。"優波離問佛："用何物作藥？"佛言："但除青木香藥和合，餘一切香著火中手接取烟而咽。"時以手接烟不得，佛言："作筒。"時筒太長不得烟，佛言："莫長作。"又復短作便燒手，佛言："莫太短。"又時丸藥在一處、筒在一處，取時難得，佛言："應畜囊盛。"盛時筒破藥丸，佛言："中應施鬲。"施鬲已不繫頭筒墮地，佛言："應繫頭。"(《大正藏》卷二十三第275页)

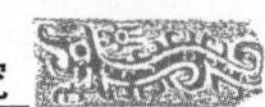

【评说】本段经文记载了用火烧除青木香以外的香料制成的丸剂，吞咽其散发的烟雾治疗眼痛，并探索了如何改进烧药丸的器具，使药效变佳。

【原文】佛在舍衛國。有病比丘，蘇油塗身不洗痒悶。是事白佛，佛言："應用澡豆洗。"優波離問佛："用何物作澡豆?"佛言："以大豆、小豆、摩沙豆、豌豆、迦提婆羅草、梨頻陀子作。"(《大正藏》卷二十三第275页)

【评说】用澡豆洗澡除可去身体的瘙痒感，作澡豆的原料包括大豆、小豆、摩沙豆、豌豆、迦提婆罗草、梨频陀子等。

澡豆相当于今天的肥皂，是以豆子研成的细末作为主料制成细丸状而得名。以豆粉添加药品制成粉状，用以洗手，洗面，能使皮肤滑润光泽。

【原文】佛在舍衛國。長老舍利弗患熱血病，時藥師教言："以娑摩尼水洗。"優波離問佛："用何物作娑摩尼?"佛言："除毒樹，取餘一切樹華葉作。"(《大正藏》卷二十三第275页)

【评说】古印度用无毒的花叶煮娑摩尼水洗浴治疗热血病。

【原文】佛在舍衛國。長老畢陵伽婆蹉患眼痛，時藥師教言："應脂灌鼻。"時比丘以指渧鼻中，或以毳取而渧，渧時不便流入，眼更增痛劇。是事白佛，佛言："作筒灌。"作筒大，鼻不受；復小作，溢失不中用。是事白佛，佛言："莫大莫小作，得受一波羅、若一波羅半，欲唾以手承取。"以手承取故便欲吐，佛言："聽用弊衲承取。"(《大正藏》卷二十三第275-276页)

【评说】佛陀时代用脂灌鼻中治疗眼痛。佛陀十分注重卫生，呕吐时吐在旧衣物中。

【原文】佛在舍衛國。爾時諸比丘，祇桓中處處大便，密迹執金剛神諸非人皆瞋呵責言："此中應作不淨耶?"佛語諸比丘："不應處處大便，當在一處作。"一處作已大聚糞，佛言："除却。"除却時諸比丘吐悶，佛言："掘地作坑。"作坑已坑邊有大便，污比丘脚，佛言："應施安脚處。"優波離問佛："用何等物作安脚處?"佛言："以木石墫作。"大便時露地無障，人見，佛言："應作障。"時兩相見，佛言："應施鬲。"施鬲已出入時故相見，佛言："應別施戶。"時有老比丘，上廁時憙倒，欲起時便却偃，佛言："應施格令得企。"起時須水洗大便處，佛言："應畜水器。"又無土洗手，佛言："應安土。"土或少，佛言："大器盛。"是時平地著器，或畜生牛馬、麞鹿、獮猴、狗來蹈壞，佛言："應鑿地安器。"又不覆上，有毒蛇、蛆墫作。"諸比丘洗時露現，佛言："應施障。"或二三人俱洗相見，佛言："應施鬲。"又出入時相見，佛言："應別施戶。"

佛在舍衛國。祇桓中諸比丘處處小便，金剛神諸非人皆瞋呵責："此中應作不淨耶?"是事白佛，佛言："不得處處小便，應在一處作。"一處已如渠流，佛言："應安瓮。"瓮滿，佛言："應棄。"棄時比丘吐悶，佛言："瓮下作孔令出。"瓮久便臭，佛言："應蓋上。"比丘却蓋時小便臭劇，佛言："蓋上開小孔令臭氣出。"時瓮四邊小便流污脚，佛言："應作安脚處。"優波離問佛："用何物作?"佛言："應用木石墫作。"諸比丘小便時露現，佛言："應施障。"小便時兩相見，佛言："應施鬲。"施鬲已出入時故相見，佛言："應施戶。"

佛在舍衛國。爾時有人施僧瓦瓨，諸比丘不受，不知何所用？是事白佛，佛言："應受用，盛水取水浴室中用。"

佛在舍摩國，與大比丘僧說五陰法，所謂色受想行識。爾時佛嚏，遍五百比丘一時同聲言:“老壽。”佛語諸比丘:“以汝等言‘老壽’故,便得老壽耶?”“不也。世尊!”佛言:“從今不得稱老壽。稱老壽者,得突吉羅。”(《大正藏》卷二十三第 276 页)

【评说】佛陀因比丘聚居随处大小便,于是建造厕所,让比丘有了专门大小便的地方,规定大便后用水清洗大便的地方。

【原文】佛在舍衛國。諸比丘入舍衛城乞食,時檀越施種種好食:乳、酪、生酥、熟酥、油、蜜、魚、肉脯,諸比丘不取,將無是乞美食耶?是事白佛,佛言:“不乞而得應受。”(初二十法竟。中二十法上)(《大正藏》卷二十三第 276 页)

【评说】佛陀规定比丘乞食,不得接受并食用乳、酪、生熟酥、油、蜜、鱼、肉脯等食物。

卷第三十九

【原文】佛在舍衛國。諸比丘於祇洹中處處洗浴,或用澡豆、或用土,以濕熱故生蟲。諸金剛神皆瞋呵責言:“云何名比丘污此地?”諸比丘不知云何?是事白佛,佛言:“從今不得處處洗浴,應一處就水竇洗。”(《大正藏》卷二十三第 282 页)

【评说】因比丘没有固定处洗浴,又用澡豆、土,影响环境以致潮湿生虫,所以佛陀规定要有固定洗浴的地点。

【原文】佛在釋迦國。釋摩訶男請佛及僧明日食,佛默然受。知佛受已,頭面作禮右繞而去。到舍通夜辦種種多美飲食,晨朝敷坐處已,往到佛所白言:“時到,佛自知時。”佛與諸比丘僧入其舍,是會有肉,佛及僧次第坐竟,釋摩訶男自手行飯下肉。爾時六群比丘畜狗,疾食竟拾滿鉢骨置前舉眼高視。時釋摩訶男循行看僧食,誰得?誰不得?誰重得?見是鉢中盛滿物,語諸比丘:“大德!此鉢是恒沙諸佛幖幟,何以輕賤此鉢?汝自賤鉢,我亦不憂,但恐汝後持此不淨鉢受我食。”爾時佛見釋摩訶男呵責已,時佛呵責六群比丘:“云何以鉢盛不淨物?從今不得以鉢盛不淨物。盛者,突吉羅。”

佛在王舍城。爾時六群比丘,以脚扶鉢受食。是事白佛,佛言:“從今不得以脚扶鉢受食。犯者,突吉羅。”爾時六群比丘,以革屣頭扶鉢受食。是事白佛,佛言:“從今不得革屣頭扶鉢受食。犯者,突吉羅。”

佛在王舍城,六群比丘與無鉢人受具戒。爾時六群比丘與十七群比丘喜共諍。時六群比丘次守僧坊,十七群次與迎食。時十七群比丘,從守僧坊比丘索鉢來,問:“作何等?”答言:“與汝請食。”彼比丘言:“無鉢。”問言:“汝無鉢出家耶?”答言:“如是。”時十七群比丘作是言:“汝是大智德人,無鉢便得受具戒。”是比丘聞是語心不喜,是事白佛,佛言:“從今無鉢人,不得與出家受具戒。若與受者,突吉羅。”(《大正藏》卷二十三第 282 页)

【评说】佛陀强调比丘的钵中不能盛肉食等不净物,不得有用脚或鞋扶钵接受食物等轻贱钵的行为。出家人必须有钵,无钵出家犯突吉罗。

卷第四十

【原文】佛在王舍城。有比丘病癰,往語耆婆:“治我此病。”耆婆答言:“膒令熟。”比丘

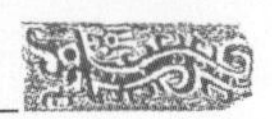

言:“佛未聽膃熟。”諸比丘是事白佛,佛言:“聽膃令熟。”耆婆又言:“應破。”答言:“佛未聽破癰。”是事白佛,佛言:“聽破。”耆婆又言:“應捺去膿。”比丘言:“佛未聽捺。”是事白佛,佛言:“聽捺。”耆婆又言:“應著食膿物。”比丘言:“佛未聽著。”是事白佛,佛言:“聽著種種治膿藥。”(《大正藏》卷二十三第 288 页)

【评说】佛陀时代治疗痈病,先令生痈部位变热,食用促进痈化脓的药物或食物,然后切开排脓。耆婆,又作耆婆伽、只婆、时婆、耆域、时缚迦,为佛陀时代之名医,曾至希腊殖民地附近的德叉尸罗国学医,后返回王舍城,成为频婆娑罗王与阿阇世王的御医。其虔诚信仰佛教,屡次治愈佛弟子的疾病,曾引导弑父的阿阇世王到佛陀面前忏悔。耆婆的医名可媲美中国战国时代的扁鹊。

【原文】爾時聽作時節,兩時、夜時、晝時、七日時、常坐時,不嚼楊枝口中氣臭,共相謂言:“佛聽我等嚼楊枝者善。”是事白佛,佛言:“聽嚼楊枝有五利益:一者口不苦、二者口不臭、三者除風、四者除熱病、五者除痰癊。復有五利益:一者除風、二者除熱、三者口滋味、四者能食、五者眼明。”爾時便作時節,兩時、夜時、晝時、七日時、常坐禪時,不洗浴垢臭,諸比丘共相謂言:“佛聽洗者善。”是事白佛,佛言:“聽洗。”爾時渠水流駛入者為水所漂,是事白佛,佛言:“水中應施柱作障礙捉洗。”(《大正藏》卷二十三第 289 页)

【评说】佛陀论述了嚼杨枝的好处:口不苦、口不臭、除风病、除热病、除痰、利于促进食欲、有利于眼的健康。佛陀也强调比丘的个人卫生,要定时洗浴。

【原文】佛在舍衛國。偷蘭難陀比丘尼度婬女為弟子。晨朝時到,著衣持鉢入舍衛城乞食,先共作不淨行諸居士,語諸居士:“我先共此比丘尼作不淨。”彼比丘尼愁惱。是事白佛,佛言:“從今不聽度婬女。若度者,突吉羅。”(《大正藏》卷二十三第 295 页)

【评说】佛陀规定不得度化淫女(纵欲淫乱的女人)为弟子。

卷第四十一

【原文】佛在舍衛國。爾時有比丘尼乞食時,手持鉢食巷中行,屋上有毒蛇,屎墮食中。比丘尼噉是食,毒發垂死,是事白佛,佛言:“應作蓋覆食器上。”(《大正藏》卷二十三第 297 页)

【评说】因为有毒蛇的屎落在食物上,比丘食用后中毒身亡的事例,佛陀规定食器上要有盖子,这也是佛陀注意饮食卫生的体现。

【原文】佛在舍衛國。爾時偷羅難陀比丘尼著新踈衣,市巷多人中行,內身露現。諸居士言:“善女是名何衣?”答言:“是名新踈衣。”諸居士呵責言:“諸比丘尼自言:‘善好有德。’云何著新踈衣,如王夫人、如大臣婦。”是事白佛,佛言:“從今不聽比丘尼著薄踈衣。著者,突吉羅。”

佛在王舍城。爾時有助提婆達多比丘尼在女人洗處浴。諸居士呵責言:“諸比丘尼自言:‘善好有德。’在女人洗處浴,如王夫人、大臣婦。”是事白佛,佛言:“從今不聽諸比丘尼,女人洗處浴。若浴,突吉羅。”

佛在舍衛國。爾時偷羅難陀比丘尼用澡豆浴身入女根中。是事白佛,佛言:“從今不聽比丘尼用澡豆浴。用者,突吉羅。”

佛在舍衛國。爾時偷羅難陀比丘尼水中逆行,諸比丘尼問言:“汝何以逆水行?”答言:“欲受觸樂。”是事白佛,佛言:“從今不聽比丘尼水中逆行。若逆水行,突吉羅。”(《大正藏》卷二十三第297-298页)

【评说】佛陀规定比丘尼不得用澡豆洗浴自已的私处,也有比丘尼利用水的触感获得性快感,这样的行为都属于犯戒。

【原文】佛在舍衛國。新造祇洹竟,諸居士辦供具,多諸比丘來,千二百五十人。諸比丘亂入、亂坐、亂食、亂起、亂去,諸居士呵責言:“有餘沙門、婆羅門,次第入、次第坐、次第食、次第起、次第去。是沙門釋子自言:‘善好有德。’亂入、亂坐、亂食、亂起、亂去,不知誰得?誰不得?誰重得?”諸比丘不知云何?是事白佛。佛言:“從今日應次第入、次第坐、次第食、次第起、次第去。”時諸比丘次第入、次第坐、次第食、次第起、次第去,時默然入、默然坐、默然食、默然起、默然去。諸居士呵責言:“有餘沙門、婆羅門,讚唄呪願讚歎。沙門釋子自言:‘善好有德。’默然入、默然坐、默然食、默然起、默然去,我等不知食好不好?”諸比丘不知云何?是事白佛,佛言:“從今食時,應唄呪願讚歎。”諸比丘不知誰應作,佛言:“上座作。”爾時偷羅難陀少學寡聞,時為上座,佛言:“若上座不能,次第二應作。第二不能,第三應作。如是次第,能者應作。”(《大正藏》卷二十三第299页)

【评说】佛陀规定比丘聚集饮食、起坐都要有规矩,不能毫无秩序。

【原文】佛在王舍城。爾時六群比丘,洗脚處嚼楊枝,後比丘來見不淨吐逆。諸比丘不知云何?是事白佛。佛以是事集僧,知而故問六群比丘:“汝實作是事不?”答言:“實作。世尊!”佛以種種因緣呵責六群比丘:“云何名比丘,僧洗脚處嚼楊枝?”呵已語諸比丘:“從今佛前不得嚼楊枝。和上阿闍梨前、一切上座前、佛塔前、聲聞塔前。溫室、講堂、厨下、大門前、廁邊安水處、小便處、浴室中多人行處,不得嚼楊枝。嚼者,突吉羅。不犯者,同歲比丘前不犯。”(《大正藏》卷二十三第299页)

【评说】佛陀规定不得在洗脚的地方、厨房、大小便处、浴室等不洁净的地方嚼杨枝。

【原文】佛在王舍城。有裸形外道病疥瘙,往語耆婆:“治我此病。”答言:“浴室中洗乃可得差。”外道作是言:“我是外道,裸形無所著,何由得浴室洗耶?”耆婆言:“頗有親里相識比丘不?”答言:“無。”耆婆言:“唯得浴室洗可差。”是外道即往到竹園,問新學比丘及沙彌言:“汝等何時浴室洗耶?”答言:“某日。”時外道屈指數日,或擲石數日、或作籌數日,若干日已過、若干日在。到浴日,來至入竹園,在一面立,看諸比丘云何入浴室洗,或有比丘著衣入、或有以泥塗身入。是外道即以泥塗身入,如似老上座。諸比丘作是念:“是上座比丘從何處來?”共相謂言:“上座來,與上座床。”即便與床,盛滿器水著前。汗出已,諸比丘亦與揩脚髀髆胸背。舉身揩已,疥瘙即除,身得清淨。清淨已,喚擔衣來與上座,是外道言:“汝等不好,用著衣為?”諸比丘言:“不善。”“將不與外道洗耶?”諸比丘不知云何?是事白佛,佛言:“從今日露身不得揩,他亦不得揩露身者,兩露身亦不得相揩。比丘闇中不得作禮、不得禮覆面者、不得禮睡者、不得禮入三昧者、不得禮嚼楊枝者,自嚼楊枝亦不得作禮。自洗面不得作禮,亦不得向

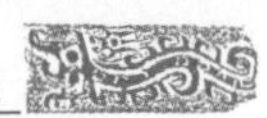

洗面者禮。自食時不得禮,不得禮食者。自縫衣時不得禮,不得向縫衣者作禮。自剃髮時不得作禮,亦不得禮剃髮者。自在高處不得禮下處、下處亦不得禮高處。佛前不得禮人、佛塔前、聲聞塔前亦不得禮人。大小便處、取水處、浴室乃至不安隱處,皆不得禮。在道行時不得禮,若至心欲禮者,語:'上座住,我欲禮。'若住者應禮,不住者不應禮。"(《大正藏》卷二十三第 299-300 页)

【评说】佛陀时代已经认识到勤洗澡,注意个人卫生可以防治疥瘙病。

卷第四十二

【提要】十诵律中的"七诵"(卷四十二至卷四十七)为尼律,包括六法。尼律第一为八波罗夷法,"八波罗夷法"是佛陀在为比丘制定的"四波罗夷法"的基础上为比丘尼制定的重戒。

【原文】是中犯者,有八種:若比丘尼生漏心,聽漏心男子却衣順摩面,犯波羅夷。若摩咽、若胸脇、脊、腹臍、大小便處、髀乃至膝,如順摩,逆摩、牽推、按掐亦如是。髮際以上、腕以前、膝以下,却衣摩觸,偷蘭遮。若比丘尼有漏心,聽漏心男子却衣,從地抱著机上,波羅夷。從机上著獨坐床上,從獨坐床上著大床上、從大床上著輿上、從輿上著車上、從車上著馬上、從馬上著象上、從象上著堂上,皆波羅夷。又比丘尼有漏心,聽漏心男子却衣,從堂上抱著象上、從象上著馬上、從馬上著車上、從車上著輿上、從輿上著大床上、從大床上著獨坐床上、從獨坐床上著机上、從机上著地上,皆波羅夷。能髮際以上、腕以前、膝以下聽却衣抱舉上下,偷蘭遮。若比丘尼有漏心,聽漏心男子合衣順摩面,偷蘭遮。若咽若胸脇、脊、腹臍、大小便處、髀膝,得偷蘭遮。如順摩,逆摩、牽推、按掐亦如是。合衣摩觸髮際以上、腕以前、膝以下,突吉羅。又比丘尼有漏心,聽漏心男子合衣抱,從地著机上,偷蘭遮。從机上著獨坐床上、從獨坐床上著大床上、從大床上著輿上、從輿上著車上、從車上著馬上、從馬上著象上、從象上著堂上,皆偷蘭遮。又比丘尼有漏心,聽漏心男子合衣抱,從堂上著象上、從象上著馬上、從馬上著車上、從車上著輿上、從輿上著大床上、從大床上著獨坐床上、從獨坐床上著机上、從机上著地上,皆偷蘭遮。若髮際以上、腕以前、膝以下,聽合衣抱舉上下,突吉羅。(《大正藏》卷二十三第 303 页)

【评说】佛陀强调比丘尼起欲意,与男子手、头发等任何一个部位相触,都属于犯戒。从现代行为医学来看,这种摩触男人的行为类似于性障碍中的摩擦癖,其根本目的是为了满足自身的性欲,属于性变态的一种。漏心,是佛教中的重要概念,是识的一种,指带着烦恼的识,负责生命的延续,以及投生至下一世的轮回。

【原文】佛在舍衛國。爾時有比丘尼名施越,年少端正。有一估客,見已生漏心,作是念:"諸比丘尼王所守護,不得強為不淨事,我當請供養所須。"作是念已,便到是比丘尼所言:"汝所須物,若飲食、衣服、臥具、湯藥所須,我當相給。"比丘尼言:"當受汝請。"是比丘尼後時,所須飲食、衣服、臥具、湯藥、薪草、燈燭,皆從索取。估客知比丘尼心轉柔軟,便語比丘尼言:"作婬事來。"比丘尼言:"莫作是語,我是持戒斷婬欲人。"估客瞋言:"小婢!汝若持戒斷婬欲者,何故受我衣食供養?"即便強捉比丘尼,比丘尼高聲大喚。即時多人來集問言:"何故大喚?"估客言:"是比丘尼受我衣食,不隨我意。"諸居士語比丘尼:"汝受他物,何故不隨他意?”比丘尼言:“我不為婬欲故受彼財物,是估客自來請我作是言:‘汝所須衣食、湯藥、薪草、燈燭自恣相給。’我不知以何心故與我?”諸居士言:“是估客為是汝父親里母親里耶?”比丘尼言:“不是。”諸居士言:“若非汝父母親,又非賢者不求福德,何故不知與汝財物?與汝財衣時必為婬欲事。”諸居士呵責言:“云何諸比丘尼自言:‘善好有功德。’如婬女法取他財物?”是中有比丘尼,少欲知足行頭陀,聞是事心不喜,向佛廣說。佛以是事集二部僧,知而故問施越比丘尼:“汝實作是事不?”答言:“實作。世尊!”佛以種種因緣呵責言:“云何名比丘尼有漏心,從漏心男子自手取食?”種種因緣呵已,語諸比丘:“以十利故與比丘尼結戒,從今是戒應如是說:若比丘尼有漏心,從漏心男子自手取食,是法初犯僧伽婆尸沙可悔過。”(《大正藏》卷二十三第307页)

【评说】佛陀强调比丘尼有漏心(修行意志不坚定),接受有淫心的商人给予的供养,即使未与商人行淫事,亦属于犯僧伽婆尸沙,应悔过。

【原文】食者,五佉陀尼、五蒲闍尼、五似食。五佉陀尼者,根食、莖食、葉食、華食、果食。五蒲闍尼者,飯、麨、糒、魚、肉。五似食者,糜、粟、𪍿麥、莠子、加師食。(《大正藏》卷二十三第307页)

【评说】本段经文记载了可以食用的食物为“五佉陀尼”“五蒲闍尼”“五似食”。五佉陀尼包括根食、茎食、叶食、华食、果食,五蒲闍尼包括饭、麨、糒、鱼、肉,五似食包括糜、粟、𪍿麦、莠子、加师食。

【原文】僧伽婆尸沙者,是罪屬僧,僧中有殘,因僧前悔過得除滅,故名僧伽婆尸沙。(《大正藏》卷二十三第307页)

【评说】经文解释了“僧伽婆尸沙”的概念,是一种罪过,因为僧人悔过可以减罪,所以称僧伽婆尸沙。

【原文】是中犯者,若比丘尼有漏心,自手從漏心男子手取根食,得僧伽婆尸沙。若取莖、葉、華、果、飯、麨、糒、魚、肉、糜、粟、𪍿麥、莠子、加師食,皆僧伽婆尸沙。若有居士,因是比丘尼故,與比丘尼僧作食,偏與所愛比丘尼多食。比丘尼受者,偷蘭遮。(第四戒竟)(《大正藏》卷二十三第307页)

【评说】佛陀强调比丘尼有漏心,从有漏心的男子那里索取食物,犯僧伽婆尸沙;有居士特意给予比丘尼偏爱的食物,比丘尼又接受了,比丘尼犯偷兰遮。

卷第四十四

【原文】是中犯者,若比丘尼以樹膠作男根著女根中,波夜提。若韋囊、若脚指、若肉臠、若藕根、若蘿蔔根、若蕪菁根、若瓜、若瓠、若梨,著女根中,皆波夜提。作時,突吉羅。若著他比丘尼女根中,突吉羅。(八十五事竟)(《大正藏》卷二十三第320页)

【评说】佛陀时代已经有女子用各种器具自慰的记载。比丘尼用韦囊、脚指、肉脔、藕根、萝卜根、芜菁根、瓜、瓠、梨等自慰或用以上器具为其他比丘尼自慰,都属于犯戒。

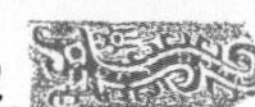

卷第四十五

【原文】“即時為說式叉摩尼六法。‘汝式叉摩尼聽！佛世尊多陀阿竭度、阿羅訶、三耶三佛陀，是知者、見者，說式叉摩尼六法。汝式叉摩尼，盡形受行。佛世尊種種因緣，呵欲、欲想、欲欲、欲覺、欲熱，佛說斷欲、除欲想、滅欲熱。若式叉摩尼，入式叉摩尼法，不捨戒、戒羸不出，相隨心想受婬欲，乃至共畜生，是非式叉摩尼、非沙彌尼、非釋女，失式叉摩尼法，是事盡形不應作。若能持者當言：“能。”佛世尊以種種因緣呵責偷奪，讚歎不偷奪，乃至一條縷、一寸納、一滳油，不與不應取。是中佛制，極少至五錢、若五錢直。若式叉摩尼隨所偷事，若王捉、若打、若縛、若擯出，若作是言：“汝賊！汝小兒！汝癡！汝墮官罪。”若式叉摩尼如是偷奪者，非式叉摩尼、非沙彌尼、非釋女，失式叉摩尼法，是事盡形不應作。若能持者當言：“能。”佛世尊種種因緣呵責殺生，讚歎離殺，乃至蟻子向不應故奪命，何況於人！若式叉摩尼，故自手奪人命、若與刀，若教死、歎死，作是言：“咄！人用惡活為？死勝生。”隨是人意，種種因緣教死、歎死，若作憂多殺、作頭多殺、作網、作弶、作撥、若作毘陀羅殺、若作似毘陀羅殺、若斷氣殺、若墮胎殺、若按腹殺、若推著火中、推著水中、若從高推下、若遣使道中殺、若母腹中初受二根身根命根迦羅羅中生惡心方便令奪命。若以是因緣死者，是非式叉摩尼、非沙彌尼、非釋女，失式叉摩尼法，是事盡形不應作。若能持者當言：“能。”佛以種種因緣呵責妄語，讚歎不妄語，乃至戲笑尚不應妄語，何況故妄語！若式叉摩尼不知不見過人法，自言：“我如是知如是見，我是阿羅漢向阿羅漢、我是阿那含向阿那含、若斯陀含向斯陀含、若須陀洹向須陀洹、若得初禪、第二禪、第三禪、第四禪、若得慈悲喜捨無量心、若得無色空處定、識處定、無所有處定、非想非非想處定，若得不淨觀、阿那般那念，諸天來到我所、諸龍、夜叉、薜荔伽、毘舍闍、鳩槃茶、羅刹來到我所，彼問我我答彼，我問彼彼答我。”若式叉摩尼如是妄語者，非式叉摩尼、非沙彌尼、非釋女，失式叉摩尼法，是事盡形不應作。若能持者當言：“能。”佛以種種因緣，呵欲、欲想、欲欲、欲覺、欲熱，佛說斷欲、除欲想、滅欲熱。若式叉摩尼有漏心，聽漏心男子邊，髮際至腕、膝已上裸身，受細滑。若順身摩、若逆摩、若推、若牽、若從下抱著上、從上抱著下、若捺瘡。是非式叉摩尼、非沙彌尼、非釋女，失式叉摩尼法。若犯者可更受。是中盡形壽不應作。汝能持不？若能持當言：“能。”佛以種種因緣，呵欲、欲想、欲欲、欲覺、欲熱，讚歎斷欲、除欲想、滅欲熱。若式叉摩尼漏心，聽漏心男子邊，若受捉手、若捉衣、若共立、若共語、若共期、若入屏處、若待男子、若自身與，如在家女法。以此八事自身與，是非式叉摩尼、非沙彌尼、非釋女，失式叉摩尼法。若犯可更受。是中盡形壽不應作。汝能持不？若能當言：“能。”(《大正藏》卷二十三第 327 页)

【评说】羯磨师为比丘尼授戒时，要求比丘尼断欲、除欲想、灭欲热。

卷第四十六

【原文】佛在王舍城。爾時助調達比丘尼常入出他家。有居士婦言：“汝度我出家。”比丘尼言：“汝與我鉢，我當度汝；與我衣、戶鉤、時藥、時分藥、七日藥、盡形藥，我當度汝出家。”居士婦言：“汝等客作度人耶?”是比丘尼言：“爾。”他日諸善比丘尼，至是居士舍，居士婦問言：“汝等實客作度人耶?”善比丘尼言：“誰作是語?”居士婦言：“我語助調達比丘尼：‘汝當度我出家。'便語我言:'與我鉢來,我當度汝;與我衣、戶鉤、時藥、時分藥、七日藥、盡形藥,我當度汝。'"是中有比丘尼,少欲知足行頭陀,聞是事心不喜呵責言:"云何名比丘尼,作是言:'汝與我鉢、與我衣、戶鉤、時藥、時分藥、七日藥、盡形藥,我當度汝?'"種種因緣呵已,向佛廣說。佛以是事集二部僧,知而故問助調達比丘尼:"汝實作是事不?"答言:"實作。世尊!"佛以種種因緣呵責:"云何名比丘尼,作是言:'汝與我鉢衣來,戶鉤、時藥、時分藥、七日藥、盡形藥,我當度汝。'"佛種種因緣呵已,語諸比丘:"以十利故與比丘尼結戒。從今是戒應如是說:若比丘尼作是言:'若汝與我鉢衣、戶鉤、時藥、時分藥、七日藥、盡形藥,我當度汝。'波夜提。"(《大正藏》卷二十三第330页)

【评说】在本段经文中,佛陀指出比丘尼向居士索取衣食住药作为度其出家的报酬是犯戒的。

【原文】"尼羯磨師,應僧中作如是唱:'大德尼僧聽! 是某甲,從某甲和上尼,欲受具足戒。是某甲,從僧乞屬和上尼羯磨,和上尼某甲。若僧時到僧忍聽,我今僧中問某甲遮道法。如是白。'應作是言:'汝某甲聽! 今是至誠時、實語時,我今僧中問汝,若實言實,若不實當言不實。汝是女不? 是人不? 非是非人不? 非畜生不? 非是不能女不? 女根上有毛不? 不枯壞不? 無瘺下病不? 非偏不? 不二道合不? 女根不小不? 非是不能產不? 非是無乳不? 非是一乳不? 非恒有月水不? 非無月忌不? 非婢不? 非客作不? 非買得不? 非破得不? 非兵婦不。非吏婦不? 非犯官事不? 不負他物不? 女人有如是等病:癩病、癰疽病、痟盡病、癲狂病、長熱病,無有如是等病不? 父母夫主在不? 父母夫主聽出家不? 五衣鉢具不? 汝名何等? 和上尼字誰?'應答言:'我名某甲,和上尼名某甲。''頗有未問者不? 若未問者我當更問,若已問者應默然。'即語言:'汝某甲默然。'是中尼羯磨師僧中唱:'大德尼僧聽! 某甲式叉摩尼,從和上尼某甲,欲受具足戒。是某甲,從僧乞屬和上尼羯磨,和上尼某甲。某甲自說清淨無遮道法,五衣鉢具。某甲名某甲,和上尼名某甲。若僧時到僧忍聽,僧與某甲為作乞屬和上尼羯磨,和上尼名某甲。如是白。''大德尼僧聽! 某甲式叉摩尼,欲從和上尼某受具足戒。是某甲從僧乞屬和上尼羯磨,和上尼名某甲。某甲自說清淨無遮道法,五衣鉢具。某某甲,和上名某甲。僧當與某甲乞屬和上尼羯磨,和上名某甲。誰比丘尼僧忍某甲乞屬和上尼羯磨,和上尼某甲者默然;者說。是初羯磨竟。'第二:'大德尼僧聽! 某甲式叉摩尼,欲從和上尼某甲受具足戒。是某甲從僧乞屬和上尼羯磨,和上尼名某甲。某甲自說清淨無遮道法,五衣鉢具。某甲名某甲,和上尼名某甲。僧當與某甲作乞屬和上尼羯磨,和上尼名某甲。是中誰諸比丘尼僧忍某甲作乞屬和上尼羯磨,和上尼某甲者默然;不忍者說。是第二羯磨竟。'第三:'大德尼僧聽! 某甲式叉摩尼,欲從和上尼某甲受具足戒。是某甲從僧乞屬和上尼羯磨,和上尼名某甲。某甲自說清淨無遮道法,五衣鉢具。某甲名某甲,和上尼名某甲。僧當與某甲作乞屬和上尼羯磨,和上尼名某甲。誰諸比丘尼僧忍某甲作乞屬和上尼羯磨,和上尼名某甲者默然;不忍者說。是第三羯磨竟。''僧已為某甲作屬和上尼羯磨,和上尼名某甲,僧忍,默然故,是事如是持!'(苾芻尼眾應在比丘尼寺中作如是羯磨,作竟即將至大僧寺中二部僧和合與受具戒。)(《大正藏》卷二十三第332页)

【评说】本段经文描述了羯磨师为比丘尼授戒时提问的问题。问题包括是女人、非人还是畜生;生殖功能是否正常;有没有在世俗社会中做了非法的事;女人是否有癞病、痈疽病、

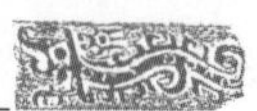

痟尽病、癫狂病、长热病等病;家中父母丈夫是否同意等。

【原文】“將至大僧中一一禮僧足,應教從僧乞受具足戒:‘我某甲,從和上尼某甲,欲受具足戒。今從僧乞受具足戒法,和上尼名某甲。僧當濟度我,與我受具足戒,憐愍故!’第二:‘我某甲,從和上尼某甲,欲受具足戒。我今從僧中乞受具足戒法,和上尼名某甲。僧當濟度我,與我受具足戒,憐愍故!’第三:‘我某甲,從和上尼某甲,欲受具足戒。我今從僧乞受具足戒法,和上尼名某甲。僧當濟度我,與我受具足戒,憐愍故!’一比丘應僧中唱言:‘大德僧聽!是某甲,從和上尼某甲,欲受具足戒。今從眾僧中乞受具足戒,和上尼名某甲。若僧時到僧忍聽,我當僧中問某甲六法。如是白。’應語彼言:‘汝某甲聽!今是至誠時、實語時。我今僧中問汝,實者當言實,不實者當言不實。汝某甲清淨不?汝從出家來順行出家法不?二歲學六法不?比丘尼僧作本事不?比丘尼僧和合已,作乞屬和上尼羯磨未?五衣鉢具不?汝字誰?和上尼字誰?’答言:‘我名某甲,和上尼名某甲。’‘頗有未問者不?若未問者我當更問,已問者汝默然。’‘大德僧聽!某甲從和上尼某甲欲受具足戒,某甲今從僧乞受具足戒,和上尼名某甲。某甲自說清淨,順行出家法,已二歲學六法,比丘尼僧已作本事竟,比丘尼僧和合已作屬和上尼羯磨,五衣鉢具。某甲名某甲,和上尼名某甲。若僧時到僧忍聽,與某甲受具足戒。某甲名某甲,和上尼名某甲。如是白。’‘大德僧聽!某甲從和上尼某甲欲受具足戒,今從眾僧中乞受具足戒,和上尼名某甲。某甲自說清淨,順行出家法,已二歲學六法,比丘尼僧已作本事竟,比丘尼僧和合已作屬和上尼羯磨,五衣鉢具。某甲名某甲,和上尼名某甲。僧當與某甲受具足戒,和上尼名某甲。誰諸長老忍某甲受具足戒,和上尼名某甲者默然;誰不忍者說。是初羯磨說竟。’第二:‘大德僧聽!某甲從和上尼某甲欲受具足戒,今從眾僧中乞受具足戒,和上尼名某甲。某甲自說清淨,順行出家法,已二歲學六法,比丘尼僧已作本事竟,比丘尼僧和合已作屬和上尼羯磨,五衣鉢具。某甲名某甲,和上尼名某甲。僧當與某甲受具足戒,和上尼名某甲。誰諸長老忍某甲受具足戒,和上尼名某甲默然;誰不忍者說。是第二羯磨說竟。’第三:‘大德僧聽!某甲從和上尼某甲欲受具足戒,今從眾僧中乞受具足戒,和上尼名某甲。某甲自說清淨,順行出家法,已二歲學六法,比丘尼僧已作本事竟,比丘尼僧和合已作屬和上尼羯磨,五衣鉢具。某甲名某甲,和上尼名某甲。僧當與某甲受具足戒,和上尼名某甲。誰諸長老忍某甲受具足戒,和上尼名某甲者默然;誰不忍者便說。是第三羯磨說竟。’‘僧已與某甲受具足戒竟,和上尼名某甲,僧忍,默然故,是事如是持!’應教言:‘若人問:“汝幾歲?”應答言:“無歲。”“何時節?”隨時應答:“若春、若夏、若冬、若閏、無閏。”皆應隨實答是事,汝盡形應憶念。’即應為說三依止法:‘汝某甲聽!佛世尊多陀阿竭、阿羅呵、三耶三佛是知者、見者,說受大戒比丘尼三依止法。比丘尼依是法,得出家受戒行比丘尼法。何等三?一者依糞掃衣。比丘尼依是,得出家受戒行比丘尼法。若更得盈長衣,所謂亦麻衣、白麻衣、芻麻衣、翅夷羅衣、繒衣、欽婆羅衣、劫貝衣,如是清淨衣,皆是盈長衣得。是中汝盡形依糞掃衣,能持不?若能當言:“能。”二者依乞食。比丘尼出家受戒行比丘尼法,若更得盈長施食,若相食、故作食、齋日食、月一日食、十六日食、眾僧食、別房食、請食、若僧、若別請,如是等清淨諸食,皆名盈長得。是中盡形依乞食,能持不?若能當言:“能。”三者依腐棄藥。比丘尼出家受戒,行比丘尼法。若更得盈長施,酥、油、蜜、石蜜;四種淨脂:熊脂、驢脂、猪脂、鱣脂;五種根藥:舍梨、薑、赤附子、波提、鞞沙、菖蒲根;五種果藥:訶梨勒、阿摩勒、鞞醯勒、胡椒、蓽茇羅;五種鹽:紫鹽、赤鹽、白鹽、黑鹽、鹵樓鹽;五種湯:華湯、葉湯、根湯、莖湯、果湯;五種樹膠:興渠膠、薩闍賴膠、底夜膠、底夜和提膠、底夜和那膠。如是等諸餘清淨藥,是盈長得故。當依腐棄藥,汝盡形能持不?若能當言:“能。”'(《大正藏》卷二十三第332-333页)

【评说】修行者所依止之四种行法,又称四依法。此四种行法,是入道之缘,为上根利器所依止,故称行四依。又以能生圣道,为圣道之种子,故称四圣种。即:(一)依粪扫衣。(二)常行乞食。(三)依树下坐。(四)用陈腐药。陈腐药,又作腐尿药,系指由排泄物制成之药物,或将牛尿与大黄果埋入土中,待发酵后再食用,为比丘发病时所依用的药物。或者说陈腐药是指人所舍弃不用的各类药材。如果依止此四者修行,能令人安于不贪爱、无执着的生活。

本段经文中提到了古印度时期药食两用之物。包括酥、油、蜜、石蜜;四种净脂:熊脂、驴脂、猪脂、鳣脂;五种根药:舍梨、姜、赤附子、波提、鞞沙、菖蒲根;五种果药:诃梨勒、阿摩勒、鞞醯勒、胡椒、荜茇罗;五种盐:紫盐、赤盐、白盐、黑盐、卤楼盐;五种汤:花汤、叶汤、根汤、茎汤、果汤;五种树胶:兴渠胶、萨阇赖胶、底夜胶、底夜和提胶、底夜和那胶。

卷第四十七

【原文】瘡者有三種:一者癰瘡等自生、二者物傷、三者中風堅癖。癖有三種:冷癖、熱癖、風癖。若比丘尼,自能繫不能解,應自繫令他解。若自能解不能繫,應自解令他繫。(《大正藏》卷二十三第342页)

【评说】经文指出疮有三种类型:身体自生的痈疮、因为外物所伤而生的疮、中风坚癖。癖有三种:冷癖、热癖、风癖。

【原文】佛在舍衛國。爾時王園比丘尼精舍門前有好草地,淨潔故多人眾集。是中多有弊惡人,見諸比丘尼出入時,便形相說其過罪,共相謂言:“是睞眼、是爛眼、是瘻、是黑、是白、是好、是醜、是有威德、是無威德。”諸比丘尼聞是事心不喜,作是念:“諸人集此者,以是好草故,我等何不壞是草耶?”即大小便其上,草即乾死。諸居士呵責言:“不吉弊女,更無餘行處耶?淨草中大小便。”是中有比丘尼,少欲知足行頭陀,聞是事心不喜,向佛廣說。佛以是事集二部僧,知而故問諸比丘尼:“汝實作是事不?”答言:“實作。世尊!”佛以種種因緣訶責言:“云何名比丘尼,生草上大小便?”種種因緣呵已,語諸比丘:“以十利故與比丘尼結戒。從今是戒應如是說:若比丘尼生草上大小便,波夜提。”(《大正藏》卷二十三第344页)

【评说】在草地上随地大小便会破坏草地,故佛陀规定不得在草地上大小便,体现了佛陀爱护环境的观念。

【原文】佛在舍衛國。爾時偷蘭難陀比丘尼故出精。是中有比丘尼,少欲知足行頭陀,聞是事心不喜,種種因緣呵責言:“云何名比丘尼,故出精?”種種因緣呵已,向佛廣說。佛以是事集二部僧,知而故問偷蘭難陀比丘尼:“汝實作是事不?”答言:“實作。世尊!”佛以種種因緣呵責言:“云何名比丘尼,故出精?”種種因緣呵已,語諸比丘:“以十利故與比丘尼結戒。從今是戒應如是說:若比丘尼故出精,波夜提。”

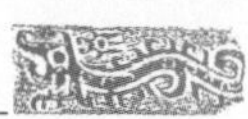

波夜提者，燒煮覆障，若不悔過，能障礙道。

是中犯者，若比丘尼故出精，波夜提。隨故出精，隨得爾所波夜提。

佛在舍衛國。爾時諸比丘尼夢中失精，覺已作是念："佛結戒，不聽我等故出精。今夢中失精，我當云何？"是事白佛。佛以是事集二部僧，種種因緣讚戒、讚持戒，讚戒、讚持戒已，語諸比丘："從今是戒應如是說：若比丘尼故出精，除夢中，波夜提。"（一百七十五事竟）（《大正藏》卷二十三第 344 页）

【评说】本段经文中，佛陀补充了故出精戒的内容。比丘尼故出精即是因性欲高涨而产生的一种分泌物。除在梦中出精外，其他皆属于犯戒。

八波罗提提舍尼法

【原文】佛在釋氏國。爾時釋摩男請佛及二部僧明日食，佛默然受。知佛默然受已，頭面禮佛足右遶而去。還舍通夜辦種種多美飲食，煮藥草乳汁，早起敷坐處，遣使白佛："食具已辦，唯聖知時。"佛及二部僧往入其舍就座而坐。釋摩男見佛及二部僧坐已，自手行水、自下飯、與藥草、乳汁澆上。爾時助調達比丘尼盛滿鉢飯，以藥草乳汁澆上，著前不食四向顧視。釋摩男作是念："我當遍看，誰少、誰不少？誰食、誰不食？"見助調達比丘尼置鉢在前不食，問言："何故不食？"答言："汝有未煎乳不？有者當食。"答言："是藥草乳汁美好可食。若有未煎乳者，當以相與。"又問："汝有酪、生酥、熟酥、油、魚、肉脯者，我當得食。"語言："藥草乳汁可並食。若有酪、生酥、熟酥、油、魚、肉脯，當以相與。"助調達比丘尼言："汝請佛及僧，汝若無力能隨意與者，何故請佛及僧耶？若餘人請者，當隨意與，是熟乳何處無有？"釋摩男善好，聞是語不瞋。餘隨從釋摩男者瞋言："諸比丘尼自言：'善好有功德。'是釋摩男供給眾僧如事大家，云何現前呵辱？"佛見助調達比丘尼作是事，聞諸居士呵責，食後以是事集二部僧，種種因緣呵責助調達比丘尼言："云何名比丘尼，釋摩男供給眾僧如事大家，云何現前呵辱？"種種因緣呵已，語諸比丘："以十利故與比丘尼結戒。從今是戒應如是說：若比丘尼無病，自為索乳，是比丘尼，應諸比丘尼前說是事，作是言：'諸善女！我墮可呵法，不隨順道，可悔過，我今悔過。'是名初波羅提提舍尼法。"

是中犯者，若比丘尼無病自為索乳，得者波羅提提舍尼；不得者，突吉羅。為病者索得者，不犯。若從親里索、若先請、若不索自與，不犯。（一事竟）酪、生酥、熟酥、油、魚、肉、脯亦如是，是名為八波羅提提舍尼法。（不共戒都竟，共戒如比丘戒中廣說。）（《大正藏》卷二十三第 345 页）

【评说】佛陀规定比丘尼除去生病外，索取乳汁、酪、生酥、熟酥、油、鱼、肉、脯等，都犯八波罗提提舍尼法。

卷第四十八

【提要】十诵律中的"八诵"（卷四十八至卷五十一）为增一法，包括一法至十一法。

【原文】又問："師子皮肉血筋，得食不？"佛言："一切不得噉食。"又問："黑鹿皮肉血筋。得食不？"佛言："除皮，餘者得食。"又問："佛先說不得食生肉血，若病餘藥不能治者，得食不？"佛言："得食。若餘藥能治差者，不得食。食者，得偷蘭遮。"（《大正藏》卷二十三第 347 页）

【评说】佛陀规定不得食用肉、血，但是当生病且没有治疗的药物时，将肉、血用来治病是可以的，当有药物可以使用，却食用肉、血，犯偷兰遮罪。偷兰遮又作偷兰遮耶、偷罗遮、萨偷罗、土罗遮、窣吐罗，略称偷兰。意译大罪、重罪、粗罪、粗恶、粗过、大障善道。为佛制戒六聚之一，七聚之一。乃触犯将构成波罗夷、僧残而未遂之诸罪；不属于波罗夷等五篇之罪，除突吉罗罪外，其余一切或轻或重的因罪、果罪皆总称为偷兰遮。

【原文】有比丘病痔，往語耆域言："治我此病。"耆域言："應刀割。"比丘言："佛不聽刀割。"是事白佛，佛言："以指爪掐。"掐時不能斷，佛言："用箄竹籤竹割。"割又不能斷，是事白佛，佛言："應屏處刀割。"(《大正藏》卷二十三第347页)

【评说】本段经文记载有比丘患痔疮，佛陀本不允许用刀割痔疮，但是当其他方法不奏效后，佛陀允许了用刀割痔疮。

卷第五十

【原文】有五法，舉事者不能舉他：身不清淨、口不清淨、少智、不通利《阿含》、樂不可行處，是名五，舉事者不能舉他：身不清淨、口不清淨、不通利《阿含》、少智、樂不可行處。復有五事，舉事者能舉他：身清淨、口清淨、多智、通利《阿含》、不樂不可行處，是名五法能舉他：身清淨、口清淨、通利《阿含》、多智、不樂不可行處。(《大正藏》卷二十三第366页)

【评说】做事不可以依靠身口不清净、缺少智慧、不通利《阿含》、内心不开心的人；反之，可以依靠身口清净、有智慧、通利《阿含》、内心少有不开心的人。将"通利《阿含》"作为条件之一，说明了《阿含经》的重要性。

卷第五十一

【原文】經行有五利益：勦健、有力、不病、消食、意得堅固，是名經行五利。

復有經行五利益：能行故、解勞故、除風故、消冷熱病故、意得堅固，是名經行五利。(《大正藏》卷二十三第371页)

【评说】修行者为提高对身体的明觉度和摄受力，锻炼心念对身体的控制，旋回往返于一定之地叫"经行"。属于四念住修行中的身念住的修行方法。本段经文记载"经行"的益处：身体变得矫健、有力量、少生病、消食健脾、意志力变强大、能堪远行、能缓解疲劳、能除风病、能消除冷热病(即疟疾)。

卷第五十二

【提要】十诵律中的"九诵"(卷五十二至卷五十五)为优波离问法。由优波离和佛陀一问一答的方式来阐述戒律的内容。

【原文】佛在毘耶離國，長老優波離往詣佛所，頭面禮足於一面坐，問佛言："若比丘呪術自作畜生形行婬，得波羅夷不?"佛言："若自憶念我是比丘，得波羅夷。若不憶念，偷蘭遮。"

又問："若二比丘呪術，俱作畜生形共行婬，得波羅夷不?"佛言："若自憶念我是比丘，得

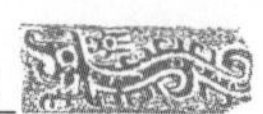

波羅夷。若不憶念,得偷蘭遮。"

又問:"如佛所說:'與非人女行婬,得波羅夷。'云何是非人女?"答:"可得捉者是。"

又問:"口中行婬齊何處得波羅夷?"答:"節過齒,得波羅夷。"

又問:"女人身作兩段,比丘還續行婬,得波羅夷不?"答言:"得。"

又問:"女人頭斷,口中行婬,得波羅夷不?"答言:"得。"

又問:"女人頭斷,於大小便道行婬,得波羅夷不?"答言:"得。"

又問:"餘身分處作孔於中行婬,得波羅夷不?"答言:"不得,得偷蘭遮。若出精,得僧伽婆尸沙。"

又問:"若齒外脣裹行婬得何罪?"答:"得偷蘭遮。若出精,得僧伽婆尸沙。"

又問:"如佛所說:'三道中行婬,得波羅夷。'頗有比丘三道中行婬不得波羅夷耶?"答言:"若不觸四邊、若屈,得偷蘭遮。若出精,得僧伽婆尸沙。"

又問:"如佛所說:'女人命終形體不壞行婬,得波羅夷。'云何名形壞?"答:"若女根爛、若墮、若乾、若虫噛,是處行婬不得波羅夷,得偷蘭遮。若出精,得僧伽婆尸沙。"

又問:"云何命終形體不壞?"答:"若女根不爛、不墮、不乾、不虫噛,是中行婬得波羅夷。"

又問:"如佛所說:'若死女人身體不壞共行婬,得波羅夷。'云何死女人身壞?"答:"若女根爛、若墮、若乾、若脹若虫噛,是中行婬不得波羅夷,得偷蘭遮。若出精,僧伽婆尸沙。"

又問:"云何死女人名不壞?"答:"若女根不爛、不墮、不乾、不脹、不虫噛,是中行婬得波羅夷。"

又問:"若於熱猪肉中行婬,得波羅夷不?"答:"不得,得偷蘭遮。若出精,僧伽婆尸沙。"

又問:"有比丘獨入空舍,得波羅夷不?"答言:"有。如藍婆那比丘、弱脊比丘是。"

又問:"若女人身破裂,比丘還合共行婬,得波羅夷不?"答:"不得波羅夷,得偷蘭遮。若出精,僧伽婆尸沙。"

又問:"如佛所說:'若比丘裹男根於三道中行婬,得波羅夷。'頗有裹而入不得波羅夷耶?"答曰:"有。以厚衣、厚皮、厚木皮、若竹箄葉裹,如是行婬不得波羅夷,得偷蘭遮。若出精,得僧伽婆尸沙。"

又問:"頗有比丘行婬不得波羅夷耶?"答:"有!若先破戒、若賊住、若先來白衣。"

又問:"頗有不受具戒人行婬得波羅夷耶?"答:"有!與學沙彌是也。"(《大正藏》卷二十三第379页)

【评说】本段经文详细记载了各种形式的行淫所犯的罪过。与畜生行淫,念及自己的比丘身份犯波罗夷,不念及自己的比丘身份犯偷兰遮;与非人女行淫犯波罗夷;口中行淫过齿犯波罗夷,不过齿犯偷兰遮,不过齿但出精犯僧伽婆尸沙,这一部分又详细分成"头断"、"身作两节"等,说明当时已经有奸尸的先例;三道中行淫犯波罗夷,不触四边犯偷兰遮,出精犯僧伽婆尸沙;奸尸,尸形不坏,犯波罗夷,尸形损坏,犯偷兰遮,奸尸出精,犯僧伽婆尸沙;若同性行淫犯波罗夷。除了以上行淫的形式,比丘行淫形式多种多样,与猪肉、厚衣、厚皮等都属于罪过。

卷第五十三

【原文】問:"若信語優婆夷,見比丘非時噉石蜜,謂是噉肉,語諸比丘,應隨信語優婆夷治不?”答言:“不應。”“應與實罪相羯磨不?”答言:“不應。應問是比丘:‘有是事不?’若比丘言:‘我不食肉,我噉黑石蜜。’應隨是比丘語作。”

問:“若信語優婆夷,見比丘非時噉酥,謂是噉穄米糜,語諸比丘,應隨信語優婆夷語治不?”答言:“不應。”“應與實罪相羯磨不?”答:“不應。應問是比丘:‘汝實有是事不?’若比丘言:‘我不食穄米糜,我噉酥。’應隨是比丘語作。”

問:“若信語優婆夷,見比丘非時飲石蜜漿,謂是噉粥,語諸比丘,應隨信語優婆夷治不?”答言:“不應。”“應與實罪相羯磨不?”答言:“不應。應問是比丘:‘有是事不?’若比丘言:‘我不噉粥,我飲石蜜漿。’應隨是比丘語作。”(《大正藏》卷二十三第387页)

【评说】佛陀认为有优婆夷说比丘做了违反戒律的事儿,不应该单方面相信优婆夷,如果比丘自己否认,应该相信比丘。说明佛陀惩戒比丘注重实证。

【原文】問:“若二信語優婆夷,一人見比丘故出精,一人見比丘摩觸女人身,語諸比丘,應隨信語優婆夷治不?”答言:“應治。”“應與實罪相羯磨不?”答言:“應與。”

問:“若信語優婆夷見比丘行時故出精,語諸比丘,應隨信語優婆夷治不?”答言:“不應。”“應與實罪相羯磨不?”答言:“不應。應問言:‘更有信語優婆夷不?’答言:‘有。’應問弟二人。若弟二人語同,應隨信語優婆夷治,應與實罪相羯磨。若語不同言:‘我不見行時出精,我見若坐、若立時出精。’爾時應問是比丘:‘是事云何?’應隨是比丘語作。”

問:“若信語優婆夷,見比丘摩觸剎利女身,語諸比丘,應隨信語優婆夷治不?”答言:“不應。”“應與實罪相羯磨不?”答言:“不應。應問:‘更有信語優婆夷不?’若言:‘有。’應問第二人。若弟二人語同應治,應與實罪相羯磨。若語不同言:‘我不見剎利女,我見婆羅門、毘舍、首陀羅女。’爾時應問是比丘:‘是事云何?’應隨是比丘語作。”

問:“若信語優婆夷,見比丘摩觸白色女人身,語諸比丘,應隨信語優婆夷治不?”答言:“不應。”“應與實罪相羯磨不?”答言:“不應。應問:‘更有信語優婆夷不?’答言:‘有。’應問第二人。若第二人語同應治,應與實罪相羯磨。若語不同言:‘我不見是比丘摩觸白色女人身,我見摩觸黑色、黃色、青色女人身。’爾時應問是比丘:‘是事云何?’應隨是比丘語作。”

問:“若信語優婆夷,見比丘摩觸長女人身,語諸比丘,應隨信語優婆夷治不?”答言:“不應。”“應與實罪相羯磨不?”答言:“不應。應問:‘更有信語優婆夷不?’若言:‘有。’應問第二人。若第二人語同應治,應與實罪相羯磨。若語不同言:‘我不見摩觸長女人身,我見摩觸短女人中女人身。’”“應治不? 應與實罪相羯磨不?”答言:“不應與。應問是比丘、隨比丘自言作。”

問:“若比丘於道中行,有一女人、有二信語優婆夷。一信語優婆夷,見比丘行時摩觸女人身,語諸比丘,應隨是語治不?”答言:“不應。”“應與實罪相羯磨不?”答言:“不應與。應問第二人。”“若事相違,我如所見說。應隨信語優婆夷治不?”答言:“不應。”“應與實罪相羯磨不?”答言:“不應與。應問是比丘:‘是事云何?’應隨是比丘語作。”(二不定竟)(《大正藏》卷二十三第387-388页)

【评说】佛陀惩戒比丘时注重实证,有两人以上见到比丘犯戒,将予以惩戒。足以看出佛陀时代,做事讲证据,防止诬陷冤枉人。

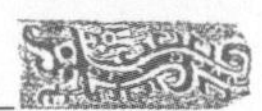

问波夜提事之一

【原文】 問:“頗比丘以音句誦法,教未受具戒人誦,不得波夜提耶?”答:“有! 若教天、龍、夜叉、薜荔伽、拘槃荼、毘舍遮、羅刹等非人讚誦,得突吉羅。教吃人誦,得突吉羅。獨處誦,得突吉羅。獨非獨想、非獨獨想,以中國語教邊地人誦,是邊地人不解是語;以邊地語教中國人誦,是中國人不解是語;若教瘂人、聾人、瘂聾人誦,若作書、若遣使、若示相、若展轉語狂人、病壞心、散亂心,如是等教讚誦,得突吉羅。”

問:“頗不受具戒人,以音句誦法,教未受具戒人讚誦,得波夜提耶?”答:“有! 與學沙彌是也。若與學沙彌,教瘂人、聾人、瘂聾人讚誦,得突吉羅。若與學沙彌,以音句誦法,教比丘、比丘尼讚誦,得突吉羅。”

問:“頗比丘未受具戒人前說過人法,言:‘我有如是知如是見。’不得波夜提耶?”答言:“有。若天、龍、夜叉、薜荔伽、鳩槃荼、毘舍遮、羅刹等非人前說,得突吉羅。若獨處說,得突吉羅。獨非獨想、非獨獨想,若以中國語向邊地人說、邊地人不解;以邊地人語向中國人,中國人不解是語;若向瘂人、聾人、瘂聾人說,若作書、若遣使、若示相、若展轉語,得突吉羅。若向狂人、散亂心人、病壞心人說,得突吉羅。”(《大正藏》卷二十三第392页)

【评说】 佛陀强调不向哑人、聋人、聋哑人、癫狂人、心散乱人等病患说法,若说法即是犯突吉罗。在不同的地方说法要采用当地的语言。

【原文】 問:“頗比丘說戒時作是言:‘何用半月半月說是雜碎戒為?’令諸苾芻心生疑悔心惱心熱,愁憂不樂生反戒心,作是輕訶戒,不得波夜提耶?”答:“有! 若獨處訶戒,得突吉羅。若獨非獨想、非獨獨想;若以中國語向邊地人呵戒,邊地人不解;若以邊地語向中國人呵戒,中國人不解;若向瘂人、聾人、瘂聾人呵戒;若作書、若遣使、若示相、若展轉語呵戒;若向狂人、散亂心人、病壞心人訶戒,皆得突吉羅。”(《大正藏》卷二十三第392页)

【评说】 佛陀强调因守戒心中烦恼而生违反戒律之心,并呵责戒律犯突吉罗。向哑人、聋人、聋哑人、癫狂人、心散乱人等病患强调戒律犯突吉罗。

【原文】 問:“若比丘以土覆生草菜草上為滅故,得何罪?”答:“波夜提。若食菓吞子,得突吉羅。”

問:“若比丘語他人言:‘汝搖樹落菓。’得何罪?”答:“波夜提。”

問:“頗比丘語他人令搖樹落菓,不得波夜提耶?”答:“有! 若作書、若遣使、若示相、若展轉語,得突吉羅。若殺地菌,得突吉羅。”

問:“頗不受具戒人,語他人令搖樹落菓,得波夜提耶?”答:“有! 與學沙彌是也。”

問:“頗比丘殺草木,不得波夜提耶?”答:“有! 若示相得突吉羅。若飛去時傷殺,無罪。”

問:“若比丘言:‘汝殺是樹好。’得何罪?”答:“得波夜提。”

問:“若比丘以種子著熱湯中、若日曝火炙,得何罪?”答:“得突吉羅。”

問:“頗比丘殺草菜,不得波夜提耶?”答:“有! 若先破戒、若賊住、若先來白衣是也。”

問:“頗不受具戒人殺草菜,得波夜提耶?”答:“有! 與學沙彌是也。若取水上浮萍、若取石韋,得突吉羅。”(《大正藏》卷二十三第392页)

【评说】 佛陀规定不得用土覆盖在菜草上,不得摇晃树木,不得伤害草木,不得损害种子，不得在水上取浮萍、石韦，体现了佛陀爱护环境、保护粮食、可持续的发展观。

卷第五十四

【原文】問：“若諸比丘，與欝單越人受戒，是人得受戒不?”答：“不得。彼無所屬故。”

問：“若諸比丘與先破戒人受戒，是人得受戒不?”答：“不得。”

問：“若諸比丘與賊住人受戒，是人得戒不?”答：“不得。”

問：“若諸比丘與無和上人受戒，得受戒不?”答：“是人得受戒，說羯磨人、眾僧得罪。”“若諸比丘與啞人受戒，是人得受戒不?”答：“不得。”“若諸比丘與聾人受戒，得受戒不?”答：“不得。”“若與啞聾人受戒，得受戒不?”答：“不得。”

問：“若以啞人足數受戒，得受戒不?”答：“不得。”“若以聾人足數受具戒，得受戒不?”答曰：“不得。”“若以聾人、啞聾人足數受戒，得受戒不?”答：“不得。”(《大正藏》卷二十三第397页)

【评说】佛陀规定了不得受戒的人，包括郁单越人、已经破戒的比丘、贼人、聋人、哑人、聋哑人等。

卷第五十六

【提要】十诵律中的“十诵”(卷五十六至卷五十九)包括比丘诵、二种毗尼及杂诵、四波罗夷法、僧伽婆尸沙。

【原文】不捨戒者，若狂人捨戒，不名捨戒。若散亂心、病壞心捨戒，不名捨戒。若向狂人、散亂心人、病壞心人捨戒，不名捨戒。若獨捨戒、若獨非獨想、若非獨獨想捨戒，不名捨戒。若中國人向邊地人、若邊地人向中國人捨戒，不相解語，不名捨戒。若向瘂人、聾人、啞聾人、不智人、非人、睡眠人、入定人捨戒，若隔障、若自瞋、若向瞋人捨戒、若夢中捨戒、若不決定心捨戒、若人不了其語、若前人不決定知捨，是皆不名捨戒，是名不捨戒。(《大正藏》卷二十三第410页)

【评说】出家受了戒，假如不能适应僧团的清苦生活，或受不了戒律的约束，可以舍戒。但癫狂人、心有散乱的人、哑人、聋人、聋哑人、非人、睡眠人等舍戒不叫舍戒，嗔人、在睡梦中的人、下不定决心的人舍戒不叫舍戒，叫“不舍戒”。

【原文】灌鼻者，佛聽眼病比丘畜灌鼻筒，如畢陵伽婆蹉等，是名灌鼻。(《大正藏》卷二十三第413页)

【评说】佛陀时代用灌鼻治疗眼病。

【原文】刀治者，若病餘藥所不能治，佛聽猥處以刀治。若病餘藥能治，而以刀治，得偷蘭遮罪。是名刀治。(《大正藏》卷二十三第413-414页)

【评说】佛陀时代有一种“刀治”的治疗方法，当药物治疗无效时，才能使用，其他情况使用犯偷兰遮罪。刀治，或为手术切割。

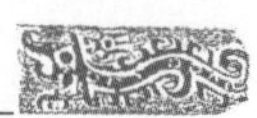

【原文】合藥者，諸根藥、莖藥、葉藥、華藥、果藥，是藥草各各差别和合，是名合藥。

和合藥者，即日受時藥、受時分藥、受七日藥、受盡形藥，共合一處，時應服，過時不得服。即日受時分藥、受七日藥、盡形藥，共和合一處，時分應服，過時分不應服。即日受七日藥、受盡形藥，共和合一處，七日應服，過七日不應服。若盡形藥，隨意應服。即日受時藥，昨日受時分藥、七日藥、盡形藥，共和合一處，不應服。即日受時分藥，昨日受七日藥、盡形壽藥，共和合一處，不應服。即日受七日藥，昨日受盡形藥，共和合一處，不應服，是名和合法。問："時分、七日、盡形壽，得宿受不?"答："不得。""惡捉不受，得受不?"答："不得。""手受口受，無病得服不?"答："不得。""手受口受，病得服不?"答："得。"(《大正藏》卷二十三第414页)

【评说】本段经文记载了"合药"，将根药、茎药、叶药、花药、果药等药和合在一起称为合药。服用合药也不能超过七日。

【原文】粥法者，佛聽食八種粥：酥粥、油粥、胡麻粥、乳粥、小豆粥、摩沙豆粥、麻子粥、清粥，啜時不作聲，是名粥法。

噉法者，佛聽九種噉：根噉、莖噉、葉噉、磨噉、果噉、胡麻噉、石蜜噉、白蜜噉，噉時勿令大作聲，是名噉法。

含消法者，佛聽四種含消：酥、油、蜜、石蜜。比丘含是四含消時，應作是念："我以治病因緣故含，不為美味。"是名含消法。

食法者，佛聽食五種食：飯、麨、糒、魚、肉。比丘食是食，應生厭心，為存身命故，念莫墮數數食、别眾食。又作是念："受殘食想。"是名食法。(《大正藏》卷二十三第415-416页)

【评说】佛陀时代饮食丰富，佛陀规定了相应饮食规范。八种粥：酥粥、油粥、胡麻粥、乳粥、小豆粥、摩沙豆粥、麻子粥、清粥，喝粥时不能发出声音，称"粥法"。食用根、茎、叶、磨、果、胡麻、石蜜、白蜜等九种东西的时候不能发出很大的声音。酥、油、蜜、石蜜等不生病时不可食用，食用这四种食物是为了治病，故称"含消法"。比丘食用饭、麨、糒、鱼、肉等食物，是为了维持生命，称"食法"。

【原文】澡豆法者，佛聽用小豆、大豆、摩沙豆、豍豆、胡豆屑、一梨梨頻陀等乾草屑，莫雜香作。除病人，餘不聽用。若不索，檀越自與，隨意得用。是名澡豆法。(《大正藏》卷二十三第416-417页)

【评说】佛陀时代用小豆、大豆、摩沙豆、豍豆、胡豆屑、一梨梨频陀等干草屑做澡豆洗浴用，病患可以随意使用，其他人不得擅自使用，称"澡豆法"。

【原文】噉蒜法者，佛聽冷病比丘噉蒜，以藥和噉，如舍利弗等隨噉蒜法應行，是名噉蒜法。(《大正藏》卷二十三第417页)

【评说】比丘生病时，将蒜和药一起服用不算犯戒，称"噉蒜法"。

【原文】鏡法者，比丘不應鏡中觀面，不應鉢中水中自看面，除面上有瘡，是名鏡法。(《大正藏》卷二十三第417页)

【评说】比丘不能为了在乎自己的外表，随意照镜子，但是脸上有疮疡可以照镜子，称"镜法"。

【原文】治眼法者，有五種治眼物：黑物、青白物屑、草屑、華屑、菓汁，佛言：“莫為端嚴故治眼。”為治眼病故，是名治眼法。

治眼籌法者，佛聽治眼籌法，以鐵作、銅作，貝、象牙、角、木、瓦作，是名治眼籌法。

盛眼藥籌物法者，是物應好賞護，莫令失更求覓妨行道，是名盛眼藥籌物法。(《大正藏》卷二十三第417页)

【评说】佛陀时代根据眼病制定了“治眼法”“治眼筹法”“盛眼药筹物法”。医治眼睛有五种药物：黑物、青白物屑、草屑、花屑、果汁，称“治眼法”。计量药物用量的器物材质为铁、铜、贝、象牙、角、木、瓦等，称“治眼筹法”。好好养护药物的计量器材，避免丢失，称“盛眼药筹物法”。

卷第五十七

【原文】粥法者，有五利益故聽啜粥：除飢、除渴、下氣、除臍下冷、消熟藏中生者，是名粥法。(《大正藏》卷二十三第419页)

【评说】佛陀认为食粥有五种益处：除饥、除渴、下气除满、除脐下冷、助消化滋养五脏，称“粥法”。可见佛陀时代已普遍食粥。

【原文】諸外道梵志六齋日和合一處說法，大得利養增長徒眾。洴沙王深愛佛法故，作是念：“願諸比丘，六齋日和合一處說法，我當引導大眾自往聽法，令諸比丘以是因緣大得供養增長徒眾。”以是事白佛，佛言：“從今日聽諸不病比丘六齋日和合一處說法。”諸比丘隨佛教，聽六齋日一處說法，國王群臣皆來聽法。諸比丘大得供養，徒眾增長。諸比丘或有坐地說法，音聲不能遠聞，作是念：“佛聽我立說法善。”以是事白佛，佛言：“聽立說法。”爾時諸比丘廣說大經，說者勞悶、聽者疲極，以是事白佛，佛言：“若宜止，時到聽止。”時諸比丘，取佛經義自用心廣分別說，諸比丘心疑將無壞法耶？以是事白佛，佛言：“從今日聽取佛經義莊嚴言辭，次第解說，佛經本當直讀誦，莫雜論議。”爾時諸比丘處處亂唄，佛言：“不應處處亂唄。”爾時二比丘一處合唄，佛言：“不得二比丘合唄，若合唄得突吉羅。”時諸比丘以是說法唄取財利，佛言：“不應以法取財利，若取得突吉羅。”爾時說法唄者，將大眾到餘處說法唄，佛言：“不應將大眾到餘處說法唄，除自徒眾。”爾時諸比丘，令一眼、無眼、通精瘦、無手、僂脊、跛人說法讚唄。時有賢者深愛佛法，諸外道嗤弄言：“此是汝等讚施師、汝等塔、汝等所尊敬，先受供養在前食，在汝等前行者，正如是耶？”諸賢者皆大羞愧，以是事白佛，佛言：“從今日一眼、無眼、通精瘦、無手跛僂脊，不應請說法讚唄，若請得突吉羅。”爾時有諸破戒破正見人令說法，是人說法因緣，大得供養徒眾勢力，行非法事不可禁止。諸比丘以是事白佛，佛言：“從今日不應請破戒破正見人說法，若請說得突吉羅。”不知使誰說法讚唄？佛言：“若請先習說法讚唄者令作，若無先習說法讚唄者，當次第語令說法唄。若諸比丘中無先習說法唄者，又不次第說法唄，諸比丘得突吉羅。”是名說法法。(《大正藏》卷二十三第420-421页)

【评说】一只眼睛、没有眼睛、通精(眼睛斜视)、瘦病、无手、跛、偻脊等残疾病患不应请来说法、赞叹法，如果请了即是犯突吉罗。

“尔时诸比丘广说大经，说者劳闷、听者疲极，以是事白佛，佛言：‘若宜止，时到听止’”，

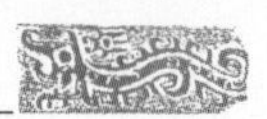

佛陀主张讲法时注意休息，不能过度疲劳。

“从今日听取佛经义庄严言辞，次第解说，佛经本当直读诵，莫杂论议”，学习经典时应诵读原文。

【原文】安居法者，比丘若欲安居，先應籌量住處。若住處出入安隱，有好樹林有好水，晝夜少音聲，少蚊虻蜈蚣毒蛇，少風少熱，是中有真實苾芻得同意比丘，共安隱坐禪說法聽法，若疾病當得隨病藥、隨病飲食、瞻病人，籌量如是事已應安居。若不如是籌量安居，得突吉羅。(《大正藏》卷二十三第 421 页)

【评说】佛陀规定比丘结夏安居有一定的法度。安居处要树木茂盛、有水源、夜间安静、没有蜈蚣毒蛇蚊虫的侵扰、风小、冷热温度适宜的地方，并且需要众比丘达成一致，决定在此处安居，说法听法，如果有比丘患病，应该根据病情提供相宜的饮食和药物，专人照顾病患。没有做好以上准备就安居者犯突吉罗。

【原文】浴室洗法者，浴室中洗得五利：一、除塵垢；二、治身皮膚令一色；三、破寒熱；四、除風氣；五、少病痛。是名浴室洗法。(《大正藏》卷二十三第 422 页)

【评说】佛陀时代认识到洗浴有五种利处：洗掉身上尘垢；防止皮肤疾病；调节身体寒热；除去风气；减少身体病痛，称“浴室洗法”。

卷第五十八

【原文】坐禪比丘睡，行禪比丘以法杖觸令覺，即便死。是比丘生疑：“我將無得波羅夷耶?”是事白佛。佛言：“是比丘刀風發，若觸、若不觸，必當死故，無罪。”

坐禪比丘睡，行禪比丘以綿毱擲令覺，即便死。是比丘生疑：“我將無得波羅夷耶?”是事白佛，佛言：“是比丘刀風發，若擲、若不擲，必當死故，無罪。”

坐禪比丘睡，有一比丘持水灌頭令覺，即死。是比丘生疑：“我將無得波羅夷耶?”是事白佛。佛言：“是比丘刀風發，若灌、若不灌，必當死故，無罪。”(《大正藏》卷二十三第 437 页)

【评说】本段经文记载了比丘患刀风病在睡梦中死亡。

卷第五十九

【原文】佛在舍衛國，因迦留陀夷結戒，先作無罪。長老迦留陀夷作是念生疑：“我多時出精，不知何時是先、是不先?”是事白佛，佛言：“未結戒前善男子迦留陀夷一切時出精不犯，故言先作無罪。”

一比丘身不動便出精，心生疑：“我將無得僧伽婆尸沙耶?”是事問佛，佛言：“無罪。”

毘舍佉鹿子母，信眾僧，兩手接足頭面作禮，次到迦留陀夷接足作禮，迦留陀夷即失精墮其頭上。優婆夷小却兩手拭精，歡喜唱言：“我得大利！我諸同學有如是多婬欲人，亦能斷欲修梵行。”迦留陀夷生疑：“我將無得僧迦婆尸沙耶?”是事白佛，佛言：“無罪。若有如是多欲苾芻，應當裹繫。”

有一比丘洗浴時失精，心生疑：“我將無得僧伽婆尸沙耶?”是事白佛，佛言：“無罪。”

有比丘洗浴時餘比丘與摩身即時失精，心生疑："我將無得僧伽婆尸沙耶?"佛言："無罪。"

有一比丘摩觸男根時失精，心生疑："我將無得僧伽婆尸沙耶?"佛言："若逆摩失精，得僧伽婆尸沙。若順摩為覆故失精無罪。"

有一比丘邪念故失精，心生疑："我將無得僧伽婆尸沙耶?"佛言："無罪。"

有一比丘見端正女色便失精，心生疑："我將無得僧伽婆尸沙耶?"佛言："無罪。"

有比丘若為女人捉手、捉脚、捉膝、捉蹲故，比丘失精，心生疑："我將無得僧伽婆尸沙耶?"佛言："無罪。"

有比丘為母抱捉嗚說邪語，是比丘失精，心生疑："我將無得僧伽婆尸沙耶?"佛言："不得僧伽婆尸沙，得突吉羅。姊妹、本二、先私通婦亦如是。"

有比丘於新死女人、脹女人、青瘀女人、臭爛女人、噉殘女人、血塗女人、乾枯女人、脹壞女人、骨女人身上出精，得僧伽婆尸沙。(初僧伽婆尸沙竟)

佛因迦留陀夷結戒，先作無罪。是迦留陀夷作是念生疑："我多時摩觸女人身，不知何時是先、是不先?"是事白佛，佛言："迦留陀夷未結戒前摩觸女人身一切時不犯，故名先作無罪。"(《大正藏》卷二十三第442-443页)

【评说】本段经文记载了比丘在洗浴时、与男性生殖器无意间有摩擦、见女色、与女性正常的肢体接触等情况出精，不属于犯戒。但是有淫邪语言而出精不犯僧伽婆尸沙，但犯突吉罗。奸尸出精犯僧伽婆尸沙。结戒前摩触女人不犯戒。

【原文】有比丘人女中生非人女想摩觸，後生疑："我將無得僧伽婆尸沙耶?"是事白佛，佛言："若人女中生人女想摩觸，得僧伽婆尸沙。人女中生非人女想摩觸，僧伽婆尸沙。人女中生疑摩觸，得僧伽婆尸沙。非人女中生非人女想摩觸，偷蘭遮。非人女中生人女想摩觸，偷蘭遮。非人女中生疑摩觸，得偷蘭遮。比丘以脚蹋觸女人身，得突吉羅。若女人以脚蹋觸比丘身無罪。比丘捉女衣，得突吉羅。若女人捉比丘衣無罪。比丘捉女人[illegible]、捉髮花、捉真珠、捉耳瓔珞、捉耳璫、捉如是等女人莊嚴具，偷蘭遮。"

有女人與比丘瀉水，水流不斷，比丘於是女人生邪心，即生疑："我將無得僧伽婆尸沙耶?"是事白佛，佛言："不得僧伽婆尸沙，得偷蘭遮。"

比丘為母抱捉嗚說邪語，心生疑："我將無得僧伽婆尸沙耶?"是事白佛，佛言："不得僧伽婆尸沙，得突吉羅。姊妹、本二、先私通婦亦如是。"

有比丘於新死女人、脹女人、青瘀女人、臭爛女人、噉殘女人、血塗女人、乾枯女人、脹壞女人、骨女人摩觸，得偷蘭遮。(第二僧伽婆尸沙竟)

佛因迦羅比丘鹿子兒結戒，先作無罪。是比丘生疑："我多時媒嫁，不知何時是先、是不先?"是事白佛，佛言："未結戒前迦羅比丘一切時媒嫁不犯，故名先作無罪。"(《大正藏》卷二十三第443页)

【评说】有比丘总是对女人有邪念，所以佛陀对比丘的行为制定出严苛的戒条。触碰女人的装饰品、对女人心生邪念、对女性说具有性暗示的话、奸尸等都是犯偷兰遮。比丘未结戒前做媒人不属于犯戒，但结戒后就不得做媒。

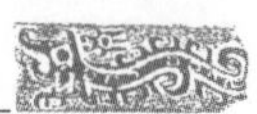

卷第六十一

【原文】三菩伽問薩婆伽羅波梨婆羅："生和合淨，大德上座！是淨實淨不？"還問："云何名生和合淨？"答："毘耶離諸比丘，食竟從座起，生乳酪酥共和合噉，言是事淨。為實淨不？"答："不淨。"問："不淨得何罪？"答："得波逸提罪。"問："佛何處結戒？"答："毘耶離，為不受殘食法故結戒。"三菩伽問薩婆伽羅波梨婆羅上座竟，次問上座沙羅、耶輸陀、級闍蘇彌羅、梨婆多、修摩那、波棄伽彌，問一切上座，乃至問阿嗜多："汝亦如是知，如上座答不？"阿嗜多言："我亦如是知，如上座答。"阿嗜多還問三菩伽："長老亦如是知，如上座答不？"三菩伽言："我亦如是知，如上座答。"是時長老三菩伽僧中唱："大德僧聽！今僧以滅十事中第四事已，如法如善如佛教，現前僧中滅是惡事，是中無有一苾芻非法言法、法言非法、非善言善、善言非善。此非法、非善、非佛教，如是不淨。"作是語竟行四籌，為滅四惡事故。(《大正藏》卷二十三第454页)

【评说】"生和合净"即是饮用未经搅拌去脂的牛奶，犯波逸提罪。

毘尼中杂品第三

【原文】優波離問："沙彌受具足羯磨時，男根轉成女，為名比丘、名比丘尼耶？"佛言："名比丘尼。"又問："式叉摩尼受具戒羯磨時，女根轉成男，為名比丘尼、名比丘耶？"佛言："名比丘。"又問："若一切比丘結界羯磨時，僧都轉成女，是界名比丘界、名比丘尼界耶？"佛言："名比丘尼界。"問："若一切比丘尼結界羯磨時，都轉成男，是界名比丘尼界、名比丘界耶？"佛言："是名比丘界。"問："若比丘結界羯磨時，或轉者、或不轉者，是界名比丘界、名比丘尼界耶？"佛言："若說羯磨人，是男，界屬比丘；成女界，屬比丘尼。"問："比丘結界羯磨時，說羯磨比丘獨轉成女，是界名比丘界、名比丘尼界耶？"佛言："名比丘尼界。"問："比丘尼結界羯磨時，說羯磨人獨轉成男，是界名比丘尼界、名比丘界耶？"佛言："名比丘界。"(《大正藏》卷二十三第456页)

【评说】佛陀时代男女生殖器转换的记载，似为阴阳人。

因缘品第四

【原文】佛在迦毘羅婆國。諸貴釋子出家，得長病。病人早起，到親里家、檀越知識家，諸主人問言："樂不？"答："長病不樂。"主人問："得何等病？"答："得如是如是病。"主人言："白衣時病云何治？"答："牛胞中著藥灌。"主人言："與汝是藥治。"比丘言："佛未聽我著是藥。"是事白佛，佛言："聽灌用，薄皮不中灌。"佛言："聽厚皮灌屏處，聽若藥師教親親人灌。"(《大正藏》卷二十三第461页)

【评说】佛陀时代有一种名为"长病"的疾病，可以将药放在牛胞(牛的尿泡)中灌注。

【原文】諸貴釋子出家，得長病。病人早起，到親里檀越知識家，主人問："樂不？"答："長病不樂。"主人問："何等病？"答："如是如是病。"主人言："白衣時病云何治？"答："用刀治。"主人言："與汝刀。"比丘言："佛未聽我等用刀治。"是事白佛，佛言："聽蓮華莖割。"苾芻言："不中用。"佛言："聽用金銀、琉璃、銅鉛、錫珠刀割。"比丘言："如是諸刀不中用治。"佛言："屏處

聽用鐵刀治。”(《大正藏》卷二十三第 461 页)

【评说】本段经文记载了刀治“长病”的方法。

【原文】有比丘病,語看病人言:“持生熟酥、油、蜜、石蜜來。”看病人言:“無。若有是佛僧物不淨、舉宿、惡捉、不受、內宿。”是事白佛,佛言:“聽若佛物、僧物、不淨、舉宿、惡捉、不受、內宿。若病人得上物,差竟應與。”(《大正藏》卷二十三第 461 页)

【评说】佛陀时代生熟酥、油、蜜、石蜜可以作为病患的营养品。

【原文】長老畢陵伽婆蹉患眼痛,藥師教羅散禪那著眼中,作是言:“佛未聽羅散禪那著眼中。”佛言:“聽用治眼。”畢陵伽婆蹉鉢中有羅散禪那,小鉢、半鉢、大揵瓷、小揵瓷絡囊懸著象牙杙上,取時流污壁臥具房舍臥具垢臭。是事白佛,佛言:“聽羅散禪那函盛。”比丘作函不蓋,比丘不知當云何?是事白佛,佛言:“聽作蓋。”比丘直作蓋喜墮,佛言:“作子口蓋,用烏翅鷄翅收漏羅翅。”塗著眼中眼痛更增,佛言:“作籌。”長老優波離問:“何物作籌?”佛言:“鐵銅貝牙角木瓦作。”(《大正藏》卷二十三第 461-462 页)

【评说】佛陀时代用专用的钵贮存药物,用铁、铜、贝类、动物牙类、角类、木、瓦片作为制作计量工具的原料。记载了外用“罗散禅那”治眼病。

【原文】長老優波離問佛:“阿耆達婆羅門為佛作八種粥:酥粥、胡麻粥、油粥、乳粥、小豆粥、摩沙豆粥、麻子粥、清粥。是八種粥,雜根藥、莖藥、葉藥、華藥、菓藥,煮可飲不?”佛言:“病比丘可飲,不病者不得飲。”(《大正藏》卷二十三第 462 页)

【评说】本段经文记载了八种粥类:酥粥、胡麻粥、油粥、乳粥、小豆粥、摩沙豆粥、麻子粥、清粥,可以杂合根药、茎药、叶药、花药、果药一起煮。患病的比丘可以食用,不患病的不可以食用。

【原文】佛在蘇摩國,是時長老阿那律比丘弟子病,服下藥中後心悶,佛言:“與熬稻華汁與。”與竟悶不止,佛言:“竹笋汁與。”與竟不差,佛言:“囊盛米粥絞汁與。”與竟不差,佛言:“將屏處與米粥。”(《大正藏》卷二十三第 462 页)

【评说】本段经文记载了患病比丘患病服下药后心中烦闷,先后给与稻花汁、竹笋汁、米粥汁等都没有效果,佛陀建议再食用米粥。

【原文】優波離問佛:“佛聽結髮鷄尼耶梵志施八種漿:昭梨漿、牟梨漿、拘梨多漿、舍梨漿、阿說陀漿、波流沙漿、劫必陀漿、蒱萄漿。是八種漿,根湯、莖湯、葉湯、華湯、菓湯,合可飲不?”佛言:“若無酒味、不雜食、清不濁,聽飲。”(《大正藏》卷二十三第 462 页)

【评说】本段经文记载了八种浆:昭梨浆、牟梨浆、拘梨多浆、舍梨浆、阿说陀浆、波流沙浆、劫必陀浆、葡萄浆,可以杂合根汤、茎汤、叶汤、花汤、果汤共饮。

【原文】優波離問佛:“石蜜漿舉宿得飲不?”佛言:“病比丘得飲,不病不得飲。”(《大正藏》卷二十三第 462 页)

【评说】佛陀规定患病比丘可以饮用石蜜浆,不患病不可以饮用。

【原文】 比丘若得二種請：一請與他、一比丘受。問："汝與不?"答："我與。"更問："何時與?"答："瓶沙王請佛及僧百歲四事供養，是時與。"是事白佛，佛言："比丘有二請：一、今日請；二、冷請。若有一日得二請：一請與他、一請自受。冷請有二種：隨受淨、隨受不淨。隨受云何淨？隨受五佉陀尼、五食五似食。何等五佉陀尼？根、莖、葉、菓、磨。何等五食？飯、麨、麵、魚、肉。何等五似食？糜、粟、大麥、迦師、莠子。何等不淨隨受？五寶、五似寶。五寶者，金、銀、摩尼珠、玻梨、毘瑠璃。何等五似寶？赤銅鐵、鍮石、水精、鉛錫、白鑞。若淨物直受，不淨物作淨已受。"(《大正藏》卷二十三第 462 页)

【评说】 五佉陀尼指根、茎、叶、果、磨，五食指饭、麨、面、鱼、肉，五似食指糜、粟、大麦、迦师、莠子，五宝指金、银、摩尼珠、玻璃、毘瑠璃，五似宝指赤铜铁、鍮石、水精、铅锡、白银。

十诵比丘尼波罗提木叉戒本一卷

宋长干寺沙门释法显集出

【原文】

一心受飯，應當學。

一心受羹，應當學。

不溢鉢受飯食，應當學。

羹飯等食，應當學。

不刳飯如井食，應當學

不摶飯食，應當學。

不大摶飯食，應當學。

不手把食，應當學。

不張口待飯食，應當學。

不含食語，應當學。

不齧半食，應當學。

不吸食作聲食，應當學。

不嚼食作聲食，應當學。

不味咽食食，應當學。

不吐舌食，應當學。

不縮鼻食，應當學。

不舐手食，應當學。

不膩手受食器，應當學。

不振手食，應當學。

不指捫鉢食，應當學。

不病不得為身索若飯若羹，應當學。

不得以飯覆羹更望得，應當學。

不呵相看比坐鉢，應當學。

端視鉢食,應當學。

次第食盡,應當學。(《大正藏》卷二十三第 487 页)

【评说】经文记载了佛教的用餐礼仪。专心致志用餐、盛饭不可满溢、不偏食、不用手吃饭、不张口等待用餐、食不言、用餐不发出怪声、手脏不接触餐具、正襟危坐平视钵、用餐遵守秩序等礼仪规范。

十诵羯磨比丘要用一卷

宋沙门释僧璩于杨都中兴寺依律撰出

【原文】依陳棄藥。比丘尼依是,得出家受戒行比丘尼法。若長得四種含銷藥(酥、油、蜜、石蜜)、四種淨脂(驢脂、猪脂、熊脂、鱣脂)、五種根藥(舍利薑、赤附子、波提鞮沙、菖蒲根)、五種果藥(訶梨勒、阿摩勒、鞞醯勒、胡椒、畢鉢羅也)、五種鹽(紫鹽、白鹽、黑鹽、赤鹽、樓鹽)、五種湯(花湯、葉湯、根湯、莖湯、果湯)、五種樹膠藥(興渠、薩闍羅、諦夜、諦夜婆提、諦夜波那),如是餘清淨藥,皆是盈長得。是中盡壽依陳棄藥,汝能持不?(答能。次應說八墮法)(《大正藏》卷二十三第 499 页)

【评说】经文记载了四种含销药、四种净脂、五种果药、五种盐、五种汤、五种树胶药。四种含销药:酥、油、蜜、石蜜;四种净脂:驴脂、猪脂、熊脂、鱼脂;五种根药:舍利姜、赤附子、波提鞮沙、菖蒲根;五种果药:诃梨勒、阿摩勒、鞞醯勒、胡椒、毕钵罗也;五种盐:紫盐、白盐、黑盐、赤盐、楼盐;五种汤:花汤、叶汤、根汤、茎汤、果汤;五种树胶药:兴渠、萨阇罗、谛夜、谛夜婆提、谛夜波那。

萨婆多毘尼毘婆沙

失译人名今附秦录

卷　第　六

【原文】此是共戒,比丘、尼俱尼薩耆波逸提。畢陵迦婆蹉弟子,有殘不淨酥、油、蜜、石蜜,殘宿而食,惡捉、不受、內宿。佛先但制五正食、似食,未制七日藥。凡不受、內宿等,盡是先作也。此戒體,若病比丘須七日藥,自無淨人求倩難得,應自從淨人手受。從比丘口受已,隨著一處,七日內自取而食。若病重,口不受,亦得服。設看病比丘手受口受,亦成受法。設受已,淨人若觸,更受。若即日受,若以不受藥墮中,應還更受。若受藥已經二日三日,有藥入中,應還更受,更從一日作始,次第七日。若藥眾多,不知何者是受、何者不受?應更手受口受然後服之。若六日七日異病比丘,不得復受藥經七日。此藥至七日,此藥應作淨、若與人、若服。若不作淨、不與人、不服,至八日地了時,尼薩耆波逸提。若不病人七日藥,得於淨

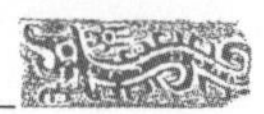

人邊作淨已，得共一處隨時受食。若自受已經宿取食，犯殘宿食戒，作波逸提懺。此四種藥，日中後一切時食無過。若以時藥、終身藥助成七日藥，作七日藥服無過，以七日藥勢力多故，又助成七日藥故。如以酥煮肉，此酥肉汁得作七日藥服。如石蜜或時藥、或以終身藥已成石蜜，得作七日藥服。如是或以時藥或七日藥以成終身藥，作終身藥服無過。或以終身藥、或以七日藥以成時藥，作時藥服，隨勢力多故、相助成故。若分數勢力等者，隨名取定。如石蜜丸，雖勢力等，以名定，作七日藥服。如五石散，隨石作名，作終身藥服。如是若勢力多者，隨力作名。若力等者，隨名定藥。(《大正藏》卷二十三第 539 页)

【评说】七日药应在七日里服食，若多种药一起服用则根据其中起主要作用药的服用时间规定来决定连续服用的时间。

【原文】是中犯者，有八種：謂一種姓、二伎、三作、四犯、五病、六想、七煩惱、八罵。以此八種輕比丘者，若以種伎作三事輕毀刹利婆羅門估客子三種人者，突吉羅；以此三事輕毀餘人者，盡波逸提。以餘五事輕毀刹利乃至栴陀羅，波逸提。若以八事現前輕毀，波逸提；屏處輕毀，突吉羅。若以八事輕毀比丘尼，突吉羅。以此八事輕毀三眾，突吉羅。以此八事輕毀狂心亂心病壞心、在家無師僧越濟人、一切在家人聾人，盡突吉羅，六罪人亦突吉羅。若前人有此八事，輕毀者波逸提。若無八事，但為惱故輕毀，突吉羅。若遣使書信，突吉羅。若以八事輕毀言："汝有此八事，皆不應出家法。"如是語故波逸提。若直以八事輕毀，突吉羅。除此八事，以餘輕毀者，設言："汝多食多眠多談語，用出家受戒為?"突吉羅。此戒體，若聞者，波逸提；不聞者，突吉羅。凡設有先出家而後癩病者，一切僧事故得共作，若食時莫令坐眾中。(《大正藏》卷二十三第 540 页)

【评说】本段经文体现了种姓、伎、作、犯、病、想、烦恼、骂等社会心理、人事因素对人心身健康的影响。佛陀规定比丘如果因为这三种事情影响他人心身健康是犯戒的。从中我们也可以看出佛陀强调众生平等、反对歧视、注重人际和谐的思想。

【原文】有五種子：根種子、莖種子、節種子、自落種子、實種子。根種子者，謂故蘿蔔、蕪菁根，如是等根生者。莖種子者，謂安石榴、葡萄、楊柳，如是等莖生者。節種子者，甘蔗、麁竹、細竹，如是等節生者。自落種子者，謂蓼藍、羅勒、胡荽、橘、梨，如是等自落生者。實種子者，稻、麻、麥、大豆、小豆、粟床等，此皆是實種子。若苾芻，五種子中，自斷教斷、自破教破、自燒教燒，皆波逸提。教他者，教比丘、比丘尼，得波逸提；若教三眾，突吉羅。若一時燒五種子者，一波逸提。若一一燒，隨所多少一一波逸提。若摘樹葉，若一一摘，一一波逸提。若一下斷樹，一波逸提。如是等比以類可解。

凡淨生果生菜，若合子食，是五種子者一切火淨。若不合子食，設果菜非五種子，但刀爪淨一切得食。律師云：一切果若合子食應火淨。若不合子食，一切時得食，不須刀爪淨而食。佛自說，生果菜不問有種子無種子，要須淨而食。不淨果若合子吞咽，突吉羅。若嚙破，波逸提。(《大正藏》卷二十三第 543 页)

【评说】经文记载了五种种子，包括根种子、茎种子、节种子、自落种子、实种子；比丘不得断、破、烧五种种子，摘树叶、砍树都是不恰当的行为，体现了佛陀的生态观；"生果菜不问有种子无种子，要须净而食"，生果菜应洗净后食用，不能吞食不干净的含核的果子，体现了佛陀的卫生观。

薩婆多部毘尼摩得勒伽

宋元嘉年僧伽跋摩译

【提要】补说增一法、优波离问法及比丘诵,列出了优波离问法中的一些要目。

卷　第　一

【原文】"為身、為口、為意罪耶?"答:"或身、或口。云何身?若比丘故奪眾生命、偷盜、作婬摩觸、身故出精、殺草、木自手掘地、非時食、飲酒等,此是身罪。云何口罪?若比丘空無所有說過人法、共女人麁惡語、無淨人為女說法等,是口罪。無獨心犯罪。"(《大正藏》卷二十三第565页)

【评说】佛陀分别列举了身罪与口罪的具体事项,同时指出无独心犯罪,即身罪与口罪都与意识思想活动密切相关,不可分离,体现了佛陀心身相互影响的观点。

卷　第　二

【原文】"頗有比丘時藥作非時藥、七日藥、終身藥耶?"答:"有。甘蔗時藥,汁作非時藥,作糖七日藥,燒作灰終身藥。胡麻亦如是。肉是時藥,煎取膏七日藥,燒作灰終身藥。"

"若七日藥在不淨地,不經宿、不受持,得七日受不?"答:"得受。終身藥亦如是。若淨膏漉已合油煎,得七日服。若比丘捨七日藥,還作七日食,廣說隨其事。餘比丘亦得七日食,隨其事不犯。若灌鼻、若灌耳、若摩足,受持不犯。"(《大正藏》卷二十三第574页)

【评说】本段经文记载因食物制作方法和保存期限不同,时药可转换为非时药、七日药、终生药。如甘蔗为时药,榨汁后则当作非时药,熬制成糖就可作七日药,烧作灰则为终身药;如肉为时药,煎成膏则为七日药,烧作灰则可作终身药,胡麻也如此。七日药、终身药在不净地、不经宿、不受持依然可以服食。七日药可以用来灌鼻、灌耳、摩足。

【原文】"頗有比丘斷草不犯波夜提耶?"答:"有。謂剃髮。若比丘以灰土覆生草、若沙及餘方便,突吉羅。若語人:'取是果,我欲食。'突吉羅。若生果未淨全咽,突吉羅。取木耳,突吉羅。本不和合、學戒人取,突吉羅。"(《大正藏》卷二十三第575页)

【评说】佛陀不允许比丘吞食不干净且未成熟的果子,也不允许摘取木耳。

卷　第　三

【原文】若比丘以一瓶水澆諸比丘,隨所著得爾所波夜提,不著者,突吉羅。若比丘坐,以水滴地,突吉羅。若比丘尼自出乳汁,波夜提。若比丘水中浴戲拍水出沒,波夜提。浴時以酥油糖蜜灌身戲,突吉羅。(《大正藏》卷二十三第578页)

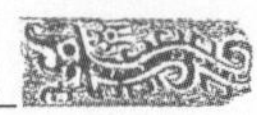

【评说】佛陀对比丘、比丘尼洗浴作出了规定，包括不能互相泼水、以酥油糖蜜灌身，水滴地等。

【原文】“若以酒煮時藥、非時藥、七日藥，得服不?”“若無酒性得服。”(《大正藏》卷二十三第578页)

【评说】佛陀强调以酒煮时药、非时药、七日药，如果煮后没有酒性则可以服食。

【原文】“若一切果飯得食不?”答:“得食。”(《大正藏》卷二十三第578页)

【评说】佛陀允许比丘及比丘尼食用果饭。

【原文】“終身藥在不淨地，經宿得食不?”答:“不得。”

“得食人乳不?”答:“不得。得塗餘身分。”

“若不淨膏雜鹽煮，得食不?”答:“得。謂病，非不病。肉亦如是。”

“火在不淨地，人在淨地作淨，得食不?”答:“得食。”

“火在不淨地、肉近火邊，無人為作淨，成淨不? 得食不?”答:“成淨，得食。”

“如佛所說，不得噉虫膏。得餘用不?”答:“不得食，得餘用。”

“火在不淨地，淨人在淨地淨，酥油得食不?”答:“得食。”

“除八種漿，餘物作漿，得飲不?”答:“若澄清得飲。”

問藥事竟。(《大正藏》卷二十三第580-581页)

【评说】经文记载了佛陀对饮食物干净与否的认识以及某些食物能否食用的规定。人乳、虫膏和除八种浆外不清澈的浆都是不能食用的。

【原文】有一比丘在阿練若處住，去彼不遠母象生一女象子。母象出行食，女象子來近比丘。比丘與草食與水飲，象女蹲食女根開現，比丘見已生貪著心便共作婬。即生慚愧疑悔:“我犯波羅夷。”向諸比丘廣說，諸比丘向佛廣說。佛言:“彼不觸邊故，不犯波羅夷，犯偷羅遮。”彼女象漸漸長大根復開現，此比丘復生貪著心，以手擗象女根欲作婬，女象以脚踏比丘。彼即生慚愧怖畏，心生疑悔:“我犯波羅夷。”以是事故向諸比丘廣說，諸比丘向佛廣說。佛語諸比丘:“有怖畏慚愧心，不犯波羅夷，犯偷羅遮。”

“如佛所說，狂者不犯。云何為狂?”答:“有五因緣名為狂，謂失親、失財、四大不調、為非人所惱、宿業報，是名五種狂也。若彼作犯戒事，自知是比丘者隨事犯，不知者不犯。”

“如佛所說，散亂心者不犯。云何散亂心耶?”答:“散亂心有五因緣，謂見非人怖散亂心、非人打、非人奪精氣、四大不調、宿業報，是名五因緣散亂心也。犯戒如前說。”

“如佛所說，苦痛人不犯。云何苦痛耶?”答:“有五因緣名為苦痛，謂風發、冷發、熱發、和合發、時發，是名五因緣苦痛也。犯事如前說。”(《大正藏》卷二十三第582页)

【评说】经文对狂者、散乱心者、苦痛人进行了详细说明。狂者包括失去亲人、失去财产、四大不调、为非人所恼、宿业报，可见佛陀已经认识到导致狂的原因包括了社会心理因素、生理因素以及其他特殊因素。散乱心者包括非人怖散乱心、非人打、非人夺精气、四大不调、宿业报;苦痛的致病因素，包括风、冷、热、和合、时等五个方面的内容。

【原文】又復比丘，道非道想作婬。即生疑悔："我犯波羅夷。"向諸比丘廣說，諸比丘向佛廣說。佛言："道作道想，犯波羅夷。道作非道想，波羅夷。非道道想，偷羅遮。三道謂大便道、小便道、口道。若比丘大便道過皮，波羅夷。小便道過節，波羅夷。口道過齒，波羅夷。"(《大正藏》卷二十三第582页)

【评说】行不净行的方式主要包括大便道性交(肛交)、小便道性交(阴道性交)、口交。

卷 第 四

【原文】有居士擔肉行，為烏所奪。比丘乞食，彼肉墮比丘鉢中。居士見鉢中有肉，語比丘言："汝是惡比丘、惡沙門。我肉烏所奪，今在汝鉢中。"比丘自念："我是惡比丘、惡沙門。我當往作婬去。"彼即作婬。作已生悔。乃至佛言："前不犯，後犯。"(《大正藏》卷二十三第584页)

【评说】佛陀在分析某比丘的行为是否犯戒时特别强调行为是否有犯戒的动机。

【原文】比丘裸形渡水，魚含男根，即便拔出。尋生疑悔。乃至佛言："比丘不得裸形渡水。"(《大正藏》卷二十三第584页)

【评说】经文说明了比丘不得裸泳的原因。

【原文】偷羅難陀棄胎因緣，此中應廣說。乃至佛言："比丘尼不得棄胎，棄胎者犯偷羅遮。"(《大正藏》卷二十三第585页)

【评说】佛陀规定比丘尼不得堕胎。

【原文】又復病比丘多有田宅，語諸弟子："喚諸比丘來，當以此物布施眾僧，及支提人別布施。"彼看病比丘便作是念："當施僧；支提人別施者，我等不得。"便不喚僧及諸比丘。病比丘即便命終，尋生悔心。乃至佛言："不犯。看病人不應違病人意，如病人使應當隨意，或有病人亦隨看病人意。"復有比丘病，諸弟子喚諸比丘，亦如前說。(《大正藏》卷二十三第588页)

【评说】从本段经文所载可以看出，佛陀十分重视病人临终关怀问题。对于临终病人，应尽量不违背病人的意愿，听从病人的合理安排。

【原文】有比丘殺意打他命終，波羅夷。不死，偷羅遮。若骨折若腰曲，偷羅遮。(《大正藏》卷二十三第589页)

【评说】外力击打可导致骨折或腰曲。

【原文】有比丘，母人懷妊作方便欲殺母，母死波羅夷，兒死偷羅遮。俱欲殺俱死，俱波羅夷；俱不死，俱偷羅遮。

有比丘墮胎方便，胎死波羅夷，母死偷羅遮，俱死、俱不死如前說。(《大正藏》卷二十三第589页)

【评说】在佛陀看来，比丘欲杀死妊娠妇女，若孕妇死亡，则属重罪；若胎儿死亡，则属大

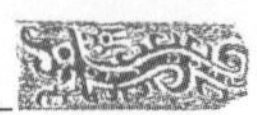

罪;母婴俱亡,属重罪;俱不死,属大罪。

【原文】人死已,呪術力更生殺,偷羅遮。(《大正藏》卷二十三第589页)

【评说】佛陀严禁使用呪术起死回生。

【原文】有婆羅門疽病,往至比丘所言:“大德!我得蘇毘羅漿,飲已當差。”比丘答言:“汝婆羅門邪見人,云何飲蘇毘羅漿?”彼答言:“我先病,得蘇毘羅漿,飲已得差。”比丘尋與蘇毘羅漿,飲已命終,尋即生悔。乃至佛言:“不犯。”(《大正藏》卷二十三第589页)

【评说】从经文记载可见,苏毘罗浆或可治疗坏疽。

【原文】有比丘長病患腰脊曲,厭生投坑自殺。下有野干食死屍,比丘墮上,野干即死,比丘腰脊得直,尋即生悔。乃至佛言:“不犯。比丘不應作是。”(《大正藏》卷二十三第589页)

【评说】经文记载一腰脊曲患者因常年患病,轻生自杀不得,后离奇好转的案例。

【原文】有比丘長病,看病人厭,語病比丘:“我不復看汝。”作是念:“不看當速死。”不看故命終,尋即生悔。乃至佛言:“不犯波羅夷,犯偷羅遮。”(《大正藏》卷二十三第589-590页)

【评说】佛陀规定瞻护病人是比丘不可推卸的责任,若比丘因厌烦不进行瞻护,而致病比丘丧命,属犯大罪。

【原文】有比丘多有財物,得重病。看病人作是念:“我不看者當速死,此物眾僧共分。”比丘不看故,即便命終,尋生疑悔。乃至佛言:“不犯波羅夷,犯偷羅遮。”(《大正藏》卷二十三第590页)

【评说】佛陀规定比丘不得因贪财而不照顾病比丘,否则属犯大罪。

【原文】有比丘食不消腹脹捲眠,看病者言:“舒身。”病比丘言:“莫舒我身,舒身當死。”強使舒身,即便命終,尋即生悔。乃至佛言:“不犯波羅夷,犯偷羅遮。”癰未熟便破,即命終,犯偷羅遮。破熟癰,不犯。苾芻尼亦如是。(《大正藏》卷二十三第590页)

【评说】“食不消腹胀卷眠”体现了胃不和则卧不安的思想,舒身是一种治疗方法。挤破未成熟的痈脓而致死属于大罪,挤破成熟的痈,则不属于犯戒。挤压未成熟的痈致死与菌血症致人死亡类似。

【原文】有比丘病,應須隨病食。看病人不與隨病食,即便命終,犯偷羅遮。與隨病食,命終不犯。有比丘看病,不與隨病藥,如前說。(《大正藏》卷二十三第590页)

【评说】佛陀规定看护病人的比丘应当按照病比丘的饮食宜忌为其提供食物。

【原文】有一良師出家,有一比丘病,往師比丘所,欲破額出血。拔刀向彼病人,病人見刀即怖死,尋便生悔。乃至佛言:“不犯。比丘不應習破額。”(《大正藏》卷二十三第590页)

【评说】经文记载了一比丘因畏怖而死亡的案例。

【原文】有比丘長病,便作是念:“何用如是生活?我當自殺。”語看病者言:“與我繩來。”彼即與繩,便自絞死。乃至佛言:“不應與病人繩。”(《大正藏》卷二十三第590页)

【评说】比丘常年患病轻生,求绳索自杀,佛陀不允许看护者予其绳索。

【原文】有比丘有小因緣故入聚落,將治病差。比丘為伴,中道畏賊,語病比丘使行。病比丘言:“不能。”不病者言:“若不使行,為賊所劫。”病者強力使行,至聚落即死。不病者言:“病比丘死,由我故。我若不將來,不死。”尋即生悔。乃至佛言:“不犯。不應將病比丘作伴行。”(第三竟)(《大正藏》卷二十三第590页)

【评说】经文记载了一则因看护不周致病人死亡的案例。

卷第五

【原文】云何水食?長老舍利弗血病,良師言:“食藕者得差。”爾時尊者大目犍連,曼陀羅池中取藕來,與尊者舍利弗。舍利弗食少許已,與諸比丘。諸比丘不食,“我等已自恣竟。”諸比丘向佛廣說。乃至佛言:“飢儉時食已自恣,不受殘食法,聽食藕。”(《大正藏》卷二十三第596页)

【评说】经文记载了治疗热血病所采取的池物疗法,所谓池物,即莲藕、莲子、菱角、芡实等水生植物。

【原文】云何灌鼻?佛聽病比丘灌鼻,如尊者畢陵伽婆蹉,是事應廣說。

云何灌下部?比丘不得灌下部,灌者偷羅遮。不犯者,灌便病差。

云何刀?比丘不得用刀治病,若治者偷羅遮。不犯者,餘藥不治,刀治得差。(《大正藏》卷二十三第597页)

【评说】佛陀时代已有灌鼻、灌肠这两种给药方式以及手术刀切割术。但手术治疗疾病的前提是药不能治疗某种疾病,可以看出佛陀禁止过度医疗的态度。

卷第六

【原文】云何等因?謂藥,若根莖葉花果藥等,與病因相應故,故名等因。

云何時雜?即日受時藥、即日受非時藥、七日藥、終身藥。時雜應時服,時藥攝故。(《大正藏》卷二十三第598页)

【评说】佛教根据药物属性将其分为根、茎、药、花、果等几类;根据食用时间分为时药、非时药、七日药、终身药。

【原文】云何酢漿淨?諸比丘病問諸醫師,醫師言:“飲漿可得差。”乃至佛言:“應作酢漿。作法者,取米汁溫水和之,放一處酢已,須者受用。若漿清澄無濁,以囊漉清淨如水。從地了受已,至日沒得飲,非初夜。初夜受初夜飲,乃至後夜受後夜飲。”(《大正藏》卷二十三第598页)

【评说】经文记载了酢浆的具体制作方法。

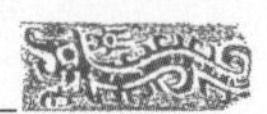

【原文】云何與欲？病比丘不能到僧中，應與欲。若不病與欲，犯突吉羅。若有十難因緣，應與欲。如何難起，亦應與欲。與欲者，與欲成與欲。比丘與欲，答言爾成與欲。與我說欲，成與欲。當與汝欲，成與欲。身動，成與欲。口動，成與欲。若身口不動，將到僧中。若不堪動，一切僧應就，不應別作僧事。若別作僧事者，隨事犯。受欲、說欲，如前自恣說。(《大正藏》卷二十三第 598 页)

【评说】考虑到病比丘的身体状况，佛陀要求僧众作僧事时应当照顾病比丘，至病比丘所进行僧事活动，可见佛陀对病患的慈悲心以及对医治疾病的重视。

【原文】云何粥？世尊聽諸比丘噉粥，不得吮粥作聲。

云何佉陀尼？佛聽諸比丘噉九種佉陀尼：葉佉陀尼、花佉陀尼、果佉陀尼、胡麻佉陀尼、油佉陀尼、麵佉陀尼、糖佉陀尼、根佉陀尼、石蜜佉陀尼。食此九種佉陀尼時，不得拍拍作聲。(《大正藏》卷二十三第 599 页)

【评说】经文记载了食粥、食佉陀尼不得出声的规定，是佛教僧众的基本行为规范。佉陀尼包括叶、花、果、胡麻、油、麵、糖、根、石蜜九种。

【原文】云何含消？含消有五種，世尊聽諸比丘服，謂酥、油、蜜、糖、醍醐。服含消藥時，治病想、服藥想、糞尿想髓腦想。(《大正藏》卷二十三第 599 页)

【评说】用于含服的消药包括酥、油、蜜、糖、醍醐五种。就像服用药物一样，进食这些食物只是为了治疗疾病，这些食物本质上像尿粪一样不值得留恋。

【原文】云何蒲闍尼？有五種，世尊聽諸比丘噉烏陀那、貴摩、沙曼陀、若魚肉等，是名蒲闍尼。食蒲闍尼時，治病想、服藥想、糞屎想。(《大正藏》卷二十三第 599 页)

【评说】蒲阇尼包括乌陀那、贵摩、沙曼陀、鱼肉等。就像服用药物一样，进食蒲阇尼只是为了治疗疾病，这些食物本质上像尿粪一样不值得留恋。

【原文】云何和上？諸比丘無和上出家受具足戒，心意不調伏、威儀不齊整、病痛無人看。諸比丘向佛說。佛言："自今聽依和上出家。和上教誡，弟子心得調伏，病時相看。"後諸比丘弟子病時不看。佛言："應看不看者，犯突吉羅。"(《大正藏》卷二十三第 599 页)

【评说】佛教规定比丘有照看病人的义务。情志调达、威仪齐整、病痛有人看护等体现了佛教慈悲精神。和上即和尚。

【原文】云何弟子？諸比丘依和上出家受具足戒，不來親近和上。諸比丘向佛說。佛云："應親近和上，承事問訊隨逐行，作事時應白和上，和上所作事應代作，除四種，謂：大小行、嚼楊枝、界內禮枝提。"(《大正藏》卷二十三第 599 页)

【评说】佛陀强调因大小便、嚼杨枝、界内礼枝提是较为私密的事情，故弟子与比丘不应当将此四事作为交流内容。

【原文】云何蘇毘羅漿？佛聽病比丘飲蘇毘羅漿。如尊者舍利弗病因緣，是中應廣說。取根莖花果葉藥著一器中，漬酢已，清澄無濁，朝受乃至初夜飲，後夜亦如前說。(《大正藏》

卷二十三第600页）

【评说】苏昆罗浆是一种用于治疗疾病的饮品。将根茎花果叶至于器皿中渍酢取汁，清澈部分白天至初夜饮用，浑浊部分后夜饮用。

【原文】云何屑？佛聽諸病比丘畜豆屑、赤豆屑、摩修羅屑等，不得雜香，不以色好故畜；若病得合餘香。（《大正藏》卷二十三第600页）

【评说】佛陀允许比丘储蓄豆屑、赤豆屑、摩修罗屑，用来制作洗浴用的澡豆，因治疗疾病需要还可和以香料。

【原文】云何藥？謂根莖葉花果時藥、七日藥、終身藥。世尊聽諸病比丘畜服，若眾、若自。（《大正藏》卷二十三第600页）

【评说】药包括根茎叶花果等类，根据食用时间分为时药、七日药、终身药等。

【原文】云何蒜？世尊聽病比丘服蒜，如長老舍利弗。不病不得食。若病食者，當如法行。（《大正藏》卷二十三第600页）

【评说】佛陀允许病比丘食用大蒜，但必须依照规定食用。

【原文】云何乘？世尊聽老病比丘乘乘，廣說如毘尼。（《大正藏》卷二十三第600页）

【评说】佛陀允许病比丘乘骑而行，体现了佛陀对病患的体恤之情。

【原文】云何鏡？世尊不聽諸比丘照鏡，乃至水中，除面眼有病。

【评说】若因面眼部有疾病，佛陀允许病比丘照镜子。

【原文】云何眼安禪那？世尊聽病比丘畜安禪那，不得為好故著眼藥，為病故聽著。

云何著安禪那物？二種著安禪那物，謂銅、鐵。（《大正藏》卷二十三第600页）

【评说】安禅那为眼药名，用于治疗眼疾。铜或铁制成的器皿可以用于贮存安禅那眼药。

【原文】云何臥？比丘不病，不得晝日臥、不得燈中臥。若疲極者，應起去，不得惱第二人。（《大正藏》卷二十三第600页）

【评说】白日卧不符合睡眠规律，灯中卧不符合养生之道，故佛陀要求比丘不得白日卧、灯中卧。

【原文】云何禪帶？世尊聽病比丘畜禪帶，謂腰背痛。如尊者舍利弗因緣，此中應廣說。（《大正藏》卷二十三第600页）

【评说】佛陀允许比丘因腰背痛而蓄禅带。

【原文】云何眾僧上座？上座入界內，當教誡年少比丘，慰勞說經授經坐禪，使善法增長。恒使有食。有分食時等分，使眾得利。作方便求索，當勸化比丘使利益眾。應看病比

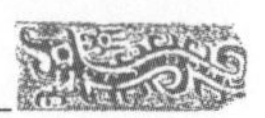

丘,當為病者乞藥。當差人看病,當與病人說法,不得捨病者。如是等界内一切事,上座皆悉應知。(《大正藏》卷二十三第601页)

【评说】佛教有比丘应照看病人、为病人乞药、为病人说法、不得舍病人的规定,体现了佛教对瞻护病人的重视。

【原文】云何粥?世尊聽諸比丘飲粥。飲粥有五種功德:斷飢、斷渴、斷風、消宿食、未熟令熟。歠粥不得作聲。(《大正藏》卷二十三第602页)

【评说】饮粥的五大益处在于断饥、断渴、断风、消宿食、未熟令熟。

【原文】云何水瓶?佛聽諸比丘畜水瓶,令清淨。不得用盛食器用作水瓶。

云何澡罐?世尊聽諸比丘畜燥罐,使令清淨。

云何瓶蓋?世尊聽諸比丘以物覆瓶口。

云何水?比丘使令水清淨,好用意漉水,好看水,勿有虫。淨洗手,著淨衣漉水,不得不淨衣手漉水。

云何飲水器?世尊聽諸比丘畜飲水器,令淨潔。(《大正藏》卷二十三第602页)

【评说】为了饮水干净清洁,佛陀不允许用盛食器贮水,所以可以储蓄水瓶、饮水器。为使瓶内干净卫生,应当用瓶盖覆盖瓶口。为保证物质的干燥,允许比丘储蓄燥罐。

【原文】云何食?蒲闍尼有五種,若食一一蒲闍尼時,當觀食,此食從何處來?從倉中出。倉復何因?倉從地出。地復何因?以糞尿和合種子得生,今復還養糞身。舉摶時作糞想,正念在前,不以散亂心噉食。當作逆食想、從他得想、病想、因緣得想,然後食。當復觀不別眾食,復應觀自恣不自恣。

云何食時?若食五正食時,打揵搥時當齊整衣服、威儀嚴政,入眾時不得作語聲。

云何食?不長取與他,除與父母兄弟。客來至寺、病者、懷胎母人,正念已當與食。應與畜生一摶。欲出家者,於眾有益者與。

云何受食?當一心受食,不得散亂心。正念受食,如所食、如所取。(《大正藏》卷二十三第602页)

【评说】佛陀提出正念受食即进食时无杂念,专心饮食有益心身健康。

【原文】云何浴室?下聲入浴室,整威儀。

云何洗浴?世尊聽比丘洗浴。洗浴有五種功德,如契經說。復有五種功德,謂除風、除冷、除熱、除垢、起厭患。浴時白和上阿闍梨。浴時在上座後坐,不得在前。向火令水調適,若冷熱應語他。不白和上阿闍梨,不得為他揩身,身亦不得受揩。若和上阿闍梨相嫌處,不得親近。浴室中坐物瓫器應舉置本處,廣說如毘尼。(《大正藏》卷二十三第603页)

【评说】洗浴的目的有二:一是齐整威仪(仪表整洁);二是为除风、除冷、除热、除垢、起厌患。

【原文】云何大行已洗手處?洗手處邊不得浣衣等,如前說。

云何洗處洗處屐,徐徐洗,不得污濕屐。

云何小便？比丘不得處處小便，應在一處作坑。

云何小便處？近小便處不得浣衣等，如前說。

云何小便屐？比丘徐徐小便，不得污濕屐。

云何小便上座？下座比丘已小便，不得使起。

云何籌草？不得利刮、不得用草拭。用細軟滑物，若用石木。

云何唾？唾不得作聲，不得在上座前唾、不得唾淨地、不得在食前唾。若不可忍，起避去，莫令餘人得惱。（《大正藏》卷二十三第604页）

【评说】从经文所载来看，佛陀十分注意公共卫生，并对弟子提出了相应的要求：大小便后要洗手、洗手处不能浣洗衣物、洗衣服不能弄湿鞋、在专门地方大小便、在大小便处不能浣洗衣物、小便不能弄湿鞋、不能随便吐痰等。

【原文】云何齒木？齒木不得太大太小、不得太長太短。上者十二指，下者六指。不得上座前嚼齒木。有三事應屏處，謂：大小便、嚼齒木。不得在淨處樹下牆邊嚼齒木。

云何揚齒？不得太利、不得疾疾刺齒間，應徐徐挑，勿使傷肉。

云何刮舌？不得用利物刮、不得疾疾刮，當徐徐，勿使傷舌。

云何挑耳？不得用利物挑、不得疾疾挑，勿令傷肉。（《大正藏》卷二十三第604页）

【评说】佛教规定所用齿木应不大不小，不得过长过短，上十二指，下六指。扬齿类似于现代所用牙签，不得太尖锐，使用时应当缓慢挑拨，避免伤及牙龈。佛陀时代已有刮舌器和挑耳器。

卷 第 七

【原文】“糖漿得七日受不?”答:“得飲。幾時飲？乃至未捨自性。”“以不淨藥合煮，得噉不?”答:“不得。得塗身、塗瘡、灌鼻。”（《大正藏》卷二十三第605页）

【评说】糖浆为七日药，没有变质前都可服食，与不净药合煮便不能食用，但可以涂身、涂疮、灌鼻。

【原文】“以不淨脂合鹽煮，得噉不?”答:“不得。若當猪脂用，不犯。”（《大正藏》卷二十三第605页）

【评说】不净脂同盐煮后不能食用。

【原文】“得食鱔肉不?”“不得。”

“得飲人乳不?”“不得，得著眼中。”

“蘇毘羅漿，非時得飲不?”“病者得飲。”“一切不淨肉不得食，得食人肉不?”“不得食。”“食者得何罪?”“犯偷羅遮。”“除人肉，餘不淨肉得食不?”“不得食。云何不淨肉？謂鱔、蛇、蝦蟇、烏鵲、白鷺。如是等肉不得食，食者突吉羅。”（《大正藏》卷二十三第605页）

【评说】经文记载佛教规定不得食用人肉、鳝、蛇、虾蟆、乌鹊、白鹭等不净肉，也不得饮用人乳，除了治疗疾病需要，非时不得饮用苏毘罗浆。

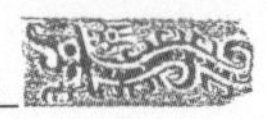

【原文】“即日受時藥、七日藥、終身藥，各各相雜，得服不?”“不得服。時藥時服，乃至終身藥終身服。”

時藥得作非時、七日、終身藥耶? 廣說如前。“若藥不手受、不說受，不病得服不?”“不得服。”

“時藥、非時藥、七日藥、終身藥，不手受、不說受，經宿得服不?”“不得服。”“已手受、說受，內宿得服不?”“不得服。手受、說受，病者得服。”

“云何養病?”“除性罪，餘者養病。”

“世尊聽飲八種漿。幾時飲?”“乃至未捨自性得飲。”(《大正藏》卷二十三第605页)

【评说】若时药、非时药、七日药、终身药杂合，以杂合药物中时限最短的药物作为服食与否的依据。除了性罪导致的疾病，其余疾病皆应当得到合理的治疗与调养。非时药中的八种浆如果没有变质，在被允许服食的时间内都是可以食用的。

【原文】“看病人出界去，後病者死，應與衣不?”“有應與、不應與。為病者去，應與;為自去者，不應與。”

“白衣看病，應與不應與?”“應與少許。比丘尼、式叉摩尼、沙彌、沙彌尼亦如是。餘處安居、餘處看病，病者死，應與衣，不應與沙彌。”

“看病，應盡與、為少與?”“應盡與，或等與。若無看病人，僧盡應看，若不看犯突吉羅。若差看不看，犯突吉羅。病人不用看病人語，突吉羅。看病人不用病人語，突吉羅。若人施不淨物，作是言:‘我等不得用不淨物。’作是念已，施某甲淨人，得淨者當受。”(《大正藏》卷二十三第605页)

【评说】经文记载了比丘瞻视病人后能否接受衣物馈赠的具体情况。

卷 第 八

【原文】優波離問佛言:“若比丘自呪術力藥力，自變作人女，共畜生作婬，得何罪?”佛言:“若自知我是比丘作不可事，犯波羅夷。不自知比丘想，偷羅遮。”

又問:“比丘自呪術力藥力，作畜生男，共人女作婬，得何罪?”“佛言，若自知比丘想作不可事，波羅夷。不自知比丘想，偷羅遮。”

又問:“二比丘呪術力藥力，作畜生身，共作婬，得何罪?”如前說。

“共何等女人作婬得波羅夷?”“若一切身可捉共作婬，犯波羅夷。不可捉，偷羅遮。”

問:“云何口中作婬，波羅夷?”答:“節過齒，波羅夷。”

問:“云何穀道作婬，波羅夷?”答:“過皮節入，波羅夷。”

問:“云何女根中作婬，波羅夷?”答:“過皮節入，波羅夷。”

問:“女身中破還合共作婬，得何罪?”答:“若入大小便，波羅夷。口中作婬，偷羅遮。”

問:“女人頭斷共作婬，得何罪?”答:“大小便處作婬，波羅夷。口中，偷羅遮。穿身分作孔作婬，偷羅遮。爛身作婬，偷羅遮。三瘡門爛壞作婬，偷羅遮。”

問:“如佛所說，三瘡門一一處作婬，波羅夷。頗有一一處作婬不犯波羅夷耶?”答:“有。兩邊壞入，偷羅遮。屈入，偷羅遮。”

問:“如佛所說，共活女瘡門不壞作婬，波羅夷。云何活女瘡門不壞?”答:“若兩邊等不壞，是名不壞。云何活女瘡門壞？若瘡門兩邊壞或爛墮。如生女，死女亦如是。如人女，非人女亦如是。共男子黃門作婬，亦如是。共畜生女男黃門作婬，亦如是。"

有比丘共熟猪母作婬，偷羅遮。

問："頗有比丘獨在一房作婬得波羅夷耶？"答："有。謂根長。"

問："有比丘，女身中破合已作婬，得何罪耶？"答："若合處際現，偷羅遮。合處不現，波羅夷。"

問："頗有比丘，女根截已作婬，得何罪？"答："得偷羅遮。男根觸女根，突吉羅。"

問："如佛所說，有間有間作婬，波羅夷。頗有比丘有間有間作婬不犯耶？"答："有。多以衣裹皮囊竹筩作婬，偷羅遮。"

問："頗有比丘共女人作婬不犯波羅夷耶？"答："有。本犯戒、本不和合、賊住、污染比丘尼，犯突吉羅。"

問："若比丘眠中共作婬，犯何罪？"答："若知比丘想，波羅夷。若不知比丘想，偷羅遮。"（《大正藏》卷二十三第 611-612 页）

【评说】经文记载了比丘犯淫戒的详细情况，强调与同性、异性、两性、动物等发生任何方式的性行为都是不允许的。

卷 第 十

【原文】問："若比丘捉酥油瓶，應棄不？得食不？"答："或得或不得。二種人：有慚、無慚。無慚者捉得食，有慚者誤捉得食。""若比丘取食欲與沙彌，沙彌與比丘，得食不？"答："得食。""沙彌不與，得索不？"答："不得索。""比丘舉沙彌食與沙彌，沙彌與比丘，得食不？"答："得食。""醎水應受不？"答："更著鹽應受，不著不須受。濁水見面不須受，不見面應受。""受法學戒人與不受法比丘食，得食不？"答："不得食。""不受法學戒得與受法比丘食不？"答："不得食。""不受法比丘與受法比丘食得食不？"答："不得。相違亦如是。"

問："如佛所說，若比丘無病索美食，波夜提。頗有比丘索美食不犯耶？"答："有。從親里索，不犯。若比丘飲虫水，隨飲殺虫，隨得爾所波夜提。"

問："頗有比丘食家中坐食犯邊罪耶？"答："有。食欲食，犯波羅夷。"（《大正藏》卷二十三第 623 页）

【评说】佛陀规定比丘应尽量避免以手取食物、饮虫水，且不得乞食美食。

【原文】問："如佛所說，若比丘恐怖比丘，波夜提。頗有比丘恐怖比丘不犯耶？"答："有。恐怖非人出家比丘，突吉羅。非人出家恐怖比丘，突吉羅。中國人怖邊地人、邊地人怖中國人，突吉羅。遣使手印怖，突吉羅。"（《大正藏》卷二十三第 625 页）

【评说】恐惧是七情致病因素之一。佛陀早已认识到情志畅达对人的重要性。

【原文】問："米苦酒澄清無膩，非時得飲不？"答："不得飲。"

問："根漿華莖果漿，非時得飲不？"答："得。得幾時飲？乃至未捨自性得飲，過時不得飲。"（《大正藏》卷二十三第 625 页）

【评说】尽管是清澈、不滋腻的米苦酒，依旧不能饮用。根浆、华茎果浆在非规定时间不得饮用。

根本说一切有部毘奈耶

三藏法师义净奉　制译

【提要】《根本说一切有部毘奈耶》共五十卷，由小乘佛教上座部系统分化出的说一切有部所整编而成。其内容分为四波罗夷法、十三僧迦伐尸沙、二不定法、三十泥萨祇波逸底迦法、九十波逸底迦法、四波罗底提舍尼法、众多学法、七灭诤法等八科。

卷　第　一

【提要】佛陀对诸比丘说不净行学处(淫戒)。

【原文】時母還舍告新婦曰："爾若月期時至可報我知。"新婦敬諾，後於異時月期既至，白言："大家！我今月期時至，欲何所作？"姑曰："時過洗浴冠眾花鬘，塗以名香著諸瓔珞，嚴身之具咸令備盡，如蘇陣那昔在家日，情所樂事皆悉為之。"婦既聞已莊飾事周，還至姑所白言："大家！如蘇陣那昔所愛好我已為之，沐浴嚴身著諸衣服，若有所作今是其時。'時蘇陣那母遂與新婦同車而去，詣蘇陣那所住之處，到已下車足步而進。時蘇陣那在小房外遊步經行，母既見已告曰："蘇陣那！如汝所云無有憶戀，廣說如上。今汝新婦身淨宜留種子，無令財物沒入於官。"時蘇陣那先未制戒不見欲過，覩少年婦情生染著，欲火燒心，告其母曰："我豈合耶？"母曰："為留種子法應如是。"時蘇陣那牽故二手，便向屏處脫去法服，遂即再三行不淨行。時有有情至求勝行，有解脫性趣向涅槃，棄背生死三界五趣無心樂著，以最後身從勝妙天來託婦胎。若明慧女人，有五種別智異於餘女：一、知男子有欲心；二、知時節；三、知從某人得娠；四、知是男；五、知是女。若是男者依右脇住，若是女者居在左脇。時彼婦人心生歡喜，白其姑曰："大家知不？我已有娠，居在右脇，必定是男，光顯宗胄。"其姑聞已心大慶喜，作如是言："我於昔來情希善子紹嗣家門，冀彼長成終懷報德，常修福慧利益我等。"姑知是事，便以新婦置在高樓隨時供給，女醫調膳不令差舛，身具瓔珞，如天婇女遊歡喜園進止威儀。常處床座足不履地，目不覩惡色，耳不聽惡聲，寢食往來曾無違忤。經九月已便生一子，顏貌端嚴人所愛樂，額廣眉長鼻高脩直，頂圓若蓋色美如金，垂手過膝眾皆敬仰。經三七日歡會宗親，其姑以兒告諸親曰："此子今者欲作何名？"眾人議曰："此兒因種子法而求得之，可名種子。"其姑即便授八養母：二供乳哺、二作褓持、二為澡浴、二共歡戲。給以乳酪酥精石蜜，及餘上妙甘美飲食而用資養，速便長大如蓮出池。既漸童年學諸技藝算數書印，取與質納皆盡其妙。於八種術善能占相：所謂相寶、相衣、相宅、相木、相象、相馬、相男、相女。彼於異時深生正信，歸向三寶受五學處，同父信心念念增長。遂捨家趣非家求出離行，於善說法律剃除鬚髮而披法服，獨處閑靜無放逸心，策勤勇猛專念而住，淨修梵行。於現法中證悟圓滿，破無明殼斷三界惑成阿羅漢，三明六通具八解脫得如實知，我生已盡，梵行已立，所作已辦，不受後有。心無障礙如手撝空，刀割香塗愛憎不起，觀金與土等無有異，於諸名利無不棄捨，釋梵諸天悉皆恭敬。爾時具壽種子，證阿羅漢受解脱樂，即說頌曰：

“聖行已圓滿， 不墜於父財；

我此最後身， 盡除諸過患。”（《大正藏》卷二十三第628-629页）

【评说】“姑知是事，便以新妇置在高楼随时供给，女医调膳不令差舛，身具璎珞，如天婇女遊欢喜圆进止威仪。常处床座足不履地，目不覩恶色，耳不听恶声，寝食往来曾无违忤”，描写了佛陀时代富贵之家女子怀孕后的生活状况，说明当时已经意识到胎教的重要性。

“若是男者依右胁住，若是女者居在左胁”，佛陀时代根据胎动位置辨别胎儿性别。

【原文】時蘇陣那作不淨行已，世尊於無量百千聲聞苾芻大眾中而為說法，所謂離貪、瞋、癡心慧解脫。時蘇陣那亦在眾中聽佛說法，既聞法已，心懷愁惱深生追悔，赧容伏面默爾無言，即便歸房懷憂而住。後於異時有諸苾芻，巡觀房宇次至蘇陣那所住之房，共為談話，見蘇陣那懷愁而住。時諸苾芻謂蘇陣那曰：“汝於先時見有客至，逢迎歡笑先唱善來，為持衣鉢及諸資具。何故今時見我等來，心懷愁惱伏面而住默然無語？汝蘇陣那為身病耶？為心痛乎？”時蘇陣那告言：“諸具壽！我非身病而心有焦熱。”問言：“何故心有焦熱？”時蘇陣那具說其事。時諸苾芻聞其說已，不喜不嫌，從座而去，還詣佛所，到已禮佛雙足在一面坐，以此因緣具白世尊。世尊爾時告諸苾芻曰：“此穌陣那於有漏中，先作非法行不淨行。”爾時世尊以此因緣集苾芻眾，佛是知者見者，知而問非知不問，時而問非時不問，有利而問無利不問，破決隄防為除疑惑有利而問，告蘇陣那言：“汝實作斯不端嚴事耶？”白佛言：“實爾。大德！”佛告蘇陣那：“汝非沙門、非隨順行、不清淨、非威儀，非出家人之所應作。蘇陣那！云何汝今於我所說，離貪、瞋、癡心慧解脫，微妙法中而為出家，作斯非法可惡之事？癡人！寧以男根置在猛害毒蛇口中，不安女根中。”世尊以種種方便說厭污事呵責蘇陣那已，告諸苾芻曰：“由此因緣我觀十利，為聲聞弟子於毘奈耶制其學處。云何為十？一、攝取於僧故；二、令僧歡喜故；三、令僧樂住故；四、降伏破戒故；五、慚者得安故；六、不信令信故；七、信者增長故；八、斷現在有漏故；九、斷未來有漏故；十、令梵行得久住故。顯揚正法廣利人天。我今為諸聲聞弟子，於毘奈耶制其學處。”（《大正藏》卷二十三第629页）

【评说】“由此因缘我观十利，为声闻弟子於毘奈耶制其学处。云何为十？一、摄取於僧故；二、令僧欢喜故；三、令僧乐住故；四、降伏破戒故；五、惭者得安故；六、不信令信故；七、信者增长故；八、断現在有漏故；九、断未来有漏故；十、令梵行得久住故”，佛陀认为制定戒律有十种利益。一摄取於僧故即戒律有利于管理僧团；第二令僧欢喜即遵守戒律能使僧众情绪稳定；三令僧乐住，即利于修行；第四降伏破戒故即依戒行事能使僧团中不依法的人和事得到应有的制裁；第五惭者得安故即帮助犯戒者改邪归正；第六不信令信故即戒律具有教化社会的意义，若僧人严持戒律，就会有庄严的外在形象，就能使不信佛的民众皈依佛门；第七信者增长故即使信佛之人更加坚定自己的信仰；第八断现在有漏故即以戒为师，能断除当下的痛苦烦恼，不造恶业，这样就不会种下苦因；第九断未来有漏故即未来的烦恼也会断除；第十令梵行得久住故即令佛法久住，能世代流传下去。

【原文】攝頌曰：

於三處行婬， 三瘡隔不隔，

壞不壞死活， 半擇迦女男，

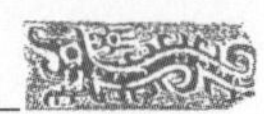

見他睡行婬，　或與酒藥等，

被逼樂不樂，　犯不犯應知。

若苾芻於其三處，作不淨行行婬欲法，得波羅市迦。云何三處？謂以生支入大小便道及口，纔入即得波羅市迦。(《大正藏》卷二十三第 630 页)

【评说】本经文佛陀规定比丘将生殖器放入前后二阴和口中都构成波罗市迦罪。

【原文】若苾芻共三種人作不淨行，得波羅市迦。云何為三？謂女、男、半擇迦。若苾芻作行婬意，於活人女三瘡不壞於彼行婬，以有隔入有隔、以有隔入無隔、以無隔入有隔、以無隔入無隔，入時得波羅市迦。若苾芻於活人女三瘡損壞於彼行婬，隔等同前，入得窣吐羅底也。若於死人女三瘡不壞，隔等同前，入得波羅市迦。若苾芻於死人女三瘡損壞，隔等同前，入得窣吐羅底也。如於人女，若活、若死，得罪重輕如是應知。於非人女、傍生女，若活、若死，於三瘡門有損無損、有隔無隔，得罪輕重同前。若於人男、非人男、傍生男，若活、若死，於二瘡門有損無損及以隔等，得罪同前。若男半擇迦，非人、傍生半擇迦，若活、若死，於二瘡門有損無損及以隔等，得罪同前。(《大正藏》卷二十三第 630-631 页)

【评说】佛陀强调比丘和女子、男子、男根不全的人发生任何形式的性行为都构成波罗市迦罪。

【原文】若苾芻於眠睡苾芻行不淨行，若睡苾芻於初中後不覺知者無犯，其行婬者得根本罪。若睡苾芻初知、中後不知者無犯，其行婬者得根本罪。若初中皆知、後不知者無犯，行婬者得根本罪。若初中後皆知，而無心受樂者無犯，其行婬者得根本罪。若初中後皆知有心受樂者，二俱得根本罪。(《大正藏》卷二十三第 631 页)

【评说】佛陀强调比丘睡眠中被人强暴无罪，若在暴行过程中被害人享受这种快感也是有罪责的。

【原文】若苾芻以米酒、花酒、根皮等酒與苾芻，令熟醉著行不淨行。而醉苾芻於初中後，有知不知受樂不樂，得罪輕重有犯無犯，乃至餘眾與酒令醉，如上睡眠廣說。如醉既爾，若以呪術及藥令彼迷亂，於彼諸境行不淨行，乃至餘眾互為，得罪有無如上。(《大正藏》卷二十三第 631 页)

【评说】佛陀时代已意识到米酒、花酒、根皮等酿制酒、咒术或药物可使人沉醉，意识紊乱。

【原文】若苾芻強逼他苾芻共行不淨行，若被逼者初入之時作心受樂，二俱滅擯。若入時不樂、入已樂，二俱滅擯。若入時不樂、入已不樂、出時樂，二俱滅擯。若被逼者三時不樂無犯，逼他者滅擯。如逼苾芻，若逼苾芻尼及下餘眾，准事應知。若苾芻等互相陵逼，如前所說。(《大正藏》卷二十三第 631 页)

【评说】佛陀强调比丘被其他比丘强暴，若受害者在暴行过程中享受快感也是有罪的。

【原文】爾時室羅伐城中有一長者，於同類族娶女為妻，得意相親歡樂而住。未久之間便生一子，腰脊軟弱猶如猫兔，經三七日歡會宗親，其父以兒告諸親曰："此兒今者欲作何名?"眾人議曰："此兒腰軟應與立字名為弱腰。"即此童兒年漸長大，便於善說法律而求出家。

既出家已於所住聚落而行乞食，攝護威儀諸根無亂，善防心意還詣所居。飯食訖收衣鉢洗足已，入房中欲染心發，便以生支內自口中而受欲樂。後於異時有諸苾芻，因看房舍既入房已，見彼弱腰作如是事，情懷悒歎而問之曰："具壽！汝作何事？"報言："我受欲樂。"苾芻報曰："豈非世尊制行婬法。"報言："具壽！佛遮於他，不制於自。"時諸苾芻聞是語已，不嫌不喜捨之而去，往詣佛所如常威儀以事白佛。佛言："於他尚制，況復自身！此之癡人犯波羅市迦。若苾芻作行欲心為受樂意，起自生支內著口中，或以他根入自口內，得根本罪。"（《大正藏》卷二十三第631页）

【评说】"未久之间便生一子，腰脊软弱犹如猫兔"本段经文记载了一新生儿患腰脊软弱，这与中医的五软症状相似。五软为小儿时期生长发育障碍的疾病，多因先天禀赋不足，后天调护失当所致。

"苾刍刍作行欲心为受乐意，起自生支内着口中，或以他根入自口内，得根本罪"，佛陀认为将自己或他人的生殖器放入口中都是违背戒律的淫行。

卷 第 二

【提要】佛陀对诸比丘说不与取学处(盗戒)。

【原文】爾時佛在室羅伐城給孤獨園。時此城中有一長者，初始婚娶婦即命終，第二、第三乃至第七悉皆命過。時人並皆喚為妨婦，因以為名。自茲已後更欲取妻，人皆不與，作如是說："我今豈可令女死耶？我不能與。"復求寡女欲娶為妻，彼便告曰："我不惜命入汝舍乎？"時彼長者求妻不得，自知家事。後於異時有一知友來過其宅，問曰："仁何所為？"報曰："我營家事。"告曰："何意汝今自知家務？"報言："已娶七婦皆並喪亡。"友曰："何不求餘？"答言："比日雖求，人不見與，皆云：'我豈不惜女耶？'""若如是者，何不更求諸餘寡女？"長者具答如前。友曰："去斯不遠有老婬女，君何不求？"報云："今我家室豈作婬坊。"友曰："彼女久來已捨惡法，試往求之。"便到彼宅，問言："比得安不？"彼報曰："善來，欲何所覓？"答曰："故來相求。汝何所屬？"答言："與我衣食我便屬。"彼報言："昔汝為過能悛改不？"答曰："我豈不見諸餘丈夫，而我本心久離惡法。"報言："若能爾者，與我同居給爾衣食，所有家務咸代我知。"即隨至舍。所有家業並皆分付，告曰："此是汝宅，汝所與者我當受用。"婦知家事衣食豐盈，未久之間身極肥盛。於彼門前有諸倡女，相隨欲往逝多林中。問諸女曰："汝欲何去？"報云："往逝多林觀看功德。"告云："且住！待我莊飾與汝俱行。"整服未周諸女便過，出門不見急步相尋。諸女前行皆已入寺，然此寺中有一苾芻，開戶而睡，衣裳撩亂生支遂起。時諸婬女巡房觀看，既見是事眾皆大笑而出。時老婬女見諸女人行笑而出，告曰："汝何所笑？豈不聞乎若寺中笑者得齲齒報？"時彼諸女默然捨去。老女念曰："豈非諸女於此寺中巡行觀看，或見雞鬪、或覩獼猴，由是諠笑？"時彼老女入寺巡看，於一房內見有苾芻開戶而睡，身體露現婬情既起，遂便於上而作非法，苾芻睡著不自覺知。時彼女人便作是念："我等婬女解六十四能，此出家人解六十五，不作言語得受欲樂。"時彼老女既暢婬情，遂便以手覺彼苾芻，報言："聖者！我之家第在某坊中，若有所須宜當見就。"苾芻報曰："汝愚癡人污僧住處，今我無心受斯惡事，誰能更復向汝家中？"女聞默去。時彼苾芻情生惡作："豈非我犯他勝罪耶？"白諸苾芻，苾芻白佛。佛告苾芻："汝有受樂心不？"白言："我時睡重無受樂心。"佛告諸苾芻："此人無犯，由無樂心。然我為諸苾芻近村坊住者制其行法。汝等諦聽！若諸苾芻寺近村坊，晝

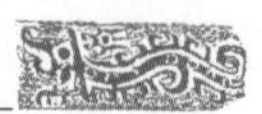

日睡者應扂閉門，或令苾芻守護、或以下裙急相絞繫。若不依者，脇著床時得惡作罪。”（《大正藏》卷二十三第634页）

【评说】佛陀规定比丘白天睡觉应关闭窗门或者令其他比丘守护或者用衣物将下身盖好。这项规定既是为了保护自己也是减少诱发他人犯戒的因素。

“开户而睡，衣裳撩乱生支遂起”，记载了男性睡眠中生殖器勃起的生理现象。

【原文】佛在室羅伐城給孤獨園。時此城中有一苾芻，在阿蘭若中得四靜慮。時彼數來禮世尊足，及諸耆老尊宿苾芻。時蘭若苾芻身患瘡疥，有少年苾芻先與相識，白言：“上座！身患瘡疥，何不問醫而為治療？”上座報曰：“未來有法，必定將至。世間之人共不愛樂，共所嫌賤人皆不免，所謂是死。此之瘡疥及我已身相隨而去，何須療治？”少年曰：“如世尊說：‘持戒之人若久存者，有多福業而得增長，福業增故久受天樂。’應問醫人。”時彼上座便就醫處。醫人問曰：“聖者！身有瘡疥？”答曰：“爾。”告曰：“何不療治？”答曰：“為此故來，可示方藥。”告曰：“聖者！食好食已，取芥子油遍塗其身，於日中坐必當得損。”苾芻曰：“施我辛油。”醫曰：“聖者！我說其方不以藥施，若來問者咸皆與藥，我之衣食交見貧窮。然有某甲長者患此瘡疥，我為煎油，從彼乞求必應可得。”苾芻曰：“彼不肯與。”報言：“聖者！彼人信敬，必當相授。”苾芻曰：“賢首！願爾無病，即是汝施。”便捨而去，即往詣彼長者之宅。彼人見已問言：“聖者！身多瘡疥。”答言：“如是。”“可用辛油塗身於日中坐。”苾芻報曰：“為此故來，聞仁有油，幸能見遺當招福果。”長者曰：“共立要契，若其今日受我供養，我當施與。”答言：“住食。”即以好食而供奉之，食了便以小鉢盛滿辛油持與苾芻，苾芻報言：“願得無病。”捨之而去，至阿蘭若著麁弊衣，油遍塗身於日中坐，身有樂觸倚臥而睡，於其根內有嗢指徵伽蟲齧彼生支，因斯遂起，衣裳撩亂。時有肥壯婦女，為覓牛糞來至其傍，見彼形露便起欲心，即於其上行非法事，苾芻睡覺身體羸劣不能遮止。女暢欲情，報言：“聖者！我住某處，仁有所須當行詣彼。”苾芻報曰：“汝愚癡人污阿蘭若，我現無心受此惡法，況能重更過爾宅耶？”女人默而捨去。苾芻情生惡作：“豈非我犯他勝罪耶？”具以其事白諸苾芻，諸苾芻白佛。佛告苾芻：“汝有受樂心不？”白佛言：“我已離欲無受樂心。”佛告諸苾芻：“此人無犯，無欲心故。然我為諸苾芻住阿蘭若處者制其行法。汝等應聽！若在阿蘭若處，於舍四邊應以柵籬蕀刺編障，若欲睡時應令苾芻守護，或以裙裾急相絞繫。若不依者得惡作罪。”（《大正藏》卷二十三第634-635页）

【评说】“医人问曰：‘圣者！身有疮疥？’答曰：‘尔。’告曰：‘何不疗治？’答曰：‘为此故来，可示方药。’告曰：‘圣者！食好食已，取芥子油遍涂其身，于日中坐必当得损。’苾刍曰：‘施我辛油。’”佛陀时代采用先进食营养好的食物，然后用芥子油涂抹患处，再晒太阳的方法治疗疮疥。

芥子油是以黑芥子或者白芥子经榨而取得的，具有温肺化痰、解毒开胃等功效。

“身有乐触倚卧而睡，于其根内有嗢指征伽虫啮彼生支，因斯遂起”，佛陀时代认为男子睡眠中生殖器勃起是因为寄生的嗢指征伽虫引起的。

【原文】時諸苾芻咸皆有疑，請世尊曰：“阿蘭若苾芻坐得四禪離於欲染，何故生支尚起？”世尊告曰：“有五因緣未離欲人生支得起：謂大小便逼、風勢所持、嗢指徵伽蟲所齧、欲染現前，是名為五。有四因緣離欲人生支起：謂大小便逼、風勢所持，為蟲所齧，是名為四。時彼苾芻被嗢指徵伽蟲所齧而生支起，非欲染也。”（《大正藏》卷二十三第635页）

【评说】佛陀认为有五种原因会使未离欲的人生殖器勃起：被大小便所逼、风势所持、嗢指徵伽虫叮咬、欲染现前（强烈的性刺激）。有四种原因会使离欲的人生殖器勃起：大小便逼、风势所持、为虫所齿。可见佛陀时代已认识到生理刺激或心理刺激都会导致阴茎勃起。

【原文】佛告諸苾芻："汝等勿生異念，往時劫初創造非法，穢污有情生瘡疱者，今蘇陣那是。於我教中先無瘡疱，最初造惡，行不淨行污清淨眾。是故諸苾芻應當降伏染瞋癡心，勿為放逸！"（《大正藏》卷二十三第 635 页）

【评说】佛陀认为疮疱的产生是做恶事的结果。

卷 第 三

【提要】佛陀对诸比丘说不与取学处（盗戒）。

【原文】若人田中有諸根藥，謂雀頭香、黃薑、白薑，及諸根藥烏頭等類，苾芻興方便起盜心，乃至未觸已來得惡作罪；若觸、未移處，得窣吐羅底也；若離本處、滿五，得根本罪；不滿，得窣吐羅底也。（《大正藏》卷二十三第 638 页）

【评说】本段经文记载了佛陀时代已使用雀头香、黄姜、白姜、乌头等药材。

【原文】佛在室羅伐城給孤獨園，時彼城中有一長者令子出家，因向他方得兩張氎，遂作是念："如世尊說：'雖復出家，於父母處應須濟給。'我此二氎，一擬與父、一擬與母。"是時苾芻棄餘住處還歸故居，往室羅伐路次稅關，稅人問曰："聖者！頗有可稅物不？"答言："賢首！我無稅物。"告言："且住，可將物來試為觀察。"纔披衣帒見兩張氎，告言："聖者！仁於善說法律而為出家，寧容為此兩氎作故妄語？"告言："賢首！此非我物。"問言："誰物？"答曰："一是父物、一是母物。"報言："父亦我不識、母亦我不識，還我稅直方可聽行。"久住稽留取其稅直遂放令去。彼至城已心生惡作，告諸苾芻。苾芻白佛，佛言："無犯。不應但作此語云是父母而已。應對稅官作如是語：'賢首！如世尊說："父母於子有大勞苦，護持長養資以乳哺，贍部洲中為教導者，假使其子一肩持母、一肩持父，經於百年不生疲倦，或滿此大地末尼、真珠、琉璃、珂貝、珊瑚、瑪瑙、金銀、璧玉、牟薩羅寶、赤珠、右旋，如是諸寶咸持供養令得富樂，或居尊位，雖作此事亦未能報父母之恩。若其父母無信心者令住正信，若無戒者令住禁戒，若性慳者令行惠施，無智慧者令起智慧。子能如是於父母處，善巧勸喻令安住者方曰報恩。父母既有如是深厚之德，今欲持此物往報其恩。"'若作如是讚說父母恩惠之時，放去者善；若不放者與稅而去。若不與者，得窣吐羅罪。"（《大正藏》卷二十三第 642 页）

【评说】佛陀认为为人子女即使出家修行者也应该感念父母之恩，这与中国的传统美德相符。

卷 第 四

【提要】佛陀对诸比丘说不与取学处（盗戒）。

【原文】言無足者，謂蛇、蛭、鱓，此之三種是弄蛇人、王家醫人及山野人之所貯畜。何謂弄蛇人？謂取其蛇弄以活命。何謂王家醫人？謂諸醫人以蛭療病而為活命。何謂山野人？如山中人，取無足蟲與藥令吐，瓦中熟爆以供飲酒。若苾芻盜此等蟲時，應准其價，滿五，得

 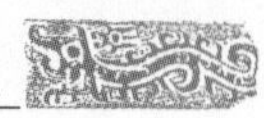

根本罪；不滿，得方便罪。（《大正藏》卷二十三第 646 页）

【评说】“医人以蛭疗病而为活命”，说明佛陀时代已有医师采用水蛭救人的性命。水蛭具有破血逐瘀，软坚散结的功效。

卷 第 五

【提要】佛陀对诸比丘说不与取学处（盗戒）。

【原文】佛在室羅伐城逝多林給孤獨園。時有阿羅漢苾芻尼名曰世羅，斷諸煩惱。時有賣香童子見世羅尼深生敬重，往就其所慇懃致禮白言：“聖者所須之物，於我家中皆隨意取。所有言教我皆頂受。”時苾芻尼告曰：“賢首善哉！願汝無病。”後於異時，世羅苾芻尼身嬰重病不能乞食，有餘苾芻尼巡行乞食。時賣香童子見而致禮，問言：“聖者世羅苾芻尼何因不見？”報言：“賢首！彼身染患。”童子告曰：“聖者！我先白言：‘若有所須隨意取用。’曾不見來從我求覓，彼有所須願尊為取。”彼便報曰：“如是賢首！願汝無病。”作是語已捨之而去。如是乃至三返慇懃請與。時有少年苾芻尼便生是念：“我屢聞此童子所言，我宜試之為虛為實。”便持小鉢授與童子告言：“賢首！聖者世羅今須少油。”時彼童子有新壓油，盛滿小鉢授與彼尼，告言：“聖者！更有所須隨意來取。”時苾芻尼受已而去，即以此油塗世羅身遍及手足，油並罄盡。世羅病愈便行乞食。時彼童子見便禮足，白言：“聖者！久不相見。”尼便報曰：“我比嬰患。”白言：“聖者！先已言請，若有所須於我家中皆隨意取，曾不遣信從我求覓。唯見一尼云聖者患從我取油，我以新油盛滿小鉢持付彼尼。”世羅報曰：“善哉童子！願汝無病。”言畢而去，次第乞已還本住處，告諸少尼曰：“是誰就彼賣香童子持油鉢來？”有尼報言：“聖者！我行乞食，見彼童子再三告我：‘聖者世羅我已言請，若有所須皆隨意取，曾不見來從我求索，若彼世羅有所須者願為持去。’我便生念：‘應可試之驗其虛實。’即持小鉢授與童子，告曰：‘聖者世羅今患須油。’時彼童子盛滿新油而授與我，我得油已將至房中，而為聖者塗身手足尋皆用盡。”時世羅尼告少尼曰：“我曾令汝就彼童子取覓油不？”少尼答曰：“不曾使我。”時有餘苾芻尼與此少尼先有嫌隙，聞此語已告世羅曰：“聖者！今此少尼緣仁疾苦，豈但一處檀取於油，室羅伐城遍皆求乞，他勝之罪其數難知。”時少尼聞此語已生追悔心：“豈我實犯他勝罪耶？”以此因緣白諸苾芻尼。諸苾芻尼白苾芻眾，諸苾芻白佛。佛問彼少尼曰：“汝以何心從彼乞油？”白佛言：“我於童子而起試心。”佛告苾芻：“若作試心，此苾芻尼無犯。然諸苾芻、苾芻尼，不問病者不應為乞。若乞取時問病者曰：‘為向眾僧養病堂處而求藥耶？為詣信心及親族處？若親族多者於誰處求？’隨所指示應為求覓。若苾芻、苾芻尼，不問病人而為乞求者得越法罪。”（《大正藏》卷二十三第 648-649 页）

【评说】佛陀规定比丘、比丘尼应询问患病比丘的意见后而代为求药，若不问病人而乞求者得越法罪。

“时苾刍尼受已而去，即以此油涂世罗身遍及手足，油并罄尽。世罗病愈便行乞食”，佛陀时代用油涂抹身体治病。

卷 第 六

【提要】佛陀对诸比丘说断人命学处（杀戒）。

【原文】爾時薄伽梵在室羅伐城逝多林給孤獨園。時此城中有二苾芻:一名馱索迦、二名波洛迦,得意相親共為交友。彼於異時波洛迦染患,馱索迦為看病人。時波洛迦忽於夜中大聲啼泣,馱索迦問曰:"具壽! 何意啼泣?"報言:"我患飢渴所逼。"馱索迦報曰:"具壽! 於出家法當可抑之,假令有食無授與人,況復今時無食可得!"彼便啼泣,迄至天明,云:"我飢渴。"馱索迦曰:"具壽! 且嚼齒木,我問醫人。"至醫人處報云:"賢首! 今有少年勿嬰時患,彼所宜者當為處方。"醫人報曰:"聖者! 彼之苾芻應與如是如是藥。"時波洛迦於馱索迦去後,便從床起,整衣服著革屣,取君持執齒木出門外澡漱已,有餘苾芻問曰:"具壽波洛迦! 何意通宵困苦啼泣?"報言:"我極飢渴。"問言:"我有水粥何不噉之!"答言:"極善! 我今須噉。"既噉足已,復有苾芻問言:"具壽! 我今有乳酪粥餅及肉羹,何不食之!"報言:"欲得。"即便就房貪饕食之,遂便太飽側脇而臥。時馱索迦問醫人已疾疾而還,醫所說藥兼亦持至,告言:"具壽波洛迦! 宜可起嚼齒木。"報言:"已了。"馱索迦言:"善好。"即為作壇揩拭銅器喚起可食,護彼意故即便起坐。時馱索迦令人持食而授與之,取兩三匙食而便臥。馱索迦曰:"具壽! 何意不食?"報言:"我情不欲。"告言:"汝於通夜極相惱亂啼哭稱飢,今我與食而云不欲,汝於今者定死不疑。"時餘苾芻報言:"具壽馱索迦! 無勞見逼,已於我處噉水乳酪粥薄餅及肉,並皆飽足。"馱索迦問波洛迦曰:"具壽! 汝實餐噉美飲食耶?"即便徐徐緩聲愧而言曰:"我已噉訖。"時馱索迦便告之曰:"我為汝故衣鉢罄盡,癈修善業而為給侍。汝自於身不善將慎寧噉毒藥,不應如是餐所忌食。"時波洛迦聞此語已,深懷愧恥便作是念:"同梵行者善哉此言,責及於我,乃至寧噉毒藥不餐忌物,我今實可服於毒藥。"即從座起,於雜藥囊中撿得毒藥遂便噉之。藥發瞑眩幾將欲死,兩眼翻戴口中嘔沫,啼泣唱言:"馱索迦! 我死! 我死!"時馱索迦聞已驚怖而至,問言:"具壽波洛迦! 何不忍疾而啼泣耶?"波洛迦曰:"聞汝為我求藥辛苦,不自將慎寧服毒藥,不應如是噉所忌食。我便生念:'同梵行者為我劬勞,不能自慎,我今當可服其毒藥。'遂於囊中撿見毒藥即便噉之。"時馱索迦聞是語已,悲淚盈目而告之曰:"具壽! 汝今何故作不善事?"即便疾走往問醫人。其藥毒烈勢不可持,遂便命過。時馱索迦醫處得藥馳走而還,見波洛迦命已終歿,便生追悔作如是念:"豈非我今是勸死耶?"以此因緣告諸苾芻,諸苾芻白佛。佛告諸苾芻:"彼馱索迦無殺心故無犯。然諸苾芻不應於病人前作是言說,令彼病者聞已求死。若作是語者得越法罪。"此是緣起,然而世尊尚未為諸聲聞弟子於毘奈耶制其學處。(《大正藏》卷二十三第 652-653 页)

【评说】经文记载了波洛迦因惭愧之心自食毒药最终丧命的医案。佛陀规定语言应慎重,不应说能导致他人自杀的言语。"其药毒烈势不可持,遂便命过",可见佛陀时代已有毒性过猛的药物,可迅速使人死亡。

【原文】佛在室羅伐城給孤獨園。時此城中有二苾芻:一名善語、一名吉祥,情義相得共為親友。善語苾芻捨畋獵出家,吉祥苾芻捨長者出家。有二童子是善語甥甥,父母俱亡流離巡歷,至逝多林門外而住。是時善語出門遇見,審觀顏貌知是宿親,即便告曰:"汝之父母今在何處?"童子答曰:"並已身亡。"善語聞已不覺流淚。時諸苾芻見而問曰:"此二童子是何人耶?"答曰:"是我甥甥。"苾芻告曰:"既是舅親何不收養?"答曰:"我行乞食尚不自供,況復於他而能存養。"苾芻告曰:"令此二子供給苾芻樹葉花果及以齒木,苾芻當與鉢中餘食令得充濟。"時善語聞已即便收養。是二童子稟性恭勤善為給侍,為諸苾芻取樹葉花果及供齒木,時諸苾芻惠以餘食并給衣資。既經多時年漸長大容貌充滿,曾於一時在寺門前遊戲而住。有餘親屬手執弓箭於逝多林前逐鹿而過,問童子曰:"汝等何緣得住於此?"童子報曰:"我舅於

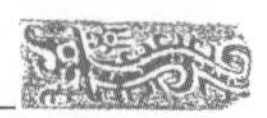

此釋子中出家，我依而住。”獵人告曰：“汝舅為人不自存活，於釋子中而求出家，汝等豈復不存活耶？應可立志習其父業。”童子即便報親屬曰：“舅於我等實有深恩，今可詣彼諮決其事。”便往舅所白言：“聖者！我今奉辭欲習父業。”舅便報曰：“我以信施養汝二人，云何於今還修惡行？”二子白曰：“設令頂繫金鬘我尚須棄，孰能捨置祖父業乎？”遂不用舅言俱捨而去，作畋獵事以自活命。後時吉祥身嬰重患，善語為看病人，于時吉祥為病苦所逼，便自生念：“我今持戒不造眾惡，天堂解脫如隔輕幔，今宜捨棄苦所依身當生勝處。”復作是念：“我今苦逼，誰當行殺斷我命耶？”遂憶善語有二甥甥稟性麁暴。“彼能殺我，何假餘人！”作是念已告善語曰：“具壽！仁之甥甥今在何處？”報曰：“彼二名字我不憙聞，皆以信施而為存養，彼於今時得行惡業，同其祖父為捕獵事，斷諸生命以自存活。”吉祥曰：“勿於彼二生嫌恨心，然彼二子在逝多林，乃至蜫蟲未曾見害，惡人勸誘今為殺業，仁今特宜於彼惡黨勸令捨離。仁行出外我病獨居，更無餘人能相供侍，仁若見者可喚將來令看侍我。”是時善語出行乞食，便見二子販肉屠肆，甥甥見舅俱來禮足。善語于時恨而告曰：“我與汝等是何親屬？”答言：“是舅。”“彼具壽吉祥！復是何親？”答曰：“彼亦是舅。”便告之曰：“自汝去後彼嬰疾患，曾不重來暫與相見。”答言：“我實不知，今即往看欲何所作？”報言：“彼有教者，汝當為作。”語已而去。時彼二子便詣吉祥，禮雙足已在一面坐。吉祥見已告二子曰：“聖者善語與汝何親？”答言：“是舅。”“我今與汝復是何親？”答：“亦是舅。”吉祥告言：“我比嬰患，汝曾不來暫看於我。”答言：“阿舅，我實不知，纔始聞說我等即至。”吉祥告曰：“汝等願我生天堂不？”答言：“願生。”告言：“若如是者，我向他方豐樂之所，天堂解脫如隔輕幔，我願捨棄苦所依身當生樂處，汝今宜可斷我命根。”彼便答曰：“何有是事？假使餘人來害舅者我當殺彼，寧容我等共斷舅命！”告曰：“善語豈不已告汝等，彼有教者汝當為作。”報曰：“聞說。”“若聞說者宜相用語，與我斷此煩惱命根。”彼時二子共相議曰：“豈非我舅先有籌量，故喚我來作如是事？”時二子中一極麁獷，即持利刀割斷喉命，便以白氎通覆死屍。時善語還而告之曰：“汝等看守病人豈得令睡。”答言：“阿舅！此舅今睡更無起期。”善語聞說驚怪異常，便自思曰：“我今宜應更審尋問。”是時二子具述事緣。是時善語心生惶怖，便去白疊見其被殺，心即追悔：“豈非我是求持刀者斷他命耶？”時彼善語親愛別離轉增悔恨，具以此事告諸苾芻，諸苾芻白佛。佛告諸苾芻：“彼苾芻無殺心故無犯。然諸苾芻不應令無智人為看病者，必有他緣須自出外，於不善解看病之人當可教示：‘勿令病者非理損害，墮水火食諸毒，持刀斧墮崖塹，或昇高樹食所忌食，皆應遮止，無令因此而致傷害。’若苾芻令無智人瞻視病者，又不善教棄而出去，得越法罪。”此是緣起，未制學處。（《大正藏》卷二十三第653-654页）

【评说】佛陀认为不应该让没有智慧的人看护病人，若因故不得不让缺少智慧的看护病人，应该教导他们：使病人远离水火，不能让病人服毒，不能让病人持刀斧跳崖，禁止病人登高爬树或食用不能食用的食物。这些观点对现代护理学颇有借鉴意义。

【原文】展轉求利遠趣邊方，經歷多年音信無繼。其大軍婦豐衣美食欲念便生，即於小軍現婬染相。小軍不許，欲念更增，告曰：“仁何不念？”小軍聞之掩耳告曰：“勿作此言，長嫂如母。”女人情偽，不學而知，遂著弊衣歸父母舍，現憂惱相臥麁惡床。母及家人俱告之曰：“有何憂苦而至此耶？”白言：“女人苦事可不共知，我被欲心之所纏逼。”母以種種方便而誨喻之。然於弊床寢臥不起，重白母曰：“我被欲心所逼，母應為我求別丈夫。”其母俛仰而告之曰：“汝之小郎容貌端正，何不求之？”答言：“我已苦求，彼不相許。”母便告曰：“汝豈不見諸餘婦人,夫壻遠行專守貞操,汝今何意獨懷憂苦?”報曰:“彼之夫主時有信來,可有希望,我夫信絕定是身亡。”母雖誘喻仍臥不起,復白母曰:“且置餘語,宜可為我求覓丈夫,若違我情必私逃竄,二家門族招大惡聲。”于時父母宗親共相議曰:“觀此女意鄙見不移,宜應具諸飲食以命小軍。”小軍蒙召便來赴席,食已告小軍曰:“今有私事故令相屈,仁之長嫂為欲所逼,可留心眷納勿使私奔。”小軍聞已便自思维:“此嫂幼年來入我舍,無宜輒遣別適異人,又恐二宗惡聲彰露。”作是念已開意相從,便共歸家以備妻室,同居未久遂便有娠。女伴見怪而問之曰:“汝腹是何,從何而得?”報曰:“我從夫去決志孀居,汝等何因妄相點污?”復有親密女人私相謂曰:“汝雖欲隱相貌已彰。”遂報有娠。問言:“誰許?”答:“是小軍。”女伴告曰:“若是小郎,此復何過?”腹既漸大,兄有書來報小軍曰:“我比興易遂至遠方,所有經求悉皆遂意,汝勿憂惱不久當還。”小軍聞已深生悔恨,私自念曰:“我憶大兄如旱思雨,久絕音信身復不來,我本無心作斯惡行,鄙事彰露方始言歸。世有言曰:‘怨家之重,無越侵妻。’兄來若知必害於我,今宜逃避竄跡遠方。”又更思量:“家鄉難捨,今勝光王以釋迦子同王太子自在無礙,我當就彼而為出家。兄縱迴還欲何所作?”即便詣彼逝多林中,就一苾芻白言:“聖者!我欲出家,願垂矜許。”答曰:“財命非久,能捨出家斯為甚善!”遂與剃髮令服法衣,并受圓具略教儀式,告言:“賢首!鹿不養鹿,相濟極難,室羅伐城其處寬廣,汝宜乞食以自資身。”小軍白言:“鄔波馱耶!我今奉教。”即於晨旦執持衣鉢,入城乞食遂至本家,其妻遙見椎胸告曰:“小軍何意棄我出家?”報曰:“勿為此語。爾豈不知,我憶大兄如旱思雨,書信既絕身復不來,我遂與汝作斯惡事,兄來定知必害於我。”彼便報曰:“仁欲自免,我復如何?”小軍曰:“我被他逼元無本心,汝為欲纏自當勉力。”言已捨去。是時小軍有舊親識,先解醫方,詣其本家問:“小軍所在?”其妻報曰:“我被欺辱,棄我出家。”問曰:“何在?”答曰:“在逝多林沙門住處,如不信者可往尋求。”依言往求見苾芻眾,形服相似不知誰是小軍。詢問苾芻:“小軍何在?”時有苾芻指示其處,亦既見已問小軍曰:“何不相語來此出家?”答曰:“不應責我輒爾出家,具述兄書兼陳己過,事不獲已而作沙門。”友人報曰:“我本解醫,頗練方藥,若懷胎者有藥能銷。”小軍聞之默然而住。時彼知識即為合藥,令女送去與小軍婦,囑曰:“此之散藥,是小軍苾芻遣我送來,暖水和服必得平善。”其女至彼具以事告。婦聞取藥依教服之,胎便墮落無妊娠相。人共覺知,諸女問曰:“胎今何在?”報曰:“我先已言:‘夫壻行後孀居守志。’勿以惡事來相塵黷。”時親密女私告之曰:“汝先所云:‘是小軍許。’何因今日云:‘我先無。’”答曰:“從彼而來,還從彼去。”又問:“如何?”報曰:“小軍與我毒藥,服已胎銷。”諸女相告各起譏嫌:“諸釋迦子能為惡事非真沙門,與人毒藥令彼墮胎。”此之惡聲遍滿城邑,皆云:“小軍苾芻作斯罪業。”諸苾芻聞便往白佛。佛告小軍:“汝豈實作如是事耶?”白言:“不也。世尊!我但隨喜。”爾時世尊告諸苾芻:“由彼小軍無殺心故無犯。然諸苾芻不應於如是事心生隨喜,若隨喜者得越法罪。”(《大正藏》卷二十三第 654-655 页)

【评说】“我本解医,颇练方药,若怀胎者有药能销”“妇闻取药依教服之,胎便堕落无妊娠相”,说明佛陀时代已有堕胎之药。

【原文】雖阿羅漢,若不豫觀不知其事。是時小軍因開門扇碾殺其蛇,毒心不息後受蛇身於門上樞,同前碾殺。於床脚下復作毒蛇,如是四返於床脚下皆被壓殺。其蛇每死轉更受生,身漸微細毒心增甚,後於異時在衣笐間受毒蛇身。是時小軍獨於靜室默然而坐,是時毒蛇由宿怨心,擲墮身上以毒螫彼。是時小軍遂便大叫告諸苾芻:“具壽!有異毒蛇猛熾可畏,

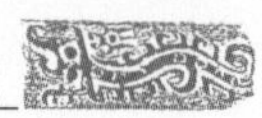

小如鐵筋長四寸許，墮我身上以毒相螫。汝等俱來共捉我身舁出房外，勿令於此身肉潰裂，如把塵砂開手便散。”是時具壽舍利子去此不遠，於一樹下宴坐思维，聞彼叫聲即便往就，問小軍曰：“我不見汝顏容有異，何故汝今作如是說：‘有異毒蛇猛熾可畏，小如鐵筋長四寸許，墮我身上。汝等俱來共捉我身舁出房外，勿令於此身肉潰裂，如把塵砂開手便散。’”是時小軍白舍利子言：“大德！若於眼耳鼻舌身意有我我所，於色聲香味觸法有我我所，於地水火風空識有我我所，於色受想行識有我我所者，如是之人可使諸根容色變異。大德！我今不然，於諸根境六界五蘊無我我所，豈使我今容色變異。大德舍利子！我於長夜所有我我所、我慢執著、隨眠煩惱，已知已斷永拔根栽，如斷多羅樹頭不復增長，於未來世不復更生。豈使我今容色變異。”時具壽舍利子與眾多苾芻，共舁小軍而出房外，纔舁出已小軍之身百片潰爛，如把砂塵開手便散。是時尊者舍利子說伽他曰：

“梵行已成立，　聖道已善修，
壽盡時歡喜，　猶如捨眾病。
梵行已成立，　聖道已善修，
壽盡時歡喜，　猶如捨毒器。
梵行已成立，　聖道已善修，
死時無恐懼，　猶如出火宅。
梵行已成立，　聖道已善修，
以智觀世間，　猶如於草木。
所作事已辦，　不住於生死，
於諸後有中，　其身不相續。”（《大正藏》卷二十三第 656-657 页）

【评说】本段经文记载了人被毒蛇噬咬后浑身溃烂的症状。

【原文】“怛姪他奄　敦鼻麗敦鼻麗　敦薜　鉢利敦薜　帝蘇帝　雞帝　牟柰裔　蘇牟柰裔　彈帝尼攞雞世　遮盧計薜　嗢毘盈具麗莎訶”

佛告舍利子：“若小軍苾芻當時若自、若他說此伽他及神呪者，必免毒蛇之所侵害，不令其身潰爛分裂，如把塵砂開手皆散。”（《大正藏》卷二十三第 657 页）

【评说】佛陀认为口诵呪语可使人免受毒蛇侵害。

卷　第　七

【提要】佛陀对诸比丘说断人命学处（杀戒）。

【原文】長者異時身嬰重病，子聞父患便作是念：“我當為父說法冀得痊除。”如是時時到其父所，白言：“父於今時勿復憂慮。所以者何？父今因我為善知識，歸佛法僧受五學處，布施持戒廣修諸福，捨此苦身當生善道，天堂解脫如隔輕幔。”答言：“實爾！我因子故發信敬心，捨此身已冀生勝處。”時子苾芻為說法已捨之而去，父作是念：“我子善閑三藏為大法師，智慧聰敏辯才無礙，有所宣陳並皆真實。我今病重苦惱非常，宜可方便自斷其命。”復更思念：“我今病重，何有餘人能為斷命？”其家有婢名波利迦，麁壯愚鈍。復生是念：“此波利迦必能殺我，更無別人能作斯事。”去此不遠有居士子為婚娶事，時長者婦被召相看，將波利迦隨後而去。婚姻既了，時長者妻告波利迦曰：“汝宜還家警覺長者勿令晝睡，待我辭別隨後即行。”其婢承命歸家至長者所，長者告曰：“汝何處來?”波利迦具以事白。問言：“婚姻好不?”答曰：“善好。”告曰：“我今與汝作此婚姻，汝意喜不?”答言：“甚喜。”復告曰：“隨我所言汝皆作者，知汝心喜。”答曰：“隨言皆作。”長者曰：“今有非人入我腹內，汝為我出。”問曰：“欲於何處令鬼出耶?”報曰：“先從脚按次腨及膝乃至胸頸，宜可急扼雖動勿放。”時彼愚婢承言即作，長者被扼既急便生悔心：“若波利迦得重相放斯為極善。”時波利迦憶先言教，雖見動搖，不肯相放，因斯苦劇遂即命終。時有天人，見此事已於虛空中說迦他曰：

“若被愚人扼，　或時遭鼈咬，
波利迦急按，　豈有得全生!”(《大正藏》卷二十三第659页)

【评说】本段经文记载了一长者因病苦恼想自杀，诳骗智力低下的婢女波利迦说自己身内有鬼，命令波利迦将自己掐死，中途虽生悔意，但波利迦遵从指令“虽见动摇，不肯相放”，终致主人命绝，说明愚蠢不知变通的人危害极大。

【原文】時三藏子聞父身亡便作是念：“一切諸行皆悉無常，我今宜往為彼繼親宣說法要。”既至家已，其母遙見即便罵言：“汝前婦兒今得來至，由解三藏說生天法令父命終，今可還家與我共活，所有家務汝並知之。”時彼苾芻聞是語已，心懷愧恥捨之而去，便生悔恨作如是念：“豈非我今是勸死耶?”即以此事告諸苾芻，諸苾芻白佛。佛言：“諸苾芻！彼苾芻無犯。然諸苾芻不應對彼重病人前說如是法，能令病者聞已樂死。若苾芻說如是法，令彼病人欲求死者得越法罪。”此是緣起，未制學處。(《大正藏》卷二十三第659页)

【评说】佛陀规定不应在重病人之前说无常、苦、不净等法，以免增加患者的求死之心。

【原文】佛在廣嚴城勝慧河側娑羅雉林，為諸苾芻說不淨觀、讚修不淨觀：“汝諸苾芻！應修不淨觀，由於此觀修習多修習故得大果利。”如世尊說教諸苾芻修不淨觀得大果利，時諸苾芻便修不淨觀，既修習已於膿血身深生厭患，或持刀自殺、或服毒藥、或以繩自縊、或自墜高崖、或展轉相害。有一苾芻於膿血身深生厭離，便往詣彼鹿杖梵志沙門所作如是言：“汝來賢首！與汝衣鉢，當斷我命。”是時梵志即斷其命，便持血刀往勝慧河側就水而洗。時有天魔從水涌出，告梵志曰：“善哉賢首！汝今所作多獲福德，汝於沙門具戒具德，未度者令度、未脫者令脫、未安者令安、未涅槃者令得涅槃，更有餘利得彼衣鉢。”時彼梵志轉更增益罪惡之見，便作是念：“我今實爾獲諸功德，能於沙門具戒行者，度脫安樂至涅槃處，復有餘利獲彼衣鉢。”時彼梵志便挾利刀，詣僧住處及餘房院經行之所，而告之曰：“若有苾芻具足戒行，我當度脫安樂令至涅槃。”時有一苾芻厭恥自身，便出房外告梵志曰：“賢首！我未度脫安樂涅槃，汝當令我得涅槃處。”時彼梵志即便就殺。如是二、三乃至六十苾芻，悉皆斷命。爾時苾芻眾漸減少。(《大正藏》卷二十三第659-660页)

【评说】“如世尊说教诸苾芻修不净观得大果利，时诸苾芻便修不净观，既修已于脓血身深生厌患，或持刀自杀、或服毒药、或以绳自缢、或自坠高崖、或展转相害”。本段经文说明修习不净观不当的话会导致比丘持刀自杀、服毒药自杀、上吊自杀、跳崖自杀或求人杀己的情况。

【原文】云何以毒藥殺?若苾芻有殺心，若以毒藥、若毒和食，謂餅飯等，殺女、男、半擇迦。由此方便而命終者，得波羅市迦，或得窣吐羅底也。廣說如上。是名毒藥殺。(《大正

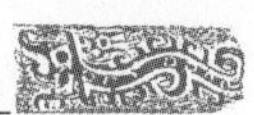

藏》卷二十三第 661 页)

【评说】佛陀规定比丘心怀杀心用毒药或将毒药混入食物杀人得波罗市迦或窣吐罗底罪。

【原文】云何酒醉殺?若苾芻故心欲殺女、男、半擇迦等,與米酒令飲,因此致死;或令師子等食,乃至飢渴羸瘦。由此方便而致命終,得波羅市迦或窣吐羅底也。廣如上說。如米酒既爾,乃至根、莖、花、葉、果酒,或呪其酒、或以藥酒,飲令心亂癡無所識。由此方便而致命終,或由醉故欲令王賊、怨家而斷其命,得波羅市迦或窣吐羅底也。廣如上說。是名以酒殺。(《大正藏》卷二十三第 661-662 页)

【评说】佛陀认为喝酒能令人意识丧失,酒后会给贼、怨家有可乘之机断其性命。

佛陀时代酒的品种繁多包括粮食、植物根、茎、花、叶、果实酿造的酒以及用于养生治病的药酒。

卷　第　八

【提要】佛陀对诸比丘说断人命学处(杀戒)。

【原文】云何黑迦留陀夷?佛在室羅伐城給孤獨園。時具壽黑迦留陀夷教化旃荼女人令生敬信,為受三歸并五學處。時彼女人頂禮足已請言:"聖者!若有藥食資緣闕乏,我皆奉施。"時迦留陀夷不肯為受,告女人曰:"大妹!世尊之教普利為首,我今意欲饒益多人。"女人白言:"聖者!若不見許受我所請,我今欲為聖者敷設妙座,每乞食來常於此坐,食訖而去。"答言:"可爾。"常於日日就彼坐食,食已便去。時迦留陀夷別有因緣須詣他處,便作是念:"我今宜往,報妹令知。"即便詣彼告言:"大妹!我今欲往人間遊行,汝自將愛。"白言:"聖者!幸可早歸。勿於他處久為留滯令我愁憶。"告已還逝多林將欲行去。爾時世尊欲人間遊行,命具壽阿難陀曰:"汝可告諸苾芻:'我欲人間遊行。'"乃至廣說。時阿難陀告諸苾芻曰:"諸大德!世尊今欲人間遊行。若諸大德樂欲行者,應可料理衣服。"時迦留陀夷聞斯語已作如是念:"隨佛行者有十八種利益:一、無王怖;二、無賊怖;三、無水怖;四、無火怖;五、無敵國怖;六、無師子虎狼惡獸等怖;七、無關塞怖;八、無津稅怖;九、無闕防援怖;十、無人怖;十一、無非人怖;十二、於時時間得見諸天;十三、得聞天聲;十四、見大光明;十五、聞授記音;十六、共受妙法;十七、共受飲食;十八、身無病苦。"時迦留陀夷念曰:"隨佛多益,我今宜應從佛行化。"即便不去。(《大正藏》卷二十三第 664 页)

【评说】"随佛行者有十八种利益:一、无王怖;二、无贼怖;三、无水怖;四、无火怖;五、无敌国怖;六、无师子虎狼恶兽等怖;七、无关塞怖;八、无津税怖;九、无阙防援怖;十、无人怖;十一、无非人怖;十二、於时时间得见诸天;十三、得闻天声;十四、见大光明;十五、闻授记音;十六、共受妙法;十七、共受饮食;十八、身无病苦",佛陀认为随佛修行有十八种利益,无所怖,不对权势、贼人、威胁生命的外界环境恐惧;可以进入有利于修行的境界;听佛陀时时教诲;一同修心,一同用餐;没有身心疾病苦痛。

【原文】云何施醋二緣事?佛在室羅伐城給孤獨園。於此城中有二長者,大富饒財多諸僕使,是時二人共為知友得意相親。於後漸漸二俱貧悴,二人議曰:"昔日富樂,今時貧苦,何用活為？我今宜可俱共出家。”便於善說法律之中剃除鬚髪修出離行。後於異時一人染患、一相看侍，其病漸羸不能復起，便問病者曰：“具壽！在俗之日曾病苦不？”報言：“曾有。”問曰：“何藥對治？”答言：“曾飲鹽醋。”“若爾，今者何不飲之？”答言：“我飲。”彼即為覓鹽醋與之令飲，飲已便死。時彼苾芻因生追悔：“將非我與不相宜藥，令彼命過犯他勝耶？”以此因緣告諸苾芻，諸苾芻白佛。佛告諸苾芻：“彼苾芻無犯。然諸苾芻不問醫人，不應輒與病人藥服；若無醫人應問苾芻曾是醫者；此若無者應問曾與醫人為知識者；此若無者應問曾遭病人；此若無者應問耆舊苾芻。若苾芻不問醫人乃至耆舊，輒以自意與病人藥，得越法罪。”時諸苾芻共生疑念，俱往白佛言：“世尊！有何因緣，彼病苾芻，醋先是藥今服便死？”佛言：“彼昔在家是痰癊病，今是風熱。由此緣故，昔藥今非。”(《大正藏》卷二十三第 664 页)

【评说】佛陀规定比丘没有询问过医生不应给病人服药；若没有医生应该根据不同条件分别询问做过医生的比丘、教导过医生的善知识、曾患此病的人，总而言之，不能擅自给病人药。

“彼即为觅盐醋与之令饮，饮已便死”“彼昔在家是痰癊病，今是风热。由此缘故，昔药今非”，同一个比丘患痰癊病服醋得愈，患风热服醋即死。佛陀认为同一个人病证不同应服用不同的药物。

【原文】佛在室羅伐城給孤獨園，去此不遠有一聚落，彼有長者，大富饒財多諸僕使，有淨信心意樂賢善。彼為僧伽造一住處，其狀高大有妙石門，廊宇周環悉皆嚴飾，見者歡喜。於此住處請六十苾芻夏安居竟，作隨意事已任緣而去。時彼施主見寺空虛令人守護，恐有賊徒盜床褥等。復有六十苾芻人間遊行，屆斯聚落求覓停處。時有一人報苾芻曰：“聖者！何不住寺？”報言：“賢首！何處有寺？”答曰：“村外林中有好住處。”苾芻便往見守護人。彼遙見已告言：“善來！”即給與房舍、床褥、被枕，及小坐床并三柜木，告言：“聖者！可先濾水，我今暫往白長者知。”告長者曰：“仁今福德倍更增長，有六十客苾芻來至寺所。”長者聞已驚喜交集，報家人曰：“汝等可取酥、蜜、沙糖、石榴、石蜜、蒲萄、胡椒、乾薑、蓽茇堪作非時漿物持往寺中，有客僧伽來至住處，欲作非時漿令其飽飲。”家人聞已如所處分咸將至寺。時諸苾芻既濾水已，各任威儀隨處而住。是時長者便往寺中，遙見苾芻如蓮花叢充滿寺內，倍益信心深加歸向，說伽他曰：

“若村若林中、　若高若下處，
　眾僧居住者，　令生愛樂心。”(《大正藏》卷二十三第 666 页)

【评说】“汝等可取酥、蜜、沙糖、石榴、石蜜、蒲萄、胡椒、干姜、荜茇堪作非时浆物持往寺中，有客僧伽来至住处，欲作非时浆令其饱饮”，佛陀时代酥、蜜、沙糖、石榴、石蜜、葡萄、胡椒、干姜、荜茇是常见的食物。

【原文】時諳悉苾芻者告賊伴曰：“仁等何故輒自驚？”走賊徒答曰：“汝豈不聞，有六十人出家皆善弓矢，如何我等不奔走耶？然而我輩先不曾聞揵稚棒等，如是器仗必當相殺。”彼便答曰：“此等皆非是實器仗。”諸賊問曰：“此是何物？”報曰：“揵稚木鳴以集僧，棒槌是打揵稚物，時輪用觀日影，僧伽胝等及以絛索是衣服所須，袋擬盛貯三衣，搭鉤開門之鑰。我等不應驚怖，還可共偷。”于時群賊悉皆復寺，彼有賊帥登梯而上。是時寺內有摩訶羅苾芻為守護者，見彼昇梯便作是念：“此之頑賊劫我衣鉢令使露形，今若縱捨還令我等露形而住，我當與

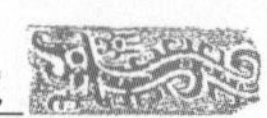

彼現恐怖相。”即便除行取揵稚木打賊頭上，賊被木打落梯而死。摩訶羅即便大喚：“有賊！有賊！”時諸苾芻便廢聽經爭昇上閣，問言：“賊在何處？”摩訶羅報曰：“於此寺邊昇梯而上，我示驚怖並已逃奔。”諸人報曰：“令賊逃奔斯為甚善。”天曉開門尋賊上處，便見賊頭流血而死。眾既見已各懷驚怖，共相告曰：“前非遭賊，今是遭賊。由打殺人遂令我輩犯他勝罪。”時諸苾芻便生追悔，以緣白佛。佛言：“汝等無犯。然諸苾芻不應作如是心打彼身上，其所擲物可在傍邊或於背後，欲令恐怖作驚呼聲。若苾芻作如是心打彼身者，得越法罪。”（《大正藏》卷二十三第667-668页）

【评说】本段经文记载了一比丘用揵稚木击打贼人头部，贼人掉下梯子而死之事，因此佛陀规定若比丘遇到贼人可向贼人四周扔东西，将贼人吓跑终止偷盗。这种方法可借鉴运用。

【原文】云何老苾芻？佛在室羅伐給孤獨園，於此城中有一長者，於同類族娶女為妻。後誕一男年漸長大，是時長者貲財損失，親族乖離，其妻既亡，便告子曰：“我今衰老，不復能知家中事業，我欲別汝情希出家。”子白父曰：“若如是者，我亦出家。”父報子曰：“斯亦善哉。”遂即父子相隨詣給園中，至一苾芻處，即禮足已白言：“聖者！我欲出家。”苾芻問曰：“豈此童子亦願出家。”答曰：“亦願。”問無障難俱與出家。佛教常式，老者受利、小者知事，是時父子二人常被驅役。子白父曰：“我被眾欺常令作務為無學業，今可共往他方受習經典。”父言：“善哉！與汝同去。”所到之處為其年小，還被驅馳即令知事。子白父曰：“室羅伐城雖令知事，然法主世尊親在於彼，於時時中聞說授記：某甲苾芻證阿羅漢、某甲苾芻成不淨觀、勝光大王、勝鬘夫人、仙授世主、毘舍佉母及餘長者婆羅門等，並皆敬信。我等至彼，若法若食皆同受用，今欲還彼。”便棄餘方至室羅伐。欲到住處午時既逼，聞揵稚聲便報父曰：“揵稚聲促宜應急往。”父老疲困不能速行，其子強推令其進路。子作是念：“推行有益。”復更強推，是時老父面覆於地塵土滿口，因即命終。子見父死遂大號哭，置之路左，持其衣鉢往逝多林。諸苾芻見告言：“善來摩訶羅子！汝之老父今在何處？”彼便啼哭，苾芻問曰：“具壽！何故啼哭？”報言：“我父已死。”諸苾芻告曰：“具壽！諸行無常是生滅法，汝於善說法律捨家出家，當自裁抑勿生憂苦。”報言：“我推父倒地，因即命終，我當殺父。”苾芻報曰：“如汝所言深合啼哭，一得無間罪，二得波羅市迦，在阿鼻地獄長時受苦。”時諸苾芻以緣白佛。佛言：“彼無有犯。然諸苾芻不應在行路中，有困乏者強推令去。我今為諸行路苾芻制其行法。若道行時見疲極者，當與按摩解勞，為擎衣鉢及諸資具，能去者善；若不能去當可先行，至住處已洗鉢請葉，觀察無蟲可為請食。不能來者持食往迎勿令絕食，若在非時送非時漿。道行苾芻如我所制，不依行者得越法罪。”（《大正藏》卷二十三第668页）

【评说】“然诸苾芻不应在行路中，有困乏者强推令去。我今为诸行路苾芻制其行法。若道行时见疲极者，当与按摩解劳，为擎衣钵及诸资具，能去者善”，佛陀不主张过分的苦行，同时，认为按摩能有效地缓解疲劳。

“父老疲困不能速行，其子强推令其进路。子作是念：‘推行有益。’复更强推，是时老父面覆于地尘土满口，因即命终”，记载了人倒地后死亡的意外事故。

【原文】時諸苾芻悉皆有疑，俱往白佛言：“世尊！何因緣故彼摩訶羅子斷父命根非無間罪，亦非波羅市迦？”佛言：“汝諸苾芻！此人非但今日殺父無罪，於往昔時已曾殺父不得重罪。汝等應聽。於過去世一聚落中有浣衣人,唯有一子年漸長大。時聚落中有大節會,時人多併洗濯衣服。是時父子多得垢衣,父告子曰:'既洗多衣不能歸食,汝可持飯向彼池邊。'子於後時持食而去,父既食已告其子曰:'汝當浣衣,我困且眠。'即便睡著。然父頭上無髮,多有蚊蟲來唼其頂,子浣衣已來至父邊,見其頭上多有蚊蚋,即便為拂。蚊子貪血打去還來,怒而言曰:'今我存在,豈使蚊蟲飲我父血。'將浣衣棒以打蚊蟲,蚊雖散飛父頭遂破,因而命絕。于時有天說伽陀曰:

'寧與智者為怨惡, 不共愚人結親友;

猶如癡子拂蚊蟲, 棒打父頭因命過。'"(《大正藏》卷二十三第 668 页)

【评说】本段经文记载了一儿子因为驱赶父亲头上的蚊子不慎将父亲头打破而致其死亡之事。动机良好,但方法不对同样会造成不良后果,为医者不可不知。

卷 第 九

【提要】佛陀对诸比丘说妄说自得上人法学处(大妄语戒)。

【原文】"時劫比羅即昇高座准式誦經,初誦正經後陳邪法。時諸苾芻告言:'具壽!汝勿破正興邪,乃至當生惡趣。'便憶母言,口出刀劍,報苾芻曰:'汝口如象口何所識知?若法非法、律非律,汝如馬口、如駱駝口、驢口、牛口、獼猴口、師子口、虎口、豹口、熊口羆口、猫口、鹿口、水牛口、猪口、狗口、魚口、愚人口,汝復寧知法及非法?'時諸苾芻共相告曰:'此既口陳刀劍,我等宜行。'其不忍者悉皆捨去,其容忍者在座而聽,作如是念:'若陳正法我宜聽之,若說邪宗彼當受苦。'時劫比羅於學無學諸聖苾芻,作十八種惡口罵詈便下高座,白其母曰:'母今喜不?'母告子曰:'我今大喜,宜可共歸。'劫比羅曰:'我不能歸,我於迦攝波佛無上正覺教法之中情所愛尚。'母曰:'汝豈不聞婆羅門典,父母言教不可輒違。汝今即應共我歸舍。'便報母曰:'我不能去,若我流轉於生死中,願莫重遭如是之母。由惡知識故,令我於學無學聖人之所出麁獷言,緣此惡業必定當來招苦異熟。'是時彼母既喚不得,便於婆羅痆斯街衢巷陌人眾之處作如是語:'諸人當知,迦攝波弟子強奪我兒,仁當助我。'諸人聞已,其敬信者共相安撫;不信之人便生調弄。是時老母恥辱纏懷便歐熱血,因即命過生榛洛迦。劫比羅苾芻由作十八種惡口,罵學無學人及諸苾芻故,命終之後生摩竭魚中,其形可惡。"(《大正藏》卷二十三第 673 页)

【评说】"是时老母耻辱缠怀便欧热血,因即命过生榛洛迦",本段经文记载了一老妇人因羞恼过度情感得不到疏泄呕吐热血而死。现代医学也认为不善于进行自我的情感疏泄、调节和控制,不良情感状态持续存在,最终造成躯体损伤。

卷 第 十 一

【提要】佛陀对诸比丘说妄说自得上人法学处(大妄语戒)。

【原文】爾時薄伽梵在室羅伐城逝多林給孤獨園。時具壽鄔陀夷常所作事,若在聚落村坊寺內止住之處,晨朝早起灑掃庭宇,以新牛糞而塗拭之,方向房外淨洗手足嚼齒木已,於日初分執持衣鉢,入聚落中、或村坊內次行乞食,然不善護身根不住正念。既得食已逐還本處,飯食訖收衣鉢洗足已,便入房中以自消息。若彼欲意現在前時,即手執生支泄精取樂。時有

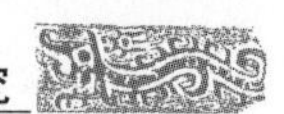

眾多苾芻，看行房舍遂至鄔陀夷所住之處，共相慰問在一面坐。時諸苾芻問鄔陀夷曰："具壽！堪忍眾事，無諸病惱安樂行不？不以乞食為勞苦也。"即報諸苾芻曰："我今堪忍眾事無有病惱，乞食易得安樂而住。"諸人問曰："何意具壽堪忍眾事，得無憂惱安樂而住耶？"鄔陀夷曰："具壽知不？我之常業若在聚落村坊寺內止住之處，於晨朝早起灑掃庭宇，廣說如前。乃至手執生支泄精取樂，由此因緣得除熱惱安樂而住，不以乞食為苦。"時諸苾芻聞是語已，不喜不嫌捨之而去，往世尊所禮佛足已在一面坐，具以上事白佛。佛以此緣觀二事故集苾芻眾。云何為二？一者欲令我諸聲聞弟子，知所作事是非法故。二者由此為緣，我欲為諸聲聞制學處故。諸佛常法知而故問，乃至廣說爾時世尊知時而問鄔陀夷曰："汝實作如是不端嚴事耶？"答言："實爾。"世尊以種種呵責言："汝所為非沙門，非隨順法、非清淨行，非出家人之所應作。云何癡人於我善說法律之中而為出家，聞說離貪、瞋、癡心慧解脫微妙之法，而汝作斯不善之事？癡人！寧以手執可畏黑蛇，不以染心自捉生支故泄不淨。云何汝癡人以其兩手，受彼信心婆羅門諸長者等所施飲食？云何以手作此非法將為安樂？"世尊作此種種呵責已，告諸苾芻曰："我觀十利廣說如前，為諸聲聞弟子，於毘奈耶制其學處，當如是說：若復苾芻故泄精者，僧伽伐尸沙。"（《大正藏》卷二十三第 680-681 页）

【评说】佛陀规定比丘不得手淫取乐，若比丘手淫致精泄者得僧伽伐尸沙。现代医学研究表明，过度泄精会造成泌尿生殖系统疾病、性神经衰弱，出现意志消沉、记忆力减退、注意力不集中、头昏等症状。佛陀虽从调控欲望出发规定比丘不得手淫，但从医学角度出发也有相当的意义。

【原文】爾時世尊為諸苾芻制學處已，時有諸苾芻於睡夢中泄精，各生追悔心不安樂，共相謂曰："仁今知不？世尊為諸苾芻於毘奈耶制其學處：若苾芻以故心泄精者，得僧伽伐尸沙。我等睡時夢中泄精，于時有泄精想，豈非我等犯僧伽伐尸沙耶？宜應共詣具壽阿難陀所具陳其事，如彼所說我當奉持。"時諸苾芻即便共詣阿難陀所，到已白言："具壽阿難陀知不？如佛世尊為諸聲聞於毘奈耶制其學處：若復苾芻故泄精者，僧伽伐尸沙。我等於睡夢中泄精，皆有想心，咸生追悔：'豈非我等犯僧伽伐尸沙耶？'由此故來請問大德！如所陳說我當持之。"時阿難陀聞此語已，將諸苾芻詣世尊所，禮佛足已在一面坐，阿難陀白佛言："世尊大德為諸苾芻制其學處：若復苾芻故泄精，得僧伽伐尸沙。此諸苾芻於睡夢中泄精，皆有想心。彼諸具壽咸生追悔：'將非我犯僧殘罪耶？'不知諸苾芻為犯不犯？"世尊告阿難陀曰："彼諸苾芻想心緣慮，我不云無，然在夢中非是實事，應除夢中。"爾時世尊讚能持戒者、讚敬重戒者，為諸苾芻說隨順法，令於善品得增長已，告諸苾芻曰："前是創制、今是隨開，是故我今為諸苾芻於毘奈耶重制學處，應如是說：

若復苾芻故心泄精，除夢中，僧伽伐尸沙。"

苾芻義如上。

故心者，謂故作意。

泄者，謂精正流泄移其本處。（《大正藏》卷二十三第 681 页）

【评说】佛陀认为比丘心无淫念，梦中由于生理原因泄精不犯戒。

【原文】精有五種：謂青、黃、赤、厚、薄。此中青者，謂是輪王及輪王長子，受灌頂法其精俱青。所餘諸子其色皆黃。輪印大臣其色皆赤。已長成人其精厚，未長成人其精薄。若人被女欲所傷、若檐重物、或涉長途、或身根損壞，如斯等類容有五精。

除夢中者，若在夢中無犯。

僧伽者，若犯此罪，應依僧伽而行其法，及依僧伽而得出罪，不依別人。

言伐尸沙者，是餘殘義。若苾芻於四波羅市迦法中，隨犯其一無有餘殘，不得共住。此十三法，苾芻雖犯而有餘殘，是可治故，名曰僧殘。(《大正藏》卷二十三第681页)

【评说】佛陀将精液分为青黄赤厚薄五种，同时认识到纵欲、担重物、长途跋涉、生殖器损伤会导致精液颜色发生变化。

【原文】此中犯相其事云何？有五事别：一、為樂故；二、為呪故；三、為種子故；四、為藥故；五、為自試故。云何為樂？若苾芻為泄精樂故，於內色處有染欲心，起方便發動生支而泄精受樂者，得僧伽伐尸沙。雖加方便，若精不泄，得窣吐羅底也。如是若為搖動生支樂故而故泄精，或為摩觸捉搦樂故而故泄精，或為出生支頭樂故而故泄精，得罪輕重廣如上說。如為樂既爾，若為呪、為求種子、為藥、或為試力而泄精者，得罪輕重如上。若苾芻為樂故欲出青精，於內色處有染欲心，起方便而泄其精，或求黃、赤、厚、薄等，得罪如上。內色既爾，外色亦然。攝頌曰：

若舞及於空，　精動身中泄，
指摩出時樂，　染意量生支，
或時染心視，　或逆流順流，
及逆風順風，　應知罪輕重。

若苾芻因作舞時泄精者，得吐羅罪；若精不泄，得惡作罪。若苾芻故於空中搖胯而泄精者，得窣吐羅底也；若精不泄者，得惡作罪。若苾芻精戰動時，遂便攝意而精泄者，得窣吐羅底也；若不泄者，得惡作罪。若精已泄尚在身中，而加方便使精泄者，得窣吐羅底也；若不泄者，得惡作罪。若苾芻受他指身因而精泄者，得窣吐羅底也；若有染心而不泄者，得惡作罪。若苾芻量生支作心受樂，因而精泄者，得窣吐羅底也；若不泄者，得惡作罪。若苾芻以染心觀視生支，得惡作罪。若苾芻以染欲心，以己生支逆流而持，得窣吐羅底也；若順流而持，得惡作罪。若苾芻以染欲心，以己生支逆風而持，得窣吐羅底也；若順風持，得惡作罪。無犯者，若走、若跳戲、若浮、若越坑塹欄楯，若行觸髀、觸衣，若入浴室、若憶故二，若見可愛之色、或搔疥癢，無受樂心而精流泄，斯皆無犯。又無犯者，最初犯人、或癡狂、心亂、痛惱所纏。(《大正藏》卷二十三第681页)

【评说】佛陀将精液分为青黄赤厚薄五种，同时认识到纵欲、担重物、长途跋涉、生殖器损伤会导致精液颜色发生变化。

泄精时伴随快乐感都是犯戒的行为。

卷第十二

【提要】佛陀对诸比丘说媒嫁学处、造小房学处、造大寺学处。

【原文】爾時闡陀還至住處，告六眾曰："難陀、鄔波難陀！仁等隨喜，王與我願。唯除王宅，餘有園田隨情造寺。"是時六眾即便共往婆羅門舍，告曰："賢首！仁今當知王與我願，唯除王宅，自外園田隨情造寺。賢首所費錢財宜當見授。"時彼即便多與財物。既得物已持之

而去，共相謂曰："欲於何處造毘訶羅？"一人議曰："從憍閃毘向瞿師羅園，於此中間有一大樹形狀可愛，有婆羅門於此樹下教五百童子而受學業。每有苾芻於此經過，時諸學徒常為調弄：'咄！苾芻，此是初乞食人，此是第二乞食人，鉢袋開張多有容受。'常欺笑我。我今惱彼，當伐其樹充寺所須。"作是議已，即便往詣客作行中，雇五百傭人共論價直，便將諸人來詣寺所。傭人告言："聖者！示我作處。"即便告曰："且餐小食。"食已問言："聖者！何處當作？"報言："且油塗身片時當作。"次與晡食至黃曛時，告言："聖者！當還價直。"報言："癡人！汝等今日大作生活從我索價。"傭人報曰："豈可聖者令我作業，我不作耶？"闡陀報曰："賢首！汝可持籠把钁執斧，我當一倍還汝價直，當隨我來示汝作處。"便將諸人詣彼大樹，報言："可伐此樹。"傭人告曰："此是形勝大樹，我無二頭，誰能輒伐？"報曰："癡人！王與我願，唯除王宮，自外所有隨充造寺。何緣不伐？"時諸傭人即便共議："我今為斫，所有罪罰彼自當知。"即便伐樹斬斫令碎，并掘其根棄於河內，平治其地以繩絣基，共相謂曰："難陀、鄔波難陀於此地中與僧伽造寺，此處與佛世尊而作香殿、此處作門樓、此處作溫室、此作淨厨、此作靜慮堂、此作看病堂。"既布置已捨之而去。（《大正藏》卷二十三第 690 页）

【评说】"难陀、邬波难陀于此地中与僧伽造寺，此处与佛世尊而作香殿、此处作门楼、此处作温室、此作净厨、此作静虑堂、此作看病堂"，本段经文说明佛陀时代若条件允许僧团分别建造厨房、禅修堂和看病堂。

卷第十三

【提要】佛陀对诸比丘说无根谤学处。

【原文】時實力子被眾差為分食人已，彼為僧伽分三種食：謂上、中、下。時有客苾芻初日與上食，第二日與中食，第三日與下食，至第四日令行乞食。時實力子為諸苾芻，若客若主分授房舍及以臥具飲食所須，隨現住者從老至少次第而與曾無虧失。時實力子與二苾芻：一名善友、二名大地，於生生中常為怨惡，從南國來至王舍城。時二苾芻問餘苾芻曰："誰是僧伽知食？"次者報言："是具壽實力子。"時彼二人詣實力子處，而報之曰："我等二人隨次與食。"時實力子於初來日，便與二人上妙食次。時彼施主問曰："明日誰當至我家食？"答言："是友、是地。"施主聞已作如是念："彼二苾芻聞是惡行，若來就食當設隨宜。"至第二日與中食次，施主有事復無好食，至第三日與麁食次。時彼二人作如是語："我今極苦。云何實力子三日之中故心與我麁惡飲食，共相惱亂令受大苦？我當與彼作無益事。"彼二有妹苾芻尼名曰友女，住王園寺。于時友女往二兄處，至已各禮其足在一面坐。時彼二人雖見妹來，不相瞻視亦不共語。是時友女問二兄曰："何意二聖見我來至，不相瞻視不共言語？"彼二答曰："妹！我被實力子乃至三朝與我食次，極是麁惡令我食噉。汝今云何不助於我自安而住？"友女報曰："聖者！我今欲何所作？"報言："妹！汝今宜往詣世尊所作如是白：'大德！彼聖者實力子，作不軌事共我行不淨行，犯波羅市迦。'我亦當往作如是語：'如妹所言其事實爾，我等先知。'"友女報曰："我今云何知彼實是清淨苾芻曾無愆犯，云何輒以無根他勝之法而毀謗之？"彼二報曰："乃至汝若不為我等作如是語，我等終不瞻視於汝共為言說。"是時友女聞是語已，俛仰須臾告二兄曰："我當為作。"兄言："妹！汝且住此，我等先可至世尊所，汝隨後來。"時二苾芻往世尊所，禮佛足已在一面坐。時彼友女斟酌兄至，便詣佛所禮已而立，白世尊曰："大德！彼聖者實力子作不軌事共我行不淨行，犯波羅市迦。"時友地苾芻即便白佛：

"實爾。薄伽梵！實爾。蘇揭多！如妹所說我等先知。"時實力子亦復在此大眾中住。(《大正藏》卷二十三第696页)

【评说】佛陀时代对来客寄居比丘的分食方法是第一天上食，第二天中食，第三天下食，第四天和寺里比丘一样需要外出乞食。何为上中下食，文中无详细记载。

卷第十四

【提要】佛陀对诸比丘说无根谤学处。

【原文】此中犯相其事云何？若謗清淨苾芻十事成犯，五事無犯。云何為十？謂不見其事、不聞不疑，便作如是虛誑想，實無見等妄言我有見聞疑，作是說時得僧伽伐尸沙。或聞而忘、或疑而忘、作如是解、作如是想，云我聞疑不忘，作是說時得僧伽伐尸沙。或聞而信、或聞不信，而言我見；或聞而疑、或聞不疑、或但自疑，而云我見，作是說時得僧伽伐尸沙。是謂十事成犯。云何五事無犯？謂彼不見不聞不疑，有見等解、有見等想，作如是語："我見聞疑。"者，無犯。或聞而忘、或疑而忘、有聞疑想而言聞等，亦無有犯。如謗清淨人時，十事成犯、五事無犯；若謗清淨似不清淨人，亦復如是。

若謗不清淨人，十一事成犯、六事無犯。云何十一？謂不見不聞不疑，作如是解、作如是想、實無見等，妄言："我有見聞疑。"作如是說時得僧伽伐尸沙。或見而忘、或聞而忘、或疑而忘、作如是解、作如是想，而云："見聞疑不忘。"作是說時得僧伽伐尸沙。或聞而信、或聞不信，而言我見；或聞而疑、或聞不疑、或但自疑而云："我見。"作是說時得僧伽伐尸沙。是謂十一成犯。云何六事無犯？謂彼不見不聞不疑，有見等解、有見聞等想，作如是說："我見聞疑。"者，無犯。或見而忘、或聞而忘、或疑而忘，有見等解、有見等想，而言見聞等亦皆無犯。是謂六事無犯。若謗似清淨人，十一事成犯、六事無犯，亦復如是。(《大正藏》卷二十三第697-698页)

【评说】佛陀规定比丘无故诽谤清净比丘犯僧伽伐尸沙，若比丘将清净比丘的罪坐实，犯僧伽伐尸沙。对于不清净的比丘，没有确凿的证据也不能说其犯戒。

卷第十六

【提要】佛陀对诸比丘说恶性违谏学处。

【原文】時諸苾芻咸皆有疑，白佛言："世尊！此闡陀苾芻有何因緣，依託如來族望勢力，對諸善好苾芻前自恃傲慢作欸辱語？"佛告諸苾芻："闡陀苾芻非但今日恃託我故慢諸苾芻，於過去世亦恃託我，於諸善好婆羅門居士中，自衒己身亦為憍慢。汝今應聽！於往昔時石砌城中，有婆羅門名曰月子，於同類族娶女為妻，未久之間便誕一息，與其立字名為月光。年漸長大，頗知家業。後於異時，其婆羅門身嬰病苦，彼之妻子捨而不問。其家有婢作如是念：'此婆羅門於日日中百過舉手，以求衣食資給我等，今遭病苦妻子不問。彼既是我曹主，不相看侍是所不應。'即便往詣醫人之處，告言：'賢首！仁識月子婆羅門不？'醫人報言：'我先曾識，今者如何？'其婢報曰：'今遭病苦，妻子不問。仁今為我，可處藥方。'醫人答曰：'彼之妻子既其不問，更有何人為作瞻養？'婢曰：'唯我看侍。'醫人即為依病處方。婢親供給，蒙加藥餌，病得痊瘳。時婆羅門便生是念：'我遭疾苦妻子不問，我今得活皆是使女之恩，既有劬勞

 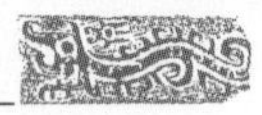

寧容不報。'命使女曰:'賢首!我遭病苦,妻子不問。我今得活,皆是汝恩。汝欲何求?皆隨所願。'使女答曰:'大家!若於我處存私愛者,幸能降意共我交歡。'婆羅門曰:'汝今何用作此交歡?我當與汝五百金錢,放汝為良長無賤稱。'使女答曰:'大家!我雖蒙放不免賤名,有慇念心交歡是勝。'婆羅門曰:'隨汝所願,月期若過身淨之時可來報我。'後於異時月期身淨,即便白主:'我今身淨。'是時家主共行交密,便即有娠。時婆羅門婦既自審察,知夫與婢竊有交通,即於婢所鞭打楚毒特異常時,弊衣麁食不充身口。使女自念:'豈有薄福有情託我胎內,初有娠日婆羅門婦即便於我加其杖木與惡衣食。'後時月滿便誕一男,使女生念:'此是薄福有情,初有娠日婆羅門婦極加楚毒,令我衣食不自充軀,若其長大飢貧更甚。'作是念已即取孩兒,置浣盆中欲棄於外。時婆羅門見而問曰:'賢首!此浣盆內是何物耶?'答言:'無物。'婆羅門曰:'可將來看。'乃見盆內有新生孩子,問言:'汝欲棄耶?'使女悲啼而告之曰:'此薄福物,處胎之後大家即便倍增嚴酷,弊衣惡食不自充軀,若其長大飢貧更甚,由此因緣我今欲棄。'婆羅門曰:'此復何辜?是我之過。'美言慰喻令其收養,報其婦曰:'汝豈不憶我前遭病命在須臾,而汝及子皆不相問。我於今日得存命者,皆是使女恩養之力。汝若於此好惡共同者善,若不爾者我當立彼以為家長,汝為婢使令相供給。'時彼婦女既聞是語,即便驚慑遂生私念:'此婆羅門稟性暴惡,我不依教當被歘辱。'報其夫曰:'我實不知,此之使女君有私愛,從今已去乃至戲笑亦不敢麁言。'而彼孩子由浣盆中欲棄於外,家人因此名作浣盆。其浣盆孩子凡所餐膳與父同食,有請喚處携以俱行。(《大正藏》卷二十三第708-709页)

【评说】"医人答曰:彼之妻子既其不问,更有何人为作瞻养?婢曰:唯我看侍。医人即为依病处方。婢亲供给,蒙加药饵,病得痊瘳",佛陀认为人患病后除了按照医生处方服药,还需要得到适当的照料才能痊愈。

【原文】"若復苾芻獨與一女人,在於屏障堪行婬處坐。有正信鄔波斯迦,於三法中隨一而說:若波羅市迦、若僧伽伐尸沙、若波逸底迦。彼坐苾芻自言其事者,於三法中應隨一一法治:若波羅市迦、若僧伽伐尸沙、若波逸底迦;或以鄔波斯迦所說事治彼苾芻。是名不定法。"

若復苾芻者,謂鄔陀夷,若更有餘如是流類。

獨者,唯獨苾芻。

一女人者,更無餘伴女、男、黄門。女人者,若婦、童女堪行不淨行。

在屏障者,有五種屏處:一、牆,二、籬,三、衣,四、叢林,五、闇夜。

坐者,若床、若座乃至高一尋內。

堪行婬處者,謂處堪作不淨行事。

"若復苾芻獨與一女人,在非屏障不堪行婬處坐。有正信鄔波斯迦,於二法中隨一而說:若僧伽伐尸沙、若波逸底迦。彼坐苾芻自言其事者,於二法中應隨一一法治。彼苾芻若僧伽伐尸沙、若波逸底迦,或以鄔波斯迦所說事治彼苾芻。是名不定法。"二不定法竟。(《大正藏》卷二十三第710-711页)

【评说】二不定法:比丘一个人和女人坐在可以行淫处(可发生性行为的地方)或不可以行淫处,根据情节不同应该分别受到波罗市迦、僧伽伐尸沙、波逸底迦的惩罚。

"屏障堪行淫处",指墙后、篱笆后、衣服覆盖、丛林和暗夜等外人不易发现的地方和时间段。

卷第十七

【提要】佛陀对诸比丘说离三衣学处、一月衣学处。

【原文】佛在王舍城竹林中住,是時具壽大迦攝波亦住此城西尼迦窟。此時僧伽同一褒灑陀界,時諸苾芻至十五日,褒灑陀時並皆現集,唯待大迦攝波。時大迦攝波從窟發來,路經賢雨河遇河瀑漲,渡水之時大衣被濕,便綟去水曬曝待乾,遂便晚至往褒灑陀處,於大眾中就座而坐。時諸苾芻白迦攝波曰:"我等諸人至褒灑陀日並已詳集,唯待尊者,何故晚來?"時具壽大迦攝波對大眾中具述前事:"我迦攝波年邁衰老,大衣厚重擎負誠難,為斯來晚,我今不知其事如何?"時諸苾芻以此因緣具白世尊。佛言:"汝諸苾芻!應與大迦攝波苾芻年邁衰老,作不離僧伽胝羯磨。若更有餘如是流類,應如是與。鳴揵稚集眾已,下至四人得為作法。時迦攝波苾芻,隨其大小為敬事已,在上座前蹲踞而住,合掌作如是白:'大德僧伽聽!我迦攝波苾芻年邁衰老,今從眾僧乞不離僧伽胝法。唯願僧伽與我迦攝波苾芻年邁衰老不離僧伽胝法,慈愍故!'如是三說。時諸苾芻應作白羯磨(廣如百一羯磨中具述)。若其僧伽與彼苾芻作不離僧伽胝法已,應著上下二衣人間遊行,勿致疑惑。"是時舍利子亦在此會坐,便白諸苾芻曰:"我有風患,僧伽胝重不能檐荷,其欲如何?"諸苾芻聞已白佛。佛言:"汝等應與舍利子為有風患,作不離僧伽胝法。若更有餘如是流類。如常集眾,乃至四人應入眾乞,准迦攝波乞法及羯磨應作,既得法已同前遊行。"(《大正藏》卷二十三第712页)

【评说】佛陀规定年老或有风患的比丘可以不离僧伽(梵语狮子,此处应指狮子座),可以看出佛陀十分重视对年老以及患病比丘的照顾。

卷第十八

【提要】佛陀对诸比丘说使非亲尼浣故衣学处。

【原文】爾時世尊神力加被,令鄔陀夷如申臂頃即至劫比羅城,立王門外告守門者曰:"為我白王:'釋迦苾芻今在門外。'"門人問曰:"更有諸餘釋迦苾芻不?"報言:"更有。"門人即便入白王曰:"大王!釋迦苾芻來在門外,得令入不?"王言:"喚入!我觀釋迦苾芻其狀如何?"門人引入既至王所,王識顏狀,問言:"鄔陀夷!汝今出家?"報言:"我已出家。"王便問曰:"一切義成太子亦作如是形狀?"答言:"大王!亦同此狀。"時淨飯王無始劫來恩愛情重,聞是語已即便悶絕投身躄地,以冷水灑良久乃穌,從地起已問鄔陀夷曰:"一切義成太子欲來此不?"答言:"欲來。""何時欲來?""過七日已方來至此。"時王即便命諸臣曰:"一切義成太子過七日已欲歸故居,卿等應可修飾城隍莊嚴道路,宮中內人亦令灑掃,太子欲來。"鄔陀夷言:"世尊不住王家及內宮裹。"王曰:"何處居停?"答曰:"或阿蘭若、或毘訶羅。"王告諸臣曰:"卿等往阿蘭若處屈路陀林,同逝多林造一住處,有十六大院、院六十房。"是時諸臣奉王命已,遂往阿蘭若屈路陀林,同逝多林造十六大院、院有六十房。然大王教令隨言即成,諸勝天人舉心事辦,相應定力意念皆就,於此城中街衢巷陌屏除諸穢,以栴檀香水而遍灑之,處處皆有殊妙香供,懸眾繒綵建立幢幡,布列香花誠可愛樂,猶如帝釋歡喜之園。時諸大眾各懷渴仰,瞻望世尊企想而住。

時淨飯王於寬廣處敷設床座以待太子,是時乃有無量百千大眾雲集,或有先世善根共相

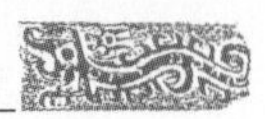

警覺，或有情生喜樂作如是念："為父禮子？為子拜父耶？"時佛世尊便作是念："我若足步入城中者，諸釋迦子各起慢情，共生不信作如是議：'一切義成太子大有所失，昔時去日百千天眾隨從空中，於劫比羅城圍繞而去。今者獲得無上妙智，更乃足步而還。'欲令諸人息輕慢心故，我今應以神變入劫比羅城。"爾時世尊隨心所念入三摩地，既入定已於座不現，共諸苾芻踊在虛空，猶如滿月共相圍繞，亦如鵝王舒翼而住，行住坐臥四威儀中廣現神變。爾時世尊先於東方入火光定，現種種焰青黃赤白紅頗胝色，或現變神通身上出水身下出火，身上出火身下出水。如東方既然，南西北方亦復如是。次攝神通，於虛空中高七多羅樹。時諸苾芻但高六樹，世尊高六、苾芻高五，佛五眾四，佛四眾三，佛三眾二，佛二眾一。佛一眾與六人等，佛六眾五，佛五眾四，佛四眾三，佛三眾二，佛二眾一，佛一眾便居地。世尊去地高踰一人行空而去，并與無量百千俱胝人天大眾圍繞而去，至劫比羅城。時淨飯王既見佛已，頭面禮足說伽他曰：

"佛初生時大地動，　贍部樹影不離身；

今是第三禮圓智，　降伏魔怨成正覺。"（《大正藏》卷二十三第718页）

【评说】本段经文记载了佛陀为了灭掉人们的轻慢之心，施展神力进劫比罗城，说明佛陀对于如何弘扬佛法进行过深入思考，针对不同人群施用不同的教化方法。

"闻是语已即便闷绝投身躄地，以冷水洒良久乃稣"，剧烈的精神刺激致人昏厥，用冷水浇身才使其苏醒。

【原文】時有苾芻尼，為請教授而來至此，諸尼聞此諷誦之聲識其響韻，即便共往鄔陀夷所，問言："大德往時走去，比何處來？"答言："我前須往王舍城中。"尼問知已即便歸寺，告笈多曰："汝今喜滿，阿遮利耶現已來至。"笈多問曰："若箇阿遮利耶？"報言："是鄔陀夷！"笈多曰："因何是我軌範之師？我豈從彼而受學業？"諸尼報曰："汝無識人，多有諸尼與大苾芻共相繫屬，汝今宜往問其安不？"彼即具持屑香及油澡浴之物，往詣彼房扣門而喚。鄔陀夷問曰："扣門者誰？"報曰："我是笈多。"鄔陀夷曰："善來！善來！長者之婦，隨意當進。"是時笈多入而告曰："大德！我今豈是長者婦耶？我已出家。"問言："誰復與汝而為出家？"報言："聖者！大世主與我出家。"鄔陀夷曰："我有他事須向王城，汝復何緣急求離俗？"彼便報曰："豈非大德前作斯語：'汝當收斂家業，我度汝出家。'我依斯教付囑家產，大德棄我遠向王城。若大世主不度我者，我誠非俗亦非出家。"鄔陀夷曰："我豈當時自貽重檐許言教汝，今且可坐為汝說法。"禮已便坐端心聽法。時鄔陀夷即為說法，說法之時即便追念昔時所有歡笑之事，問笈多曰："汝憶往時在某園林天祠之處，飡噉如是美妙飯食。"談話之時欲意便起，欲心既起情多錯亂。凡智慧女人有五不共事表：知男女有欲盛心、無欲盛心。笈多覺知鄔陀夷欲心熾盛，告言："聖者！我暫須出，事了還來。"鄔陀夷作如是念："此為便利而欲出耶？"遂令暫出。笈多出已撩舉裙衣急走而去。時鄔陀夷聞其走聲，即便出外隨後而去，喚言："禿沙門女，走向何處？"復更急趁生支觸髀，其精遂泄。欲心既歇，徘徊而住。笈多知已亦復還來，報言："聖者！我若許者，我非苾芻尼，仁非苾芻。"鄔陀夷曰："姊妹！如世尊說：'若自護者即是護他，若護他者便成自護。云何自護即是護他？自能修習多修習故有所證悟，由斯自護即是護他。云何護他便成自護？不惱不恚無怨害心，常起慈悲愍念於物，是名護他便成自護。'"笈多報曰："聖者！可脫裙來我當為浣。"時鄔陀夷即以衣付。是時笈多見衣精已便生悔心，即便自念："我之身分未有聖者鄔陀夷不觸不見，我不順彼實非善事。"作是念已倍發染心，如佛經中說伽他曰：

“諸有耽欲人，　不見於義利，
　亦不觀善法，　常行黑闇中。”(《大正藏》卷二十三第721-722页)

【评说】本段经文记载了笈多为了防止邬陀夷犯戒自行回避。

佛陀认为修行者自护也是护他，对他人不起恼恚怨害是他护也是自护，自护、他护合一。

【原文】時彼笈多欲心亂故，取精一渧置於口中，復取一渧投女根內。有情業力事不思議，時有中蘊有情，是最後生而來依託。笈多至寺便為浣衣。諸尼見問，笈多具答其事。諸尼便問：“我言謂汝為求勝法往大德處，寧知更有此惡事耶?”笈多報曰：“彼之大德是持戒者，自出家後，我之身分曾不重觸。”諸尼報曰：“不觸身分尚有斯事，如其觸著汝欲如何?”諸苾芻尼知其事已往白苾芻，諸苾芻白佛。佛告諸苾芻：“彼尼無犯波羅市迦，既其有娠應安屏室，與食供給無令闕事。當生其子，名童子迦攝波，於我法中而為出家，斷諸有漏成阿羅漢。我弟子中辯才巧妙，善能宣說最為第一。”爾時世尊遂作是念：“若有苾芻，令非親族苾芻尼浣故衣者有斯過失。”(《大正藏》卷二十三第722页)

【评说】“时彼笈多欲心乱故，取精一滞置于口中，复取一滞投女根内。有情业力事不思议，时有中蕴有情，是最后生而来依託”，佛陀时代认为虽男子未在女子体内排精，但将男子精液放入女性生殖器中也能怀孕。

卷第十九

【提要】佛陀对诸比丘说从非亲居士乞衣学处。

【原文】時諸苾芻各生疑念而白佛言：“希有世尊！有何因緣由小軍苾芻故，遂令五百釋種苾芻，遠離多貪求少欲行得殊勝果，度生死海昇涅槃岸，究竟令住安隱之處?”世尊告曰：“汝諸苾芻！我於今時離欲瞋癡無愛無取，於諸我慢悉皆除遣、脫諸有支，得一切種智證無上覺。由小軍故讚歎少欲，令五百釋種出生死海證大涅槃，此未希有。汝諸苾芻！如我往昔具欲瞋癡有愛有取，於諸我慢生老病死憂悲苦惱皆不遣除，輪迴有支未得解脫非一切智，亦由我為小軍讚歎少欲呵責多貪，令此五百人得五通具足，此之因緣汝等當聽！於過去時婆羅痆斯國有王，名梵摩達多，為大法王。時世豐樂人物熾盛，無諸鬪戰干戈征罰、邪偽惡人共相侵害，亦無災橫及諸病苦，稻蔗牛羊在處充足，等觀兆庶猶如一子。時王夫人名曰妙梵，於此城中有一大池亦名妙梵。時王無子，為求子故，祈禱世間一切諸神及同生天，希望後嗣。世俗皆云：‘由乞求故獲得子息。’此誠虛妄，若由乞求得子息者，於一一人咸有千子如轉輪王。此事既無，故知是妄。但由三事現前方有子息。云何為三？一者父母有染心；二者其母腹淨應合有娠；三者應受生者中有現前，具此三緣方有男女。其王一心求子而住，于時有一有情，於無上菩提誓願修證，從地獄出託娠妙梵夫人。諸慧女人有五別智，廣說如上。時彼王妃覺有娠已情生歡悅，遂白王曰：‘大王！當知我所懷孕，必是大王光顯國位。今我有娠現居右脇，觀此相狀是男不疑。’時王聞已即大歡慶，廣說如上，乃至胎成常令適悅。(《大正藏》卷二十三第723-724页)

【评说】佛陀认为孩子是乞求不来的，要想孕育需要具备三个条件：首先要有孕育孩子的意愿和交合，其次母亲身体状况良好，再次要有投胎的中有身。可见，佛陀时代对不孕不育已有一定的认识。佛陀认为中有身是生死之间的桥梁，以业识为依，以香为食。

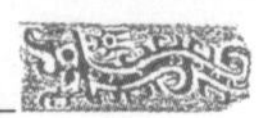

【原文】“是時水生太子既長成已，作如是念：‘我何處死？在眾合獄曾作何業？我昔於人趣六十年中曾為太子，由作種種諸惡業故墮地獄中，今處人道生在王家。此非善處，若得為王還墮地獄。’遂便詭設方便，身不起行現攣躄相。水生太子當誕之日，五百大臣悉皆生子，各取當時瑞應而為立名。既漸童年堪能入出，大臣並將屢至王所，時諸童子王令歡戲共為跳躑。王既見已便作是念：‘水生太子若不躄者，亦在此中共為跳戲。今我太子雖知跛躄終立為王。’爾時水生聞斯語已便作是念：‘王今無事苦見恩逼，今我復應瘂而不語。’後於異時五百童子漸能言說，俱至王所。王復生念：‘我之太子若不瘂者亦能言說。’先時名作水生太子，既瘂復躄，因即喚為瘂躄太子，水生之號人不復稱。王於異時以掌支頰長歎而住，諸臣見已俱白王曰：‘大王何故以掌支頰似帶憂懷？’王曰：‘我於今時寧不憂歎？我既為王富盛自在，稱尊海內男女俱無，雖有一兒身殘瘂躄。’是時大臣各命醫人俱會一處，令觀太子何病所中。時諸醫人共觀太子無別病狀，來白王曰：‘大王！我等詳觀太子，諸根明利更無病狀。此恐多是情有憂懼所以不言。’時梵授王聞醫說已，遂設方便欲使起行復令其語，即命魁膾於屏私處而告之曰：‘我此瘂躄太子，於大眾前遣汝將殺，汝可將去不應即殺。’膾者曰：‘謹奉王命。’時王對眾人前，即以太子付彼膾者遣令依法。是時膾者便抱太子置寶車上，從城中出詣屠膾所。時瘂躄太子四顧城中，見其富盛而發言曰：‘今此城中為空荒無物，為有人居?’是時膾者聞是語已，尋將太子還付大王白言：‘今此太子作如是說。’時王便抱瘂躄太子置在懷中，告曰：‘誰是汝讎？我為擯殺。誰是汝友？我當惠之。’是時太子聞是語已瘂而不答。時王復命膾者還將殺却，膾者奉命同前將去，太子于時見一死屍四人輿去，而發言曰：‘此為死而更死，為活為死耶?’是時膾者聞斯語已，還將付王。王復同前置在懷中次第而問，太子亦復瘂而不對。王復同前付彼令殺，將出王城。是時太子見大穀聚作如是說：‘此大穀聚若先不食根本者。’是時膾者聞斯語已還將付王，王復同前次第而問，太子亦復瘂而不言。王復同前付彼令殺，命膾者曰：‘汝可疾去往彼屍林，宜以太子埋於坑穽。’時彼膾者同前將去，向深摩舍那掘地為穽。是時太子說伽他曰：

‘何意御車者，　於此疾穿坑？

我聞當速答，　穿坑何所為？’（《大正藏》卷二十三第 724 页）

【评说】本段经文记载了水生太子为了不接受王位诈病之事。“时诸医人共观太子无别病状，来白王曰：大王！我等详观太子，诸根明利更无病状。此恐多是情有忧惧所以不言”，本段经文中众医生将水生太子的音哑不言的原因归为忧惧，可见佛陀时期医生已相当重视产生疾病的情绪因素。

【原文】“王曰：‘愛子！先當為我斷彼三疑，後欲出家未為難也。汝見城中所有富盛作如是語：“今此城中為空荒無物？為有人居?”汝何密意作如是語?’太子曰：‘大王當聽！王今無事令人殺我，竟無一人稱理而說：“王今何為殺斯太子?”我緣此意故作斯語。’王曰：‘善哉！汝又第二見輿死人便作是說：“為死而更死，為活而死耶?”汝何密意復作斯語?’太子曰：‘大王當聽！若人自作惡行而身死者，此謂死而更死。若人自為善行而身死者，此謂活而身死。我緣此意故作斯語。’王曰：‘此亦善哉！汝又第三見大穀聚復作斯說：“若先不食根本者。”汝何密意復作斯說?’太子曰：‘大王善聽！彼諸耕人從他貸穀食而作業，後時穀熟積成大聚，債主來索多並還他。如若先時不食他物便成大聚。人亦如是，由行十善方獲人身，若更造惡不修於善，前世善根即便銷盡，善根盡故亡失善道，與此相違即不亡失。我緣此意故作斯語。’

王聞語已告言:‘愛子! 此更善哉!’時王即便抱持太子哽咽流淚,告言:‘汝已決意,志不可移,今隨汝情修行善業,我亦於後隨至山林。’時梵授王命諸臣曰:‘若我太子不出家者當是何人?’諸臣報曰:‘當為國王。’‘卿等諸子復是何人?’報言:‘是隨從者。’王曰:‘太子今既出家,卿等諸子何不隨從?’諸臣白言:‘謹奉王命令其出家。’”(《大正藏》卷二十三第725页)

【评说】“大王当听! 若人自作恶行而身死者,此谓死而更死。若人自为善行而身死者,此谓活而身死。我缘此意故作斯語”,本段经文中佛陀借水生太子之口为世人阐释了一个道理:若人做恶事,死了就是死了;若人经常做好事,虽说身死,可他的精神美名永世流传。佛陀也借此鼓励世人多做善事。

卷第二十

【提要】佛陀对诸比丘说知俗人共许与衣就乞学处、过限索衣血池、用野蚕丝作敷具学处。

【原文】佛在室羅伐城逝多林給孤獨園。於此城中有一長者,先有自妻復行邪行,其妻告曰:“仁者不應作此邪行之事。”其妻屢諫夫不隨語,婦起瞋嫌共餘男子亦為私合。其夫每以家物贈彼私婦,其妻亦以家物遺彼邪夫。夫婦兩人破散財物幾將略盡。長者稟性暴惡打其婢使,常與弊衣惡食,告言:“由汝散我家資。”婢曰:“我實久知破散所以。然而二俱家主不敢斥言。”時彼夫婦知婢譏刺,俱懷慚愧並默無言。時鄔波難陀知是事已,便往詣彼長者宅中,為彼夫婦毀呰破戒讚歎持戒,告言:“善男子! 善女人! 如佛所說,邪行之人命終之後當墮地獄;若得為人,妻不貞謹、夫有邪念。若離邪行,命終之後得生天上;若生人趣,妻室貞良、夫不邪念。”說伽他曰:

“由聽能知法,　聞法離眾過;
聞法捨惡友,　聞法得涅槃。”(《大正藏》卷二十三第731页)

【评说】本段经文记载了一长者及其妻子双双出轨,致使家财几乎散尽之事。佛陀弟子邬波难陀以此劝诫世人妻子应该贤惠守节,丈夫应爱护妻子不生邪念,这对于现代家庭具有借鉴意义。

卷第二十一

【提要】佛陀为诸比丘说三十泥萨祇波底伽法。

【原文】佛在曠野林住處,是時嚴風勁急苾芻患寒,知事諸人所有臥具皆六年持。由制戒故不敢造新,由忍寒故所有營作悉皆停息。爾時世尊知而故問具壽阿難陀曰:“何故知事苾芻營作停息?”阿難陀白佛言:“由佛為諸苾芻制其學處,不滿六年不得更作新敷具,時營作苾芻敷具久冷不堪寒苦,為此營功並皆停息。”佛告阿難陀:“凡諸知事營作苾芻畜其敷具,雖未滿六年不免寒者,彼苾芻應從僧伽乞六年內更作敷具。應如是乞。如常集僧已,其知事苾芻往至眾中,禮僧足已在上座前蹲踞合掌,作如是白:大德僧伽聽! 我某甲營作苾芻,於六年中不應更作敷具。我苾芻某甲,於六年內欲從僧伽乞作新敷具,願大德僧伽與我苾芻某甲於六年內更作新敷具。是能愍者願慈愍故。’第二、第三亦如是說。(《大正藏》卷二十三第736页)

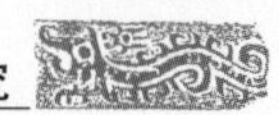

【评说】佛陀规定若天气寒冷，敷具不能耐寒虽不满六年可仍申请新敷具。这与中医“虚邪贼风，避之有时”的观念不谋而合。

卷第二十二

【提要】佛陀为诸比丘说三十泥萨祇波底伽法。

【原文】佛在室羅伐城逝多林給孤獨園。時六眾苾芻種種交易取與買賣。時諸外道各起嫌賤：“此諸沙門釋子不生厭離，而於今者為交易事取與賣買。此禿沙門與諸俗人有何異處？誰復能於此禿人處沙門釋子以諸飲食而與供養？”時諸苾芻以此因緣具白世尊。世尊以此因緣集苾芻僧，呵責六眾廣說如前，乃至“我今制其學處，應如是說：若復苾芻種種賣買者，泥薩祇波逸底迦。”

若復苾芻者，謂六眾也。

種種者，謂非一事。

取與賣買者，取謂餘處物賤、此處物貴，即從彼取來也。

與者，謂此處賤、餘處貴，即從此持去，豐時買取、儉時當賣。泥薩祇者廣如前說。

此中犯者，苾芻為利故而作賣，買時惡作，賣時捨墮。若為利故買、不為利賣，買時惡作，賣時無犯。若不為利買，為利故賣，買時無犯，賣時捨墮。不為利買，不為利賣，二俱無犯。若向餘方買物而去，元不求利，到處賣時雖復得利，而無有犯。又無犯者，謂初犯人，或癡狂、心亂、痛惱所纏。（《大正藏》卷二十三第 743-744 页）

【评说】佛陀规定比丘不得因为贪利而进行买卖。

卷第二十三

【提要】佛陀为诸比丘说三十泥萨祇波底伽法。

【原文】我當以少多鉢食者，謂與五種珂但尼食、五種蒲膳尼食。（《大正藏》卷二十三第 749 页）

【评说】佛陀将一切食物归纳为五类，即饭、嗅、麦豆饭、肉、饼，或嗅、饭、干饭、鱼、肉，称为五种蒲缮尼食（又称五啖食、五正食。蒲缮尼为梵语 bhojani^ya 之音译，意指食物，即软食）。其他如枝、叶、花、果、细末磨食，或根、茎、叶、花、果等五种名为五种佉阇尼食（又称五种珂但尼食、五嚼食、五不正食。佉阇尼为梵语 kha^dani^ya 之音译，意指咀嚼之物，即坚食），以上合称二类十种。

卷第二十四

【提要】佛陀为诸比丘说三十泥萨祇波底伽法。

【原文】爾時薄伽梵在室羅伐城逝多林給孤獨園。去斯不遠有一聚落，彼有長者大富饒財多諸僕使，彼有淨信心意樂賢善。彼為僧伽造一住處，其狀高大有妙石門，周匝欄楯悉皆嚴飾，生天梯隥見者歡喜。於此住處請六十苾芻，夏安居已隨意而去。時彼施主見寺空虛令人守護，勿使賊徒盜床褥等。是時復有六十苾芻人間遊行，屆斯聚落求覓停處。時有一人報苾芻曰:"聖者!何不住寺耶?"答言:"賢首!何有寺耶?"答言:"村外林中有好住處。"苾芻便往見,守護人彼遙見已,告言:"善來!善來!"即便以次給與房舍并及床褥,倚枕坐床并三木拒,告言:"聖者!可先濾水,我今暫往白長者知。"至已告曰:"長者!今仁福德倍更增長,有六十客苾芻來至寺所。"長者聞已即便驚喜,報家人曰:"汝等今可取酥、蜜、沙糖、石榴、石蜜、蒲萄、胡椒;乾薑、蓽茇,堪作非時漿物持往寺中。今客僧伽來至住處,欲作非時漿令其飽飲。"家人聞已咸將至寺,時諸苾芻既濾水已各住,威儀隨處而住。是時長者便往寺中遙見苾芻,如蓮花叢充滿寺內,倍益信心極加歸向,說伽他曰:

"若村若林中,　若高若下處,

僧伽居住者,　令生愛樂心。"(《大正藏》卷二十三第755页)

【评说】"汝等今可取酥、蜜、沙糖、石榴、石蜜、蒲萄、胡椒;干姜、荜茇,堪作非時浆物持往寺中。今客僧伽来至住处,欲作非時浆令其饱饮",本段经文说明佛陀时代食物很丰富,也可以推断出当时印度等地有石榴、葡萄、荜茇、胡椒等植物。

【原文】爾時佛在王舍城竹林中住。爾時具壽畢隣陀子弟子門人,所有諸藥自觸、令他觸,或與飲食細末相雜,或更互相和,或自類相雜糅在一處,不知應捨不捨,時與非時任情取食。諸有少欲苾芻見是事已,起嫌賤心作如是語:"云何苾芻所有諸藥自觸令他觸,或與飲食相雜,或更互相和,或自類相雜糅在一處捨與不捨,亦復不知時與非時任情取食?"時諸苾芻以緣白佛。佛以此緣集苾芻眾,知而故問,廣說乃至問畢隣陀子弟子門人:"汝等實爾?所有諸藥自觸令他觸,或與飲食相雜,或更互相和,或自類相雜糅在一處捨與不捨,亦復不知時與非時任情取食耶?"白佛言:"實爾。大德!"于時世尊以種種呵責多欲不足難養難滿,讚歎少欲知足易養易滿,知量而受修杜多行。告諸苾芻曰:"廣說乃至我觀十利,為諸弟子制其學處,應如是說:如世尊說:聽諸病苾芻所有諸藥隨意服食,謂酥、油、糖蜜,於七日中應自守持觸宿而服。若苾芻過七日服者,泥薩祇波逸底迦。"

如世尊者,謂如來、應、正等覺。

說者,有所曉示也。

病苾芻者,謂此法中苾芻身嬰疾病。

所有諸藥隨樂服食者,謂與病狀相宜,清淨堪食。

酥者,謂諸酥。油謂,諸油。糖,謂沙糖。蜜,謂蜂蜜。

於七日者,謂七日夜。

自守持之觸宿而食者,謂得自取而食。

過七日者,謂越限齊也。

泥薩祇波逸底迦者,此物應捨其罪應說悔,故名泥薩祇波逸底迦。

此中犯相其事云何?若苾芻月一日得藥,此藥即應於七日內自作守持,或可捨、或與餘人。若不持、不捨、不與餘人,至八日明相出時得泥薩祇波逸底迦。若苾芻一日不得藥、二日不得,三日得乃至七日得,此藥即應於七日內自作守持,或可捨、或與人。若不持、不捨、不與餘人,至八日明相出得捨墮罪。若苾芻一日得藥、二日亦得,於七日內此初日藥應守持,二日藥或捨、或與餘人,或第二日藥自作守持,初日藥或捨、或與餘人。若不持、不捨、不與餘人,至八日明相出時,得捨墮罪。若苾芻如於一日二日相對作法,如是二日三日乃至六七日相對作法,餘如上法。若苾芻月一日得眾多藥,此藥即應於七日內自作守持,或捨、或與人。若不

 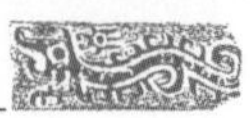

持、不捨、不與餘人,至第八日明相出時,得捨墮罪。若苾芻如於一日,如是乃至七日得眾多藥,此藥應於七日內自作守持,或捨、或與人。若不持、不捨、不與餘人,至第八日明相出時,得捨墮罪。若苾芻一日得眾多藥、二日亦得眾多藥,此初日藥於七日內應守持,二日藥或捨、或與人,或第二日藥自作守持,初日藥或捨、或與人。若不捨、不與餘人,至第八日明相出時,得捨墮罪。若苾芻一日不得眾多藥,二日亦不得眾多藥,乃至第六第七日方得眾多藥,第六日藥於七日內應守持,第七日藥或、捨與人。若不捨、不與人,至第八日明相出時,得捨墮罪。

若苾芻所有諸藥自觸令他觸,或與飲食細末相觸,或更互相和、或同類相雜糅在一處不能分別者,此藥即應與寺家淨人或施求寂。若復苾芻於此諸藥不自觸、不令他觸,不與飲食細末相觸,亦不更互相和,亦不同類相雜,亦不糅在一處。捨與不捨、時與非時能善分別,於七日內自為守持自取服食。應如是守持,應在午前當淨洗手受取其藥,對一同梵行者作如是說:

"具壽存念!我苾芻某甲有此病緣,清淨醫藥我今守持,於七日內自服。"及同梵行者,第二、第三亦如是說。若已服一日,即告同梵行者云:"我此病藥已服一日,餘有六日在,我當服之。"如是乃至七日皆應告知。若滿七日已尚有餘藥,應捨與淨人或與求寂。若不捨者,至第八日明相出時,犯捨墮罪。

若苾芻有捨墮藥不捨與人、不為間隔、罪不說悔,若更得餘藥悉犯捨墮,由前染故。若苾芻犯捨墮,藥雖已捨訖,未為間隔、罪未說悔,若更得餘藥皆犯捨墮,由前染故。若苾芻犯捨墮藥雖已捨訖,已為間隔、罪未說悔,若更得餘藥皆犯捨墮。若苾芻藥犯捨墮未為三事,若更得餘衣鉢網絡腰條,但是沙門所畜資具活命之物、若受畜者皆犯捨墮,由前染故。若苾芻犯捨墮藥已捨、已為間隔、罪已說悔,更得餘藥者無犯。又無犯者,最初犯人,或癡狂、心亂、痛惱所纏。

"諸大德我已說三十泥薩祇波逸底迦法,今問諸大德是中清淨不?"如是三說。"諸大德是中清淨,默然故,我今如是持。"(《大正藏》卷二十三第759-760页)

【评说】佛陀规定药物、酥、油、糖蜜,应在七日内食用完或施舍或给予别人。

"所有诸药随乐服食者,谓与病状相宜,清净堪食",佛陀规定不论何种食物有益于疾病的康复都可以食用。

卷第二十五

【提要】佛陀为诸比丘说九十波逸底伽法。

【原文】復有五種妄語,何者是耶?自有妄語得波羅市迦、有得僧伽伐尸沙、有得窣吐羅底也、有得波逸底迦、有得突色訖里多。云何妄語得波羅市迦?若苾芻實不得上人法自稱言得,此之妄語得波羅市迦。云何妄語得僧伽伐尸沙?若苾芻知彼苾芻清淨無犯,而無根他勝法謗,此之妄語得僧伽伐尸沙。云何妄語得窣吐羅底也?若苾芻在僧眾中故心妄語,非法說法、法說非法、非律說律、律說非律,此之妄語得窣吐羅底也。云何妄語得突色訖里多?若苾芻半月半月作褒灑陀,誦戒經時彼問清淨不?而實不清淨自知有犯,作覆藏心默然而住,此之妄語得突色訖里多。除向所說四種妄語,諸餘妄語悉得波逸底迦。(《大正藏》卷二十三第762页)

【评说】佛陀规定妄语的内容不同，所犯的戒也不同：若比丘自称得上人法（又作过人法，即超越常人的能力与能量）得波罗市迦；若比丘无根据诽谤行为清净的比丘得僧伽伐尸沙；若比丘在僧众中非法说法（把不是法的说成是法）、法说非法（是法说成不是法）、非律说律（不符合戒律的说成符合戒律）、律说非律（符合戒律的说不符合戒律）得萃吐罗底；若比丘行为不清净，但在作褒洒陀时有意隐瞒得突色讫里多。其余妄语得波逸底迦。

卷第二十六

【提要】佛陀为诸比丘说九十波逸底伽法。

【原文】若苾芻作毀呰意，往跛躄苾芻所作如是語："具壽！汝是跛躄出家，非沙門非婆羅門。"時彼苾芻聞是語已，隨惱不惱，而此苾芻得波逸底迦罪。如是乃至眇目、盲瞎、曲脊、侏儒、聾瘂、枴行可惡相貌，向彼說時，彼聞是語，隨惱不惱，而此苾芻皆得波逸底迦罪。此論形相訖。若苾芻作毀呰意，往病癩苾芻所作如是語："具壽！汝是病癩出家，非沙門非婆羅門。"時彼苾芻聞是語已，隨惱不惱，而此苾芻同前得罪。如是身生疥癬、禿瘡、噎鹹、變吐、瀧痟、熱虐、風氣、癲狂、水腫、痔漏塊等所有諸病。若苾芻作毀呰意，往如是病苾芻所作如是語："具壽！汝是帶病出家，非沙門非婆羅門。"時彼苾芻聞是語已，隨惱不惱，而此苾芻同前得罪。此論病訖。（《大正藏》卷二十三第767页）

【评说】佛陀规定比丘不得嘲笑跛躄、盲人、独眼人、驼背、侏儒、聋哑人，不得嘲笑患有疥癣、秃疮、哕嗝、呕吐、干咳、癫狂、水肿、痔疮、热病、风病之人。

【原文】"若復苾芻離間語故，波逸底迦。"

苾芻義如上，此謂六衆苾芻，若更有餘如是流類。

離間語者，若苾芻於他苾芻處作離間意所有言說。

得波逸底迦者義如上說。

若苾芻作離間意，往婆羅門種苾芻所作如是語："具壽！有苾芻云：汝是婆羅門種出家，非沙門非婆羅門。"問言："是誰？"答云："某甲。"彰其名者得惡作罪，所說種族亦惡作罪。刹帝利種罪亦同此。若薜舍等乃至於奴，若彰其名及以種族，皆得波逸底迦罪。於中廣說如毀呰語學處。無犯者，謂最初犯人，癡狂、心亂、痛惱所纏。（《大正藏》卷二十三第769-770页）

【评说】佛陀规定比丘不得离间他人，是佛门不得有分别心的体现。

卷第二十七

【提要】佛陀为诸比丘说九十波逸底伽法。

【原文】爾時佛在室羅伐城逝多林給孤獨園。爾時有一莫訶羅苾芻愚昧無識，欲為僧伽造立大寺，遂便斬伐勝妙大樹。時有天神依樹而住，是時此天過初夜分身光超絕，來詣佛所頂禮佛足在一面坐。此天身光周遍輝耀逝多園林，白佛言："世尊！有一年老苾芻，愚昧無識不解時宜，欲為僧伽造立大寺，遂便斬伐形勝大樹。此樹是我久所依止舍宅之處。大德！今既時屬嚴冬，寒風裂竹，幼稚男女夜無所依，惟願世尊慈悲鑒察，我欲何計？"爾時世尊即便命彼餘大樹神而告之曰："汝所住處可見容此無依天神。"時彼樹神奉教安置。爾時世尊至天曉

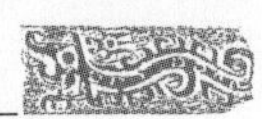

已，集諸苾芻於如常座，安詳坐已告諸苾芻：“於昨夜中有一樹神光明超絕，來至我所禮我足已在一面坐，由天身光周遍輝耀逝多園林，作如是白：世尊！有一年老莫訶羅苾芻，愚昧無識不解時宜，欲為僧伽造立大寺，遂便斬伐形勝大樹。此樹是我久所依止舍宅之處。大德！今既時屬嚴冬，寒風裂竹，幼稚男女夜無所依。唯願世尊慈悲鑒察，我於今時欲作何計？’汝等苾芻！此莫訶羅所為非法，伐彼天神形勝大樹，令彼天神共相嫌賤，乖釋子法。”佛作是念：“由此苾芻斬伐大樹有罪過生，以此為緣從今已後苾芻不應斬伐其樹。若斬伐者得越法罪。”此是緣起，猶未制戒。

佛在曠野林，如世尊教苾芻不應斬伐諸樹。時諸授事苾芻緣斯事故，於諸營造咸皆廢闕。于時世尊知而故問具壽阿難陀曰：“何故授事苾芻所有營作悉皆停息？”時阿難陀白佛言：“世尊！佛在室羅伐城告諸苾芻不應斬伐諸樹。由此緣故無木可求，遂廢營作。”佛告阿難陀：“營作苾芻所有行法，我今說之。凡授事人為營作故將伐樹時，於七八日前在彼樹下作曼茶羅，布列香花設諸祭食誦三啟經，耆宿苾芻應作特欹拏呪願，說十善道讚歎善業。復應告語：若於此樹舊住天神，應向餘處別求居止。此樹今為佛法僧寶有所營作，過七八日已應斬伐之。’若伐樹時有異相現者，應為讚歎施捨功德說慳貪過。若仍現異相者即不應伐，若無別相者應可伐之。若營作苾芻如我所制不依行者，得越法罪。”此亦緣起，仍未制戒。

佛在室羅伐城逝多林給孤獨園。爾時六眾苾芻自作、使人斬伐樹木及諸生草乃至華果，隨取而用。于時諸外道等見是事已，各生嫌恥作如是議：“此諸沙門釋子自作、使人斬伐草木。然我俗流婆羅門等乃至傭人，亦自作、使人斬伐諸樹及殺草等，釋子沙門亦作其事，雖復出家與俗何別？誰當供養如是禿沙門耶？”時諸苾芻即以此緣具白世尊。世尊以此因緣集苾芻眾，問答呵責廣說如前，“為諸苾芻制其學處，應如是說：

“若復苾芻自壞種子有情村，及令他壞者，波逸底迦。”

若復苾芻者，謂六眾也，餘義如上。

種子村者，有五種子：一、根種；二、莖種；三、節種；四、開種；五、子種。云何根種？謂香附子、菖蒲、黃薑、白薑、烏頭附子等，此物皆由種根乃生，故名根種。云何莖種？謂石榴樹、柳樹、蒲萄樹、菩提樹、烏曇跋羅樹、溺屈路陀樹等，此等皆由莖生，故名莖種。云何節種？謂甘蔗、竹筆等，此等皆由節上而生，故名節種。云何開種？謂蘭香、芸荽、橘柚等子，此等諸子皆由開裂乃生，故名開種。云何子種？謂稻麥、大麥、諸豆芥等，此等諸子由子故生，故名子種。斯等總名種子村。云何有情村？有情者，謂蝩螽、蛺蝶、蚊虻、蜣蜋、蟻子、蛇蠍及諸蜂等，此等有情皆依草樹木而為窟宅。若苾芻於草樹木若拔、若破、若斫截，皆波逸底迦，義如前說。

此中犯相其事云何？攝頌曰：

根等生種想，　斫樹草及花，
樹等經行處，　青苔瓶架等。

若苾芻於根種作根種想、生作生想，自斫、教人斫，得波逸底迦；若疑，波逸底迦。若乾物作生想、疑，俱得惡作罪。若苾芻於根種作莖種想、生想及疑，自斫、教人斫，皆得波逸底迦。若乾物作生想、疑，斷壞之時，皆得惡作罪。如是根種望節種、開種及子種皆有四番，准前應作。又以莖種自望，及望餘四各有四番。若想若疑，俱得墮及惡作，准事廣說。若苾芻於五種子自作、使人投著火中，作如是念：“令此種子悉皆損壞。”得五墮罪；若不損壞者，得五惡作罪。若苾芻於五種子自作、使人投著水中，亦如前說。若苾芻以五種子安著臼中，以杵擣築令子損壞,得五墮罪;若不壞者,得五惡作。若苾芻以五種子置乾燥地或安熱處,灰汁瞿昧耶及乾土等,和糅一處令其損壞,隨事得罪輕重如前。若苾芻以五種子置在羹臛餅汁之中令其損壞,得罪同前。若苾芻以一方便斫樹斷時,得一惡作、得一墮罪。若以一下斫兩樹,斷時得一惡作、得二墮罪。苾芻若以一斫斷多樹時,得一惡作、衆多墮罪。苾芻若以二斫斷一樹時,得二惡作、一墮罪。若以二斫斷二樹時,得二惡作、二墮罪。若以二斫斷多樹時,得二惡作、衆多墮罪。若以多斫斷一樹時,得多惡作、一墮罪。若以多斫斷二樹時,得多惡作、二墮罪。若以多斫斷多樹時,得多惡作及多墮罪。如樹既爾,若於生草及蓮花等,准事得罪多少同前。

若苾芻拔樹根者,得墮罪。若樹皴皮及不堅濕處壞,得惡作;若壞堅濕處及傷破處,皆得墮罪。若苾芻損樹草生葉,得墮罪;若損黃葉,得惡作罪。若損未開花,得墮罪;若花已開壞,得惡作。若果未熟壞,得墮罪;若已熟者,壞得惡作。若於生草地處以熱湯澆,及牛糞泥等傾瀉其上令損壞者,皆得墮罪;若不壞者,皆得惡作。若作傾瀉物心無損壞意者,悉皆無犯。若苾芻於生草地經行之時,起如是念令草損壞者,隨所壞草皆得墮罪。若但作經行心者無犯。若於生草地牽柴曳席,欲令壞者得墮罪;若無壞心者無犯。若於青苔地經行之時,同前有犯無犯。若於此地牽柴曳席,及餘諸物得罪同前。若於水中舉浮萍葉及青苔時,乃至未離水來,得惡作罪;離水得墮。若拔地菌,得惡作罪。若苾芻於瓶瓨等處及衣服上、若褥席等及衣架等處,有青衣白醭生者,若作損壞心皆得惡作。若令人知淨方受用者無犯。若五生種令人知淨者,亦皆無犯。又無犯者,最初犯人,或癡狂、心亂、痛惱所纏。(《大正藏》卷二十三第775-777页)

【评说】佛陀规定比丘不得破坏草木。

佛陀将草木分为五种包括:根种、茎种、节种、开种、子种。

从植物的根上生长出来的的植物包括:附子、菖蒲、黄姜、白姜、乌头附子。

从植物的茎枝上生长出来的的植物包括:石榴树、柳树、葡萄树、菩提树、乌昙跋罗树、溺屈路陀树。

节生植物包括:甘蔗、竹子。

开种植物即由种植果实籽里的子而来包括:兰香、芸蓤、橘柚。

子种植物包括稻麦、大麦、诸豆芥。

卷第二十八

【提要】佛陀为诸比丘说九十波逸底伽法。

【原文】時有衆多苾芻,各遇時患無人瞻養,佛言:"若有病者,應當瞻視。"佛遣瞻病,苾芻不知使誰瞻視,佛言:"應從上座乃至下座,並應瞻病。"時有耆老苾芻皆來問疾,佇立而住,因生患苦,佛言:"應坐看彼病人。"時諸苾芻自將座去,不信俗人見而怪問:"聖者今欲觀舞樂耶?"苾芻白佛,佛言:"諸看病者不應自持座去,其瞻病人於病者邊多置坐物。"時六衆苾芻亦來問疾,於病人所多作言話,時瞻病人報言:"具壽! 且宜可去,廢供病者。"六衆報曰:"隨汝意作,誰復相遮?"報言:"仁當觀察,我欲他行。"六衆報曰:"病者若亡,汝收六物,因何令我看病人乎?"作是罵已,令病者觀察雜物,即便出去。于時病人不能收攝,遂致虧損,以事白佛。佛言:"有五種人不應囑授令其觀察。云何為五? 一、無慚恥者,二、有讎隙者,三、年衰老者,四、病無力者,五、未圓具者。"(《大正藏》卷二十三第782页)

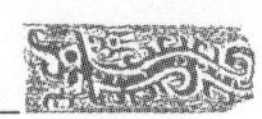

【评说】应看护照顾生病比丘，但不能让没有羞耻心、与病人有过节、年老力衰、自身有病、无修行的人承担照料病人的任务。

卷第二十九

【提要】佛陀为诸比丘说九十波逸底伽法。

【原文】佛在室羅伐城逝多林給孤獨園。爾時具壽鄔陀夷至彼眾多年少苾芻處勸喻之曰："汝等共我人間遊行，降伏他宗自獲名稱。"少年各往諮白師主欲去遊行，廣說如前。乃至夜入寺中，發聲大喚遣令開戶。彼既臥已不肯為開，時鄔陀夷即便脚蹋門扉，遂令溫堂振動。時諸少年共相議曰："可與開門，彼有大力恐當損壞眾僧堂舍。"遂與開門。彼便即入於少年床上縱身而倒，或有傷腹，或有損腰，或有損足，告言："阿遮利耶！我痛！我痛！"告云："若嫌痛者，自當出去。"少年議曰："此有大力，若不出者當斷我命。"即便俱出露地而臥。於一夜中備受寒苦，既至天曉白言："阿遮利耶！我今欲去。"問曰："何之？"報言："向室羅伐城。"報云："且住！我當與汝瞻病所須。"廣說如前，乃至到室羅伐城具告苾芻，苾芻白佛。佛呵責已，告諸苾芻："我今為制學處，應如是說：

'若復苾芻於僧住處，知諸苾芻先此處住，後來於中故相惱觸，於彼臥具若坐、若臥，作如是念：彼若生苦自當避我去。'波逸底迦。"

若復苾芻者，謂鄔陀夷，餘義如上。

知者，謂了其事。

苾芻先此處住者，謂此法中人先在此中而為止宿。

後來於中等者，謂是縱身強為坐臥。

彼嫌苦痛者，謂被惱不樂也。

自當避我去者，謂以此為緣不由餘事。

波逸底迦，義如上。

此中犯相其事云何？若苾芻了知其事，如向所說乃至避我去者，皆得波逸底迦。

攝頌曰：

麁食及好食，　寒熱瓦盆利，
禪誦怖有無，　因斯共相惱。

爾時佛在室羅伐城逝多林給孤獨園。時具壽鄔陀夷至彼眾多少年苾芻處而勸喻曰："汝等共我人間遊行。"廣說如上。將諸少年投寺寄宿，乃至各自洗足入溫堂中，共相謂曰："我於今日噉麁惡食氣力稍劣，應可禪思。"即便加趺繫念而住。鄔陀夷夜入寺中，發聲大喚："具壽！"時少年者聞其喚聲報云："阿遮利耶！我等在溫堂中端心禪寂。"遂便入室而告之曰："具壽！豈不佛說：諸無知者不應修定，宜應且起誦習尊經。'"遂遣通宵冷地而坐強使誦經。時諸少年既受辛苦，曉而告曰："阿遮利耶！我欲還歸。"問言："欲向何處？"答言："向室羅伐。"報云："且住！我當與汝瞻病所須。"答云："師主！我本無病，仁遣病生，況復有疾而能瞻養？"遂棄而去，乃至給園廣說如上。苾芻聞已具白世尊，乃至告諸苾芻："若苾芻故惱他苾芻者，皆得墮罪。"

又緣起同前，於中別者，乃至時諸少年共相謂曰："我等今日噉精妙食氣力豐足，應可房外隨意誦經。"即便習誦，乃至鄔陀夷見告言："具壽！豈不佛說：若不習定智慧不生，應入溫室坐禪繫念。’”遂令通夜跏趺而坐身體疲倦，既至曉已還逝多林，乃至佛告諸苾芻：“若苾芻故惱他苾芻者，皆得墮罪。”

又緣起同前，於中别者，乃至時諸少年苾芻共相謂曰：“具壽！今時稍寒，共入溫堂可為止宿。”遂便入宿。鄔陀夷見告言：“具壽！何故入室？”白言：“時寒入室取煖。”報云：“具壽！汝熱處宿，恐染黃病。汝等多人若其病者，我獨云何能為瞻侍？汝可急出。”遂令露地而住，冷水遍灑以扇扇之，至明不睡。至天曉已還逝多林，乃至佛告諸苾芻：“若故惱他者，皆得墮罪。”

又緣起同前，於中别者，乃至少年共相告曰：“今時極熱，共入疎堂可為止宿。”即便入宿。鄔陀夷見告言：“具壽！何故疎室而臥？”白言：“時熱此處極涼。”報云：“汝涼處臥，或觸風得病，或痰癊傷寒，我復何能供侍汝等？”遂便入室總閉諸窓，為然炭火房門急掩，毛毯通覆縱身坐壓，令彼通夜不得眠睡。至天曉已還逝多林，乃至佛告諸苾芻：“若故惱他者，皆得墮罪。”

又緣起同前，時鄔陀夷勸諸少年人間遊行，若隨逐行者皆被惱亂，無復一人共之為伴。遂便單己遊歷人間，遇至一寺，於此寺中無大小行處。時諸苾芻夜有所須，各安瓦瓮，至天曉已於外棄之。寺內苾芻共知鄔陀夷是惡行者，竟無苾芻喚入房宿。便作是念：“此諸黑鉢不共我言，於今夜中自解躓頓。”即便旋昇蹋道至第三層，見有瓦瓮在處安置，便作是念：“此復豈是破瓦等耶？”遂以足指夾棄於外。苾芻夜起欲大小便，覓彼瓦瓮無一可得，遂於上層通水之處棄其不淨。及至天明諸信心輩梵志居士來入寺中，禮拜虔誠巡觀房宇。時鄔陀夷告諸人曰：“汝等當觀黑鉢之類恒為惡行穢污僧田，於寺上層棄其不淨。”諸俗人等聞生嫌賤。時諸苾芻具以白佛，佛言：“若諸苾芻故心惱他者，皆得墮罪。”

又緣起同前，時鄔陀夷既無伴侶，獨遊人間至一寺所。時諸苾芻知其惡行，竟無一人喚入停息。鄔陀夷即作是念：“我今宜可别設方便惱彼寺僧，令諸黑鉢知我鄔陀夷是難欺人。”即便多服瀉藥在溫堂中隨處便利，如世尊說：“諸有病者應須瞻侍。”寺中所有耆老苾芻皆來問疾，問言：“四大何如？”答曰：“困弱。”時老苾芻暫相問已，即便欲出，報云：“老宿可住片時。”彼既暫留即還欲出，如是至三，耆年報曰：“鄔陀夷！汝欲故心惱亂於我。”答曰：“我入寺內仁不共語，暫時佇立何事辭勞？”苾芻白佛，佛言：“若諸苾芻故心惱他者，皆得墮罪。”

又緣起同前，廣說如上，乃至鄔陀夷到一寺中，多有苾芻修習靜慮。時彼諸人知鄔陀夷是惡行者，無人共語。時鄔陀夷見斯事已生惱害心，然此寺院始起半功，時鄔陀夷便往詣彼造寺人處，報云：“長者！既有信心造寺，何不早成？豈不佛說：

‘若勤修善時，　罪惡心不起；
於福不勤者，　心便造諸惡。’”

長者聞已告苾芻曰：“聖者！我今多有財物，此處匠者卒不可求。”報云：“長者！世尊有教：若營作處苾芻助成。’”長者曰：“若共助成，斯為甚善。”鄔陀夷曰：“我當相助。”即便歸寺打揵稚已自為作業。如佛所教若聞揵稚眾僧應集。眾既總集，見鄔陀夷自擎甎墼，時諸苾芻亦共擎持，悉皆竟日執作不休，共相謂曰：“具壽！昔來此寺皆勤習定，豈謂今日盡共營勞，我等捨茲詣室羅伐。”彼諸舊人見客苾芻至各唱：“善來！”告言：“具壽！我聞彼寺皆並修禪，久願往彼隨喜相見。仁有何事廢修靜慮得至此耶？”客苾芻報曰：“往時彼寺皆勤習定，至於今日盡共營勞。”問曰：“何意如此？”答曰：“由鄔陀夷遣令如此。”具以事告，時諸苾芻以事白佛，佛言：“若諸苾芻故心惱他者皆，得墮罪。”

又緣起同前，乃至鄔陀夷到一寺中，多有苾芻誦習為業，見鄔陀夷皆不共語。寺未成就，

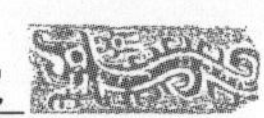

廣說乃至告彼寺主,令諸苾芻盡日營作,皆捨而去往至給園。苾芻白佛,佛言:"得罪同前。"

又緣起同前,乃至鄔陀夷到一寺中,當爾之時寺有賊怖。時諸苾芻見鄔陀夷來,知其惡行皆不共語。時鄔陀夷見是事已遂相惱亂,至日暮時大開寺門,當閫而立。時授事人報云:"大德!勿當門立,我欲掩扉。"答曰:"汝之房戶自可牢閉,大眾之門何干汝事?"時諸苾芻通宵大怖不得睡眠。苾芻白佛,佛言:"故心惱他,皆得墮罪。"

又緣起同前,乃至鄔陀夷到寺中,寺無賊怖夜多開門。時苾芻出寺便利,時鄔陀夷見其不語便生忿怒,遂牢閉其門當閫而臥。時諸苾芻夜須便利,報云:"大德!勿復當閫,我出便利。"答言:"具壽!於汝房中穿牆而出,我行疲極,誰能為起!"時諸苾芻既無出處,或在簷前或門屋下或水竇處,或在中庭而棄不淨。至天明已,諸信心者入寺禮拜,時鄔陀夷見而告曰:"仁等看此黑鉢之類,每於寺中糞穢狼籍,仙人居處豈合如此!"作是語時令諸俗徒共生嫌賤。諸苾芻白佛,佛言:"若苾芻故心惱他苾芻者,皆得波逸底迦罪。"又無犯者,謂最初犯人,或癡狂、心亂、痛惱所纏。(《大正藏》卷二十三第 786-788 页)

【评说】佛陀规定不得故意惹怒他人,经文中邬陀夷一系列惹怒他人的行为都是心胸狭隘、认知出现偏差的表现。

"汝热处宿,恐染黄病",在温度高的地方睡眠易患黄病;"汝凉处卧,或触风得病,或痰癃伤寒",在温度低的地方睡眠易患痰癃和伤寒病。"多服泻药在温堂中随处便利",佛陀时代已使用泻药通便。

卷第三十

【提要】佛陀为诸比丘说九十波逸底伽法。

【原文】佛在憍閃毘瞿師羅園。爾時具壽闡陀以有蟲水澆草土牛糞等,諸苾芻見告云:"具壽闡陀!勿以有蟲水澆草土牛糞等。"闡陀報曰:"豈諸生命我喚將來?豈復有人數以相付?豈可欲去我不聽行?四海寬長因何不去?江河池沼盎瓮瓶瓨何不走入?"諸有少欲苾芻聞是語已共生嫌賤:"云何苾芻以有蟲水將澆草等,自作使人不顧生命?"時諸苾芻以緣白佛。佛以此緣集諸苾芻,問闡陀曰:"汝實用蟲水及以教人澆草等耶?""實爾。大德!"世尊以種種呵責,非出家人所應作事,讚歎少欲尊重戒者,廣說如前,乃至"制其學處,應如是說:

若復苾芻知水有蟲,自澆草土、若和牛糞,及教人澆者,波逸底迦。"

若復苾芻者,謂是闡陀,餘義如上。

知者,或自知、或他告語。

水,謂井、池等水。

蟲有二種:一為眼所見,二為羅所得。

若自用、若使他澆草澆土、若和牛糞等者,得波逸底迦,義如上說。

此中犯相其事云何?若苾芻於有蟲水作有蟲想,若自用、若教人用澆草等,得波逸底迦;疑亦如是。若水無蟲作有蟲想用時,得惡作罪;疑亦如是。若苾芻河池水處多有蟲魚,苾芻殺心決去其水,隨有蟲魚命斷之時,皆得墮罪;若不死者,皆得惡作。若於此水處偃之令斷,於其下畔隨蟲命斷,或時不死,得罪同前。若無殺心者無犯。又無犯者,謂最初犯人,或癡狂、心亂、痛惱所纏。(《大正藏》卷二十三第 789 页)

【评说】佛陀规定不得用有虫之水浇草地。

卷第三十一

【提要】佛陀为诸比丘说九十波逸底伽法。

【原文】爾時愚路誦此伽他，雖經三月不能誦得。有諸牧人聞其誦聲悉皆闇得，是時愚路起恭敬心，詣牧人處請授伽他，彼便為說。然諸佛常法，於二時中聲聞弟子悉皆普集：一謂五月十五日欲安居時，二謂八月十五日隨意之時。若於初集來者，各於師所受其學業，所謂思维讀誦。既授得已，便於城邑聚落而作安居。若後集來者，試曾授經更請新業，有所證悟皆悉白知。時具壽大路所有弟子門人各隨處安居已，至後集時詣大路所，試曾受經更請新業，有所證悟皆悉白知。若愚鈍者，於六眾邊共相承事。爾時愚路亦近六眾，六眾告曰："愚路！汝之同學各向師所請受學業，汝何不去請新業耶？"答曰："我於三月誦一伽他尚不能得，何假求新？"六眾告曰："具壽！可不聞說：'所受之業，若不習者，日增生澁。'豈有不誦得伽暇耶？汝今宜可求教誦者。"是時愚路見苦勸進，便往到彼親教師邊，白言："大師！幸願授我教誦之人。"大路聞已作如是念："為是愚路自發此心？為是傍人共相激發？又更觀察見被他人之所勸奬。復觀愚路，為因勸讃方能受化？為因呵責堪化度耶？"觀由呵責方能受化，遂乃手扼其項推令出房，責曰："汝是至愚極愚、至鈍極鈍，汝於佛教欲何所為？"是時愚路乃於房外泣淚交胸而長歎曰："我非在俗復非出家，今受艱辛欲何控告？"

世尊常法，於時時中或遊山澗、或遊林藪、或往屍林、或遊於寺。爾時世尊有因緣故往大路房，到已便見愚路房外悲啼，問曰："汝今何意房外悲啼？"白言："世尊！我性愚鈍無聰慧力，被親教師驅出房外，既非居俗復非出家，今受艱辛無控告處。"世尊告曰："理不如是，牟尼聖教非是汝師，於三無數大劫，備受無量百千苦行，圓滿修成六到彼岸之所持來。然此聖教，但是我於長時具修萬行而自持來，汝頗能於我邊親受誦不？"爾時愚路白佛言："世尊！我既至愚極愚、至鈍極鈍，云何能得於大師所親受學業？"爾時世尊伽他告曰：

"愚人自說愚，　此名為智者；
愚者妄稱智，　此謂真愚癡。"

然佛世尊於受學者親教句字，無有是處。爾時佛告阿難陀曰："汝可教授愚路。"時阿難陀唯然受勑教其讀誦，而彼不能受持學業。時阿難陀往詣佛所，禮雙足已在一面立，白佛言："世尊！我既親侍大師受持法藏，指撝徒眾婆羅門等為其說法，而我無容得教愚路。"爾時世尊便喚愚路授兩句法："我拂塵、我除垢。"此亦不能随言記憶。世尊見已，知其障重，教令除滅，告愚路曰："汝能與諸苾芻拂拭鞋履不？"白佛言："能。""汝今宜去為諸苾芻拂拭鞋履。"即既奉教而作，諸苾芻不許，佛言："汝等勿遮，欲令此人除去業障，其兩句法汝等應教。"時諸苾芻令拂鞋履教兩句法，愚路精勤常誦此法，積功不已遂得通利。時愚路苾芻便於後夜時作如是念："世尊令我誦兩句法'我拂塵、我除垢'者，此之字句，其義云何？塵垢有二：一、內，二、外。此之法言，為表於內？為表外耶？為是直詮？為是密說？"作是思维忽然啟悟，善根發起業障消除，曾所不學三妙伽他，即於此時從心顯現：

"此塵是欲非土塵，　密說此欲為土塵；
智者能除此欲染，　非是無慚放逸人。
此塵是瞋非土塵，　密說此瞋為土塵；
智者能除此瞋恚，　非是無慚放逸人。

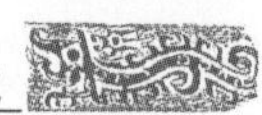

此塵是癡非土塵，　密說此癡為土塵；
智者能除此癡毒，　非是無慚放逸人。”

爾時愚路憶此頌義，如理修行蠲除三毒，勤勇無怠斷諸煩惱，於須臾頃證阿羅漢果，平等運心愛憎無二，破無明㲉永出樊籠，釋梵諸天尊重供養，廣說如上。即於其處加趺未起。大路因行見其端坐，然阿羅漢若不觀察智見不生，乃牽其臂喚云："具壽！且起習誦，然後思维。”愚路苾芻見兄慈悲引臂喚起，不離於座長舒其手，如象王鼻隨逐而去，大路迴顧見希有已，問言："具壽！汝能證會此殊勝德。”愚路默然無對。（《大正藏》卷二十三第796-797页）

【评说】本段经文记载了佛陀引导愚路比丘开悟之事，佛陀因人施教，令愚路比丘为众比丘擦拭鞋子，最终使其明白尘有内外之分。说明通过实践可以促进认知的改变。

【原文】“身語意業不造惡者，佛說不令有情造諸惡業。所謂身造三惡：殺、盜、邪婬。語為四罪：妄語、離間語、麁惡語、綺雜語。意作三罪：貪、瞋、邪見。此等諸罪，世尊不欲令諸有情隨心造作。”如是半頌善為譬喻說未了時，眾中一萬二千有情，皆悉遠塵離垢，得法眼淨，明見真諦、或得煖法、或得頂忍、或世第一法，或得預流、一來、不還、或有出家證阿羅漢果，或有發趣聲聞菩提、或獨覺菩提、或無上菩提。是時大眾咸悉歸依佛法僧寶，歎未曾有。爾時具壽愚路既為諸人宣說法要，示教利喜已從座而去，苾芻尼眾歡喜奉行。時十二眾苾芻尼不遂所懷，默赧無說。（《大正藏》卷二十三第797-798页）

【评说】佛陀认为十恶业分别是三身恶业、四口恶业和三意恶业。身三恶业：杀生、偷盗、淫秽；四口恶业：妄语、离间语、粗恶语、绮杂语；意三恶业：贪、瞋、痴。

卷第三十二

【提要】佛陀为诸比丘说九十波逸底伽法。

【原文】佛告阿難陀曰："愚路坐處應可為留。”時阿難陀奉教留處。是時王子手執金瓶，盛滿清水從上欲行。爾時世尊不肯為受，侍縛迦白佛言："世尊何不受水？”佛言："王子！苾芻僧伽猶未普集。”王子白佛："誰未到來？”佛言："愚路苾芻尚猶未至。”王子白佛："我不請彼。”佛言："王子豈汝不以佛為首普請僧眾？”"普請大眾。”佛言："王子！豈彼愚路在眾外耶？”王子曰："不在眾外。”佛言："若如是者應可往喚。”侍縛迦便作是念："我敬佛故令人往喚，不能尊重施其飲食。”便命使者曰："汝今可往竹林中喚具壽愚路。”是時愚路於竹林中知王子意，遂化作千二百五十苾芻，皆如愚路形容不殊。使者至寺喚："具壽愚路，具壽愚路。”時諸苾芻一時咸應，使者不知誰是愚路？便即歸還報王子曰："於竹林內滿中苾芻，我實不知誰是愚路？”佛告使者曰："汝往寺中作如是語：'是真愚路當可出來。'”使者尋去到竹林中，喚言："是真愚路當可出來。”是時愚路以神通力詣彼留處，就座而坐。時侍縛迦見其來已，供佛及僧次第行食，至愚路所不為殷重，雖復授與無信敬心。世尊便念："我之弟子德重妙高，此侍縛迦以愚癡故而自傷損，我今宜可彰其勝德。”爾時世尊飯食訖，時阿難陀欲取佛鉢，世尊不與。然世尊常法若未收鉢，諸苾芻眾咸不收鉢。愚路見諸苾芻飯食訖，不收鉢者有何因緣？觀知欲彰我德，便移半座長舒其手，如象王鼻，至世尊所而取其鉢。是時王子在佛邊立，見其手已，"是何大德現此神通？”隨鉢而行欲觀形狀，知是愚路。既見是已生大懊惱悶絕躄地，時諸親族以水灑面方乃穌息，便就愚路執足頂禮，求哀懺謝說伽他曰：

“栴檀之性恒涼冷，　嗢鉢羅花體鎮香；
金盤常發妙光明，　吠琉璃寶常鮮淨。
罪惡之人常恚害，　猶如畫石卒難除；
聖人常與妙善俱，　幸願哀憐容恕我！”(《大正藏》卷二十三第801-802页)

【评说】经文记载了佛陀去除侍缚迦太子对愚路比丘的轻蔑之事，说明佛陀不仅教育世人不可有轻蔑心，而且会采用适宜的方法帮助世人去除轻蔑之心。

佛陀强调修行是为了解脱烦恼，超越生死，所以反对炫耀神通，但往往运用神通而来开示大众，是应机说法的一种妙用。

卷第三十三

【提要】佛陀为诸比丘说九十波逸底伽法。

【原文】此中犯相其事云何？若苾芻獨與女人在屏處縱身而坐，無第三人，得波逸底迦。若在門屋下或在房門前，或令女人獨於此處摩煮諸藥，大開其門，來往諸人皆得見者，無犯。又無犯者，謂最初犯人，或癡狂、心亂、痛惱所纏。(《大正藏》卷二十三第808页)

【评说】佛陀规定比丘不应和女子单独相处，女子为比丘煮药应开着门，令来往诸人都能看见两人的所作所为，此规定是为了帮助比丘守戒、不做非法之事。

【原文】此中犯相其事云何？如有眾多苾芻受俗家請，若苾芻尼先往其舍作如是語：“仁等設供請何苾芻？”報言：“某甲。”尼曰：“欲行何麨？”施主報曰：“欲行麁麨。”尼曰：“應與細麨。”彼苾芻或有證得預流果者，或得一來果者，或得不還果者，或有證得阿羅漢果者，尼曰：“欲行何酥？”報曰：“羊酥。”尼曰：“應與牛酥，彼苾芻得四果故。”尼曰：“欲行何鹽？”報言：“醎鹽。”尼曰：“應與石鹽，彼苾芻得四果故。”若行醋漿應與酪漿，乃至諸菜餅果悉皆勸與勝上好者，欲與非時沙糖漿，尼曰：“應與石蜜漿。”欲與粟米飯，尼曰：“應與粳米飯。”欲與菜羹，尼曰：“應與肉羹，彼苾芻得四果故。”若諸苾芻，知苾芻尼見彼施主行麁食時勸讚行好，讚彼苾芻獲得勝果。若苾芻知如是虛相讚歎，食其食者，皆得波逸底迦。若苾芻尼讚歎苾芻，云持三藏應與好食者，得惡作罪。若苾芻實得諸果，實解三藏，尼雖讚歎食之無犯。又無犯者，謂最初犯人，或癡狂、心亂、痛惱所纏。(《大正藏》卷二十三第810页)

【评说】本段经文说明佛陀时代食物丰富，“诸菜饼果悉皆劝与胜上好者”，麨有粗细之分，酥分羊酥牛酥，盐有咸盐石盐之分，糖分沙糖浆石蜜浆，饭有粟米饭粳米饭，羹有菜羹肉羹等。

卷第三十四

【提要】佛陀为诸比丘说九十波逸底伽法。

【原文】爾時薄伽梵在王舍城羯蘭鐸迦池竹林園中。時具壽大目乾連於時時中，常往捺落迦、傍生、餓鬼、人、天諸趣慈愍觀察，於捺落迦中見諸有情備受刀劍斬斫其身，屎糞煻煨猛焰爐炭燒煮等苦；於傍生中見其更互相食噉等苦；於餓鬼處見為種種飢渴所逼等苦；於諸天處見將墜墮愛別離苦；於人趣中見有種種艱辛求覓資生衣食殺罰等苦。既見是已，於四眾中

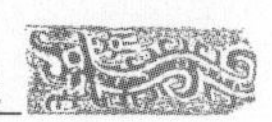

普皆宣告:"諸人當知!如我所見五趣差别,苦樂之報皆悉不虚。汝等應信,勿致疑惑。受苦報者惡業所招,謂殺、盜、邪婬,乃至邪見,不敬三寶、欺慢尊親,無慈愍心不持禁戒,由斯惡行得苦異熟。受樂報者善業所感,謂不殺盜乃至不邪見,崇信三寶、敬重尊親,具慈愍心奉持禁戒,由斯善行得樂異熟。"諸人聞已歎未曾有,悉皆舉手高聲唱言:"善哉!聖者能為我等盲冥之輩,但見現在不覩未來,親於五趣,觀善惡事還來相告,我等始知報應影響必不唐捐。從今已去改惡修福,希生善道不墮惡趣。"是時四眾既自聞已皆作是念:"我之男女或弟子等常為惡業,不勤修習清淨梵行。"欲令棄捨諸惡業故,悉皆將至聖者大目乾連處,令其聽法。既聞法已冀修善行,免墮惡趣證殊勝果。當爾之時四眾雲集來聽法要,人眾諠嚣。世尊知而故問具壽阿難陀曰:"何故大目乾連處四眾雲集?"時阿難陀白佛言:"世尊具壽大目乾連遊行五趣見諸苦惱,於四眾中具說其事,由此諸人為聽法故皆來集會。"

爾時世尊告阿難陀:"非一切時處常有大目乾連,如是之輩頗亦難得,是故我今勅諸苾芻,於寺門屋下畫生死輪。"時諸苾芻不知畫法,世尊告曰:"應隨大小圓作輪形處中安轂,次安五輻表五趣之相。當轂之下畫捺洛迦,於其二邊畫傍生、餓鬼。次於其上可畫人、天,於人趣中應作四洲:東毘提訶、南贍部洲、西瞿陀尼、北拘盧洲,於其轂處作圓白色,中畫佛像,於佛像前應畫三種形:初作鴿形表多貪染,次作蛇形表多瞋恚,後作猪形表多愚癡,於其輞處應作溉灌輪像,多安水罐畫作有情生死之像。生者於罐中出頭,死者於罐中出足,於五趣處各像其形,周圓復畫十二緣生生滅之相,所謂無明緣行乃至老死,無明支應作羅刹像,行支應作瓦輪像,識支應作獼猴像,名色支應作乘船人像,六處支應作六根像,觸支應作男女相摩觸像,受支應作男女受苦樂像,愛支應作女人抱男女像,取支應作丈夫持瓶取水像,有支應作大梵天像,生支應作女人誕孕像,老支應作男女衰老像,病應作男女帶病像,死支應作輿死人像,憂應作男女憂慼像,悲應作男女啼哭像,苦應作男女受苦之像,惱應作男女挽難調駱駝像。於其輪上應作無常大鬼蓬髪張口,長舒兩臂抱生死輪,於鬼頭兩畔書二伽他曰:

'汝當求出離,　於佛教勤修,
降伏生死軍,　如象摧草舍。
於此法律中,　常為不放逸,
能竭煩惱海,　當盡苦邊際。'"

"次於無常鬼上應作白圓壇,以表涅槃圓淨之像。"如佛所教,於門屋下應作生死輪者,時諸苾芻奉教而作。諸有敬信婆羅門居士等見畫輪像,問言:"聖者!此之畫輪欲表何事?"苾芻答曰:"我亦不知何所表示?"諸人報曰:"若不解者何因圖畫?"時諸苾芻默無所對,即以此緣具白世尊。世尊告曰:"應差苾芻於門屋下坐,為來往諸人婆羅門等指示生死輪轉因緣。"如佛所教令指示者,時諸苾芻遂不簡擇,令無識解者開導其事,不生物信更招譏醜,佛言:"令知解者指示諸人。"(《大正藏》卷二十三第810-811页)

【评说】本段经文记载了佛陀令比丘于寺门屋下画生死轮回盘,来警诫世人多修善行,不造恶业。

【原文】時王舍城有一長者,娶妻未久便誕一男,顏容端正人所樂見,告其妻曰:"賢首!我今有子,多有費用,宜入大海經求珍貨。"妻告言:"善。"長者即便持諸雜物入大海中,因風破舶往而不返。其妻辛苦,或假宗親、或以自力長養小兒,以孤貧養育名曰貧生。時貧生童子既漸長大,付師受業,遂與同學往竹林園。至寺門下見畫五趣生死之輪,問言:"聖者!此名何物?”苾芻報曰:“此是五趣生死之輪。”白言:“聖者!為我宣說。”苾芻告曰:“汝當善聽!所謂捺洛迦、傍生、餓鬼、人、天趣别。”又問:“聖者!此捺洛迦有情,曾作何業受斯斬斫碎身等苦?”苾芻報曰:“賢首!此於十惡業道,以極重心數作不息,由彼業力今受斯苦。”又問:“聖者!此傍生趣,曾作何業受斯負重相食等苦?”苾芻報曰:“賢首!此由造作十惡業道,以輕微心數作不息,由彼業力今受斯苦。”又問:“聖者!此餓鬼趣,曾作何業受斯飢渴燒然等苦?”苾芻報曰:“賢首!此由慳惜己物不肯惠施,見他施時便為遮止,於三寶處、父母親族無分布心,數習不已,由彼業力今受斯苦。”又問:“聖者!此之天趣,曾作何業受勝妙樂?”苾芻報曰:“賢首!此由以慇重心修十善業,敬信三寶受持禁戒,由彼業力今得生天受勝妙樂。”又問:“聖者!此之人趣,曾作何業受處中樂,而有馳求活命等苦?”苾芻報曰:“賢首!此於十善業道,以輕微心而數修習,由彼業力今得人身受處中樂,而有馳求活命等苦。”童子白言:“聖者!下三惡趣我所不欲,生人天中情有欽尚。聖者!我作何業生彼天中?”答曰:“汝若能於佛正教中善說法律而出家者,於現世中策勵修習,斷諸煩惱盡苦邊際。若不獲果,有餘煩惱而命終者,當生天上。”“聖者!若出家者當作何業?”答曰:“乃至命終無虧梵行。”曰:“我不能作,更有何業得生天上?”“若受八支及五學處為近住近事。”曰:“此作何事?”答曰:“若一日夜或至盡形,不殺、盜、婬、不妄語等。”曰:“此亦不能,更作何業當得生天?”答曰:“若以飲食供佛及僧,由此福因當生天上。”“聖者!可用幾物得為飲食供佛及僧?”答曰:“可用五百金錢。”“聖者!此事可辦。”即從座起禮足而去。(《大正藏》卷二十三第811-812页)

【评说】佛陀认为心念不同,所作业的恶果也不同,如果一个人心怀恶意经常作恶业会遭受地狱之苦;内心恶意较少经常作恶业会坠入畜生道;若人吝啬财物死后会遭受饿鬼之苦;若人发心大、认真修行死后会升天;发心轻微修行会投胎为人。

卷第三十五

【提要】佛陀为诸比丘说九十波逸底伽法。

【原文】爾時舍利子身帶風疾斷食飢虛,將諸大眾詣室羅伐。既至彼已,時諸苾芻問舍利子弟子曰:“善來具壽!行李安不?”報言:“有安、不安。”彼問:“何故?”答曰:“我鄔波馱耶!廣為濟度,斯成安樂。然說法時久,背纏風疾,一日不食遂涉長途,此不安樂。”時諸苾芻聞是事已以緣白佛,佛言:“聽諸苾芻應畜偃帶以自安息,又施食處應除病緣。”爾時世尊讚持戒者如前廣說,告諸苾芻:“前是創制,此是隨開。應如是說:若復苾芻於外道住處得經一宿一食,除病因緣,若過者波逸底迦。”(《大正藏》卷二十三第819页)

【评说】比丘说法时间过长会背痛,因此佛陀规定出家修行人可以在僧团外休息调养,但时间不能超过一天。

卷第三十六

【提要】佛陀为诸比丘说九十波逸底伽法。

【原文】爾時薄伽梵在室羅伐城逝多林給孤獨園,告諸苾芻曰:“我為一坐食時常得少欲無病,起居輕利氣力康強安樂而住。汝等亦應為一坐食,由一坐食故亦得少欲無病,起居輕利氣力康強安樂而住。”

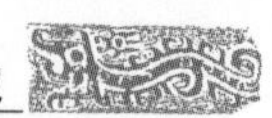

如佛所說，一坐食時有如是功德，時諸苾芻皆一坐食。然正食時見阿遮利耶、鄔波馱耶及餘耆宿來至其處，即便離座。既離座已，將為足食，更不敢食。由少食故，顏色痿黃身體羸瘦。世尊見已知而故問阿難陀："我一坐食乃至得安樂住，教諸苾芻亦一坐食得安樂住。何故諸苾芻顏色痿黃身體羸瘦？"阿難陀白佛言："世尊！如佛所說：'我一坐食得安樂住，汝等亦應為一坐食得安樂住。'時諸苾芻如佛所教為一坐食，正噉食時見二師來及諸尊宿，即起離座。既離座已，將為足食，更不敢食。由少食故，顏色痿黃身體羸瘦。"佛告阿難陀："若苾芻食時，乃至未足已來隨意飽食，若受食已更不應起。"（《大正藏》卷二十三第821页）

【评说】佛陀规定若比丘一天只吃一顿饭时应吃饱，若吃饭时见到其他比丘来可以不从座位起来。

"一坐食"指过午不食，佛陀认为"一坐食故亦得少欲无病，起居轻利气力康强安乐而住"，日中一食可以使人行走轻便、身体康健、欲望减少。

【原文】如佛所教，乃至未足已來隨意飽食，若受食已更不應起者，時諸苾芻隨得多少羹菜之類，及食熟豆，即謂足食，起已更不敢食。由此因緣身皆瘦損。世尊見已問阿難陀曰："我教諸苾芻，凡欲食時行鹽已去乃至未足已來隨意飽食，若受食已更不應起。何故諸苾芻身體羸瘦不能充悅？"時阿難陀即以上緣具白世尊，乃至身體羸瘦不能充悅。世尊以是因緣告阿難陀曰："有五種珂但尼食（是嚼齧義也），若食不成足食。云何為五？謂一、根，二、莖，三、葉，四、花，五、果。食此五時不成足食。有五種蒲繕尼食（是含噉義也），食成足食。云何為五？一、飯，二、麥豆飯，三、麨，四、肉，五、餅，噉此五時名為足食。若苾芻先食五種嚼食，後時得食五種噉食。若先食五種噉食，更不應食五種嚼食。若更食者，得越法罪。"（《大正藏》卷二十三第821页）

【评说】佛陀认为应先食用根、茎、叶、花、果之类的食物，后再食用饭、豆饭、肉饼之类的食物，现代研究表明用餐时先蔬菜水果后主食的顺序可以预防血糖迅速升高。

【原文】如世尊說："苾芻不應飽足食已更復受食。"時六眾苾芻隨足未足更復噉食，少欲苾芻聞之嫌恥作如是語："云何苾芻違佛所教，隨足不足更受而食？"即以此緣具白世尊。世尊以此因緣集苾芻眾，問答知實，廣說如上種種呵責，告諸苾芻，乃至十利故為制學處，應如是說：

"若復苾芻足食竟，更食者波逸底迦。"如是世尊為諸苾芻制學處已。（《大正藏》卷二十三第822页）

【评说】佛陀规定吃饱饭后就不能再进食，与当代营养学所提倡的吃饭不宜过饱的饮食理念相合。

【原文】時有長者請佛及僧就舍而食，有眾多苾芻身嬰病苦。其瞻病人亦去就食，既自食已，并為病者持食而歸。時諸病人不能盡食，瞻病之人自足食已更不敢食，復無求寂、淨人可與令食，便將殘食併棄一邊，便成大聚。時諸烏鳥競來噉食，遂致諠聲。爾時世尊聞其聲已，知而故問阿難陀曰："此之烏鳥因何作聲？"阿難陀白佛言："世尊！今日長者請佛及僧於舍受食，於此住處多病苾芻。時看病人為持食來，其病苾芻不能食盡，看病之人自足食已更不敢食，復無求寂、淨人可與，將所殘食棄在寺外，便成大聚，遂有烏鳥競來噉食，因致諠聲。”世尊聞斯語已便作是念：“我今宜可為諸苾芻得安樂住故，及彼施主得受用福故，聽作餘食法食。”告阿難陀：“我今聽諸苾芻作餘食法隨意而食。”如佛所言，聽作餘食法食。時諸苾芻不知云何作餘食法？即以此緣往白世尊。世尊告曰：“若有苾芻已足食竟，更有施主與五嚼、五噉美好餘食。時諸苾芻情希欲食者，彼苾芻應淨洗手受取其食，可詣彼現食苾芻未離座者，當前而立作如是語：‘具壽存念！我苾芻某甲已飽滿足食竟，更復得此珂但尼食、蒲繕尼食等情希更食。具壽當與我作餘食法。’時彼苾芻即應為作餘食法，食二三口已告曰：‘可去，此是汝物，隨意當食。’時彼苾芻既作法已，持向一邊任意飽食。若苾芻既足食已，情希更食，不作餘法而食者，得越法罪。”(《大正藏》卷二十三第 822 页)

【评说】佛陀规定饱食比丘应将未食用过的食品提供给其他未吃饱的比丘。

【原文】爾時鄔波離白佛言：“世尊！食何等粥名為足食？”佛告鄔波離：“若粥新熟竪匙不倒，或指等鉤畫其跡不滅，食此粥時名為足食。”“大德！食何等麨名為足食？”佛言：“若初和水攪時竪匙不倒，或五指鉤其跡不滅，食此麨時名為足食。又鄔波離！凡是薄粥、薄麨皆非足食。”(《大正藏》卷二十三第 822 页)

【评说】佛陀规定黏稠的粥与麨属于足食，其标准是汤匙竖立粥中不倒下、手指划过粥面后划痕不会消除。

【原文】時有眾多苾芻身嬰疾苦，有一醫人來至寺中，諸苾芻問言：“賢首！此苾芻染患，請說方藥。”報言：“聖者！當服如是如是藥，兼與小食。”病苾芻曰：“誰能施與？”醫曰：“我能施與。”苾芻曰：“一切僧伽悉能施不？”報言：“非諸僧伽，仁病當與。”答曰：“世尊制戒不許別眾食。”醫曰：“仁之大師常有慈悲，緣斯事故必當開許。”時諸苾芻以此因緣具白世尊，世尊告曰：“除病因緣。”(《大正藏》卷二十三第 823 页)

【评说】佛陀规定生病比丘可以食用医生提供的药物和食物。

【原文】佛在室羅伐城逝多林給孤獨園。時具壽哥羅常法如是，每居村邑，於小食時著衣持鉢，入村邑中次第乞食，威儀詳審防護諸根善安念住。若得食時，是濕飯者以鉢受之，若是乾飯置鉢巾內。既得食已，所有濕飯當日食之，乾飯曬曝舉之瓮內。若遇風寒陰雨，即以煖水潤漬用充其食。既飽食已，便受靜慮解脫等持等至微妙之樂。諸佛常法安住世間，於時時中往捺洛迦、傍生、餓鬼、人、天諸趣，及山林河澗停屍之所，或苾芻住處而為觀察，此中因緣為觀住處。爾時世尊便往具壽哥羅所住之房，見曬乾飯，告阿難陀曰：“今此曬者是誰乾飯？”時阿難陀具以哥羅乞食之事如前廣說，乃至受微妙樂。佛告阿難陀：“頗有苾芻食曾觸食耶？”阿難陀白佛言：“有。”世尊集眾種種呵責，嫌毀不寂靜，讚知足行，告諸苾芻曰：“我今為諸苾芻制其學處，應如是說：若復苾芻食曾經觸食者，波逸底迦。”(《大正藏》卷二十三第 824-825 页)

【评说】佛陀规定比丘不应食其他人的剩饭，可见佛教对食物卫生的重视。

【原文】時城中人見守門者云：“具壽大哥羅食死人肉。”復聞小女所出惡言，諸人即便作如是語：“我等宜應往屍林所看，具壽大哥羅云食死人其事虛實？”復共議曰：“我等如何得知

 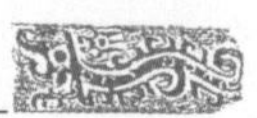

虛實？可令一人作死人狀，諸人共舁至屍林處。"遂遣一人為死屍相，其人報曰："豈欲令彼食我肉耶？"諸人報曰："汝不須憂，我當相護。"時彼即便作死人像，以黃薑油遍體塗拭，臥在床上安祭食五團，共舁出城向屍林所。時大哥羅入城乞食，見舁屍出便作是念："我今迴去食此五團，何假巡門辛苦求乞。"時佯死人見苾芻迴，告諸人曰："大哥羅來必欲食我。"諸人報曰："我共相護汝不須憂。"即便舁至屍林置之于地，各入叢薄伺彼苾芻。有一野干欲向屍處食彼五團，時大哥羅便作是念："忽此野干噉其祭食，令我一日受其飢餓。"即便疾去驅彼野干。時佯死人見苾芻來遂便大叫："喫我！喫我！"時彼諸人各執棒杖來至其所，告苾芻曰："聖者！汝著大仙服捨俗出家，而更於今作重惡業。"苾芻報曰："我作何事？"諸人告曰："汝食人肉。"答曰："仁等見我持刀割肉而噉食耶？"答言："不見。"諸人曰："若如是者，何意疾走向死人邊？"哥羅報曰："我見野干來餐祭食，此若食者我受飢虛，意欲疾驅更無惡念。"諸人報曰："任汝所言隨食何物，然聲遍城郭云：'汝食人。'"作是語已相隨而去告諸苾芻。時諸苾芻聞是語已具白世尊，世尊聞已作如是念："凡諸苾芻由不受食有此過生，是故我今勅諸苾芻，受取應食令他證知故。"如佛所教受取方食。諸苾芻不知如何成受？佛言："有五種受：一、身與身受；二、身與物受；三、物與身受；四、物與物受；五、置地受。云何身與身受？謂他手授，以手受取。云何身與物受？謂他以手授，以鉢受取。云何物與身受？謂他以鉢授，以手受取。云何物與物受？謂他以鉢授，以鉢受取。云何置地受？汝等苾芻應知，有一邊國人多惡賤，乃至父母兄弟姊妹情多嫌惡不用相近。若苾芻至此國時，可於巷陌乞食之處作小曼荼羅壇，應置鉢已在一邊住，心緣於鉢。有施食者令著鉢中，即名為受。又有五種受：或床、或座、或枯、或衣、或鉢。苾芻應可用心，仰手承其一邊，令彼懸放，皆名為受。有五種不成受食。云何為五？謂在界外、或見遠處障處、或在傍邊、或居背後、或時合手，是謂五種不成受食。有五成受，反上應知。"（《大正藏》卷二十三第 825-826 页）

【评说】五种受食是指施主亲手给予、比丘亲手接受；施主亲手给予、比丘持物接受给予物；施主持物授食、比丘亲手接受；施主持物授食、比丘持物受食；施主将食物放入比丘放在地上的钵中。

卷第三十七

【提要】佛陀为诸比丘说九十波逸底伽法。

【原文】時有苾芻身嬰患苦，問醫人曰："賢首！為我處方冀愈斯疾。"醫人報曰："聖者！宜可飲乳。"報言："賢首！誰與我乳？"答言："聖者！於門徒家乞取當飲。"報言："賢首！世尊制戒不許從乞。"醫曰："由病因緣佛當聽許。"苾芻以緣白佛，佛言："有病因緣乞好美食者無犯。"爾時世尊讚歎持戒及尊重戒者，為說法已，告諸苾芻曰："前是創制，此是隨開。重為制戒，應如是說：

如世尊說上妙飲食：乳酪、生酥、魚及肉。若苾芻無病為己詣他家乞取食者，波逸底迦。"（《大正藏》卷二十三第 828 页）

【评说】佛陀规定生病比丘为了治疗疾病可以乞讨乳酪、生酥、鱼及肉等食用。

佛陀时代认为乳酪、生酥、鱼及肉是美食。

【原文】佛在室羅伐城逝多林給孤獨園。爾時具壽鄔陀夷晨朝乞食，見賣香少年初為婚娶，開閉香鋪染念歸家。鄔陀夷見已前詣其舍，廣說如前。鄔陀夷既入舍已，於戶扇後藏蔽其身，家有婢使，見苾芻默爾無言。時彼少年從市歸家，捉其婦臂牽至屏處欲行非法。其婢報曰："家主！此戶扇後有尊者鄔陀夷！"少年聞已作色而住，報其婢曰："聖者鄔陀夷！在自房中修習諸定受三摩地樂，因何至此？"便覰戶扇後見鄔陀夷，欲情遂歇，作如是語："云何苾芻失沙門法，來至俗家屏處強立，令他俗人於自妻室不得自在？"少欲苾芻聞是語已共生嫌賤，以此因緣具白世尊。世尊即便集諸苾芻，問答同前。世尊種種呵責已，告諸苾芻，乃至為十利故，制其學處，應如是說：

"若復苾芻知有食家屏處強立者，波逸底迦。"

若復苾芻者，謂鄔陀夷，餘義如上。

釋此戒相，廣說同前，但屏立為異，餘並可知，乃至痛惱所纏。（《大正藏》卷二十三第829页）

【评说】佛陀为了防止看到俗人的隐私令俗人不自在，规定比丘不能站在俗家屏风后，强调了对他人隐私的尊重。

卷第三十八

【提要】佛陀为诸比丘说九十波逸底伽法。

【原文】"若復苾芻若自然火、若教他燃者，波逸底迦。"爾時世尊為諸苾芻制其學處，不應觸火。諸苾芻眾於如來窣覩波處，更不燒香然燈以為供養，亦不承事親教師軌範師以煖湯水，及熏鉢染衣等並不復作。爾時世尊知而故問具壽阿難陀曰："阿難陀！何故苾芻不燒香燃燈供養如來窣覩波處，及以二師湯水等事？"阿難陀曰："由佛世尊為制學處不得觸火，以此因緣諸苾芻眾，遂便斷絕供養等事。"佛告阿難陀："若觸火者作時守持，雖觸無犯。"時諸苾芻不知云何作時守持？佛言："凡觸火時作如是念：'我為供養佛故今須觸火。'或云'為法為僧、為鄔波馱耶、阿遮利耶及已自受用并同梵行者，為某事故今須觸火。'"諸苾芻為染衣熏鉢等事數數觸火，觸時忘念而不持心，便生悔恨起惡作心："我今如何故犯此罪？"即以此緣具白世尊，佛言："應云：'乃至事了長時守持。'"時一苾芻身苦風病，詣醫人所，報言"賢首！為我准如是病而處方藥。"醫人報曰："凡是風病得火為良，當須近火。"報言："賢首！世尊制戒不許向火。"醫曰："聖者！世尊大慈，緣斯事故必定開許。"以緣白佛。佛言："前是創制，今更隨開，應如是說：

若復苾芻無病為身，若自燃火、若教他燃者，波逸底迦。"

若復苾芻者，謂是六眾，餘義如上。

無病者，謂除其病。（《大正藏》卷二十三第837页）

【评说】本段经文记载了一比丘被风邪侵犯身体，医生令其近火用以治病的医案，从其可以推测比丘应受到风寒之邪的侵袭，若是受到风热之邪的侵袭则不能靠近火治疗。

卷第三十九

【提要】佛陀为诸比丘说九十波逸底伽法。

【原文】時有苾芻忽得下痢不淨污足，房無燈燭求洗無由，遂垂足床前偃臥經宿。天將

欲曉，弟子門人入房參問："不審鄔波馱耶，四大安不？"答曰："不安。"問言："何故？"具以患狀告彼令知，諸苾芻聞以緣白佛，佛言："應置燈明。"時諸苾芻置燈明已，有病不眠因斯更重，佛言："苾芻有病須燃燈者，對臥無犯，勿致疑心。"時看病人亦不敢臥，因加疾病，佛言："其看病人雖臥燈明，亦無有犯。"時彼病者須受藥食，無人為授遂闕所須，佛言："未受具人應令共宿。"時諸苾芻過二宿已遂不敢睡，因更病生，佛言："病人雖過二夜共宿無犯。"有病苾芻不能自噉，令受具者哺而方食。時受具人出行不在，佛言："未受具者亦聽哺食。若無此人，雖大苾芻自取而哺。"時諸苾芻於日月光下不敢睡眠，佛言："日月之光非所避物，臥時無犯。"（《大正藏》卷二十三第 839 页）

【评说】本段经文详细记载了照顾病比丘的注意事项：应照料病人晚上可以亮灯，看护的人晚上也应卧床休息，未受戒之人也可以看护患病比丘等，体现了护理的重要性。

"时诸苾刍过二宿已遂不敢睡，因更病生"，缺少睡眠会导致疾病。

卷第四十

【提要】佛陀为诸比丘说九十波逸底伽法。

【原文】佛在王舍城，時此城傍有三溫泉：一、王自洗浴，二、是王宮人，三、諸雜人。其王洗浴處苾芻亦洗，宮人浴處苾芻尼亦浴。于時六眾苾芻洗浴之際，便生是念："我今試王信心厚薄。"意欲相惱沈吟久之不時速出，王遂遣人取水別處而浴，不入溫泉。既洗沐已往詣佛所，頂禮雙足聽聞妙法，辭佛而退。時具壽阿難陀聞是事已便往白佛，佛言："由諸苾芻為洗浴故有是過生，諸苾芻等不應洗浴。"時諸苾芻身不洗沐體多垢膩，乞食之時婆羅門居士等見而問曰："聖者！豈復仁等身持垢穢將為清淨耶？何因不洗？"時諸苾芻以緣白佛，佛言："半月應為洗浴。"於暑熱時彼諸苾芻不數洗故，身體萎黃。諸人見問："聖者何故似帶病耶？"答曰："我由世尊不許數洗身體煩熱，致使之然。"諸人告曰："世尊大悲以此為緣必當開許。"以緣白佛，佛言："熱時應洗。"有苾芻病醫人令洗，答言："世尊不許。"以緣白佛，佛言："病時應洗。"苾芻或營眾作或窣覩波，身垢不淨，人見譏嫌，以緣白佛，佛言："作時應洗。"諸苾芻涉道行時，來往疲極委身而臥，諸人見怪問曰："仁等何不策修善品，晝寢而住。"苾芻以緣白佛，佛言："若道行時應洗。"苾芻被風吹時身多塵坌，垢穢不淨人見譏笑，同前白佛，佛言："風時應洗。"又觸雨時又風雨時，泥污身體，同前白佛，佛言："若雨時、若風雨時，隨意應洗。"爾時世尊讚歎持戒，乃至我觀十利，為諸苾芻制其學處，應如是說：

"若復苾芻半月應洗浴，故違而浴者，除餘時，波逸底迦。餘時者，熱時、病時、作時、行時、風時、雨時、風雨時，此是時。"（《大正藏》卷二十三第 847 页）

【评说】佛陀规定比丘每半月洗一次澡，若天气炎热、生病时、在路上行走后、风大雨大等身体不干净的情况下应及时洗澡，此项规定既减少了比丘对身体的贪著，也维持了身体的健康，有利于修行。

【原文】佛在室羅伐城逝多林給孤獨園。時大目乾連既與十七眾出家，廣說乃至但有營事，即十七人共相撿挍更互助成，如前殺戒中具言其事。時十六人從一乞懺，見彼不言，即皆以指擊攊令其大笑，因而致死。少欲苾芻聞生嫌恥："云何苾芻以指擊攊斷他命根？"以緣白佛，佛言："廣說乃至我觀十利，為諸苾芻制其學處，應如是說：若復苾芻以指擊攊他者，波逸

底迦。”(《大正藏》卷二十三第 848 页)

【评说】本段经文记载了十六位比丘不慎将一人咯吱致死之事，现在研究表明咯吱不会死人但不停的笑会影响呼吸而导致人的死亡。

卷第四十一

【提要】佛陀为诸比丘讲九十波逸底伽法。

【原文】佛於釋迦處人間遊行，漸至劫比羅城在多根樹園。時釋迦大名知佛來至，便往佛所頂禮佛足在一面坐，佛為說法示教利喜。即從座起合掌向佛，白言：“世尊！願佛及僧慈悲哀愍，受我三月飲食供養，并及一切所須之物。”世尊默然而受，見佛受已從座而去。既至宅中告家人曰：“我請佛僧三月供養，汝等當辦，勿令有闕。”時六眾苾芻聞是事已，便作是念：“我等云何於三月中噉好飲食，常得消化身輕安隱無病苦耶？”即往醫人處問其方藥。醫人告曰：“先食油膩後當痢下，雖多食噉而能消化。”時鄔波難陀聞斯語已，皆如醫教於三月中常噉好食，三月既了尚從厨人索好美食，謂肉羹等，從索不得。時彼厨人往報大名施主，時彼聞已便起譏嫌，少欲苾芻聞是語已極生嫌恥：“云何苾芻受他請了非分強索？”以緣白佛。(《大正藏》卷二十三第 854 页)

【评说】若一段时间内食物营养过于丰富时，应食用油性食物促进排便从而利于消化。这与中医学中用柏子仁、火麻仁等植物种子可以润肠通便的道理相似。

【原文】佛言：“汝等勿復從他施主強為乞索因生忿惱。汝等當聽！乃往過去於靜林中，在大池側有一仙人，跏趺而坐繫念思维。時有龍子從池中出，以身繞仙為遮寒苦，并復報云：‘仁何所須？’如是日日常以身繞。時彼仙人由斯惱故，遂嬰疾病懷憂而住。有餘仙人來至其所，問言：‘何故身體衰羸頓至如是？’以事具答，彼仙告曰：‘龍子若來，頂有明珠，應可從乞，彼惜珠故不復更來。’仙人聞已見彼龍來，即從乞珠慇懃不已，龍遂遠去，說伽他曰：

‘飲食及衣服，　皆由珠所致；
仁雖強乞求，　我實不能與。
汝從我乞珠，　出言如利劍；
亦如大石壓，　從今更不來。’”

“汝諸苾芻！彼之龍子是傍生類，聞強乞求因即遠去，何況於人。是故汝等不應從他強為乞覓。復次汝應更聽，於往昔時有一仙人，於大林中修習靜慮，時此林中多諸飛鳥，鳴聲喧聒令彼仙人心不能定。有餘仙人來至其所，見不得定，問言：‘何故不定？’即以事答。彼仙告曰：‘仁今可於夜中然大炬火，於彼林下作如是語：“汝等可與我翼，并與我卵及小鳥兒，以充食用。”’時彼諸鳥聞是語已，銜卵將兒移向諸處。汝諸苾芻！彼是鳥類，聞強乞時尚皆遠去，況復於人。”爾時世尊廣引譬喻種種呵責已，告諸苾芻，乃至“我觀十利，為諸苾芻制其學處，應如是說：

若復苾芻有四月請，須時應受。若過受者，波逸底迦。”

如是世尊制學處已，漸次遊行至王舍城，住竹林園中至坐夏。時影勝大王請佛及僧三月供養。時具壽畢隣陀跋蹉姊夫復請供養，畢隣陀跋蹉遂便白佛，佛言：“今我隨開。若別別請

者，苾芻應受無犯。"復有客苾芻來，作如是念："我不被王請。"遂行乞食。王因見之問言："我請眾僧，何因乞食？"答言："我不受請。"王曰："諸有苾芻我更請之。"以事白佛，佛言："若更請者，苾芻應受。"時諸苾芻作如是念："王務繁多或容廢忘，我行乞食。"王復遙見："我已更請，何意乞食？"苾芻告曰："王法事繁或容廢忘。"王曰："我更慇懃重請，願受我食。"以事白佛，佛言："若慇懃重請，當可受之。"時影勝王請佛僧食。時既滿已，巡行乞食，王復遙見："何因聖者仍行乞食？"白言："王請食了，是以行乞。"王曰："我今常請。"時諸苾芻以事白佛，佛言："若常請者，苾芻應受。"爾時世尊讚歎持戒少欲，呵責多欲，告諸苾芻曰："前是創制，此是隨開。為諸弟子重制學處，應如是說：

若復苾芻有四月請，須時應受，若過受者除餘時，波逸底迦。餘時者，謂別請、更請、慇懃請、常請，此是時。"

若苾芻者謂鄔波難陀。

四月者，謂齊四月。

請者，謂他延請。

受者，謂許其事。

若過者，謂過期限。

除餘時者，謂別請時，即是不及餘人。更請，謂數數更請。慇懃請者，謂更慇懃盡心而請。常請者，謂是長時延請。此是時者，謂隨開時。釋罪如上。

此中犯相其事云何？若苾芻他請麁食從索美好，索時惡作，食便墮罪。若他與好食從索麁者，索時惡作，食時無犯。如與乳等時便從索酪等，索時惡作，食時墮罪；若病者無犯。若苾芻巡家乞食，女人見已持食而出。若苾芻情有所希者，應告彼女曰："更不須飯。"若女返問："聖者更何所須？"者，此即是請；隨所須者當就覓之無犯。又無犯者，謂初犯人，廣說如上。(《大正藏》卷二十三第854-855页)

【评说】"若苾刍他请粗食从索美好，索时恶作，食便堕罪。若他与好食从索粗者，索时恶作，食时无犯。如与乳等时便从索酪等，索时恶作，食时堕罪；若病者无犯。"本段经文说明比丘接受供养时不能挑剔食物。

"若苾刍巡家乞食，女人见已持食而出。若苾刍情有所希者，应告彼女曰：'更不须饭。'若女返问：'圣者更何所须？'者，此即是请；随所须者当就觅之无犯。又无犯者，谓初犯人，广说如上"，本段经文说明佛陀告诫比丘应注意索要食物时的说话方式，以照顾布施者的心理感受。

卷第四十二

【提要】佛陀为诸比丘讲九十波逸底伽法。

【原文】爾時世尊於日初分將諸大眾，往施主家設食之處。諸婆羅門居士等見坐定已，即以種種上妙飲食供佛及僧，皆飽足已，便於佛前聽說法要。初日既然，乃至七日悉皆如是。有婆羅門，是善來父先舊知識，能呪毒龍，為怖龍故遂往室羅伐城，改名而住。時勝光王立為主象大臣，此人因事來至山下，既聞善來降毒龍已生大歡喜。往善來處禮雙足已白言："聖者！我輩有怖多並逃避，今聞大德興悲愍心為除怨害，不任欣喜，欲申供養，願降哀憐明當就食。"善來不受。時婆羅門重更請曰："若不肯者，唯願大德還城之日先受我供。"是時善來哀愍為受。是時山下諸施主等，供佛僧眾滿七日已，俱禮佛足聽説妙法。爾時世尊為説法要示教利喜，即於座上無量有情除疑獲果。佛與僧眾漸至室羅伐城，時給孤獨長者便往佛所，禮佛雙足在一面坐。爾時世尊為説法已默然而住，時彼長者即從坐起白言："世尊願佛及僧明就我家為受微供。"世尊默然為受。長者知已作禮而去。時婆羅門詣善來處白言："聖者！我先已請，若至本城先受我食。"善來白佛，佛言："汝已先受，今宜赴請。"善來詣彼婆羅門舍，時婆羅門以上妙飲食至誠供養，令飽食已，欲使善來食速消化，便以少許飲象之酒置飲漿中，善來不知飲此漿已，尋嚼齒木澡漱而去。既至中路，被日光所炙，醉臥于地。諸佛世尊於一切時得不忘念，便於善來臥處化為草庵，蓋覆其身不令人見。爾時世尊於長者舍。飯食訖，為説法已還至善來處。告諸苾芻曰："汝等當觀善來所作，昔於江猪山處降伏菴婆毒龍。豈復今時能調小鱓。汝諸苾芻若飲酒者，有斯大失。"爾時世尊即以無量百千網鞔輪相福德殊勝莊嚴王手，摩善來頂告言："善來！何不觀察受斯困頓？"爾時善來得少醒悟，隨從佛後至逝多林。佛洗足已於如常座就之而坐，告諸苾芻曰："汝等當觀，諸飲酒者有斯過失。"讚歎持戒，廣説乃至"我觀十利，為諸弟子制其學處應如是説：

若復苾芻飲諸酒者，波逸底迦。"

若復苾芻者，謂是善來，餘義如上。

言諸酒者，謂米麴酒，或以根莖皮葉花果相和成酒，此等諸酒飲時令人惛醉。

飲者，謂吞咽也。釋罪如前。(《大正藏》卷二十三第859页)

【评说】本段经文记载了善来比丘饮用掺兑了酒的浆后醉卧于地之事。佛陀禁止比丘饮酒，因酒后能使人意识不清。

【原文】此中犯相其事云何？若苾芻飲諸酒時，能令人醉，波逸底迦；若不醉人，飲得惡作罪。若苾芻見彼諸酒有酒色、酒氣、酒味，若能醉者，波逸底迦；若不醉者，得三惡作。若苾芻飲諸酒時有酒色、酒氣，若能醉者，波逸底迦；若不醉者，得二惡作罪。若苾芻飲諸酒時但有酒色，若能醉者，波逸底迦；若不醉者，得一惡作罪。若食酒糟，醉者波逸底迦；若不醉者，得惡作罪。若食麴塊者，得惡作罪。若苾芻食諸根莖葉花果，能醉人者皆得惡作罪。(《大正藏》卷二十三第859页)

【评说】佛陀规定但凡有酒色、酒香、酒味，或仅具其一而能醉人的，不论谷酒、根茎叶花酿造的酒，都不能饮用。从本段经文来看佛陀规定比丘不得饮酒是为了保证诸比丘意识清醒，以利于修行。三恶作泛指一切不善之身、语、意三业。

【原文】佛告諸苾芻："汝等若以我為師者，凡是諸酒不應自飲，亦不與人，乃至不以茅端渧酒而著口中。若故違者得越法罪。"若苾芻飲醋之時有酒色者，飲之無犯。若飲熟煮酒者，此亦無犯。若是醫人令含酒或塗身者無犯。又無犯謂初犯人，廣説如上。(《大正藏》卷二十三第859页)

【评说】"若苾刍饮醋之时有酒色者，饮之无犯。若饮熟煮酒者，此亦无犯。若是医人令含酒或涂身者无犯"，佛陀规定若饮醋时，醋有酒色，饮用不犯戒；若医生令比丘将酒含嘴里或涂抹皮肤，不犯戒；若饮用煮熟的酒也不犯戒。煮熟之酒不易理解，或是酒煮后酒精完全挥发，饮用不会让人意识模糊。

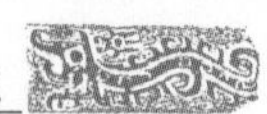

卷第四十三

【提要】佛陀为诸比丘讲九十波逸底伽法。

【原文】鉢者，室羅伐城有婆羅門，善持呪術不信三寶，常以呪力驅策鬼神，令其駕車隨意遊涉。時鄔陀夷復觀有情，誰堪引接能入真諦？見此婆羅門根器將熟，即持衣鉢往趣其家，見婆羅門誦呪使神御車將出，暫還下車旋液方去，尊者令其小便出不停止，即解其呪放彼鬼神。時婆羅門少頃來至，見鬼神皆散車不能動，雖誦呪術悉皆無驗，事窮失計。告苾芻曰："由汝解呪所作不成，今欲遣誰給侍於我?"尊者取鉢開示告曰："此當與汝作給侍人。"婆羅門曰："此黑鐵盂如何侍我?"尊者曰："隨汝所念皆從此出。"彼聞是語即試思念百味飲食，纔念之時眾味具足滿此鉢中。彼見斯事歎未曾有，告言："大聖！斯之妙術願當惠我。"尊者即說伽他而告之曰：

"明呪不惠人，　以呪換方與，
或時得供給，　或多獲珍財，
若不如是者，　縱死不傳授。"(《大正藏》卷二十三第 863 页)

【评说】本段经文记载了邬陀夷利用神力令婆罗门人小便出且不停止以解婆罗门人之呪。佛陀认为修行是为了解脱烦恼，超越生死，故反对炫耀神通，但也常以神通教化大众，其弟子也如是。

【原文】爾時鄔陀夷化暴惡女令得見諦，廣說如前，乃至為受食座。未久之頃，時暴惡女為兒娶妻，身嬰疾病，臨死之時告家人曰："我死之後隨有何事，勿廢聖者鄔陀夷食座。"說是語已須臾命終。彼婆羅門隨次而終，其子憂感經時漸捨，便棄其婦求學他方。妻於後時煩惱增盛，乃與賊帥密行非法。尊者每至其家於座而食，觀知此婦性多煩惱，常為演說離欲之法。彼婦便念："尊者聖力能了他心，知我與人有私通事，我夫若至必當告知。今我宜應預斷其命。"即詐現病相告使女曰："我今有疾，汝今可往白尊者知屈來至宅。"使女往報，是時尊者不預觀察，來至其家，固留至夜。令喚賊帥，至便告曰："若此苾芻命得存者，我終不活。"時彼賊帥恐其事露，忿怒持刀斷尊者命，將其屍骸棄糞聚中。此是尊者先所作業，今時果熟還於自身蘊器處受，非於餘處，乃至廣說。(《大正藏》卷二十三第 864 页)

【评说】本段经文记载了一妇人怕自己奸情败露诈病诳骗邬陀夷至其家最终将尊者杀害之事。此事说明佛陀时代已有人出于自身利益的考虑会谎称自己有病，作为医者应能识别诈病。

【原文】爾時勝鬘夫人，知尊者鄔陀夷枉被賊師所殺，慇懃白王令捕賊師，為護未來諸苾芻故。時王即勅有司嚴加掩捕，獲賊師已，王遣將賊投熱油釜中而斷其命。賊之伴侶有五百人，皆截其手，彼私通女以其頭髮縶不調馬足，放令蹋死。時諸苾芻咸皆有疑，白佛言："世尊！彼之賊師曾作何業殺鄔陀夷受苦而死？及私通女五百賊徒皆被刑戮?"佛告諸苾芻："由彼王等於先世中自所作業，還當自受，非於餘處有物代受，如餘廣說。汝等應聽！乃往古昔於婆羅痆斯城王名梵摩達多，其王大臣聰明博識有五百弟子，為貪利故遂至王前詐陳預夢，云：'我夢見當於十二年中天不降雨，國土荒亂人民飢饉王位將危。'王曰：'若如是者事當奈何？欲作何計得免災厄？'大臣白曰：'應殺五百頭牛作耶慎若大會，設婆羅門，方免災難。'王遂出教總集五百頭牛俱在一處，牛大吼叫。王聞其聲便生悲愍，告大臣曰：'豈俱殺此諸牛命耶？'臣測王意白言：'大王！觀此群牛欲殺之時，有行婬者其牛合死。'時將設會總察諸牛，遂有特牛、牸牛共為婬事。大臣曰：'此應合殺。'彼五百弟子一時舉手云：'此牛合死。'其大臣婦亦云：'合死。'遂殺二牛以供設會。汝等苾芻！往時大臣者即賊師是，其大臣婦者即私通女是，五百弟子者即賊伴五百人是。往時二牛即勝光王及勝鬘夫人是，昔時被殺今還殺彼。汝等苾芻！凡諸有情自所作業果報不亡，雖經多劫緣合還受。是故當知，勿為惡業，修諸善品。"(《大正藏》卷二十三第865页)

【评说】"遣将贼投热油釜中而断其命。贼之伴侣有五百人，皆截其手，彼私通女以其头发系不调马足，放令蹋死"，本段经文描述了对杀害鄔陀夷的贼人的惩罚：将贼人放入油锅中，剁贼人同伙之手，令马足践踏私通贼人女。通过对恶行的惩罚，劝诫大众多行善勿作恶。

卷第四十四

【提要】佛陀为诸比丘讲九十波逸底伽法。

【原文】善與者，室羅伐城有一長者名曰善與，大富多財豐足受用，所有資產與北方毘沙門天王可為儔匹，仁惠無慳給養貧乏，因號善與。時彼長者曾於一時來詣佛所，禮佛足已在一面坐，聽說妙法從座而起白言："世尊！唯願慈悲，佛及僧眾明當就舍受我微供。"世尊默然而受。時彼長者見佛受已禮足而去，即於其夜具辦種種上妙飲食，旦令使者往白時至。爾時世尊著衣持鉢，聖眾隨從至長者家就座而坐。時彼長者覩眾坐已，自手斟酌種種飲食，眾飽食已澡漱復訖。長者夫婦即於佛前頂禮佛足長跪而住，世尊觀彼夫婦根性差別隨機說法，即於座上俱見真諦獲預流果，乃至廣說歸依三寶受五學處。佛及聖眾各還住處，時長者婦得果之日，即於其夜便覺有娠，於時時中供佛僧眾，經九月已請佛及僧就舍而食，佛為說法。夫婦二人得不還果，即於是日其子誕生，顏貌希奇人所愛樂。額廣眉長鼻高脩直，頂圓若蓋色美如金，垂手過膝眾所稱歎。過三七日歡會宗親，其父以兒告諸親曰："此兒今者當立何名？"舉眾咸云："此之孩子父母得果之日，來託母胎，及其生時還得勝果，斯之運會世所未聞。如有神通，理應嘉讚，應與此子名曰神通。"長者養育孩兒授八乳母：二供乳餔、二作褓持、二為洗浴、二共歡戲。供給乳養無有闕乏，廣說如上。是時神通童子年既長大容貌希奇，於王城下隨路而去。時有宮人，樓上遙見觀彼容貌染意便生，即以花纓遙擲童子墮其頭上。有監察人見是事已便去白王："大王知不？神通童子於王內人有邪欲想，從城下過，宮人投以花纓。"王聞是已不審思察，即生忿怒命法官曰："此之童子與內交通，既犯常刑，當斷其命。"法官奉教執縛童子，往至屠所便斬其首。城中人眾見此童子非法枉死，皆出大聲作如是語："是非法王不審觀察，神通無過枉被屠刑。"王見諸人說其非理，便自思忖："是我造次不審刑科，卿等諸人捨斯一過。"爾時善與長者，見兒死已作如是念："我有珍財辛苦求覓，咸為神通擬隆家業。今既身死財何用為？我今宜應以已珍財，於沙門婆羅門及貧乏者悉皆施與，唯留金錢一文為衣食本。"作是念已，便於室羅伐城令人擊鼓宣告："諸君當知，善與長者現有財貨無遮總施，奴婢雜畜並放隨緣，若有須者隨意來取。"諸人聞已遠近俱集，長者出物悉皆給施，並稱求心歎未曾有。是時長者以一金錢買諸貨物，他日轉賣常得四錢，每日日中以一金錢買諸香物，磨作香泥塗拭佛殿。又以一錢日日僧中巡次供養，又以一錢舍內居人用充衣食。餘有一錢

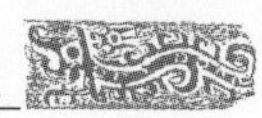

留以為本。善與長者既家產罄竭財食貧無，諸來乞人隨時給濟，因此號為麄惡善與。(《大正藏》卷二十三第869-870页)

【评说】“世尊观彼夫妇根性差别随机说法”，佛陀根据每个人的具体情况相应说法，这与孔子因材施教的观点相似。

卷第四十五

【提要】佛陀为诸比丘讲九十波逸底伽法。

【原文】爾時善與長者來詣佛所，禮佛足已在一面坐，聽佛說法。時勝光王亦來佛所欲申禮敬，至逝多林門，命左右曰：“汝往佛所看有何人？”使入便見善與長者佛邊聽法，廣如上說。乃至王出門外告左右曰：“汝若見彼長者出時，報云：‘大王有教，長者速去離我國中。’”時有諸天於長者處心生敬重，聞是語已各懷忿恚，於王身上便放毒蜂。既被蜂蜇疾入宮內，蜂仍不放隨入宮中。王被毒螫更無別計，即還佛所禮足而白：“忽被蜂蜇不審何緣？唯願世尊救濟於我。”佛言：“大王！由王向於善與長者起瞋恚心欲驅出國，諸天忿怒放此毒蜂。”王曰：“我有此過，今何所為？”佛言：“大王！宜應就彼而申愧謝。”王曰：“我愧謝時禮其足耶？”佛言：“不應致禮，應至彼前而執其手告言：‘長者！我出麄言，幸見容恕。’”時勝光王蒙佛教已，至長者所而申懺摩，長者見已共相容恕，彼諸群蜂咸皆四散，眾人見者各生希有。時勝光王白佛言：“世尊！我處王位，從彼庶人而求懺謝，豈非希有？”佛言：“大王大自在人，於卑賤類而求懺謝，斯實希有。”善與聞已白世尊曰：“我貧無物，隨有常施。此豈不是希有事耶？”佛言：“雖貧能施，斯亦希有。”時戒勝長者及哥羅王子亦在佛邊，戒勝長者具以秋賊而白世尊：“我為喪命因緣不行誣枉，此豈不是希有事耶？”佛言：“雖有命難情存質直，斯亦希有。”哥羅王子白言：“世尊！魔女妖妍來相惑亂，我拘戒行不為非法。此豈不是希有事耶？”佛言：“若人富貴能受禁戒遠離邪欲，於諸世間斯實希有。”爾時世尊以此因緣說伽他曰：

“若人處尊位，　求謝於卑微；
或復少貲財，　隨有能行施。
設遭於死難，　不生欺誑心；
富貴簡邪情，　此四咸希有。”(《大正藏》卷二十三第872页)

【评说】本段经文记载了胜光王对贫穷的长者起嗔恚而被蜜蜂蛰之事。佛陀据此劝诫为人不可妄作恶业，以免有恶报。

卷第四十六

【提要】佛陀为诸比丘讲九十波逸底伽法。

【原文】爾時憍閃毘城有一長者，名曰善財，語作金聲，家有一億金錢。於旦朝時出大音聲，命諸作人曰：“賢首！汝等可起營作生務。”此長者宅居近王宮，人聞語聲作如是念：“此人聲相合一億金錢至朝集。”時王命臣曰：“此善財長者我聞其聲依如相法有一億金錢。”時王即喚善財至，問言：“長者！卿之宅內有幾珍財？”答言：“大王！有一億金錢。”諸臣聞已知王善相歎未曾有。由王知彼有妙音響，時人因即喚為妙音長者。由彼長者乃至失命因緣，終不口中故為妄語，王見驚嗟立為國相，長者以法輔正映蔽，諸臣悉皆見嫉，遂白王曰：“妙音大臣多行欺誑。”王聞是已即便試驗，遂從貸用半億金錢，令於百姓處隨意徵取。時彼長者依數而取，不枉一錢。王勘知已深生希有，重加其位。時妙音大臣體知財食皆悉無常，遂造義堂給施衣食，令人守掌，告其人曰：“若見有人容儀別者，當須告我。”是時南方有五百隱逸遁俗之賓，故弊充衣少欲為務，遠涉艱險欲向憍閃毘國，於其中路無水可求，即便共詣一大樹下，告言：“可與我水。”時樹枝間忽展一手，環釧莊嚴持瓶注水，彼五百人皆飽足飲已，問言：“汝是何神?”答曰：“我於前身去給孤獨長者家不遠而住，為客縫衣人。諸有貧乏不知長者居宅處者，我即以手指示其處。復由受持八支戒故，今得生此屬四大王眾天。”時五百人見斯事已更相告曰：“由持戒故報得生天，我等亦應詣給孤獨長者處，受褒灑陀八支淨戒。”彼行漸次至妙音長者所設義堂，受供養已，掌人還舍白長者曰：“有五百人，云從南國，形儀殊俗，可喚問之。”長者命人問曰：“仁等從何所來?”答曰：“我等從南方來。”又問：“今欲何之?”答曰：“欲往室羅伐城給孤獨長者處，受八支戒。”妙音告曰：“仁等可於此住待三月夏終，我當共去。”答曰：“如是。”至夏終已，妙音長者與五百人至給孤獨長者處，慰問訖具陳其事。時彼長者將此諸人往詣佛所，俱禮佛足在一面坐。爾時世尊觀彼根性，隨機說法令出家已，斷諸煩惱證阿羅漢果，妙音長者得預流果。既見諦已頂禮佛足，白言：“世尊！唯願哀愍往憍閃毘，我當為佛及諸聖眾造毘訶羅。”世尊默然慈悲受請，即告大准陀曰：“汝今可共妙音長者，往憍閃毘造毘訶羅。”時大准陀受佛教已，執持衣鉢共妙音俱行至憍閃毘，造一住處，修營既了，遣使白佛：“造寺事周，唯願世尊及苾芻眾慈悲降赴。”世尊於日初分飯食訖，執持衣鉢將諸大眾，往憍閃毘至妙音園，於寺外池所洗手灌足方入寺中。時妙音長者即以金瓶注水，佛為受之。請佛及僧受斯住處，既至明日長者盛設供養，供佛及僧。飯食訖洗鉢器嚼齒木澡漱已，大准陀及妙音長者并諸眷屬，頂禮佛足在一面坐，為聽法故准陀白佛言：“世尊！願為我等開示演說，作何福業獲大果利，光顯無窮福常增長相續不絕?”佛告准陀：“有其七種有事福業、無事福業，我為汝說，當一心聽！若有淨信善男子善女人，成就如是七福業者，若行住坐臥若睡若覺，於一切時如是福業，獲大果利光顯無窮，福常增長相續不絕。云何為七?准陀！若有善男子善女人，以好園圃施四方僧。此是第一有事福業，獲大果利光顯無窮，由此福故，若行住坐臥若睡若覺，於一切時如是福業，獲大果利光顯無窮，福常增長相續不絕。復次准陀！若有淨信男子女人，於此園中造立寺舍施四方僧。此是第二有事福業，獲大果利光顯無窮，福常增長相續不絕。復次准陀！若有淨信男子女人，於此寺中施以種種床座被褥沙門資具。此是第三有事福業，獲大果利光顯無窮，福常增長相續不絕。復次准陀！若有淨信男子女人，於此寺中常施美妙隨時飲食供養眾僧。此是第四有事福業，獲大果利光顯無窮，福常增長相續不絕。復次准陀！若有淨信男子女人，於新來客苾芻及將欲行者供給供養。此是第五有事福業，獲大果利光顯無窮，福常增長相續不絕。復次准陀若有淨信男子女人，於病者處及看病人供給供養。此是第六有事福業，獲大果利光顯無窮，福常增長相續不絕。復次准陀！若有淨信男子女人，於風寒雨雪炎熱之時，便以種種隨時飲食乃至麨粥，持至寺內供養眾僧，令無辛苦食已安住。此是第七有事福業，獲大果利光顯無窮，福常增長相續不絕。准陀當知！此之七種有事福業，若有男子女人要期結願相續作者，此之福量不可數知。得爾所福獲如是果，感得如是勝妙之身，但可名為是大福聚。准陀！如五大河和合一處，同流而去趣於大海，其名曰：殑伽河、琰母河、薩羅喻河、阿市羅伐底河、莫熙河。此之水量不可得知，有若干斛百千萬億，不能數知，但可名為是大水聚。”(《大正藏》卷二十三第882-883页)

【评说】佛陀认为在家做下列七种事情会增长福报：布施僧人花园；为僧人在花园中建

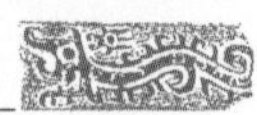

寺院；布施僧人床座被褥等生活用品；在寺院中供养僧人饮食；供养新来或准备离赴他处的比丘；供给患病比丘和照料患病的比丘；在风寒雨雪炎热等极端天气时，供给比丘食物。

卷第四十七

【提要】佛陀为诸比丘讲九十波逸底伽法。

【原文】爾時薄伽梵在王舍城竹林園中。時有南方壯士，力敵千夫，來至此城詣影勝王所，自言勇健弓馬無雙。王見歡喜加之重祿，授其大將。時摩揭陀憍薩羅二國中間大曠野處，有五百群賊殺害商旅，由斯兩界人行路絕。時影勝王聞是事已命大將曰："卿可往彼二國中間曠野之處屏除群賊，權住於彼。"時彼大將奉王教已，將諸左右往曠野中，見彼群賊將便獨進，鋒矢交刃射一百人。餘四百人尚來共戰，其將告曰："汝等莫前，勿令俱死，宜釋甲仗，去傷者箭觀其活不？"諸賊聞已看被射者，為去其箭尋並命終，方知大將善閑射法，更不敢戰，餘四百人求哀請活。大將愍之慈心向彼，即於二界築一新城，總集諸人共住於此，從斯已後名曠野城。時此城人眾共立制，若有嫁娶皆延大將先令食已，方為歡讌。時有一人家極貧窶，欲為婚娶，無容辦食以命大將，即自思念："我貧無力請大將來，今此新妻身未相觸，宜當進奉以表素心。"便令其妻入將軍室方始歸家，從此已後城內諸人以此為式。時有女子欲為婚娶便作是念："此城諸人久行非法，自娉妻室先與他人，欲作何緣能絕斯事？"便於晝日眾人聚處裸立小便，諸人見已皆叱之曰："汝是童女理合羞慚，何故對眾人前作非禮事？"女子報曰："若對丈夫可有羞恥，對諸婦女何所羞慚？"諸人對曰："我非丈夫耶？"女子報曰："若是丈夫者豈有自娶己妻先令他犯！"諸人聞已各起深慚，即便共議："我等可詳殺其大將。"伺彼入池洗浴之際，諸人總集以劍刺之，彼欲命終即便念曰："非我本意汝自樂為，今實無辜枉斷我命。"遂發邪願："願我捨此身後生暴惡藥叉，食此城中所有男女。"發是願已尋即命終，受藥叉身於此曠野叢林中住。由其前身怨讎業故，於此城中作大災害人多病死。諸人知已皆往林中懺謝前過，請於每日常輸一人以充彼食。凡次死者於其門上懸牓告知，或家主自行、或遣男女充其飲食。（《大正藏》卷二十三第 883-884 页）

【评说】"大灾害人多病死"，佛陀时代有瘟疫发生。

卷第四十八

【提要】佛陀为诸比丘讲九十波逸底伽法。

【原文】王又請問："以何因緣，其曲脊女受曲脊報，所聽受經一聞領悟，而身居賤位？"佛告大王："昔婆羅痆斯有一長者，名曰善纜。爾時長者遂請五百獨覺聖人就舍而食。時此眾中有一獨覺，身患風疾食時手戰其鉢欲墮，時善纜長者有一小女，見彼手戰便脫臂釧用支其鉢，見不動已即便發願：'猶如此鉢不復動搖，我於來世所聽妙法心無動搖領悟不忘。'復一聖人身患曲脊，便於他日食時不見。女問父曰：'有一聖者何不來食？'父曰：'聖者何狀？'女便戲心曲脊學聖者形，如此聖人眾中不見。又復常喚親戚為婢。大王當知！由奉鉢支發願力故，今得聞持聰明領悟。由作輕心學聖人故，今得曲脊報。由昔喚人，為婢故，常居賤類。"（《大正藏》卷二十三第 892-893 页）

【评说】"身患风疾食时手战其钵欲堕"，人患风疾后手颤抖不止。曲脊类似于现在的驼背。

卷第四十九

【提要】佛陀为诸比丘讲九十波逸底伽法。

【原文】世尊告曰：

“有妙平直道，　去處無所畏；
法忍為大牛，　牽車無亂響；
慚愧充机褥，　專念為侍從；
智慧御車人，　正見令前導。
若有善男女，　乘此安隱車；
一心無異緣，　能至最勝處。”

……

佛在室羅伐城給孤獨園。三月夏安居時，毘舍佉鹿子母往詣佛所，禮雙足已在一面坐，佛為說法示教利喜默然而住。時毘舍佉即從座起，合掌恭敬白佛言：“世尊！願佛及僧明當就舍受我微供。”爾時世尊默然而受。時毘舍佉知佛受已，頂禮佛足奉辭而去。既至舍已，即於其夜備辦種種上妙飲食。佛於其夜天將曉時，便於東方見多雲起，形如圓鉢遍滿虛空，如是之雲能降大雨充滿溝渠。爾時佛告阿難陀曰：“汝今宜往告諸苾芻：‘今此雲起必降洪雨，此雨霑濡有大威力。若洗浴者能除眾病。若諸苾芻樂欲洗者，可於空地隨意洗浴。’”阿難陀既受教已，具以佛語告諸苾芻。時諸苾芻悉於露地雨中立洗。時毘舍佉母飲食辦已，敷設座具安淨水瓮，令其婢使往逝多林，請佛及僧白言：“時至。”婢到門所覓諸苾芻，時諸苾芻閉門而浴，婢於門隙遙見苾芻露形於寺中浴，便作是念：“此中不見苾芻，皆是露形外道。”即便歸舍白其母曰：“我於寺內不見一人是苾芻者，但見露形外道立洗雨中。”時毘舍佉便作是念：“今日天雨，聖眾多在雨中露形而浴，非是外道。”便遣餘人往扣門喚，白言：“聖者！毘舍佉母令白時到。”爾時佛與大眾著衣持鉢，詣毘舍佉處既坐定已，先行淨水次下美食，種種珍羞無不備具。眾既食了受水齒木，淨澡漱已皆收鉢器。時毘舍佉即於佛前以瓶注水，聽說發願竟，前禮佛足白佛言：“世尊！唯願慈悲許我微願。”佛言：“隨汝所求，欲作何願？”毘舍佉曰：“我有八願：一者欲施苾芻眾雨浴衣，二者欲施苾芻尼眾雨浴衣，三者客苾芻來先我舍食，四者將行苾芻當於我舍食已而去，五者有病苾芻我施飲食，六者看病苾芻我亦施食，七者有病苾芻須醫藥者我當給施，八者常施僧粥。”

佛告毘舍佉曰：“汝以何緣施雨浴衣？”答言：“大德！今日時至，令婢詣門見諸苾芻露形而浴，謂是外道。大德！我緣此故施雨浴衣，令諸聖眾遮身洗浴。”“又毘舍佉！汝以何緣施苾芻尼雨浴衣？”答言：“大德！我憶曾見諸苾芻尼，在河水中露身而浴，諸俗譏恥出嫌誚言，為此施衣令障形醜隨處而浴。”“又毘舍佉！汝以何緣施客苾芻新來者食？”答言：“大德！諸新來者未善委知乞食次第，又復疲勞須食美食，是故我施。”“又毘舍佉！汝以何緣施將遠行苾芻飲食？”答言：“大德！行侶苾芻若乞食時，恐失其伴，故我施食。”“又毘舍佉！汝以何緣施病苾芻食？”答言：“大德！諸病苾芻不得食者，病便增劇，是故我施。”“又毘舍佉！汝以何緣施看病者食？”答言：“大德！若看病人行乞食者瞻侍便闕，湯藥所須有乖時節，是故我施。”“又毘舍佉！汝以何緣施病苾芻所須醫藥？”答言：“大德！若無醫藥病即難差，長時帶患廢修善品，是故我施。”“又毘舍佉！汝以何緣施苾芻僧粥？”答言：“大德！若諸苾芻不食粥者，被

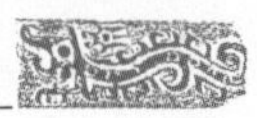

飢渴逼，是故我施。”(《大正藏》卷二十三第 895-896 页)

【评说】比丘生病可以食粥，可以接受布施的汤药。可见佛陀对于疾病持积极治疗的态度。

卷第五十

【提要】佛陀为诸比丘讲四波罗底提舍尼法。

【原文】爾時世尊過十二年方至劫比羅伐窣覩城，於第一日在王宫中食，至第二日在自宫中受其供養，佛衆食時瞿卑夫人自手行食。時具壽鄔陀夷不善斂身，令瞿卑夫人怪其非法。後於異時獨至宫中，夫人令坐朽床，放身而坐，床破倒地，因致譏醜，廣說乃至，佛言：“苾芻若於俗家坐時，不應放身而坐，可善觀察，應當學。”或於俗舍壘足而坐，或重內外踝而坐，或急斂足或長舒足，或露身坐。諸俗譏嫌，佛言：“不應如是，當制學處：在白衣舍不壘足、不重內踝、不重外踝、不急斂足、不長舒足、不露身，應當學。”(《大正藏》卷二十三第 902 页)

【评说】佛陀规定弟子要注意自己的坐姿，以免影响俗家人。

【原文】佛在江猪山。時有施主請佛及僧就舍而食，其行食者不善用心，撥放美團，苾芻於鉢不恭敬護，遂多損破。佛言：“恭敬受食，應當學。”

佛在江猪山。時六衆苾芻入菩提長者舍乞食，長者與食滿鉢受飯復受羹臛，鉢便溢滿流落污地，因生譏恥。以事白佛，佛言：“為制學處，應如是說：

不得滿鉢受飯，更安羹菜令食流溢，於鉢緣邊應留屈指，用意受食，應當學。”

或食未至預申其鉢，如乞索人現饕餮相，因生譏恥。以事白佛，佛言：“為制學處，應如是說：行食未至勿預申鉢，應當學。

不安鉢在食上，應當學。”

或復食時現憍慢相，猶如小兒及諸婬女，佛言：“不應如是憍慢而食，恭敬而食，應當學。”

或復食時極小入口極大入口，如貧乞人，佛言：“不應如是，不極小摶、不極大摶，圓整而食，應當學。”

佛在室羅伐城。時有施主請佛及僧就舍而食。時鄔波難陀苾芻與摩訶羅苾芻隣次而坐。時摩訶羅大開其口向上而望，時鄔波難陀便以土塊遙擲口中，報云：“且食此物。”佛言：“不應如是預張其口。若食未至不張口待，應當學。”

佛在室羅伐城。時有施主請佛及僧就舍而食。時六衆苾芻含食言話，諸俗譏嫌：“沙門釋子不知慚愧，與俗不殊。”共生譏醜。以事白佛，佛言：“不應如是含食語，應當學。”

或復至施主家，見羹菜少恐不充足，先請得羹以飯蓋覆更望得，諸俗譏嫌，佛言：“不應如是，不得以飯覆羹菜、不將羹菜覆飯更望多得，應當學。”

時有施主請苾芻食，其食過甜，六衆即便彈舌相告，謂食大醋。或復其食過醋，六衆即便嚩嘌相告，謂食大甜。或有施主請苾芻食，其食過熱。六衆即便呵氣相告，云食大冷呵熱方食。或有施主請苾芻食，其食過冷，六衆即便吹氣相告：云食大熱吹氣方食。此等皆是倒說其事，故惱施主。佛言：“不應爾。應制學處：

不彈舌食、不嚩嘌食、不呵氣食、不吹氣食，應當學。”

或時六衆受請食時，以手爬散飯食，猶如雞鳥，或云食惡共相毀訾，或復以食填頰細細取食、或復食時齧半留半，或復舒舌舐掠脣口，佛言：“應制學處：

不手散食、不毀呰食、不填頰食、不齧半食、不舒舌食,應當學。”

佛在室羅伐城。時有施主,先曾歸依露形外道,近生信敬歸佛法僧,遂請佛僧就舍而食。時彼施主行諸飲食,及以麩團薄餅蘿蔔。是時六眾欲譏施主,便以麩團作窣覩波像,上置蘿蔔覆以薄餅,遂相告曰:“此是惡趣中露形外道晡刺拏塔。”漸取食之,蘿蔔便倒,更相告曰:“此是露形外道作窣覩波,今便崩倒。”施主見已息歸敬心。佛言:“應制學處:不作窣覩波形食,應當學。”

或時六眾受他請食,其美好者有餘著手,即便以舌重舐其手,鉢亦如是。或時振手、或復振鉢,謂以鉢水振灑餘人污彼衣服,見他好衣生嫉妬故。佛言:“如是等皆不應作,應當學。”

時有施主飯食眾僧,報言:“聖者! 多有好食,莫多請麩。”六眾不信便多受麩,後見好食欲棄其麩。比坐有一摩訶羅苾芻,四顧而望。于時六眾便持麩團置彼鉢內,遂令溢滿不暇受餘。佛言:“常看鉢食,應當學。”

時有苾芻食持鉢滿,六眾傍觀共生輕慢,云:“此摩訶羅大能噉食。”佛言:“不輕慢心觀比坐鉢中食,應當學。”

六眾苾芻以不淨手捉淨水瓶,遂令諸蠅競來附近,招致譏醜。佛言:“不以污手捉淨水瓶,應當學。”(《大正藏》卷二十三第 902-903 页)

【评说】佛陀定制了严格的饮食礼仪:应恭敬受食、盛饭不要盛满不要溢出钵外、不大口或小口吃饭、不得张口待饭、含着食物不说话、不向食物吹气呵气、不将剩下的食物放入钵中、不站立着洗钵、不得赞美饮食以获更多。

【原文】緣在室羅伐城,時有婆羅門孩兒遇病,有鄔波索迦是彼知識,來告之曰:“孩子若病宜往逝多林中,從諸苾芻乞鉢中水,令其洗沐必得平善。”時婆羅門即往求水,見鄔波難陀從乞鉢水。鄔波難陀便以殘麩飯,內置鉢水中而授與彼,彼見雜水起穢惡心,作如是語:“我兒寧死,誰能用此鄙惡之物而洗浴耶?”以事白佛,佛言:“不應以此穢水持施於人。若有人來乞鉢水時,應淨洗鉢置清淨水,誦阿利沙伽他呪之三遍,授與彼人,或洗或飲,能除萬病(阿利沙伽他者,謂是佛所說頌,出聖教中,若讀誦時有大威力,但是餘處令誦伽他者皆此類也。即如河池井處洗浴飲水之時,或暫於樹下偃息取涼而去,或止客舍、或入神堂蹈曼荼羅踐佛塔影,或時已影障蔽尊容,或大眾散時,或入城聚落、或晨朝日暮禮拜尊儀、或每食罷時、或灑掃塔廟,諸如此事其類寔繁,皆須口誦伽他奉行獲福,若故心違慢咸得惡作之罪。但以東川法眾此先不行,故因注言知聖教之。有在其伽他者,如有頌云):

‘世間五欲樂, 或復諸天樂;
若比愛盡樂, 千分不及一。
由集能生苦, 因苦復生集;
八聖道能超, 至妙涅槃處。
所為布施者, 必獲其義利;
若為樂故施, 後必得安樂。’”(《大正藏》卷二十三第 903 页)

【评说】佛陀规定若有人来乞钵水,比丘应将钵洗净后盛清净水,诵阿利沙伽他呪三遍,然后再给乞钵水人。佛陀认为饮用钵水或用钵水清洗身体能祛病消灾。阿利沙伽他者,即佛陀所说之颂,若诵读时使人有神力。

“即如河池井处洗浴饮水之时,或暂于树下偃息取凉而去,或止客舍、或入神堂蹈曼荼罗

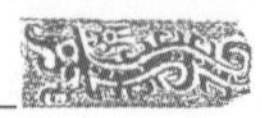

践佛塔影，或时已影障蔽尊容，或大众散时，或入城聚落、或晨朝日暮礼拜尊仪、或每食罢时、或洒扫塔庙，诸如此事其类实繁，皆须口诵伽他奉行获福，若故心违慢咸得恶作之罪”，佛陀规定在河池井处洗浴饮水时、在树下休息时、寄居客舍时、入神堂蹈曼荼罗践佛塔影时、已影障蔽尊容时、大众散时、入城聚落时、晨朝日暮礼拜时、用完餐时、洒扫塔庙时等情况下应诵伽他，以获得福报。

根本说一切有部苾芻尼毘奈耶

三藏法师义净奉　制译

【提要】本经是后期说一切有部所传的比丘尼戒及其解释。

卷　第　一

【提要】本卷佛陀为诸比丘尼解说八波罗市迦法中的不净行学处。

【原文】聰慧女人有五奇智。何謂為五？一、知男子有欲心。二、知時節。三、知從某人得娠。四、知是男。五、知是女。于時彼婦既有娠已心大歡喜，告其夫曰：“仁者知不？今有善子來入我胎，宜大慶悅。”夫聞說已喜遍身心，高聲唱言：“善哉安樂！我從昔來終日竟夜一心願得承家之子，百年之後隨己力分修諸福業咸稱我名，令此功德資助父母所生之處福樂無盡。凡我家務有所付囑。”作是語已，於高樓上敷設寶座安置其妻，專使名醫調和將護，衣服飲食觸事合宜，兼令一切冷暖澁滑酸鹹之類，輕重適時溫涼得所。遍身莊嚴上妙瓔珞，塗飾花鬘光彩超絕，譬如天女居歡喜園。凡所遊踐皆在床褥，往來未曾足履于地，耳目所經終不聽視邪惡聲色。月滿生男，姿容超絕，光相炳耀如贍部金。頂圓如蓋臂長過膝，鼻脩且直眉高而長，額廣平正眾相具足。三七日後諸親歡會：“此兒今者欲作何字？”相與議曰：“今此孩子，本於畢鉢羅樹求得，應名畢鉢羅。又從氏族可名迦攝波。”由此時人稱畢鉢羅，或云迦攝波。便以孩子授八養母，隨其所須不令闕乏。給以乳藥酥膏及餘眾妙資養之物，速便長大如蓮出水。至童子位將付明師，習學技藝及諸典籍，一經耳目記持不忘。執捉淨瓶威儀進止無不明察，翁聲蓬聲及四薜陀悉皆明了，所謂：一、頡力薜陀，二、耶樹薜陀，三、娑摩薜陀，四、阿健薜陀（薜陀譯為明智。若解此四則智無不周、用無不備。應云四明論，總有十萬餘頌，口相傳授，不合書於紙葉。其中義者，初、廣明作業，二、盛陳讚頌，三、說祭藥法式，四、治國養身。諸婆羅門咸多誦習。斯之四號無可正翻，為此俱存梵字。翁聲即是咒術發端之句。蓬聲乃是命召神祇之言。其薜陀聲韻，外道執以為常，起乎自然來從無始，此聲常住恒在虛空，人口發出即是無常。舊云四圍陀者，訛也）。於諸世間在地居空考諸祥變，復閑方法：謂自祭祀、教他祭祀，自習誦、教他習誦，或自布施及受他物，於此六事無不明曉，并屬四明所有支派究暢皆盡。能顯自宗善破他論，智識分明利同於火。眾推先俊請為師導，教婆羅門子五百餘人。（《大正藏》卷二十三第908-909页）

【评说】“作是语已，于高楼上敷设宝座安置其妻，专使名医调和将护，衣服饮食触事合宜，兼令一切冷暖涩滑酸咸之类，轻重适时温凉得所。遍身庄严上妙璎珞，涂饰花鬘光彩超绝，譬如天女居欢喜园。凡所遊践皆在床褥，往来未曾足履于地，耳目所经终不听视邪恶声色”，佛陀时代富贵之家很注意胎教：请医生为孕妇调护、孕妇穿着舒适、饮食丰富，让孕妇心情愉悦，处于一个舒适的生活环境中。

【原文】又告妻曰：“賢首！凡是女人性多惛睡，初夜後夜汝可安眠，於中夜時我暫消息。”後於異時妙賢正臥垂手床前，其迦攝波或時經行或坐思维。時天帝釋見此事已，作如是念：“吾今自往試迦攝波，為是詐妄欲邀名利？為是真實求解脫乎？”即從天下化作一蛇，張口吐毒現可畏相，向妙賢處欲囓其臂。迦攝波見已，乃疾疾行至妙賢所，將寶扇柄舉手置床。是時妙賢從睡驚覺，告其夫曰：“聖子！勿虧盟誓！勿虧盟誓！”迦攝波曰：“豈汝不見黑毒蛇來？”于時妙賢以頌答曰：

“寧使我身遭毒蛇，　慎勿虧誓來相觸；
蛇毒但令一身死，　染毒淪沒無邊際。”（《大正藏》卷二十三第 910 页）

【评说】“凡是女人性多惛睡”，佛陀时代认为女性睡眠多、嗜睡，似与现代认识不符。

卷第二

【提要】佛陀为诸比丘尼解说八波罗市迦法中的不净行学处。

【原文】爾時迦攝波見而告曰：“汝今由我善知識故，其所作者皆已作訖，宜於佛境界乞食自資。”是時妙賢於日初分，執持衣鉢入王舍城次第乞食。時未生怨王枉殺其父，生大追悔懷憂在室。雖有種種鼓樂弦歌，無釋愁惱。時彼大臣遇見妙賢儀貌端正容色殊勝，便作是念：“今此美女特異常人，宜可進王冀除憂慼。”作是念已將近王室，強逼妙賢脫去法衣，著諸彩服具備瓔珞塗拭名香，令親侍人進至王所。時未生怨王纔觀此女姿容妙絕，遂釋憂懷。復由妙賢惡業時熟，如瀑流水無能止遏，遂被惡王強見陵辱，如中毒箭生大憂苦。是時大世主於十五日欲褒灑陀，遍觀尼眾不見妙賢，入定觀知在王宮內遭大辛苦非常被辱。諸尼問言：“聖者！妙賢今何所在，獨不見耶？”時大世主即便命彼蓮花色尼曰：“汝應斂念觀彼妙賢。”既聞語已觀知所在，猶如壯士屈伸臂頃，於尼眾沒王宮中出，在高樓上空中而住，遙告妙賢曰：“姊妹！汝已能破諸煩惱魔，何不發起大神通事，受斯陵辱？”時蓮花色尼便授其法，如是應作如是應修，速自調心發起通力。是時妙賢繫念除亂，於須臾間獲得神足，著俗彩衣乘空而去。時蓮花色便共妙賢至長淨處，時十二眾苾芻尼見已生大嫌恥，作輕笑言：“我實不能與此宮人同處長淨。”時大世主聞斯語已，告妙賢曰：“具壽！宜往白王，著先法服速還來此。”于時妙賢即乘神通至王寢處，其王猶睡，在於空中彈指作聲。王聞覺已，便大驚怖身毛皆竪，作如是言：“汝為是誰？為天龍耶？為神鬼耶？”作是語已，是時妙賢空中對曰：“我非天龍神鬼等，但是大師聲聞眾中妙賢苾芻尼。”時王聞已以頌答曰：

“現無法衣并應器，　容狀復不似尼形；
相貌既同倡艷女，　法俗相違當為說。”

是時妙賢縱身而下，以事告曰：

“大王非理相陵逼，　強奪我鉢并法衣；
宜應見授父母財，　我欲速歸為長淨。”（《大正藏》卷二十三第 912-913 页）

【评说】“时未生怨王枉杀其父，生大追悔怀忧在室。虽有种种鼓乐弦歌，无释愁恼”，未

生怨王因杀害父亲，内心懊悔忧愁从而对歌舞失去兴趣，此时的兴趣下降是内心忧愁的外现。

【原文】時未生怨王聞是語已，悶絕躄地。以冷水灑面方能醒悟，便禮雙足求哀致謝，即索衣鉢敬授妙賢。既受得已即還本處，與諸尼眾而為長淨。（《大正藏》卷二十三第913页）

【评说】“时未生怨王闻是语已，闷绝躄地。以冷水洒面方能醒悟”，强烈的精神刺激致人昏迷，用冷水可喷醒。

【原文】若苾芻尼，於眠睡苾芻行不淨行。睡苾芻於初中後不覺不知及不受樂無犯，行婬者得根本罪。若苾芻尼詣睡苾芻所，若初中知後不知無犯，其行婬者得根本罪。若初中後皆知而無心受樂者無犯，其行婬者得根本罪。若初中後皆知有心受樂者，二俱得根本罪。如尼既爾，正學女、求寂女事並同然；苾芻、求寂男准事應悉。若苾芻尼以諸酒與苾芻令醉著作不淨行，而醉苾芻於初中後，有知不知受樂不樂，得罪輕重有犯無犯，乃至餘眾與酒令醉，如上睡眠廣說。如醉既爾，若以呪術及藥令彼迷亂，於彼諸境作不淨行，乃至餘眾互為，得罪有無如上。若苾芻尼強逼他苾芻共行不淨行，若被逼者，初入之時作心受樂，二俱滅擯。若入時不樂入已樂，二俱滅擯。若入時不樂入已不樂出時樂，二俱滅擯。若被逼者三時不樂無犯。逼他者滅擯。如逼苾芻，若逼求寂、白衣，及下餘眾，事並准前。若苾芻尼等互相陵逼，如上應知。（《大正藏》卷二十三第914页）

【评说】佛陀规定若比丘尼与睡眠比丘行不净行，比丘并无欣快感，比丘尼得波罗夷罪，若比丘享受此过程，二者皆得波罗夷罪。

若比丘尼逼迫比丘醉酒、用药和咒术使比丘迷乱，从而与比丘行不净行，若双方享受此过程，两者皆得波罗夷罪，若比丘不享受此过程，比丘尼犯波罗夷戒。

卷第三

【提要】佛陀为诸比丘尼解说八波罗市迦法中的不与取学处。

【原文】若人田有諸根藥，謂香附子、黃薑、白薑，及諸根藥烏頭等類，苾芻尼興方便起盜心，乃至未觸已來，得惡作罪；若觸未移處，得窣吐羅底也；若離本處、滿五，得本罪；不滿，得窣吐羅底也。（《大正藏》卷二十三第919页）

【评说】佛陀规定若比丘尼对田地里的根药如香附子、黄姜、白姜、乌头等起盗心，得恶作罪；若因起盗心而触摸诸根药得窣吐罗底罪；若偷盗诸根药满五磨洒得波罗夷罪。一磨洒即为梧桐子大小的金子。可见佛陀很重视对比丘尼善心的防护，此项规定可以防止比丘尼起盗心。

【原文】緣處同前，時有阿羅漢苾芻尼名曰世羅，斷諸煩惱。時有賣香童子，見世羅尼深生敬重，往就其所慇懃致禮，白言：“聖者！若有所須之物，於我家中皆隨意取，所有言教我皆頂受。”時苾芻尼告曰：“賢首善哉！願汝無病。”後於異時，世羅苾芻尼身嬰重病不能乞食，有餘苾芻尼巡行乞食。時賣香童子見而致禮，問言：“聖者！世羅苾芻尼何因不見？”報言：“賢首！彼身染患。”童子告曰：“聖者！我先白言：‘若有所須隨意取用。’曾不見來從我求覓。彼有所須，願尊為取。"彼便報曰："如是賢首，願汝無病。"即便捨去，如是乃至三返慇懃請與。時少年苾芻尼便生是念："我屢聞此童子所言，我宜試之，為虛？為實？"便持小鉢授與童子，告言："賢首！聖者世羅今須少油。"時彼童子有新壓油，盛滿小鉢授與彼尼，告言："聖者！若更所須，隨意來取。"時苾芻尼受已而去，即以此油塗世羅身，遍及手足油並罄盡。

世羅病愈便行乞食，時彼童子見便禮足，白言："聖者！久不相見。"尼便報曰："我比嬰患。"白言："聖者！先已言請：'若有所須，於我家中皆隨意取。'曾不遣信從我求覓。唯見一尼，云：'聖者患。'從我取油。我以新油盛滿小鉢持付彼尼。"世羅報曰："善哉童子！願汝無病。"言畢而去，次第乞已還本住處，告諸少尼曰："是誰就彼賣香童子持油鉢來？"有尼報言："聖者！我行乞食，見彼童子再三告我，聖者世羅我已言請，若有所須皆隨意取。"曾不見來從我求索。若彼世羅有所須者願為持去。我便生念："應可試之驗其虛實。"即持小鉢授與童子，告曰："聖者世羅，今患須油。"時彼童子盛滿新油而授與我，我得油已將至房中，便為聖者塗身手足，尋皆用盡。時世羅尼告少尼曰："我曾令汝就彼童子取覓油不？"少尼答曰："不曾使我。"時有餘苾芻尼，與此少尼先有嫌隙，聞此語已告世羅曰："聖者！今此少尼緣仁疾苦，豈但一處擅取於油，室羅伐城遍皆求乞，他勝之罪其數難知。"得少尼聞此語已生追悔心："豈我實犯他勝罪耶？"以緣白諸苾芻尼，乃至白佛。佛問彼少尼曰："汝以何心從彼乞油？"白佛言："我於童子而起試心。"佛告苾芻："若作試心，此苾芻尼無犯。然諸苾芻尼不問病者不應為乞。若乞取時問病者曰：'為向眾僧養病堂處而求藥耶？為詣信心及親族處？若親族多者於誰處求？'隨所指示應為求覓。若不問病人而為乞求者，得越法罪。"（《大正藏》卷二十三第922-923页）

【评说】经文记载了用油涂抹世罗比丘尼全身而治愈其病的医案。

"若作试心，此苾刍尼无犯。然诸苾刍尼不问病者不应为乞。若乞取时问病者曰：'为向众僧养病堂处而求药耶？为诣信心及亲族处？若亲族多者于谁处求？'随所指示应为求觅。若不问病人而为乞求者，得越法罪"，佛陀规定看护比丘为病人乞药时应询问病人向养病堂求药还是向亲人处求药，然后按患病比丘的指示求药，此与现代社会重视患者的知情权相似。

卷第四

【提要】佛陀为诸比丘尼解说八波罗市迦法中的断人命学处、妄说自得上人法学处。

【原文】爾時薄伽梵在廣嚴城勝慧河側大栢林中，為諸四眾演說妙法，說不淨觀、讚修不淨觀："汝諸四眾應修不淨觀，由於此觀修習、多修習故得大果利。"諸苾芻便修不淨觀。既修習已，於膿血身深生厭患，或持刀自殺、或服毒藥、或以繩自縊、或自墜高崖、或展轉相害。爾時苾芻眾漸減少，佛是知者見者，知而故問告阿難陀："何因緣故諸苾芻眾，數漸減少在者無幾？"時阿難陀即以上事具白世尊。佛以此緣集苾芻眾，問諸苾芻："汝實如此展轉教殺不？"白言："實爾。"佛告諸苾芻："汝等所為非沙門法、非隨順行，是不清淨，非出家者所應為事。"（《大正藏》卷二十三第923页）

【评说】"诸苾刍便修不净观。既修习已，于脓血身深生厌患，或持刀自杀、或服毒药、或以绳自缢、或自坠高崖、或展转相害"，比丘尼因修习不净观不当，厌烦自己的身体而自杀。

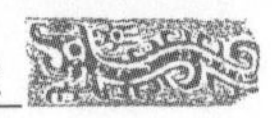

【原文】"若復苾芻尼,若人、若人胎,故自手斷其命,或持刀授與、或自持刀、或求持刀者,若勸死、讚死,語言:'咄女子!何用此罪累不淨惡活為?汝今寧死,死勝於生。'隨自心念,以餘言說勸讚令死。彼因死者,此苾芻尼亦得波羅市迦不應共住。"

若復苾芻尼者,義如上說。

若人者,謂於母腹已具六根,所謂眼耳鼻舌身意。

人胎者,謂入母腹但有三根,謂身、命、意。

故者,謂是故心,非錯誤等。

自手者,謂自手行殺。

斷命者,令彼命根不得相續。

或持刀授與者,若知彼人欲得自殺,便以大刀、剃刀、刺刀等而安其處欲令自害。

或自持刀者,謂自力劣不能行殺,但自執刀令他捉手而斷人命。

或求持刀者,謂覓男女半擇迦等令其行殺。

言勸死者,於三種人勸之令死,謂破戒、持戒及以病人。云何勸破戒?如有苾芻尼,於破戒苾芻尼有所求覓,若衣服、鉢絡、水羅、絛帶及餘沙門命緣資具。時彼苾芻尼作如是念:"若彼破戒命存在者,彼衣鉢等無由能得,我應詣彼勸諫令死。"即便往彼作如是言:"聖者!知不?仁今破戒作諸罪業,身語意三常造眾惡。聖者乃至仁命得長存者,所作惡業轉更增多,由惡增故當於長時受地獄苦。"若破戒者聞此語已,作如是問:"聖者!我今欲何所作?"彼便報曰:"應可捨身自斷其命。"若彼苾芻尼或可捨身或時自殺,彼苾芻尼得波羅市迦;若破戒苾芻尼不受勸者,彼苾芻尼得窣吐羅底也。時勸死者雖說如前,勸死語已心生追悔,便往詣彼破戒苾芻尼所,作如是言:"聖者當知!我前所說猶如愚小,不善分別不審思量,倉卒而說。聖者若能親近善友說除先罪,仁之所作三業不善,由彼力故而得清淨,由清淨故捨此身已當生天上。"若破戒者或問彼曰:"聖者!我今欲何所作答?"言:"仁勿捨身,仁勿自殺。"若不自殺者,苾芻尼得窣吐羅底也;若破戒人雖聞前語,不用其言而便自殺,其勸死者亦得前罪。是謂苾芻尼勸破戒人死。(《大正藏》卷二十三第923-924页)

【评说】佛陀规定若比丘尼故意杀害他人、胎儿或自杀者得波罗夷罪。杀害的方式包括:知道他人想自杀而将刀放在自杀者容易看到或拿到的地方而促成他人自杀、自己持刀令他人抓自己的手而将自己杀害、令持刀之人将自己杀害、劝说他人自杀等。

佛陀规定若故意劝说犯戒比丘尼自杀成功者得波罗夷罪,若劝说未成功者得窣吐罗底罪。

【原文】云何勸病人死?如有苾芻尼,於病苾芻尼有所希求,若衣鉢等命緣資具。時彼苾芻尼作如是念:"彼重病人命存在者,彼衣鉢等無由能得,我應往彼勸諫令死。"即便往彼作如是言:"聖者知不?仁既重病極受苦惱,仁若久在病轉增劇常受辛苦。"若病苾芻尼聞此語已,作如是問:"我今欲何所作?"彼便報曰:"應可捨身自斷其命。"若病苾芻尼聞是語已,恐更辛苦便自斷命,彼苾芻尼得波羅市迦;若病苾芻尼不受勸者,彼苾芻尼得窣吐羅底也。時彼苾芻尼雖說如前勸死方便已,心生追悔,便往彼病苾芻尼所,作如是言:"聖者當知!我前所說猶如愚小,不善分別不審思量,倉卒而說。聖者!仁今宜可覓善知識,能為仁求應病之藥,供給飲食如法相看隨順不逆。若能爾者,不久便當病愈安樂,氣力平復隨意遊行。"若病苾芻尼或問彼曰:"聖者!仁今令我欲何所作?"報言:"仁勿捨身勿為自殺。"若不自殺者,彼苾芻尼得窣吐羅底也；若病苾芻尼雖聞前語，不用其言而便自殺，彼苾芻尼亦得麁罪。是謂苾芻尼勸病者死。（《大正藏》卷二十三第924页）

【评说】若比丘尼对病人说死后会少受痛苦而致使病人自杀者得波罗夷罪，若病人未死亡者得窣吐罗底罪。

【原文】攝頌曰：

有時以內身，　或用於外物，

或內外二合，　是名為殺相。

云何內身殺？謂若苾芻尼有殺心，若以一指打彼女男半擇迦等，由此方便而命終者，此苾芻尼得波羅市迦；或當時不死、由此為緣後乃死者，此苾芻尼亦得波羅市迦；若當時不死、後亦不死者，得窣吐羅底也。如以一指，若以五指、拳、腕、項、肩及餘身分，乃至足指而打，於彼欲令斷命。若彼死者，此苾芻尼得波羅市迦；若當時不死、後由此死者，苾芻尼亦得波羅市迦；若不死者，得窣吐羅底也。是名內身行殺。（《大正藏》卷二十三第924页）

【评说】内身杀即用手指、拳头、腕、头、肩等身体部位击打他人导致他人死亡。

【原文】云何外物殺？若苾芻尼有殺心，以竹、鐵箭射彼女男半擇迦等，由此方便而命終者，此苾芻尼得波羅市迦；不即命終、後方死者，亦得波羅市迦；若當時不死、後亦不死者，得窣吐羅底也。若矛矟、輪鑹及餘兵刃乃至棗核，遙擲彼人作殺害心欲令其死，由此方便而命終者，此苾芻尼得波羅市迦；不即命終、後方死者，亦得波羅市迦；若當時不死、後亦不死者，得窣吐羅底也。是名外物殺。（《大正藏》卷二十三第924页）

【评说】外物杀即以竹、铁箭射其他人而致他人死亡。

【原文】云何內外合殺？若苾芻尼有殺心，手執大刀，殺彼女男半擇迦等，由此方便而命終者，此苾芻尼得波羅市迦；不即命終、後方死者，亦得波羅市迦；若當時不死、後亦不死者，得窣吐羅底也。如大刀既爾，諸餘兩刃、半刃、矟杖之類乃至草莛，打斫於彼作殺害心欲令其死，由此方便而命終者，得波羅市迦或得窣吐羅底也。廣如上說。是名內外合殺。（《大正藏》卷二十三第924页）

【评说】内外合杀即用大刀、矟杖之类、草莛砍斫他人而使其死亡。

【原文】攝頌曰：

若以毒藥粖，　及在二依處，

或時以諸酒，　機關等害人。

云何以毒藥？

若苾芻尼有殺心，若以毒藥、若毒和食，謂餅飯等，殺女男半擇迦，由此方便而命終者，得波羅市迦；不死，得窣吐羅底也。廣說如上。是名毒藥殺。（《大正藏》卷二十三第924-925页）

【评说】若比丘尼用毒药或把毒药放入食物内将他人毒死得波罗市迦罪，若没毒死得窣吐罗底罪。佛陀时代已有将毒药混入食物致人死亡的行为。

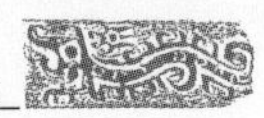

【原文】云何毒粖殺？若苾芻尼有殺心，以諸毒粖或用摩身、或將洗浴、或和塗香、或坌香鬘、或雜香煙，殺彼女男半擇迦等，由此方便而命終者，此苾芻尼得波羅市迦，或得窣吐羅底也。是名毒粖殺。(《大正藏》卷二十三第925页)

【评说】若比丘将毒药抹他人身上，或将毒药放入洗澡水、擦脸油、发油、香里而使他人丧命得波罗夷罪。可见，古印度用毒谋害他人性命的方法颇多。

【原文】云何依處殺？此有二種：一、因地稽留，二、因木稽留。何謂因地稽留？若苾芻尼有殺心，掘地作穽，於內置機羂絆其脚，欲殺男女半擇迦，因此而死；或放師子、虎豹、鵰、鷲鳥等而令噉食，或以風吹日曝形質銷盡，或令飢渴羸瘦，由此方便而命終者，此苾芻尼得波羅市迦，若不死者得窣吐羅底也。如脚既爾，若脛、若髀、若腰、若胸，乃至於頸而為羂絆，或時欲令師子等食，乃至飢渴羸瘦，由此方便而命終者，得波羅市迦，或窣吐羅底也。是名因地稽留殺。(《大正藏》卷二十三第925页)

【评说】若比丘尼掘地挖陷阱，布置机关将人困住、放狮子虎豹等动物撕咬被困人、恶劣天气折磨被困人、令其饥渴，致人死亡名为地稽留杀。

【原文】云何因木稽留殺？若苾芻尼，故心欲殺女男半擇迦等，或於大木若柱若橛，以濕繩索而繫其足，因此而死；或時欲令師子等食，乃至飢渴銷瘦，由此方便而命終者，得波羅市迦，或窣吐羅底也。是名因木稽留殺。(《大正藏》卷二十三第925页)

【评说】若比丘尼将人捆绑在树木、柱子等地方，导致其被动物咬伤或饥渴难耐而死亡名木稽留杀。

【原文】云何酒醉殺？若苾芻尼，故心欲殺女男半擇迦等，與米酒令飲，因此致死；或令師子等食，乃至飢渴羸瘦，由此方便而致命終，得波羅市迦，或窣吐羅底也。如米酒既爾，乃至根莖花葉果酒，或呪其酒或以藥酒，飲令心亂癡無所識，由此方便而致命終；或由醉故欲令王賊怨家而斷其命，得波羅市迦，或窣吐羅底也。是名以酒殺。(《大正藏》卷二十三第925页)

【评说】若比丘尼欲杀害某人令其饮酒使其丧失意识，后被别人杀害或被野兽杀害称为酒杀，酒杀令人死亡，比丘尼得波罗市迦罪，未致人死亡的，比丘尼得窣吐罗底罪。

【原文】云何機弓殺？若苾芻尼，故心欲殺女男半擇迦等，便設機弓施以鐵箭，或安諸刀等，置於路側。若彼女男及半擇迦，從此而過，便截手足，或復斬頭及餘身分。由此方便而致命終者，此苾芻尼得波羅市迦，或窣吐羅底也。如機弓既爾，若作蹋發及餘機關欲斷人命，得罪同前。(《大正藏》卷二十三第925页)

【评说】若比丘尼欲杀害某人，在路旁放箭将其杀害或用刀将其砍伤而至死亡名机弓杀。

【原文】攝頌曰：

若起全半屍，　墮胎并作呪，
推落及水火，　遣使寒熱殺。

云何起全屍殺？若苾芻尼，故心欲殺女男半擇迦等，便於黑月十四日，詣屍林所覓新死屍，乃至蟻子未傷損者，便以黃土揩拭香水洗屍，以新氎一雙遍覆身體，以酥塗足，誦呪呪屍。于時死屍嚬伸欲起，安在兩輪車上，以二銅鈴繫於頸下，以兩刃刀置於手中。其屍即起，便問呪師曰："汝欲令我殺害誰耶？"呪師報曰："汝頗識彼某甲女男半擇迦不？"答言："我識。"報曰："汝可往彼斷其命根。"若命斷者，苾芻尼得波羅市迦。若於彼家以諸葉草而為鬘帶，橫繫門上及置水瓶、或門繫羖牛并同色犢子、或繫羖羊并同色羊羔、或家有磨藥石并有石軸、或門有因陀羅杙、或火常不滅、或家安形像、或有佛真身、或轉輪王母、或懷輪王胎、或有菩薩、或有菩薩母、或懷菩薩胎、或將欲誦四阿笈摩經、或正誦時。若復大經欲誦正誦，謂《小空》《大空經》《增五、增三經》《幻網經》《影勝王迎佛經》《勝幡經》。若有如是等事守護之時，彼所起屍不能得入者，此苾芻尼皆得窣吐羅底也。或不善解起屍之法，却來殺其呪師，此苾芻尼得窣吐羅底也。若呪師苾芻尼殺彼起屍，亦得窣吐羅底也。

云何起半屍事？緣並同前，於中別者，車但一輪，一鈴繫頸，刀唯一刃，乃至結罪廣如上說。（《大正藏》卷二十三第 925 页）

【评说】若比丘尼利用死尸将人杀害名全尸杀。利用死尸的方法为：用黄土涂抹擦拭尸体后并用香水将尸体洗净，用毛毯等物将尸体盖住，用酥涂双足，对尸体诵咒语使尸体起身，将尸体放在两轮车上将铜铃系在颈下，使尸体将刀紧握，令其杀害某人。

佛陀认为受蛊惑的尸体害怕门上或水瓶中的草叶、门上的牛头羊头、家里的磨药石、因陀罗杙、佛像、火、经。

【原文】云何墮胎殺？若苾芻尼，欲殺懷胎母、不欲殺子，即便蹂踏其腹。若母死非胎者，苾芻尼得波羅市迦；若胎死非母者，得窣吐羅底也；若二俱死，於母得波羅市迦；若二俱不死，得窣吐羅底也。若苾芻尼欲殺於胎、不欲殺母，即便蹂踏其腹。若胎死非母，苾芻尼得波羅市迦；若母死非胎，得窣吐羅底也；若二俱死，得波羅市迦；若二俱不死，得窣吐羅底也。（《大正藏》卷二十三第 925 页）

【评说】若比丘尼心怀杀气，击打孕妇腹部，若胎死母活，比丘尼得波罗市迦罪，若母死胎活得窣吐罗底罪，若母胎皆死得波罗市迦罪。

【原文】云何作呪殺？若苾芻尼有殺心，起方便欲殺女男半擇迦，作曼荼羅安置火爐，然火投木口誦禁呪，作如是念："若燒木盡，令彼女男半擇迦命根即斷。"若火中木纔始燒半彼命斷者，此苾芻尼得窣吐羅底也；若木燒盡彼命終者，得波羅市迦。若苾芻尼有殺心，起方便欲殺女男半擇迦，以油麻芥子各一升，置於臼中擣之，口誦禁呪，作如是念："若臼中物擣若成末，令彼命終。"未末已來彼命終者，此苾芻尼得窣吐羅底也；若碎成末彼命終者，得波羅市迦。若苾芻尼有殺心，起方便以黃牛乳一升，置於器中，以指攪乳，口誦禁呪，作如是念："若器中乳盡變成血，即令彼人命根斷絕。"若乳未盡成血彼命終者，得窣吐羅底也；若盡成血彼命終者，得波羅市迦。（《大正藏》卷二十三第 925-926 页）

【评说】若比丘尼欲杀害某人，在坛场放置一火炉，将木头扔入火炉内并诵呪语"木尽某人命终"，其人死亡，比丘尼得波罗市迦罪。

若比丘尼欲杀害某人，将黄牛乳放入容器中搅拌并念呪语"若乳变成血某人命终"，其人若死，比丘尼得波罗市迦罪。

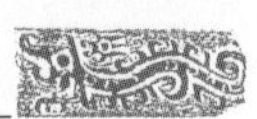

【原文】若苾芻尼欲殺人，起方便，以五色線刺僧伽胝，口誦禁呪，作如是念："作此衣了，令彼命終。"若衣未了彼命終者，得窣吐羅底也；衣了死者，得波羅市迦。（《大正藏》卷二十三第926页）

【评说】若比丘尼欲杀人，以五色线做僧伽胝，诵呪语"此衣做完命终"，若衣未做完某人命终，比丘尼得窣吐罗底罪，若衣做完某人死，得波罗市迦罪。

【原文】若苾芻尼欲殺人，起方便，以指畫地，口誦禁呪，作如是念："畫滿七數，令彼命終。"若未滿七彼命終者，得窣吐羅底也；滿七死者，得波羅市迦。是名作呪殺。（《大正藏》卷二十三第926页）

【评说】若比丘尼欲杀某人，以手指在地上计数，诵呪语"满七则某人命终"，若未满七时某人死亡得窣吐罗底罪，若满七死亡比丘尼得波罗市迦罪。

【原文】云何推墮殺？若苾芻尼欲殺人，於崖岸邊危險等處推彼令墮。由此死者，得波羅市迦；當時不死、後因此死，亦得波羅市迦；當時不死、後亦不死，得窣吐羅底也。如崖既爾，或於牆樹處、或於象馬、車輿、床座，頭肩、腰背、髀膝、腨足及餘身分而推墮時，由此死者，得波羅市迦；若當時不死、後因此死，亦得波羅市迦；若當時不死、後亦不死，得窣吐羅底也。是名推墮殺。（《大正藏》卷二十三第926页）

【评说】若比丘尼欲杀某人，在悬崖边、水边、象马上、车上、床边等推某人使其坠落，从而导致其死亡即推堕杀。

【原文】云何於水殺？若苾芻尼欲殺人，推置水中。因此死者，得波羅市迦；不死，窣吐羅底也。廣如上說。水謂河、海、池、井，乃至以水一掬投彼口中令死。是名於水殺。（《大正藏》卷二十三第926页）

【评说】若比丘尼欲杀某人，在河边、海边、池边、井边将其推下，导致某人呛水而死即于水杀。

【原文】云何於火殺？若苾芻尼欲殺人，推置火中。因此而死，苾芻尼得波羅市迦。謂若燒村林城邑，乃至以火炭置彼口中令死，是名火殺。（《大正藏》卷二十三第926页）

【评说】若比丘尼若杀害某人，将其推入火中或放火烧村林城邑或将火炭放其口中而导致其死亡名火杀。

【原文】云何驅使殺？若苾芻尼欲殺人，即遣其人向險難處而致死者，得波羅市迦，或窣吐羅底也。廣如上說。險難處者，謂賊、怨家、虎狼、師子等處，使人經過令其致死，是名驅使殺。（《大正藏》卷二十三第926页）

【评说】若比丘尼欲杀害某人，即遣其经过有贼的地方、有其冤家的地方、有虎狼狮子等野兽的地方而使其死亡，名驱使杀。

【原文】云何寒凍殺？若苾芻尼欲殺人，於極寒時猛風嚴烈、若晝安置陰中、若夜置於露地令坐濕草。因此而死，苾芻尼得波羅市迦，或窣吐羅底也。廣如上說。是名寒凍殺。（《大

正藏》卷二十三第926页)

【评说】若比丘尼欲杀害某人,即使其在极寒天气下住阴冷的地方或夜晚坐露天处,而导致其死亡得波罗市迦罪或窣吐罗底罪。

【原文】云何炎熱殺?若苾芻尼欲殺人,於極熱時身生痱瘡,若晝置於露地、若夜安密室中,熏以煙火覆以席薦及毛続等。因此而死,得波羅市迦。餘如上說。是名炎熱殺。(《大正藏》卷二十三第926页)

【评说】若比丘尼欲杀害某人,让其在极热的天气下住密室中或令其盖席、毛毯等物用烟火熏从而导致其死亡,得波罗市迦罪。

"极热时身生痱疮",说明天气极热时人会生疮。

卷第五

【提要】佛陀为诸比丘尼解说八波罗市迦法中的摩触学处、八事成犯学处、覆藏他罪学处、被举人学处。

【原文】佛在室羅伐城。時此城中有一賣香男子,容儀端正聚妻未久。苾芻尼吐羅難陀因行遇見便生染愛,問言:"男子!汝聚妻幾時?彼何形狀?夫婦兩人共相愛不?"答言:"聖者!道俗路殊,何勞問此?"尼曰:"汝與我娶,豈不樂哉!"頻言調弄令生染著,遂共期欵:"可向尼寺某門,某房是我住處,共我相見。"答曰:"勿令外人覺知私事。"尼曰:"汝豈搖鈴來入寺耶?'尼便歸寺,男子至暮遂赴彼期到尼房所,尼既見已喚入室中藏於床下。尼諸弟子來至房外,而為請白,教授既訖還入房中,見尼入來從床下起,尼妄謂賊遂便驚怖,答曰:"我非是賊是共期人。"染心內發遂抱其尼臥於床上,尼作是念:"我為眾首,率伏諸人並由戒德,我破尸羅更何所用?諸人知已並皆棄擲。"報言:"少年!且見相放。"隨言即放,尼蹋其胸倒地歐血,尼出大叫唱言:"仁等應知!我已降魔摧伏怨敵。"諸尼聞已起來共問:"大姊!證得阿羅漢果耶?"答曰:"不得。"又問:"汝證不還、一來、預流果耶?"答言:"不得。"又問:"廣設供養請世尊耶?"答言:"不請。"尼曰:"若爾,汝作何事?"即示彼男子:"此人入我房中,我以脚蹋令其歐血。"諸尼見已即答言:"汝若不自引入,此人豈能至此寺內?"諸苾芻尼眾皆譏嫌曰:"汝作惡業事,我不隨喜。"尼白苾芻,苾芻白佛。佛以此緣集諸尼眾,觀知利益,問言:"苾芻尼!汝實作此非法事不?"白言:"是實。"佛即訶責:"汝作不淨行、非隨順事、非沙門女行,非出家人所應作事。"世尊種種訶責已,即告諸苾芻尼曰:"我觀十利,於聲聞尼毘奈耶,廣說乃至制其學處,應如是說:

"若復苾芻尼自有染心,共染心男子,掉舉、戲、笑、指其處所、定時、現相、來去丈夫情相許可、在可行非處縱身而臥,如是八事共相領受。若苾芻尼作是事者,亦得波羅市迦,不應共住。"

若復苾芻尼者,謂吐羅難陀苾芻尼,或復餘尼。

共染心男子者,二俱有染起欲纏心。

一、掉舉者,謂相掉觸。二、戲者,謂相戲弄。三、笑者,謂共言笑。四、指處所者,謂向某園某神堂處。五、定時者,謂旦午等。六、現相者,汝若見我新剃髮時、披服赤衣手持油鉢,知事成就。七、來去丈夫情相許可者,謂相愛樂。八、在可行非處者,謂處障蔽堪得行婬。縱身

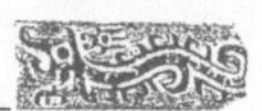

而臥者，謂以身授彼交通事。

如是八事共相領受者，謂作斯八事皆有染心，故言領受。

尼等義如上。此中犯相，若作前七事，一一皆得窣吐羅底也罪。作第八時，便得重罪。(《大正藏》卷二十三第930页)

【评说】本段经文记载了比丘尼吐罗难陀与卖香男子行不净行被其他比丘尼发现，情急之下吐罗难陀用脚将卖香男子踏死之事。

佛陀规定若比丘尼有染心与男子相接触、相调戏、谈笑、在园中神堂里约会、约定时间约会、为约会而新剃发披赤衣持油钵、私定终身得窣吐罗底也罪，行不净行得波罗市迦罪。

卷 第 六

【提要】佛陀为诸比丘尼解说二十僧伽伐尸沙。

【原文】緣處同前。時吐羅難陀尼於晝日中獨一無伴往俗人舍為長者等說法。諸尼告言："汝莫晝日獨往他家，恐有淨行難。"吐羅難陀報曰："汝等不見，賣香男子我以脚蹋口中血出。"諸尼曰："未必眾人同彼怯弱。"尼白苾芻，苾芻白佛。佛以此緣同前集尼，問實訶責，乃至制其學處，應如是說：

"若復苾芻尼，獨從尼寺晝向俗家者，僧伽伐尸沙。"

苾芻尼者，謂吐羅難陀，或復餘人。

獨行無伴向他俗舍，乃至日沒，犯眾教罪。若與求寂女同去者，犯窣吐羅底也。與正學女同去者，得惡作罪。(《大正藏》卷二十三第935页)

【评说】佛陀规定比丘尼若白天独自去俗家说法得僧伽伐尸沙，若至日落未归得众教罪，若与沙弥尼同去得窣吐罗底罪；若与正学女同去得恶作罪，此项规定是防止比丘尼被他人侵犯。

【原文】緣處同前。時有商旅向王舍城，吐羅難陀尼獨隨而去，向餘六城悉皆獨去。後時歸來至本住處，諸尼即為按摩解勞令其歇息，問曰："比在何處獨行而來?"答曰："我唯單己遍往六城。"諸尼告曰："獨行遊歷不將伴侶，若遇惡人來相陵逼，豈非淨行為大難耶?"聞已答曰："汝等不聞，賣香男子欲來相逼，我即打令仰倒。脚踏口中便歐熱血。何有餘人輒相忓犯?"諸尼報曰："未必諸人同彼怯弱。"尼白苾芻，苾芻白佛。佛以此緣同前集尼，問實訶責，乃至制其學處，應如是說：

"若復苾芻尼，獨在道行者，僧伽伐尸沙。"

苾芻尼者，謂吐羅難陀，或復餘人。

獨在道行者，謂無伴侶獨在道行，犯眾教罪。若與求寂女同去者，犯麁罪。與正學女同去，得惡作罪。(《大正藏》卷二十三第935页)

【评说】佛陀规定比丘尼不能单独行路。

"诸尼即为按摩解劳令其歇息"，按摩能缓解行路的辛苦。

【原文】緣處同前。於此城中有一長者，其家巨富，忽嬰重疾，久為醫療竟不瘳損。長者自知命不久存，遂廣行檀施，供養沙門、婆羅門、貧窮、孤寡。時吐羅難陀苾芻尼於小食時著衣持鉢因乞食入其舍，告長者曰："願爾無病。比安隱不?"長者白言："聖者！我於身命無希活心更無瘳損，所有家資行檀修福。"尼曰："賢首！我深隨喜，此是合宜。然我女人利養寡薄，捨施之次分惠少多。"長者報言："我所有財皆已捨施，聖者何故先不早來?"尼曰："使我從舍空手而出，是為損害。"長者曰："聖者！更無餘物，欲何所為?"尼曰："賢首！必須多少共相濟給。"其時長者唯有他人負財契券，便即示尼："聖者！我於家中唯有此契，若須可受。"尼曰："賢首若與，我自將去。"即取其契，復告長者曰：

"由此施福故，　心獲妙莊嚴；
常受諸資具，　得至無上樂。"

長者言："聖者！彼負債人，家緣貧弊不能總還，辦得多少隨意而取，勿惱其人。"尼曰："賢首！我是出家人，豈不商度惱亂於他，此不合理。"長者不久便即命終。尼聞死已，捉負債人於四衢路中共相牽拽。長者婆羅門見已譏嫌："云何苾芻尼依他死契牽拽債人?"尼白苾芻，苾芻白佛。佛以此緣同前集尼問實訶責，乃至制其學處，應如是說：

"若復苾芻尼，依他舊契，自為己索亡人物者，僧伽伐尸沙。"

尼謂吐羅難陀，或復餘尼。

依他舊契者，謂他人債契。

自為己索亡人物者，謂他死後將契從索欲求入己。

若有索者，得眾教罪。無犯者，為僧伽故以理追索。(《大正藏》卷二十三第936页)

【评说】佛陀规定若比丘尼为己欲向欠债人索要亡人债务，得僧伽伐尸沙罪。

卷第七

【提要】佛陀为诸比丘尼解说二十僧伽伐尸沙。

【原文】云何一店有一勢分？謂此店中有一家長兄弟不分。此之勢分，中間總是、外有一尋，又齊安置小麥大麥油麻小豆粟米粳米、劫貝絲綿衣裳等物計秤量度交易之處。云何一店有多勢分？謂此店中有多店主或兄弟分別。此齊幾何是其勢分？何共？何別？謂著物板處。云何多店有一勢分？謂此諸店唯一店主兄弟不分。此之勢分，中間總是、外有一尋，又齊安置麥豆等物。云何多店有多勢分？謂此諸店有多店主或兄弟分別。此齊幾何是其勢分？何共？何別？答：此無勢分。(《大正藏》卷二十三第945页)

【评说】"又齐安置小麦大麦油麻小豆粟米粳米、劫贝丝绵衣裳等物计秤量度交易之处"，佛陀时代食物很丰富，已有小麦、大麦、油麻、小豆、粟米、粳米。

卷第八

【提要】佛陀为诸比丘尼说三十三泥萨祇波逸底迦法。

【原文】爾時菩薩於六年中一無所有，修苦行已後便隨意欲受上妙飲食，即以飯食及諸蘇油遍塗身體，以暖湯水而為沐浴，遂便往詣勝軍聚落二牧牛女所：一名歡喜，二名歡喜力。受十六倍乳糜，飽足食已，復詣善行男子所，取吉祥草時黑龍王讚歎。菩薩向菩提樹下，手自布草不令撩亂，加趺而坐。端身正意心念口言："若我諸漏未斷盡者，我終不解此加趺坐。"是時菩薩未解加趺，眾惑皆盡。(《大正藏》卷二十三第948页)

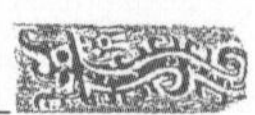

【评说】本段经文记载了佛陀苦行后在菩提树下证悟之事。佛陀苦行之后，食用食物、用酥油涂抹全身、以暖汤水沐浴，可见佛陀认识到健康的身体是修行的基础。

卷 第 九

【提要】佛陀为诸比丘尼说三十三泥萨祇波逸底迦法。

【原文】時有苾芻尼，為請教授而來至此，諸尼聞此諷誦之聲，識其響韻，共至鄔陀夷所，問言："大德！往時走去，比何處來?"答言："我前須向王舍城中。"尼問知已歸告笈多："汝今喜滿，阿遮利耶現已來至。"笈多問曰："是何阿遮利耶?"報言："是鄔陀夷！"笈多曰："因何彼是我阿遮利耶？我豈從彼而受學業！"諸尼報曰："汝無所識作如是語，多有諸尼與大苾芻共相繫屬，汝今宜往問其安不?"彼即具持屑香及油澡浴之物，往詣彼房扣門而喚。鄔陀夷問曰："扣門者誰?"報曰："我是笈多。"鄔陀夷曰："善來！善來！長者之婦，隨意當進。"是時笈多入而告曰："大德！我今豈是長者婦耶？我已出家。"問言："誰與汝出家?"報言："聖者！大世主。"鄔陀夷曰："我有他事須向王城，汝復何緣急求離俗?"彼便報曰："豈非大德前作斯語：'汝當收斂家業，我度汝出家。'我依斯教付囑家產，大德棄我遠向王城。若大世主不度我者，我誠非俗亦非出家。"鄔陀夷曰："我豈當時自持重擔許言教汝，今且可坐為汝說法。"禮已便坐端心聽法，時鄔陀夷即為說法，追念昔時歡笑之事，問言："汝憶往時在某園林天祠堂處，飡噉如是美妙飲食。"作是語時，欲心便起情生錯亂。凡智慧女人有不共事表，知男子有欲心無欲心。笈多覺知鄔陀夷欲心熾盛，告言："聖者！我暫須出，事了即來。"鄔陀夷作如是念："此為便利而欲出耶?"遂令暫出。笈多出已，褰衣急走。時鄔陀夷聞其走聲，遂出房外隨後而趁，喚言："禿女走向何處?"復更急趁，生支觸髀其精遂泄，欲心既歇，徘徊而住。笈多知已亦復還來，報言："聖者！我若住者，我非苾芻尼、仁非苾芻。"鄔陀夷曰："姊妹！如世尊說：'若自護者即是護他，若護他者便成自護。'云何自護即是護他？自能修習多修習故有所證悟，由斯自護即是護他。云何護他便成自護？不惱不恚無怨害心，常起慈悲愍念於物，是名護他便成自護。"笈多報曰："聖者！可脫裙來，我當為浣。"時鄔陀夷即以衣付。是時笈多見衣精已便生悔心，即便自念："我之身分未為聖者之所觸見，我不隨彼斯非善事。"作自念已倍發染心，如佛經中說伽他曰：

"諸有耽欲人，　不見於義利；
亦不觀善法，　常行黑闇中。"

時彼笈多欲心亂故，取精一渧置於口中，復取一渧著女根內。有情業力事不思議，時有中蘊是最後生而來依託。笈多至寺便為浣衣。諸尼見問，笈多具答其事。諸尼謂曰："我意言汝為求勝法往大德處，寧知更有此惡事耶?"笈多報曰："彼之大德是持戒者，自出家後我之身分曾不重觸。"諸尼報曰："不觸身分尚有斯事，如其觸著汝欲如何?"諸苾芻尼知其事已，往白苾芻，苾芻白佛。佛告諸苾芻："彼尼無犯波羅市迦。若有娠者，應安屏室與食供給無令闕事。後時生子當名童子迦攝波，於我法中而為出家，斷諸有漏成阿羅漢，我弟子中辯才巧妙善能宣說最為第一。"爾時世尊遂作是念："若有苾芻尼，與非親族苾芻浣故衣者有斯過失。"世尊以此因緣，如前集眾問實訶責，廣說乃至"制其學處，應如是說：若復苾芻尼，與非親苾芻浣染打故衣者，泥薩祇波逸底迦。"(《大正藏》卷二十三第 952-953 页)

【评说】佛陀时代已观察到：未经过性交，将男子精液置入女性阴道内可怀孕。

卷 第 十

【提要】佛陀为诸比丘尼说三十三泥萨祇波逸底迦法。

【原文】緣處廣說,如苾芻律,乃至"制其學處,應如是說:若復苾芻尼,有非親居士、居士婦,為苾芻尼使非親織師織作衣。此苾芻尼先不受請,便生異念,詣彼織師所作如是言:'汝今知不?此衣為我織。善哉織師!應好織淨梳治善揀擇極堅打,我當以少鉢食、或鉢食類、或復食直而相濟給。'若苾芻尼以如是物與織師求得衣者,泥薩祇波逸底迦。"苾芻尼者,謂此法中尼,餘義如上。

親非親義乃至七種衣,廣如上說。

先不受請者,謂未曾告知。

便生異念者,謂心欲求衣。

語彼織師等者,謂自述其意。為我織者,明為己身。應好織者,欲令衣長善應量故。淨梳治者,欲令衣廣及鮮白故。善[*]揀擇者,謂除其結纇令精細故。極堅打者,欲令滑澤及密緻故。我當以鉢食者,謂與五種珂但尼食、五種蒲膳尼食。或以鉢食之類者,謂生穀等。或復食直者,謂與其價。

言苾芻尼者,謂此法中尼。

以如是物者,謂是上事。

得衣者,得衣入手。泥薩祇者,並如上說。

此中犯相其事云何?若苾芻尼為求衣故,從座而起整理衣服,持二五食等授與織師,勸令好織皆得惡作,得衣犯捨墮。親非親等並如上說。(《大正藏》卷二十三第961-962页)

【评说】若比丘尼为了使自己的衣服干净整洁精致而用食物贿赂织造师得泥萨祇波逸底迦。

【原文】緣處同前。時尊者畢陵伽婆蹉門人弟子,所有諸藥自觸令他觸、或與飲食細末相雜、或更互相和、或自類相染,同在一處不知應捨不捨、時與非時,任情取食。諸有少欲苾芻,見是事已起嫌賤心,以緣白佛。佛以此緣,同前集眾問實訶責,廣說乃至"制其學處,應如是說:如世尊說,聽諸病苾芻尼所有諸藥隨意服食,謂酥、油、糖、蜜,於七日中應自守持觸宿而服。若苾芻尼過七日服者,泥薩祇波逸底迦。"

如世尊者,謂如來應正等覺。

說者,有所曉示。

病苾芻尼者,謂此法中尼身嬰疾病。

所有諸藥隨意服食者,謂與病狀相宜清淨堪食。

酥者,謂諸酥。油謂諸油。糖謂沙糖。蜜謂蜂蜜。

於七日者,謂七日夜。

應自守持宿觸而服者,謂得自取而食。

過七日者,謂越限齊。

泥薩祇波逸底迦者,此物應捨罪應說悔。

此中犯相其事云何?若苾芻尼,月一日得藥,此藥即應於七日內自作守持、或可捨、或與

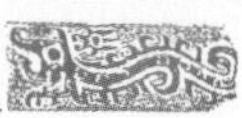

餘人;若不持、不捨、不與餘人,至第八日明相出時,得捨墮罪。若苾芻尼,一日得藥、二日不得,三日得乃至七日得,此藥即應於七日內自作守持、或可捨、或與餘人;若不持、不捨、不與餘人,至八日明相出時,得捨墮罪。若苾芻尼,一日得藥、二日亦得,於七日內此初日藥應守持,二日藥或捨、與餘人,或第二日藥自作守持,初日藥或捨、或與餘人;若不持、不捨、不與餘人,至八日明相出時,得捨墮罪。若苾芻尼,如於一日二日相對作法,如是二日、三日乃至六、七日相對作法,餘如上法。若苾芻尼,月一日得眾多藥,此藥即應於七日內自作守持、或捨、或與餘人;若不持、不捨、不與餘人,至第八日明相出時,得捨墮罪。若苾芻尼如於一日,如是乃至七日得眾多藥,此藥應於七日內自作守持、或捨、或與人;若不持、不捨、不與人,至第八日明相出時,得捨墮罪。若苾芻尼,一日得眾多藥,二日亦得眾多藥,此初日藥於七日內應守持,二日藥或捨、或與人;或第二日藥自作守持,初日藥或捨、或與人。若不捨、不與餘人,至第八日明相出時,得捨墮罪。若苾芻尼,一日不得眾多藥,二日亦不得眾多藥,乃至第六第七日方得眾多藥,第六日藥於七日內應守持,第七日藥或捨、與人;若不捨、不與人,至第八日明相出時,得捨墮罪。若苾芻尼,所有諸藥自觸令他觸,或與餘食細末相觸,或更互相和,或同類相雜,同在一處不能分別者,此藥即應與寺家淨人,或施求寂女。若復苾芻尼,於此諸藥不自觸不令他觸,不與餘食細末相觸,亦不更互相和、亦不同類相染、亦不同在一處,捨與不捨、時與非時能善分別,於七日內自為守持自取服食。應如是守持,應在午前,當淨洗手受取其藥,對一同梵行者作如是說:"具壽存念!我苾芻尼某甲有此病緣,清淨醫藥我今守持,於七日內自服,及同梵行者。"第二、第三亦如是說。若已服一日,即告同梵行者:"我此病藥已服一日,餘有六日在,我當服食。"如是乃至七日皆應告知。若滿七日已尚有餘藥,應捨與淨人、或與求寂女。若不捨者至,第八日明相出時,犯捨墮罪。若苾芻尼,有捨墮藥,不捨與人、不為間隔、罪不說悔,若更得餘藥,悉犯捨墮,由前染故。若苾芻尼犯捨墮藥,雖已捨訖、未為間隔、罪未說悔,若更得餘藥,皆犯捨墮,由前染故。若苾芻尼犯捨墮藥,雖已捨訖、已為間隔、罪未說悔,若更得餘藥,皆犯捨墮。若苾芻尼藥犯捨墮,未為三事,若更得餘鉢絡腰絛,但是沙門所畜資具活命之物,若受畜者皆犯捨墮,由前染故。若苾芻尼犯捨墮藥,已捨、已為間隔、罪已說悔,更得餘藥者無犯。(《大正藏》卷二十三第 962-963 页)

【评说】佛陀规定病比丘尼可以随意服用诸药,酥、油、糖、蜜应七日内服用。

卷第十一

【提要】佛陀为诸比丘尼说一百八十波逸底迦法。

【原文】緣處同前。時珠髻難陀苾芻尼,於一賣香男子處有愛染心,詣彼鋪所買諸藥物,繫竟復解、解而復繫,談話受樂。諸尼見諫:"聖者勿作如此事。"彼不納受。尼白苾芻,苾芻白佛。佛以此緣,同前集尼問實訶責,廣說乃至"制其學處,應如是說:若復苾芻尼,買諸藥物,繫竟復解、解而復繫者,泥薩衹波逸底迦。"

尼謂珠髻難陀,或復餘尼。

買諸藥物乃至復解者,謂從他貨取有染愛心,解繫受樂。

泥薩衹波逸底迦者,其物應捨墮罪說悔。

此中犯相,凡有解繫,咸得墮罪。(《大正藏》卷二十三第 965 页)

【评说】本段经文记载了珠髻难陀比丘尼对卖药男子有染心而赴其药铺买药,重复整理药物，拖延时间，借机和男子聊天，因此佛陀规定有此种行为，得泥萨祇波逸底迦。

卷第十二

【提要】佛陀为诸比丘尼说一百八十波逸底迦法。

【原文】爾時薄伽梵在室羅伐城逝多林給孤獨園。是時六眾苾芻每於諸苾芻處作毀訾語，云："眇目、癮躄、背傴、侏儒、太長、太短、太麁、太細、聾盲、瘖瘂、枴行、腫脚、秃臂、大頭、哆脣、齵齒。"是時六眾苾芻作如是等毀訾語時，諸苾芻聞已慚赧憂愁不樂，讀誦思维悉皆廢闕，懷憂而住。時有少欲苾芻見其事已咸生嫌賤，作輕毀言："云何苾芻於苾芻處而作毀訾，云眇目等？"如上所說。時諸苾芻以緣白佛。爾時世尊以此因緣集二部眾，乃至問六眾曰："汝等實作毀訾語惱諸苾芻，云眇目等耶？"六眾答曰："實爾。大德！"世尊即便種種呵責，廣說如上，乃至此非沙門汝所應作事。所以者何？"汝等當聽！往古世時，於聚落中有一長者，娶妻未久歡愛同居，便生一女年漸長大。長者單身躬為耕墾。時有居士子，父母俱喪，常於林野販樵為業，持其樵擔來至耕處，田頭樹下棄檐息肩。見彼長者躬自耕作，就而問曰：'阿舅！何故衰年自營辛苦，應居村落翻在田疇？'報言：'善來外甥！我無兄弟復無子息，不自躬耕衣食寧濟？'彼便報曰：'阿舅！我且代耕，仁當暫息。'即便執犁代其耕作，遂至日午。家中食來，喚言：'外甥！可來共食。'既共食已，報言：'阿舅！宜可還家。然我未知舅之宅處，至日晡後當出村外，路首相迎。'長者聞已即便歸舍。時居士子耕至日晚，牛放青稊躬持草檐，并取柴束驅畜而歸。至彼村隅，長者迎見，遂即將歸到其宅所。時居士子掃除廠庳，布以乾土并設火烟，多與牛草。長者見已作如是念：'我由此兒今受安樂，我之小女當與為妻。'令其食已，報云：'外甥！當住於此勤修家業，此之小女授汝為妻。'報言：'甚善！'即依處分營作生業。

……

若尼作毀訾意，往跛躄苾芻尼所，作如是語："汝是跛躄出家，非沙門女，非婆羅門女。"時彼苾芻尼聞是語已，此尼得波逸底迦罪。如是乃至眇目、盲瞎、曲脊、侏儒、聾瘂、枴行可惡相貌，向彼說時。彼聞語已，此尼皆得波逸底迦罪。此論形相訖。（《大正藏》卷二十三第968-971页）

【评说】佛陀规定若是比丘尼背后訾毁其他跛足、盲、瞎了一只眼、驼背、侏儒、聋哑的比丘尼，被其听到，比丘尼得波逸底迦罪。

【原文】若苾芻尼作毀訾意，往病癩苾芻尼所，作如是語："汝是病癩出家，非沙門女，非婆羅門女。"彼尼聞已。同前得罪。如是身生疥癬、秃瘡、噎噦、變吐、乾消、熱瘧、風氣、癲狂、水腫、痔漏塊等所有諸病。若苾芻尼作毀訾意，往如是病尼所，作如上語，得罪同前。（《大正藏》卷二十三第971页）

【评说】佛陀规定若比丘尼嘲笑患癞疮疥癣、噎膈、呕吐、疟疾、消渴、癫狂、水肿、痔疮等病的比丘尼，得波逸底迦罪。

卷第十三

【提要】佛陀为诸比丘尼说一百八十波逸底迦法。

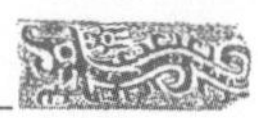

【原文】種子村者，有五種子：一、根種，二、莖種，三、節種，四、開種，五、子種。云何根種？謂香附子、菖蒲、黄薑、白薑、烏頭附子等，此物皆由種根乃生，故名根種。云何莖種？謂石榴樹、柳樹、蒲萄、菩提樹、烏曇跋羅溺屈路陀樹等。此等皆由莖生，故名莖種。云何節種？謂甘蔗、竹葦等，此皆由節上而生，故名節種。云何開種？謂蘭香、芸荽、橘柚等子，此等諸子皆因開裂乃生，故名開種。云何子種？謂稻麥、大麥、諸豆芥等，此等諸子皆由子生，故名子種。斯等總名種子村。云何有情村？有情者，謂蟲螽、蛺蝶、蚊蝱、蜣蜋、蟻子、蛇蠍及諸蜂等，此等有情皆依草樹木而為窟宅。

若苾芻尼，於草樹木，若拔、若破、若斫截，皆波逸底迦，義如前說。(《大正藏》卷二十三第974页)

【评说】佛陀时代将种子分为根种、茎种、节种、开种、子种。根种如附子、菖蒲、黄姜、白姜、乌头附子等。茎种如石榴树、柳树、葡萄树、菩提树、乌昙跋罗溺屈路陀树等。节种如甘蔗、竹苇等，因甘蔗等物的节可以做种子。开种如兰香、芸荽、橘柚等皆由开裂种子种植而来。子种如稻麦、大麦、诸豆芥等皆由诸子生长而来。

佛陀规定比丘尼不得破坏草木。

【原文】緣在室羅伐城。世尊現大神通，外道摧破悉皆逃散，邊方而住。時有長者為諸外道造一住處，外道邪師與六十人於此而住。後時長者有知識人，從室羅伐至長者處，告言："仁今於此有勝福田可恭敬不？"長者即將至邪人所，知識報曰："此是世顛倒物，非真福田。"即為長者說諸苾芻德行尊高，廣說乃至告六眾知皆來至，彼遂令長者心無淨信，復打外道驅逐令去。苾芻以事白佛。佛以此緣種種訶責，"為二部弟子制其學處，應如是說：

若復苾芻尼，於外道住處。得經一宿一食。若過者，波逸底迦。"

爾時世尊觀彼長者調伏時至，令具壽舍利子為其說法，彼聞法已得見真諦，復為無量百千有情說法，皆悟真諦。時過不食，風發遭患，乃至廣說，佛言："前是創制、此是隨開，應如是說：若復苾芻尼，於外道住處得經一宿一食，除病因緣。若過者，波逸底迦。"(《大正藏》卷二十三第978页)

【评说】佛陀规定比丘尼只可在外道家住一晚用一顿餐，若生病者可以不受限制。

"时过不食，风发遭患"，说明不按时进食会使人的抵抗力下降。

【原文】緣在室羅伐城。世尊既證無上智覺，名稱普聞。爾時北方有大商主，來至此城郭外停止。時六眾聞已共詣其處而為說法，他便請食，既受食已更復相看為其說法。商主慇懃請其受食，復還報曰："我不須食。"現相求衣。商人捨去，隨後而行說伽他曰：

"邊方險路不應往，　設令去者勿居停；
非但處所不堪行，　彼人勿共為親友。
山險居人初見好，　如金揩石創鮮明；
中方居者則不然，　始終不動如山岳。"

時諸商人聞此語已，答聖者曰："何因致恨苦見譏誚？"六眾告曰："賢首！已與仁等略申情義廢我善品。"頻為說法復現相已乃至得衣。商人俛仰咸並與之，所有路糧無不罄盡，遂遭賊劫。諸餘商人聞是語已咸共譏嫌。此是緣起，尚未制戒。

緣處同前。時此城中有長者，娶妻不久便即身死，如是乃至第七娶妻悉皆身亡。時人並皆喚為妨婦，更欲娶妻人皆不與，乃至求得眇右目女。彼有知識說伽他曰：

"波羅舍修將淨齒，　若人頭向西出眠；
眇右目女娶為妻，　此等皆為不善相。
兩惡相逢必有損，　譬如刀石共相投；
夫婦皆是妨害人，　若娶定當遭死事。"

時彼知友雖聞此語竟不齒錄，猶索不休。眇目父母營辦飲食而欲嫁女，十二眾來飯食盡授不成禮會，俗旅譏嫌。廣說乃至世尊訶責"制其學處，應如是說：

若復眾多苾芻尼往俗家中，有淨信婆羅門居士慇懃請與餅麨飯。苾芻尼須者，應兩三鉢受。若過受者，波逸底迦。既受得已還至住處，若有苾芻尼應共分食，此是時。"

尼謂十二眾，或復餘尼，過二已去名曰眾多。

俗家謂白衣家婆羅門等。

往者，謂到其所。

淨信者，謂信三寶深心歸敬。

慇懃者，謂心至極。請者，謂發言近請。

麨餅者，謂所施食。

須者，謂情愛樂。

兩三鉢者，鉢有三種：謂上、中、下。上者，謂受摩揭陀國二升米飯；中者，謂受一升半米飯；小者，謂受一升米飯。應兩三鉢者，指其限齊。

還至住處者，謂至寺中。

若有苾芻尼應共分食者，謂與同梵行者共相分布。

若過受，得波逸底迦者，事並如前。

此中犯相，以二大鉢受時，得惡作罪；若吞噉者，得墮罪。(《大正藏》卷二十三第978页)

【评说】佛陀规定若比丘尼往俗家受食不得超过三钵。

比丘尼的钵可分为上中下钵。上钵可以受二升米饭，中钵可以盛一升半米饭，小钵可以盛一升米饭。

【原文】緣處同前。佛告諸苾芻曰："我為一坐食時，常得少欲無病、起居輕利、氣力康強、安樂而住。"如佛所說一坐食時有斯勝利，時諸苾芻皆一坐食。然正食時若見二師及餘耆宿即便離座，將為足食更不敢食，由少食故顏色痿黃形體羸瘦。世尊見已知而故問阿難陀："我一坐食乃至得安樂住，教諸苾芻亦一坐食得安樂住。何故諸苾芻顏色痿黃身體羸瘦？"阿難陀白言："時諸苾芻如佛所教為一坐食，正噉食時見二師來及諸尊宿即起離座。既離座已將為足食更不敢食，由食少故顏色痿黃身體羸瘦。"佛告阿難陀："若苾芻食時，乃至未足已來，隨意飽食。若受食已更不應起。"如佛所教乃至不應起者，時諸苾芻隨得多少羹菜之類及食熟豆即謂足食，起已更不敢食，由此因緣身皆羸損。世尊見已問阿難陀曰："我教諸苾芻，凡欲食時，行鹽已去乃至未足已來，隨意飽食。若受食已更不應起。何故諸苾芻身體羸瘦不能充悅？"時阿難陀即以上緣具白世尊，佛以此緣告阿難陀曰："有五種珂但尼食(是嚼齧義也)，若食不成足食。云何為五？謂一、根，二、莖，三、葉，四、花，五、果。食此五時不成足食。若苾芻先食五種嚼食，後時得食五種噉食。若先食五種噉食，更不應食五種嚼食。若更食者，得越法罪。"(《大正藏》卷二十三第978-979页)

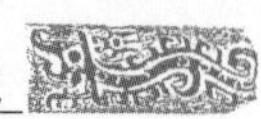

【评说】佛陀规定若比丘尼进食时看到其他比丘尼进来用餐，可以不用站起继续进食，以防止比丘尼站起后因不能再食用食物而影响健康。

佛陀规定食用根、茎、叶、花、果等五种嚼食后，因未饱可再食用五种啖食。此规定是防止诸比丘尼因未能吃饱而影响健康。

【原文】如世尊說，五種嚼食不名足食、五種噉食名足食者，時諸苾芻所受得食纔食少許，有緣起已即謂成足更不敢食，身皆瘦損。世尊見已知而故問阿難陀曰："我說五種嚼食不成足食、五種噉食方是足食，皆令飽食。何意苾芻身形瘦損？"阿難陀白佛言："如佛所說，五種嚼食不名足食、五種噉食是名足食者，時諸苾芻所受得食纔食少許，有緣起已即謂成足更不敢食，由是因緣身形損瘦。"佛告阿難陀："有五因緣方成足食，復有五緣不成足食。云何五緣成足食？一、知是食。二、知有授食人。三、知受得而食。四、知遮食。五、知捨威儀。云何知食？謂知是五嚼食噉食。云何知授食人？謂知女男半擇迦等。云何知受得而食？謂二五食從他受得而食。云何知遮食？謂遮二五食。云何知捨威儀？謂於此座捨之而起。具此五緣名為足食。云何五種不名足食？謂知非是食、知無授人、知受得未食、知不遮食、知未離座。是名五種不足食。復有五種足食。云何為五？一、是清淨食。二、少有不淨食相雜。三、非惡觸食。四、少有惡觸食相雜。五、捨其本座，是名五種足食。復有五種不名足食。云何為五？一、是不清淨食。二、多有不淨食相雜。三、惡觸食。四、多有惡觸食相雜。五、未離本座。是謂五種不名足食。復有五種足食。云何為五？謂見行食者與食之時。苾芻報云：'我不須。'或云：'去。'或云：'休。'或云：'已足食。'或云：'已了。'斯五皆是決斷不取，無餘之言，作此語時即名足食。復有五種不足食。云何為五？謂見行食者與食之時，苾芻報云：'何且未須。'或云：'且去。'或云：'且休。'或云：'且待食。'或云：'且待了。'斯五皆是未為決斷，有餘之言，作此語時不名足食。"

如世尊說，苾芻不應飽足食已更復受食，時十二眾苾芻尼隨足未足更復噉食。少欲苾芻尼聞生嫌恥，作如是語："云何違佛所教？"白諸苾芻，苾芻白佛。佛以此緣，同前集尼問實訶責，廣說乃至"制其學處，應如是說：

若復苾芻尼，足食竟更食者，波逸底迦。"（《大正藏》卷二十三第979页）

【评说】佛陀规定若比丘尼已经吃饱则不可再食。

【原文】如是世尊制學處已，時有長者請佛及僧就舍而食，有眾多苾芻尼身嬰病苦，其瞻病人亦去就食，既自食已并為病者持食而歸。時諸病人不能盡食，瞻病之人自足食已更不敢食，復無求寂、淨人可令授食，便將殘食棄在一邊，遂有烏鳥競來噉食，因致諠聲。佛言："我聽作餘食法隨意而食。"如佛所言，聽作餘食法。不知云何作？以緣白佛，佛言："若有苾芻尼已足食竟，更有施主與五嚼、五噉美好飲食，情希欲食者，彼苾芻尼應淨洗手受取其食，可詣彼現食苾芻尼未離座者，前而立作如是語：'具壽存念！我苾芻尼某甲，已飽滿足食竟，更復得此珂但尼食、蒲繕尼食等，情希更食。具壽！當與我作餘食法。'時彼苾芻尼即應為作餘食法，食二三口已，告曰：'可去，此是汝物，隨意當食。'時彼苾芻尼既作法已，持向一邊任意飽食。若苾芻尼既足食已情希更食，不作餘法而食者，得越法罪。"（《大正藏》卷二十三第979页）

【评说】佛陀规定若比丘尼已经吃完饭，有多余的食物可以作余食法给未吃饱比丘尼食用。

余食法为受食比丘洗手受食，给未离座位正在吃饭的比丘，并说“我已吃饱，但有多余的食物，希望您帮忙食用”，说完应食用两三口，然后说“现在这是您的食物，您可以食用”。

【原文】“有五因缘不成作餘食法。云何為五？謂住界外、或遠處障處、或居背後、或在傍邊、或所對人已離本座，此皆不成作餘食法。有五因緣成作餘食法。云何為五？謂同一界內、在相近無障處、非背後、非傍邊、其所對人亦非離座。此成作餘食法。復有五緣不成作餘食法。云何為五？謂在界外、或遠障處、或不以器盛、或手不持捧、或所對者已離本座，此不名作餘食法。有五因緣成作餘食法，翻上應知。若其一人作餘食法已，有眾多苾芻尼來共食者，悉皆無犯，勿致疑惑。”世尊讚歎持戒，告諸苾芻尼：“前是創制、此是隨開，應如是說：

“若復苾芻尼足食竟，不作餘食法更食者，波逸底迦。”（《大正藏》卷二十三第 979－980 页）

【评说】佛陀规定对在同一结界内、临近没有障碍物、不在施食比丘背后、不在施食比丘旁边、受食之人未离座位的比丘尼可以作余食法。

卷第十四

【提要】佛陀为诸比丘尼说一百八十波逸底迦法。

【原文】佛在王舍城。時提婆達多於其界內，與五百苾芻別眾而食。少欲苾芻共生嫌恥，以此因緣具白世尊。世尊集二部僧問實訶責，告言：“我今與諸苾芻苾芻尼制其學處，應如是說：若復苾芻尼別眾食者，波逸底迦。”

如是世尊制學處已，時有苾芻苾芻尼身嬰病苦，佛言：“除病因緣。”或有道行、或緣作務，並皆絕食，佛言：“除道行及以作時。”或有附船而去者，佛言：“除船行時。”乃至除大施會時。于時影勝王未得見諦，以竹林園施露形外道，得見諦已遂廢外道，奉施佛僧而為受用。時影勝王舅在外道中出家，起信敬心請白供養，乃至白佛，佛言：“除沙門施食時。”爾時世尊讚歎少欲及尊重戒者，為說法已，告諸苾芻：“前是創制、此是隨開，我今為二部弟子制其學處，應如是說：

“若復苾芻尼，別眾食者，除餘時，波逸底迦。餘時者：病時、作時、道行時、船行時、大會食時、沙門施會時，此是時。”

餘義如上。別眾食者，謂別別而食。

除餘時者，謂除別時。

病時者，於一食時不能安坐。作時者，或窣覩波、或是眾事下至掃地大如席許、或時塗拭如牛臥處。道行時者，若行半驛往來，或行一驛。船行時者，若附他船，或半驛一驛。大會者，謂多人聚集。沙門者，謂佛法外諸外道類亦名沙門，以彼勞身求道故。此是隨開，結罪同前。（《大正藏》卷二十三第 980 页）

【评说】比丘尼独自用餐称为别众食。佛陀规定比丘尼不可以别众食，生病、劳动、行路、坐船、集会、向外道宣传佛法等情况除外。

【原文】緣處同前。時哥羅苾芻常法如是，每居村邑行乞食時持鉢及鉢帒，若得濕飯以

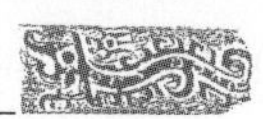

鉢承受，若獲乾飯即以佾盛，所有濕飯當日皆食，乾者曬曝舉之盆內。若遇風寒陰雨，即以煖水潤漬充食。既飽食已，便受靜慮解脫等持等至微妙之樂，乃至世尊種種訶責告曰："我今為諸二部弟子制其學處，應如是說：

若復苾芻尼，食曾經觸食者，波逸底迦。"

餘義如上。曾經觸食者，有二種觸：一、中前受過午觸。二、過午受過更觸。若苾芻尼，知是曾觸食，不作法而重吞咽者，結罪同前。(《大正藏》卷二十三第981页)

【评说】触食即食物之触秽不净者，佛陀规定比丘尼不得食用触食，说明佛陀很注意饮食卫生。

【原文】此中犯相其事云何？若苾芻尼，於曾觸食作曾觸想及疑，食者，波逸底迦。若非曾觸作曾觸想疑，得惡作罪。若非觸非觸想、或觸作非觸想，無犯。若曾所觸鉢未好淨洗，若小鉢、若匙、若銅盞、若安鹽器而用食者，皆波逸底迦罪。若手觸鉢佾、若拭巾錫杖、若戶鑰及鎖，如是等物若觸捉已，不淨洗手捉餘飲食乃至果等，吞咽之時，皆得波逸底迦。若苾芻尼欲飲水時不淨洗口，吞咽之時得惡作罪。若以澡豆土等清淨澡漱者，無犯。(《大正藏》卷二十三第981页)

【评说】佛陀规定应用干净的钵、铜盏等盛放食物；应将手洗净后再食用食物；喝水之前应用澡豆漱口，说明佛陀很重视饮食卫生。

【原文】緣處同前。時大哥羅苾芻於一切時常用深摩舍那處鉢(謂是棄死屍處，舊云尸陀者訛)、受用深摩舍那處衣食臥具。云何死屍處鉢？若有人死，瓦甌祭器取以充鉢。云何死人衣？以衣贈屍，取以浣染縫刺為衣。云何死人食？是諸親族以五團食祭饗亡靈，取而充食。云何臥具？此大哥羅常在屍處而為眠臥。是謂屍林鉢衣食臥具。若人多死時，大哥羅身體肥盛，不復數往城中乞食。若無人死，身形羸瘦，數往城中巡門乞食。時守城門者作心記念："大哥羅食死人肉耶？"時此城中有一婆羅門身亡，送至林所，其妻及女哭在一邊。時大哥羅看燒死屍。時女見已告其母曰："今此聖者猶如瞎烏，守屍而住。"時有人聞來告苾芻，苾芻白佛。佛言："彼婆羅門女自為損害，我聲聞弟子德若妙高，作麁惡言共相輕毀，緣斯惡業於五百生中常為瞎烏。"時遠近人眾咸聞世尊所記之事，廣說乃至勿令野干噉其祭食，即便疾去驅彼野干取其祭食。諸人報曰："任汝所食何物，然聲遍城廓云汝食人。"作是語已相隨而去。告諸苾芻，苾芻白佛。佛作是念："我聲聞弟子由不受食，有此過生。是故我今勅諸弟子，受取應食，令他證知故。"如佛所教，受取方食。不知如何成受？佛言："有五種受：一、身與身受。二、身與物受。三、物與身受。四、物與物受。五、置地受。有五種不成受。云何為五？謂在界外、或在遠處障處、或在傍邊、或居背後、或時合手，是謂五種不成受食。"廣說乃至獲果不受，佛言："應受應作淨。"不知如何作淨？佛言："有五種作淨。云何為五？謂火淨、刀淨、爪淨、蔫淨、鳥啄淨。復有五種作淨：謂拔根淨、手折淨、截斷淨、劈破淨、無子淨。"如佛所說受取應食，十二眾苾芻尼隨受不受自取而食。少欲尼見生嫌恥心，以緣白苾芻，苾芻白佛。佛以此事，同前集尼問實訶責，廣說乃至"制其學處，應如是說：

若復苾芻尼不受食，舉着口中而噉咽者，波逸底迦。"

如是世尊制學處已，時有苾芻尼，水及齒木無人授與，入村求授，佛言："除水及齒木。"復有遊行人間，經過險路無人授食，獼猴熊羆為授果食，尼不肯受迴還，乃至白佛，佛言："若諸有情知授未授，皆得授食，勿致疑心。前是創制、此是隨開，應如是說：

“若復苾芻尼不受食，舉著口中而噉咽者，除水及齒木，波逸底迦。”

尼謂此法中人。

不受者，謂不從他受得。

食者，謂二五等。

噉咽者，謂是吞咽。

除水及齒木者，謂除此物餘皆須受。若生濕條火淨應受，結罪同前。

此中犯相，不受食作不受想及疑等，二重、二輕，後二無犯，廣如上說。（《大正藏》卷二十三第981-982页）

【评说】佛陀禁止比丘食用不受食。不受食指未经允许自行拿取的食物。

【原文】緣在憍閃毘國瞿師羅園。爾時闡陀苾芻用有蟲水。時諸苾芻見而告曰：“何因故心用有蟲水?”報曰：“此水內蟲誰持付我？諸餘盎盆江河、池沼、四大海水何不往耶？自生自死於我何過?”聞是語已共生嫌恥，以緣白佛。佛以此緣，集二部弟子問實訶責，廣說乃至“制其學處，應如是說：

若復苾芻尼，知水有蟲受用者，波逸底迦。”

尼謂此法中人。

知者，或自知或他告。

水有蟲者，蟲有二種：一、纔觀即見。二、羅漉方見。水謂諸水。用水有二：一、內受用。二、外受用。云何內受用？謂是內身所有受用。外謂於身外所有受用：洗濯衣鉢、若浣染衣、若灑地、若牛糞塗拭等。

波逸底迦，釋義如上。

此中犯相，若苾芻尼用蟲水，作有蟲想及疑，皆得波逸底迦。若水無蟲，作有蟲想疑，得惡作罪，餘二無犯。

若苾芻尼，知麨、蜜、糖、油、醋、水漿及醋乳酪餅果等有蟲而受用者，皆得墮罪。（《大正藏》卷二十三第982页）

【评说】佛陀禁止饮用有虫之水或用虫水洗钵、浣洗衣服、浇灌等，禁止食用有虫的食物。此规定虽是出自于杀戒，但也反映了良好的饮水卫生。

【原文】緣在王舍城。時此城內有諸商人來詣佛所，頂禮雙足在一面坐。爾時世尊為諸商人說微妙法，示教利喜默然而住；既聞法已，深心歡喜禮佛而去。復詣阿難陀所禮已而坐，尊者為說法要，乃至白言：“大德！世尊欲向何處人間遊行?”阿難陀曰：“仁等自可往問世尊?”答言：“世尊大師威德嚴重，我等何敢輒有諮問?”阿難陀曰：“我觀相貌，世尊不久當向室羅伐城。”既至夏了，世尊將諸大眾隨路而行。時商旅內有露形外道亦與隨行，求食不得現其飢相。諸苾芻尼有鉢食餘各持授與，餅果之類盛滿其器，廣說乃至於其路中逢一露形，問言：“仁等道糧誰復相濟?”答言：“諸禿釋女。”時露形者聞是語已情生不忍，為諸外道說伽他曰：

“云何汝身不陷地？　云何舌不百片裂？
云何諸神見此事，　不以霹靂破汝身？
野干每食師子殘，　而常有念害師子；

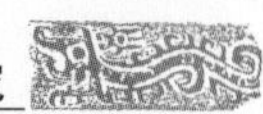

十力聖衆以食濟，　汝今見罵不知恩。
彼定證得一切智，　於友非友心平等；
汝等外道可惡人，　尚亦相依蒙濟給。
若人不識恩與義，　當知此類不如狗；
狗於人處解施恩，　汝似惡蛇常吐毒。”

此是緣起，尚未制戒。

爾時世尊人間遊行至室羅伐城。時有五百邑人請佛及僧，廣說乃至聞法見諦。時有露形外道二女：一老、一少，來從乞食。阿難陀不善觀察餅有相黏，老者與一，少者得二。老者曰：“王子苾芻與我一餅，汝便得二，定知於汝心生愛念，當自嚴飾。”少者曰：“勿作是語。今此王子棄上宮闈出家厭俗，脫屣塵勞如捐涕唾。”時諸苾芻以緣白佛，佛告諸苾芻：“我觀十利為二部弟子制其學處，應如是說：若復苾芻尼，自手授與無衣外道及餘外道男女食者，波逸底迦。”

尼謂此法中人。

自手等者，謂以手授食。食義同前。

無衣者，謂是露形之儔，及餘雜類外道，得波逸底迦，餘義如上。

此中犯相，若苾芻尼自手與食，皆得墮罪。若是親族，或是病人，與者無犯；或欲以食因緣除彼惡見，與亦無犯。(《大正藏》卷二十三第982页)

【评说】佛陀规定比丘尼不得将多余食物施与不穿衣服的佛门外人，以防止比丘尼因有染心在分配食物时不均。

卷第十五

【提要】佛陀为诸比丘尼说一百八十波逸底迦法。

【原文】緣處同前。時此城傍有三溫泉：一、王自洗浴，二、是王宮人，三、諸雜人。其王洗處苾芻亦洗，宮人浴處苾芻尼亦浴。于時六衆及十二衆苾芻尼往洗浴時便念：“試王信心厚薄。”意欲相惱，沈吟久之不時速出，王遂遣人取水別處而浴，不入溫泉。既洗浴已，往詣佛所頂禮雙足，聽聞妙法辭佛而退。時阿難陀以事白佛，佛言：“由諸苾芻為洗浴故有是過生，不應洗浴。”身不洗故體多垢膩，乞食之時俗旅見問：“將此垢膩為清淨耶?”佛言：“半月應浴。”於暑熱時不數洗故同前見問，佛言：“熱時應洗。”有苾芻病，醫人令洗，答言：“世尊不許。”佛言：“病時應洗。”或營衆作、或窣覩波，身垢不淨人見譏嫌，佛言：“作時應洗。”涉道行時來往疲極委身而臥，諸人見怪，佛言：“若道行時應洗。”乃至被風吹時身多塵坌，佛言：“風時應洗。”又觸雨時、又風雨時泥污身體，同前白佛，佛言：“若雨時、若風雨時隨意應洗。”爾時世尊讚歎持戒，乃至“我觀十利，為二部弟子制其學處，應如是說：

若復苾芻尼，半月應洗浴。故違而浴者，除餘時，波逸底迦。餘時者，熱時、病時、作時、行時、風時雨時、風雨時，此是時。”

尼謂此法中人。

半月應洗浴者，謂齊十五日一度聽浴。

故違者，謂不依教行。

除餘時者，若在餘時，此則無犯。時者，春餘一月半在，謂有一月半在，當作安居(從四月一日至五月半是），及夏初一月，謂入夏一月（謂從五月十六日至六月半是），此兩月半名極熱時。若病時者，謂有病除多洗浴不能安隱者是。作時者，謂為三寶所有作務，下至掃地大如席許，或時塗拭如牛臥處。行時者，謂行一踰膳那，或半還來者是。風時者，乃至風吹衣角搖動。雨時者，乃至兩三渧落在身上。風雨時者，謂二俱有。

此是時者，是隨聽法。結罪同前。

此中犯相，若苾芻尼，每於開限洗浴之時，常須心念口言而為守持，應云："在某時中，我令洗浴。"若不守持者，以水洗身，水未至臍得惡作罪；水至臍者，即得墮罪。若有事緣渡水過臍，無犯。（《大正藏》卷二十三第 988-989 页）

【评说】佛陀规定每半月洗澡一次，若天气炎热、生病、风雨时、外出后等情况下导致身体不干净，则可视情况及时洗澡。

【原文】緣在室羅伐城。時鄔陀夷因乞食至教射堂中，取箭射鳥，乃至俗眾譏嫌。世尊訶責，告言："我觀十利，為二部弟子制其學處，應如是說：

若復苾芻尼，故斷傍生命者，波逸底迦。"

餘義如上。

故者，明非錯誤。

傍生者，謂是飛鳥，或復諸餘禽獸之數。

斷命者，謂殺其命根，釋罪同前。

此中犯相，言斷傍生命者，謂以三事：內、外及俱而興方便，斷彼命根。若苾芻尼作殺害心，乃至以一指損害傍生，因此命終者，得波逸底迦；或當時不死，後時因此死者，亦得墮罪；若後時不死者，得惡作罪。如前斷人命學處具說。（《大正藏》卷二十三第 989 页）

【评说】佛陀禁止比丘尼杀害任何畜生。

【原文】緣處同前。時阿尼盧陀斷眾結惑證阿羅漢，執持衣鉢遊行人間，至一聚落。此聚落中有一長者，二男一女，其女長成行不貞謹。彼二兄弟因與他競，他人告曰："汝妹未嫁與外人私通。"聞已問妹虛實，妹即答曰："我實清謹，世人謾說。"於後有娠，兄弟問曰："汝言清謹，何處得斯？"妹曰："曾有禿人強逼於我，因即有娠。"後遂生男。時人名為禿子母。是時具壽阿尼盧陀既至此村，日將欲暮求宿處所。時諸童子報言："聖者！彼處禿子母舍必相容宿。"隨言投宿。時禿子母遂相容止，便生邪念，即於夜中欲相抱捉。于時尊者知其惡見，以神通力上昇虛空，女人見已生希有心，求哀懺謝，廣說乃至，尊者見斯過已，更不復於俗舍中宿。以事白佛，佛以此緣，同前集眾讚歎持戒，告言："我觀十利，為二部弟子制其學處，應如是說：

若復苾芻尼，共男子同室宿者，波逸底迦。"

餘義如上。共者，兼彼也。

男子者，若丈夫、若童男謂堪行婬境。

同室宿者，室有四種，如上。釋罪同前。

此中犯相，若與男子同宿，身在中閣、男子在閣下，應拔梯令上、或門安扂鎖、或遣人看守。若異此者，乃至明相未出已來，得惡作罪；若過明相，便得墮罪。若苾芻尼在閣下、男子在中閣，或苾芻尼在中閣、男子在上閣，或復翻此，廣說如前。或苾芻尼在房、男子在簷，前唯

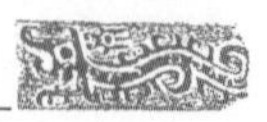

除梯一事,餘並如前。若男子在房中、苾芻尼簷下,應外繫其戶,餘如前說。若在門屋下,苾芻尼門內、男子在門前,應內安關扂,翻斯外繫,餘並如前。假令共室,若有妻守護者無犯。(《大正藏》卷二十三第990页)

【评说】佛陀规定比丘尼不得单独与男子共处一室。

卷第十六

【提要】佛陀为诸比丘尼说一百八十波逸底迦法。

【原文】此中犯相其事云何?若尼他請麁食、從索美好,索時惡作,食便墮罪。若他與好食、從索麁者,索時惡作,食時無犯。如與乳等時,便從索酪等,索時惡作,食時墮罪。若病者無犯。若巡家乞食,主人見已持食而出,尼情悕者應告彼曰:"更不須飯。"若返問言:"聖者!更何所須?"者,此即是請,隨所須者當就覓之,無犯。(《大正藏》卷二十三第992页)

【评说】佛陀规定比丘尼不得通过赞美美食来获得更多食物。

【原文】緣在室羅伐城。有一長者名曰浮圖,大富多財衣食豐足,娶妻未久誕生一女,顏貌端正人所愛樂。至年長大,娉與給孤獨長者男為妻,後誕一息。父見歡喜,唱言:"善來!善來!"時諸親族因與立名,號曰善來。由此孩兒薄福力故,所有家產日就消亡,父母俱喪。時諸人眾見其如此,遂號惡來。與乞匃人共為半侶,以乞活命。廣說乃至修青處觀影像現前,世尊復為演說法要示教利喜,便證見諦,出家離俗修持梵行,發大勇猛守堅固心,於初後夜思维忘倦,斷除結惑證阿羅漢果,說伽他曰:

"昔於諸佛所,　但持瓦鐵身;
今聞世尊教,　轉作真金體。
我於生死中,　更不受後有;
奉持無漏法,　安趣涅槃城。
若人樂珍寶,　及生天解脱;
當近善知識,　所欲皆隨意。"

時不信敬者便生嫌議:"沙門喬答摩!貧賤愚人皆度出家,以為走使。"世尊為欲發起善來德故,令調毒龍,乃至龍受三歸并五學處。佛告諸苾芻:"我諸弟子聲聞之中降伏毒龍,善來第一。"時收摩羅山遠近諸人婆羅門等,見伏毒龍眾無惱害。時有婆羅門奉請善來,以上妙飲食至誠供養令飽食已,欲使善來食速消化,便以少許飲象之酒置飲漿中。善來不知,飲此漿已醉臥于地。諸佛世尊於一切時得不忘念,便於善來臥處化為草菴,蓋覆其身不令人見,告諸苾芻曰:"汝等當觀善來所作,於江猪山處降伏菴婆毒龍,豈復今時能調小蟹?汝諸苾芻!若飲酒者有斯大失。"即以無量百千網輓輪相福德殊勝莊嚴王手,摩善來頂,告言:"善來!何不觀察受斯困頓?"爾時善來得少醒悟,隨從佛後至逝多林。佛洗足已,於如常座就之而坐,告諸苾芻曰:"汝等當觀,諸飲酒者有斯過失。"讚歎持戒,廣說乃至"我觀十利,為二部弟子制其學處,應如是說:

"若復苾芻尼,飲諸酒者,波逸底迦。"

餘義如上。言諸酒者,謂米麴酒,或以根莖皮葉花果相和成酒,此等諸酒飲時令人惛醉。飲者,謂吞咽。釋罪如前。

此中犯相其事云何？若尼飲諸酒時能令人醉，波逸底迦；若不醉人飲，得惡作罪。若尼見彼諸酒，有酒色酒氣酒味，若能醉者波逸底迦；若不醉者得三惡作。若尼飲諸酒時，有酒色酒氣，若能醉者波逸底迦；若不醉者，得二惡作。若尼飲諸酒時，但有酒色，若能醉者隨罪，若不醉者得一惡作。若食酒糟醉者墮罪，若不醉者得惡作罪。若尼食諸根莖葉花果能醉人者，皆得惡作。

佛告諸苾芻、苾芻尼："汝等若以我為師者，凡是諸酒不應自飲，亦不與人，乃至不以茅端渧酒而著口中，若故違者得越法罪。若苾芻尼飲醋之時，有酒色者，飲之無犯。若飲熟煮酒者，此亦無犯。若是醫人令含酒，或塗身者，無犯。"（《大正藏》卷二十三第 993-994 页）

【评说】佛陀规定比丘尼不得饮酒，口中含酒也不行，若是治疗需要可以口含或涂擦身体。

【原文】緣處同前。時鄔陀夷不知機變，夜聞兵馬鈴鐸之響，即便驚覺作如是念："豈非王眾有事他行？"即於未明作天明想，執持衣鉢入王宮中。勝鬘夫人聞已，迎接敬受經教，再三反覆猶未天明。宮人譏議："王雖敬信，情無間然，苾芻不識時機中宵而至，王未藏寶及諸寶類，而便造次輒到宮門。"廣說乃至佛以此緣，告諸苾芻、苾芻尼："入王宮者有十種過失，廣說具如大苾芻律，乃至我觀十利，為二部弟子制其學處，應如是說：

若復苾芻尼明相未出，剎帝利灌頂王未藏寶及寶類，若入過宮門閫者，波逸底迦。"

如是制已，復於異時，王請佛僧。世尊不去，令舍利子與眾俱行。既至王門不敢輒入，王命令進。舍利子作念："世尊制戒，不許輒入宮門。今得王教，復不許違。佛以此緣或容開許。"即入宮內。還至佛所，述如上事。佛告舍利子："善哉！我未開許汝已知時。汝等當知，前是創制、今更隨開，為諸弟子應如是說：

"若復苾芻尼，明相未出，剎帝利灌頂王未藏寶及寶類，若入過宮門閫者，除餘緣故，波逸底迦。"

餘義如上。明相未出者，謂天未曉，有三種相。王及寶等並如餘說。

宮門閫者，有三種別：謂城門、王門、宮門。過者，謂舉足越。

除餘緣故者，除得勝法如舍利子等。釋罪如上。

此中犯相，若尼未曉未曉想及疑，越城門者，得惡作罪；曉未曉想疑，亦得惡作。王門亦爾。若越宮門想疑，本罪；次二惡作；後二句無犯。若王妃及太子大臣喚，亦無犯。（《大正藏》卷二十三第 995 页）

【评说】佛陀禁止比丘、比丘尼出入皇宫，以避免多生事端不利于修行。

【原文】緣處同前。時鄔波難陀分得大床，以木綿貯安儭而臥。有年老者來，合與臥具時，便去儭物以散木綿，令其寢息，身衣總白。以緣白佛，佛言："我觀十利，為二部弟子制其學處，應如是說：若復苾芻尼，以木綿等貯僧床座者，應撤去，波逸底迦。"

餘義如上。言貯物者有五種：一、苦末梨，二、荻苫，三、頞迦，四、蒲臺，五、羊毛。若尼以五種物自貯、教人貯，皆得墮罪。

此中犯者，苾芻尼若僧、私床座，以木綿等而散貯者，皆得墮罪。絮應撤去，罪應說悔，餘並同前。（《大正藏》卷二十三第 996 页）

【评说】佛陀不允许比丘尼用草垫子、蒲草、羊毛铺床，以防止比丘尼贪图享受而影响

修行。

【原文】緣處同前。如世尊說："作覆瘡衣。"苾芻及尼不知當云何作？其量過大或時太小。乃至世尊"制其學處，應如是說：若復苾芻尼，作覆瘡衣當應量作。是中量者，長佛四張手、廣二張手。若過作者應截去，波逸底迦。"

餘義如上。覆瘡衣者，謂覆身瘡疥也。其佛張手及有過截，并說罪等，廣如上說。(《大正藏》卷二十三第996页)

【评说】佛陀强调比丘尼应做覆疮衣遮蔽疮疥，防止传染其他人，也避免疮疥受到摩擦。

卷第十七

【提要】佛陀为诸比丘尼说一百八十波逸底迦法。

【原文】佛在室羅伐城。時有長者種蒜為業，於其園中多生好菜。時世飢儉乞求難得，長者每見諸苾芻尼為行乞食皆空鉢而歸。長者告言："聖者！我園種蒜多生餘菜，可隨意取。"諸苾芻尼頻往彼園多將美菜。時吐羅難陀尼亦往取菜并取其蒜，餘尼見告："仁取蒜耶？"尼便報曰："菜即是蒜，蒜即是菜。"長者見已情生不忍，即便苦打奪菜及蒜驅出園外，種種譏嫌："云何苾芻尼而噉蒜耶？"諸尼以緣白苾芻，苾芻白佛，佛由此事集苾芻尼眾。佛是知者見者，知而問非知不問、時而問非時不問、有利而問無利不問，破決隄防為除疑惑，問吐羅難陀尼曰："汝實作斯不端嚴事而噉蒜耶？"白言："實爾。大德！"世尊即便種種訶責："汝非沙門女法、非淨行法、非端嚴事。"告諸苾芻尼："我觀十利廣說如餘，為諸聲聞苾芻尼弟子，於毘奈耶制其學處，應如是說：若復苾芻尼，噉蒜者，波逸底迦。"

尼謂吐羅難陀，或復餘尼。

噉蒜者，謂咽食。

波逸底迦者，謂是燒煮墮落義，謂犯罪者墮在地獄、傍生、餓鬼惡道之中，受燒煮苦。又犯此罪，若不慇懃說除，便能障礙所有善法，有此諸義故名波逸底迦。

此中犯相其事云何？若苾芻尼噉蒜者，皆得墮罪。

時諸苾芻咸皆有疑，請世尊曰："唯願大德為說吐羅難陀尼為貪心故被他所打驅出園外往昔因緣。"佛告諸苾芻："吐羅尼非但今時為貪心故遭諸無利事，往昔之時亦遭殃苦至於死處。汝等諦聽！我當為說。昔有一賊穿牆作孔而入王家，盜多金銀諸妙珍寶裹持而出，遂於孔邊遺忘一杓，却來欲取，為防守人之所擒獲，送至王所，勅令法官截去手足。時有天人為說頌曰：

'不應作多貪，　貪是罪惡事；
若作多貪者，　所獲皆散失；
如彼求遺杓，　遂遭眾苦難。'"

"汝等苾芻，於意云何？昔時賊者豈異人乎？今吐羅尼是。由其貪心獲無利苦，今亦如是。復次諸苾芻，此尼由懷貪故，多遭無利所獲散失。汝等諦聽！我今更說。乃往古昔，於婆羅痆斯城中有一金寶作師，娶妻未久遂誕一女，容儀端正顏色超絕甚可愛樂。女年長大其父命過，遂生鵝趣得為鵝王。女受貧苦甚大艱辛，父為鵝王憶前生事，作心觀女若為存濟？遂見貧窮受諸苦惱。戀愛女故飛往寶洲，銜一寶珠於晨朝時置女門下。女收寶珠遂深藏舉。

鵝王如是每旦常送，女亦收藏竟不費用。如是其女有多寶珠，念曰：‘誰與我珠？’即於後夜側門伺候，遂見鵞來，便作是念：‘此鵞身中並是寶藏，每來門首棄一而去，作何方便我當捉得總取寶珠？’為求鵞故密張羅網，鵞王見網作如是念：‘此罪惡物不識恩情而欲害我。’便即飛去更不重來。天說頌曰：

‘不應作多貪，　貪是罪惡事；

若作多貪者，　所獲皆散失；

汝今為捉鵞，　寶珠便斷絕。’”

“汝等苾芻於意云何？昔時女者豈異人乎？今吐羅難陀苾芻尼是。由貪心故失諸寶物，今由貪心被他所打驅出園外絕其希望。由是義故，諸苾芻尼不應多貪。”（《大正藏》卷二十三第997页）

【评说】佛陀强调比丘尼不得食用蒜。

【原文】緣處同前。時吐羅難陀尼於顯露處剃腋底毛，餘尼見問：“誰剃腋毛棄於此處？”吐羅尼曰：“是我。”諸尼復問：“因何事故？”答言：“腋毛惱我，是以剃却。”諸尼曰：“聖姊！斯為淨事耶？”報曰：“隨淨不淨我已剃竟。”諸苾芻尼白苾芻，苾芻白佛。佛告吐羅難陀尼：“汝實剃腋毛耶？”白言：“實爾。大德！”世尊種種呵責，廣說乃至“為諸聲聞苾芻尼弟子，於毘奈耶制其學處，應如是說：

“若復苾芻尼，剃隱處毛者，波逸底迦。”

若復苾芻尼者，謂吐羅難陀苾芻尼，或復餘尼。

隱處者，謂非顯處。剃毛者，謂除其毛，墮罪如前。乃至犯相其事云何？若諸苾芻尼，剃隱毛者，皆得墮罪。（《大正藏》卷二十三第997页）

【评说】佛陀规定比丘尼不得剃除腋下等隐密处的体毛。

【原文】緣處同前。時吐羅難陀尼欲心熾盛，水洗淨時即便以指內生支中，為受樂想。如是作時遂成瘡腫受大苦惱，告諸弟子曰：“汝等可求諸餘香物栴檀草香等，我有病痛。”門徒問言：“聖者！今有何患？”彼即具說其事，諸尼曰：“聖者！合作是事應淨法耶？”報曰：“淨與非淨我已作竟。”尼白苾芻，苾芻白佛。佛問訶責：“此諸過患皆由洗淨，是故不應令尼洗淨。”世尊制已，後於異時，吐羅難陀苾芻尼與長者妻說法，身有穢氣他不堪忍，問言：“此氣從何而來？”又問尼曰：“豈可世尊制尼不令洗淨有穢氣耶？”尼曰：“如是。”尼白苾芻，苾芻白佛。佛言：“由是我今復為諸尼制其學處，應如是說：若復苾芻尼，若洗淨時應齊二指節。若過者，波逸底迦。”

尼謂吐羅尼，或復餘尼。

應齊二指節者，不得過量。若過二指節者，皆得墮罪。餘如前說。（《大正藏》卷二十三第997-998页）

【评说】“时吐罗难陀尼欲心炽盛，水洗净时即便以指内生支中，为受乐想。如是作时遂成疮肿受大苦恼”，女子将手插入阴道内会损伤阴道。

【原文】緣處同前。時吐羅尼欲心熾盛，以手拍隱處，如是作時遂成瘡腫，生大苦惱，問答同前。乃至：“聖者今有何患？”彼即具說其事。諸尼曰：“合作是事應淨法耶？”報曰：“淨與

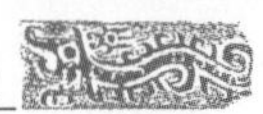

非淨我已作竟。”尼白苾芻，苾芻白佛。佛問訶責，廣如上說，乃至制其學處，應如是說：

“若復苾芻尼，以手拍隱處者，波逸底迦。”

尼謂吐羅尼，或復餘尼。隱處者義如上說。

拍者，謂以手拍，墮罪如前。若尼以手拍隱處者，皆得墮罪。（《大正藏》卷二十三第998页）

【评说】因女子拍打阴部会受伤，因此佛陀禁止比丘尼拍打隐私处。

【原文】緣處同前。近尼寺前有生草地，諸婆羅門及長者子少年之輩皆來於此，作非法談話共相掉弄，作大喧擾惱亂諸尼。時吐羅難陀見是事已，所有弟子皆與瀉藥，於大器中承取不淨。既見盈滿，即將寺前散生草上。其婆羅門長者子如前皆來，共為戲弄宛轉于地，互相語曰：“甚有惡氣，多有不淨。誰作斯事？何不滅亡！”吐羅難陀遙見大笑，諸人問曰：“聖者何笑？豈是污此生草地耶？”答曰：“除我更誰？汝等惡人正合料理。”彼諸男子聞皆不悅，各還住家，向父母親族兄弟姊妹具陳其事，悉皆譏恥。尼白苾芻，苾芻白佛。佛問訶責廣如上說，乃至制其學處，應如是說：

“若復苾芻尼，在生草上大小便洟唾者，波逸底迦。”

尼謂吐羅難陀，或復餘尼。

在生草上者，謂青活草地。

大小便者，謂諸不淨。墮罪同前。無犯者，除病因緣。（《大正藏》卷二十三第998-999页）

【评说】佛陀强调比丘尼不得在草地上大小便。

【原文】緣處同前。時笈多苾芻尼與鄔陀夷在屏處立。婆羅門長者及諸男子見已生嫌，共相議曰：“此尼非是寂靜出家，乃與苾芻在屏處立，必作期會。”其不信者作種種譏謗。尼白苾芻，苾芻白佛。佛問訶責廣如上說，乃至制其學處，應如是說：

“若復苾芻尼，獨與苾芻在屏處立者，波逸底迦。”

尼謂笈多苾芻尼，或復餘尼。

苾芻者，謂鄔陀夷苾芻。

在屏處立者，屏有五種義如上說。乃至立者，皆得墮罪。

緣處同前。時吐羅難陀苾芻尼獨與男子在露處立。婆羅門長者等見已生嫌，共相議曰：“此尼非是寂靜出家，遂與男子獨在露處共為期會。”尼白苾芻，苾芻白佛。佛問訶責廣如上說，乃至世尊，制其學處，應如是說：

“若復苾芻尼，獨與男子在露處立者，波逸底迦。”

若復苾芻尼者，謂吐羅尼，或復餘尼。

獨與男子者，謂白衣丈夫。

在露處立者，謂顯露無障。乃至若有立者，皆得墮罪。

緣處同前。時笈多苾芻尼獨與鄔陀夷苾芻在露處立。婆羅門長者見議同前，乃至共為期會。尼白苾芻，苾芻白佛。佛問訶責廣說如上，乃至世尊，制其學處，應如是說：

“若復苾芻尼，與苾芻在露處立者，波逸底迦。”

尼謂笈多，或復餘尼。

苾芻者，謂鄔陀夷，或餘苾芻。

在露處立者，義如上說，皆得墮罪。

無犯者，苾芻有伴，及尼有侍者。

緣處同前。時吐羅難陀苾芻尼於小食時入室羅伐城，正住威儀而行乞食，共諸俗人而為耳語。婆羅門長者及不信敬人見已生嫌，共相議曰："觀此苾芻尼，非是寂靜出家，棄自善品，與諸男子共為耳語，必作期會。"尼白苾芻，苾芻白佛。佛問訶責廣如上說，乃至世尊，制其學處，應如是說：

"若復苾芻尼，共男子耳語者，波逸底迦。"

若復苾芻尼者，謂吐羅尼，或復餘尼。

共男子耳語者，謂與丈夫耳語共相領納，乃至語者皆得墮罪。

緣處同前。時吐羅尼如前威儀入城乞食，受男子耳語，不信敬者見已譏嫌，廣如上說，乃至與他作期會事。尼白苾芻，苾芻白佛。佛問訶責廣如上說，乃至世尊，制其學處，應如是說：

"若復苾芻尼，受男子耳語者，波逸底迦。"

尼謂吐羅尼，或復餘尼。

受男子耳語者，謂將耳受男子語，墮罪同前。乃至受者皆得墮罪。

緣處同前。時笈多尼如吐羅尼城中乞食，遂與苾芻共為耳語。諸不信者見已譏謗："今觀此尼，非是寂靜出家，為私竊事而作期會。"尼白苾芻，苾芻白佛。佛問訶責廣如上說，乃至世尊，制其學處，應如是說：

"若復苾芻尼，共苾芻耳語者，波逸底迦。"

尼謂笈多尼，或復餘尼。共苾芻耳語者，義如上說，皆得墮罪。

緣處同前。時笈多尼如前乞食，受苾芻耳語。諸不信者見已譏嫌，廣說乃至，制其學處，應如是說：

"若復苾芻尼，受苾芻耳語者，波逸底迦。"

尼謂笈多，或復餘尼。受苾芻耳語者，義如上說，皆得墮罪。(《大正藏》卷二十三第999-1000页)

【评说】佛陀对比丘尼与男子接触作了严格规定：比丘尼不得与男子在隐蔽或显露处独处，不得与男子耳语。

【原文】緣處同前。時諸苾芻尼互相鬪諍說諸過咎，各懷瞋恚便自椎胸，唱言苦痛。尼白苾芻，苾芻白佛。佛問訶責，廣說乃至，制其學處，應如是說：

"若復苾芻尼，瞋恚故便自椎胸生苦痛者，波逸底迦。"

若復苾芻尼者，謂此法中尼。瞋恚故自椎胸者，聞違情事而不容忍，以手椎胸極生苦痛者。同前，乃至作斯事者，皆得墮罪。(《大正藏》卷二十三第1000页)

【评说】佛陀反对因瞋怒而敲打自己胸口。

【原文】緣處同前。時吐羅難陀苾芻尼因行乞食往長者家，告其妻曰："無病長壽。"知夫不在，問曰："賢首！夫既不在，云何存濟？"彼便羞恥默而不答，尼乃低頭而出，至王宮內告勝鬘妃曰："無病長壽。"復相慰問竊語妃曰："王出遠行，如何適意？"妃言："聖者！既是出家何

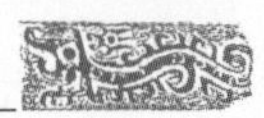

論俗法?"尼曰:"貴勝自在,少年無偶,實難度日,我甚為憂。"妃曰:"聖者!若王不在,我取樹膠令彼巧人而作生支,用以暢意。"尼聞是語,便往巧匠妻所報言:"為我當以樹膠作一生支,如與勝鬘夫人造者相似。"其巧匠妻報言:"聖者!出家之人何用斯物?"尼曰:"我有所須。"妻曰:"若爾,我當遣作。"即便告夫可作一生支,夫曰:"豈我不足,更復求斯!"妻曰:"我有知識故來相憑,非我自須。"匠作與妻,妻便付尼。時吐羅難陀,飯食既了便入內房,即以樹膠生支繫脚跟上,內於身中而受欲樂因此睡眠。時尼寺中忽然火起,有大喧聲,尼便驚起,忘解生支從房而出。眾人見時生大譏笑,時諸小兒見唱言:"聖者!脚上何物?"尼聞斯言極生羞恥。尼白苾芻,苾芻白佛。佛問訶責,廣說乃至,制其學處,應如是說:

"若復苾芻尼,以樹膠作生支者,波逸底迦。"

尼等同前。以樹膠作生支者,謂諸樹膠乃至餘物,作男根形,餘義如上,用得墮罪;作而不用,得惡作罪。於中所有方便之罪,准事應知。

時諸苾芻咸皆有疑,請世尊曰:"大德!唯願為說吐羅尼令眾人笑。"佛告諸苾芻:"此吐羅尼非但今時令大眾笑,過去亦爾。汝等諦聽!我今為說。乃往古昔有一聚落婆羅門,娶妻未久便生一男,具十八種諸惡相貌,年既長大遊學他方欲求藝業。於一聚落有大婆羅門,尤善四明。妻生一女,父作是念:'若有婆羅門閑四明論者,我以此女當與為妻。'其婆羅門童子漸漸遊行至此聚落,詣大婆羅門處學四明論無不通達,婆羅門念曰:'我先有要,若淨行子明四論者,以女妻之。今此童子淨行種族、復該四論,可與為妻。'即便婚娶。既經多時婆羅門復作是念:'我此女夫形儀醜陋,若在家中人多輕笑。'又見其女行非貞謹,告女夫曰:'今可將妻還汝本宅。'夫作是念:'我妻立性行不貞純,對我共他常為戲笑,今可還將詣父母所。'作是念已,即告妻曰:'賢首!汝可裝辦,明旦共爾遊觀芳園。'妻言:'可爾。'至明清旦令妻乘驢欲歸本宅,妻言:'君今將我欲往何處?'夫曰:'我今將汝往父母家。'妻便念曰:'禍來及身,於此自在所為如意,共他男子隨意交通。今若將我至彼家者,即有父母及諸親族護衛於我,何能更得自在遊行?'即共夫鬪悲啼號哭:'我終不去。'夫乃大瞋以繩反縛,迎臥驢上驅前而進。夫欲心起遂行非法,為洗淨故取瓶注水。水出作聲,驢聞驚走。夫趁不及,驢入村中人皆共覩咸悉羞恥,問其夫曰:'何意如此?'夫乃具答其事,聞瓶水聲驢遂驚走。聞者大笑而說頌曰:

'瓶水瀉作聲,　驢聞驚怖走;
由斯薄福女,　醜惡令人笑。'

"汝等苾芻勿生異念,昔時醜婆羅門妻者豈異人乎?今吐羅難陀尼是。汝諸苾芻!吐羅尼復於往昔,令諸人眾作大喧笑。汝等復聽!我今重說。乃往古昔於一聚落有婆羅門,娶妻未久,後於異時欲往餘處。其妻先不貞謹,聞夫欲去告外人曰:'我夫欲行向餘村邑,君可來共宿。'彼人隨語夜至其家,夫便却至,喚婦開門,問言:'是誰?'既識夫聲,二俱惶怖,遂將外人置牛糞篅內,方與開門。夫入家已,妻持水來與夫洗足。家忽失火,夫主忽遽運出貲財,妻語夫言:'諸妙財貨在此篅內,宜可先出。'即欲共舆。篅便烈破,外人走出,柱打頭傷血流而去。時有人眾而說頌曰:

'此女先行私,　以人置篅內,
被火便舆出,　頭破眾人知。'

"汝等苾芻於意云何?昔時婆羅門妻者豈異人乎?今吐羅難陀苾芻尼是。"(《大正藏》卷二十三第1001-1002页)

【评说】佛陀禁止比丘尼用树胶等物制作人工男子生殖器来满足欲望。

卷第十八

【提要】佛陀为诸比丘尼说一百八十波逸底迦法。

【原文】緣處同前。時吐羅難陀尼病，有親弟子及依止弟子皆為供侍。病得差已，後於異時，弟子等患無看病者，不淨狼藉不與除棄。諸苾芻尼互相問曰："病者是誰?"答言："吐羅尼弟子。"尼白苾芻，苾芻白佛。佛問訶責，廣說如前乃至，制其學處，應如是說：

"若復苾芻尼，於親弟子及依止弟子，見有病患不瞻侍者，波逸底迦。"

尼等如上。親弟子者，謂與授近圓。依止弟子者，謂依止而住。病者，謂四大不調。不瞻侍者，謂不以慈心供給看養。釋罪相等，廣說如前。(《大正藏》卷二十三第1003页)

【评说】佛陀强调若弟子因生病不能自理，比丘尼应照看生病弟子。

【原文】緣處同前。時惡愛、上愛二苾芻尼同在一床，如男與女共為戲樂。一尼於後遂即有娠，日月既滿生一肉團，諸根手足並皆未有。諸尼聞已擯令出寺。尼白苾芻，苾芻白佛。佛言："且未須擯，當審觀察。將此肉團置於日中，若其消化即非有娠，如不消滅當實有胎。"尼依佛教即置日中，悉皆消散。尼白苾芻，苾芻白佛。佛問訶責，廣說乃至，制其學處，應如是說：

"若復苾芻尼，二尼同一床臥者，波逸底迦。"

如是世尊為諸苾芻尼制學處已，時有眾多苾芻尼，因行日暮從一長者夜求宿處，長者容許與一大床。一尼獨居餘尼更索，長者報言："家內人多復無餘長，聖者處迮何不同床?"尼曰："世尊不聽尼同床臥。"由此事故尼白苾芻，苾芻白佛。佛言："若得大床難舁舉者，尼得同處，當以衣隔繫念而眠，不得相觸，小床安隔亦得同眠。"(《大正藏》卷二十三第1003页)

【评说】佛陀强调两比丘尼不得在同一床睡觉休息。

【原文】緣在室羅伐城。時諸苾芻年未滿十歲，與他出家及受近圓，諸苾芻尼亦然。時十二眾尼門徒極眾，詣六眾住處，六眾告曰："汝等徒眾極多圍繞。"尼言："如聖者等與他出家及受近圓，我等亦爾。"問曰："汝與我等無差殊耶?"答言："不異。"尼白苾芻，苾芻白佛。佛問訶責，廣說乃至，制其學處，應如是說：

"若復苾芻尼，未滿十二歲，與他出家受近圓者，波逸底迦。"

尼等如上。與他出家者，謂受求寂學處。受近圓者，謂白四羯磨。釋罪相等，廣說如前。(《大正藏》卷二十三第1004页)

【评说】佛陀规定比丘尼未满十二岁不得出家受具圆戒。

【原文】緣處同前。時愚癡人惡生誅伐釋種，多有釋女無所依怙得為出家，憂愁親戚思念悲泣，後既悟法憂念漸除求受近圓。諸苾芻尼曰："汝等待年滿二十方受近圓。"白言："聖者！待滿二十時極久長。"諸尼曰："若滿二十，即能奉事鄔波馱耶及阿遮利耶。"尼曰："我等在家事夫營業尚能成辦，今豈不能奉親教師及軌範師耶?"尼白苾芻，苾芻白佛。佛言："若曾嫁女，年滿十二或十八歲者，應與二年正學法方授近圓。應如是與，僧伽悉集，令彼隨次禮已，於上座前作如是語：'大德尼僧伽聽！我某甲今因事故以尊者某甲為親教師。今從尼僧

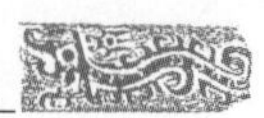

伽乞六法、六隨法為正學女，願尼僧伽與某甲六法、六隨法正學處，某甲為親教師。是能愍者，願哀愍故。'如是三說。次一苾芻尼作白羯磨：'大德尼僧伽聽！此求寂女某甲年滿十八，某甲為鄔波馱耶，今從苾芻尼僧伽於二年内乞學六法、六隨法。若苾芻尼僧伽時至聽者，苾芻尼僧伽應許苾芻尼僧伽今與求寂女某甲年滿十八，於二年内學六法、六隨法，某甲為鄔波馱耶。白如是。'次作羯磨。'大德尼僧伽聽！此求寂女某甲年滿十八，某甲為鄔波馱耶，今從苾芻尼僧伽於二年内乞學六法、六隨法，某甲為鄔波馱耶。苾芻尼僧伽今與求寂女某甲年滿十八，於二年内學六法、六隨法，某甲為鄔波馱耶。若諸具壽聽與求寂女某甲年滿十八，於二年内學六法、六隨法，某甲為鄔波馱耶者默然；若不許者說。''苾芻尼僧伽已與求寂女某甲年滿十八，於二年内學六法、六隨法，某甲為鄔波馱耶竟。苾芻尼僧伽已聽許，由其默然故，我今如是持。'"

"次應告言：'汝某甲聽！始從今日應學六法：一者不得獨在道行，二者不得獨渡河水，三者不得觸丈夫身，四者不得與男子同宿，五者不得為媒嫁事，六者不得覆尼重罪。'"

攝頌曰：

不獨在道行，　不獨渡河水，
不故觸男子，　不與男同宿，
不為媒嫁事，　不覆尼重罪。

"復言：'汝某甲聽！始從今日應學六隨法：一者不得捉屬己金銀，二者不得剃隱處毛，三者不得墾掘生地，四者不得故斷生草木，五者不得不受而食。六者不得食曾觸食。'"

攝頌曰：

不捉於金等，　不除隱處毛，
不掘於生地，　不壞生草木，
不受食不飡，　曾觸不應食。

如是世尊令曾嫁女應滿二年學六法、六隨法正學法已方受近圓。時吐羅難陀尼，未滿十二歲女，與出家并授近圓。尼白苾芻，苾芻白佛。佛問訶責，廣說乃至，制其學處，應如是說：

"若復苾芻尼，知曾嫁女人年未滿十二，與出家者，波逸底迦。"

尼等如上。曾嫁女者，謂曾適他氏。未滿者，謂年未十二。與出家者，義如上說。釋罪相等，廣說如前。

緣處同前。時吐羅難陀苾芻尼，知曾嫁女人年滿十二得與出家，即自念言："世尊聽許令受近圓。"不與正學法便授近圓。尼白苾芻，苾芻白佛。佛問訶責，廣說乃至，制其學處，應如是說：

"若復苾芻尼，知曾嫁女人年滿十二，不與正學法而受近圓者，波逸底迦。"

尼等如上。釋罪相等，廣說如前。(《大正藏》卷二十三第 1004-1005 页)

【评说】曾经出嫁之女年满十二应学六学法、六随法，受两年后方可受具圆戒。

佛陀规定正学女(曾嫁女满二十、女子满十八)应学六法六随法。

六法即不得单独外出、不得单独渡河、不得接触男子身体、不得与男子同宿、不得做媒人、不得犯比丘尼戒。

六随法即不得拿金银、不得剃除隐处毛、不得垦掘土地、不得伤害草木、不能接受不受食、不能食用不干净的食物。

【原文】緣處同前。時吐羅難陀尼與有娠婦女出家，時至生女。時婆羅門長者見已譏嫌："沙門釋女實非清淨，於一寺中有二種法：謂是俗法及淨行法。"尼白苾芻，苾芻白佛。佛問訶責，廣說乃至，制其學處，應如是說：

"若復苾芻尼，與有娠女人出家者，波逸底迦。"

尼謂吐羅難陀，或復餘尼。有娠者，謂是有胎。女人者，謂是婦人。出家者，謂授與求寂學處。釋罪相等，廣說如前。（《大正藏》卷二十三第1005-1006页）

【评说】佛陀规定比丘尼不得度怀孕的女子出家。

【原文】緣處同前。時吐羅難陀苾芻尼，入室羅伐城乞食，見一女人立性多瞋兇麁樂鬪，與餘女人共為諍競，頭髪皆竪作野干鳴，餘人聞聲即便倒地。吐羅尼見作如是念："我能引彼為出家者，必能與力助我相鬪。"即以方便度彼出家。後於異時，吐羅尼共餘一尼有少諍競，新出家尼默然看住。吐羅尼告曰："汝不能活，我與出家，何故今時默然而住，不見相助？"尼言："聖者！我今不知本事，云何相助？"吐羅尼曰："我若與大世主尼相競，汝可罵言：'私剃頭者'；蓮花色尼，'於六大城衒色自活'；法與尼，'因使得受近圓'；瘦喬答彌，'被他抑令食其子肉者'，當以此詞相助訶罵。"惡性尼聞吐羅尼共他鬪時，調弄諸尼共相鬪諍，眾多尼曰："誰度如是惡性樂鬪令其出家？"於中答言："除吐羅尼，誰當度此？"尼白苾芻，苾芻白佛。佛問訶責，廣說乃至，制其學處，應如是說：

"若復苾芻尼，知惡性女人好為鬪諍，與出家并受近圓者，波逸底迦。"

尼謂吐羅難陀，或復餘尼。惡性女人者，謂好鬪諍。出家者，謂受求寂并餘學處。受近圓者，義如上說。釋罪相等，廣亦同前。（《大正藏》卷二十三第1006-1007页）

【评说】佛陀规定比丘尼不得度好争讼女子出家以免扰乱僧团。

【原文】緣處同前。時吐羅難陀尼，與無親族懷憂女人出家，彼常繫念思想親族，悲泣流淚初夜後夜。諸苾芻尼多為驚覺，聞彼哭聲心皆散亂不得存念，與定者為刺。眾多尼諫："勿作悲涕，非出家法。"彼尼不受，答言："汝等不知他苦，父亡、母死、兄弟、姊妹、夫主及子悉皆棄背，我情痛切寧得不憂。"諸苾芻尼互相問曰："誰度如是憂惱女人而為出家？"尼言："是吐羅尼度。"尼白苾芻，苾芻白佛。佛問訶責，廣說乃至，制其學處，應如是說：

"若復苾芻尼，知多憂惱女人，度出家者，波逸底迦。"

尼謂吐羅難陀，或復餘尼。多憂惱者，謂常懷愁。度出家者，義同上說。釋罪相等，廣亦如前。（《大正藏》卷二十三第1007页）

【评说】佛陀规定比丘尼不得度多忧愁女子出家，以免影响其他比丘尼修行。

卷第十九

【提要】佛陀为诸比丘尼说一百八十波逸底迦法。

【原文】緣處同前。時吐羅難陀尼懷瞋罵眾云："汝不能自活故求剃髪，貧寒出家罪惡種族，聖法無分，有賊住心誑惑他人，實非清淨、是破戒者。"餘尼告言："聖者！何故懷瞋說斯鄙語？"吐羅尼曰："我生釋種族姓尊高，法合訶罵；汝等不知是何族姓？"但聞訶罵默合忍受。尼白苾芻，苾芻白佛。佛問訶責，廣說乃至，制其學處，應如是說：

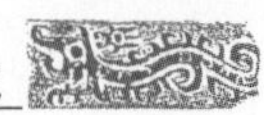

"若復苾芻尼，罵眾者，波逸底迦。"

尼謂窣吐羅難陀，或復餘尼。罵眾者，出惡言詞。釋罪相等，廣亦同前。(《大正藏》卷二十三第1009页)

【评说】佛陀规定比丘尼不得恶语中伤其他比丘尼，此行为属于身口意三业的口业。

【原文】緣處同前。時吐羅難陀尼，晨朝持鉢入城乞食，乞得食已置於房中，隨意而食便即經行，經行既訖復來噉食，鉢中食盡縱身而臥。諸尼告曰："聖者！食竟經行，行竟更食，食飽而臥耶？"吐羅難陀聞已，惡罵訶責餘尼。尼白苾芻，苾芻白佛。佛問訶責，廣說乃至，制其學處，應如是說：

"若復苾芻尼，食竟更食者，波逸底迦。"

尼謂吐羅難陀，或復餘尼。食竟更食者，謂飽食後重食。釋罪相等，廣說如前。(《大正藏》卷二十三第1010页)

【评说】佛陀禁止比丘尼饱食后再进食。

【原文】緣處同前。吐羅難陀尼因乞食入他家，見其婦人生子未久。吐羅難陀尼告言："賢首！願爾無病，可施我食。"婦人報曰："聖者！子多啼泣，欲何所為？"尼曰："既解生兒，何不知養法？"婦人白言："聖者！頗知止哭方法。"尼曰："世有勝法我尚知之，況養孩兒我不明解？若教養活，施我食不？"答言："與。"尼曰："隨我侍尼亦與食不？"答言："亦與。""守房之人亦與食不？"答言："亦與。"尼便持兒坐於髀上，煖油塗身用麵揩拭，溫湯淨洗穩臥衣蓋，兒便得睡。婦人所許皆悉與尼。後於異時，大世主尼亦因乞食入此家中。長者妻言："聖者！頗能令此小兒得安寧不？"尼曰："此非出家者所為，豈曾見有出家之人作斯事業？"婦人報言："聖者！吐羅尼先曾與我作如是事。"尼白苾芻，苾芻白佛。佛問訶責廣說乃至，制其學處，應如是說：

"若復苾芻尼，給養他孩兒者，波逸底迦。"

尼謂吐羅難陀，或復餘尼。給養他孩兒者，謂供侍他婦人子女。釋罪相等，廣說如前。(《大正藏》卷二十三第1010页)

【评说】"尼便持儿坐于髀上，煖油涂身用面揩拭，温汤净洗稳卧衣盖，儿便得睡"，用油涂抹婴儿身体后用面将油擦掉，用热水洗净可以促进婴儿睡眠。

【原文】緣在室羅伐城。時諸苾芻尼因行乞食，所著內衣血流點污，婆羅門長者見皆共譏嫌。尼以此事白諸苾芻，苾芻白佛。佛言："煩惱未除隨業流注，女人每月皆出不淨，諸苾芻尼應畜病衣。"如是世尊制畜病衣。吐羅難陀不依教畜。尼白苾芻，苾芻白佛。佛問實訶責，廣說乃至，制其學處，應如是說：

"若復苾芻尼，不畜病衣者，波逸底迦。"

尼謂吐羅難陀，或復餘尼。不畜病衣者，謂是內衣。釋罪相等，廣說如前。(《大正藏》卷二十三第1011页)

【评说】比丘尼应储存内衣以便每月月经时换洗。

【原文】緣處同前。時有俗人來，從吐羅難陀尼求學呪法，尼即與之，呪曰："呬里呬里普莎訶。"俗人聞已即便受得，尼復更授。彼便報曰："聖者！我已受得，無勞更授。"尼雖聞告仍授不休，俗人忿怒報言："我不須呪。"時有餘尼問言："聖者！何意頻頻授人呪法？"答曰："我愛此人，欲得共語，為此頻授。"尼白苾芻，苾芻白佛。佛問吐羅難陀："汝實如此頻授人法？"答言："實爾。"廣說乃至，制其學處，應如是說：

"若復苾芻尼，教俗人呪法者，波逸底迦。"

尼謂窣吐羅難陀等。教俗人呪法者，謂授他呪。釋罪相等，廣說如前。(《大正藏》卷二十三第1012页)

【评说】佛陀强调比丘尼不得教授俗人呪语。

【原文】緣處同前。時吐羅難陀尼，因行乞食遂見一人買麨欲食，吐羅尼告曰："汝隨我來，與汝好麨。"便即賣與。彼人即於大眾中高聲唱言："於尼寺內有好麨賣。"餘人聞已來詣寺中求買麨食，遂見大世主尼，問言："聖者！頗有衰賣不？"尼曰："何處見有尼賣麨耶？"彼人報言："聖者！豈不自知吐羅難陀自賣麨耶？城中人民咸悉知委尼有麨賣。"大世主尼曰："尼今至此賣麨之處。"尼白苾芻，苾芻白佛。佛問訶責，廣說乃至，制其學處，應如是說：

"若復苾芻尼，賣麨食者，波逸底迦。"

尼謂窣吐羅難陀等。賣食者，如常可知，或取金銀錢等賣易。釋罪相等，廣說如前。(《大正藏》卷二十三第1012-1013页)

【评说】佛陀规定比丘尼不能出卖寺院里的食物。

【原文】緣處同前。時珠髻難陀尼著彩色鞋履而行乞食，婆羅門長者見共為譏嫌："禿沙門女雖為剃髮，非有淨行，被欲所纏。"尼白苾芻，苾芻白佛。佛問珠髻難陀："汝實如此著彩色鞋履而行乞食？"答言："實爾。"世尊訶責，廣說乃至，制其學處，應如是說：

"若復苾芻尼，著彩色鞋履者，波逸底迦。"

尼者，謂珠髻難陀等。著彩色鞋履者，謂畜班雜刺繡鞋履而著用行。釋罪相等，廣說如前。無犯者，於已房內著用無犯。(《大正藏》卷二十三第1013页)

【评说】佛陀强调比丘尼不得穿彩色鞋子。

【原文】緣處同前。時珠髻難陀苾芻尼，於右臂上生瘡，令使喚醫來，合生肌膏。即以一團傅於瘡上，故帛繫之。纔繫未久，尼言："太急，且解令緩。"醫既與解，復言："太緩。"如是令他數解數繫。醫生忿恚，告言："聖者！瘡差不差，不關我事。"捨之而去。諸尼問言："聖者！何意令他數解數繫？"答言："情愛此人欲得共語，故令解繫。"尼白苾芻，苾芻白佛。佛問珠髻難陀："汝實如此令他於瘡數解數繫？"答言："實爾。"世尊訶責，廣說乃至，制其學處，應如是說：

"若復苾芻尼，臂上有瘡，令他數解數繫者，波逸底迦。"

尼謂珠髻難陀等。臂上有瘡者，生瘡癬等。令他數解數繫者，謂頻令解繫。釋罪相等，廣說如前。無犯者，謂繫實急或緩，令解繫無犯。(《大正藏》卷二十三第1013-1014页)

【评说】佛陀强调比丘尼不得因为染心令他人频繁解系包裹疮口的带子，借机与异性说话。

【原文】緣處同前。吐羅難陀尼度一婬女，共行乞食。諸耽色男子見已譏嫌："此女先與俗人常行非法，今共出家者同為聚集。"尼白苾芻，苾芻白佛。佛問吐羅難陀："汝實如此度婬

女出家共行乞食?”答言:“實爾。”世尊訶責,廣說乃至,制其學處,應如是說:

“若復苾芻尼,度婬女出家者,波逸底迦。”

尼謂吐羅難陀等。婬女者,謂先不貞謹女人。出家者,謂受求寂學處。釋罪相等,廣說如前。(《大正藏》卷二十三第 1014 页)

【评说】佛陀规定比丘尼不得度不贞洁的女子出家。

【原文】緣處同前。時吐羅難陀尼使餘諸尼令揩身體,他觸之時自起樂想。尼白苾芻,苾芻白佛。佛問吐羅難陀:“汝實如此令尼揩身自起樂想?”答言:“實爾。”世尊訶責,廣說乃至,制其學處,應如是說:

“若復苾芻尼,使苾芻尼令揩身者,波逸底迦。”

尼謂吐羅難陀等。使苾芻尼者,謂此法中近圓尼。揩身者,謂受樂想。釋罪相等,廣說如前。

緣處同前。時吐羅難陀尼使餘式叉女令揩身體,被他觸時便起樂想。尼白苾芻,苾芻白佛。佛問虛實,答實。訶責乃至,制其學處,應如是說:

“若復苾芻尼,令式叉摩拏女揩身者,波逸底迦。”

尼謂吐羅難陀等。式叉摩拏者,謂於二年學六法、六隨法。令彼揩身便得墮罪,廣說如前。如是若使求寂女及諸俗女外道女揩身者,准前問答結罪應知。(此上是三緣)(《大正藏》卷二十三第 1014 页)

【评说】佛陀强调比丘尼不得令其他比丘尼、正学女擦拭身体,以免产生触摸的快感而影响修行。

【原文】緣處同前。時吐羅難陀以香塗身而行乞食,入於他舍,香氣芬馥流遍宅中,敬信婆羅門長者妻問言:“聖者!香氣何來?”尼曰:“我今塗身。”婦人言:“聖者!既為沙門釋女,還有欲心?”共為譏嫌。尼白苾芻,苾芻白佛。佛問吐羅難陀:“汝實如此以香塗身而行乞食?”答言:“實爾。”世尊訶責,廣說乃至,制其學處,應如是說:

“若復苾芻尼,以香塗身者,波逸底迦。”

尼謂吐羅難陀等。以香塗身者,謂香塗帶。釋罪相等,廣說如前。

緣處同前,如是應知,以胡麻滓及使他以水揩身,二戒准前問答,結罪無異。(《大正藏》卷二十三第 1014 页)

【评说】佛陀强调比丘尼不得用香涂身。

卷第二十

【提要】佛陀为诸比丘尼说一百八十波逸底迦法。

【原文】緣處同前。時吐羅難陀尼因行乞食入婆羅門長者家,見長者妻著諸瓔珞俗莊嚴具。尼便從借用自嚴身,問言:“我今端正可樂有妙相不?”他便譏言:“徒剃頭髮為禿沙門女,猶被欲纏。”尼白苾芻,苾芻白佛。佛問吐羅難陀:“汝實如此著俗莊嚴具?”答言:“實爾。”世尊呵責,廣說乃至,制其學處,應如是說:

“若復苾芻尼,著俗莊嚴具者,波逸底迦。”

尼謂吐羅難陀等。著俗莊嚴具者，謂著諸瓔珞環玔耳璫等。釋罪相等，廣說如前。(《大正藏》卷二十三第 1014-1015 页)

【评说】佛陀禁止比丘尼戴首饰。

【原文】緣在室羅伐城。時十二眾苾芻尼無病為身而行乞食，從他索乳隨意而飲。諸外道不信敬長者婆羅門等共為譏嫌："諸苾芻尼非清淨行，但自養身從他索乳得便自飲，誰不樂欲精淳美味?"諸尼聞此俗旅譏嫌，諸少欲尼具白苾芻，苾芻白佛。佛問諸尼："汝等如此實無有病為己身從他乞乳，便於俗家隨意而飲?"答言："實爾。"世尊訶責，廣說乃至，制其學處，應如是說：

"若復苾芻尼，無病為己詣白衣家乞乳，若使人乞而飲用者，是苾芻尼應還村外住處，詣諸苾芻尼所，各別告言：'大德！我犯對說惡法，是不應為，今對說悔。'是名對說法。"

如是世尊為諸苾芻尼制學處已，後於異時苾芻尼病，餘尼問[7]疾："聖者！病得損不?"病尼報曰："我先以乳用為飲食，病得除損。世尊今制不許尼乞，病何能愈?"即以此緣白諸苾芻，苾芻白佛。佛言："我今聽尼有病乞乳隨意當飲，先制不許、次復重開。如上廣說，乃至是名對說法，除有病時。"

尼謂此法中，尼無病為己詣白衣家乞乳者，謂身無病患從他求乳。若使人乞而食用者，謂使餘人乞。是苾芻尼者，謂犯此學。尼應還村外住處者，謂往餘尼所。各別告言者，謂各別說悔。大德我犯對說惡法者，謂陳所犯罪相。是不應為者，謂其非法。今對說悔者，謂自發露不覆藏，是名對說。法者，謂指其事。除病時者，謂有患苦。若無病乞食者皆得惡作罪，是名對說法。

有病者乞、無患者食，乞者得惡作，食者無犯。無病者乞、有患者食，乞者得惡作罪，食者無犯。為病者乞、無病者食，乞者無犯，食者應說悔。為病者乞、病者食無犯。苾芻尼乞得乳更索酪者，乞者惡作，食者應對說悔。尼得酪更從索生酥，乞者惡作，食者應對說悔。尼得生酥更從索熟酥，得罪同前。尼得熟酥已更乞油者，亦如上說。尼得油已更乞沙糖，罪亦同前。尼得糖已更從索蜜肉，同前得罪。得蜜肉已更乞魚，亦如上說。得魚已更乞肉，亦同上。得肉已乞乾脯，亦如上。得乾脯已乞諸精食，亦如上說。得精食已更乞麁食，咸得惡作。無犯者，為眾營事，癡狂、心亂、痛惱所纏，此是最初對說悔法。如是應知酪、生酥、熟酥、油、糖、蜜、魚、肉乾脯，是此十對說法，乞者皆犯，如上廣說。(《大正藏》卷二十三第 1016 页)

【评说】佛陀强调比丘尼不得乞要与食用酪、生酥、熟酥、油、糖、蜜、鱼、肉干脯等美食，生病需服无犯。

【原文】時具壽鄔陀夷有淨信婆羅門，屈請就座而坐，不善觀察，輒爾便坐，於其床上有一孩兒遂便壓死。佛言："在白衣舍，不善觀察不應坐，應當學。"(《大正藏》卷二十三第 1018 页)

【评说】因一比丘落座时不慎将孩子压死，佛陀要求弟子行动时要注意观察以免误伤他人。

【原文】時有施主，請佛又僧尼就舍而食。其行食者，不善用心，撥放美團。苾芻尼於鉢不恭敬護，遂多損破，佛言："恭敬受食，應當學。"

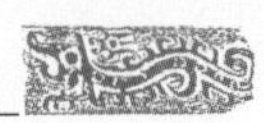

時十二眾苾芻尼，入菩提長者舍乞食。長者與食滿鉢受飯，復受羹臛，鉢便溢滿流出污地，因生譏耻。以事白佛，佛制學處，應如是說："不得滿鉢受飯，更安羹菜令食流溢，於鉢緣邊應留屈指，用意受食，應當學。"

或復食時極小、入口極大、入口如貧乞人。佛言："不應如是，不極小摶、不極大摶，圓整而食，應當學。"

時有施主，請佛及僧就舍而食。時鄔波難陀苾芻與摩訶羅苾芻隣次而坐。時摩訶羅大開其口向上而望，時鄔波難陀便以土塊遙擲口中，報言："且食此物。"佛言："不應如是預張其口，若食未至不張口待，應當學。"

時十二眾苾芻尼，含食言語，諸俗譏嫌。佛言："不應如是。不含食語，應當學。"

時有施主請苾芻食。其食過甜，十二眾即便彈舌相告："謂食大醋，或復過醋。"十二眾即便噂嚛相告，謂食大甜。或有施主，請二眾僧伽食，其食過熱，十二眾即便呵氣，相告云："食大冷。"呵熱方食。或其食過冷，十二眾即便吹氣，相告云："食大熱。"吹氣方食。此等皆是倒說其事故惱施主，佛言："不應爾，應制學處：不彈舌食、不噂嚛食、不呵氣食、不吹氣食，應當學。"

或時六眾受請食時，以手爬散飯食，猶如鷄鳥，或云："食惡。"共相毀呰，或復以食填頰細細取食、或復食時齧半留半、或復舒舌舐掠脣口。佛言："應制學處：不手散食、不毀呰食、不填頰食、不齧半食、不舒舌食，應當學。"

佛言："不得以殘食置鉢水中，應當學。"

時有尼立洗鉢，失手墮地打破其鉢。佛言："不得立洗鉢，應當學。"(《大正藏》卷二十三第1018-1019页)

【评说】佛陀定制了严格的饮食礼仪：应恭敬接受食物、盛饭不要盛满、食物不要溢出钵外、不大口或小口进食、不得张口待食、口含食物不说话、不向食物吹气呵气、不将剩下的食物放入钵中、不站立着洗钵。

根本说一切有部毘奈耶出家事

大唐三藏义净奉　制译

【提要】本经是后期说一切有部所传的出家受戒制度及其解释。

卷　第　一

【提要】本卷记叙了佛陀为诸比丘说佛陀出生、出家、苦行、顿悟之事。

【原文】于時舍利與底沙婆羅門，歡娛欲樂。時有淨天，久種善根，當受最後身，不樂生死，專求涅槃，不求後有。持最後身，從淨天沒，便於舍利腹中受胎。當受胎時，其母夢有人持炬入己腹中；復登大山、騰在虛空；又見大眾而禮己身。是時舍利於夢覺已，即向夫說如是等夢。其底沙婆羅門，雖解夢書，不閑此事。即往明解夢書婆羅門處，說言："我妻昨夜作如是夢。"彼即答言："其夢甚善。"婆羅門記曰："當生善子，年至十四，即能善誦天帝等論。復於一切論難問答，得為最勝。所言登大山、騰虛空、眾禮等者，當得出家。有大威德，成就大戒，天人所敬。”作是記已，後於異時，底沙婆羅門而與舍利論難，舍利得勝。時底沙作如是念："昔時論難，我已得勝。今時不如，此有何緣?”復作是念："此應由胎，是彼威德。”乃於後時，十月滿足，生一男子，形貌端嚴，色相具足，身紫金色、頂圓若蓋、垂手過膝、額廣平正、鼻高修直，廣說如餘。乃至宗親集會，欲與立字，當作何名？父曰："此兒宜可將詣外翁，當與立字。”既至翁處，白言："大翁！此子當立何字?”其翁告曰："既是底沙之子，宜可名為鄔波底沙。”使將兒還，底沙問曰："子立何名?”報曰："名為鄔波底沙。”于時底沙便作是念："此子既與父族為名，我今更與母族為字，名舍利子。”時人或云"舍利子"，或云"鄔波底沙"。即以孩兒付八乳母。時母養育，以上乳酪，及以醍醐而供給之，速得長成，如蓮出水。既漸長大，令修學業，世間技藝悉皆通達，四薜陀論總蘊在懷。至年十六，善解帝釋聲明，能伏他論。後於異時，遂於父前誦薜陀等論，子白父言："向所誦者，是何義趣?”父曰："我今不知。”答曰："此所誦者，是古昔仙人所作讚誦。時人雖不知義，仙人讚頌非無義理。”其舍利子，學既勝於諸人，其父先有五百弟子悉歸舍利子。爾時舍利子教諸弟子，所有明論，無不周悉。(《大正藏》卷二十三第1023页)

【评说】"时母养育，以上乳酪，及以醍醐而供给之，速得长成，如莲出水"，佛陀时代已观察到乳酪、醍醐等食物可以促进孩子的成长。醍醐指从酥酪中提制出的油。

卷 第 二

【提要】佛陀为诸比丘说佛陀教化他人之事。

【原文】爾時有教師名曰珊逝移，即便詣彼，問諸人曰："此教師何處宴坐?”其教師先在房中，聞是語已便作是念："我久在此，不聞說此宴坐之語。”時俱哩多等復作是念："彼人宴坐，我等不應輒令起動，待坐起已，即應相見。”作是念已，便隱屏處。爾時珊逝移從宴坐起，諸根清淨。彼二知已，即便詣彼，白言："仁者有何法眼？作何致示？有何殊勝？修何梵行？復得何果?”答曰："我如是見、我如是說：實不妄語、不害眾生、常不生不死、不墮不滅，當生二梵天。”爾時彼二問曰："所說何義?”答曰："不妄語者，名為出家；不害生者，與一切法以為根本；常不生不死不墮不滅等處，是為涅槃；生二梵者，諸婆羅門等所修梵行，皆求彼處。”聞是語已，白言："尊者，願與我等攝受出家、修行梵行。”即俱與彼二人出家。既出家已，四遠皆聞俱哩多等於珊逝移處而得出家。于時珊逝移多獲利養，即作是念："我昔族望憍陳種姓，今時亦為憍陳種姓。今獲利養，莫不由彼二人福德，非我福故。”作是念已，時珊逝移先有五百弟子，常教論典。即命彼二各領二百五十弟子，受其教法。時珊逝移便染時患，時鄔波底沙告俱哩多曰："師今染患，汝求醫藥，為看侍耶?”答曰："仁有智慧，宜應看侍，我當求藥。”時俱哩多求得諸藥根莖花等，與師噉服，其病轉加。于時教師即便微笑，底沙白言："大人無緣，必不應笑。師今微笑，有何因緣?”師便告曰："如汝所言。我向所笑，金洲有王名曰金主，命終欲焚，其妻悲惱亦自焚身。眾生愚癡，由慾所牽，欲情染故，受斯苦惱。”鄔波底沙白言："何年日月有如是事?”答曰："某年月日，及以時節。”其二弟子即便錄記。又白師曰："我所出家，求斷生死。師既獲已，願今教我得斷生死。”師即答言："我意出家，亦求此事。如汝所請，我不獲得。然十五日褒灑陀時，有諸天眾在於虛空，作如是語：'於釋種中，有童子生，於雪山所有河名曰分路，於彼河側有劫比羅仙人住處，有婆羅門善解天文及能占相。彼記童子當作轉輪聖

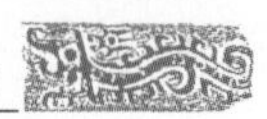

王，彼若出家當證如來、應、正等覺，名聞十方。'”告弟子曰：“汝等於彼教中出家，修持梵行，不應自恃族種尊高，應修梵行，調伏諸根。汝等於彼，當得妙果，不受生死。”說先語已，而說伽他曰：

“積聚皆消散，　崇高必墮落；

會合終别離，　有命咸歸死。”(《大正藏》卷二十三第1026页)

【评说】“时邬波底沙告俱哩多曰：‘师今染患，汝求医药，为看侍耶?’答曰：‘仁有智慧，宜应看侍，我当求药。’时俱哩多求得诸药根茎花等，与师啾服，其病转加。于时教师即便微笑”，本段经文记载了珊逝移患病，俱哩多为之求药，服用诸药后病情反加重的医案，“于时教师即便微笑”，珊逝移没有责备俱哩多反而微笑，“白师曰：‘我所出家，求断生死。师既获已，愿今教我得断生死。’师即答言：‘我意出家，亦求此事。如汝所请，我不获得’”，珊逝移认为出家求道是为了断生死，而自己还不能解决对生死认识的问题，因此令邬波底沙和俱哩多向佛陀学习。

【原文】爾時菩薩年二十九，欲在王宮受五欲樂。既見生老病死，心生厭離，中夜踰城，往詣林藪。六年苦行，都無所獲，隨意喘息，便飡美味乳酪等食，酥油塗身，以香湯浴，便即往詣軍營聚落，受歡喜、歡喜力二牧牛女十六倍乳糜。菩薩食已，時有黑色龍王，讚言：“善哉!”復有一人名曰常住，授與菩薩吉祥草已，即詣菩提樹下自敷斯草，其草不亂，便即右旋，於此草上結跏趺坐，端身正念，便即發要期之心：“我若諸漏不盡，終不起于此座。”(《大正藏》卷二十三第1026页)

【评说】“六年苦行，都无所获，随意喘息，便飡美味乳酪等食，酥油涂身，以香汤浴，便即往诣军营聚落，受欢喜、欢喜力二牧牛女十六倍乳糜”，本段经文记载了佛陀六年苦行之后，食用乳酪补充营养，用酥油涂身用香汤沐浴以促进身体健康。佛陀认识到苦行不能获得解脱，身体健康是修行的基础。

【原文】佛言：“諸苾芻！汝等應聽。其舍利子，先所作業，還應自得，非於餘處，廣說乃至果報還自受等。乃往古昔，於一聚落有婆羅門，娶妻未久便誕一息。不經多年復生一女，俱漸長大。父母遇病，皆悉身亡。時彼童子既遭憂慼，念往山林，即携其妹共至林所，採拾花果以自支持。汝等苾芻！如大黑蛇，有五過患。云何為五？一者多瞋、二者多恨、三者作惡、四者無恩、五者利毒。應知女人亦有五過：一者多瞋、二者多恨、三者作惡、四者無恩、五者利毒。云何名為女人利毒？凡諸女人，多懷猛利染欲之心。是時童女既至成人，欲心漸盛，告其兄曰：‘我今不能常飡花果以自存命，可往人間求請飲食。’時兄將妹共出山林，往婆羅門家而行乞食。兩俱齊喚，主人出看，見而告曰：‘隱居之人亦畜妻室?’兄曰：‘此非我妻，是親妹也。’即問兄曰：‘曾娉人未?’彼報言：‘未。’‘若如是者，何不與我?’答曰：‘此已遠離世間惡法。’女心欲盛，報其兄曰：‘豈我林中食諸花果不能活耶？然我不堪煩惱所逼，共辭林野遠至人間，今可以我與婆羅門。’兄曰：‘我實不能嫁娶於汝，此是惡法，非我所為。汝有俗心，任情所欲。’時婆羅門知女心已，延入家中，大會宗親，納以為婦，報其兄曰：‘今與我同宅而居，别為一室。’兄曰：‘我不求欲，當樂出家。’妹曰：‘共立要契，方可隨情。’兄曰：‘是何言要?’妹曰：‘若其證得殊勝果者，可來相見。’兄曰：‘善哉！如汝所願。’即便辭去，至隱士所而為出家。由彼宿世善根力故，遂於三十七品菩提分法，無師自悟，證獨覺果，便作是念：‘我先與妹，共立要契，今可往看。’便至其所，上昇虛空，身現神變，上出火光，下流清水，奇相非一，縱身而下。諸凡夫人見神通時，心疾迴轉，猶如大樹崩倒於地，頂禮尊足，白言：‘大兄！今得如是殊妙勝德。’答言：‘我證。’白言：‘兄為資身，須得飲食。我為求福，願興供養，可住於此。’答曰：‘汝無自在，可入報夫。’即白夫言：‘仁今知不？我兄出家，成就禁戒，得上妙果，世間第一。我欲供養，不敢自專。若見許者，於三月中，飲食資給。’答言：‘賢首！彼不出家，我雖不欲，終須供濟；況已出家，獲殊勝道。今隨汝意，供養三月。’其三月中，種種上妙供給其兄。三月既滿，即以上氎刀子及針，即便奉施。兄既受已，以刀割截，刀子善利，裁割迅疾。其妹見已，便即蹲踞，作如是言：‘願我根性，如此刀子，得善迅利，乃至未來，成就利智。’于時獨覺取衣縫刺，善用針線，縫刺無礙。妹便發願：‘願我今身，乃至未來，令我智慧，猶若此針，智慧深遠，通達無礙。’”(《大正藏》卷二十三第 1028-1029 页)

【评说】“应知女人亦有五过：一者多嗔、二者多恨、三者作恶、四者无恩、五者利毒。云何名为女人利毒？凡诸女人，多怀猛利染欲之心”，佛陀认为女子容易发怒、易怀恨他人、易做恶事、无感恩之心、多欲望，通过此种观点可看出当时社会对女性的歧视。

【原文】爾時世尊告諸苾芻：“我今為諸弟子，制其學處：若諸弟子所作事業，以水洒地，及瞿摩耶塗壇掃地，及修理衣鉢，食噉等事，不告白師，及有客苾芻，先不相識，來至房中，應白師知。唯除五事，餘悉皆白。若不如是，得越法罪。言五事者，所謂嚼齒木、飲淨水、大小便利，及四十九尋內禮制底，此不應白二師。所有縫衣等事，弟子應白：‘師勿自勞，我當代作。’若如是者善；不如是者，得越法罪。師若為福及眾作，不代無犯。二師有病，須勤看侍，應白師言；所須醫藥及以飲食，應隨師意，不得違情。若如是者善；若不如是，同前得罪。若二師有犯，同住弟子應善方便白二師言：‘師犯如是惡作之罪，師應發露。’廣說如上。二師邪見，大眾為作驅擯等令出住處。弟子應須於大眾處，慇懃求謝，令眾歡喜。又須白師：‘勿作惡見。’方便正諫令捨是事，令眾及師，和合樂住。若不如是，得越法罪，乃至廣說，如上應知，若二師犯僧伽伐尸沙罪，弟子應須令師發露。若復僧伽與其二師行遍住法及以意喜，不得與善苾芻同室眠臥等事。若如法悔，罪根及業，悉皆除滅，同善苾芻，乃至復本等，廣如上說。若如是者善；若不依行者，得越法罪。其弟子等慇懃諫悔；弟子有過，師亦慇懃呵責令改。”(《大正藏》卷二十三第 1030-1031 页)

【评说】佛陀规定除嚼齿木、饮水、大小便及做法事五事外，比丘做任何事都应向自己的师傅汇报。

“所有缝衣等事，弟子应白：‘师勿自劳，我当代作。’若如是者善；不如是者，得越法罪。师若为福及众作，不代无犯。二师有病，须勤看侍，应白师言；所须医药及以饮食，应随师意，不得违情”，佛陀规定弟子应照顾师傅的日常生活和起居，若师傅生病应看护师傅，并遵师意取药等，这与中国尊敬老师的传统相符。

卷 第 三

【提要】佛陀对诸比丘说受具足戒法。

【原文】佛在室羅筏城逝多林給孤獨園。時具壽大目乾連，與十七眾出家并受近圓。此皆幼年，以鄔波離為首，夜中忍飢，徹曉啼泣。時佛世尊知而故問，告阿難陀曰：“何故夜中小兒啼聲？”阿難陀以緣具答，佛告諸苾芻：“我今當制：若年未滿二十，不應與受近圓，成苾芻

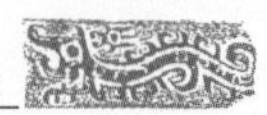

性。所以者何？未滿二十，不能忍飢寒熱渴乏，蚊蟲所哸及病等。又師呵嘖，不能忍受，及諸苦惱。由是幼小，不能忍斯如上等苦。”佛告阿難陀：“若滿二十，即有志烈，能忍如上呵嘖等苦。由年未滿，與受近圓，有如是過。是故苾芻，若未滿二十，不應與授近圓。若有求寂，來求近圓。苾芻應問：‘年二十不？’若不問者，得越法罪。”（《大正藏》卷二十三第1032页）

【评说】佛陀规定男子年满二十方可受具圆戒成为比丘，因为未满二十岁则不能忍受寒冷饥饿、蚊虫叮咬、疾病及老师的苛责。

【原文】佛在室羅筏城逝多林給孤獨園。有一長者，娶妻不久便生一息，于時長者告其妻曰：“賢首！我子長養，雖復損我，我今欲往外國興易。我所負債，令子代還。”作是語已便即出去，遂乃不還。其妻養育，兒漸長大，送於學內，令教外典。其同學者所有論典悉皆明解，唯此童子全無所獲。復於異時，其母詣學，告博士曰：“一種與直，何故諸人學問俱備，唯我童兒都無所解？”博士報曰：“夫所學者，有二種事學業成就。何等為二？一者具羞、二者有怖。然此童子，都無此二。”其母告言：“博士何不與杖？”復於異時，博士纔打，種種呵責乃即啼泣；歸向母邊，具陳上事，其母還打。時彼童子便作是念：“我遭苦事，前於一處被打，今遭兩處，不能受苦，宜可逃去入逝多林。”至彼見一求寂採花，便即歎言：“甚大快樂。”問言：“何故？”答言：“出家。”求寂報言：“汝今何不出家？”報言：“聖者！誰能與我出家？”報言：“汝來！共汝往問鄔波馱耶。”既見師已，白言：“鄔波馱耶！此善男子欲求出家。”時彼師主即與出家。其母後時往詣學堂，問博士曰：“我子何在？”博士答言：“我打走歸。”母即報言：“我見歸來遂即還打，棄我逃走。”于時慈母遂往諸處尋求訪覓不得，乃於王舍城門首立，東西顧望。佇立不久，乃見童子剃除鬢髮，與彼求寂，俱時瓶鉢，相隨而來。母時見識，以手搥胸悲號啼泣，告言：“癡子！我比無處不覓，遍歷諸方，尋求不得，音信不通。汝今何故賤沙門中而為出家？”執手將歸，脫其衣鉢，抑令還俗。時諸苾芻以緣白佛，佛作是念：“不白父母，與出家者，多生過失。”佛告諸苾芻：“我今當制：所有出家，不告父母，輒與出家者，得越法罪。”（《大正藏》卷二十三第1034页）

【评说】佛陀规定任何人应先告知父母方可出家，未经父母允许出家易生是非，不利于修行。

【原文】佛在王舍城竹林園羯蘭鐸迦池。於此城中有一婆羅門，娶妻不久，誕生一息。年漸長大，忽嬰疾病，遍問醫人療治不可。母告子言：“可於侍縛迦長者所療治其病。”既至其所，白言：“長者！為我治病。”長者告曰：“汝身病重難可療治，然我所醫，治二種人。何等為二？一者佛及僧伽、二者王宮內人。汝等之病，無暇可治，汝今歸去。”其子即歸，母問子曰：“其病瘵耶？”答曰：“我病無人可治。”具如上說。母告子言：“汝應出家。”子答母曰：“我是婆羅門種，云何於雜種沙門釋子中而為出家？”又告子曰：“汝且出家，病可，還俗不難。”子曰：“若出家者，必剃我頭，此事云何？”母曰：“剃髮莫生，是為不可。後還生髮，何所懼耶？”即往竹園，詣苾芻所，頂禮足已，白言：“聖者！與我出家。”既出家已，於此夜中，遂住門外不入房中，師便告曰：“何不入來？”答曰：“我身有病，不得入來。”師便告曰：“汝今出家，何得有病？”白言：“鄔波馱耶！我身在俗，先患其病。”師曰：“汝何不告我？”答曰：“師不見問。”其師便怒。既至明已，其舊弟子皆來請白問：“鄔波馱耶！何故不喜？”師即告曰：“我之住處，乃是病坊。諸有病者，皆投來此。”求寂白曰：“如世尊說有二種事：一者不應擎重擔，二者已度不應棄。師今已度，知欲如何？”說此語時，侍縛醫王即便來至，師告醫曰：“此苾芻病，可治以不？”醫王答曰："此病極重，然勝光王與藥若足，我當治之。"既治可已，白鄔波馱耶曰："我為求事，今來出家。求事既了，今欲歸去。"師曰："汝得阿羅漢果耶？"答曰："未得。"又問："汝得不還、一來及須陀洹果耶？"皆云："未得。""汝何故歸？"答曰："我為病故投此出家，我病既差，何能住此？"師曰："出家法中有四勝果，汝都未獲。汝宜且住還他藥債；若不爾者，後更得病必死無疑。"不取師言即便歸去。彼報恩故，於侍縛迦供給花菓嚼齒木等。時侍縛迦告言："賢首！汝於我處求何事耶？"彼婆羅門白言："我無所求，報恩故。"長者報曰："我於汝更作何益事？"答曰："我緣患病，療我得差。"時侍縛迦報言："我不曾省。"答曰："我作憶念，得省令解。"時侍縛迦言："汝於善說法律中出家，於四沙門果中應證得果。汝已受他信心之物，今乃却墮惡事。"作是語已，便作是念："我應以此事詣世尊所。"頭面禮足，退坐一面白言："世尊！然諸苾芻，令病者出家受近圓。因此令王倉庫漸漸損減，我亦身勞，復於聖者闕修善法。願世尊制，勿令更度病者。"佛即默然而許。時侍縛迦知佛默然許已，頂禮而去。佛作是念："諸有過失，悉由度彼病者。"佛告諸苾芻曰："從今以去，不應度有患者，若為出家來者，應先問有患不？若不問者，得越法罪。"(《大正藏》卷二十三第 1034-1035 页)

【评说】佛陀规定生病之人不得出家有两个原因，首先生病之人出家的动机不纯，其目的只是为了治疗疾病，病好则会还俗，其次防止因生病之人出家进入僧团后损坏其他出家人的利益。

卷 第 四

【提要】佛陀对诸比丘说受具足戒法。

【原文】爾時具壽僧護白佛言："世尊！我於彼處見諸有情，其形如牆、或如柱樹、如葉花果、或如掃帚鐺杓臼形。彼於前身當作何業，受如斯報？"佛告僧護："凡諸有情，自所作業，還須自受，他不相代，廣說乃至果報還須自受。乃往昔時，於此賢劫中人壽二萬歲時，有佛出現於世，號曰迦攝波佛，在仙人墮處施鹿林中。是時彼佛所有求寂，緣作苾芻。僧護！汝之所見形如牆者，彼諸眾生污泥僧伽牆壁，所以得如是報。所見似柱者，彼諸有情曾於僧伽柱以鼻涕唾污；由彼業故，受如斯報。形如杓者，曾作求寂，為行蜜漿於僧伽中。有客苾芻來至求寂處，其求寂洗杓。彼客苾芻問言：'於僧伽中行非時漿不？'求寂答言：'行漿已了。不見我今洗杓？'遂生瞋罵。由彼業力，受如是報。汝見形如臼者，昔日曾作苾芻，欲造鉢時，有一求寂專知僧伽庫藏。造鉢苾芻於求寂處借白：'我用擣物。'時求寂白言：'大德！且住少時，我今政忙。'少時與臼。苾芻乃即生瞋苦言：'我若自由，非論借臼以擣油麻，亦擣汝身。'于時求寂便作是念：'我若報答，必更大嗔。'默然而住。知彼苾芻嗔息定已，時求寂即詣彼邊白言：'汝今知我是何等人？'尊者告曰：'汝於迦攝波佛教中出家求寂。'求寂報曰：'汝出家事，所作未辦。汝被一切煩惱所縛，我得解脫。汝出麁言，當須說悔，罪即消薄。'彼即說悔，遂生臼形身。汝所見形猶如鐺者，昔與寺家曾作淨人承事苾芻，為苾芻煎藥。時苾芻瞋，然彼淨人因茲生恨，便故打鐺破。由此業力，身如鐺形。汝見以繩繫之挽斷者，昔為授事，外有施物，令彼僧伽寒熱受用。爾時授事，夏月衣物迴為冬用、迴冬衣物將為熱用。由此業故，受如斯苦。"(《大正藏》卷二十三第 1037 页)

【评说】"汝之所见形如墙者，彼诸众生污泥僧伽墙壁，所以得如是报。所见似柱者，彼诸有情曾于僧伽柱以鼻涕唾污；由彼业故，受如斯报。形如杓者，曾作求寂，为行蜜浆于僧伽

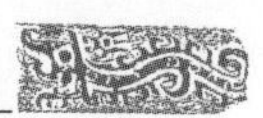

中”“汝见形如臼者，昔日曾作苾刍，欲造钵时，有一求寂专知僧伽库藏”“汝所见形犹如铛者，昔与寺家曾作净人承事苾刍，为苾刍煎药”“见以绳系之挽断者，昔为授事，外有施物，令彼僧伽寒热受用”，佛陀时代认为长相如墙者是故意弄脏寺院墙壁的果报，长相如柱者是弄脏寺院柱子的果报，长相如杓者是其作沙弥时予比丘非时蜜浆的果报，行如臼者是其作比丘制作钵时对管库僧伽生瞋怒的果报，长相如铛（温器如酒铛）者是做净人时因怀恨比丘将煎药铛打破的果报，身体被绳子截断者是做授事时不按季节分配物品导致比丘受寒热的果报。

【原文】緣在室羅筏城。有一長者，娶妻未久便誕一息，資以乳餔。爾時長者告其妻曰：“賢首！生此子者雖用我財，亦能代我償諸債負。”作是語已，便將貨物詣往外國興易取利，便沒不還。其妻以自身力及託諸親，種種養育，年漸長大。爾時此兒與諸童子相隨而往，至餘長者家。時彼長者有一少女，見此童子，便以花鬘擲彼童子。時諸童子問曰：“汝於此女有期會耶？”答言：“有。”諸童報曰：“此之長者為性嚴惡，汝莫為斯事，損害於汝。”諸餘童子乃至日暮守此童子，不令非法，便共相隨至於母處。私報母曰：“此小童兒與某長者少女欲為非法。我等勸諭，制不聽為。我今歸去，於此夜中宜應遮止。”母曰：“汝等既能共相勸諭，甚為善事。”其母即令童子入房安置，又於房中安觸瓶水及以觸盆，母自當門安床而臥。至夜半後，子告母曰：“與我開門，出外便易。”母即告曰：“房中已安觸盆，可應便易。”須臾之頃，其子復告：“與我開門。”母亦不開，子遂瞋怒。母曰：“汝所去處，我先已知。我今寧可於此受死，終不為汝開門。”凡欲火染心，無惡不作、不避惡業，遂於此時拔劍殺母橫屍於地，即詣長者家。既至彼已，見其少女。身形戰掉，女曰：“汝勿生怖，惟我獨住，更無餘人。”童子念曰：“我今應報令知已殺於母。”告言：“少女！我已為汝殺母命根。”女曰：“汝所生母？為是嬭母？”報言：“是我所生母。”其女念曰：“此人瞋怒尚殺親母，況我餘人。”作是念已，報言：“汝應且待，我暫昇樓。”女上樓訖，高聲唱言：“此中有賊。”彼人聞已，於水竇中潛身而出。到己宅內，擲刀於地，高聲唱言：“賊殺我母。賊殺我母。”作是唱已，便依世法燒葬其母。內自思忖：“深是惡人，造極逆罪。”情懷戰懼不自寧心，遂向處處祠天，隨處告問：“修何業行而滅重罪？”或有說言：“應當入火。”或有說言：“自墜高巖。”或有說言：“投身溺水。”或有說言：“自縊其身。”各各說言所作方便，皆令自死，無有出路。復於後時往逝多林，乃見苾芻念誦經論，聲中頌曰：

“若人作惡業，　修善而能滅；
彼能照世間，　如日出雲翳。”（《大正藏》卷二十三第1038-1039页）

【评说】“凡欲火染心，无恶不作、不避恶业，遂于此时拔剑杀母横尸于地”，人被欲火熏心，干出了杀害亲生母亲的大逆不道的事情，经文借此说明欲望过甚的危害。

触盆是佛陀时代在室内用于大小便的器物。

【原文】爾時此人便作是念：“出家釋子有除罪法，今我應當出家，修諸善業而滅其罪。”即詣苾芻處白言：“聖者！我欲出家，願見哀愍。”時此苾芻便與出家并授近圓。既出家已，精懃讀誦，於三藏教悉皆具解，辯才無礙善能論答。別有苾芻問彼人曰：“具壽！何因苦行精懃？有何別求？”彼人答曰：“我為消重罪故。”問言：“汝作何罪？”答曰：“殺母。”又問：“是親生母？為當乳母？”答曰：“是親生母。”時諸苾芻以緣白佛。爾時世尊告諸苾芻曰：“若人殺母，便求出家，與出家者當壞我法，即須擯棄。從今已往，於我法律之中，若有人來求出家者，當須問言：‘汝非殺母不？’若不問者，得越法罪。”（《大正藏》卷二十三第1039页）

【评说】佛陀规定杀害亲生父母之人不得出家。

【原文】其人被眾擯已，便自念曰："我今不可還俗，應須遠去邊境而住。"便往邊境之處化一長者，長者於此苾芻乃生信敬，為造一寺。諸方客侶皆來此寺，來者皆為說法，多有證阿羅漢果。復於異時，身有病患，用諸根菓莖葉種種藥草，療治不差。漸漸困篤，餘命無幾。告弟子曰："當造浴室。"時諸弟子依教，便造浴室。爾時師主說伽他曰：

"積聚皆消散，　崇高必墮落，

合會終別離，　有命咸歸死。"(《大正藏》卷二十三第1039页)

【评说】"复于异时，身有病患，用诸根菓茎叶种种药草，疗治不差。渐渐困笃，余命无几"，并非所有疾病都能治愈。

【原文】佛在室羅筏城逝多林給孤獨園。六眾苾芻所度弟子，未知六眾性行，依止而住；知惡性已皆悉捨之，餘處依止，所作事業三時請問。于時六眾苾芻共相謂曰："此諸黑鉢生，奪我等所度弟子；若更度者，應度如是色類。"後於異時，鄔波難陀乃見一人無手，告曰："賢首！汝今何故而不出家？"答曰："誰能度我無手之人？"鄔波難陀言："世尊教法慈悲寬恕。我當度之。"及受近圓經三五日，所是威儀噉食等事皆悉教訖，即便報曰："汝可不聞鹿不養鹿。室羅伐城甚大寬廣，汝應往彼乞食自供。"弟子報曰："我今如是，云何乞食？"鄔波難陀告言："具壽！我當教汝。"便即為著所有三衣，皆與繩繫，以鉢袋盛繫於左臂，錫杖繫於右臂，即入室羅筏城。時有一女，搥胸唱言："誰作如是非法毒害，截此苾芻雙手？"苾芻告言："姊妹！我在俗時被他截手，非出家後。"報言："誰度？"苾芻報曰："我鄔波馱耶鄔波難陀。"鄔波斯迦曰："除彼六眾惡行無恥，誰能度此如是之人。"時諸苾芻以緣白佛。佛言："諸苾芻！所有過失，斯由度此不完具者。何等名為不完具者？所謂無手、無指、無足、缺脣、無脣，及以諸根不具，皆悉不應。若度此類，得越法罪。若被杖者、若身形斑白、太老、大少。"佛言："並不應度，一切穢污僧伽臥具咸不應與。又跛足綠眼，及以無目、曲腰侏儒、項有瘻者、瘂聾水病，如是等類皆不應度。若度者，得越法罪。又婬欲過度，被女所傷；因重所傷，涉路而損，大小便痢不能禁制，如斯等類亦不應度。若度者，得越法罪。"又白佛言："有癬疥、瘡癩、瘻瘺、乾癬、濕癬、瘦病、患嗽、上氣、燋渴、瘧病、癲狂、痃癖、痔病等。"佛言："不應度。若度得，越法罪。"(《大正藏》卷二十三第1040-1041页)

【评说】佛陀规定无手、无指、无足、缺唇、无唇等身体有残疾之人不得出家；身患白斑、年老、年少、跛足绿眼及以无目、驼背侏儒、患大脖子病、哑聋、水肿等人不得出家；身体受伤，大小便失禁，癣疥、疮癞、瘘疬、干癣、湿癣等皮肤疾病，患有咳嗽、哮喘、疟疾、消渴、癫狂、眩晕、痔疮等疾病之人不得出家，可见佛陀时代对疾病的了解已十分详尽。

根本说一切有部毘奈耶安居事

大唐三藏义净奉　制译

【提要】本经是后期说一切有部所传的夏安居制度及其解释。

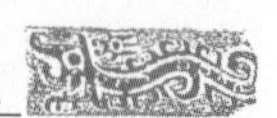

【原文】時眾村中,有一長者名曰憂陀延,其家大富,多有財物及以衣裳。是時長者於其家內,多出衣食,別為一庫,擬欲供養苾芻僧伽。即時遣信,往詣室羅伐城,請諸苾芻僧伽曰:"於某村中,長者某甲作如是言:'於我家中,多有衣服飲食。今欲供養大德!願垂哀受。'"時諸苾芻報使人曰:"其長者家,去此遠近?"答曰:"去此強三踰繕那。"諸苾芻等即作是念:"去此甚遠,我等欲去,齊暮得迴還不?"各作是言:"去此既遠,至暮不及迴來。""世尊制我等安居,不得出界外宿,不知如何?"即便不去。時彼象村側近,別有苾芻於彼安居,即便受請。既受請已,多獲衣食,三月夏安居滿已,著衣持鉢,往室羅伐城。漸漸遊行,遂到彼城,詣一寺所。時有苾芻,即前迎接,代收衣鉢,安置房內。主人問曰:"從何而來?何處安居?"客便答曰:"我等比在象村之側,三月安居滿已,從彼而來。"主人問言:"汝等安居和合、乞食不以此為苦耶?"答曰:"我等於彼安居,甚為安樂,衣食豐足,不以為苦。"即便問曰:"汝等云何於彼安居、衣食豐足,而不乏耶?"報言:"在彼側近,有一聚落名曰象村,村有長者名憂陀延,其家巨富,以深信心,作其福業,多持飲食及以衣服而來惠施,為此豐足。"時彼苾芻即作是言:"然彼長者亦曾來請。又問彼云:'去此幾許?'答曰:'三踰躇那。'作是念言:'若去至彼,恐夜不來。世尊不聽於安居內界外而宿。'即便不去。"時諸苾芻以緣白佛,佛作是念:"我之聲聞弟子,雖於衣食無貪著心,然欲令彼得安樂住故,復令施主得受用福,應開七日赴其請喚。"因集僧伽,告諸苾芻曰:"於安居中,有事須去出界外者,應請七日乃至一日當去。"佛令去者,苾芻不知何事應去?以緣白佛,佛言:"謂是鄔波索迦、鄔波斯迦、苾芻、苾芻尼、式叉摩拏、求寂男、求寂女等事。"不知何者是鄔波索迦等事?佛言:"若鄔波索迦家中有事,便以身所著衣并辦飲食,即令使者請諸苾芻:'唯願聖者來受供養。'此則名為鄔波索迦事。應對一苾芻蹲踞合掌受持七日法去。是謂鄔波索迦緣。"(《大正藏》卷二十三第1042页)

【评说】僧人虽处于结界安居中,但为了解决饮食等问题,可以禀报其他僧人后外出接受供养物资,但不得超过七日。佛陀的规定是为了维持僧人基本的生存物资,为修行提供必要的条件。

【原文】"若鄔波索迦,為妻有娠,恐生災難,欲令母子平安,來請僧伽覆鉢供養。"佛言:"苾芻應受持七日法去。是名鄔波索迦事。

"若鄔波索迦,為病患事,設諸飲食,并施衣服,來請苾芻,白言:'我病恐畏命盡,供養僧伽。'有如是事。"佛言:"得受持七日法去。是名鄔波索迦事。"(《大正藏》卷二十三第1043页)

【评说】邬波索迦即男根已成(拥有正常的性功能)皈依佛法僧的在家男子的称谓。佛陀规定若是邬波索迦请求供养比丘来祈求妊娠的妻子母子平安,比丘可以请七日假接受供养;比丘也可以接受邬波索迦为病患祈福而提供的供养。

【原文】若作安居竟,忽有病生,知無醫藥。若其便住,恐命不全,如是命難等緣出去,佛言:"無犯,亦不破安居。"

若苾芻安居已竟,若有病生,雖有湯藥,無人看病,恐有失命,佛言:"聽去,不破安居。"(《大正藏》卷二十三第1043页)

【评说】佛陀规定比丘安居时生病,因寻医生、求汤药而出结界者不违反戒律,因为对于比丘来说身体健康是修行的基础,因此应爱惜生命、保证健康。

【原文】若苾芻作安居竟，有女人來至苾芻所，而作是言："我有女新婦及婢，欲遣供養大德。"苾芻作念："我若不去，恐失梵行，并有命難等起。"是謂梵行等緣，佛言："移去者無犯，亦不破安居。若有男子黃門等緣，准上應去。"(《大正藏》卷二十三第1043页)

【评说】佛陀规定安居时为了避开女子、男子、黄门而离结界不违反戒律。

【原文】若苾芻作安居竟，若見女人而生欲想，不能禁止煩惱，恐失梵行，亦應離去。(《大正藏》卷二十三第1043页)

【评说】若比丘安居之时见女子而生淫欲，怕影响修行而出结界改变环境者不违反戒律。

【原文】若苾芻於安居內，忽有親里眷屬來諫苾芻住止。苾芻嫌賤，移向餘處者，同前無過。(《大正藏》卷二十三第1043页)

【评说】若比丘安居时受到亲戚眷属的打扰而移向其他地方不违反戒律。

【原文】又復苾芻，若有女、男、半擇迦等來請安居。既受彼請，然斯施主，或負他物、或復殺害他人、或劫奪他人財物、或於住處若有虎狼師子等惡獸諸難來怖施主、或時走去、或時身死。時彼苾芻作是念曰："此之施主，請我安居，復有如前諸難事起，我今住此或失梵行、或失命等緣來。"移向餘處安居者，同前無犯。(《大正藏》卷二十三第1043页)

【评说】若比丘因各种原因如施主欠债、杀人、抢劫财物、其住处附近有虎狼等恶兽，而不愿接受其供养移向别处不违反戒律。

【原文】若時住處，多有病苦緣生，苾芻住此，不安樂者，佛言："移向餘處安居，同前無犯。"(《大正藏》卷二十三第1043页)

【评说】比丘在安居之时因住处影响健康而移居别处不违反戒律。

【原文】若有施主來請苾芻作安居事。於其住處下濕水多，恐後病生。移向餘處，同前無犯。(《大正藏》卷二十三第1043页)

【评说】佛陀时代认为环境过于潮湿会影响人的健康。

【原文】若苾芻於安居內，有諸賊來，或盜牛羊等，而為屠殺，作諸非法。來至苾芻所，作如是言："汝等出去，我欲住此。"若有如是惡賊，來至寺內惱亂苾芻者，即應直去無犯。(《大正藏》卷二十三第1044页)

【评说】比丘在安居时若遭抢劫，且贼人令其移至他处，比丘应及时移动以保证自己的生命安全。

根本说一切有部毘奈耶随意事

大唐三藏义净奉　制译

【提要】佛陀为诸比丘说"随意"(自恣)制度及其解释。

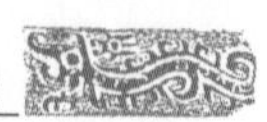

【原文】由是法和合故，於十五日作隨意時。世尊即於僧伽中就座而坐。佛告諸苾芻："夜分已過，何不隨意?"時有苾芻，於其眾中，從座而起，正衣一邊，合掌頂禮已，白言："於某房有舊住苾芻，身嬰重病，極為困苦。其病苾芻不能赴集，不知云何?"佛言："應取隨意欲來。"諸苾芻不知云何取欲來? 佛言："或一人取一人欲，或二或三，乃至眾多。"不知云何取來? 佛言："應到病苾芻邊蹲踞合掌、具威儀已如長淨法與其欲，作如是說：'具壽存念！今僧伽十五日作隨意。我苾芻某甲亦十五日作隨意。我苾芻某甲，自陳無諸障法，為病患因緣故。彼如法僧事，我今與欲，此所陳事，當為我說。'第二、第三亦如是說。若能如是與欲者善;若不能語，以身表業，亦成與欲。若不能語，復不能以身表者，一切僧伽並皆應往就病人所。若病人不來，眾不往彼作隨意者，作法不成，得越法罪。"

佛言："我今為受隨意欲苾芻，所有行法，今當說之。其受欲苾芻，不得急走等，乃至如長淨法中廣說。其持欲淨苾芻，既入眾中，或上座邊說。此若不能，比座邊說亦得，應如是說：'具壽存念！於某處房苾芻某甲，身嬰病苦。今僧伽十五日作隨意，彼苾芻某甲亦十五日作隨意。彼苾芻某甲，自陳無諸障法，為病患因緣，如法僧事與欲。彼所陳事，我今具說。'如上所說，若不依者，得越法罪。"

具壽鄔波離白佛言："大德！若受隨意欲已，忽至中路身死，得成善持欲不?"佛言："不成，應更取欲。"具如褒灑陀中廣說。(《大正藏》卷二十三第 1045-1046 页)

【评说】佛陀规定若比丘生病不能参加随意事不犯戒。随意又称自恣，佛教在夏安居期满之日，举行全僧团的集会，相互检举过失并当众忏悔。

【原文】若隨意時於斯住處，有老苾芻性無所知，多足涕唾，或從遠來，路行乏困，或有女人、或復童女、或有鬪諍，不信天魔諸惡鬼神。來至門所作如是言："沙門！汝等作不淨事、或唾諸床席、或上變下瀉。"又諸神等令諸苾芻看鬼神等病。苾芻作念："若我三說隨意，現有諸難，令我不安。"由是佛言："開聽一說隨意無犯。"

若諸苾芻惡獸住處作僧房舍，然於此處，或有老女、及無智女、并童女等性不淨潔。然諸苾芻污諸床席，非法大小便，浣其弊衣曬之，或令鬼神瞋恨，使諸毒害惡獸來損苾芻所，謂虎豹豺狼羆等來至僧坊、或別房中、垣牆食處乃至遍一切處，皆有諸難。欲三說隨意，恐有難來，聖開一說。

若有苾芻近龍住處而居止者，種種污穢、或多唾涕、上變下瀉大小便利，多諸不淨，令使龍瞋、或放諸毒虫傷損苾芻、或龍自來告苾芻曰："汝於我處，多諸不淨如上，非法之事。"苾芻作念："我若三說隨意，恐龍難等。"以是事故，聖開一說、或一時對說。

若時僧坊近諸俗舍，苾芻欲隨意時，諸俗家中忽然失火，其火漸漸逼近僧坊、或恐失命、梵行等難或損衣鉢等。若三說隨意，恐火將近，以是故開一說隨意，或一時對說隨意不犯。

若僧伽住處近大山谷，隨意時天降大雨，水漲瀆汎諸王宅舍村林園樹，漸逼僧坊。若三說者，恐諸苾芻命難、衣鉢等難，以是義故，聖開一說、或一時對說。

若苾芻住處在於曠野遠處，恐怖難起畏損命等。諸苾芻各相報曰："今十五日是隨意時。我等既有急迫難來，不得隨意，任情散去，後當如法作隨意事。"若有如是等緣來至，一時急起，並皆無犯。

具壽鄔波離白佛言："若有眾多苾芻，共作安居，或時未滿，欲餘處遊行。便即隨意得不?"佛言："不得。若言：'我今且停隨意，後當餘處隨意。'諸苾芻應報言：'具壽！我等此處安居，不應餘處隨意及停隨意。佛令我等如法安居滿已，後當如法清淨隨意。'""若苾芻言：'我有緣去，應可為我隨意及停隨意，待彼作者。'得不？"佛言："鄔波離！此不成隨意。彼應報言：'我本不合相囑隨意及停隨意，待候安居了。佛聽我等安居滿已，然後如法清淨隨意，不聽我等不如法隨意。'"佛言："鄔波離！如上所說，不依行者，若作非法，皆得惡作。"

若苾芻至十五日隨意時，忽被王捉、若大臣捉、或被賊捉、或怨家捉。彼苾芻眾應遣信報言："暫放此苾芻來，有少事緣。"彼若放者善；若不放者，應就小界而為隨意。彼被捉苾芻後時得脫，應更隨意。若不爾者，得越法罪。

若苾芻至隨意時，若憶知有罪，應於餘處苾芻所作說悔法，方可作隨意。若不說罪作隨意者，不成隨意。如長淨法中廣說，於十事中亦廣說。（《大正藏》卷二十三第1046-1047页）

【评说】佛陀规定比丘随意时遇到困难或危险如老比丘污染房舍、十分疲劳、有女子、遇到野兽、遭遇洪水等情况，可以只说一遍自己犯的过失。

根本说一切有部毘奈耶皮革事

大唐三藏义净奉　制译

【提要】佛陀为诸比丘说皮革制品的使用制度。

卷　上

【原文】爾時世尊為諸四眾及諸天、龍、鬼神、國王、大臣、沙門、婆羅門等說法。佛既遙見億耳從遠方來，而告阿難陀曰："可於房內與敷億耳床褥臥具。"阿難奉教，即往敷床臥具。既敷設已，白世尊曰："願聖知時。"佛既洗足入於房內，右脇而臥，兩足相壘，作光明相，正念當起如是作意。爾時億耳於寺門外洗足已，入房安置，同前右脇而臥，作光明相，念當早起。如是作意，而於夜中，竟無言語，默然而住。夜欲已過，億耳即便結跏趺坐，直身定意，正念現前。佛告億耳苾芻："汝可誦我所說經律，如我成道所說之者。"即教誦經，億耳既誦經已，佛即讚言："善哉，善哉！汝所誦經極為清淨微妙。"時億耳即作是念："鄔波馱耶！令我請者，今正是時。如鄔波馱耶所問之事，今應請之。"作是念已，即從座起，頂禮佛足白言："大德！我住處阿濕婆蘭德伽國婆索婆村，其地邊方，彼有聖者迦多演那，是親教師，稽首頂禮佛足，問訊世尊：'少病少惱，起居輕利安樂住不？并以五事請問世尊：彼國是邊地，十眾近圓極為難得。又彼國人常以洗浴，以為清淨。彼國地土極惡堅硬，牛蹋足迹，日曬乾已，人行不得，不同餘國。彼國常用如是臥具：毛蓐、羊皮、鹿皮、牛皮、羖羊皮，以為臥具。若苾芻與餘苾芻送衣，聞有衣來，而未入手，過十日，恐成犯捨，不知云何？'"佛告億耳苾芻："汝所問者，今非是時，我今不說，且置是事。當於眾中問，我於大眾之中為汝決疑。"既至平旦，佛即起來，眾中就座而坐。佛既坐已，時億耳苾芻即從座起，整理衣服合掌頂禮世尊，白言："東方邊國婆索婆聚落，聖者迦多演那在彼而住，是我鄔波馱耶，頭面禮佛足，問訊世尊：'少病少惱、起居輕利、安樂住不？彼國邊方，欲受近圓，十眾難得。彼國人民常以水洗浴，便為清淨。國內地土極為堅硬，牛行蹋地足迹，日曬乾已，人行不得，不同餘國。國法復用如是臥具，所謂羊毛、羊

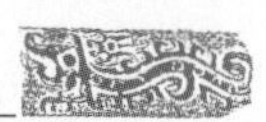

皮、鹿、牛、羖羊等皮，以為臥具。有苾芻遣信與苾芻衣，聞有衣來，其衣未至，便過十日，恐犯捨墮，不知云何？'"爾時世尊以此因緣，告諸苾芻曰："從今已後，聽諸苾芻，於邊方國，持律苾芻五人，得為近圓。邊方地土惡處，開著一重革屣，不得二重、三重，底若穿破應補。若苾芻遣信送衣與餘苾芻，彼未得衣，無犯捨罪。"(《大正藏》卷二十三第 1052-1053 页)

【评说】佛陀在制定戒律时根据环境的变化相应调整，在环境恶劣的地方，允许比丘穿一层底的皮鞋。

卷　下

【原文】爾時薄伽梵在室羅伐城逝多林給孤獨園。具壽鄔波難陀初始出家，分得一床，甚是破壞。若動身時，床便作聲，在床上臥，不敢轉側，恐畏作聲。鄔波難陀即作是念："我若不乞更作好床者，我則不名鄔波難陀。"至明清旦，即往勝光王所。王言："善來聖者鄔波難陀！得安穩眠不？"即告王曰："我雖眠臥，心常恐怖。大王自知，我未出家，臥八重敷具。今雖出家，為是小夏，分得一破床，觸著作聲，不敢轉側，恐畏破壞，甚大辛苦。云何得安穩眠？"王告鄔波難陀曰："汝可合臥如是八重敷具耶？"便答王曰："得。雅合其理，何處佛制不許臥八重敷具？"王曰："若依法者，我今施之，任意將去。"復向王言："我不是國王，云何我得將王家物去？王應遣人送將向寺，我當受之。"王與八人，四人舁臥具，四人舁床。鄔波難陀得已歡笑，隨逐而行。路上有諸俗人婆羅門等，見此床褥，問言："此是誰物？"答曰："王與。"又曰："將此床去，王於何宿？"鄔波難陀報曰："於自家宿，此床褥等是我之許。"諸俗聞已，即便譏訶："此禿頭沙門，乃畜如是行欲臥具。"鄔波難陀即至寺中，掃灑田地，塗瞿摩已，其床褥等敷在門邊。佛來至門所，鄔波難陀見佛來至，歡喜白佛言："世尊！看我臥床！看我臥床！"佛既見已，便即默然，集諸苾芻僧伽，就座而坐，告諸苾芻："若向大床坐臥者，一切過失，因此而興。自今已後，若苾芻坐臥高大床者，得越法罪。"(《大正藏》卷二十三第 1053-1054 页)

【评说】佛陀规定比丘不得卧高大之床。

【原文】時有苾芻，遊行人間，在路逢水，不能自持衣鉢浮渡。時諸苾芻具緣白佛，世尊告曰："汝等苾芻，應習學浮。"時諸苾芻，聞佛世尊聽學浮渡水。于時六眾苾芻，於市多河，浮渡來去。後有居士女，至於河邊，無舡可渡，久住煩悶。時六眾苾芻告彼女曰："我當渡汝。"然諸女等，見是出家之人，便即信委，共渡河水，遂於水中，摩觸女身所有支節，渡到彼岸，復告女曰："迴來，我還渡汝。"時彼女人告言："汝之禿人，甚懷姦惡之性。我之夫主，由故不觸我身支節，況汝。"即便譏嫌罵辱。時諸苾芻以緣白佛，佛作是念："若諸患起，皆由摩觸女身。我今制諸苾芻，勿得觸女人身。"作是念已，集諸苾芻，告言："六眾苾芻癡人！多種有漏處，作非沙門法，不隨順事，非理不淨觸女人身分。汝等從今已後，不得觸女人身分。若觸者，得越法罪。"

世尊已制苾芻不應觸女人者，時有城主常愛勝地園苑池沼，將妻子眷屬，衣服嚴飾，往詣園苑。眾中有一女人持瓶詣河取水。復有苾芻河邊濾水觀虫。女人羞恥，見苾芻取水路邊，即便遠去，於嶮窄處而取其水。瓶水既滿，方欲舉之，其女脚跌墮水，被水所漂。時此苾芻便作是念："世尊制學，不得觸著女人身分。若觸著者，得越法罪。"時彼苾芻棄而不救，家人怪遲，尋後相覓，問苾芻曰："見一女人持瓶取水不？"答曰："我見墮河被水漂去。"白言："聖者！

為愍有情，每於水中觀小虫，今見女人被溺，豈合棄捨而不救之。”苾芻告曰：“世尊不許觸女人身。”聞是語已，便即譏嫌。時諸苾芻以緣白佛，世尊告曰：“若有死難，須可救之。若能自濟，云放即放。”時諸苾芻執捉之時，乃生染心，佛言：“汝執於女，當觀如母、如女、姊妹等想，救渡令出。”有救得者，被溺既困，不能省悟，佛言：“於沙堆上，覆面而臥。”時苾芻等但覆面臥著棄去，遂被烏鷲野干噉嚼，佛言：“不應棄著而去，當須守護。”苾芻守護，近在身傍便生染心，佛言：“不應近住，隨時念護。”苾芻為守護故，過時不食，佛言：“苾芻食時欲至，見牧牛羊人，告令守護。食已，復須頻看，知其死活。”（《大正藏》卷二十三第 1054-1055 页）

【评说】佛陀教戒弟子不应摸触女性，视不同年龄的女性如母如女儿如姐妹，当她们溺水无人拯救时，要主动拯救。

【原文】佛告諸苾芻：“不得用木履，當取竹葉作履。”諸苾芻著竹葉履，乃生過患，佛告諸苾芻：“從今已後，不得畜竹葉履，當著蒲履。”還生過患，佛告諸苾芻：“不得畜蒲履。汝等苾芻，當著繩履。”還生過患，佛告諸苾芻：“不得畜繩履。”時諸苾芻乃患風腫，兩髀有病，苦痛所逼，當以水淋，皮履總爛。時諸苾芻以緣白佛，世尊告曰：“汝諸苾芻！若患兩腿風腫者，當可著繩履，勿生疑也。”（《大正藏》卷二十三第 1055 页）

【评说】经文记载了佛陀时代的一种名为风肿病的腿病，疼痛不已。

【原文】爾時俱胝耳童子，身體柔濡，昔時業報成熟故，乃於足下有金毛，長四指。于時六眾苾芻見已，共相謂曰：“此之童子，猶如生酥滿瓶，今於佛教中出家，能作何物？”童子聞已，心生不喜，即往阿難陀所，禮足已白言：“尊者！云何一向勤求行三摩地？”答言：“具壽！如佛所言：‘經行最勝。’”即往深摩舍那，料理經行之地，於中經行。經行多故，足下四指金毛，並已脫落，雙足研破，血流於地，狀若屠羊，從此向彼，烏尋後食。諸佛常法，未入涅槃，時時往詣河邊遊行，如見所說。是故世尊遊行此處，乃至億耳住處。世尊見億耳經行之處皆有血流，知而故問阿難陀曰：“是何苾芻，一向勤求勝三摩地？”時具壽阿難陀白佛言：“此是億耳經行之處。”佛言：“阿難陀！我今許億耳著一重底革屣，不得著兩重、三重，若底破當補。”爾時具壽阿難陀即詣億耳處，告言：“具壽！佛許著一重革屣，不得著兩重三重，底若穿破當須補著，為著安穩，修行福德。”白言：“聖者！世尊總許諸苾芻著，為復獨令我著耶？”時阿難陀告曰：“世尊！見汝經行時，脚下流血，獨令汝著。”億耳白言：“具壽！誰敢違佛所教？然且獨令我著，自餘梵行見者說言：‘我棄捨家主及諸眷屬、多財珍寶宮殿，一切悉捨而為出家，獨許著革屣。’若世尊許諸苾芻僧伽總著者，我亦依教著；如其不然，獨不敢著。”阿難往詣佛所，具以事白，佛告阿難陀：“從今已去，許諸苾芻僧伽總著一重革屣，不得著兩重三重，若破者當補著。”時具壽阿難陀集諸苾芻僧伽，白言：“佛許諸苾芻著一重皮屣，不得著兩重三重，若破當補著。”其中有一摩訶羅出家人，著屣向經行處，世尊告曰：“離我面前。”說是語已，即集諸苾芻僧伽，告曰：“我若在俗間，得著革屣見我。若獨在餘處，苾芻聲聞眾中，不得著革屣而來見我。”（《大正藏》卷二十三第 1055-1056 页）

【评说】“尔时俱胝耳童子，身体柔濡，昔时业报成熟故，乃於足下有金毛，长四指”，佛陀认为脚有四指是业报。

经行过多会磨破脚趾，因此佛陀要求比丘鞋破应及时修补。

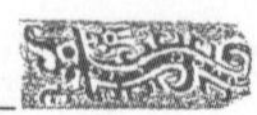

【原文】緣在室羅筏城，聽著皮鞋。時諸苾芻為於皮鞋磨脚瘡。乞食之時，婆羅門居士見，作如是言："聖者！脚被老烏所傷耶?"報言："不爾，是皮鞋磨損。""何不著其長帶?"答言："世尊未許。"時諸苾芻以緣白佛，佛告諸苾芻："聽著皮帶鞋。"(《大正藏》卷二十三第1056页)

【评说】因一比丘穿皮鞋将脚磨破，佛陀允许比丘可以穿"皮带鞋"。

【原文】緣在王舍城，爾時諸苾芻登鷲峯山。時有苾芻，於脚大指乃有瘡生，入城乞食。婆羅門居士等，問答如前。佛開許著重鞋。下山之時，又損脚跟，乃至佛開兩邊著替襯。攝頌曰：

菴鞋及靴鞋，　富羅寒雪開；

獵師施熊皮，　綴屣畜錐刀。

緣在室羅筏城。時屬霖雨，諸苾芻等著青草鞋，便往乞食，苾芻脚上悉生痱子如芥子顆。時婆羅門居士等皆問："聖者！何故脚上如是瘡耶?"答曰："由其草鞋，遂令如此。"時婆羅門等白言："聖者！何為不著繈頭鞋耶?"答曰："佛未許著。"世尊集苾芻，告言："從今已後，聽諸苾芻著繈頭鞋。"時室羅筏城，於街衢生草長盛，苾芻行時，脚踝被瘡。婆羅門居士等，乃至佛言："聽著靴鞋。"(《大正藏》卷二十三第1057页)

【评说】不合适的鞋子会将脚磨破，因此佛陀规定比丘可视情况穿合适的鞋子或靴子。佛陀时代已观察到青草编织的鞋子会引起脚生痱子。

根本说一切有部毘奈耶药事

大唐三藏义净奉　制译

【提要】《根本说一切有部毘奈耶药事》的主要内容有佛陀在室罗伐城为众比丘宣讲虚病、疥疮、眼疾、风瘨、风病等疾病的治疗方法以及治疗所需的药物；自在长者患病被妻儿遗弃，得女婢照料后得以痊愈并与其成亲生子(圆满)的故事，以及自在长者之二子、三子因听信妻子谗言终至分家的经过，自在长者之子围绕牛头栴檀发生的故事。佛陀在五百仙人住处、杵山、王舍城等地应机说法。佛陀在摩羯陀国、俱胝聚落、稚迦聚落等地说五衰相、断五下分结、十二因缘、四圣谛等生命现象及佛法。佛陀在广严城为众比丘说正念、正意、正定、五种稀有法，并施神通救治世人饥馑；悦意与善财的爱情故事；大弟子及佛自说业报等。

卷　第　一

【原文】初攝頌曰：

開許用諸藥，　膏油治疥病；

眼藥及風癎，　畢隣婆蹉等。

爾時薄伽梵在室羅伐城逝多林給孤獨園。時諸苾芻秋時染疾，身體痿黃，羸瘦憔悴，困苦無力。世尊見已，知而故問阿難陀曰："何故諸苾芻，身體痿黃，羸瘦無力?"阿難陀白佛言：

"大德！諸苾芻等既侵秋節，遂染諸病，身體痿黄，羸瘦無力。"佛告阿難陀："由是病苦，我今聽諸苾芻服食雜藥。"如是世尊既聽服藥，時諸苾芻遂於時服、非時不服，身體尚衰，羸瘦無力。

爾時世尊知而故問阿難陀曰："我已聽諸苾芻服食諸藥，然此苾芻猶故羸瘦？"阿難陀白佛言："世尊聽諸苾芻服食諸藥，此諸苾芻並於時服、非時不服，所以身體痿黄，羸瘦無力。"爾時佛告阿難陀："我今為諸苾芻開四種藥：一、時藥；二、更藥；三、七日藥；四、盡壽藥。言時藥者：一、麨；二、餅；三、麥豆餅；四、肉；五、飯。此並時中合食，故名時藥。"

"言更藥者，謂八種漿。云何為八？一、招者漿(西方樹名，亦名顛咀梨。角同皂莢，其味如梅，角寬一兩指，長三四寸，時人鎮食)；二、毛者漿(即芭蕉子，以少胡椒粖安在果上，手極挼之，皆變成水)；三、孤洛迦漿(狀如酸棗，其味一種，唯有此棗無甜者)；四、阿說他果；五、烏曇跋羅(其果大如李)；六、鉢魯灑(其果狀如蘡薁子，味亦相似)；七、篾栗墜漿(即是葡萄菓)；八、渴樹羅漿(形如小棗，甜而且澁，樹多獨立，形若椶櫚。此等諸漿，皆須淨洗手，淨濾漉，然後堪飲)。"

内攝頌曰：

椰子芭蕉及酸棗，　阿說他果烏跋羅；

蘡薁蒲萄渴樹羅，　是謂八種漿應識。

七日藥者：酥、油、糖蜜、石蜜。

盡壽藥者，謂根、莖、葉、花、果。

復有五種膠藥、五種灰藥、五種鹽藥、五種澁藥。

云何根藥？謂香附子、菖蒲、黄薑、生薑、白附子。若更有餘物，是此體例、堪為藥者，隨意當用。

莖藥者，栴檀香藥、葛栢木、天木香、不死藤、小栢，若餘體例，准前應用。

葉藥者，三葉：謂酸菜婆奢迦葉(此方無)，絍婆(楝木是也)，高奢得枳(此方無)，及以餘類，准前應用。

花藥者，謂婆舍迦花、絍婆花、陀得雞花、龍花、蓮花，更有餘類，應隨所用。

果藥者，謂訶黎勒果、菴摩勒果、鞞醯得枳果、胡椒、蓽茇，若有餘類，准前應用。

五種黏藥者，所謂阿魏、烏糠、紫礦、黄蠟、安悉香。阿魏藥者，謂阿魏樹上出膠。烏糠者，謂娑羅樹出膠。紫礦者，樹枝上出汁。黄蠟者，謂蜜中殘出也。安悉香者，樹膠也。

五種灰者，謂穬麥灰、油麻灰、穬麥、麩灰、牛膝草灰、婆奢樹葉灰。

五種鹽者，謂烏鹽、赤鹽、白石鹽、種生鹽、海鹽。

云何五種澁藥？謂阿摩羅木、楝木、贍部木、尸利沙木、高苦薄迦木。

"此中時藥者，謂於時中服食。若更藥、七日、盡壽藥，若與時藥相和者，時中應服、非時不應服。若更藥、七日、盡壽藥，與更藥相和者，齊初更分應服，過此不應服。若七日藥與盡壽藥相和者，七日應服。若過七日，不應服。若盡壽藥，應盡壽守持而服。然此四藥相和，從強而服。若無病及病差，不應服，或捨與同梵行者。應如是守持：先洗淨手，受取其藥，對一苾芻，蹲踞執藥，作如是言：'具壽存念！我苾芻某甲，有是病緣，此盡壽藥，我今守持，為服用故。'并同梵行者，如是三說。若七日藥更藥，准此守持。"(《大正藏》卷二十四第1页)

【评说】本段经文记载了一比丘因感受节气导致肌肤萎黄、躯体瘦弱、全身乏力的一类疾病。比丘原以杂药进行治疗，效果不显，衰弱无力的症状仍在。佛陀为众比丘讲解治疗疾

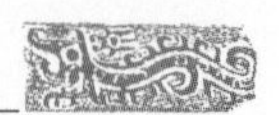

病的四种药：时药、更药、七日药、尽寿药。

时药是指中午前食用的"药物"。所谓时药，大概指的是维持生命的能量物质，即主食，包括麨、饼、麦豆饼、肉、饭。这类"药物"的主要成分是碳水化合物及蛋白质。

更药是指八种浆，包括招者浆、毛者浆、孤洛迦浆、阿说他果、乌昙跋罗、钵鲁洒、蔑栗坠浆、渴树罗浆。招者浆来源于颠咀梨树，角同皂荚，宽一两指，长三四寸，味道酸甜；毛者浆即芭蕉子，用少量胡椒余末放在果子上并用手揉搓，就会出现果汁。孤洛迦浆，无甜味，状如酸枣，没有甜味；制作乌昙跋罗的果子的大小如同李子；钵鲁洒果子的形状和味道都像蘡薁子；蔑栗坠浆即是葡萄果；渴树罗浆果子形如小枣，甜、涩。在制作更药前必须洗手，将药材洗净、榨取汁并过滤以后才能饮用。

七日药是指酥、油、蜜糖、石蜜。

尽寿药包括根、茎、叶、花、果、五种胶药、五种灰药、五种盐药、五种涩药九类。根药包括香附子、菖蒲、黄姜、生姜、白附子等一类以根作为取材部位的植物；茎药包括栴檀香药、葛栢木、天木香、不死藤、小栢等一类以茎作为入药部位的植物；叶药包括酸菜婆奢迦叶、纴婆、高奢得织等以叶作为入药部位的植物；花药包括婆舍迦花、纴婆花、陀得鸡花、龙花、莲花等以花作为入药部位的植物；果药包括诃黎勒果、菴摩勒果、鞞醯得织果、胡椒、荜茇等以果实种子作为入药部位的植物；五种胶药分别是阿魏、乌糠、紫矿、黄蜡、安悉香；五种灰药分别是麨麦灰、油麻灰、麨麦、麸灰、牛膝草灰、婆奢树叶灰；五种盐药分别是乌盐、赤盐、白石盐、种生盐、海盐；五种涩药分别是阿摩罗木、楝木、赡部木、尸利沙木、高苦薄迦木。

时药必须在中午前食用，更药必须在初更前食用，七日药必须在七日内服用，尽寿药可以终生服食。从佛教对服药时间的规定来看，时药具有大量的能量，需要在中午前食用才有助于消化；更药属于浆汁一类，不易存放过久，所以在初更前服用完毕；七日药多属于甜食，不宜长期服用；尽寿药的药源很广，口味一般，如果疾病需要，就可以一直服食。若需要去除疾病，恢复体力，四种药物一起服用，如果没有疾病，就不用一起服食。

佛教对服用药物前的准备工作有一定的要求，如患病比丘服药前，应洗净双手，取药，蹲踞持药，说明服药原因，然后才能服用。在服用更药、七日药、尽寿药时都应当遵守此法，只有服食时药时不需要进行说明。

从以上药物来看，佛教药物的来源十分广泛，包括植物、矿物、动物类用药。佛陀对药物的分类十分详细，在以上基础上，植物类药又分为九种。佛教在生活实践经验以及戒律基础上主要依据药物的性能、作用、药物的服药时间及药物的保质期限等特征将药物大体分为四类，这种分类方法具有明显的佛教特征，同时为治疗疾病提供了用药处方的依据，也为佛教医药知识的传播提供了方便可行的途径。

【原文】缘在室羅伐城。有一苾芻身患風疾，往醫人處，問曰："賢首！我患風疾，為我處方。"時彼醫人白言："聖者！宜可服有情脂，病當除差。"苾芻報曰："賢首！我今豈合食此脂耶？"醫人報曰："唯有斯藥，餘不能差。"時諸苾芻以此因緣具白世尊，佛言："苾芻有病，若醫人說唯此是藥、餘不能差者，應當服脂。"時諸苾芻不知服何等脂？還問醫人，醫人報曰："汝師既是一切智人，可往諮問，自當知之。"

時諸苾芻即往問佛，佛言："有五種脂：一者魚脂，二者江豘脂，三者鮫魚脂，四者熊脂，五者猪脂。此等五脂，非時煮、非時漉、非時受、非時守持，不應服。時煮，非時漉、非時受、非時守持，不應服。時煮、時漉，非時受、非時守持，不應服。時煮、時漉、時受，非時守持，不應服。時煮、時漉、時受、時守持，應服。如服油法，七日服，過七日不應服。”彼病苾芻因此服脂，病遂除愈。愈已殘藥，遂便總棄。時有苾芻，復患風病，詣醫人處，問曰：“賢首！我患風疾，為我處方。”醫人報曰：“宜服脂藥。已有苾芻，服脂得差，汝應就覓。”而彼苾芻即往至前服藥苾芻所，問言：“具壽！汝先服脂，風得除差，醫人教我，亦服此脂。汝有殘脂，見惠於我。”苾芻曰：“我所殘脂，並已棄却。”告曰：“汝今不善，非所應為。”時諸苾芻即以此緣具白世尊。佛告諸苾芻：“服殘脂藥，不應總棄，要須收舉。我今當說收舉法式：若苾芻所用殘脂，若餘苾芻來從求索者，應即相與。若無人求者，當送病坊，病坊好為藏貯。若有須者，於彼處取，守持而服。不依教者，得越法罪。”（《大正藏》卷二十四第 1-2 页）

【评说】本段经文记载了用脂药治疗风疾的案例。有情脂，即动物脂肪，包括鱼脂、江豚脂、鲛鱼脂、熊脂、猪脂五种。佛陀规定治疗疾病的脂药若有存余，应当给予其他病比丘或者送到病坊。病坊是佛陀时代的一种医药机构。

【原文】緣處同前。時有苾芻身患瘡疥，詣醫人處，問曰：“賢首！我患瘡疥，為我處方。”醫人報曰：“聖者！宜服澁藥，當得病差。”苾芻答曰：“賢首！我可是耽欲人耶？”醫人報曰：“此澁藥能治疥瘡，餘藥不差。”苾芻問曰：“當服何等澁藥？”醫人答曰：“聖者！汝師是一切智者，具知此事。”諸苾芻等往白世尊，佛言：“有五種澁藥：一者菴沒羅，二者紝婆，三者贍部，四者夜合，五者俱奢摩。苾芻應知，此等諸藥，或皮、或葉並應擣碎，水煮塗身。”塗已體更生瘡，佛告苾芻：“應作散藥。”苾芻濕擣，為作一團，不為碎粖，佛言：“不應濕擣，應曝使乾。”諸苾芻於盛日中曬藥，遂令無力，佛言：“不應於烈日中曝藥。”苾芻陰乾，藥便衣生，佛言：“可於微日中曝。”諸苾芻等，澁藥塗身即便沐浴，其藥墮落，不得藥力，佛言：“待乾手摩其藥入皮膚，然後沐浴已更塗，塗已更浴，瘡病得差。”彼病苾芻瘡既差已，所有殘藥遂便棄擲。有餘苾芻，復患瘡疥，往醫人處，告曰：“賢首！我患如是疾苦，為我處方。”醫還令塗澁藥，并更報言：“某病苾芻先亦患疥，令塗斯藥，可應就覓。”苾芻即往問言：“具壽！汝先用澁藥，我為醫人遣用澁藥。汝若有殘藥，見惠於我。”報言：“所有殘藥，我已棄擲。”苾芻報曰：“不應如此棄不收舉。”時彼苾芻以緣白佛，佛言：“用澁藥者，應知行法，所用殘藥，不應棄擲。若有餘病苾芻求者應與；若無求者，可送病坊，依法貯庫，病者應給。不依行者得越法罪。（《大正藏》卷二十四第 2 页）

【评说】本段经文记载了用澀药治疗疥疮的案例。澀药是以皮或叶入药的水煎剂，包括菴没罗、纴婆、赡部、夜合、俱奢摩五种。若疥疮较严重，也可作散剂使用，制作过程中不能在烈日下曝晒，只能在微日下晾晒。在使用澀药散剂时应当用擦干的手将药涂在患处并按摩使药性渗入皮肤，再沐浴洗净，如此再反复两次，疮病就可以痊愈。经文还记载了不正确的涂药方法即涂药后不按摩而直接沐浴。此外，佛教要求将残余药物应当给予其他病比丘或送至病坊。

【原文】緣在室羅伐城，時有苾芻患眼，遂往醫人處問曰：“賢首！我今患眼，為我處方。”醫人報曰：“聖者！宜用安膳那藥，即應得差。”苾芻報曰：“我豈是愛欲之人。”醫人報曰：“聖者！此是好治眼藥，除此，餘藥不能療也。”以此因緣，時諸苾芻往白世尊。佛言：“若醫人言：‘此是治眼藥，餘不能療。’者，應當用安膳那。”然彼苾芻不知用何安膳那？便問醫人，醫人報

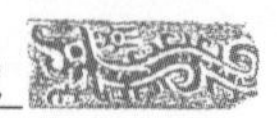

曰："聖者！汝師具一切智，應往問之。"以斯緣故，時諸苾芻往白世尊。佛言："有五種安膳那：一者花安膳那、二者汁安膳那、三者粖安膳那、四者丸安膳那、五者騷毘羅石安膳那。此之五種，咸能療眼。是故苾芻若患眼者，應用安膳那，方得除差。"病既差已，所有殘安膳那遂便棄却。又有苾芻，亦復患眼，同前問醫。醫令還用安膳那藥："某甲苾芻，已曾患眼，先教用安膳那藥，可應詣彼求覓。"此病苾芻依言往問："具壽！我今患眼，有殘安膳那不？"然此苾芻即覓殘藥不得，報言："具壽！我之殘藥，今覓不得。"以此因緣，往白世尊。佛言："苾芻！若有殘安膳那，不應輒棄而不收舉。其安膳那行法，我今為說安置法式。其安膳那，應置牢固處，花安膳那置於銅器中，汁藥安小合內，粖藥置在竹筒裹。後一一安置袋中，或以物裹，或於牆壁釘橛繫之。持安膳那苾芻應依法式，不依行者得越法罪。"(《大正藏》卷二十四第2页)

【评说】本段经文记载了用安膳那药治疗眼疾的案例。安膳那药，包括花安膳那、汁安膳那、粖安膳那、丸安膳那、骚毘罗石安膳那五种。用五种安膳那药治疗疾病后所剩残药不能继续贮存，应当丢弃。经文记载了新制的安膳那药的贮存方法，花安膳那应放在铜器内，汁药应放在小盒内，粉剂安膳那应放置在竹筒中，将这三种安膳那用布袋包裹，挂在墙壁上。

【原文】緣處同前。時有具壽西羯多苾芻，遂患風瘨，隨處遊行，乃至婆羅門居士見已，自相問言："是誰家兒子？"有人先識，告眾人曰："是某居士兒。"眾人言曰："由是孤獨，令於沙門釋子教中出家。若不出家，親戚必當為療風疾。"以此因緣，時諸苾芻往白世尊。佛言："諸苾芻當為西羯多苾芻問彼醫人，為療風疾。"時諸苾芻往醫人處，問曰："賢首！有一苾芻，患如是病，可為處方。"醫人曰："宜服生肉，必當得差。"苾芻報曰："賢首！彼苾芻可是食肉人耶？"醫人曰："聖者！此是治風病藥。除此藥已，餘不能療。"時諸苾芻以緣白佛。佛言："若醫人說此為藥，餘不能療，應與生肉。"時諸苾芻便與生肉，彼人眼見而不肯食。佛言："應以物掩眼，然後與食。"時彼苾芻緣與，即除掩物，然病苾芻見手有血，遂便歐逆，佛言："不應即除繫物。待彼食訖，淨洗手已，別置香美飲食，方可除其掩繫，而告之曰：'汝應食此美食，病可得差。'"差已，每憶斯藥。時諸苾芻以緣白佛，佛言："若病差已，如常順行，違者得越法罪。"(《大正藏》卷二十四第2页)

【评说】本段经文记载了用生肉治疗风瘨的案例。佛教规定，如果疾病痊愈，不应当继续服食生肉。

【原文】緣在王舍城。時具壽畢隣陀婆瑳纔出家已，多有諸疾。時諸苾芻皆來問說："具壽！四體如何？"答曰："甚不安隱，常有諸病。"苾芻報曰："具壽！汝於昔來常服何藥？"答曰："我於昔時畜雜藥帒，須時取服。"諸苾芻曰："今何不服？"答曰："世尊未許。"時諸苾芻以緣白佛。佛言："我今聽諸苾芻，應持藥帒。"苾芻因此多畜諸藥，帒小不受。佛言："其藥作束，繫象牙杙上。"藥便爛壞，佛言："隨時暴曬。"彼於盛日之中暴曬其藥，遂令無力，佛言："不應於赤日中暴藥，遂陰處曬。"藥還爛壞，佛言："應陰乾處著。"又被風雨來至，諸苾芻不敢收舉，佛言："使白衣、求寂，此若無者，當自收舉。其觸著處去却，餘者應用，勿致疑惑。為難故開，無難不得。"(《大正藏》卷二十四第2-3页)

【评说】本段经文记载了制作药袋防治疾病的方法。制作药袋时将杂药放在袋中，在干阴之处晾晒，不可在烈日下暴晒。

【原文】緣在室羅筏城。時有具壽頡離伐多，於一切時不樂求覓，見者多疑。時諸苾芻共號為頡離伐多，為少求故。其少求者後於晨朝著衣持鉢，入城乞食。次第行乞，遂聞壓甘蔗聲，因即往見作沙糖團，以米粉相和。苾芻報曰："汝莫著粉和摶。"其人問曰："可更有餘物摶沙糖不？"苾芻答曰："我實不知更有何物？然我等非時須食沙糖，所以不合著粉。"報曰："聖者！時與非時，任食不食，此團除粉，餘物不中。"苾芻遂去。後於一時，於非時分，眾中行沙糖團。然彼苾芻，疑不敢食。弟子問曰："鄔波馱耶！眾行沙糖，大眾皆食，何不食耶？"報言："具壽！此中有時食雜故。"彼諸弟子亦復不食。時諸苾芻問曰："具壽！眾食沙糖，云何不食？"報曰："我鄔波馱耶言曰：'有時食雜故。'聞者亦皆不食。"頡離伐多遂令眾人多不肯食。時諸苾芻以緣白佛，佛言："不由此故而成於染，作法應爾。出處淨故，應可食之，勿致疑惑。"是時具壽頡離伐多晨時著衣持鉢，入城乞食。次第行至香行鋪前，見人以麨塗手，遂摶沙糖。捉沙糖已，復麨塗手。苾芻見已，告曰："賢首！手既塗麨，勿把沙糖，我須非時食此沙糖。"彼人報曰："聖者！誰復數數用水洗手始得相觸？"後彼苾芻疑不敢食，弟子門人皆亦不食，事並同前。時諸苾芻以緣白佛，佛言："彼本成染，即不堪食。本體淨故，食之無犯。"（《大正藏》卷二十四第3页）

【评说】本段经文记载了一病比丘不食时药的事迹。病比丘在午后不食用以米粉掺和的沙糖团，但佛陀认为只要食物干净，这种掺杂麸粉的沙糖团是可以食用的。

【原文】緣在室羅筏城。具壽舍利子身嬰風病，具壽大目揵連見其有疾，作如是念："我曾頻與舍利子看病，不問醫人，今應宜問。"即往醫處問言："賢首！具壽舍利子患如是如是病，可為處方。"醫人報曰："聖者！看其患狀，宜服鹽醋，當得除差。"既求得醋，更欲求鹽，具壽畢隣陀婆蹉報曰："我先有鹽，貯之角內，盡壽守持。若世尊許服，我當相與。"時具壽舍利子聞此語已，報大目連曰："我意有疑，盡形壽藥若和時藥，非時不應服。"時大目連以緣白佛，佛言："目連！若更藥、七日藥、盡壽藥與時藥相和，應作時服，非時不服。若七日、盡壽與更藥相和，應齊更分服，過此更分不應服。若盡壽藥與七日藥相和，應七日服，過七日不應服。若盡壽與盡壽藥相和，應盡壽服。若不依者，得越法罪。"（《大正藏》卷二十四第3页）

【评说】本段经文记载了用盐和醋治疗风病的案例。盐为尽寿药，若与时药一起服用，就必须在中午前服食。佛陀就此说明了药物的不同服用时间：更药、七日药、尽寿药与时药同时服用时，就应当按时药的服食时间，在中午前服用完毕；若七日药、尽寿药与更药一起服用，就应当按照更药的服食时间在更分前服食完毕；若尽寿药与七日药一起服食，就应当按七日药的服食时间，在七日内服食完毕；若两种或数种尽寿药同时服用，可以终生服食。

【原文】爾時世尊默然受請。是時長者見佛許已，生大歡喜，禮佛而去。時彼長者供給世尊三月安居種種供養，及諸苾芻無所闕乏。長者每日清旦禮世尊足，即復觀察諸病苾芻。有一苾芻，身嬰重病。往問醫人，時彼醫人令食肉羹。長者問已，歸到家中，語其婦曰："賢首！有病苾芻，醫人令食肉羹，方能療疾。汝可為辦，宜速送往病苾芻處。"時彼長者即令小婢，將其錢物往諸屠家，欲買其肉。即於此日，國王誕子，遂皆斷屠；若有犯者，與其重罪。假令貴買，亦不可得。時彼小婢具以上事白大家知。時長者婦作是思维："我於三月，供養世尊及苾芻僧，所有家資不令有乏。若今不得此藥交，恐苾芻因斯命過，是我不善。"如是思已，即持利刃入己房中以割髀肉，授與小婢，令其細切，煮作美羹，急送與彼病苾芻食。爾時小婢即

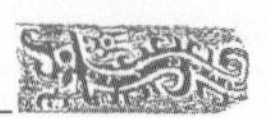

作送與，然病苾芻得已便食，病遂除愈。彼病苾芻，亦復不知是彼長者妻割身肉，便作是念："我既受此供養，不合空臥，我今宜可未得者令得、未證者令證、未解者令解。"發勤精進，斷諸煩惱，得阿羅漢果，三明六通，具八解脫，得如實知：我生已盡，梵行已立，所作已辦，不受後有。心無障礙，如手撝空，刀割香塗，愛憎不起，觀金與土等無差別，於諸名利無不棄捨，釋梵諸天悉皆恭敬。(《大正藏》卷二十四第 3-4 页)

【评说】经文记载了用肉羹治疗重病患者的故事。可见，古印度也有割肉作药的风俗。

【原文】緣在室羅筏城。時憍薩羅主勝光大王有第一象，忽然疫死。年當飢饉，時婆羅門長者及諸國人皆食象肉。六眾苾芻食時著衣持鉢，入室羅伐城次第乞食，至長者家。然彼家中現煮象肉，釜中氣出。入舍從乞，長者妻曰："我今無食。"苾芻問曰："釜中氣出，是何物耶?"妻曰："聖者！此是象肉。仁等豈可食象肉耶?"答曰："我等唯憑施主而活，若汝等食象肉者，我等亦食，可將施我。"妻即持肉授與苾芻，得已盛滿鉢袋携之而去。有餘苾芻，見而問曰："仁鉢袋中是何物耶？盛滿過度。"答言："象肉。""豈可仁等食象肉耶?"答言："具壽！時屬飢饉，無食可求，豈得受飢而自死耶?"時諸苾芻以緣白佛。佛言："汝等苾芻！天、龍、藥叉、人非人等、國王大臣，於諸苾芻咸生恭敬，云何食噉王家象肉？王若聞時，必作是語：'由諸苾芻食象肉故，我第一象因此而亡。'遂生譏醜。是故苾芻不應食象肉。若食者，得越法罪。象肉既爾，馬肉亦然。"(《大正藏》卷二十四第 4-5 页)

【评说】经文记载了比丘不能食用象肉、马肉、龙肉的缘故。食用这些肉类会消散善业，不利于修行。

卷 第 二

【原文】爾時世尊默然受請。時憍薩羅主勝光大王見佛許已，頂禮佛足，奉辭而去。還至宮中，辦諸供具，并遣醫人，於三月中供給所須，供養於佛及苾芻僧伽。時勝光王為性慈愍，每於晨朝至毘訶羅，親禮佛足，問訊起居，遍觀大眾，知其安不？見一苾芻痔病嬰身羸瘦無力，王既見已遂便問曰："聖者！何故羸瘦無力?"苾芻答曰："大王！為患痔病，是故羸瘦。"時王還勑醫人阿帝耶為之療疾。時彼醫人奉教而往，然此醫人不信三寶，於其病者不肯療治。王於後時還見病者，怪而問曰："聖者！醫人不為治耶？身尚羸損。"病者對曰："大王雖遣醫人，彼竟不來相為救療。"時王聞已，即便瞋責，遂遣使者追捉將來。王曰："我先令汝看病苾芻，何為至今竟不救療？若不治者，我當奪汝官位。"然此醫人素無信意，因被王責更加瞋忿，惡言毀罵："豈為汝輩，奪我官耶?"捉病苾芻，至寺門外，遂縛手足，為割痔病。時彼苾芻既遭逼迫，苦痛纏心，即便大叫，復作是念："我遭極苦，世尊大慈寧不哀愍?"如來常法，於一切時無不知見，由大悲力之所警覺，至苾芻所。時彼醫人遙見佛來，嗔猶未息，作如是語："汝來！婢兒！看汝弟子下部如何?"

……

爾時世尊告阿難陀曰："如是阿難陀，非無因緣如來、應、正等覺輒現微笑。阿難陀！阿帝耶醫王，是自殘害，由於佛所作惡罵言，云是'婢子'。我念從昔大三末多王以來，乃至我身無有訶罵為下賤人。此阿帝耶惡口罵詈，乘斯惡業，却後七日必當吐血而致命終，墮地獄中多時受苦。是故苾芻，如阿帝耶無信醫人，不應令遣看病苾芻。痔病有二種療法：一者以呪、二者以藥。若苾芻有病，不應於阿帝耶等不信之類而遣療治。若令治者，得越法罪。”是時患痔苾芻，因遣阿帝耶療治，彼作方便，遂令命終。時有大臣以事白王云：“阿帝耶毀罵世尊為下賤婢子，所療患痔苾芻故令命終。”（《大正藏》卷二十四第 5-6 页）

【评说】经文记载了一比丘因患痔病而羸瘦无力，经不信奉佛法的医者阿帝耶强行割痔治疗后导致死亡的案例。佛陀指出疗治痔病有两种方法：一是通过呪语治病，二是通过药物治疗。经文中并没有详细说明治疗的实际操作过程。

【原文】爾時世尊在荻苗國，人間遊行至一村間。有舊住處先不結界，於中止宿。爾時世尊以此因緣，風病發動。時具壽阿難陀作如是念：“我常供養世尊，未曾問於醫人。今患風疾，往問醫人。”至已問曰：“賢首！世尊今患風疾，為我處方。”醫人報曰：“聖者！宜用酥煎三種澁藥，服即除愈。”時具壽阿難陀和合煎已，將往世尊。世尊知而故問阿難陀：“此是何物?”阿難陀答曰：“我作是念：‘此常供養世尊，不問醫人，今我宜應往問醫人。’問已，醫人報曰：‘宜用酥煎三種澁藥，當得除差。’故我和合，以奉世尊。”佛言：“阿難陀！何處煮?”答曰：“界內。”佛言：“是誰煮?”阿難陀曰：“是我自煮。”佛言：“阿難陀！若界內煮、界內貯宿，此不應服。若界內煮、界外宿，不應服。若界外煮、界內宿，不應服。若界外煮、界外宿，不應服。”佛言：“阿難陀！苾芻自捉藥一切物，及自煮，並不應服。若苾芻自捉藥一切物，及自煮，並不應服。若界外求寂、俗人煮者，苾芻應服。”（《大正藏》卷二十四第 7 页）

【评说】经文记载了医者以酥煎三种涩药治疗佛陀风疾。佛陀指出有五种情况不能服用此药：一是在结界内煎煮和贮存，二是在结界内煎煮，在结界外贮存，三是在结界外煎煮，在结界内贮存，四是在结界外煎煮和贮存，五是比丘取药及煎煮。这五种情况下制作的药是不能服食的，只有在结界外由沙弥、俗世之人煎煮的才可以服用。

【原文】爾時世尊默然而受。是時長者至明日清旦，即於家中敷設床座，以大瓮器盛置淨水安在庭中，遣使白佛：“今既時至，供養已辦，願聖知時。”爾時諸苾芻眾受佛教已，著衣持鉢，往長者家，依次而坐，如應受食，唯佛不去。佛有五緣而不赴請，遣人請食。何者為五?一者為看病故、二者為觀臥具故、三者為入靜慮故、四者為諸天說法故、五者為制戒故。世尊爾時為欲制戒而不赴請，遣人請食。如來常法，若不赴請，即命阿難陀請食。時彼長者至家，嚴設飲食，施諸苾芻。其飯稍生，具壽阿難陀既受飯已念：“此飯稍生，豈可堪食?世尊先有風氣，若食此飯恐更增動。”復作是念：“若我不受，世尊未聽，我今寧可具為受取。到本處已重煮令熟，以奉世尊。世尊因此必應制戒。”遂還本處煮飯令熟，即以鉢盛，持奉世尊。爾時世尊知而故問具壽阿難陀曰：“此飯與諸苾芻食者，為有異耶?為不異耶?”阿難陀答曰：“有異。彼諸苾芻所食之飯，其飯稍生。”佛又問曰：“此飯何處得耶?”時阿難陀具以事白，佛言：“善哉，善哉！阿難陀！我雖未說，汝善知時。自今已後聽諸苾芻，若受得生飯，應煮令熟而食。”爾時六眾苾芻因此緣故，自乞生米，受已煮食。時諸苾芻以緣白佛。佛言：“若於飯粒中，二分熟、一分生，聽自煮食。若菜花果魚肉，先煮色令變。受已，聽自煮而食。若乳等汁物應煮三沸，然可受取自煮而食，並皆無犯。若飯米生菜花果魚肉等，色未變、乳等未經三沸，自煮而食者，得越法罪。”（《大正藏》卷二十四第 7 页）

【评说】经文记载了佛陀不赴请食的五种情况：看病（照看病人）、观卧具、入静虑（坐禅入定）、诸天说法、制戒。经文中有食用没有煮熟的米饭会导致风病加重的记载。佛陀规定

 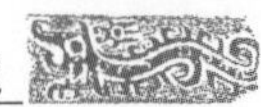

菜、花、果、鱼、肉、米、乳汁等食物必须煮熟之后食用。

【原文】乃至如自在長者有病，寢臥床席，由其患苦，性多暴急，惡罵親眷。是以妻子並棄而去，竟不供給。(《大正藏》卷二十四第7页)

【评说】本段经文记载了病苦会导致精神情志变化。

【原文】時彼長者先有一婢，心甚慈悲念："此長者是我曹主，常以資財養活於我。今既患重，豈可不看？妻兒雖不供給，我當畢命而供養之。"作是念已，往醫人處，而問之曰："賢首！識彼自在長者不？"醫人報曰："我先相識，何事須問？"其婢報曰："現患困篤，妻子棄之，願為處方。"醫人報曰："女子！妻子既棄，何人看侍？"婢便報曰："賢首！我獨看之。既無親屬，資財乏少，易得之藥願為求覓。"時彼醫人即為處方。於妻子所竊取少物，并減自料，將去買藥，為之看養。於後不久，病便得差。(《大正藏》卷二十四第7-8页)

【评说】本段经文体现了佛陀鼓励看护病人的思想。

【原文】後於異時，自在長者忽然染疾，因斯念言："我若亡後，然諸子等必當分析，我今應當預畫方便。"告諸子曰："汝等兄弟，可將柴來。"子聞父命，各執取柴，遂成大積。父便告曰："可共燒之。"其火既盛，父告子曰："汝等可共分此火柴，咸令相去。"彼諸子等即依父命，競分柴火，於是彼火被分還滅。父告子曰："汝見此不？"咸言："已見。"長者於是說伽他曰：

"眾火相因成光焰，　若其分散光便滅；
兄弟同居亦如此，　若輒分析還當滅。"(《大正藏》卷二十四第8页)

【评说】自在长者以柴聚火旺、柴散火灭的道理教导四子兄弟之间应当和睦相处，与中国传统文化中"兄弟齐心，其利断金"的意思相近。

卷第三

【原文】爾時輸波勒迦國王乃患熱病，極重迷悶。有醫人處方，宜用牛頭栴檀末塗身。勅大臣等，速為求覓牛頭栴檀。彼大臣等到圓滿處，而問之曰："今須牛頭栴檀，汝今有不？"圓滿答曰："我今少有。"問曰："可須幾錢？"答曰："須得千錢。"時彼大臣既與錢已，得少檀末，將至王所，研塗王身，尋得除愈。(《大正藏》卷二十四第10页)

【评说】本段经文记载了用牛头栴檀涂抹身体治疗出现昏迷症状的热病患者。

【原文】爾時具壽圓滿頂禮佛足，退坐一面，白佛言："唯願世尊為我善說法要，令我從佛聞其法要，使我獨住於寂靜處不復放逸，一心懃修得安隱住。是故我今捨除家室，正信出家，剃除鬚髮，被服袈裟，修其梵行，於現法中，證獲通智。我生已盡，梵行已立，所作已辦，不受後有。"作是語已，世尊告曰："善哉！善哉！如汝所請，得聞法要，乃至不受後有。是故圓滿！汝當諦聽，善思念之！我為汝說。既有眼識，了知於色，可愛光彩，是悅意事，與欲相應，令人愛著。如是諸欲，苾芻見已，便起樂欲，讚歎愛著，由此便生喜愛之心；有喜愛已，即起貪心；由貪心故，與欲和合。由喜貪相應故，遠離涅槃。圓滿！既有耳識，了知於聲；鼻識知香、舌識知味、身識知觸、心識知法，可愛光彩，廣說如上，乃至遠離涅槃。圓滿！有眼了知於色，可愛光彩，是悅意事等。如前說者，能不染著，即近涅槃。此要略法，我為汝說。汝今意樂欲何所住？”圓滿答曰：“我今聞佛要略法義，樂欲於彼輸那鉢羅得伽國而住。”佛告圓滿：“住彼國人，多懷暴惡，兇麁獷戾，嗔恚惡罵。若彼人等於汝惡罵，嗔恚兇麁，於眾人中陵辱誹謗，如此之事，汝意云何？”圓滿答曰：“若彼罵時，乃至誹謗，我當作如是意：‘將彼人等並為賢善，不以杖木瓦石拳脚等而打於我。’”佛告圓滿：“彼國人等，極甚暴惡，兇麁獷戾，惡毒嗔恚。若當以木石等而打汝者，於意云何？”圓滿答曰：“世尊！若彼國人，以木石手等來打我時，當作是念：‘彼國人等極大賢善，不以刀劍而害於我。’”佛復告圓滿曰：“其國人等，極懷惡毒，兇暴獷戾。若以刀劍木石而害汝者，汝意云何？”圓滿答曰：“我當作如是意：‘彼諸人等極大賢善，雖以刀劍而害於我，不斷我命。’”佛復告圓滿曰：“其國人等，甚懷惡毒，兇麁獷戾。若盡汝命，意復如何？”圓滿答曰：“彼人若斷我命時，當如是念：‘有佛聲聞弟子，尚厭報身受諸苦惱，心懷慚耻，以其刀毒及以方便而自斷命。彼國之人能斷我命，極為賢善，乃能令我離此穢身，自不勞苦。’”爾時佛告圓滿：“善哉！善哉！汝今乃能成就意樂柔和忍順，得住彼國。應當往彼，汝當度苦，亦應度他；汝當速得解脫，亦應解脫於人；汝當得安隱，應亦安隱於人；當得涅槃，應令他得涅槃。”然具壽圓滿聞佛說已，甚大歡喜，禮佛而去。（《大正藏》卷二十四第 11-12 页）

【评说】圆满面对外在的恶骂、嗔恚、诽谤、击打、刀剑加害都能做到忍辱，体现了圆满以德报怨的精神。

【原文】時彼國王，於其城內掃除糞穢，以栴檀香水而以灑地，於寶香爐燒諸妙香，懸諸幡蓋，散諸色花，周匝莊嚴廁飾其城。於其城中有十八門，其王有十七子，一一門外嚴諸供具。王及群臣在於大門，列諸騎從，以待世尊。其十七子，於餘小門，以待世尊。時彼圓滿、木瑠、鉛瑠亦在門外，乃至佛令差五授事，以神通力先到其舍。何者為五？一者知其菜事、二者知其器物、三者知其食草、四者知其淨水、五者知其熟食。王見五人從空而至，問圓滿曰：“此是世尊以不？”圓滿報曰：“此是五授事人，來此撿挍。所謂知菜等乃至熟食。世尊未至，先現種種無量神通。諸長老等，亦皆未至。”王復問曰：“聖者圓滿！世尊何故未來？”答曰：“且令撿挍者來，世尊後至。”（《大正藏》卷二十四第 14 页）

【评说】本段经文记载了饮食前的检查内容：菜事、器物、食草、净水、熟食。

卷 第 四

【原文】爾時於大海中有二龍王：一名黑者龍王、二名憍曇摩龍王，便作是念：“世尊今於蘇波羅城演說妙法，我今速往聞佛說法。”是時龍王各與五百眷屬俱，以龍威力化現五百流河，共趣蘇波羅城處。于時如來便作是念：“此二龍王若至蘇波羅城者，令此國境盡皆沒壞。”是時世尊告目連曰：“汝先急食。何以故？目連當知，有五種急緣應為先食。何等為五？一者從遠方來、二者欲達遠處、三者有病之人、四者為看病人、五者授事之人。以此緣故，令汝先食。”世尊爾時先與目連食已，速往龍王之處。到已告龍王曰：“汝當愛念蘇波羅城，莫令毀壞。”龍王白言：“我等以善心來，不擬損害蟻子之類，況欲傷蘇波羅城及有情等。”爾時龍王來至佛所，世尊告龍王曰：“應如是說。”彼聞法已，歸佛法僧，受五支學處。（《大正藏》卷二十四第 15-16 页）

【评说】本段经文记载了可以优先饮食的五种情况：远行回来、将要远行、病患、医者、授

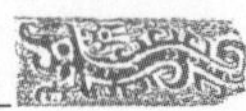

事之人。

【原文】假使有人，一肩擔父、一肩擔母，至滿百年，猶不能報父母之恩。又將大地珍寶玩飾之物以奉父母，猶不能報，不為慇重。若父母不信佛法僧，漸漸教令信佛法僧，乃為報恩。若父母先無戒行，能漸教令持戒；若父母慳貪，能令捨施；若無智慧，令有智慧。如此之事，乃名報恩。'”是時目連作是念已，復更思念："如前佛說，我未曾作。即入定觀察，先亡之母生於何處？"即以天眼，見其亡母生摩利支世界，見已思念："誰能往彼，以法教化？"復自思念："唯佛能為，餘無得者。"作是念已，往世尊所，白佛言："世尊！父母於子，難作能作。我之慈母，現生摩利支世界，更無餘人能往彼界為教化者，唯願世尊為教導。"世尊報曰："以誰神力而往彼界？"目連答曰："唯願大悲加被於我，以我神力，共佛世尊，往彼世界。"於是大目乾連以己神力與佛世尊，移其一足蹈一世界一迷盧山。如是威力經七日中，方到彼界。母見目連從遠而來，母云："經爾許時，不見於汝，如何得來？"時摩利支世界人聞斯語已，遞相言曰："此女少年，云何子老？"目連報曰："此女養我，是我生母。"(《大正藏》卷二十四第 16 页)

【评说】本段经文体现了佛教的孝道思想，即不单以物质奉养来衡量一个人的孝行，令父母尊信三宝、持戒布施、证得智慧才是孝顺父母的根本方法。这种孝道思想在根本上维护了社会和谐。

【原文】時逝多林諸苾芻眾咸悉生疑，白佛言："圓滿諸苾芻，先種何業，速證阿羅漢果？復種何業，而生貴族家？種何業緣，而於婢腹中生？種何業報，斷諸煩惱，證無生果？"佛告諸苾芻："圓滿苾芻，積習作業，得道資糧，遍緣如是，漂流中住，得決定覺。圓滿苾芻，自積習業，自獲其果。非自作業令地界受，非火水風界受，但身果自受，亦非蘊界六入界受。作業成熟，如有頌言：

"'假令經百劫，　所作業不亡；
因緣會遇時，　果報還自受。'"

爾時佛告諸苾芻："於往昔時，此賢劫中人壽二萬歲時，當爾之時迦葉波佛出興於世，明行圓滿、善逝、世間解、無上士、調御丈夫、天人師、佛、世尊，住波羅痆斯城。是時圓滿，於彼教中而為出家，具解三藏，為諸苾芻番次撿挍事業。後乃次至一阿羅漢，知洒掃事，彼便洒掃。既洒掃已，頻被風吹塵穢覆污其地。時彼阿羅漢作是念：'今且待風息，然後更掃。'圓滿三藏見地塵穢，以為不掃，發嗔怒心惡口罵辱：'今此掃地，當何婢兒？'時彼羅漢乃聞此言，作是念云：'彼正嗔我，未可即見，且應默然，後陳此事。'既嗔息已，彼阿羅漢即往圓滿三藏所而告之曰：'汝今識我是何等人？'圓滿報曰：'知汝於迦葉波佛教中出家，我亦出家。'羅漢告曰：'雖同出家，出家之業，我已作了，我得脫縛、汝猶被縛。汝口業不善，速應悔過，令罪消滅。'圓滿三藏聞便說悔，由先過咎，應墮地獄，遂得人身從婢腹生，以說悔故滅地獄業，五百生中常處婢腹，今是最後身婢胎所生。由是義故，宿緣習業生豪貴家，勤知僧事，讀誦智慧，善巧蘊界入因緣處非處。由此業故，於我教中而為出家，斷諸煩惱，證阿羅漢果。"佛告諸苾芻："純黑業者，得純黑報。純白業者，得純白報。黑白業者，得黑白業報。是故苾芻！純黑、雜業者，應當捨離。純白業者，應當勤修。"世尊說是語已，諸苾芻等信受奉行。(《大正藏》卷二十四第 16-17 页)

【评说】佛陀将业报分为三种，纯黑业报、纯白业报、黑白业报(杂业报)。业力是自身心身活动产生的具有延续性的影响力。佛陀鼓励世人修善舍恶，修白业，舍离黑业、杂业。这是佛陀对众生道德行为以及心身活动的规范。

【原文】到彼城已見勝軍王，前敬王曰："願王長壽。"語已，便白王曰："大王當知！王之境內有龍王，名孫陀羅。然彼龍宮中，有上妙藥，服者速得其力。願王視我龍宮。我若得藥，便分與王。"王曰："婆羅門！彼龍極惡，莫相忤觸，必當害汝。"呪師曰："大王當知！我有呪力，假令滿贍部洲皆是孫陀羅龍，我猶伏得，不能壞我名字，何況一孫陀羅龍也！大王！王之國內頗有犯罪合死者不？"王曰："有。"呪師曰："可遣此人，向彼龍宮，視我龍處。"時勝軍王即喚罪人，令隨呪師，往彼龍宮視其龍處。爾時罪人即奉王命，與彼呪師至毒龍宮，遙視龍處，云："彼樹林清謐之處，龍在其中。"呪師見已，前至宮中，取其龍藥，盡力將還，至勝軍王所，分與勝軍王。辭王還國，至王舍城。(《大正藏》卷二十四第 18 页)

【评说】本段经文记载了一种可以增强体力的药(药名不详)。

卷 第 六

【原文】爾時世尊告諸苾芻："汝等速須觀視此幢形相，其幢不久尋即滅沒。"既見滅已，諸苾芻等白言："世尊！我等咸見，唯有具壽拔陀離，性樂閑靜，而補衣服不觀。為當離貪愛故？為復先曾觀見耶？不同瞻禮。如若離欲，此亦有離欲者；若曾觀見，在於何處？"佛即報言："汝等當知！此苾芻已離貪愛故，復曾瞻禮。"佛言："昔時有王名曰叫聲，與天帝釋共為親友。其叫聲王既無子息，心懷求乞，拓頰思念：'我今多有種種財寶，國位臣人悉皆充滿，今無子息，我死之後當絕繼嗣。'時天帝釋見叫聲王，便即問曰：'王今何故拓頰思念憂愁而住？'時王答曰：'我今多有種種庫藏，身若死後絕其繼嗣，所以憂愁。'帝釋報言：'勿須憂惱，我諸天子死相現者，勸令與王而作其子。'諸天常法，有欲死者，五衰相現。云何為五？一者衣裳垢膩、二者頭上花萎、三者口出惡氣、四者腋下汗流、五者不樂本座。"(《大正藏》卷二十四第 24 页)

【评说】本段经文记载了死亡前的五种衰相：衣裳垢腻、头上花萎、口出恶气、胁下汗出、不乐本座。其中，不乐本座是指情感上的烦躁不宁。

【原文】王聞佛語，專記在心，即從座起，偏袒右肩，合掌向佛，而白佛言："唯願世尊及苾芻眾受我等請，明日供養。"于時世尊默然而受。乃至世尊食訖，嚼齒木，漱淨水已，時摩娑婆王即於佛前至誠發願："我今供佛并諸聖眾所有功德，持此善根，願我當得轉輪聖王。"既發願已，忽聞有吹螺之聲。爾時寶光如來便與授記："汝當來世人壽八萬歲時，汝當出世作轉輪王，號曰餉佉。"眾人聞已，出極大聲。(《大正藏》卷二十四第 26 页)

【评说】食后需嚼齿木、用净水漱口的行为体现了佛教的卫生观。

【原文】爾時世尊告具壽阿難陀曰："汝可共我往那地迦聚落。"阿難陀唯然，遂與如來遊佛栗氏國，漸至那地迦聚落群氏迦堂中。彼那地迦聚落，時有災疫，人眾多死。于時有淥目親近、極精進、近勝端嚴、近端嚴、多眾最上，并賢善現名稱、施稱、上稱等眾多鄔波索迦，皆已身死。時諸苾芻於晨朝時執持衣鉢，入那地迦聚落巡門乞食。彼諸苾芻聞此聚落多有人死，

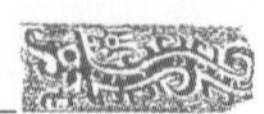

然有滌目親近乃至上稱等諸鄔波索迦皆悉身死。諸苾芻等既聞人死，巡乞食已，還至本處，安置衣鉢，詣世尊所，頂禮雙足，退坐一面，而白佛言："我等諸苾芻，於晨朝時執持衣鉢，入那地迦聚落遊行乞食，乃聞人說此聚落中多有人死。彼諸人等既並身死，各趣何道受生？"佛告諸苾芻："彼滌目鄔波索迦，斷五下分結已即受化生，於此涅槃證不還果，於此世中得不退轉法。餘鄔波索迦等，亦復如是。"佛告諸苾芻："於彼那地迦聚落，更有二百五十一鄔波索迦並悉身死，亦皆斷五下分結得受化生，於此涅槃證不還果，於此世中得不退轉，於彼聚落，復有三百鄔波索迦亦皆身死，斷三分結故，及貪、瞋、癡由有輕障，證一來果，更此受生，當斷一切諸煩惱惑。於彼聚落，復有五百一鄔波索迦身死，斷三分結故，證預流果，不墮惡趣，決定當證菩提之果，於人天中七返受生，輪轉息已，斷除煩惱。"佛告諸苾芻："汝等當知！欲死者皆來問我，虛生擾亂，無有利樂。然而生者，皆歸於死；若如來出現或不出現，生滅是常，有何奇異？然其法者，即是法界，如來由自神通證現覺已，演說示現，分別安住，開示廣說種種妙法，所謂：有此故彼有，此生故彼生，所謂無明緣行、行緣識、識緣名色、名色緣六處、六處緣觸、觸緣受、受緣愛、愛緣取、取緣有、有緣生、生緣老死憂悲苦惱，如是純極苦蘊生。所謂無此有故，彼即不生；彼若滅故，此即當滅，所謂無明滅故行滅、行滅故識滅、識滅故名色滅、名色滅故六處滅、六處滅故觸滅、觸滅故受滅、受滅故愛滅、愛滅故取滅、取滅故有滅、有滅故生滅、生滅故老死憂悲苦惱滅，如是純極苦蘊滅。然與汝諸苾芻等，當說《法鏡經》。汝等諦聽，善思念之！云何名法鏡經？汝等當於正覺極生信樂，此名'法鏡經'，及於法僧伽所有聖者戒光清淨，皆生極信，此是'法鏡經'。苾芻當知！我所云說法鏡經者，所說是也。"（《大正藏》卷二十四第 26 页）

【评说】生命具有无常性，有生必有死，生死是常态，依缘聚而生，依缘散而死，没有什么值得惊异的。佛陀解说了十二因缘的理论，说明无明是一切业力的根源，生老病死等各种生命现象的产生都是因缘聚散的结果。

卷 第 七

【原文】爾時具壽阿難陀從佛受呪及伽他已，即往廣嚴城，以脚踏門閫，咸依上法。時菴羅夫人聞佛遊行廣嚴城，至我菴羅林，嚴飾侍從前後圍遶，乘諸珍轝從城中出，往世尊所，禮拜供養。至菴羅園林，從轝而下，遙覩尊顏，頭面禮敬。爾時世尊與無量百千諸苾芻眾，侍衛而坐，為說正法。遙見菴羅夫人，告諸苾芻："汝等各依所修正念而住，菴羅夫人今當至此。云何正念而住？先所惡業應當捨離，未生惡業抑令不生，先所善業勿令忘失，勤加修習增長圓滿證見智慧，作如是者名為精進。云何正意？行住坐臥善自觀察，支伐羅衣瓶鉢等如法安置，如是觀察名為正意。云何正定？當自觀察內身，勤修正念正意，捨離諸不善心於一切眾生；復於外身、內外身、內受、外受、內外受、內心、外心、內外心、內法、外法、內外法，見法隨順，勤修精進，於一切有情捨離諸惡，正念而住。今菴羅夫人欲至，教示汝等，應善修習，當依我教。"時菴羅夫人便至佛所，頂禮佛足，在一面坐。爾時世尊以無量方便，為說妙法，示教利喜已，世尊默然而住。菴羅夫人從坐而起，整衣服，合掌向佛，作如是言："願佛世尊，明旦與諸苾芻垂至我家，受我供養。"世尊默然許之。時菴羅夫人知佛受已，作禮而去。（《大正藏》卷二十四第 28 页）

【评说】佛陀解说了正念、正意、正定的含义。正念，就是要修善舍恶，思念戒定慧正道；

正意，是指在生活活动中善于自我观察；正定是指善于观察内身，勤修正念正意，远离不善心。

【原文】於彼城中刹利力士等聞世尊欲至，老宿咸言："使諸少年令嚴飾道路，我等嚴飾城內。"時諸少年競相嚴治道路，見其路中有一大石，將欲除去，擎不能勝。于時如來即到其傍，告言："諸波斯吒種，今欲何作?"答曰："欲為世尊，嚴治道路；然除此石，不能得去。"佛言："若如此者，我當除却。"彼言："願為除之。"于時世尊以手擎石，擲在虛空中，其石高遠，望者不見。彼力士等既見擲石聲勢極大，咸皆驚怖。佛言："汝等勿懼。"便以神力，遂令彼石碎為微塵，從空而下。諸力士見已，白佛言："今此微塵從何而落?"佛言："我以彼石作此微塵。"力士等白言："此為不善。"佛言："汝願此微塵合成本石耶?"彼言："如是。"爾時世尊以解脫力，還令石合，置於本處。

世尊便於石上而坐，及五百力士亦皆同坐。彼等白言："世尊用何力故，能擎此石?"佛言："以父母所生之力。"力士復言："用何力故，能碎斯石?"佛言："以禪定力。"復問言："用何力故，能合其石?""以解脫力。"白言："父母所生之力，凡有幾量?"佛言："始從十人力，如一凡牛力。十凡牛力，如一青牛力。十青牛力，如一小象力。十小象力，如一大象力。十大象力，如一青象力。十青象力，如一赤象力。十赤象力，如一白牙象力。十白牙象力，如一賓陀山象力。十賓陀山象力，如一香象力。十香象力，如一力士力。十力士力，如一大力士力。十大力士力，如一猛象力。十猛象力，如一章住羅夜叉力。十章住羅夜叉力，如一半那羅延力。二半那羅延力，如一那羅延力。如來節節之中，皆有那羅延力自然而生。"攝頌曰：

人牛與青牛，　黃赤小大象，
力士藥叉等，　不及那延力。

"此那羅延力，是如來父母所生之力。"諸力士白言："除此那羅延及解脫力等，更有餘力不?"佛言："有福德力，福德力圓滿故，如來於菩提樹下降伏三十六俱胝諸魔鬼等，證無上覺。"復白佛言："除福德力，更有餘力不?"佛言："有智慧力，智慧圓滿故，從無始來積習煩惱，並皆棄擲。"復白佛言："除智慧力，更有餘力不?"佛言："有神通力，神通力圓滿故，能降伏耆舊無智貢高六師外道。"復白佛言："除神通力，更有餘力不?"佛言："有無常力，無常力圓滿故，如來父母力、禪定力、解脫力、福德力、智慧力、神通力，如來此諸力，皆於雙林樹下光明盡滅。"頌曰：

禪定與解脫，　福德智慧力，
如斯諸力等，　無常力最大。

佛告諸力士："當知我身如金山峯，為無常力不久磨滅。是故智者，當求無常不能逼處。"佛告諸力士："汝等當知！今世之人，壽命漸短，色力薄劣。然此石者，是往昔人拋擲戲弄之石，汝等觀斯石傍，猶有手指擎簸之迹。"時諸力士聞佛此言，甚大驚愕，生希有心，摧伏驕慢。爾時世尊知力士等種性隨眠意樂，為說四聖諦理諸證智法。彼等聞已，無始已來積習我見身見山，以金剛智摧破，證預流果。(《大正藏》卷二十四第30-31页)

【评说】佛陀将力量分为那罗延力、解脱力、福德力、智慧力、神通力、无常力。那罗延力是与生俱来的；解脱力、福德力、智慧力、神通力这几种力量需要通过修习佛法达到心身和谐才能得到；无常力是推动世间万物发生发展活动的根本力量。佛陀为力士开示四谛法门，改变错误知见，证得初果罗汉。

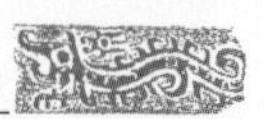

【原文】爾時世尊到一車難伽羅聚落住一林中，告諸苾芻曰："我今於此林中二月宴坐。諸苾芻除供養飲食人，餘者並不得來此。若至裒灑陀日，亦遣供養飲食人來取欲。"于時世尊便入寂定，諸苾芻等皆無往者，唯供養飲食人得至佛所。滿二月已，爾時世尊從定而起，於苾芻眾前敷座而坐，告諸苾芻曰："若有外道來問汝等：'沙門喬答摩作何等行，於二月間而入寂定?'汝應報云：'入數息三昧。'何以故？我於二月中作數息觀宴坐而住。我作此觀時，於入息曾無散亂，如實了知。於出息亦無散亂，如實了知。長短生滅，遍身所有出息皆悉了知。遍身所有入息亦悉了知。輕安行出息，輕安行入息，如實了知。受了知、心了知、樂了知，行輕安心行而入息，如實了知。輕安心行而出息，如實了知。心能了知，令心歡喜，令心專定。心解脫而入息，如實了知。心解脫而出息，如實了知。無常見、捨離見、厭離見、滅壞見而入息，如實了知。乃至滅壞見出息，如實了知。苾芻當知！我今念知此是麁行，我今超過此行，以輕安行餘極細行而行，由我超過彼麁行，以輕安數修微細行故。爾時有三天，來詣我所而坐，一者作是言：'喬答摩沙門今已滅訖。'一者云：'彼非已滅，今當欲滅。'一云：'彼非已滅，亦非欲滅，住於禪定，凡諸應供，皆如是定。'諸苾芻！我今為汝如法而說聖者修行、諸天修行、梵天修行、無學修行、有學修行、如來修行。凡有學者，未得當得、未證當證、未得見前當得見前。凡無學者，已得見前，當得增長。有學者，當得見法，安樂而住，乃至《道品集經》中說。"(《大正藏》卷二十四第 32-33 页)

【评说】数息观，是指通过观察计算呼气或吸气的次数，排除妄念，集中精神，以对治散乱的修持法。这种禅定的方法可以帮助人们达到心身和谐的状态。

卷 第 九

【原文】時屈底迦藥叉既奉信，盛滿莒篋葡萄等果，令諸藥叉負送至寺地邊，積聚安置。諸苾芻等既見果子，悉皆不識，請問世尊："此是何果？如何服之?"時佛答言："北方果子名曰葡萄，以火作淨，當可食之。"時諸苾芻受得果子，一一作淨，遂延時節。佛見便訶："不應如是一一作淨，應於果聚，取一火炭，三處淨之。"是時象力藥叉以種種飲食一一自手奉授世尊及苾芻等，廣如上說。大眾食已，時象力藥叉取一小座，於如來前端坐聽法。世尊為彼藥叉說微妙法，示教利喜，即從座起。于時葡萄食訖，由尚多殘，佛言："應可押取葡萄汁。"煎汁不熟，遂便抒出，佛言："應可熟煎盛貯。供僧伽等非時漿飲。"(《大正藏》卷二十四第 39 页)

【评说】佛陀时代已有将葡萄绞汁、煎煮贮存的记载。葡萄汁属于非时浆饮。当时采用火熏的方法进行水果消毒。

卷 第 十

【原文】爾時世尊夜分已盡，於清旦時入鄔陀延聚落乞食，侍者具壽阿難陀隨佛左右。彼聚落中有一老母名迦戰羅，將欲取水，而向井邊。世尊見彼調伏時至，告具壽阿難陀曰："汝今可詣彼老母所，告言：'世尊須水，汝可持奉。'"答言："聖者！我今奉水。"時彼老母以滿瓶水，速往佛所，見彼如來具三十二相八十種好，光明赫奕超千日輪，如寶山行。時彼老母見世尊已，便生恭敬，如愛子心，即便舉手，欲抱世尊，唱言："子！子!"諸苾芻等即前遮止："莫抱世尊。"佛告諸苾芻："汝等不須遮此老母。所以者何？此老母已曾五百生中與我為母。若不令抱我身者，即吐熱血。"世尊見彼心生子想，念此恩愛，生慈愍心，便即引項，令老母抱。彼既抱已，心生歡喜，聽佛說法。爾時世尊知彼根性，隨機演說，令證四聖諦理。母聞法已，以金剛智杵摧滅二十種薩迦耶見煩惱山峯，證預流果，得見諦理，即作是言："是我世尊，如是勝利，父母兄弟及諸天等所不能作，廣如上說。從無始心以來積集二十薩迦耶見山，以金剛慧我已摧滅，得預流果。"

復說頌曰：

"善子所應作，　謂報慈母恩；
我今蒙佛光，　當進涅槃路。
善哉希有事，　永超三惡趣；
我今用少功，　速至無憂處。"（《大正藏》卷二十四第 44 页）

【评说】经文记载了佛陀前世作迦战罗老母之子，今生老母见到佛陀心生对儿子的思念。"若不令抱我身者，即吐热血"，可见佛陀认识到情绪郁结会导致口吐热血。

【原文】王告勅已，夜便睡眠，夢見白帳圍繞宮城。夢已驚怖，心生愁惱，身毛皆竪，從臥速起，拓頰而坐，思维所夢是何災祥？不為此徵而失王位、或當致死？至於晨朝，便告國師，具陳所夢："如是夢者，於我若為？"時彼國師心生異念："今王所夢，是其善徵。我若善解，遂令彼王於喬答摩所倍加敬養；我今惡解彼王所夢。"作是念已，而白王曰："此夢非善。"王白師言："此夢非善，當有何報？"師答王言："如王所夢，決定失位，或當致死。"王時思念："為定失國？為致死耶？"作是念已，復白師言："有何方便，得不失位及不致死？"師便答言："於一夏三月，住幽隱處，勿令人見。若能如是，定不失位，身復不死。"時火授王聞是語已："此事甚易，我當告勅國內人民，不令見我。"作是語已，處處遍告："王有勅令，夏三月中，一切人民，莫復見我。若輒見者，當斷其命。"如是勅已，入於隱處。（《大正藏》卷二十四第 45 页）

【评说】佛陀时代人们认为梦具有象征性意义。

【原文】于時世尊說是頌已，告具壽阿難陀曰："汝今可往苾芻眾中次第行籌，作如是告：'若能共佛在此處住，於三月中食馬麥者，可受此籌。'"是時聖者奉佛教已，便往行籌。世尊教主先受一籌，四百九十八苾芻各受其籌。于時具壽舍利弗白世尊言："我多風疾，於三月日，不能食麥。"具壽目連復白佛言："我為看侍尊者，亦當隨去。"佛與四百九十八苾芻於此夏安居，具壽舍利弗、目連詣三峯山，而為安止。時天帝釋來請二尊者，於三月日受其供給。是時商主即以馬麥，每日奉佛二升，諸餘苾芻各施一升。佛告阿難陀："汝可為我料理此麥。"（《大正藏》卷二十四第 46 页）

【评说】经文记载了患风疾的病人在三月禁食马麦。

卷第十一

【原文】爾時有一牧牛之人名曰歡喜，去佛不遠，遙聽佛說，倚杖而立。時有蝦蟇亦在河邊，牧牛人杖遂柱隱背上，皮肉穿穴，雖遭此苦，心生是念："我若作聲，歡喜牧人必為散亂；聽法為難。"由是忍受，於世尊處發殷淨心，因即命過，生四天王宮。時牧牛人擲杖一邊，詣世尊處，頂禮佛足，在一面立，合掌恭敬，白言："大德！我今不樂彼此岸住，不隨中流，不住沙灘，

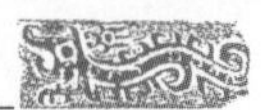

不令人捉，不令非人所持，不溺渦漩中，亦不爛壞。唯願世尊！許我於善說法律中而為出家，并受近圓，成苾芻性，淨修梵行，奉事世尊。"佛問牧人曰："汝今牛群，豈可不須付彼本主耶？"答言："不付。""何因緣故而不分付？"答曰："諸牛各有犢子在於主邊。其母牛等戀念犢故，時至自歸，所以不付。唯願世尊！但令許我於善說法律中而為出家，并受近圓，成苾芻性，淨修梵行。"佛言："歡喜！汝今且待須臾。其此牛群雖知住處，然汝先已受他牛主衣服飲食，不應如是。"于時歡喜便禮佛足而去，高聲唱言："我有大怖畏！甚大怖畏！"疾疾而走。同牧牛者數有百人，見彼懷懼，問言："仁者，生何怖耶？"答曰："生怖、老怖、病怖、死怖。"諸牧牛人聞是語已，亦隨彼走。有餘牧牛人及牧羊人，并刈草採柴，在路見者，咸隨彼走。逆前來者問曰："汝有何所畏？"答言："我怖生老病死。"而此諸人聞已皆逐，欲至所住聚落。聚落中人遙見大眾，遂生怖心，或出走者，或有收藏財物者，或有著鎧嚴備仗者。於中有兇猛者，從聚落出，先鋒逆拓，問言："何事？"彼便答曰："有怖！有畏！"問言："何懼？"答曰："我今憂怖生老病死。"時聚落人方始安怗。

……

常法如是，若得生天，起三種念：一者我於何處死？生在何處？以何業故？是時蝦蟇得生天已，即便觀見，捨蝦蟇身；得生四天王宮；由於佛處發清淨心，以斯業故得生於此。便作是念："若先受天樂，不往見佛，甚無恩孝。我今預應往見世尊。"是時蝦蟇天子，以天容儀莊嚴身首，於中夜分來詣佛所，弶伽河側光明照耀，以天妙花散如來上，頂禮佛足，對面而坐，聽佛說法。于時世尊觀知蝦蟇天子根性隨眠意樂差別，說如是法，於四聖諦令其開悟。彼聞法已，以智金剛杵摧滅二十種有身見山，證預流果，超越骨山、涸竭血海。時蝦蟇天子深生歡喜，如賈客得賣主、如農夫得天雨、如陣得勝、如病得差，從坐而起，頂禮佛足，辭還天處。是諸苾芻，初夜後夜，悉皆覺了，夜見其光而生疑念。於晨朝時，白世尊曰："於昨夜中，梵釋諸天、護世四天王，來於佛所耶？"佛言："不來。然牧牛歡喜聽我法時，有一蝦蟇，以杖隱著，皮肉穿穴，作聲恐驚牧牛歡喜聽法，而於我處發清淨心，忍痛命終，得生四天王宮。來於我所，為彼說法。彼聞法已，辭還本宮。"時諸苾芻咸皆有疑，請世尊曰："牧牛歡喜及五百人先作何業？為牧牛者，於佛教中而為出家，斷諸煩惱，證阿羅漢果。蝦蟇天子先作何業？生在蝦蟇，見真諦理。"佛告諸苾芻："由彼自造斯業，今還自受。"廣說乃至，頌曰：

"假令經百劫，　所作業不亡；
因緣會遇時，　果報還自受。"(《大正藏》卷二十四第 49-50 页)

【评说】牧牛者对生死的问题、病的痛楚、衰老的现象以及业力的流转产生了疑惑，可见佛陀时代人们普遍存在对生老病死的忧患。

【原文】往時五百弟子者，今五百放牧人是。由彼諸人於往昔時，迦攝波如來弟子聲聞眾中出麁語故，五百生中常為放牛。由於彼佛教中，熏修蘊、界、諸入、緣起、處非處善根故，彼與五百人於我教中而作出家，斷諸煩惱，證阿羅漢果。其蝦蟇天子亦於迦攝波如來教中出家，而常習定。遊行人間，至一聚落住在寺中，初夜端坐，攝心欲定；持誦苾芻悉皆諷誦，聲能障定。彼既聞聲，心不能攝，便作是念："我今可於中夜入定。"又於中夜攝心欲定，持經苾芻又皆諷誦。復作是念："可於後夜。"於後夜中，又復端坐攝心欲定。時諸苾芻高聲諷誦，未離欲故有懷瞋毒，便起忿恚作如是語："而此迦攝波教中苾芻，從暮至晚出蝦蟇聲。"(《大正藏》卷二十四第 50 页)

【评说】吵闹的环境于收摄心身无益。佛陀强调在修行过程中环境的重要性。

【原文】是時世尊渡殑伽河已，有五百餓鬼，來現於前，骸骨黑瘦，如火燒柱，頭髮蓬亂，腹如太山，其咽如針，遍體熾然，焰火燒聚，合掌恭敬，白世尊言："大德！我等由於先身造諸惡業，於此身中尚不得聞漿水之名，況獲飯食。佛是大悲，施水見飲。"世尊遙視其河，告具壽大目連曰："汝今飽飲此諸餓鬼。"目連奉教，即欲令飲；而諸餓鬼，咽細如針，目連不能開張得飲。佛以神力，開其咽喉，目連與飲。彼緣渴想逼惱多欲，腹便脹裂，咸於佛所發清淨心，命終生天，乃至證果，廣如上說。時諸苾芻又皆有疑，請世尊曰："此諸餓鬼先作何業，生於此中？又造何業，得生天上，見真諦理？"佛告諸苾芻："彼自作業，今還自受。"廣如餘說，乃至頌曰：

"假令經百劫，　所作業不亡；
因緣會遇時，　果報還自受。"(《大正藏》卷二十四第50-51页)

【评说】由于心身造作产生业力，致使心理生理上遭受折磨，体现了佛教的因果报应观。

【原文】是時世尊渡殑伽河，左右顧視此河。時諸苾芻請世尊曰："由何事故，顧視看河？"佛告諸苾芻："汝等樂聞此殑伽河緣起不？"白言："世尊！今正是時。善逝！今正說時。唯願說之，我等樂聞。"佛告諸苾芻："乃往古昔有王名曰實竹，以法化世，人民熾盛，豐樂安穩，甘雨應時，花菓茂實，無諸詐偽、賊盜疾疫，常以法化。至於春月，王與宮婇出遊芳園，見一丈夫，髮白面皺，年幾朽邁，羸弱顫頞，諸根不明，倚杖而行。王見問曰：'是何丈夫？廣說乃至，倚杖而行。'答言：'大王！少行虧盡，老苦來現。'王曰：'我亦如是，同此老法？'答言：'大王！一切皆然。'王遂憂愁。前進而去，復見一人，遍體瘡潰，皮膚皴澁，腹脹如山，膿血流出，支節分離。以物纏裹，長噓喘氣，倚杖跛足，緩緩而行。王既見已，告諸臣曰：'此何丈夫？廣如上說，乃至跛足而行。'臣白王言：'此名病者。'王曰：'我亦同此？'答言：'大王！一切皆然。由於先身作諸惡業，受斯業報。'王便作念：'若如是者，凡諸惡業而不應為。'作是念已前進而去，又見一輿，以青黃赤白繒綵嚴飾而用蓋之，吹螺打鼓，男女大小多諸人眾，四人共輿，復持柴火逆前而行，復多人眾隨輿而後，悲啼號哭，唱言：'父父、兄兄、主主。'而作大聲。王既見已，告諸臣曰：'此是何物？廣如上說，乃至而作大聲？'諸臣答言：'大王！此名為死。'王曰：'我亦同此死法？'答言：'大王！一切皆然，非但獨此。'時王見斯老病死事，深懷憂惱，迴駕入宮，住幽靜處。於王境內有一婆羅門名曰應時，大貴豪族，多饒財寶，學超四典。時彼聞王見老病死，深懷憂惱，住幽靜處，與無量婆羅門眾圍遶，乘白車、駕白馬，執持金杖金瓶，來詣實竹王所。諸臣啟王：'應時婆羅門來詣門首。'王便出宮，昇其御座。時婆羅門起居王已，就座而坐，白言：'大王！何故住於幽靜之處？'王即為彼廣陳老病死緣，具如上說。應時白言：'大王！世間各各自食業果，勿為憂惱。自有有情，造諸善業；自有有情，作諸惡業；自有有情，造善惡業。大王今是轉輪聖王，常作善業，臨命終時必得生天。大王當知！是轉輪聖王，超勝諸人，受諸安樂，得生天上，倍受安樂。然今大王應作施會。'王告諸臣：'卿等宜應擊鼓宣令，大王作大無遮施會。境內諸人，有所須者，皆來受食取施。'諸臣受令已，嚴飾施場，須食者與食、須衣者與衣。滌米泔水成大壕坑，汎漲流溢，名曰無熱池。經於十二年中，米泔飯汁共為湊聚，汎流成河，是故世人號為漿水河。"(《大正藏》卷二十四第51页)

【评说】"发白面皱，年几朽迈，羸弱颤頞，诸根不明，倚杖而行""遍体疮溃，皮肤皴涩，腹胀如山，脓血流出，支节分离”“以青黄赤白缯綵严饰而用盖之，吹螺打鼓，男女大小多诸人众，四人共舆，复持柴火逆前而行，复多人众随舆而后，悲啼号哭”，经文分别记载了老、病、死的现象，说明人生必有病、老、死，都是心身造作的缘故。

卷第十二

【原文】時有癩病乞兒，骨節分離，瘡膿流潰，乞求濟活。大迦攝波便詣彼所，從彼告乞。時彼癩女乞得米泔，癩女遙見大迦攝波，形容挺特，善自調伏，具諸威儀，而作是念：“由我未曾施如是者，生此貧苦癩病纏身。若見聖者哀愍於我，我以米泔，當為奉施。”時迦攝波觀知彼念，即便近前，舒鉢令視，告言：“姊妹！能施米泔，可置鉢中。”女便瀉泔，繩落鉢內，女欲指摘，指便墮鉢。女作是念：“而彼聖者護我心故，而見受泔，豈應自食？”時迦攝波知彼念已，便對其前於牆下坐而食其泔。彼作是念：“今此聖者護我心故，雖食我泔，必應更求餘好飲食。”時迦攝波觀知彼念，告癩女言：“姊妹！汝今應當發歡喜心。我從今日，至明食時，以汝米泔，度一日一夜。”彼甚歡悅，竊作是念：“我於今日，獲勝妙利，大迦攝波受我鄙施。”時此女人，迦攝波處心生清淨，因此命終，生覩史多天。時天帝釋見此女人，以清淨心而施米泔，因即命過，而不見知生在何趣？觀於地獄而亦不見，餓鬼人中、護世四天、三十三天亦復不見。天眼下觀，尚不能知。時天帝釋來詣佛所，頂禮佛足，合掌恭敬，以頌請曰：

“巡行告乞士，　迦攝波大仁；
施彼米泔女，　今得生何趣？”(《大正藏》卷二十四第54页)

【评说】经文记载了一位癞病患者，骨节分离，疮脓流溃。

【原文】佛告諸苾芻：“乃往古昔，有聚落中有一長者，娶妻未久便即有娠，月滿生子，廣如餘說。子既長成，夫告妻曰：‘賢首！子今成人，能為經紀，有債償他、有衣食喫用。我今將本，餘方興易。’妻曰：‘聖子！應須如是，斯為善事。’便即遊方，至前命過，家有少本，悉皆傾盡。夫去之後妻復生子，有隣長者告其母曰：‘爾子與我作，當濟衣食。’母便授與，長者即使於田種處，與其食分。後於異時，節日將至，母作是念：‘今此長者，明旦家中設施沙門婆羅門，供待賓客，必無有人。我今可往從彼索食，而送與子，使不飢餓。’念已，即往向長者妻具陳其事。長者妻聞，便生瞋恚，告曰：‘我未供養沙門婆羅門諸尊貴客，作人何得先與其食？今日且住，明旦倍與。’母復作念：‘我子今日必受飢餓，家有無鹽淡膏一團，可將與子。’持至子所，說如上事。又復語子：‘畏汝飢餓，故從家中將此無鹽淡膏。’子言：‘阿母！置此歸家。’常法如是，世間無佛，當有獨覺，饒益哀愍諸困厄者，世間唯有而此福田，樂住空閑。是時有一獨覺來至於此，彼遙見已，身心寂靜、威儀調伏，便作是念：‘由我往昔不能供養如是福田，於此生中受斯苦厄。若見受我無鹽淡膏，敢為奉施。’於時獨覺觀知貧兒心之所念，舒鉢向前，告言：‘賢首！意欲施者，可置鉢中。’彼便恭敬，以珍重心，置膏鉢內。”佛告諸苾芻：“於意云何？往時貧兒者，豈異人乎？今勝光王是。緣於往昔奉施獨覺無鹽米膏，因斯業報，六遍常為三十三天主，六遍於此室羅伐城為灌頂王。餘殘業報，今於此處亦為灌頂王。其報今盡，是故我今而說其頌：

‘嚴備象馬車步乘，　能於國城自在食；
王今不見緣何有，　因施無鹽米膏力。’”(《大正藏》卷二十四第55页)

【评说】无盐米膏，是佛陀时代的一种食物。

卷第十三

【原文】佛告大王："往時時至豪姓婆羅門，施八十四萬金莊嚴象者，即我身是。我於爾時，為捨施故，未即證無上正覺；猶彼因緣，有正信緣，是故而今功德圓滿，乃得無上正等正覺。復次大王，我為求無上正等正覺，能行捨施，作福利時。大王諦聽！乃往古昔，有轉輪王名曰吉勝，統領四洲，具足七寶，有三神通，為無子息。因求子故，思念作千方便。時有一人來白王言：'有藥名為多子，宮人食者，當即有子。'彼王聞有多子藥名，即求訪覓。後時王得此藥，善細磨之，令入宮人飲已，便即妊娠。其王妃不知斯事，月滿生子，形貌端嚴，面如師子，有那羅延神力。"(《大正藏》卷二十四第 57 页)

【评说】多子，是佛陀时代一种助孕的药物。

【原文】佛言："大王！我為求無上菩提故，而行捨施、修諸福業。王今諦聽！乃往古昔，有王名曰阿難陀，王有五子，其最小子，號為鏡面。後時大王身染病患，醫人處方，用根莖葉枝果種種藥療，竟治不差，惟加困篤。臨命終時速喚群臣：'我今臨命，須立別王。'臣等問曰：'欲建立誰？'告曰：'有福德者，有天分者，置寶鞋履；宮人受語者；見六藏者，見內藏、外藏、內外藏、樹間、山間、水間藏者，可建立為王。'說已命終。"(《大正藏》卷二十四第 59 页)

【评说】佛陀时代已有一些疾病是医药不可治愈的。

【原文】"去池不遠，有一仙人居止，林果茂盛，有雜眾鳥出和雅音。然此仙人樂行慈愍，利益有情。斯之獵師，每日三時詣彼仙所。復於一時，具說龍子之事。時仙告曰：'汝何用珍寶、求乞小願？然其龍宮，龍有不空羂索，何為不取？汝可往彼，求取此索。'獵師聞已，心生貪愛，即往龍宮，乃見此索，便作是念：'我所求者，今此索是。'入龍宮中，又見妙生龍子更共諸龍相隨而行。龍見獵師，心大歡喜，惠賜珍寶，獵師答曰：'我寶自足，須此羂索。'龍曰：'此索無用。我等為懼金翅鳥故，防援自身，須畜此索。'獵師答曰：'汝久遠時，時往一須；我之所用，用日是常。若知恩德，當與此索。'龍子便作是念：'此人多垂恩德於我，我今諮啟父母，可當與索。'龍子啟父母已，即與其索。其獵師得索，心大歡悅，如得大地之物。出池歸家，其城大王共妃戲遊，久不懷妊。既無男女，以手拓頰，諦自思维：'我有無量財寶庫藏，我今無子，斷息種族。諸人如知無子，建立別王。'作思维時，王諸眷屬及沙門婆羅門等皆怪大王生此愁惱，白言：'思维何事？'王具廣說。又白王言：'須求天神，當即有子。'其王為求子故，即求林神、園神、四衢道神、受祭祀神、隨生神、諸天善神等，願當有子。"佛言："若由此事而求得者，人人並有千子。要由三事和合，方有其子。何者為三？一、父，二、母，三、貪愛現前，乃當有子。其王至求子故，時有賢劫菩薩遂於國大夫人腹內受胎。智慧女人有五種智。云何為五？一、知丈夫有欲心等，如上廣說。既知得胎，歡喜白王：'我今懷妊，在左腋邊，必知是男。'大王聞已，甚大歡喜。夫人作念：'十月滿已當誕子。彼能建立宗族，我捨壽後，為我隨分行施，修諸福業，供養乞者；生在之時，能隨我後。'妃欲產時，散放遊行，寒供煖具、熱給涼資，衣服所須問醫方食，六味和可，眾寶瓔珞以莊嚴身，猶如天女，亦如諸天遊歡喜園，常以床座輦輿將行，香美之處，聞樂悅聲。至妃月滿便誕一子，形貌端嚴，人所樂見，人相具足。是時諸天

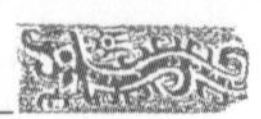

擊鼓娛樂，父王聞已，甚大驚愕。諸宮白王：'為王有子，天擊鼓聲。'王即出勑，令城邑清淨掃灑，燒諸妙香，懸寶幡蓋，令施一切沙門婆羅門及貧窮孤苦，又施放大赦，作諸歡樂。復為太子作生日福，始從一七日，乃至三七置立名號。群臣共議欲立何名？眾人議曰：'王既名財，王子今可立號善財。'給八乳母，如上廣說。"(《大正藏》卷二十四第 60 页)

【评说】"若由此事而求得者，人人并有千子。要由三事和合，方有其子。何者为三？一、父，二、母，三、贪爱现前，乃当有子"，妊娠有三个条件：父母亲身心健康，有欲望。"我今怀妊，在左腋边，必知是男"，佛陀时代一种分辨胎儿性别的方法。

卷第十四

【原文】"爾時善財童子，平定外國怨已，却還那布羅城。是時善財纔息定已，即拜父王，對面而坐。父王便已愛念之語安慰善財。善財答曰：'以父王威力，得安穩歸，伐彼怨軍，悉皆平定。仍將寶子，置立押官，依法輸科。'父王告言：'我子有功，所作皆了。'其善財童子辭父王曰：'欲歸宮內。'父王告曰：'且住共食。'白父王：'我久不見悅意，今欲往看。'王曰：'今日且住！明當往看。'又白父王：'我要今日須看悅意。'父王默然不對。是時童子即歸本宮，乃見宮中無有光彩，不見悅意，東西馳覓作聲喚曰：'悅意！悅意！汝今何在？'諸宮共集，欲亂善財，然而身心如被箭射，專向悅意，頻更重問：'悅意何在？'其時宮人，具說如上。善財童子聞已，甚大愁苦，宮人白言：'今此宮中更有勝者，幸除憂惱。'于時善財念知父王作無恩事，即往母邊，禮足長跪，白言：'阿孃！我今不見悅意。然而悅意，形貌端嚴，具多福德。今若不見，迷亂燒心，隨彼趣方，我當求覓。若無悅意，生大苦惱。'母曰：'當為悅意遭命難苦，我放令去。'問曰：'此事云何？'其母具說。善財知彼父王無恩，復問阿母：'何方而去？'母曰：'悅意今向此山仙人法王住處。'于時善財為離悅意苦惱啼泣，不覺唱言：'悅意！'母又告曰：'我此宮中更有勝彼，何故憂惱？'善財答曰：'阿孃！此之宮人我不愛樂。'母以善言慰誘，煩惱更加，速起尋訪，東西馳走，而作是念：'可於得處更尋問。'即往詣獵師所，問曰：'汝先何處得悅意耶？'獵師答曰：'於彼山中，有仙人住。其處有池，悅意每來池中洗浴，我依仙人言教，繫捉得來。'時善財却迴宮內，又作是念：'今可往仙人所，取其消息。'父王亦聞童子離別悅意，極大愁惱，欲往山中仙人之所，父王告曰：'善財！何為迷亂至此？我今為汝更置最勝宮人。'善財聞已，白言：'我無悅意，不能在宮而住。'爾時大王即出嚴勑，令四衢道諸城門所，但有要路，皆令捉搦，莫放童子出城。善財為性，夜即省睡：'我聞書中五種之人，於夜省睡。云何為五？一者丈夫思婦、婦思丈夫；二者婦被夫瞋責；三者作賊之人；四者軍將；五者苾芻精勤苦行時。我今當一。'于時童子作是思維：'我若從門而出，父母必罪守門之人。'作是念已，即取花鬘置於幢上，無人守護門關之處從此而去。至於城外，月初出時，善財向月啼泣，思想悅意，即說伽他而告之曰：

'月滿能明夜，　亦是星中王；

畢星如眼愛，　亦如大導師。'"(《大正藏》卷二十四第 63 页)

【评说】经文记载了出现失眠的五类人：思念丈夫或妻子的人、被丈夫责备的妇女、做贼的人、军中之人、精勤苦行的比丘，这五类人失眠的原因都是精神心理因素引起的。

【原文】"'誰見悅意，眼如青蓮？'作是語已，漸行思念昔共悅意遊戲之時。逢其鹿麞，告曰：'汝常食水草，無病遊行，不同我苦。'問曰：'見我悅意耶?'說已漸行，至一方所，乃見花果茂盛，有蜜蜂於花上食氣，善財告言：'青色無有垢，有金色相，在竹林間兩色妙身，見悅意不?'說已復行。見一蟒蛇，告曰：'汝是黑蛇，舌如樹葉，張口及眼，俱有烟焰；我有欲火，亦復如是，無有毒心。見我悅意在於何處?'說已次至一林，見百舌鳥，作其美聲，告言：'汝在諸鳥中尊遊林樹間。有緊那羅王女，名為悅意，眼髮如青蓮，汝今見不?'說已次行至無愁樹，名花間枝，華名吉利，樹中之王，而告之曰：'憶悅意時，心即迷悶。汝名無愁，我今合掌，令我無愁。'由心迷亂，種種異言。次至仙人住處，讚仙人曰：'身被樹皮衣，常飡最上根。我今頂禮大仙師，幸請速報悅意處。'是時仙人以安穩言告善財：'且坐，先言我見，面如滿月，目類青蓮，緣眉細長，猶如盡月。形貌可愛，人皆喜見。且飡根果，後當無惱。訪覓不難，必無疑慮。'說是語已，復告善財曰：'然悅意去時，遺言相囑，留此指鐶。善財若來覓我，可與指鐶。作是語已，復說險路，可報善財童子，道徑極險難行，當須迴去。若決不迴，當視道路。'是時仙人告童子曰：'當知悅意作是囑言："於此北方界即有三重黑山，過已更有三重，復更有三重。過九山已，乃有雪山王。此山有藥，採取以蘇煎服，能無飢渴，多饒氣力，性念能定。并取獼猴，隨其去處，以呪持之。并將弓箭及以明寶，合阿伽陀香藥，能治蛇毒。復持三鐵釘及箏。雪山王北復有青山，乃至當報善財作大威力，超越彼諸惡類，皆當損之。廣說如前，依次而作。"'時善財既聞仙人說已，一依所告，次第而作，并持藥呪，禮仙人足，退步而去。所須之事，皆悉已辨，唯不得獼猴，却來仙所。時仙即與獼猴，爾時仙人復告善財：'汝獨一身，無有伴侶，何須苦覓彼悅意耶？定當捨命。'善財白言：'我決須覓，月在空行，誰為伴侶？亦如獸王，以牙爪力，亦無有伴。火能燒之，誰之為伴？縱我無伴，有何所防？若見大海，可即不入；若被蛇毒，可不療治？夫大人者，精勤作事；若事不成，人無有過。'"(《大正藏》卷二十四第63-64页)

【评说】善财因情绪郁结出现情志、言语异常。"此山有药，採取以苏煎服，能无饥渴，多饶气力，性念能定"，经文记载了一种可以增进体力、安定意念的药物(药名不详)。此外，还记载了可以治疗蛇毒的药物：阿伽陀香药。

卷第十六

【原文】爾時耆宿聲聞諸大苾芻，告具壽賓頭盧頗羅墮闍，而作是言："具壽妙音已說本業，次至仁說。"爾時具壽賓頭盧以頌告曰：

"我昔生貴家，　父母邊自在；
父令知庫藏，　侍衛於父母。
心常為慳悋，　於姊妹兄弟；
及以奴婢類，　不給於衣食。
我母亦索食，　慳悋而不與；
口復出惡言，　可食諸瓦石。
由斯惡業力，　墮於大地獄；
大熱及黑繩，　於斯受衆苦。
地獄受苦已，　方得生人間；
由斯惡業力，　我常食瓦石。

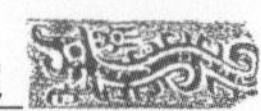

若得飲食時，　食常不知足；
飢渴甚逼惱，　由斯恒受苦。
此是最後身，　人中生出家；
親事大導師，　無上等正覺。
我以得出家，　於釋師子教，
獲得阿羅漢，　去熱得清涼。
世尊為我記，　煩惱漏已除；
於師子吼中，　最名為第一。
今雖得神通，　由常服瓦石；
假令經百劫，　所作業不亡。
耆宿今應知，　我念往惡業，
已受種種苦，　餘業今應盡。
我名賓頭盧，　今在大眾前，
說自宿業報，　無熱大池中。”(《大正藏》卷二十四第 80 页)

【评说】经文记载了多食易饥易渴的因缘。

【原文】爾時耆宿聲聞諸大苾芻，告具壽善來，作如是言:“具壽賓頭盧已說宿業，次至仁說，作何業報?”爾時善來苾芻以頌告曰：

“我念過去世，　親意大城中；
生於貴族家，　有無量倉庫。
王名隨眾意，　諸臣亦復然；
端嚴人樂見，　色相好容儀。
于時我乘輅，　大眾咸恭敬；
同詣勝園林，　共受五欲樂。
於彼芳林見，　沙門調六根；
身披垢弊衣，　寂然而宴坐。
我既見斯人，　心生大歡喜；
雖見著弊服，　而心不生厭。
罵此出家人，　惡想不樂見；
身著大癩病，　食時常變吐。
由斯業報故，　口出於惡言；
於人命終後，　生於地獄中。
常為飢渴逼，　恒受於眾苦；
厥名為遠來，　復名為眾棄。
身色甚大惡，　受地獄苦已；
方得生人間，　身著大癩病。
食常為變吐，　手抱人髑髏；
竹葉為衣服，　用草而為壁。
常居此舍中，　入聚落乞食；

恒被他驅擯，　或復被杖打。
或不聽入舍，　常被他嫌賤；
五百生中然，　不順諸人心，
人天神所捨。　于時我見佛，
僧伽眾圍遶，　欲於此眾心，
志誠當說悔。　遙見大眾已，
便速奔馳走，　即發如是言：
‘常願足飲食。’我身并大眾，
佛前而聽法；　無人施我食，
失望而欲去。　牟尼大導師，
慈悲為我說，　眾中遙命我：
‘善來汝應坐。’我聞心極喜，
曲躬虔合掌，　禮佛雙足已，
退坐於一面。　世尊大慈悲，
應憐愍我故，　為我說妙法，
聞法見真諦，　啼泣淚交流，
而即請出家，　世尊許出家。
我名為善來，　親事大導師；
世尊受我記，　處界中第一。
我今大眾前，　自說宿業事；
安坐蓮華內，　無熱大池中。”(《大正藏》卷二十四第 80-81 页)

【评说】经文记载了身染癞病，食后呕吐的因缘。

【原文】爾時諸大聲聞耆宿苾芻告具壽有喜曰：“具壽善來已說本業，次至仁說，昔作何業?”爾時具壽有喜說伽陀曰：

“昔於王舍城，　身受大富貴；
其時遭亢旱，　我設仙人食。
後有一仙來，　容儀甚端正；
此是緣覺性，　漏盡心自在。
為我心慳悋，　遂起斯惡念：
‘誰能於此人，　七年供給食。’
以馬尿煮飯，　令彼仙人食；
仙人既食已，　由此命便終。
為斯作惡業，　久在地獄受；
眾合及大叫，　焰熱并大熱。
地獄受苦已，　方始得人身；
多病不自在，　死受於劇苦。
展轉五百生，　生生恒受苦；
重病常不離，　不免眾苦迫。

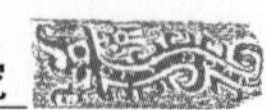

此是最後身，　得生於人間，
親侍大導師，　無上等正覺。
我得出家已，　釋師子教中，
證得阿羅漢，　去熱獲清涼。
我入耆宿位，　獲得通無漏，
隨順眾病人，　皆令病消殄。
我苾芻有喜，　對諸耆宿前；
自說昔業報，　無熱大池中。”(《大正藏》卷二十四第 81 页)

【评说】经文记载了食用马尿煮熟的饭令人死亡的故事。在佛教看来，给予他人食用马尿煮熟的饭，会遭受恶报。

【原文】爾時諸大聲聞耆宿苾芻告具壽名稱曰：“具壽有喜苾芻說本業已，次至仁說。”爾時名稱苾芻於大眾中說伽他曰：

“昔為隱士居蘭若，　為乞食故入村中；
見一死女在道傍，　青泡膿流并糞尿。
我即如理善觀察，　對此跏趺正憶念；
于時我觀不淨行，　一心想念不散亂。
我坐不久觀斯事，　然此死屍肚坼裂；
當見肚裂流膿血，　糞尿臭穢皆充滿；
遍體膿流肉壞爛，　無量蠅蛆皆唼食。”
“我時從定起，　即詣空寂處；
更不行乞食，　亦不思飡噉。
若入聚落時，　但緣求飲食；
諸女甚端正，　觀此不忍食。
一切有情身，　皆由四大合；
滿中多糞尿，　臭穢血膿流。
如是正觀已，　便得離慾想；
住於四梵行，　無量善觀察。
從彼命終後，　生於大梵天；
梵天中壽終，　生波羅痆斯。
最尊富貴族，　長者家作子；
一切皆具足，　晝夜常受樂。
夜內眠臥時，　忽然驚覺見；
諸綵美女等，　脫去瓔珞衣，
身形皆裸露，　更相架枕眠。
我由昔業力，　想彼舊寒林，
念女皆不淨；　心便厭離欲，
發聲稱苦哉，　遍告無人應。
即從高樓下，　天眾為開門；

出此大城中，　至一河南岸。
見佛在北岸，　高聲而喚佛：
‘我今被損害，　聖者哀救護。’
大師聞我聲，　便以善言答：
‘汝來施無畏。’我聞速度河，
遺一寶莊履。　既至大悲所，
正覺無上士，　世尊知我渴；
種種說妙法，　聞法心開悟，
剃髪而出家，　得見真諦理。
世尊加被我，　精進不放逸；
後夜明星出，　漏盡得清涼。
我於耆宿前，　名稱說本業；
安坐蓮花內，　無熱大池中。”(《大正藏》卷二十四第 81-82 页)

【评说】本段经文记载了不净观的过程，从观死尸到观活人，最终认识到躯体由四大和合，因缘聚散无常。

卷第十七

【原文】爾時諸大聲聞耆宿苾芻告具壽薄俱羅曰：“具壽財益已說本業，次至仁說本業因緣。”爾時薄俱羅苾芻以頌說曰：

“昔於親惠城，　而為賣藥人；
毘鉢尸住世，　諸佛及僧伽。
施諸療病藥，　來者求皆與；
根莖葉花藥，　合以施眾僧。
三月夏安居，　隨食而供給；
於諸苾芻眾，　人施一訶梨。
九十一劫中，　不墮三惡趣；
由其施藥報，　獲斯殊大果。
雖施少分藥，　受樂轉無窮；
施一訶梨勒，　生天受天樂。
有殘餘業報，　復得生人中；
生在有學家，　不受信心食。
於三日夜中，　解了三藏教；
服著垢弊衣，　但唯求糞掃，
常樂居閑靜，　不愛俗喧林。
我年百六十，　不曾身有病，
我憶施少分，　多受天人樂。
薄俱羅眾前，　自說昔業報；
安坐蓮花內，　無熱大池中。”(《大正藏》卷二十四第 82 页)

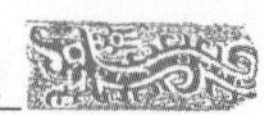

【评说】经文记载了施药的果报，可见佛陀时代对医药的重视。

【原文】爾時諸大聲聞耆宿苾芻，告具壽名稱，作如是言："優樓頻螺迦葉、那提迦葉、伽耶迦葉等各說本業，次至仁說。"爾時具壽名稱即以伽他而說頌曰：

"我昔曾作賣香人，　於諸藥性善分別；
時有婦人將女來，　買香及藥至我所。
彼之少女美顏容，　見者皆令貪欲染；
我見是女容儀已，　不覺起心生愛著。
即執女手同遊戲，　由斯惡業生惡趣；
後得人身常手枯，　經於五百生受苦。
我今親事佛世尊，　隨佛出家而學道；
今已證獲阿羅漢，　能除熱惱得清涼。
大德我思先惡業，　已經百劫業不亡。"(《大正藏》卷二十四第 83 页)

【评说】佛陀时代已有善于鉴别药性的人，且已有用香料美容的记载。

卷第十八

【原文】時諸苾芻復白佛言："大德世尊！先作何業？成正覺後，身現痛疾。"佛言："汝諸苾芻！如來往昔生在異類，自作斯業，廣如上說。汝等苾芻！乃往古昔有一聚落，於聚落中而有醫師。時有長者男，因有患請醫令療。醫與方藥，病即得損，長者將少財賄奉醫。後於異時，長者三度身遭患病，醫亦與差，長者竟無別贈恩報。醫懷忿恚，作如是念：'彼人三度遭極苦患，我與除損，不能酬恩。更若遭疾，當與某藥令彼患人內情斷絕。'後於異時，長者子復宿疾發動，同前請醫。醫以惡心，與不宜藥，致令病者腸絕段段。汝等苾芻！於意云何？往古昔時善醫師者，豈異人乎？我身即是。由我惡心令長者子服其毒藥，由斯業故，經於無量百千歲中，墮在地獄受諸苦惱。餘殘業報，成正覺後，身患背痛。"(《大正藏》卷二十四第 96 页)

【评说】佛陀解释了自己患背痛的因由。佛陀往世作医者时，心怀恶心，用不对症的药物进行治疗致使患者断肠，所以今世常有背痛。这里的断肠，为医源性疾病。

【原文】時諸苾芻復白佛言："大德世尊！先作何業？成正覺後，他誅釋種，世尊頭痛。"佛言："汝諸苾芻！如來往昔自作斯業，還自受報，廣如餘說。汝等苾芻！乃往古昔，流惠河邊有五百人，捕魚為業。時大海內忽有二大魚流入彼河，諸人捕獲，共作是議：'若斷魚命肉便臭爛，無人頓易，宜可繩繫。有須買者，續截秤賣，庶得精新。'作是議已，以繩繫縛，有人買者，割截續與。當割之時，魚遭大苦，踠轉血流，河水變赤。時有小兒，見河血色，情懷喜笑而為暢適。汝等苾芻！於意云何？其捕魚師小兒者，豈異人乎？我身即是。由於往昔當殺魚時，我心暢適。由斯業故，經於無量百千歲中，當患頭痛。餘殘業報，成正覺後，誅釋種時，我頭苦痛。"(《大正藏》卷二十四第 96 页)

【评说】佛陀解释了自己患头痛的因由。佛陀往世作为捕鱼师之子，见杀鱼而心生欢喜，故今世出现头痛。

【原文】時諸苾芻復白佛言:"大德世尊!先作何業?成正覺後,尚遭背患風痛。"佛言:"諸苾芻!如來往昔生在異類,自作斯業,今還自受,廣如餘說。汝等苾芻!乃往古昔,有一壯士遊歷邦國,至一王都。其王復有一大壯士,力無敵對。二士相知,為欲賭當衣服故,即共相撲。壯士常法,相共執手,即知強弱。其外來者執王壯士手已,知彼力士不能得勝。王都壯士報外來者:'仁今當知,我族在此,長居王都,積代有名。知仁有力,勿撲於我,使族不誚。我有妙女,當嫁與君。'彼聞此說,默自取弱,三度如是,竟不與女,情生不忍。至第四度,相撲之時方便高擎,以瞋恚力擲著地上,撲王壯士脊骨折死。汝等苾芻!於意云何?往古昔時外來壯士,撲王壯士脊骨折死者,豈異人乎?我身即是。由斯惡業,經於無量百千歲中,墮在地獄受諸苦報。餘業報故,成正覺後,尚遭背痛。以是義故,我常宣說:黑業黑報、白業白報、雜業雜報。汝等應當捨黑雜業,常修白業,如是應學。"(《大正藏》卷二十四第 96-97 页)

【评说】佛陀解释了自己患风痛的因由。佛陀往世作壮士时,令人骨折而死,今世受报。

根本说一切有部毘奈耶羯耻那衣事

大唐三藏义净奉　制译

【提要】本经是后期说一切有部所传的羯耻那衣(指赏与坐夏僧众、象征五项权利的法衣)制度及其解释。

【原文】爾時佛在室羅筏城逝多林給孤獨園。時有眾多苾芻在自來城三月坐雨安居已,各持衣鉢,詣世尊所。路逢泥雨,困於暑熱,野草割身,遍皆流汗,漸次遊行,至室羅筏城。時諸苾芻安置衣鉢,洗足已,至世尊處,頂禮雙足,在一面坐。世尊常法,見客苾芻來,共相慰問:"汝於何處安居而來至此?"白言:"世尊!我等於自來城三月安居已,而來至此。"問言:"汝等在彼安居,於三月中,得安樂住不?乞求飲食,不難得不?"答言:"世尊!我等三月安樂而住,飲食不難。我等從彼擎持衣鉢,所經道路,泥雨艱辛,身形疲頓,漸來至此。"世尊聞已,作如是念:"我諸弟子雨安居竟,人間遊行,擎持衣鉢,路逢泥雨,極遭辛苦,形體疲頓。我今宜可令諸苾芻,得安樂住。并諸施主福增長故,聽諸苾芻張羯恥那衣。張此衣時,有五勝利:一、無過十日犯;二、無過一月犯;三、無過經宿離衣犯;四、唯著上下二衣,得人間遊行;五、得隨意多畜長衣。復有五種饒益:一、得別眾食;二、得數數食;三、俗家不請,得往受食;四、得隨意多求衣;五、始從八月半,至正月半時,經五箇月所得財物,皆是羯恥那衣利養。如是開時,令諸弟子,得安樂住。"即告諸苾芻:"欲令汝等得安樂住,并諸施主福增長故,雨安居眾張羯恥那衣,獲多利益如前十種。"如世尊說張羯恥那衣者,諸苾芻不知云何張衣?佛言:"三月安居,眾獲衣物,應將作衣,先以言白,告眾令知:大眾應知,今夏坐苾芻眾得此衣。若大眾樂者,令將此物,為眾作羯恥那衣。"至明日已鳴揵椎、集僧伽、言白已周。令一苾芻作白曰:

"大德僧伽聽!此衣是此處雨安居僧伽所獲利物,僧伽今共將此衣作羯恥那。此衣當為僧伽張作羯恥那。若張衣已,雖出界外,所有三衣尚無離過,何況餘衣?若僧伽時至聽者,僧伽應許僧伽今將此衣,令某甲苾芻當為僧伽作羯恥那。若張衣已,雖出界外,所有三衣尚無離過,何況餘衣?白如是。'羯磨准白成。次當差張羯恥那衣苾芻,須具五德者,應可量差,所謂無欲、愛、恚、癡、知張與不張。若異此者,即不應差。如是應差,為前方便。眾現集已,

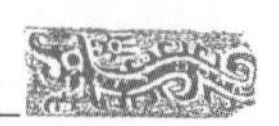

應先問能不能，云：汝某甲！能為僧伽作張衣人不？'若言能者，答言：'我能。'次一苾芻作白羯磨，差云：'大德僧伽聽！此苾芻某甲，樂作張羯恥那衣人，今為僧伽張羯恥那衣。若僧伽時至聽者，僧伽應許僧伽今差某甲苾芻作張羯恥那人。此某甲當為僧伽張羯恥那衣。白如是。'大德僧伽聽！此苾芻某甲，樂作張羯恥那人，今為僧伽張羯恥那衣。僧伽今差某甲作張羯恥那人。某甲苾芻當為僧伽張羯恥那。若諸具壽聽差某甲作張羯恥那人，此某甲當為僧伽張羯恥那者默然；若不許者說。'僧伽已聽此某甲作張羯恥那人，此某甲當為僧伽作張羯恥那衣人竟。僧伽已聽許，由其默然故，我今如是持。'其次張衣苾芻應作白羯磨，當作羯恥那衣。"

"大德僧伽聽！此衣當為僧伽作羯恥那衣。此苾芻某甲，僧伽已差作張衣人。若僧伽時至聽者，僧伽應許僧伽今以此衣作羯恥那，付某甲苾芻。白如是。"羯磨准白應作。

"作羯恥那衣苾芻，制其行法。作衣之處，當須在前洗浣染治、割截縫刺，乃至刺三兩針共作。復須再三作如是念：此衣當為僧迦張作羯恥那衣、現張作羯恥那衣、已張作羯恥那衣。'於此三心，但為後二，亦成作法。若不作者，得惡作罪。次至八月白半十五日，其知事人應告大眾，作如是白：諸大德！明日我當為眾張羯恥那衣，仁等各各捨舊持衣，來集某甲處。'其張衣苾芻，於此衣上布列名花，妙香熏馥，鳴揵椎集眾，言白復周。可將此衣至，上座前立，兩手擎衣，作如是白：

'大德僧伽聽！此衣僧伽許張作羯恥那衣，我苾芻某甲，僧伽今差作張羯恥那衣人。我某甲是張羯恥那衣，我以此衣，當為僧伽張作羯恥那衣。'如是三說。次舒張此衣，上座前立，作如是語：上座存念！此衣僧伽許作羯恥那衣，我苾芻某甲是張衣人。我今為大眾張此衣。'上座答曰：善哉張衣！極善張衣！此中所有財利饒益，我當獲之。'如是三說，乃至行末，皆作是說：善哉張衣！極善張衣！此中所有財利饒益，我當獲之。'次復應知持衣人法，不持此衣至大小便室，不入厨舍煙火之處，不安置露地，不棄衣向界外。設暫出，不應經宿。持衣苾芻若不依行者，得越法罪。其持衣人，既至正月十五日，應在眾中作如是白：大眾應知！明日當出羯恥那衣，仁等各各守持自衣，其有利物，大眾應分。'"（《大正藏》卷二十四第97-98页）

【评说】佛陀强调功德衣是为了鼓励僧侣们精进修行而设立。获得功德衣可享受的五项权利：可结众食、可吃饭多次、不用邀请可去俗家、随其意愿拥有衣服、能获得在雨安处僧团所得的衣服。

【原文】鄔波離請世尊曰："有幾種人不成張衣？"佛言："有五種人：謂無夏人、破夏人、後夏人、求寂人、張衣之時不現前者。復有五種不成張衣：謂行遍住人、行遍住竟人、行六夜人、行六夜竟人、授學人。""大德！有幾種人但得財利，而無饒益？"佛言："有五種人：謂無夏、破夏、後夏、求寂、不現前人。復有五種人：行遍住人、遍住竟人、六夜人、六夜竟人、授學人，此謂得利、無饒益。""大德！有幾種人利、益俱無？"佛言："鄔波離！有五種人：謂不見罪被舉人、重犯被舉人、不捨惡見被舉人、餘處坐夏人、僧破已後非法律人。"（《大正藏》卷二十四第98页）

【评说】佛陀强调没有完整完成安居之人不可受功德衣，没在张衣现场之人不得受功德衣，被驱出僧团、被人举罪、破坏僧团团结之人不得受功德衣。

根本说一切有部毘奈耶破僧事

大唐三藏法师义净奉诏　译

【提要】《根本说一切有部毘奈耶破僧事》共二十卷，叙说后期一切有部所传的佛陀传记，提婆达多"破僧"(破坏僧团团结)的始末经过以及佛陀制定的相关规定。

卷　第　一

【提要】佛陀在劫比罗城尼俱律陀园时，大目犍连对诸释迦子说释迦族的起源和繁衍。

【原文】"仁等當知！地餅沒已，時諸有情由福力故，有林藤出，色香味具，如雍菜花、如新熟蜜，食此林藤長壽而住。若少食者身有光明，因相輕慢，廣如前說。乃至林藤沒故，時諸有情共集一處，憂愁相視作如是語：'汝離我前！汝離我前！'猶如有人極相嗔恨不許當前，廣如上說。林藤沒已，時諸有情有妙香稻，不種自生、無糠穢，長四指，旦暮收刈苗即隨生，至暮旦時米便成熟。雖復數取而無異狀，以此充食長壽而住。時彼有情，由段食故滓穢在身，為欲蠲除便成二道，由斯遂有男女根生，便相染著。生染著故遂相親近，因造非法。諸餘有情見此事時，競以糞掃瓦石而棄擲之，作如是語：'汝是可惡有情，作此非法。咄哉！汝今何故污辱有情?'始從一宿乃至七宿，不共同居，擯於眾外，猶如今日初為嫁娶，皆以香花雜物而散擲之，願言：'常得安樂。'仁等當知！昔時非法今時為法，昔時非律今時為律，昔時嫌賤今為美妙。由彼時人驅擯出故，樂行惡者遂共聚集，造立房舍覆蔽其身，而作非法，此為最初營立家宅，便有家室。"(《大正藏》卷二十四第99-100页)

【评说】本段经文记载了肛门、男女生殖器的形成。由于食物在体内产生了滓秽，为了排除体内的废物，产生了肛门、男女生殖器。

【原文】"諸仁當知！昔因貪婬故造立屋舍，彼如法作不非法作此非法為法。彼諸有情，若日暮時、若日朝時，由飢取稻每日充足，不令餘殘。有一有情，為慵嬾故，旦起取稻，遂乃兼將暮時稻來。至其暮時，有一同伴喚共取稻，此人報曰：'汝自取去，我旦來取稻已兼兩時糧訖。汝應自去，我不煩去。'時彼同伴聞斯語已心便讚曰：'此亦大好，我今取時亦兼二日糧稻來耳。'爾時別有一伴聞此語已復言：'我取三日稻來。'復有一伴聞此語已復言：'我取七日稻來。'即將七日稻歸。復有一伴來喚其人共相取稻，其人報曰：'我先已取七日稻訖，無煩更去。'彼人聞已心復歡喜唱言：'此是好便，我今日去取若半月、或一月稻來。'如是漸漸倍於前數，由此貪心日增盛故，遂令稻中生諸糠穢。先初之時，朝刈暮生、暮刈朝生，其實尚好；以貪愛故，一刈之後更不再生，設生之時實漸小惡，於是諸人競來收採，或有遺餘漸漸小惡。時諸有情復集一處，更相悲歎曰：'我等昔時身體光悅飛騰自在，端嚴具足歡喜充食。後以地味為食，猶得香好，為食地味多故，我等諸人身即堅重，光明遂滅神通便謝。因遇種種暗損之事，諸人悲泣感生日月星辰，廣如上說。食多之者身色轉暗，食少之者身猶光悅。此二食故，遂成二種顏狀。由此二種顏狀故，遞相輕賤曰："我是端正，汝是醜陋。"因此諸人互相輕毀，展轉生不善心故。爾時地味並皆滅盡，諸人悲歎，後生地餅，色香美味悉皆具足。我等食之長

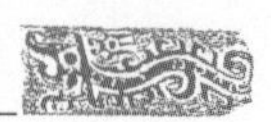

壽而住，食多之者身光轉暗，食少之者身猶光悅。由此二種顏狀故，遂成二種好惡之類，乃至遞相輕毀。由輕毀故，展轉各生不善心故，地餅盡滅，我等悲惱。如是緣故，復生林藤，色香美味亦皆具足。我等食之年壽長遠，而住於世。食多之者身光損暗、食少之者身猶光悅。乃至林藤滅故，復生稻穀，不種自生無諸糠穢，如四指大，香味具足。我等食之身體充盛，食此稻者年壽長遠，久住於世。以貪心積聚故，其稻小惡糠穢轉盛，其稻無力採收不生，或有遺餘。'諸人見已更相告曰：'我等分取地界。'爾時封量地段疆界，各各分之：此是汝地，此是我地。因此義故，世間田地始為耕種，遂立疆畔。"(《大正藏》卷二十四第 100 页)

【评说】本段经文记载了食物使身体状态发生改变。适量的食物能滋养身体，佛陀并不提倡断食的行为。

卷 第 二

【提要】佛陀在劫比罗城尼俱律陀园时，对诸比丘说自己的身世。

【原文】"菩薩若在覩史多天，常有五法觀察世間。何謂五法？一者觀察生處、二者觀察國土、三者觀察時節、四者觀察種族、五者觀察所生父母。何故菩薩觀察生處？在覩史多天宮，常作是念：'過去菩薩何處受生？'便即觀見，或於淨行婆羅門家生、或於刹帝利貴種家生、或為婆羅門師、或為刹帝利師故。'當今之時，刹利為尊，我當往彼刹利家生。何以故？若我於彼貧下家生者，或有來世眾生，誹謗我故。'由此因緣，菩薩以自在福力，隨其所念皆得生彼。由此義故，菩薩受生之時，先當觀察所生之處。何故菩薩觀察國土，菩薩在覩史多天，常作是念：'過去菩薩生何國土？'即見彼國，有甘蔗、粳米、大麥、小麥、黃牛、水牛，家家充滿，乞食易得，無有十惡、多修十善。菩薩思維：'中天竺國如是等物悉皆具足故，我今生彼中天竺國。何以故？若生邊地者，或時有情誹謗我故。'是故菩薩以福德力，隨其所念皆得生彼，如佛所說無有虛也。何故觀察時節？菩薩在覩史多天宮，常作是念：'過去菩薩於何時節下生人間？'若見彼國眾生上壽八萬歲、下壽乃至百歲，菩薩爾時來生其國。何以故？若人長壽八萬已上，時諸眾生無有愁苦、愚癡、頑鈍、憍慢，著樂非正法器，難受化故；若人短壽百歲已下，時諸眾生為諸五濁昏冒重故。云何為五？一者命濁、二者煩惱濁、三者有情濁、四者見濁、五者劫濁。菩薩爾時作是思維：'若我惡世時出現於世，多諸外道心王誹謗，五濁增長非正法器，猶如過去一切菩薩濁惡世時不出於世。何以故？諸佛出興所說正法，皆不虛過。'由是義故，觀察時節。復次何故觀察種族？菩薩在覩史多天，常作是思維：'觀察於何種族可受生者？'若見有人先世以來，內外親族無能謗者，即生於彼。菩薩爾時作是觀已，乃見釋迦清淨尊貴轉輪王種堪可出現。何以故？菩薩若於下賤家生世間，有情或生誹謗。菩薩於無量劫來，獲自在力，所有欲念皆得隨意，凡所說法曾無虛過。由此因緣，菩薩觀察所生種族。復次何故觀所生母？菩薩在覩史多天宮，作是思維：'如餘菩薩，於何等母而受胎藏？'觀彼女人七世種族，悉皆清淨無有婬污，形貌端嚴善修戒品，堪任菩薩具足十月處其胎藏；而此女人，所其生業往來進止，曾無障礙。復次大幻化夫人，曾於過去諸佛發無上願：'使我來世所生之子得成種覺。'由是諸菩薩，恐諸眾生作是謗言：'何故菩薩於彼無相女人胎中而出於世？'是故菩薩，從無始已來種諸善根，皆悉成就。由是義故，菩薩觀察所生之母。"(《大正藏》卷二十四第 106 页)

【评说】佛陀认为五浊会令人寿命减短。五浊分别为命浊、烦恼浊、有情浊、见浊、劫浊，可见个人的欲望及认知、外界自然环境社会环境等都会对人的寿命产生影响。

卷 第 三

【提要】佛陀在劫比罗城尼俱律陀园时，对诸比丘说自己出家前诸事。

【原文】“時阿私陀仙，說此頌已便懷惱恨，作如是念：‘由此太子威德力故，令我退失神通，不能飛行乘空來去。我今於此步出城門，眾人見我必生輕慢。’作是念已白父王曰：‘王曾發願，願阿私他仙出入城中。我今步來酬王宿念，今亦步去。王應為我修理城路。’爾時父王即令大臣勑諸人眾，嚴飾街衢懸諸幡蓋，告國人曰：‘阿私陀仙今步出城，汝等諸人隨意觀望。’時彼仙人內懷惱恨，與淨飯王及王臣佐、長者、居士、婆羅門等前後圍遶出城門外，仙白王曰：‘王可還宮，我今辭去。’既相別已，阿私陀仙漸次前行，至莘陀山即登彼山，擇其勝地因以居住。時彼仙人遠行疲乏，既坐憩息遂入仙定。由入定故得本神通，後於他時遂便染患。仙弟子眾，以諸湯藥療治不差，眾白師曰：‘師今此疾藥療無痊，世間無常不可為諱。我諸弟子皆求寂靜，師既獲得常樂，豈可不留遺誨。請師示誨，令使我等有所悟入。’其師告曰：‘我雖出家希求甘露，然由未證愧無所傳。今釋氏所生童子，必當獲得無上妙果，能以甘露滋益眾生。汝諸弟子！可詣彼出家。若出家已，勿恃豪姓種類摩納薄伽，勉勵精懃常修梵行。為得法故，專精加行，若此行成當獲甘露。’作是語已說伽他曰：

‘從此於東方，　汝當往求覓；
諸佛實難遇，　見已可勤修。’”

……

“菩薩常法：將欲遊觀園苑，即勑御者：‘我之好乘，汝速裝飾，我欲乘之遊觀園苑。’御者受教，嚴飾上乘至菩薩前，白菩薩曰：‘我已嚴飾上乘，唯願知時。’菩薩登車遊觀，逢一老人，氣力羸弱、形體損瘦、腰背傴曲、行步倚杖、身體戰掉、鬚髮變色，不如餘人。菩薩見已告御者曰：‘彼是何人？腰背傴曲、形體羸瘦、憔悴若此。’御者報曰：‘此名老人，此人不久要當身死。’菩薩問曰：‘我於後時當如是不？’御者報曰：‘太子之身還當如是。’菩薩聞已愁憂不樂，即告御者：‘可速還宮，我至宮中思量是事。我當云何得免斯苦？’御者依命即還宮內。既至宮已，菩薩爾時端坐思维，作是念言：‘如此老法，不久之間即至我身，我云何免？’即說頌曰：

‘忽遇如此衰老者，　形體枯瘦倚杖行；
我身亦為老所縛，　云何得免斯苦事？’”

“爾時淨飯王，見菩薩却迴宮中，問御者曰：‘太子出城遊觀林泉，生歡喜不？’御者對曰：‘我見太子無有歡喜。’王曰：‘何故不喜？’御者答曰：‘我與太子出城，門外見一老人，形體羸弱、顏容枯悴、倚杖前行、身體戰掉。太子見已即問我曰：“彼是何人一當至此？”我即答曰：“此名為老人。”又問我曰：“我於後時當如此不？”我即答曰：“必當如此。”太子聞已命我令還，思维是事。今者現在宮內思量是事。’時淨飯王聞此語已自私念言：‘太子生時，相師皆云出家修道。今若如此，應是斯事。我當倍諸五欲樂具以娛樂之。’作是念已，即令倍諸五欲樂具，以娛太子。頌曰：

‘父王既聞御者言，　即自思量相師語；
以諸五欲倍於前，　願令菩薩不出家。’”

“菩薩常法：將欲出城遊觀，先勑御者：‘速當為我嚴飾車乘，我當出城遊觀。’御者受命，即為嚴飾上妙車乘，既嚴飾已，即白菩薩，今可遊觀。將欲出城，逢一病人，舉身羸黃、瘦瘠疲

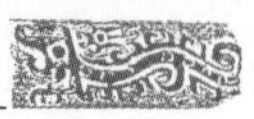

困、路傍諸人皆不顧見。菩薩見已問御者曰：‘此是何人？身形瘦弱羸黃困篤，一切諸人皆不顧見。’御者報曰：‘此名病人，因斯病故不久當死。’菩薩問曰：‘如此病法，我超過不？’御者答曰：‘此之病法亦未超過。’菩薩聞已愁憂不樂，即命還宮，思维是事。爾時御者送至宮內，既至宮已，菩薩於是端身思维如此病苦。時淨飯王問御者曰：‘太子出城遊觀，歡樂以不？’御者答曰：‘太子不樂。’又問曰：‘何為不樂？’爾時御者具陳上事。王聞是已，乃至倍加五欲娯樂太子。頌曰：

‘上妙色聲香，　最勝諸味觸；

當受五欲樂，　勿棄我出家。’”

“菩薩常法：將欲出城遊觀，先命御者嚴飾車乘。既嚴飾已，出城遊觀，逢一死人，以雜色車而以載之。復有一人手持火爐在前而行，雜色車後，多諸男女被髮哀號，見者悲切。菩薩見已，問御者曰：‘此是何人？以種種雜色嚴飾其車，載之而去，男女哀號見者悲切。’御者答曰：‘此名死人。’太子問曰：‘云何名為死人？’御者答曰：‘此人生氣一盡，不復得與父母兄弟妻子眷屬而重相見。’菩薩問曰：‘我亦爾不？’答曰：‘亦爾。’菩薩聞已愁憂不樂，即命還宮。時淨飯王問御者曰：‘太子出城遊觀，歡樂以不？’御者答曰：‘我見太子愁憂不樂。’王曰：‘何故？’答曰：‘今者路逢死人，父母妻子悲號相送，太子問曰：“我當如此不？”我即答曰：“皆當如此。”故在宮中思维是事。’時淨飯王復加五欲，以種種微妙音樂倡伎珠珍婇女娯樂菩薩。頌曰：

‘此最勝城甚嚴飾，　天中天子可久住；

倍加五欲能歡樂，　猶如千眼歡喜園。’”（《大正藏》卷二十四第 109-113 页）

【评说】佛陀认为生老死任何人都必然经历，对这一自然规律必须有正确的认识。

卷　第　四

【提要】佛陀在劫比罗城尼俱律陀园时，为诸比丘说出家之事。

【原文】“菩薩說此頌已便即眠睡。爾時大世主夫人，於其夜中見四種夢：一者見月被蝕、二者見東方日出便即却沒、三者見多有人頂禮夫人、四者見其自身或笑或哭。爾時耶輸陀羅復於此夜見八種夢：一者見其母家種族皆悉破散、二者見與菩薩同坐之床皆自摧毀、三者見其兩臂忽然皆折、四者見其牙齒皆悉墮落、五者見其髮鬟悉皆墮落、六者見吉祥神出其宅外、七者見月被蝕、八者見日初出東方便即却沒。菩薩於夜中見五種夢：一者見其身臥大地，頭枕須彌山，左手入東海，右手入西海，雙足入南海；二者見其心上生吉祥草高出空際；三者見諸白鳥頭皆黑色，頂禮菩薩所欲騰空，不過菩薩膝下；四者見於四方雜色諸鳥，至菩薩前皆同一色；五者見雜穢山菩薩在上經行來去。見是夢已，即從臥起歡喜思念：‘我今此相，不久之間當得阿耨多羅三藐三菩提無上之智。’爾時耶輸陀羅即從睡覺，便為菩薩說其八夢。菩薩爾時恐耶輸陀羅情生憂惱，方便為解此夢，令得歡悅：‘見汝母家種族皆悉破壞者，今皆見在何為破壞？見汝與我同坐之床皆自摧毀者，床今見好云何摧毀？見汝兩臂忽然皆折者，今皆無損。見汝牙齒悉皆墮落者，今亦見好。見汝鬟髮亦自墮落者，今見如故。見吉祥神出汝宅者，婦人吉神所謂夫婿，我今見在。見月被蝕者，汝可觀之，今見圓滿。汝見日出東方復遂沒者，今見夜半日猶未出，何為遂沒？’時耶輸陀羅聞是解已，默然而住。菩薩爾時思维是夢：‘如耶輸陀羅所見之相，我於今夜即合出家。’又作思念：‘我應方便令耶輸陀羅略知覺我。'作是念已告耶輸陀羅曰:'我願出家。'耶輸陀羅曰:'大天!汝欲往者可將我去。'菩薩思念:'得涅槃時即將汝去。'報耶輸陀羅曰:'我有去處便將汝去。'爾時耶輸陀羅聞是語已,歡喜而寢。"(《大正藏》卷二十四第115页)

【评说】本段经文记载了佛陀、佛陀母亲、妻子因佛陀出家做梦之事。

【原文】"爾時菩薩與此五人圍繞,往伽耶城南,詣烏留頻螺西那耶尼聚落。四邊遊行於尼連禪河邊,見一勝地,樹林美茂其水清冷,底有純沙岸平水滿,易可取汲。青草遍地,岸闊堤高,有雜花樹。在於岸上,滋茂殊勝。菩薩見此殊勝之地,作如是念:'此地樹茂其水清冷、底有純沙、岸平水滿、易可取汲、青草遍地,岸闊堤高有雜花樹。在於岸上,滋茂殊勝。若有人樂修禪慧者,可居此地。我今欲於此地念諸寂定,此樹林中斷諸煩惱。'菩薩作是念已,便於樹下端身而坐,以舌拄腭兩齒相合,善調氣息攝住其心,令心摧伏壓捺考責,於諸毛孔皆悉流汗,猶如猛士搦一弱人,拉摺壓捺復惱彼情,其人當即遍體流汗。菩薩伏其身心亦復如是。因此轉加精進,曾不暫捨,得輕安身獲無障礙,調直其心無有疑惑。菩薩如是作極苦苦不樂苦,雖受眾苦,其心猶自不能安於正定。"(《大正藏》卷二十四第119-120页)

【评说】佛陀认为禅修应选取良好的外部环境。本段经文记载了佛陀禅修之初不断出汗。佛陀认为禅修之初出汗是因为内心活动加剧,现代医学认为体内产热增加或者精神紧张均可引起汗出。

【原文】"爾時菩薩復作是念:'我今不如閉塞諸根不令放逸,使不喘動寂然而住。'於是先攝其氣不令出入。由氣不出故,氣上衝頂。菩薩因遂頂痛,猶如力士以諸鐵嘴斲弱人頂。菩薩爾時轉加精進不起退心。由是得輕安身,隨順所修其心專定,無有疑惑。如是種種自強考責,忍受極苦苦及不樂苦,於其心中曾不暫捨,而猶不得入於正定。何以故?由從多生所熏習故。菩薩復作是念:'我今應當轉加勤固,閉塞諸根令氣內擁入於禪定。'作是念已,便閉其氣不令喘息,其氣復從頂下衝於耳根,氣滿無耳,猶如積氣聚橐袋口。受如是種種諸苦,乃至不能得入於正定。何以故?由久遠時所熏習故。菩薩復作是念:'我當倍加精進,內攝其氣令其脹滿而入禪定。'閉其口鼻令氣悉斷。氣既不出,却下入腹五藏皆滿,其腹便脹如滿橐袋。復加功用輕安其身,隨順所修其心專定,無有疑惑。菩薩如是受種種苦受,其心猶不入於正定,由從多時染熏習故。菩薩復作是念:'我今倍加入脹滿定。'入此定已擁閉其氣,其氣覆上衝頂,其頂結痛,猶如力士以其繩索勒縛繫羸弱人,頭頂悉皆脹滿。菩薩受如是等最極苦已,乃至不能得於正定。何以故?由多時熏習故。菩薩復作是念:'我今應當倍加功用入脹滿定。'入其定已其氣滿脹,其腹結痛,如屠牛人以其利刀刺於牛腹。菩薩受如是苦受,乃至不能獲於正定。何以故?由多時染熏習故。菩薩復作是念:'我今應當倍加精進入脹滿定。'既入定已閉塞口鼻,其氣脹滿周遍身體,其身盛熱,猶二力士執羸弱人內於猛火。菩薩如是受種種苦受,乃至不得入於正定。菩薩復作是念:'我今不如斷諸食飲。'"

"爾時諸天觀見菩薩斷諸食飲,詣菩薩所告曰:'大士!汝今嫌人間食,我等願以甘露入菩薩毛孔,汝應受取。'菩薩便作是念:'一切諸人已知我斷人間食,今受甘露便成妄語。若於邪見一切眾生,由妄語邪見故,身亡滅後,墮落惡趣於地獄中生,我今應當不受此事。然我今應少通人食,或小豆、大豆及牽牛子,煮取其汁日常少喫。'作是念已不受天語,遂取小豆、大豆及牽牛子煮汁少喫。於是菩薩,身體肢節皆悉萎瘦無肉,如八十歲女人肢節枯憔,菩薩羸

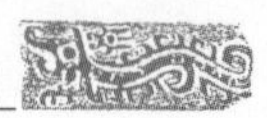

瘦亦復如是。爾時菩薩由少食故，頭頂疼枯又復酸腫，如未熟蓏子擿去其蔓見日萎憔，菩薩頭頂亦復如是。菩薩於是轉加精進得輕安身，隨所念修受種種苦受，乃至心不能獲入於正定。菩薩爾時以少食故，眼睛却入，猶如被人挑去，如井中見星，菩薩眼睛亦復如是。菩薩於是復倍精進受諸苦受，乃至不獲入於正定。何以故？由從多時所熏習故。菩薩以少食故。兩脇皮骨枯虛高下，猶三百年草屋，菩薩兩脇亦復如是。菩薩爾時轉倍勤念受諸苦受，乃至心不能獲入於正定，由從多時所熏習故。菩薩以少食故。脊骨羸屈，猶如箜篌欲起則伏、欲坐仰倒、欲端腰立、上下不隨。菩薩困頓乃至於是，以手摩身諸毛隨落。菩薩復作是念：'今我所行非正智非正見，不能至無上菩提。'"（《大正藏》卷二十四第120页）

【评说】本段经文记载了佛陀因少食而出现身体消瘦、头疼、脱毛掉发等症状影响了修行，所以佛陀并不提倡断食少食等苦行。中医认为水谷精微为气血生化之源，气血能濡养人的肌肤及四肢百骸，因此应保持充足的食物，才能维持身体健康。

卷第五

【提要】佛陀在劫比罗城尼俱律陀园时，为诸比丘说自己修行及成道的经历。

【原文】"爾時有三天人詣菩薩所見菩薩身，遞相議曰，其一天云：'此喬答摩是黑沙門。'其二天云：'此喬答摩[illegible]色沙門。'第三天云：'非黑非黮，是蒼色沙門。'因天議故，菩薩遂得三名。菩薩所有身上光色，皆悉變沒。菩薩於是時中不曾聽聞，心中自生三種譬喻辯才。所言三者：一者濕木有潤從水而出火鑽亦濕，有人遠來求火，以濕火鑽鑽彼濕木欲使生火，火無出法。若有沙門婆羅門，身雖離欲心猶愛染，耽欲耽愛、著欲處欲、悅欲伴欲，有如是等常在心中。彼諸人等縱苦其身受諸極苦，忍諸酸毒受如此受，非正智非正見，不能得於無上正道。二者濕木有潤在於水邊，有人遠來求火，以乾火鑽鑽其潤木，雖欲得火火無然法。如是沙門婆羅門身雖離欲心猶愛染，於諸欲中，耽欲愛欲、著欲處欲、悅欲伴欲。有如是過常在身心，縱苦其身受於極苦忍諸酸毒，受如此受，非正智非正見，不能至於無上正道。三者朽爛之木無有津潤在於濕岸，有人求火，雖以火鑽鑽之火無然法。如是沙門婆羅門，身雖離欲心猶愛染受於苦受，非正智非正見，不能得於無上正道。菩薩爾時悟此喻已，自作是念：'我今應當日食一麻。'雖食一麻，常為飢火之所燒逼，其身肢節轉更羸瘦；為飢火不息，復日食一粳米；飢火不息，復日食一拘羅，猶還羸瘦；日食一蓽豆，猶還枯憔；復日食一甘豆，猶尚枯瘦；日食一大豆，猶復困憔。"

"爾時淨飯王聞此苦行懊惱啼泣，及諸宮人婇女，脫身瓔珞敷草而坐，亦復日食一麻、一米及一豆等。爾時耶輸陀羅以少食故，懷娠漸損。王聞是事，作如是念：'若菩薩苦行不止，耶輸陀羅更聞斯語，必大憂惱其娠墮落，便至於死。我今當設方便，令不知菩薩苦行。'時淨飯王告諸宮人：'其菩薩苦行，勿令耶輸陀羅知。'并勅往來使者：菩薩苦行，無令餘人輒知此事。'淨飯王雖從使者聞菩薩苦行，以諸方便告諸宮人：'菩薩今者已食。'菩薩爾時所食一麻一米，乃自念言：'今為此法，非正智非正見，不能得於無上之道。我當別修苦行食諸穢食。'復作是念：'食何穢食？應取新生犢子未喫草者之所糞尿。'作是念已便取而食。雖食此物，仍令食力消盡。然後復食，既而食已，便於屍林之下，枕臥死人及諸枯骨，以右脇著地蓋於兩足，內念光相如是繫念，行住坐臥曾無暫捨。菩薩若坐，有諸村野男女，見菩薩坐寂然而定，手執草莖穿菩薩耳穴，左右而出，如是戲笑去來抽挽，便語菩薩耳言：'看此坌土之鬼。'又復重言:‘坌土之鬼。’復以土塊瓦石擲菩薩身上。斯等雖於菩薩之身如是戲弄,爾時菩薩不起恚心無麁惡語,菩薩如此難忍能受。是時菩薩以發勤策不息,輕安身體未曾休廢,習續正念意無疑慮,專心於定住三摩地。”(《大正藏》卷二十四第120-121页)

【评说】修行是一件艰苦之事,佛陀修行经历了漫长的过程。苦行会使人身体羸弱,因此佛陀并不提倡苦行。

【原文】“爾時四天王及二商主聞此頌已,甚生欣慶禮足而去。爾時世尊持此石鉢於尼連禪河岸,以水泥壇如法而食,食已還菩提樹下,收鉢洗足。以麨酪漿蜜性冷故,爾時世尊患於風氣。魔王見佛患冷風氣,來詣佛所頂禮佛足白佛言:‘世尊!涅槃時至,何用久住於世?可早入涅槃。’世尊知為魔王所惱,告言:‘汝罪魔王!我未入涅槃。何以故?我未有聲聞弟子聰明智慧,若有他問如法而答,善破異論廣建正法,具足四部眾:苾芻、苾芻尼、鄔婆索迦、鄔婆斯迦,上天下界及諸十方,廣知我法修諸梵行,悉皆了知。若未如此,我未入涅槃。’魔王聞佛此語,心生懊惱隱身而去。釋提桓因見佛世尊患於風氣,即往贍部樹下,遠有訶梨勒林,於其林中取色香美味具足者訶梨勒果,速詣佛所頂禮佛足,在一面立白佛言:‘我見世尊身患風氣故,取訶梨勒菓,今以奉施。若食此菓風氣即除,唯願世尊受我此藥。’”(《大正藏》卷二十四第125页)

【评说】本段经文记载了佛陀受风,释提桓用诃梨勒果治愈之事,佛陀认为身患疾病应及时治疗。

【原文】爾時世尊便受服之,所患尋愈。爾時世尊所患既差,從菩提樹下起,往牟枝磷陀龍王池邊,坐一樹下念三摩地。時此池中合有七日雨下,牟枝磷陀龍王知七日雨下不絕,從池而出,以身繞佛七匝。引頭覆佛頭上。何以故?恐佛世尊冷熱不調,諸蜂蠅等虫惱亂世尊。時此龍王,過七日中見雨止已,方解其身變作天身,頂禮世尊足白佛言:“世尊!於此七日之中,頗安隱不?我身麁弊應無亂惱,願見歡喜。”(《大正藏》卷二十四第125-126页)

【评说】佛陀时代已认识到风雨、蜂蝇等虫都可以致病。

【原文】“世尊復以說伽他曰:

我所得法甚難遇,　能令有海悉無餘;

少智愚人恒逆流,　由欲牽纏鎮漂沒。”(《大正藏》卷二十四第126页)

【评说】佛陀认为欲望会使人迷失自我。

卷第六

【提要】佛陀在劫比罗城尼俱律陀园时,为诸比丘说佛成道后度人之事。

【原文】“爾時世尊說此頌已,詣迦施那國波羅痆斯城,仙人墮處施鹿林中。是時五人在彼林中,遙見世尊,各相謂言:‘共立一制,此沙門喬答摩,性多緩慢、常為邪命、斷惑數退。彼今廣飡美食,所謂酥、蜜、酪等,以酥油塗身香湯洗浴。彼喬答摩來至我所,我等不應起迎頂禮,亦莫喚坐,彼若坐時亦任遠坐。’立制纔竟,如來漸漸近五人所。時彼五人不勝如來威德尊重,從座而起,一人為如來安座、一人為如來取水、一人為如來安置洗足器、二人迎接為受

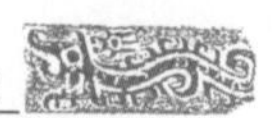

三衣：'善來喬答摩！可坐此座。'世尊作是念：'此愚癡人！共立章制而便自犯。'作是念已就座而坐。五人供養，未知世尊得成正覺，心生輕慢，所有言說皆喚如來在俗名號，或喚喬答摩，或喚具壽，或喚種族。是時世尊見毀呰已，告五人曰：'於如來處，莫喚俗姓、喬答摩、具壽、種族名字。若如是毀呰如來者失大利益，生生之處於長夜中而受苦惱。何以故？若復有人頻喚如來俗姓名號等，彼無智人生生之處失大利益，常受苦惱。汝等應知！自今以去於如來所莫喚俗姓。'五人報曰：'具壽喬答摩！汝先苦行，不得正覺智慧之法，亦復不見善安樂住，汝不可得。何謂今日破戒棄捨苦行？心不能定，癡狂心亂廣受好食，所謂酥、乳酪等，酥油塗身香水洗浴。一無苦行，如何乃言得成正覺？'世尊報曰：'汝愚癡人！不見如來前後相貌諸根差別。'五人報曰：'具壽喬答摩！如是相貌，我見差別。'爾時世尊告五人曰：'出家之人不得親近二種邪師。云何為二？一者樂著凡夫下劣俗法及耽樂婬欲處、二者自苦己身造諸過失。並非聖者所行之法。此二邪法，出家之人當須遠離。我有處中之法，習行之者，當得清淨之眼及大智慧，成等正覺寂靜涅槃。何為處中法？所謂八聖道。云何為八？所謂正見、正思维、正語、正業、正命、正精進、正念、正定。'爾時世尊而為五人以決定心說如是教。時五人中，二人侍佛學法，三人晨時乞飯，還至本處充六人食。又於中後，三人侍佛學法，二人入村乞食，還至本處五人共飡，唯佛世尊不非時食。(《大正藏》卷二十四第127页)

【评说】佛陀认为八圣道可以使人解脱。八正道指通向解脱、涅槃的八种正确方法或途径，为四谛中道谛之展开，包括正见、正思维、正语、正业、正命、正精进、正念、正定。正见指正确的观念。正思维指正确的思维，特指离开世俗的主观分别，离开邪妄，以佛教的思维来思考问题。正语指纯正的净善的语言，不妄语，不慢语，不恶语，不谤语，不暴语，远离一切戏论。正业指正当的合乎佛教要求的活动、行为、工作，也就是不杀生、不偷盗、不邪淫，不作一切恶行。正命指正当的谋生手段。正精进指正确的努力。正定指正确的禅定。

【原文】"爾時世尊復告四人曰：'有四聖諦。云何為四？所謂苦聖諦、集聖諦、滅聖諦、道聖諦。云何苦聖諦？所謂生苦、老苦、病苦、死苦、愛别離苦、怨憎會苦、求不得苦乃至五取蘊苦。如此應知修習八聖道：所謂正見、正思维、正語、正業、正命、正精進、正念、正定。云何名集聖諦？所謂愛欲更受後有，愛、喜、貪、俱行愛，彼彼欣樂染愛，為捨離故，應修習八正道。云何滅聖諦？所謂愛欲更受後有，喜愛相應攀緣染著，為滅壞、休息、永沒、離欲、見證故，修習八正道。云何道聖諦？所謂八聖道，應當修習。'世尊說此四諦法時，阿若憍陳如證諸漏盡心得解脫，四人於此法中，離諸塵垢證清淨眼。爾時世間中有二應供：一是世尊、二是憍陳如。"(《大正藏》卷二十四第128页)

【评说】四圣谛包括苦谛、集谛、灭谛、道谛。谛意为真理或道理。苦谛是对世界及人生价值的判断。佛教认为人生有八种苦：生、老、病、死、忧悲恼、求不得、怨憎会、爱别离。归根到底人的痛苦包括心理与生理之苦。集谛探索产生"苦"的原因，认为人生之苦均由贪、嗔、痴三毒引起。灭谛描述涅槃之乐，鼓励人们寻求解脱的最高境界。道谛叙述解脱的八种办法即八正道。四圣谛对于现代心理治疗具有借鉴意义。

【原文】"爾時世尊至時著衣持鉢，與耶舍童子到長者宅。耶舍母妻在中門傍，待佛世尊及其耶舍。既見佛來，自以其手嚴飾床具、敷設座已，請世尊坐。爾時世尊即就其座，時耶舍母及妻禮世尊足在一面坐。爾時世尊即為說法示教利喜，先演布施持戒人天之因，次演修習斷諸煩惱，乃至證預流果。爾時其母及妻，既見法證法已，即從坐起禮佛雙足白言：‘世尊！我於今日得此妙法，盡此形壽歸佛法僧，永持五戒作鄔婆斯迦。願佛世尊，今日食時受我供養。’世尊默然而許。時耶舍母見佛許已，即於家中辦諸清淨上妙飲食，於世尊前飾一香壇，奉諸香味而以供養。世尊食已洒掃清淨，重以香花周匝供養，在一面坐。如來爾時重為說法即便而去。”（《大正藏》卷二十四第 129 页）

【评说】“世尊食已洒扫清净，重以香花周匝供养，在一面坐”，说明佛陀很注意环境卫生。

卷 第 七

【提要】佛陀在劫比罗城尼俱律陀园时，为诸比丘说佛成道后度人之事。

【原文】“爾時世尊住於優樓頻螺迦攝修習林中。佛得糞掃衣而欲浣濯，念言：‘用何物洗？’時天帝釋知佛所念，持一大石置於泉邊，白言：‘世尊！願見受用。’爾時如來即浣糞掃衣已，復作念云：用何物曬？’時天帝釋觀知佛意，往餘山中取一方石置於佛前，白言：‘世尊！可於此曬。’世尊以衣覆石之上。于時迦攝來見此石而作是念：‘未曾覩此二石，今何忽有？’往問世尊，佛言：‘迦攝！我欲浣曬衣服，而念用何物？時天帝釋知我所念，持此二石：一用浣衣，一為曬服。’迦攝復作是念：‘此大沙門有如是神力，然我亦是阿羅漢。’”（《大正藏》卷二十四第 133 页）

【评说】本段经文是关于佛陀洗、晒衣服的记载，说明佛陀很注意穿衣卫生。

卷 第 八

【提要】佛陀在劫比罗城尼俱律陀园时，为诸比丘说频婆娑罗王将王舍城羯兰铎迦竹园献佛，誓多太子将誓多林给孤独园献与佛经历。

【原文】“時諸苾芻咸皆有疑，而白佛言：‘世尊！是具一切智能斷諸疑。我等不審，優樓頻螺作何業故？以五百神變而能調伏。那提迦攝、伽耶迦攝任運調伏？’佛告諸苾芻：‘彼迦攝波所集資糧業，汝等善聽，我當為說。’乃至頌曰如前。佛告諸苾芻：‘往古昔時，此賢劫中人壽二萬歲，有佛世尊號曰迦攝如來，十號具足，出現於世，在波羅痆斯城仙人墮處施鹿園中。時彼世尊佛事已畢而入涅槃，時有國王名吉利枳，積諸香木而用焚燒，復以香乳灑火令滅，以四寶瓶盛其舍利，於形勝地起窣堵波，縱廣一踰繕那、高半踰繕那。時波羅痆斯城有一長者，其家巨富，財寶豐饒多有受用，如薜室羅末拏天。而彼長者，於同類家娶女為妻，共相娛樂後生三子。長者後時忽染疾病，種種方藥不能得差，奄就命終。時彼子等，種種繒綵裝飾其輿，送彼寒林以火焚燒，號叫悲泣喪事已畢。”時長兄言：“所有財物吾今欲分。”時彼二弟而不隨從。其兄數數言欲分之，二弟報曰：“若如此者，先修福業然後聽分。”兄言：“作何等業？”弟曰：“於迦攝佛窣堵波處而為供養。”時兄不信，多時致難，後始隨許。其二弟以種種珍異，於迦攝佛窣堵波所作供養已，便發願言：“由此善根，願我同於迦攝波佛、應、正等覺所，授最上記：摩納婆！汝於來世人壽百歲時，當得作佛號釋迦牟尼如來、應、正等覺，彼佛法中而得出家，獲殊勝果。’”兄聞弟等發是願已，頂禮雙足即發善願。而我惡性不信正法，由此隨喜善根，亦於彼釋迦牟尼佛，與我五百神變，而見調伏令我出家，既出家已便獲勝果。汝等苾芻

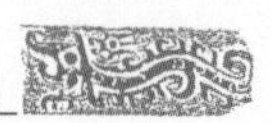

勿作異念，彼長兄急性不信正法者，是優樓頻螺迦攝。"其二弟者，即那提迦攝、伽耶迦攝等。是由願力故，以五百神變而能調伏之，其那提迦攝、伽耶迦攝而易調伏。頻毘娑羅王為太子時，王舍城中有一長者，彼有園苑花菓茂盛，心常愛戀。時頻毘娑羅太子出外，乃見彼園苑，見已即便生愛樂想，告長者曰："卿可與我此園苑。"長者心生悋惜，竟不與之。如此三返皆不隨從，太子復告曰："與汝財物園可屬我。"彼答太子曰："乍可出國終不能與。"太子復告長者："當念我言：'若得王位必定取之。'"長者答曰："汝得王位我必當出。"太子曰："汝可記憶，我是頻毘娑羅太子。"作是語已便即迴車。乃至後時，大蓮華王而年衰老，奄就命終，便以太子紹王。既得王位，強力奪彼園苑。彼長者便生熱惱，而得心病，怨恨而死。於此園中住，作一毒蛇，其蛇常於王所伺求方便。後於芳春之月，王與宮人及諸婇女，往詣園中除去左右，與諸眷屬歡喜受樂，便即睡眠。諸女愛花皆捨王去，唯有一女執刀而衛護王。是時彼蛇見諸女眾皆悉遊散，從穴疾出而欲螫王。王福力故，羯蘭鐸迦鳥圍遶其蛇而眾發聲，彼執刀女聞眾鳥聲，復見毒蛇而來向王，即以利刀斷彼蛇命。女為怖故便發大呼，時王從睡驚寤而起，便問女言："此為何事?"女報王曰："毒蛇欲來螫王，羯蘭鐸迦鳥群聲遶蛇，我已斷訖。"王聞此事，便勑太子群臣，集王舍城所有人民，在此園苑遠近盈滿聞亂發聲。其王善治國境內外，諸人聞已皆大悲泣，王告諸人："若刹帝利灌頂王，有人救命合酬何願?"群臣白王："合酬彼人半國之賞。"王言："羯蘭鐸迦鳥而救我命。若如是者，宜與半國之賞。"大臣復白王曰："羯蘭鐸迦鳥而非人類，縱得王賞將何所用？其此園苑，施與羯蘭鐸迦鳥，復於終身供給飲食。"王曰："如卿所言。"時諸群臣令其園苑周遍蒔竹，以此緣故，號為羯蘭鐸迦竹園。(《大正藏》卷二十四第 137-138 页)

【评说】"长者后时忽染疾病，种种方药不能得差，奄就命终。时彼子等，种种缯綵装饰其舆，送彼寒林以火焚烧，号叫悲泣丧事已毕"，佛陀认为有些疾病药物无法治愈，心理疾病也可以致人死亡。

【原文】"天復告曰：'汝可前行，有大饒益，勿生迴想。'時給孤長者而白天曰：'賢首！汝是何人?'彼天答曰：'我昔是汝善友，名摩頭肩，我於舍利弗、大目揵連，甚大信心尊重禮拜，命終之後生四天王宮，為護眾生住此善自在城門。是汝昔友，今故相告。汝可前行有大利益，勿生退想。'爾時給孤長者心作是念：'佛者，超出異生，不同餘聖，其所說法深可尊重，是故諸天見佛生大歡喜。'念已乘天光明即詣寒林。爾時世尊知給孤長者來故，即出寺門而以經行。給孤長者前至佛所，以居士法問訊世尊：寢膳安不?'爾時世尊以頌答曰：

'離一切煩惱，　心不染諸欲；
得無漏解脫，　常得安樂眠。
斷一切結縛，　心息熱煩惱；
寂靜得心者，　乃可安樂眠。"(《大正藏》卷二十四第 139 页)

【评说】佛陀认为内心寂静，远离烦恼有助于睡眠。现代医学认为焦虑、抑郁等疾病常伴发失眠。紧张、思虑、悲喜、持续强烈的精神创伤也是引起失眠的常见病因。

卷 第 九

【提要】佛陀在劫比罗城尼俱律陀园时，为诸比丘说佛度释家族五百人的经过。

【原文】“爾時憍薩羅勝軍大王，聞喬答摩沙門遊憍薩羅國，到室羅筏城住誓多林給孤獨園，彼世尊喬答摩沙門說云：‘我得阿耨多羅三藐三菩提。’”勝軍大王聞此語已，往世尊所在佛前立，慰問世尊在一面坐：我聞世尊得阿耨多羅三藐三菩提，有人作如是說：“喬答摩得阿耨多羅三藐三菩提。”彼人豈不謗世尊耶？妄說能證，為實得耶？為正法說，為復隨順法說？若彼人眾說如是言：“世尊得如是阿耨多羅三藐三菩提。”若復有擊難破，豈非恥辱。世尊告曰：“若有說我得阿耨多羅三藐三菩提，此語非證。我實證得阿耨多羅三藐三菩提，若有論難，誹謗不成。何以故？大王！我證得阿耨多羅三藐三菩提。”勝軍王答曰：喬答摩所說：“我實得阿耨多羅三藐三菩提。”我今不信。所以者何？喬答摩！所是耆老外道，所謂晡剌拏、末羯利、珊逝移、脚拘陀、昵揭爛陀等六師，由云不證得阿耨多羅三藐三菩提，何況喬答摩沙門小年近始出家，如何證得阿耨多羅三藐三菩提，何人肯信？佛告大王：有四種小並不應欺。何等為四？一者小刹帝利、二者小毒蛇、三者小火、四者年小出家。此等不可輕欺。所以者何？小出家者得阿羅漢有大威德。爾時世尊即說頌曰：

“刹利具足丈夫相，　父母名稱皆清淨；
見小奉敬勿輕慢，　智者如是不應欺。
大王應當知，　小者不可篾，
後若紹王位，　必能相躓害；
恐後懷怨嫉，　是故應恭敬，
欲得全身命，　及後利益者，
當須隨彼意，　奉敬不應輕。
或村或野田，　若見小毒蛇，
不可謂其小，　智者懷輕惱；
其蛇為食故，　處處而求覓，
後若得其便，　必令人損害；
若欲全身命，　及後利益者，
當須遠離彼，　是故不應輕。
微火廣能焚，　燒過背皆黑，
彼小不應篾，　智者勿懷輕；
小火雖未多，　薪多火自廣，
炎盛損一切，　城邑及村坊；
若欲全身命，　及後利益者，
當須速遠離，　是故不應輕。
假使彼盛火，　燒城及村落，
雖焚一切苗，　經宿還復生；
若輕具戒者，　還燒自善業，
子孫及財物，　一時俱散失。
由如多羅樹，　截苗不復生，
若輕苾芻者，　不久如多羅；
若欲全身命，　及後利益者，
當須常遠離，　是故不應輕。

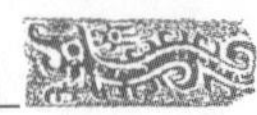

剎利具諸相，　毒蛇并小火，
苾芻具足戒，　智者不應輕；
若欲全身命，　及後利益者，
當須常遠離，　是故不應欺。”（《大正藏》卷二十四第142-143页）

【评说】佛陀认为勿以恶小而为之，与中国传统道德吻合。

【原文】“無滅先與賢釋種王素相親近，即詣王所。行至門首，時王在樓閣上撫琴作妓，琴絃忽斷歌聲遂錯，無滅善琴，在其門外知琴絃斷所以聲錯，門家白王：‘無滅立在門首，欲見大王。誰為障礙？尋命入來。’既相見已撫柏而坐，王問無滅：至此門首經幾許時？’無滅報言：‘琴絃斷時到其門外。’當爾無滅以手撫王褥上白氎，當報王曰：‘織此氎師當織之時身患熱病，王今何故向此石上而臥？’王即怪之，遂揭褥看，便見底下一褥垢膩多污。賢釋種王見已，極生怪愕。呼彼織者來問言：‘此氎汝當織時患熱病不？’答言：‘實爾。’賢釋種王告無滅言：‘童子！汝何故得知？’答言：‘觸時覺熱，是故我知。’彼極生怪，王又問言：何故至此？’白言：‘大王！淨飯有教，勅諸釋種家，各許度一人。欲往出家，故來辭別。’王言：‘住此一宿當共籌量。’無滅住彼一宿，王言：‘童子！我若隨汝出家，天授當為釋種王，與諸釋種極為大患，可共相勸天授同共出家。’即喚天授來至彼所，時王告言：‘天授！我等今者悉欲出家，汝何所為？’聞已即心念言：‘我報言不出家者，賢釋種王亦不出家，我設方便應當誑彼。’又復念言：‘當時世尊於尼拘陀林中，以幻示現神變令諸大眾悉皆信伏，彼時我已設此計。’念已告言：‘大王！王既出家，我亦不住。’即心念言：‘此為誑者當今大眾咸悉聞知。’時王宣勅告諸人民：‘我及無滅并天授等釋種五百人同共出家，汝等知聞應當歡喜。’是時天授聞此語已心生苦惱，即心念言：‘我若定知賢王出家，我不應說同共出家。今者若不出家，是妄語人不得為王，當且出家然後為王。”（《大正藏》卷二十四第144-145页）

【评说】“织此氎师当织之时身患热病”，说明佛陀时代已对疾病有简单的分类。

【原文】“說此頌已報言：‘速去，更別覓好花來。’彼人為貪欲故，而忘艱辛。時屬極熱景當正中，從城而出往遠阿蘭若，而採好花既不辭勞，行歌自悅。時梵壽王遊獵而還，倦途暑熱詣林止息，聞彼歌聲，王既聞已即漸前行，而說頌曰：

“頭上赫日炙，　足下熱沙蒸；
賢壽喜行歌，　如何不怖熱？”

時摩納婆以頌答王曰：

“不怖日炙我，　思欲能燒我；
世欲有熱苦，　日不能炙人。”

“時梵授王聞說偈已，作如是念：“當知此摩納婆，善說涼話故，時日中採花不知熱。”王即下乘坐一樹下，而命摩納婆：“可說涼話，我當聽之。”摩納婆聞王語已，作如是念：“必知王今遇熱至甚要須涼話。”作此念已，即於是時，說種種涼事。王聞此語，即時身體而得大涼，心生歡悅告諸臣曰：“若有人能救灌頂王命者，當與何賞？”其臣答曰：“當分半國而贈彼人。”時王告摩納婆曰：“卿可與我宮內同宿，明朝賜卿半國之賞。”時摩納婆與王同宿，王即具設種種淨饌上妙衣服資身臥具，令其寢息，更無伴侶，便作是念：“若得半國為半國王，後宮婇女悉當屬我，隨意自在當受快樂。”復作是念：“半國之賞豈足在言，何如殺王而取全位。”復作是念：“凡

尊勝位人皆共貪,我今何須半國及以全位。何以故?由貪國位欲害國王。”作是念已即說頌曰:

“未得財時起貪愛, 求不得時生苦惱;
設得財物貪不息, 故知財利招無利。”(《大正藏》卷二十四第146页)

【评说】本段经文记载了佛陀对钱财的认识。佛陀认为人们没有钱财时爱钱财,挣不到钱财时徒增烦恼,拥有钱财后想得到更多,此观点对于现代人树立正确的金钱观具有借鉴意义。

卷第十

【提要】佛陀在劫比罗城尼俱律陀园时,为诸比丘说提婆达多破坏僧团团结之事。

【原文】時提婆達多復生是念:“我於世尊屢為尤害,三無間業具已造之:以大抛石遙打世尊,於如來身惡心出血,此是第一無間之業。和合僧伽而為破壞,此是第二無間之業。蓮花色尼故斷其命,此是第三無間之業。然我未能獲一切智,所餘諸事亦未見成,准斯業道更無生處,決定當往捺落迦中。”作是念已,以手支頰退在一邊愁思而坐。時晡剌拏有緣須過,遇到其邊而告之曰:“提婆達多!爾今何意,以手支頰退在一邊愁思而住?”彼便告曰:“如何我今得無愁思,因瞋惱故,於世尊邊屢為尤害,并已具造三無間業,久當住在大捺落迦受無隙苦。”晡剌拏曰:“我常謂諸舍迦種內,唯汝一箇解了聰明,豈謂汝今亦成愚惷?豈有後世令汝見憂?若有後世,汝造斯業者,我亦為斯愁思而住。”彼為開解天授情故,便於對面撲破己瓶,而告曰:“縱天世間,不能令此更為和會,更無後世,誰往受之?作者、受者並成虛說。然而可往劫畢羅伐窣覩城,自稱天子為王而住,我當作汝第一聲聞。”于時提婆達多,便謗無聖,邪見遂興,能令一切善根斷絕。(《大正藏》卷二十四第148页)

【评说】本段经文记载了世尊被提婆达多用石头扔打出血之事。“如何我今得无愁思,因瞋恼故”,佛陀认为生气、嫉妒会增添烦恼。

【原文】爾時世尊告諸苾芻曰:“汝等應知,提婆達多所有善根從斯斷絕。汝諸苾芻!我若見彼提婆達多有少白法,我不授記提婆達多:‘汝提婆達多!生惡道者、生泥黎者,當住一劫不堪救療。’又汝苾芻!我不見彼提婆達多有少白法如毛端許,我方授記提婆達多:‘汝提婆達多!生惡道者、生泥黎者,當住一劫不堪救療。’譬如去村及去城邑,其路不遠有糞屎坑,深可丈餘,臭穢難近。時有一人墮斯坑內,頭及手足並皆淪沒。後有一人每於長夜為慕義者、為樂利者、為與樂者、為與歡者、施安隱者,其人到彼糞屎坑邊,周匝觀望情存救濟:‘我若見彼墮糞屎人有片身分無糞污者,我當方便引之令出。’既遍觀察,不見其人有少身軀不被糞污,乃至手許可拔令出。汝諸苾芻!我亦如是,我若見彼提婆達多有少白法,我不授記提婆達多:‘汝提婆達多!生惡道者、生泥黎者,當住一劫不堪救療。’又汝苾芻!我不見彼提婆達多有小白法如毛端許,我方授記提婆達多:‘汝提婆達多!生惡道者、生泥黎者,當住一劫不堪救療。’汝諸苾芻應知:‘天授已具三法,生惡道者、生泥黎者,當住一劫不堪救療。何謂三法?汝諸苾芻!提婆達多先具生其罪惡樂欲,遂便遭彼惡欲所牽。提婆達多既生惡欲被欲牽已,此謂是彼提婆達多最初成就罪惡之法。提婆達多生惡道者、生泥黎者,當住一劫不堪救療。又諸苾芻!提婆達多近惡知識,得不善伴,共惡人交。提婆達多既近惡知識,得不善

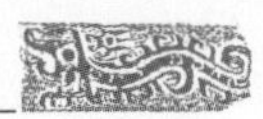

伴,共惡人交已,此謂是彼提婆達多第二成就罪惡之法。提婆達多生惡道者、生泥黎者,當住一劫不堪救療。又諸苾芻!提婆達多得其少分,得其下品,證悟之時便生喜足,縱有勝上更不進修。提婆達多既得少分,得其下品,證悟之時便生喜足,縱有勝上更不進修已,此即是彼提婆達多第三成就罪惡之法。提婆達多生惡道者、生泥黎者,當住一劫不堪救療。"于時世尊說伽他曰:

"勿汝世間人,　生於罪過欲;
由斯爾當識,　惡欲所招殃。
世並知天授,　聰明不伏心,
不能存少欲,　空持美形狀,
彼便行驕逸,　欲陵於世尊;
故我記斯人,　一劫生無隙。
慳貪生惡念,　耶見不虔恭;
定生無隙中,　四門牢閉塞。
若他無過失,　惡謗令生過;
今世若後世,　自受愚癡人。
若人於大海,　毒瓶令水壞;
溟渤寬亡際,　遺惡定無緣。
如斯於世尊,　惡人生謗讟;
常行自他利,　罪謗豈能成?
正見心常靜,　惡緣無處生;
應共為知識,　親近者聰明;
由斯不造惡,　恭敬可依行。"(《大正藏》卷二十四第 148-149 页)

【评说】佛陀认为利他可以减少诽谤,正见可以使人心平静。

【原文】時諸苾芻復有疑念,遂便請問斷疑:"世尊!何故提婆達多,於世尊所起大嗔心,不隨正語,生阿毘止大苦燎身?"世尊告曰:"非但今日不用我言,身遭猛火一切無救。汝諸苾芻!宜更應聽。曾於往昔有一王都,王名制底迦,敷化於此。時王福力令其國界富饒昌熾安隱豐樂,多諸人眾無所匱乏。又復其王有大勝福,每欲坐時,有諸天眾捧其座足止在空裏。其王有一知國大臣,便生二子:大名出喜、小名眾愛。于時大兒每見其父以法非法而教於眾,遂便念曰:'我為長子職合襲官,我父終亡當大臣位,吾亦當以法及非法而教於物,緣斯惡業生捺落迦。豈若我今修出家行?'遂至父所求哀出家,父遂許之,於世尊處出家離俗。後於異時其父大臣掩隨他世,時第二子為國大臣,以法非法而化於俗,國人怨酷說其非理。時有一人旋遊村邑不期展轉,見彼大兄修出家行。于時苾芻見其客至,而問之曰:'爾從何處今來至斯?'其人報曰:我住某城。'遂問其弟,客人具答:彼行非法苦刻人庶,眾皆負怨無賴求生。'苾芻聞已告其人曰:'仁今可去勿生憂慼,我有容隙當往彼城,以理開導令行正法,冀望人庶離苦得安。'其人聞已遂還本處,報其親族具述所由,展轉風聞徹其小弟。弟即便往白其王曰:'我之大兄欲來至此。'王便告曰:'善哉!若至,彼即大臣。'其人白曰:'我已久來事王殿下,勞誠宿著其事如何?'王便告曰:'我之國法太子襲臣,事不可移,知欲何計?'王復告曰:'必汝情願,彼若來時,應云:我大。'既蒙王教內喜而歸。苾芻不久還其本邑,王眾見已咸悉起迎,唯獨其弟端居而住。苾芻告曰：汝是我弟，何故端居？'其人報曰：爾小，我大。如其不信應取證明。'我長王宮王知大少，宜應共問決判真虛。'于時苾芻進白王曰：'我之二人誰為長子？'王乃故心而妄語曰：'此人當大，爾為小矣。'纔發言已，尋聲之後，天便放座摧之於地，即於口內臭氣外充。于時太子苾芻見斯事已說多頌曰：

'若人為妄語，　諸天便捨去；
口中臭氣出，　失却天堂路；
王應為實語，　平復還如故。
若其為妄語，　下道定當行；
當招無舌報，　猶若水中魚。
若人乖法言，　作其非法說；
王應為實語，　平復還如故。
若其為妄語，　下道定當行；
當作非男女，　定受黃門形。
若人乖法言，　作其非法說；
王應為實語，　平復還如故。
若其為妄語，　下道定當行；
應時天不雨，　非時利雨流。
若人乖法言，　作其非法說；
王應為實語，　平復還如故。
若其為妄語，　下道定當行；
當受蛇身報，　兩舌口中生。
若人乖法言，　作其非法說；
王應為實語，　平復還如故。
若其為妄語，　下道定當行；
即如制底王，　造其極惡業；
當趣阿毘止，　惡報處泥黎。'"（《大正藏》卷二十四第152页）

【评说】佛陀认为口臭、无舌、黄门、不正常的下雨皆是妄语的果报。

黄门意为阉人、不男，即男根（男性生殖器）损坏之人。

卷第十一

【提要】佛陀在劫比罗城尼俱律陀园时，为诸比丘说佛陀受六年苦行的往事因缘。

【原文】佛告苾芻："此非希有，我今於此離貪、瞋、癡，生老病死憂悲苦惱皆悉解脫；一切智、一切種智、一切智智皆得自在，令五苾芻法味充足，於生死海拔之令出，究竟涅槃。我於往昔，未離貪、瞋、癡，生老病死憂悲苦惱未得解脫，尚為此輩以其身血令其充足，授以五戒，此為希有。汝等諦聽！往昔波羅痆斯城有大王號為慈力，如法化世人民熾盛，五穀熟成安隱豐樂。其王本性有大慈悲，具大威德，於諸有情恒常憐愍。後於異時，多聞藥叉從阿洛迦伐底城驅出，吸人精氣。時五藥叉處處遊行，至波羅痆斯城，不見諸人設於祭食，心生瞋怒，於其國中多諸疾疫，死者極眾。爾時群臣以事白王：'王今國內死者極眾。'時王便勅諸臣：汝等

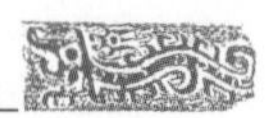

於其城内唱令遍告:'王勑汝等,我於有情為欲利益,專心勤求日夜不斷。汝等諸人於諸有情起大慈心,常修此心諸災寂靜。'時諸人等奉王勑已,於諸有情發大慈心,彼五藥叉於其國中不能為害,以諸有情發慈心故。時五藥叉於其城外處處遊行,不能得人不能為害。城外乃見牧牛羊人、負柴薪人、并諸店肆估賣之者,見已即問:'汝等不怖於我?'彼人答曰:何故怖汝?'藥叉報言:'何故不怖?'諸人答曰:'我慈力王每常思维,我亦思维。'藥叉答曰:'彼慈力王思维何事?'眾人答曰:'於諸有情常修慈心,以是思维我等亦爾。'彼藥叉等聞是語已便作是念:'我等今者,以此諸人修慈悲故,於此城中不能損害。'彼諸藥叉城四門外遊行求見彼慈力王,後於異時彼慈力王因出城外,時藥叉等見慈力王,即便變身作婆羅門像,舉手歎王,福壽長遠。白言:'大王!我今飢渴,唯願慈悲施我飲食。'王告侍臣:當施種種上妙飲食。'時五藥叉即白王言:'我渴飲血、飢惟食肉,不喫餘食。'王告侍臣:'勿損眾生,當可求覓自死血肉,施彼令食。'時五藥叉復白王言:'我今所食惟熱肉血,不食所有自死肉血。'王既聞已便作是念:'不可損生施彼而食,當以我身熱肉熱血施彼食之。'作是念已即命醫人,醫人到已,王尋報言:'當刺我身五處出血,令五藥叉各各飲之。'醫人答王:'此五藥叉至極下品,今我不忍刺王出血。'時王善巧,一切方便皆悉明了,遂即以針刺其五處,令血流出令彼飽滿,復為說法令其充足,授以五戒。"爾時佛告諸苾芻等:"勿生異念,彼慈力王即我身是。五藥叉者,即憍陳如等五苾芻是。我於往昔施彼血肉,及為說法授與五戒。我於今日為說正法,令住見諦究竟涅槃。汝諸苾芻!應當修學。"(《大正藏》卷二十四第156页)

【评说】"不见诸人设于祭食,心生瞋怒,于其国中多诸疾疫,死者极众",说明佛陀时代已有疫病流行。

【原文】佛告諸苾芻:"我於往昔人壽二萬歲時,有一聚落名為分析,其聚落中人民熾盛、安隱豐樂、五穀成熟。其聚落中有婆羅門,名尼拘陀,多諸眷屬富饒自在。於中為主訖栗枳王,以此聚落施尼拘陀。彼婆羅門有一弟子名曰最勝,父母清淨氏族高良,乃至七祖並皆殊勝,學諸異論洞徹四明,諸有字書無不通悟,顏貌端正人所樂觀。時尼拘陀有五百弟子,常教讀誦。其聚落中復有陶師名曰喜護,歸依三寶深信四諦決定無疑,見四諦理證預流果,所有壞生營事之具皆悉棄捨,以鼠壤土用無蟲水及無蟲木造諸瓦器。以此器物置於門外,遍告諸人:'施我米豆,將此器去多少隨意。'所得米豆養盲父母,或時奉施迦攝如來。時彼最勝與其喜護,自少以來共為親友。後於異時,喜護往詣迦攝佛所,頭面禮足退坐一面。佛以種種微妙之法示教利喜為喜護說,時彼喜護聞法歡喜頂禮而去。時彼最勝乘白馬輅,與五百弟子前後圍繞從城而出,於其中路乃逢喜護,見已問言:'賢首!汝從何來?'喜護答言:'我從迦攝佛所供養禮拜而從彼來,今可共汝往詣佛所禮拜供養。'最勝答曰:'賢首!何須見佛而修供養。何以故?作此出家正覺難得。'喜護報言:'賢首!勿作是言。此迦攝佛,出家不久已得正覺,具一切智正法現前。'時彼喜護如是三告:'我當與汝共往佛所。'時彼最勝亦復三答:'如是出家正覺難得。'喜護即便上彼車上,撮彼最勝共往佛所瞻仰禮拜。爾時見彼撮已便作是言:'彼迦攝佛,定是最勝無上大師,所有諸法並是殊勝。何以故?而彼喜護先來賢善,而無卒暴卒爾凶猛,為彼如來而撮於我。'作是念已,便告喜護:'汝當放我。'喜護答言:我不放汝,汝若共我往世尊所供養禮拜,我當放汝。'如是三告。時彼最勝報言:'喜護!乘此車輅,我當與汝俱往佛所。'可通輅處乘輅而行,不通輅處便即徒步。既至佛所,頂禮佛足退坐一面。爾時喜護從坐而起合掌白佛:'而此最勝不信三寶,唯願世尊為說妙法,令彼最勝信佛法僧。'爾時世尊默然受請，即為最勝演說妙法示教利喜，乃至默然而住。爾時最勝告喜護言：汝聞此法何不出家？'喜護答言：'最勝！汝可不知，我養二盲父母，時復供養迦攝如來。'最勝答言：'汝若不出家者，我今決定出家。'爾時喜護從坐而起白佛言：'世尊！今最勝於佛善說法毘奈耶中欲得出家。唯願世尊聽其出家。'作是語已禮佛而坐。爾時世尊聽其最勝如法出家。爾時世尊從分析聚落往波羅痆城遊行人中，漸至彼城仙人墮處施鹿林中。爾時訖栗枳王聞佛遊行人間至施鹿林，王從城出往詣佛所。到已頂禮迦攝如來雙足退座一面，佛即為訖栗枳王演說妙法示教利喜，乃至默然而住。時訖栗枳王從座而起整衣服，而白佛言：'唯然世尊及苾芻眾，明日清旦受我所請，我於宮內施設供具，飯佛及僧。'世尊爾時默然受請。時訖栗枳王見世尊默然受請已，頂禮佛足從座而起，辭佛還歸。時王到已於其夜中，營事種種香美飲食，至晨朝時。鋪設勝座辦諸香水，作是事已令使白佛：'日時已至，唯願知時。'迦攝佛於日初分，將諸苾芻，執持衣鉢前後圍繞，往至其王設供養處。到已佛居眾首，餘苾芻隨次，各敷座而坐。時訖栗枳王，以種種飲食，自授世尊及苾芻眾。供養已，佛及苾芻各攝鉢器澡手嗽口，王執金瓶滿中盛水，於世尊前跪跪而作是言：'唯願世尊，我為世尊造立大寺，數滿五百院，是一一院，各置大小諸床敷具及香稻米，供佛世尊及苾芻眾。'爾時世尊告訖栗枳王：汝今能發殊勝大心，此之功德如具受之。'訖栗枳王如是三請：'於夏三月，唯願世尊受我種種四事供養，我為世尊造立五百大寺，是一一寺各置大床小床几案毯褥枕，具各有五百，及上妙粳米種種珍奇，供養世尊并苾芻眾。'爾時世尊告訖栗枳王：'大王！今者能發此心，與辦無異。'時訖栗枳王白佛言：'世尊！我今無供養世尊，有人已能如我誠心辦供養不？'世尊答曰：'大王！國內已有如是供養我者。'王便問曰：'其供養者名字是誰？'世尊報曰：'王之境內有聚落，名微頻持，有陶師名喜護住彼聚落，於佛法僧信心決定歸依三寶，見實諦理證得聖果，所有壞生營事之具，皆悉棄捨。以鼠壤土用無蟲水及無蟲木，造諸瓦器，以此器具置於門外，遍告諸人：施我油麻米豆，將此器去多少隨意。所得米豆等物養盲父母，亦復將來供養於我。'佛告王曰：'我於一時遊行城邑，至微頻持聚落食。時著衣持鉢次第行乞，至陶師喜護家門已，徐徐打門。于時喜護陶師緣事他行，唯盲父母住於家內，聞打門聲來於門所，問言：是何賢首？是何人者來打門耶？佛言："我迦攝波佛、應、正等覺，為食時故行乞至此。彼即開門請我令入。既入其舍，彼盲者曰：我有熟豆在盆器中，并有熟菜置於筐裹，我今不見。唯願世尊，恣意而取。盲者又曰：'彼供養世尊施主，為他事暫出。'爾時世尊告大王曰：我當以作北俱盧洲法，而自手取食竟而出。陶師喜護後便至家，見其豆菜有人取處，問父母曰：'誰食此豆菜'彼盲父母即如上事次第而說。喜護聞已甚大歡躍，而作是念：'我已得大利益，迦攝波佛入我舍內自恣取食。'由此歡喜心故，跏趺七日入定。從定起已，緣是定故，正念不散，滿十五日恒無間斷，於七日中，緣定力故，家內食器飲食恒滿，供給父母而不乏少。"

……

"爾時世尊，為訖栗枳王說其妙法示教利喜已，便即而去。時訖栗枳王便以種種諸供養具隨送世尊出聚落已，頂禮雙足遶佛三匝却還本宮。命一使者，令送五百乘車各載粳米付與陶師：'當報喜護，此五百車所載粳米，當用供養汝盲父母及迦攝波如來。'是時使者既奉王教，將米付與即宣王命：'此五百車所載粳米，當用供養汝盲父母，并時時供養迦攝波佛。'時彼喜護見王米來，報使者曰：'王多事務，我不敢受。'"(《大正藏》卷二十四第157-158页)

【评说】佛陀时代已有五谷、米豆、粳米等粮食，人们已经掌握了这些粮食的烹饪方法。

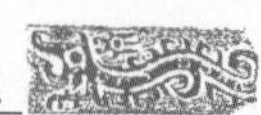

卷第十二

【提要】佛陀在劫比罗城尼俱律陀园时，为诸比丘说耶输陀罗、罗怙罗、那地迦村罪胜蜜比丘的往事因缘。

【原文】佛在室羅筏城。若彼菩薩踰城出外，當爾之時耶輸陀羅即便有娠，菩薩六年苦行，耶輸陀羅於王宮中亦修苦行，由是因緣胎便隱腹。是時菩薩知苦行事無有利益，即便隨意氣息長舒，遂餐美食，粳米雜飯飽食資身，以油塗體溫湯澡浴。耶輸陀羅聞是事已，宮中亦復放縱身心，事同菩薩，由斯快樂，胎遂增長其腹漸大。釋氏聞已笑而譏曰："菩薩出家極修苦行，汝於宮內私涉餘人，致使懷娠腹便增大。"耶輸陀羅聞而誓曰："我無此過。"未久之間便誕一息，當此之時，羅怙羅執持明月。集諸眷屬慶喜設會，請與立字。諸眷屬等共相議曰："此所誕子初生之時，羅怙羅手執於月，應與此兒名羅怙羅。"時諸釋種共相議曰："此非菩薩之子。"耶輸陀羅聞此語已，即便啼哭，抱羅怙羅自為盟誓。以羅怙羅置於菩薩昔在宮中解勞石上，擲置菩薩洗浴池中，而發誓言："此兒若是菩薩之胤，入水便浮；必若是虛，乘當沈沒。"作是言已，其羅怙羅與石俱浮，不沈於下。耶輸陀羅復告之曰："宜從此岸至於彼岸，還可復來。"隨意便至。眾人見之咸生希有，母復持兒作如是念："若佛世尊六年苦行，成覺之後更住六年，滿十二歲重還於此，我令諸人目驗虛實。"(《大正藏》卷二十四第 158-159 页)

【评说】佛陀认为胎儿的生长需要母体的营养。中医将胎儿生长受限称为"胎萎不长"，认为孕妇气血不足，血不养胎，会使胎儿生长受限。

【原文】佛言："諸苾芻！此耶輸陀羅非於今生欲因歡喜團而染著我，曾於過去先有是事。汝等諦聽！往昔世時有一聚落，去斯不遠有阿蘭若林，多有花果及清流美泉。時有仙人喫彼花果身披樹皮，作此苦行證五神通，所有禽獸不相恐懼，常來親近。後於一時欲往小便，有一女鹿隨仙人行，仙人小便失精，鹿隨後便即喫之，復以舌舐生門，有情業力不思議故，因即有胎。日月既滿，彼鹿來就本處生一男子，鹿生此兒知是於人，便棄而去。時仙人見之作是念云：'此是誰子？'復更思维知是己兒，遂收養之。後漸長大至年十二，頭生一角，因與立字，名為獨角。其父染患，獨角種種醫療不能得差，其父漸困命將欲死。告獨角曰：'我今此處，常有諸山仙人數來過往，汝可迎接問訊。若來，供給花果，為我願故。'說伽他曰：

'積聚皆消散，　崇高必墜落；
合會有別離，　有命咸歸死。'"(《大正藏》卷二十四第 161 页)

【评说】本段经文记载了仙人精液随小便流出之事。

卷第十三

【提要】佛陀在劫比罗城尼俱律陀园时，为诸比丘说邬波离、阿难陀的往事因缘。

【原文】爾時世尊從劫比羅城，往王舍城竹林園中。時阿難陀背上生一小瘡，佛令侍縛迦治之，即依佛教，為阿難陀治。是時世尊坐師子座，為諸大眾廣說法要，具壽阿難陀亦在此會聽法。侍縛迦作是念云："我治阿難陀瘡，今正是時。何以故？聽法心至，割截不知痛故。"作是念已，便取妙藥傅其瘡上。瘡既熟已，以刀割之出其膿血，復以妙膏傅上，因即除差。然作此法時,阿難陀以聽法故,了然不覺。佛說法已,侍縛迦白世尊曰:"我於聽法坐中治阿難陀瘡,割截針決,阿難陀以聽法故,皆不覺知。"具壽阿難陀報曰:"我為聽佛法故,假令割截我身碎如油麻,都不覺痛。"是時能治醫王,見斯事已生希有心。時諸苾芻咸皆有疑,請世尊曰:"大德！尊者歡喜曾作何業,遂於背上生癰瘡耶?"佛告諸苾芻:"歡喜先業汝今應聽,廣說如前,乃至說伽他曰:

'假令經百劫, 所作業不亡;

因緣會遇時, 果報還自受。"(《大正藏》卷二十四第165页)

【评说】本段经文记载了侍缚迦治疗阿难背疮的详细过程,乘阿难将注意力集中在听法时,为其刀割排脓。

【原文】時勝軍王聞佛世尊記說往昔之事,心生歡喜,於佛法僧起大信心,獨坐一處作是思念:"由我前生供養辟支佛故,獲如是報。我應廣設佛法僧等,必於來世受大利益。"作是念已,占事人奏曰:"明日阿難陀應合得纏頭賞位及灌頂位。"王聞此言默然不語。具壽阿難陀於其夜中,額上忽然生一惡瘡,經一宿已王遂聞之,即便生念:"供養有德之人獲福無量,我親供養。"作此念已即勅天下所有名醫咸集朝所:"阿難陀有病,卿等往治。"諸醫奉詔適阿難陀所,便自選擇得一好手,遂即下針刺去惡血。王自執持千輻輪傘,蓋阿難陀上,刺血了已更傅好藥。王自以帛纏阿難陀首,當日瘡差,王遂禮拜辭阿難陀去。眾僧見此事已咸生疑惑,便白佛言:"大德世尊！阿難陀過去作何福業?今感國王親自承事。"佛言:"此阿難陀昔種福事,廣說如前。"佛告諸苾芻:"往昔波羅痆斯城有一醫師,時有辟支佛病,往醫師所。彼醫即便盡心恭敬,白辟支佛言:'尊者！所須衣食一切醫藥,我總供奉之,必至病差。'如言奉事乃至病除。"佛言:"諸苾芻！爾時醫師者,今阿難陀是。由昔供養病辟支佛故,無量世中生天受福,五百生中常於人間受勝果報,一切國王及婆羅門諸宰貴等親自供養。今最後身,感勝軍王親執傘蓋,萬乘之主屈駕承事,如前廣說。"(《大正藏》卷二十四第166页)

【评说】本段经文记载了阿难额上生疮,医生用针刺去恶血,敷药,以帛缠裹的案例。佛陀时代对于疮的处理方式与现代医学手段相似。

卷第十四

【提要】佛陀在劫比罗城尼俱律陀园时,为诸比丘说因提婆达多破僧、其他伴党协助破僧,故制定相应戒条之事。

【原文】爾時天授苾芻語四苾芻:一名孤迦利迦、二名騫茶達驃、三名羯吒謨洛迦、四名三沒達羅達多言:"汝等可來與我同伴,彼喬答摩沙門,見今在世,我等五人同意,破大眾及破法輪。我等滅後名稱後世,我得如是名出:'具壽提婆達多等,昔沙門喬答摩在世,多有神通威力。提婆達多等五人,得破眾僧法輪。'我名傳流四方。"彼孤迦利迦報提婆達多曰:"我等不能破於佛世尊弟子眾和合住,及彼法輪亦不能破。何以故?天授！又世尊聲聞弟子,多有神通威力,及有天眼,遠知我心,若我等平章事,他悉具知。為此者故,我等不能破其和合僧。"天授報孤迦利迦等言:"我有一好方便,我等往諸老宿苾芻邊啟請供養:'汝等所須一切之物,我等供給不令闕少。'更往於年少苾芻邊供給,無鉢者施鉢、無衣服者與衣服,所須者我即具給,及求法者賜法,及求教者我教之,令悉成就。"孤迦利迦等報天授曰:"此之方便亦得

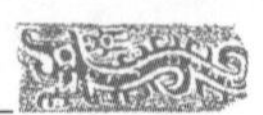

成事。”爾時提婆達多,為破和合僧眾故,即往詣諸老宿苾芻說陳事意。老宿等苾芻,即知提婆達多欲破和合僧伽作如是方便。老宿等知已遞相告曰:“提婆達多欲作方便故破僧伽事。”見此因故,諸苾芻往詣佛所,說提婆達多欲破和合僧及以法輪,以此因緣具白世尊:“天授有意欲破僧輪。”

爾時世尊告諸苾芻等曰:“汝等宜應別諫天授,若更有作如是流類。應可諫曰:‘天授!汝莫破和合僧伽作鬬諍事執受而住。天授!應與和合僧伽歡喜無諍,同心一說如水乳合,大師教法令得光顯安樂而住。天授!汝等今應捨作破僧伽事。’”時諸苾芻奉佛教已,尋即別諫提婆達多告言:“天授!汝莫破和合僧伽作鬬諍事非法而住。天授!應與和合僧伽歡喜無諍,同心一說如水乳合,大師教法令得光顯安樂而住。天授!汝今應捨作破僧伽事。”時諸苾芻別諫之時,提婆達多堅執其事,無心棄捨,云:“此事真實,餘皆虛妄。”時諸苾芻具以此緣而白世尊:“大德!我已別諫提婆達多,我等為作別諫之時,提婆達多堅執不捨,而此事真實餘皆虛妄。”

爾時佛告諸苾芻:“汝等應與提婆達多作白四羯磨對眾諫之,若更有餘如是流類,應如是諫。當敷座具次鳴健椎應先白言,復總集僧伽。集已令一苾芻作白羯磨,應如是作:大德僧伽聽!此提婆達多,欲破和合僧伽作鬬諍事非法而住。”時諸苾芻已作別諫,別諫之時堅執其事,不肯棄捨,云:“此真實餘皆虛妄。”若僧伽時至聽者,僧伽應許僧伽今與提婆達多作白四羯磨曉諫其事:“汝提婆達多莫欲破和合僧伽,作鬬諍事執受而住。提婆達多應與和合僧伽歡喜無諍,同心一說如水乳合,大師教法令得光顯安樂而住。汝提婆達多應捨破僧伽事。”白如是。次作羯磨:大德僧伽聽!此提婆達多欲破和合僧伽作鬬諍事執受而住。諸苾芻已作別諫,別諫之時堅執其事,不肯棄捨,云:“此事真實,餘皆虛妄。”僧伽今與提婆達多作白四羯磨曉諫其事:“汝提婆達多莫欲破和合僧伽作鬬諍事執受而住。提婆達多應與和合僧伽歡喜無諍,同心一說如水乳合,大師教法令得光顯安樂而住。汝提婆達多應捨破僧伽事。”若諸具壽忍許與提婆達多作白四羯磨曉諫其事:“汝提婆達多莫欲破和合僧伽作鬬諍事執受而住。汝提婆達多應與和合僧伽歡喜無諍,同心一說如水乳合,大師教法令得光顯安樂而住。汝提婆達多應捨如是破僧伽事。”者默然;若不許者說。此是初羯磨。第二、第三亦如是說。僧伽今已作白四羯磨諫提婆達多竟,僧伽已聽許,由其默然故,我今如是持。時諸苾芻既奉佛教已,即以白四羯磨諫彼提婆達多。時提婆達多堅執不捨,云:“此真實,餘皆虛妄。”

時提婆達多有助伴四人,共相隨順說破僧伽事,告諸苾芻曰:‘大德!莫共彼苾芻所有言說若善若惡。何以故?然彼苾芻是法語者、是律語者,依於法律方為言說,知而說、非不知說。彼愛樂者,我亦愛樂。”時諸苾芻以此因緣具白世尊,廣說如上,乃至我亦愛樂。世尊告曰:“汝等苾芻!當與助伴四人作別諫法,若更有餘如是流類,亦應呵諫,應如是作:汝孤迦里迦、褰荼達驃、羯吒謨洛迦、底灑三沒達羅達多。知彼苾芻欲破和合僧伽作鬬諍事執受而住,汝等共為助伴,莫相隨順說破僧伽事,莫向諸苾芻作如是語:“諸大德!莫共彼苾芻所有言說若好若惡。何以故?而彼苾芻是法語者、是律語者,依於法律方為言說若好若惡。何以故?而彼苾芻是法語者、是律語者,依於法律方為言說,知而說、非不知說,彼愛樂者我亦愛樂。’何以故?具壽!而彼苾芻,非法律語,不依法律而作言說,不知而說,非是知說,堅執而住。汝莫愛樂破和合僧伽,當樂和合僧伽,應與僧伽和合歡喜無諍,同心一說如水乳合,大師教法令得光顯安樂而住。具壽!汝今可捨隨順破僧伽不和合事。”時諸苾芻奉教而作,即以別諫諫彼四人作如是說:“汝孤迦里迦等四人,知彼苾芻欲破和合僧伽作鬬諍事堅執而住,莫共為伴順邪違正。諸具壽！汝等勿於諸苾芻作如是語：‘諸大德！莫共彼苾芻論好論惡。何以故？而彼苾芻是法律語，依於法律而作言說，知而說、非不知說，彼愛樂者我亦愛樂。’何以故？具壽！然彼苾芻非法律語，不依律而作言說，不知而說，非是知說。具壽！汝莫愛樂破僧迦事，當樂和合僧伽，應共和合僧伽歡喜無諍，同心一說如水乳合，大師教法令得光顯安樂而住。具壽！汝今應捨隨順破僧伽不和合事。”時諸苾芻別諫之時，彼助伴人不肯受語，堅執不捨，云：“此真實，餘皆虛妄。”時諸苾芻以此因緣具白世尊：“大德！我已別諫孤迦里迦等，我等為作別諫之時，孤迦里迦等堅執其事，無心棄捨而云：‘此事真實，餘皆虛妄。’”

佛告諸苾芻：“汝等應與孤迦里迦等作白四羯磨對眾諫之。若更有餘如是流類，同前集眾作白羯磨，應如是作。大德僧伽聽！此孤迦里迦、褰茶達驃、羯吒謨洛迦底灑、三沒達羅達多，知彼苾芻欲破和合僧伽作鬪諍事執受而住，隨順於彼不和合事。諸苾芻作如是諫時：“汝等莫向諸苾芻作如是語：‘諸大德！莫共彼苾芻所有言說若好若惡。何以故？而彼苾芻，是法語者，是律語者，依於法律而作言說，知而說、非不知說，彼愛樂者我亦愛樂。’”時諸苾芻為作別諫。別諫之時，彼於其事堅執而住，作如是語：“此事真實，餘皆虛妄。”若僧伽時至，僧伽應許僧伽今以白四羯磨諫孤迦里迦等四人：“汝孤迦里迦等，知彼苾芻欲破和合僧伽作鬪諍事執受而住，隨順於彼不和合事。諸苾芻作如是諫時：汝等莫向諸苾芻等作如是語：‘大德！彼苾芻所有言說若好若惡。何以故？而彼苾芻是法語者，是律語者，依於法律而作言說，知而說、非不知而說，彼愛樂者我亦愛樂。’何以故？彼苾芻非法語者，非律語者，而彼苾芻，於非法律執受而住，不知而說，非是知說。諸具壽！莫樂破僧伽事，當樂和合僧伽，應共僧伽和合歡喜無諍，同心一說如水乳合，大師教法令得光顯安樂而住。諸具壽！汝今應捨隨伴破僧伽不和合事。白如是。次作羯磨，准白應為。”諸苾芻既奉教已，白言：“如是。我等當諫。”即以白四羯磨諫彼孤迦里迦等。時彼四人堅執不捨，云：“此真實，餘皆虛妄。”時諸苾芻以緣白佛：“大德！我等以白四羯磨，諫彼孤迦里迦等時，堅執其事無心棄捨，云：‘此真實，餘皆虛妄。’”佛告諸苾芻：“提婆達多共伴四人，順邪違正。從今已去，破我弟子和合僧伽，并破法輪，有大勢力。”(《大正藏》卷二十四第 170-172 页)

【评说】经文记载了佛陀制定破僧违谏戒、助破僧违谏戒、恶性拒僧违谏戒的缘由。破僧违谏戒指不得破坏僧团的团结，在僧众三次劝戒后仍不悔改的行为。助破僧违谏戒指不得帮助破坏僧团团结的比丘，在僧众三次劝戒后仍不悔改的行为。恶性拒僧违谏戒指不得恃己凌人，恶性拒绝别人的劝谏，在僧众三次劝戒后仍不悔改的行为。

白四羯磨即先作一遍宣告，再作三番宣读，每读一遍即征求大众是否同意，如果一白三羯磨，众中默然者，便表示没有异议而宣布羯磨如法，议案成立，一致通过。

【原文】“時摩納婆報親教曰：‘我無珍物，唯空承事供養，幾時可得此呪？’旃茶羅曰：‘十二年中承事供養我者由知得不？’摩納婆為學呪故，一心承事供養，漸至一年。爾時旃茶羅，為親會故，身飲酒醉夜至家中，弟子摩納婆見即作是念：‘今親教身醉，我於今夜，可重加親近侍衛。’即與敷設床席，臥著親教得令安隱。爾時親教床上轉動，當即床桄忽折。聞床桄折聲，摩納婆自起，作如是念：‘親教床桄摧折，臥不安隱。我於床下脊替床桄，不令墮地。’作此念已，即於床下替桄而著，不令墮地。醉人常法，可有身力，盛者二更醒悟。其親教飲酒多，至於初夜不醒，嘔變變於摩納身上。摩納婆自見身上變吐狼藉，即作是念：‘我若為變出言，親教聞已不能得睡。’作此念已，桄下不言默然而住。即至半夜親教醒覺，見摩納婆於床下，

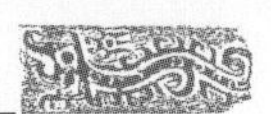

身上嘔變極以狼藉，親教即問：‘床下是誰？’弟子答曰：‘我摩納婆。’親教問曰：‘云何在於床下？’弟子即如上總說。親教聞此語已生大歡喜，喚摩納婆子：‘我於汝處甚大歡喜，起離於床下，洗浴清淨來，賜汝法。’時摩納婆即洗衣裳平旦來至，親教見已即賜呪法。時弟子依法學得呪已，其弟子為急心故，即作是念：‘我得此呪，宜於城中作其呪法自試神通。’念已即騰虛空，往香山取非時花果，來至波羅痆斯，獻奉國內大臣。大臣得已却獻國王，國王問大臣曰：‘卿何處得此非時好花？’大臣報曰：‘南天竺國摩納婆將來與臣，臣即奉獻大王。彼摩納婆極明呪法，族姓亦大，唯願大王留此呪師摩納婆；用此旃茶羅作勿，此旃茶羅是不淨行，願即趂却，所有聚落迴與摩納婆。’既作語已，爾時國王依臣所請，趂却旃茶羅，安置摩納婆，亦迴聚落訖。其旃茶羅報國王曰：‘此摩納婆是我弟子，呪法可過勝我？’時國王問摩納婆：‘汝今呪法，可是旃茶羅教不？’時摩納婆答大王曰：‘我自苦行一年，日夜不絕求得此法，旃茶羅可虛與我。’時摩納婆無恩於親教故，當即失其呪驗，後所作法皆悉不成。”佛告諸苾芻：“彼摩納婆學得神呪，為無恩故呪力退散，今提婆達多身是也，為無恩故，神通退散。諸苾芻當知：所學法親教不合無恩，自今已後，無恩者獲越法罪。”(《大正藏》卷二十四第 172-173 页)

【评说】佛陀认为喝酒会令人丑态百出。

【原文】爾時世尊，為慈悲故現其身患。時醫王活命，為佛合煎酥藥，藥名那羅若藥。佛問醫王：“此藥不可思議。”醫王答世尊曰：“實不可思議。”佛復告醫王：“極不可思議。”答曰：“實極不可思議。”世尊復問醫王：“汝可知不？”答曰：“我知。”世尊佛復告醫王：“汝實不知。”答曰：“我實不知。”佛復告醫王：“何者是不可思議？”答曰：“牛食水草能出甘露，此酥合煎成此妙那羅若藥。”佛復問醫王：“何者極不可思議？”答曰：“佛出於世能說妙法，能令僧眾依教而行，此是極不可思議。”佛復問醫王：“何者是汝可知耶？”答曰：“一切皆歸死，除佛之外無有得脫者。”佛復問醫王：“何者汝實不知？”答曰：“我知人滅，不知去處。”爾時諸苾芻聞此語已心生疑惑，遞相問曰：“此侍縛迦善解佛意。”(《大正藏》卷二十四第 173-174 页)

【评说】医王用那罗若药治愈了佛陀的疾病，佛陀身患何病和治疗的那罗若药都不详。

【原文】爾時侍縛迦而作是念：“如來大金剛體，微少酥膏何以為足？應用二斤。”作是念已，即量取二斤熟酥膏，置佛鉢中。世尊食已而殘少許與諸苾芻，苾芻禮謝世尊。于時提婆達多見此事已，而作是念：“我應食酥。”而問侍縛迦言：“沙門喬答摩蘇食幾多？”侍縛迦答曰：“正有二斤。”告言：“我亦欲食二斤。”侍縛迦曰：“如來世尊大金剛體，所食酥量能使消化，非汝所及。”提婆達多曰：“我今亦是大金剛體，何不能消？”即取二斤而便食之。至明清旦，佛所食酥皆悉消化，侍縛迦持粥來奉世尊，如來即食。提婆達多酥猶在腹，亦食其粥，腹即大痛，旋轉叫喚晝夜不安。阿難陀於自親族心有顧戀，聞其受痛情生悲愍，詣世尊所而白佛言：“提婆達多為多食酥未消喫粥，腹痛不安。”爾時如來即舒百福莊嚴功德千輻輪臂無畏相手，通徹山壁按提婆達多頂，告諸苾芻曰：“我於提婆達多及羅怙羅，心生平等更無有異。提婆達多諸痛苦劇皆悉除滅。”作是語已，時提婆達多眾苦頓除，從死得蘇，即觀其手方知佛臂，而作是念：“此是沙門喬答摩臂。”為提婆達多由無量劫來懷惡毒故，雖知承以佛威得脫劇苦，便作是語：“其悉達多善能學得如是醫療，以因此法能自濟人。”于是四面而出大聲：“如來世尊以誠實語，救提婆達多劇苦痛惱。”提婆達多眾及諸人，聞此聲時無不慶喜，皆共稱讚：“世尊神力不可思議，甚為奇特。”時諸苾芻詣提婆達多處告曰：“佛若不救，當死無疑。”提婆達多曰：“佛知善術,方欲眾人皆隨己故,而作斯法。”諸苾芻曰:“提婆達多勿出此語,宜速默然當自心觀,豈非佛救耶?”提婆達多曰:“何關彼能救我?腹內酥消痛苦自除。”時諸苾芻既聞此語知無恩報,詣世尊所而白佛言:“唯願如來視聽提婆達多。世尊於彼有大慈悲,彼今無恩無報。”(《大正藏》卷二十四第174页)

【评说】本段经文记载了提婆达多因多食熟酥膏和粥而致剧烈腹痛之事。佛陀时代认为过食会令人腹痛,与现代医学认识一致。

卷第十五

【提要】佛陀在劫比罗城尼俱律陀园时,为诸比丘说因提婆达多无恩无报的种种前世行事。

【原文】“時樵人親屬既見癲狂,將彼歸家,更無餘語唯說十字。其親屬等既見癲狂,即覓醫人及善呪者,種種醫方療不能差。時婆羅痆斯城不遠,有林多菓,眾鳥皆集出美妙音。時彼林中有一仙人,具五神通,狂人親屬將視仙人,蹋跪禮拜便即白言:‘我此眷屬癲狂心亂,不說餘語唯宣十字,我等不解如何治差?’仙人報曰:‘此人造惡都不知恩,殺大菩薩擲於樹下,而未至地間說於十字,以攝十頌說此十字已墮地而死,被虎所食,時採樵人便即癲狂。’時諸眷屬及仙門人皆白仙言:‘云何十頌?復有何義?’是時仙人次第解釋,便說頌曰。”爾時世尊告諸苾芻:“汝等當知!往昔熊者,今我身是。時採樵人不知恩者,今提婆達多是。昔不知恩,今亦如是。汝等當知。”(《大正藏》卷二十四第178页)

【评说】佛陀认为癫狂无法用方药等治愈,因为癫狂大部分由心理问题引起。

卷第十六

【提要】佛陀在劫比罗城尼俱律陀园时,为诸比丘说因提婆达多无恩无报的种种前世行事。

【原文】佛言:“復聽提婆達多往昔之時無有恩報。乃往古昔有一王都,人民熾盛安隱豐樂。王有四子:一名大枝、二名副枝、三名隨枝、四名小枝。其四王子年漸長大,皆娶隣國王女以之為妻,共於父所興逆害心。父覺知已擯令出國,各將妻去,行至曠野路糧皆盡,共立惡制,可殺一妻取肉充食,用濟身命得出長途。于時小枝作如是念:‘寧可自死,不斷他命。更無餘計,宜將己妻密走他國。’作是念已,將妻逃走。飢渴所逼,妻便困乏不能前進,告其夫曰:‘聖子!我命將終,無由涉路。’小枝作念:我於羅刹惡伴存彼軀命,於此而終,深可傷惜。’即割髀肉與食,又刺臂血令飲。妻食肉血,漸漸徐行至一山谷,採拾根菓以濟身命。於其山間有大河水,時有一人因遭怨賊截其手足,擲著河中作苦惱聲,隨流而去。小枝因出聞苦叫聲,生悲愍心尋聲往覓,遂見一人隨水流下,即入河中背負令出,置河岸上。見手足俱無,情懷痛切,問言:‘善男子!爾因何事遭斯苦楚?’其人具以事答。小枝報曰:汝今雖苦,勿生憂怖。’將根菓令食,便語妻曰:‘可生慈念看養此人。’既蒙恩養瘡苦漸差,其婦於彼情生愛著,頻頻就彼共作言談。菩薩稟性少行欲染,雖時聚會無解婬情。然此山中所有根果,由菩薩威力悉皆精妙,婦人食已彌益邪心,至其人所求行非法。彼便不許,答曰:‘我幾命斷,幸蒙見濟,共為惡事,便是棄恩,汝夫若知,定分身首。’婦數求及被煩惱逼,遂共交通深生愛著,不欲

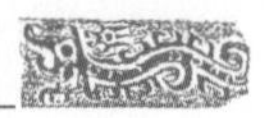

暫離，於其本夫心無戀樂。彼雖遣去亦不見隨，便作是念：‘今此女人於我耽著，私通他婦乃是大怨，我定遭苦。’即共籌議告其婦曰：夫若知我行非法者，必當斷命，此不須疑。’女人聞說以之為然，當設餘計。女人耶智不學而知，即以衣纏頭枕石而臥。小枝採菓還至其傍，見有異狀問言：‘賢首！有何所苦？’答言：‘聖子！頭甚苦痛。’小枝報曰：‘欲何所作？’女密懷計生此惡心告其夫曰：‘我先頭痛，醫與石栢塗頭即差。’小枝報曰：‘何處得有？我往求覓。’女曰：‘於彼崖下於山澗邊，見有斯藥；既其懸絕，尋索而下我在上持。’彼是大人，為性質直不懷邪偽，報言：‘可爾。’以索繫腰懸崖而下，欲採其藥，妻遂放索落崖墮水。由彼有情有長命報，合紹王位，落崖不死，隨水漂流至王都所。屬彼國主無子命終，臣佐國民共為籌議：‘王既無子今已命終，我等立誰紹繼其位？’喚諸相師，令覓一人堪為王者。時諸相師四方求覓，如有頌曰：

假令經百劫，　所作業不亡；
因緣會遇時，　果報還自受。”（《大正藏》卷二十四第 180 页）

【评说】佛陀认为业不会消失，会有业报。

髀肉即大腿内侧靠近大腿根部位的肉。

【原文】“爾時菩薩告其妃曰：‘汝於婆羅門勿出惡言。’便說頌曰：

若無求乞人，　我施誰當受？
為趣菩提故，　盡施去慳心。
六度殊勝福，　是名菩薩行；
為證於菩提，　圓修一切智。”（《大正藏》卷二十四第 182 页）

【评说】佛陀认为布施可以治疗悭贪。悭，吝啬之意。

六度即六波罗蜜，指从生死轮回之此岸抵达涅槃寂静之彼岸的六种方法或途径，包括布施度、持戒度、忍辱度、精进度、禅定度、智慧度。六度是一个循次渐进的整体。

卷第十七

【提要】佛陀在劫比罗城尼俱律陀园时，为诸比丘说未生怨太子篡夺王位之事。

【原文】時長者子聞佛說已，便作是念：“世尊今者知我心之所念。”即時驚愕恐懼憂惱身毛竪立，白佛言：“如是。世尊！”佛復告長者子：“我今問汝，隨我意答。汝昔在家常作何業？”答曰：“善解彈琴。”又問：“若調絃時其絃調急，其聲和雅悅心，好聲堪用已不？”答言：“不也。世尊！”問曰：“琴絃若緩，其聲和雅悅心，能發好聲堪用已不？”答言：“不也。世尊！”“若琴絃不緩不急，調絃平正，其聲好不？”答言：“如是。世尊！”佛告長者子：“若復有人極行精進心生掉舉，若多慢緩心生嬾惰，是故汝應修處中行。若如是者，汝今不久斷諸有漏心得解脫，得慧解脫見法證果：我生已盡、梵行已立、所作已辦、不受後有。”（《大正藏》卷二十四第 186 页）

【评说】佛陀认为比丘在修行过程中既不可以着急也不可以懒惰。

【原文】“是時獵師先拔師子令出井中，師子即便禮獵師足，白言：‘我今知汝深恩，必當報謝。其在井中黑頭蟲者，不識恩義，必莫救之。’師子即去。於後獵師，所有井中人蛇蟲鳥等，次第悉皆救出。後時師子捉得一鹿，獵師因行遇至其所救，師子見來，即便以鹿授與獵師，跪拜而去。後於一時，其梵授王及諸宮人，出城遊戲至苑園中，恣意歡娛遂便睡著。時諸宮人見王睡已，心無畏懼，或有經行、或有立者、或有坐者、或有眠者、或有遠去、或有脫衣曬污、或有解脫瓔珞在其傍邊便即眠睡，墮井鵄鳥銜其瓔珞遂將遠去，與彼能救獵師，以報恩德奉上瓔珞。時梵授王眠覺，與諸眷屬臣佐速歸入城。于時失纓絡宮人遍觀其處不見纓絡，詣王白言：'大王！在苑園中而失纓絡。'時王便告諸大臣曰：'在諸苑園已失纓絡，汝等須為訪覓，是誰盜將？'時諸臣佐既奉王命，即便訪覓。時黑頭蟲時時往彼獵師之處，而覓方便覰其纓絡，見已便知是王纓絡今在於此。其黑頭蟲便棄恩義，遂詣王所白言：'大王！所失纓絡我今具知在獵師處。'王聞是語便即嗔怒，即令使者往捉獵師。時王使人至獵師所告言：'汝於苑園中盜王宮人纓絡。'其獵師恐懼答云：我等實不盜王纓珞。'具向使者陳說所得來由，還其纓珞。使者得已將詣王所，其獵師當處即被囚縛。于時其鼠見已急往報蛇，向蛇白說：'其黑頭蟲罪惡之人，不識恩德，遂令我善知識被王使者見今囚縛。'蛇聞語已答言：'汝報獵師，我今日為爾向王宮中螫於王身。汝當呪持，我即收毒。王當歡喜決定放汝，亦即與汝賞賜。'其鼠得此語已即具報獵師，獵師云：'善哉！當如是作。'其蛇即螫王身，王時患苦毒遍其身，廣召醫師：'誰能治我？'時諸醫師無能治者。王既遍告，獵師聞已，遂遣所執當人：'汝當為我白王，我能治得。'其執使者具事白王，王言：'即令解放將來。'既至王所，獵師為治，手下即差，便即釋放。王甚歡喜重與賞賜。"（《大正藏》卷二十四第188页）

【评说】本段经文记载了猎师治愈王身上的蛇毒之事。

【原文】爾時世尊告大目揵連曰："汝往影勝王所可傳我語：願王無病。'作如是言：佛告大王："如善知識，應所作者我已作。我今救汝，離三惡趣。令汝常得在天人中過於生死處。"'"聞佛所說即入三摩地，從耆闍崛山沒，於王舍城王禁閉所，在王面前白言："大王！佛告大王：'願無病惱。'"時王禮敬尊者大目揵連，時大目連白王曰："佛告大王：'如善知識，我於王處所作已辦，令離地獄、傍生、餓鬼，建立人天，具如前說。'由業因緣，是故大王當知，依於業，因此在於禁閉、脚被刺破，又不得食苦害其身。"王問大目連曰："何處有好食飲？"于時目連答曰："於四天王處有好食飲。"具報王已，即便化身而去，往耆闍崛山。時未生怨王子患指瘡病將詣王所，王抱懷中以手摩挲以口嗍之。其時王子啼泣不止，王既嗍其癰癤穴破，膿血在於口中，唾膿於地。太子見膿在地，更啼不絕。（《大正藏》卷二十四第190页）

【评说】本段经文记载了频毗婆罗王用嘴吮吸未生怨太子手指疮中脓血之事。现代医学治疗有脓血之疮，同样需要将脓血排尽。

卷第十八

【提要】佛陀在劫比罗城尼俱律陀园时，为诸比丘说未提婆达多欲杀害佛陀自立为佛之事。

【原文】時諸苾芻皆生疑惑而白佛言："金毘羅藥叉為護佛故自喪身命。"佛言："非但今日為我喪命，於過去生亦為我故自喪身命。汝應善聽！乃往古昔波羅痆斯國有王名曰梵授，正法理國無諸枉濫。時世清淨人無災害，五穀豐盈萬姓安樂。當爾之時去城不遠有別聚落，多諸園林勝妙花果，雜類諸鳥和鳴可愛。時有仙人住此林內，絕粒苦行唯食根果，被樹皮衣以禦寒暑。即於此處有一獵師，每持弓矢殺諸禽獸而自存養。而此獵師於時林間往仙人所，

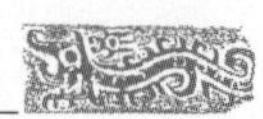

仙見歲寒往來疲乏，心生愍念，乃將根果與之令食，遂結恩義共為父子。是時獵師敬事仙人稱之為父，仙亦憐愍愛之如子。後於異時其梵授王清晨縱觀入鹿園中，時有野鹿驚怖悲鳴急投仙人，時王即便射殺此鹿。既見命終，仙乃發憤報彼王曰：'汝之惡性深非道理，彼鹿投我輒事屠害。'時王聞已極生瞋恚告諸臣曰：'若有世人於灌頂刹帝王加麁惡語，合科何罪？'群臣白王：'非法惡人合當死罪。'王曰：'然此仙人輕毀於我。'其時群臣欲害仙人，獵師近見便作是念：'我見命存，豈彼敢害大仙人也。'是時獵師即共決戰，仙人避走。時王爾時有大威勢，其時獵師便被王殺害。"佛言："諸苾芻！汝意云何？時仙人者我身是也。時獵師者，即前身藥叉天神是也。當於爾時，已為我故喪失身命。今還為我遂便致死，石打我足流血如是不絕。"

世尊忍痛，爾時醫王侍縛迦，每日三時來詣佛所，其王舍城人及諸國商人貧富貴賤有信心正見者，皆與醫王同往佛所。時諸眾人白醫王言："作何醫方？"醫王答言："我解此方，其藥難得。"時阿難陀問醫王曰："是何藥草，難可求得？"答言："此方用牛頭栴檀香，我先已於諸處求覓不得，縱令商人有者，怕未生怨王惡性，不敢出賣。王若須者，方始將出獻王。王若須香之日，無可與王，必定被殺。何以故？為曾賣栴檀香來，已知有其香故。"時賣香商人在其眾中，聞侍縛迦所說，為世尊治病故，須栴檀香，便作是念："未生怨王共提婆達多親愛，於世尊相嫉。若聞我與世尊牛頭栴檀香時，定當損我。"復作是念："世尊是諸人天應供，我為此縱其身命被損，亦須奉上如來牛頭栴檀香。"即往取香來供養佛，蹲跪白言："世尊！我得栴檀香來，世尊慈愍須當受取。"佛告具壽阿難陀言："此大仁邊為受取栴檀香。"依命受得。商人生大歡喜，頭面禮佛退而還去。爾時世尊微笑，有五色光現青黃赤白，皆從口出，乃至其光於眉間入。廣如上說。時阿難陀以偈讚佛，廣說如前。

佛告阿難陀："汝見彼商人心生歡喜，以牛頭栴檀香供養於我不？"阿難陀白佛言："我見。"佛告阿難陀："如彼商人，以無量善根敬信，捨施牛頭栴檀香，於未來世當證辟支佛果，名曰栴檀。因於我處生大歡喜，當得是報。"

爾時世尊得此檀香塗足，血猶不止。侍縛迦復白佛言："用童女人乳汁塗點瘡上。"時諸苾芻心怪不識童女乳汁，時具壽阿難陀問侍縛迦言："何者是名童女乳汁？"答曰："若婦人初妊胎生子者，是名童女乳汁。"爾時四眾往詣諸處，求覓童女乳汁，在王舍城中除提婆達多及諸近友，於餘外四眾處，皆求此乳。其提婆達多及諸惡友唱言："汝等勿與乳汁。"當欲作厭魅幻化之法，自無與心障破一切人。爾時是王舍城中唯有一婦人，身自瘦小，初生孩子身亦瘦小，其母乳汁子食猶不得足，況故更與他人。時彼婦人聞佛世尊須童女乳汁，便作是念："我若以用乳供養如來，我自瘦弱多有禍起：一者子當必死、二者提婆達多與王親近，及有宿舊朋友，聞與乳必當殺我。"復作是念："若我身死并我子亡，為天人應供養者，念患足指疼痛，我當持乳將供養如來。"時彼婦人出乳置於銅器中，持將往如來所，頭面禮足蹲跪奉佛，白言："世尊！我將女乳來，聞佛須童女乳，我今將來，願佛受取此乳。"佛告阿難："此女人心懷正信，汝當受取此乳。"時阿難陀依命受得，婦人頭面禮佛退還而去。爾時世尊微笑放五色光，其光遍滿三千，廣如上說。佛告阿難陀言："汝見彼女人將乳來供養我不？"阿難陀白佛言："世尊！我見。"佛復告阿難陀："此人以歡喜心捨施乳來供養於我，以此無量善根，當來之世得證辟支佛果。"

時佛世尊瀝乳塗瘡血流不息，諸方苾芻及梵志等聞佛患瘡皆來佛所，或有塗香粖香安於瘡上，種種醫療竟不能差。爾時具壽十力迦攝波以真實語發大誓願："若佛世尊，於一切眾生普作子想，實不虛者，令血止息瘡得平復。”作是願已，血便止息瘡即除差。時諸苾芻、苾芻尼、鄔波索迦、鄔波斯迦及王舍城一切道俗皆大歡喜踊躍無量。唯提婆達多與未生怨王并拘迦里迦惡苾芻等心不歡喜，口云：“得病差者，誠為善哉，因此能有諸善根故。”時諸苾芻皆生疑惑，唯佛世尊能斷除之。諸苾芻白佛言：“世尊！有何因緣？十力迦攝發誓願已，血流止息瘡得除差。”(《大正藏》卷二十四第 193-194 页)

【评说】经文记载了佛陀足流血，用檀香、人乳治疗不止，最后具寿十力迦摄波发大誓愿后血止疮愈。

卷第十九

【提要】佛陀在劫比罗城尼俱律陀园时，为诸比丘说未提婆达多欲杀害佛陀自立为佛之事。

【原文】“是時太子既登位已，告諸群臣曰：‘汝等殺却達摩。’時宰牛大臣白大王言：‘不作觀察，無事何故即殺達摩？身現懷妊，未審生男或是生女，若生男時方可殺却。’時王答大臣言：‘如是亦得，汝當自看。’時達摩月滿以後即生一男，其同日時，有一採魚師婦乃生一女，與漁師錢物將男換女，其大臣即白王言：‘達摩生一女也。’王曰：‘大好！我得解脫。’後時漁師養育其子漸漸長大，令入學讀書，乃能綴文巧作辭章，時乃立名巧作文章。大臣私來告達摩言：‘汝子今大巧作辭章。’達摩復白大臣言：‘今欲願見形貌，方便將來。’大臣答言：‘何更須見？不須看之。’時大臣見彼愛戀其子，為作方便，令子手持一魚作賣魚人形，即往母所，其母遙見。相師占曰：‘此持魚人者，必當殺我王，自住王位。’其語遞相告言，轉轉乃至王所。王聞此語告諸群臣：‘乃可速即捉取漁師子，莫令逃逸。’其語轉轉漁師子聞已，即東走而避，乃入一老婆家。其老婆見已隱藏深處，以大黃塗身，色如死人形，人輿將往深摩舍那之所，安著林所即起而走。近有一人，於林中採取花菓，遙見此人從死人中忽起而走，採菓之人隨後即趁不遠便止。王使隨後即到，問採菓人：‘汝見一人作如是形容以不？’其人答曰：‘纔見從此路去。’即速趁捉。其漁師兒忙怕，入一浣衣人家，其家以衣裳重裹馱於驢上，遠離人處河邊解放。其漁師兒起立觀察四方，遠望無人之處便即速走。路逢一人，見其疾走路兒赴王訪者，王使尋復到於村中，括訪其所，見者報曰：‘從此走過。’時人被使趁急，復投一治皮作靴家，而彼家人一一具言：‘被王逼迫今欲殺我等。’廣如上說，復告彼家人言：‘願慈愍故，為我作一量鞋，鞋跟向前鞋頭向後。若尋跡者，無人知我去處。’靴師答言：‘我先未曾作如此鞋。’即說頌曰：

曾見種種靴形狀，　隨彼尺樣便為作；
未有如此造靴鞋，　令跟向前鼻居後。”(《大正藏》卷二十四第 195-196 页)

【评说】“以大黄涂身”，文中大黄是否为药材无从考证。

【原文】爾時世尊即往長者家敷座而坐，其護財象隨佛後行。佛在長者家，其象門外立，為不見佛故，即欲推門屋倒。佛以神力變其宅舍化為水精，內外相照令遙見佛。世尊食竟說施頌已從坐而去，其象隨佛後行，其國大臣具如上說啟白大王。王聞此事，轉告提婆達多：“汝大損我。其象去已，隣境國王聞者必起怨敵，汝大不是。”時提婆達多被訶責已默然而住。王勅諸臣言：“若佛出後當即關閉城門，莫令象出城外，勿令隨佛後去。”大臣依勅報守城門

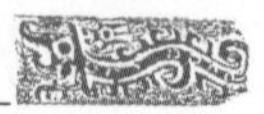

人，及語調象人：“繫捉取象，莫令隨佛後去。”依命即欲捉象。其象見佛出城，面前不見世尊，其象以脚踏鼻，氣息不通悶絕而死，當生四天王眾天。天法，當生天者有三種念起：從何處滅？生在何處？是何業報？當觀自身，從象中死已，生在於此清淨四天大王中。前生為於佛所發歡喜心。“我今在此歡樂，不往如來所，甚非道理。我先須共諸天圍遶詣如來所。”其象生天，有身百寶莊嚴，清淨之身內外明徹。其夜即衣裓盛眾妙花，往如來所竹林園中，其光遍照勝晝日。時以眾寶花散佛身上，即於前坐聽佛說法，世尊觀察隨所樂聽而應說法。其天聞已，以慧金剛杵摧破二十種我見煩惱山，即證預流果。既證果已心大喜悅白佛言：“世尊！無父無母能作此事，無王能作、無天能作、無親無友，亦無過去魂靈、無沙門婆羅門枯諸血海。唯佛能斷我苦惱海，超煩惱山閉惡趣門，安置人天勝妙之處。”即說頌曰：

“因佛閉塞惡趣門，　三塗之中多損害；
今蒙開闡人天路，　復證微妙涅槃城。
因佛斷除眾惡業，　患翳之目得清淨；
能證寂滅聖賢道，　超過有流眾苦處。
一切人天所應供，　能除生老病死苦；
於百千生不逢遇，　果報今時得見佛。
我禮大師垂瓔珞，　頂禮佛足心歡喜；
右遶三匝欲還歸，　騰身即往天宮上。”(《大正藏》卷二十四第198页)

【评说】“其象以脚踏鼻，气息不通闷绝而死”，佛陀认为气息不通可致动物死亡。

卷第二十

【提要】佛陀在劫比罗城尼俱律陀园时，为诸比丘说劝说未提婆达多回归佛门、未生怨王皈依佛门之事。

【原文】是諸苾芻咸皆有疑，唯佛世尊能斷疑惑：“大德世尊！思審觀察，隨世尊言教者，安穩得度生死。順提婆達多言教者，遭大苦難。”佛告諸苾芻：“汝等當知，非但今世隨順我言教者得度生死，往昔亦復如是。汝等苾芻諦聽！諦聽！我為汝說。乃往昔時有二導師，各有五百車乘過於磧中，或得水草、或不得水草，乃經數日，諸牛犢等極遭苦難。於後見一方所，其草青茂有多涌泉。時諸商人將諸牛犢就其水草，時諸商人入水澡浴，飲諸牛犢。既飲水已便息而住。其五百群牛之中有一牛王，告諸牛曰：‘此方地所青草欝茂，有好浴泉，我等恣意飲食而住。若有商人備駕於我，便須臥地不復受使。’第二牛王告群牛曰：‘汝等應知！其商人等有大氣力，能調伏難調之物，宜可依舊隨順人等般運車乘，恐後有損。’其大牛王聞是語已，即嗔第二牛王：‘汝所言者，依前受他驅使，是事非法。豈有人類能見自背。’復告群牛曰：汝等取我言教，不須相去。’于時商人欲駕其牛，彼諸牛等見商人欲捉，便即瞋怒爮地攫裂。商人見已，各執棒打，皮穿流血即令駕車。餘牛牽車而去，皆不被打。爾時空中諸天即說頌曰：

今觀惡牛王，　妄語行惡行；
諸牛緣此苦，　飢渴身流血。
復觀善牛王，　淳和出正教；
由此諸牛類，　度險身肥飽。”(《大正藏》卷二十四第202页)

【评说】佛陀认为妄语会使人遭受皮肉之苦。

根本说一切有部毘奈耶杂事

三藏法师义净奉　制译

【提要】《根本说一切有部毘奈耶杂事》共四十卷,是后期说一切有部所传的僧众日常杂事制度及其解释,亦记载了第一次、第二次结集的经过。

卷　第　一

【提要】佛陀为六众比丘讲比丘不应"以甎揩身""以白灰抹其额上,以为三画""以牛黄点额""身着涂香""以手打柱""身安梵线""以五色线系臂""着诸璎珞庄严手足""着指环及宝庄饰";剪指之法;允许食用馀甘子、诃梨勒、毗醯勒、毕钵梨、胡椒五种果的缘由。

【原文】爾時薄伽梵在廣嚴城獼猴池側高閣堂中。時六眾苾芻於日初分,執持衣鉢,欲入廣嚴城次第乞食。去城不遠,有栗姑毘子園,其處清閑花果茂盛,流泉交帶好鳥和鳴,如天帝釋歡喜園內,中有種種解勞之具,復有奇絕音樂器等,并有薰香澡浴雜物。是時六眾共相謂曰:"難陀、鄔波難陀!比聞此園可愛,世尊常讚如三十三天,我等試觀有何形勝?"六眾議已共入園中,便見種種長短木杵,麁細諸椎及大小石,此等皆擬擎持戲弄,令身運動散滯蠲痾能銷飲食。又見奇絕箜篌琴瑟諸鼓音樂之具。復有薰香洗浴之物,浮甎澡豆芬馥餘甘(餘甘子出廣州,堪沐髮。西方名菴摩洛迦果也),持用揩身并將塗髮,能令髮白更黑。六眾見已共相謂曰:"此諸樂具足暢憂情,我等今於用力勞宣,歌舞洗浴先作何事?"一人告曰:"我等多時不為澡浴,宜可先洗。"作是議已俱共入池,即取浮甎用揩身體。此六苾芻並多奇巧,所有技藝無不善知,若洗浴時以甎揩體,便出種種五樂音聲,如彼技人吹彈擊拊。時有眾人從此而過,疑其奏樂側耳俱聽,各相謂曰:"栗姑毘園盛陳歌舞,我等宜可暫往觀瞻。"眾皆言:"爾。"即便相與競入園中。眾人入時六眾便出,問言:"聖者!作音樂人今在何處?"答曰:"汝等愚人,有耳聽聲心迷好惡,豈有樂人能作如是奇妙音聲?"問言:"聖者!向所聞聲是誰所作?"答言:"賢首!汝所聞者,即是我等洗浴之時,以甎揩身出斯音曲。"答言:"聖者!仁等沙門,亦有五欲惱身心耶?"報言:"癡人!我等不惱餘人自受欲樂,無廢修道斯有何過?汝豈我師作斯譏恥,宜應默爾勿招禍患。"彼聞生怖緘口而行,入廣嚴城於四衢道,各生諠議互共譏嫌。時諸苾芻聞已白佛,佛作是念:"苾芻洗浴,以甎揩身有斯過失。由是苾芻,不應以甎揩身為洗浴事。若揩身者得越法罪。"佛既不許以甎揩身,時諸苾芻脚有塵垢並生皴裂,入乞食時諸人見已,作如是語:"聖者!脚生皴裂復多塵垢,何不揩淨作醜形儀?"答言:"賢首!世尊不許。"彼言:"仁等身有垢穢,豈清淨耶?"苾芻默然。既得食已,還歸住處,以緣白佛。佛告諸苾芻:"前是挒制今乃隨開,我今聽諸苾芻以甎揩足,非餘身分。若揩餘處者得越法罪。"是時六眾見不許甎便用浮石,佛言:"此亦得越法罪。"(《大正藏》卷二十四第207页)

【评说】越法罪又作越三昧耶罪。三昧耶戒是密教戒律,受法灌顶之前发心立誓之禁戒。越法罪是密宗三种重罪之一。

 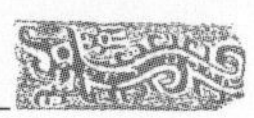

“如天帝释欢喜园内，中有种种解劳之具”，佛陀时代富裕之家的住宅园子里拥有各种消除疲劳的器具。“复有熏香洗浴之物，浮瓠澡豆芬馥余甘（余甘子出广州，堪沐发。西方名庵摩洛迦果也），持用揩身并将涂发，能令发白更黑”，佛陀时代重视洗浴，除了熏香等物外，还用澡豆、余柑子摩擦身体和头发，以使白发变黑。

佛陀认为比丘用砖或浮石清洗除脚以外的其他身体部位得越法罪。

【原文】緣處同前，時諸苾芻日初分時，執持衣鉢入城乞食，見諸婆羅門以自三指點取白土，或以白灰抹其額上以為三畫，所有乞求多獲美好。六眾見已共相謂曰：“是善方便，我等宜作。”遂於他日額為三畫，入城乞食，不信之人見而笑曰：“我今跪拜。”六眾報曰：“汝等愚人不閑禮式，誰合跪拜？誰當敬禮？”彼人答曰：“我等但知見老婆羅門即云：‘跪拜。’若見苾芻便云：‘敬禮。’”“若如是者，見我苾芻，何不敬禮而云跪拜。”答言：“聖者！我見仁等面有三畫，謂婆羅門非苾芻也，我等無知，幸當容恕。”六眾默然。爾時諸苾芻聞已白佛，佛作是念：“若有苾芻面作三畫，有如斯失。是故苾芻作三畫者得越法罪。”佛言：“苾芻不應以白土作三畫。”者，苾芻有患，醫師處方白土塗身，苾芻不敢，以緣白佛，佛言：“前是剏制，此是隨開。醫人處方遣塗身者，可隨醫教，作之無犯。”（《大正藏》卷二十四第 207 页）

【评说】佛陀认为比丘用白土涂身是越法罪，若是医生嘱咐将白土用于治疗，则比丘可以用白土涂身。

【原文】佛在室羅伐城，六眾苾芻於日初分，執持衣鉢入城乞食，見諸婆羅門以牛黃點額，所有乞求多獲美味。見是事已共相謂曰：“是好方便，我等宜作。”遂於他日以牛黃點額入城乞食，不信之人見其點額，輕笑而言：“我今跪拜！我今跪拜！”諸有問答並如上說：“我見仁等面有牛黃以自莊飾，謂婆羅門非苾芻也。我等無知，幸當容恕。”六眾默然。時苾芻聞以緣白佛，佛作是念：“若有苾芻牛黃點額以自莊嚴，有斯過失。由是苾芻不應牛黃點額，若有作者得越法罪。”佛遮牛黃點額，時有苾芻額有惡瘡往問醫言：“賢首！為我處方。”醫人答曰：“聖者！於瘡四邊以牛黃塗之，即當得差。”苾芻報言：“世尊制戒不許牛黃塗額。”醫人答曰：“聖者！汝師大慈，有病必許。”以緣白佛，佛告諸苾芻：“前是剏制今更隨開，除為病緣及以醫教，得用牛黃。若輒作者得越法罪。”（《大正藏》卷二十四第 207-208 页）

【评说】佛陀认为除了治病外，用牛黄点额得越法罪。本段经文记载了医生用牛黄治疗比丘额头恶疮的医案。中医认为牛黄有解热定惊、解毒等功效。

【原文】緣處同前，六眾苾芻身著塗香入年少眾中，告言：“年少！汝等可嗅我香何如？”諸人答言：“豈可上座身著塗香！”報言：“我著。”彼云：“上座！塗香俗飾，豈合著耶？”答曰：“從合不合我今已作。”彼咸輕賤皆共譏嫌。時諸苾芻以緣白佛，佛作是念：“苾芻身著塗香有斯過失，由是苾芻不應身著塗香。若有著者得越法罪。”如佛所說不著塗香，時有苾芻身嬰患苦，往醫人處問言：“賢首！為我准病而作方藥。”報言：“聖者！可著塗香當得平復。”答言：“賢首！豈令我今愛欲樂耶？”報言：“聖者！此是病藥，非餘能差。”苾芻白佛，佛言：“我今開許，醫人處方塗香非犯。”時病苾芻身著塗香入眾中坐，與婆羅門居士等說法，或往俗舍，人見譏嫌。時諸苾芻以緣白佛，佛言：“塗香苾芻所有行法，我今當制。若諸苾芻身著塗香不應入眾坐，亦不為婆羅門居士等說法，亦不往俗家。若苾芻病差，方可洗身隨意入眾，亦得為他諸

人說法。此之行法不依行者，得越法罪。”(《大正藏》卷二十四第208页)

【评说】佛陀认为除了按医生的处方涂香治疗疾病的情况外，若比丘身涂香得越法罪。若得病的比丘用香涂身，随意入众、为他人说法、往俗家也是越法罪。

【原文】佛在王舍城，其影勝王發如是念：“每至春秋節變，新穀初果必先奉佛及諸聖眾，後方自食。”時彼大臣以新熟菴沒羅果(此果大如桃，而生熟難知。有四種差别不同：菴摩洛迦大如酸棗，唯堪為藥)奉上大王。王曰：“可持此果先奉佛僧。”臣便微笑，王曰：“卿何故笑?”對曰：“大王謂臣未奉佛眾？已先奉訖。”王曰：“恐卿不知，由是因緣，我今奉施聖眾千樹果林。”對曰：“此誠妙事臣實隨喜。”即便以千樹果林，奉施四方一切聖眾，并設大會慶讃福田。此林昔時結果極繁，假使摩揭陀國所有人眾大聚會時，共食斯果亦皆充足。王以此林施僧伽已，時諸苾芻見果小時氣味香美，悉來噉食遂令都盡。有餘國王要須此果，便令使者詣影勝王處求菴沒羅。彼告使曰：“我有果林已施僧眾，汝今可往隨眾乞求。”使者往竹林園，是時六眾常在寺門，遞看無闕。時鄔波難陀門所經行，使者既至禮尊者足，白言：“聖者！我是某國王使，王遣我來求菴沒羅果，仁若有者幸見分張。”鄔波難陀報使者曰：“汝今可往詣果園所，隨欲多少任意將去。”使至林所周遍觀察，唯覩空條竟無一果，遂便還白空林無果。鄔波難陀即將使者共詣林中，遍觀察已，報曰：“汝可昇此高樹。”使者即上，既不見果，又告曰：“汝向東枝。”南西北枝悉皆令上，彼遍昇上竟無所得，遂便下樹問言：“聖者！豈此樹林今歲無果?”報言：“賢首！猶如往年結子，今歲亦然。”“若如是者，今年風雨令子落耶?”答言：“不爾。”問曰：“何無?”答曰：“此果小時我等食盡。”時彼使人還至王所，以事具白。王曰：“善哉！我本期心令聖眾食。”彼使悒然辭歸本國。時摩揭陀國因有大會眾人聚集，問苾芻曰：“聖者！何故今年千樹果林咸不結子?”答言：“賢首！非不結實，乃至我等食盡。”報言：“聖者！比來此果成熟之時，摩揭陀境所有人眾食皆充足，只由仁等從小食盡，遂令無果。斯非善事。”答曰：“此之果林，王不與汝國內諸人，但奉僧眾，由是共食斯何過焉?”時諸人眾聞是語已，共生嫌恥：“沙門釋子尚不知足，況我俗流?”苾芻白佛，佛作是念：“由其食果有斯過失，故諸苾芻不應食果。若食者得越法罪。”如佛所言：“不應食果。”時有信心長者，將小菴沒羅香果來施苾芻。苾芻報曰：“佛不聽食。”諸長者言：“佛未出時，我等諸人悉以外道而為福田，廣說如上，乃至慈悲受我微施。”諸苾芻白佛，佛言：“至核鞕時食之無犯。”復有信心長者，以熟菴沒羅果來施苾芻，廣說如前，乃至受我微施。時諸苾芻不敢受食，以緣白佛，佛言：“核鞕已後，乃至於熟悉皆應食，勿起疑心。”(《大正藏》卷二十四第209-210页)

【评说】佛陀认为水果成熟之后方可食用，与现代人的习惯相符合。科学研究表明未成熟的水果，含草酸、安息香酸等成分，在人体中很难被氧化，经代谢后形成的产物为酸性，会影响人体正常的生理活动。庵没罗果是佛陀时代的一种水果。

【原文】緣在室羅伐城。時有苾芻身嬰患苦，到醫人所報言：“我有如是病苦，幸為處方。”醫人報曰：“宜可服酥令身潤膩，我當施與瀉利之藥。”彼便服酥。復患於渴，醫來問曰：“聖者！好不?”答言：“賢首！我更患渴。”醫曰：“持餘甘子。”苾芻手把，醫見問曰：“渴得除未?”答言：“未除。”醫曰：“聖者！豈可不持餘甘子耶?”答曰：“現在手中。”報言：“可著口中。”即便置口，他日醫復來問：“渴得可未?”答曰：“今猶未可。”醫曰：“豈不口中持餘甘子?”答：“已在口中。”“應可嚼之。”報曰：“世尊不許。”醫曰：“世尊大悲，必應垂許。”苾芻白佛，佛言：

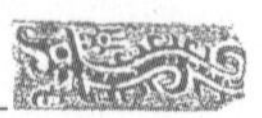

“應嚼。”嚼已外棄,不敢咽下,渴猶不除。醫曰:“何不咽汁?”報言:“非時食者,世尊不許。”以緣白佛,佛言:“我今聽許,有五種果,若病無病、時與非時,食之無犯。”如佛所言:“有五種果,若病無病、時與非時,食無犯者。”苾芻不知云何為五?佛言:“所謂餘甘子(梵云菴摩洛迦,此云餘甘子,廣州大有,與上菴沒羅全别,為聲相濫人皆惑之,故為注出是掌中觀者)、訶梨勒、毘醯勒、畢鉢梨、胡椒。此之五藥,有病無病、時與非時,隨意皆食,勿致疑惑。”(《大正藏》卷二十四第210页)

【评说】本段经文是医生采用口服酥及泻利药治疗比丘疾病的医案的记载。

佛陀时代的医生用余甘子治疗比丘口渴病。

余甘子具有清热凉血、消食健胃、生津止渴之功效。

诃梨勒即中药诃子,具有涩肠止泻、敛肺止咳、利咽开音之功效。

据印度医典《斯休鲁塔本集》记载毗醯勒之油,可以作为治疗皮肤病的膏药原料。

胡椒具有温中散寒、下气消痰之功效。

佛陀规定余甘子、诃梨勒、毗醯勒、毕钵梨、胡椒五种食物无论是否患病,随时可以食用。

卷 第 二

【提要】佛陀对六众比丘说王舍城火生长者的因缘故事。

【原文】佛在王舍城竹林園,時此城中有一長者名曰善賢,多有貲財受用豐足,於露形外道深生信敬,娶妻未久即便有娠。爾時世尊於日初分,執持衣鉢入王舍城,次第乞食至善賢長者宅。時彼長者遙見世尊,遂將其婦詣世尊處,請世尊曰:“薄伽梵!我婦有娠,為男為女?”佛言:“長者!必當是男,光隆家族,諸天妙相皆具足有,於我法中出家修行,斷盡諸惑得阿羅漢果。”長者聞記,即以清淨上妙餅食,盛滿佛鉢持奉世尊,佛言:“願爾無病。”從舍而出。去此不遠有露形外道,遙見世尊便作是念:“我唯有此常施食家,亦被沙門喬答摩之所誘攝。我今試往問彼因緣,何所授記?”既至門所問言長者:“沙門喬答摩曾來此不?”答言:“已來。我所說耶:聖者!我婦懷妊,問其所誕。彼記生男,光隆家族,人天妙相皆具足有,於我法中出家修行,斷盡諸惑得阿羅漢果。”時彼外道善明曆數,即便觀察計算陰陽,如佛所言更無有異,便作是念:“我若隨順讚實事者,長者於彼倍生尊敬,我今宜可掩實說虛。”作是念已,即便反掌,翻嗚其面。長者見已,問言:“聖者!反掌嗚面何所為耶?”報言:“長者!沙門所說半實半虛。”長者問曰:“云何虛實?”答言:“生男子是實,光隆家族此亦不虛。言光隆者,是火之異名,此無福子纔生之後焚燒家族。言諸天妙相皆具足有,此是妄語;長者!汝頗曾見生在人中天相具足?於我法中出家修行此亦是實;生後貧寒無衣乏食,自然歸向沙門法中。斷盡諸惑得阿羅漢果者,此亦是妄;沙門喬答摩尚不能斷一切煩惑得阿羅漢,況餘弟子。”善賢長者聞斯說已,便生憂惱報言:“聖者!我欲如何?”外道言:“長者!我是出家受持禁戒不妄陳說,虛實之事後自當知。”遂捨而去。善賢念曰:“彼腹中者可殺棄之。”即便授與墮胎之藥。然而此子是最後生,雖知服毒反成良藥。長者遂便蹂婦左脇,胎向右邊;蹂右脇時轉移左畔,最後生人諸漏未亡,必無容有中間命斷。既經多月,時彼女人被搖腹痛,即便大叫。時彼隣人聞其叫聲,急來相問:“何因汝婦出大叫聲?”長者答曰:“我婦腹痛,今欲產生。”隣人遂歸,長者念曰:“我今不能害腹中物,宜可將去往空林中無人之處,斷其母命。”即便共去,設惡方便令彼命終,還竊持來至其本宅,遂告親屬及以隣人:“我婦遭難今忽身死。”時諸親屬咸共盡哀,以五色疊圍彼屍骸，送往寒林焚燒之所。外道聞已皆大歡喜，不勝踊躍遂建幢幡，入王城內遍諸坊曲街衢之所，高聲唱令作如是言："汝等諸人，咸須共委沙門喬答摩記，善賢長者其婦生男，光隆家族，人天妙相皆具足有，於我法中出家修行，斷盡諸惑得阿羅漢果者，婦今身死屍送寒林，猶如大樹無有根栽，枝葉花果事將安附？"世尊法爾於一切時，觀察眾生無不聞見、無不知者，恒起大悲饒益一切，於救護中最為第一，最為雄猛無有二言，依定慧住顯發三明，善修三學善調三業，渡四瀑流安四神足，於長夜中修四攝行，捨除五蓋遠離五支超越五道，六根具足六度圓滿，七財普施開七覺花，離於八難修八正道，永斷九結妙閑九定，滿足十力名聞十方。於諸自在最為殊勝，得法無畏降伏魔怨，震大雷音作師子吼。晝夜六時，常以佛眼觀諸世間，於善根處誰增？誰減？誰遭苦厄？誰向惡趣？誰陷欲泥？誰能受化？作何方便拔濟令出？無聖財者令得聖財，以智安膳那破無明膜，無善根者令種善根，有善根者令得增長，置人天路安隱無礙趣涅槃城。如有頌言：

"假使大海潮，　或失於期限；
佛於所化者，　濟度不過時。
佛於諸有情，　慈悲不捨離；
思濟其苦難，　如母牛隨犢。"(《大正藏》卷二十四第 210-211 页)

【评说】"时彼长者遥见世尊，遂将其妇诣世尊处，请世尊曰：'薄伽梵！我妇有娠，为男为女？'佛言：'长者！必当是男，光隆家族，诸天妙相皆具足有，于我法中出家修行，断尽诸惑得阿罗汉果。'""时彼外道善明历数，即便观察计算阴阳，如佛所言更无有异"，说明孕妇怀孕不久后佛陀即能辨别出胎儿的性别，露形外道也能判定胎儿的性别。

"即便授与堕胎之药"，说明佛陀时代已有人堕胎，但此种行为并不被提倡。

最后生又名最后身、最后身菩萨，即无量劫以来轮回到此身结束。

【原文】時火生童子大舅，先將財物貿易他方，聞妹有娠心生歡喜，世尊與記當必生男，光隆家族，廣說如上，乃至得果。遂即易己財貨，更收餘物歸王舍城，聞妹已死便作是念："世尊授記生男得果，豈虛妄耶？"顧問隣人："我妹懷胎，蒙佛授記宿懷歡喜。今聞身死乖本希望，寧容世尊言非是實？"隣人報曰："然佛大師言無虛妄，但由彼聟用外道言，枉殺令死，所生孩子有大威神，處炎火中身無傷損。今時長養，現在王宮。"舅聞是語往善賢長者處，相問訊已，報言："長者汝為非理。"答曰："我何所作？""汝用外道惡見人言，我妹有娠枉殺令死，所生孩子有大威神，處炎火中身無燒損。今時長養現在王宮。此事既爾且不須說。若將兒來我當容恕，若不爾者我當總集所有鄉親，擯斥於汝。以籌置地數汝無知，於街衢處唱汝惡響：我妹無過，善賢枉殺，害女人者不應共語，於法官處以罪相刑。"長者聞已生大憂苦，便作是念："如說苦詞必不相放。"便詣影勝王所禮足，白言："大王！具說前事，乃至以罪相刑，唯願垂恩放出童子。"王曰："我不從汝得童子來，是佛世尊親授於我。汝若須者可往問佛。"長者即便往詣佛所，禮雙足已白言："世尊！我有親屬苦相責及，廣說其語，乃至以罪相刑，願佛慈悲與我童子。"世尊念曰："若此長者不得兒者，便嘔熱血以取命終。"遂告具壽阿難陀曰："汝今可往影勝王處，并將長者，汝傳我語願王無病，報言：'大王！可還長者火生童子。若彼長者不得童子，必嘔熱血以取命終。'"是時尊者阿難陀具傳佛教詣王白知。王言："尊者！為我畔睇世尊足下，如佛所教我當奉行。"時阿難陀："願王無病。"辭之而去。王告長者曰："我承佛教養此童子，情甚憐愛，共作要期然後放出，日別三時來見我者隨意將去。"長者答曰："不敢違

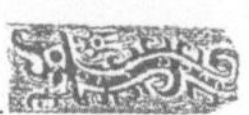

命。”時王即便令著上衣具服瓔珞，載以香象送至其家。(《大正藏》卷二十四第213页)

【评说】佛陀认为呕血可致人死亡，现代医学也认为大量呕血可致血脱，危及生命。《黄帝内经素问·调经论》“血之与气，并走于上，则为大厥，厥则暴死，气复反则生，不反则死”。

【原文】時火生童子從王宮出，乘大象入市中欲歸本宅，聞唱令聲，問其何故唱言無市？“喚來我問。”婆羅門至，問言：“何故云：‘城無市？’”婆羅門言：“我有雙疊價直千錢，竟無一人共相酬酢。”報言：“將來試為觀察。”彼便呈現，火生報曰：“一疊是新、一疊曾著。曾著者酬二百五十，其未著者酬五百錢。”疊主報曰：“何意如此？並未曾用。”火生曰：“令汝自觀驗知虛實。”將未用者開擲空中，如蓋而住徐徐而下，次擲用者即速墮地。疊主見已心生希有，報言：“長者！仁有大智神叡超群。”火生童子復更報曰：“其未用者置棘刺上不入而過，其曾用者被針罥住。”如言有實。時婆羅門更生希有，報言：“長者聰明智識，實未曾有。”隨所酬直，取疊將歸。火生報曰：“仁是客行，聊申供養，無勞減價，總取千錢。”婆羅門取已歡喜而去。是時長者將曾用疊與家人著，其未用者自充洗衣。後於異時，其影勝王與諸大臣昇高閣上，火生長者洗浴之服曬在樓隅，忽被風吹墮在王處。王曰：“此衣乃是天所著衣，從何而至？”大臣報曰：“曾聞古王名曼陀多，七日之中天雨金寶，王今衣墮，不久金來。”王曰：“我聞火生長者，佛與授記有人天妙相，此妙天衣從空而墮，待彼來至我當與之。”火生既來，王言：“童子！世尊記汝有人天妙相，此妙天衣從空而墮，爾可著之。”即便舒手受取王衣，得已審觀乃是己物，遂便微笑，白言：“大王！王曾觸不？”報言：“已觸。”白言：“既捉鄙衣，宜可洗手。此非天服，是臣浴衣。”王曰：“何以得知？”答曰：“餘有一衣與家人著，與此相似，王可驗之。”王見是已極生希異，報言：“童子！汝今豈可人天妙相皆出現耶？”答言：“已出。”“若如是者，何不請我暫往舍中。”“大王若許，今便奉請。”王言：“可去備辦飲食。”白言：“大王！若有人天妙相而出現者，彼則自然無勞營作，即宜整駕共至家庭。”王即就宅，見彼外門驅使婦女，王便低目，長者白言：“何故低目？”王言：“我避汝婦。”報言：“是外使者，非是臣婦。”王言：“希有。”次見內人，王更低目，長者復問，王如前答，報言：“此亦使者，非是我婦。”王聞是已轉生奇異，次至中門，見琉璃地湛若清池，於其門上置機關魚，影便現內。王既見已謂是水池，即便脫屣，火生白言：“王何脫屣？”王曰：“今將入水恐有霑濡。”火生曰：“此非是水，是琉璃地。”王曰：“何因魚動？”答曰：“非魚，是機關影。”王心不信，便脫指環擲之于地，指環震響轉向一邊。王更嗟甚，昇師子座，時彼內人皆來拜謁，未起之頃女皆泣淚。王問火生曰：“何因內人見我流淚？”答曰：“非是啼泣，由王衣服栴檀沈水香烟所熏，烟氣損睛致使流淚。”(《大正藏》卷二十四第214页)

【评说】佛陀时代已认识到烟气会损坏人的眼睛。

卷第三

【提要】佛陀对六众比丘说允许蓄用“铁作具”“刀子”“针”“针筒”；不应“照镜”“梳头”“留长发”；应作“浴室”的缘由。

【原文】“時彼長者即於其夜，備辦種種上妙珍奇殊勝飲食，既至天明於設食處，以大瓮器多貯淨水，遣使往白：‘飲食已辦，願佛知時。’時毘鉢尸佛於日初分執持衣鉢，僧眾隨從，至天分長者家設食之處，就座而坐。長者既見佛僧坐已，即便自手持諸供養奉施佛僧，如是慇懃知眾飽足，嚼齒木澡漱訖，安置鉢已，為聽法故取小座席於佛前坐。爾時世尊為彼長者，說微妙法示教利喜，稱機法已從座而去。時彼國王次當設供，便即營辦種種供養廣如前說，乃至從座而去。如是更番設妙供養，竟無優劣。時彼國王見是事已，以手支頰懷憂而住。時諸大臣見王憂色白言：'提婆！何故憂悒？'答言：'今我寧得不憂？於我國內寄住之客，設供佛僧我不能勝，故懷憂耳。'大臣白言：'天分長者家內無樵買而作食，販柴人等皆勿聽賣，蒸薪既乏辦食無緣。'王便宣令：'我國中人勿賣柴草，若有犯者當出我國。'時彼長者至設食日求柴不得，便用家內栴檀香木，以將炊爨。復以香油塗其疊布，用煮餅食，由是香氣遍滿城中。王怪問曰：'何故今日香氣氛氳異於常日，從何而至？'諸人以事具白於王，王言：'我今可無此事。'大臣諫曰：'王今何故作如斯事？長者家中更無子息，身死之後物並入官，得作如斯隨情費用。王今宜可還令賣薪。'即便許賣。長者聞王許賣薪草，生忿怒心出惡語曰：'隨我家中現有香木，令王并母一處焚燒。'次於他日王故懷憂，諸臣重問，王同前答，臣曰：'願勿懷憂。我作方便，令彼設供不及大王。'王設供日，諸臣即便於其城內，除去瓦礫掃拭街衢，遍灑香湯燒香普馥，幢幡繒蓋處處皆懸，散以名花無不充布，莊嚴可愛如歡喜園。次造食堂宏壯雅麗，復安食座眾寶嚴儀，於其座上覆以繒綵，塗香末香在處塗拭，上饌細軟如天甘露，種種滋味超世珍羞，敬奉佛僧盡心供養。時諸大臣共白王曰：'我等隨力共作如是，嚴飾城隍辦其盛饌，王今宜可發起歡心。'王自親觀極生希有，即命使者詣世尊處，白言：'食辦，願佛知時。'佛及大眾各持衣鉢，至彼王宮詣設食處，就座而坐。其王遂令灌頂大象，持百支傘蓋佛世尊，自餘諸象各持一蓋以蓋苾芻。國大夫人親持寶扇，為佛招涼，自餘內人扇苾芻眾。王及大臣親持供養，奉佛及僧廣如上說。時天分長者遂告家人曰：'汝今可詣王設供處，竊觀飲食麁細如何？'使者既至觀其盛饌，遂乃忘歸；第二、第三使皆不返。是時長者親自往觀，見彼盛設深歎希有，便作是念：'此諸妙供力辦可成，象及宮人我何能得？'作是念已便還本居，告守門人曰：'汝若見有乞人來至，須者皆與，勿令輒入。'長者入室懷憂而住。(《大正藏》卷二十四第216页)

【评说】"嚼齿木澡漱讫，安置钵已"，说明佛陀重视饮食卫生主张用嚼齿木漱口来保持口腔的清洁。

【原文】緣處同前。時有苾芻身嬰疾病，行詣醫所告言："賢首！我身有疾，幸為處方。"報言："聖者！應作浴室，澡浴身形，可得平復。"報言："賢首！我豈同俗受欲樂耶？"報言："聖者！唯此是藥，餘不能蠲。"時諸苾芻以緣白佛，佛言："若是醫人云：'須浴室，能除其病非餘藥。'者，是故我今聽入浴室。"如佛所言作浴室者，苾芻還往告醫人曰："浴室除病其狀如何？"醫人報曰："我曾讀誦輪王醫方，彼說浴室能除其病，然我不識其狀云何。"答曰："然汝大師具一切智，仁可就問，彼當教作。"苾芻白佛，佛言："應作浴室。"彼便內迮外寬作其浴室，佛言："不應如是，浴室之法內寬外迮，形如瓜瓶。"於中黑闇煙不能出，佛言："應可作牕令煙出外。"彼近下作煙猶不出，佛言："不應在下。"彼便高作尚少光明，佛言："不應太高太下，應處中作。"烏鳥鳩鴿便入室中，佛言："應作隔子窓櫺。"風雨來時水滸傍入，"可安門扇，風吹開者當須置扂。若難開閉，作羊甲杖而開閉之。"室無門扇，佛言："著扇并橫扂鐶鈕，於浴室中瓨水置地。"冷不堪用，佛言："應在室內兩邊安埰。瓨置於上，不應太高、不應太下，應與膝齊。"在地然火燒損於地，佛言："不應在地，應以甎石藉地。"火正炎熾，苾芻入時遂便悶絕，佛言："火若焰猛不應即入，待煙焰消隨意當入。"彼散著火遂便速滅，佛言："應聚一處。"不知以何物聚

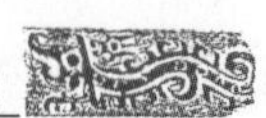

火？佛言："應用鐵杴。苾芻中火悶絕之時，應以少許蔓菁子油，和麨置於火中，得令醒悟。"便有惡氣，佛言："應可燒香。"眼中淚出，佛言："用麨團拭。淚猶未除，應以餘甘子屑，溲作小團用掩其淚。"室無板坐，彼自持來被油污損，佛言："應將草替。"足蹈地時被塵土污，佛言："應可布草。"彼用乾草便被火燒，佛言："應敷青者。"青者難求，佛言："應將水濕。"時諸苾芻以油塗摩遍身皆癢，用甎石爪揩便皮破，佛言："身癢不應爪搔，應用浮石。"彼便利作招過同前，佛言："磨却利處然後方用。"彼既用了，隨處棄擲因此失落，佛言："不應隨處棄失，應以繩繫挂象牙杙上。"浮石油膩數數水洗，佛言："不應數數水洗，可置火中。"多人出入其室遂冷，佛言："入時應閉，出者亦然，應令苾芻防守門戶。"時諸苾芻於浴室內漫為言話，佛言："不應漫話。然洗浴時有二儀式：一者法語，二、聖默。"然於此室中苾芻洗浴遂便泥濕，佛言："不應於此室內以水洗浴，應作別室於中洗浴。"此還有泥（此是西方浴室制度，以複甎壘成，形如穀積，上狹下寬，中高一丈許、下闊七八尺，一畔開門，門須扇掩，灰泥表裏，勿令薄漏。可於後面安一小龕，龕置石像或是銅像，先浴像已擎向餘處。餘人後入要心供養發願常為，所費不多獲無窮福。中安地鑪深一尺許，至洗浴時於此燒炭，或可然柴，看其冷煖以適時節。室內明燈通窓烟出，西方浴法皆食前，不同此方飢沐飽浴。若欲洗時着洗裙，入室已可在一邊踞祐而坐，片時遍汗以油塗身，令人揩拭，遂得沈痾冷痺風癊煩勞眾病皆除，不須餘藥，豈同湯洗去垢而已！然後移向別室，過候其時以藥湯浴身，此是帝釋浴法。佛教苾芻事異未知，恐覽者不悟，聊因注出。若無病逐省者，任隨時量事。然中天熱地作者亦稀，北方寒國在處皆有），佛言："應以物砌。"苾芻不知以何物砌？佛言："應用甎砌，或可布沙。"水便漫溢，佛言："作竇決水令出。"又澆水時澆人居下浴人在上，令水污衣，佛言："不應如是，可令浴人在下、澆人在上。"洗浴之時須用齒木及澡豆牛糞土屑，向餘處取，佛言："於浴室處豫置此物，勿令遠取。"既洗浴已身體虛羸，佛言："任湌小食。"手有油膩難卒洗除，若更延停洗時恐過，佛言："應用匙食，或得熱粥亦可用匙。"食時須鹽無葉請受，佛言："應畜承鹽盤子。"佛令作浴室，不知遣何人作？佛言："應使弟子門人共作，若有施主亦可憑求。"洗浴之時揩摩身體，更互而作，佛言："入時應將弟子，令揩摩身（承鹽盤子者，西方食法，先須行鹽下薑片，此是聖教，與此方不同。盤子本擬安鹽，或將觀水，元不欲著眾生食。律云：'食了無問僧私，須留一大抄許以施眾生，方有濟飢之益。'此並蓋是傳者之謬矣）。"（《大正藏》卷二十四第 219 页）

【评说】"片时遍汗以油涂身，令人揩拭，遂得沉疴冷痹风阴烦劳众病皆除，不须余药，岂同汤洗去垢而已！然后移向别室，过候其时以药汤浴身，此是帝释浴法"，佛陀时代人们汗出后用油涂抹然后再用药汤浴身。佛陀认为洗澡可以治疗很多疾病。现在医学认为洗澡具有舒筋活血、去除污垢、缓解压力等功效。

卷 第 四

【提要】佛陀为诸比丘说对无根据地诽谤清净比丘犯"波罗夷罪"的俗家，僧众应作"覆钵羯磨"，"不往其家""不受饮食""不为说法"，如若对方道歉改过，可作"仰钵羯磨"，恢复往来；比丘不应以自断生殖器的方式断除淫欲，而应"作不净观，屏息淫情"；不应"习学歌舞"；善和比丘的因缘故事等诸事。

【原文】缘在室羅伐城。時有苾芻專修寂定，跏趺而坐生支遂起。復於異時次行乞食，食事既了收衣鉢洗足已，於一樹下端居靜思，作意現前生支復起。既被欲惱倍發瞋心，即出其根安在石上，更以石打遂便損壞，生大苦惱不能堪忍，作如是念："我遭大苦痛逼燒心，世尊大慈寧不垂愍。"爾時遍覺遙鑒憂懷，尋至彼邊問言："苾芻汝作何事？"即便具白，佛言："汝豈不聞我教，苾芻染欲生時，作不淨觀屏息婬情。何故汝今愚癡之人，應合打此翻更打餘？"苾芻聞已慚恥而默。佛因此事告諸苾芻："豈我先時不為汝說，若染欲心起時應修不淨觀，若瞋恚心起時應修慈悲觀，若愚癡心起應修十二因緣觀。若應修不修、應打不打而更打餘者，得越法罪。"（《大正藏》卷二十四第 220-221 页）

【评说】佛陀反对为断淫欲而自损生殖器的行为。佛陀认为应修不净观对治淫欲，修慈悲观对治嗔忿，修十二因缘观对治愚痴心。

【原文】於此城中有一長者，娶妻未久誕生一息，顏貌端正人所樂觀，養育隨情漸至成立，於佛法律而為出家。遇有他緣辭逝多林，人間遊歷，未久之頃面上生癰，就不善醫師以為救療。彼以針刺，其口便喎，遊歷事周還歸給苑。故時知友皆不祗承，不為安慰，問言："大德！豈不識我耶？"報言："具壽！我忘相識，汝是何人？"彼便具報往日之事："我名某甲。"主人怪曰："汝昔面首端正，以何緣故今見喎衰？"即便具答。苾芻以緣白佛，佛言："凡人護面如護明鏡，不應輒使無識醫人而行針刺。若使作者得越法罪。"如佛所言："不令無識醫人為救療。"者，時有苾芻頭面熱悶，欲於額上刺去熱血，無上醫可求，佛言："必無上醫，可使中醫刺去其血。"（《大正藏》卷二十四第 221 页）

【评说】本段经文记载了医术不高明的医生在治疗病人的面疮时，误用针刺致使病人口歪的医案。"凡人护面如护明镜，不应辄使无识医人而行针刺"，不能随意让不懂医的人针刺。佛陀认为患病后应当请医术高明的医生治病，"必无上医，可使中医刺去其血"，如果没有医术高明的上医，只能退而求其次请中等水平的医生治疗。此医案对医生也有借鉴意义，作为医生应努力提高自己的医术。

【原文】緣處同前。時有苾芻以商旅為伴人間遊行，於行伴中有婆羅門忽染時患，詣醫人所："我有如是病，仁為處方。"答言："此病可服訶梨勒，必當得差。"報言："涉路，無處可求。"醫曰："沙門釋子善閑諸藥，從彼求覓必當見惠。"時彼即便詣苾芻所，問言："聖者！有訶梨勒不？"答言："我有，用此何為？"報言："我身有病，醫遣服之，有時見惠。"苾芻對彼，開鉢帒中覓訶黎勒，先出錐刀次抽皮片，并諸雜藥淨穢交參。時婆羅門見其雜惡，報言："聖者！仁等苾芻，能作如是不清潔事，我寧身死不服斯藥。"苾芻以緣白佛，佛言："苾芻應畜三種帒：一者鉢帒、二者藥帒、三者雜帒。"時諸苾芻齊安三襻置之腋下，即便傍出衣下外現。不信俗人見已譏笑，報言："聖者！豈可腋下挾鼓而行？"苾芻以緣白佛，佛言："三種不應齊著，應次第安長短相稱。"便安紐襻，令身有損，佛言："應須闊作，於內安氈以線絡之，勿令卷縮。若異此者得越法罪。"（《大正藏》卷二十四第 223-224 页）

【评说】"沙门释子善闲诸药"，佛陀的弟子大多掌握相当多的医药治疗，佛陀指导弟子使用专门的袋子贮存药物，可见佛陀十分重视药物的质量。

卷第五

【提要】佛陀为比丘说应蓄"水罗""洗浴衣"；牛主比丘的因缘故事等诸事。

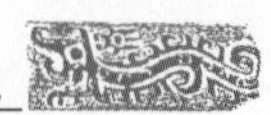

【原文】緣處同前。有客苾芻緣須暫出，不持坐具來入寺中。日將欲暮，其知事人告言："具壽！可取臥具。"彼便答曰："我無坐具，以何替褥?""若如是者可取單床。"遂取其床。時屬寒夜，徹明被凍，因斯病發。苾芻以緣白佛，佛言："苾芻不應無坐具輒出外行，違者得越法罪。"如佛所言："苾芻不應無尼師但那而出。"者，時諸苾芻欲暫往同城村坊之所，或詣餘寺或出經行，當日擬來亦持坐具。又諸苾芻老病身羸，去時無力能持敷具，疲苦勞心，作如是語告諸苾芻："我有緣出即擬還來，不將敷具大師不許，事欲如何?"苾芻以緣白佛，佛言："苾芻若向晝日遊處，或暫向餘寺、或寺內經行，若詣隨近村坊即擬還者，此皆不須將尼師但那去。"又復苾芻有緣暫出尋擬還來，不將坐具。既至彼已，遇有他緣遂便日暮，以無坐具侵夜方歸，遂被蟲狼及盜賊等之所傷害。苾芻以緣白佛，佛言："若其本意即擬還來，遇有他緣不及歸者，當於彼宿不應夜行，可於同梵行者借替充事。若得者善；如其無者，取七條衣疊為四重將替席褥，少睡多覺以至天明。"又有苾芻從他借物，以襯臥具有不淨污，便將此服還彼苾芻，彼不肯取。苾芻以緣白佛，佛言："淨洗方還。"苾芻洗還，彼仍不受，白佛，佛言："准價應還，或作謝言，勿令嫌恨。"(應知文言坐具者，即是量長於身。元擬將為襯臥之具，不令敷地禮拜，敷地禮拜深乖本儀。)如佛所言："苾芻不應離三衣而去。"者，時諸苾芻欲暫往同城村坊之所，或詣餘寺內、或出經行，當日擬至皆持三衣。又諸苾芻老病羸瘦，去時無力能持三衣，困苦勞心作如是語："有緣暫出即擬還來，不將三衣大師不許。"苾芻以緣白佛，佛言："苾芻若向晝日遊處、或暫向餘寺、或寺內經行、或詣隨近村坊，即擬還者，任不將去。"復有苾芻暫出擬還不持衣去，至彼日暮，恐離衣宿即侵夜歸，被蟲賊所害。苾芻以緣白佛，佛言："若其本意即擬還來，有緣不及歸者，當於彼宿不應夜行，可於同梵行邊借餘三衣，守持充事。"苾芻不解云何當持? 佛言："先守持衣，應心念捨後守持新。然諸苾芻應知有六心念之法：一者長淨、二者隨意、三者持衣、四者捨三衣、五者分別長衣、六者捨別請。"苾芻得衣無暇割截浣染，佛言："若縫刺浣染緣未具者，直爾白疊及生絹布，計財量足持作三衣，乃至俗人衣物從彼借用，守持無犯，勿致疑惑。"有諸苾芻不將尼師但那，向餘處宿，謂犯離衣。苾芻以緣白佛，佛言："我制苾芻不應輒離三衣而宿，非尼師但那。然諸苾芻不應故心而不持去，忘念者無犯。"(《大正藏》卷二十四第 224 页)

【评说】"时属寒夜，彻明被冻，因斯病发"，佛陀认为寒冷会使人生病。中医也认为寒邪为致病因素之一。

佛陀指出借用了别人衣物后，应该"净洗方还"，这不但是礼貌，更体现了良好的卫生习惯。

【原文】緣在室羅伐城。于時南方有二苾芻，欲往室羅伐城禮世尊足，俱無水羅，於其中路無水可得。熱渴逼身到一池所，一人報言："具壽！可疾觀水，欲飲除渴。"即便鑒察，見水有蟲，如是再三隨處皆有。二人議曰："水既有蟲，飲便害命，今遭渴逼事欲如何?"時小苾芻即說頌曰：

"百千俱胝劫，　世尊難可遇；
我今宜飲水，　冀禮大師足。"(《大正藏》卷二十四第 224-225 页)

【评说】佛陀规定有虫之水不能饮，虽然是出于"水既有虫，饮便害命"的认知，但从另一方面也说明佛陀很注意饮水卫生。

【原文】爾時世尊便作是念:“由諸苾芻不持水羅有如是過。”告諸苾芻:“應畜水羅。”如世尊說令畜水羅者,苾芻不知羅有幾種?佛言:“羅有五種:一者方羅(若是常用,須絹三尺或二尺、一尺。僧家用者,或以兩幅,隨時大小。其作羅者皆絹,細密蟲不過者方得,若是疎薄元不堪用。有人用惡絹及疎紗紵布之流,本無護蟲意也);二者法瓶(陰陽瓶是);三者君持(以絹繫口,細繩繫項,沈放水中擡口出半,若全沈口水則不入,待滿引出仍須察蟲。非直君持,但是綽口瓶瓨,無問大小以絹縵口,將細繩急繫隨時取水,極是省事,更不須放生器,深為要也);四酌水羅(斯之樣式,東夏元無,述如餘處,即小團羅子,雖意況大同,然非本式);五衣角羅(取密絹方一搩許,或繫瓶口汲水充用,或置椀口濾濟時須。非是袈裟角也,此密而且膩,寧堪濾用?但為迷方日久,誰當指南?然此等諸羅皆是西方見用。大師悲愍為濟含生,食肉尚斷,大慈殺生豈當成佛?假令暫出寺外,即可持羅并將細繩及放生器。若不將者,非直見輕佛教,亦何以獎訓門徒?行者思之,特宜存護為自他益)。”(《大正藏》卷二十四第225页)

【评说】佛陀规定比丘应喝用水罗滤过的水,虽是出于不杀生的考虑但滤去水中的小虫也是一种良好的卫生习惯。

【原文】緣在室羅伐城。時有具壽頡離跋底苾芻,隨於何處多生疑惑,是故時人喚為多疑頡離跋底。彼於異時曾於廁中見豆生葉,便起斯念:“我損生種。”後於異時,僧家多作菉豆餻餅,彼不敢食。弟子報言:“鄔波馱耶!僧家多有菉豆餻餅,因何不食?”報言:“我今豈可損生種耶?”弟子曰:“此事云何?”彼如所見以事告之,弟子于時亦不敢食。其餘知識亦復問言:“汝何不食?”彼即如師所陳盡皆向說。時頡離跋底多有門徒,展轉傳言,乃至大眾盡皆不食。苾芻以緣白佛,佛言:“於諸豆中有不熟種,縱多時煮食已還生,此既被煮食時無過。”(《大正藏》卷二十四第227页)

【评说】佛陀认为豆子应该煮熟食用,与现代饮食习惯相符。

【原文】緣在室羅伐城。有婆羅門是教導之首,獲一特牛,後得㹀牛,復得特牛,如是展轉牛遂成群。時婆羅門於初特牛以為祥瑞,即便放捨作長生牛,更不拘繫。後於異時老朽無力,既被渴逼就河飲水,遂遭泥陷不能自出。時舍利子在傍而過,見彼沈溺,遂便觀察有善根不?乃見其牛有繫屬己緣,即便舉出除去其泥,以水淨洗飲飼水草,說三句法,告言:“賢首!諸行無常、諸法無我、寂滅為樂,當於我所發起淨信,於傍生趣深起厭心。”說是語已捨之而去。於此夜中被野干所食,牛作是念:“若阿遮利耶在我邊者,必定不遭如是等苦。”於舍利子所繫心尊重,尋即命過生大婆羅門家。舍利子便作是念:“我今暫往看彼老牛。”作意觀察知其命過。何處受生?見往婆羅門家。時舍利子為化緣故便往婆羅門家,頻頻到彼,夫婦皆來請受三歸五戒。後於異時尊者獨行至彼家內,長者問曰:“尊者何故獨無侍者?”廣如上說,經八九月誕一男子,面相似牛。滿月之時宗親聚會,抱持兒子請共立名,眾人議曰:“此兒相貌有似牛王,應與作名號為牛主。”廣說同彼善和因緣,出家近圓獲阿羅漢果。由先業力咽有二喉:一乃吐生、二便咽熟。若佛未制非時食噉,便於屏處吐而復食。制戒之後吐而外棄,既無食力身形羸損。世尊見已知而故問具壽阿難陀曰:“何故苾芻牛主,身形羸瘦顦顇異常?”時阿難陀以緣具白,佛言:“若宿業報生二喉者,食出之時應可再三棄之於外,次淨嗽口隨意咽之,此成無犯。”有諸苾芻既飽食已,喉中却出便生疑念:“我將不犯非時食耶?”佛言:“若有斯

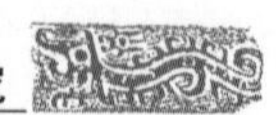

類應淨嗽口，此成無犯。”(《大正藏》卷二十四第227-228页)

【评说】“由先业力咽有二喉：一乃吐生、二便咽熟”，记载了佛陀时代已有咽喉畸形之人。

【原文】緣處同前。具壽鄔波難陀往銅作家，問言：“賢首！頗能為作銅鉢不?”答言：“此是我業，何不能為？未知其鉢所須大小。”答言：“大作。”問言：“聖者！如斯大鉢仁何所用?”答言：“癡人！汝豈不取價直與我作耶?”彼作是念：“隨其大作於我何傷?”即造大鉢，彼見鉢已報言：“更作小者置大鉢中。”如是重重乃至於七，既作得已，即使弟子俱洗令淨，以五色線結為鉢絡，次第重疊置鉢絡中，即令求寂頂戴而去。但有請處每即前行，到施主家，坐已開張當前布列。時有居士婆羅門等，見而問曰：“仁豈今者開銅器鋪耶?”報言：“癡人？汝何所識？一、將盛飯，二、擬貯麨，三、用安餅，四、著美團，五、受羹菜，六、置乳酪，七、請助味。”俗人告曰：“若如是者更須多畜，或容飲食倍多於此。”聞是譏已默爾無對。苾芻以緣白佛，佛作是念：“由諸苾芻畜銅器故，有如是過。”告諸苾芻：“勿畜銅器，畜者得越法罪。若畜銅匙、盛鹽盤子、飲水銅椀，並皆無犯。若是他物用亦非過。”(《大正藏》卷二十四第228页)

【评说】铜器可以用来放饭、饼、团子、羹菜、乳酪，说明佛陀时代食物丰富。

卷第六

【提要】佛陀为比丘说允许蓄用“拂蚊子物”“柱杖”“网络”；不应食蒜；不应“多人同一床卧”；不应“披俗人衣”“长作伞柄”；“明慧者”方可习学“外典”；比丘不应“歌咏引声而诵经法”等诸戒律的缘由。

【原文】緣處同前。時屬春陽，苾芻患熱，身體黃瘦羸劣無堪，俗旅見時問言：“聖者！何故身體黃瘦羸劣無力?”答言：“時屬春陽，我苦於熱。”彼言：“聖者！何不持扇?”答言：“賢首！世尊不許。”答曰：“仁之大師性懷慈愍，若知苦熱許扇無疑。”苾芻白佛，佛言：“我今聽許苾芻持扇。”六眾苾芻聞佛聽許，便以金銀琉璃，或紫礦揩拭，及種種莊彩而為扇柄。俗旅來見便生譏恥，六眾傲慢廣說如前。乃至佛言：“不用寶等而作扇柄。應知扇有兩種：一、以竹作，二、用葉成。”時有眾多敬信俗旅，便持種種莊彩之扇，來施苾芻。苾芻不受，佛言：“若為僧伽受取，無犯。”(《大正藏》卷二十四第229页)

【评说】佛陀认为热邪会侵害人体，使人身体黄瘦羸弱，所以使用扇子不犯戒。

【原文】緣在廣嚴城獼猴池側高閣堂中。時諸苾芻為蚊蟲所食，身體患蛘爬搔不息，俗人見時問言：“聖者！何故如是?”以事具答，彼言：“聖者！何故不持拂蚊子物?”答言：“世尊不許，廣說如前。”乃至以緣白佛，佛言：“我今聽諸苾芻畜拂蚊子物。”是時六眾聞佛許已，便以眾寶作柄，用犛牛尾而為其拂，俗人既見廣說如前。乃至佛言：“有其五種袪蚊子物：一者撚羊毛作；二、用麻作；三、用細裂疊布；四、用故破物；五、用樹枝梢。若用寶物得惡作罪。”(《大正藏》卷二十四第229页)

【评说】蚊虫叮咬会使人身体痒，佛陀指出应防止蚊虫叮咬，用简易材料驱虫也不算犯戒，但使用贵重材料是犯戒。

【原文】爾時世尊知舍利子心所念已，告言："舍利子！汝今不應於佛境界而輒思量，此乃超過一切聲聞獨覺境界。然於未來有佛出世名一切尊，此人於彼佛法之中，出家修行斷盡諸漏得阿羅漢果。"佛作是念："由彼苾芻食噉蒜故，障見真理，是故苾芻不應噉蒜，食者得越法罪。"時有苾芻身嬰疾病，詣醫人所告言："賢首！我有如是病，幸為處方。"告言："聖者！應可服蒜，患得銷除。"報言："賢首！佛不聽食。"醫曰："此是病藥，非餘能差。"苾芻白佛，佛言："醫云此藥非餘差者，服之無犯。"苾芻聞已便於寺中，為病食蒜。受用房舍床榻氈席大小行處、及以眾中出入往來、或繞制底、或禮香臺、經過俗人為其說法、或時受請詣施主家、或至園林天廟之處、眾人聚集輒往其中，所到之處諸人咸聞蒜臭，共生嫌賤，作如是語："沙門釋子雖復出家，而還噉蒜臭氣相熏，與我何別？"苾芻白佛，佛言："苾芻有病欲食蒜者，所有行法我今當說。諸病苾芻若食蒜者，應住寺側邊房，不得用僧臥具及大小行室、不得入眾、亦不為俗人說法、不遶制底、不禮香臺、不往俗家、園林天廟眾人聚處皆不應往。可於屏處而噉服之，設人見時不生譏恥。若服了時，於七日內仍住於此，服葱可停三日、若韭一日，後方洗浴并可洗衣，香熏無氣後方入寺。如上所制，不依行者得越法罪。"（第一門了）（《大正藏》卷二十四第230頁）

【评说】佛陀禁止比丘食用蒜、葱、韭菜等食物，若因治疗疾病食用后应暂时在无人处居住，不得使用僧人卧具、和僧众在一起及说法等活动。中医认为大蒜有解毒、消肿、杀虫之功效。葱白有发汗解表、散寒通阳之功效。韭菜有温中行气、补肾之功效。

卷第七

【提要】佛陀为诸比丘说不应"焚烧林野""无依止师人间游行""随地而置其钵"的缘由。

【原文】佛在劫比羅城多根樹園。爾時釋子大名有一聚落，其知營務人忽然命過。時彼眾人來白大名曰："知事之人今已身死，可遣餘人來知村務。"時有一摩納婆在傍而立，大名告曰："摩納婆！汝今且往撿挍村事，我當續更遣知事人。"彼便即去往至村中依法撿察，所得地利送上大名，倍勝於前人無恨色。大名問曰："汝今多送租稅倍勝常時，不於眾人生逼迫不？"白言："大家！我並依理而稅，不苦於人。"于時大名問村人曰："此摩納婆不於村邑生逼迫耶？"諸人答曰："人無恨心。"于時大名遂立為主。其人平均依理徵稅不為抑奪，為知事官統領村邑。時摩納婆於大婆羅門族娶女為妻，未久之間便誕一息。復經年月又生一女，名為明月，如法長養漸至成人，智慧聰明儀容超絕，於諸村邑無不歎美。後於異時其父得病，雖加藥餌竟不瘳損，於此邑中所收年稅，咸充藥直無有殘餘。更向外村轉貸而用，其病日篤遂致命終。時村邑人詣大名所，白言："大家！彼知事官今已身死。"大名告曰："於彼村邑有年稅不？"答曰："於此年中多獲封稅，由彼遭病咸充藥直，仍不能足更貸餘村。"大名告曰："所有殘餘可為還債。"諸人答曰："更無餘物。唯有一婦及男女二人，女名明月，智識聰明儀容超絕，於諸村邑無不歎美。"大名告曰："母及於兒任其自活，其女明月可喚將來。"時彼邑人放其母子，遂將明月至大名所。時彼宅中有一老母常為二事：一、煮餅食，二、採眾花。于時老母白大名曰："我今年邁不堪二業，此之小女與我為伴。"彼言："隨意。"老母即報明月："汝今可往林內採花，我在家中營事餅食。"彼採花已綫結好鬘奉上大名，大名見喜告曰："勝妙花鬘可置而去。"喚老母來問言："何意先時花少，今者倍多？"白言："先時大家有近親人來從我乞，我即分布，今時不與。又我目暗觀察不審，今小女眼明，採花審諦，是故花多。"大名曰："若爾，此

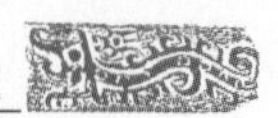

女留住園中，每於日日常採多花，結作勝鬘持來與我。"因號此女名曰勝鬘。女於後時，取己食分詣彼園所，遇佛世尊入城乞食。勝鬘於路見佛色相，深起敬心瞻視尊顏，渴仰而住便作是念："由我昔來於真福田未曾供養，是故我今獲斯貧賤。若佛世尊受我食者，我此飯食持將奉施。"爾時世尊知彼女心，即便舒鉢告言："善女！如汝所念，欲施食者可置鉢中。"于時勝鬘將己飯食以恭敬心置佛鉢內，頂禮佛足作如是言："願我此福得捨婢身，永離貧苦獲大富貴。"作是願已禮佛而去。在路忽逢父之朋友，彼人善相，既見勝鬘身有異相，問曰："汝欲何之？"勝鬘啼泣，又問："何故憂懷若斯？"答言："阿父！我被大名將充婢使。"告言："小女可舒手來，我與汝相。"彼便展手，老人見已即說頌曰：

"若人於手中，　有鬘鉤輪相；
雖生下賤室，　當作大王妃。
若人於手中，　有城樓閣相；
雖生下賤室，　當作大王妃。
若人口如池，　聲作鵝王響；
雖生下賤室，　當作大王妃。
汝今勿憂愁，　定離於婢使；
必受上富貴，　當作大王妃。"(《大正藏》卷二十四第234頁)

【评说】"后于异时其父得病，虽加药饵竟不瘳损，于此邑中所收年税，咸充药直无有残余。更向外村转贷而用，其病日笃遂致命终"，不难看出佛陀时代的药物很昂贵，非普通家庭所能承受。

【原文】于時勝鬘拜辭老父，行詣園中。乃於後時彼勝光王嚴駕四兵出行遊獵，其所乘馬忽爾奔馳控制不禁，遂至劫比羅國入大名園內。勝鬘見已便作是言："善來大王！"王問勝鬘："此是誰園？"答曰："是大名園。"王乃下馬，女將繫樹，王言："取水，我欲洗足。"女作是念："可求煖水，為王洗足。"遂即往取日照之水，盛以蓮葉將至王所與王洗足。王復告言："更可取水，我須洗面。"女又作念："溫煖之水洗目非宜。"以手攪水令冷煖相得，送至王所。王洗面已復語女言："更取水來，我欲須飲。"女還作念："要得冷水可能止渴。"即詣池所深撥取水奉上於王。王既飲已即問女言："於此園中有三種水耶？"答言："園無三水，本是一處。"王復問言："若是一水，汝向如何得三種別？"如前所作具白於王。王聞此語便即思维："此女方便善解時機。"作是念已乃告女言："我欲眠臥，須汝握脚。"王既臥已，女為握足，王便得睡。女復念言："諸王貴勝，怨恨者多、相憂者少。王今眠睡恐有惡人來相侵害，若不為王關閉門戶，忽有傷損，我及曹主必招罪責，事須防守。"即關門戶。于時四兵尋覓大王到其園所，問言："王在此耶？"女聞語已不為開門，軍聲外震，王乃驚覺，即問女言："此是何響？"女曰："有諸人來問王所在，欲得開門。"王乃問女："誰閉其門？"答言："我閉。""何故閉耶？"女曰："我自思念：'諸王貴勝，怨恨者多、相憂者少。王今睡眠，恐有惡人來相侵害，若不為王關閉門戶，忽有傷損，我及曹主俱招罪責。'因即關閉。"王聞此說讚言："好女！甚有奇計。"王曰："園主大名是汝何親？"答言："我是大名驅使之人。"王語女言："汝非在下，是大名女何不實說？"女乃默然。(《大正藏》卷二十四第234-235頁)

【评说】文中记载了同一个人用不同温度的水来满足身体不同部位的需要：用热水洗脚、温水洗目、冷水饮用，充分体现了因事制宜的疗法。用热水泡脚在中国有数千年的历史，最早记载出自《肘后备急方》。热水洗脚能改善局部血液循环，驱除寒冷，促进代谢等作用。

卷第八

【提要】佛陀为诸比丘说舍卫国胜光王和胜鬘夫人皈依佛门之事。

【原文】“複次世尊！我昔曾見，諸餘沙門婆羅門，面色黃瘦形貌羸弱，諸根缺減覩者生厭。我見是事便即思维：‘豈非彼人不樂梵行，或複長病致斯羸弱，或於屏處作罪惡業而心覆藏，為此形容人不樂覩？’我便往問：‘仁等何缘頓無顏色，形容憔悴人不樂觀？’彼答我言：‘大王！我由欲縛致此形儀。’我聞說已作如是念：‘不斷欲人有如是過，多行欲者愛樂欲故，應得增長色力端嚴，然無此事。何以故？我是國王，五欲備具自在無礙，應得色相殊勝超絕。既不如是，故知不由親近諸欲色力增長，然愚癡人悉皆愛樂。我見世尊聲聞弟子，愛樂梵行諸根明淨，面貌光澤適悦而住，常懷兢懼如鹿依林，乃至盡形純一無雜，圓滿清白梵行具足。’我由此故起深信心，廣如上說。”（《大正藏》卷二十四第237页）

【评说】佛陀时代已认为过多的欲望会使人面黄身瘦。中医认为在突然、强烈或长期的情志刺激下，会使脏腑气血功能紊乱，导致疾病的发生。

【原文】王與行雨趣王舍城漸漸而進，遂到城所見一園林，便即停住語行雨言：“我且留此，汝向城中報未生怨王云：‘憍薩羅國勝光大王，今在外園思欲相見。’”行雨即去見未生怨，具如上說。其未生怨王聞此語已，便大驚愕即語行雨曰：“憍薩羅國勝光王者，有大威力四兵強盛，云何忽至我等不知？”行雨答曰：“王今何有兵眾之盛？太子謀逆奪父稱王，唯我從王而來至此。”未生怨曰：“若有此事，我當策彼為此國王，我自退身而為太子。”即召羣臣而勅之曰：“勝光王者是大國主，刹帝利種灌頂之王，今忽至此應須敬待。卿等即可淨治城路，嚴整四兵領百千眾，我欲親往迎王來入。”時諸臣等既奉王勅，擊鼓吹貝宣告眾人嚴事城郭，掃治衢路倍加清淨，猶如天帝歡喜之園。其勝光王久不得食，怪使來遲即出園林欲求飲食，憧惶顧眄至蘿菔園。于時園子謂是凡人，遂與蘿菔五顆，王既飢虚根葉俱食，食已患渴，即往水邊過量而飲，因成霍亂身體羸弱，思憶勝鬘涉路前行轍中倒地，口銜末土因即命終。（《大正藏》卷二十四第238-239页）

【评说】经文记载了胜光王因食不干净的连叶萝卜患霍乱而死亡之事。霍乱是因霍乱弧菌引起的一种急性腹泻性传染病，病发高峰期在夏季，能在数小时内造成腹泻脱水致死亡。

卷第九

【提要】佛陀为诸比丘说恶生太子因幼时曾遭释迦族人的侮辱，篡逆即位后，兴兵诛灭释迦族之事。

【原文】時惡生愚人，枉殺釋種七萬七千，此諸人内多是見聖諦者，殺戮如是諸賢善已，遂將釋種五百童男及五百童女，行至一園是外道住處，苦母白言：“此等千人皆是怨家，何不總殺？”王曰：“云何當殺？”答曰：“令群象脚踏。”是時五百釋子有大勇力，撲象令倒手擎棄之。

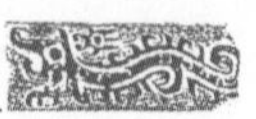

苦母見已白惡生曰:“大王！見此勇健人不?”王曰:“我見。”答曰:“若捨此徒,當與大王作無利益。”王言:“有實。若為殺之?”答曰:“掘地作坑埋令頭出,上以鐵枎磨之令碎。”時有二童子走至佛所,爾時世尊欲令知業感報不虛,即以神力化鉢令大合二童子,即於鉢下爛熟而終。殺釋種時佛極頭痛,即告阿難陀曰:“盛水滿鉢持來我所。”時阿難陀即授鉢水,是時世尊以額上汗兩三滳許置水鉢中,即便烟出震吒作聲,如以熱鐵投之於水。是時惡生告一人曰:“汝當住此,佛若於我有所記者可速來報。”即將五百釋女還歸本國。(《大正藏》卷二十四第241页)

【评说】经文记载了因释迦族人被杀,佛陀头疼之事。

【原文】時諸苾芻聞是說已,咸皆有疑,請世尊曰:“此五百釋女曾作何業?由彼業力,於此生中無有愆犯,愚人惡生枉截手足。又因何業得生天上,聞佛正法證真諦理?”佛告諸苾芻:“彼諸釋女所作之業成熟之時,因緣合會廣如上說,所有果報各還自受。汝等苾芻！乃往過去此賢劫中人壽二萬歲時,有佛世尊名迦葉波,如來、應、正等覺、明行足、善逝、世間解、無上士、調御丈夫、天人師、佛、世尊,出現於世。此五百釋女,於彼佛法中出家為苾芻尼,常於學無學苾芻尼邊作截手截足之言而為罵詈。由此業力,於無量歲中墮在地獄受燒然苦。復此餘業,五百生中常截手足,乃至今生亦受此苦。由於我所起淨信故,得生天上。復由昔日作苾芻尼,受持讀誦正法教故,值我聞法證見諦理。汝等苾芻！此皆由業,廣如上說。”(《大正藏》卷二十四第243页)

【评说】佛陀认为断手断足之人是骂别人断手断足的果报。

卷第十

【提要】佛陀为诸比丘说对犯波罗夷罪中“淫戒”后发露忏悔、不愿还俗的比丘,应作“终学身处”,允许他以“授学人”的身份留在僧团;允许年老或有病的比丘“乘舆”,厕所“应在寺后西北隅作”;乔答弥及五百比丘尼入涅槃的故事;如何造比丘、比丘尼寺等诸事。

【原文】“‘大德僧伽聽！彼歡喜苾芻,不捨學處毀清淨行作婬欲事,乃至無有少覆藏心。今從僧伽乞終身學處。若僧伽時至聽者,僧伽應許僧伽今與歡喜苾芻終身學處。白如是。’次作羯磨。‘大德僧伽聽！彼歡喜苾芻,不捨學處毀清淨行作婬欲事,乃至無有少覆藏心。此歡喜苾芻今從僧伽乞終身學處,僧伽今與歡喜苾芻終身學處。若諸具壽聽與歡喜苾芻終身學處者默然,若不許者說。’第二、第三亦如是說。‘僧伽已與歡喜苾芻終身學處竟,僧伽已聽許,由其默然故,我今如是持。’”佛告諸苾芻:“授學之人,所有行法我今當說。授學苾芻不應受住本性善苾芻恭敬禮拜逢迎合掌。不同一座凡坐之時應在卑座。不同經行,設有同行應退一步。若向長者婆羅門家,不應將住本性苾芻為伴,設同去者令彼前行。不同室宿。不與他出家并受近圓,不受他依止,不畜求寂,不作單白、白二、白四羯磨,不應差作秉羯磨人。亦不差教誡苾芻尼,設差不應去。見他苾芻破戒、破見、破威儀、非正命,皆不應舉。亦復不得作諸制令,不同長淨及隨意事。每至晨朝常須早起,開諸門戶收舉燈臺,灑掃房院,以新牛糞隨處塗拭,可於廁上亦塗令淨,咸可安置水土及葉勿令闕事。所須之水可適寒溫,於水竇處洗令淨潔,鳴楗稚、敷座席,可備眾花燒香供養。若自能者,隨時說頌讚歎佛德;若不能者,可請餘人。若是夏月應須持扇扇諸苾芻。凡欲座時,於大苾芻下、在求寂上。每受食時令心安靜。食若了時為收氈席，所有食器置於本處，掃灑食處。恒於眾中告知日數，作如是白：'大德僧伽聽！今是月一日，大眾人人咸可用心，為造寺施主及護寺天神、國王、大臣、師僧、父母、十方施主，應說經中福施妙頌。若自不能請餘人作。'餘日准知。"時諸苾芻共分房舍，不與授學人，佛言："應與。"不與利養，佛言："應與。"其授學苾芻不修善品，佛言："應修。此之行法乃至斷盡煩惱以來，常應順行，不行得罪。"于時苾芻如佛所勅，次第作已，歡喜苾芻至念慇懃策勵無倦，便斷五趣繫縛煩惱，證阿羅漢果，三明六通具八解脫。得如實知：我生已盡，梵行已立，所作已辦，不受後有。心無障礙，如手撝空，刀割香塗愛憎不起，觀金與土等無有異，於諸名利無不棄捨，釋梵諸天悉皆恭敬。是時歡喜證得果已，仍依前制，所有行法不敢虧違，佛言："不應更行，應隨大小次第而坐，與住本性人而為共住。"(《大正藏》卷二十四第245-246页)

【评说】佛陀规定了比丘的日常起居要求：每日早起，开门收拾灯台，清扫庭园和厕所；饮水处清洗干净，饮用水保持适宜的温度；用餐时保持情绪平静，食毕清洗食器，打扫饮食地方。夏天时还应准备扇子，以备大家取凉。"以新牛粪随处涂拭，可于厕上亦涂令净"，记载了比丘用牛粪清洗厕所之事，说明佛陀时代很注意厕所卫生，也很注意牛粪的再次利用。现代研究表明牛粪在酸性条件下可以生成二氧化氯。二氧化氯是一种很好的消毒剂。

【原文】緣在王舍城。時具壽畢隣陀婆瑳從出家後常嬰疾病，有同梵行者來，問言："大德起居輕利安樂行不?"答言："具壽！我常病苦，寧有安樂。"問言："何苦?"答言："患嗽。"問比："服何藥?"答："曾吸藥烟，得蒙瘳損。""大德！今何不服?"答曰："佛未聽服。"時諸苾芻以緣白佛，佛言："有病者聽吸烟治病。"苾芻不解，安藥火上，直爾吸烟，烟不入口，佛言："可以兩椀相合，底上穿孔，於中著火，置藥吸之。"事猶未好，佛言："應可作筩。"彼以竹作此還有過，佛言："不應用竹，可將鐵作。"彼作太短，佛言："勿令太短。"彼作太長，佛言："不應太長，可長十二指。勿令尖利，亦勿麁惡，置椀孔上以口吸烟。"彼既用了，隨處棄擲，佛言："不應輒棄，可作小袋盛舉。"彼置於地，佛言："不應置地令壞，應挂象牙杙上或竿竿上。"鐵便生垢，佛言："應以蘇油塗拭。"後於用時洗拭辛苦，佛言："不應水洗，應置火中燒以取淨。"(《大正藏》卷二十四第246页)

【评说】本段经文记载了具寿毕隣陀婆吸药烟治疗咳嗽的医案。药烟的工具为两碗相合底穿孔，孔中置药着火，然后做桶置椀孔上。药烟治咳嗽类似于现代的雾化。

【原文】緣在室羅伐城。有一苾芻身遭疾苦，詣醫人處告言："賢首！我身有病，幸為處方。"答言："聖者！作藥湯洗，方可平復。"答曰："佛未聽許。"醫言："聖者！世尊大悲，此必聽許。"時諸苾芻以緣白佛，佛言："醫人若遣作湯洗者，隨意應作。"佛既聽許用藥湯洗，諸苾芻不知何藥為湯?還白醫言："佛已許我作藥湯浴，不知當用何藥?"醫曰："聖者！我亦不知何藥?然曾讀輪王方中見此湯名，仁等大師是一切智問當為說。"時諸苾芻以緣白佛，佛言："但是治風，根莖花果及皮木等，共煮為湯洗身除疾。"諸苾芻以湯洗時皮膚無色，佛言："以膏油摩。"彼便多塗膩污衣服，佛言："以澡豆揩之。"復無顏色，佛言："洗將了時，於其湯內置一兩滓油令身潤澤。"(《大正藏》卷二十四第246页)

【评说】佛陀时代用药汤沐浴可以治疗风疾，主要原料为根茎花果及皮(具体不详)，洗后用油涂身体。

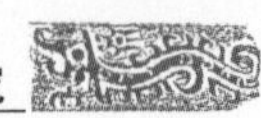

【原文】又具壽畢隣陀婆蹉有病，乃至苾芻問言："何苦?"答言："我患鼻中洟出。"醫問："比服何藥?"答曰："曾為灌鼻。""大德今何不灌?"答曰："佛未聽許。"時諸苾芻以緣白佛，佛言："若有病者，我今聽以蘇油灌鼻。"苾芻直爾傾置鼻中膩污身體，佛言："不應如是。"苾芻復用葉盛而灌，事猶未好，佛言："不應用葉。"又於小布中灌，有過同前，佛言："不應以小布灌，可用銅鐵及錫，作灌鼻筩。"苾芻便為一嘴，佛言："應作兩嘴。"彼作尖利及以麁惡，佛言："勿令尖利麁惡。"苾芻不淨洗手灌鼻，佛言："應淨洗手。受取藥已方灌鼻中。"(《大正藏》卷二十四第 246 页)

【评说】经文记载了具寿毕隣陀婆用酥油灌鼻治疗流涕的医案。佛陀强调应清洁双手后才能取药灌鼻。鼻滴药法是一种局部治疗方式。《疮疡全书》曰"鼻孔为肺之窍，其气上通于脑，下行于肺"，"纳鼻而通六经"说明药物从鼻而入，可以上通脑，下达肺，通十二经。

卷第十一

【提要】佛陀对诸比丘说难陀出家修行，佛为之说《入胎经》之事。

【原文】爾時毘舍佉鹿子母，聞佛有弟號曰難陀，身如金色具三十相，短佛四指，與佛俱來，"我暫往禮或容得見。"是時難陀於小食時執持衣鉢入城乞食，次第巡至鹿子母家。時毘舍佉見彼容儀相好光飾與餘不等，即作是念："此豈不是佛之弟耶?"便起淨信禮其雙足，將手觸著彼身柔軟，女是觸毒近便損害，難陀稟性多欲便起染心，遂即流精墮毘舍佉頭上。世尊知已，化彼不淨令作蘇合香油，手觸嗅之作如是念："何因此處得有如是微妙香油？是佛神通變斯香物。"遂生希有歡躍之心，讚言："善哉佛陀！善哉達摩！善哉僧伽！善說法律不可思議，能令如此難陀之類耽欲男子，投佛法中專修梵行。"時彼難陀起追悔心："豈非我犯眾教罪耶?"白諸苾芻，苾芻白佛，佛言："難陀無犯。若有如是多欲之人，應以皮帒子盛，勿致疑惑。"佛言多欲畜皮帒子者，苾芻不知以何皮作？佛言："應用三種：羊、鹿、鼠皮。"即便生用，遂有臭氣，佛言："熟之當用，洗已曬乾。"曬時見女，生欲染意，遂乃精洩穢污下裙，佛言："應為兩枚：一曬、一著。"時有精多其皮濕壞，"應將物襯可安沙土。"時有苾芻著而噉食及繞制底，佛言："解安屏處，淨洗手已噉食禮敬。"(《大正藏》卷二十四第 251-252 页)

【评说】本段经文记载了难陀因起淫欲而遗精，佛陀用苏合香油令难陀离淫欲之事。佛陀认为淫欲旺盛的比丘应用皮袋子贮存苏合香油，鼻嗅消除淫欲。苏合香具有醒脑开窍，开郁豁痰，行气止痛之功效。

【原文】爾時世尊知其心念，告難陀曰："汝頗曾見捺洛迦不?"答言："未見。"佛言："汝可捉我衣角。"即便就執，佛便將去往地獄中。爾時世尊在一邊立，告難陀曰："汝今可去觀諸地獄。"難陀即去，先見灰河，次至劍樹糞屎火河，入彼觀察遂見眾生受種種苦、或見以鉗拔舌拔齒抉目、或時以鋸剫解其身、或復以斧斫截手足、或以牟鑹鑱身、或以棒打稍刺、或以鐵鎚粉碎、或以鎔銅灌口、或上刀山劍樹碓擣石磨、銅柱鐵床受諸極苦、或見鐵鑊猛火沸騰，熱焰洪流煮有情類，見如是等受苦之事。復有一大鐵鑊然湯涌沸中無有情，覩此憂惶，問獄卒曰："何因緣故自餘鐵鑊皆煮有情，唯此鑊中空然沸涌?"彼便報曰："佛弟難陀，唯願生天專修梵行，得生天上暫受快樂，彼命終後入此鑊中，是故我今然鑊相待。"難陀聞已生大恐怖，身毛皆竪白汗流出，作如是念："此若知我是難陀者，生叉鑊中。"即便急走詣世尊處。佛言："汝見地獄不?”難陀悲泣雨淚哽咽而言,出微細聲白言:“已見。”佛言:“汝見何物?”即如所見具白世尊。佛告難陀:“或願人間、或求天上,勤修梵行有如是過。是故汝今當求涅槃以修梵行,勿樂生天而致勤苦。”難陀聞已情懷愧恥默無所對。爾時世尊知其意已,從地獄出至逝多林,即告難陀及諸苾芻曰:“內有三垢:謂是婬欲、瞋恚、愚癡,是可棄捨,是應遠離,汝當修學。”(《大正藏》卷二十四第 252-253 页)

【评说】本段经文记载了佛陀将难陀带到地狱,看到一只燃烧沸腾的铁锅,难陀从狱卒口中得知,在他修行升天暂受快乐之后终会堕入地狱,在大锅中遭受蒸煮之事,用来告诫世人修行不应求升天,应求解脱,远离淫欲、嗔恚、愚痴。

佛陀在本段经文的说教方式,类似于行为医学里的阴性强化疗法,即负面强化,建立积极行为。强化疗法,又称操作性行为疗法,是指应用各种强化手段以增加某些适应性行为,减弱或消除某些不良行为的心理治疗方法。

【原文】爾時世尊住逝多林未經多日,為欲隨緣化眾生故,與諸徒眾往占波國住揭伽池邊。時彼難陀與五百苾芻,亦隨佛至往世尊所,皆禮佛足在一面坐。時佛世尊見眾坐定,告難陀曰:“我有法要,初中後善文義巧妙,純一圓滿清白梵行,所謂《入母胎經》。汝當諦聽,至極作意,善思念之,我今為說。”難陀言:“唯然世尊,願樂欲聞。”佛告難陀:“雖有母胎,有入不入。云何受生入母胎中?若父母染心共為婬愛,其母腹淨月期時至,中蘊現前,當知爾時名入母胎。此中蘊形有其二種:一者形色端正,二者容貌醜陋。地獄中有容貌醜陋如燒杌木、傍生中有其色如烟、餓鬼中有其色如水、人天中有形如金色、色界中有形色鮮白、無色界天元無中有,以無色故。中蘊有情或有二手二足、或四足多足、或復無足,隨其先業應託生處,所感中有即如彼形。若天中有頭便向上,人、傍生、鬼橫行而去;地獄中有頭直向下,凡諸中有皆具神通乘空而去,猶如天眼遠觀生處。言月期至者,謂納胎時。難陀!有諸女人或經三日、或經五日、半月、一月,或有待緣經久期水方至。若有女人身無威勢多受辛苦,形容醜陋無好飲食,月期雖來速當止息,猶如乾地,灑水之時即便易燥。若有女人身有威勢常受安樂,儀容端正得好飲食,所有月期不速止息,猶如潤地,水灑之時即便難燥。云何不入?若父精出時母精不出、母精出時父精不出、若俱不出,皆不入胎。若母不淨父淨、若父不淨母淨、若俱不淨,亦不受胎。若母根門為風病所持、或有黃病痰癊、或有血氣胎結、或為肉增、或為服藥、或麥腹病蟻腰病、或產門如駝口、或中如多根樹、或如犁頭、或如車轅、或如藤條、或如樹葉、或如麥芒、或腹下深、或有上深、或非胎器、或恒血出、或復水流、或如鴉口常開不合、或上下四邊闊狹不等、或高下凹凸、或內有虫食爛壞不淨,若母有此過者並不受胎。或父母尊貴中有卑賤、或中有尊貴父母卑賤,如此等類亦不成胎。若父母及中有俱是尊貴,若業不和合,亦不成胎,若其中有於前境處,無男女二愛,亦不受生。(《大正藏》卷二十四第 253 页)

【评说】“有诸女人或经三日、或经五日、半月、一月,或有待缘经久期水方至。若有女人身无威势多受辛苦,形容丑陋无好饮食,月期虽来速当止息,犹如干地,洒水之时即便易燥。若有女人身有威势常受安乐,仪容端正得好饮食,所有月期不速止息,犹如润地,水洒之时即便难燥”,本段经文对月经进行了详细的介绍,佛陀认为女人的月经因人而异,行经时间长短,经量多少各不相同。佛陀认为劳逸、饮食情况都会对月经造成影响,这与现代医学观点相同。

佛陀认为父母双方都会对受孕产生影响,引起不孕不育的原因主要有:精子卵子无法结

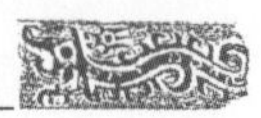

合，母亲子宫、卵巢、阴道等有问题不适合怀孕，父母业不合等。在佛陀时代就有这种认识实属不易。

【原文】“復次難陀！如是應知：凡入胎者大數言之，有三十八七日。初七日時胎居母腹，如㭊如癰臥在糞穢如處鍋中，身根及識同居一處，壯熱煎熬極受辛苦，名羯羅藍，狀如粥汁或如酪漿，於七日中內熱煎煮，地界堅性、水界濕性、火界煖性、風界動性，方始現前。”

“難陀！第二七日胎居母腹，臥在糞穢如處鍋中，身根及識同居一處，莊熱煎熬極受辛苦，於母腹中有風自起名為遍觸，從先業生，觸彼胎時名頞部陀，狀如稠酪或如凝酥，於七日中內熱煎煮四界現前。”

“難陀！第三七日廣說如前，於母腹中有風名刀鞘口，從先業生，觸彼胎時，名曰閉尸，狀如鐵箸或如蚯蚓，於七日中四界現前。”

“難陀！第四七日廣說如前，於母腹中有風名為內開，從先業生，吹擊胎箭，名為健南，狀如鞋楥或如溫石，於七日中四界現前。”

“難陀！第五七日廣說如前，於母腹中有風名曰攝持，此風觸胎有五相現，所謂兩臂、兩髀及頭，譬如春時天降甘雨，樹林欝茂增長枝條，此亦如是五相顯現。”

“難陀！第六七日，於母腹中有風名曰廣大，此風觸胎有四相現，謂兩肘、兩膝，如春降雨萬草生枝，此亦如是四相顯現。”

“難陀！第七七日，於母腹中有風名為旋轉，此風觸胎有四相現，謂兩手、兩脚，猶如聚沫或如水苔，有此四相。”

“難陀！第八七日，於母腹中有風名曰翻轉，此風觸胎有二十相現，謂手足十指從此初出，猶如新雨樹根始生。”

“難陀！第九七日，於母腹中有風名曰分散，此風觸胎有九種相現，謂二眼、二耳、二鼻并口及下二穴。”

“難陀！第十七日，於母腹中有風名曰堅鞕，令胎堅實，即此七日於母胎中有風名曰普門，此風吹脹胎藏，猶如浮囊以氣吹滿。”

“難陀！第十一七日，於母胎中有風名曰疎通，此風觸胎，令胎通徹有九孔現，若母行立坐臥作事業時，彼風旋轉虛通漸令孔大。若風向上上孔便開，若向下時即通下穴，譬如鍛師及彼弟子，以橐扇時上下通氣，風作事已即便隱滅。”

“難陀！第十二七日，於母腹中有風名曰曲口，此風吹胎，於左右邊作大小腸猶如藕絲，如是依身交絡而住。即此七日復有風名曰穿髮，於彼胎內作一百三十節無有增減，復由風力作百一禁處。”

“難陀！第十三七日，於母腹中以前風力知有飢渴，母飲食時所有滋味，從臍而入藉以資身。”

“難陀！第十四七日，於母腹中有風名曰線口，其風令胎生一千筋，身前有二百五十、身後有二百五十、右邊二百五十、左邊二百五十。”

“難陀！第十五七日，於母腹中有風名曰蓮花，能與胎子作二十種脈吸諸滋味，身前有五、身後有五、右邊有五、左邊有五，其脈有種種名及種種色，或名伴、或名力、或名勢，色有青黃赤白豆酥油酪等色，更有多色共相和雜。難陀！其二十脈，脈別各有四十脈以為眷屬，合有八百吸氣之脈，於身前後左右各有二百。難陀！此八百脈各有一百道脈眷屬相連，合有八萬。前有二萬、後有二萬、右有二萬、左有二萬。難陀！此八萬脈復有眾多孔穴，或一孔、二孔乃至七孔，一一各與毛孔相連，猶如藕根有多孔隙。”

“難陀！第十六七日，於母腹中有風名曰甘露行，此風能為方便安置胎子二眼處所，如是兩耳兩鼻口咽胸臆，令食入時得停貯處，能令通過出入氣息。譬如陶師及彼弟子，取好泥團安在輪上，隨其器物形勢安布令無差舛。此由業風能作如是，於眼等處隨勢安布，乃至能令通過出入氣息亦無差失。”

“難陀！第十七七日，於母腹中有風名曰毛拂口，此風能於胎子眼耳鼻口咽喉胸臆食入之處，令其滑澤通出入氣息安置處所。譬如巧匠，若彼男女取塵翳鏡，以油及灰或以細土揩拭令淨。此由業風能作如是，安布處所無有障礙。”

“難陀！第十八七日，於母腹中有風名曰無垢，能令胎子六處清淨，如日月輪大雲覆蔽，猛風忽起吹雲四散光輪清淨。難陀！此業風力，令其胎子六根清淨亦復如是。”

“難陀！第十九七日，於母腹內令其胎子成就四根：眼、耳、鼻、舌，入母腹時先得三根，謂身、命、意。”

“難陀！第二十七日，於母腹中有風名曰堅固，此風依胎左脚生指節二十骨，右脚亦生二十骨，足跟四骨、髆有二骨、膝有二骨、髀有二骨、腰髁有三骨、脊有十八骨、肋有二十四骨。復依左手生指節二十骨，復依右手亦生二十，腕有二骨、臂有四骨、胸有七骨、肩有七骨、項有四骨、頷有二骨、齒有三十二骨、髑髏四骨。難陀！譬如塑師或彼弟子，先用鞕木作其相狀，次以繩纏後安諸泥以成形像。此業風力安布諸骨亦復如是。此中大骨數有二百，除餘小骨。”

“難陀！第二十一七日，於母腹中有風名曰生起，能令胎子身上生肉，譬如泥師先好調泥泥於牆壁，此風生肉亦復如是。”

“難陀！第二十二七日，於母腹中有風名曰浮流，此風能令胎子生血。”

“難陀！第二十三七日，於母腹內有風名曰淨持，此風能令胎子生皮。”

“難陀！第二十四七日，於母腹中有風名曰滋漫，此風能令胎子皮膚光悅。”

“難陀！第二十五七日，於母腹中有風名曰持城，此風能令胎子血肉滋潤。”

“難陀！第二十六七日，於母腹中有風名曰生成，能令胎子身生髮毛爪甲，此皆一一共脈相連。”

“難陀！第二十七七日，於母腹中有風名曰曲藥，此風能令胎子髮毛爪甲悉皆成就。”

“難陀！由其胎子先造惡業，慳澀悋惜於諸財物，堅固執著不肯惠施，不受父母師長言教，以身語意造不善業，日夜增長當受斯報。若生人間所得果報皆不稱意，若諸世人以長為好彼即短、若以短為好彼即長、以麁為好彼即細、若以細為好彼即麁、若支節相近為好彼即相離、若相離為好彼即相近、若多為好彼即少、若少為好彼即多、愛肥便瘦愛瘦便肥、愛怯便勇愛勇便怯、愛白便黑愛黑便白。難陀！又由惡業感得惡報：聾盲、瘖瘂、愚鈍、醜陋，所出音響人不樂聞，手足攣躄形如餓鬼，親屬皆憎不欲相見，況復餘人。所有三業向人說時，他不信受不將在意。何以故？由彼先世造諸惡業獲如是報。難陀！由其胎子先修福業，好施不慳憐愍貧乏，於諸財物無悋著心，所造善業日夜增長當受勝報。若生人間所受果報悉皆稱意，若諸世人以長為好則長、若以短為好則短，麁細合度支節應宜，多少、肥瘦、勇怯、顏色無不愛者，六根具足端正超倫，辭辯分明音聲和雅，人相皆具見者歡喜。所有三業向人說時，他皆信受敬念在心。何以故？由彼先世造諸善業獲如是報。”

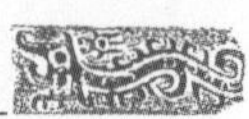

“難陀！胎若是男，在母右脇蹲踞而坐，兩手掩面向母脊住。若是女者，在母左脇蹲踞而坐，兩手掩面向母腹住，在生藏下、熟藏上，生物下鎮、熟物上刺，如縛五處插在尖標。若母多食或時少食皆受苦惱，如是若食極膩或食乾燥、極冷極熱、鹹淡苦醋、或太甘辛，食此等時皆受苦痛。若母行欲或急行走，或時危坐、久坐、久臥、跳躑之時悉皆受苦。難陀當知！處母胎中有如是等種種諸苦逼迫其身，不可具說。於人趣中受如此苦，何況惡趣地獄之中苦難比喻？是故難陀！誰有智者樂居生死無邊苦海受斯厄難？”

“難陀！第二十八七日，於母腹中胎子便生八種顛倒之想。云何為八？所謂屋想、乘想、園想、樓閣想、樹林想、床座想、河想、池想，而實無此，妄生分別。”

“難陀！第二十九七日，於母腹中有風名曰花條，此風能吹胎子令其形色鮮白淨潔，或由業力令色黧黑、或復青色，更有種種雜類顏色，或令乾燥無有滋潤，白光黑光隨色而出。”

“難陀！第三十七日，於母腹中有風名曰鐵口，此風能吹胎子髮毛爪甲令得生長，白黑諸光皆隨業現，如上所說。”

“難陀！第三十一七日，於母腹中胎子漸大。如是三十二七、三十三七、三十四七日已來增長廣大。”

“難陀！第三十五七日，子於母腹支體具足。”

“難陀！第三十六七日，其子不樂住母腹中。”

“難陀！第三十七七日，於母腹中胎子便生三種不顛倒想：所謂不淨想、臭穢想、黑闇想，依一分說。”

“難陀！第三十八七日，於母腹中有風名曰藍花，此風能令胎子轉身向下，長舒兩臂趣向產門。次復有風名曰趣下，由業力故風吹胎子，令頭向下雙脚向上，將出產門。難陀！若彼胎子於前身中造眾惡業并墮人胎，由此因緣將欲出時，手足橫亂不能轉側，便於母腹以取命終。時有智慧女人或善醫者，以煖酥油或榆皮汁及餘滑物塗其手上，即以中指夾薄刀子利若鋒芒，內如糞廁黑闇臭穢可惡坑中有無量虫恒所居止，臭汁常流精血腐爛深可厭患，薄皮覆蓋惡業身瘡，於斯穢處推手令入，以利刀子臠割兒身片片抽出。其母由斯受不稱意，極痛辛苦因此命終，設復得存與死無異。難陀！若彼胎子善業所感，假令顛倒不損其母，安隱生出不受辛苦。難陀！若是尋常無此厄者，至三十八七日將欲產時，母受大苦，性命幾死，方得出胎。難陀！汝可審觀，當求出離。”（《大正藏》卷二十四第 254-256 页）

【评说】本段经文详细记载了胎儿在母体内发育的过程。佛陀时代认为胎儿在第七周两手、脚显现，第八周手足十指开始显现，第九周两眼、两耳、两鼻孔、口及前后二阴显现；现代医学认为在第七周手、脚及四肢幼芽初成，第八周器官已有明显的特征，手指和脚趾间有少量蹼状物，第九周胚胎成形。佛陀时代认为胎儿在第十一周，上下孔窍可开合；现代医学认为胎儿在第十一周开始做吮吸、吞咽和蹬腿运动。佛陀时代认为胎儿在第十三周可以知晓母体的饥饱以及摄入的食物，现代医学认为胎儿在第十三周神经元迅速增长，神经突触形成，胎儿的条件反射能力加强。可见，佛陀时代对胎儿成长的认知与现代医学有诸多相类似之处。佛陀时代认为胎儿在第二十一至二十六周主要是皮肤、肉、脂肪的增长，这与现代医学研究相同。佛陀时代对胎儿生长的记录，将胎儿意识的出现也纳入了记录范围，认为在第十八周胎儿开始出现意识，这是佛陀时代对胎儿成长认识的一大特色。

卷第十二

【提要】佛陀对诸比丘说难陀出家修行，佛为之说《入胎经》之事。

【原文】佛告難陀："凡胎生者是極苦惱，初生之時或男或女墮人手內，或以衣裹安在日中，或在陰處或置搖車，或居床席懷抱之內，由是因緣皆受酸辛楚毒極苦。難陀！如牛剝皮近牆而住被牆蟲所食，若近樹草樹草蟲食，若居空處諸蟲唼食，皆受苦惱初生亦爾。以煖水洗受大苦惱，如癩病人皮膚潰爛膿血橫流，加之杖捶極受楚切。生身之後飲母血垢而得長大，言血垢者於聖法律中即乳汁是。難陀！既有如是無邊極苦無一可樂，誰有智者於斯苦海而生愛戀，常為流轉無有休息？生七日已身內即有八萬戶虫縱橫噉食。難陀！有一戶蟲名曰食髮，依髮根住常食其髮。有二戶蟲：一名杖藏、二名麁頭，依頭而住常食其頭。有一戶蟲名曰繞眼，依眼而住常食於眼。有四戶蟲：一名驅逐、二名奔走、三名屋宅、四名圓滿，依腦而住常食於腦。有一戶蟲名曰稻葉，依耳食耳。有一戶蟲名曰藏口，依鼻食鼻。有二戶蟲：一名遙擲、二名遍擲，依脣食脣。有一戶蟲名曰蜜葉，依齒食齒。有一戶蟲名曰木口，依齒根食齒根。有一戶蟲名曰針口，依舌食舌。依一戶蟲名曰利口，依舌根食舌根。有一戶蟲名曰手圓，依腭食腭。復有二戶蟲：一名手網、二名半屈，依手掌食手掌。有二戶蟲：一名短懸、二名長懸，依腕食腕。有二戶蟲：一名遠臂、二名近臂，依臂食臂。有二戶蟲：一名欲吞、二名已吞，依喉食喉，有二戶蟲：一名有怨、二名大怨，依胸食胸。有二戶蟲：一名螺貝、二名螺口，依肉食肉。有二戶蟲：一名有色、二名有力，依血食血。有二戶蟲：一名勇健、二名香口，依筋食筋。有二戶蟲：一名不高、二名下口，依脊食脊。有二戶蟲俱名脂色，依脂食脂。有一戶蟲名曰黃色，依黃食黃。有一戶蟲名曰真珠，依腎食腎。有一戶蟲名曰大真珠，依腰食腰。有一戶蟲名曰未至，有脾食脾。有四戶蟲：一名水命、二名大水命、三名針口、四名刀口，依腸食腸。有五戶蟲：一名月滿、二名月面、三名暉耀、四名暉面、五名别住，依右脇食其脇。復有五蟲，名同於上，依左脇食其脇。復有四蟲：一名穿前、二名穿後、三名穿堅、四名穿住，依骨食骨。有四戶蟲：一名大白、二名小白、三名重雲、四名臭氣，依脈食脈。有四戶蟲：一名師子、二名備力、三名急箭、四名蓮花，依生藏食生藏。有二戶蟲：一名安志、二名近志，依熟藏食熟藏。有四戶蟲：一名鹽口、二名蘊口、三名網口、四名雀口，依小便道食尿而住。有四戶蟲：一名應作、二名大作、三名小形、四名小束，依大便道食糞而住。有二戶蟲：一名黑口、二名大口，依髀食髀。有二戶蟲：一名癩、二名小癩，依膝食膝。有一戶蟲名曰愚根，依脛食脛。有一戶蟲名曰黑項，依脚食脚。"(《大正藏》卷二十四第 256-257 页)

【评说】"生身之后饮母血垢而得长大，言血垢者于圣法律中即乳汁是"，佛陀认为乳汁是由血垢产生，这与现代医学认识不符。现代医学认为，乳汁是人体体液的一种，由乳腺分泌。

佛陀认为会有各种各样的虫类侵蚀人的身体：食发虫寄生在人体发根，会侵食人的头发；杖藏、粗头两种虫寄生在人的头，会侵食人的头；绕眼虫寄生在人的眼睛，会损坏眼睛；人的脑内有驱逐、奔走、屋宅、圆满四种虫，会侵蚀人的大脑；稻叶虫寄生在人的耳朵内并会侵蚀耳朵；藏口虫寄生在鼻内，会导致鼻子生病；摇掷、遍掷两虫寄生在人的唇内；蜜叶虫寄生在人的牙齿；木口虫寄生在齿根；针口虫寄生在舌，会侵蚀舌；利口虫寄居在舌根；手圆虫寄居在人的两腭；手网虫、半屈虫寄居在人的手掌部，会侵蚀人的手掌；人的手腕中寄居短悬、

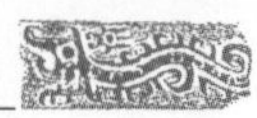

长悬两种虫;远臂、近臂虫寄居在人的手臂部;人的喉咙部寄居着欲吞、已吞两种虫;有怨、大怨虫寄生在人的胸部,并会侵蚀胸部;螺贝、螺口两种虫寄居在人的肌肉内;有色、有力两种虫寄生在人的血内;勇健、香口两种虫寄居在人的筋中;人的脊背内寄居着不高、下口两种虫;脂色虫寄居在人的脂肪内;珍珠虫寄生在人的肾内;腰内寄居着大珍珠虫;脾脏内有未至虫;肠内有水命、大水命、针口、刀口四种虫;左右两胁寄生有月满、月面、晖耀、晖面、别住五种虫;骨内寄生有穿前、穿后、穿坚、穿住四种虫;脉内有大白、小白、重云、臭气四种虫;胃内有狮子、备力、急箭、莲花四种虫;结肠直肠内有安志、近志两种虫寄生;尿道有盐口、蕴口、网口、雀口四种虫寄生;应作、大作、小形、小束四种虫寄生在肛门处;黑口、大口两种虫寄生在大腿根部;癞、小癞两种虫寄生在人的膝盖部;愚根虫寄居在人的小腿部;人的脚有黑项虫寄居。

【原文】"難陀!如此之身甚可厭患,如斯色類常有八萬戶蟲日夜噉食,由此令身熱惱羸瘦疲困飢渴。又復心有種種苦惱憂愁悶絕,眾病現前,無有良醫能為除療。難陀!於大有海生死之中有如是苦,云何於此而生愛樂?復為諸神諸病之所執持,所謂天神龍神八部所持,及諸鬼神乃至羯吒布單那,及餘禽獸諸鬼所持,或為日月星辰所厄,此等鬼神作諸病患,逼惱身心難可具說。"(《大正藏》卷二十四第 257 页)

【评说】佛陀认为心生苦恼忧愁,可致病。中医认为人的怒喜忧思悲恐惊七种情志变化,超过了正常的生理活动范围,会导致疾病的发生。七情是人体对外界客观事物的反映,是生命活动的正常现象。这告诫人们应该注意情感的疏泄。从精神卫生角度来看,疏泄是一种信息代谢,它能够把内外的劣性刺激及其引起的消极反应当作废物排出去,以重建心理平衡,确保精神健康。

【原文】"難陀!如是生成長大,身有眾病,所謂頭目、耳鼻、舌齒、咽喉、胸腹、手足、疥癩、癲狂、水腫、欬嗽、風黃、熱癊,眾多瘧病支節痛苦。難陀!人身有如是病苦。復有百一風病、百一黃病、百一痰癊病、百一總集病,總有四百四病,從內而生。難陀!身如癰箭眾病所成,無暫時停念念不住,體是無常、苦、空、無我,恆近於死敗壞之法,不可保愛。"(《大正藏》卷二十四第 257 页)

【评说】本段经文记载了人这一生可能患的疾病包括:头面五官的疾病、胸腹、手足、皮肤病、癫狂等神智病、水肿、咳嗽、风黄、热癊、疟、关节疾病。

【原文】爾時世尊說此法已,時具壽難陀遠塵離垢得法眼淨,五百苾芻於諸有漏心得解脫。爾時世尊重說伽他告難陀曰:

"若人無定心,　即無清淨智,
不能斷諸漏,　是故汝勤修。
汝常修妙觀,　知諸蘊生滅,
清淨若圓滿,　諸天悉欣慶。
親友共交歡,　往來相愛念,
貪名著利養,　難陀汝應捨!
勿親近在家,　及於出家者,

念起生死海，　窮盡苦邊際。
初從羯羅藍，　吹生於肉疱，
肉疱生閉尸，　閉尸生健南。
健南漸轉變，　生頭及四支，
眾骨聚成身，　皆從業因有。
頂骨合九片，　頷車兩骨連，
齒有三十二，　其根亦如是。
耳根及頸骨，　腭骨并鼻梁，
胸臆與咽喉，　總有十二骨。
眼眶有四骨，　肩髃亦兩雙，
兩臂及指頭，　總有五十骨。
項後有八骨，　脊梁三十二，
此各有根本，　其數亦四八。
右脇邊肋骨，　相連有十三，
左脇相連生，　亦有十三骨。
此等諸骨鎖，　三三相續連，
二二相鉤牽，　其餘不相續。
左右兩腿足，　合有五十骨，
總三百十六，　支拄於身內。
骨節相鉤綴，　合成眾生體，
實語者記說，　正覺之所知。
從足至於頂，　雜穢不堅牢，
由此共成身，　脆危如葦舍。
無楄唯骨立，　血肉遍塗治，
同機關木人，　亦如幻化像。
應觀於此身，　筋脈更纏繞，
濕皮相裹覆，　九處有瘡門。
周遍常流溢，　屎尿諸不淨，
譬如倉與篅，　盛諸穀麥等。
此身亦如是，　雜穢滿其中，
運動骨機關，　危脆非堅實。
愚夫常愛樂，　智者無染著，
洟唾污常流，　膿血恒充滿。
黄脂雜乳汁，　腦滿髑髏中，
胸膈痰癊流，　內有生熟藏。
肪膏與皮膜，　五藏諸腸胃，
如是臭爛等，　諸不淨居同。
罪身深可畏，　此即是怨家，
無識耽欲人，　愚癡常保護。

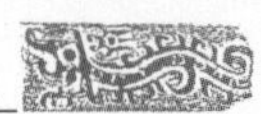

如是臭穢身，　猶如朽城郭，
日夜煩惱逼，　遷流無暫停。
身城骨牆壁，　血肉作塗泥，
畫綵貪、瞋、癡，　隨處而莊飾。
可惡骨身城，　血肉相連合，
常被惡知識，　內外苦相煎。
難陀汝當知，　如我之所說，
晝夜常繫念，　勿思於欲境。
若欲遠離者，　常作如是觀，
勤求解脫處，　速超生死海。”(《大正藏》卷二十四第259-260页)

【评说】本段经文记载了佛陀时代对人体骨骼的认识，如认为人体有三百一十六块骨(其中顶骨有九块)，牙齿有三十二颗等。

卷第十三

【提要】佛陀对比丘讲可取竹片量截三衣和袈裟的长短条和叶相；夜里诵经可作灯笼；嚼齿木有五种胜利(好处)；五种诃法；食物应留一抄食施畜生等诸事。

【原文】緣處同前。有苾芻病，往醫人處報言：“賢首！我有如是病，為處方藥。”彼言：“聖者！服如是藥當得平復。”即為處方。還歸住處，料理藥時須得杵石，便詣餘家暫借充用，彼人便與。磨藥既了以石相還，答言：“聖者！此即相遺，隨意將歸。”答曰：“佛未聽畜。”“若如是者可置地去。”苾芻以緣白佛，佛言：“我今聽畜杵石并軸，他若施時隨意應受。”(《大正藏》卷二十四第263页)

【评说】本段经文记载了比丘用药杵加工药物之事。

【原文】緣處同前。時當盛暑苾芻苦熱，身體萎黃病瘦無力。爾時世尊知而故問具壽阿難陀曰：“何故諸苾芻身體萎黃病瘦無力？”時阿難陀具以事白，佛言：“應作招涼舍。”苾芻不知如何當作？佛言：“應近寺外為三面舍，三邊築牆架作偏敞疎徹來風，不同於寺四面有壁。”苾芻即便於內安牆外置行柱，佛言：“中安行柱。”復不開窓還遭熱悶，佛言：“置窓。”彼著窓時或太高下，佛言：“應與床齊。”有諸鳥雀來入房中，佛言：“應置窓欞勿令得入。風雨飄灑，應安窓扇。”苾芻食時閉門室闇，佛言：“食時開門。苾芻熱時於自房內，但著下裙及僧脚崎，隨情讀誦并為說法作衣服等，於四威儀悉皆無犯。”(《大正藏》卷二十四第263页)

【评说】佛陀认为热邪会侵犯人的身体，因此在暑热之时，应该避暑。

【原文】爾時世尊至天明已即從定出，大眾皆集，佛於眾中就座而坐。時具壽阿難陀從座而起，整衣服露右肩禮雙足，右膝著地合掌恭敬，而白佛言：“大德世尊，頻頻讚歎勝慧河邊諸苾芻等意欲相見，彼諸苾芻皆來至此不蒙問及。”佛言：“阿難陀！我已共彼諸人語訖，依聖語聖法律共相安慰。”阿難陀白佛言：“未審云何名為聖語法律共相慰問？”“阿難陀！如我共諸苾芻，皆於門外洗雙足已，隨次入房就座而坐，各並端身住現前念，我入初定；河邊諸苾芻等亦入初定。我從初定出，入第二定、第三、第四定，次入空處識處無所有處，次入非想非非想處定;河邊諸苾芻等亦復如是,隨我出入諸定。我從非想非非想定出,入無所有處定,我復乃至入初定;是諸苾芻亦復如是入至初定。阿難陀!我作是念:'我今應可作餘相狀而入初定,便非獨覺聲聞所行之境。'作是念已即入其定。時河邊苾芻自相謂曰:'大師世尊住於自定,我等亦可自定而住。'阿難陀!此謂聖語聖法律共相安慰,我作如是相安慰已。"阿難陀白佛言:"善哉大德!聖語聖法律共相安慰。極善世尊!聖語聖法律共相安慰。"世尊既與河邊諸苾芻,以聖語聖法律共安慰已,其聲普遍,四遠諸人共相謂曰:"佛共河邊諸苾芻輩,以聖語聖法律而相安慰。"既聞此事,諸長者婆羅門皆來禮拜河邊苾芻,此諸苾芻即為長者婆羅門,宣說法要口出臭氣。時彼諸人左右顧眄,共相謂曰:"此之臭氣從何而來?"諸苾芻曰:"此之臭氣從我口出。"白言:"聖者!豈可日日不嚼齒木耶?"答曰:"不嚼。"彼曰:"何故?"諸苾芻曰:"佛未聽許。"答曰:"聖者!若不嚼齒木得清淨耶?"時諸苾芻默然無對。以緣白佛,佛言:"彼婆羅門長者,所作譏恥正合其儀。我於餘處已教苾芻嚼其齒木,而汝不知,是故我今制諸苾芻應嚼齒木。何以故?嚼齒木者有五勝利。云何為五?一者能除黃熱;二者能去痰癊;三者口無臭氣;四者能喰飲食;五者眼目明淨。"(《大正藏》卷二十四第264页)

【评说】"一者能除黄热;二者能去痰癊;三者口无臭气;四者能喰饮食;五者眼目明净",佛陀认为嚼齿木可以除黄热、去痰、除口气、增加胃口、令眼睛明亮,这对现代人有借鉴意义,我们应注意个人的口腔卫生。

卷第十四

【提要】佛陀为诸比丘讲扫地有五种胜利;不应令他人洗浣衣物的规定。

【原文】緣在室羅伐城。有一長者於蘭若處造一小室,時有苾芻於此而住,時屬春陽為熱所逼,形色萎黃瘦損無相,欲移住處往白長者:"仁當守護,我欲他行。"長者問曰:"有何闕少而欲他行?"苾芻答曰:"我無闕乏,然為時熱室小難居。"長者答曰:"若畏熱者為造地窟。"答言:"長者!佛未見聽。"苾芻以緣白佛,佛言:"須地窟者隨意應作。"長者為作,至夏月時復多濕氣便不堪住,後白長者言:"我欲他行。"同前問答,然為地濕痰癊病增不堪居住。長者答曰:"若如是者為造大舍。"苾芻告曰:"世尊未許。"苾芻以緣白佛,佛言:"任為大舍。"長者便造,以無簷故柱危欲破,以緣白佛,佛言:"安簷。若恐摧者應安邪柱以釘釘之。"(《大正藏》卷二十四第269页)

【评说】佛陀认为居住环境会影响人的健康,所以夏天居住环境应宽敞,防止热邪、湿邪对人体的影响。

【原文】緣在王舍城竹林園中。時具壽畢隣陀跋蹉從出家後身常抱疾,有同梵行者來相問訊言:"上座!四大安隱不?"答言:"我患,寧有安隱?"復問:"上座比來曾服何藥?"答曰:"曾服石鹽。""若爾,今何不服?"答言:"賢首!佛未聽許。"苾芻以緣白佛,佛言:"我今聽諸苾芻應畜先陀婆鹽。"苾芻隨處安置遂令銷滅,佛言:"不應如是隨宜安置,應可畜筩。"便安竹筩亦還銷失,佛言:"應用角筩安鹽於內。"遂用新角更令臭穢,佛言:"應用牛糞水煮洗乾無損。"佛言石鹽應安角中者,不解安蓋塵土便入,佛言:"著蓋。"苾芻不解,佛言:"還應用角。"時畢隣陀跋蹉因患問答同前,須畜藥椀,佛言:"應畜。"(《大正藏》卷二十四第269页)

【评说】本段经文记载了毕隣陀跋蹉食用石盐治病的医案。现代医学认为盐具有消炎

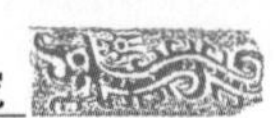

止痛、明目等作用。石盐是何物无从考证，但在古代我国西北部少数民族中有一种“水晶盐”，据说此种盐多产于山石上，无色透明，状如水晶，不用煎熬便可食用，《本草纲目》中称这种盐有“开盲明目”之功效。

【原文】缘處同前。佛言：“應誦經者可昇高座。”其人坐師子座下垂雙足致有勞倦，佛言：“應作承足床。”苾芻不解，佛言：“若座不移動應以甎作，若移轉者可用版為。雖以版作移舉時難，可於四角各安鐵鐶隨意擎去。”時有求福苾芻及信心俗旅，於足趺上塗以香泥，時誦經師不敢足踏，佛言：“以草及葉替而方踏，勿致疑心。”

緣處同前，佛言：“作承足床。”林中苾芻此物難得垂足勞倦，以緣白佛。佛言：“以石支足。”（《大正藏》卷二十四第270页）

【评说】本段经文记载了比丘用石头支撑足，以缓解久坐的疲劳。中医认为久坐伤肉，究其机理大致有三：一久坐，由于重力的作用，臀部肌肉受压血供较差，且局部分泌腺等受压堵塞，好发疖疮；二久坐时，四肢肌肉活动减少，易使四肢肌肉衰弱、萎缩；三久坐不利脾胃运化。不仅久坐致病，坐姿不良及椅凳欠合适也可影响健康。因此我们要注意坐姿，选择合适的椅凳，避免久坐。

【原文】緣在王舍城。畢隣陀跋蹉身常抱疾頭面垢膩，問答同前，乃至“上座先持何物?”答曰：“持拭面巾。”“今何不持?”答言：“佛未聽許。”以緣白佛，佛言：“有病、無病應持面巾。”

緣處同前。畢隣陀跋蹉苦熱身黄，問答同前，乃至“上座先持何物?”答曰：“持疎薄衣。”“今何不持?”答言：“佛未聽許。”以緣白佛，佛言：“熱時應著疎薄之衣。”

緣在室羅伐城。時有苾芻苦患痰癊，於床兩邊棄其涎洟令不淨潔。天將欲曉，門人入房禮問安否，洟唾污額。苾芻見問，即以事答。苾芻曰：“我試觀之。”便入房中，見其洟唾床邊狼藉，告諸苾芻共生嫌恥：“云何苾芻於僧房中洟唾不淨?”以緣白佛，佛言：“非是合棄洟唾之處不應輒棄。若在闇中不頭扣地而為禮拜，須致敬者口云：‘畔睇。’但有請白咸應如是。若患傷寒涎洟流出應以器承。”著器物時致有傾側更多穢污，佛言：“可安支物。”彼置圓繩然由傾側，佛言：“其承唾盆及洗口器，形如象跡底凸向內置地安穩。”棄唾水時即便却出，佛言：“盆內安物。”苾芻不解，佛言：“應截草置中，或安沙土等。”有多蠅附，佛言：“應扇去之。”盆有臭氣，佛言：“時時應洗。”洗已不曬致有虫生，佛言：“曬乾。”復有苾芻涎唾不止，待器乾時事便廢闕，佛言：“應畜二盆更互而用。”苾芻簷下讀誦經行，若洟唾時隨處棄擲，佛言：“不應爾，棄者得越法罪。然於寺中四角柱下各安唾盆，若有唾者可棄於此。”（《大正藏》卷二十四第270页）

【评说】佛陀认为无论生病与否，都要注意个人及居住环境的卫生。

卷第十五

【提要】佛陀为诸比丘讲二种敬礼（五轮著地、两手捉）；允许蓄用剃发刀和杂所须物；说戒时，上座应常诵，若上座不能，第二诵，第二不能，第三诵，比丘应作番次说戒。

【原文】緣在室羅伐城。苾芻洗已濕體披衣，色壞兼臭。苾芻以緣白佛，佛言：“應畜拭身巾。”時有苾芻無巾可得，佛言：“洗已片時蹲地，以洗裙拭體然後披衣。”苾芻革屣上有塵土，即便撥打令網系斷，佛言："不應爾。"復用水洗轉加爛壞，佛言："不應爾，可將濕帛拭。是故苾芻應持拭鞋履物。"（言洗裙者，可用絹布一幅半長六尺許，橫繞腰髁攊勿令脫，更不安帶，是西國法也）佛在占波國揭伽池側。時有龍女信心純善，其子不信不依法律，其母遂便勸令聽法："子今宜去，於聖者邊聽聞正法，令汝獲福。"其子不變本形而去至誦經處，少年苾芻見之驚怖便唱："長腰！長腰！"其餘苾芻未離欲者皆生恐怖，即以毛繩繫其龍項擲於寺外。其子歸家，母見問言："汝向聖者處聽正法不？"答言："阿母！不須說此無慈愛人。"母曰："彼於汝處作何非法？"即便具說毛繩損項，母曰："由此因緣名為聖者，若是餘類殺汝無疑。"子便默爾。時彼朋友皆共譏笑，唱言："破項。"見調弄時身體黃瘦氣力衰弱，母見告曰："何故汝身萎黃若是？"答言："阿母！常有知識調言破項，我負羞恥致斯羸瘦。"母曰："由汝不變本形遂招此過，若變形去不被毛繩。今可變形往聽妙法，隨所聞見皆稱汝心。若依本形藏身而聽。"彼乏信心不隨母語，默然而住。母作是念："聖者毛繩繫龍子項，欲聽法者與作難緣，我今為此當往白佛。"過初夜分身放光明來至佛所，禮佛雙足在一面坐。由彼龍女身光明故，令揭伽池周遍照耀，龍女白佛言："大德！我子不信，勸令聽法，至誦經處，聖者既見便以毛繩急繫其項棄之寺外，項便傷損。彼諸朋友見而調弄唱言：'破項。'由被戲弄身體萎黃氣力羸損。唯願世尊於諸聖眾略為遮制，勿以毛繩繫諸龍子，慈愍故！"世尊知已默然受請。是時龍女禮佛而去。（《大正藏》卷二十四第271页）

【评说】"常有知识调言破项，我负羞耻致斯羸瘦"，佛陀认为忧思会影响人的健康，中医也认为忧思伤脾，在忧思过度会影响人的健康这一观点上中医和佛教是一致的。

【原文】緣處同前。時有苾芻忽患腹痛，數去迴轉致有疲困。苾芻白佛，佛言："於床穿孔隨時轉易。"即於好床穿破作孔，佛言："應取故床，若藤織者應割為孔，若絛編者擘開為穴，若病差後隨事料理。"由數迴轉下部瘡痛，佛言："於床孔邊可安軟物，不淨墮地以瓦盆承，勿令高舉。"糞臭外棄更覓餘盆，如是展轉無器可得，佛言："不應總棄，可畜一一盆洗而曬乾。無第二盆應安樹葉。其盆雖洗，臭氣不除，應用油塗。"如佛所教應看病人，時有老少苾芻咸來問疾，少至便禮病人、老來病人致敬，緣此祇接病苦轉增，佛言："彼身不淨不應敬禮，自身污染不合禮他，設他禮時亦不應受。若有違者俱得越法罪。"（《大正藏》卷二十四第272-273页）

【评说】佛陀认为应在旧床上穿孔，在孔旁放软物，让患者通过孔穴排便，方便卧床比丘排便，这对现代护理学具有借鉴意义。

"其盆虽洗臭气不除应用油涂"，佛陀时代尿盆清洗后涂油消除异味。

【原文】佛在劫比羅城多根樹園，佛令釋子家別一人得出家已，床無承足臥不安寧。然彼先時支體柔軟，所臥之物悉皆華麗，今時床下身臥不安，無多火力，便詣醫所，問言："賢首！我無火力，當為處方。"醫人報曰："可相隨去觀所住房，於所臥床如何安置？"見其臥床頭邊低下，報言："聖者！由所臥床頭邊低下，致令四大火力衰微，可於床脚下安支足物。"答曰："佛未聽許。""佛大慈悲，必應聽許。"苾芻白佛，佛言："於所臥床應安支足。"彼依言作，病仍不除。復問醫人與我方藥，醫曰："若眠臥時，當安偃枕。"答曰："佛未聽許。"廣說如上，佛言："臥時當安偃枕。"苾芻不解云何當作？佛言："作枕之法：用物長四肘、闊二肘，其四肘疊作兩重，縫以為帒，內貯綿絮可用支頭。"（《大正藏》卷二十四第275页）

【评说】佛陀认为床、枕头合适与否，都会影响人的睡眠质量，枕头最好长四肘宽二肘，

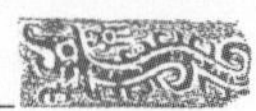

内装棉絮。

卷第十六

【提要】佛陀为诸比丘说舍利子以清净事调伏婆罗门的故事；明月比丘尼"一闻便领"的故事；弟子门人，每日三时，应向亲教师和依止师申请礼敬。

【原文】時諸苾芻咸皆有疑，請世尊曰："由何緣業，具壽舍利子以清淨事調伏引攝彼婆羅門，能令出家到圓寂處？"佛告諸苾芻："非但今日調伏彼人令得安樂，於往昔時以清淨事，已曾調攝令捨賊徒，歸依三寶受持五戒。汝等當聽。乃往古昔，於一聚落有婆羅門，妻誕一女儀貌端正，年既長大處女在家，有五百群賊夜劫其村。時彼賊帥渴逼須水，入婆羅門舍見彼少女，告言：'女子！我今渴逼，有水將來。'女言：'且待！'即急然燈取水觀察，賊帥問曰：'何所觀耶？'答言：'觀水。'問曰：'有何可觀？答言：'恐有草髮，飲時致患。'報曰：'我是狂賊，欲害汝村，准斯非理應與毒藥，何憂草髮為我患乎？'女聞是語說伽他曰：

'凡賊所為者，　枉奪他財物；

隨君作不作，　我常依法行。'"(《大正藏》卷二十四第277页)

【评说】佛陀认为应该注意饮水卫生，不能饮用混有杂物的水。

【原文】緣在室羅伐城給孤獨園。時諸苾芻著故舊衣無心愛惜，時衣邊畔皆悉破落。苾芻白佛，佛言："隨所損處以線絡之。"雖復橫絡，線復下垂，更著竪線絡令牢固，佛言："當觀僧伽胝服猶若身皮。"時諸苾芻更無餘衣常披大衣，於其腋下流汗霑污，臭氣不淨令衣疾破。苾芻白佛，佛言："可於腋邊別安帖緣。"苾芻不知如何安帖？佛言："用物一肘半、闊一張手而為其帖。"佛言："不應用白物帖，應以壞色。"彼用袈裟色，佛言："不應(此乾陀色，恐染餘衣)。赤石、赤土染之。"苾芻縫著，佛言："應可龕絣。"遂於一邊安帖，佛言："兩畔緣邊俱可安帖，顛倒任披。若有臭氣，時時坼洗。"(《大正藏》卷二十四第278页)

【评说】佛陀认为应在衣服的腋部安装别安帖(旧衣服做内衬)，因为腋下容易出汗，可见佛陀非常重视衣物的清洁。采用旧衣服作内衬可以保持皮肤干燥，减少异味。

【原文】緣處同前。有一苾芻專修靜慮，有小苾芻請作依止，即便為作。生如是念："如佛所說寧作屠兒，不與他出家及受近圓而不教誡，共住既爾，門人亦然。我修禪寂無緣教授，宜付餘人令教讀誦。"詣一苾芻，報言："具壽！教此讀經。"答曰："共立要期我當教讀。若有乏少能供承者，我不相違。"答言："若有闕少，我自供給。"即便教讀。後於異時彼便染患，其依止師如法供給，遂便瘳差，其依止師復自染患，彼不迴顧瞻察其師，如是至三竟不看侍，報言："汝去，別求依止。"答曰："蒙作依止，是事流恩，一無闕乏，今何驅遣？"報曰："汝無闕乏，我有闕乏。汝之病苦，我自供承。我病至三，不曾迴顧。汝作如是不恭敬事，若有與汝作依止者可於彼住。"彼聞默然不能致答。苾芻白佛，佛言："於依止師可為供侍，當觀師主與父母無異，違者得越法罪。"時有教讀阿遮利耶身嬰疾病，受法弟子不為瞻侍，及其病差還來問經，師曰："汝去！我身病苦曾不相看，誰復更能教爾習讀，可覓餘人共相指示。"復便無對。苾芻白佛，佛言於依止師應為供侍、於教讀師亦為供給者，後於異時依止、教讀二俱染患，不知於誰而為供給？苾芻白佛，佛言："若其能者二俱看侍，若無力者可供依止。若無教讀隨處得

住，若無依止不合停居。”（《大正藏》卷二十四第279页）

【评说】佛陀认为比丘对待自己的依止师，要像对待自己的父母一样。这与中国的传统美德“一日为师，终身为父”相符。

卷第十七

【提要】佛陀为诸比丘说寺中可绘彩画；出家者应备三衣、敷具、钵、水罗等六物；栽树的方法。

【原文】緣處同前。時當儉歲，有竊盜者偷得他猪，往闇林中殺而噉食，骨及頭蹄棄擲而去。六眾常法，晨朝起已昇寺閣上四方瞻顧，若遙見有烟群烏亂下，即便相命共往觀看。既見闇林烟揚烏下，遂相告曰：“難陀、鄔波難陀！彼處定有可噉之物，我等宜往，或有所得。”至彼便見猪骨頭足，共相謂曰：“糞掃之物斯為足矣！可煮而食。”即便自煮。是時猪主尋蹤遂至，見其煮肉，報言：“聖者！著大仙服作此非宜。”報言：“賢首！若我得作殺生事者，豈可不能取好麞鹿上妙之肉而充食耶？何容取此猪骨頭足自煮而食？有人盜得好肉已飡，餘骨頭蹄是他所棄，充糞掃物於我何辜。”彼言：“聖者！然出家人不應作此可惡之事。”苾芻白佛，佛言：“不應如是取糞掃物，作者得越法罪。”

緣處同前。時有盜者，取他甘蔗，中間食訖，根梢棄去。六眾行見，遂相告曰：“尊者！多有糞掃物，可共收將。”即便收取。時甘蔗主尋蹤來至，見彼六眾共收殘蔗，報言：“聖者！著大仙服為非法事。”答言：“賢首！若我得為偷盜事者，豈可不能取好甘蔗隨意噉食，而復取他所棄之物？然此甘蔗有人盜來，食好棄惡，我等收取。斯有何過？”彼言：“聖者！此譏嫌事，非出家人之所應作。”苾芻白佛，佛言：“不應如是取糞掃物，作者得越法罪。”（《大正藏》卷二十四第282页）

【评说】佛陀时代已经食用甘蔗、猪肉，可见佛陀时代的食物很丰富。

【原文】緣處同前。時吐羅難陀苾芻尼，彼先停貯假琉璃器，有尼渴逼欲求水飲，詣彼尼所，問言：“聖者！我為渴逼，與琉璃器欲將飲水。”報言：“此即是器，汝可持用。”用時墮地便破。後於異時吐羅難陀憶所借器，即從彼索：“還我器來。”彼言：“聖者！手執不牢墮地打破，別造當還。”答言：“與我舊物。”如是多時故相煩擾。告諸苾芻，苾芻白佛。佛作是念：“尼於瑠璃器飲水有如是過，故尼不應於此器中飲水噉食，若受用者得越法罪。”（《大正藏》卷二十四第283页）

【评说】佛陀不赞成用玻璃器皿喝水，因为玻璃器皿落地易碎。

卷第十八

【提要】佛陀为诸比丘说比丘身死，可焚烧、弃河中或穿地而埋；大目乾连遭执杖外道毒打，全身肢节溃烂，不久，他和舍利子相继涅槃之事。

【原文】“大王當知！是我宿業必須受報，身如搥篳，無可療治，假使古大醫王不能痊復。所有醫人願皆釋放。”王曰：“皆放醫人。”王聞是已涕淚交流起禮尊足，尊者告曰：“王勿放逸！”略說法已即辭而去。時舍利子入定觀察，以何意故具壽目連，雖遭此苦入城乞食？乃見

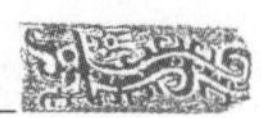

將欲入於涅槃。尊者舍利子從見目連被打之後，心生悲戀遂嬰疾苦，作如是念："具壽目連若涅槃者，我住何為？我今宜可先入圓寂。"作是念已至具壽阿難陀所辭别，廣如經說，次往世尊所頂禮佛足，在一面坐，白世尊言：

"佛教我已持，　隨力為他說；
聖眾已供侍，　於身無愛心。
勉勵自事終，　已修涅槃行；
身語意三業，　依正道無差。
我於生不愛，　於死亦無憂；
是故我涅槃，　更無過此樂。"(《大正藏》卷二十四第288页)

【评说】佛陀认为因业而致病，将无法治愈。

卷第十九

【提要】佛在婆罗尼斯仙人堕处施鹿林，对五比丘说"三转十二相"的故事；毗奈耶"略教"；用水应滤；比丘不应在界外"与欲""与清净""作随意事"；不应"呪誓""赌物""故作恼众僧事"。

【原文】一時薄伽梵在婆羅痆斯仙人墮處施鹿林中。爾時世尊告五苾芻曰："汝等苾芻！此苦聖諦，於所聞法，如理作意，能生眼智明覺。汝等苾芻！此苦集、苦滅、順苦滅道聖諦之法，如理作意，能生眼智明覺。"

"汝等苾芻！此苦聖諦是所了法，如是應知。於所聞法如理作意，能生眼智明覺。"

"汝等苾芻！此苦集聖諦，是所了法，如是應斷。於所聞法如理作意，能生眼智明覺。"

"汝等苾芻！此苦滅聖諦，是所了法，如是應證。於所聞法如理作意，能生眼智明覺。"

"汝等苾芻！此順苦滅道聖諦，是所了法，如是應修。於所聞法如理作意，能生眼智明覺。"

"汝等苾芻！此苦聖諦，是所了法，如是已知。於所聞法如理作意，能生眼智明覺。"

"汝等苾芻！此苦集聖諦，是所了法，如是已斷。於所聞法如理作意，能生眼智明覺。"

"汝等苾芻！此苦滅聖諦，是所了法，如是已證。於所聞法如理作意，能生眼智明覺。"

"汝等苾芻！此順苦滅道聖諦，是所了法，如是已修。於所聞法如理作意，能生眼智明覺。"

"汝等苾芻！若我於此四聖諦法，未了三轉十二相者，眼智明覺皆不得生，我則不於諸天魔梵沙門婆羅門一切世間，捨離煩惱心得解脫，不能證得無上菩提。"

"汝等苾芻！由我於此四聖諦法解了三轉十二相故，眼智明覺皆悉得生，乃於諸天魔梵沙門婆羅門一切世間，捨離煩惱心得解脫，便能證得無上菩提。"(《大正藏》卷二十四第292页)

【评说】三转十二相是佛陀对四谛法门所作的三个不同层次的开示，谓之三转。初转名示转，即肯定四谛，说此是苦谛，此是集谛，此是灭谛，此是道谛。二谛名劝谛，指出四谛在修行实践中的意义，说此苦谛应知，集谛应断，灭谛应证，道谛应修。三转名证转，证明自己已达到修行的要求，说明苦谛已知，集谛已断，灭谛已证，道谛已修。每一转各具眼智明觉四相，故成十二相。眼即观见，智即决断，明即理解，觉即觉知。

【原文】爾時佛為五人三轉法輪，令彼出家近圓成苾芻已，時五苾芻於如來處頻喚名字及以氏族，或云具壽。佛告諸苾芻："汝等不應於如來處喚其名字及以氏族，或云具壽。何以故？若有苾芻，於如來處喚名氏族及具壽者，此是癡人！於長夜中多受苦惱作無利益。是故汝等更不應於如來處喚名字等，若更喚者得越法罪。"如佛所說不應於如來所喚名字等得越法罪者，時有少年苾芻，除佛世尊，於餘耆宿苾芻之處喚名字等乃至具壽。苾芻白佛，佛言："年少苾芻亦復不應於耆宿處喚名字氏族或云具壽。然有二種呼召之事，或云大德，或云具壽。年少苾芻應喚老者為大德，老喚少年為具壽。若不爾者得越法罪。"(《大正藏》卷二十四第 292 页)

【评说】佛陀对僧团里的称谓做出了规定，要求年少的比丘应唤年长比丘为大德，年老比丘应唤年少比丘为具寿，这一规定有利于僧团的和合。

【原文】緣處同前。時有苾芻身嬰痔病，詣醫人所告言："賢首！我有痔病，幸為處方。"報言："應用熊皮作鞋，著時病差。"答曰："世尊未許。"醫言："佛是大慈，必應見許。"苾芻白佛，佛言："為病應著。"多重難得，佛言："若無，應取一重并毛替其履底。"(《大正藏》卷二十四第 297 页)

【评说】本段经文记载了比丘穿熊皮制作的鞋治愈痔病的医案。

卷第二十

【提要】佛陀为比丘说比丘不应用象、马、狮子、虎、豹的皮；佛降生至成道德故事。

【原文】爾時阿私多仙命終之後，弟子那剌陀如法焚燒，殯葬事訖割捨憂慼，遂詣婆羅痆斯於諸仙內而共住止。其那剌陀先是迦多演那種族，時人因號迦多演那仙人，眾皆敬重。(《大正藏》卷二十四第 299 页)

【评说】佛陀认为比丘死后应火化。

【原文】時燈光王有五勝物。云何為五？一者勝雄象名曰葦山；二者勝母象名曰賢善；三者勝駝名曰海足；四者勝馬名曰衣頸；五者勝使者名曰飛烏。其象日夜行一百驛，母象日夜行八十驛，駝日夜行七十驛，馬日夜行五十驛，飛烏日夜行二十五驛。其王雖有如是勝物快樂安隱，然而四大不調忽有不睡之病，由此疾故於酥起憎、於酒生愛。時諸醫人以種種妙藥，與酥和煎上王令服。王不肯用，時太子中宮咸知酥藥能治不睡，皆奉藥酥，王更憎睡。王乃勅曰："若有人當在我前說酥名者，當斬其頭。"王既無睡，便於初夜與內宮人共為歡戲，於中夜時至象馬廐而為撿閱，於後夜時觀諸庫藏，自持利劍問守更人曰："誰為警覺？"若第一問及二問時，不應答者乍容忍恕，至第三問不相答者，便斬其首。由斯嚴酷隱燈光名，共安餘字號曰猛暴。燈光王於異時命大夫人及內宮曰："我親警覺，爾何眠睡？"答言："大王！我亦警覺。"如是連宵不得眠睡，共白王曰："若使我等通宵不睡者，是則無由稱可王意，又此不眠廢我等業。"王曰："若非爾業，誰復應為？"答言："太子應作。"時王即便行告太子曰："何不警覺？"答曰："我為警覺。"後遂不能，便白王曰："若常令我為警覺者，便廢王業，此非我事。"王曰："誰復應為？"答言："大臣應作。"王即便行告大臣曰："何不警覺？"答曰："我為警覺。"後遂不能，便白王曰："若常令我為警覺者，誰輔佐王如法化世？此非我事。"王曰："誰復應為？"答

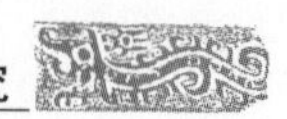

言:“散兵應作。”王即便行詣散兵所,告言:“我自警覺,汝等何因不為警覺?”後遂不能,便白王曰:“若常令我為警覺者,如何為王共他交戰? 此非我事。”王曰:“誰復應為?”答言:“百姓應作。”王即便行詣百姓所同前問答。時彼國人番次守更而為警覺。時賣香童子當其番次,念:“王暴惡或當殺我。”遂於夜中掌頰懷憂。時彼知識見而問曰:“仁何故憂?”彼即以事具答知識。彼便報白:“汝家不遠有人名曰健陀羅,何不相求為警覺事?”童子報曰:“如我惜命,彼寧肯為? 設使見求,定不能作。”告言:“與其錢物,必當為作。”即往相求。彼人報曰:“若能與我五百金錢,我當為作。”即便許彼。健陀羅曰:“且當與半,若我命存,相還未晚。如其身死,此即屬君,隨情所用。”即便與半。彼得錢已多買酒肉及諸餅果,王執杖人並皆命食咸令飽足,報諸人曰:“王令警覺,我當番次。”問諸人曰:“大王如何作警覺事。”彼皆具報所有因緣。健陀羅曰:“幸願君等為我思量。”答曰:“我等蒙君所賜美饍,在腹未消云何不為?”問曰:“我等為君欲作何事?”答曰:“若王來問:‘誰警覺?’時,喚我令覺。”答言:“如是。”時健陀羅即於中夜,以毛毯縈膝坐而暫睡。王於初夜與宮人戲笑,於中夜時觀諸象馬,便於後夜問守更人,諸人告曰:“健陀羅! 汝覺勿睡,大王欲來。”彼遂警覺,王便告曰:“警覺者誰?”健陀羅聞作如是念:“我若初言,即為答者,後時不然,定當斬我頭落于地。”即不言應。王更喚之:“誰為警覺?”彼還默然。第三復命:“警覺者誰?”答言:“大天! 我是健陀羅。”王曰:“健陀羅! 汝思何事?”彼有智慧於世間事善能談說,答言:“大王! 我思世事。”(《大正藏》卷二十四第300页)

【评说】佛陀认为体内四大不调会使人失眠,现代医学认为人的生理心理异常均可致人失眠。

佛陀认为酥可治疗失眠。酥,用牛羊乳制成。现代研究表明牛奶中含有生化物L色氨酸,是大脑合成五羟色胺的主要原料,五羟色胺对大脑睡眠起着关键的作用,它能使大脑思维活动受到抑制,从而使人睡眠。

卷第二十一

【提要】佛陀为诸比丘说大迦多演那比丘的故事;猛光王的故事。

【原文】爾時世尊告言:“汝愚癡人! 於迦葉波佛時,受佛禁戒不能護持,遂便破戒感此下劣長壽龍身。今者何故還起詐心誑我徒眾? 汝今還可復其本形。”龍王白言:“世尊! 我是龍身多諸怨惡,恐有眾生共相損害。”爾時世尊告金剛手曰:“汝可護此龍王勿令損惱。”時金剛手受世尊語已,便為守護隨後而行。是時龍王從坐而起,別至一處遂復本形,身有七頭廣長無量,頭枕婆羅痆斯城,尾在得叉尸羅國(相去有二百驛),由先惡業,一一頭上各生一瞖羅大樹,被風搖動膿血皆流,霑污形骸臭穢可惡,常有諸虫蠅蛆之類,遍其身上晝夜唼食,令他嫌恥不樂觀見。是時龍王即以本身詣世尊所,頂禮雙足却住一面。時諸大眾見此龍身怨怖可畏,離貪欲人尚生恐怖,況未離者見此龍身,麁澁鱗甲皆悉劈裂,瘡潰膿流種種異色,身體凹凸高下不平,其形廣大能不驚懼? 皆白佛言:“此是何物? 來世尊前。”爾時世尊告諸大眾:“此是前來轉輪王身,汝等於彼生死榮華心生愛樂,此是本形、彼是化作,由先惡業報受斯苦。”彼諸人等聞佛說已,各懷憂惱默然而住,龍王白言:“唯願世尊為我授記,當於何日捨此龍身?”佛告龍王:“當來人壽八萬歲時,有佛出世號曰慈氏,十號具足,為汝授記當免龍身。”是時龍王即於佛前悲號啼哭,諸頭眼中一時出淚,成十四河駃流驚注。佛復告言:“汝且裁止! 莫大啼哭流淚不止,令國破亡。”龍白佛言:“而我本心不害小命,何況損國?”作是語已頂

禮佛足忽然不現。(《大正藏》卷二十四第 304 页)

【评说】本段经文记载了龙王因恶业而头上生树,风吹树动摇,脓血流出,致全身臭秽,人皆厌弃,以此告诫世人不可造恶业。

【原文】爾時嗢逝尼國人多疫死,喪輿相次屍骸遍野,王及國人悉皆憂惱。臣白王曰:"王今宜可修諸福業。"或云:"供養沙門婆羅門。"或云:"可作呪術藥法。"王聞議已,祈請攘災悉皆備作,冀除疫癘百姓安寧,告守門人曰:"汝等須知,若有沙門婆羅門等來入城中,能除疫者即當報我。"爾時如來大師,知此國人多遭疫病,死亡無數,欲存救愍。無上世尊常法如是,觀察世間無不聞見,恒起大悲利益一切,於救護中最為第一,最為雄猛無有二言,依定慧住顯發三明,善修三學善調三業,度四瀑流安四神足,於長夜中修四攝行,捨除五蓋遠離五支超越五道,六根具足六度圓滿,七財普施開七覺花,離世八法示八正路,永斷九結明閑九定,充滿十力名聞十方,諸自在中最為殊勝,得法無畏降伏魔怨,震大雷音作師子吼,晝夜六時常以佛眼觀察世間,誰增?誰減?誰遭苦厄?誰向惡趣?誰陷欲泥?誰堪受化?作何方便拔濟令出,無聖財者令得聖財,以智安膳那破無明眼膜,無善根者令種善根,有善根者令更增長,置人天路安隱無礙趣涅槃城。如有說言:

"假使大海潮,　或失於期限;
佛於所化者,　濟度不過時。
如母有一兒,　常護其身命;
佛於所化者,　愍念過於彼。
佛於諸有情,　慈念不捨離;
思濟其苦難,　如母牛隨犢。"(《大正藏》卷二十四第 305 页)

【评说】本段经文记载了嗢逝尼国疫病流行尸骸遍野,可见佛陀时代也发生过大的疫情。

卷第二十二

【提要】佛陀为诸比丘说猛光王的故事。

【原文】王告大臣曰:"隨所欲者皆可與之。"王語婆羅門曰:"大師與我共治國事,赤心相助平論萬機。"答言:"大王!我是婆羅門,理不應知國家之事。"時王即便強立婆羅門為國大臣。王之隣境名曰渴沙,有相違背,遂令增養持兵往伐,既破彼軍多獲資物,屯兵野外方欲入城。王聞欲來整軍自出,見渴沙少女身多癬疥,問增養曰:"頗有丈夫與此女兒同眠宿不?"答曰:"非直同歡枕席,終亦騎其夫背令作馬鳴。"王曰:"豈當得有如此事耶?"答曰:"王當目驗。"是時增養即將少女付與醫人:"汝可善治多酬藥直,凡所須者我無有恪。"醫人為療悉皆平復,次以衣服飲食隨意資養,容顏可愛有異常倫。是時增養遂將為女名曰星光。增養告曰:"我若請王來宅中食,汝可具諸瓔珞好自嚴身,於王前現。"女受言教。後時增養敬白王曰:"我之貧宅,願王暫過。"王曰:"汝不請我,何緣得去?"答曰:"今即奉請,明當就宅。"王曰:"善哉!"增養遂即廣陳盛饌具設珍羞,請王入宅,香水沐浴奉無價衣,飯食將了清談而住。時女星光遂於帷內,遙擲小毬尋即褰帷,報其父曰:"過我毬來。"王見少女顏貌超絕,遂生染愛,問增養曰:"此屬於誰?"答言:"臣女。"問曰:"已與他人?"答言:"曾未。"王曰:"何不與我?"答

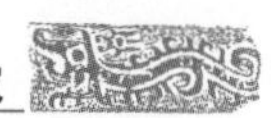

曰："王若不嫌，隨意將去。"王即盛陳禮事娶入後宮。世間常法，得新棄故不入舊闌，愛著星光餘事皆廢。增養念曰："此正是時，往日所言即今應作。"問星光曰："汝能騎王背上，令作馬鳴不？"答曰："待我思量未知能不？"凡智慧女人不學自解，遂著垢衣臥破床上，王來問曰："何意如是？"答言："大王！由天瞋我，今遭禍患。"王曰："汝曾於天，何所求願？"答曰："王使我父往伐渴沙，當爾之時我於天所心有祈願。若父將兵降得彼國平安歸者，我若嫁時所得夫主，騎其背上令作馬鳴。王今娶我豐足內人，誰能為我報其宿願？"凡為欲愛所牽無所不作。答曰："夫人！汝之所求，斯誠為我。願無疾患，我悉作之。"彼默無語，王曰："汝何默然？豈汝於天更有祈願？"答曰："更無求願，然於當時復作是念：'令婆羅門大臣呪願，兼使樂人彈琵琶曲。'"王曰："此亦可得。婆羅門大臣我之自有，彈琵琶者此可方求。"答曰："可為求之。"于時健陀羅國有一商人，持諸貨物至嗢逝尼城，遂與婬女共相交涉，既生染著情亂荒迷，所有錢財悉皆費用，家人僕使隨處逃亡。是時婬女見其窮匱，報言："仁者！我無田地耕耘，復無底店興易，唯仰交遊聚集以為活命。若有財貨可即持來，無即須行宜容後客。"答曰："我貧無物，若其有者更將何用？然我於汝深生愛念，且當容受勿苦相驅，許我宅中始知相愛。"婬女曰："若能隨言皆作，且容居住。"答曰："我悉為之。"(《大正藏》卷二十四第310-311页)

【评说】本段经文记载了渴沙少女身患癬疥治愈后容颜更美的医案。

卷第二十三

【提要】佛陀为诸比丘说猛光王的故事。

【原文】爾時嗢逝尼城有一獵師，其妻端正情極愛重，欲去畋遊作如是念："我若留妻往山林者，恐與他人作諸非法；我若不去，既無別業餬口交無，宜可携將共行林野。"即便共去同居草庵，為畋獵事殺諸禽獸賣以充糧。後於異時猛光王因獵而出，其馬驚馳至獵人處，獵人記識遙唱："善來！"王便下乘息一樹陰，獵人自念："我今豈得以舊宿肉奉灌頂大王？宜取新者以相供侍。"即持弓箭行湊荒林。時王周眄見其少婦，儀容可愛起染著心，欲惱既纏共行非法。是時獵者獲得新肉持以歸來，見婦共王作不軌事，因生忿怒作如是念："此王違法，今可殺除。"復念："寧容為小婦女而害大王。"時有師子忽然而至殺其獵師，欲命終時便於王處起慈愍心，遂得託生四大王天。王見夫死作如是念："此之少女我與交通，無宜輕棄。"即便安慰置在傍邊。時王大臣周旋顧覓，共至王所，問言："此是誰女？"王曰："是我境中，此何足問？宜可將去置於後宮。"王罷旋遊還至城闕。然王宮內多有宮人，王作是念："此捕獵人將一少婦，獨住林野尚不護得，況我而能守多宮女？"即便搖鈴吹角鳴鼓，普告城邑："諸人當知！若有舊住或復新來咸應聽語，我今中宮所有內人，悉皆放捨隨其所樂，任意縱橫與外人交通不以為過。"又告內人曰："我今放汝，夜出宮外隨意歡遊，鼓聲纔動即須還入。若有違者當斷汝命。"但是女人皆樂男子，況復王宮鎮被幽縶。時諸宮女皆夜出外以求男子，隨其所樂在處遊行。唯有安樂夫人、牛護之母及星光妃，為護王情不出於外。王告安樂曰："汝可出外覓別丈夫。"答曰："我實不能捨王出外別覓餘人。"時王復告星光妃曰："汝何不去求外丈夫？"然被年少容華情色難忍，於他男子常有愛心，雖在宮中情希出外，聞王數告默受其言，即便夜向市中見賣香男子顏容端正，告曰："汝可共我為相愛事。"報言："暫為持燈，待我計算費用之數方可隨情。"時彼男子取受既多，卒難周悉，通宵計算乃至天明，既動鼓聲無遑更住。星光棄燈在地便欲出門，男子曰："且可須臾共為歡愛。"答曰："無容更住。王有教令鼓聲亦動，不入宮者當斬其頭，我無二首寧容久住。”遂別而去。王見問曰：“星光！汝共外人為歡戲不?”答言：“無暇。”王曰：“何意?”彼便次第具說向王，王時默然。王重宣令如前告知：“皆放宮人夜中任意與外交通。”其嚮遠聞流遍餘處。(《大正藏》卷二十四第 313-314 页)

【评说】佛陀认为男欢女爱是人类的正常欲望，但不正当的男女交合会导致恶果。

【原文】是時城中所有商人見此歡樂，皆云商旅欲發悉皆隨去。城中人物皆悉不知王之去處，增養怪王隨處求覓。彼諸商旅將猛光王，漸至憍閃毘國，諸臣慶賀曰：“大王！國位昌延所願皆遂，其猛光王將來至此。”王曰：“與著鎖械令學織工，仍勿使人輒報天授。”後時王與天授，共在高樓隨意遊觀，其猛光王因有少緣出織師舍。于時出光樓上遙見，報天授曰：“汝識彼人不?”王先闥額女細觀望，遂便憶識流淚交襟，作如是念：“今此惡王躓頓我父到斯苦處，我若不殺此惡王者，我更不名為天授也，我雖行殺令彼不知。”王性利根知其懷恨，告大臣曰：“我於猛光已報怨訖，卿宜為彼洗沐身體，盛設香飡廣作威儀送其還國。”彼依王教次第悉為放令歸故。是時天授作如是念：“我若即今為殺方便，彼有惡智便見猜疑，且復引時更待他日。”強為言笑以送愁情。天授忽然著垢弊衣臥破床上，出光見已問言：“何故?”答曰：“天神瞋我。”王曰：“夫人何乏有願不酬?”答曰：“我先所許，卒不可求。”王曰：“汝何所許豫生憂懼?意所須者悉當為辦。”答曰：“我父昔日幽禁王時，遂於天神情生啟告：‘我若與王安隱得達憍閃毘者，我當共王七日七夜不御飲食，日既滿已，將好花鬘從足指端，纏至于頸，輿置城頭。我即為王設大施會，命婆羅門眾數滿千人盛興供養。’大王今日多有內宮，豈復於我能生憂念?以此籌量定死無惑。”王曰：“此即是汝為我祈天，更不須憂，悉皆為作。”從是已後作殺方便，即於城下繫二狗兒，日日常與美肉令食，如是長大乃至食肉，與人身量等。遂即與王要心七日飲食俱斷，天授於夜私自飽飡。王於七日期心不食，身體羸瘦不自支持，既滿七日天授遂喚諸結鬘人：“汝可麁線多作香鬘速將來進。”勑瑜健那曰：“今日大王戒期已滿，卿可嚴飾城隍廣修施會，設婆羅門一千餘眾。”諸大臣輩各作驅馳，不欲令知內宮密事。時瑜健那奉勑皆作，掃拭街衢香水灑沃，香爐寶蓋無不普薰，散諸雜花在處充滿，甚可愛樂如歡喜園，處處皆有種種鼓樂，音聲遍合舞妓翩翻。當此鬧時天授遂即將王上城，令其臥地以花鬘纏繞，從足至頂間無空處，即便推下。既落城根，二犬俱食血肉皆盡，白骨殘餘。時有鵄烏鵰鷲野干之屬食肉，禽獸舐啄殘骸。時大城中所有人眾驚惶震懾，傳云大王自立城上，觀其設會墮落城隅，因此命終被犬所食。人眾聞已號叫囂聲，拔髮椎胸喧滿城廓。時諸苾芻咸皆四散，或向餘處或詣給園。諸大臣等眾聚共議：“何為大王而自上城?城下何因有犬來食?”諸臣僉議見花鬘線，方知定是天授豫為惡計殺我大王。既生忿怒即以紫礦作室，令天授入中以火焚燒受苦而卒。故知怨讎相報未有休日。(《大正藏》卷二十四第 316 页)

【评说】“王于七日期心不食，身体羸瘦不自支持”，说明食物是人体营养的来源，提供活动所需要的热量。

卷第二十四

【提要】佛陀为诸比丘说猛光王的故事。

【原文】王曰：“汝殺夫人，我無依怙。”答曰：“王豈不聞，更有七種無依怙事。云何為七?

老病僧惡王，　老家長惡口，

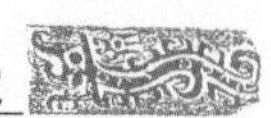

不閑於法律，　重病無醫療，

不依尊者教，　是七無依怙。”（《大正藏》卷二十四第 323 页）

【评说】依怙，在佛教中指众生因贪瞋等无明缠身，造作各种恶业，而堕于轮回之中，须仰赖佛、菩萨之慈心悲愿，予以济度，才能出离苦厄。

【原文】王曰：“汝殺夫人，我不能睡。”答曰：“王豈不聞，世間更有八事令人無睡。云何為八？

“熱病瘦病及咳嗽，　貧病思事極懷瞋，

心有驚怖被賊牽，　如斯八事令無睡。”（《大正藏》卷二十四第 323 页）

【评说】佛陀认为生理问题、心理因素都会使人失眠。此认知与现代医学研究结果相合。

【原文】王曰：“汝於我處大為憂惱，殺却夫人。”答曰：“王豈不聞，世有九種憂惱之事，如此等事現在前時當須含忍。云何為九？

“若愛我怨家，　或憎我善友，

及憎我己身，　已作現當作，

九事若現前，　當須自開解，

勿復生嫌恨，　自惱惱他人。”（《大正藏》卷二十四第 323 页）

【评说】佛陀认为无论过去现在还是未来，因为喜爱憎恨自己的人、憎恨自己的朋友、无法接受自己而产生的烦恼都应当自己解决，即应改变自己的认知而远离烦恼。

卷第二十五

【提要】佛陀为诸比丘说种族鄙恶、形相鄙恶者，不应度与出家。

【原文】是時長者有緣暫須外出，報言：“賢首！我於某處有事須行，汝於福田供承莫絕。”答曰：“如是。”長者復去報苾芻曰：“我有他緣須適餘處，唯願聖者於日日中就舍受食。”答言：“願汝無病，我當就食。”長者行後，苾芻就宅，是時妙光以夫不在，於苾芻前現其姿態作嬌媚相。苾芻見已各並食訖，還至寺中更相告曰：“仁等知不？過失相現，今欲如何？”一人告曰：“我明不去，彼何所為？”一人復曰：“我乞食人，當行乞食。”諸人云：“善。”苾芻明日無一人去。後時長者事了歸家，問妙光曰：“聖者福田，常來食不？”答曰：“一日來食後更不來。”長者思量：“豈非此婦於聖者前現嬌姪相，彼懼過患是故不來。”便向寺中慇懃重請，答曰：“我是乞食人可依常法。”白言：“聖者！我已忖知，更不同前恐生過患。”苾芻便受，彼禮而去。便於他日苾芻就食，長者遂遣妙光入室返繫其戶，長者戶外自手授食。苾芻食時妙光室內生分別想：“某甲聖者如是足蹦、如是腰背、胸項面目乃至頭頂。”如是繫念分別便生極重愛染，遂被欲火內外燒然，遍體汗流奄便命過。苾芻食訖如常澡漱，為說頌已辭之而去。長者開戶喚妙光曰：“汝可出來我欲共食。”彼既命終寂無言嚮，長者便入見躄于地，謂是睡著欲令警覺，以手推摩方知命過，悲啼哀慘告家人曰：“我是薄福下品之人，如斯寶女忽然見棄，可報諸親云女身死。”宗親既聚，悉來號哭，椎胸懊惱，自撲于地，或於長者興罵詈言，如是紛紜遂便日晚，以五色疊裝飾喪輿送至林所。（《大正藏》卷二十四第 326 页）

【评说】名为妙光的女子因思慕俊美比丘淫心大动而猝死。可见强烈的精神刺激可致人死亡。

【原文】缘處同前。時有苾芻身生癰痤，能治醫王因來見患即便為破，有緣別去不與安藥，于時苾芻轉增痛苦。時諸苾芻見其苦痛，更相告曰："諸具壽！若有解者可為除苦。"時有少年苾芻即便為作。醫王自念："我向破癰痤不與安藥，今宜可與。"即行問曰："我為破癰未與安藥。"答言："已作。"問曰："是誰?"答曰："是少年者。"醫王察看知是好藥，報言："若於他日我不在時應如是與。"答曰："我且隨宜權行此法，然佛世尊未見聽許。"報言："世尊大悲，必應開許。"苾芻白佛，佛言："若諸苾芻有善醫者，應與安藥，可在屏處勿令俗見。若敞露處作者，得越法罪。"(《大正藏》卷二十四第327页)

【评说】本段经文记载了治疗痈痤时，切开排脓后敷药会比单纯切开排脓取效快。为了尊重个人隐私，佛陀要求在隐秘处施行治疗。

卷第二十六

【提要】佛陀为诸比丘说种族鄙恶、形相鄙恶者，不应度与出家。

【原文】爾時六師敬奉其說辭之而去。後於異時勝光王有異母弟王子名曰哥羅，整服香鬘具諸瓔珞，於王宅邊近城而過。王之內人在高樓上見哥羅去，愛其美貌，便以花鬘遙擲王子，花墮肩上餘人共見。有怨惡者，見是事已遂白大臣，臣白王曰："王子哥羅於王內人有私情好。"王聞造次，初不詳審，即令大臣刖其手足。彼承王教將詣市中，令魁膾者截其手足。時彼親族及諸人眾，皆共悲啼驚其苦切圍遶而住。時有外道在傍直過，王子諸親請外道曰："哥羅王子被王所瞋截其手足，仁等頗能以實語力，令此王子所截手足平復如故耶?"外道聞已默然無對。尊者阿難陀因行乞食亦來此過，諸親報曰："王子哥羅被截手足，聖者頗能令其平復同昔日乎?"尊者答曰："君等且住！待我白佛還來相報。"諸人聞已生大歡喜作如是語："王子今時還得壽命。"時阿難陀即便疾去，往逝多林置鉢飯已，詣世尊所具陳上事，佛告阿難陀："汝今宜去，令彼眷屬以王子手足如舊安置，然後方以實語請之，應如是說真實之語：'所有眾生，無足、二足及以多足，若有色、若無色、若有想、若無想、非想非非想，如來於中最為第一。所有諸法若有為若無為，無染欲法最為第一。所有大眾群類聚集，然於其中佛聲聞眾最為第一。所有戒禁精勤苦節，修持梵行清淨聖戒最為第一。此之實語若不虛妄，當令王子哥羅所截手足平復如故。'"(《大正藏》卷二十四第330页)

【评说】本段经文记载了胜光王将同父异母的弟弟哥罗的手足砍断，佛陀用神通令哥罗手足恢复的医案。或可看作佛陀时代人们对断肢再植的美好向往。

卷第二十七

【提要】佛陀为诸比丘说大药童子智力过人的故事。

【原文】"年幼為王，諸臣見慢，所有勅令多不奉行。王於暇日出城遊觀，聚落居人並皆存問：'此等是誰所管封邑?'答曰：'咸是某甲大臣所有。'便生念曰：'城邑聚落咸屬大臣，我雖是王但有宮闈及食而已，自餘國產並皆無分，有乖國憲將如之何?'時有天神知王所念，空

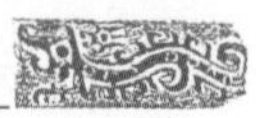

中告曰：'王不須憂，於此國中有一都處名曰滿財，城内有人名曰圓滿，當生一子號為大藥，成立之後與王共理，臨機制斷無遠不伏，王極快樂垂拱安神。'時王令使往滿財城，訪問圓滿，為有？為無？若其有者，應觀彼妻為有娠不？使者受命即往尋求，見其夫主問婦有娠。使還奏曰：'是事非謬，彼婦懷娠。'王既聞已即令使去，召圓滿來善言慰喻，即以此城賜為封邑，告曰：'汝婦有娠好須養護勿令傷損。'月既滿已便誕一男，形貌端嚴世間無比，三七日後欲為立名。諸親議曰：'未知此兒欲作何字？'母便告曰：'我抱宿疹，遍問諸醫，雖進湯藥竟無瘳損；及懷此子病苦即除，宜與孩兒名為大藥。'母說頌曰：

'於諸患苦中，　大藥最為勝；
此是藥中妙，　可名為大藥。'"(《大正藏》卷二十四第335页)

【评说】本段经文记载了大药童子的母亲，因怀孕诸病痊愈的医案。现代医学研究表明在怀孕过程中，胎儿的细胞会进入到妈妈的体内，并分化成母体的各种细胞，修复原有细胞的一些缺陷，这个修复的过程，可能会使妈妈自身原有的一些疾病不治而愈。

卷第二十九

【提要】佛陀为天众说法。

【原文】爾時佛在室羅伐城，既現大神通降伏諸外道，利益無量眾隨類悉歸依，一切人天咸令歡喜，遠近城邑婆羅門等及工巧人，並皆來集室羅伐城，於世尊處而為出家。時彼諸人所有眷屬，皆來尋覓至此城中，見已告曰："仁等捨俗而來出家，欲令我等若為存活？"答曰："汝若愛者，可住於斯當受其法。"彼曰："善哉！我當修學。"即皆出家。時婆羅門等見已譏嫌："此等工人出家捨俗，我有作務欲使何人？"時諸苾芻以緣白佛，佛作是念："工巧之人來出家後，還畜昔時所有作具，由是因緣致生譏醜。"告諸苾芻曰："既出家後不應更畜工巧之具，若仍畜者得惡作罪。"佛制戒後，時有醫人既出家已，隨處遊行至室羅伐。有舊苾芻身嬰苦病，見客苾芻來，報言："具壽！可為我治。"答曰："佛不許我先是醫人更畜醫具，欲將何物而療病耶？"以緣白佛，佛言："我今聽許諸苾芻輩，先是醫人得持針刺物，若是書吏得持筆墨，若剃髮人得畜剪刀子。"(《大正藏》卷二十四第345-346页)

【评说】本段经文记载了佛陀规定医生出家后可以保留针等医疗器械，以方便为比丘治病。可见，佛陀对疾病持积极治疗的态度。

【原文】爾時世尊告阿難陀曰："汝為女人，求請出家成苾芻尼者，我今為制八尊敬法，盡壽修行不得違越。我此所制如種田人，夏末秋初河渠之處，堅修隄堰不使水流，溉灌田苗隨處充足，八尊敬法亦復如是。云何為八？阿難陀！諸苾芻尼，當從苾芻求出家受近圓成苾芻尼性，此是最初敬法。事不應違，乃至盡形諸苾芻尼當勤修學。

"阿難陀！半月半月當從苾芻求請教授，此是第二敬法。事不應違，乃至盡形當勤修學。"

"阿難陀！無苾芻處不得安居，此是第三敬法。事不應違，乃至盡形當勤修學。"

"阿難陀！苾芻尼不得詰問苾芻，憶念苾芻所有過失，謂毀戒、見、威儀、正命。阿難陀！若苾芻尼見苾芻戒見儀命有毀犯處，不應詰責，苾芻見尼有毀犯處應為詰責。阿難陀！此是第四敬法。事不應違，乃至盡形當勤修學。"

“阿難陀！苾芻尼不得罵詈瞋恚訶責苾芻，苾芻於尼得為此事，此是第五敬法。事不應違，乃至盡形當勤修學。”

“阿難陀！若苾芻尼，雖受近圓已經百歲，若見新受近圓苾芻，應當尊重合掌迎接恭敬頂禮，此是第六敬法。事不應違，乃至盡形當勤修學。

“阿難陀！苾芻尼若犯眾教法者，應二眾中半月行摩那軛，此是第七敬法。事不應違，乃至盡形當勤修學。”

“阿難陀！若苾芻尼夏安居已，於二眾中以三事見聞疑作隨意事，此是第八敬法。事不應違，乃至盡形當勤修學。”(《大正藏》卷二十四第 350-351 頁)

【评说】八敬法是比丘尼尊重恭敬比丘的八种规定，包括：比丘尼具足戒须在比丘中受；每半月须求比丘教诫；不和比丘同住一处结夏，安居也不得远离比丘住处结夏安居；不骂不谤比丘；百岁比丘应礼初夏比丘足；比丘尼犯僧残罪，应在二部憎中忏除；安居圆满，应求比丘为比丘尼作见、闻、疑罪三种自恣(自由举罪)。

有人认为八敬法反映了佛陀时代男尊女卑的观念，其实佛陀所制定的八敬法是基于当时社会状况及比丘尼僧团初立时的情况而作的权宜办法，并非有意贬低比丘尼。

卷第三十

【提要】佛陀为诸比丘说八敬法等事。

【原文】長者先時有私通婬女，以兒付彼令學陰書，此論女人與男女交通，私密矯誑難知之事，多時學已報言：“阿母！我已學得今欲還家。”其母報曰：“汝可善學且勿歸家。”答言：“阿母！我已善學憶舍須歸。”母即私把紫鑛綿團，告言：“汝若定去不肯住者，我自打頭令破流血。”答言：“阿母！必苦相留我且未去。”母曰：“寒窮物自言善學陰私書者，汝尚不知。豈有我為他兒自打頭破，我擬將濕紫鑛綿，於頭上按令赤汁流下，人見謂血。汝實無智，未可言歸。”既聞母語遂且停留，未久之間復言：“阿母！我欲還家。”其母報曰：“汝應且住！”答言：“我去。”母曰：“汝若去者，我投井死。”答言：“阿母！必其如此，我不歸家。”母曰：“愚癡物自言善解陰私書者，汝尚不知，豈有我為他兒自投井死，我擬井中多置草褥投身而下，人見謂死。汝實無智，未可言歸。”復經少時又言：“阿母！我欲還家。”母曰：“汝已慇懃再三言去。若不住者我作乳糜，食訖方去。乳糜熟已盛銅槃中，多安酥蜜對兒盡食，食已還復吐著槃中。”命言：“汝食。”答言：“阿母！吐出之食，云何復食？”母便啼泣，隣家聞已皆來共問：“何意啼哭？”母便具告隣人答曰：“為汝作糜，何因不食？”報言：“此是吐出，云何可食？”母即槌胸大哭告諸人曰：“豈有吐食持與人乎？”隣人皆集強令其食，彼兒見逼遂欲飡糜。母便捉手掌打其面，報言：“癡人！自謂善解陰私之書，汝實無智，寧容目擊吐食而便食之。”因即驅出不與同住。(《大正藏》卷二十四第 352-353 頁)

【评说】佛陀时代的一种奸诈学说“阴书”，采用各种方法蒙骗他人，如用紫矿棉团挤出的汁液冒充血液，跳井但会在井底铺草褥以防止跳井受伤等。

紫矿属落叶乔木，花为红色，从树皮中可挤出红色液汁。

【原文】是時遊方出城遊觀，於大河中見有死屍隨流而去，岸上烏鳥欲餐其肉，舒嘴不及遙望河邊，遂以爪捉箸揩拭其嘴，嘴便長去食其死肉。食肉足已復將一箸，揩嘴令縮如故無

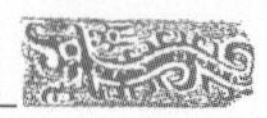

異。遊方見已取箸而歸，遂將五百金錢往婬女舍，報言：“賢首！往以無錢縛我峀出，今有錢物可共同歡。”女見有錢遂便共聚。是時遊方既得其便，即將一箸揩彼鼻梁，其鼻遂出長十尋許。時家驚怖總命諸醫令其救療，竟無一人能令依舊，醫皆棄去。女見醫去更益驚惶，報遊方曰：“聖子慈悲！幸忘舊過勿念相負，為我治之。”遊方答曰：“先當立誓，我為汝治，先奪我財並相還者我當為療。”答言：“若令差者倍更相還，對眾明言敢相欺負。”即取一箸揩彼鼻梁，平復如故，女所得物並出相還。得物歸家廣為婚會，命聚宗族娶婦成親。時瞿答摩城外有宅，報女夫曰：“汝可將婦詣彼停居，彼有村坊悉皆給汝。”既至彼已安樂而住，未經多日婦即有娠，欲至生時報其夫曰：“我欲歸家今母看養。”答言：“隨意。”既到舍已便即生男，遂將此子還向舊居。未經多時復有娠體，欲至生日復更同前，求還母處。即將一子共夫乘車，遂於路中夫乃下車，詣一樹下縱身而睡，毒蛇來蜇因此命終。婦在車中便誕一子，生已下車便至樹邊，報夫主曰：“我已生兒，君宜慶喜。”大喚不語，後以手觸方知命終，號哭槌胸痛惱憂塞。時有強賊盜其牛去，唯有空車重增悲咽，四向顧望不復見人。携抱二兒却還本所，行至中路遇大風雨，河水泛漲求進無由，即作是念：“若將二子一時渡者，我及於子俱並不存。”遂留大子，懷抱小兒，既得渡河置於岸上，迴取大兒浮至中流，有野干來遂銜小子，子啼作聲母遙叫喚。大子意謂其母相喚，擲身入水因即命終。母急上岸趁彼野干，遂得其兒看已命過，遂便號哭棄彼河中。復見大男隨流而去，情為猶活即入水浮，觀之知死痛切悲啼，速便上岸。夫兒離背獨行曠野，唯著一衣號慟而去，椎胸懊惱不能自裁，時行時坐宛轉於地。是故苾芻當知！先業果報熟時，必須身受無可逃避。當爾之時在家父母并諸親屬，俱遭霹靂咸悉命終，唯有一奴得存餘命，悲號啼哭急走而來。女見問之：“汝何行急?”彼便倒地悲叫而言：“所有家親咸遭霹靂，唯我一身得全餘命。”女聞號叫悲不自勝，說伽他曰：

“我於先世中，　曾作何惡業，
夫兒及父母，　眷屬一時終?
我是薄福人，　獨行隨處去，
親族皆零落，　何面欲求生?
寧在於山藪，　曠野無人處，
不住於家宅，　憂愁日夜增。”(《大正藏》卷二十四第354页)

【评说】“是时遊方既得其便，即将一箸揩彼鼻梁，其鼻遂出长十寻许”，本段经文记载了游方为了将家产夺回用筷子触碰女子的鼻梁使其鼻子变长之事。

“大唤不语，后以手触方知命终，号哭槌胸痛恼忧塞。时有强贼盗其牛去，唯有空车重增悲咽，四向顾望不复见人。携抱二儿却还本所，行至中路遇大风雨，河水泛涨求进无由，即作是念：‘若将二子一时渡者，我及于子俱並不存。’遂留大子，怀抱小儿，既得渡河置于岸上，迴取大儿浮至中流，有野干来遂銜小子，子啼作声母遥叫唤。大子意谓其母相唤，掷身入水因即命终。母急上岸趁彼野干，遂得其儿看已命过，遂便号哭弃彼河中。复见大男随流而去，情为犹活即入水浮，观之知死痛切悲啼，速便上岸。夫儿离背独行旷野，唯着一衣号恸而去，椎胸懊恼不能自裁，时行时坐宛转于地”，本段经文记载了一女人因为失去儿子、丈夫而悲痛欲绝。现代医学研究证实亲人离世是重大的生活事件，会对人的心理产生极大影响。

【原文】于時織師遂生悔恨，坐臥不安如火燒心，極懷憂惱煩怨睡著，妻作是念：“其人殺子令我食肉，人中藥叉可宜逃避。”即持道糧走出城外。時有北方商人欲還本國，便共為伴隨時活命。彼大商主見此女人，容儀端正便生愛念，問言："少女！汝屬於誰？欲何所適？"報曰："我先有夫毒蛇螫死、一子新生被野干所害、一子兩歲溺水而亡，父母親知咸遭霹靂，我無依託隨處遊行，且寄商人以求活命。"商主念曰："此女容儀卒求難得。"即便納受以為己妻。忽於中路狂賊破營，財物並將、夫身被殺。賊帥見女儀容可愛，給以衣食遂納為妻。後被北方國主誅其賊帥，遂將此女為大夫人。未經多時王便崩背，于時臣佐作大禮儀，准其國法以人殉死。王及妃后葬入陵中，被賊破陵穿孔已穴，瘦瞿答彌在於墓中，土塵入鼻即便嚏噴。群賊聞聲悉皆驚怖，謂起屍鬼四散奔馳。時瘦瞿答彌見墓開明方從孔出，既出外已四顧忙然，憂惱百端求生無路，加以飢渴內迫身心，因即癲狂不記先後，遍體泥塗手足皴裂，露形而去。漸漸孤行，途經萬里至室羅伐。如世尊說："眾生業報難可思議，先所作業悉皆自受，惡緣斯盡善果方生。"次復前行至逝多林所。爾時世尊大眾圍遶為說妙法，彼遙見佛三十二相八十種好，周遍嚴身世間無匹，圓明赫奕超日千光，如寶山王觀者忘倦。女極瞻仰遂得本心，覩己形容深生羞恥，即便坐地不敢遊行。於一切時如來大師無不知見，恒起大悲饒益一切，於救護中最為第一，最為雄猛無有二言，依定慧住顯發三明，善修三學善調三業，渡四瀑流安四神足，於長夜中修四攝行，捨除五蓋遠離五支超越五道，六根具足六度圓滿，七財普施開七覺花，離於八難樂八正路，永斷九結明閑九定，滿足十力名聞十方，於諸自在最為殊勝，得法無畏降伏魔怨，震大雷音作師子吼，晝夜六時常以佛眼觀諸世間，誰增？誰減？誰遭苦厄？誰向惡趣？誰陷欲泥？誰能受化？作何方便拔濟令出？無聖財者令得聖財，以智安膳那破無明膜，無善根者令種善根，有善根者令得增長，置人天路安隱無礙趣涅槃城。如有頌言：

"假使大海潮，　或失於期限；
佛於所化者，　濟度不過時。
佛於諸有情，　慈悲不捨離；
思濟其苦難，　如母牛隨犢。"（《大正藏》卷二十四第 355 页）

【评说】"时瘦瞿答弥见墓开明方从孔出，既出外已四顾忙然，忧恼百端求生无路，加以饥渴内迫身心，因即癫狂不记先后，遍体泥涂手足皴裂，露形而去"，瘦瞿答弥因为烦恼、求生无路、饥渴等原因而发癫狂的医案。中医认为七情内伤、饮食失节等会损及心、脾、肝、胆、肾，导致脏腑功能失调和阴阳失调，进而产生气滞、痰结、郁火、瘀血，使心神失养、心神被扰而引发癫狂。

卷第三十一

【提要】佛陀对诸比丘尼说勿令比丘尼"蹲踞"；诃利底药叉女的故事。

【原文】緣處同前。時吐羅難陀苾芻尼，在無量百千大眾之中而為說法。爾時具壽大迦攝波因行至彼，眾見皆起，吐羅難陀端坐不動。眾人即白吐羅難陀曰："聖者！大迦攝波人天恭敬，我等遙見咸悉驚起，聖者端然不移於座，極為不善。"答曰："彼乃元是外道邪徒，極愚極鈍而來出家，我是釋女從佛出家，博通三藏善閑說法，契合真理問答無滯，何合見彼從坐起焉？"時眾聞已皆悉譏嫌。苾芻以緣白佛，佛言："信心長者婆羅門等善作譏嫌，從今已後苾芻尼遙見苾芻應從坐起。若有犯者得越法罪。"如世尊說若見苾芻從坐起者，後於異時蓮華色苾芻尼，於寺門首為諸大眾演說法要。時具壽阿難陀因行乞食至尼住處，蓮華色尼遙見彼來急從座起。阿難陀來即坐其座，問言："姊妹！汝為大眾說何教法？"報言："演說某經。"于時

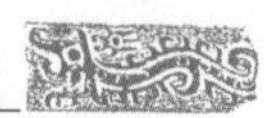

具壽阿難陀即為大眾廣說其義，蓮華色尼一心佇立聽其說法。阿難陀為貪說法不令尼坐，久立疲倦被日照身熱悶倒地。是時眾中無信心者共相議曰："我聞蓮華色尼無諸染欲，今見阿難陀美貌容儀遂生異念，欲火燒心便即倒地。"諸苾芻聞以緣白佛，佛言："汝等苾芻！諸長者婆羅門善說其過，從今已後若苾芻尼於苾芻處來聽法時，應言：'姊妹！就座而坐。'苾芻若為說法忘命令坐，苾芻尼應可白知，隨處安坐。"(《大正藏》卷二十四第358页)

【评说】经中记载了人晕倒的原因：人站立在阳光下久晒会晕倒失去知觉。

【原文】緣處同前。如世尊說："汝等苾芻！由此譬喻能解其義，汝等應聽我略教誨。言日出者，謂是如來出現於世，喻如日出放大光明。眾鳥皆鳴者，謂說法人挍量義理。農夫耕作者，謂是諸餘信施檀越，於我弟子營福智田。群賊皆散者，謂是魔軍及諸外道悉皆逃迸。如是苾芻，如來大師於諸聲聞弟子所應作者教令疾作，為欲哀愍以大悲心成就利益，所應作事我已作訖，汝等作者自可修行，當離諠閙獨處閑居，往空林中在一樹下，或空室內或在山崖或依坎窟，或在草積，或於露地，或向塚間，或屍林處，隨宜臥具趣得支身。如是等處當可端心，勤修靜慮莫為放逸，勿於後時情生悔恨。此則是我之所教誡。"時諸苾芻聞佛說已，便往山林坎窟之中，茂林清沼華果勝處，一心靜慮遠離放逸。諸苾芻尼亦近王園，於闇林中或在餘處，受用隨時供身臥具加趺而坐宴默思维。遂有蟲來入小便處，因生苦惱。世尊聞已告諸苾芻："諸尼不應加趺而坐，以修寂定應半加坐。"是時諸尼奉教而作，尚有細蟲入身相惱，佛言："應以故破衣及以軟葉而為掩蔽，方始半加當修寂定。"(《大正藏》卷二十四第358页)

【评说】佛陀指出比丘尼在林中处跏趺坐时，小虫会爬入阴道影响她们修行，在类似情况下比丘尼可以半跏坐。跏趺坐，即互交二足，将右脚盘放在左脚上，左脚盘放于右腿上的坐姿。在各种坐法中，此坐法最安稳而不易疲倦。交一足为半跏坐。在半跏坐修禅定时，还应以破衣或者软叶遮盖下阴部，可以防止或减少虫子的侵扰。

【原文】緣處同前。有一長者大富多財，娶妻已久不生男女，後時財物悉皆散盡，告其婦曰："我今年老不能求財，欲往逝多林為出家事。"妻言："聖子！君若出家，我何依託，亦去出家。"夫言："賢首！可共同去。"長者將妻往大世主喬答彌處，頂禮雙足白言："聖者！此是我婦，樂於善說法律之中而為出家，願慈納受。我今亦往逝多林所而求出家。"答曰："善哉男子！夫妻能發此勝妙心，俱共出家斯為好事。如世尊說：'出家之人有五勝利，功德無邊聖所稱歎。五勝利者如前廣說。'汝今可去，我與出家。"時大世主喬答彌即與落髮。長者即往逝多林處，求一苾芻為作出家。于時城中遠近咸聞皆言："長者有福今得出家，多獲勝妙四事供食。"後於異時入城乞食，妻苾芻尼亦來乞食，時世飢饉乞求難得，遇見其妻，問言："仁者！若為存濟?"妻曰："時世飢饉乞求難得辛苦存生。"便即告言："我今多得飲食供養，若佛聽者減半相與。"時苾芻尼還至本處，向諸尼眾具陳其事。尼既聞已向苾芻說，苾芻白佛，佛言："若諸苾芻有如此苾芻尼，時世飢饉乞求難得者，苾芻有食應可相與，勿致疑惑。"如世尊說，若苾芻有如此苾芻尼，時世飢饉乞求難得，有食相與勿致疑惑者，苾芻乞食得已，便即減半與，苾芻尼恒來就食。乃於他日，其苾芻尼別處得食而不來就，苾芻作念："尼應餘處得食，為此不來，何勞留分?"思维是已便不出分。尼於明日遂來覓食，報言："仁者！昨不見來遂不出食，今雖有者已成殘宿惡觸，不堪受用。"尼聞斯語禮足而還，至尼住處具說其事。尼白苾芻，苾芻白佛，佛言："從今已後，苾芻殘觸苾芻尼得食，苾芻尼殘苾芻得食。"(《大正藏》卷二十四第

358-359 页)

【评说】"昨不见来遂不出食,今虽有者已成残宿恶触,不堪受用",佛陀规定不能食用过夜的食物,因为食物放久了会变质,现代医学研究证实食物久放会产生亚硝酸盐,有致癌的作用。

【原文】說是語已,時苾芻尼月期忽下,舍利子告言:"姊妹!汝可起去。"尼為羞恥便不肯起,時舍利子觀知所以,即便起去。諸苾芻尼曰:"姊妹!纔受近圓未離壇場,豈合惱亂阿遮利耶,令起不起。"答言:"姊妹!彼是大人,不容見我猥屑之事,仁等可不自知更責於我,我為蹲踞於前而坐,月期忽下云何起去?"諸尼聞已向苾芻說,苾芻白佛,佛言:"自今已後與女近圓,勿令蹲踞可坐甎上,或坐草座或復小褥子上,由諸女人身柔軟故。"(《大正藏》卷二十四第 359 页)

【评说】因为女子身体结构与男子不同且有月经等生理现象,所以佛陀规定比丘尼在受具足戒时,可以坐在草座或小褥子上。近圆,具足戒的别称。

【原文】于時守護王舍城天神,於睡夢中告諸人曰:"汝等男女咸被歡喜藥叉之所食噉,汝等宜可往世尊處,所有災苦佛當調伏。"諸人報神曰:"此既取我男女充食,則是惡賊藥叉,何名歡喜?"因此諸人皆喚為訶利底藥叉女。王舍城人聞是事已,皆往佛所頂禮佛足,白言:"世尊!此訶利底藥叉女,於王舍城所居人眾,便於長夜作不饒益。我等於彼先無惡念,然彼於我懷毒害心,所生男女咸悉盜去以充飲食。唯願世尊憐愍我等為作調伏。"爾時世尊默然受請。彼等咸知佛受請已,頂禮雙足奉辭而去。至明清旦,佛即著衣持鉢入城乞食,次第乞已還至本處,飯食訖即往訶利底藥叉住處。時藥叉女出行不在,小子愛兒留在家內,世尊即以鉢覆其上。如來威力令兄不見弟、弟見諸兄。時藥叉女迴至住處不見小兒,即大驚忙觸處尋覓,及問諸子愛兒何在?答言:"我等並皆不見。"便自搥胸悲泣交流,脣口乾燋精神迷亂,情懷痛切速趣王城,遍行諸坊康莊道路,園林池沼天廟神堂,客舍空房皆求不得。更加痛切便即癲狂,脫去衣裳大聲號叫,唱言:"愛兒!汝今何在?"遂出城外巡歷村莊,大聚落中皆覓不得,即往四方乃至四海亦皆不見,被髮露形宛轉於地,肘行膝步蹲踞而坐,如是漸次到贍部洲、七大黑山、七大金山、七大雪山、無熱池、香醉山覓皆不得,情懷苦惱氣咽不通。又往東方毘提訶、西瞿陀尼、北俱盧洲亦皆不見。便往等活、黑繩、眾合、叫喚、大叫喚、熱、極熱、阿鼻止、頞部陀、尼剌部陀、阿吒吒、呵呵、婆呼呼婆、青蓮花、紅蓮花、大紅蓮花,如是等十六大地獄皆亦不見。又往妙高山處先登下層、次登第二、第三層,直過多聞天宮,至妙高山頂,先入眾車園、次入雜麁歡喜皆覓不見,即往圓生樹下乃至善法堂中。入善見城欲入帝釋最勝殿中,時有金剛大神,與無量藥叉守門而住。見彼來入便即驅出善見城外,情加痛切。至多聞天處,於大石上投身躄地,悲啼號哭。白言:"大將軍!我小子愛兒被他盜去,莫知何在?願見施我。"多聞天曰:"姊妹!不須憂惱自作癲狂,汝今且觀近汝家室,晝日遊處誰來居止?"答言:"大將軍!沙門喬答摩在彼而住。"報曰:"若如是者,宜可速往彼世尊所而作歸向,彼當令汝得見愛兒。"彼聞斯語情生歡喜,如死再生還來本處。遙見世尊三十二相,八十種好莊嚴其身,圓明赫奕超日千光如妙寶山,深生渴仰憂惱悉除情同得子。既至佛所頂禮佛足,退坐一面白言:"世尊!我久離別小子愛兒,唯願慈悲令我得見。"佛告訶利底藥叉女:"汝有幾子?"答言:"我有五百兒。"佛言:"訶利底!五百子中一子若無,有何所苦?"答言:"世尊!我若今

日不見愛兒，必吐熱血而取命終。”佛言：“訶利底！五百子中不見一兒受如是苦，況他一子汝偷取食，此苦如何？”答言：“此苦倍多於我。”佛言：“訶利底！汝既審知愛別離苦，云何食他男女耶？”答言：“唯願世尊示誨於我。”佛言：“訶利底！可受我戒，王舍城中現在人眾皆施無畏。若能如是，不起此坐得見愛兒。”答言：“世尊！我從今已去依佛教勅，王舍城中現在諸人皆施無畏。”作是語已，時佛令彼得見愛兒，于時訶利底歸依如來請受禁戒，城中人眾皆得安樂離諸憂惱。(《大正藏》卷二十四第361-362页)

【评说】“便自搥胸悲泣交流，唇口干焦精神迷乱，情怀痛切速趣王城，遍行诸坊康庄道路，园林池沼天庙神堂，客舍空房皆求不得。更加痛切便即癫狂，脱去衣裳大声号叫”，经文描述了诃利底因不能见自己的儿子悲痛欲绝以至弃衣而走，大声号叫的癫狂状态。过度悲伤可以使人精神迷乱已被现代医学研究证实。美国华盛顿大学医院精神病学家 Holmes 把人类社会生活中遭受到的生活危机归纳并划分等级，编制了一张生活事件心理应激评定表。该评定表归列了四十三种生活事件变化，并以生活变化单位为指标加以评分。他们在研究中发现丧失或亲人的丧亡能引起个体一种绝望无援、束手无策的情绪反应，此时个体不能从心理学和生理学上来应对环境的需求。

卷第三十二

【提要】佛陀对诸比丘尼说比丘尼不应住阿兰若，应在寺内修习；比丘尼不应向比丘发露说罪，应在清净比丘尼边说罪；法与比丘的故事。

【原文】緣處同時。時有苾芻尼，與二形女而為出家，見餘尼來便現異相。彼問言：“妹！汝是何人？”答言：“姊！我是二形人。”尼白苾芻，苾芻白佛，佛言：“此是非男非女不應出家，縱受近圓不發律儀護，可速擯出。自今已去若有女人來求出家，應須先問：‘汝非二形不？’若不問與出家者，師主得越法罪。”

緣處同前。時有苾芻尼與二道合女出家，若小行時大便俱出污其處所。餘尼來入見已問言：“誰污處所？”答言：“姊妹！我本無心欲污其處，為二道合欲小行時大便俱出。”尼白苾芻，苾芻白佛，佛言：“此是非男非女不應出家，縱受近圓不發律儀護，可速擯出。從今已去若有女人來求出家，應須先問：‘汝非二道合不？’若不問與出家者，師主得越法罪。”

緣處同前。時有苾芻尼與常流血女出家，裙衣點污多有蠅附。諸尼問曰：“妹！身常流血耶？”答言：“我是常流血女。”尼白苾芻，苾芻白佛，佛言：“此亦同前不堪共住。”

緣處同前。時有苾芻尼與無血女出家，見有餘尼於時時中月期水現，遂生嫌恥，報言：“小妹！汝有邪思不能離欲，於時時中有月期現。”答言：“阿姊！何故見嫌？此是女人常法，汝可無耶？”答言：“我無血人何有斯事？”尼白苾芻，苾芻白佛，佛言：“此是黃門女，宜應擯去不生善法。若見有女求出家時，應可問言：‘汝非無血不？’若不問者得越法罪。”(《大正藏》卷二十四第364页)

【评说】佛陀规定二形女、二道合女、常流血女、黄门女不得出家。

二形女即非男非女，指阴阳人。

二道合女指尿道、粪道相通的女子，会出现大便随小便而出的症状。

常流血女指月经异常，阴道常有血流出的女子。

黄门女，即先天生殖道损坏的女子。

【原文】緣處同前。時有苾芻尼度道小女出家,時彼女人向小行處久而方出,餘尼問曰:“何遲出耶?”答曰:“知欲如何?我身道小根不具足,是故遲耳!”尼白苾芻,苾芻白佛,佛言:“此是黃門女即應擯棄。”(《大正藏》卷二十四第364页)

【评说】此处黄门女指尿道先天损坏的女子,会出现小便迟缓的情况。所以,佛陀把女性生殖道和尿道损坏的女子都称为黄门女。

【原文】蓮華色尼是其門師,時來相問,法與白言:“聖者!我於善說法律情樂出家而受近圓成苾芻尼性,願來於此密與出家。何以故?我父遮制無由得出。”尼曰:“善哉!少女能發此心樂為出家,諸欲味少過患極多。如世尊說:‘諸有智人,於婬欲處知有五失。故不應為。云何為五?一者觀欲少味多過常有眾苦;二者行欲之人常被纏縛;三者行欲之人永無厭足;四者行欲之人無惡不造;五者於諸欲境。諸佛世尊及聲聞眾并諸勝人得正見者,以無量門說欲過失,是故智者不應習欲。又復智人知出家者有五勝利。云何為五?一者出家功德是我自利不共他有,是故智者應求出家。二者自知我是卑下之人被他驅使,既出家後受人供養禮拜稱讚,是故智者應求出家。三者從此命終當生天上離二惡道,是故智者應求出家。四者由捨俗故出離生死,當得安隱無上涅槃,是故智者應求出家。五者常為諸佛及聲聞眾,諸勝上人之所讚歎,是故智者應求出家。’汝今應可觀斯利益,以殷重心捨諸俗網求大功德,是故我今度汝出家。且應住此,我往白佛。”(《大正藏》卷二十四第366-367页)

【评说】佛陀认为淫欲有五种害处:令人贪着淫乐忘却生命的众多苦难;常常被困扰;行婬淫永远得不到满足;纵欲之人常常无恶不作;沉溺欲望。所以佛陀告诫世人要尽量控制自己的欲望。

卷第三十三

【提要】佛陀对诸比丘尼说比丘尼不能独令他人剃发、不能以寺赁以俗人、除三宝事外不得结花、不得自蓄铜钵;不得行医巫等规定。

【原文】緣處同前。時大世主喬答彌身嬰病苦,尼來看問:“聖者!何故不出房耶?”答言:“少女!我身有疾。”問曰:“先持何物病即消除?”答言:“我在俗時頭上著帽。”“若如是者,今何不持?”答曰:“我今出家,世尊不許,云何得持?”白佛,佛言:“尼在寺中應持頂帽。”(《大正藏》卷二十四第372页)

【评说】佛陀准许比丘尼为了治疗可戴帽子。

【原文】緣處同前。時有長者妻誕一女,右眼通睛將為惡相人無娶者,有餘長者娶妻未久,便即命終,如是至七,時人號為殺婦長者。更問他女欲求為妻,彼便報曰:“我今豈欲殺此女耶?”復索寡婦,彼云:“我豈可自欲殺身!”既無妻室自知家務。時有知識來相問曰:“何故自營家事?豈可不能覓妻室耶?”答曰:“我是薄福,娶妻未久便即終亡,如是更取乃至於七悉皆身死,時人號我名為殺婦。”報曰:“何不更求?”即便如上具說其事。“若爾,通睛女兒何不索取?”報言:“彼亦不與。”答曰:“我知彼家養女多時,必應嫁娶,即便就覓。”彼見問曰:“來何所須?”答曰:“欲求娶女。”“是何女耶!”“眼通睛者。”父曰:“可隨來意,宜於某日共辦婚禮。”家酒熱壞傍求好者,諸有酒家即皆為辦。時吐羅難陀入通睛家從其乞食,家人報曰:“我辦酒

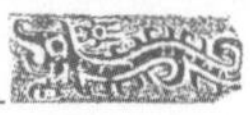

忙無緣與食。”尼問其故，彼即具告：“我家酒壞。”尼曰：“何故不令變為好酒？”答言：“聖者！我不曾解，仁有方法幸當惠施？”尼曰：“少女！我今年邁不復更為，昔在少時何事不解？”答言：“聖者！憐愍我故變酒令好。”尼言：“少女！顧能與我美食之直，令汝酒好。”答言：“多與。”尼曰：“可出酒瓮，我為瞻相。”即便舁出，時吐羅尼上下觀瓮何因酒壞？乃知由熱。即開窓牖，令持濕沙安其瓮下，更取青苔繞瓮纏裹，扇去熱氣，因涼冷故酒便復好。所有親族悉皆來集，時諸酒家咸悉備擬，怪不來取令人往問：“何不取酒？”報言：“我酒變好，無勞別取。”問言：“是誰教汝已壞之酒還令好耶？”報言：“聖者！吐羅難陀，於我有恩能為此事。”彼即譏嫌：“沙門釋女作非法事。云何奪我所作生業？”苾芻白佛，佛言：“此非沙門釋女之法，理合譏嫌。是故諸尼不應教他變已壞酒。作者得吐羅底也罪。”（《大正藏》卷二十四第373页）

【评说】本段经文记载了一右眼通睛的少女。通睛，病证名，又名斗鸡眼、斗睛，多见于小儿，相当于今天的斜视。

“家酒热坏”，佛陀时代已观察到温度过高可使酒变质。

卷第三十四

【提要】佛陀对诸比丘尼说比丘尼不得蓄用玻璃杯；比丘不得以杖打狗；住阿兰若比丘须贮水火、食留少许、须识星辰、知时节方隅所在等规定，并对婆罗门妙花的弟子树生解说释迦族的来源。

【原文】緣處同前。有一女人往河水中洗浴身體，洗訖上岸梳髮而住。時吐羅難陀苾芻尼遂持澡豆往彼洗浴，見女梳髮情生瞋嫉，作如是念：“愚癡女子！共我爭勝故梳頭髮，謂我先來元無髮耶？宜可苦治懲其後過，設更見我不敢爭勝。”遂即默持菴摩羅末，撲其頭上以手挼之，女人問言：“聖者！我有何過？纔淨洗髮以菴摩羅末撲我頭上。”尼曰：“汝作此解云：‘吐羅難陀先來無髮。’頭既不淨可來更洗。”女即譏嫌。苾芻白佛，佛言：“尼為非法，理合譏嫌。從今已去諸尼不應以雜末等撲他淨髮，作者得越法罪。”（《大正藏》卷二十四第374页）

【评说】本段经文记载了吐罗难陀比丘尼因嫉妒其他女子的头发而将菴摩罗末抹在其头发上之事。嫉妒心理是人际关系中较常见的社会心理和情绪心理。嫉妒是一种不健康的心理，我们要注意克服和化解。

【原文】緣處同前。時有長者請佛及僧家中設食，苾芻僧伽皆去赴供，佛在寺中令人取食。為五因緣佛令取食。云何為五？一者為欲閑寂；二者為諸人天說法；三者為觀病人；四者為觀臥具；五者為諸聲聞人制其學處。今此因緣為制戒故住在寺中。時彼長者權為葉舍命眾令坐，時屬寒雨。長者行粥次行乾餅，次授爐餅并與蘿蔔。時有苾芻飲粥作呼呼聲，嚼乾餅者作百百聲，喫餺爐者作獵獵聲；屋上雨下作索索聲，瓶中飲水作骨骨聲，此等諸聲殊響合。時有苾芻先能歌舞，聞其聲韻憶舊管絃抑忍不禁，即從座起隨其音曲手舞逐之，告大眾曰：“大德！此是呼呼聲，大德此是百百聲，大德此是獵獵聲、此是索索聲、此是骨骨聲。”彈指相和無不合節，於大眾中有不住心者即便微笑，其用意者悉皆驚愕，行食諸人無不大笑，或生譏恥施主深怪。請食苾芻情大羞恥，將食至寺置在一邊，禮世尊足。世尊法爾共取食人歡言致問：“大眾頗得美食飽不？”白言：“大德！美食雖足，然施主致怪。”問曰：“何故？”以緣具白。世尊食訖出外洗足，還入房中宴坐而住，至於晡時方從定起，於苾芻眾中就座而坐，便告作舞苾芻曰:“汝以何心於施主家而作舞耶?”答言:“大德!有譏彼意,及掉舉心而作於舞。”佛告諸苾芻:“若苾芻作掉舉而為舞者得越法罪,若作譏彼心者無犯。汝諸苾芻!此等皆由作聲噉食致斯過失,是故苾芻不作聲食,作者得越法罪。”(《大正藏》卷二十四第375页)

【评说】本段经文记载了一善歌舞比丘进食时耳闻雨声、咀嚼声、喝水声混和在一起如丝竹管弦之声,不禁起舞之事,所以佛陀规定吃饭时不应发出声音。

掉举意为因外境纷扰,身心动摇,不能调伏。

【原文】缘處同前。時有長者請佛及僧就舍受食,時諸苾芻不一時去各作伴行,既到彼家更待餘者,人未盡集報長者曰:“宜可行食,我等前湌。”食飽便去。更有人來復令行食,如是展轉施主疲勞,報言:“聖者!待一時坐,我併行食。”既生擾惱,苾芻白佛,佛言:“受他請時不應亂去,在前去者至門相待,一時方入。若亂去者得越法罪。”

如世尊言不亂去者,有病苾芻侍者食訖,方持食去,待食虛羸。苾芻白佛,佛言:“有五因緣早請食來在房中食。云何為五?一者是客新來;二者將欲行去;三者身嬰病苦;四者是看病人;五者身充知事。”(《大正藏》卷二十四第375页)

【评说】佛陀规定五种情况下比丘可以在住房中吃饭:新来、将出行、患病、看护病人、有事在身。

【原文】緣在室羅伐城。有一婆羅門娶妻未久遂生一子,年既長大,於善法中而為出家。後於異時身忽染患,往醫師處告言:“賢首!我身有疾,幸為醫療。”報言:“聖者!仁今可服如是瀉藥,病得除愈。”苾芻即服纔一行痢,冷水洗淨藥即不下。醫來問言:“聖者!瀉藥好不?”報曰:“賢首!藥無氣力唯一行痢。”醫言:“聖者!冷水洗淨耶?”報言:“如是。”醫曰:“聖者!冷水洗淨云何轉瀉?仁今更可服前瀉藥,勿為洗淨,瀉痢將畢,方可洗之。”報曰:“賢首!佛未聽許。”醫曰:“聖者!藥法應爾,不可相違。”苾芻白佛,佛言:“若如是者,我今聽許,瀉痢未終,宜當淨拭。”苾芻不知以何物拭?佛言:“應用土塊或以樹葉,或將破帛故紙而淨拭之,待瀉痢畢煖水淨洗。”(《大正藏》卷二十四第376页)

【评说】佛陀时代认为用泻药下后不可用冷水清洗肛门,应用土、树叶、破帛或旧纸擦拭,等腹泻停止后再用暖水洗净。

【原文】緣處同前。於一林中有毒蛇住,諸牧羊人放火燒林,四面火來蛇即驚怖宛轉腹行,衝火而出僅得存命,投一樹下蟠身而住。于時具壽舍利子遊行人間因至樹下,見此毒蛇被火燒處,身形破爛受諸苦惱,便為觀察宿世因緣有善根不?尊者觀見知有善根,又復更觀與誰相屬?見身與彼宿有因緣。即以水灑說三句法,告曰:“賢首當知!諸行無常、諸法無我、涅槃寂滅,宜於我所起殷淨心,捨傍生身當生善趣。”于時尊者作是語已即便捨去。時有鵄來銜去湌食,由此毒蛇於尊者處起善心故,命終之後於室羅伐城善解六事(一者自知設會、二者教人設會、三者善知讀誦、四者知捨施法、五者知受物法、六者善知淨觸也)婆羅門舍而為受生。時具壽舍利子知彼命過,即便觀察何處受生?見此城中善解六事婆羅門舍而為受生。為調伏故,尊者頻往婆羅門家,授與夫妻三歸五戒。後於異時獨至其家,婆羅門見白言:“聖者!無侍者耶?”尊者答曰:“我之侍者,非茅草生,從仁處得。”婆羅門曰:“我無小兒堪為侍者,我婦懷娠,若其生男,奉為侍者。”報曰:“願爾無病,我已受之。”即便捨去。彼婦月滿便

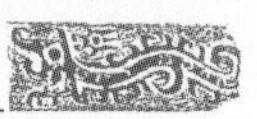

誕一男，飲母乳時爪齒損乳乳便腫大。曾與童子一處戲時，或因瞋忿若爪若齒，有傷損處悉皆瘡腫久而平復。時舍利子知彼小童出家時至，往其家中為父母說法，彼見出來尊者便念："即是我侍者乎？"父告兒曰："汝未生時，我許將汝供奉聖者為給侍人，今可隨行勿生顧戀。"此即是其最後生人，良久佇立觀尊者面隨後而去。尊者至寺便與出家，并受近圓依教令學。後嚼齒木，既刮舌已不洗而棄，蠅來附上遂便命過，次有守宮來食其蠅因此而死，次有黃狆來噉守宮還同喪命，次有犬子食此黃狆亦復命終，餘有殘者諸蟻來唼悉皆致死。是時有一苾芻在傍而立，見如是等事。至明日旦，時諸苾芻來於其處而嚼齒木，見狗眾蟻一處命終，怪其所以，共相謂曰："狗蟻何因一處而死？"或言："不知。"或言："可共推尋誰作斯過？"時彼苾芻告諸人曰："昨日婆羅門兒是尊者舍利子弟子，我見於此嚼其齒木，刮舌之篦不洗而棄，必應為此令其命終。"苾芻以緣白佛，佛言："汝等苾芻！當知人中亦有帶毒，與蛇無異。從今已去嚼齒木時既刮舌了，應以水洗方可棄之，不洗而棄得越法罪。"(《大正藏》卷二十四第376页)

【评说】"彼妇月满便诞一男，饮母乳时爪齿损乳，乳便肿大。曾与童子一处戏时，或因瞋忿若爪若齿，有伤损处悉皆疮肿久而平复"，哺乳时婴儿吮吸齿咬或手抓会导致母亲的乳房受损或感染。

【原文】緣處同前。如世尊說："若日出已，眾鳥皆鳴農夫耕作，如前廣說，乃至當離喧鬧獨處閑居，宜可端心勤修靜慮。"時有苾芻寡聞淺識，往空閑處而作草菴，晝夜勤思唯除乞食，放牧人等皆悉共知。時有群賊被他所害，並多傷損飢渴所逼，眾共籌量不知何去？一人告曰："彼蘭若中有釋家子，凡諸沙門性多貯畜，并有悲心情無怖怯。仁等可去宜共往投，必有所獲。"賊眾咸言："善哉斯語！宜可共去。"悉皆希望舉面同行至蘭若中。苾芻見已便唱："善來！"時諸賊人情生無畏住經少時，告言："聖者！我寒須火。"苾芻報曰："我居蘭，若無火可求。"又言："聖者！渴困須水。"苾芻報："無。"賊復告言："聖者！須少許麩用安瘡上，幸見相與。"苾芻報："無。"賊復告言："聖者！我須故物欲纏瘡處。"苾芻報："無。"次索蘇油用塗瘡上。苾芻報："無。"復告言："聖者！飢困須食。"苾芻報："無。"賊復問言："聖者！今是何辰屬何星宿？"苾芻答言："我居蘭若，不閑斯事。"中有一人先知僧法，遂生瞋恚告言："聖者！前事已過我更相問，仁得阿羅漢、不還、一來、預流果耶？"苾芻答曰："我居蘭若。"賊言："且致是事，更問聖者得非想非非想處、無所有處、識處、空處、四靜慮定耶？"苾芻報云："我居蘭若。"賊言："聖者！仁是三藏持經律論耶？"苾芻亦同前答，賊言："聖者！汝字云何？"亦如前報，賊言："此是何方？"苾芻亦同前報。于時群賊所問之事，苾芻皆答："我居蘭若。"賊便大瞋告諸人曰："我等雖賊，而此苾芻乃是大賊。何以故？自身名號尚不能知，詐現容儀誑惑人世。"時諸賊人於苾芻處各懷瞋恨，便共苦打身體皆破，衣鉢錫杖悉皆摧裂僅存餘命，賊於夜中捨之而去。時此苾芻既遭困辱，至天明已詣逝多林，諸苾芻見問言："具壽！何故形容困頓若此？"即以上事具告。時諸苾芻以緣白佛，佛言："汝等苾芻！我為蘭若苾芻制其行法，住蘭若人須貯水火，并畜蘇油麩及故帛，食留少許，須識星辰及知時節方隅所在，善閑經律論，乃至自知名字。若蘭若苾芻不依制者得越法罪。"(《大正藏》卷二十四第377-378页)

【评说】佛陀规定住阿兰若的比丘须贮水火、食留少许，这是维持生存的基本物质。还须识星辰、知时节方隅所在，这是维持生存的基本能力。两者是修行的必要保障。

本段经文记载了贼人想用麸、酥油涂疮上，用旧物缠在疮上，可见这是佛陀时代治疗疮的常见方法。

卷第三十五

【提要】佛陀为诸比丘说比丘不应在“非处”住立及门人弟子供事之法。

【原文】緣在室羅伐城。時有苾芻欲去遊行，所有臥具於親友處囑令看守。時彼苾芻即以臥物安置舊處而不受用，時有毒蛇來求住處，遂於褥下蟠屈而居。有客苾芻來投此而住，暫停歇已行禮佛塔，及餘苾芻日暮歸房。舊住苾芻告言：“具壽！此是水土燈油先敷臥具，行來疲困洗足安眠。”由先業力不觀臥具，遂即眠睡壓著其蛇，蛇從褥出便螫苾芻，苾芻受苦宛轉蛇上，於片時間二俱命斷。至天曉已主人來喚，彼既身死無復祇承，主人念曰：“行來疲極且縱安眠，睡足之後自當起覺。”食時欲至更來打門，喚言：“可起，食時欲至。”既無響應，即取戶鑰開入房中，見其身亡，次翻臥褥復見蛇死。眾共來看知被蛇螫，以緣白佛，佛作是念：“不觀臥具因致俱亡。”告諸苾芻曰：“受他囑者應將臥具付知事人，或可隨時自為曬曝，置於架上繫不令墮。若欲眠時應須觀察。”彼於夜分燈火照看。佛言：“不應如是，可於白日豫為觀察。”時諸苾芻無問新舊悉皆翻轉，佛言：“舊者應觀，莫翻新者，有襯褥布時時抖擻，不爾得越法罪。”(《大正藏》卷二十四第381页)

【评说】本段经文记载了一比丘被藏在卧具里的毒蛇蛰咬而毒发身亡之事。

【原文】緣在室羅伐城。時具壽高勝於晡後時，從定而起往詣佛所，禮雙足已退坐一面，請世尊曰：“弟子事師所有行法，唯願為說。”佛告高勝：“我今為說苾芻所有弟子門人供事之法，汝應諦聽。凡為弟子，於師主處常懷恭敬有畏懼心，不為名聞、不求利養，當須早起親問二師：‘四大安隱、起居輕利。’除小便器為按摩身，其師若言：‘我今有疾。’應問所患，便往醫處具說病由、請方救療，如醫所教便為療治。若師自有藥物應用和合，如其無者可問近親。親眷若多應問師曰：‘何親處求？’得師教已如言可去。若無親族，應向餘家如教往覓，或詣病坊施樂之處。此若無者當緣自業，於飲食中而為將息。若病可時授以齒木，其師欲嚼齒木之處，應先淨掃作曼荼羅，安置坐枯及盛水瓶器，并澡豆土屑淨齒木刮舌篦。既澡漱已除所須物。若師患目，應問醫人，為作眼藥而塗拭之。次應授衣，餘衣襞疊勿使撩亂。師禮塔時，當入房中灑掃其地，若有塵土，應將牛糞或以青葉而揩拭之。次應自禮尊儀及禮師主，或問安白事，於日日中三時禮拜，當隨己力於同梵行者亦申禮敬。次應策勤坐禪讀誦，每於半月須觀曬床席。若至食時應洗兩鉢。若是乞食苾芻，自持重鉢、輕者與師。若在寒時，以重僧伽胝與師令著，自持輕者。若於熱時，輕者與師、自持重者。若逆風行，請師在前、自身在後。若順風行，自身在前，令師在後。若渡河水扶侍令過。若乞食時應問師主，為當同行為當別去？若言同行即可隨去。若得乾麨、豆餅及酸漿水，置己鉢中；若得米、乳酪、石蜜、飯餅及沙糖，安師鉢內。乞得食已還至本處，作二小壇，布以諸葉，可安二座踞坐飯食。若別行者，所乞得食將呈師主：‘今得此食須者應取。’師主即應知量而受。若住寺者，弟子應先洗器，往至厨中問知事人：‘今為僧伽作何飲食？’其知事人敬而告知，彼還白師：‘今日僧伽作如是食。可請取不？’依教持來，師應知量觀時而受。若其二師澡漱之處，應淨掃除作曼荼羅，安坐床子及以水器，并土齒木如法揩洗。若須洗足應為師洗，或但用水，或可塗油以屑揩去，更將水洗當授皮履，問其食事。又問：‘為於此處修習善業？為復向餘閑靜住處？’若言：‘可向晝日住處。’者，應持坐物，其所住處掃灑清淨，於時時間牛糞塗拭。若學讀者應為授經、若學禪思

 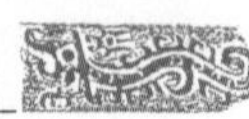

教其作意。若還來時應觀床席,自洗足已次禮尊像及同梵行者,隨力而禮,與師置座同前洗足。若是寒時,應守持心為暖湯水。若是熱時,應可持扇而為招涼。師亦知時,令其作業,勿使空度。若衣鉢等營作之時,所有事業皆師物在前,次營己物。"(《大正藏》卷二十四第381-382 页)

【评说】本段经文记载了佛陀规定比丘如何孝敬自己的师父:比丘早起帮师父除小便器按摩身体;若师父有病,帮师父去请医生;若师父有病但仍可吃饭,应帮师父准备好澡豆齿木刮舌篦等物;若师父患眼病,应帮助师父擦拭眼药;帮助师父收拾屋子;若得豆饼酸浆水置自己钵中,得米、乳酪、石蜜、饭饼及沙糖,应置师父钵内;寒冷时,应为师父准备热水,热时,应持扇为师父纳凉等。这些与中国的传统道德相符。据此可见,佛陀时代食物丰富,十分注重个人卫生,重视对疾病的治疗。

【原文】"汝等苾芻! 復有六法令他歡喜,汝應諦聽! 我當為說。云何為六? 一者我今應以身業行慈,謂於大師所及諸賢聖同梵行處,起慈善心以身禮敬,灑掃塗拭作曼荼羅,布列眾華燒香供養,或復為其按摩手足,若見病苦隨時供給。如是作時令他歡喜,愛念敬重共相親附,和合攝受無諸違諍,一心同事如水乳合。"

"二者我今應以語業行慈,謂於大師所及諸賢聖同梵行處起慈善心,以語讚歎彰其實德,他不聞者令其普知,讀誦經典晝夜無歇,如是作時令他歡喜,愛念敬重共相親附,和合攝受無諸違諍,一心同事如水乳合。"

"三者我今應以意業行慈,謂於賢聖同梵行處起慈善心,不生妬害慳嫉之想,於身語業所有行慈,繫念思维無令斷絕。設在危難,亦不暫停,況復平居而乖正念。於諸含識起悲愍心,不斷其命不行楚苦,遠離煩惱至解脫處。如是作時令他歡喜,愛念敬重共相親附,和合攝受無諸違諍,一心同事如水乳合。"

"四者諸有所得如法利養,乃至鉢中獲少飲食,悉皆歡喜共他受用不屏處食,於同梵行者情無彼此。如是作時令他歡喜,愛念敬重共相親附,和合攝受無諸違諍,一心同事如水乳合。"

"五者於所受戒,不破不穴不雜不垢不穢,初後淨持智人所讚,同梵行者不生輕鄙,共持淨戒法食俱同。如是作時令他歡喜,廣說乃至如水乳合。"

"六者能生正見無有疑惑,是聖出離無能破壞速盡苦邊,與同梵行者共同此見。如是作時令他歡喜,廣說乃至如水乳合。"

"汝等苾芻! 是謂六種歡喜之法,應常修習慇懃守護,令諸苾芻眾得增長善法無損。"

時諸眾聞佛說已,皆悉歡喜信受奉行。(《大正藏》卷二十四第 383-384 页)

【评说】本段经文记载了令他欢喜六法(使其他人心情愉快的六种方法):身业行慈、语业行慈、意业行慈、如法利养、受持戒法、能生正见,即以慈悲心待人、礼敬供养诸大师、若见病者应施予帮助、应传法、诵读经典、不生嗔恚心、与其他僧人一起接受供养、守持戒律、保持正见,这些行为能使其他僧人心情愉悦。

卷第三十六

【提要】佛陀召集诸比丘说法,阐述"三昧"因缘。

【原文】爾時世尊復為菴沒羅女,隨機說法示教利喜已,從座而去。還至住處,告阿難陀曰:"我今欲往竹林中,汝可告諸大眾。"時阿難陀如佛所教,即與大眾隨佛至竹林北住升攝波林。時屬飢儉,乞求難得,佛告諸苾芻:"今時飢儉,汝等宜可求同意者,於薜舍離諸方聚落隨便安居,我與阿難陀於此處住。若不如是,求乞難得。"時諸苾芻聞佛教已,各依善友隨處安居,唯阿難陀獨留侍佛,在於樹下而作安居。佛於夏內身嬰病苦,受諸痛惱幾將命沒,作如是念:"我身有疾不久遷謝,然諸苾芻散在餘處,我今不應離諸大眾而般涅槃,應以無相三昧觀察自身令苦停息。"作是念已即入勝定,所受諸苦如念皆除安隱而住。時具壽阿難陀於日晡時從定而起,往詣佛所頂禮佛足在一面立,合掌白言:"大德世尊!我於向者身心迷悶莫辯好惡,所聞之法不能誦持,由見世尊受諸病苦恐將寂滅,今聞世尊未般涅槃少得醒悟。"又言:"若諸苾芻不總集者我不涅槃,以此惟忖故知更說希有之法。"佛告阿難陀:"汝作是意,謂我教導諸苾芻故不涅槃者,無有是處。何以故?豈可我今更欲示諸苾芻希有之法?阿難陀!我所應說皆已說竟,悉令解了內外諸法,所謂四念住、四正勤、四神足、五根、五力、七覺分、八聖道。阿難陀!諸佛如來常以此法分明為說,無有祕悋覆藏之心。然阿難陀!我身有疾將欲涅槃,便作是念:'吾今病苦必定命終,諸苾芻等各在餘處,我念不應離斯大眾而般涅槃,宜自用意以無相三昧觀察其身痛惱令息。'即便入定,所受諸苦悉皆除愈,得安隱住。阿難陀!我今衰邁身力羸弱年將八十,唯依二事而得存住,如朽破車亦依二事,以是義故汝今不應憂愁苦惱。但諸世間有為之法從因緣生,而不滅壞得常住者,無有是處。我先為汝常說是事,一切世間樂欲光華,愛念可意悉皆散壞,恩愛別離無留住者,是故當知!於我現在及我滅後,汝等自為洲渚自為歸依,法為洲渚法為歸依,無別洲渚無別歸依。何以故?若我現在及我滅度,若依法者、樂持戒者,於我聲聞弟子最為第一。云何苾芻自為洲渚自為歸依,無別洲渚無別歸依?阿難陀!若諸苾芻,能於內身善知身相,繫念觀察攝心令住發起勇猛,降伏貪瞋及諸憂惱。如是外身內身內外身、內受外受內外受、內心外心內外心、內法外法內外法,於如是處繫念觀察,攝心令住發起勇猛,降伏貪瞋及諸憂惱。苾芻若作如是觀者,此則名為自為洲渚自為歸依順法而住。"(《大正藏》卷二十四第387页)

【评说】本段经文记载了佛陀患病将要涅槃,召集诸比丘为他们说法之事。文中记载佛陀多次用无相三昧观察自身令痛苦停息。

三昧,亦译三摩地,意译定、等待等,指心力集中,专注一境,此种心理机制可以令思想集中于特定的境界。相是指现象的相状和性质,亦指认识中的表象和概念。无相指摆脱世俗的有相认识后得到的真如实相。

卷第三十七

【提要】佛陀对诸比丘说佛陀晚年的教化及入灭前后的情况。

【原文】爾時世尊告阿難陀:"我今欲往拘尸那城。"時阿難陀聞佛告已,即隨佛後漸向波波邑。未到金河於此中間路邊暫住,告阿難陀:"我今背痛,汝可以我嗢呾羅僧伽疊為四重,我欲偃臥以自消息。"時阿難陀聞佛教已,即疾疊衣白言:"已作,願佛知時。"于時世尊,自疊僧伽胝枕頭右脇而臥,兩足相重作光明想,正念安住念當速起,如是作意,復告阿難陀曰:"汝可速往脚俱多河取滿鉢水,吾欲須飲并灑身體。"時阿難陀聞已持鉢詣彼河邊,時有五百乘車纔新渡河,水皆渾濁,便盛滿鉢來至佛所,白言:"大德!有五百乘車新渡此河,水皆渾濁,唯願世尊將洗手足不堪飲用,金河不遠清水可求。"佛即受水洗足拭面,身稍安隱即起加趺,正

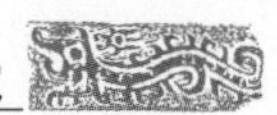

念現前端身而住。

……

世尊復告阿難陀："我今欲往拘尸那城。"阿難陀言："如世尊教。"即隨佛後往壯士生地。既渡金河，去城不遠於路邊住，告阿難陀曰："我今背痛，汝可以我嗢呾羅僧伽疊為四重，我欲偃臥以自消息。"時阿難陀聞佛教已，即疾疊衣，白言："已作，願佛知時。"于時世尊自疊僧伽胝枕頭右脇而臥，具說如前。(《大正藏》卷二十四第 390-392 页)

【评说】经文记载了佛陀背疼，阿难陀为其叠衣垫背。

【原文】時諸苾芻咸生疑心，請世尊曰："具壽鄔波摩那，先作何業有大威德?"佛告諸苾芻："鄔波摩那先自作業今還自受，廣說如餘，乃至說頌。汝等苾芻！乃往古昔此賢劫中人壽二萬歲時，有佛出世名迦攝波，十號具足，住婆羅痆斯施鹿林中仙人墮處，時鄔波摩那身為出家。時諸苾芻著衣持鉢入城乞食，此人次當守寺。時有黑風暴雨卒起，既屬嚴寒，彼作是念：'諸梵行者遭此寒苦，衣服皆濕將欲來至，我今宜應嚴辦相待。'作此念已，入浴室中然火煖湯敷設床席，於其廊下繫繩為架，詣寺門首望諸苾芻。彼既至已屈入室中，取其濕衣淨浣濯已安在架上，別將淨服與苾芻著。既解勞乏身心溫煖，寒苦皆除歡喜適悅，其守寺苾芻長跪合掌，向大眾前而發願言：'我今為諸同梵行者除苦得樂，所生善根，如迦攝波如來、應、正等覺授摩納婆記，於當來世人壽百歲時，成等正覺號釋迦牟尼。願我於彼佛法之中而得出家，斷諸煩惱證阿羅漢果；然火功德，當願身光，天莫能近。'汝等當知！由彼願力，於我法中而得出家，斷諸煩惱證阿羅漢果有大威德，為此諸天莫能逼近。"(《大正藏》卷二十四第 394 页)

【评说】本段经文记载了守寺的比丘为在外乞食的比丘燃火暖汤铺床绑绳为架，帮助他们驱寒去疲劳。佛陀以此告诫世人要发慈善心。

卷第三十八

【提要】佛陀对诸比丘说佛陀晚年的教化及入灭前后的情况。

【原文】爾時遮洛迦邑、部魯迦邑、阿羅摩邑、吠率奴邑、劫比羅城諸釋迦子、薜舍離栗姑毘子悉皆來集。是時摩伽陀國未生怨王，既聞佛世尊於拘尸那城入般涅槃，一切人天廣設供養。既聞是事生大憂苦，遂告行雨大臣曰："卿今知不？我聞世尊已入涅槃，在拘尸城大興供養，為爭舍利諸處競來欲相侵奪，我今亦往請取身骨。"臣曰："如是，應裝整兵便往拘尸那城。"時未生怨王遂乘大象欲往佛所，纔昇象上念佛恩深，心便悶絕從象墜墮宛轉于地，良久乃酥便乘馬去，念佛恩故不能抑止，還墮于地久穌息已，告行雨大臣曰："我今不能親往佛所，卿等今者可領四兵，往拘尸那城傳我言教，問訊壯士少病小惱、起居輕利、安樂行不？'世尊在日接引我等，長夜慇懃是我大師。今於仁等聚落入般涅槃，有遺舍利幸與一分，於王舍城作窣覩波，冀申敬重香華伎樂種種供養。'"行雨白言："如王教勅。"即嚴四兵詣拘尸那城，告諸壯士曰："仁等咸聽！摩伽陀國未生怨王，問訊仁等具說如前，世尊大師於我等輩，常為饒益令得安樂，可尊可敬。今者於仁聚落入般涅槃，有遺舍利幸當與分，於王舍城建窣覩波廣興供養。"諸壯士曰："世尊誠是饒益安樂一切群生，可尊可敬。然於今者在我聚落入般涅槃，有遺舍利王欲見分，此誠難得。"時行雨臣告諸壯士曰："若其仁等能與者善，如不見分我加兵力強奪將去。"答言："任意。"時諸人眾悉皆大集闐噎城隅，城中所有壯士男女並閑弓射，即便

總出象馬車步，嚴整四兵欲共七邑兵交合戰。(《大正藏》卷二十四第 401-402 页)

【评说】“时未生怨王遂乘大象欲往佛所，才昇象上念佛恩深，心便闷绝从象坠堕宛转于地，良久乃酥便乘马去，念佛恩故不能抑止，还堕于地久苏息已”，本段经文记载了未生怨王听到佛陀涅槃后悲痛欲绝昏死过去之事。由此可见调畅情绪的重要性。

卷第三十九

【提要】佛陀对诸比丘说佛陀晚年的教化及入灭前后的情况。

【原文】“汝復有過，如世尊說：‘我令苾芻半月半月說別解脱經所有小隨小戒，我於此中欲有放捨，令苾芻僧伽得安樂住故。’汝既不問：‘未知此中何者名為小隨小戒？’今無問處，此欲如何？今且說四波羅市迦法、十三僧伽伐尸沙法、二不定法、三十泥薩祇波逸底迦法、九十波逸底迦法、四波羅底提舍尼法、眾多學法，除斯以外名小隨小戒。有說云：‘從四他勝乃至四對說法，餘名小隨小戒。’有說云：‘從四他勝乃至九十墮罪，餘名小隨小。’有說：‘從初乃至三十，餘名小隨小。’有說：‘從初乃至二不定，餘名小隨小。’有說：‘唯四他勝，餘名小隨小。’時諸苾芻悉皆不知，何者為小隨小？於此中間外道聞已，遂得其便作如是語：‘沙門喬答摩大為限齊，身存之日聲聞弟子教法全行，及其命終火燒已後教法隨滅，所有禁戒愛者即留、不愛便捨，多不奉行。’汝何不為未來眾生請問世尊？由是合得追悔之罪。”阿難陀答言：“大德！我無餘心而不請問，但為爾時離背如來生大憂苦。”報言：“此亦是過，汝親侍佛，豈可不知諸行無常，而生憂惱斯成大過，此是第六過，可更下一籌。”(《大正藏》卷二十四第 405 页)

【评说】佛陀认为除四波罗市迦法、十三僧伽伐尸沙、二不定法、三十泥萨祇波逸底迦法、九十波逸底迦法、四波罗底提舍尼法、众多学法之外的其他戒律都是小随小戒。

卷第四十

【提要】佛陀对诸比丘说五百结集、七百结集的情况。

【原文】時奢搦迦從大海中安隱來至，安置物已往竹林園。時阿難陀在香臺門首而作經行，彼既見已禮足言曰：“我從大海安隱來至，是三寶力，我今願設五年法會供養佛僧。世尊今者在何方處？”答言：“子！佛已涅槃。”時奢搦迦聞悶絕于地，水灑穌息，又問：“尊者舍利子、大目乾連，及大迦攝波皆在何處？”答曰：“並已涅槃。”聞極憂感，即便廣設五年會已，尊者言：“子！於佛法內四攝行中已作財攝，今者更應作法攝事。”答言：“大德！今作何事？”尊者言：“子！汝可於佛教中出家修行。”答言：“如是應作。”尊者即與出家并授近圓，羯磨既了遂發誓願：“始從今日乃至盡形，常著奢搦迦衣。”此苾芻聰明聞持一領便受，其阿難陀親於佛所受持八萬法蘊，奢搦迦盡皆領受，具足三明洞閑三藏。時阿難陀與諸苾芻在竹林園，有一苾芻而說頌曰：

“若人壽百歲，　不見水白鶴；
不如一日生，　得見水白鶴。”(《大正藏》卷二十四第 409 页)

【评说】“时奢搦迦闻闷绝于地，水洒苏息”，本段经文记载了过度悲伤致人昏迷。现代医学研究表明过度悲痛或震惊会引发胸痛、憋气和呼吸短促等一些类似心脏病的症状称为“心碎综合征”。

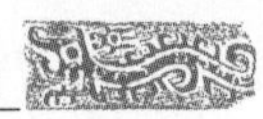

【原文】又問："尊者！合作如是二指淨法不?"尊者問曰："何謂二指淨法?"答曰："此諸苾芻不作餘食法，而以二指食噉，將為二指淨法。是事合不?"尊者曰："不應如是。"問曰："如來何處制不許為?"答曰："於室羅伐城。"復問："為誰?"答："為善來。"問得："何罪?"答言："得波逸底迦罪。""尊者此是第六事，斯乃違背佛教，廣說如前，乃至尊者不應縱捨如斯惡事。"默然而住，此事已知。(《大正藏》卷二十四第412页)

【评说】佛陀规定未作余食法不能用二指进食。

【原文】又問："尊者！合作如是治病淨法不?"尊者問曰："何謂治病淨法?"答曰："此諸苾芻以水和酒，攪而飲用，將為淨法。是事合不?"尊者曰："不應如是。"問曰："如來何處制不許為?"答曰："於室羅伐城。"復問："為誰?"答："為善來。"問："得何罪?"答言："得波逸底迦。""尊者此是第七事，斯乃違背佛教，廣說如前，乃至尊者不應縱捨如斯惡事。"默然而住，此事已知。(《大正藏》卷二十四第412页)

【评说】佛陀规定了若比丘生病需服酒者可以在水中兑入酒，搅拌而饮用。

【原文】又問："尊者！合作如是酪漿淨法不?"尊者問曰："何謂酪漿淨法?"答曰："此諸苾芻以乳酪一升，和水攪之非時飲用，將為酪漿淨法。是事合不?"尊者曰："不應如是。"(《大正藏》卷二十四第412页)

【评说】佛陀规定若比丘生病需服乳酪者，可以在水中兑入乳酪而服用。

根本说一切有部尼陀那目得迦

大唐三藏法师义净奉　制译

【提要】《根本说一切有部尼陀那目得迦》共十卷，本书是后期说一切有部所传的律事(僧团的制度和行事)的补充和解释，包括受戒、说戒、结界、安居、房舍、衣钵、饮食、医药、羯磨、法会、布施等内容。

卷　第　一

【提要】佛陀对诸比丘说受具圆戒诸事。

【原文】"如世尊說：'若人年滿七歲能驅烏鳥，應與出家。'者，大德！若有童子年始六歲，於僧食厨能驅烏鳥，此人應與出家不?"佛言："許滿七歲，此不應與。""若滿七歲不能驅烏，與出家不?"佛言："不應，許能驅烏故。"(《大正藏》卷二十四第415页)

【评说】佛陀规定童子满七岁能驱乌者方能出家。

【原文】爾時佛在室羅伐城，有婆羅門居士等至苾芻所問言："阿離耶！今是何日?"答言："不知。"諸人告曰："聖者！外道之類於諸日數及以星曆悉皆善識，仁等亦應知日數星曆。云何不解而為出家?"遂默不答。諸苾芻以緣白佛，佛言："我今聽諸苾芻知日數星曆。"時諸苾芻悉皆學數星曆及以算法，便生擾亂廢修善業，佛言："應令一人學數。"雖聞佛教，不知誰當合數？佛言："應令眾首上座數之。"是時上座忘失其數，使知事人亦不能憶，佛言："可作泥珠、或作竹籌，滿十五枚，每日移一。"如此作時被風吹亂，佛言："應取十五枚竹片，可長四五指，一頭穿孔以繩貫之，挂壁要處，每日移一。"時彼舉眾皆共移籌，佛言："上座及知事者應移。"時有婆羅門居士至苾芻所問言："聖者！今是何日？"彼便報曰："仁今可問上座及知事人。"諸人告曰："仁等亦有計番當直知日人耶？"時諸苾芻默然無答。以緣白佛，佛言："應可作白普告眾人。"時諸苾芻隨處告白，佛言："不應隨處作白，然於眾集，在上座前而為秉白：'大眾應知：今是月一日。'"諸俗聞說復云："仁等豈可不說半月黑白分耶？"答言："不作。"苾芻白佛，佛言："當稱黑白月分。應如是說：若於晡後大眾集時，令一苾芻於上座前合掌而立，一心恭敬作如是白：'大德僧伽聽！今是黑月一日，仁等應為造寺施主及護寺天神，并舊住天神各誦經中清淨妙頌。'"時諸苾芻雖復日日告白，不稱造寺施主名字，佛言："當稱造寺施主名字，亦應稱說明日設食施主名字，令彼施主所願隨意福善彌增。若更有餘施主皆同此說，及餘天眾八部之類，師僧父母皆悉稱名，普及一切眾生，皆令福利增長。"時諸苾芻聞是語已，即皆各說清淨伽他曰：

"所為布施者，　必獲其義利；
若為樂故施，　後必得安樂。
菩薩之福報，　無盡若虛空；
施獲如是果，　增長無休息。"(《大正藏》卷二十四第 415-416 页)

【评说】"时诸苾芻悉皆学数星历及以算法，便生扰乱废修善业"，比丘因学历法而影响修行，所以佛陀认为智慧不够者不能学习历法、算法以免耽误修行。

卷第二

【提要】佛陀为诸比丘说如何分亡人之物。

【原文】具壽鄔波離白佛言："世尊！如世尊說：'象王之皮不作鞋用。'者，餘之象皮得為鞋不？"佛言："此亦不得。所以者何？此象亦有鼻牙力故。""如世尊說：'智馬之皮不應將作鞋。'者，餘馬之皮得為鞋不？"佛言："不得。此亦能走、有大力故。""如世尊說：'師子虎豹之皮不應用為鞋。'者，雖非此獸是此類皮，得用作不？"佛言："不得。斯等亦有爪牙力故。""如世尊說：'若此諸獸皮皆不應坐，餘合坐。'者，齊大小來而得畜用？"佛言："齊容坐處應畜。""如世尊說：'皮合卧'者，齊大小皮應卧？"佛言："纔可容身畜之無犯。"(《大正藏》卷二十四第 419-420 页)

【评说】佛陀规定象、马、狮子、虎、豹等动物的皮不能做鞋，佛陀做此项规定或是出于不杀生的考虑，其目的是为了培养比丘的慈悲心。

【原文】爾時薄伽梵在室羅伐城。具壽鄔波離請世尊曰："如大德說：開西羯多苾芻為病因緣得食生肉者。不知於何處當取？"佛言："於五屠人處取。云何為五？謂是殺羊、雞、猪、捕鳥、獵獸者。""大德！誰當合取？"佛言："令敬信者取。""令誰授與？"佛言："還遣信人。"(《大正藏》卷二十四第 420 页)

【评说】佛陀规定比丘若生病可以食用羊、鸡、猪、鸟等动物的肉。

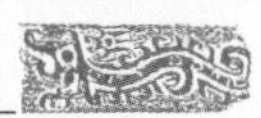

【原文】於此城中時有苾芻身遭疾苦，詣醫人所問曰："我有痟渴病。賢首！願為處方。"醫人答言："宜可服酥，必當平復。"苾芻報曰："佛未聽許為病服酥。"醫人答曰："世尊大悲，為病所須亦應開服。"時諸苾芻以緣白佛，佛言："苾芻為病醫遣服酥者，應可服之。"時病苾芻雖已服酥仍患渴逼，醫人問曰："尊者，服酥氣力何似？"苾芻答曰："猶被渴逼。"醫人報曰："酥不差者，酸漿諸醋何不飲之？"苾芻答曰："世尊不許非時而飲，云何得服？"醫人報曰："世尊慈悲，為病所須亦應聽服。"時諸苾芻以緣白佛，佛言："我今開許，應飲醋漿。"時諸苾芻不知何者醋漿？如何當飲？復往白佛，佛言："醋漿有六，皆可服用。一、大醋，二、麥醋，三、藥醋，四、小醋，五、酪漿，六、鑽酪漿。此等酸漿若欲飲時，應以少水渧之作淨，仍用絹疊羅濾，澄清如竹荻色。若時與非時，有病無病飲皆無犯，勿致疑惑。言大醋者，謂以砂糖和水置諸雜果，或以蒱桃木檻餘甘子等，久釀成醋。麥醋者，謂磨䴬麥等雜物令碎釀以成醋。藥醋者，謂以根莖等藥酸棗等果釀之成醋。小醋者，謂於飯中投熱饙汁及以飯漿，續取續添長用不壞。酪漿者，謂酪中漿水。鑽酪漿者，謂鑽酪取酥，餘漿水是。"（《大正藏》卷二十四第420页）

【评说】本段经文记载了佛陀时代医生令患消渴病人食用酥、醋的医案。醋包括大醋、麦醋、药醋、小醋、酪浆、钻酪浆。大醋即将砂糖放入水中，将各种杂果或蒲桃、木槛、余甘子等放入糖水中久酿成醋。麦醋即用䴬、麦等物磨碎酿成醋。药醋即用植物根茎、酸枣等果实酿成醋。小醋即在饭中投热饭汁及饭浆让其自然发酵，取其汁水随用随添饭浆、饭汁。酪浆即酪中浆水。钻酪浆即钻酪取酥剩下的浆水即是钻酪浆。

【原文】於此城中時有苾芻，身患痔病，其頭下出，便以爪甲截去，極受苦痛逼切身心不能堪忍，便生是念："我遭此苦極為難忍，世尊大慈寧不哀愍。"爾時世尊由大悲力之所引故，至苾芻所問言："苾芻！汝何所苦？"時病苾芻即便合掌，瞻仰世尊，憂情內感流淚哽噎，具以病苦而白世尊。佛告苾芻："豈我先時不遮汝等患痔病者不應截去？"白言："世尊！佛已不許。""若爾，何故汝今作如是事？"白言："世尊，為苦所逼。"佛言："為苦逼故，汝無有犯。今告汝等，雖患苦逼，不以爪甲等而截其痔。然治痔病有其二種：或時以藥、或復禁呪。若有苾芻，雖遭苦痛，其痔不應自截，亦不使他截。如違教者得越法罪。"（《大正藏》卷二十四第420页）

【评说】佛陀认为治疗痔病的方法有药物、呪术，不应用手甲抓断痔疮。

"身患痔病，其头下出"，应是今日所谓"外痔"。

【原文】爾時世尊告諸苾芻曰："此痔病經，我於餘處已曾宣說，今為汝等更復說之，若誦持者必得除差。若有誦者，乃至盡形終無痔病共相逼惱，亦得宿命智，能憶過去世時七生之事。"即說呪曰：

"怛姪他　阿魯泥（去）　末魯泥鼻泥　俱麗婆鞞世沙婆鞞　三婆鞞　莎訶"（《大正藏》卷二十四第420页）

【评说】本段经文记载了可以治疗痔疮的呪语。

【原文】"汝等苾芻！若誦呪時復作是說：'於此北方有大雪山王，中有大樹，名薜地多。樹有三花：一名相續、二名柔軟、三名乾枯。如彼枯花至乾燥時即便墮落，我之痔病，或是風痔、熱痔、癊痔、血痔、糞痔及餘諸痔，亦皆墮落乾燥，勿復血出膿流致生苦痛，即令乾燥莎

訶。’”(《大正藏》卷二十四第 420 页)

【评说】佛陀认为痔疮分为风痔、热痔、饮痔、血痔、粪痔等，其分类方法和当今痔疮分类迥异。

卷 第 三

【提要】佛陀为诸比丘说圆坛(洗钵的小水坛)门诸事。

【原文】緣處同前。時有苾芻，身嬰重病為苦所逼，便往醫處報言:“賢首！以所宜藥為我處方。”彼醫答言:“以水和麨非時可食。”答言:“賢首！世尊已制，不許我等非時噉食。”醫人答曰:“聖者！大師慈悲，必緣此事開諸病人。”以緣白佛，佛言:“有無齒牛食噉糠麥，後時便出其粒仍全，用此為麨非時應服。”時病苾芻雖服不差，醫人問曰:“聖者！先時所苦得瘳損不?”答曰:“賢首！今猶未除。”醫人曰:“豈非聖者未服水麨令病不差。”苾芻答曰:“我已服竟。”醫曰:“當如何服?”時病苾芻具以事告，醫言:“聖者！此非是藥，應用生麥麨。”以緣白佛，佛言:“多將水攪以物濾之然後應服。”病猶不差，復以此事告彼醫人，醫人答言:“勿濾而服。”以緣白佛，佛言:“醫人處方令服麨飲，若稠若團隨意應服。”(《大正藏》卷二十四第 427 页)

【评说】佛陀规定生病比丘应根据医生的医嘱服用麨等物。

【原文】緣處同前。時有苾芻身嬰重病，往醫人處問言:“賢首！以所宜藥為我處方。”彼醫答言:“以大肉團非時煮飲。”答曰:“賢首！世尊已制。”醫人答曰:“聖者！大師慈悲，必緣此事開諸病者。”苾芻以緣白佛，佛言:“有獸名豺，腹中腸直噉肉便出，體猶未變，應取彼肉煮而飲服。”雖服不差，醫人問曰:“聖者！所苦得除損不?”答曰:“未損。”醫曰:“豈可聖者未服肉汁令斯疾病而無損耶?”苾芻具答其事，醫言:“聖者！此是故物不堪為藥，應取新肉煮而飲汁。”白佛，佛言:“先以物濾然後飲之。”病猶不差，彼以此事告彼醫人，醫人答言:“勿濾而服。”以緣白佛，佛言:“醫人處方隨意應服，若乾若濕令有氣味，皆應服食，勿生疑慮。”佛告諸苾芻:“凡所有事，我於病人非時開者，於病差後咸不應作。若有作者，得越法罪。”(《大正藏》卷二十四第 427 页)

【评说】佛陀规定若比丘生病需服肉汤，可食用不犯戒。

卷 第 四

【提要】佛陀为诸比丘说户锟门诸事。

【原文】緣處同前。時有長者，身嬰重病，往醫人處問言:“賢首！以所宜藥為我處方。”醫人答言:“先食膩物令其動病，然後應可服於瀉藥。”長者聞已遂服酥油。時有苾芻是彼長者常所供養，來過其舍慰問病人:“氣力安不?”答言:“聖者！我仍帶病，醫人處方先服酥油後服瀉藥。”時彼苾芻報長者曰:“我善醫方，爾有藥直擬酬醫者宜將與我，我有瀉藥可持與汝。”長者聞已答言:“甚善！”苾芻持藥與彼令服。是時長者藥利過度，令一使人疾往醫所問言:“賢首！我之家主藥利不停。”彼醫問言:“何人授藥?”使者報曰:“有一苾芻。”醫人聞已情生瞋忿:“汝應往彼問是何藥?”及其覆往苾芻處問，時彼長者便已命終。時諸苾芻以緣白佛，佛言:“汝諸苾芻!不應賣藥。若苾芻善醫方者,起慈愍心應病與藥。然諸苾芻,不應與他瀉藥捨之而去,應自觀察勿令過度。設有他行,囑人看守然後應去,仍報彼言:‘利若過度,應以某藥為解。’若有苾芻,受他價直然後與藥,及以受雇為客作者,得惡作罪。”(《大正藏》卷二十四第428页)

【评说】本段经文记载了一比丘给生病的长者服泻药,长者因腹泻过度而死亡,因此佛陀规定比丘不应卖药(此处应指为别人提供药物),若出于慈悯心给予病人泻药,不应让病人马上离开,应观察其用药后的反应或者让人看护病人。

【原文】爾時佛在室羅伐城。六眾苾芻,披僧伽帔既出,各分置於露處,令雨爛壞。時諸苾芻以緣白佛,佛言:“大眾臥具不應經夏令雨損壞,不收舉者得惡作罪。”時諸苾芻著僧伽衣浣染造鉢,令衣損壞,佛言:“若著眾衣染衣造鉢得惡作罪。”六眾苾芻人間遊行,遇到一村,於彼村中有僧住處,夜過初更方始入寺,至親友處各為解勞。六眾告曰:“汝諸具壽!大師正法現住於世,仁等如何而不依教?勿令於後生悔恨心,爾可隨年授我臥具。”時舊住人便於夜半,總集僧祇所有小座床褥,一處共分,六眾苾芻便取臥具隨處眠息,供給纔了,遂至天明。是時六眾告諸苾芻:“爾等收取臥具,吾欲進途。”主人告曰:“上座但求一夜自取身安,遂令大眾得黃熱病。”時諸苾芻以緣白佛,佛言:“不應於夜分僧臥具,應隨親友一夜而住。若更停留,可隨年與,若異此者得惡作罪。”時六眾苾芻遊歷人間至一聚落,於彼村中有一住處,既入寺已見舊床席,是時六眾便於大床并諸弟子各隨眠息。然此六眾並是耆年,曾無有人輒能移動,自餘耆宿便於地上隨處而臥。至天明已詣逝多林,時諸苾芻見已告言:“善來!善來!所有遊履得安樂不?”答曰:“寧有安樂,在地上臥竟夜不安。”報言:“具壽!爾於昨夜何處房眠?”即以上事具告諸人。時諸苾芻以緣白佛,佛言:“若大床座及餘敷褥,應從上座隨次行與。”(《大正藏》卷二十四第431页)

【评说】本段经文记载了佛陀时代的一种疾病:黄热病。现代的黄热病临床以高热、头痛、黄疸为主要表现,具有传染性。

卷 第 五

【提要】佛陀为诸比丘说菩萨像门诸事。

【原文】給孤獨長者設大會時,六大都城並皆雲集。時諸苾芻亦復來至,由斯席薦並皆闕少,佛言:“長者!應結草稕隨時坐食。”苾芻食已不收而去,以緣白佛,佛言:“苾芻食了應收草稕舉置一邊,方隨意去,若作佛陀會已應須棄之。”時諸苾芻不依大小,越其次第相雜而坐,令行食者久延時節,或時食竟更有人來失其時候,佛言:“應告時至。”雖告時至,眾鬧不聞,世尊告曰:“應打揵稚。”猶尚不聞,佛言:“應可吹螺并復擊鼓。”然未普聞,佛言:“打大鍾鼓。”佛令打鼓,打三下已即便長打,諸有病者及授事人致有闕乏,佛言:“應待病人請得食已,并授事人食竟然後長打,若不爾者得越法罪。”(《大正藏》卷二十四第435页)

【评说】佛陀规定用餐时间应敲钟鼓召集僧众用饭,因为按时用餐有利于比丘的健康。

食饭时间敲鼓应先打三下召集病人、授事人(承担僧团日常事务的人)先用饭,等病人、授事人用完饭后再敲鼓召集其他僧众用饭,此规定说明佛陀重视关心和照顾病人。

卷 第 六

【提要】佛陀为诸比丘说忏悔门诸事。

【原文】緣處同前。有一苾芻，情多愧恥堅持禁戒愛樂學處，忽於一時犯初眾教，便生懊悔情懷羞恥，形色羸黃積漸成病。有餘苾芻來慰問曰："大德！何故身體痿黃？有何病苦？"彼默不答。後有得意苾芻來問，彼即具陳，報言："具壽！若實爾者，我今為汝白諸苾芻。"答言："汝若告者我當自殺，寧向他國方陳其罪。"時彼二人相隨而去，彼於半路便即命終。時伴苾芻作如是念："所為之人今已命過，我於今者不應住此。"即還本處。諸苾芻見告言："善來大德！所有遊履安樂行不？昔日共伴今何所在？"即便啼哭告曰："其人已死。"發言而歎："雖知諸法皆悉無常，然彼苾芻帶罪而死，墮捺落迦幾時當出？由斯我憶非常惻怛。"時諸苾芻以緣白佛，佛言："彼釋迦子是從罪出。"告諸苾芻："凡是罪者我說由心，能從罪起不由治罰，是故我聽必有如是稟性羞愧，應對一人而說其罪。"時諸苾芻，有解經者、解律者、解論者，犯眾教罪。彼向眾中陳說其事，有餘人見便作是言："此等大德是妙階道，彼由造罪到如是處，餘苾芻等當復如何？"以緣白佛，佛言："應詣他處陳說其罪。"此諸苾芻同前命過，佛言："應對一人而為說露。復有大福德人，或是眾首上座，亦應對彼一人說悔。"(《大正藏》卷二十四第 438 页)

【评说】"有一苾芻，情多愧耻坚持禁戒爱乐学处，忽于一时犯初众教，便生懊悔情怀羞耻，形色羸黄积渐成病"，本段经文记载了一比丘因犯戒而生懊悔羞耻之心，长时间情绪不畅而影响身体健康的医案。

"凡是罪者我说由心，能从罪起不由治罚，是故我听必有如是禀性羞愧，应对一人而说其罪"，佛陀认为若因犯戒而内心懊悔，应向其他人坦白自己的过错，可以化解懊悔羞愧之情而使心情舒畅。

【原文】緣處同前。於夜分時忽然降雹大傷禽獸，是諸人等悉皆夜出，所有堪食禽獸之類咸悉持歸。時六眾苾芻為性好樂多食久眠，晨朝起已瞻視四方，若於人家有火烟起，或於田野見鳥群翔，即往其處而求飲食。時見鷲鳥從空飛下，因即相報俱往其處，收諸自死烏鵄、白鷺、鵂鶹、雕鷲，擔負而歸。時婆羅門居士見而告曰："阿遮利耶何用此物？"答言："我將欲食。"彼復問言："不應食物何故食之？"答曰："所應食者求之既無，豈於此物而不得食。"因被譏嫌，以緣白佛，佛言："苾芻不應食諸烏鵄白鶴雕鷲之類，如其食者得越法罪。"(《大正藏》卷二十四第 439 页)

【评说】佛陀规定比丘不应食乌鵄、鵂鶹、白鹭、鹤、雕、鹫之类的动物。

"性好乐多食久眠"，记载了佛陀时代某些比丘虽已出家仍贪图享乐。

卷 第 七

【提要】佛陀为诸比丘说不得食用畜肉等诸事。

【原文】佛在室羅伐城。時有苾芻，身嬰重病為苦所逼，便往醫處報言："賢首！以所宜藥為我處方。"醫人答曰："有下灌藥宜可用之，病速瘳愈。"告言："賢首！世尊未許。"答曰：

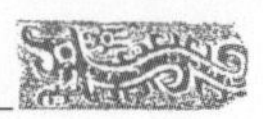

"仁之大師慈悲為本,必緣此事開許無疑。"時諸苾芻以緣白佛,佛言:"醫人處方用下灌藥,當隨意作。"彼以小盞而為下灌,便棄其藥,佛言:"不應以盞而為下灌。"彼以衣角,藥如前棄,佛言:"不應衣角。"又以皮灌,複還棄藥,佛言:"不應用皮。"彼將葉裹,佛言:"不應,宜可作筒。"彼將鐵作熱而且鞕,佛言:"除鐵一種,琉璃銅等咸隨意作。"(《大正藏》卷二十四第 440 页)

【评说】本段经文记载了用下灌药治疗比丘疾病的医案,佛陀主张用除铁之外的金属打造药筒灌药。

【原文】爾時具壽鄔波離白世尊言:"其七日藥亦得用為盡壽藥不?"佛言:"得,即如甘蔗,體是時藥,汁為更藥,糖為七日,灰得盡形。鄔波離!酪是時攝,漿是更收,酥為七日,燒酪成灰便為盡壽。鄔波離!肉是時藥,脂成七日,燒肉成灰便為盡壽,隨事應服。"時有苾芻,身嬰病苦往醫人處問言:"賢首!我今帶病願為處方。"醫人答曰:"聖者!應食大麻粥。"苾芻告曰:"世尊未許,我雲何食?"醫答同前。以緣白佛,佛言:"醫人處方聽食麻粥,或是蔓菁根莖花葉,及其子實並除風疾,咸應作粥而噉食之。"(《大正藏》卷二十四第 440 页)

【评说】同一样食物,加工的方法不同,服用时间也不同。

甘蔗,体是时药,汁为更药,糖为七日药。

酪是时摄药,浆是更收药,酥为七日药,烧酪成灰便为尽寿药。

肉是时药,脂成七日,烧肉成灰便为尽寿药。

佛陀认为大麻粥、蔓菁花的根茎花叶及其子能祛风。

【原文】爾時世尊人間遊行至一聚落,時有長者宿世因緣應受如來之所化度。爾時世尊知彼長者受化時至,詣其住處。是時長者即為世尊於彼寬廣敷設床座。爾時世尊就座而坐,時彼長者禮雙足已在一面坐。是時世尊觀彼長者意樂隨眠根性差別,而為說法示教利喜,令彼長者以智金剛杵破二十種薩迦耶見山,獲預流果。既得果已白世尊曰:"我今所證,非先祖父母所作、非國王作、非諸天作、亦非沙門婆羅門等作、亦非親友及宗族作。由依世尊大師力故,如是廣說,乃至受三歸依心生淨信。"爾時世尊,為彼長者宣說法要,日時遂過,佛及大眾悉皆絕食。長者白佛言:"我今欲作非時漿。"佛言:"隨意應作。"即去營辦粆糖等漿奉佛及僧。諸苾芻等以其過甜不能多飲,以緣白佛,佛言:"葡萄石榴及橘柚等,接使破碎以物淨濾,勿令稠濁和攪而飲。"時具壽鄔波離,白佛言:"其粆糖飲,頗得守持經七日不?"佛言:"得,齊何應飲乃至澄清,未醋已來體未變者,隨意當飲。"(《大正藏》卷二十四第 440 页)

【评说】佛陀规定葡萄、石榴及橘柚汁可以随意饮用。

【原文】爾時佛在室羅伐城,時有長者請具壽阿難陀就舍而食。時給孤獨長者身嬰重病,世尊聞已與侍者阿難陀詣長者處問其疾苦。是時長者為佛敷座,世尊就座即為長者說法要已,從座欲去。時彼長者請世尊曰:"唯願哀湣今受我食。"爾時世尊默然許之。時阿難陀白佛言:"先有長者已請我食。"佛告阿難陀:"應舍先請與餘苾芻,有五種事心念皆成,謂分別衣、守持衣、褒灑陀、隨意事、及受人請。"(《大正藏》卷二十四第 440 页)

【评说】本段经文记载了佛陀在多人邀请进食的情况下首先接受犯病比丘的食物,说明佛陀善于观察病人的心理需要。

【原文】緣處同前。時屬儉年,諸苾芻眾乞食難得,有敬信婆羅門及諸居士,請耆宿苾芻就舍而食。時諸苾芻但受一請餘皆不受。世尊告曰:"若於儉年飲食難得,隨有請喚皆應受之。身自食已,於餘苾芻鹹應共食。"不被請人亦詣彼舍,施主告曰:"仁不是我所請之人。"便不與食,世尊告曰:"其受請者,應可先受食兩三口,為表相已作如是言:'居士!此諸苾芻乞食難得,我將此食迴以施之。汝可隨喜。'如是二三,隨所得食皆應迴授,其最後者應自飽食。"(《大正藏》卷二十四第 440-441 页)

【评说】本段经文记载了在比丘乞食困难之时,僧团一人受请,接受供养其他僧人可以去。和合共享是僧团的要求。

【原文】緣處同前。有一苾芻身嬰重病,問彼醫人。醫人報曰:"應可服酥,病當除差。"以緣白佛,佛言:"醫人處方隨意應服。"時病苾芻,於其夜分將欲食酥,無人為授,佛言:"應自取服,若酥難得,應可服油。"油更難得,遂便廢闕。時餘苾芻有殘觸酥油,彼作是言:"我有酥油,然是殘觸。佛若開者汝當取服。"以緣白佛,佛言:"病者貧無,設是殘觸服之無犯。"具壽鄔波離白佛言:"如世尊說:'汝諸苾芻應持服藥合。'者,其事如何?"佛言:"除四寶已,餘皆得畜。"(《大正藏》卷二十四第 441 页)

【评说】佛陀规定病比丘可以自取酥油服用。

【原文】爾時世尊既度釋子出家,其人皆慣飲酒,由斷酒故身色痿黃。以緣白佛,佛言:"但有造酒之物,所謂根莖葉花果等,並屑為末以白布裹,可於無力不醉淡酒中而為浸漬,勿令器滿而封蓋之。後以清水投中攪飲,或以曲及樹皮並諸香藥,搗篵為末,布帛裹之。用杖橫系,懸於新熟酒甕內,勿令沾酒,經一二宿以水攪用。斯之二種:時與非時,隨飲無犯。如是能令酒渴止息。汝諸苾芻!以我為師者不應飲酒,不與不取乃至不以茅端渧酒而著口中。"(《大正藏》卷二十四第 441 页)

【评说】本段经文记载了比丘因在家时饮酒成瘾,出家断酒后出现身色萎黄的症状。佛陀用两种方法治疗酒瘾:将能酿酒之物用白布裹住浸泡在淡酒中,再加入清水搅匀后饮用;或将酒曲、树皮和各种香药捣成碎末用布裹住,用杖架住吊在酒瓮中熏一、两晚,然后取下用水浸泡后饮用。可见佛陀时代戒断酒瘾也是一个渐进的过程。

【原文】緣處同前。時有苾芻身嬰病苦,如世尊說:"令病苾芻於僧伽中宜修福業。"時瞻病者告病人曰:"可於僧田少當行施。"病人答曰:"我無一物,今應持我三衣施之。"時瞻病者持衣奉施僧伽,受已賣而共分。苾芻病差遂闕三衣,以緣白佛,佛言:"不應勸病苾芻施人三衣,勸他捨者得越法罪。然僧伽不合受此三衣,假令受者不應分散,見闕當還。若有分者得惡作罪。"(《大正藏》卷二十四第 442 页)

【评说】本段经文记载了看护比丘劝说患病比丘布施三衣,令其病愈后无三衣,因此佛陀规定不应劝说病人布施三衣。

卷 第 八

【提要】佛陀为诸比丘说资具衣门诸事。

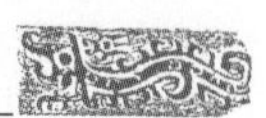

【原文】爾時佛在室羅伐城。時諸苾芻人間遊行,時有苾芻忽然遇病既乏醫藥,遂即命終。時諸苾芻以緣白佛,佛言:"從今已往制諸苾芻畜藥直衣。若遇病時賣以充藥。"如世尊說:"制諸苾芻畜藥直衣。"者,時諸苾芻得已浣染守持而畜,後時買藥全不得價。以緣白佛,佛言:"其藥直衣不應浣染。應持新氎并留其。(西國畜白氎一雙,此方當絹一匹也)"(《大正藏》卷二十四第447页)

【评说】本段经文记载了比丘游历时患病因无钱买药治疗而命终,因此佛陀规定比丘可以储存药直衣,当遇疾病时可以出卖后买药。药直衣为十三资具衣之一。

卷 第 九

【提要】佛陀为诸比丘说分田门诸事。

【原文】爾時佛在王舍城。具壽說籠拏二十億苾芻,從小以粥長養,由出家後遂不得粥,身體羸瘦痿黃無力。是時世尊知而故問阿難陀曰:"何故說籠拏二十億身極痿黃羸瘦無力?"時阿難陀以緣白佛,佛言:"從今聽許說籠拏二十億苾芻隨意食粥。"時阿難陀即傳佛教,告彼苾芻曰:"世尊開爾隨意食粥。"彼便報曰:"為是總開大眾?為我一人?"答曰:"唯爾一人。"說籠拏二十億曰:"由此因緣諸同梵行譏誚於我:'汝說籠拏二十億,今者出家大有所獲,昔在占波巨富無匹,捨七象王而為出家,乃於今時唯求薄粥。'世尊若許因我開聽大眾食粥,我亦隨食。"時諸苾芻以緣白佛,佛言:"我今因說籠拏二十億為先首故,聽諸大眾咸悉食粥。"是時淨信婆羅門居士等,多持好粥施苾芻等。時影勝王聞佛聽諸苾芻隨意食粥,王以千畝良田奉施大眾。諸苾芻不敢受田,以緣白佛,佛言:"為僧伽故應可受田,所收果實眾應受用。"(《大正藏》卷二十四第448-449页)

【评说】"从小以粥长养,由出家后遂不得粥,身体羸瘦痿黄无力""我今因说笼拏二十亿为先首故,听诸大众咸悉食粥",佛陀因为关心诸比丘的健康规定诸比丘可以食粥。

【原文】爾時給孤獨長者請世尊曰:"我於如來髮爪窣覩波處欲為莊嚴,若佛聽者我當營造。"佛告長者:"隨意應作。"長者不知云何而作?佛言:"始從覩史多天下生贍部,化導有情乃至涅槃,本生聖跡隨意應作。"時諸苾芻隨路而去,見有水渾生疑不飲,佛言:"水中見面應可飲用,若不見面須人授飲;如極渾者,應取羯得迦果葡萄果投中待清,或可以麨而內水中。"諸苾芻便投散麨,佛言:"宜應以水作團投之。"時有醎水生疑不飲,佛言:"若堪作鹽用,受而方飲;若不堪者自取而飲,勿致疑惑。"(《大正藏》卷二十四第450页)

【评说】"水中见面应可饮用,若不见面须人授饮;如极浑者,应取羯得迦果葡萄果投中待清,或可以麨而内水中",说明佛陀很注意用水卫生,告诫弟子不能饮用浑浊不清的水。当时已有过滤水的方法:可将羯得迦果、葡萄果等投入水中或者将麨作团投入水中来使水干净。

【原文】爾時佛在室羅伐城。時有婆羅門及諸居士於逝多林相去不遠芳園之內共為讌會,有諸殘食棄在井中。時諸苾芻欲取水用,以羅濾漉,於水羅中見有飯粒。苾芻生疑不用。并貯水瓨亦生疑念,以緣白佛,佛言:"不由彼緣便成不淨。濾即成淨,不應棄水。"又諸苾芻池中取水,遂見有人洗酥油瓨及以酪瓶。復有苾芻手執膩鉢亦於此洗,膩浮水上漂汎而住，酪瓶餘滓片片下沈。時彼苾芻疑不敢用，以緣白佛，佛言："非彼能令水成不淨，濾即是淨，用之無犯。"時諸苾芻隨路行時水極難得，至汲水輪所欲取其水，心疑不淨，因此闕事極生疲苦，方入寺中。時諸苾芻以緣白佛，佛言："可取其水，先應觀察澡漱口已隨意而飲。"或在非時亦不敢飲，佛言："非時亦飲。"不貯瓶中，佛言："應貯。"時諸苾芻於道行時無水可得，崩崖泉水疑不敢飲，以緣白佛，佛言："應觀而飲。"或於非時疑不敢飲，佛言："非時應飲。"不敢添瓶，佛言："應添。"時諸苾芻見黃潦水，疑不敢飲，佛言："縱令水濁觀之隨飲。"或在非時亦不敢飲，佛言："時與非時飲用無犯，添貯瓶中亦皆無犯。"於行路時，見皮囊貯水有其酪片，疑不敢飲。時諸苾芻以緣白佛，佛言："時與非時隨意飲用。汝等苾芻，於急難時我所開者，若無難時並應遮止。若更用者咸得惡作罪。"時有眾多苾芻遊行人間至牛營處，求水不得，彼以酪漿用充洗足，生疑不用。時諸苾芻以緣白佛，佛言："無水之處若與酪漿，應持洗足。"時彼復往牧牛人處，從借瓶器欲將取水。苾芻借得酥油之瓶，疑不敢用，事有闕乏。佛言："汝等苾芻應知有五種瓨器：一者大便器，二者小便器，三者酒器，四者油瓨，五者酥瓨。前之三器不應貯物，設令貯者遠可棄之。後之二瓨應以火燒、或以鹵土、或用牛糞淨洗，瓨則成淨可用貯水，時與非時隨意飲用。"時有苾芻飲非時漿，喉中膩氣遂即變出，生惡作心，世尊告曰："先淨洗手次漱脣口，既漱口已方可飲漿。"如世尊說："淨漱口"者，時諸苾芻便用鹵土以揩脣吻，因即皴裂，佛言："應用牛糞淨洗脣口。"(《大正藏》卷二十四第450页)

【评说】佛陀规定若看到井水中有食物残渣、酥、酪、油渍，应过滤后饮用；旅途中找到水后应仔细观察，先用水漱口无异常后方可饮用。

佛陀规定比丘在外赶路时饮水不便，可以用瓶囊装饮用。

有一比丘饮用非时浆后恶心不已，因此佛陀规定应先洗手、漱口后方可饮用非时浆。"应用牛粪净洗唇口"，此说与现代卫生习惯不符。

【原文】復有苾芻乞食既還置鉢而出，有俗人來遂便觸著，應可問言："爾於此食有希望耶?"若言："我見有蠅、或見草葉拂令去者，應受而食。"若言："有希望心為斯觸者。"應可分與受而方食。時有苾芻乞食來已安鉢一處，復有求寂乞食後至便持鉢飯置苾芻鉢中。苾芻生疑遂便斷食，佛言："鉢著飯處應可多除，隨意而食。"如世尊說："凡諸苾芻若道行時應持糧者。"既無俗人又無求寂，佛言："應勸施主。施主亦無，應自持去，後見俗人共換而食。換處亦無，分為兩分，告俗人曰：'汝取一分。'彼既入手應告彼曰：'汝取我食我取汝分，換易而食。'"此復難求，以緣白佛，佛言："於第一日應須絕食，若至明日如有授人受取而食。若無授者，自取一彪拳許而食。至第三日還無授者，食二彪拳。至第四日復無授人，隨情自取飽食無犯。"於後路糧罄盡，見有熟果墮地，佛言："應取作淨受已而食。若淨人難得者，設不作淨受已應食。"授者亦無，佛言："應可自取，作北洲想持心而食。"樹上果熟未落地者，佛言："應自上樹搖振令墮自取而食。汝諸苾芻！如上開者，並為難緣。若無難時皆悉制斷。若有違者，咸得惡作罪。"(《大正藏》卷二十四第451页)

【评说】佛陀规定若比丘看到有俗人触碰自己乞讨来的食物，应该询问俗人是否想食用，若俗人只是清除食物上的杂物，比丘可以食用，若俗人想食用，比丘应分食物与俗人。

佛陀规定比丘在没有食物的情况下可以食用落在地上的果实或者摇树落下的果子。

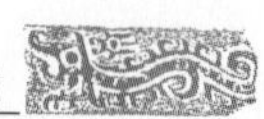

卷 第 十

【提要】 佛陀为诸比丘说分田门诸事。

【原文】 爾時世尊在賊軍國人間遊行至赤色村，於此村中，在大力藥叉神廟而住。是時藥叉來至佛所，禮雙足已而白佛言："唯願世尊及苾芻僧受我微請，於此廟中經宿而住。"是時世尊默然而許。藥叉既見世尊許已，遂便化作五百口房，床褥臥枕帔毯方褥悉皆備足，五百火爐炎炭滿中並絕烟焰。時藥叉神先以上房奉世尊已，復以餘房別別分與一一苾芻。時藥叉神來至佛所，而作是言："復願世尊及苾芻僧，明日於此廟中受我微供。"是時世尊默然而許。此藥叉神於羯濕彌羅國，有大藥叉名達底迦，是舊親友。即令使者報親友曰："我今請佛及僧，明日家中設其供養。北方果木口味尤多，幸願隨喜助成功德。"時彼藥叉既承信已，即送葡萄、石榴、甘橘、甘蔗、胡挑、渴樹羅等成滿筐籠，命餘藥叉送彼庭中令持供養。諸苾芻見而白佛言："此北方果，不知如何？"佛言："以火作淨然後應食。"時諸苾芻一一別淨，佛言："應為一聚，但三四處以火淨之，食皆無犯。"行與眾已仍有餘長，佛言："應可挼碎作非時漿隨意而飲。"復更有餘，佛言："煮已瓨盛，餘日當飲。"苾芻寒月於塼地上隨處然火令塼壞損，佛言："不應在塼地上輒便然火，應以瓦承。"尚有烟損，佛言："應作火爐。"於房中作，由被烟壞，佛言："於門外作。"其烟散入尚熏其目，佛言："待烟盡已以水微灑方持入房。"是時僧伽得一重燈樹，佛言："聽畜，別人亦許。"復得二重多重燈樹，佛言："咸悉聽畜，別人畜亦無犯。"（《大正藏》卷二十四第454页）

【评说】 "时彼药叉既承信已，即送葡萄、石榴、甘橘、甘蔗、胡挑、渴树罗等成满筐笼"，说明佛陀时代水果种类丰富。

"应为一聚，但三四处以火净之，食皆无犯"，说明佛陀非常注意饮食卫生。

"行与众已仍有余长，佛言：'应可挼碎作非时浆随意而饮。'复更有余，佛言：'煮已瓨盛，余日当饮。'"佛陀规定若水果有剩余，可以制作成水果浆饮用或煮熟盛在容器中备用，可见佛陀很珍惜食物。

根本说一切有部百一羯磨

三藏法师义净奉　制译

【提要】 本书是后期"根本说一切有部"所传得羯磨法及其事缘的汇编。白一羯磨法即众僧法，共一百一种。

卷 第 一

【提要】 佛陀为诸比丘说"受戒"羯磨法。

【原文】 爾時薄伽梵在室羅伐城逝多林給孤獨園，告諸苾芻曰："從今已去汝諸苾芻，凡有來求，善說法律、情樂出家及受近圓者，阿遮利耶、鄔波馱耶應與出家及受近圓。"時諸苾芻不知有幾阿遮利耶？幾鄔波馱耶？佛言："有五種阿遮利耶，二種鄔波馱耶。云何五種阿遮利耶：一、十戒阿遮利耶，二、屏教阿遮利耶，三、羯磨阿遮利耶，四、依止阿遮利耶，五、教讀阿遮利耶。何謂十戒阿遮利耶？謂授三歸及十學處。何謂屏教阿遮利耶？謂於屏處撿問障法。何謂羯磨阿遮利耶？謂作白四羯磨。何謂依止阿遮利耶？謂下至一宿依止而住。何謂教讀阿遮利耶？謂教讀誦乃至四句伽他。何謂二種鄔波馱耶？一者與其剃髮出家受十學處，二者與受近圓。"(《大正藏》卷二十四第 455 页)

【评说】阿遮利耶又称阿舍梨，意译"轨范师""正行"，意为教授弟子、纠正弟子行为、为其轨范的导师。文中记载了五种阿遮利耶：十戒阿遮利耶(授十戒之师)、屏教阿遮利耶(受具足戒之际教授威仪之师)、羯磨阿遮利耶(受具足戒之际作羯磨之师，也称受戒师)、依止阿遮利耶(同起居而从受教之师)、教读阿遮利耶(教读经之师)。

邬波驮耶即和尚，意译亲近师，一般为对佛教师长的尊称。

【原文】"次為請苾芻看剃髪者，彼便盡剃，其人後悔。"佛言："應留頂上少髪。問曰：'除爾頂髻不？'若言：'不。'者，應言：'隨汝意去。'若言：'除。'者，應可剃除。次與洗浴，若寒與湯、熱授冷水。次與著裙，當須撿察，恐是無根、二根及根不全等。"時有苾芻露形撿察，彼生愧恥，佛言："不應露體而為撿察，為著裙時應可私視，勿令彼覺。次授縵條教其頂受，為著衣已，師應為請苾芻與受求寂律儀護者，教禮敬已，應在二師前，蹲踞合掌，教作是語：'(二師可相近坐，令弟子執親教師袈裟角。親見西方，行法如是)阿遮利耶存念！我某甲始從今日乃至命存，歸依佛陀兩足中尊、歸依達摩離欲中尊、歸依僧伽諸眾中尊。彼薄伽梵釋迦牟尼、釋迦師子、釋迦大王、如知應正等覺，彼既出家，我當隨出。在俗容儀我已棄捨，出家形相我今受持，我因事至說親教師名，親教師名某甲。'如是三說。師云：'好。'答云：'善。'次授十學處，教云：'汝隨我語。'"(《大正藏》卷二十四第 456 页)

【评说】佛陀规定剃头后及时洗澡，保持个人卫生，有利于修行。

经文中佛陀要求洗浴时观察弟子生殖器是否完整是为了避免生理残缺影响修行。

【原文】"'阿遮利耶存念！如諸聖阿羅漢乃至命存，不殺生、不偷盜、不婬欲、不虛誑語、不飲諸酒、不歌舞作樂、不香鬘塗彩、不坐高床大床、不非時食、不受畜金銀。我某甲始從今日乃至命存，不殺生、不偷盜、不婬欲、不虛誑語、不飲諸酒、不歌舞作樂、不香鬘塗彩、不坐高床大床、不非時食、不受畜金銀亦如是。此即是我十支學處。是諸聖阿羅漢之所學處，我當隨學隨作隨持。'如是三說。'願阿遮利耶證知，我是求寂，我因事至說鄔波馱耶名，鄔波馱耶名某甲。'師云：'好。'答云：'善！''汝已善受十學處竟，當供養三寶親近二師，學問誦經勤修三業，勿為放逸。'"(《大正藏》卷二十四第 456 页)

【评说】佛陀规定十学处为不杀生、不偷盗、不淫欲、不虚诳语、不饮诸酒、不歌舞作乐、不香鬘涂彩、不坐高床大床、不非时食、不受畜金银。

【原文】"若年滿二十可授近圓，師應為求三衣及鉢、濾水羅、臥敷具，為請羯磨師、屏教師，并入壇場。諸苾芻眾既和集已，或五眾或十眾，令受戒者偏露右肩脫革屣，一一皆須三遍禮敬。然敬有二種：一謂五輪至地(謂是額輪、二手掌輪、二膝輪)，二謂兩手執師腨足任行。於一既致敬已，應請鄔波馱耶。若先是鄔波馱耶或是阿遮利耶者，隨時稱說。若先非二師者，應云：'大德。'或云：'尊者。'若請軌範師者，類此應為。當具威儀，作如是語：'鄔波馱耶存念！我某甲今請鄔波馱耶為鄔波馱耶，願鄔波馱耶為我作鄔波馱耶。由鄔波馱耶為鄔波馱耶故，當受近圓(此謂先是十戒親教師)。'如是三說，後語同前。"即於眾中在親教師前，師與守持三衣，應如是教：

"'鄔波馱耶存念！我某甲，此僧伽胝(譯為複衣)，我今守持，已作成衣，是所受用。'如是三說，餘同前。'鄔波馱耶存念！我某甲，此嗢怛羅僧伽(譯為上衣)，我今守持，已作成衣，是所受用。'如是三說，後語同前。'鄔波馱耶存念！我某甲，此安怛婆娑(譯為內衣)，我今守持，已作成衣，是所受用。'如是三說，後語同前。"若是未浣染，未割截物，若絹若布權充衣數者，應如是守持：

"'鄔波馱耶存念！我某甲，此衣我今守持，當作九條僧伽胝衣兩長一短。若無障難，我當浣染割截縫刺，是所受用。'如是三說，後語同前，餘衣准此(所有著衣法式，如下尼五衣中具註)。次可擎鉢總呈大眾，恐太小、太大及白色等。若是好者，大眾咸云：'好鉢。'若不言者，得越法罪。然後守持應置左手，張右手掩鉢口上，教云：'鄔波馱耶存念！我某甲，此波怛羅是大仙器、是乞食器，我今守持，常用食故。'如是三說，後語同前。次應安在見處離聞處，教其一心合掌向眾虔誠而立。其羯磨師應問眾中：'誰先受請？當於屏處教示某甲。'彼受請者答云：'我某甲。'次問：'汝某甲，能於屏處教示某甲，某甲為鄔波馱耶不？'彼應答言：'我能。'"

次羯磨。師應作單白：

"'大德僧伽聽！此苾芻某甲，能於屏處教示某甲，某甲為鄔波馱耶。若僧伽時至聽者，僧伽應許僧伽今差苾芻某甲作屏教師，當於屏處教示某甲，某甲為鄔波馱耶。白如是。'次屏教師將至屏處，教禮敬已，蹲踞合掌，作如是語：'具壽！汝聽，此是汝真誠時、實語時，我今少有問汝，汝應以無畏心，若有言有、若無言無，不得虛誑語。汝是丈夫不？'答言：'是。''汝年滿二十未？'答言：'滿。''汝三衣鉢具不？'答言：'具。''汝父母在不？'若言：'在。'者，'聽汝出家不？'答言：'聽。'若言：'死。'者，更不須問。'汝非奴不？''汝非王臣不？''汝非王家毒害人不？''汝非賊不？''汝非黃門不？''汝非污苾芻尼不？''汝非殺父不？''汝非殺母不？''汝非殺阿羅漢不？''汝非破和合僧伽不？''汝非惡心出佛身血不？''汝非外道不？'(現是外道)'汝非趣外道不？'(先已出家，還歸外道，更復重來)'汝非賊住不？''汝非別住不？''汝非不共住不？'(先犯重人)'汝非化人不？''汝非負債不？'若言：'有。'者，應可問言：'汝能受近圓已還彼債不？'言：'能。'者善。若言：'不能。'者，'汝可問彼，許者方來。''汝非先出家不？'若言：'不。'者善。如言：'我曾出家。'者，'汝不於四他勝中隨有犯不？''汝歸俗時善捨學處不？'答言：'犯重。''隨汝意去。'若言：'無犯。'者善。問言：'汝名字何？''我名某甲。''汝鄔波馱耶字何？'答云：'我因事至說鄔波馱耶名，鄔波馱耶名某甲。''又汝應聽！丈夫身中有如是病：謂癩病、癭病、癬疥、疱瘡、皮白、痶瘓、頭上無髮、惡瘡、下漏、諸塊、水腫、欬瘷、喘氣、咽喉乾燥、暗風、癲狂、形無血色、噎噦嘔逆、諸痔、痳癧、瘇脚、吐血、癰痤、下痢、壯熱、脇痛、骨節煩疼、及諸瘧病、風黃、痰癊、總集三病、常熱病、鬼病、聾盲、瘖瘂、短小、癵躄、支節不具，汝無如是諸病及餘病不？'答言：'無。''汝某甲聽！如我今於屏處問汝，然諸苾芻於大眾中亦當問汝。汝於彼處以無畏心，若有言有、若無言無，還應實答。汝且住此，未喚莫來。'其師前行半路向眾而立，應作是語：'大德僧伽聽！彼某甲，我於屏處已正教示，問其障法，某甲為鄔波馱耶。為聽來不？'合眾咸言：'若遍淨者應可喚來。'咸言者善，如不言者，犯越法罪(五天壇場安在寺中閑處，但唯方丈，四邊塼壘可高二尺，內邊基高五寸，僧於上坐，中有小制底高與人齊，傍開小門得容出入。其求受戒人立在壇外，其屏教師於屏處問不令眾見，不同此方皆在戒場內令眾共覩，此即全乖隱屏之義。既問障法已，可教其人別立壇外，師即前行半路遙白眾知，此是言白，元非羯磨，西方親見其事，聞者勿致疑情）。應遙喚來。既至眾中，令於上座前蹲踞合掌。致禮敬已，乞受近圓，教作是語：'大德僧伽聽！我某甲今因事至說鄔波馱耶名，我從鄔波馱耶某甲，求受近圓。我某甲今從僧伽乞受近圓，我因事至說鄔波馱耶名，某甲為鄔波馱耶。願大德僧伽授我近圓，攝受拔濟我，教示哀愍我。是能愍者，願哀愍故。'如是三說。"（《大正藏》卷二十四第456-457页）

【评说】记载了佛陀时代的疾病有：癞病、瘿病、癣疥、疱疮、皮白、瘫痪、头上无发、恶疮、下漏、诸块、水肿、咳嗽、喘气、咽喉干燥、暗风、癫狂、形无血色、噎哕呕逆、诸痔、淋病、脚肿、吐血、痈痤、下痢、壮热、胁痛、骨节烦疼及诸疟病、风黄、痰癊、总集三病、常热病、鬼病、聋盲、瘖哑、短小、躄、支节不具等。

【原文】"汝某甲聽！此四依法是諸世尊如知應正等覺所知所見，為諸苾芻受近圓者說是依法，所謂依此善說法律出家近圓成苾芻性。云何為四？"

"'汝某甲聽！一、糞掃衣，是清淨物易可求得。苾芻依此，於善法律出家近圓成苾芻性。汝某甲始從今日乃至命存，用糞掃衣而自支濟，生欣樂不？'答言：'欣樂。''若得長利絁絹縵條，小帔大帔輕紗紵布或諸雜物，若更得清淨衣，若從眾得、若從別人得，汝於斯等隨可受之，知量受用不？'答言：'受用。'"

"'汝某甲聽！二、常乞食，是清淨食易可求得。苾芻依此，於善法律出家近圓成苾芻性。汝某甲始從今日乃至命存，以常乞食而自支濟，生欣樂不？'答言：'欣樂。''若得長利飯粥飲等，若僧次請食、若別請食、若僧常食、若常別施食（梵云泥得，譯為常施，有別施主，施僧錢物作無盡食，每日次第令僧家作好食以供一人，乃至有日月來不許斷絕。西方在寺多有，此地人不知聞，若不能作食供乳亦好）、八日十四日十五日食，若更得清淨食，若從眾得、若從別人得，汝於斯等隨可受之，知量受用不？'答言：'受用。'"

"'汝某甲聽！三、樹下敷具，是清淨物易可求得。苾芻依此，於善法律出家近圓成苾芻性。汝某甲始從今日乃至命存，於樹下敷具而自支濟，生欣樂不？'答言：'欣樂。''若得長利房舍、樓閣、或居坎窟、草苫、板覆，堪得經行。若更得清淨處所、若從眾得、若從別人得，汝於斯等隨可受之，知量受用不？'答言：'受用。'"

"'汝某甲聽！四、陳棄藥，是清淨物易可求得。苾芻依此，於善法律出家近圓成苾芻性。汝某甲始從今日乃至命存，用陳棄藥而自支濟，生欣樂不？'答言：'欣樂。''若得長利酥油、糖蜜、根莖、枝葉、花果等藥時及更藥、七日盡壽。若更得清淨藥、若從眾得、若從別人得，汝於斯等隨可受之，知量受用不？'答言：'受用。'"（《大正藏》卷二十四第458页）

【评说】四依法指粪扫衣法、常乞食法、树下敷具法、陈弃药法。

陈弃药法指用来治疗的、其他人所遗弃的药物。

【原文】"次說四墮落法：'汝某甲聽！有此四法，是諸世尊如知應正等覺所知所見，為諸苾芻受近圓者說墮落法。苾芻於此四中，隨一一事若有犯者，隨當犯時，便非苾芻、非沙門、非釋迦子，失苾芻性。此便墮落斷沒輪迴，為他所勝不可重收。譬如斬截多羅樹頭，更不能生增長高大，苾芻亦爾。云何為四？汝某甲聽！是諸世尊如知應正等覺所知所見，以無量門毀諸欲法，說欲是染、欲是潤澤、欲是愛著、欲是居家、欲是羈絆、欲是耽樂，是可斷除、是可吐盡、可厭息滅、是冥闇事。汝某甲始從今日，不應輒以染心視諸女人，何況共行不淨行事。'具壽！如世尊說：'若復苾芻與諸苾芻同得學處，不捨學處，學羸不自說，作不淨行兩交會法，乃至共傍生，於如是事苾芻犯者，隨當作時，便非苾芻、非沙門、非釋迦子、失苾芻性。此便墮落斷沒輪迴，為他所勝不可重收。'汝從今日於此欲法，不應故犯，當生厭離慇重防護，起怖畏心諦察勤修，作不放逸。汝於是事能不作不？'答言：'不作。'"（《大正藏》卷二十四第458页）

【评说】佛陀规定比丘不能心怀染心（欲望之心）看待诸女子，不得与畜生、女子、男子行不净行（各种形式的性行为），若行不净行将被驱除出沙门。

【原文】"'汝某甲聽！是諸世尊如知應正等覺所知所見，以無量門毀不與取，離不與取稱揚讚歎是勝妙事。汝某甲始從今日，乃至麻糠他不與物，不以賊心而故竊取，何況五磨灑若過五磨灑，（西方撿問諸部律中皆同此名，斷其重罪，不云五錢。此是貝齒，計八十箇名一磨灑，大數總有四百貝齒，一時離處方是犯盜，元不據錢。若譯為五錢者，全乖本文。故存梵語，通塞廣如餘說）。'具壽！如世尊說：'若復苾芻若在聚落、若空閑處，他不與物以盜心取，如是盜時，若王、若大臣，若捉、若殺、若縛驅擯、若訶責言：咄男子！汝是賊，癡、無所知，作如是盜。於如是事苾芻犯者，隨當作時，便非苾芻、非沙門、非釋迦子，失苾芻性，此便墮落斷沒輪迴，為他所勝不可重收。'汝從今日於此盜法不得故犯，當生厭離，慇重防護起怖畏心，諦察勤修作不放逸。汝於是事能不作不？'答言：'不作。'"（《大正藏》卷二十四第458-459页）

【评说】本段经文记载了四法之一的"不与取"，即比丘未经允许不得自取他人的麻糠、贝齿等物品。

【原文】"'汝某甲聽！是諸世尊如知應正等覺所知所見，以無量門毀於害命，於離害命稱揚讚歎是勝妙事。汝某甲始從今日，乃至蚊蟻不應故心而斷其命，何況於人若人胎。'具壽！如世尊說：'若復苾芻，若人、若人胎，故自手斷其命、或持刀授與、或自持刀、或求持刀者，若勸死、讚死，語言：咄男子！何用此罪累不淨惡活為？汝今寧死，死勝生。隨自心念，以餘言說勸讚令死，彼因死者，於如是事苾芻犯者，隨當作時，便非苾芻、非沙門、非釋迦子，失苾芻性，此便墮落斷沒輪迴，為他所勝不可重收。'汝從今日於此殺法不得故犯，當生厭離，慇重防護，諦察勤修作不放逸。汝於是事能不作不？'答言：'不作。'"

"'汝某甲聽！是諸世尊如知應正等覺所知所見，以無量門毀於妄語，於離妄語稱揚讚歎是勝妙事。汝某甲始從今日，乃至戲笑不應故心而為妄語，何況實無上人法說言已有。'具壽！如世尊說：'若復苾芻，實無知、無遍知，自知不得上人法、寂靜聖者殊勝證悟智見安樂住，而言我知、我見。彼於異時，若問、若不問，欲自清淨故，作如是說：我實不知不見言知言見，虛誑妄語。除增上慢，或言：我證四諦理。或言：天龍鬼神來共我語、得無常等想、得四禪四空六神通八解脫。證四聖果。於如是事苾芻犯者，隨當作時，便非苾芻、非沙門、非釋迦子，失苾芻性，此便墮落斷沒輪迴，為他所勝不可重收。"汝從今日於妄語法不得故犯，當生厭離，慇重防護諦察勤修，作不放逸。汝於是事能不作不？'答言：'不作。'"（《大正藏》卷二十四第459页）

【评说】佛陀规定比丘不得妄语。

卷第二

【提要】佛陀为诸比丘说“受戒”羯磨法。

【原文】彼便盡剃，其人後悔，佛言：“應留頂上少髮。問曰：‘除爾頂髮不?’若言：‘不。’者，應言：‘隨汝意去。’若言：‘除。’者，應可剃除。次與洗浴，若寒與湯、熱授冷水。次與著裙，當須撿察，恐是無根、二根及根不全等。”(《大正藏》卷二十四第460页)

【评说】佛陀时代洗澡注意养护身体，洗浴时及时调节水温，若水凉兑入热水，水烫兑入冷水。

【原文】時苾芻尼露形撿察，彼生愧恥，佛言：“不應露體而為撿察，為著裙時，應可私視，勿令彼覺。次授縵條教其頂受，為著衣已，師應為請苾芻尼與受求寂女律儀護者，教禮敬已，應在二師前，雙膝著地低頭合掌，教作是語：(二師可相近坐，令弟子執親教師袈裟角。親見西方行法如是)‘阿遮利耶存念！我某甲始從今日乃至命存，歸依佛陀兩足中尊、歸依達摩離欲中尊、歸依僧伽諸眾中尊，彼薄伽梵釋迦牟尼、釋迦師子、釋迦大王、如知應正等覺，彼既出家，我當隨出，在俗容儀我已棄捨，出家形相我今受持。我因事至說親教師名，親教師名某甲。’如是三說。師云：‘好。’答云：‘善。’”(《大正藏》卷二十四第460页)

【评说】佛陀强调出于对比丘尼的尊重，老师在检查时应令其穿着内裙，悄悄观察以避免其羞愧。

【原文】“‘阿遮利耶存念！如諸聖阿羅漢，乃至命存不殺生、不偷盜、不婬欲、不虛誑語、不飲諸酒、不歌舞作樂、不香鬘塗彩、不坐高床大床、不非時食、不受畜金銀。我某甲始從今日乃至命存，不殺生、不偷盜、不婬欲、不虛誑語、不飲諸酒、不歌舞作樂、不香鬘塗彩、不坐高床大床、不非時食、不受畜金銀亦如是，此即是我十支學處。是諸聖阿羅漢之所學處，我當隨學隨作隨持。’如是三說。‘願阿遮利耶證知，我是求寂女，我因事至說鄔波馱耶名，鄔波馱耶名某甲。’師云：‘好。’答云：‘善。’‘汝已善受十學處竟，當供養三寶，親近二師，學問誦經勤修三業，勿為放逸。’”(《大正藏》卷二十四第460页)

【评说】佛陀强调十学处即不杀生、不偷盗、不淫欲、不说虚诳之语、不饮酒、不唱歌跳舞、不涂抹香料、不坐高床大床、在规定的时间内进食、不接受储存金银。

【原文】“若是曾嫁女年滿十二、若童女年滿十八(應可臨時隨事稱說，下皆准此)，應與六法、六隨法，二年令學。應如是與。先敷座已鳴犍稚，言白復周，苾芻尼僧伽隨應盡集，極少須滿十二人。於壇場中，令求寂女致禮敬已，在上座前，雙膝著地低頭合掌，作如是語：

……

“次應告言：‘汝某甲聽！始從今日應學六法：一者不得獨在道行，二者不得獨渡河水，三者不得觸丈夫身，四者不得與男子同宿，五者不得為媒嫁事，六者不得覆尼重罪。’”

“復言：‘汝某甲聽！我始從今日應學六隨法：一者不得捉屬己金銀，二者不得剃隱處毛，三者不得墾掘生地，四者不得故斷生草木，五者不得不受而食，六者不得食曾觸食。’”

攝頌曰：

不捉於金等、 不除隱處毛、

 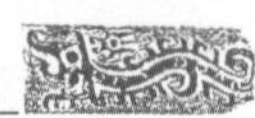

不掘於生地、 不壞生草木、

不受食不飡、 曾觸不應食。(《大正藏》卷二十四第 460-461 页)

【评说】佛陀强调女子想出家修行,应学六法、六随法。据经中文意,“曾嫁女”似指有婚约但未出嫁的女子。

六法即不单独外出、不单独渡河、不得接触男子的身体、不得与男子在同一房间休息、不得说媒、不得掩盖比丘尼重罪。

六随法即不得拿金银、不得剃除隐秘处体毛、不得垦掘土地、不得伤害花草树木、不能食用施主没有亲手施予自己的食物、不得食用不干净的食物。

【原文】“次屏教尼將至屏處教禮敬已,如上威儀,作如是語:‘汝某甲聽! 此是汝真誠時、實語時,我今少有問汝,汝應以無畏心,若有言有、若無言無,不得作虛誑語。汝是女人不?’答言:‘是。’‘汝年滿二十未?’(若曾嫁女者問:‘汝年滿十四未?’)答言:‘滿。’‘汝五衣鉢具不?’答言:‘具。’‘汝父母在不?’若言:‘在。’者,‘聽汝出家不?’答言:‘聽。’若言:‘死。’者,更不須問。‘汝夫主在不?’若有、若無隨時教答。‘汝非婢不?’‘汝非宮人不?’若言:‘是。’者,應問:‘國主聽汝不?’‘汝非王家毒害人不?’‘汝非賊不?’‘汝非憂愁損心不?’‘汝非小道、無道、二道、合道不?’‘汝非身常流血及無血不?’‘汝非黄門不?’‘汝非污苾芻不?’‘汝非殺父不?’‘汝非殺母不?’‘汝非殺阿羅漢不?’‘汝非破和合僧伽不?’‘汝非惡心出佛身血不?’‘汝非外道不?’(現是外道)‘汝非趣外道不?’(先已出家,還歸外道,更復重來)‘汝非賊住不?’‘汝非别住不?’‘汝非不共住不?’(先犯重人)‘汝非化人不?’‘汝非負債不?’若言:‘有。’者,應可問言:‘汝能受近圓已,還彼債不?’言能者善。若言不能者,汝可問:‘彼許者方來。’‘汝非先出家不?’若言不者善。如言:‘我曾出家。’者,報云:‘汝去! 無尼歸俗重許出家。’‘汝名字何?’答:‘名某甲。’‘汝鄔波馱耶字何。’答云:‘我因事至說鄔波馱耶名,鄔波馱耶名某甲。’‘又汝應聽! 女人身中有如是病:謂癩病、瘿病、癬疥、疱瘡、皮白、瘫瘓、頭上無髮、惡瘡下漏、諸塊水腫、咳嗽喘氣、咽喉乾燥、闇風癲狂、形無血色、噎噦嘔逆、諸痔痳癧瘇脚。吐血、癰痤、下痢、壯熱、脇痛、骨節煩疼,及諸瘧病、風黄、痰癊,總集三病、常熱病、鬼病、聾盲、瘖瘂、矬小、癵躄,支節不具,汝無如是諸病及餘病不?’答言:‘無。’‘汝某甲聽! 如我今於屏處問汝,然諸苾芻尼在於大眾中亦當問汝。汝於彼處以無畏心,若有言有、若無言無,還應實答。汝且住此,未喚莫來。’”(《大正藏》卷二十四第 461-462 页)

【评说】佛陀规定患有癞病、瘿病、癣疥、疱疮、皮白(白化病白癜风)、瘫痪、秃顶、疮口感染、水肿、咳嗽哮喘、咽喉干燥、癫狂、贫血、恶心呕吐打嗝、痔疮、淋病、脚肿、吐血、痈痤、下痢、壮热、胁痛、骨节烦疼、各种疟病、风黄、痰癊、热病、鬼病、过分矮小、癵躄、聋盲、瘖哑、肢体不完整的女人不得出家。

【原文】“‘汝某甲聽! 三、陳棄藥,是清淨物,易可求得,苾芻尼依此於善說法律出家近圓成苾芻尼性。汝某甲始從今日乃至命存,用陳棄藥而自支濟,生欣樂不?’答言:‘欣樂。’‘若得長利酥油、糖蜜、根莖葉、花果等藥時,及更藥、七日、盡壽,若更得清淨藥,若從眾得、若别人得,汝於斯等隨可受之,知量受用不?’答言:‘受用。’”(尼無獨在樹下住法,是故但有三種依止)(《大正藏》卷二十四第 463 页)

【评说】佛陀认为若比丘尼生病可服用陈弃药。陈弃药又称腐烂药,旧律谓大小便,新律谓其他人所遗弃之医药。

卷第三

【提要】佛陀为诸比丘说“结界”羯磨法。

【原文】“大德！又復與欲淨苾芻有病不能起坐，以身表業而與欲淨，此得成不？”佛言：“斯成善與欲淨。以口表業與欲淨者善與欲淨。如其病人身表語表並不能者，諸有苾芻咸應總就病人處，或舁病人將入眾中。若不爾者，作法不成，得別住罪。”（《大正藏》卷二十四第468页）

【评说】佛陀规定病人也应做忏悔，若患病比丘不能动亦不能说，其他比丘应至患病比丘处听其忏悔。

在小范围里的忏悔可以释放自己的负性情绪，有利于心身健康。

卷第四

【提要】佛陀为诸比丘说“安居”“自恣”羯磨法。

【原文】時諸苾芻先因鬪諍共相論說，各懷嫌恨，共在一處而作隨意，佛言：“不應怨嫌未息共為隨意，先可懺摩，後當作法。”

時彼苾芻於大眾中而求懺摩，鬪諍苾芻不背容恕，佛言：“去隨意時有七八日在，應須更互而求懺摩，方為隨意。”是時僧伽咸相愧謝，婆羅門眾及諸俗旅便生譏議：“但是苾芻皆有讎隙。”佛言：“有嫌恨者請求愧謝。既容恕已，隨年禮敬展轉懷歡方為隨意，無嫌隙者無勞致謝。”時諸苾芻既隨意已，即於此日更為長淨，佛言：“隨意即是清淨，無勞說戒。”（《大正藏》卷二十四第473页）

【评说】佛陀认为比丘之间若有争讼应先作羯磨，通过羯磨时能使比丘认识到自己的错误，消除斗诤从而有利于修行。

卷第五

【提要】佛陀为诸比丘说“僧残法”羯磨。

【原文】具壽鄔波離請世尊曰：“大德！如世尊說：‘寒雪諸國許畜富羅。’未知何者是寒雪國？”佛言：“有霜雪處水器成凌者是。”“如世尊說：‘有四種藥應受用者。云何為四？一、時藥，二、更藥，三、七日藥，四、盡壽藥。’時諸苾芻未識其體！”佛言：“時藥者，謂是五種珂但尼（譯為五嚼食，即是根、莖、花、葉、果，意即咬嚼為義）、五種蒲膳尼（譯為五噉食，即是麨、飯、麥、豆、餅，肉與餅此中意取含噉為名。舊云奢耶尼者，全檢梵本全無此名）。言更藥者，謂八種漿：一、招者漿（酢似梅狀，如皂莢）；二、毛者漿（即熟芭蕉子是）；三、孤落迦漿（其果狀似酸棗）；四、阿說他子漿（菩提樹子是）；五、烏曇跋羅漿（其果大如李子）；六、鉢嚕灑漿（其果狀如蘡薁子）；七、蔑栗墜漿（是蒲桃果）；八渴樹羅漿（形如小棗，澁而且甜。出波斯國中方，亦有其味稍殊，其樹獨生狀如椶櫚，其果多有將至番隅，時人名為波斯棗，其味頗與乾柹相似）。言七日藥者，謂是酥油糖蜜也。言盡壽藥者（謂根莖花葉果，即是凡為草木藥物不過於此，便是總攝諸藥品類斯終矣）及五種鹽，廣如餘處。此中時藥、更藥并七日藥，及盡壽藥下之三

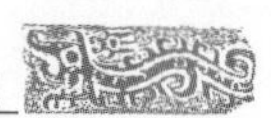

藥,若與時藥相和者,時中應服,必若過時便不合食。下之二藥與更藥相和者,齊更應服。下之一藥與七日藥相雜者,齊七日應用(舊云四藥相和從強而服者,謂時、非時自有強弱不據多少。有云麨與薑相和,麨多時噉,薑多非時者,皆臆斷)。其盡壽藥,若欲守持長服者,如是應作:先淨洗手受取其藥,對一苾芻蹲踞合掌,作如是說:'具壽存念:我苾芻某甲有此病患,此清淨藥我今守持至盡壽來自服及同梵行者。'第二、第三亦如是說。七日、更藥准上守持。其更藥者,盡日應飲,如其至夜但齊初更(律教一夜分為三節:初之一分名曰初更,過斯不應飲用。若准五更,當一更強半。舊云非時者,非正譯也)。凡是三藥欲守持時,必在中前,斯為定制。"(問:"下之三藥如守持已,分局分明;必不守持,齊何應用?"答:"此之三藥,若其中前受已,過午便不合飡;過午受之,初更得食,同更藥也。又此四藥既自受已,自分未過被未具者觸,隨可更受而服;如過自限,若觸不觸並宜須棄。"又問:"如其三藥先守持已,未具輒觸,更得用不?"答:"本意守持為防自取,他既觸已法則便亡,理可棄之無宜復用。必其貧者,開換施人,決意與他,施還受取,義同新得耳!")(《大正藏》卷二十四第478页)

【评说】时药指由早晨至日中皆可食用之药,包括五嚼食、五啖食。五嚼食指根、茎、花、叶、果等。五啖食指饭、麦、豆、饼、肉。

更药指早晨至黄昏可以服用的八种浆。

招者浆(大小同皂荚)、毛者浆(熟芭蕉子的果实作的浆)、孤落迦浆(果实似酸枣作的浆)、阿说他子浆(菩提树子)、乌昙跋罗浆(其果大如李子)、钵噜洒浆(其果状如蘡薁子)、蔑栗坠浆(即葡萄)、渴树罗浆(形状如小枣,甜且涩)。

七日药即酥、油脂、生酥、蜜、石蜜等五药,限于患病后七日内服用。油脂、酥、蜜为古印度治病的重要药材,又称为三大良药。

尽寿药指用于治疗的根茎叶花果和五种盐,此于一生中皆可服食。

卷 第 六

【提要】佛陀为诸比丘说舍堕法的羯磨法。

【原文】"'大德僧伽聽!此鄔陀夷苾芻故泄精犯僧伽伐尸沙罪,半月覆藏。此鄔陀夷苾芻今從僧伽乞故泄精犯僧伽伐尸沙罪,隨覆藏日行遍住法。若僧伽時至聽者,僧伽應許僧伽今與鄔陀夷苾芻故泄精犯僧伽伐尸沙罪,隨覆藏日行遍住法。白如是。'次作羯磨:'大德僧伽聽!此鄔陀夷苾芻故泄精犯僧伽伐尸沙罪,半月覆藏。此鄔陀夷苾芻今從僧伽乞故泄精犯僧伽伐尸沙罪,隨覆藏日行遍住法。僧伽今與鄔陀夷故泄精犯僧伽伐尸沙罪,隨覆藏日行遍住法。若諸具壽聽與鄔陀夷苾芻故泄精犯僧伽伐尸沙罪,隨覆藏日行遍住法者默然;若不許者說。此是初羯磨。'第二、第三亦如是說。'僧伽已與鄔陀夷苾芻故泄精犯僧伽伐尸沙罪,隨覆藏日行遍住法竟。僧伽已聽許,由其默然故,我今如是持。(初法了)'"(《大正藏》卷二十四第479页)

【评说】佛陀强调若比丘故意泄精应做羯磨法忏悔。

卷 第 七

【提要】佛陀为诸比丘说舍堕法的羯磨法。

【原文】"'大德僧伽聽！此苾芻某甲老朽無力，或復身病，若離杖時便不能濟。此某甲為老病故，今從僧伽乞畜杖羯磨，僧伽今與某甲為老病故畜杖羯磨。若諸具壽聽與某甲為老病故畜杖羯磨者默然，若不許者說。''僧伽已與某甲為老病故畜杖羯磨竟。僧伽已聽許，由其默然故，我今如是持。'如畜杖羯磨既爾，鉢絡亦然，或時杖絡兩事俱聽。又如白二差分臥具，苾芻如是分房及以分飯，十二種人一一皆爾。"（《大正藏》卷二十四第483页）

【评说】年老比丘、生病比丘可以使用棍杖，可见佛陀对老、病比丘的照顾。

卷第八

【提要】佛陀为诸比丘说犯堕法的羯磨法。

【原文】時有苾芻身嬰病苦，無人瞻視，諸苾芻眾不知遣誰看病？佛言："若有病者，從僧伽上座乃至小者。"于時舉眾皆往，佛言："不應一時俱往，應為番次瞻視。既至病所，應借問氣力何似？如其病人困不能語，應問看病者何似？若有違者，其看病人得越法罪。"若此病者并瞻病人貧無醫藥，佛言："若病人有親弟子，及依止弟子，或親教、軌範師等，從覓藥直，共為供給。若全無者，可於大眾庫中取藥及藥直瞻侍。若不依者，俱得越法罪(更有廣文，如餘處說)。"（《大正藏》卷二十四第490页）

【评说】佛陀规定应看护患病比丘，看护之人应设法供给病人药物。

【原文】時有苾芻患瀉痢病，有年少者為看病人，到病者所，申其禮敬；次老者來，病人起禮，既為舉動，遂便委頓。佛言："不應禮彼有染苾芻，有染苾芻亦不禮他。見彼禮時，皆不應受，違者得越法罪。"（《大正藏》卷二十四第490页）

【评说】文中记载了一比丘患泻痢。

佛陀认为除了病人的看护者外，其他人应尽量减少看望患病比丘，以避免打扰病者养病，也防止其他人被传染。这一规定无疑是相当先进的防病措施。

【原文】"大德！云何名為有染、無染？"佛言："染有二種：一者不淨染、二者飲食染(但是糞穢涎唾污身，及大小行來未為洗淨，身嬰垢膩、泥土坌軀，於晨旦時未嚼齒木、正嚼齒木或除糞掃，斯等皆名不淨染也。若食噉時或未漱口，設令漱刷尚有餘津，下至飲水未洗口已來，咸名食染也。帶斯二染未淨其身，若展轉相觸並成不淨，由此言之，觸器令禮招愆何惑？廣如別處也)。"（《大正藏》卷二十四第490页）

【评说】佛陀时代已经认识到某些疾病可以通过饮食、唾液、粪便传播，是具有传染性的，所以十分注意个人卫生和饮食卫生。

【原文】如世尊說："勝義洗淨有其三種：一者洗身；二者洗語；三者洗心。云何此中但說不淨污身，教令洗濯？"佛言："欲令除去臭氣安樂住故。"又復見外道之流懷淨潔慢，令其生信，為欲令彼發深敬心入此法中改邪從正，即如尊者舍利子於憍慢婆羅門處，以洗淨法而攝化之，遂令其人住於初果。見斯利益，佛言："汝諸苾芻！應可洗淨，如舍利子法，大便時至應持水缾向大便室，既至室已置衣一邊，持土十五塊廁外安之(或此土塊屑之為末，其一一聚如半桃許，安在塼上或於板上近水流處，土須槽盛預安圊所)。仍復更須持土三塊，并拭體物，

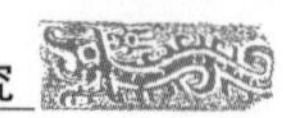

持其水缾入于廁內，橫扂其戶(門須一扇)，旋轉既訖，或以葉籌淨拭下已(廁內應安置缾土處)，次應洗淨。取其三土，可用左手三遍淨洗，即將左腋挾缾，右手排扂。還以右手携去，向洗手處蹲踞而坐。老者安枯缾安左腿，以肘壓之取其七土，一一咸須別洗左手，其餘七聚應可用心兩手俱洗。餘有一聚，用洗君持，然後向濯足處。既濯足已，取衣而去(既至房中淨水漱口)。"佛言："汝諸苾芻！咸須如是為洗淨事。若異斯者，招越法罪。"(斯則金口分明制其淨事，而有自出凡意輒作改張，用筒用槽未成雅中。雖復歸心淨撿，而實難袪穢污。由身子制未被東州，蓋是譯人之疎，固非行者之過)(《大正藏》卷二十四第490页)

【评说】佛陀将洗净从身体延伸到语言、心，认为应无恶言、多出善心。

佛陀时代大便后用土或叶等擦拭，用水洗净双手。

【原文】時六眾苾芻在大小便處，隨其夏次而入廁中。佛言："此處不應隨夏次第，在前至者，即須先入。其洗手處及洗足處，此即應須隨夏次第。若異此者，得越法罪。亦復不應於其廁處故作停留，得越法罪。(廣如雜事第五卷洗淨威儀經具言)。"

時有苾芻默入廁內，先在廁者，形體露現遂生慚赧，佛言："欲入廁時，或彈指或謦咳或踏地作聲。若默然入者，得越法罪(由無門扇為此須安)。"

時有苾芻，於花樹果樹下大小便，佛言："花果樹下勿大小便。如有違者，得越法罪。若在棘刺林下無過。"(《大正藏》卷二十四第490-491页)

【评说】佛陀规定不得在树木下大小便，进厕所前应弹指、咳声等令他人知道有人进来，这些规定与现代的礼仪要求相符。

【原文】時有苾芻既服酥已，為渴所逼，往問醫人。醫人令食菴摩洛迦果(即嶺南餘甘子也，初食之時稍如苦澁，及其飲水美味便生，從事立名號餘甘矣。舊云菴摩勒果者，訛也)。

佛言："有五種果：一、呵梨得枳(舊云呵梨勒，訛)；二、毘鞞得迦(舊云鞞醯勒者，訛也)；三、菴摩洛迦；四、末栗者(即胡椒也)；五、蓽茇利(即蒟醬也，舊云蓽茇類也)。此之五果，若時非時，若病、無病，並隨意食。"(《大正藏》卷二十四第491页)

【评说】佛陀强调比丘可以随时服用呵梨得枳、毘鞞得迦、菴摩洛迦、末栗者、華茇利五种果汁。

佛陀时代服酥后口渴服菴摩洛迦果(余甘子)缓解。

【原文】如世尊說："邊方之國，聽皮臥具。"於中方處由鄔波難陀即便遮却，然於俗舍還復開聽。具壽鄔波離請世尊曰："大德！制於皮處，唯聽其坐，不許臥者，齊何應坐？"佛言："齊身坐處。""不許臥者，齊何應臥？""謂容眠處。"

時六眾苾芻用師子皮以充鞋屩，著往勝軍王營，遂使大象群驚。以緣白佛，佛言："汝諸苾芻！不應用上象、上馬、師子、虎豹等皮以為皮屩，得越法罪。此等筋亦不合用。凡為皮履，不鞔前鞔後，不作長靴短靴。著者，得越法罪。"具壽鄔波離請世尊曰："大德！如世尊說：'上象皮不為皮屩。'者，若更有餘鈍象馬皮等，合為屩不？"佛言："不合。""此有何因？""由有鼻牙力故。""大德！上馬皮不為鞋履者，若有餘駑馬皮合作鞋不？"佛言："不合。""此有何因？""由有驍勇力故。""大德！師子皮虎豹皮不作鞋屩者，設更有餘如斯等皮，得作鞋屩不？"佛言："不合，斯亦有爪牙力。""此等諸皮得作鞋履不？"佛言："不合(中國本無靴屨，為此但有

鞋名)。"(《大正藏》卷二十四第 491 页)

【评说】佛陀规定比丘不得使用象、马、狮子、虎豹等动物的皮作鞋。

【原文】齒木緣起由跋窶末底河側,諸苾芻眾世尊因制遣嚼齒木。時諸苾芻即便在顯露及往還潔淨處嚼,佛言:"有三種事應在屏處:一、大便;二、小便;三、嚼齒木。此皆不應在顯露處。"是時六眾嚼長齒木,佛言:"齒木有三:謂長、中、短。長者十二指,短齊八指。二內名中。"時諸苾芻嚼齒木了,不知刮舌,仍有口臭,佛言:"應須刮舌,由是我聽作刮舌篦,可用鍮石銅鐵。必其無者,破齒木為兩片,可更互相揩去其利刃,屈而刮舌。凡棄齒木及刮舌篦,咸須水洗謦咳作聲,或復彈指,以為驚覺。於屏穢處,方可棄之。必其少水,於塵土內揩[illegible]而棄。若異此者,招越法罪。"(《大正藏》卷二十四第 491-492 页)

【评说】佛陀规定比丘嚼齿木后应刮舌,这样可以消除口中异味,可见佛门很注意口腔卫生。

佛陀认为应在隐蔽之处大小便、嚼齿木。

卷第九

【提要】佛陀为诸比丘说消除争讼的羯磨法。

【原文】作癲狂白二

具壽鄔波離請世尊曰:"大德! 如西羯多苾芻患癲狂病,發動無恒,於褒灑陀時及餘羯磨乃至隨意,或來不來。時諸苾芻將為别住秉法不成。"以緣白佛,佛言:"汝諸苾芻與西羯多苾芻作癲狂法。若不作者,便成别住。若更有餘如是流類,皆應准此,應如是與。敷座席、鳴揵稚,言白既周,令一苾芻應先作白,方為羯磨。"

"大德僧伽聽! 此苾芻西羯多患癲狂病,發動無恒,於褒灑陀及餘羯磨乃至隨意,或來不來,令諸苾芻將為别住。若僧伽時至聽者,僧伽應許僧伽今與西羯多苾芻作癲狂法。去住不遮不妨法事。白如是。"

"'大德僧伽聽! 此苾芻西羯多患癲狂病,發動無恒,於褒灑陀及餘羯磨乃至隨意,或來不來,令諸苾芻將為别住。僧伽今與西羯多作癲狂法,去住不遮不妨法事。若諸具壽聽與西羯多癲狂法,去住不遮不妨法事者默然;若不許者說。''僧伽已與西羯多作癲狂法,去住不遮不妨法事竟。僧伽已聽許,由其默然故,我今如是持。'若僧伽與西羯多苾芻作癲狂法竟,若作褒灑陀、一切羯磨乃至隨意,悉皆得作,勿致疑惑。"

與不癡白四

又西羯多苾芻癲狂亂意,痛惱所纏,言行多違失沙門法,作不淨事,口流涎唾精轉瞼翻,狀同眠睡,他不見欺妄言欺我。彼於異時便得本心,諸苾芻眾以前惡事而詰責之。諸苾芻眾即以此緣,乃至世尊告曰:"汝諸苾芻應與西羯多苾芻作不癡毘奈耶,若更有餘,如前應作。乃至作如是說。"

"'大德僧伽聽! 我苾芻西羯多癲狂心亂痛惱所纏,言行多違失沙門法,作不淨事,口流涎唾精轉瞼翻,狀同眠睡,他不見欺妄言欺我。我於後時便得本心,諸苾芻眾以前惡事而詰於我。我西羯多今從僧伽乞不癡毘奈耶。是能愍者,願哀愍故。'第二、第三亦如是說。次一苾芻應先作白,方為羯磨:'大德僧伽聽! 此西羯多癲狂心亂痛惱所逼,但有言行並多違犯,

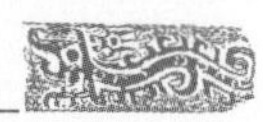

沙門軌式不能遵奉，口流涎唾精轉瞼翻，他不見欺妄言欺我。此西羯多得本心已，今從僧伽乞不癡毘奈耶。若僧伽時至聽者，僧伽應許僧伽今與西羯多苾芻不癡毘奈耶。白如是。'次作羯磨，准白應為，乃至我今如是持。"(《大正藏》卷二十四第493页)

【评说】 佛陀规定比丘若因癫狂等神智病无法参加僧团集会，病好后应做羯磨法。

"癫狂乱意，痛恼所缠，言行多违失沙门法，作不净事，口流涎唾精转睑翻，状同眠睡"，佛陀时代已观察到患癫狂病的人意识不清，胡言乱语，口流唾液，眼神呆滞。

卷 第 十

【提要】 佛陀为诸比丘说羯磨的分类、意义。

【原文】 "如世尊說：'若事順不淨違淨，有順淨違不淨，應行不行。'者，未審此言有何義意？"答："若有事物，佛先非許非遮，今時若作俗生譏論者，此是不淨，即不應行。何者是耶？且如聖方諸處，時人貴賤皆噉檳榔藤葉白灰香物相雜以為美味。此若苾芻為病因緣、蠲除口氣、醫人所說，食者非過。若為染口赤脣，即成不合。又如赤土染衣亦是先來非遮非許，今時著用同外道服，生俗謗說，此即合遮，理不應用(東夏黃衣，事同於此)。又如有事亦非許非遮，今時受用人無譏說，用之無犯。即如腰絛佛說三種，餘非許遮。此外諸帶用繫腰時，人無見恥，此亦無過。又如佛說染物八大色，許用三種，謂青泥、赤色。青泥，如事可識。赤者，謂是菩提樹皮，然餘染色根葉花果，非許非遮。今見有人將餘赤皮乾陀等類及以龍花充染色，時人無譏議，用之非咎，皆是清淨(佛唯開匙，元不說箸。今時用者，是略教開。然堂上高床加趺坐食，此乃咸非略教所許。但行之既久，固是難言)。又如佛說：'有三種物可用洗手：一、是醎鹵土；二、是乾牛糞；三、是澡豆。'此是開聽。如夜合樹、花木、串皂莢、澡豆之類，咸堪洗沐。既非遮許，無毒無蟲，用之非過。諸如此類，思察應行。"(其《五分律》於食法中有說略教，舊來諸人不名為略教，亦未閑深旨，然文與此殊，近者親檢。《五分》梵本與此《有部》一無別處，但為前代譯有參差，致使其文有異。冀後之學者，極須諦察審觀教意，不得雷同。)(《大正藏》卷二十四第498页)

【评说】 佛陀时代用咸卤土、干牛粪、澡豆等洗手；口嚼槟榔清除口臭。

根本说一切有部戒经

三藏法师义净奉　制译

【提要】 佛陀为诸比丘说比丘戒。

【原文】 "若復苾芻，與諸苾芻同得學處，不捨學處、學羸不自說，作不淨行兩交會法，乃至共傍生，此苾芻亦得波羅市迦不應共住。"(《大正藏》卷二十四第501页)

【评说】 佛陀规定比丘行不净行(性行为)得波罗夷罪。

【原文】 "若復苾芻，若人、若人胎，故自手斷其命，或持刀授與，或自持刀、或求持刀者，若勸死、讚死，語言：'咄男子！何用此罪累不淨惡活為？汝今寧死，死勝生。'隨自心念，以餘

言說勸讚令死。彼因死者，此苾芻亦得波羅市迦不應共住。"(《大正藏》卷二十四第 501 页)

【评说】佛陀规定若比丘杀害他人、教唆诱导他人自杀得波罗夷罪。

【原文】"若復苾芻，實無知、無遍知，自知不得上人法、寂靜聖者、殊勝證悟智見安樂住，而言我知、我見。彼於異時，若問、若不問，欲自清淨故，作如是說：'諸具壽！我實不知不見，言知言見，虛誑妄語。'除增上慢，此苾芻亦得波羅市迦不應共住。"

"諸大德我已說四他勝法，苾芻於此隨犯一一事，不得與諸苾芻共住。如前，後亦如是得他勝罪不應共住。今問諸大德是中清淨不?"(如是三說)

"若復苾芻，故心泄精，除夢中，僧伽伐尸沙。"

"若復苾芻，以染纏心與女人身相觸，若捉手、若捉臂、若捉髮、若觸一一身分，作受樂心者，僧伽伐尸沙。"

"若復苾芻，以染纏心共女人，作鄙惡不軌婬欲相應語，如夫妻者，僧伽伐尸沙。"

"若復苾芻，以染纏心，於女人前自歎身言：'姊妹！若苾芻與我相似，具足尸羅、有勝善法、修梵行者，可持此婬欲法而供養之。'若苾芻如是語者，僧伽伐尸沙。"

"若復苾芻，作媒嫁事，以男意語女、以女意語男，若為成婦及私通事，乃至須臾頃，僧伽伐尸沙。"(《大正藏》卷二十四第 501 页)

【评说】佛陀规定比丘故意泄精并享受泄精的快感得僧伽伐尸沙罪，摸触女人的手、臂、发等身体部位得僧伽伐尸沙罪，对女人说淫秽之语、作下流动作得僧伽伐尸沙罪，诱导女人与其行不净行得僧伽伐尸沙罪，说媒成婚或导致男女行不净行得僧伽伐尸沙罪。

【原文】"若復苾芻，獨與一女人，在於屏障堪行婬處坐，有正信鄔波斯迦，於三法中隨一而說：若波羅市迦、若僧伽伐尸沙、若波逸底迦。彼坐苾芻自言其事者，於三法中應隨一一法治：若波羅市迦、若僧伽伐尸沙、若波逸底迦，或以鄔波斯迦所說事治彼苾芻，是名不定法。"

"若復苾芻，獨與一女人，在非屏障不堪行婬處坐，有正信鄔波斯迦，於二法中隨一而說：若僧伽伐尸沙、若波逸底迦。彼坐苾芻自言其事者，於二法中應隨一一法治：若僧伽伐尸沙、若波逸底迦，或以鄔波斯迦所說事治彼苾芻，是名不定法。"(《大正藏》卷二十四第 502 页)

【评说】本段经文记载了两种不定戒：屏处不定戒即不得单独与女性在隐蔽处(可行淫处)同坐；露处不定戒即不得单独与女性在显露可见处同坐。

【原文】"若復苾芻，如世尊說聽諸病苾芻所有諸藥，隨意服食，謂酥、油、糖蜜，於七日中應自守持觸宿而服。若苾芻過七日服者，泥薩祇波逸底迦。"(《大正藏》卷二十四第 503 页)

【评说】佛陀规定若比丘患病可服用诸药，酥、油、糖蜜应在七日内服用，若过七日服者得泥萨祇波逸底迦，这项规定从饮食卫生角度说明食物具有保鲜期，食用过期食物会损害人的身体健康。

【原文】"若復苾芻，半月應洗浴，故違而浴者，除餘時，波逸底迦。餘時者，熱時、病時、作時、行時、風時、雨時、風雨時，此是時。"(《大正藏》卷二十四第 505 页)

【评说】佛陀规定在天气炎热时、生病时、劳作后、外出远行后、刮风、下雨等情况下可以随时洗浴，无特殊情况应半月洗浴一次。

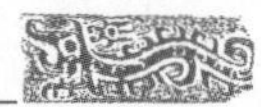

【原文】"齊整著裙,應當學。"

"不太高、不太下、不象鼻、不蛇頭、不多羅葉、不豆團形著裙,應當學。"

"齊整披三衣,應當學。"

"不太高、不太下,好正披、好正覆,少語言、不高視,入白衣舍,應當學。"

"不覆頭、不偏抄衣、不雙抄衣、不叉腰、不拊肩,入白衣舍,應當學。"

"不蹲行、不足指行、不跳行、不仄足行、不努身行,入白衣舍,應當學。"

"不搖身、不掉臂、不搖頭、不肩排、不連手,入白衣舍,應當學。"

"在白衣舍,未請坐,不應坐,應當學。"

"在白衣舍,不善觀察,不應坐,應當學。"

"在白衣舍,不放身坐,應當學。"

"在白衣舍,不壘足、不重內踝、不重外踝、不急斂足、不長舒足、不露身,應當學。"

"恭敬受食,應當學。"

"不得滿鉢受飯,更安羹菜,令食流溢於鉢緣邊,應留屈指用意受食,應當學。"

"行食未至不預伸鉢,應當學。"

"不安鉢在食上,應當學。"

"恭敬而食,應當學。"

"不極小摶、不極大摶,圓整而食,應當學"。

"若食未至不張口待,應當學。"

"不含食語,應當學。"

"不得以飯覆羹菜、不將羹菜覆飯,更望多得,應當學。"

"不彈舌食、不嚀嗼食、不呵氣食、不吹氣食、不散手食、不毀呰食、不填頰食、不齧半食、不舒舌食、不作窣堵波形食,應當學。"

"不舐手、不舐鉢、不振手、不振鉢,常看鉢食,應當學。"

"不輕慢心觀比座鉢中食,應當學。"

"不以污手捉淨水瓶,應當學。"

"在白衣舍不棄洗鉢水,除問主人,應當學"。

"不得以殘食置鉢水中,應當學。"

"地上無替不應安鉢,應當學。"

"不立洗鉢,應當學。"

"不於危險岸處置鉢,亦不逆流酌水,應當學"。

"人坐已立不為說法,除病,應當學。"

"人臥已坐不為說法,除病,應當學。"

"人在高座已在下座不為說法,除病,應當學。"

"人在前行已在後行不為說法,除病,應當學。"

"人在道已在非道不為說法,除病,應當學。"

"不為覆頭者、不為偏抄衣、不為雙抄衣、不為叉腰者、不為拊肩者說法,除病,應當學。"

"不為乘象者,不為乘馬、不為乘輿、不為乘車者說法,除病,應當學。"

"不為著屐靴鞋及履屧者說法,除病,應當學。"

"不為戴帽著冠及作佛頂髻者,不為纏頭、不為冠花者說法,除病,應當學。"

“不為持蓋者說法，除病，應當學。”

“不立大小便，除病，應當學。”

“不得水中大小便洟唾，除病，應當學。”

“不得青草上棄大小便及洟唾，除病，應當學。”

“不得上過人樹，除有難緣，應當學。”

“諸大德！我已說眾多學法。今問諸大德！是中清淨不?”（如是三說）“諸大德！是中清淨，默然故，我今如是持。”

“諸大德！此七滅諍法，半月半月戒經中說。”（《大正藏》卷二十四第506-507页）

【评说】本段经文对比丘平时着装、坐姿等作了严格规定，“恭敬受食”“不得满钵受饭，更安羹菜，令食流溢于钵缘边，应留屈指用意受食”“行食未至不预伸钵”“不安钵在食上”“恭敬而食”“不极小抟、不极大抟，圆整而食”“若食未至不张口待”“不含食語”“不得以饭覆羹菜、不将羹菜覆饭”“不弹舌食、不嚀𠹀食、不呵气食、不吹气食、不散手食、不毁呰食、不填颊食、不啮半食、不舒舌食、”“不舐手、不舐钵、不振手、不振钵，常看钵食”等不仅是饮食礼仪的需要，更是健康饮食的需要。

根本说一切有部苾刍尼戒经

三藏法师义净奉　制译

【提要】佛陀为诸比丘尼说比丘尼戒。

【原文】“若復苾芻尼，若人、若人胎，故自手斷其命、或持刀授與、或自持刀、或求持刀者、若勸死、讚死，語言：‘咄女子！何用此罪累不淨惡活為？汝今寧死，死勝生。’隨自心念，以餘言說勸讚令死。彼因死者，此苾芻尼亦得波羅市迦，不應共住。”（《大正藏》卷二十四第508页）

【评说】佛陀规定若比丘尼杀害他人、教唆诱导他人自杀得波罗夷罪。

【原文】“如世尊說：‘聽諸病苾芻尼，所有諸藥隨意服食，謂酥、油、糖蜜，於七日中應自守持觸宿而服。’若苾芻尼過七日服者，泥薩衹波逸底迦。”（《大正藏》卷二十四第511页）

【评说】佛陀规定若比丘尼患病可服用诸药，酥、油、糖蜜应在七日内服用，若过七日服者得泥萨衹波逸底迦。

【原文】“若復眾多苾芻尼，往俗家中，有淨信婆羅門居士慇懃勸請與餅麨飯，苾芻尼須者應兩三鉢受。若過受者，波逸底迦。既受得已還至住處，若有苾芻尼應共分食，此是時。”

“若復苾芻尼，足食竟，不作餘食法更食者，波逸底迦。”

“若復苾芻尼，知他苾芻尼足食竟，不作餘食法，勸令更食，告言：‘具壽！當噉此食。’以此因緣欲使他犯生憂惱者，波逸底迦。”

“若復苾芻尼，別眾食者，除餘時，波逸底迦。餘時者，病時、作時、道行時、船行時、大眾食時、沙門施食時，此是時。”

"若復苾芻尼,非時食者,波逸底迦。"

"若復苾芻尼,食曾經觸食者,波逸底迦。"

"若復苾芻尼,不受食,舉著口中而噉咽者,除水及齒木,波逸底迦。"

"若復苾芻尼,知水有虫受用者,波逸底迦。"(《大正藏》卷二十四第512页)

【评说】佛陀要求比丘尼不得在施食处多次乞食、乞食后独享食物、在不应当进食时食用、食用不干净的食物和喝有虫水等。此规定包含了一定的饮食卫生要求。

【原文】"若復苾芻尼,作覆瘡衣,當應量作。是中量者,長佛四張手、廣二張手。若過作者,應截去,波逸底迦。"(《大正藏》卷二十四第514页)

【评说】佛陀时代有覆疮衣,长四手臂宽二手臂,已注重疮病的护理。

【原文】"若復苾芻尼,噉蒜者,波逸底迦。"(《大正藏》卷二十四第514页)

【评说】佛陀禁止比丘尼食蒜。

【原文】"若復苾芻尼,在生草上大小便洟唾者,波逸底迦。"(《大正藏》卷二十四第514页)

【评说】佛陀禁止比丘尼在草上大小便、吐口水。

【原文】"若復苾芻尼,獨與男子在屏處立者,波逸底迦。"

"若復苾芻尼,獨與苾芻在屏處立者,波逸底迦。"

"若復苾芻尼,獨與男子在露處立者,波逸底迦。"

"若復苾芻尼,獨與苾芻在露處立者,波逸底迦。"

"若復苾芻尼,獨住一房者,波逸底迦。"

"若復苾芻尼,共男子耳語者,波逸底迦。"

"若復苾芻尼,受男子耳語者,波逸底迦。"

"若復苾芻尼,共苾芻耳語者,波逸底迦。"

"若復苾芻尼,受苾芻耳語者,波逸底迦。"(《大正藏》卷二十四第514页)

【评说】本段经文说明佛陀对比丘尼与男子和比丘交往做了严格规定,不能主动或被动与男子接触,这种规定有利于比丘尼的修行。

【原文】"若復苾芻尼,未滿十二歲,與他出家受近圓者,波逸底迦。"

"若復苾芻尼,僧伽未與畜眾法,輒畜弟子者,波逸底迦。"

"若復苾芻尼,知曾嫁女人年未滿十二,與出家者,波逸底迦。"

"若復苾芻尼,知曾嫁女人年滿十二,不與正學法而受近圓者,波逸底迦。"(《大正藏》卷二十四第514页)

【评说】佛陀根据女子各个年龄段的不同特征,制定了度童女年不满受具戒、曾嫁女未满二十出家戒、曾嫁女年满二十受具戒。

【原文】"若復苾芻尼,知惡性女人好為鬪諍,與出家者,波逸底迦。"

“若復苾芻尼，知多憂惱女人，度出家者，波逸底迦。”

“若復苾芻尼，知女人未滿二歲學六法六隨法，與受近圓者，波逸底迦。”

“若復苾芻尼，知女人二歲學六法及六隨法了，不與受近圓者，波逸底迦。”（《大正藏》卷二十四第514页）

【评说】佛陀规定不得度好争讼、多烦恼的女人出家，若女子学六法、六随法未满两年不得受具圆戒。

【原文】“若復苾芻尼，知彼女人希受近圓，告云：‘汝與我衣，當授汝近圓。’者，波逸底迦。”

“若復苾芻尼，報俗女云：‘汝應收斂家業，我當與汝出家。’如教作訖，不度出家者，波逸底迦。”（《大正藏》卷二十四第515页）

【评说】佛陀规定若比丘尼度女子出家不得索要衣服等任何物品。

【原文】“若復苾芻尼，臂上有瘡，令他數解數繫者，波逸底迦。”（《大正藏》卷二十四第515页）

【评说】佛陀规定若比丘尼臂上有疮不得令他人反复解系疮布，既能防止疮感染又能防止比丘尼心生染心。

【原文】“若復苾芻尼，度婬女出家者，波逸底迦。”（《大正藏》卷二十四第515页）

【评说】佛陀规定比丘尼不得度淫女（行为放荡）出家。

【原文】“若復苾芻尼，使俗女揩身者，波逸底迦。”

“若復苾芻尼，使外道女揩身者，波逸底迦。”

“若復苾芻尼，以香塗身者，波逸底迦。”

“若復苾芻尼，以胡麻滓揩身者，波逸底迦。”

“若復苾芻尼，使他以水揩身者，波逸底迦。”（《大正藏》卷二十四第515页）

【评说】佛陀规定比丘尼不得用香料、胡麻、水等涂抹身体，也不得让其他女子帮忙擦身涂抹身体。

【原文】“恭敬受食，應當學。”

“不得滿鉢受飯，更安羹菜，令食流溢於鉢緣邊，應留屈指用意受食，應當學。”

“行食未至，不豫申鉢，應當學。”

“不安鉢在食上，應當學。”

“恭敬而食，應當學。”

“不極小團、不極大團，圓整而食，應當學。”

“若食未至，不張口待，應當學。”

“不含食語，應當學。”

“不得以飯覆羹菜、不將羹菜覆飯更望得，應當學。”

“不彈舌食、不嘚嗻食、不呵氣食、不吹氣食、不散手食、不毀呰食、不填頰食、不齧半食、

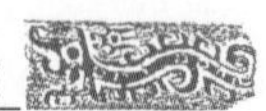

不舒舌食、不作窣覩波形食，應當學。”

“不舐手、不舐鉢、不振手、不振鉢，常看鉢食，應當學。”

“不輕慢心觀比坐鉢中食，應當學。”

“不以污手捉淨水瓶，應當學。”

“在白衣舍，不棄洗鉢水，除問主人，應當學。”

“不得以殘食置鉢水中，應當學。”（《大正藏》卷二十四第516页）

【评说】佛陀规定比丘尼应“恭敬受食”“不得满钵受饭更安羹菜，令食流溢於钵缘边”“行食未至不豫申钵”“不安钵在食上”“恭敬而食”“不极小团不极大团圆整而食”“若食未至不张口待”“不含食语”“不弹舌食、不[illegible]食、不呵气食、不吹气食、不散手食、不毁呰食、不填颊食、不啮半食、不舒舌食”“不舐手、不舐钵、不振手、不振钵，常看钵食”“不弃洗钵水”“不得以残食置钵水中”，都是饮食礼仪的要求，今日仍当遵照执行。

根本说一切有部毘奈耶·尼陀那目得迦摄颂

三藏法师义净奉　制译

【提要】本经为《根本说一切有部毗奈耶·尼陀那目得伽》的摄颂。

【原文】第五子攝頌曰：

狗肉不應噉，　并食屍鳥獸；

及以同蹄畜，　亦不食獼猴。（《大正藏》卷二十四第519页）

【评说】佛陀规定不得食用狗肉、鸟、有蹄的家畜、猕猴等，此规定是佛教不杀生思想的体现。

【原文】第七子攝頌曰：

甘蔗酪肉麻，　藥有四種別；

大麻蔓菁粥，　根等粥應飡。（《大正藏》卷二十四第519页）

【评说】佛陀时代食物丰富，已经有甘蔗、酪、肉、麻，有大麻蔓菁粥、根等粥等。

佛陀时代将药分为时药、更药、七日药、尽寿药四种。时药即在正午前服用的药物，更药即八种浆，七日药即应在患病后的七日内服用的药，尽寿药即作药用的植物的根、茎、叶、花、果。

【原文】第八子攝頌曰：

開許沙糖飲，　得為七日藥；

生心為五事，　益彼應共分。（《大正藏》卷二十四第519页）

【评说】沙糖为七日药。

【原文】第九子攝頌曰：

醫教應服酥，　油及餘殘觸；

并開眼藥合，　除十為淨厨。（《大正藏》卷二十四第519页）

【评说】佛陀强调若比丘患病可以按照医生的要求食用酥、油等物。

根本说一切有部略毘奈耶杂事摄颂

三藏法师义净奉　制译

【提要】本经为《根本说一切有部毘奈耶杂事》的摄颂。

【原文】别門子攝頌十行：

甎揩石白土，　牛黃香益眼；
打柱等諸緣，　瓔珞即應知。
剪爪髮揩光，　春時飡小果；
渴聽五種藥，　廣說大生緣。
綴鉢畜資具，　刀子及針筒；
并以揁有三，　是大仙開許。
照鏡并鑒水，　不應用梳刷；
頂上留長髮，　浴室栗姑毘。
生支當護面，　不為歌舞樂；
許作歌詠聲，　用鉢有四種。
蹈衣并諸袋，　褥及於坐具；
有緣離三衣，　六種心念法。
水羅有五種，　器共一衣食；
露形噉飲食，　洗浴事應知。
豆生不淨地，　吐食指授索；
銅器不應為，　盛鹽等隨畜。
應為洗足處，　及以濯足盆；
熱時須扇風，　蚊蟲開五拂。
結下裙不高，　不持於重擔；
若病許杖絡，　服蒜等隨聽。(《大正藏》卷二十四第 520-521 页)

【评说】佛陀规定天气热了应用扇子扇风降温、应注意驱除蚊虫、除医生要求外不应食用蒜、生病时可拄杖。

【原文】别門子攝頌十行：

牛毛及隱處，　同床不獨披；
若得白色衣，　染覆方應用。
傘蓋無後世，　歌聲不放火；
遊行覓依止，　毛緂不翻披。
披緂聽不聽，　惡聲不置鉢；
衣開三種紐，　應知條亦三。
勝鬘惡生事，　次制諸瓔珞；

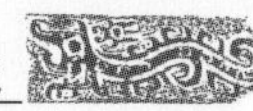

金條及彩物，　斯皆不應畜。
出家有五利，　不捉錢授學；
大眾說伽他，　烟筩漱聽許。
藥湯應洗浴，　灌鼻開銅盞；
乘輿老病聽，　須知便利事。
水瓶知淨觸，　願世尊長壽；
因斯尼涅槃，　噉嚼俱開五。
安門扇釦孔，　皮替處中窓；
內闊網扇樞，　開店須羊甲。
鐵鎚及鎗子，　鐵鍣并木杴；
釜床竈五百，　斧鑿眾皆許。
許斤斧三梯，　竹木繩隨事；
下灌造寺法，　說難他因緣。（《大正藏》卷二十四第521页）

【评说】佛陀规定年龄大的比丘、生病的比丘可以乘舆，体现了对老病者的特殊关照。佛陀时代已经用药汤洗浴。

【原文】别門子攝頌十行：
除塔損波離，　僧制不應越；
尼無難聽入，　教誡等相隨。
尼懺不應輕，　隨意不長淨；
更互當收謝，　尼眾坐應知。
門前不長淨，　當須差二尼；
若至長淨時，　差人待尼白。
被差不避去，　當問教師名；
著帽為鉢囊，　結鬘尼不合。
不應畜銅器，　變酒合平復；
賃房與俗旅，　誑惑作醫巫。
不共女人浴，　亦不逆流洗；
鉢底應安替，　不畜琉璃盃。
由婦制錫杖，　起舞時招罪；
濕餅受請食，　說法伴白知。
瀉藥齒有毒，　刮舌鎞應洗；
由其罪業盡，　證得阿羅漢。
三衣隨事著，　蘭若法應知；
浴守門妙花，　不應住非處。
由蛇觀臥具，　一衣不為禮；
初至寺中時，　老年應禮四。
世尊為高勝，　廣說弟子行；
行雨問大師，　為說七六法。

眾集敬大師， 聞法生正信；
自述年衰老， 說行雨因緣。
行雨竹林內， 修理波吒邑；
渡河詣小樹， 漸向涅槃等。(《大正藏》卷二十四第523页)

【评说】“泻药齿有毒，刮舌錍应洗”，佛陀时代使用泻药非常慎重，刮完舌后的板应该清洗干净，可见当时已具有相当的医药卫生知识。

根本薩婆多部律攝

三藏法师义净奉　制译

【提要】《根本萨婆多部律摄》共十四卷，本经是对《根本说一切有部毗奈耶》比丘戒的解释。

卷　第　一

【提要】本卷中佛陀为诸比丘说不净行学处。

【原文】次、明呵不總集。言大德僧伽先作何事者，此明先無别事應來共集故。下文云佛聲聞眾少求少事，既無餘事何故不來？又釋云褒灑陀時灑掃，清淨嚴設，燈花等是。前作業故，須問云：“大德僧伽！先所作事並已作未？”言少求少事者，少求謂少欲，少事謂知足。又少求謂意業，少事謂身語。言聲聞者，隨他聞也，隨他音聲而聽聞故，以斯成眾故言聲聞眾。眾者，同心共集不可壞故。(《大正藏》卷二十四第526页)

【评说】“言少求少事者，少求谓少欲，少事谓知足。又少求谓意业，少事谓身语”，佛陀提倡少欲少事的生活态度。

【原文】次、明不集隨聽。言不來等者，於長淨時不同集會名為不來。言大德者，是相敬言。如世尊說：“於諸苾芻若少、若老，不應喚名及氏姓等，應言：‘具壽。’或言：‘大德。’若佛世尊應喚德號，不爾者得越法罪。”言說欲及清淨者，苾芻身有病患及修勝善品不能赴集，應與欲淨，或身表業而與欲淨。應如是與，偏露右肩脱革屣，隨其所應為敬事已，蹲踞合掌作如是說：“具壽存念！今僧伽十四日為褒灑陀，我苾芻某甲亦十四日為褒灑陀。我某甲自陳遍淨無諸障法，為病患因緣故，彼如法僧事，我今與欲清淨，此所陳事當為我說。”第二、第三亦如是說。若苾芻病重不能與欲者，若堪扶去應將入眾；若不堪者，俱就病人為褒灑陀。(《大正藏》卷二十四第526页)

【评说】佛陀规定患病比丘不能参加褒洒陀(佛教一种讨论诸事的仪式)，应露右肩脱鞋，蹲坐合掌：“我某甲自陈遍净无诸障法，为病患因缘故，彼如法僧事，我今与欲清净，此所陈事当为我说”，既是宗教仪式的需要，也是重视比丘健康的体现。

【原文】若不爾者，作法不成得越法罪。若非褒灑陀，作餘羯磨者，但直與欲不說清淨。

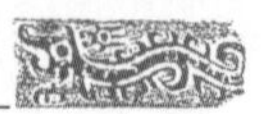

其持欲淨苾芻既入眾中，應對比座苾芻作如是言："具壽存念！於某處房苾芻某甲身嬰疾苦，今僧伽十四日為褒灑陀，彼苾芻某甲亦十四日為褒灑陀。彼苾芻某甲自說遍淨無諸障法，為病患因緣，如法僧事與欲清淨。彼所陳事我今具說。"若更有餘緣，隨當時事而稱說之。所以於別人邊說欲清淨不告大眾者，為遮延時、生疲勞等諸過失故。若苾芻懈墮及為鄙法而與欲者，得突色訖里多罪。若羯磨陀那或現有病、或恐病將生、或遇患新差、或瞻病人、或復疲困、或遭飢渴寒熱、或可稟性多有闇睡、修餘善品冀遣惛沈、或於靜房自誦戒本、或可於他聽受戒義、或守文句人繫心思義恐其廢忘、或創修得妙觀現前為伏心故、或於覺分善品不令間雜若雜餘緣恐失正念、或時見諦得初果位，斯皆與欲無犯。若與欲者，多同集者少年老苾芻，應廢餘善事，當赴集處。持欲之人既受欲已，若急走、若逃坑、若在欄楯危處、若乘空、若向界外、若登雙蹋道、若躡兩梯橫、若睡眠入定身死歸俗；或云："我是求寂等。"並不成善持欲淨，應更取欲。若一人持多欲淨，隨能憶說。若在地居空互皆不成，亦不應轉授欲淨。授學之人不持他欲，應與他欲，由是苾芻故。在界內住人應與界內者欲，異此不成。尼請教授，有無隨說。(《大正藏》卷二十四第 526 页)

【评说】佛陀规定若比丘羯磨时生病、身体不适、病刚刚痊愈、看护病人、疲劳、饥饿、自诵戒本、在他处听戒义等情况下，不参加羯磨不犯戒。

【原文】次下明正作白事。告眾令知："大德僧伽聽！今僧伽黑月十四日作褒灑陀。若僧伽時至聽者，僧伽應許僧伽今作褒灑陀說波羅底木叉戒經。白如是。"言大德僧伽聽等者，欲令勿生異想專心聽故，於所聽事正憶持故。言僧伽者，有其五種：謂四人、五人、十人、二十人、多人。此中四人僧伽者，謂除隨意、出罪、近圓，自餘羯磨咸悉應作。五人僧伽者，謂除中方近圓及以出罪，餘並應作。十人僧伽者，但除出罪，餘並應作。二十人僧伽及多人僧伽者，諸法皆作。言十四日者，是顯褒灑陀時，此據春、夏、冬三時之中，每四月內，各取第三半月盡，及第七半月盡，恒是十四日為褒灑陀，餘並是十五日。應知一年之中六是十四日，十八是十五日。又黑白月每日之中，須以日數白眾令知，或上座白、或授事人、或復餘人云："諸大德！今是黑白月某日，可為造寺施主及護寺天神并四恩類，人人各說施福伽他。"所以此時須告白者：一、為知褒灑陀時；二、防俗人來問。又復日數或依星次、或依王法，日月大小應可隨之。言褒灑陀者，褒灑是長養義、陀是持義，謂由眾集說戒便能長養善法持自心故，名褒灑陀。又復褒灑同前、陀是淨除義，謂增長善法淨除不善故。言時至者，謂是褒灑陀時無餘妨難。言聽者，謂問當時現座徒眾為聽許。不言僧伽應許者，僧伽應許我為眾說戒。白如是者，謂指其事而告知也。所以不舉眾俱說者，為皆不能誦持戒故，或有雖誦不能盡熟；又聽法者理不應然。所以不於房內別別說者，由此便非大眾為褒灑陀，共集一處利益多故；又別別說便有不聽正法之過。凡說戒日有善苾芻誦得戒者，不應令授學人說戒。若於住處但有四人，皆可共集，不應別住，亦不取欲。若於諠雜制底之處、或俗人處、或露現處、或不淨處、或憒鬧處而長淨者，得惡作罪。必無餘處，在四無犯，不應對俗。又於眠時、入定時、乞食時、消息時、供養時為長淨者，得惡作罪；餘時有礙在此非過。若有苾芻在於界內，為官所拘不來共集為長淨者，得別住罪，不成長淨。其被拘者，餘人應為詣官求令釋放，若不爾者得惡作罪。癲狂苾芻與癲狂法，防別住故。(《大正藏》卷二十四第 528-529 页)

【评说】褒洒陀中的褒洒是长养义，陀是持义，即出家比丘聚集在一起讨论戒律，这样能保持善法，维护内心的宁静。

卷 第 二

【提要】佛陀为诸比丘说不与取学处。

【原文】言所由煩惱者，有其二種：一者俱生、二者緣發。隨心造業多種不同，煩惱有異，於諸學處隨事說之，有二十七種，所謂：貪煩惱、瞋煩惱、癡煩惱、婬煩惱、攝取煩惱、不忍煩惱、求利養煩惱、諍恨煩惱、住處煩惱、鄙業煩惱、邪智煩惱、家慳煩惱、求自在煩惱、過限分煩惱、廢闕煩惱、待緣煩惱、譏嫌煩惱、覆藏煩惱、攝受門徒煩惱、慢法煩惱、無悲煩惱、輕毀煩惱、輕心煩惱、不收舉煩惱、不寂靜煩惱、不敬煩惱、不忍他詰煩惱。(《大正藏》卷二十四第531页)

【评说】佛陀认为根据性质可将烦恼分为：俱生烦恼、缘发烦恼。具体分为：因贪婪而生的烦恼、因嗔怒而生的烦恼、因痴而生的烦恼、因淫而生的烦恼、因摄取而生的烦恼、因不忍而生的烦恼、因求利养而生烦恼、因诤恨而生的烦恼、因住处而生烦恼、因做坏事而生烦恼、因邪见而生烦恼、因家贫穷悭吝而生烦恼、因追求一定的内心境界而生烦恼、因追求完美而引起的烦恼、因缺失而生烦恼、等待缘分的烦恼、受讥嫌烦恼、因隐瞒而生烦恼、因摄收门徒而生烦恼、因怠慢佛法而生烦恼、无慈悲心而生的烦恼、因诋毁他人而生的烦恼、因轻视心而生的烦恼、不收举烦恼、内心不平静而生烦恼、不尊敬他人而生烦恼、不能忍受他人诘问的烦恼等。

【原文】言犯罪所由者，有五種因方犯於罪：一、由無羞恥性；二、由無敬教心；三、由情懷放逸；四、由稟性癡鈍；五、由忘失正念。(《大正藏》卷二十四第531页)

【评说】佛陀认为有五种原因使比丘犯戒：一无羞耻心、二无尊敬教法心、三过度放纵贪图安逸、四天生痴钝、五心中失去正念。

【原文】此中犯相者，謂是苾芻於男女身大小便道，及在口中隨入之時，有受樂意，便得本罪。其分齊者，若於大小便道，以生支頭入過赤皮、若在口中頭過於齒，作受樂心，咸得本罪。於人女男、二形、半擇迦等，死活眠覺及以入定、癡狂、心亂、痛惱所纏，於此境邊作行婬意，以有隔入無隔、以無隔入有隔、以無隔入無隔、以有隔入有隔，於三瘡處體無壞損，入過分齊咸得本罪，若損壞者得窣吐羅罪。如是應知，非人女男、二形、半擇迦等并傍生類，事皆同爾。若彼女根兩邊全在，名為不壞。若內若外或時爛損、或被蟲傷，名之為損。口及下門四邊爛壞，名之為壞。與此相違，名非損壞。若苾芻或苾芻尼等，睡眠之時、或復被他勸其飲酒、令使惛醉被他逼時，於初中後領受樂者，皆犯本罪。若初中後不覺知者無犯。若不睡時被他欻逼，類此應知。若以禁呪轉變自身為傍生類、或變他身、或復不變，共行非法，若有苾芻想者，得波羅市迦；翻此麁罪。於腰斬者、或截頭者，二道行婬俱得重罪。若在口中得麁罪。於身餘穴、或於齒外、或用衣袋而裹生支、或時用草、或樺皮裹、或皮囊盛及餘麁澁物、或內竹筒、或屈頭而內入三瘡者，咸得麁罪。於中解身合令相著，若見有縫得窣吐羅；不見縫者重罪。若於睡內共他行婬，有苾芻想者重罪，異此麁罪。新生牸象及餘死禽獸、或龍女藥叉女，行非法時有怕怖者，咸得麁罪，由其怖時無染心故。於母羞慚亦得麁罪，為生慚時染心不發故，無羞慚者同得本罪。若以軟草等結作人身，便為非人之所執御，身諸支節可愛觸生，共

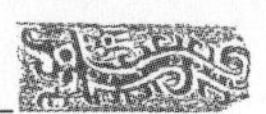

此行婬咸得本罪。若但於根有軟觸者，得窣吐羅罪。或以自足指内阿蘇羅女根、或以足指觸他男根、或勸苾芻行不淨行、或於三處内不動根、或以生支觸他生支、或於被割女根、或於死女根蟲蛆已潰，行非法者皆窣吐羅罪。或他欠呿張口之時，遂將生支内他口中：或於露處赤體無衣，為他揩身生支遂起，置他口内咸窣吐羅。無受樂心不得本罪。不應如此開口欠呿，應用手遮、或以衣角掩，不應露地赤體揩身。苾芻根長或有腰弱，便以生支内於己口，及下瘡門，過限之時亦得本罪。如孫陀羅難陀，内揩外泄外揩内泄、前泄後揩或前揩後泄、或根有病内女口中，咸得本罪。如在房中露形而臥，老女來逼，由無樂心，此皆無犯。若似有染心得麁罪。或於村外不閉戶眠，被他行非如上應識。凡是眠臥皆須扂戶、或令苾芻守護、或結下裙，如阿蘭若中得定苾芻，偶然根起樵女調弄，逼共行非，由無染心故非犯。凡諸苾芻阿蘭若住，若無門戶，應以柴籬而堅圍繞。非離欲人有五因緣令生支起：謂大小便逼、或風所動、或為嗢指微伽蟲所齧、或由染污心起。若離欲人但有其四，無後應知。又如式叉摩拏女等調苾芻時，遂便許可後生追悔，彼來強逼無受樂心故無犯，由先許可得窣吐羅罪。如被音樂天女將至自宮遂便陵逼，由失本心故無犯；有此難處不應居止。若因小便狗銜根者無犯；不應對狗小便。又渡河時被魚等齧生支者無犯；不應露身渡河。若道為道想或復生疑，道非道想，入過限時，得波羅市迦。非道道想，或復生疑，得窣吐羅。起心欲作不淨行時，得責心惡作；若興方便整衣裳等，乃至未觸身來得對說惡作；欲行非法，乃至生支未過齊限，得窣吐羅；若過限者，得波羅市迦。若觸女髮及連髮衣、或餘身分，若無觸樂心得窣吐羅；作觸樂心，得眾教罪。於有情身所有瘡穴或餘支分，作流泄心，若泄不淨，得眾教罪。若苾芻以諸明呪及餘雜藥、并幻術事，作諸形像共行婬者，皆得窣吐羅。（《大正藏》卷二十四第 533-534 页）

【评说】佛陀规定若比丘将生殖器放入男女大小便道及口中，并且享受这种快感得波罗市迦罪。若比丘将生殖器放入女人大小便道，超过赤皮者，或放入口腔超过齿者，并且很享受得波罗市迦罪。不当行为造成女性阴道内外的损伤得窣吐罗罪。

【原文】有客苾芻來住房内，應相問知："若有人來可與物不?"若言與者，失物不償，如云莫與，而與他者，失全償直。又客苾芻先不相識，創來至房但可言談，問其安不? 不應即為按摩身體解其勞倦。所有水土澡豆牛糞及齒木等，客問主人方得取用，不問得罪。若先相識，既為解勞按摩身已，澡豆、牛糞、齒木、水等，不須問主隨意取用。若於河津船處授受財物，極須存意，不應輒放，令物損失。若損，應酬直，異此無犯。凡授事人閉寺門時有其五別：謂上下轉、鳴鎖并副鎖、門關、及扂不閉，賊偷，准事酬直。若闕一者應還一分，乃至若總不著，即應全償。若施主本心造立房寺，於此寺住者與其供養，苾芻輒將餘食，計直全犯。（《大正藏》卷二十四第 537 页）

【评说】"既为解劳按摩身已"，佛陀时代已经通过按摩来缓解疲劳。

卷 第 三

【提要】佛陀为诸比丘说断人命学处、妄自说自得上人法学处。

【原文】爾時薄伽梵在佛栗氏國，時諸苾芻聞佛說不淨觀，既修習已，於膿血身深生厭離，便求鹿杖外道沙門令其斷命，并自相殺。凡為殺者，並由不忍事及不忍煩惱，斷他命根，制斯學處。（《大正藏》卷二十四第 537 页）

【评说】本段经文记载了比丘修行不净观不当而自杀或教他人杀害自己之事。

【原文】"若復苾芻，若人、若人胎，故自手斷其命、或持刀授與、或自持刀、或求持刀者，若勸死、讚死語言：'咄男子！何用此罪累不淨惡活為？汝今寧死，死勝生。'隨自心念，以餘言說勸讚令死。彼因死者，此苾芻亦得波羅市迦，不應共住。"

此由人境及有殺心、人想、方便斷命成犯。此中境者，謂是人及人胎。言人者，六根已具。人胎者，謂託母胎有身命意根，由此是人同分所攝。女男半擇迦體全不全，咸成殺境。言故者，顯非錯誤斷他命根。前境是人起心相稱，方便有二：謂身及語。身謂以手等而行殺害；或持刀授與者，知他欲自殺，便以刀等置傍；或自持刀者，謂己無力，但自執刀，令彼傍人扶手行殺；或求他人令持刀殺。語謂欲令他死行勸讚等，於不樂死則勸喻令死。若願死者，則讚歎令死，言："何用此罪累等？"者，說："壽存過重、死後福多。"言不淨者，託不淨成故。名不淨惡活者，勝人所棄故。言死勝生者，欲令他歡喜故。隨自心念者，我勸他死當招福德。以餘言說者，非但說此，更以別言而相勸讚。言彼因死者，顯非餘事，但由勸死令他命斷，得波羅市迦；若不死者，得窣吐羅。先興方便遣殺他人，後起悔心不欲其死，前人雖死，但得窣吐羅。言斷命成犯者，謂因而致死。(《大正藏》卷二十四第537-538页)

【评说】佛陀规定若比丘亲自杀害、给人刀、语言上导致成人、胎儿死亡者得波罗夷罪。

【原文】無智之人不令瞻病，設有急事要須看者，應可善教極令存意。病人報言："莫扶我起。"強扶令起，若彼死者，得窣吐羅。於餘威儀類斯應識，若涉路時扶輿病者，准此應知。告病者云："先洗方起。"因即命過，此雖無犯，然不應為有重病人共輿而去，因致死者無犯，此亦不應造次輿去。或看病者情生勞倦，或作惡意望彼貲財，或出忿言："任汝死去，我不能看。"因致死者，並得麁罪。現有宜食，與不宜者，看病之人亦得麁罪；若無別可得者，無犯。搽未熟癰死，便麁罪；熟者，無犯。以刀以針決開非過，先不善醫不應針刺。若治口疾行刀刺者，窣吐羅罪；無醫可求刺之，無犯。患痔之人不應割截，應將藥呪方便蠲除。凡治病時應問醫者；若無醫人，問解醫苾芻；此亦無者，問曾病者；無曾病人，問諸老宿，造次授藥，得越法罪。若解醫者他來問時，應生悲念施惠方藥，無求利心無犯；若為求利是所不應。若見破傷，應於屏處而為纏裹，勿令俗人見嗤醫道。與他瀉藥不應捨去，善教所宜去亦無犯。見他苾芻病將欲死，自己衣鉢更不修治，彼若身亡所有衣貲我當合得。此乃旃荼羅意，得越法罪。亦復不應作殺害意而授人藥，當興好心欲令病差。見他授藥欲墮彼胎，不作遮止，得越法罪。苾芻行時低頭而去，觸殺前人無心非犯。不應俯面而行，作損惱心，便得麁罪，殺心犯重。苾芻在路身嬰病苦，不應推行，然須數息。彼有資具應代擔負，准望食時得至應去。若恐時晚應自前去，到彼寺中洗鉢安座，次為請食以待病人，或可持食路中迎接。若不爾者，得惡作罪。凡被傷人勿與醋飲，見他食噎愍念為椎因死無犯。椎打之時宜可存意。應問病人："何處求藥？"應如所教覓以相供。(《大正藏》卷二十四第538页)

【评说】佛陀规定不能让愚蠢之人看护病人，若有急事需令愚蠢之人看护病人，应教导其如何看护病人。若看护比丘强制病人起床而致病人死亡得窣吐罗罪，看护比丘应搀扶病人走路。

佛陀认为比丘生病需要治疗时首先要寻找医生，找不到医生应咨询懂医的比丘，没有懂医的比丘则询问曾经患过此种疾病的人，没有的话则请教年长之人，不可随意用药。懂医者

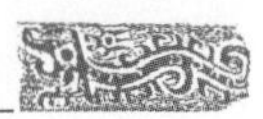

遇到上门求医寻药者应该慈悲为怀，及时施药，不可有求利心。

佛陀对具体疾病的治疗也提出了指导性的要求，痈病未成熟时不能挤按，脓成时才能切开排脓；口腔疾病不宜用刀；痔病不要先用切割法，应该先使用药物消除；损伤性病人，应该在隐蔽处包扎。佛陀强调让他人使用泻药时必须详细说明使用方法、时间、剂量，不可让其随意服用，以免酿成不良后果。佛陀强调不杀生，所以反对堕胎。

【原文】佛在室羅伐城，時鄔陀夷苾芻由染污心，自動生支而泄不淨，此依婬事及婬煩惱，制斯學處。

"若復苾芻故心泄精，除夢中，僧伽伐尸沙。"(《大正藏》卷二十四第540页)

【评说】佛陀规定若比丘淫欲心起自慰泄精得僧伽伐尸沙罪。

【原文】下之四戒亦皆同此，此初學處無女境事，雖無其事而得受樂。次二學處，謂由身語作前方便。第四矯設異途希求欲樂。第五為他婬事而作方便。精有五種：謂轉輪王及灌頂太子其色青，餘子色黃。輪王大臣色赤，根已成者厚，根未成者薄，此據本性作如是說。若被女傷，或餘緣損，此五種精一人容有。言除夢中者，謂除於夢，餘皆得罪。夢中雖有情識，然無措定實事可求，故不據斯以明其犯。設於覺位有流泄心，夢中泄時亦非本罪。言僧伽伐尸沙者，一、事由眾故；二、體是有餘，假眾方除，表非初重。僧伽是眾，阿伐尸沙是教，由奉眾教罪方除滅。又初之四戒體是無餘，此是有餘，以可治故。(《大正藏》卷二十四第540页)

【评说】佛陀时代认为精子分为色青、色黄、色赤、厚、薄五种，转轮王及灌顶太子精子色青，其余人色黄，轮王大臣的精子颜色为赤色，生殖器成熟者精液稠，生殖器未成熟者精液稀薄，若一个人被女色所伤则以上五种精子都可出现。

【原文】此中犯者，苾芻為樂、或為藥等、或欲試力，於自內身、或外有情故流不淨，得眾教罪。有餘文說，設於外物非有情數，故出不淨亦犯眾教。若興方便、或捉或搦，作受樂心欲出不淨，若出者，僧伽伐尸沙；不出者，得窣吐羅。覺為方便，夢中流泄，或復翻此作心受樂；或前興方便，後乃息心；或作方便，其精欲動即便攝念，皆得麁罪。言欲動者，謂精未離本處，即此無間不淨當流，雖精未流已有變狀。或在身中而泄出者，謂精已轉動離於本處。或故作舞樂、或空裏搖身、或由打築、或因摩按、或以藥揩癢、或逆流動根、或揩氈褥、或石木瓶等、或於肉團故流不淨，並窣吐羅罪；若不泄者，皆得惡作。若於頭項耳鼻及餘身分，或於青脹膿流之處泄皆本罪。齊何名為流泄不淨？謂身中流泄。若捉他生支故出不淨，或時量度自己生支，或手捉搦為樂摩觸故令興起，並得窣吐羅罪。若有染心看自生支，得惡作罪。無犯者，因搔疥癢，遂乃流泄。若越坑、若急走、若揩髀、若觸衣、若念故二、若見愛境、若入浴室受揩摩時、或復倉卒觸著女身，猛盛煩惱即便流泄。如難陀苾芻，或母子相遇不覺抱持，此皆無犯。若多欲者聽畜皮囊羊鹿等皮，熟之令軟內安沙等，施帶繫腰；不應著入眾中及香臺處并制底畔睇，應洗令淨，曬曝使乾勿令臭壞。若闕事者，應更畜一屏處舉持。(《大正藏》卷二十四第540-541页)

【评说】佛陀规定若比丘为了寻求快乐或他人为了寻求快乐，而致使比丘不断流精或比丘致使他人不断流精得僧伽伐尸沙罪。若比丘享受自己捉、抓生殖器的快感，精液流出得僧伽伐尸沙罪，精液不出者得窣吐罗罪。佛陀规定比丘没有泄精，但因为起欲心，而致精子形态、状态发生变化则比丘犯粗罪。若因跳舞作乐、摇身、建造房屋、按摩、以药揩痒等原因而使比丘精流不净得窣吐罗。若捉他人生殖器或自捉自己生殖器而使生殖器勃起得窣吐罗。若因搔痒而使精液流出不犯戒。佛陀的以上规定都是为了让弟子控制欲望,专注修行。

【原文】佛在室羅伐城,時鄔陀夷苾芻有女人來共觀房宇,因與說法便生染心,觸彼女身隨意取樂事惱同前,制斯學處。

“若復苾芻以染纏心,與女人身相觸、若捉手、若捉臂、若捉髮、若觸,一一身分作受樂心者,僧伽伐尸沙。”

以染纏心者,自有染心而非是纏,應為四句:第一句者,謂心生染著;第二句者,謂於前境起愛縛心;第三句者,二事俱有;第四句者,謂除前相。女人者,謂可共交會,於彼身分復無傷損。手謂腕前。臂謂腕後。髮謂頭髮及繫髮衣。此中犯者,先有染心、堪行婬女,一一身分復無衣隔,於其九事悉皆有犯,謂觸、極觸、憑、捉、牽、曳、上、下、遍抱。觸謂以手創相觸著。極觸即是頻頻摩觸。憑謂身相倚著。捉謂以手捉持。牽謂從遠牽來。曳謂近處曳取。上謂從下舉上。下即從上擎下。遍抱即是總急抱持。若苾芻於女人處,為斯九事作受樂心,咸得眾教。若擬行不淨行,雖無衣隔觸彼女身,得窣吐羅罪。若一身壞、若二俱壞、若身多癬疥、若欲觸此而誤觸彼、若以髮毛爪齒而觸髮毛爪齒及乾枯骨、若復生疑為此為彼、若觸入滅盡定苾芻尼、若觸青瘀乃至骨鎖,皆犯窣吐羅罪。苾芻染心觸女,彼轉成男、或時自轉、或二俱轉,得窣吐羅等罪、或波羅市迦罪。苾芻觸男,彼轉成女,得眾教罪。或時自轉或二俱轉,得罪同前。想轉不轉及尼觸女男,罪有重輕隨事廣說。如是應知,無堪小女、丈夫、半擇迦,無物隔者,並窣吐羅罪。若有物隔并傍生類,咸得惡作。人女人女想,若復生疑,染意觸時,並得本罪。非人女人女想疑,吐羅。人女非人女想,惡作罪。二形之人若女強者,得僧伽伐尸沙。若異此者,但得麁罪。母女、姊妹作受樂心觸彼身時,亦得麁罪,由羞慚境樂想不生;若無羞慚即得本罪。若於女根以脚指蹴,若土瓦打,皆得吐羅。凡諸苾芻不應畫作女人形狀及餘有情,皆惡作罪。其無犯者,若圖白骨、若畫髑髏、若香泥畫地為眾花彩、若無染心觸母女姊妹等、若復於餘作母等想、或若觸時心同觸地、若復好心欲觀女身冷熱堅軟。(《大正藏》卷二十四第541页)

【评说】佛陀规定若比丘有染心,与女子身体、手、臂、发等接触,发生触、极触、凭、捉、牵、曳、上、下、遍抱等九种行为得僧伽伐尸沙罪。触,以手触摸女子。极触,用身体频频摩擦触碰女子。凭,男女身体互相倚靠。捉,以手捉持女子。牵,从远处牵女子来。曳,在近处曳取。上,将女子举起。下,将女子举起后放下。遍抱,即将女子抱住。若比丘对女子做了这九事并有受乐心(享受快乐),得众教罪。若为了行不净行而摩触女子身体,得窣吐罗罪。若摸触到女子的青瘀及锁骨、癣疥,皆犯窣吐罗罪。母女、姐妹之间心怀享乐心,互相触摸身体也是犯戒的行为。

【原文】若女墮火中、若見食毒藥、持刀自害、若墮坑陷、若見水漂皆應救濟,拯溺行法今當說之。若見女人被水漂溺,自有力者應可救濟,勿生染念,作母女想而牽取之。若被溺人不能動轉,應於沙土上合面安置,然須看守不得棄去。苾芻不應逼近而住,有緣去時令他看守。其誦業者應誦經,若習定者應攝念,或囑牧人而為觀守,方行求食,食已還可撿看死活,

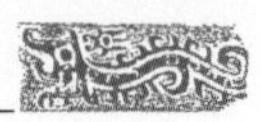

事須審諦。五種傍生可憑渡河，謂是象、馬、牛、水牛、犛牛。若牸傍生不應憑渡，若持浮囊以充利涉，囊須染熟不應彩畫。若母來抱、若女坐懷中、若卒倒地墮女人上、若於迮路口觸女肩，此皆無犯。入乞食時，應須用意，女有欲意，乞水飲時，以手逼口而飲水者，苾芻不應連注與水，或令掬飲待盡更傾。若異此者，便得惡作。女無染心連注，無犯。（《大正藏》卷二十四第541页）

【评说】佛陀规定若看到女子遇到危险应设法营救，但不能生染心，若是不小心接触到女子身体不犯戒。

卷 第 四

【提要】佛陀为诸比丘说十三僧伽伐尸沙。

【原文】言和合者，謂同一味。有其六種：謂形相、作業、戒、見、軌儀及以活命。言僧伽者，總有九種：謂無恥僧伽、有恥僧伽、恥無恥僧伽、順理僧伽、非理僧伽、理非理僧伽、未脱僧伽、已脱僧伽、脱未脱僧伽。此九種中誰可破邪？除初後二，餘皆可破。以其最初無羞恥衆，犯四重禁，破事已成。已破之者，無重破故。後二聖衆，破事無故。第九學人，餘應准説。言欲破者，提婆達多以愚癡故，心生異見，壞彼僧伽，於形相等改佛正則，自制五事謗三淨教，勸諸愚小習行邪法。言五事者，一、不食乳酪，犢子飢困故。二、不食魚肉，由斯殺生故。三、不噉於鹽，多有塵土故。四、不截衣纓，廢損織功故。五、不住蘭若，受房生福故。言興方便者，謂作破僧事。於破僧事堅執不捨者，既思衆破攝化門徒，自守邪宗多求惡黨。言莫欲破和合僧者，欲顯若破善衆定墮無間，若捨此心不受其罪。汝諸具壽應與僧和合者，謂衆多人別諫之語，或是僧伽、或僧伽所遣，雖無羯磨但以言遮令除惡見。言共住者，謂衣食利養同受用故。言歡喜者，善品增益各各情悦故。言無諍者，彼此見同共相愛樂無諍訟故。言一心者，心若散亂當令寂定，既得定已勤求解脱。言一説者，由契經等十二分教體無別故，亦是更互相教之義。如水乳合者，行與理順一相無差。大師教法令得光顯者，我染瞋癡善能調伏，令佛聖教得流通故。言安樂住者，謂四聖種現法樂住。依斯德故能獲勝果。言再三者，謂白四羯磨不廣不略，但齊二三。言諫時者，謂作法時。慇懃正諫者，明衆至心。隨教應詰者，詰其所以，遮其非理故。（《大正藏》卷二十四第546页）

【评说】令僧伽和合是戒律十种好处之一，僧伽指无耻僧伽、有耻僧伽、耻无耻僧伽、顺理僧伽、非理僧伽、理非理僧伽、未脱僧伽、已脱僧伽、脱未脱僧伽九种僧伽，和合指在形相、作业、戒、见、轨仪及以活命六方面做到统一。

提婆达多主张：不食乳酪（因为会令小牛饥饿交困）、不食鱼肉（因为吃鱼肉杀生）、不噉于盐（因为盐中多有尘土）、不裁剪衣服（因为会损坏织物浪费织布人的成果）、不住兰若（因为接受房子会贪图享受），在佛陀看来这种行为只是标榜品行高尚的表面行为，内心并没有出离欲望的动机，不值得奉行。

卷 第 五

【提要】佛陀为诸比丘说二不定法。

【原文】言畜人者，佛許何人得畜長衣？謂少財利人、或生來習樂、或從意樂天墮、或身多病苦、或多垢膩、或多蟣蝨、或多寒熱處、或營作人、或於衣服性多愛玩。由開長衣能攝念故，是謂畜人。言受處者。若出家人、或在家人，雖現貧窮性樂布施，不應從乞。設持來施亦不應受，恐闕乏故。若癲狂人施不應受，若知父母現在者應受。若矯詐人、博弈人、好鬪人、盜賊、屠膾、旃荼羅等，持物來施皆不應受，由多譏過壞淨信故。何等衣物苾芻應受？謂貴價緂，僧伽應畜，餘緂被帔苾芻得受。若在中國，諸皮裘衣及熊羆等皮，皆不應畜。是他物者受用無犯。若熟皮席應用，若在邊方聽苾芻受用諸皮。若作皮鞋底唯一重，若底穿者應補。齊何處是邊方耶？東至奔荼林，西至二窣吐奴村，南至攝伐羅伐底河，北至嗢尸羅山。（《大正藏》卷二十四第553-554页）

【评说】"若出家人、或在家人，虽现贫穷性乐布施，不应从乞。设持来施亦不应受，恐阙乏故。若癫狂人施不应受，若知父母现在者应受。若矫诈人、博弈人、好斗人、盗贼、屠脍、旃荼罗等，持物来施皆不应受，由多讥过坏净信故"，佛陀规定不得接受贫穷之人的布施，防止布施之人物资贫乏而不能支撑日常生活；不得接受癫狂之人的布施，若其父母在可以接受；不得接受狡诈人、博弈人、好斗人、盗贼、屠夫、旃荼罗的布施。旃荼罗是印度的贱民阶级，意译险恶人、执暴恶人等。

"若在中国，诸皮裘衣及熊罴等皮，皆不应畜"，佛陀规定不得储蓄裘皮及熊罴皮。

【原文】此限域外名曰邊國，内名中方。若於獵人邊得熊皮者，受取無犯。應安佛堂門下與諸苾芻坐，或常足蹑為明目故聖開受用。若在俗家得皮臥具，為利施主應坐勿臥。若患痔病及眼闇者，聽取熊皮應坐毛上，能蠲於疾。本因十二億耳苾芻，於中國開一重皮屩；由莫訶羅苾芻，復還制斷；為護臥具，復更開許。若底多重者，令俗人著已受用無犯。若革屣重底蹋時出聲，或如羊角或作雜花葉形，刺繡文彩在薜舍離，悉皆制斷。又諸象馬、師子、虎豹、豺狼之皮，並不應用，此諸獸筋不合縫物。凡是鞋履，或作菴頭擁前擁後，並皆不合；露指皮鞋，亦不應著。若寒雪國應著富羅；寒國謂是氷凍成凌。若在寺中大小行處，開著木屐，若在俗家著亦無犯。若麁芒鞋及竹葉屩，並不應著。若苾芻髀脚有熱血病，得著草鞋。若巧苾芻自欲綴鞋，應在屏處勿令人見，其錐刀作具聽畜無犯，是名受處。（《大正藏》卷二十四第554页）

【评说】"若患痔病及眼闇者，听取熊皮应坐毛上，能蠲于疾"，佛陀认为坐熊皮毛上能治疗痔疮、眼暗等病。

卷第六

【提要】佛陀为诸比丘说三十泥萨祇波逸底迦法。

【原文】言五種心者，一、知量；二、知間隙；三、知思察；四、知時；五、知數。言知量者，受用衣時知其新舊量度而用，徐徐緩牽勿使傷損，後求難得。言知間隙者，不可頻頻常著一衣，臭而疾破，可間用之。言思察者，心常思察此衣來處極難，非自臂力、由他施已，作報恩心，受用之時勿為非法。言知時者，寒熱適時受用合度，若乖時節自損損他，自損者不益己身，損他者福不增長。言知數者，十三資具足得資身，多畜貯求長貪廢業。（《大正藏》卷二十四第556页）

【评说】佛陀规定不能长时间只穿一件衣服，防止衣服变脏变臭危害人体健康。

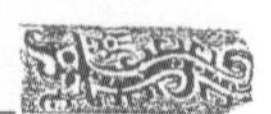

佛陀规定穿衣服应与天气变化相应，这样可以防止寒热之邪侵袭人体。

【原文】若衣須洗者，或時自洗、或遣門徒、或近事男、或近事女、或是可信浣衣之人，勿不用心，令衣有損。凡洗浣衣有五種利：除臭穢氣、蟣虱不生、身無瘙癢、能受染色、堪久受用。不洗衣者，翻成五失。著染色衣亦有五利：順聖形儀故、令離傲慢故、不受塵垢故、不生蟣虱故、觸時柔軟易將護故。過分浣衣有五種失：能令疾破故、不堪苦用故、受用勞心故、無益煩勞故、障諸善品故。著好染衣亦有五失：自長憍恣生他嫉心故、令他知是冶容好色故、能令求時多勞苦故、能障善品事故、過染損衣用不牢故。若過打時亦有五失，四過同前，五、過打損衣用不牢故。難陀苾芻過打衣故，佛言："受用衣者，不應打不極打。若於施主得極打衣，有好光色柔壞而用。仍不壞者，或置露中摩使光失，或可以水灑浸而用，若用僧伽物亦應如是。"有釋准此，總不聽打。又有釋云："若爾，但遮其打，何須云極打耶？"故知遮其過打，不遮其打。又復遣浣染打，遮非親尼不障餘者，即知衣有許打之義，如前所說。不依行者，咸得對說惡作之罪。(《大正藏》卷二十四第556页)

【评说】"凡洗浣衣有五种利：除臭秽气、虮虱不生、身无瘙痒、能受染色、堪久受用"，佛陀认为洗衣服有五种好处：除臭秽气、使比丘不生虮虱、使比丘身体无瘙痒、可以染色、能使衣服不易破损。但是佛陀认为洗衣服要适度，若过分洗衣有五种害处：衣服很快就破掉、劳力、劳心、容易使心情烦躁、不利于修行。

"著染色衣亦有五利：顺圣形仪故、令离傲慢故、不受尘垢故、不生虮虱故、触时柔软易将护故"，佛陀认为染色衣有五种好处：衣服和身形相符、远离傲慢、衣服不易脏、比丘不生虮虱、衣服摸起来柔软从而保护身体。

卷第七

【提要】佛陀为诸比丘说三十泥萨祇波逸底迦法。

【原文】佛在室羅伐城給孤獨園，時鄔波難陀苾芻為自身故，使織師織大白氎，持滿鉢食與彼織師，招世譏嫌，事惱同前，制斯學處。

"若復苾芻，有非親居士、居士婦，為苾芻使非親織師織作衣。此苾芻先不受請，便生異念，詣彼織師所作如是言：'汝今知不？此衣為我織。善哉織師！應好織淨梳治善簡擇極堅打，我當以少鉢食、或鉢食類、或復食直而相濟給。'若苾芻以如是物與織師求得衣者，泥薩祇波逸底迦。"(《大正藏》卷二十四第563页)

【评说】佛陀规定若比丘赠物给织师以求其为自己好好织衣得泥萨祇波逸底迦。

【原文】先不受請者，先不隨意許其取索。便生異念者，有四種念：一、念密緻，謂應好織。二、念鮮白，謂淨梳治。三、念精細，謂善簡擇。四、念光澤，謂極堅打。初言好織，亦兼廣大。言鉢食者，謂與五種珂但尼食、或與五種蒲膳尼食。言鉢食類者，謂以生穀米等。言食直者，謂與食價。此中犯者，從初勸作，乃至衣未入手皆犯惡作。若得衣已，便得捨墮。若不淨衣、或勸黃門二形作衣者，皆得惡作。(《大正藏》卷二十四第563页)

【评说】佛陀规定比丘不得有衣服密致、干净顺滑、精致、有光泽的想法，不得用珂但尼食、蒲膳尼食、生谷米等贿赂织师。珂但尼食指水果、植物的块茎等需要咀嚼的硬食。蒲膳尼食指饭、面食、鱼和肉等软食。

【原文】佛在室羅伐城給孤獨園，時六眾苾芻於安居中共分衣利，因生違惱，為受衣事，過限廢闕，譏嫌煩惱，制斯學處。

"若復苾芻，前三月雨安居，十日未滿，有急施衣，苾芻須者應受，乃至施衣時應畜。若過畜者，泥薩祇波逸底迦。"時勝光王邊境反叛，勑大將軍善劍令總師旅，伐彼不臣。是時將軍便入寺中，告諸苾芻："兵戈交戰形命難保，我今施衣，欲自親授。"時諸苾芻不敢受之，爾時將軍留衣而去，聚在一處，多被蟲傷。時諸苾芻舉以白佛，佛言："應受。受已應白二羯磨差具五德者為掌衣人。"

言十日未滿者，謂猶有十日，未至八月十五日。言急施衣者，有五種急難施衣：謂自遭病施、為病人施、欲死時施、為死者施、將行時施。又有釋云："急難施衣者，謂非時衣。"言應受者，謂合受衣時。言應畜者，謂五月一月。若不張羯恥那衣齊九月半，若張羯恥那衣至正月半，此是世尊開饒益事，過此而畜，咸得捨墮。若有五種急施衣時，隨受應分。若施主言："我欲自手而行施。"者，雖未至限亦應受之。無犯者，謂已差得掌衣人。若施主作如是語："可留此衣，待我還日，自手持施。"者，此不應分。實未分別，作未分別想疑，句數如上。隨意之後王為閏月者，應隨舊安居日而畜持之。(《大正藏》卷二十四第 563-564 页)

【评说】"言急施衣者，有五种急难施衣：谓自遭病施、为病人施、欲死时施、为死者施、将行时施"，佛陀规定五种紧急情况下可以接受他人布施的衣物：布施者自己生病、布施者为生病者布施、布施者将死之时、布施者为死者布施、布施者将要离开时布施。

【原文】"大德僧伽聽！此苾芻某甲於此住處界內或前或後三月夏安居。此苾芻某甲今欲守持齊四十夜出界外，為僧伽事故，此人今夏在此安居。若僧伽時至聽者，僧伽應許僧伽今與苾芻某甲四十夜。此苾芻某甲守持四十夜出界外，為僧伽事故，此人今夏在此安居。白如是。""大德僧伽聽！此苾芻某甲於此住處界內或前或後三月夏安居，此苾芻某甲今欲守持齊四十夜出界外，為僧伽事故，此人今夏在此安居。僧伽今與苾芻某甲四十夜，此苾芻某甲守持四十夜出界外，為僧伽事故，此人今夏在此安居。若諸具壽聽與此苾芻某甲四十夜，此苾芻某甲守持四十夜出界外，為僧伽事故，此人今夏在此安居者默然；若不許者說。""僧伽已與苾芻某甲四十夜法，此苾芻某甲守持四十夜法出界外，為僧伽事故，此人今夏在此安居竟。僧伽已聽許，由其默然故，我今如是持。"若與二三人作羯磨時，隨名牒作。律毘婆沙中作如是說，得羯磨已。更對一苾芻蹲踞合掌作如是說："具壽存念！我苾芻某甲於此住處或前或後三月夏安居。我苾芻某甲，僧伽已許守持四十夜。我某甲今守持四十夜，當出界外，我於今夏在此安居。"三說。眾事既爾，餘亦同。然極多唯得四十夜，不應過。如世尊言："多在界內少在界外，是故但守持四十夜。重請七日去者，應計日數，亦不得過四十夜。若有命難等不還本處，非破安居。"若於乞食、病藥所須及看病者有廢闕時，亦隨意去。若有女人男子及黃門等到苾芻所，現非法相，如斯等處亦不應住，若有染心請喚苾芻亦不應往。又有八難事：謂王怖、賊怖、人非人怖、猛獸、毒龍、水火怖處，此不應居。設出界外逢此難時，不還無犯。若房舍恐有隤壞為損惱者，去亦無犯。若從法部向非法部，經明相者，便失安居。若有同意苾芻欲破僧伽，應守持七日，往彼遮諫，其日雖盡不還無犯；若不往諫得越法罪。然諸苾芻安居之處，皆須灑掃塗拭令淨，若不爾者得惡作罪，復令施主福不增長。於安居中有三事應作：

一、修造事；二、分衣事；三、羯恥那衣事。寺中上座應當獎勸修營之人。若自要心向彼安居，後悔不去得惡作罪。(《大正藏》卷二十四第 565 页)

【评说】“若于乞食、病药所须及看病者有废阙时，亦随意去。若有女人男子及黄门等到苾芻所，现非法相，如斯等处亦不应住，若有染心请唤苾芻亦不应往。又有八难事：谓王怖、贼怖、人非人怖、猛兽、毒龙、水火怖处，此不应居。设出界外逢此难时，不还无犯”，佛陀规定在下列情况下比丘出结界不犯戒：乞食、须要看病抓药、有人在结界内现非法相、有染心者唤比丘、王、贼、非人猛兽毒龙水火危害生命。结界指划定一定区域，僧侣在其中进行布萨、进食等活动。

【原文】有四種隨意：謂一說、二說、三說及以眾作。若患痔病不能久坐、或曬臥褥風雨將至、或時施主持利養來、或為聽法、或為除諍，由斯等事夜分將終、或為王等八難事至，應須一說；若難遠應作二說；若無事者，徐徐三說。若有大怖將至，即應兩兩作對首法一說而去，應如是說：“具壽存念！今十五日應為隨意，現有如是恐怖事來，不暇和合共作。若於後時與眾和合，當共彼和合眾為隨意事。”若有犯波羅市迦，應先除擯方為隨意。若犯餘罪如法悔已，然後作法，應對同見之人。何謂同見？謂於大師制聽之事，其見皆同者，名為同見。若隨意苾芻當時根轉者，不成隨意。詰問罪時，若前人語移轉者，此不須詰。若如實言定引罪者，應可詰之，即如所犯而治其罪。若於罪輕重有疑，應問善三藏者取決斷已依事治之。若有鬪諍徒黨來者，方便令去後作隨意。此中犯者，若前安居者，如前時節應求應畜，違便獲罪。若後安居者應隨其意、或前或後而求覓之，乃至八月盡持用無犯。若預前求者，得一墮罪，此物應捨；若過後持，復得墮罪，但有一捨。非時非時想疑，並泥薩祇。二輕、二無犯，准上應說。若是不應淨物及以踈薄、或兩人共乞及持用者，得惡作罪。若未閏時求得衣後，雖閏月畜，亦無犯。(《大正藏》卷二十四第 566 页)

【评说】随意又称自恣，佛教一种修行制度。佛教规定在夏安居期满之日，举行全僧团的集会，邀请别人揭发自己犯戒之过错，也可以检举他人的过失。凡有过失者，应当众忏悔，忏悔后则清净，自生喜悦，因此称为自恣，是一种相互监督的制度。

“若患痔病不能久坐、或晒卧褥风雨将至、或时施主持利养来、或为听法、或为除诤，由斯等事夜分将终、或为王等八难事至，应须一说”，佛陀规定若比丘患痔疮、晾晒被褥时恰巧风雨将至、施主来布施等情况下可以只作一次告白和忏悔。

【原文】苾芻身死，看病之人，若出家五眾及餘俗人，隨在何處，若病苾芻死，於亡人物中應用六物賞瞻病者以報其恩。言六物者，三衣、鉢、坐具、濾水羅，計功量授。若苾芻病作如是語：“我死之後可持此物與彼人。”者，是俗人法不成囑授，此物應分。對面授者便為善與。其死屍應焚燒，供養誦經事了，然後分物，若異此者得惡作罪。若亡人寄物，即於物所在處僧伽共分。若知事苾芻身亡之後，所有資生與三寶物共相雜亂不可簡別者，此死人物三寶共分。若人在界內作界外想疑，共分衣者得越法罪，應須盡集。若苾芻寄物與他，兩俱命過，其掌財者應作法守持隨意受用，餘如廣文。若一苾芻獲得大眾安居利物，即應受取，然受之時，應為心念守持言：“此衣今至，是現前僧伽合得，是可分物，現前僧伽合分受用。既無大眾，此衣是我應受，我今守持。”未守持時有人來者，應與分；若不與者得惡作罪。界內得衣持向界外共分，無盜心者得惡作罪；若有賊心便得盜罪。若夏中利物，破夏者不應受分。施衣時雖過，有施夏衣亦應受取。若是衣時有對面利，未有夏人亦應同受。若苾芻、苾芻尼二部僧伽俱設食已，施主持物來不向上座前者，應問施主方可分之。若本為苾芻而興供養，二部食訖，持物置上座前，此應中半而分。若苾芻身為眾事夏內出行，身雖不在，夏利應取。安居之人若前若後，及坐過半者，所有夏利悉皆合與。(《大正藏》卷二十四第 568 页)

【评说】佛陀规定患病比丘死后应将六物送给看护之人以报其恩，其他之物平均分给其他比丘。六物包括：三衣、钵、坐具、滤水罗。

卷 第 八

【提要】佛陀为诸比丘说九十波逸底迦法。

【原文】爾時薄伽梵在王舍城竹依園中，由畢隣陀婆蹉依止弟子受惡觸藥，行與飲食更相雜糅或自類相染，亦復不知此等諸藥何者應捨？何者不應捨？時與非時隨意食噉。因病藥事煩惱同前，制斯學處。

如世尊說："聽諸病苾芻所有諸藥隨意服食，謂酥油糖蜜，於七日中應自守持觸宿而服。若苾芻過七日服者，泥薩祇波逸底迦。"(《大正藏》卷二十四第 569 页)

【评说】佛陀规定生病比丘在七日之内可以随时服用酥油糖蜜，七日之后不可服用。

【原文】言如世尊說者，謂於毘奈耶中說醫藥處。言世尊者，舉教主也。病有二種：一、主病；二、客病。由此常應於食噉時作療病想，然後方食。(《大正藏》卷二十四第 569 页)

【评说】佛陀认为病有主病、客病之分，何为主病何为客病经文未做详细解释。

【原文】因明瞻病所有行法，若鄔波馱耶、若阿遮利耶，若親教弟子、若依止弟子、同鄔波馱耶、同阿遮利耶及親友知識，當於病者好心瞻視。若無依怙，此應合眾共看、或作番次。若同界者，日應三迴往問。看病之人於病者處置諸坐物，令問疾者坐，諸問疾人不應久住。若病人貧無藥直者，師主知識等應為辦之、或施主邊求、或用僧伽物、或窣覩波物、或幡蓋等莊嚴之具，依價賣之以供藥直。若後病差應償，若無力者不還無犯。大師之子是父財故，若看病苾芻供給病者，除性罪已，餘皆應作。若病者命欲終時，其看病人應移病者，置私臥具上善為方便，勿令瞋惱。若索衣鉢等，應急呈現。身亡之後所有喪事，若亡者無物，用僧伽物；或看病人為病者乞。若有病人為病所困，便將衣鉢隨處布施，其受施者不應即分，應於餘日問其進不？若重索者應還，若言不取者應分。然諸病人及瞻病者，所有行法隨教應作，不依行者得惡作罪。(《大正藏》卷二十四第 569 页)

【评说】佛陀规定若有人生病，与其亲近的亲近师、轨范师、亲教弟子、依止弟子及亲友善知识应用心看护；若病者没有亲近之人，众僧应一起照顾病患，同界内的人应一天问候病患三次。此项规定可能是出于对病者心理的照顾。看护之人应在病室里设立供探视者的座位。看望病人时间不宜过久。若病人因贫穷不能买药时，旁人应出钱为其买药或代之卖掉僧伽、幡盖等物换钱来买药，比丘病愈后应偿还，若比丘无力偿还者不犯戒。

若病者命终则看护之人应将病人移置于病者卧具之上，若病人索要衣钵，应赶快拿给病人。

受施者对于患病比丘所布施之物不应立即分掉，若日后比丘索回应归还，若比丘不索回

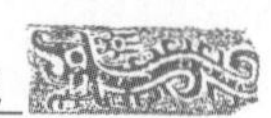

则可以处理掉。

【原文】言隨意者，謂隨順病人所宜之事。言服食者，謂聽噉嚼。言諸藥者，總有四種：一、時藥；二、更藥；三、七日藥；四、盡壽藥。然此四種皆能療疾，並名為藥，病者所須非無病者。即此四種服食之時，皆應先作療病心已，然後受用。(《大正藏》卷二十四第569页)

【评说】佛陀将诸药分为：时药、更药、七日药、尽寿药四种，因在中午前食用故称为时药。

【原文】言時藥者，謂五正食：一、麨；二、飯；三、麥豆飯；四、肉；五、餅及五嚼食等。此並時中合食，故名時藥。(《大正藏》卷二十四第569页)

【评说】时药即五正食：麨、饭、麦豆饭、肉、饼及五嚼食。

【原文】除此八已，若橘柚、櫻梅、甘蔗、糖蜜等，亦聽作漿。味若甜者，應知醋及醋漿醋果，依夜分齊故，名更藥。(《大正藏》卷二十四第569页)

【评说】橘柚、樱梅、甘蔗、糖蜜等物做的浆及醋、醋浆、醋果也是更药。

【原文】言七日藥者，謂酥油、粆糖及蜜。(《大正藏》卷二十四第569页)

【评说】七日药即酥油、沙糖、蜜，在患病后的七天之内可随时服用。

【原文】言盡壽者，有其五種：謂根、莖、葉、華、果。根謂菖蒲、薑、藕鬚。莖謂天木、旃檀。葉謂瓜葉、楝葉。華謂龍華、蓮華。果謂訶梨得枳、菴摩洛迦、鞞醯得枳、胡椒、蓽茇。(《大正藏》卷二十四第569页)

【评说】尽寿药即取植物的根、茎、叶、花、果五种部位入药。根药如菖蒲、姜、藕须，茎药如天木、旃檀，叶药如瓜叶、楝叶，以花入药的如龙花、莲花，果实入药的如诃梨得枳、庵摩洛迦、鞞醯得枳、胡椒、荜茇。

【原文】又有五種黏藥：一、阿魏；二、烏糖；三、紫礦；四、黃蠟；五、諸餘樹膠。(《大正藏》卷二十四第569页)

【评说】五种黏药：阿魏、乌糖、紫矿、黄蜡、其他树胶。

【原文】又有五煎灰藥：一、穬麥灰；二、穬麥芒灰；三、油麻根灰；四、牛膝草灰；五、諸餘雜灰。此等諸灰水淋煎之，隨意應用。(《大正藏》卷二十四第569页)

【评说】五煎灰药：穬麦灰、穬麦芒灰、油麻根灰、牛膝草灰、诸余杂灰。此等诸灰水淋煎之，随意应用。

【原文】又有五種鹽藥：一、先陀婆(因河為名)；二、昆鄧伽(因水為名)；三、騷跋折攞(因山為名)；四、鶻路磨(因地為名)；五、三沒達攞(煮海為之)。(《大正藏》卷二十四第569页)

【评说】五种盐药：先陀婆(因河为名)、昆邓伽(因水为名)、骚跋折椤(因山为名)、鹘路磨(因地为名)、三没达椤(煮海为之)。

【原文】又有五種澁物藥：一、菴摩洛迦；二、訶婆；三、瞻部；四、失利灑；五、高苦薄迦（此並樹名，東夏既無，不可翻也）。斯等咸是舉類而言，若更有餘用皆無犯。（《大正藏》卷二十四第569-570页）

【评说】五种涩物药：庵摩洛迦、诃婆、瞻部、失利洒、高苦薄迦（此並树名，东夏既无，不可翻也）。若用其他涩药不犯戒。

【原文】時藥者，謂於時中食噉，不許非時。若苾芻等病困，餘藥不除，醫令與食者，應在屏處非時噉食，無犯。然此四藥各隨強勢而服用之，謂前前強、後後弱，時長是弱、時促為強。若後三藥與初相雜者，應隨勢而服，後二隨一、後一隨一，時過分限皆不應服。若烏鵄、鵰鷲、白鷺、鵂鶹、象馬、龍蛇、獮猴、犬狢、食屍禽獸，並不應食。若皮是不淨，其肉筋骨亦皆不淨。不食彪殘及以人肉。若食人肉得窣吐羅罪。凡行食時，若有肉食，上座應問："此是何肉？"觀彼答已，知是合食，方可食之。若上座不言，次座應問，若不問者俱得惡作。有三種肉是不應食：若見、若聞、若疑，為我殺害而噉食者，得越法罪。或有病人醫處方藥，隨病所宜聽食人肉。若性不便見時變吐者，應以物掩目令其噉食。食了除去，安餘美膳方解掩物。其肉，應令敬信之人於彼屠處而簡取之。不應飲人乳，作藥服者無犯。（《大正藏》卷二十四第570页）

【评说】佛陀规定时药只能在中午以前食用，若生病后其他药不能治疗，医生令其服用时药则应在隐蔽之处食用。不应食用乌鵄、雕鹫、白鹭、鸺鹠、象马、龙蛇、猕猴、犬狢、食尸禽兽等动物的肉，若食用专门为自己杀害的动物之肉得越法罪，除非作为药物不能饮用人乳。

【原文】有五種人聽於小食時食五正食：一、病人；二、看病人；三、客初來至；四、將欲行者；五、守寺人。若在儉時，於小食上亦聽食飯。若寺內無淨地處與食同宿，內煮自煮皆不應食，惟除儉年。若煮飯欲熟，魚肉、果菜其色變，常煎乳三沸。若無淨人，溢時須觸者，食之無犯；若不食者應施貧人。若先有施主設食之時，後更有人持飯來施，問先施主方可受之。若有施主稱三寶名，以衣食等施苾芻者，應返問彼："所云佛陀即兩足尊耶？"若云："如是。"便不應受。若彼報云："仁即是我佛陀者。"應受。達摩、僧伽准此應問。凡於食處塗拭令淨，地敷淨葉不應足踏葉上。若至牧牛人處乏少水者，酪漿飯汁洗足無犯。或於俗家已足食竟，若有餘食更欲食者，即用前受重食無犯。若須殘食應自持去。若施主持食别在眾前，施心已成，事急須去，無人授者，苾芻應作北洲想，自取而食。菴沒羅果，核未成者不應食，若核成者無犯。（《大正藏》卷二十四第570页）

【评说】佛陀规定病人、看护病人的人、刚来寺院的客比丘、将要远行的人、守护寺院的人可以在小食时间食用五正食。

佛陀十分注重饮食卫生，规定煮饭时应观鱼肉、果菜颜色之变化从而探知食物生熟；食处应干净；庵没罗果核未成者不应食。

【原文】又更藥者，有六種醋物：一、大醋；二、麥醋；三、藥醋；四、小醋；五、酪漿；六、鑽酪漿。此等醋物飲用之時，應以少水渧之作淨，絹疊羅濾色如竹荻，時與非時病及無病隨意飲用。大醋者，謂以粆糖和水置諸雜果、或以蒲萄木檻餘甘子等，久釀成醋。麥醋者，謂磨纊麥等雜物，令碎釀以成醋。藥醋者，謂以根莖等藥酸棗等果漬之成醋。小醋者，謂於飯中投

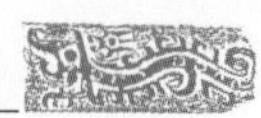

熱饋汁及以飯漿，續取續添長用不壞。酪漿者，謂酪中漿水。鑽酪漿者，謂鑽酪取酥餘漿水是。若粆糖以水和者，體若未變，應加守持為七日藥。諸雜果等欲作漿者，若時中受取，淨手搦碎水和澄清，但持中飲；若在非時自料理者，聽非時飲；若令未近圓人作者，時非時得飲。若欲作漿齊更飲者，時中料理，時中受取，對人加法至初夜盡自取而飲；若過此時便不應飲。時中飲者隨濾不濾，非時飲者必須澄濾。其六醋物准此應知。（《大正藏》卷二十四第570页）

【评说】佛陀时代有六种醋物：大醋、麦醋、药醋、小醋、酪浆、钻酪浆，这六种醋应过滤后使用。大醋即将各种杂果或者葡萄、余甘子等物放入掺有砂糖的水中久酿成醋。麦醋将䵃麦等杂物，碎酿以成醋。药醋即将药酸枣等果浸入水中酿制成醋。小醋即于饭中投热饭汁酿制成醋，随用随添热饭汁。酪浆即酪中浆水。钻酪浆即钻酪取酥后剩下的浆水即是钻酪浆。

【原文】又七日藥者，一受已後作法守持，齊七日內食之無犯。若有病緣非時須服，欲求他授復無淨人，應七日守持、或時隨路自持而行。有五種人得守持七日藥：一、行路人；二、斷食人；三病人；四、守護寺人；五、營作人。作粆糖團須安麨末是作處淨，非時得食。行路之時，若以粆糖內於米中，手拍去米應食。若置麨中，應以水洗；若黏著者，竹片刮除重以水洗，食之無犯。若不能令無染涉者，先水洗已手挼令碎，投以淨水將物濾之，不由此染便成染過，非時得飲。然此糖等，時與非時、病及無病食皆無犯。應知更藥及以盡壽，類此應知。許五種脂時中煮熟，濾使淨潔，從他受取作法守持，乃至病差隨意應服。雖復病差亦得畜持，擬為餘人須者應與，或可安在瞻病堂中，若有須者任彼服用，若不爾者得惡作罪。不如法脂不應噉食，若塗身灌鼻及以揩身者無犯。甘蔗、牛乳、油麻及肉，若苾芻非時受取非時料理，雖濾守持並不應食。若蜜以水滯淨，時與非時隨意應食。有智猨猴、智馬、智象及以師子虎豹等脂，用塗足者，得惡作罪。又盡壽藥者，若患疥者應用前五種澀果陰乾擣末，以水熟煎，先揩疥瘡，後將汁洗。若病差已同前五脂，餘盡壽藥隨病所須，如藥事中說。（《大正藏》卷二十四第570页）

【评说】佛陀规定七日内食用七日药无犯。有五种人可以食用七日药：赶路的人、正在断食的人、病人、看护寺院的人、劳作的人。

若将砂糖团纳于米中，食用时应用手拍去米；将砂糖纳于麨中应用水将麨洗去；若黏附了其他东西应用竹片将黏着物刮去，用水洗净。若沙糖洗不干净可以先用水洗下，然后用手掰碎，投入水中将杂物滤去，这种砂糖无论什么时间、生病与否都可食用。更药和尽寿药也应该这样。

五种脂类煮熟，滤净，直至病愈都可服用。病愈后可将脂放在看病堂等地方，赠予有需要的其他人服用。脂类未煮熟或未滤净不可食用，但可以涂身灌鼻。

甘蔗、牛乳、油麻及肉，比丘在规定时间以外可以接受或保存，但不能食用；若蜜滤净后可以随时食用；不可以用智猨猴、智马、智象及以狮子虎豹等的油脂涂足。

经文还记载了用庵摩洛迦、诃婆、瞻部、失利洒、高苦薄迦五种果阴干后捣成末，用水煎熟，取清汁洗疥疮。

【原文】若患眼者，醫人處方，用五安膳那注眼者無犯（但是眼藥咸名安膳那也）：一、華安膳那；二、汁安膳那；三、末安膳那；四、丸安膳那；五、騷毘羅安膳那。若病差安置亦同前法。若是華藥安盆器中，汁藥安小合內，末藥置在筩裹，後二安置帒中，或可以物裹而繫之，不依教者得越法罪。不應為嚴身故莊注其眼，應畜二種注眼藥鎚：一、熟鐵；二、赤銅。凡曝藥時或陰乾、或日曬，天雨將至，無未近圓人自收無犯。若藥相雜，簡取應用。若有病緣，醫人教服非常藥者，亦應服之。為消諸毒故，令信心者為取。此有四種：一、新生犢子糞尿。二、掘路陀樹灰、或菩提樹灰、或烏曇跋羅樹灰。三、甘草灰。四、入地四指，取其下土四事和擣、或塗或服。若苾芻無病，蒜胡葱澤蒜並不應食，為病服者無犯。凡食葷辛應知行法，若服蒜為藥者，僧伽臥具大小便處咸不應受用。不入眾中、不禮尊像、不繞制底，有俗人來不為說法，設有請喚亦不應往，應住邊房。服藥既了，更停七日待臭氣銷散，浴洗身衣並令清潔，其所居處牛糞淨塗。若服胡葱應停三日，澤蒜一日。若欲停貯先陀婆鹽者，內牛角中還將角合，或以蠟裹能令不銷。問："頗有一物成四藥耶？""有，謂甘蔗，體是時藥、汁為更藥、糖為七日、灰為盡壽。"自餘諸物類此應知。此四藥中或不受不守持、或受而不守持、或守持而不受，咸不應食；若受而守持者應服。若於寺界內不淨地中有果樹者，子不合食。若淨地生、墮不淨地，若經宿者亦不應食。若淨地果樹還落淨地，雖復經夜應食。諸有制聽不依行者，隨一一事得惡作罪。(《大正藏》卷二十四第570-571页)

【评说】文中记载了五种眼药(眼药统称安膳那)：华安膳那、汁安膳那、末安膳那、丸安膳那、骚毘罗安膳那。

对于诸药的保存，经文中做了详细规定：花药安置在盆中、汁药储存在小盒中、粉末状的药放在桶中、丸和骚毘罗放在袋子中或包裹后存放。

当时用熟铁、赤铜制作的药槌来给眼睛上药。

在药物暴晒、阴干时，天气变化、阴雨将至时，未接受具足戒的比丘帮助收药，不犯戒。

因为治疗疾病的需要，患病比丘可以服用医师吩咐的特殊药物。

佛陀时代用四种灰消毒：新生犊子粪尿、掘路陀树灰或菩提树灰或乌昙跋罗树灰、甘草灰、地表四指以下的土加工后。这四种解毒药可以口服也可以涂抹在身上。

佛陀规定比丘不可服用蒜、胡葱、泽蒜，生病比丘可以服用。

若生病比丘服食蒜等荤辛物后，卧具和大小便都有异味，应注意回避，不参加集体活动和宗教活动。停止食蒜后七日才能消除异味，然后洗净衣物消除异味。若服胡葱停服三日，泽蒜停服一日后才能消除异味。

先陀婆盐可以储存在牛角中或用蜡裹保存。

佛陀已经认识到甘蔗的多种用途：体是时药、汁为更药、练成的糖为七日药、烧成灰为尽寿药。

【原文】於藥所須器具雜物亦皆聽畜，謂函杓、大鉢、吸咽鼻筩。此筩法，長十二指，應以鐵作，或一筞、雙筞，吸咽入鼻可治諸疾。飲藥銅盞、貯藥之合、承足小枯斯等器物，咸不得以寶作。若須煖水應作鐵鎚，安鼻著鎖燒令極熱，投之於水。先置淨水、次安觸水，病人浸身。聽畜鐵槽及木槽等，煎藥所須用銅鐵釜。若營作時所須釜鑿鎌刀器物，杵石并軸須塗足等油及油器，此並應畜。器有三種：大者一抄，小者半抄，此內名中。諸雜類人既出家已，不應輒顯昔時技業，亦不得畜工巧器具。若先是醫人，聽畜針筩及盛刀子帒；若先書人，聽留墨瓶。(《大正藏》卷二十四第571页)

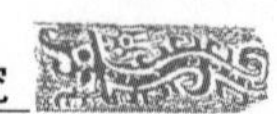

【评说】佛陀时代已有函杓、大钵、吸咽鼻桶等专用药具。

其中吸咽鼻桶为铁质，长十二指，有一孔或双孔。佛陀认为吸烟入鼻可治疗各种疾病。

经文中用暖水浸身以疗疾病，暖水是通过将烧热的铁锤放入水中使水变热。

佛陀时代用铜铁锅煎药。

【原文】為寒熱故，開皮革屣。若有棘刺沙礫之處，底應二重，足柔軟者不令生苦，乃至六重過便不合，富羅頂帽聽著無犯。又寒雪國著立播衣及厚大帔，隨意披服。為除極熱聽畜諸扇。此有二種，謂多羅葉及以衣角、或復竹等，並不應寶作，亦不用寶釘校雕裝。為遮蚊蟲聽作拂扇，或用麻紵白氎破衣諸葉，其馬尾等不應為拂，若為僧伽受取無犯。為持瓶鉢聽畜網絡，若患肩痛應挂杖頭荷之而行。(《大正藏》卷二十四第571页)

【评说】佛陀规定根据气温的变化可以穿皮制鞋子，在棘刺沙砾之处行走应穿厚鞋底的鞋子；若天气寒冷可以穿厚衣服，天气热可以使用扇子；可以做拂扇以防蚊虫；若患肩痛可以挂杖头用来捶肩。

【原文】有二種人開許乘輿：一、謂老弱；二、謂病苦。諸有病人聽帶雜香及香塗身，不應入眾及為俗人說法，設有請喚亦不應往。若後病愈，並應除棄香熏之衣，咸須淨洗并身沐浴，方可如常。無病為者得惡作罪。或有信心以馨香物持來奉施，宜應受取安在床頭、或塗戶扇時以鼻嗅，能令眼明；華亦如是。或時施主請食之時，以諸塗香塗苾芻足，應受勿遮，食了之時即應洗去。若復有時為講誦故，踞師子座几案承足，案有塗香應將物替，方以足躡。餘義已了。(《大正藏》卷二十四第571页)

【评说】佛陀规定允许老人、体弱、生病之人乘坐车舆。患病比丘可以身上涂香或者携带香，但不能入僧团、不能为俗人说法，有人请也不能往，若病愈后应除去有香味的衣服并沐浴。治疗时宜将馨香之物安放在床头或涂在户扇上，用鼻嗅以明目。

【原文】言諸藥者是總摽，言此中所論但唯七日。言酥者，是牛羊等。摽油者，謂苣藤蔓菁及木樒等，并五種脂，如法澄濾。蜜謂蜂蜜，糖謂蔗糖。此中酥者，亦攝生酥；糖攝石蜜。然諸病緣不過三種：謂風、熱、痰癊。此三種病，三藥能除。蜜及陳沙糖能除痰癊，酥與石蜜除黃熱病，油除風氣。稀糖一種能除三病。言七日者，舉其極時，中間多少隨意服之。言應自守持者，謂在時中先淨洗手受取其藥，對一苾芻置左手中，右手掩上作如是說："具壽存念！我苾芻某甲有是病緣，此清淨藥我今守持，於七日內自服，及同梵行者。"如是至三。應知盡壽及以更藥，皆准此法而守持之。言觸宿而服者，謂得自觸共宿而食，不須更受。時、更、盡壽未越期限，皆無自觸等過。藥有二種：謂時、非時。從旦至中名之為時，過中已後總名非時，時與非時聽食無犯。言若過食者，八日已去名之為過，服食生犯故。(《大正藏》卷二十四第571页)

【评说】佛陀时代的酥即牛羊奶制成的酪及生酥。蜜指蜂蜜，糖指蔗糖或石蜜。

佛陀时代认为病因分为：风、热、痰癊。蜜及陈沙糖能除痰癊，酥与石蜜除黄热病，油除风气，稀糖能除风热痰癊三病。

药有二种：时、非时。从早晨至日中为时，日中以后名非时。

【原文】此中犯者，若苾芻須酥藥等，或一、或多、或月一日、或於餘日得而守持，於七日中應服。若日欲滿，或時全棄、或與淨人、或與餘人、或求寂、或塗足等用，若異此者隨有少多，至八日時得捨墮罪。若月一日守持七日藥或一或多，至第二日更得餘藥，亦復守持隨意應食，至日欲滿准前處分。若不爾者，至八日時盡泥薩衹。如是乃至第七日得，由初日染，咸犯捨墮。既守持訖，應生心念："我此藥七日當服。"若不標心服食，咽咽得惡作罪。若不須滿七日，欲少日守持者，可隨日而稱，此據極時故。言七日日滿作滿想疑，得泥薩衹。不滿作滿想疑，得惡作罪。不滿不滿想、滿不滿想無犯。為好容儀或著滋味、或求肥盛、或詐偽心服食諸藥，皆惡作罪。受七日藥正服之時，應告同梵行者，作如是語："我已一日服藥訖，餘六日在，我當服之。"乃至七日皆應准知。(《大正藏》卷二十四第571-572页)

【评说】佛陀规定酥药应在七日内服，满七日时应全部丢掉或赠送给他人或涂足等。为了满足口欲假借患病服食酥等食物为犯戒的行为。

卷第九

【提要】佛陀为诸比丘说九十波逸底迦法。

【原文】言種子村者，種子之村，名種子村，村是聚義。種子不同有其五種：一者根種，謂香附子及薑芋等，因根生故。二者莖種，謂菩提樹及石榴等，因莖生故。三者節種，謂甘蔗竹等，因節生故。四者開裂種，謂桃杏豆等，種子開裂芽乃生故。五者異子種，謂穀麥等異類諸子是也。又釋，穀麥等亦因開裂方乃生芽，是開裂種攝。其異子種者，如因牛角能生荻等、或因羊毛而生青稊，於牛糞聚生青蓮華，從異類生，名異子種；或云子子種，從子生故。言有情村者，謂是林薄諸有鬼神鳥獸等稟生命者託之而住，猶若人村。言有情者，謂諸禽獸、蚊蝱、蛇蠍及蜂蟻等。言及令他壞者，壞是拗拉拔掘斬截摧傷之總名也。若苾芻於諸種子及生草木，有種子生草木想或復生疑，而以刀爪及持甎石、水火、杵木、灰汁、沸湯、或是水生出令乾死、或牽柴所損、或經行處以足踏傷，隨以何緣、或自或他，故為壞損者，皆得本罪。若不傷者，得惡作罪。若於前境別別損壞，隨有所損，皆得墮罪；於多方便皆得惡作。若以一方便壞多種者，得一惡作、得多本罪。若多方便損一種者，翻上應知。於餘學處望境望心論因果罪，准此應說。若樹葉新生及皴朽皮、若華已開、或萎黃葉、或成熟果，損落此者，皆得惡作。若活根、若青葉、若生皮、華未開果未熟者，皆得本罪。若青苔浮萍等水中搖動，咸得惡作；舉出水時，便得本罪。若地甎石有綠苔生蛇蓋菌等而損壞者、或竿笐瓶衣生白醭而受用損動者，咸得惡作。令他拂淨者，無犯。諸有情村有生命居者，隨損得罪。窠未生卵、或時毈壞，除者無犯。若欲移諸生命者，應極詳審勿令傷損。若行動時，及有牽曳、傾瀉湯水并灑掃時無損害心，雖損無犯。(《大正藏》卷二十四第577页)

【评说】佛陀时代将种子分为五种：根种、茎种、节种、开裂种、异子种。根种如香附子、姜、芋等。以茎为种子如菩提树、石榴等。以节为种子如甘蔗、竹等。以开裂出的芽为种子的如桃杏豆等。以异子做种子的如谷、麦等。

有情即禽兽、蚁虻、蛇蝎、蜂蚁等一切有生命之物的总称。

佛陀规定诸比丘不得破坏种子、草木，也不得有破坏之心。

【原文】用僧敷具所有行法，今次當說。若諸敷具與毒物相雜、或脂油等之所霑污，不應

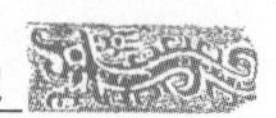

受用。若不能防護無儭物者，不應與敷具。於諸敷具有水火等八難事至及猛獸等緣，咸須囑授而去；若難緣近者棄去無犯。若有彫彩雜色莊畫敷褥，僧伽應畜，别人不應畜。若有施主設供之時遣令坐者，愍施主故，暫坐非犯。凡彩畫物若無儭替，不應坐臥；若多損壞坐亦無犯。但是僧伽被褥衣服，不應在空露處披臥、或冒雨住、或出外遊行，亦不應急走，及洗染衣并熏鉢等。諸餘作務不往大小行室、不向食厨，不應露體輒便披著，應加襯替徐徐受用。於五處存意勿使損傷：或牽、或推、或烟、或塵、或垢。凡是僧伽所有衣服，不將餘物而襯替者，不合受用。其所替物、或兩重或多重，亦非疎破。若有不淨霑污，尋即應洗。苾芻癩病，應住下房，與下敷具，不能自濟給供侍人。若用僧伽敷具有損壞者，不應默然捨不料理。有破穿處，應須縫補。若斷壞者，應為連接。若不堪修補者，用充燈炷、或為拂掃、或斬為泥及和牛糞，用塗牆壁、或填孔隙，令施福增。門人弟子每於月八日、十五日、二十三日、月盡日，應觀師主臥具拂拭曬曝。若不為者，咸得惡作。若無門徒自須料理。有賊等怖，僧伽衣物不應輕棄，堪受用物應持將去，持者自用。若後怖除，應還本處，敷臥具處先灑汷掃，令其淨潔，復以故衣更須拂拭，先安席已，方置氈褥氍毹等物，應用敷座及敷經行，應數補洗，為護經行物故。修定苾芻其足三日一度塗油。少年苾芻染衣之時，坐眾枯座。老者來至不應令起，恐廢事故。又眾食處他人先至，已坐受食不應令起，下至請鹽及取草葉，即名受食。亦復不應非其坐次輒便受食，若客創至不應准其大小，令主人起而論次第。若於坐處起經行時，應以僧脚崎、或將偃帶而記其處。僧伽所有編織坐床，求寂不應輒坐，以物覆者聽；若善用心無覆應坐。凡聽法時，苾芻尼來編織坐床，亦不令坐；若離欲者，夜聽法時應與令坐。諸苾芻夜聽法時，不應與尼及俗人、求寂同一氈席相近而坐，授學之人亦不同座，有難緣者非犯。無夏苾芻不應共三夏者同座而坐，一夏者不與四夏者同座。若二夏已去共大三夏者皆得同座。若白衣舍處所迮時，雖鄔波馱耶同座非犯，於一床上乃至三人亦聽同坐。若大木枯聽二人同座，小方座者但一人坐。在道路行借得臥具，咸應均分，理無獨用。若多得者别别與之。若一被者，隨彼眠人普皆通覆。施主被帔意為多人，不應獨披經行；若是私衣披行無犯。不應一床二人同臥，有慚愧者無犯。若在行途得大床大帔，中間衣隔同臥非犯。不重壘木枯而坐。若有施主以衣物布地，延請法眾願為蹈者，苾芻應生愍念起無常想蹈之無犯，為令外道生信敬故。若有施主，為請眾僧須席褥時，眾物應借。若自送來者善，若不爾者應鳴健稚，令門徒等更相率勵往彼取之。若施主自有私緣借褥席者，亦應與之。令一苾芻隨去守護，應在一邊自為念誦。若事了後應令送歸，有油膩污應澡豆洗，不淨污者應用土洗。在空露處聽法之時，若天雨者不應棄座而去，同座之人應共收舉。師子座上以寶莊嚴、或俗人衣持用敷設，作無常想，應坐非犯。於蘭若中信心施主為苾芻故造立寺舍，若須臥具應暫與之。若持送時遇天雨者，應安樹下以故衣覆；設會既了不肯還者，應強奪取，勿令散失。若於露處安贍部光像，若逢天雨無未圓人，作大師心，宜應擎入。若軌範師、或親教師，晝日林中靜心住處，若有坐枯應為持返。若師自灑掃或縫衣時，應前白言："尊勿自勞，我當代作。"若師自求福樂為先首、或眾差遣作縫衣人，不代無過。(《大正藏》卷二十四第578-579页)

【评说】佛陀规定诸比丘应保持僧敷具整洁。雕彩杂色庄画敷褥，只有僧伽可以使用，施主只能暂坐，不能持有。

佛陀规定僧伽的衣服脏了应及时清洗。

佛陀规定患癩的比丘应住下房，使用下敷具，以防传染其他比丘。

佛陀规定若比丘敷具损坏应及时修补，若不能修补应充当灯芯、拂扫或和牛粪中涂墙填补空隙。

佛陀规定应经常晒敷具。

佛陀规定修定比丘应每三日用油涂足一次。

佛陀规定吃饭时他人已经开始吃饭，不应令其起身，应在自己的座位上进食，若于座处起身经行，应记住自己的位置。

佛陀规定诸比丘晚上听法不应与尼及俗人同一毡席相近而坐。

佛陀规定一床上可坐三人，大木枯可坐两人，小方座只能坐一人。

卷第十

【提要】佛陀为诸比丘说九十波逸底迦法。

【原文】佛在室羅伐城給孤獨園，時窣吐羅難陀苾芻尼知施主為尊者憍陳如等奉施飲食，彼便讚歎六眾苾芻，迴所施食自持將去。其事同前，家慳煩惱，制斯學處。

"若復苾芻，知苾芻尼讚歎因緣得食食，除施主先有意，波逸底迦。"

言讚歎者，有二種：一、讚具戒；二、讚多聞。過分稱揚令他敬信。言食者，謂五蒲膳尼、五珂但尼。又言食者，謂吞入咽。除先意者，謂彼施主先生此念："營辦飲食，擬施其人。"設令讚歎具戒多聞，此亦非犯。由聞讚歎遂便不食，是故復言除先有意。此中犯者，若苾芻尼向施主舍，問食精麁。若聞麁者勸設精妙，讚彼苾芻證得四果，明解三藏善修諸定。若供養者感殊勝福，知讚而食，便得墮罪。知他讚歎境想六句，二重二輕，二句無犯。若遣書印教化得食、若讚餘人，此人輒食者咸得惡作。無犯者，依實讚德無矯妄心、或正信家、或親族舍，設知讚歎，並皆無犯。

第四攝頌曰：

數食一宿處，　受鉢不為餘，
足食别非時，　觸不受妙食。

佛在薜舍離，時六眾苾芻先受威嚴長者請已，復於親識家飽食菴沒羅餅及諸雜餅，後至長者家，不能美食。爾時施主唐捐飲食，便起譏嫌。此由食事過分，廢闕不寂靜譏嫌煩惱，制斯學處。

"若復苾芻，展轉食者，除餘時，波逸底迦。餘時者，病時、作時、道行時、施衣時，此是時。"

此攝頌中與食相應者，皆應准此。展轉食者，謂此家食已餘家更食。言病時者，謂身有病，乃至若食一食不能樂住，或復為人性多飢苦，唯食一食不能濟者，咸開數食。作時者，於僧伽地及窣覩波，隨時灑掃如牛臥處、或大如席許并牛糞塗拭，是謂作時。道行時者，若行一驛、若半驛迴還。施衣時者，謂有施主施與洗裙及餘帔服，或貝齒物等，以充衣直。若苾芻受前請有食有衣，後請或有衣或無衣、有衣有衣直、或無衣無衣直（此是第一四番也）。若受前請有食無衣，後請有衣等，准前應作（此是第二四番也）。若受前請有衣有衣直，後請有衣等，准前應作（此是第三四番也）。若受前請無衣無衣直，後請有衣等，准前應作（此是第四四番也）。若前請有衣或有衣直，後請無衣等，背前赴後，受時得惡作，食時得墮罪。於諸番中應受不應受，及有犯無犯，若無衣衣直，此即有犯，異斯無犯，准事當思。若欲受後請，於前所受應作心念捨與餘苾芻者，無犯。若苾芻正食之時，有餘苾芻至，斟量施主可共食不？若意弘

 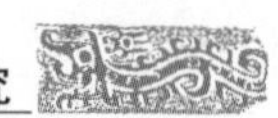

廣，應喚共食。若心有局，應問施主。若於飢年多得請食，同淨行者應與共赴，量食多少均分而食。若施主遮餘人者，應自食少許，問施主已，共分而食。為手印等而受請者，但得惡作。若於一舍或在寺中、或阿蘭若，為求肥盛、或樂美食而數食者，得惡作罪。若輕賤心或懷矯詐而不食者，亦得惡作。受請想等應為六句，初重中輕，後二無犯。（《大正藏》卷二十四第 583-584 页）

【评说】佛陀规定比丘尼不得为了多获得食物而赞叹食物。

【原文】佛在室羅伐城給孤獨園，時有外道造立住處，供給外道、沙門、婆羅門、四方客旅。時六眾苾芻遂久停留。家主出行，便縱身語，向授食女人說非法言。家主伺知漸與麄食。復與外道相打，生世譏嫌事惱同前，制斯學處。

"若復苾芻，於外道住處，得經一宿一食除病因緣，若過者，波逸底迦。"

此由六眾制一宿一食，若過宿重食者，得惡作罪，并波逸底迦。若於此宿在餘處食，得惡作罪。若餘處宿於此處食，得波逸底迦。若經多宿食為食想等境心六句，初重中輕，後二無犯。復因舍利子遇有病緣開食無犯。若是眾集及以親識施主慇懃相留與食，若天廟處、或苾芻處、或是遊行外道處，並皆無犯。（《大正藏》卷二十四第 584 页）

【评说】佛陀规定在借宿处只能进食一次，若生病可多次进食。

【原文】佛在室羅伐城給孤獨園，時六眾苾芻於施主家已足食竟，復盛滿鉢而歸住處，又婚娶家所有餅飯，盡乞持去令他闕乏。事惱同前，制斯學處。

"若復眾多苾芻往俗家中，有淨信婆羅門、居士，慇懃請與餅麨飯，苾芻須者應兩三鉢受。若過受者，波逸底迦。既受得已，還至住處，若有苾芻應共分食。此是時。"

往俗家者，指乞食處。然諸苾芻乞食儀式次當辯之。其乞食人，應執錫杖搖動作聲方入人舍，若村坊亂住，恐迷行次，應作私記，或飯、或麨置於門際。有五處不應乞食：謂唱令家、婬女舍、酤酒店、王宮內、旃荼羅家。若知女人性多婬染，亦不從乞，恐生患故。言淨信者，敬信三寶人。麨謂諸麨。飯謂雜飯。鉢者有三種：謂大、小、中。大者可受摩揭陀國二升米飯，於上得安豆糜并餘菜茹，以大拇指一節鉤緣不觸其食，斯為大量。小者受一升米飯，二內名中，餘如上說。言過受者，謂大鉢三，或大鉢二、兼處中一，或大鉢二、兼小鉢一，或大鉢一、兼處中二。取要言之，謂取過四升半米飯，取時輕罪，食便得墮。若取大鉢一、中鉢一、小鉢一，或唯大鉢二，或大鉢一、小鉢二，或中鉢二、小鉢一，或中鉢一、小鉢二、或中鉢三，或小鉢三，悉皆無犯。還至住處者，謂至本處。共分食者，謂共餘人均分而食。若不分者，得惡作罪。無人者，不犯。是故文言："若有苾芻若受過三，便得墮罪。"若天龍藥叉及諸鬼類、或於外道及出家外道舍，取過三鉢，或非黨隨黨互往俗家，若過取時，咸得惡作。或遣書請、或令他取，亦惡作罪。過受過受想六句同前，若即於此座過三而食、或除麨餅但將餘物、或施主歡喜隨意將去者，並皆無犯。有三種虛損信施：一、施主信心知此苾芻是持戒者，輟己而施。苾芻受已，便將此物與破戒人。二、知此苾芻是正見者，信心惠施，後將此物與邪見人。三、過量而受不自噉食，乃至長受一掬之食，除其施主先有通意。如斯三事並名虛損信施，當招惡果。（《大正藏》卷二十四第 584-585 页）

【评说】佛陀规定比丘受食不得超过三钵，此规定是为了阻止比丘贪食。

比丘不应去歌妓家、淫女家、卖酒家、王宫内、贱民间乞食。

【原文】佛在室羅伐城給孤獨園，爾時佛告諸苾芻："我為一坐食能生少欲等諸功德，汝等亦應一坐而食。"時諸苾芻食時見尊者來，遂便離座，將為足食，不敢更食。由是世尊告苾芻曰："應飽足食，若尊者來亦不應起。既受食已，不應離座。下至行鹽及受食葉，皆不應起。"復因六眾苾芻飽已更食，貪饕無厭，事惱同前，制斯學處。

"若復苾芻，足食竟，不作餘食法更食者，波逸底迦。"

苾芻足食竟者，謂食噉飽足作遮止言，心生棄捨。若心未捨，縱出遮言未成遮足，若更食時，但得惡作。若作了心唱言休足，此成遮足。然具五支：一、知是食，謂五正食。二、知有授食人，謂是女男半擇迦等。三、知授入手，謂已受得食。四、知足食，謂作食了心發言唱足。五、知從座起。若更食者，得根本罪。異此五種不成遮足。若食雜不淨物者，亦不成足，餘如廣文。言食者，有五蒲膳尼，即五種可噉食：一、飯；二、麥豆飯；三麨；四、肉；五、餅。魚是肉攝故不別言。又有五種珂但尼，即五種可嚼食：謂根、莖、葉、華、果。若先食五種嚼食及乳酪菜等，後食五噉食者無犯。若先食五噉食，更食五嚼食及乳酪菜等名犯，遮足應知。有五未足之言，謂見他人授食之時，未即須者應報彼言："且待且去！且有且待我食！且待我盡！"若兼且聲名曰未足，若無且聲即是遮足。若未為足意，設作足言，亦不成足，得惡作罪，由言不稱法故。不作餘食法者，若病人殘，雖不作法，開食無犯。若得餘食作法食者，自身樂住施主得福。欲作法時先淨洗手，受得食已，應持就一未足苾芻、或雖已足未離本座，對彼蹲踞，告曰："具壽存念！我苾芻某甲食已遮足，今復得此噉食嚼食，我欲更食，願與我作餘食法。"時彼苾芻取兩三口食已，報曰："此是汝物，隨意應食。"此據前人自未遮足，得食無犯。若自足已便不合食，應以手按，告曰："斯是汝物，隨意食之。"有五不成作餘食法：一、身在界內對界外人；二、不相及處；三、在傍邊；四、在背後；五、前人離座。翻此便成。若一人作法，設餘人食，並皆無犯。若遮足已作遮足想疑，不作餘法而吞咽者，便得墮罪。雖未遮足為遮足想疑，俱得惡作，後二無犯。若北方果、若天神藕，此是希物，或復飢年飲食難得，不作餘法食之無犯。粥若初熟豎匙不倒，麨若和水指畫見跡，此皆成足，異此不成足，為足想六句如常。

佛在室羅伐城給孤獨園，時有年老苾芻數數犯罪，被師呵責，生不忍心。便告師曰："阿遮利耶！此好飲食已作餘法，宜可食之。"欲令他犯。事惱同前，制斯學處。

"若復苾芻，知他苾芻足食竟，不作餘食法，勸令更食，告言：'具壽！當噉此食。'以此因緣欲使他犯生憂惱者，波逸底迦。"

勸令食者，謂頻請白。欲令他犯者，是總標句。彼苾芻緣斯事故，當生憂惱，是別釋句，令彼苾芻緣斯犯罪生憂惱故。若無惡心令他食者，無犯。遮足想疑總有六句，不作餘長想疑亦有六句，二重兩輕，後二無犯。(《大正藏》卷二十四第585页)

【评说】佛陀规定比丘饱食后不可再食，可将多余食物提供给其他未吃饱的比丘。

【原文】佛在王舍城，因天授等，事惱同前，制斯學處。

"若復苾芻，別眾食者，除餘時，波逸底迦。餘時者，病時、作時、道行時、船行時、大眾食時、沙門施食時，此是時。"

別眾者，謂不同處食。若四苾芻同一界內，餘有一人不共同食，並名別眾。此言食者，出犯過緣，謂是正食，餘食非犯。病時、作時、道行時者，皆如上說。船行時者，如道行說。大眾食時者，謂作世尊頂髻大會、若五年大會、若六年大會，此大會日隨施主心，各處設食。若四、若五，隨意分食，雖不和同亦無別過。沙門施食者，謂諸外道廣設供養，於此時中開聽別食，

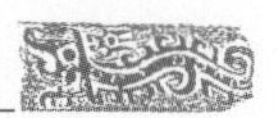

雖曰外道亦稱沙門。若於界内界内想疑，别眾食時，得根本罪。若在界外及居界内為界外想者無犯，如是應知。别食别食想六句應思。處有二種：一、大院住處；二、邊房住處。若在大院，四人已上受請之時，應問言："邊房住處，頗有人來同此食不?"若不問彼有人不來，别眾食時便得墮罪。若四人中一有開緣，若一求寂共三近圓；若送少食下至送鹽一匙、或草葉一握；若本施主但擬當房，於此居人我當供給；若現神力空中而食；若僧伽食；若私已食，並皆無犯。(《大正藏》卷二十四第585-586页)

【评说】佛陀禁止离开大众独自一人用餐，反对小团体活动。

卷第十一

【提要】佛陀为诸比丘说九十波逸底迦法。

【原文】爾時薄伽梵在室羅伐城給孤獨園，時十七眾苾芻遇緣斷食，便詣俗舍而行乞食。既得食已，非時而噉。事惱同前，制斯學處。

"若復苾芻，非時食者，波逸底迦。"

言非時者，有二分齊：一、謂過午；二、明相未出。言食者，謂是時藥、可噉嚼物。於非時作非時想疑，若噉咽時，便得墮罪，時非時想疑，得惡作罪。時與非時作時想者，無犯。若有病緣，醫人遣非時食麨、食肉者，應取牛糞中穀麥磨以為麨，與彼令食，犲糞中肉非時聽噉。若此等物病猶不差，要食好食方除疾者，可於屏處隨所須食而授與之。贍部洲人向餘三洲及往天上，當依本處時量而食。"頗有無病苾芻在南贍部，非時食噉得無罪耶?""有，謂東西兩洲苾芻來此，依彼時分而食。"應知食時所有行法，若大眾多，於日時候難可知者，佛言："食時欲至，先鳴健稚長打一通，更打三搥，總名三下。"眾既聞已，各淨洗浴，及諸大眾共浴尊像。有病苾芻即應請食，授事苾芻亦聽先噉，次打三通更打三下，總名長打，大眾方食。若聲小不聞，應打大鼓、或吹雙蠡。凡讀經浴像及洗浴時，皆打三下。打健稚法，復有五種：若常集眾者長打三通，大打三下。若寺家營作長打三通，大打兩下。若苾芻死長打一通，漸細便絕。若坐禪處應搖錫杖警覺。時眾若遭賊時，欲令人覺任打多少。

大眾集會行食難者，隨處分坐，於上座前各安飲食。若恐行食不均平者，其撿挍人隨行觀察。若行食人少撿挍，苾芻受取飲食應可共行，不得兩人同一盤食。若於行路無器可求，共食非犯、或共求寂同食亦聽。苾芻先受取食持器勿放，然後同食。若有淨人須與食者，應遙擲與。若眷屬久離相遇，心喜欲同食者，屏處共食。准求寂法，苾芻唯著下裙、上無衣者，不應噉食。若病羸老，上著小僧脚崎、或貫偃帶，屏處而食。若此亦不能著者，隨時將息，但著下裙屏處而食。若金銀水精及琉璃器，並不應用。若在天龍藥叉所居之處，無器可求，隨意用食。若食時眾人坐定，未唱時至不應行食，乃至一匕鹽亦不應受，受者得越法罪。若行食人不解者，上座教唱，上座若忘，次座應教。噉食之時不應隨情輒索飲食，若火力微者得索熟果，若少壯者隨意取生，設有須索應小作聲。食時踞坐好整威儀，不應顧視，當生厭想，住於正念，無掉亂心，然後方食。若異此者，得越法罪。若食了時所有餘食不應輒棄，應與父母等、若俗男女來乞食時，應自防心隨有而惠。若傍生類應施一掬，安鉢草葉不應足蹈。不脫鞋履亦不應食。若是病人恐身有損，應踏皮革屣上。若食脆鞕餅果不應作聲，應須潤濕。薄粥歠飲不得作聲。若蘿菔等擘破應食。若在俗家，上座食竟，洗漱既了，應復本座，為說施頌。說施頌時若聞聲者，即不應食；若恐時過食亦無犯，或聽一兩伽他，然後更食。為上座者常應觀察上中下座，勿令怱遽食不飽足。若食了時取一掬食，以水澆之，隨意而棄，以施傍生。

若有施主來請僧時，應先行籌知數方報，臨到食時更有客來、或於數內有人他行，應報施主。若臨食時欲出行者，應留待食有緣任去。若多客來飲食少者，上座應令平等而與。若食多者，隨彼施主多少行之。若大眾食了施頌復訖，應住少時觀望施主，若欲聞法應為宣說，若無心者隨意而去。苾芻食訖皆應誦念一兩伽他，報施主恩，亦不應發邪惡之願，為斷煩惱永解脫故。如上所說，不依行者，咸得惡作。（《大正藏》卷二十四第586页）

【评说】佛陀禁止中午之后食用任何食物，病人除外。

“噉食之时不应随情辄索饮食，若火力微者得索熟果，若少壮者随意取生”，佛陀主张应根据个人身体情况适当饮食。

【原文】佛在室羅伐城給孤獨園，時哥羅苾芻乞食而食，所有餘食遂即曝乾，風雨之時水漬而食。事惱同前，制斯學處。

“若復苾芻，食曾經觸食者，波逸底迦。”

曾經觸者，謂是自手先曾執捉、或留經夜擬自噉食。然曾經觸有其二種：一、謂中前從他受得齊日中時；二、謂中後受得齊初夜時，過此限分若更食者，得波逸底迦。若不受而觸齊時分內食者，得惡作罪，是名輒觸。若過時分又得曾觸，波逸底迦。曾觸曾觸想疑，波逸底迦，次二句輕，後二無犯。若在北洲曾觸輒觸不受，並皆無犯，由彼於物無彼我心。或於彼取向餘處者，亦無有犯。若苾芻於三處有曾觸過，謂由僧祇及由苾芻并授學人。若苾芻尼於四處有曾觸過，謂式叉摩拏以為第四。望二種人無曾觸過：一、無羞恥人謂不畏罪；二、有羞慚忘失正念。若於求寂等有希望心，持食與彼，欲至食時還有望心，得一惡作，食得墮罪。有望心與、無望而食，但得惡作。無望而與、有望而食，唯得墮罪。俱無希望，食之無犯。若曾觸鉢匙、盞鉢幞、并支伐羅、水瓶、錫杖，乃至戶鑰相染觸物，及以觸口觸手而飲噉者，咸得墮罪。苾芻若欲飲水噉食，時與非時，皆須以水再三漱口方可飲噉，若不爾者，得惡作罪。若是病人無可得處，曾觸酥等食亦無罪。

瀉水乳時流注向下，承之以器與觸食相連，苾芻疑不敢食，佛言：“水等下流食之無犯。”在路行時所有糧食，若求寂等力弱無堪不能持者，應以繩繫，令彼持繩，方為擎舉及以扶下，並皆無犯。或令彼持繩，暫為擎食，令其憩息。彼緣賊怖棄食逃走，可自持行無觸宿過。若越河澗無餘可求，亦遣持繩共擎而渡。若此兩人無方得濟，獨持而渡，此亦非犯。僧祇米穀以車運載，若車欲覆應共扶正。若病苾芻須乘此車者，應避軾邊。若乘船者應避柁處。曬穀米等有難緣來，若無人者應自收內。若行險路無人可求，若有食糧應自持去，所到之處換易而食；必無換人，分為二分，持一惠彼未近圓人，持餘一分共易而食。此亦無者，應一日中斷食而行，至第二日食一虎拳，第三日中食二虎拳，第四日已去隨意飽食。若其糧食中途罄絕，見有飲食，無未近圓人可令授者，縱不作淨及以不受、或自上樹打果而食，並開無犯。若僧伽鐺鑊內煎酥乳等，湧沸流溢無人可使，應自撓攪勿令棄失。若苾芻曬曝藥等，難至無人，設自擎舉無觸宿罪。凡因難事所有開緣，至無難時皆不應作。若酥瓶等謂是煮染，瓶器誤觸著者無犯。若錯持此瓶欲上閣者，若未半閣道應放置地，若行過半即應擎出。凡飲非時漿，先須洗手漱口令淨，然後飲之。若異此者得惡作罪。然於口中常含津觸，欲求極淨，此故無緣，應以澡豆及瞿摩等，和水揩脣周遍令淨，再三水漱，飲時非犯。若鉢中有隙者，應再三洗之而

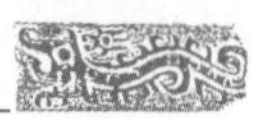

用。若盛熱食有膩浮上者無犯。若鉢隙中有宿飯粒，應摘去之，水滌再三，設有餘津食皆無犯。苾芻及尼各有觸宿，兩相換用者聽食。若苾芻尼所有飲食，苾芻為舉作彼物心，尼將施時得食境想六句，准上應思。(《大正藏》卷二十四第587页)

【评说】佛陀认为比丘不应食用剩饭，因剩饭容易滋生细菌，食用后易致病。

【原文】佛在室羅伐城給孤獨園，時哥羅苾芻多住深摩舍那處，有諸俗人祠祭先靈，所有食飲自取而食。時俗譏謗云食人肉，惡聲流布，法眾慚恥。世尊因制他授方食，既有授人堪為明證。是時六眾受與不受，並皆取食。事惱同前，制斯學處。

"若復苾芻，不受食舉著口中而噉咽者，除水及齒木，波逸底迦。"

不受者，謂不從授學人、苾芻尼、式叉摩拏、求寂男、求寂女并諸俗類而受得也。若獲猴、熊羆有智知受非受者，此亦成受。受法有四：一、須作意；二、有授人；三、自手受；四、槃等置地手承一邊。復有五種：一、身授身受；二、物授身受；三、身授物受；四、物授物受；五、置地受，謂有方國嫌惡苾芻，作曼荼羅置鉢於上，遙而指授遣置其中。復有五種受法：一、仰手受；二、以床受；三、木枯受；四、衣角受；五、安鉢中受。有五種不成受，謂在界外、若遙遠處、若在傍邊、若在背後、或時合手，與此相違便成受法。時有施主持諸供食，列在眾前，本心擬施，家中火起棄食往救，無人授食，時將欲過。佛言："應作北洲心自取而食。"若受得食，有不受食墮中，若有淨人更令其授，必無授者撥去食之。若汁墮中，多却方食。若先受得，小兒來觸，更受方食。有五種塵：觸塵、非觸塵、淨塵、不淨塵及以微塵，若可了知，應須更受。復有五塵：飯、食、衣、花及以果塵，咸須受食。凡欲受食先須用心，或置鉢中、或承以葉，遣令置此遂墮餘處，更受方食。授食之人不閑軌則而放盤上，應更總受，亦不應自取持與淨人令授而食。若是病人，無人可得，不受無犯。凡看病人要須識知可不，方與病人食。言噉咽者，謂在咽喉。又灌鼻時，先淨洗手從他受取，然後灌之；由其入口，必吞咽故。除水及齒木者，水若渾濁鑒面不見，亦令他授。然諸濁水應用蒲萄及蘡薁子、或以麨團内濁水中，水即澄清方堪飲用。若醎水、鹻鹵水堪為鹽用，此皆須受。若池河內有棄飯粒，取水濾用無犯。若水中有油酪膩津上覆，應撓動濾用。若行路中見有轆轤汲水、或用酪瓶皮帒盛水，時及非時濾用無犯。後為難開，不應常用。有五瓶瓨：謂盛大小便及貯酒器，此不應用，應遠棄之。盛酥油瓶，火燒去膩，牛糞淨洗，時及非時咸皆得用、或池水中浸之令淨。若鉢中盛飯有鳥來啄，去觜四邊，隨意而食，穢處蝕蠅觸食非犯。諸盛水瓨應用甎木為蓋，勿令蟲入。若淨水瓶傍口上穴，應用竹木蓋塞。若瓶中水少，恐洗手不足，應用葉飲。無人取葉用黃落葉，此若無者就連枝葉，或此亦無蹲踞一處，以瓶注口隨意飲之。

用齒木法事亦應知，謂於晨旦嚼用之時，得五種利：一、決除熱水；二、能蠲冷癊；三、令口清淨；四、樂欲飲食；五、能明眼目。齒木有三種：長者十二指、短者八指、二内名中。嚼用之時，先以澡豆土屑淨洗手已，次洗齒木，然後嚼之。若嚼了已水洗方棄。若乏水處，於沙土中揩已而棄。此由苾芻於前生中曾作毒蛇，嚼齒木時不洗而棄，有蟲附近中毒而死。因斯世尊制洗方棄。然棄齒木及洟唾等，應於屏處再三彈指謦咳，然後方棄。若常行處、若是淨地、若好樹邊、少在老前，咸非嚼處。有三種事應在屏處：謂大、小便及嚼齒木。若老病者畜承水器，此若無者，應臨水竇嚼頭寸許，令使柔軟，然後徐徐揩齒齗牙，悉使周遍。次用刮舌篦屈而淨刮，勿令極利致使損傷。應用竹木鍮石銅鐵，除諸寶物，餘皆聽作。若無篦者，應擘齒木為兩片已，更互相揩，准前應用。若卒無齒木，應用豆屑、或乾牛糞淨洗口脣，然後方食。若食了已事亦同然，乃至未將淨水洗漱口內，食津不應輒咽。此中犯者，不受不受想或復生疑，咸得墮罪，次二句輕，後二無犯。若行食人少俗家酥蜜等瓶，如法受已，苾芻應行。若僧家器物則不應觸。行餅果等所有筐籠，苾芻先受俗人後捉，如其欲放，苾芻在前俗人在後。苾芻行時先已成受，俗人與者是新受得。諸有雜果分為三色：謂上、中、下，行時間取勿使不平，放果盂中墮向餘處，齊手及處自取而食。此已成受，如若更遠重應受之。（《大正藏》卷二十四第587-588页）

【评说】佛陀制定不受食戒。有五种受食方式即“一、身授身受；二、物授身受；三、身授物受；四、物授物受；五、置地受”，施主亲手给予、比丘亲手接受；施主持物授食、比丘亲手接受；施主亲手给予、比丘持物接受给予物；施主持物授食、比丘持物受食；比丘将钵放在地上，施主将食物放入钵中。

“用齿木法事亦应知，谓于晨旦嚼用之时，得五种利：一、决除热水；二、能蠲冷癊；三、令口清净；四、乐欲饮食；五、能明眼目”，嚼齿木有五益处：驱除寒热之邪、令口腔干净、有助于饮食、能明目。

【原文】佛在劫比羅伐窣覩國，時六眾苾芻受大名施主請，既至宅已，見其所設無堪食者，遂詣餘家求乞美膳，得乳酪等飽足食已，還至其舍更不能食，因生譏議。事惱同前，制斯學處。

如世尊說：“上妙飲食乳酪生酥魚及肉，若苾芻無病為己詣他家乞，取食者，波逸底迦。”

他家者，非親族也。乞者，他不先許。無病而乞無病而食，得波逸底迦及惡作罪。無病從乞有病而食，乞得小罪，食時無犯。有病從乞無病而食，乞時無犯，食得墮罪。第四無犯。若乞食時欲得餘物者，他持食與，報言：“姊妹！我飯已足。”若彼問言：“更何所須？”者，即便隨情所欲從乞者無犯。若彼施主告苾芻曰：“有所須者隨意可索。”或乞酪漿彼便施酪，或從天龍藥叉舍乞，皆無犯。（《大正藏》卷二十四第588页）

【评说】佛陀禁止比丘乞讨乳酪、生酥、鱼及肉等美食，但为病人乞、病人乞、非乞而得不犯戒。

【原文】佛在憍閃毘國，時闡陀苾芻受用水時，害眾生命。由用水事無悲煩惱，制斯學處。

“若復苾芻，知水有蟲受用者，波逸底迦。”

言受用者，有二種受用：一、內受用，謂供身所須。二、外受用，謂洗衣鉢等。前之學處為營作故，局澆泥草；今此通論隨何受用。若苾芻以貪瞋等心、或由忘念、或由渴乏，受由蟲水不問多少、或觀不觀有蟲無蟲，作有蟲想，心無慚恥而不濾漉，於瓶等中乃至飲一掬，便得墮罪。有說：“隨以瓶等取水之時，若用盡者，方得墮罪。若起心欲取，得責心惡作。已起方便，得對說惡作。”諸墮罪處類此應知，始終忘觀亦得惡作，境想六句，四犯、二非犯。有說：“於無蟲水作有蟲想，亦得墮罪。”有五種眼不應觀水：一、患瘡眼；二、睛翳眼；三、狂亂眼；四、老病眼；五、天眼。由彼天眼與人事不同故不許觀。齊幾許時應觀其水？謂六牛竹車迴轉之頃、或心淨已來觀知無蟲，設不濾漉飲亦無犯。不觀不濾，咸不合用。應知濾物有其五種：一、謂方羅；二、謂法瓶；三、君持迦；四、酌水羅；五、謂衣角。若苾芻無濾羅等，不應往餘村餘寺，齊三拘盧舍。若所到之處，知無闕乏，不持去者無犯，謂知彼僧祇恒有淨水。若於河井先知無蟲,若同行伴下至一人持羅而去,然共行時應問彼云:"羅共用不? 或至别路、或爾迴還,能與我羅獨持去不?"如其許者可共俱往;若不爾者,不應共去。若不問者,得惡作罪。若順河流齊五拘盧舍,若不流河齊三拘盧舍,雖無濾羅去亦無犯。若順河流,一度觀水無有蟲者,齊一拘盧舍,隨意飲用,然須中間無别河入。若不流水及逆流水,一度觀時,齊一尋内得用。有五種淨水:一、僧伽淨;二、别人淨;三、濾羅淨;四、湧泉淨;五、井水淨。若知彼人是持戒者,存護生命,縱不觀察,得彼水時飲用無犯。凡一觀水,始從日出迄至明相未出已來咸隨受用。若取水時手捉濾羅久生勞倦,應用三股立拒羅繫兩邊。若水[3]駃不停蟲多悶死,應於羅中安沙、若牛糞末承之令住。若作瓦椀銅椀緣穿三孔,各安繩鎖繫在三竿,其水羅角置之椀内,下以瓫器而承其水,瓨内觀蟲必須器滿。若觀水時蟲細難見,應草莛示勿以指示。取水既訖羅置椀中,若近河池就彼傾覆,必居原陸可放井中,不得懸虚羅翻井上,令蟲悶絕、或致損生。應為放生器,作小罐子,上下各安兩鼻,繫以雙繩羅覆此中。淨水澆瀝慇懃觀察,知無蟲已正沈井内,翻底拔之再三縱沒,勿令蟲在羅,須淨洗曬曝令乾。若羅易壞者,應以銅鐵瓦器底安花孔,闊三四指、高兩三指,以絹或疊繫之而用。若於寺中安僧伽水瓨,應在便處,并安木床、或為甎座,常須淨潔,時時應以茅草洗刷,勿令垢穢。若有臭氣於陰處曬乾,若不淨手不應輒觸。若有飲緣須將去者、或銅瓦椀、或於葉内持去。其行水人須著淨服,勿以宿觸衣裳觸其瓨器,諸小苾芻亦聽行水。若有俗家來借瓨器,應與故者不可與新;苾芻借時隨意而與。應以一房用貯器物,銅器若少應共處安。如其多者别置一庫(其放生罐,一繩亦得。承水之椀,或置羅中)。(《大正藏》卷二十四第 588-589 页)

【评说】佛陀禁止饮用有虫之水,也不能用有虫之水洗钵、浇灌。佛陀时代过滤水的物品有:方罗、法瓶、君持迦、酌水罗、衣角,认为泉水、井水较干净。

【原文】佛在室羅伐城給孤獨園,時阿難陀苾芻飯食已訖,即以殘食與二無衣女人。彼之二女:一老、一少,不審觀察,老與一餅、少者與二。老母語少者言:"彼與二餅意有所求,汝宜備辦。"由外道事譏嫌待緣煩惱,制斯學處。

若復苾芻,自手授與無衣外道,及餘外道男女食者,波逸底迦。

言無衣者,謂露形外道。言及餘外道者,總收餘類。自手與者,謂親自手決心施與。此中犯者,謂是露形等外道男女。受者現前,苾芻授與、或墮手内、或落器中者,波逸底迦。若未墮時,得惡作罪,由自手與彼生憍慢無羞慚故。若不現前、或時棄地,先出其分、後方食者,咸得惡作。境想六句如上應知。若宗親、若病苦,與時無犯。若欲出家與其共住,如廣文說。(《大正藏》卷二十四第 589-590 页)

【评说】佛陀禁止比丘将多余食物施与外道,以防止比丘因染心而分配不均。

卷 第 十 二

【提要】佛陀为诸比丘说九十波逸底迦法。

【原文】佛在王舍城竹林園中,時六衆苾芻在溫泉所,作諸調弄惱影勝王,由此為緣遂遮洗浴。身形臭氣時俗譏嫌,因更開聽半月中洗,復聽在時無過。由隨自樂事過限煩惱,制斯學處。

"若復苾芻,半月應洗浴,故違而浴者,除餘時,波逸底迦。餘時者,熱時、病時、作時、行時，風時、雨時、風雨時，此是時。”

言故違者，謂違限齊而浴。熱時者，謂春時餘有一月半當作安居，即是四月初至五月十五日，及夏初一月，即五月十六日至六月十五日，此兩月半名極熱時。病時者，若不洗浴身心不安。作時等者，義如上說。風時者，謂有微風吹動衣角。雨時者，乃至天雨有二三滴墮其身上。風雨時者，謂風雨俱有。初開半月浴，因大熱時後聽隨意，更開病等，皆非是犯。此中犯者，若灌頂、若入河池、若冷水、若煖湯，於斯等處不作時心守持而浴者，從上澆水流至于臍，若入河池水過臍上，得波逸底迦。若有要緣須渡河澗、若繞灘磧、若過橋隄脚跌墮水、或時悶絕他以水澆、若在河池為學浮故，若遇天雨，並皆無犯。若在時內須數洗者，應守持心方為沐浴。苾芻住處咸須淨掃，處若寬大修治難遍者，當於要用處而掃拭之。若至八日、十五日，應鳴健稚合眾共掃，眾集之時應說法語、或聖默然，事訖應浴，禮制底已共相慰問，隨意而去。苾芻見地若淨灑掃、或牛糞塗，欲履踐時，皆誦伽他。佛堂制底及幡幢竿，須蹈影過，亦誦伽他。若有方處地多暑熱，亦隨意浴。若觸死屍亦應洗浴。苾芻身死應檢其屍，若無蟲者以火焚燒。無暇燒者應棄水中、或埋於地。若有蟲及天雨，應共輿棄空野林中，北首而臥，竹草支頭，以葉覆身面向南望，當於殯處誦無常經，復令能者說呪願頌。喪事既訖宜還本處，其捉屍者連衣浴身。若不觸者應洗手足。若剃髮者亦在時攝。若除爪甲應作剃刀形、或斧刃形，不得作稻粒形、人頭半月及烏鳥觜，不得揩使光澤，應刮去塵垢。若剃髮者咸須總剃，不應留頂上朱塗，不應以鉸刀翦髮。若在瘡邊隨意翦之，三隱處毛並不應剃。若蟲生、或有瘡，應告上座方剃。若脛腨毛近瘡應剃。蘭若苾芻髮極長時，得齊兩指，餘不應爾。剃髮之時，不應披三法服，應别畜一剃髮之衣。此若無者，可披僧脚崎。若無剃髮人，苾芻解者，應於屏處剃之，由此僧伽聽畜剃刀等物，須者取用。若大眾地灑掃淨處，不應於中除棄爪髮。若是老病及有風雨，聽隨處剃。剃髮竟時應以牛糞塗拭其地，次洗浴身，老病乏水應洗五支，謂頭及手足。若洗浴時應觀合不。其澆水者，應著二衣，不應師子而洗野干，謂破戒人使持戒者，若是父母、阿遮利耶、鄔波駄耶，此之四人縱是破戒亦應供養，不應輕慢。若洗浴時，不應輒使不信之人及初信人入於浴室。若洗浴時要須心念守持：“我今欲洗，在何時中？”然後方浴，不得將甎石等磨揩髀腨，不應露體而浴。可畜浴裙長四五肘、闊一肘半，不得複作，若複作者恐蟲住內。將欲洗時應觀其水無蟲方浴。若無裙者，應以樹葉掩身屏處而浴，若洗浴時蟲著身者，此水則不應浴。若在河池洗浴竟時，方便以手開掩浴裙，漸漸出水勿令相著帶小蟲出。若至岸邊，暫時蹲住，然後偏抽捩除其水，不應濕體披支伐羅。若拭身巾、或以洗裙拭去身水，方可披衣。如上所說，不順行者，咸惡作罪。（《大正藏》卷二十四第 594 页）

【评说】佛陀规定比丘半月洗一次澡，若天气炎热、生病、劳作后、路上行走后、触摸尸体等情况下导致身体不干净，应及时洗澡。

【原文】佛在室羅伐城給孤獨園，時鄔陀夷苾芻往教射堂，自現己技作五箭法，輕忽人眾，因害飛禽。由傍生事不忍無悲煩惱，制斯學處。

“若復苾芻，故斷傍生命者，波逸底迦。”

言故者，謂作傍生想故心而殺。言傍生者，謂烏禽、蛇鼠等。斷命者，令彼命根身中不續。此中犯者，若苾芻以自身手、若持器仗、或擲餘物作殺心而打者，或當時死、或後命終，皆得本罪；若不死者，得惡作罪。使癲狂者行殺害時，彼雖無犯，教者本罪。若遣書信若手印等令其行殺，命斷之時，皆得惡作。境想六句亦如上說。復有處說：“實非傍生作傍生想，亦得

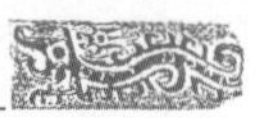

本罪,從心結重。"若故殺彼而錯殺此,得惡作罪。若無心當境者,無犯。(《大正藏》卷二十四第595页)

【评说】佛陀禁止比丘杀害任何畜生,若癫狂、不知人事状态下有杀生行为不犯戒,但教唆之人犯戒。

【原文】言正學女者,若曾嫁女年滿二十、若是童女年滿十八,應與正學法,作白二羯磨與之。言正學法者,謂是六法及六隨法。

云何六法?

一者不得獨在道行, 二者不得獨渡河水,

三者不得觸丈夫身, 四者不得與男同宿,

五者不得為媒嫁事, 六者不得覆尼重罪。

頌曰:

不獨在道行、 不獨渡河水、

不故觸男子、 不與男同宿、

不為媒嫁事、 不覆尼重罪。

云何六隨法?

一者不捉屬己金銀, 二者不得剃隱處毛,

三者不得墾掘生地, 四者不故斷生草木,

五者不得不受而食, 六者不得食曾觸食。(《大正藏》卷二十四第596页)

【评说】佛陀规定正学女(曾嫁女满二十、未嫁女子满十八)应学六法六随法。

六法即不得单独外出、不得单独渡河、不得接触男子身体、不得与男子同宿、不得做媒人、不得隐瞒其他比丘尼犯戒行为。

六随法即不得拿金银、不得剃除隐处毛、不得垦掘土地、不得伤害草木、不能进食不受食、不能食用不干净的食物。

卷第十三

【提要】佛陀为诸比丘说九十波逸底迦法。

【原文】爾時薄伽梵在室羅伐城給孤獨園,時尊者大目乾連,與十七眾受近圓已,不能忍飢,遂便啼哭。由近圓事攝受門徒煩惱,制斯學處。

"若復苾芻,知年未滿二十,與受近圓成苾芻性者,波逸底迦。此非近圓,諸苾芻得罪。"

言知年未滿二十者,由其年小,飢渴逼時不堪忍故。言與授近圓者,謂能授所授進止威儀,所有行法隨次當說。言能授者,謂鄔波馱耶、阿遮利耶,并餘僧伽。有二種鄔波馱耶:一、初與出家;二、為受近圓。滿足十夏方住師位,復須成就五法:一、知有犯;二、知無犯;三、知輕;四、知重;五、於別解脫經廣能開解,於諸學處創結隨開,若遇難緣善知通塞,常誦戒本能決他疑,戒見多聞自他俱利,威儀行法無有虧犯。具如是德名親教師,由其親能教出離法故。若苾芻雖近圓已,於諸學處不識重輕,設六十夏,仍須仗託明德依止而住。若師小者唯除禮拜,自餘咸作,此即名為老小苾芻,然不得與他出家及受近圓。言阿遮利耶有其五種:一、求寂阿遮利耶,謂授三歸五十學處。二、屏教阿遮利耶,謂於屏處問其障法。三、羯磨阿遮利耶，謂近圓時秉白四法。四、依止阿遮利耶，乃至一夜依之而住。五、教讀阿遮利耶，下至授彼四句伽他。此之五人並當師位，能生軌範，總名軌範師。言僧伽者，有二種：一、十人，謂在中方；二、五人，謂居邊地。若於其處有十人可得，取五人者名善近圓眾，得越法罪。若但有五人，斯名善受。若眾數不足，不得以佛而足眾數，由佛陀、僧伽實體別故。若狂聾人及天授部等，將足眾數，不成近圓。

言所授者，有多種相，謂意樂損壞，所依損壞、丈夫損壞、白法損壞、繫屬他人，及有醜惡不端嚴相。言意樂損壞者，謂臨死時、或怖來逼、或為活命而求出家。言所依損壞者，謂身有難療之疾，欲投三寶望得除差。丈夫損壞者，謂半擇迦。此有五別：一、生半擇迦，謂生來不男；二、半月半擇迦，半月男半月不男；三、觸抱半擇迦，他抱觸時生支方起；四、嫉妬半擇迦，見他行婬妬而根起；五、被害半擇迦，謂遇病傷或被刀割。此五黃門出家近圓悉皆非分，後一不定。若近圓已被傷損者，若性行不移還依舊位、若性改變應滅擯，初一黃門亦名扇侘。白法損壞者，謂諸外道崇重邪教無正信故。諸外道中除釋迦種及事火人，自餘外道四月共住，食大眾食，著親教師衣，供承作務一同求寂。若不捨舊見即應遣去，若捨舊見應與出家。污苾芻尼者，謂尼不犯八他勝法，若以不淨行污此苾芻尼時，若俱有染心先觸尼身後行不淨行不名污尼，由尼已犯觸男他勝故。言賊住者，不依師主輒自出家，共清淨苾芻經二三長淨，乃至同作白四羯磨。摩納毘迦中說，未近圓人與他淨眾同為白二、或白四法、長淨隨意，并共眾差十二種人，並名賊住。歸外道者，謂有外道投佛法內，雖著法衣愛外道見，而還本處不捨於戒，脫去法衣經明相出。殺父殺母、殺阿羅漢、惡心出佛身血、破僧伽，諸助伴人知天授言，是其非法作非法想，亦是破僧。先曾犯戒者，謂於五學及十學處，破其重戒。若四他勝中曾犯其一，此黃門等未受不應授，已受應滅擯。又有二種異住之人：一、從法黨向非法黨；二者與作捨置羯磨。若已還俗重來受戒，亦不應授。言繫屬他人者，謂奴婢負債及王大將。若父母不聽者不得，若遠方者無犯。前母生已即便棄擲，餘母收養者，若出家時應問養母；若殺前母得無間罪。言不端嚴相者，謂是非人及傍生等，變形為人而來受戒；或擎旗大賊、若減二十歲、若過分青黃赤白狀異人形、若身生象毛、若無髮、若大腦、若匾匾、若多頭、若凸眼、若盲若瘂、若象牛等頭、若馬猨猪形、若無耳鼻、若象馬耳牙、若無牙齒、若項短、若太長、若太短、若傴肩、若曲脊、若無生支及卵、若下墜、若身極麁極細、若被截手足、跛躄、聾瞎、若膝行、若被打傷、若房室過度無所堪能、若氏族卑下，此等咸皆非出家相。既近圓已為說二頌：

“汝於最勝教，　具足受尸羅；
至心當奉持，　無障身難得。
端正者出家，　清淨者圓具；
實語者所說，　正覺之所知。”

言進止威儀者，若有俗人求出家者，應隨彼心詣一師處，其師即可問於障法。若清淨者當攝受之。觀其意趣有堪能者，應授三歸并五學處。次請親教師。又請苾芻為白僧者。彼受請已，問本師云：“已問此人諸障法未?”若不問者，得惡作罪。眾若來集應白僧伽，若不集者巡房告知。若不白眾，犯惡作罪。當白之時眾咸語言：“若清淨者應與出家。”若不問者皆得惡作。次令剃髮人剃髮，剃將了時應留頂髻，而問之曰：“除朱荼不?”若言：“留。”者，遣隨意去。若言：“除!”者，應盡剃之。應適時候為其洗浴，洗浴既訖為著下裙，方便撿身莫令其覺，恐有二根及無根故。次著僧脚崎後授縵條，令頂戴持，方為披著。請一苾芻為受三歸并

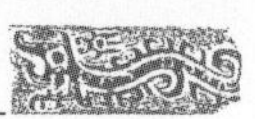

十學處,應畜鉢盂,若無鉢者不應出家。次教請教白,事同大苾芻。若年滿二十者,師應為辦六物資緣;若自貧無,應為假借。為請羯磨師及屏教師、諸證戒者。若壇場中若大眾中受,既入壇已,安置衣鉢,先教請鄔波馱耶,即令三遍一一禮僧。次令捧鉢巡行,呈現大眾,一一觀已咸云好鉢,不道者得惡作罪。即對眾前,本師為守持衣鉢。次令其人向眼見耳不聞處,合掌而立,虔仰大眾,欲近圓人不應遠使、不上高樹恐有損傷。於屏障處,其屏教師問障法已,次喚入眾,乃至令其蹲踞合掌,在羯磨師前一心領受。既羯磨竟,即應量影,折四指籌名為商矩,隨四指影皆號一人,應告日時及五時差別。即應為說四他勝法,次說四依及四聖作法。若不說者,皆得惡作罪。若先說四依者,得越法罪。

有其五事不成近圓:一、不稱鄔波馱耶名;二、不稱己名;三、不牒僧伽;四、不作羯磨;五、羯磨減少,翻此五非,即名善受。正近圓時轉根為女,此亦成受,應送尼寺。近圓時變為男者,遣向僧寺,各依自戒。又苾芻、苾芻尼二眾互秉羯磨,若不問障法、若無親教師、若有而不請、若不受十戒、若不秉羯磨,咸非近圓。無親教師,眾皆越法,得名善受。若知親教師是破戒者,不成近圓;如不知者,得名為受。實有障法而自言無,實無障法而自言有,前不成受,大眾無犯;後成近圓,眾得越法罪。正受近圓時,云:"我捨學處。"或云:"我不樂受。"皆非近圓。若重聽、若蔑戾車,但解語者成受近圓;翻此不成,眾僧得罪。若鄔波馱耶及餘足數人作法之時根轉成尼、若聞白方轉,此成近圓,異此不成。互居空地,亦不成受。問曰:"齊何處所復齊幾人名受近圓?"答曰:"一界三人一時授與,乃至四界人各一二三同時授與,若更多界,皆成近圓。"(《大正藏》卷二十四第 597-599 页)

【评说】佛陀规定比丘年满二十方可受具足戒,因为年纪太小无法忍受饥饿,不利于修行。

【原文】佛在室羅伐城給孤獨園,時莎揭多苾芻於俗人家,得非時漿和酒而飲,遂便大醉委臥街衢。由受請事,譏嫌煩惱,制斯學處。

"若復苾芻,飲諸酒者,波逸底迦。"

酒者,若以飯麴、或用米粉烝熟釀作。復有雜酒,謂根皮葉及以花果,少安米麴醞釀成酒。飲者,謂吞咽也。凡作酒色酒香酒味、或闕一闕二而飲咽者,能令人醉,皆得墮罪。若不醉人,飲得惡作。若體非酒而有酒色,飲之無犯。若用器飲、若手掬飲,乃至酒糟,咸得墮罪。若噉麴、若噉花果,能令人醉,並得惡作。境想六句,後二無犯。有說:"非酒酒想,亦得墮罪。"如佛言曰:"汝諸苾芻依我為師而出家者,不應飲酒、不與他、不貯畜,乃至不以茅端渧酒置於口中。"不犯者,若酒被煎煮飲不醉人、若口有病醫令含酒、若酒塗身此皆無犯。若苾芻先是耽酒人,不得酒時遂便瘦弱者,取造酒物麴及樹皮,并諸香藥擣篵為末,布帛裹之,以杖橫繫,懸於新熟酒瓮之內,勿令霑酒。經一二宿,以水和攪,時與非時飲皆無犯。又無犯者,酒變成醋,飲不醉人,澄清見面水解為淨,以羅濾之,同非時漿,隨意應飲。(《大正藏》卷二十四第 602 页)

【评说】佛门禁止比丘饮酒。酒分为米酒和加入根皮花果的杂酒。

"若苾芻先是耽酒人,不得酒时遂便瘦弱者,取造酒物曲及树皮,并诸香药捣篵为末,布帛裹之,以杖横系,悬于新熟酒瓮之内,勿令沾酒。经一二宿,以水和搅,时与非时饮皆无犯",若因嗜酒而瘦弱者应戒酒,方法是将酒曲、树皮和各种香药捣成碎末用布裹住,用杖架住吊在酒瓮中熏一、两晚,然后取下用水浸泡后饮用。

卷第十四

【提要】佛陀为诸比丘说四波底罗提舍尼法。

【原文】七滅諍法者，於四諍事七法能除，是故名此為七滅諍法。何謂四諍？一、評論諍；二、非言諍；三、犯罪諍；四、作事諍。言評論諍者，如有諍云："凡說法時獲利養者，此物合入說法之人。"有云："不合。"由此為緣，遂致紛競。因評論事而起諍故，名評論諍。此之諍論局在僧眾、或望別人諍根有六，若緣差別乃有十四。何謂為六？一、忿恨；二、覆惱；三、嫉慳；四、諂誑；五、無慚愧；六、惡欲邪見。何謂十四事？一、法；二、非法；三、調伏；四、非調伏；五、有犯；六、無犯；七、重；八、輕；九、有餘；十、無餘；十一、責心罪；十二、惡作罪；十三、惡說罪；十四、越法罪。下三對人說。又有三種：謂善、不善、無記，亦是諍根。問曰："凡是評論即是諍耶?"應作四句。第一句是評論而非諍，謂但有評論不入諍門。第二句是諍非評論，謂餘三諍。第三句前二合。第四句謂除前相餘之三諍。各為四句，准此應說。言非言諍者，若前人是善不應詰責而詰責者，名非言諍。非者，是鄙惡義，謂以鄙惡之法而責詰他，如世人云："此非是人。"意欲說其是鄙惡人。如以非法詰實力子而興於諍，此即是根，餘如上說。犯罪諍者，謂五部罪，由諍此罪而起於諍，此即是根。從身語心有犯，唯身如苾芻，與未具人同室宿，未出作已出想。若臥睡已，女人後至或睡不覺，他置高床、或他然燈燭等有犯。唯語謂無故心過五六語，為女人說法有犯。唯心謂長淨時有心覆罪有犯。身心俱如殺生、飲酒有犯。語心俱如為女說法，故心過五六語有犯。身語心俱，謂殺生、飲酒、發言稱歎，是謂三業犯罪差別。作事諍者，由作單白等羯磨之事而為諍根，於所作事諍得生故。(《大正藏》卷二十四第 607-608 页)

【评说】佛陀认为佛门有四种诤讼：一、评论诤；二、非言诤；三、犯罪诤；四、作事诤。评论诤即因为评论某事而起诤讼。非言诤即以粗俗之语责诘他人。犯罪诤即因为犯戒与否而起争论。作事诤即因为羯磨等事而起争论。

佛陀认为与他人发生争论大致因为愤怒憎恨、内心烦恼、嫉妒心胸狭窄、谄媚狂妄、无羞耻心和不正确的观念欲望等六种情况引起，所以发生争论时应该首先内省，值得我们效法。

【原文】已明四諍。七滅云何？今於此中略言其要。初評論諍以二法滅，謂現前及多人語。次非言諍以三法滅，謂現前、憶念、不癡。次犯罪諍以四法滅，謂現前、自言、求罪自性、如草相掩。次作事諍，和合僧伽當為除殄。言現前者，有其二種，謂人、法現前。人是能殄諍。人及所為者。法，謂如法如律為其除諍。言多人語者，若諍難殄，應可行籌。據籌多者而除其諍。有四種：行籌、覆蓋、顯露、耳語，一切僧伽。言憶念者，如實力子，被他苾芻非法詰時心生愧耻，眾應與作白四羯磨，憶念之法彰其無犯。言不癡者，如西羯多苾芻，瘨狂之時造眾過惡，後被他詰，眾應與作不癡羯磨。言自言者，如有苾芻既犯罪已，或詰不詰、或令憶不憶，詣苾芻前如法說罪。言求罪自性者，謂在眾中初言無犯生輕慢心，後言有犯等，應與羯磨為治罰法，求罪自性。言如草相掩者，兩朋鬪諍不和合時，二朋之中有尊宿者，各於自朋以理告示，於他黨處共作懺摩。其所犯罪咸皆說悔，息高慢心求共和合，如是展轉更相愧謝。如草相掩有三種人：一、舉事人；二、被舉人；三、處中人。此三各有十六法，及處中人八法。五法簡與重簡，令就有德付使往還。殄諍法等，具如廣文。前云因論說法誦經之時，所獲施物誰當合得共生諍競者，佛言："但說法人下至說一頌，所得利養法師合受，勿致疑惑。"(《大

正藏》卷二十四第 608 页）

【评说】佛门有七种方法可以消除诤讼：现前、多人语、忆念、不痴、自言、求罪自性、如草相掩。现前即直接对当事人讯问，听其陈述。人现前即令诤论者现前相对，各自陈述诤意而解决诤论。法现前即采用三藏教法加以判决。忆念即对有无犯戒有诤论时，令当事者回忆反省当时有无，若无记忆则免除，但只限于平生与善行、善知识为友者。不痴即若比丘得癫狂病而犯戒，则不怪罪，其病愈后，若行为恢复正常，则由僧团举行白四羯磨，如经羯磨认可，则其人仍可回到僧团。自言即令比丘自行发罗。求罪自性指犯者说谎，陈述前后矛盾时，例举其罪状，终身令持八法不得度人。如草相掩即争讼双方都后悔，共同发露。

【原文】復次既識於諍及除滅事苾芻，要行伏煩惱法，依阿笈摩教當略言之。此別解脱經統明首末，體義大綱要有十事，謂止息、忍證、依仗僧伽、淨信女人、資生受用、苾芻、苾芻尼俗人之事、取食、受請、威儀軌範、共相詰事。若苾芻依此十事修行之時，由二種煩惱而生其犯：一、遠；二、近。遠者，謂由忘失正念，追尋昔事而起煩惱作其罪業。近者，謂煩惱心忽然自起，於現前事作其罪業。時彼苾芻知其因已，應當遠離如避火坑，順理作意令因不起。若彼煩惱以自心力不能除者，應就尊宿及閑三藏有德行人請對治法，作意除遣。仍不除者，當於晝夜讀誦聞思簡擇其義，於三寶所及師長處，至誠供養忘自劬勞、或向他方或減食等，令彼煩惱不復現行。仍不除者，當往屍林獨居蘭若修不淨觀、為四念住無常等想。仍不除者，應生慚耻作如是念："我所為非，戒不清淨，不能一一如法護持，而復受他四事供養。諸佛世尊及得天眼諸同梵行，并天神等悉遥見我知我破戒。為此不應起煩惱心造諸惡業，當自剋責如救頭然，於清淨境說除所犯勿致後悔。"如上所說不能依行，及受信心所有衣食，皆得惡作罪。若作如斯對治行時，性多煩惱未能殄息，仍起染心，雖受信施亦無有犯。當自審察，雖作種種折伏方便，然煩惱心不能除者，即應捨戒歸俗而為白衣，勿令有罪受他信施，此諸惡業定感當來惡異熟果，如增三經廣說其事。上明四諍及七滅事了。（《大正藏》卷二十四第 608 页）

【评说】佛陀认为若知道了内心烦恼的原因就应该努力规避产生烦恼的想法，若自己无法规避，应向他人求助，烦恼仍不除者应独居修不净观、想四念无常，仍不除者应生惭愧心念"我所为非，戒不清净，不能一一如法护持，而复受他四事供养。诸佛世尊及得天眼诸同梵行，并天神等悉遥见我知我破戒。为此不应起烦恼心造诸恶业，当自克责如救头然，于清净境说除所犯勿致后悔"。佛陀规定烦恼心不除者应舍戒归俗。

根本说一切有部毘奈耶颂

尊者毘舍佉造

【提要】本经阐释《根本说一切有部毗奈耶》比丘各戒要义的偈颂集共分三卷。

卷　上

【原文】不淨行學處

佛說三種罪，　無餘不可治；
有餘眾所除，　餘皆別人悔。
四波羅市迦，　極重當恭敬；
若犯一一法，　便成壞苾芻。
從初十二年，　皎如秋水淨；
此時無有疱，　十三年過生。
蘇陣那為子，　於故二行婬；
及蘭若苾芻，　獼猴處犯過。
佛說於學處，　欲令貪等除；
耽婬罪業中，　云何汝當作？
見十種大益，　利樂於多人；
廣制眾式叉，　如來大悲故。
於三瘡門內，　由貪故求入；
波羅市迦蛇，　被螫難治療。
他逼共行非，　具戒者耽著；
於此情生染，　應知犯他勝。
於爛壞瘡門，　或於極小境；
或生支不起，　此並得麁愆。
寧以己生支，　置於毒蛇口；
不安女根內，　苦報受無窮。
若遭黑蛇毒，　唯只一身亡；
若破重禁時，　永劫受辛苦。
行婬相多種，　犯具八支成；
隨緣事不同，　智者應詳察。
苾芻堪行處，　彼此根無損；
方便入過限，　受樂二心全。
初二方便罪，　吐羅各二殊；
輕重事不同，　皆如廣文說。
問因雖答二，　准問以酬言；
如非初二因，　應知非彼攝。

不與取學處

但尼迦苾芻，　自為而作屋；
輒取王家木，　由斯作犯因。
他物作盜心，　移離於本處；
若作屬己想，　五磨灑成邊。
過五咸同犯，　磨灑准當時；
發意得責心，　觸物吐羅罪。
平坦純色地，　拽去但麁罪；
若剝裂異色，　越過得無餘。

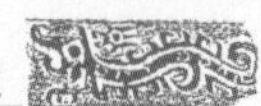

若瞋心壞弶， 網等獲吐羅；
為福放有情， 便得惡作罪。
競地有二種， 斷處或王家；
他兩處得勝， 苾芻獲麁罪。
兩處勝於他， 彼人方便捨；
波羅市迦火， 燒此苾芻身。
呪術取他財， 末尼等諸物；
苾芻目遙見， 便得根本罪。
為己苗成就， 於他不欲成；
乏水堰田畦， 恐損便決却。
自苗得成實， 他苗實損壞；
應知據子實， 得重或時輕。
要心遠眾罪， 能益諸有情；
如何作苾芻， 反盜他財物？
被賊偷弟子， 金等奪取時；
不開悟賊徒， 隨事招輕重。
為賊說法乞， 半價或全還；
將賊付官人， 便獲吐羅罪。
苾芻盜求寂， 慜心為弟子；
將去得吐羅， 破僧罪流類。
至王稅界分， 關津合與財；
自負或他持， 盜心行異路。
盜將便得罪， 彼物可稱量；
價滿五磨灑， 罪必成他勝。
至彼稅官處， 云為佛法僧、
或云為父母， 廣讚其功德。
聽開藥直衣， 好物常須畜；
作淨過稅處， 此非應稅限。
布縷宜須截， 或時用泥污；
世尊教作淨， 稅處可持行。
若借他衣等， 由貪作己財；
若後不還他， 便得吐羅罪。
若上於船上， 所有鉢等物；
二人相授與， 謹捉好存心。
汝捉我今捨， 告知彼損壞；
准望其價直， 此必定須還。
他不請而食， 食得惡作罪；
苾芻既如此， 餘眾同斯說。
或時王賊與， 或是委寄人；

無别物主心，　彼與宜應受。
他財他見施，　知非是大人；
知時不應取，　不知無有過。
若見卑下與，　應可善思量；
於彼取非宜，　由尊不許故。
知事人餘人，　將僧伽等物；
與貧病應受，　用已鎮思還。
若身死無過，　有命可隨緣；
勵力須乞求，　應還得財處。
牛羊等重物，　受用村田等；
僧伽有隨教，　别人遮不聽。
住處與園田，　及臥具等物；
以理常守護，　令其施福增。
此處僧重物，　不應質與他；
不分不合賣，　是律決定説。
於寺高處立，　呼召得聞聲；
當於如是處，　安置淨人宅。
執作事業時，　與衣食饒益；
若病不能作，　佛遣亦供看。
打拷及髡割，　與聖教相違；
縛害惱群生，　聖賢皆遠離。
為福捨田地，　作分數應取；
受用時無過，　斯成古王法。
一切評論處，　佛遣不須言；
苾芻及求寂，　於斯勿措口。
從他正見得，　持與邪見人，
及與破戒人，　名虚墮信施。
受他飲食時，　量腹而應取；
長多名墮施，　淨戒者應知。
父母及病人，　為取非成過；
如將與餘者，　終須告主知。
於行處等見，　刀子及針等；
應與撿挍人，　問狀方還主。
彼物告衆已，　衆中三日停；
如無認識者，　任充常住用。
以己事换他，　或可為福故；
苾芻受雇作，　此事佛不聽。
親友及己想，　多少隨時用；
非盜便無過，　或可語他知。

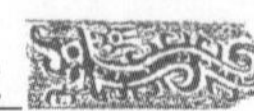

親知有三種，　上中下應識；
純直可相知，　輕浮勿親友。
於三種相知，　上可該中下；
處中中及下，　下者下應知。
問病方教化，　應為求醫藥；
是可委寄者，　勿同尼乞油。

斷人命學處

苾芻厭不淨，　求鹿杖自殺；
為福貪鉢等，　由斯大聖遮。
故心非誤殺，　自作或使他；
勸讚人死時，　便招他勝罪。
若說殺方便，　見他作隨喜，
放火燒林野，　或斬生支節，
若食於人肉，　斯皆得吐羅。
病及看病人，　若愚教法式；
應可問醫人，　或餘若耆叟；
方授病者藥，　異此得輕愆。
若供給病者，　如病狀應畜；
餘物亦可持，　清淨隨哀愍。
世尊遣大眾，　咸看於病人；
或可依次看，　諸事皆隨順。
不禮於病者，　病亦不禮他；
更互好心看，　并安於坐物。
不於病者前，　讚說死是勝；
病苦聞斯已，　由此樂身亡。
汝能行布施，　護戒無虧失；
深信於三寶，　當趣涅槃宮。
若汝身亡過，　天宮定不遙；
涅槃如掌中，　莫憂形命盡。
苾芻作是言，　便得越法罪；
應云久存壽，　此疾可蠲除。
壽存如法住，　善人應久留；
念念能增長，　廣大福德聚。
於有病惱者，　解醫宜教示；
善識於時處，　與藥勿隨宜。
故勸他人死，　不論心善惡；
自殺及賣人，　並獲吐羅罪。
鉢等生貪意，　起願令他死；
如彼旃荼羅，　斯人得惡作。

縱笑不應為，　以指相擊攊；
往時十七眾，　由此一人亡。
制底等作業，　無俗人相助；
重擔不擎舉，　緣斯殺匠人。
若塼等坼裂，　授他須告知；
不應竟日為，　猶如客作者。
苾芻監作時，　隨處當勸化；
宜給晨朝食，　欲使解疲勞。
若是知事人，　賊來聽鬧亂；
不得故心擲，　石等損眾生。
可於十肘外，　抛擲木石等；
謹念於戒學，　勿使損悲心。
監知住處人，　眾中老應問；
若夜中說法，　牢防護門等。
寺舍勤防盜，　關鑰應觀察；
說五種閉門，　為護於住處。
上下二門樞，　關店鎖重鎖；
隨其現前有，　當直者應為。
但安一二等，　准次須陪直；
如其總不著，　計失盡須還。
苾芻在路行，　同伴染時病；
當如父母想，　敬教可持將。
父老不能行，　恐畏午時到；
子推因致死，　此事不應為。

說上人法學處

儉年諸苾芻，　實無勝上德；
更互虛相讚，　活命佛因遮。
不得言我得，　殊勝增上證；
除於增上慢，　斯便得邊罪。
自無上人法，　不能得諸定；
言得聖道分，　將成大涅槃。
言得增上證，　并獲於四果；
智謂苦等竟，　見謂見真諦。
說靜定四種，　樂獨靜住故；
此等事我知，　我見諸天等。
我見天龍等，　我共彼言談；
彼亦共我言，　說時犯邊罪。
我聞諸天聲，　彼來親事我；
或藥叉等類，　如此悉成邊。

 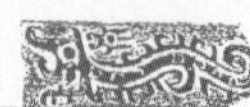

若見糞掃鬼，　此但得吐羅；
為是鬼中卑，　是故非邊罪。
說得果通智，　膿壞無常想；
自將邊罪劍，　不樂強傷身。
說有苾芻見，　謗蘇畢舍遮；
意許是自身，　說時但惡作。
說戰勝天雨，　生男聞象聲；
審觀方告知，　異此便麁罪。(《大正藏》卷二十四第620-622页)

【评说】本段经文是关于四波罗夷法的偈颂(佛经中的唱诵词)。四波罗夷即行不净行、偷盗、杀人、妄语四种犯重罪的行为。

【原文】故泄精學處

若離三瘡門，　於自他身分；
故泄其不淨，　此必犯僧殘。
泄謂在身中，　精移其本處；
創樂便成犯，　不要待精流。
其精欲動時，　攝心居本處；
此時無重過，　但許得輕愆。
如其移本處，　流精尚在身；
故泄出身中，　唯招吐羅罪。
精有五種異，　謂薄稠并赤、
黃色及青色，　最後轉輪王。
青輪王長子，　餘子並皆黃；
赤色諸大臣，　稠精謂根熟。
根未成女傷，　斯等名為薄；
如前精若泄，　皆並得僧殘。
牆瓶等穴處，　故觸泄其精；
吐羅罪所傷，　過於大石打。
雖動而不泄，　染心量己根，
於空舞動搖，　或由捉搦泄，
逆風逆流持，　並得吐羅罪；
若順風流者，　得惡作應知。
若以染污意，　故視己生支；
染心無利益，　常當念除捨。
浴室中摩觸，　行路髀相揩；
忽然精自流，　及夢皆無罪。
如是廣宣說，　苾芻並眾教；
若是求寂等，　悉皆招惡作。
初二部罪因，　各有其輕重；

初重大眾悔，　輕便對四人。
二因重四人，　輕便一人悔；
眾教要僧伽，　餘罪一人得。
不許對犯人，　同罪而發露；
無容垢除垢，　可得令清潔。
從犯眾教罪，　若有覆藏心；
還與爾許時，　令行遍住法。
應觀心至誠，　於眾深恭敬；
當與遍住法，　異此不應為。
若行遍住法，　更被煩惱害；
由彼愚癡盛，　或時重作罪。
此應更與法，　令行本遍住；
如是乃至三，　依律教還與。
此成可愍處，　知由煩惱生；
如若起大慚，　或可情謙下。
雖如是調伏，　於惡不能改；
此作留轜棄，　乃至厭心生。
若生厭離心，　了知其意樂；
意喜宜應授，　僧伽應濟出。
意喜水洗濯，　令餘垢清淨；
此中應出罪，　滿二十僧伽。
唯僧伽為主，　僧伽知意樂；
僧伽與其教，　秉法者應行。
眾中為羯磨，　處眾教其益；
由僧伽教出，　故名為眾教。
發露已命終，　或於遍住位；
雖言未出罪，　當生善趣中。
由斯可哀念，　懷悲勿棄捨；
無令自業打，　惡趣苦纏身。
若遍持三藏，　極愧眾中尊；
大福德六人，　對一便除罪。
須有至誠心，　慇重無欺誑；
一悔不重犯，　斯名應法人。
除咽已下毛，　及為下灌法；
除病緣而作，　吐羅罪割身。(《大正藏》卷二十四第623页)

【评说】故泄精学处的偈颂,心怀不净和淫乐之心而自泄精者犯戒。

【原文】觸女學處

從足至于首，　染心觸女人；

無衣便眾教，　有隔吐羅罪。
若故意推牽，　從象車等處；
有隔無隔觸，　受樂罪同前。
女人來觸時，　苾芻生染著；
此則如前說，　牽推隔等同。
本作行婬意，　觸著女人身；
便得吐羅罪，　是他勝因故。
此據堪行婬，　餘獲吐羅罪；
小男黃門等，　傍生皆惡作。（《大正藏》卷二十四第 623 页）

【评说】本段经文为十三僧伽伐尸沙之一触女学处的偈颂，不得心怀欲念接触女子身体。

【原文】七日藥學處

受取對苾芻，　守持酥蜜等；
自取隨情食，　齊七日無違。
泥薩衹應捨，　此須善苾芻；
間隔要經宵，　其罪應須說。
第二日還衣，　本主當從乞；
慳心不還者，　強可奪將來。
三中若有一，　更復得餘衣；
由其未清淨，　受時皆悉犯。
由衣等須捨，　故有捨名生；
復墜墮三塗，　為斯名捨墮。（《大正藏》卷二十四第 631 页）

【评说】七日药指应在七日内服用的药物，包括酥、蜜等。

卷　中

【原文】毀呰語學處

雖毀呰傍生，　喚為禿角等；
懷羞情不忍，　何況毀於人！
由斯世尊說，　常饒益眾生；
苾芻毀滅言，　便招於墮罪。
苾芻毀呰意，　問婆羅門種；
汝梵志出家，　此便生惡作。
若問剎帝利，　戲心得惡作；
薜舍戍達羅，　若問成根本。
毛木匠織師，　客縫竹作等；
如斯諸種類，　問時便得墮。
汝梵志工巧，　清淨應須學；

沙門汝何用？　即招惡作罪。
汝是剎帝利，　牟矟弓射等；
此事應可為，　說時便惡作。
如是戍達羅，　薜舍所作業；
織竹等雜作，　便獲根本罪。
汝自業應作，　乞索教讀等；
若作如斯語，　同前得惡作。
跛瞎癮躄行，　侏儒及聾瘂；
毀他如是說，　墮落火便燒。
汝疥癩癰疽，　癢瘙痔嘔逆；
作如是等語，　此人便得墮。
汝罪不清淨，　有疑悔惡作；
汝有忿恨惱，　得罪亦同前。
苾芻毀呰意，　惡說罵詈等；
與鄙語相應，　墮罪便相害。
如是族工巧，　作業形容病；
罪及煩惱言，　咸名毀滅語。
意欲簡前人，　是何者佛護？
答言剎帝利，　如是等無愆。

離間語學處

苾芻離間語，　欲使他分拆；
由為觸惱心，　定招於墮罪。
汝剃髮賤人，　問言誰語汝？
報云某甲道，　此招於惡作。
於前學處中，　說族工巧等；
應知罪相似，　智者不應為。（《大正藏》卷二十四第 631-632 页）

【评说】佛陀规定比丘不得诽谤他人，不得离间他人。

【原文】壞生種學處

所有種子類，　及以有情村；
根莖節開子，　自他損皆犯。
若從根得生，　此說名根種；
謂是香附子，　薑芋等應知。
莖種從莖出，　插地即便生；
謂菩提石榴，　柳等咸應識。
節種截取節，　入地能生長；
蘆荻蔗竹等，　由斯故得名。
裂種杏麻豆，　子謂穀麥等；
有釋異種子，　牛糞等生蓮。

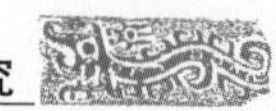

羊毛生細稊，是一師別釋；
有情蟲蟻等，總攝諸生命。
村者謂樹等，有情之所依；
想疑而損之，皆招於墮罪。
如是種果等，稱境定招愆；
別種別想疑，應知亦得罪。
苾芻持五種，安在臼中舂；
若種損壞時，五罪一時得。
若不損壞者，但招五惡作；
置火及投湯，同前皆本罪。
若作故損意，青草處遊行；
有壞時便墮，不傷招惡作。
若於青草處，曳物而傷損；
或湯粥汁等，澆瀉亦同愆。
若以一方便，斬斷於一樹；
便招一惡作，一波逸底迦。
若以二方便，斬斷一樹等；
便得兩惡作，一墮罪應知。
隨方便多少，得爾許惡作；
隨其事差別，悉皆招本罪。
葉果未開花，諸藕諸根等；
蓮梢及蘋藻，隨壞墮相中。
皴皮及黃葉，蓮花等已開；
若斷惡作罪，佛言輕重異。
若須淨齒木，及皮葉花根；
取時為淨言，不應云斬折。
水藻及浮萍，地雞并鹹鹵；
青苔白醭葛，牽挽不應為。
何者是淨言？云汝應知是；
解是與淨等，淨了皆無過。
作淨二五殊，火刀蔫鳥甲；
墮破并拔出，捩斷擘不中。
營造伐樹時，應從樹神乞；
以諸花果食，設祭可隨時。
應為誦正法，謂三啟等經；
宜應具告知，十善十惡報。
行善招樂果，異斯生惡趣；
顯其功德施，復說慳貪罪。
歡喜等園中，天女恒遊戲；

長時極樂果，　唯有施能招。
鎮懷飢渴火，　不聞漿水名；
輪迴諸趣中，　受苦無窮盡。
無始來串習，　數為煩惱逼；
自他無利益，　並由慳所纏。
七日不改變，　復無流血等；
大樹宜應截，　有異不應傷。（《大正藏》卷二十四第 633 页）

【评说】佛陀强调比丘应爱护花草树木。

【原文】用蟲水學處

水中有生命，　將澆地樹等；
自作若使人，　悉皆招墮罪。
蟲水有想疑，　斯還得本罪；
無蟲蟲想疑，　便招惡作過。
從他借罐綆，　他與用無傷；
澄濾好觀瞻，　濁時安黑果。
若水有濁塵，　臨之不鑒面；
此可慇懃濾，　清淨方無咎。
若井泉知淨，　法瓶等緻密；
眾及於别人，　五水隨情用。
濾羅有五種，　謂澡罐君持，
法瓶并水羅，　及以衣角疊。
澄心當好視，　蟲若小毛端，
並須依教看，　無勞數觀察。
齊幾當觀水，　如轉六牛車；
竹載摩揭陀，　是名觀分齊。
若其於水器，　起心疑有蟲；
宜應更善觀，　無疑方可用。
乃至俱盧舍，　或時一驛路；
彼處決知有，　無羅亦可行。
若即許還來，　半驛去無咎；
商旅有相識，　傳羅隨意去。
順流河岸行，　一一俱盧舍，
善觀應可飲，　異此即不應。
泝流隨取處，　觀濾並如常；
陂池水不流，　觀於一尋內。
井等取水處，　說佛語伽陀；
隨處有天神，　應從彼求乞。
將君持向口，　飲水佛不聽；

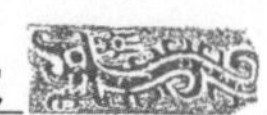

葉等必其無，　屏處非遮限。
宜應將絹布，　葉繫君持口，
及以蓋瓶瓨，　異斯招惡作。
瓨等有垢膩，　用意淨洗治；
隨時可曝乾，　為欲令清淨。
俗人所作事，　求寂不應為；
求寂之所為，　苾芻有不合。
苾芻望於尼，　事有犯非犯；
皆須善觀察，　准教可應行。
於池井等中，　見有餅菜等；
澄濾隨情飲，　應知此名淨。
俗人施水處，　准法好須觀；
雖在非時中，　隨情應飲用。
牧牛人等處，　苾芻少乏水；
酪漿及乳等，　洗足亦隨情。
盛酒大小行，　此器宜應棄；
若盛油等物，　火炙水梳治。
或令魚鼈舐，　垢膩盡皆無；
置水此器中，　非時用成淨。
女人求水時，　苾芻應可授；
不宜相續注，　勿生癡染心。（《大正藏》卷二十四第 634-635 页）

【评说】佛陀规定比丘不得饮用有虫之水，亦不得用有虫水洗涮、灌溉。

【原文】知苾芻尼讚歎得食學處

苾芻知彼尼，　讚歎故得食；
除其先有意，　食便招墮罪。
讚歎有二種，　具戒及多聞：
具戒從預流，　乃至阿羅漢；
多聞蘇呾羅，　毘奈耶母論；
實有如斯德，　讚食許無愆。
若實無有德，　為利受尼讚；
知而噉食者，　即招其本罪。

展轉食學處

苾芻無疹病，　非衣作行時；
足已更生貪，　食時便得罪。
一食不能安，　此說名為病；
但獲衣方肘，　是謂施衣時。
僧房制底處，　其地如小席；
掃拭及洒塗，　此名為作務。

若半瑜繕那，　苾芻去還返；
斯名道行事，　更食者無罪。
若得有衣請，　更受無衣者；
受後招惡作，　食時便獲本。
先得無衣請，　後有支伐羅；
兩處縱俱飡，　此食非遮限。
前得有衣請，　後請亦有衣；
兩處食隨情，　此皆無有過。
若棄無衣處，　行就有衣家；
開難緣及衣，　非餘事應識。
若知於俗舍，　普請盡僧伽；
授事及餘人，　至時鳴健稚。
苾芻於自黨，　若客新來至；
請處應教示，　默去不應為。

施一食過受學處

外道所居處，　苾芻在彼停；
無病一日飡，　異斯便不合。
無病別日住，　便得惡作罪；
如更受他食，　咽便招本愆。
施主意平等，　或是親族處：
假令多日食，　斯非是愆咎。

過三鉢受食學處

施主非隨意，　若得飯麨等；
二三持滿鉢，　若過招本罪。
大鉢若取三，　二大及中一；
兩大兼一小，　二中并一大；
二中兼一小，　滿鉢取持歸；
斯皆得本愆，　三小咸無過。
親族歡懷與，　受多無有過；
受已應持去，　平分與苾芻。

足食學處

苾芻足食竟，　不合更重食；
不作於餘法，　咽咽罪隨生。
五種珂但尼，　斯非是足限；
正食若足已，　此亦不應飡。
五種蒱膳尼，　米飯麥豆飯，
麨肉及諸餅，　是正食應知。
根莖葉花果，　名五珂但尼；
此據嚼齧義，　五正通含噉。

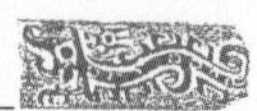

知是蒱膳尼，　有授者相近；
已作遮止法，　從座捨威儀。
於如是五處，　名足食苾芻；
此中隨一無，　則不名為足。
足罷竟去休，　此說名遮足；
若道且言者，　聖說許無愆。
若作餘食法，　非側非背後；
不安在懷中，　非空非置地。
兩手極淨洗，　然後方受食；
食了不離座，　是未足應知。
執食可蹲踞，　對苾芻應告：
我作餘食法，　仁當憶念知。
彼人當取食，　若二若三口；
語言持取去，　隨意可應飡。
若彼雖足食，　然未離於座；
應就彼人前，　作法皆如上。
彼人不合食，　應告食人言：
將去任情飡，　名第二餘法。
若得非正食，　謂是乳酪類、
薄粥薄麨等，　並非成足食。
若竪匙不住，　此名為薄粥；
指鉤不見迹，　謂薄麨應知。
若作足食想，　及以生猶豫；
食便招本罪，　便開地獄門。
若食雖未足，　而為足食心；
及起疑意時，　皆招惡作罪。

勸足食學處

知他足食竟，　不為餘食法；
內懷於惡心，　勸食便生罪。
知足食想疑，　慇懃勸彼足；
欲令他犯過，　當來苦自傷。
不應以雙足，　蹈於食葉上；
病者便非過，　無病起譏嫌。
苾芻若無病，　連鞋不應食；
病應抽出足，　蹋鞋上非愆。
授食在背側，　或遠或隔障；
及不仰手時，　斯皆不成受。
授者立相近，　當前無障隔；
皆須仰手受，　極可用心請。

指食令安鉢，　如其墮葉盤；
此即名為受，　無疑應可食。
微塵有多種，　花果飲食衣；
有觸與無觸，　淨與不淨別。
土塵事多種，　有淨及不淨；
覩色不分明，　此則無勞受。
塵相若分明，　不受不應食；
食污衣須洗，　不洗便生過。
若行鹽等竟，　雖小不應起；
及時應可坐，　准次勿相排。
年卑居老上，　知想或生疑；
突色訖里多，　日日恒增長。
持食與他人，　便作希望意；
彼人重授與，　不淨不應食。
決捨絕希望，　後從他獲得；
此名清淨食，　受時無有過。
勿語益送人，　與我如是食；
隨行得應噉，　病人非在遮。
苾芻若食了，　可留一大抄；
普施於眾生，　不應為簡別。
若客至將行，　撿挍人并病；
及以看病者，　隨情在前食。
因籠拏開粥，　僧眾並隨聽；
由斯影勝王，　施地佛聽受。
因論於食法，　及與藥相應；
淨地等要門，　隨事皆須識。
飯餅及肉魚，　豆飯并麨等；
斯謂為時藥，　養命噉恒須。
蒲萄及芭蕉，　醋果并蘡薁；
棗等烏曇跋，　並曰非時漿。
俗人及求寂，　熟柔當淨濾；
酪漿蔗醋漿，　斯等非時飲。
說有七日藥，　酥油蜜諸糖，
石蜜及沙糖，　許服皆無過。
又有盡壽藥，　謂是根莖等；
如法應守持，　無限常聽服。
根雞舌薑等，　莖謂不死條；
黃薑等可知，　并諸香雜水。
七葉苦爪苗，　果謂胡椒等；

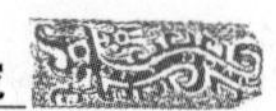

及以三果類，　准病服皆聽。
紫礦及阿魏，　黃蠟諸樹汁；
油麻灰等五，　復有五種鹽。
菴末羅苦木，　七葉尸利沙；
如斯樹等皮，　皆名盡壽藥。
如是諸藥類，　不擬將充食；
但欲排飢渴，　希心趣涅槃。
蒲萄及石榴，　菴婆芭蕉等；
根謂蓮藕類，　是時攝應知。
如斯時藥等，　展轉更相雜；
各從前藥勢，　服用者無傷。
熊羆及龜鼈，　并江猪等脂；
並隨身治病，　非時咸可服。
醫言食生肉，　人蛇象不聽；
魚肉若持來，　問淨當隨食。
門前制底舍，　空露地水堂；
簷下及房中，　並不應煮食。
作淨有五種，　生心等軌則；
若為作食厨，　衆僧共立淨。
住處絣繩墨，　草創立基時，
解法營作人，　興心應作法：
我今於此處，　立作衆淨厨；
三心念口言，　謂是生心淨。
造寺半已了，　知事對僧前；
我今普告知，　應如是三說。
此處我守持，　將為淨食處；
作如是告白，　名為共印持。
若人造寺宇，　房門料亂開；
室相不齊行，　此名牛臥淨。
若有僧住處，　苾芻久棄捨；
後至過便無，　斯名廢故淨。
若僧秉白二，　羯磨衆詳許；
知法並同心，　名為作法淨。
如是五淨厨，　苾芻不作法；
停食及煮食，　悉皆成不淨。
為淨二五殊，　刀火蔫鳥甲；
墮拔截擘壞，　作法者無愆。
火壞五咸淨，　餘損子皆成；
傷皮有不成，　於中驗生性。

當於上座所，　行食者應言：
三鉢羅法哆，　是名行食法。
上座當告言：　應平等行與；
須正意而食，　了說願伽他。
正說福頌時，　苾芻不應食；
若不聞聲者，　食時無有過。
正說伽他時，　聞時應諦聽；
頌了隨情食，　更說非遮限。
有能者應說，　眾首或餘人；
演法應時機，　當隨施主望。
凡是說法人，　應須與伴助；
由非獨一己，　令法有光輝。
為眾誦經時，　夜無燈不許；
護蟲為百目，　或復作籠遮。
所食魚肉等，　與俗勝人同；
他持施鉢中，　應食全無罪。
他為作肉食，　若有見聞疑；
此則不應飡，　為愍眾生故。
得虎狼等殘，　若有聞疑見；
由彼心不捨，　此皆不合飡。
不許無悲心，　耽味害他命；
准法依三淨，　食肉許無愆。
蒜葱等諸藥，　為病在隨聽；
欲令身命存，　斯名善法器。
病者食蒜時，　當護其臭氣；
還處應將息，　隱密可應為。
為病服食了，　可洗身令淨；
臭氣皆除滅，　方入本房中。
若服蒜葱韮，　為令身淨故；
停七三二夜，　如次可應知。
巡家行乞食，　料亂有多門；
應將飯等記，　無令路差失。
乞食秉鳴錫，　欲使施人知；
及怖於犬牛，　不許行搥打。
苾芻於俗舍，　若食餅果根；
勿嚼作大聲，　或時將汁飲。
自非有要事，　不應相觸食；
食時須用心，　勿濺傍邊者。
儉時若得食，　施主歡隨施；

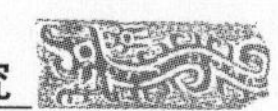

亦可多將去，　分張與苾芻。
若上座受請，　食半與餘人；
為濟儉年時，　活諸同梵行。
欲令壽命久，　餘人得應食；
若在牟尼教，　一日實難逢。
若於鉢縫中，　見有餘殘食；
應以物擿去，　三洗用無愆。
食罷口應淨，　用齒木土等；
淨水漱三度，　若過亦隨情。
苾芻得食已，　疑有餘人觸；
應覓未具人，　重受隨情食。
有事須行去，　無人持路糧；
自携為換想，　噉時無有過。
若無人可換，　一日不應湌；
他日噉虎拳，　不合過斯食。
三日兩虎拳，　已後當隨意；
自作宜應食，　希望性命全。
須根地可掘，　欲果樹宜昇；
苾芻應自取，　除飢得延命。
斯等是遮戒，　為難暫開聽；
若是性罪者，　命斷不應作。
親識遠方來，　屏處應同食；
室羅末尼羅，　同湌開怖處。
受已莫放器，　左手急堅持；
齊手可應湌，　食時須用意。
如其不蓋覆，　置食被烏殘；
近觜處應除，　餘者隨情食。
僧祇若別人，　酥油沙糖等；
如其誤觸者，　不應便即棄。
若是四方僧，　或復別人食；
知淨宜應受，　異此即不應。
食雜沙糖等，　水洗宜應食；
雖在非時中，　此無不淨過。
糖與麨相和，　應將淨水投；
苾芻須淨濾，　非時飲水聽。
苾芻自為己，　於沙糖守持；
隨開於五人，　相知更互食。
病斷食少食，　熱悶及塗中；
於此五人聽，　餘者皆不合。

勝果卒難逢，　及上飲食等；
苾芻雖足食，　不加法亦飡。
若乞食苾芻，　巡家乞得食；
有人請入舍，　隨言使福增。
舍中食餘飯，　施主遣將歸；
縱觸還應食，　儉歲聽非過。
寺三時設食，　祭彼護寺神；
時非時藥叉，　住彼須應食。
訶利底母兒，　佛遣多祭食；
為護於住處，　令教法光輝。

別眾食學處

不飡別眾食，　唯除病等緣；
僧中取少多，　或此送無犯。
乃至一匕鹽，　或一握草葉；
送向於餘處，　亦得表情和。
有人不盡情，　四人名別眾；
病作道行時，　事如前已說。
若是乘船去，　至半踰膳那；
或可覆還來，　食皆無有過。
若眾多施主，　別別供苾芻；
隨彼施主心，　此謂時差別。
諸外道沙門，　彼若施僧食；
悲心應為受，　由彼不信故。
界中別眾食，　有苾芻想疑；
得罪若三人，　食便無有過。
有別定屬利，　食時與眾乖；
此順施主心，　縱食非成犯。

非時食學處

從過中已後，　至明相未出；
苾芻不應食，　若食罪侵身。
有病在非時，　醫人令遣食；
當於隱密處，　無令俗見譏。

食曾觸食學處

苾芻觸食等，　此則不應飡；
食前食後殊，　說觸有兩別。
若在食前受，　食後噉便愆；
若食後受持，　夜分過不合。
若手有雜膩，　謂除眾難緣；
不觸於鑰匙，　及以觸衣鉢。

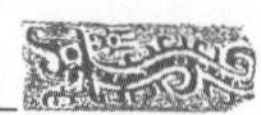

不受食學處

飲食若不受，　怖罪者不飡；
食咽罪便傷，　除水及齒木。
葉及淨齒木，　有汁還須受；
若是生種者，　仍須將火淨。
苾芻行乞飯，　有餘仍未熟；
宜應自煮食，　受取取應飡。
得魚肉果等，　先煮已色變；
牛乳等三沸，　更自煮非愆。
他人來設食，　有事便棄去；
應為北洲想，　觀時自取食。
以藥灌鼻時，　若咽當須受；
若能不咽者，　不受亦無傷。
食有蠅蟻等，　附近不成觸；
觸處除應食，　鼠鳥受應知。
若手與手受，　或物與手請；
或手與物請，　或物與物受。
若入厭賤國，　遠置亦成受；
更有餘成受，　謂象馬獮猴。

索美食學處

苾芻身無病，　為己不應乞；
生酥并乳酪，　諸肉及以魚。
為病故乞求，　縱食而非犯；
無病乞惡作，　若食罪便中。
俗舍巡行乞，　執鉢默然住；
他問何所須？　欲者隨情說。

受用蟲水學處

若知水有蟲，　受用全不合；
謂外內二種，　洗浴飲應知。
有蟲無蟲水，　此並如前說；
羅漉須依法，　由是性罪故。

有食家強坐學處

苾芻在食家，　不應屏處坐；
令他生惱意，　仍除難怖緣。

有食家強立學處

若女人丈夫，　欲貪相樂著；
說此名為食，　屏立亦招愆。

與無衣外道男女食學處

苾芻若自手，　不與外道食；

擘破與隨聽，　欲令除惡見。
彼槃器在地，　悲心應授與；
為生哀愍想，　不得現虔恭。（《大正藏》卷二十四第636-640页）

【评说】以上经文为知比丘尼赞叹得食学处、辗转食学处、施一食过受学处、过三钵受食学处、足食学处、劝足食学处、别众食学处、非时食学处、食曾触食学处、不受食学处、索美食学处、受用虫水学处、有食家强坐学处、与无衣外道男女食学处的偈颂，可见佛陀对饮食的重视。

【原文】非時浴學處
若非是開緣，　半月內洗浴；
病道行作業，　及以風雨時。
若不洗不安，　是病當開限；
道行及作事，　斯並如前說。
驚飈動衣角，　說此謂風時；
雨滴水霑身，　是雨宜應識；
如其風雨雜，　說此謂相兼；
齊兩月半來，　是名為熱節。
始從脫衣服，　至水未霑臍；
洗浴得輕愆，　過臍招墮落。
渡河非是犯，　悶絕水澆身；
或可越陂塘，　為難皆無犯。
苾芻行水內，　及以乘船時；
若在大海中，　大小便無犯。
若有女人洗，　王及諸兵眾；
并有儜惡人，　遠避不應浴。
不應水中戲，　游泳或沈沒；
以水相澆擲，　打水作音聲。
若其為學浮，　或時須療病；
當於隱密處，　雖浮亦不遮。（《大正藏》卷二十四第641页）

【评说】半月洗浴一次，患病、遇风雨后、赶路或劳作后可及时洗浴，可见佛陀很注重保持身体的清洁。

【原文】殺傍生學處
苾芻殺傍生，　自作或遣使；
當招極苦處，　惡道火燒然。（《大正藏》卷二十四第641页）

【评说】杀畜生学处的偈颂，杀生有恶报。

【原文】飲酒學處
諸酒飲若醉，　茅端不滴口；

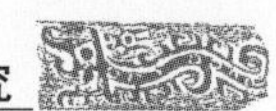

不飲不與人，　由斯放逸故。
苾芻口有病，　醫遣含無犯；
假令命即死，　無容輒吞咽。
諸麯等雜物，　醞釀方得成；
眾人共許者，　是名為大酒。
若以皮果花，　汁等用成就；
此名為雜酒，　斯皆能醉人。
或可以糖蜜，　蒲萄等作成；
並在此中收，　為其昏醉故。
如其於酒體，　未成或可壞；
飲時無有過，　由其非醉因。
諸有醋漿類，　及以酪中漿；
水和澄濾飲，　非時亦無過。
諸酒變成醋，　飲皆無有犯；
醋漿盛貯久，　並是醋應知。
黍秫等非制，　說二酒應知；
變壞或未成，　明其非醉性。
酒有色氣味，　能醉招大愆；
若不能醉人，　便招三惡作。
如是三二一，　飲時皆得罪；
隨招一二三，　不醉非根本。
若皮花果等，　能為醉惱緣；
如其麯等和，　此還招惡作。（《大正藏》卷二十四第643页）

【评说】喝醉酒会使人不知人事，因此佛陀规定比丘不得饮酒。

佛陀时代已采用曲、水果的皮、果花或葡萄、蜜糖等酿酒。粮食酿的酒为大酒，皮、果、花酿的酒为染酒。

若口腔患病，医生嘱咐口含酒治疗无犯。

解脱戒经

元魏婆罗门瞿昙般若流支　译

【提要】出迦叶毘部律，述译经缘起戒律者。

【原文】諸大德！我已說四悔過法。今問諸大德是中清淨不？（如是三說）

諸大德是中清淨，默然故，是事如是持。

諸大德！此眾學法，半月半月說解脱戒經中來。

不高著內衣，應當學。

不下著內衣，應當學。

齊整著内衣,應當學。

不象鼻著内衣,應當學。

不多羅葉著内衣,應當學。

不麨團著内衣,應當學。

不高著三衣,應當學。

不下著三衣,應當學。

齊整著三衣,應當學。

不左右觀衣,除為齊整,應當學。

正直入白衣舍,應當學。

好覆身入白衣舍,應當學。

靜默入白衣舍,應當學。

不左右顧視入白衣舍,應當學。

不左右顧視入白衣舍坐,應當學。

不自傲入白衣舍,應當學。

不叉腰入白衣舍,應當學。

不通肩被衣入白衣舍,應當學。

不反抄衣入白衣舍,應當學。

不戲笑入白衣舍,應當學。

不覆頭面入白衣舍,應當學。

不蹲入白衣舍,應當學。

不叉脇入白衣舍,應當學。

不跳身入白衣舍,應當學。

不掉臂入白衣舍,應當學。

不搖頭入白衣舍,應當學。

不搖身入白衣舍,應當學。

不携手入白衣舍,應當學。

不倚足入白衣舍,應當學。

不倚身入白衣舍,應當學。

不肩相倚入白衣舍,應當學。

待請而入,應當學。

不偃臥,應當學。

觀床而坐,應當學。

不縱身重坐,應當學。

不荷髀坐,應當學。

不懸脚坐,應當學。

不寬脚坐,應當學。

不趬(區消反)脚坐,應當學。(《大正藏》卷二十四第664页)

【评说】佛陀对比丘的仪态做了全面的规定:衣服应整齐、不自傲、不叉腰、不摇头晃脑、在别人家不躺卧、不悬着脚坐、坐时不将脚叉开。

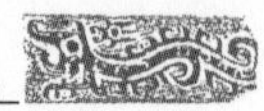

【原文】正意受食,應當學。

不溢鉢食,應當學。

食未至不舒手索,應當學。

不以飯覆羹更望得,應當學。

不以羹覆飯,應當學。

無病不得為己索食,應當學。

正意受羹,應當學。

正鉢受羹,應當學。

不嚼食作聲,應當學。

不口吹飯食,應當學。

不嗅食食,應當學。

不食上唾,應當學。

不吒食,應當學。

不出舌食,應當學。

不嚙半食,應當學。

不揑作葉食,應當學。

不舐手食,應當學。

不舐鉢食,應當學。

不手稱食,應當學。

不稱鉢食,應當學。

不拉餅食,應當學。

不作塔形食,應當學。

不大團食,應當學。

不小團食,應當學。

不含食語,應當學。

不張口待飯食,應當學。

不視比坐鉢起慊心,應當學。

不濽污比坐,應當學。

不污手捉水器,應當學。

不以污水棄白衣舍,除問主人,應當學。

不以鉢置地,應當學。

不立洗鉢,應當學。

不置鉢墮處險處,應當學。

不在危處洗鉢,應當學。(《大正藏》卷二十四第664页)

【评说】佛陀规定比丘应恭敬受食,不应使钵饭外溢、不得伸手待食、吃饭时不得发出声音、不得舔手舔钵、不大口或小口吃饭、不得站立或在危险处洗钵。

【原文】不得立大小便,除病,應當學。

不得水中大小便涕唾,除病,應當學。

不得生草上大小便涕唾歐吐盥(奴東反)血,應當學。(《大正藏》卷二十四第664页)

【评说】佛陀规定比丘不得站立大小便,不得在水中、草地上大小便。

律二十二明了论

正量部弗陀多罗多法师造
陈天竺三藏真谛译

【提要】本书是正量部所传的有关戒律事理的二十二首偈颂。

【原文】偈曰:明八戒護九十六,分别差别義相應。

釋曰:云何八?明了戒約道三分,分别為九十六。戒本有二種,謂身業、口業。云何分别此為八?此中身業有四種:一離殺生、二離偷盜、三離邪婬、四離非攝。口業有四種:一離妄語、二離破語、三離惡語、四離非應語。此八種業,由身、由口、由心。若自受有二十四;若教他受亦有二十四;若見他受行生隨喜心,亦有二十四;若自行先所受,亦有二十四。此四二十四,合成九十六。復次身四種邪業,若由無瞋無癡善根所離成八,說名正業。口四種邪業,若由無瞋無癡所離成八,說名正語。身口八邪業,若由無貪所離成八,說名正命。若自受、令他受、見他受行生隨喜、自行先所受,各二十四。約聖道分判此八,明了戒合九十六,是人與如此等戒相應。(《大正藏》卷二十四第665-666页)

【评说】戒律分为身业、口业两种,包括四身业、四口业。四身业即不杀生、不偷盗、不行不净行、不做佛陀不允许的事。四口业即不要说假话,不要说套话、浮夸之语,不要挑拨是非,不要骂人。

【原文】偈曰:解罪五部八緣起。

釋曰:律中說罪有五部:第一波羅夷部,有十六罪。第二僧伽胝施沙部,有五十二罪。第三波羅逸(羊逆反)尼柯部,有三百六十罪。第四波胝提舍尼部,有十二罪。非四部所攝,所餘諸罪共學對及婆藪斗律所說罪,一切皆是第五獨柯多部攝。若人能如理了别五部罪,此人必定能解八緣起所生罪。罪生起因有八種:一、有罪從身生不從口意生,如不閉戶共非大戒眠等。二、有從口生不從身意生,如善心為女人說法過五六語等。三、有從意生不從身口生。如心地諸罪。四、有從身口生不從意生,如善心為男女行婬使等。五、有從身意生不從口生,如故心出不淨等。六、有從口意生不從身生,如染污心對女人說顯示婬欲語等。七、有從身口意生,如有染污心為男女行婬使等。八、有不從身口意生,如先對人說大妄語,彼人不解。此人已對治三方便,後時彼人若追解其語,此人即得波羅夷罪。若人能如理了别八緣起所生罪義,此人必定能解七罪聚等義。(《大正藏》卷二十四第666页)

【评说】佛教戒律分为十六波罗夷、五十二僧伽胝施沙、三百六十罗逸尼柯、十二波胝提舍尼、非四种罪所包含的其他罪。

犯戒的方式有八种:身犯戒(行为犯戒)、口犯戒(言语犯戒)、意犯戒(思想犯戒)、身口犯戒(行为、言语犯戒)、身意犯戒(行为、思想犯戒)、口意犯戒(言语、思想犯戒)、身口意犯戒(行为、言语、思想犯戒)、不从身口意犯戒如比丘说假话,其他人不能理解其意思,比丘再三

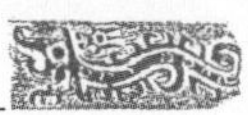

解释,其他人理解后又举一反三理解了其他道理(无意中诱导他人)。

【原文】偈曰:解七罪聚五布薩。

釋曰:律中說罪聚有七:一、波羅夷聚,謂四波羅夷。二、僧伽胝施沙聚,謂十三僧伽胝施沙。三、偷蘭遮耶聚,謂一切三聚不具分所生偷蘭遮耶。四、尼薩耆波羅逸尼柯聚,謂三十尼薩耆波羅逸尼柯。五、波羅逸尼柯聚,謂九十波羅逸尼柯。六、波胝提舍尼聚,謂四波胝提舍尼。七、非六聚所攝罪及六聚不具分所生罪及學對,如此一切入過毘尼聚攝。若人能如理了別七罪聚義,此人必定能解誦波羅提木叉布沙他。布沙他時說波羅提木叉有五種:一、誦波羅提木叉緣起;二、誦至四波羅夷;三、誦至十三僧伽胝施沙;四、誦至二不定法;五、廣誦乃至戒盡。若人如理能了別五布沙他義,此人必定能解四失四得義。

……

偈曰:自性立制所有戒,如理分別能解說。

釋曰:是前所說想罪、真實罪。由此罪門,佛所立學處有三種:一、性罪;二、制罪;三、二罪。此中性罪者,若是身口意惡業所攝,或由隨惑及惑等流故犯,復於此過犯中故意所攝,有染污業增長,與此俱有罪相續流,是名性罪。異此三因所犯,或由不了別戒、或由失念、或由不故意過犯,此中若無惑及惑等流,又無念念增長,是名制罪。若具二相,是名制性二罪。若人能如理了別此學處義,此人於律則明了,不看他面。(《大正藏》卷二十四第666-667页)

【评说】七罪包括四波罗夷、十三僧伽胝施沙、偷兰遮耶、三十尼萨耆波逸尼柯聚(舍堕)、九十波罗逸尼柯、四波胝提舍尼(悔过)、非六罪所包含的其他罪。

善见律毘婆沙

箫齐外国三藏僧伽跋陀罗　译

【提要】本卷经文记述了佛陀入灭后三次结集的情况。

卷　第　一

【提要】本卷经文记述了佛陀入灭后第一次结集、第二次结集的情况。

【原文】於是從如來涅槃,後七日大會,復七日中供養舍利,過半月已,餘夏一月半在,迦葉已知安居已近。迦葉語諸長老:"'我等去時已至,往王舍城。'大德迦葉,將二百五十比丘逐一路去。大德阿㝹樓馱,將二百五十比丘,復逐一路去。賢者阿難,取如來袈裟,比丘僧圍遶,往舍衛國,至如來故住處。舍衛城人見阿難已,懊惱悲泣問阿難言:"如來今在何所而獨來耶?諸人號哭,猶如如來初涅槃時。賢者阿難,以無常法教化諸人,既教化已,入祇樹園,即開佛房取佛床座出外拂拭,入房掃灑。掃灑已,取房中故供養花出外棄之,還取床座復安如本。賢者阿難種種供養,如佛在時無異。於是阿難從佛涅槃後,坐倚既久四大沈重,欲自療治,一日已至三日中服乳,取利而於寺坐。(《大正藏》卷二十四第674页)

【评说】"于是阿难,从佛涅槃后,坐倚既久四大沈重,欲自疗治,一日已至三日中服乳,取利而于寺坐”，本段经文记载了佛陀入灭后，阿难尊者身体不适喝乳疗治的医案。四大即地、水、火、风四种构成人体的基本元素。

【原文】問曰：“何謂毘尼藏？”

“二波羅提木叉、二十三蹇陀、波利婆羅，是名毘尼藏。”(《大正藏》卷二十四第675-676页)

【评说】本段经文记载了律藏的组成包括：二波罗提木叉（比丘、比丘尼戒）、二十三蹇陀（键度）、波利婆罗（附随）。

【原文】問曰：“何謂毘尼義耶？”

說偈答曰：

“將好非一種，　調伏身口業，

知毘尼義者，　說是毘尼義。”

問曰：“何謂種種五篇波羅提木叉？”

“波羅夷為初，五篇七聚罪，是謂為種種戒母，將成堅行寬方便，隨結從身口不善作，此是將身口業，是故名毘尼耶。”(《大正藏》卷二十四第676页)

【评说】五篇即波罗夷、僧残、波逸提、提舍尼、突吉罗。七聚即波罗夷、僧残、偷兰遮、波逸提、提舍尼、恶作、恶说。五篇七聚是戒律的根本。波罗夷是戒律中最严重的罪，犯此罪者将被驱除出佛门；僧残罪指戒律中仅次于波罗夷的重罪，犯僧残罪须于二十人以上的清净大众前忏悔，并服从僧团的处罚。波逸提罪指一般性的轻罪，犯者须向一位清净比丘作忏悔；提舍尼指饮食方面的轻罪，犯者须向一位清净比丘作忏悔；突吉罗指言行举止方面的轻微过失，故意犯者须向一位大德比丘作忏悔，若无心犯者，则于内心作忏悔，其派生出恶说、恶作两罪。

【原文】答曰：“聖人說法欲使文句具足故，更安藏字也，如是三藏義亦爾。又為指示故，為教授故，為分別故，為繫故，為捨故，為甚深相故，為離合故。若苾芻隨所至處，顯現如是一切諸義，此是三藏，如是次第威德顯現正義，隨罪過、隨比類、隨教法、隨覆見纏名色差別。若人依毘尼為行則得入定，得定便具三達智，此是戒為行本，因三昧故便具六通。若人修學阿毘曇，能生實智慧，實慧既生便具四辯。若人隨順律語得世間樂。何謂為世間樂？淨戒之人人天讚善，常受世間四事供養，此世間樂除欲樂。如脩多羅說、佛所說，我已知之，不宜在家，出家學道而得道果。得道果者，戒定慧力也。隨逐惡者，皆由無智，無智故佛教妄解，妄解故誹謗如來，作諸惡業自破其身，從此因緣廣生邪見。於阿毘曇僻學者，捉心過急，則心發逸所不應思，如脩多羅，告諸比丘，有四法，不應思而思，心則發狂。”

法師曰：“如是次第破戒、邪見亂心、善不善說已。而說偈言：

具足不具足，　隨行而得之，

苾芻樂學者，　當愛重此法。”(《大正藏》卷二十四第676-677页)

【评说】“若人依毘尼为行则得入定，得定便具三达智，此是戒为行本，因三昧故便具六通。若人修学阿毘昙，能生实智慧，实慧既生便具四辩”，经文记载了戒定慧三者的修行顺序：戒是定的基础，修习佛教理论能使人智慧。阿毘昙即三藏之一，论也。《大学》中记载“知止而后有定，定而后能静，静而后能安，安而后能虑，虑而后能得”，与戒定慧的修行顺序有着异曲同工之妙。

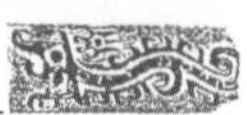

卷 第 二

【提要】本卷经文记述了佛陀入灭后第一次结集、第二次结集的情况。

【原文】爾時阿育王登位九年，有比丘拘多子，名帝須，病困劇，持鉢乞藥，得酥一撮，其病增長命將欲斷，向諸比丘言："三界中慎勿懈怠。"語已飛騰虚空，於虚空中而坐，即化作火自焚燒身，入於涅盤。是時，阿育王聞人宣傳，為作供養，王念言："我國中比丘，求藥而不能得。"王於四城門邊起作藥藏，付藥滿藏中。時，波吒利弗國四方城門邊，有四千客堂，堂日得錢五千，以供王用。爾時，王以錢一千供大德泥瞿陀，一千供養塔像華香直，取一千供給法堂，一千供諸律師，一千供眾僧。四城門邊藥藏，日一萬以用買藥直。(《大正藏》卷二十四第 682 页)

【评说】帝须生病乞药只得一小撮酥，最后不治身亡，因此阿育王规定在四边城门建药藏贮藏药物，以保证比丘患病有充足的药物可以及时医治。

【原文】答曰："是王弟同生。"爾時，阿育王登位，立弟為太子，太子一日入林遊戲，見諸群鹿陰陽和合。太子作是念："此諸群鹿噉草飲水，尚復如此，豈況比丘在寺房舍，床褥細軟飲食適口，當無是事!"太子遊還到王所，白王言："我向出遊，見諸群鹿陰陽和合，畜生噉草飲水，尚有此事，諸比丘僧在寺房舍供養備足，豈無此事?"王聞語已，即自念言："非狐疑處而生狐疑。"一日太子帝須，觸忤王意，王忿而語太子帝須："我今以王位別汝，七日作王訖已，我當殺汝。"是時太子帝須，雖受王位，七日之中，日夜妓樂、飲食種種供養，心不染著，形體羸瘦，憂惱轉劇。所以爾者，猶畏死故。七日已滿，王喚帝須問："何意羸瘦，飲食、妓樂不稱意耶?"帝須答言："死法逼迫，心不甘樂。"王聞語已，語帝須言："汝已知命七日當死，猶尚惶怖，況諸比丘出息入息，恒懼無常，心有何染著?"王語已，帝須於佛法中即生信心。(《大正藏》卷二十四第 682 页)

【评说】"是时太子帝须，虽受王位，七日之中，日夜妓乐、饮食种种供养，心不染著，形体羸瘦，忧恼转剧。所以尔者，犹畏死故""死法逼迫，心不甘乐"，若是过度担忧死亡会影响人的心身健康，无法享受世间的快乐，使人形体瘦弱。

【原文】又復一日，太子帝須出遊行獵，漸漸前行至阿練若處。見一比丘坐，名曇無德，有一象，折取木枝遙拂比丘。太子見已，心發歡喜，而作願言："我何時得如彼比丘?"曇無德比丘自逆知帝須心願，比丘即以神力飛騰虚空，於虚空中而坐，令帝須得見，從虚空飛往阿育僧伽藍大池中，於水上而坐立，脱僧伽梨欝多羅僧置虚空中，入池洗浴。是時太子帝須，見大德有如是神力，心大歡喜而言："今日我當出家!"即還宮中白王言："我欲出家，王必哀念，聽我出家!"王聞帝須求出家，心大驚怪，答言："宮中妓女，百味餚饍娛樂快樂，何以出家?"王種種方便令其心止。志意堅固，永不肯住，而答王言："宮中婇女歡樂暫有，會當別離。"大王嘆言："善哉!"即遣諸臣，使平治道路，掃灑清淨，竪立幢幡，種種莊嚴。莊嚴竟已，臣白王言："裝束已辦。"王取太子公服天冠瓔珞，莊嚴太子，千乘萬騎圍遶，奉送往至寺中。(《大正藏》卷二十四第 682-683 页)

【评说】昙无德在帝须面前显示神力，使其目睹佛法的巨大能量，从而坚定其出家修行的信心。

【原文】時，帝須言："當知此臣僻取王意，殺諸比丘。"臣殺未已，帝須比丘便前遮護。臣不得殺，臣即置刀，往白王言："我受王勅，令諸比丘和合說戒，而不順從，我已依罪，次第斬殺。殺猶未盡，帝須比丘即便遮護，不能得殺。"臣白王言："帝須比丘為殺以不？"王聞臣言殺諸比丘，即大驚愕，心中懊惱，悶絕躄地，以冷水灑面，良久乃穌，即語臣言："咄咄！我遣汝入寺，欲令眾僧和合說戒，何以專輒而殺眾僧？"（《大正藏》卷二十四第 683 页）

【评说】"王闻臣言杀诸比丘，即大惊愕，心中懊恼，闷绝躄地，以冷水洒面，良久乃苏"，经文记载了阿育王听说大臣诛杀比丘后，情绪出现巨大波动而晕倒在地，以冷水洒面方醒的医案。

【原文】王即問大德帝須："我先遣一臣到寺，令僧和合說戒；而臣專輒殺諸比丘。此罪誰得耶？"帝須答言："大王！有殺心不？"王即答言："我無殺心。""若無殺心，王無罪也。"即便為王說《本生經》："佛語諸比丘：'先籌量心然後作業，一切作業皆由心也。'"帝須欲演《本生經》："大王！往昔有一鷓鴣鳥，為人籠繫在地，愁怖便大鳴喚。同類雲集，為人所殺。"鷓鴣問道士："我有罪不？"道士答言："汝鳴聲時有殺心不？"鷓鴣鳥言："我鳴伴來，無殺心也。"道士即答："若無殺心，汝無罪也。"而說偈言：

"不因業而觸，　必因心而起，
善人攝心住，　罪不橫加汝。"（《大正藏》卷二十四第 684 页）

【评说】"先筹量心然后作业，一切作业皆由心也"，本段经文说明认知会对行为方式产生重要作用。

【原文】於是大德摩哂陀言："此王智慧能竪立佛法。"即為說《呪羅訶象譬經》。說已，王與四萬大眾，一時俱受三歸。是時王聽法已，遣信還國，欲取飲食。王復念言："即今非時，非沙門食也。"飲食到已，王自欲獨食，意復疑而問："諸大德！大德食不？"答言："此非我等沙門食時。"王問："何時得淨也？"答曰："從旦至中得應淨法。"王曰："諸大德！今可共還國？"答言："不隨，我等住此。""若諸大德住此，請童子隨去？"答言："此童子者已得道果，通知佛法，今欲出家。"王言："若爾者，我明當遣車來奉迎。"語已，即頭頂禮足而便還去。（《大正藏》卷二十四第 688 页）

【评说】"此非我等沙门食时"，本段经文说明佛门有独特的饮食习惯："过午不食"。

卷第三

【提要】本卷经文记述了佛陀入灭后第三次结集的情况。

【原文】往昔師子國，名塸閣洲，國名無畏，王亦名無畏。支帝耶山，名提婆鳩咤。是時塔園，名波利耶園。爾時鳩留孫佛出於世間，鳩留孫佛聲聞，名摩訶提婆，與千比丘俱，到提婆鳩咤而住，亦如摩哂陀住支帝耶山。爾時塸閣洲中眾生，染著苦惱。鳩留孫佛以天眼觀看眾生如此苦惱，佛即與七萬比丘俱，行到塸閣洲，滅諸疾病。疾病滅已，如來為國人說法，八萬四千人皆得道果，如來即以漉水瓶置與國中。於時如來迴還本國，人民起塔，以漉水瓶安置塔裹，名為波利耶園摩訶提婆，散華供養，於是人民住在國中。

拘那含牟尼佛時，師子洲名婆羅洲，國名跋閣摩，王名沙滅地，支帝耶山，名金頂山。是時婆羅國大荒，一切飢儉，生大苦惱。拘那含牟尼佛以天眼觀看世間，而見婆羅洲，如來即與

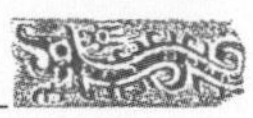

比丘千人俱到洲中，以佛神通使天降雨，以時五穀豐熟，佛為國中人民說法，八萬四千人皆得道果。佛留一比丘，名須摩那，與千比丘眾圍遶而住，復留腰繩。爾時如來，與諸大眾而共還國。人民起塔，以繩置塔裏供養。

迦葉佛時，師子洲名慢陀，國名毘沙羅，王名支衍多，支帝耶山名修婆鳩咤。爾時慢陀洲生大鬪諍，又多眾生，染著苦惱。如來以天眼觀看世間，見慢陀洲有大苦惱，如來與二萬比丘俱到此洲，以佛神力滅除鬪諍，佛為國中一切人民說微妙法，八萬四千人皆得道迹。佛置一比丘，名薩婆難陀，與千比丘俱，佛留洗浴衣。國王人民即起大塔，以佛浴衣置塔裏供養，如是塔園展轉名字。往昔三佛，皆以所用留與起塔如是。三界無常，止餘空地，天人於故塔基處，悉種棘刺。何以故？斷於穢惡故。

是時大象戴舍利，自然往至故塔園基處，王與人民，即斫伐棘刺，平治如掌。象到故塔基北，於菩提樹處，向塔而住。王欲下舍利，象不與。王復問摩哂陀："大德！云何得下？"摩哂陀答言："不可得下。王當先起基與象頂等，乃可得下。"於是大眾怱怱共輦土壁，三四日中，象猶頂戴舍利而立。王作基已，復白大德："塔形云何？"摩哂陀答言："猶如積稻聚。"王答："善哉！"於塔基上起一小塔，王作種種供養，欲下舍利，舉國人民，華香妓樂來觀舍利。

爾時大眾集已，舍利即從象頂上昇虛空，高七多羅樹，現種種神變，五色玄黃，或時出水，或時出火，或復俱出，猶如世尊在世於揵咤菴羅樹神力無異，此非摩哂陀及天人神力。何以故？往昔如來在世之時，遺勅舍利："若我滅度後，往師子國，到塔園時，作種種神力。"如來已勅，今故現耳。(《大正藏》卷二十四第 690-691 页)

【评说】本段经文说明佛法具有减少疾病的发生、使五谷成熟、灭除争讼等神力。

卷　第　四

【提要】佛陀为诸比丘说四波罗夷法：淫戒、盗戒、杀戒、大妄语戒。

【原文】"於是大德阿摽扠及摩哂陀，與愛盡六十人俱，復有六萬比丘圍遶，於塔園寺中說如來功德。如來哀愍眾生三業不善，是故說毘尼藏，以制伏身口意業，如來在世為聲聞弟子說律藏竟，然後入無餘涅槃。爾時眾中，而說偈言：

'一切別眾住，　大德六十八，
共知律藏事，　法王聲聞眾。
愛盡得自在，　神通三達智，
以無上智慧，　教化師子王。
光照師子國，　周遍無不覩，
譬如大火聚，　薪盡入涅槃。'"(《大正藏》卷二十四第 694 页)

【评说】"如来哀愍众生三业不善，是故说毘尼藏，以制伏身口意业，如来在世为声闻弟子说律藏竟，然后入无余涅槃"，本段经文说明佛陀制定戒律是为了解决世人的困扰，以制伏身口意业。

【原文】諸法師言："佛語比丘：'若受持此律，有五事利。何謂為五？一者、自能持戒，二者、能斷他疑，三者、入僧無畏，四者、建立佛法，五者、令法久住。'佛說持律人即是功德根，因根故攝領諸法。"(《大正藏》卷二十四第 694 页)

【评说】佛陀认为受持戒律有五种好处：使比丘、比丘尼等能自觉持律；解决他人疑惑；使僧人无所畏惧；建立佛法；使佛法久住。

【原文】法師曰："佛說戒律，為欲止惡因，止惡故生不悔心，因不悔心故，得生歡喜。因歡喜故，得生安樂。因安樂故，得生三昧。因三昧故，得生慧眼。因生慧眼故，而生厭污。因厭污故，而得離欲。因離欲故，而生度脫。因度脫故，得度脫智。因度脫智，次第得入涅槃。為欲言故，為欲說故，為依止故，為欲聞故，如是次第心得度脫智，是故慇懃當學毘尼。此是毘尼處說根本。"(《大正藏》卷二十四第 694 页)

【评说】佛陀认为戒律能制止比丘、比丘尼做坏事，不做坏事在修行的道路上不会后悔，因此就会内心欢喜。内心欢喜，生活就会安乐，生活安乐就会生三昧，因为生三昧就会生慧眼，生慧眼就会使人厌恶污秽，厌恶污秽使人离欲，离欲就会使人修行超越生死的方法，然后入涅槃，超越生死。

【原文】法師曰："此修多羅當如法廣說，故名無上調御丈夫。天人師，師者，亦如估客有一宗主善知嶮難。"

問曰："何謂為難？"

"一者、賊難，二者、虎狼師子難，三者、飢儉難，四者、無水難。宗主於諸難中，皆令得度到安樂處，故名為師。如來亦復如是。何以故？如來能度眾生，令過嶮難。"

"何謂為嶮難？"

"一者、生難，二者、病難，三者、老難，四者、死難。如是諸難，如來能度脫，令得安樂處，故名為師。"(《大正藏》卷二十四第 697 页)

【评说】"如来能度众生，令过崄难""一者、生难，二者、病难，三者、老难，四者、死难。如是诸难，如来能度脱，令得安乐处，故名为师"，本段经文说明佛陀能帮世人超越生老病死的苦难。

【原文】問曰："何謂為欲？"

答曰："貪欲欲，欲貪欲，欲思欲，此是欲名。"

"何謂諸惡法者？"

答曰："欲狐疑，此是名惡法。如來於此二處而得寂靜。"

又問曰："何謂欲中清淨？"

答曰："離欲亦言棄欲。何以故？初入第一禪定者，無明是欲儻，欲是禪定怨家，已棄欲故而得禪定，是謂為怨家。欲與惡離者，禪定而來，欲惡滅已，禪定即起。如是二句，義自當知。又有三靜，身靜、心靜、覆靜，是為三靜。此三靜者，亦入前二句靜。"(《大正藏》卷二十四第 700 页)

【评说】佛陀认为没有欲望即离欲。

【原文】問曰："何謂為欲？"

答曰："欲有二：一者、處欲，二者、煩惱欲。"

問曰："何謂處欲？何謂煩惱欲？"

答曰："處欲者，心著色處。煩惱欲者，令人至欲所。此後二句者，正著所解，前句者，為

 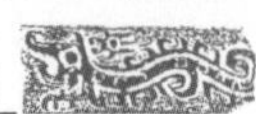

棄樂欲，後句者，從煩惱出。如是欲處、煩惱欲，於其二中心極清淨。又言：'前句除欲處，後句者除煩惱欲；前句者除因緣動搖，後句者除癡相；前句者著淨，後句止欲。如是次第，自當知之。'"(《大正藏》卷二十四第700页)

【评说】佛陀将欲望分为两类：处欲、烦恼欲。处欲即内心对物质世界的欲望，烦恼欲即为了满足内心的欲望而派生出的欲望。

【原文】"何謂為諸蓋？"

答曰："三毒根、五欲五塵邪貪；後句，著處分別諸塵瞋恚癡流法。前句者，欲流欲著欲泉欲受殺心結欲；後句者，諸流泉受著。前句者，諸愛等；後句者，無明等。前句者，貪等八心受；後句者，四不善心起。如是欲中清淨，惡亦清淨。念思者。"

"何謂為念？"

答曰："動轉。何以動轉？於觀處初置心，是名念。"

問曰："何謂為思？"

答曰："諸禪人以心置觀處中，心徘徊觀處。又言：'思者，研心著心連心，譬如鍾聲初大後微，初大聲者如念，後微者如思。如鳥翔初動後定，動者如念，定者如思。如蜂採華，初至如念，後選擇如思。'初禪有五支，何謂為五支？一者、念，二者、思，三者、喜，四者、樂，五者、定，是為五支。猶如大樹有華有實，亦如初禪有念有思，從靜起。"

問曰："何謂為靜？"

答曰："離五蓋是為靜。喜樂者，喜者滿。何謂為滿？身心喜滿怡悅，邊味是喜。樂者，棄除二苦：身苦、心苦，是名為樂，樂者著其想味。"

又問曰："何謂為喜？"

答曰："心肥壯，其想希好，是名為喜，樂者得而受之。又言：'兩法不得相離，若有喜者則有樂，樂則有喜。喜者含入行陰，樂者含入受陰。如人涉道渴乏無水，聞有水處即發喜心，是名為喜，到已飲水洗浴，是名為樂。'初禪定者，初者第一禪，定者善燒，亦言禪師所觀法。"

"何謂為善燒？"

答曰："極能燒覆蓋。又言：'斷煩惱，亦言見。'"

"何謂為見？"

答曰："觀見法相，接取威儀八三昧法。何以故？迦師那阿攬摩那(漢言三十八禪定)相，觀迦師那阿攬摩那故，名為禪定。此是見道果。何以故？為觀相故。何謂為觀相？觀無常故，以觀故成道，以果觀滅諦，是故名禪定為觀相。律中所說。"

問曰："何謂為初禪？"

答曰："有念、有思、有喜、有樂、有定，是名初禪。"

"如人有物，如人有眷屬，置物已，置眷屬已，有餘名無？"

答曰："無餘名。禪定亦如是，置念、置思、置喜、置樂、置定，更無餘名，即是禪定。譬如軍陣有人兵象馬攻具，名之為軍，人兵象馬攻具散去，即無軍名；禪亦如是，置上句五法，即無禪定名。入者，至，亦言成就。住者，於菩提樹下以禪定而住。佛於菩提樹下坐觀何等？觀出息入息。"(《大正藏》卷二十四第700-701页)

【评说】初禅有念、思、喜、乐、定五支。心系一处，将注意力放在观想上为念，注意力专注度越来越集中为思。离五盖(贪欲盖、嗔忿盖、惛沉睡眠盖、掉举恶作盖和疑盖)，舍弃五盖是为静。喜乐者，身心愉悦弥漫称为喜，弃除身苦、心苦，没有心身的烦恼是名为乐。

【原文】問曰："有餘禪無？"

答曰："亦有。"

法師曰："禪定法，於《靜道經》中，我若廣說，其義深遠則為紛紜，於阿毘曇毘婆沙，汝自當知。今所說者正論毘尼毘婆沙，餘者稍略說。是禪定第一品。

念、思滅者，念、思此二法過，入第二禪定。第二禪起，此二法即滅。何以故？為過二大支故，名為第二禪定。又言：'第二禪定中，無初禪定法，有餘法。初禪定中觸法為初，此中二大支已過，即得第二禪定法。'是故律中說，念、思滅入第二禪定。內法者現。"

問曰："何謂為現？"

答曰："現者從身生，清者無垢也。禪亦名清。何以故？如青衣，因有青色故，名青衣；禪亦如是，因有清法故，謂之清禪。"(《大正藏》卷二十四第701页)

【评说】达到二禅时念思消除，内心清净故又名清禅。

【原文】問曰："何以名定清？"

答曰："念、思是動之根也，念、思已滅，名即清淨。一相者，一法起。"

問曰："何謂一法起？"

答曰："為不顧念、思故，是名一法相，亦言無上。又言：'一相者，念、思已離；亦言無雙，是名一相。'"

問曰："一法相者，何以名為一法相？"

答曰："三昧是也。"

問曰："何謂為三昧？"

答曰："一心無二。亦言定，亦言不動，是故第二禪一相。何以故？為名故。"(《大正藏》卷二十四第701页)

【评说】二禅时，离念思即没有念和思，称为一相，即三昧。三昧即一心无二或入定，意念不动。

【原文】問曰："何謂為名？"

"非我亦非生氣，是名名也。"

問曰："初禪無清耶？"

答曰："有。"

"若爾者，初禪亦名一相，何以止名第二禪名一相？"

答曰："念、思動水動浪，起不見面像，亦如第一禪，有念、思，心不清故，是名非一相。何以故？三昧不明故。"

問曰："第二禪、三昧，何以獨明了？"

答曰："為心淨故，從三昧生喜樂者，此是從初禪定三昧生喜樂也。此是第二禪定。第二者，數也。如初禪定有五支，第二禪定有四支。何謂為四？一者、清，二者、喜，三者、樂，四者、一心。若廣說有四，略說有三，如經文所說。何時三支起喜樂一心耶？"

法師曰："我今證一句，餘自當知。此是第二禪定品竟。離喜者。"

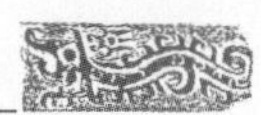

問曰:“何謂為離喜?”

答曰:“薄喜亦言過喜、亦言滅喜,是時念、思滅已,喜又更起。”

問曰:“第二禪中以論念,念思滅已喜,何故更重而說耶?”

答曰:“欲讚第三禪故,所以說之。何以故?譬如第三道邪見不滅,於初須陀洹道以滅,今於第三道中又說。何謂為讚?第三道故,此中亦復如是。捨而住者。”

“何謂為捨?”

答曰:“捨者,是平等見、不偏見、不黨見,恒大健捨,是第三禪。又曰:‘捨有十種。’”

問曰:“何謂為十?”

“一者、沙浪求捨,二者、梵魔求捨,三者、菩提等捨,四者、毘梨求捨,五者、行求捨,六者、觸求捨,七者、觀求捨,八者、末闍求捨,九者、智求捨,十者、清淨求捨也。此十種捨善,處處地人心觀因一相,以略說故。於沙利耶中、曇摩僧伽訶尼耶中、淨道道中三處中,已廣說,自當知;我若於此毘尼中廣說者,即為亂多。”(《大正藏》卷二十四第701页)

【评说】初禅时,因有念思,尚未一心无二,故未进入定境;二禅时,已离念思,进入一法相,即一心无二或入定,又称三昧;三禅时离开喜的感受,以平等、无偏见的态度接受一切。

【原文】問曰:“十捨者,取何捨耶?”

答曰:“取末闍求捨。”

問曰:“何謂末闍求捨?”

答曰:“不知他事因喜而生。”

問曰:“初禪、第二禪,此二處無末闍求捨耶?正三禪有也?”

答曰:“初與第二禪亦有,然猶微不現。何以故?念、思、喜蔽故,第三禪中念、思、喜已離,故得現耳。正思知者。”(《大正藏》卷二十四第701页)

【评说】本段经文说明初禅、第二禅亦有末阇求舍,但念、思、喜将其遮蔽。末阇求舍即末那识,似为心理学中的自我意识。

【原文】問曰:“何謂為思?”

答曰:“心多生想,故謂之思也。知者。”

問曰:“何謂為知?”

答曰:“洞達知也。”

問曰:“何謂為正思?”

答曰:“正思者,不忘;亦言識。又言:‘起相知者。’”

問曰:“何謂為知?”

答曰:“擇也,亦言聚;又言廣,此略說,末闍中自當知之。”

問曰:“初禪定無思知?”

答曰:“有。何以故?若無思知者,從何往者初法也。”

問曰:“初禪中何不現思知也?”

答曰:“猶大鈍故,譬如磨刀,初鈍後利;思知亦復如是,初觀禪中猶大鈍,是故不現。亦如人[illegible]乳,驅犢不遠時時復來;亦如第三禪定樂,離喜不遠,若無思知守者,即與喜合;思知守之,數強者即離。樂者無上樂極樂。何以故?思知守故。義文如此,自當知之。以身知樂者。”

問曰:“何謂為身?”

答曰:“名色身,以名色身故知樂。何以故?樂與名色身合,兩理相合極為美味,以知以美味相著故,知起覺之,是故以身知樂者。善人言,捨有思住樂。”

問曰:“何謂為善人言?”

答曰:“佛、辟支佛、聲聞,為第三禪人說第三禪因緣,是名善人言。”

“何謂為言?”

答曰:“開視為說、為分別,亦言讚嘆。”

問曰:“何謂捨思住樂?”

答曰:“為欲入第三禪定故。云何入?為極樂故。以極樂美滿故,於第三禪定而捨之,令喜止不起,是名有思。何以故?為善人所念、所入樂,樂純無雜,是善人所讚嘆。是義本說捨思住樂,善人讚嘆如是。入第三禪者,如入第一、第二,第三禪亦如是。所異者,第一有五支,第二有四支,第三有二支,如經本所說。”

問曰:“何時二支出於第三禪定中?”

答曰:“樂一心。此第三禪品竟。”(《大正藏》卷二十四第701-702页)

【评说】初禅、二禅、三禅都有正思知,因未初禅时,人仍然愚钝,所以无法呈现。因为有正思知,所以三禅时身体可以感知“乐”,佛陀认为这种乐是一种纯粹的状态。

卷 第 五

【提要】佛陀为诸比丘说四波罗夷法:淫戒、盗戒、杀戒、大妄语戒。

【原文】答曰:“於四禪定中棄樂心苦心。又言:‘棄名樂名苦也。’”

問曰:“樂心苦心於第四禪言,何時得棄?”

答曰:“於第四禪定門中棄也。”

問曰:“何處身苦滅盡?”

答曰:“如經所說,佛語諸苾芻:‘離欲清淨已,即入第一禪,苦於此滅。’”

問曰:“苦心樂心於何處滅無餘?”

答曰:“於修滿中。佛語諸比丘:‘於第四禪定滅盡無餘,苦樂喜悉於禪定門滅無餘也。’何以故?初禪定,念、思未離故心苦,念、思滅者苦亦滅,亦如第二第三第四禪定,念為初,次第而滅。喜者,於第四禪定門滅盡,樂到第四禪定,入樂住捨,起不過樂也,是故苦於第四禪中滅盡無餘,是謂不苦不樂。此法極細,不可以意取也。何以故?譬如惡牛,牧者捉之不得,乃立作欄,驅群內欄,一一牽出次第而至,至惡牛已,此即是,然後捉得。佛亦如是,先取樂故入一切法,入已次第而出,此是不苦不樂,不苦心不樂心,此是不苦不樂受。”

問曰:“此不苦不樂可得捉不?”

答曰:“不可得捉。”

又問曰:“上句何以云得捉?”

答曰:“以名知其相故,猶如捉得,語相如此,自當知之。如經文所說:‘有四緣,長老以不苦不樂,以名解脫,以三昧故棄除苦樂,即入第四禪定。長老,此是四緣不苦不樂,以名解脫,以三昧故,如第三道邪見,為諸法初滅。’此讚歎第三道,此中亦復如是。”

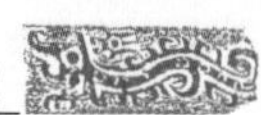

問曰:“何謂為諸法?”

答曰:“瞋恚、愚癡為初,如是自當知。亦如第四禪定,苦樂心為初,因樂起生欲,因苦起故生瞋恚,瞋恚起故滅樂心,是故於第四禪定極遠,是名不苦不樂。”

問曰:“不苦不樂,其相云何?”

答曰:“捨樂捨不樂。”

問曰:“其味云何?”

答曰:“捨苦捨樂味,亦言不償味。捨識淨者。”

問曰:“何謂捨識識淨?”

答曰:“捨者令識得淨潔,此是第四禪定識淨潔;識淨潔已即生三識,悉是捨所作,非餘法作。是故律本說,捨識淨潔,譬如月光,有雲覆之其光不明,雲除去已月即光明淨潔。此中思樂亦如是,思樂離者識即淨潔。”

問曰:“前三禪定有無。”

答曰:“有。”

問曰:“何不出識?”

答曰:“為思為初覆,是故不出。又第四禪定捨,即是夜識即是月滿,理合者然後顯月光明。如第一禪有五支,亦如第四禪有三支捨識一心,廣說有三,略說有二,如經中所說。”

“何時起二支?”

“是第四禪定中起二支。禪定第四品竟。

“此是四禪定者。有欲作觀地,有欲一心,又欲作通地,有欲滅諦地,有欲入生,愛盡人者求一心也。何以入禪定得一心?我住樂一日,即作迦私那已,起八三昧學,凡人從三昧起已一心諦諦,我觀是名觀地也。復有人成八三昧已,入通禪地已,從三昧起已,而作神通,或一身作千萬身,如是次第自當知,是故以禪為通地。又有作八三昧已,入滅諦三昧已,七日入滅盡定,此世間涅槃。我念取七日樂,此是滅諦地。有人入八三昧,從禪定不樂,我欲生梵天,此是入生地。佛入第四禪定,於菩提樹下從三昧起,如來觀地禪亦言通地,亦入滅諦地,二入一切法:世間法、聖利法。”

法師曰:“今略說取如是,第四禪定次第自當知。以此法故,入第四禪定,以三昧一心諦,是故言淨,如律本所說已捨識淨。”

“極淨者。如來離十一煩惱,是故名極淨。如經文所說,佛語阿㝹樓陀:‘狐疑是心煩惱,智已而棄之。’不攝心者,是煩惱,睡心眠心亦是煩惱;驚喜施心、大心、過精勤心、極柔心、極多言心、不分別心、極觀色心,如是諸煩惱心。阿㝹樓陀,此十一煩惱,如來極精勤故,離此煩惱,若我見色不見光,見光不見色,如是為初,如來已過十一煩惱,亦過人眼。是故律本所說,以聖眼淨過世間肉眼觀者,眾生如肉眼無異,眾生墮落受生亦見。”(《大正藏》卷二十四第702-704页)

【评说】佛陀认为没有十一种烦恼内心就静了。十一种烦恼心包括:多疑、内心想法过多、过分喜静、喜欢睡觉、心理承受能力低、傲慢心、过分精勤使生活没有弹性、过分有善心、多言、与人比较、过分关注心身变化。

【原文】法師曰:“我今說證。有一聚落有二比丘,一老一少,二人入聚落。初至一家得熱糜一稀,老比丘得糜已而作是念:‘我腹中有風,此糜復熱,若服此糜當除腹裹風。’是時有人持木一段欲作門限，擲置一邊，於是老比丘即坐木上歠糜。年少比丘見老比丘歠糜已，而薄摩呵羅作我羞恥也。老比丘歠糜竟，而還到寺已，老比丘問年少比丘：'長老！於佛法中有所得無？'答言：'有，得須陀洹道。'老比丘言：'若如是者，不須更進求餘道。何以故？為汝誹謗愛盡比丘。'於是年少比丘聞已即作悔過：'大德！我於大德作不善法，願得悔過。'即受歡喜而去。"法師曰："若人罵詈聖人、若大比丘，作如是言：'長老！我今於長老懺悔，願長老受。'若少者頭面禮足叉手，作如是言：'大德！此是我過，於大德中我今懺悔，大德受。'若不受者，即去餘方若至餘寺。來至比丘所，若老者頭面禮足叉手而言：'大德！此是我過，願大德受。'若少者而言：'長老，此是我過，我今懺悔，願長老受。'若入涅槃者，於涅槃處作懺悔，作懺悔已，如是天道涅槃道門不閉，即如前無異。邪見者。"（《大正藏》卷二十四第704页）

【评说】"我腹中有风，此糜复热，若服此糜当除腹里风"，经文指出热粥可以祛除肚腹里的寒气。

卷 第 六

【提要】佛陀为诸比丘说四波罗夷法：淫戒、盗戒、杀戒、大妄语戒。

【原文】為此因緣者，須提那語辭。用寶何為？緣此寶故能起諸煩惱，水火盜賊悉從斯生。毛竪者，或有國王，見寶物多便來求索，或有盜賊而來劫奪，或為水火之焚漂。深思维此已，舉身震慄毛為之竪。日夜守護者，未瞑時便處分前後，布置人力持時卓邏，關閉門戶極令堅密，勿使劫盜得入、怨家所伺，故名守護。喚新婦者，須提那父種種方便，令須提那還俗，了無從意故，喚新婦言："唯汝先相愛念，能令其心迴。"何以故？一切財寶猶不能壞，唯有女人能令人迴轉。天上玉女端正若為者，此是新婦問須提那辭。新婦所以見諸刹利及諸貴姓，捨諸財寶及宮殿妻子眷屬，意謂諸種姓悉皆為求天玉女故而修梵行。不為天女者，不求天女。新婦聞須提那以妹相答，自謂："先夫婦共床寢息，今喚為妹，即是共父母生之義。"故生大苦惱悶絕躃地。勿觸惱者，莫以財寶及女欲觸或我心。可留續種者，父母語須提那："願汝恒修梵行，於虛空中而入涅槃，願汝留一子以續種姓，勿令財寶空失無有主領，我等死亡，必入梨車毘王庫藏故。請求續種耳。"須提那答："此事甚易，我能為之。"（《大正藏》卷二十四第712-713页）

【评说】"故生大苦恼闷绝躃地"，记载了人过度苦闷导致昏厥，说明七情与人身体健康状况息息相关。

"勿触恼者，莫以财宝及女欲触或我心"，本段经文佛陀借须提那之口指出对财富、性的欲望过重是令人烦恼的原因。

【原文】須提那心生念言："若我不與種者，終不置我，日夜惱我；我若與子令其心息，不復嬈我，我因此故，得安住道門修習梵行。"月華者，月生水華，此是血名，女人法。欲懷胎時，於兒胞處生一血聚，七日自破從此血出，若血出不斷者，男精不住即共流出，若盡出者，以男精還復其處，然後成胎。譬如田家耕治調熟，然大過水以穀下中，穀浮水上流出四面。何以故？水大穀不著泥故，不成根株。女人亦復如是，若血盡已男精得住，即便有胎。捉婦臂者，此是抱將入深處共為欲事。爾時佛從菩提樹下，二十年中未為諸弟子結戒，諸弟子既新涉學故，佛未為制戒，須提那不知罪相，謂之無罪，若須提那以知罪相者，乃可沒命何敢有犯。三

 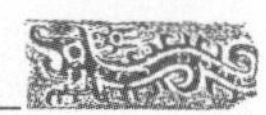

行不淨者，三過捉婦共作不淨，行不淨故而便有胎。"(《大正藏》卷二十四第 713 页)

【评说】"月华者，月生水华，此是血名，女人法"，女子月经称为月华，取月生水华之意。"欲怀胎时，于儿胞处生一血聚，七日自破从此血出，若血出不断者，男精不住即共流出，若尽出者，以男精还复其处，然后成胎"，佛陀时代认为怀孕的时间在月经之后，现在医学证明怀孕时间在排卵期，即女子月经之后的 10 天到 26 天左右。

【原文】法師曰："有與無？"

答曰："有。何謂有？一者身相觸，二者取衣，三者下精，四者手摩臍下，五者見，六者聲，七者香，以此七事女人懷胎。"(《大正藏》卷二十四第 713 页)

【评说】佛陀认为有以下七种方式可以令女子怀孕，分别是：身相触、取衣、下精、手摩脐下、见、声、香，从现今的医学知识来看，此七种方式应是指一次完整的质量较高的性活动过程：男女双方褪去衣物，即肌肤相亲（包括生殖器接触）、目睹对方的身体、鼻嗅体香或其他香味、耳闻对方的软言妙语、按摩脐下、射精，这样的性交后女子容易怀孕。

【原文】問曰："何謂為摩細滑？"

"有女人月水生時嬉樂男子，若男子以身觸其一一身分，即生貪著而便懷胎，此是相觸懷胎。"(《大正藏》卷二十四第 713 页)

【评说】相触怀胎即女子月经来潮时，男子以身体接触女子，女子而怀孕。此说与现代认知不符合。

【原文】問曰："何謂取衣？"

答曰："如優陀夷苾芻，與婦俱共出家，分别久，優陀夷往到苾芻尼所，兩情欲愛不止，各相發開，欲精出污優陀夷衣，以衣與苾芻尼，苾芻尼得已便舐之，復取内女根中，即便懷胎。有女人華水生時觸男子衣，是名取衣。"(《大正藏》卷二十四第 713 页)

【评说】取衣怀胎即女子将男子体外射出的精液纳入女生殖器中而怀孕。

【原文】問曰："何謂為下精？"

答曰："如鹿子道士母，往昔有一鹿母行，次第至一道士處，道士小便有精氣俱下，鹿母時正華水生，嗅看小便汁，欲心著而欲飲，遂懷胎，生鹿子道士，是名下精。摩臍下者，如睒菩薩父母欲盲，天帝釋逆知，下來至其所而言："宜合陰陽當生兒。"夫婦既悉出家為道，答言："我等已出家，法不得如此。"帝釋復言："若不合陰陽，可以手摩臍下。"即隨言便懷胎而生睒，是名手摩臍下。閦陀婆耶，與栴陀鉢殊多，二人亦如是生。(《大正藏》卷二十四第 713 页)

【评说】下精怀胎即女子喝男子含有精子的小便而怀孕。

手摩脐下怀胎即女子用手摩男子脐下而怀孕。均与现在认知不符。

【原文】問曰："何謂為見？"

答曰："有一女人，月華成不得男子合，欲情極盛，唯視男子為志，譬如王宮婇女亦復如是，即便懷胎，是名見。"(《大正藏》卷二十四第 713 页)

【评说】见怀胎即女子欲望盛时，时时渴望见到男子，看见男子即可怀孕。

【原文】問曰："何謂為聲?"

答曰："譬如白鷺鳥悉是雌無雄，到春時陽氣始布雷鳴，雌但一心聞聲便懷胎；雞亦有時如此，但聞雄聲亦懷胎，是名聲。"(《大正藏》卷二十四第 713 页)

【评说】声怀胎即女子闻男子之声而怀孕。

【原文】問曰："何謂為香?"

答曰："如秦牛母，但嗅特氣而懷子，是名香。須提那不如此，實行不淨法，男女欲色俱合便託生，三事悉合然後生子，須提那如是。是時地神見須提那行不淨法，即大叫喚，一切作諸惡法無人不知。初作者，護身神見，次知他心天人知，如此之人天神俱見，是故大叫喚。展轉相承傳至于梵天者，置無色界，餘者悉聞知。時子漸漸長大與母俱共出家者，續種年八歲，與續種母出家，母依苾芻尼，續種依苾芻僧，各得善知識。是故律本說，即共出家，次第得阿羅漢果。即生悔心者，前既作不淨行故，恒日夜生悔心。於利我不得利者，於佛法中修習梵行得三達智，我不得此利，是名於利我不得此利。我得惡利者，餘人出家得善利，我不得善利得惡利。梵行者總持戒定慧藏，而我不得總持。羸瘦者，為自悔所行，飲食不通，是故血肉燋小。形體色變者，如樹葉萎黃欲落。筋脈悉現者，為無肉血故筋脈悉現。心亦蔽塞者，心孔悉閉也。羞恥低頭者，於清淨行自觀不善而生羞恥。"時諸苾芻各出房前遊戲，見須提那羸瘦而問："先面貌休滿者，身體美滿手足平正肥壯，今何以羸瘦?"諸苾芻語須提那："汝於梵行中何所憂恨，為不樂出家耶?"須提那答："諸長老，我於梵行非不樂，於清淨法懃心修治，為我已作惡法故。已作惡者，已得惡法，恒在眼前見。"諸苾芻語須提那言："汝所作足可狐疑。"(《大正藏》卷二十四第 713 页)

【评说】香怀胎即闻男子身体的气味而怀孕。

"羸瘦者，为自悔所行，饮食不通，是故血肉燋小。形体色变者，如树叶萎黄欲落。筋脉悉现者，为无肉血故筋脉悉现。心亦蔽塞者，心孔悉闭也。羞耻低头者，于清净行自观不善而生羞耻"，佛陀认为处于后悔、羞愧的状态，会使人食欲下降，令人憔悴；因为人过于瘦弱血少则筋脉凸现。

卷 第 七

【提要】佛陀为诸比丘说四波罗夷法：淫戒、盗戒、杀戒、大妄语戒。

【原文】"如戒本所說，不過二三宿共宿，而得罪，言語便易，所以佛說，此戒羸亦如是。是故律本所說，言語亦善而為說法，不捨戒義已足，何須言羸？譬如大王無人侍從，復無天冠瓔珞，亦不莊嚴，人見不以為好，是以先云戒羸，後言不出，二句既合，是名為善。有戒羸而不出，戒不羸而出，於學中心厭不持，是名戒羸，愁憂者，於佛法中厭惡不樂。或言：'今日我去、明日我去，或從此路去、彼路去。'而出氣長嘆、心散亂不專，是名愁憂。欲捨沙門法者，欲捨比丘相。厭惡者，以比丘相極為羞辱，見苾芻相如見糞穢，樂白衣相。"(《大正藏》卷二十四第 719 页)

【评说】"而出气长叹、心散乱不专，是名愁忧"，本段经文记载了忧愁的外在表现即出长

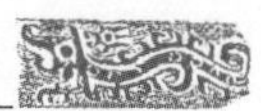

气喜叹息、不专心。

【原文】法師曰:“律本所說,佛告諸比丘:‘云何不成捨戒?初句說顛者,或夜叉顛狂、瞻顛狂,餘者隨顛倒心。若其捨戒,不成捨戒,若於顛狂人捨戒,意甚樂捨戒,而顛狂人不解戒,不成捨戒,失心者,如夜叉顛狂無異。’”(《大正藏》卷二十四第721页)

【评说】佛陀认为癫狂之人因为精神不正常、意识不清所以没有舍戒之说。

【原文】問曰:“何謂行不淨行?”

答曰:“二人俱欲俱樂,亦言二人俱受欲,是名行不淨行。如律本所說,以男表置女表,以女表置男表,以男根內女根,若入一胡麻,風不至處濕處,若入如此處,得波羅夷罪;女根中四面當中央此五處,四邊及中央皆犯罪,男根亦有四邊當頭屈入,此六事若一一入,犯波羅夷罪;屈者,如屈指如稱頭,高低俱犯,若男根生疣死,不受樂突吉羅,覺樂者得波羅夷;以男根毛,手指頭若入者,得突吉羅。”(《大正藏》卷二十四第721页)

【评说】佛陀认为男女有欲望而且很享受肢体的接触构成不净行。不净行不局限于男性生殖器进入女性生殖器,男子身体任何部位接触女性肢体都是不净行。

【原文】答曰:“女人有三道,於一一道中,以男根內,或二道合成一道,水道入從穀道出,以穀道入以水道出,從道非道出者,從水道入,水道邊有瘡,從瘡而出,以非道者,以瘡入水道出,以非道入從非道出,波羅夷偷蘭遮,二瘡道合成一道,從第一瘡入,第二瘡道出,得偷蘭遮。次說無罪,不知、不受樂者,此二我當演說。眠苾芻者,若知受樂莫言我眠,而言不知不覺,言得脫。二人俱驅還俗。應問眠者:‘汝受樂不?’若受樂者犯波羅夷,故作者,不須問,如是有罪悉現。今次至無罪不覺者,此比丘若眠不覺,如人入定,都無所知,是故無罪。如律本所說,白世尊:‘我不覺此事。’佛語比丘:‘若不覺不知即不犯罪。’覺不受者,覺已即起不受樂便無罪。如律本所說,白世尊:‘我覺已不受樂。’佛語比丘:‘若覺已不受樂,便無罪。’顛狂者有二,一者內瞻顛狂,二者外瞻顛狂。外瞻如血遍身,若病起時體生疥癩,合身振動,若以藥治即便得差。若內瞻起者,而生狂亂不知輕重,若以藥治都無除差。如此顛狂不犯。失心者,夜叉反心有二種,一者或夜叉現形人見可畏,是故失心,二者夜叉以手內人口中反人五藏,於是失心。如此二者,便無罪也。若此二顛狂,失本心故,見火而捉如金無異,見屎而捉如栴檀無異,如是顛狂犯戒無罪。又時失心,又時得本心,若得本心作狂病者,隨病至處者不犯。初者,於行中之初,如須提那作,不犯波羅夷。餘者犯,獼猴苾芻跋闍子波羅夷罪。”(《大正藏》卷二十四第724页)

【评说】“颠狂者有二,一者内瞻颠狂,二者外瞻颠狂。外瞻如血遍身,若病起时体生疥癞,合身振动,若以药治即便得差。若内瞻起者,而生狂乱不知轻重,若以药治都无除差。如此颠狂不犯。失心者,夜叉反心有二种,一者或夜叉现形人见可畏,是故失心;二者夜叉以手内人口中反人五藏,于是失心”,佛陀认为癫狂有内瞻癫狂、外瞻癫狂之分。外瞻癫狂起病时会体生疮疥,全身震颤抽搐。内瞻癫狂起病时,精神错乱,不知轻重,药物无法治愈。夜叉失心有两种:一夜叉现行,人见到被惊吓到失心;二夜叉以手入人口中破坏人五脏以使人失心。

女性阴道、肛门等处与异性的生殖器接触都是不净行。

卷 第 八

【提要】佛陀为诸比丘说四波罗夷法:淫戒、盗戒、杀戒、大妄语戒。

【原文】法師曰:"此是依文句次第解已,今更廣解。此二根中,男根最上女根下。何以故?男子若多罪者,而失男根變為女根,女人若多功德,而變為男子,如是二根以多罪故而失,以多功德故而成男子。若有二比丘,同住共諮稟講說諷誦經典,而一比丘夜半轉根成女,二人悉得共眠罪。若覺知者,而煩冤哭泣向同房說同住,應作是言:"卿勿憂惱,如是三界罪,佛已開門,或比丘或比丘尼,都不閉塞善門。"如是慰喻已,而作是言:"卿可往比丘尼僧中住。"若轉根比丘尼問:"大德!有知識比丘尼不?"若有者答有,若無答無。若轉根比丘尼更作是言:"大德!可將我往比丘尼所。"同住比丘,可將轉根比丘尼付知識比丘尼。若無知識者,將至比丘尼寺。若去時不得兩人而往,若得四五比丘乃可共往。明把炬火捉杖行,我等哀愍往至尼寺,寺若遠在聚落外,度江若置眾者,此無罪也。若至比丘尼所而作是言,即說比丘名,問比丘尼知不?若比丘尼知而答知。"此比丘今轉成女根,諸比丘尼應當憐愍此比丘尼。"答言善哉。諸比丘尼應作是言:"我等當與此比丘尼共諷誦經典聽法。"諸比丘送付比丘尼已,還歸本寺。轉根比丘尼隨順尼僧意,勿有違失。若諸比丘尼無慚愧心,又無同意料理,得移餘尼寺,應覓依止師讀誦經法隨順比丘尼法律。轉根比丘尼得度弟子受依止,諸比丘尼不得譏嫌生彼此心。(《大正藏》卷二十四第725页)

【评说】"男子若多罪者,而失男根变为女根,女人若多功德,而变为男子,如是二根以多罪故而失,以多功德故而成男子",经文中认为男子若多做恶事会失去男根,女子若多做善事会变为男子,这一说法反映了古印度社会对女性的歧视。

【原文】法師曰:"次第文句易可解耳。若男根病者,男根長肉生,名為疣,與此女人共行婬,覺不覺悉得波羅夷。至女根者,此苾芻與女人共行婬法,安男根不入女根而生悔心,是故得突吉羅罪。婬初法,若捉手若一一身分未入女根,悉得突吉羅,若入女根得重罪。若比丘初欲眠先閉戶。是故律本中說,佛告諸比丘:"眠不閉戶者,此是白日入定也。若比丘白日入定,先閉戶入定。'(《大正藏》卷二十四第726页)

【评说】"男根长肉生,名为疣",男子生殖器病变长出赘生物名疣。

卷 第 九

【提要】佛陀为诸比丘说四波罗夷法:淫戒、盗戒、杀戒、大妄语戒。

【原文】"田中者,有二種田。何謂為二?一者、富槃那田,二者、阿波蘭若田。"

問:"何謂為富槃那田?"

"有七種穀粳米為初。"

"何謂為阿波蘭若田?"

"豆為初,乃至甘蔗,若比丘盜心取穀,滿一分犯重罪。若穀未收,比丘以盜心,覓鎌覓擔覓籃,種種方便得突吉羅,若以手攬捉得偷蘭遮,若刈斷與餘生者相連著,未離本處得偷蘭遮,若解脫相離,隨直多少結罪。若盜心取稻作米,前運動方便突吉羅,若刈稻打稻舂,隨一

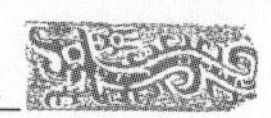

一作得偷蘭遮，若成米內器離地波羅夷。若比丘與他諍田，如前所說，若比丘偷他田地，乃至一髮大，作決定盜心，得波羅夷。何以故？地深無賈故。若此比丘來問眾僧，今取此地，僧答同者，皆得重罪。若有二標，若比丘舉一標得偷蘭遮，舉二標波羅夷。若地有三標，若舉一標突吉羅，舉二標偷蘭遮，若舉三標得波羅夷。若地有多標，舉一標得突吉羅，乃至二標皆突吉羅，餘後二標，舉一偷蘭遮，舉二波羅夷。若盜心以繩彈取他地，初一繩置一頭偷蘭遮，置繩兩頭波羅夷。若書地作名字，初書一頭偷蘭遮，書地兩頭波羅夷。”若盜心唱言：“齊是我地。”田主聞已生狐疑心：“恐失我田。”是比丘得偷蘭遮罪，若田主作決定失想，得波羅夷。說田品竟。（《大正藏》卷二十四第736页）

【评说】佛陀时代田分为两种：一富盘那田，二阿波兰若田。富盘那田主要种植七种谷粳米，阿波兰若田种植豆、甘蔗等作物。

卷 第 十

【提要】佛陀为诸比丘说四波罗夷法：淫戒、盗戒、杀戒、大妄语戒。

【原文】“種種方便讚嘆不淨觀者，以種種因緣觀身不淨。云何不淨？從頭至足，頭髮指爪、筋肉膿血、屎尿涕唾，從七孔流出不淨，此略說，汝自當知。”佛告諸比丘：“此身一尋汝當善觀，於一一身分中，無有真珠珊瑚摩尼等寶及牛頭栴檀等香，唯有臭穢不淨，髮毛為初，觀髮有五種，一者色，二者形，三者氣，四者長，五者住處，毛亦如是。”（《大正藏》卷二十四第744页）

【评说】观身不净即想象身体的污秽不净。从头至足，头发有气味、筋肉脓血很污秽、屎尿涕唾从七孔流出臭秽不堪，因此身体不干净。

【原文】又問：“初禪極淨者為初，淨有幾相？”

答曰：“淨有三相。何謂為三？一者，從怨家得離心淨。二者，因淨故而入。三者，已入三昧而住。此是初禪極淨三相。”（《大正藏》卷二十四第744页）

【评说】初禅心境清静为初，净有三种表现：没有嗔恨心、保持心境的平和、一心不动。

【原文】“初禪滿捨為中，中者有幾相？”

答曰：“中復有三相：一者，心淨而放。二者，入靜而住。三者，一處而住。此是初禪滿捨，為中三相，是後禪本中說中善。”（《大正藏》卷二十四第744页）

【评说】初禅满舍（舍弃许多感知）为中，中有三种表现：心净而无杂念、不起杂念、集中注意力于一处。

【原文】“何謂為初禪怡悅為斷，斷中幾相？”

答曰：“斷有四相：一者，不越同生法。二者，合成一味五根怡悅。三者，應足精勤生怡悅心，更足精勤怡悅。四者，增進。此是初禪怡悅，為後四相，是故禪經中說後善。如是心至真，以三相十相具足，以思觀喜樂具足，以志心至心憶念三昧智慧具足，指示讚嘆入不淨三昧者，如是更重思量分別不亂，是故如來慇懃讚嘆。說利者，所以讚其所利。云何為利？佛告諸比丘：‘若比丘數觀不淨，因觀不淨故，心得離婬欲、捨婬欲、憎婬欲。比丘！譬如雞毛與筋近火，燋縮不能得伸，比丘亦數觀不淨，見欲穢污心不樂近。’佛語諸比丘：‘我樂入靜，半月獨住，勿令餘人來至我所，唯聽一人送食。’樂修福德者少於語言，如是比丘乃聽來往送食，餘一切比丘及白衣，悉斷不得入。何以故？如來作如是勅。以天眼觀往昔，有五百獵師，共入阿蘭若處殺諸群鹿，以此為業。五百獵師墮三惡道，於三惡道，受諸苦惱，經久得出。昔有微福得生人間，出家為道受具足戒，五百苾芻宿殃未盡，於半月中更相殺害，復教他殺，如來見已，此惡業至，諸佛所不能救，是故如來因此半月入靜室。於五百中，有凡人及須陀洹、斯陀含、阿那含、阿羅漢道，此諸聖眾生死有際，餘凡人輪轉無際，是故如來，為諸凡人說不淨觀。因不淨觀故，厭離愛欲，若其命終得生天上，若不離愛欲，死不生善處。佛自念：‘此五百比丘隨我出家，因我故得生善處，是故我今當慈悲此等，為說不淨觀令生善處，本不教死。’為諸比丘說已，復作是念：‘若比丘日日有死者，來白我言：‘今日有一比丘死，今日二比丘死，今日三比丘死，今日四比丘死，今日五比丘死，日日如此，乃至十苾芻死。’非可以我神力救護，彼我無益，是故我捨入靜處。’是故律本所說，佛告諸比丘：‘我樂入靜處，是以不聽餘人入，唯聽一人送食。’如來欲息諸譏謗，勿使諸人作如是言：‘佛是一切智，而不能斷諸聲聞弟子相殺，豈能制餘人。’其中有人答言：‘佛入定，無人得往說如此事，是故不知。若佛知者，必當制斷，不聽相殺。’”（《大正藏》卷二十四第744页）

【评说】观不净后舍弃了淫欲心，进入初禅境界后会出现愉悦的感觉，初禅入后期主要表现在四个方面：所生诸法不超越义、眼耳鼻舌身都有身心愉悦的感受、精进修行增进了这种愉悦感而愉悦感又促进了精进修行，修行者会细察这种愉悦感逐渐进入一心不动的状态。

“昔有微福得生人间，出家为道受具足戒，五百苾芻宿殃未尽，于半月中更相杀害，复教他杀，如来见已，此恶业至，诸佛所不能救，是故如来因此半月入静室”，出家人在修不净观时，有时会出现偏差，互相施行杀戮，所以应予警惕，若无善知识指导不可妄修。

【原文】從禪定起者，佛知五百比丘死已，而從禪定起，佛知而故問，如人不知。何以故？欲為說法故。而問阿難：“先諸比丘極多，今何以減少？諸比丘日常三時問訊諮受問法，今者都無，餘國去耶?”時阿難不知五百比丘宿業果報，唯見觀不淨故各自殺身如是。時尊者阿難答已，而作是言：“善哉世尊！願易餘觀令得羅漢。譬如大海多諸川流，佛法亦爾，多諸方便，十念十極四大梵觀，如是為初令入涅槃，惟願世尊，以此方便教諸比丘。”是時世尊，欲為諸比丘更說餘觀，而喚阿難，如是為初。依止毘舍離者，諸比丘於毘舍離中住，或一伽浮陀，或半由旬，或一由旬，令一切比丘皆悉來集講堂，阿難若近處即自往喚，若遠處者，遣年少比丘往喚，須臾之間悉集講堂，阿難往白佛：“時可為諸苾芻教授說法。”佛知已，於是佛告諸比丘：“我前所說觀不淨者，令得羅漢，今以餘方便更為汝等說。”是故律本所說，阿那波那念者，佛為比丘說無上禪法，次第文句我今當說，無有漏失，汝當懃心諦聽受之。今此比丘者，佛告諸比丘：“不但觀不淨行得除煩惱，今阿那波那亦得除煩惱。”（《大正藏》卷二十四第745页）

【评说】本段经文记载了众多比丘修行不净观不当而自杀。

【原文】“樹下者，於樹下若坐若行。靜室者，除樹下阿蘭若處，餘一切住，皆名靜室。時節及四大和適時，所宜阿那波那念，是故律本中說，加趺而坐，此是現阿那波那念，易可解耳。結加趺坐者，易解。正身者，十八背骨骨相累，筋脈皮寬舒，若急坐者須臾疲勞，從禪定退。安念前者，念禪定法安置其前。出入息者，比丘結加趺坐念禪定已，念出入息。云何？念喘

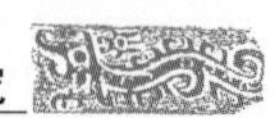

息長、念喘息短。因長短故，而心得定，無有動搖，因不動搖念即起成，以念及智慧，然後知喘息長短。譬如兒在胎中，初從胎出，先出息長短可知。云何可知？譬如水隨器長短而流，亦如象蛇其身長故息亦隨長，蝦蟇身短息亦隨短，坐禪比丘亦復如是，以此譬喻知息長短。以正念故，心已生樂；因樂故，極細長出息入息，心轉樂已，因出息入息，心轉樂已，出入息轉細長，因轉樂已生怡悅；因怡悅故，知息轉成微細，因此怡悅復增怡悅，怡悅故，倍息增微細難得分別，已生捨心，以此九法汝自當知。我出息知一切身，入息亦知一切身者，知一切身出息入息，身長短初中後，一切知現前，知知與心合，知息初後。又禪比丘見出息如散塵，此現前見、初出見，中後不得見，欲見中後心不能及，又出息止，見中不見初後，又見後出息，不見初中。又有比丘悉見初中後，何以故？心無疲倦故，若得如是，即為善出入息，於禪學者，不休息不住，恒觀出入息，若如是者，護身口意業，名為學戒定慧，若三昧心，名為學定，若能分別戒定者，名為慧，此是三學，於觀處中，以念正心已學繫心中，已作恒使不絕。從此以後，於彼若慇懃當學滅出息入息者，麁出息入息而滅，滅者住也。云何為麁？比丘初入禪定身心疲極，是故出息入息麁，鼻孔盈滿復從口，出入息從麁。身心不疲極，漸漸細微，於出入息中，比丘而生狐疑，我出入息為有為無？譬如有人登上高山，身心疲勞氣息麁大，又從山下至平地下，有池水及大樹，入池洗浴竟，還於樹下穌息，或眠或坐身心清涼，漸漸氣息微細，比丘初入定亦復如是。初未錄身心出入息麁。何以故？為無念故，何以漸細念，錄身心故。而說偈言：

“身心極疲勞，　出入息亦麁。”(《大正藏》卷二十四第746页)

【评说】本段经文详细记载了阿那波那念(数息)的修行过程。修行阿那波那念要有三个前提条件：不易干扰修行的外界环境(静室)、合适的气候和稳定的心身状态(时节及四大合适)。在具备三个条件后可以开始修行阿那波那念。首先结跏趺坐。“正身者，十八背骨骨相累，筋脉皮宽舒”，身体挺直、全身放松，这种坐法不易疲劳。“出入息者，比丘结加趺坐念禅定已，念出入息”，自然呼吸，从呼吸粗重渐渐进入平和的状态(此处禅定不是指入定，应是指稳定、平和的状态)；接着把注意力集中在呼吸上，“念喘息长、念喘息短”，细细察觉出入气息的长短，“而心得定，无有动摇”，注意力专注于呼吸后，“以念及智慧”“以正念故，心已生乐”，感知一种较粗糙的愉悦(乐)；“心转乐已，出入息转细长”，在“乐”的基础上，出入息变得细而长；“出入息转细长，因转乐已生怡悦”，出入息转为细长后，粗糙的愉悦随之变为精细的怡悦；“因怡悦故，知息转成微细，因此怡悦复增怡悦”，怡悦出现后，出入息变得微细，出入息微细后，精细的怡悦感更加强烈；“怡悦故，倍息增微细难得分别，已生舍心”，因为强烈的怡悦感，对出入息的感知渐渐模糊，出现对自身及周围事物的舍离状态(舍心)；在舍离状态下，“出息知一切身，入息亦知一切身者，知一切身出息入息，身长短初中后，一切知现前，知知与心合”，可以察知身体的一切情况，“心无疲倦”，却不会疲倦，达到“善出入息”的境界。“恒观出入息，若如是者”，持续不断地察知出入息，“护身口意业，名为学戒定慧”，就是(佛家)所谓的修行戒定慧，“若三昧心”，一心不乱后就是“定”，在“定”的基础上就会产生智慧(慧)。

卷第十一

【提要】佛陀为诸比丘说四波罗夷法：淫戒、盗戒、杀戒、大妄语戒。

【原文】“何謂名為隨念？”

“知出入息，不假數而知。隨念有三種。”

“何謂為三?”

答曰:“齊為初,心為中,鼻頭為後,是名三種。若出息者,齊為初,心為中,鼻頭為後。若入息,鼻頭為初,心為中,齊為後。若心隨出息,心即不定,因心不定,身即動搖。是故律本,若心隨出息入息而內不定,而外動搖內動搖,因動搖故,不成三昧,若隨入隨出亦復如是,是故莫隨息中後出入,但安置鼻頭、住正心而住,待息出入,若斷數心憶識自定。譬如跛脚人守養小兒,以籃貯懸繫屋間,坐住攬至而盪一處,手不移動,比丘坐禪亦復如是。”(《大正藏》卷二十四第 748 页)

【评说】随念即不用数就知道呼吸的的次数。随念有三种方式:脐、心、鼻。

【原文】問曰:“何謂為禪定?”

答曰:“身心精進調柔成就,此是名為禪定。”(《大正藏》卷二十四第 748 页)

【评说】念出入息后身心精进调柔就是禅定。

【原文】問曰:“著三昧與初三昧,有異? 為同?”

答曰:“有異。初三昧心善行已,入婆傍伽心(漢言心羸弱心眠)。著三昧心境界,一日恒入善行,不隨婆傍伽。此二法,是名有異。若禪相現已,或觀色或觀相貌,將養令長,如轉輪王在胎,父母愛重護之,令冷熱調適及諸飲食,若善守護得成其果。比丘護禪相亦復如是,不護即失。云何護之? 一者,善住處;二者,善行處;三者,親近善人;四者,飲食調適;五者,和調四時;六者,善經行立坐臥;七者,離諸憒鬧及飲食為初。是名為七,以此七法以用護之。若護如是禪相堅固而住,次第增長現之已具,諸根極清淨調伏柔弱,若欲捉心即得,若欲放之即去,若欲起之即起,若欲調之即調,若欲歡喜即歡喜,若欲捨之即成捨,離非禪人親近禪人,至心於禪知禪相,此是十法,善安置心中,莫作懈怠,精勤修習當作是念:“今著三昧捨婆傍伽心,而起諦心,住刹那而滅,復起四五闍婆那(漢言分别心)。”此五心,初心作心,第二學心,第三隨心,第四中間心,第五著心。若合五為四,初作學心,第二隨心,第三中間心,第四著心,此第四亦名為四,亦名為五,無六無七。初者,欲界心,著心色界心,以此心故,滅五支起五支,具足十相及三善,得第一禪已,即於觀中思念滅已,得第二禪,如是相滅,得第三四,如是教心乃至上。”(《大正藏》卷二十四第 749 页)

【评说】三昧分为初三昧和著三昧。初三昧为心向善,著三昧为心境。佛陀认为有七种方法可以维持修禅达到的境界:使居住环境安静从而有利于修行、适宜的经行的地方、向善知识学习、保持饮食营养均衡、顺应四时、经行、控制情绪。

【原文】今說殺戒因緣。或從身心起得罪,或口心作得罪,或用身心口得罪,此是性罪,身業口業害心苦受。慈悲者,有一比丘病極困,諸比丘見此比丘病重,以慈悲心而唱言:“長老! 長老持戒具足,因畏死故,而受今苦,長老若死何必不生天?”病比丘聞語已而念言:“諸比丘皆讚我持戒具足,死必生天。”而不食取死,讚者得波羅夷罪。是故有智慧比丘,往看病比丘,慎勿讚死,正可說言:“長老持戒具足,莫戀著住處及諸衣物、知識朋友,但存念三寶及念身不淨,三界中慎莫懈怠,隨壽命長短。”若此病比丘因語而死,如是因說法死無罪。諸比丘欲坐先手按座而坐。(《大正藏》卷二十四第 752 页)

【评说】佛陀规定比丘照料患病比丘时不能赞叹死亡,以避免诱导他人自杀。

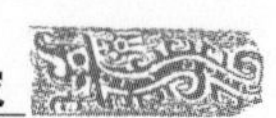

【原文】婬慾亂心句中者，此比丘日夜思欲制其心，而不能制欲，還復自念言："我持戒具足，何以捨戒還俗？我寧可取死。"是故上耆闍崛山頂投巖取死，而巖下有斫伐人，比丘墮時埴殺伐人，無殺心無罪。佛告諸苾芻："莫自殺身，殺身者，乃至不食，亦得突吉羅罪。"若比丘病極，若見眾僧及看病比丘料理辛苦，而自念言："此等政為我故，辛苦乃爾。"自觀壽命不得久活，而不食不服藥，善。又有比丘，我病極苦，我壽命亦盡，我道跡如在手掌，若見如此不食死，無罪。若比丘入禪見欲得道，而不入聚落乞食，遂不得食，亦善。(《大正藏》卷二十四第752页)

【评说】佛陀规定各种方式的自杀行为(包括绝食)都是犯戒行为。

卷第十二

【提要】佛陀为诸比丘说四波罗夷法：淫戒、盗戒、杀戒、大妄语戒。

【原文】問："目連既見如此眾生，何不生慈悲心而發含笑？"

答曰："所以目連自思维言：'以佛慧眼自念己身，如此細微眾生我今得見。'念已生歡喜心，故發含笑。復自念言：'如此餓鬼之苦，我今得脫，我得善利。'如修多羅中說，佛告諸比丘：'因緣果報不可思議，若思議者則成顛狂。'是故如此因緣不可思議，如律本中說，勒佉瓮問目連：'以何因緣而發含笑？'目連答言：'若欲問者，於佛前而問。'骨骨相連者，其骨形長一由旬，無筋肉也。眾鳥飛逐者，為是真鳥、為化鳥？此是夜叉鬼，鬼口純鐵為嘴。發大叫聲者，此是號哭大苦惱聲也。此骨若有人來觸者，如新破癱瘡，苦痛如是。咄哉者，歎其苦也。"(《大正藏》卷二十四第758页)

【评说】本段经文描写了夜叉鬼的形像：骨骨相连，无筋肉。铁嘴，大声哭号，若有人碰骨则苦痛万分。

【原文】法師曰："大句次易可解耳。比丘呵責者，諸比丘言：'目連空誑妄語。'是故呵責。"佛言："目連是慧眼也。"是故律本中說，目連已成天眼，得見如是。佛告諸比丘："我已曾見如是眾生，我於菩提樹下得一切智，我見無量無邊不可思議世界眾生住處，猶如手掌中見阿摩勒果。"殺牛人者，殺牛為業，殺已剔肉賣，餘骨相連懸置鉤上，以此果報久在地獄，良久得出，餘業未盡，今受此形。肉段句者，此人屠牛殺已，割肉作脯懸置鉤上，餘骨棄擲，恒以此為業，因此果報死入地獄，受果報已從地獄出，受身形如脯段，眾鳥逐，如前句說無異。

第二句者，此是捕鳥人得鳥，先斬頭斬翅斬足剝皮，懸置鉤上，恒以此為業死入地獄，一一如前句說無異。無皮句者，此人恒殺羊，如斬鳥句一一無異。刀毛句者，此是屠猪人，恒用刀殺猪，恒以此為業，死入地獄，如前所說一一無異。槊毛句者，此人恒捕獵眾鹿，以槊刺殺，因此果報死入地獄，如前句所說一一無異。箭毛句者，此人先作國主，若人有眾罪，以種種治之，或刺或割鞭杖捶撻無道，如是為初，以此果報死入地獄，如前所說一一無異。錐毛句者，此人生時作軍士，恒以鐵錐刺馬，因此果報死入地獄，從地獄出今受此形，錐恒自刺身。針毛句者，此人生時兩舌惡口，死入地獄，從地獄出受此形，恒受針刺。陰囊甌句者，此人是村中官長，不善判事，以此果報死入地獄，從地獄出，受身陰大如甌。何以故？若人有罪，輒受人財貨，覆藏其咎，若無物者，開露其罪，故受此形。(《大正藏》卷二十四第758页)

【评说】记载了杀牛人、捕鸟人、杀羊人、屠猪人、捕鹿人、国王、军士死亡入地狱受苦的惨况，藉此劝戒大众不行杀业。

【原文】法師曰："若有智慧人作官長者，慎勿曲理，受罪果報如此。姦婬句者，此人生時好作姦婬，人所愛惜細滑，而輒與人私通，死入地獄，從地獄出受餓鬼形，恒入屎坑。要婆羅門句者，此易可解耳。無皮女句者，女人皮細滑非己有，是丈夫許，而偷與餘人，因此果報死入地獄，先觸樂後觸苦，今受如此果報。醜臭句者，律本已說。濃爛句者，此女人以火炭泥餘女人，以此果報，一一如前所說。殺賊句者，此易可解耳。比丘句者，此惡比丘受他信心供養，不護身口意業，以此果報，一佛中間在地獄，從地獄出受餓鬼形；惡比丘尼、式叉摩尼、沙彌尼，不護身口意業，受罪亦如是。"（《大正藏》卷二十四第 758-759 页）

【评说】喜好淫荡的男女在人世间行奸淫之事，死后入地狱受苦，藉此劝戒大众不行奸淫。

【原文】答曰："佛結戒制身業，不制意業，是以夢中無罪。如律本中說，佛告諸比丘：'汝當作如是說戒，若比丘故弄出精，僧伽婆尸沙。'出精者，故出、知精出，以為適樂，無慚愧心。精者，律中七種，毘婆沙廣解有十。何謂為十？青黃赤白木皮色油色乳色酪色酥色，精離本處，本處以腰為處。又言不然，舉體有精，唯除髮爪及燥皮無精。若精離本處，至道不至道及出，乃至飽一蠅，得僧伽婆尸沙罪。若有熱作行來運動，及病疾自出不犯。夢有四種，一者四大不和，二者先見，三者天人，四者想夢。"（《大正藏》卷二十四第 759-760 页）

【评说】"律中七种，毘婆沙广解有十。何谓为十？青黄赤白木皮色油色乳色酪色酥色，精离本处，本处以腰为处。又言不然，举体有精，唯除发爪及燥皮无精"，精子有青、黄、赤、白、木、皮色、油色、乳色、酪色、酥色等十种颜色，精子的产生依赖全身的津液。

【原文】問曰："云何四大不和夢？"

答曰："四大不和夢者，眠時夢見山崩，或飛騰虛空，或見虎狼師子賊逐，此是四大不和夢，虛不實。先見而夢者，或晝日見或白或黑，或男或女，夜夢見，是名先見，此夢虛不實。天人夢者，有善知識天人，有惡知識天人，若善知識天人現善夢，令人得善。惡知識者，令人得惡想現惡夢，此夢真實。想夢者，此人前身，或有福德或有罪，若福德者現善夢，罪者現惡夢，如菩薩母夢菩薩，初欲入母胎時，夢見白象從忉利天下入其右脇，此是想夢也。若夢禮佛誦經持戒，或布施種種功德，此亦想夢。"（《大正藏》卷二十四第 760 页）

【评说】佛陀认为地、水、火、风四大不和会做梦，分为虚梦、实梦、想梦。虚梦即与人的品性不相关之梦如：梦见山崩、飞腾虚空、见虎狼狮子贼逐、或见过的场景重现。实梦即与人品性相符的梦：善知识天人现善梦令人得善，恶知识者令人得恶想现恶梦。想梦即与人的前世或福德相关的梦：菩萨母梦菩萨初欲入母胎时见白象从忉利天下入其右胁，梦礼佛诵经持戒或布施种种功德。

卷第十三

【提要】佛陀为诸比丘解说十三僧残法包括：故出不净戒、摩触女人戒、与女人粗恶语戒、向女人索淫欲供养戒、媒人戒、无主造小房过限戒、有主造大房不求指授戒、无根波罗夷

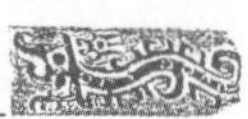

谤戒、假根波罗夷谤戒、破僧违谏戒、助破僧违谏戒、恶性拒僧违谏戒、污家摈谤违谏戒。

【原文】答曰:“為止未來諸誹謗故。”於是沓婆摩羅子,受世尊勅已,還所住處。世尊見未來慈地比丘,因沓婆摩羅子差會分房,必生誹謗。為止誹謗故,語諸苾芻:‘汝當請沓婆摩羅子為眾僧差會分房,請竟應作白二羯磨差。’同學者,同一法事也,亦言同一法學。若比丘共學修多羅者,為敷床座同在一處,若學阿毘曇者毘曇者共,若學毘尼毘尼者共,若說法者說法者共,若坐禪者坐禪者共。何以故?為避諠鬧故,無業無記語者共無記語者,不修三業、食已而眠,眠起洗浴、共論世間無記之語,令身體肥壯。”(《大正藏》卷二十四第 766 页)

【评说】“不修三业、食已而眠,眠起洗浴、共论世间无记之语,令身体肥壮”,身口意三方面都不注重修行、用完餐即睡觉、整天说些与解脱无关的话都会使人肥胖。

卷第十四

【提要】佛陀为诸比丘解说十三僧残法包括:故出不净戒、摩触女人戒、与女人粗恶语戒、向女人索淫欲供养戒、媒人戒、无主造小房过限戒、有主造大房不求指授戒、无根波罗夷谤戒、假根波罗夷谤戒、破僧违谏戒、助破僧违谏戒、恶性拒僧违谏戒、污家摈谤违谏戒。

【原文】又法師曰:“作淨語教人種得。云何淨語?汝使此樹活、莫令死。淨人隨時料理灌水,不得為白衣貫結華鬘,乃至散華束相著亦不得,除供養三寶。不得舞者,動身下至舉手不得。不犯者,或白衣使比丘禮佛讚經呪願,或使比丘鳴磬集眾,布施種種法事,為白衣驅使不犯。餘文句在律中,易可解耳。若比丘疾病無湯藥,以華果及餘飲食餉人,求易湯藥,不犯。若為白衣驅使,初去時步步得突吉羅罪,若得飲食,咽咽突吉羅罪,下至為白衣傳語,隨問答悉突吉羅罪,除為五眾出家人驅使不犯。若父母疾病,若眾僧淨人疾病,為覓湯藥驅使不犯,污他家廣說竟。”(《大正藏》卷二十四第 770 页)

【评说】佛陀规定若比丘患病以瓜果饮食换取汤药不犯戒。

卷第十五

【提要】佛陀为诸比丘解说三十舍堕法。

【原文】“爾時佛住舍衛國祇樹給孤獨園。除病比丘者,若病比丘欲往餘處,嫌臥具重不能將行,眾僧為羯磨,得作新臥具。若病未差得隨意作,若病差已更發,不須更羯磨,得用先羯磨。”(《大正藏》卷二十四第 776-777 页)

【评说】佛陀规定若病比丘欲去往别处,卧具重无法负担,众僧为之做羯磨,可得作新卧具。可见佛陀的仁慈之心。

【原文】“若比丘受人飲食衣服,應先作念,若不先作念而受衣食,是名負債用。若有聰明智慧信心出家比丘,至受食時,口口作念,若鈍根者,未食時先作一念,若鈍根比丘受用衣時,應朝先作一念,利根者著著作念,房舍床席臥具一切受用信施,應先作念,若不先作念,是名負債用者。若不為障寒障熱及障慚恥而用衣,若不為飢渴疾病而受飲食湯藥,亦名負債。若受飲食衣服,不先作念突吉羅。”(《大正藏》卷二十四第 778 页)

【评说】佛陀规定若不是因为饥渴疾病而接受饮食汤药的布施称为负债。

【原文】“舍衛國五種藥者，生酥、熟酥、油、蜜、石蜜。酥者，一切淨肉乳亦可飲，酥亦中作藥。”（《大正藏》卷二十四第 778 页）

【评说】舍卫国有五种药：生酥、熟酥、油、蜜、石蜜，佛家认为食物是资生的必需品，故视食物为药。

【原文】問曰：“七日藥蠅蟻落中，得服不？”

答曰：“漉去得服，若今日受酪說。”（《大正藏》卷二十四第 778 页）

【评说】佛陀规定蝇蚁落七日药中，将蝇蚁滤去可继续服用。

【原文】“酪中酥為七日藥不？”

“即攢酥至第七日攢得酥，此第七日得服，若至第八日尼薩耆，油、石蜜亦如是。若非時受酪、非時攢，若非時受酥，不得服，油、石蜜亦如是。若鬼病須生肉生血得差，聽服，唯除人血不得服。若得酥已說，內置器中，此器已盛酥，器中有酥出，與新酥共合，應更說。若酥至第七日若失，若與白衣、沙彌，若還與酥，若沙彌布施，得食無罪。未滿七日布施沙彌，至第八日若有急須用，得就沙彌乞食無罪。”

法師曰：“餘文句已在律中，不須廣說。此七日藥戒廣說竟。此是制罪非性罪，從身心起。”（《大正藏》卷二十四第 778 页）

【评说】佛陀规定酥、油、石蜜等不可非时食用，若比丘因病可服生肉生血，但人血不得服。

【原文】答曰：“此樹在給孤獨園。樹神得住止處，心自念言：‘世尊大慈賜我宮殿，自今以後供養世尊。’爾時佛為天人說法，若有大天人後來，前小天人次第退坐，乃至海際。爾時得道樹神退，依樹而住聽佛說法，佛晝日為四部眾說法，初夜為比丘說法，中夜為天人說法，後夜為龍王說法。云何知之？中夜天人來打戶扇上頭，後夜龍王來打戶扇下頭，是故天龍之異。樹者，生樹也。村者，此樹八微合成，名之為村。樹有五種，阿梨陀者，黃薑也；憂尸羅者，香芰也；貿他致吒者，是雀頭香；盧揵者，黃連也；陀盧者，外國草名也。舍摩者，是菩提樹也。婆羅醯者，貝多樹也。此二種，樹唯見交廣有，餘方不見。穌摩那華者，其華香氣，與末利相似。末利華者，廣州有，其華騰生也。穌羅婆者，不得此草名也。菩醯那，是外國草名也。樹有二種，一者水生，二者陸生。優鉢羅花、蓮華、浮蓱水生，若水中翻覆得突吉羅，若離水波夜提。若須華果，得攀樹枝下使淨人取，不犯，不得令枝折。若樹高，淨人不及，比丘得抱淨人取，不犯。若樹壓比丘，得斫樹掘地以救其命，不犯。傷草木戒廣說竟。此是制罪，從身心起。餘語戒者，以作惡行者，不應作以作，身口得罪。覆者，不欲令人知。誰得罪者？”（《大正藏》卷二十四第 780 页）

【评说】“阿梨陀者，黄姜也；忧尸罗者，香芰也；贸他致咤者，是雀头香；卢揵者，黄连也；陀卢者，外国草名也”，本段经文记载了五种药物：黄姜、香芰、雀头香、黄连、陀卢。黄姜又名盾叶薯蓣，具有解毒消肿的功效。忧尸罗草意为茅根香，其粉末可祛除苦热。雀头香即香附具有疏肝、理气、解郁的功效。黄连具有清热燥湿、泻火解毒的功效。陀卢为外国药名。

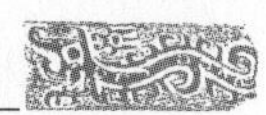

卷第十六

【提要】佛陀为诸比丘解说九十波夜提法、四提舍尼法、七十五众学法、比丘尼戒。

【原文】法師曰:“餘文句易可解。此是制罪,從身心起,不以不知故得脫。歸婦道路糧戒竟。五正食者,粳米飯、穄米飯、粟米飯、赤粳米飯、麥飯,此五種米作粥,初出釜畫成字不得食,若米合菜作粥亦如是。若少飯和多水食,以離威儀,應作殘食法。米雜肉及魚作粥肉,若現如芥子大,應作殘食法。肉爛與水無别,不須作殘食法。一切草根及樹木子作飯,不須作殘食法。乾飯者,若粟作乾飯,或粳米作、或麥作。乾飯者,日曝令燥,若以豆及樹木子作乾飯,不須作殘食法。麨者,粳米麨、粟米麨、麥麨,食竟應作殘食法。麨有二種:一者散麨,二者以糖蜜摶令相著麨。米不碎故,是米不須作殘食法。若麨穀米出食,不須作殘食法。若受五政食者,鉢中手中有食,人行食,在申手內遮離威儀,應作殘食法。申手外遮不成遮,在申手內口中咽食盡遮不成遮,若口中有飯申手內遮成遮,若不淨肉一切不中食者遮不成遮。何以故?不淨不中噉。若噉不淨肉,申手內遮不成遮。若遮與他不成遮。何以故?未罷食想。若正食,遮與他不成遮。申手內者,去身二肘半內遮成遮,二肘半外遮不成遮。若持食來置地,一申手內不授與苾芻,若遮不成遮。若淨人手捉食遮成遮。若與他比丘食謂與己,若遮不成遮。遮有二種:一者身遮,二者口遮。云何身遮?若手遮或搖頭,或以手覆鉢口,遮者言罷不受。若以菜雜魚肉作羹,若言受菜羹,遮不成遮,若言受肉羹遮成遮。若正不正雜為粥,若說正名成遮,說不正名不成遮。行威儀者,唯除船車乘不犯。”(《大正藏》卷二十四第784页)

【评说】佛门五正食指粳米饭、穄米饭、粟米饭、赤粳米饭、麦饭。

干饭即用豆、麦等做成饭,日晒令其干燥。

经文中所食肉称为净肉,即三净肉,指不为我杀、未闻杀声、不为我食之肉。

【原文】“蒜者,唯大蒜,食咽咽波夜提,餘細蒜葱不犯。亦得以大蒜與食中作調和不犯。若洗小便處,兩指齊一節,不得過,若一指洗,得入兩節,不得過,不得用二指洗,入便犯罪。若乞穀麥,波夜提,乞豆及菧菜不犯,為造房舍乞穀麥不犯。一切不得在生菜果樹及禾穀上大小便,得波夜提罪。一切餘果木及穀子未出芽大小便上突吉羅。往觀看伎樂者,下至獼猴孔雀共戲,往看波夜提,若寺中作伎往看不犯。若夏安居竟,應去寺六由旬,若不去波夜提罪。八波羅提提舍尼,無解。比丘尼戒竟。”(《大正藏》卷二十四第788页)

【评说】佛陀规定食用大蒜得波夜提,食细葱蒜不犯戒,大蒜做调料亦不犯戒。

比丘尼清洗阴部时手指不能伸入太过。

【原文】“癩者,有數癩、有白癩,有黑癩疥癬,皆入癩,亦不得出家。癩癬下至如指甲大,亦不得出家。如指甲大若在露處,增長不增長,悉不得出家。若屏處不現,增長不得出家,若不增長得出家。若瘤病在露處,增長不增長,不得出家。若屏處不增長得出家,若小時有疣病、大便失,得度出家,此非瘤病,是故得出家。若身體細起,猶如棘刺,皆入癩數,不得出家。”(《大正藏》卷二十四第789页)

【评说】佛陀时代对皮肤疾病已有一定的认识，将癞病分为数癞、白癞、黑癞、疥癣。佛陀规定患癞病者不得出家，皮肤上有异样突出物和瘤状物亦不得出家。此规定或是为了防止疥癣类皮肤病的传染，是对其他比丘的保护。

卷第十七

【提要】佛陀为诸比丘解说杂揵度。

【原文】問曰："耆婆童子何不學餘技術？"

答曰："往昔有佛，名曰蓮花，時有一醫師，恒供養蓮花如來。耆婆見已心自念言：'云何我未來世，得如此醫供養如來？'作是念已，即於七日中供養如來，往至佛所頭面禮足，白佛言：'願我未來世作大醫師供養佛，如今者醫師供養佛無異。'作是願已禮佛而退。耆婆命終即生天上，天上福盡下生人間，如是展轉乃至釋迦出世，宿願所牽不學餘技，但學醫方。"（《大正藏》卷二十四第 793-794 页）

【评说】本段经文记载了耆婆为供养如来而学医，证明佛陀对治疗疾病持积极的态度。

【原文】問曰："耆婆所以善學醫道者，耆婆就師學時，天帝釋觀見此人，醫道若成必當供養佛。是故帝釋化入耆婆師身中，以教耆婆，於七月中得師法盡。過七月已，帝釋所教如是，滿七年醫道成就，耆婆還國。何以中路治病？其師心自念言：'此是王子，不乏財寶，若還至本國不識我恩。'作念已，即與耆婆弊故之衣，不與糧食。耆婆辭師還去，於其中路，為飢渴故，過一聚落，借問村人：'誰家有病？'村人答言：'某長者家有病。'即為治之，大獲珍寶。耆婆自念：'我治一人病，得如是珍寶，若治多人病者，當獲無量珍寶，我今所獲皆由師恩。'"（《大正藏》卷二十四第 794 页）

【评说】耆婆花了七年的时间来学习医学知识，可见佛陀时代学医也是一个艰苦的过程。

【原文】"藥犍度。拘跋陀羅飯者，此是稌米飯也。修步者，此是青豆羹。吉羅者，此是竹笋也。那㲰者，此是外國藥，無解。呿闍尼者，一切果，是名呿闍尼。呵羅勒者，如大棗大，其味酢苦，服便利。鞞醯勒者，其形如桃子，其味甜，服能治癩。阿摩勒者，此是餘甘子也，廣州土地有，其形如蕤子大。質多羅藥，是外國藥名。加婆藥者，是外國藥名。婆利婆婆者，是芥子。賦渠者，外國藥，能治毒，漢地無有。陀婆闍者，是烟藥。耆羅闍那耆者，此是赤石也。眼藥者，陀婆闍。陀婆闍那者，陸地生。耆羅闍那者，水中生也。龍者，長身無足。師子象馬龍狗肉不得食，皮毛不得用。得一切肉應問，若得不問，得突吉羅罪。失守摩羅者，鰐魚也，廣州土境有。黑石蜜者，是甘蔗糖，堅強如石，是名石蜜。伽尼者，此是蜜也。烏婆陀頗尼，頗尼者，薄甘蔗糖。

邊房云何結作淨屋？若初竪柱時，先作坑，以柱近坑，苾芻圍繞捧柱而說：'為僧眾作淨屋。'如是三說，說亦竟柱亦竪。第二第三第四柱亦如是說，若說一柱亦成淨屋。若以成屋云何作淨？應喚屋主來語言：'此屋未淨，汝為眾僧作淨。'檀越作是言：'此淨屋布施眾僧，隨意受用。'即成淨屋。若先作屋無屋主，云何作淨？若聚落有老宿，應喚來，'此屋未作淨，請為淨主。'若檀越不解說，苾芻應教作是言：'此是淨屋，布施眾僧，隨意受用。'即得作淨屋，受用

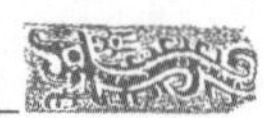

隨意,安置飲食,無内宿、無内煮罪。

閻浮子者,其形如沈苽大,紫色酢甜。舍樓伽者,此是憂鉢羅。拘物頭花根,舂取汁澄使清,是名舍樓伽漿。波漏師者,此似菴羅果。一切木果得作非時漿,唯除七種穀不得。一切諸葉得非時服,唯除芋不得。一切諸花得作非時服,唯除摩頭花汁。一切果中,唯除羅多樹果、椰子果、波羅㮈子、甜瓠子、冬苽、甜苽,此六種果不得非時服。一切豆不得非時服。盛水器者,木瓦鐵,餘者不得用。若自有種子、眾僧地,應半與眾僧。若自有地、眾僧種子,應半與眾僧。藥揵度竟。"(《大正藏》卷二十四第 795 页)

【评说】本段经文记载了佛门常用药物:拘跋陀罗饭、吉罗、那毱因、呿阇尼、呵罗勒、鞞酰勒、阿摩勒、质多罗、加婆药、婆利婆婆、赋渠、陀婆阇、耆罗阇那、龙、守摩罗、黑石蜜、伽尼、乌婆陀颇尼、颇尼、波漏师。

拘跋陀罗饭即穄米饭。修步即青豆羹。吉罗即竹笋。那毱因是外国药,具体不详。呿阇尼即一切水果。呵罗勒其味酢苦,具有利便的功效。鞞酰勒其形如桃子其味甜能治疗癞。阿摩勒者即余甘子,广州有,其形如蕤子大。质多罗药是外国药名。加婆药是外国药名。婆利婆婆即芥子。赋渠者外国药,能治毒,汉地无有。陀婆阇是烟药,耆罗阇那耆者即赤石也。眼药者,陀婆阇。陀婆阇那者,生活在陆地。耆罗阇那生活在水中。龙者,长身无足。狮子、象、马、龙、狗肉不得食,皮毛不得用。"得一切肉应问,若得不问,得突吉罗罪"。失守摩罗即鳄鱼也,广州土境有。黑石蜜者是甘蔗糖,因僵硬如石,是名石蜜。伽尼即蜜也。乌婆陀颇尼、颇尼即薄甘蔗糖。阎浮子、舍楼伽即忧钵罗,是拘物头花根,舂取汁澄清而来。波漏师此似庵罗果。

"一切木果得作非时浆,唯除七种谷不得。一切诸叶得非时服,唯除芋不得。一切诸花得作非时服,唯除摩头花汁。一切果中,唯除罗多树果、椰子果、波罗㮈子、甜瓠子、冬苽、甜苽,此六种果不得非时服。一切豆不得非时服"。佛陀规定除七种谷物外一切木果都可以做成浆;一切叶子任何时候都可以服用,芋头的叶子除外;一切花汁可以任何时候服用,头花汁除外;除去罗多树果、椰子果、波罗㮈子、甜瓠子、冬瓜、甜瓜外的瓜果任何时候可以食用;日中以后不可以食用豆子。

卷第十八

【提要】佛陀为诸比丘解说杂揵度。

【原文】第十問:"殺生有幾罪?重語有幾種?罵詈有幾種?行媒有幾種?"

答曰:"殺生有三罪,重語有三罪,罵詈亦有三,行媒有三罪。"

……

殺生有三罪者,人得波羅夷,非人偷蘭遮,畜生波夜提。語重有三罪者,教偷、教死、向人說得聖利法,是名語有三重。罵詈亦有三者,若欲心罵女根、穀道二僧殘,罵餘身分,得突吉羅,是名三罪。行媒有三罪者,受語時得突吉羅,往說偷蘭遮,還報得僧殘,是名三罪。三人不得受者,一遠不聞,二身分不具足,三根不具足。衣鉢不具足,身分所攝;十三難人,是根不具足所攝。聚作復有三者,一別眾,二白不成就,三羯磨不成就。是名三。滅擯亦有三者,一比丘尼以身謗人,如慈地比丘尼;二沙彌壞沙彌,就他穀道行婬;三言行婬欲法不障道者。是名滅擯三罪。一語亦有三者,一羯磨三人一時得戒,是名三。盜戒有三罪者,五錢波羅夷,四錢偷蘭遮，三錢乃至一錢突吉羅，是名盜三罪。婬戒有四罪者，一女根波羅夷；死女半壞偷蘭遮；不觸四邊突吉羅；比丘尼以物作根自內根中，得波夜提。是名四罪。正斷亦有三者，一斷人命波羅夷，二斷草木波夜提，三自截男根偷蘭遮。是名三因。棄擲有三者，有殺心棄擲毒藥，若人得死波羅夷，非人死偷蘭遮，畜生死得波夜提，是名三棄擲。復有三，比丘棄擲精，僧殘；棄擲大小便生草上，得波夜提；水中淨地，得突吉羅。涕唾亦如是，是名棄擲三。波夜提突吉羅者，教誡比丘尼至日没，得波夜提，先說法後說八敬，得突吉羅。（《大正藏》卷二十四第797-799页）

【评说】佛陀规定杀生有三罪，重语有三罪，骂詈有三罪，行媒有三罪。杀人得波罗夷罪，杀害畜生得波夜提，杀害的不是人和动物得偷兰遮罪。

【原文】“晝日亦有二者，比丘尼共男子屏處，若二肘半內得波夜提，二肘半外，得突吉羅。是名晝日二罪。布施得三罪者，比丘有殺心，布施毒藥殺人，得波羅夷罪；殺非人得偷蘭遮罪；殺畜生得波夜提罪。是名布施三罪。受施得四罪者，女人以手施與，比丘捉，得僧殘。女人以婬慾施比丘，得波羅夷。非親里比丘尼施衣，得尼薩耆波夜提。若比丘尼染污心，知染心男子受食，得偷蘭遮。是名受施得四罪。五罪可懺悔者，僧殘、偷蘭遮、波夜提、波羅提提舍尼、突吉羅惡說，是名五罪可懺悔。第六須羯磨者，僧伽婆尸沙。一罪不可懺者，波羅夷是也。毘尼有二重者，一波羅夷，二僧殘。身口亦如是者，結戒不過身口。非時穀一味者，穌毘鹽以穀作，得非時服，是名穀一味。一白四羯磨者，差教誡比丘尼是。”（《大正藏》卷二十四第799页）

【评说】昼日二罪指比丘尼与男子呆在隐蔽无人处，两者距离两肘半以内得波夜提，两肘半外得突吉罗。

布施三罪指比丘有杀心，布施毒药杀人得波罗夷罪，杀非人得偷兰遮罪，杀畜生得波夜提罪。

受施四罪指比丘接触了布施女人手得僧残，接受女人的身体布施（与其交合）得波罗夷，受非亲比丘尼施衣得尼萨提波夜提，受有染心比丘尼之食得偷兰遮罪。

五种罪可以忏悔，指犯了僧残、偷兰遮、波夜提、波罗提提舍尼、突吉罗恶可以忏悔改正。僧残音译又作僧伽婆施沙、僧伽伐尸沙或僧伽胝施沙，意译众余、众决断或僧初残，若犯此戒须于二十人以上之清净大众前忏悔，并服从僧团之处罚，才能继续留在僧团中，所以名为僧残。偷兰遮又作偷兰遮耶、偷罗遮、萨偷罗、土罗遮、窣吐罗，音译窣吐罗底也，意译大罪、重罪、粗罪、粗恶，乃触犯将构成波罗夷、僧残而未遂之诸罪。在所有犯戒种类中，突吉罗是属于罪行最轻的一类。凡是违犯了二不定、百众学、七灭诤等三类戒条中的某一条，即犯突吉罗。

毘尼母经

失译人名今附秦　录

【提要】《毘尼母经》共八卷，“毘尼母”意为律母，指僧团的制度和行事的纲目。

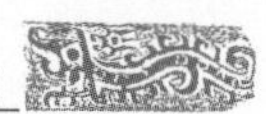

卷 第 一

【提要】佛陀为诸比丘说僧团的制度和行事。

【原文】問曰:“何故名母經?”

智者說曰:“此經能滅憍慢解煩惱縛,能使衆生盡諸苦際畢竟涅槃,故名母經。毘尼者,名滅滅諸惡法,故名毘尼。今當說母經義。母經義者,能決了定義,不違諸經所說,名為母經。此中解二種經:一比丘經、二比丘尼經,一切諸聚後當廣說。”(《大正藏》卷二十四第801页)

【评说】毗尼母音译“毗尼摩得勒伽”,意为“律母”,指僧团的制度和行事的纲目。

【原文】“若受戒者、若和上隱身不現,亦不得受具。十數衆僧雖滿,若一隱不現、若受戒者不現,亦不得受具。外更不結大界,直結小界,亦不得受具。若和上、衆僧、受戒人互在界內外,亦不得受具。有十三種人,不得作和上、受具:若在家受優婆塞戒若毀破一,有受八齋毀一,若受沙彌十戒毀一,如此人者,後出家亦不得戒,亦不得作和上。二者若出家在家破比丘尼淨行,亦不得作和上。三者為衣食故,自剃頭著袈裟詐入僧中與僧同法事,此亦不得作和上。四者若有外道人於佛法中出家,後時厭道,不捨戒而去,從外道中還來欲在法中,佛不聽此人在於僧中,亦不得作和上。五者黃門不得作和上。六者殺父。七者殺母。八者出佛身血。九者殺真人羅漢。十者破和合僧。十一者若非人變形為人者名為非人。十二者若畜生道變形為人者。十三者二根人。如是十三種,不任作和上。何以故?是人無戒故。”(《大正藏》卷二十四第806页)

【评说】佛陀规定十三种人不得作和尚受具足戒:做优婆塞或沙弥时破戒,破坏比丘尼的修行,曾诈做和尚混入僧团之人,外道反复入出佛门者,黄门,杀父、杀母,伤害佛陀,杀害修行有成就的人,破坏僧团者,非人(人类以外的其他有情天、龙、阿苏罗),由畜生道变为人,具有男女生殖器之人。

卷 第 二

【提要】佛陀为诸比丘说僧团的制度和行事。

【原文】“應施者,若父母貧苦,應先授三歸五戒十善然後施與。若不貧,雖受三歸五戒,不中施與。復有施處:一者治塔人;二者奉僧人;三者治僧房人;四者病苦人;五者嬰兒;六者懷妊女人;七者牢獄繫人;八者來詣僧房乞人。如此等人,或中與、或不中與。治塔、奉僧、治僧房人,計其功勞當償作價;若過分與,為施所墮。施病者食,當作慈心,隨病者所宜而施與之。若設病錯誤與食,為施所墮。嬰兒、牢獄繫人、懷妊者,如此人等當以慈心施之,勿望出入得報,當為佛法不作留難。如此等心施之如法,若不爾為施所墮。詣僧房乞,若自有糧,不須施之,施者為施所墮;若無糧食,施之無過。若比丘不坐禪不誦經、不營佛法僧事,受人施,為施所墮。若有三業,受施無過。若前人無三業,知而轉施與者,受施能施二皆為施所墮。若比丘食檀越施,以知足為限,若飽強飲食者,為施所墮。若比丘作憍慢意自飲食者,為施所墮。何以故?世尊於長夜中常讚歎限食。最後乃至施持戒者,能受施能消施也。如佛說曰:‘施持戒者果報益大，施破戒者得果報甚少。'如佛說偈：'寧吞鐵丸而死，不以無戒食人信施。'若食足已更強食者，不加色力但增其患，是故不應無度食也。"（《大正藏》卷二十四第810 页）

【评说】常见布施的对象为建塔人、侍奉僧人的人、建僧房的人、患病人、婴儿、怀孕之人、身受牢狱之苦的人、乞讨之人。

【原文】"何者輕？犯波羅提提舍尼，此罪輕，或向一人說、若自心念，皆能滅也。自種性者，若比丘畜人皮革屣、食人肉，若畜食者，偷蘭遮。種性者，肉及皮即是人身，故言種性。突吉羅者，不攝身威儀得突吉羅。惡口者，說言汝是工師技兒諸根不具，如此說者得波逸提，是名惡口輕犯也。

"重者，波羅夷、僧伽婆尸沙。此二邊所得偷蘭遮，重也。或有所犯，於比丘重比丘尼輕。或有所犯，於比丘尼重比丘輕。比丘重者，故出精，比丘得僧伽婆尸沙，比丘尼得波逸提。比丘尼重者，比丘尼婬欲心盛，手摩男子屏處；男子亦摩比丘尼屏處；俱著觸樂；比丘尼犯波羅夷。若比丘尼知比丘尼犯重；覆藏不向一比丘尼說；亦得波羅夷。若比丘不隨順僧法；僧與呵責羯磨。又比丘尼言：'此比丘隨順僧法。'種種言說與比丘同心。諸比丘尼諫言：'不須往反言語相助。'不受尼諫，往返言語相助不絕。尼僧與作白四羯磨。此尼得波羅夷。比丘尼復有八事犯波羅夷：一者尼與男子互相捉手；二者便更互捉衣；三者共男子靜屏處並坐；四者屏處共語；五者屏處身相觸；六者尼共男子獨道行；七者道中露身相觸；八者至共期行不淨處。若尼具前七事時犯偷蘭遮，滿八事犯波羅夷。此是比丘尼重比丘輕。（《大正藏》卷二十四第 811-812 页）

【评说】"比丘尼复有八事犯波罗夷"，比丘尼应遵守的八波罗夷法：不得与人或畜生行淫事；不得偷盗；不得直接或间接断人命；不得未体证上人之法而言证得；不得以淫心摩触男子；若有淫心而捉男子手、捉男子衣、与男子在隐蔽处、与男子一起站立、说话、行走、身子相互倚靠、行淫；故意隐藏包庇他人罪行；认同犯罪比丘。

卷 第 三

【提要】佛陀为诸比丘说僧团的制度和行事。

【原文】云何名殘？罪可除，是以故名殘也，云何無殘？四波羅夷，罪不可除，是故名無殘。云何名麁惡犯？如人欲作四波羅夷事，身所作及口所說無有慚愧，因此二處必成波羅夷事，是名麁惡。又復一處濁重，僧伽婆尸沙邊成婆尸沙方便是也。是二偷蘭，名濁重犯。何者非麁濁重？波逸提、波羅提提舍尼、自性偷蘭遮、突吉羅，如此等亦是不善身口所作，但非大事方便，以是義故非麁惡濁重也。沙彌、沙彌尼犯波羅夷，得突吉羅，不可懺也。

……

欲發露者要具五法：一整衣服；二脫革屣；三胡跪；四合掌；五說所犯事。如是應懺悔，若不爾不名懺悔。有五種犯易除：一者有罪應一比丘前除，若無比丘，心中立誓亦可得除。二者犯突吉羅，若惡口，向一人說得滅。三者如波夜提、自性偷蘭，一人前悔亦得除滅。四者僧殘邊偷蘭、波羅夷邊偷蘭，四人已上眾中羯磨除之，僧殘如上說。五者從地至地羯磨，受戒犍度中當知有總名說。何者是？從波羅夷乃至七滅諍，若有所破皆名為犯，是故名集犯。

……

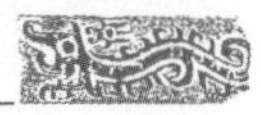

云何名波羅提木叉？波羅提木叉者，名最勝義。以何義故名為最勝？諸善之本以戒為根，眾善得生，故言勝義。復次戒有二種：一出世；二世間。此世間者，能與出世作因，故言最勝。復次戒有二種：一者依身口；二者依心。由依身口戒，得依心戒，故名為首。是波羅提木叉，布薩犍度中當廣說。

……

何故名布薩？斷名布薩。能斷所犯、能斷煩惱、斷一切不善法，名布薩義。清淨名布薩。云何名布薩羯磨？眾僧欲布薩時，眾中最小者應掃堂敷坐具取香水灑地燃燈，如此諸事，皆名布薩羯磨。（《大正藏》卷二十四第 812-814 页）

【评说】布萨属僧团的持戒行为包括三种意思：比丘、比丘尼于每月农历十五、三十或二十九齐集在一处说戒，以检点行为；僧众自我检查有无违犯戒律；在家居士每月六斋日实行八戒。

【原文】“云何名自恣？比丘夏坐已訖，於智慧清淨比丘前乞見聞疑罪。所以乞者，夏九十日中欲明持戒律及與餘善皆無毀失，是故安居竟始得自恣名。何故佛教作自恣？一各各相課；二各各相憶念；三互相教授；四各各相恭敬；五語皆相隨；六皆有依非無依。是故名自恣。自恣羯磨者，眾中最下座應掃堂敷敷具燃燈取香火，如此事皆名羯磨。若界裏不羯磨淨厨處，宿食，沙門皆不得食。當於爾時。佛遊於跋利耆國，展轉遊行到毘離國。聞諸比丘聲高，佛問阿難：‘此眾僧諍何等事？’阿難即往看，見比丘積聚食甚多。來白佛言：‘世尊！舊住比丘沙彌及淨人欲辦食與客比丘，是以聲高。’佛即告阿難言：‘汝往語諸比丘：‘從今以往，非僧集羯磨淨厨，界內宿食皆不得食。’復於一時，世尊在波羅㮈，時世飢饉，眾僧皆積聚穀米界外安止，人皆盜持去。諸比丘展轉相語，往白世尊。佛言：‘儉年聽穀米在界裏，乃至藥草亦如是。’”（《大正藏》卷二十四第 814 页）

【评说】自恣即在夏安居最后一日请僧众自己说出各自所犯的过失，于大众中发露忏悔而清净，自生喜悦。

【原文】“云何名為食菓？爾時王舍城有大長者，此長者大有菓樹。長者遣人持菓供養眾僧，語使人言：‘汝到寺，當覓跋難陀釋子示菓，行與眾僧。’當於爾時，跋難陀出外食，比來頃日已過中，諸比丘竟不得菓食。爾時世尊遊蜜蜂林中。有一比丘病，須服呵梨勒，諸比丘白佛。佛即聽服三菓：呵梨勒、毘醯勒、阿摩勒。隨病因緣，若不差，盡形服之。又於一時，毘舍佉鹿母外大得菓來，此菓甜美不敢自食，即請佛及僧設食，兼欲與菓供養佛及僧。佛眾僧食已起去，毘舍佉鹿母事多忽務忘不行菓。去後乃憶，內自思维：‘本所以請佛及僧者，緣有此菓欲用供養。云何忘去？’即遣人擔菓詣佛及僧。僧心中生疑不敢輒受，即便白佛。佛言：‘當作殘食法食之無咎。’僧淨地中忽生菓樹，此樹長大，有枝曲向不淨地中。佛語諸比丘：‘遣淨人繩擊牽向淨地。’後諸比丘心疑：‘此菓本在不淨處，今牽在淨處，為得食不？’佛言：‘若菓落不淨地者不得食，不落者得食。’復有菓生不淨地中，但枝及蔓皆向淨地。‘若落淨地者得食，不落者不得食。’又於一時，諸比丘大得種種菓，但人少菓多食不可盡。殘者不知何處用？白佛。佛言：‘聽捺破取汁，至初夜得飲。若不至初夜、汁味有異成苦酒者，不得飲也。’何以故？此酒兩已成故。有比丘不淨菓而食。外道譏慊言：‘諸比丘無慈心，此菓有命，云何食生命也？’為世慊故，佛即制：‘諸比丘！菓要淨而食，不淨不得食。淨有五種：一火淨；

二刀淨；三鳥淨；四菓上自有壞處淨；五却子淨。復有七種淨：一却皮淨；二破淨；三爛淨；四萎淨；五刨刮淨；六水所漂淨；七塵土坌淨。此是淨法。'"（《大正藏》卷二十四第 817 页）

【评说】比丘若生病可以随时服用呵梨勒（诃子）、毘醯勒、阿摩勒（余甘子）。

毘醯勒分布在印度、斯里兰卡、马来西亚等地，其形状如桃子，味道甜美，可以治疗各种皮肤病。

卷第四

【提要】佛陀为诸比丘说僧团的制度和行事。

【原文】若比丘身上生瘡，比丘用麁澁散洗瘡。佛言："聽諸苾芻用細末柔軟散洗瘡。"舉散法。著瓶中塞口乃至著橛上。藥草犍度中應廣知。（《大正藏》卷二十四第 821 页）

【评说】佛陀时代用粗涩散洗疮，具体药物组成不详。

【原文】若比丘有白癩病，自裂膿血流出。諸比丘用麁澁散塗洗。佛言："當用細末柔軟散塗洗。"雜犍度中應廣知。（《大正藏》卷二十四第 821 页）

【评说】可用粗涩散涂洗白癞病的脓血。

【原文】若比丘新生瘡，病痛不壞者，當用壞藥傅之。後時當畜種種愈瘡藥治之令差。（《大正藏》卷二十四第 821 页）

【评说】坏药可以止新伤口的疼痛，坏药组成经文中未记载。

【原文】若比丘下分中有痔病者，當作裹瘡衣，莫令膿血流出污衣。隨醫師分處，作衣聽畜之。（《大正藏》卷二十四第 821 页）

【评说】比丘患痔疮应做裹疮衣，以防止脓血流出。

【原文】若諸比丘頭上生瘡、若面上生瘡、若脣上生瘡、若肩頭生瘡、若腋下生瘡、若脇上生瘡、若臍上生瘡、若坐處生瘡、若膝頭生瘡、若蹲上生瘡、若頭上有瘡者，聽裹頭覆頭入白衣舍。若面上有瘡者，聽鉢水中自照。或壁上自照見瘡，得自塗藥。脣上有瘡者，得聽兩脣不相到嚼食。若舌上有瘡者，聽著口中不嚼吞之。若肩頭有瘡者，聽以手捉瘡以衣覆上入白衣舍。復聽肩頭瘡，上衣不覆得入白衣舍。若腋下有瘡者，聽手扠腰入白衣舍。若脇上有瘡者，聽反抄衣入白衣舍。若臍上有瘡者，聽下繫泥洹僧。若坐處有瘡者，聽入白衣舍蹲坐。若膝上有瘡，聽褰衣過膝入白衣舍。若蹲上有瘡者，聽高著泥洹僧入白衣舍。是故名有瘡聽也。（《大正藏》卷二十四第 821 页）

【评说】应将身上的疮隐藏，既防止感染他人又可促进愈合。

【原文】"有應作處。何者是？尼師壇有破穿處，應用弊納補，四邊蔭一寸。如是廣知。若有瘡處應治，若眾僧食處應掃，若和尚阿闍梨食處應掃，是名處所。若比丘病，佛聽煮粥食之。無淨地，眾僧當與作白二羯磨作淨處所。如是等皆名處所。"（《大正藏》卷二十四第821 页）

【评说】佛陀对疾病持积极态度，认为有疮应尽快治疗、患病可食粥。

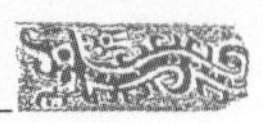

【原文】“有比丘尼持蘇毘勒漿隨道行，道中見一人截手足而臥。比丘尼以蘇毘勒漿灌瘡上，此人即死。佛言：‘從今已去，不聽持蘇毘勒漿灌瘡上。’有比丘持蘇毘勒漿到尸陀林，見一病人臥地，從比丘索蘇毘勒漿飲。比丘慈悲心故施之，此人即死。諸比丘生疑，無有所犯也？佛言：‘憐愍心故無犯。’是名蘇毘勒漿。佛為病比丘故，聽服六種散：一離畔散；二破羅私散；三怖羅羅散；四阿犯却羅散；五波却羅散；六阿半陀散。如是等散眾多不一，若比丘病，隨醫分處服之。”（《大正藏》卷二十四第824-825页）

【评说】被截手足人因抹了苏毘勒浆而丧命，一病人因饮苏毘勒浆而丧命。

佛陀规定比丘应听从医嘱服用离畔散、破罗私散、怖罗罗散、阿犯却罗散、波却罗散、阿半陀散，药物具体组成不详。

卷 第 五

【提要】佛陀为诸比丘说僧团的制度和行事。

【原文】有婆羅門子尸羅，持八種漿施佛：一菴羅漿；二瞻婆漿；三棗漿；四壞味漿；五多漿；六沙林毘漿；七破留沙漿；八甘漿。如此漿等，佛聽比丘得服。（《大正藏》卷二十四第825页）

【评说】比丘可以服用菴罗浆、瞻婆浆、枣浆、坏味浆、多浆、沙林毘浆、破留沙浆、甘浆。

【原文】佛制酒者，因莎提比丘飲酒醉，是故制之不聽飲也。尊者彌沙塞說曰：“莎提比丘小小因酒長養身命，後出家已不得飲四大不調。”諸苾芻白佛。佛言：“病者聽甕上嗅之。若差，不聽嗅。若嗅不差者，聽用酒洗身。若復不差，聽用酒和麵作酒餅食之。若復不差，聽酒中自漬。”尊者迦葉惟說曰：“有漿初中飲，後不中飲。有漿初中飲，中後亦中飲。有漿初不中，後亦不中。有漿初不中飲，中後中飲。如佛毘舍離所制，麴不食，苦酢酒不中飲。”尊者迦葉惟曰：“有八種酒不得飲：與麴和合作酒不得飲。若麵和合作酒，雖著種種藥，亦不得飲。有酒酢能使人醉者亦不得飲。有酒雖甜，能使人醉者亦不得飲。清酒不得飲。小酢酒亦不得飲。細末飯酒亦不得飲。有書陀酒不得飲。如是等酒甚多，皆不得飲。”尊者薩婆多說曰：“用蒲桃穀和作酒不得飲。用蜜作酒不得飲。破穀作酒不得飲。種種菓雜作酒不得飲。如是等一切酒不得飲。”是名不中飲酒。（《大正藏》卷二十四第825页）

【评说】因比丘饮酒致病，佛陀规定比丘不得饮酒。

若病者需用酒治疗可嗅酒气、用酒洗身、作酒饼食、浸泡在酒中，依次使用以上方法直至病愈。

【原文】“蒜者，比丘除病，一切皆不得食。爾時世尊在祇桓精舍，大眾中說法。有比丘食蒜，遠佛在大眾外坐。佛問阿難言：‘此比丘何故獨遠別坐？’阿難白佛：‘此苾芻食蒜，是以別坐。’佛告阿難：‘如來善說法中，為此小事不聞法也。’佛告阿難：‘自今已去，除病皆不得食蒜。’有一時中，舍利弗得風病。醫分處服蒜，即往白佛。佛言：‘病者聽服。’”

“爾時世尊在毘舍離。城外有一檀越大種蒜，偷羅難陀比丘尼數數過此蒜園邊行。檀越善心為福德故，問言：‘尊者須蒜食不？’尼答言：‘素自不能食，得蒜下食甚善。’檀越即施之，日許與眾僧五顆蒜。偷羅難陀即白尼眾：‘某檀越日許僧五顆蒜。僧若須者遣沙彌尼往取。’

有一尼須蒜，遣式叉摩尼、沙彌尼往取。正值蒜主持蒜入城市易，有一淨人守蒜園。沙彌尼問：'蒜主何處去？'淨人答言：'入城市易。'沙彌尼從彼索蒜，淨人答言：'我不知也。但知守蒜。'沙彌尼怒曰：'大家見與，汝豈得護？'手自掘之。'此是和尚分、此是阿闍梨分，此是今日分、此是明日分。'如是分處，恣意持去。蒜主迴還見之，問守園人言：'此蒜誰持去？'守園者以上因緣具白大家。蒜主即大嫌責諸比丘尼。如是展轉世尊聞之，喚諸苾芻尼種種呵責，告言：'從今已去，比丘尼不得食蒜。食者波夜提。'"（《大正藏》卷二十四第826-827页）

【评说】佛陀规定，比丘、比丘尼不得食蒜，若生病需服用不犯戒。

蒜可以治疗风病。

【原文】"復有比丘，眼冥無所見。佛聽用人血塗，亦聽若人骨人髮燒令作灰細磨，亦得著眼中。如是應廣知。

天竺土地常用藥塗眼當為嚴飾。六群比丘如俗人法，日用藥塗治眼當為莊嚴。佛聞之，不聽用此藥日塗眼也。若病者，聽用三種藥治眼。"（《大正藏》卷二十四第828页）

【评说】佛陀时代用人血涂眼或人骨、人发烧灰可以治疗视力下降，这些方法今日都不足取。

【原文】"有諸比丘露地而坐，上座長宿皆患背痛。如是展轉乃徹世尊。佛告諸苾芻：'露地坐背痛者，除錦上色白皮革，餘一切得用作禪帶坐，時當用帶自束。作帶法，廣一磔手，長短隨身量作。'是名禪帶。"（《大正藏》卷二十四第829页）

【评说】佛陀用禅带预防治疗比丘的背痛。

卷第六

【提要】佛陀为诸比丘说僧团的制度和行事。

【原文】"爾時世尊在毘舍離。諸離車子等設食請僧，有種種美食。僧食過多皆患不樂。耆婆醫王觀病處藥，若得浴室此病可差，復欲令祇桓精舍中浴室得立。以是因緣比丘往白世尊。佛聽諸比丘作浴室。浴室法，應壘泥作，若土不可得處用木作之，當以泥塗。此浴室中一壁下燃火令熱，餘壁下敷床洗浴。入浴室洗法。隨上座，須熱當閉戶、須冷當開，下座不得違上座。入浴室洗時，上座應先入，取好床洗浴。此入浴室中洗法，因六群苾芻佛制也。又一時比丘共俗人入浴室洗，佛聞之不聽，比丘不得與白衣一時浴室中共洗，若有篤信檀越聽之。後一時諸比丘皆裸身入浴室中共洗，各各相視皆生慚愧。因此展轉乃徹世尊。佛言：'從今已去，不聽裸身共入浴室洗，復不得相洗。若一有衣一無衣，有衣得與無衣者淋水亦得洗之，無衣者不得灌水洗他。若浴室去水遠者，聽浴室中安池水，亦得鑿井。'入浴室洗法如是應廣知。入浴室洗僧中上座，若見浴室中大熱，小開戶令暫冷。復應為入浴室眾僧說洗因緣，洗者不為嚴身淨潔故洗，當為說厭患身法，復為說調伏心法，當生慈心，為令得少欲知足而為說法。復更為說，此澡浴者不為餘緣，但欲令除身中風冷病，得安隱行道故洗。是名浴室中上座所作法用。"（《大正藏》卷二十四第835页）

【评说】"僧食过多皆患不乐"，饮食过多会影响人的健康。

"此澡浴者不为余缘，但欲令除身中风冷病"，洗澡可以驱除体内的风寒之邪。

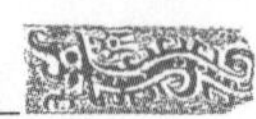

【原文】“有比丘體上生瘡，醫教治法，用唾塗瘡上，燒熱瓦熨之，令加脫瘡得差。醫如此分處，佛即聽之。有一時諸比丘，在僧房中新塗治彩畫，為寒故燃火，煙熏彩色皆壞。佛聞之不聽，若寒者教露地燃火自炙。諸比丘後時白世尊：‘露地燃火自炙，炙前後寒、炙後前寒，不能令溫。’佛聞之，聽房中燃火自炙，但使無煙。”(《大正藏》卷二十四第837页)

【评说】佛陀时代认为将唾液涂在疮上，用热瓦烫患处可令其痊愈。

【原文】“嚼楊枝法。爾時諸比丘不嚼楊枝，口氣臭可惡。不嚼楊枝有五過患：一口氣臭；二咽喉中不淨；三痰癊宿食風冷不消；四不思飲食；五增人眼病。嚼楊枝有五種功德：一口氣香潔；二咽喉清淨；三除痰癊宿食；四思食；五眼無病。有諸苾芻嚼楊枝時，或就僧坊內、或就眾僧淨地、或在經行處、或就師前、或大德上座前。佛聞之皆制不聽。復有諸比丘，木皮作楊枝。復有諸比丘，嚼短楊枝，即入咽喉中作患。佛亦制不聽。楊枝法度，長者一磔手，短者四指。弟子法，應晨朝取楊枝授與和尚阿闍梨。迦葉惟說曰：‘嚼楊枝法，短者四指，嚼兩指。塔前、眾僧前、和尚阿闍梨前，不得張口大涕唾著地。若欲涕唾當屏猥處，莫令人惡賤。’是名涕唾法。”

“晨起嚼楊枝竟，須刮舌者，佛聽用銅鐵木竹篳作刮。是名刮舌法。”(《大正藏》卷二十四第838页)

【评说】佛陀时代用嚼杨树枝、刮舌的方式保持口腔卫生。

嚼杨树枝可以令口气清晰、咽喉舒适、除痰排宿食、食欲增长、眼睛不患病。

卷 第 七

【提要】佛陀对诸比丘说僧团日常生活中一些“净法”(清净修行法即行为规范)。

【原文】“爾時世尊在毘舍離。有比丘住跋裘河邊，起不淨想厭患此身，以衣鉢雇比丘相殺。如來欲斷如此惡因緣故，集諸比丘，是名為緣。制者，若比丘斷人命，得波羅夷，不應共住。是名為制。重制者，從受母胎乃至老時斷人命者，皆得波羅夷。是名重制。”

“復有重制，若人病求欲自殺，比丘若自與刀、若教人與刀，若自與藥、若教人與藥，如是等眾多方便，皆名重制。重制有二因緣：一者急、二者緩。急者，一切不得殺乃至蟻子，是名為急。緩者，若人作非人想殺者不犯，是名為緩。此是三處決斷所犯。(《大正藏》卷二十四第839页)

【评说】佛陀规定，若比丘杀人、诱导他人自杀得波罗夷罪。

【原文】“何故名波羅夷？波羅夷者，破壞離散，名波羅夷。又波羅夷者，為他刀矟所傷，絕滅命根，名波羅夷。佛法中波羅夷者，與煩惱共諍，為惡所害，名波羅夷。又復波羅夷者，為三十七住道法所棄、為四沙門果所棄、為戒定慧解脫解脫知見一切善法所棄者，名波羅夷。”

“又波羅夷者，於毘尼中正法中、比丘法中斷滅不復更生，名波羅夷。世尊說言：‘有涅槃彼岸。’不能度到彼岸故，名波羅夷。波羅夷者，如人為他斫頭，更不還活。為惡所滅，不成比丘，名波羅夷。尊者迦葉惟說曰：‘犯最重惡，於比丘法中更無所成，名波羅夷。’又波羅夷者，如人犯罪，施其死罰，更無生路。犯波羅夷永無懺悔之路，於比丘法中更不可修，名波羅夷。

如人欲到彼岸,愚癡故中道為他所誑而失彼岸。於佛教中,為煩惱所誑,失涅槃彼岸,是名為墮。

“惡中婬欲最，　不與取為最，
斷人命為最，　過人法亦最，
於善中翹勤，　最能方便斷。
背捨諸功德，　是名波羅夷，
雖假著法服，　入僧次而坐，
與梵者超隔，　故名波羅夷。
受他施濟命，　行非功德器，
能劫國土賊，　是名波羅夷。”

“云何名僧殘？僧殘者所犯,僧中應懺悔,不應一人邊乃至二三人邊不得懺悔。眾中懺悔,名為僧殘。一切比丘所懺悔事,皆應僧中,僧為作,是名僧殘。又言僧殘者,殘有少在不滅,名為僧殘。又復殘者,如人為他所斫,殘有咽喉,名之為殘。如二人共入陣鬪,一為他所害命絕,二為他所害少在不斷。不斷者若得好醫良藥可得除差,若無者不可差也。犯僧殘者亦復如是,有少可懺悔之理。若得清淨大眾為如法說懺悔除罪之法,此罪可除。若無清淨大眾,不可除滅。是名僧殘。除滅罪法,教令別住,行六日行摩那埵行阿浮呵那。行阿浮呵那得清淨竟,於所犯處得解脫。得解脫起已更不復犯,是名僧殘。”

“云何名為波逸提？波逸提者,所犯罪微,故名波逸提。又復波逸提者,非斷滅善根罪,枝條罪名波逸提。又復波逸提者,如被斫者少傷其皮,不至損命。波逸提罪亦復如是,此罪傷善處少,名波逸提。

“云何名為波羅提提舍尼？波羅提提舍尼者,犯即懺悔,數犯數悔,故名波羅提提舍尼。又復名波羅提提舍尼者,忘誤作、非故心作,故名波羅提提舍尼。”

“云何名為偷蘭遮？偷蘭遮者,於麁惡罪邊生故,名偷蘭遮。又復偷蘭遮者,欲起大事不成,名為偷蘭遮。又復偷蘭遮者,於突吉羅惡語重故,名為偷蘭。一食人肉偷蘭;二畜人皮偷蘭;三剃陰上毛腋下毛偷蘭;四用藥灌大便道偷蘭;五畜人髮欽畔羅偷蘭;六裸形行偷蘭;七畜石鉢偷蘭;八瞋恚破衣偷蘭;九瞋恚破房偷蘭;十瞋恚破塔偷蘭。是名自性偷蘭。”

“突吉羅者,名為惡作。犯身口律儀,名為惡作。惡語二種:一者妄語、二者非時語。非時語者,釋摩男釋子作平等心持藥布施眾僧,六群比丘謗言:‘好者與上座,惡者與我等。’施主答言:‘我當市上更買好藥與尊者。’六群比丘謗他,故名惡語。所說不當時,名非時語。”(《大正藏》卷二十四第842-843页)

【评说】六聚罪包括波罗夷罪、僧残罪、偷兰遮、波逸提罪、提舍尼罪、突吉罗罪。

波罗夷罪是戒律中的极重罪,将被逐出僧门。僧残罪是仅次于波罗夷的重罪,须在二十人以上的清净大众前忏悔。偷兰遮即粗罪、大罪。波逸提意舍堕,因其忏悔之法必舍其财物而得名。提舍尼即犯此罪应对自己的行为向他人忏悔。突吉罗罪为罪行最轻的一类,违犯二不定法、百众学等戒条中的一条则犯此罪。

卷 第 八

【提要】佛陀对诸比丘说僧团日常生活中一些“净法”(清净修行法即行为规范)。

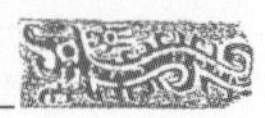

【原文】“從身貪所害者，有一比丘名能加僧提，僧差令守寺。後有一小女來至寺中，即捉共行不淨。此女年小根壞而死。諸比丘心疑，殺婬於此二處何中犯罪？往問世尊。佛言：‘婬邊得罪也。’是名身貪所害犯也。從口貪所害犯者，爾時白衣疾病而臥。其人有妻顏貌端正，有一比丘往到問疾，語彼妻言：‘可共行欲事。’女人答言：‘我有夫主，不得自從。’比丘即為病者說法，語言：‘若作罪行久住於世，後世受罪甚久。若有福德命終，即受天樂。何用此惡活為？’此病者即因此厭身方便取死。諸比丘白佛。佛言：‘此人犯波羅夷。’是名從口所貪犯也。(《大正藏》卷二十四第848-849页)

【评说】一比丘与童女行不净行，损坏了女孩的生殖器官而致其丧命。佛陀规定劝人舍弃生命的言行犯波罗夷重罪。

鼻奈耶

姚秦凉州沙门竺佛念　译

【提要】《鼻奈耶》共十卷，是梵本《十诵律》比丘戒本的略释。“鼻奈耶”意译“律”。包括波罗移法、僧残法、不定法、舍堕法、贝逸提法、悔过法、众学法、灭诤法。

卷第一

【提要】佛陀为诸比丘说四波罗移法。

【原文】佛世尊在鞞貰羅城(秦言廣博)獼猴江邊石臺園觀，去鞞貰羅不遠，名迦蘭陀鈐波。迦蘭陀子名須達多於彼止，富財無際限，田業盈豐舍宅成就，象馬駝牛驢、錢穀珍寶、金銀真珠琉璃貝玉虎魄碼瑙硨渠珊瑚，即捨趣如來聽受法奧，得信樂意。以此信樂意得正受，剃除鬚髮捨家為道，共無限比丘到拘薩羅城竹園結歲坐。當爾時穀貴飢餓，穀霜雹所殺，離少遺脫為蟥虫所食，乞求甚難得。於是須達迦蘭陀子作是念：“今穀貴飢餓，穀霜雹所殺，雖少遺脫為蟥虫所食，乞求甚難。諸賢聽我所言！我有鞞貰羅國知識家親里家，富貴無限，錢財田業無量、珍寶雜物豐盈。我等可共到彼福度親里，諸比丘亦可得安身，及時可向鞞貰羅國。到彼已，比丘當供食飯漿湯藥衣被。”於是須達多迦蘭陀子於拘薩羅城結坐。結坐已竟，三月補納衣裳，一日竟衣已辦，即著衣持鉢向鞞貰羅。將諸眾前行，漸漸到鞞貰羅，趣鞞貰羅獼猴江邊石臺。所作諸飯食，飯諸比丘，自手斟酌。爾時須達多迦蘭陀子，到時著衣持鉢趣鞞貰羅國親里家乞食，乞食已即速出去。于時門外迦蘭陀家婢女子見須達多迦蘭陀子入親里家，何以速出還？見迦蘭陀婦，跽白此意：“向者貴族須達多迦蘭陀子入親里家還出甚速。將無疾病意愁耶？為不樂梵行犯戒捨道就俗法乎？”須達多母聞此語已，歡喜無量不能自勝。即往須達多所，告須達多：“身體輕健不？意無餘想婆？意有犯梵行耶？為欲犯戒捨道就俗法乎？若有此心速來。須達多！捨戒習俗，不妨布施作諸功德。何以故？於佛眾中持戒甚難、學道亦難。”聞此已，即報母言：“我無疾患，亦無他想，無犯梵行，意不犯戒捨道就俗法。”母復答曰：“須達多！汝當知此意。汝前婦端正無雙，若不欲捨道就俗者，可住續種繼後，吾種姓熾盛。一旦無繼者，錢財珍寶盡為拘薩羅王所奪。”須達多答曰：“若聽我為道者，此事可隨。”爾時須達多母語須達多婦言:“我今勅汝,若月期三日後,著初嫁衣服好自嚴飾來白我。”須達多婦即隨其教,月期三日後,著夫前所敬服,往須達多母所。即如事白:“月期三日,今正是時。”於是須達多母將此婦到須達多所,語須達多言:“當知此婦端正無雙,可續種繼後,莫使吾種姓繼斷,錢財珍寶為拘薩羅王所奪。”留婦已即避出去。爾時須達多前抱此婦將屏處作不淨行,須臾間乃至三,當爾時帝釋降神處其胎。爾時須達多婦八月外九月裹生男兒,面首端正無雙。前所言續種,母即名之為續種。(《大正藏》卷二十四第 851-852 页)

【评说】“尔时须达多母语须达多妇言:‘我今勅汝,若月期三日后,著初嫁衣服好自严饰来白我’”,本段经文记载了须达多之母嘱咐儿媳妇月经结束后三天内与须达多作不净行(同房),以使其怀孕。这与现代医学认识不符。现代医学认为女子在排卵日前五天、排卵日、排卵日后四天期间容易受孕。

【原文】爾時須達多作此惡行已慚愧,為人所辱。爾時須達多與比丘同學等體者結坐,結坐已今方竟,故來問訊:“汝忍意,常不壞婆,氣力輕健不?結坐中供養充足不?出乞食婆,無疾患婆意,無若干想乎?”須達多答言:“諸賢當知,有忍意,結坐盡充足,亦不出乞食,亦無疾患。唯意有他想。”諸比丘答:“若卿有忍意,結坐竟盡充足,復無疾患。何故有他想?”須達多前所犯,盡具向諸比丘說。即時彼諸比丘極好共責須達多:“世尊以無數方便說婬之惡露,向婬念婬、婬意熾盛。世尊說婬惡露如此,向婬犯貞念婬、婬意熾盛。”如是諸比丘極好責數已,即往世尊所,頭面著地在一面坐,以此所犯具白世尊。佛知即告須達多:“汝審犯此事耶?”答:“審犯。世尊!”世尊言:“我以若干方便為癡人說婬之惡露,向婬念婬、婬意熾盛,說婬之惡露如是。”佛以若干方便,為沙門結戒:“觀比丘十德當與戒。何等十眾德?持眾德養眾德行道(一);不信戒者教令入信(二);常自慚愧省己短(三);犯邪者教令入正(四);正者欲令重正(五);現身學道滅結欲使後身無結(六);後身欲使結滅不起(七);習諸淨行(八);得梵行欲不失(九);欲使梵行久住(十)。沙門當共知。”爾時世尊因此事因此義,集諸和合僧,結此戒:“若比丘苾芻犯戒,不捨戒、戒羸,不自悔,無淨行犯婬法者,此比丘波羅移菩提阿薩婆肆(阿薩婆四者,不受僧不客也)。”(《大正藏》卷二十四第 852 页)

【评说】佛陀认为坚守戒律有十种好处:有利于修行;令不信戒者信戒;自我反省;改邪归正;坚持正确的行为、想法;消除欲望没有烦恼;烦恼消灭不再生起;清净修习;清净的行为不退失;清净的行为长期保持。

【原文】彼云何為戒?戒名者,若比丘持二百五十戒無上戒戒,是謂戒戒。云何不還戒?不還戒名愚癡亂意痛惱。捨戒者為不還戒,瘂聾相向。還戒者為不還戒,音聲不相關者。還戒不為還戒,若獨還戒者不為還戒。佛塔前沙門塔前還戒,不為還戒。若離佛、和上和上友、阿闍梨阿闍梨友,離盡不依附,我不佛法中住。向諸比丘言:“我今已往不為道。”諸苾芻語:“汝不為道耶?”答:“不為道。”此為還戒。婬女色三處成棄捐:近常產道是一棄捐法,近穀道是二棄捐法,若近口是三棄捐法。近男兒有二棄捐:近穀道、近口,是二棄捐。不成男亦二事:有男有女。二形者,有三與女同。近畜生有二,除口與女同。畜生雄者一棄捐,畜生捐者亦爾。畜生中有雄雌形者,二棄捐。雞鶚如上二。非人女三處與女人同。此不淨行婆羅移。(《大正藏》卷二十四第 852-853 页)

【评说】佛陀规定,比丘、比丘尼不得与人、畜生行不净行(性行为)。

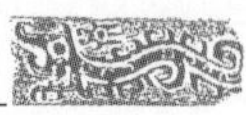

【原文】佛世尊在羅閱祇鷲山，與大比丘眾俱千二百五十弟子。彼時比丘收拾薪草持用作庵舍。彼諸比丘入羅閱祇城乞食，後羅閱祇城中男女大小出城，壞諸庵舍持去供用。諸比丘乞食後，還見諸庵舍為人所壞，諸苾芻復更取薪草作庵舍住。諸比丘復入羅閱祇乞食，羅閱祇城中男女大小復壞庵舍持去。如是至三。諸比丘見此已作是念："羅閱祇城中男女大小數出壞庵舍。"彼眾中有比丘名檀貳迦，瓦窯家子，便起此意："我等取此薪草持用作舍，吾等入城乞食，後城中男女出壞吾等庵舍。我於城中有木工師，是我親里，我當往從乞材木持用作舍。"檀貳迦比丘到時著衣持鉢入羅閱祇城，向木工師舍，語木工師："卿知不？王阿闍貰兜賜我材木。卿當與我木工。"答曰："若王賜賢，木隨意取。"彼檀貳迦比丘自取材木，官之要好材盡取斫截，聚著一處。守羅閱祇城人按行羅閱祇城，到大聚材木所，見官所禁材木段段聚在一處。見已尋向木工所，即問："木工！何誰取官材段段截聚著一處？"木工尋答："達貳迦比丘來勑我，官賜吾材，卿當與我。此比丘取材木段段截聚著一處。"爾時守城人即遙瞋阿闍貰王，即往阿闍貰王所，白王言："大有惡材木不用，乃取好材與比丘為？"王答："吾無此教。"爾時王阿闍貰勑使人召木工，即奉王教走召木工："王阿闍貰有教召卿。"木工即時隨信到王所，中路值達貳迦比丘。木工見達貳迦比丘已，即前禮言："坐尊人故，將我到王所。"比丘答言："並且在前，吾尋後到。"爾時木工即到王所。王見木工即問："卿非人，何以自由官好材木取與比丘？"木工尋對："大王當知，達貳迦苾芻來到材所，作是語言：'官賜我材，卿當與我。'即對比丘：'王審賜卿，便隨意取。'"王問木工言語未竟，達貳迦比丘來到王所。王遙見比丘來，便勑傍人將此木工權著下房，前此比丘。聞王教令，將木工去，前比丘。王問比丘："今至誠時，官好材木輒取，段段截聚著一處？"比丘答王："王賜我材。""我省無此教。"比丘答王："王不憶初作王時那，爾時持薪草水三事布施沙門波羅門乎？"王見比丘作此詭言，王答："比丘！我所施者乃及無主，不及有主去。比丘往受王法。"爾時阿闍貰王瞋恚熾盛，憶世尊功德，須臾頃默然不語，勑比丘："去還所止，莫復更為。"爾時阿闍貰王傍臣百官皆放聲大言："怪！此比丘於死得脫"。爾時達貳迦比丘還詣大眾所，語大眾言："諸賢當知，向者大王欲取我殺，尋復放我。"諸比丘問："有何事故？"此達貳迦比丘具向眾說。其中有頭陀乞食比丘，聞此語各懷羞恥，往詣世尊，白如此比丘所說。爾時世尊顧謂阿難："速去阿難！入羅閱城住四徼道頭，告作此語：'若比丘盜五錢以上、盜直五錢衣。若盜此者，阿闍貰兜有何刑罰？'"爾時阿難受世尊教，頭面禮足遶三匝，共二比丘入羅閱祇城。到四徼道頭，告中行人："若比丘盜五錢、直五錢衣。有盜此者，阿闍貰王有何刑罰？"爾時羅閱祇城四徼道人即報之言："若比丘盜五錢、直五錢衣，王阿闍貰有教非沙門。"爾時阿難尋出羅閱祇還詣佛所，即白佛言："羅閱祇城中問諸行人，若比丘盜五錢、直五錢衣，王阿闍貰有教非沙門。"爾時世尊因此事，和合僧聚，觀有十德，世尊為沙門結戒，乃至梵行久住。"沙門當知此事，若比丘於村落城郭有盜意，不與取，以此形像不與取事，若王、若王大臣，捉比丘，打、縛、驅著界外，或作是語：'咄比丘！汝非，賊。汝非，小兒。汝不，癡。'作此形像不與取，波羅夷。不受多舍比丘住。"（《大正藏》卷二十四第853页）

【评说】佛陀规定，比丘不得偷盗。偷盗是比丘贪求欲望的体现。

卷 第 二

【提要】佛陀为诸比丘说四波罗移法。

【原文】爾時世尊即於其夜告諸比丘:“向者有二天來問此義,尊者薄佉羅得解脱護。第二天問,於解脱得解脱,受解而去。”佛告一比丘:“往詣鍛作園薄佉羅比丘所(衹洹牆裹有六僧伽藍,此一也)作是語:‘君聽世尊教及天問,莫恐莫怖,不生惡處、不於惡處生、所生處無有惡。’此世尊教。昨夜有二天來至我所,一天者問:‘尊者薄佉羅得護解脱不?’第二天問:‘尊者薄佉羅於解脱得解脱不?’此,薄佉羅! 是天語。”比丘聞佛教已,往詣鍛作園。時薄佉羅語侍病比丘:“諸賢共舉我著床上舁出門。不堪取活,我今持刀欲自刺死。”諸比丘即著床上舁出門,時大比丘衆於門外經行。彼佛所遣比丘詣經行比丘所,作是語:“薄佉羅比丘住何所?欲往問訊。”衆比丘答:“薄佉羅比丘今舁出門,持刀欲自刺死。若欲問訊,便往。”時此比丘逕至薄佉羅所。薄佉羅遙見一比丘來,即語侍病比丘:“小停床住,待此比丘來。”即便停床。彼比丘至,語薄佉羅,如佛所教具向說之,乃至此是佛教、此是天語。薄佉羅答:“我所得者世尊亦知,我所見者世尊亦知,是故我無疑於色有常無常乃至行識,若復無常苦空變易之法,及於諸法聞沙門證,是我所非我所悉無,如其實等見。我所知者諸天亦知,我所見者天亦見,是故我不疑有常無常,乃至等見無疑。宿對見逼持刀自斷命。”作是語已,便舉刀自刎。諸侍病比丘皆自疑:“我等不犯波羅移不受婆? 我等共舁出者往問佛。”佛答:“若厭患,殺意授刀與者、若教使死、有殺意舁出者,波羅移不受。若有慈悲喜護、隨意不逆病者、不有波羅移不受。”(《大正藏》卷二十四第857页)

【评说】佛陀规定若看病比丘厌烦患病比丘,给患病比丘自杀用的刀、告知其自杀的方法、起杀心将其抬出去犯波罗移(夷)法。可见,佛陀认为间接杀人也犯杀戒。

【原文】佛世尊在羅閲城竹園迦蘭陀處。爾時調婆達兜十二年誦經學道,稟受教授無有休懈,於其間聞佛所說經盡皆諷誦,親近巖穴無事樹下空處塚間舍利弗、目揵連、阿那律、難提、金鞞羅比丘等共侶。此調達於世尊不起惡意時,初不犯戒如毫毛。後正起惡心於世尊,於是便犯戒。彼諸堂室地盡布坐具,世尊先以結戒不洗足不得入,爾時調達不洗足而入。時有優鉢色比丘尼語調達:“云何調達! 世尊制戒言,不洗足不得入。”調達答:“何弊惡比丘尼,汝知戒能勝我耶?”即以力士力拳打比丘尼頭上,比丘尼即命過。諸比丘如狀向世尊說。世尊告曰:“愍此惡人得無限罪。此比丘尼得阿羅漢道。”時世尊緣此事集和合僧結戒:“若比丘若男若女,自手斷命犯者,波羅移不受。”(《大正藏》卷二十四第857页)

【评说】本段经文记载了调达杀害劝谏比丘尼之事。佛陀规定若是比丘比丘尼亲手杀害他人犯波罗移(夷)罪,此项规定体现了生命至上的理念。

【原文】當於爾時,尊者目揵連在羅閲城迦陵伽峪。時目揵連同學比丘名陝浮陀,拘利長者子,修四等心生梵天上。陝浮陀梵即以天眼見調達失神足。時陝浮陀梵如人屈申臂頃,從梵上至目揵連所迦陵伽峪前,白尊者目揵連:“尊者知不? 調達已失神足。目揵連可往白世尊調達以失神足。”目揵連便興此意,坐入三昧觀調達心。時目揵連便入三昧,知調達已失神足。時目揵連默然可天所白,天便還天上。時目揵連見天去不久,即坐三昧至竹園所。去佛不遠從三昧起,整頓衣服來至佛所,頭面禮足在一面立,白世尊言:“如陝浮陀梵言,調達失神足。”如是語頃,調達將從五人,瞿婆離、騫陀羅婆婆、迦留陀帶、三文陀羅、喙頭(戶擳反)。世尊遙見調達將從五人來,世尊顧語目揵連:“止止,護口不須作是語。此癡人來當自有言。”時目揵連便作是念:“我今入三昧正受於此間坐,使調達不見我。”時調達來至佛所,頭面禮足

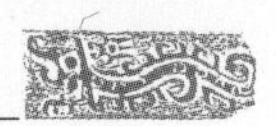

在一面坐，白世尊言："今世尊老大氣力微弱，年已時過。善哉世尊！勑諸眾僧受我供養。"世尊答曰："如舍利弗、目揵連等大神足人來索眾僧，吾尚不與。況汝在懷抱受他唾哺，當與眾僧？"時調達便興此念："云何世尊獨歎舍利弗、目犍連，而闕絕我德？"時調達便起惡意，向佛及舍利弗、目揵連不辭，即從坐起去。世尊告諸比丘："信施甚重。比丘墮人冥中，不得言得。前所誦者今懈不諷，不得證言得證。譬如力士切筋作索用纏脚膊，兩頭互牽。此索傷皮及肉，肉盡傷筋，筋斷至骨，徹骨及髓。如是比丘當知，信施亦復如是。墮人冥中不得言得，前所誦者今懈不諷，不得證言得證。其有比丘受信施者，味著以為己有，傷皮乃徹骨髓。善哉苾芻，從今以去當學，所得信施不味著以為己有受，當如所施受，心無狐疑。比丘當作是學。"時世尊因此事緣，乃至備十功德，為沙門結戒："若比丘，若依俗禪起神足，及自稱譽言上人法，此苾芻波羅移不受。"時世尊告諸比丘："當知其有比丘，以衣裳飲食床臥病瘦醫藥故，非阿羅漢言阿羅漢。若復比丘作賊導師，將從百人二百三百，乃至千人，此二大賊有何差降？"苾芻答曰："將從百人及千人者，此常小賊。此第二賊，天上人中梵魔眾沙門婆羅門，以衣裳飯食床臥醫藥故，非阿羅漢言阿羅漢，此賊中之大賊。"

時尊者優婆離問世尊曰："波羅移者，義何所趣？"世尊答曰："一切根力覺道、登道樹下得果、諸結盡都棄，是故言棄。譬如，比丘！人有過於王所，盡奪養生之具，舍宅捐棄。如是於四波羅移展轉犯事，一切功德盡捐棄。云何不受名？若說戒受歲、其眾僧祕事，苾芻不受。不受非沙門、非釋種子。"（《大正藏》卷二十四第 859-860 页）

【评说】"一切根力觉道、登道树下得果、诸结尽都弃，是故言弃。譬如，比丘！人有过于王所，尽夺养生之具，舍宅捐弃。如是于四波罗移（夷）展转犯事，一切功德尽捐弃。云何不受名？若说戒受岁、其众僧秘事，比丘不受。不受非沙门、非释种子"，本段经文说明了犯波罗移（夷）罪的后果：将丧失修行得到的诸多成果；将被驱除出僧团。

卷　第　三

【提要】佛陀为诸比丘说十三僧残法。

【原文】世尊遊舍衛國祇樹給孤獨園。時有一比丘在祇桓夏坐。此比丘於夢中失精，覺已便懷狐疑："我不犯僧伽婆施沙耶？"便問諸比丘。諸比丘不知當何報？諸比丘往白世尊。世尊告曰："夢中失精無罪。若比丘弄陰失精，除其夢中，僧伽婆施沙。"時尊者優波離問世尊："失精有幾處，是僧伽婆施沙？"世尊告曰："左右手弄者，僧伽婆施沙，使他手弄亦爾。他兩曲肘弄者，及屈膝間兩掖間臍兩邊，及岐間尻溝間，兩肩上項間，現身上屈申處衣裹弄者，伏床褥弄者，畫女像木女像作處所弄失精者，僧伽婆施沙。"（《大正藏》卷二十四第 860 页）

【评说】佛陀规定自己双手抚弄生殖器，令他人双手抚弄生殖器，令他人两肘弯曲抚弄生殖器，在他人两膝之间、腋下、脐两旁、屁股沟间、脖子间来回蹭，用衣服等物盖着，伏在床褥上，看画像木雕像等情况下失精，犯僧伽婆施沙。

【原文】佛遊舍衛國祇樹給孤獨園。時尊者難陀婬意偏多，入舍衛城分衛。有一長者婦，以手接難陀足作禮，女人手濡，難陀便失精墮此人手上。女人即舉手塗頂上："我今得大利，乃使尊者難陀婬意熾盛，梵行全碩，意不犯戒。"難陀便懷狐疑："我不犯僧伽婆施沙？"便問諸苾芻。諸比丘不知報，即往具白世尊。時世尊因此事，集和合僧。世尊知而問難陀："實如此事不？難陀！"時尊者難陀，內懷慚愧外則恥眾，偏袒右肩右膝著地叉手向佛，白世尊言："審爾。世尊！"爾時世尊於眾人前歎難陀言："善哉善哉！難陀！乃能作是全梵行能爾。行梵行者得大果報、得大功德。"時世尊告諸苾芻："其族姓子見難陀者，誰能呰言不端政乎？身體柔濡筋力勝人，婬意偏多，誰能勝難陀也？如是比丘！難陀族姓子閉塞根門，飲食知足，夜不失時，念定不亂（此上四句，其人名曰修妬路，是本明也），難陀能盡形壽淨修梵行。彼難陀族姓子云何能閉塞諸根門？於此難陀族姓子，眼見色者意無染著，設使見色眼根不具者，當念無明憂惡不善法，意不向者則護眼根。如是耳鼻舌身意法知已不起染著，設使意根不具者，當念無明憂惡不善法，意不向者則護意根。此是難陀族姓子閉塞根門。彼難陀族姓子云何飲食知足？於此難陀族姓子摶飯食知足，無有貪餮，不求顏色氣力無細滑意。所以食者，欲使身體久住，以滅故病、新者不興，樂得行道。譬如有人有瘡痍病，以膏塗之。所以塗者何？欲使瘡愈。如是難陀族姓子飲食知足，無有貪餮，乃至樂得行道。譬如有人以脂膏車。所以膏者何？以其重載故。如是難陀族姓子飲食知足，無有貪餮，乃至樂得行道。此是難陀族姓子飲食知足。彼難陀族姓子云何是夜不失時？於此難陀族姓子，晝日經行坐禪，夜亦經行坐禪。初夜時經行坐禪，降伏心不使睡眠，中夜之時襞疊多僧使四疊而敷坐上，舉僧伽梨著頭前，右脇著地、累足更互申脚，繫想在明，何時當曉？後夜即起經行坐禪，降伏心法。此是難陀族姓子初夜後夜不失時。彼難陀族姓子云何念定不亂？於此難陀族姓子，若欲視東，正身思维而視東，無有亂意。若欲視南西北，正身思维而視，無有亂意。於是難陀族姓子，若欲有痛想終不失智，行識亦爾，痛想未起不令使興，若痛想有起次第滅之。此是難陀族姓子念定不亂。是故難陀失精無罪。若復當有如是失者，亦復無罪。諸比丘！從今以去，當著舍勒（半泥洹僧）。弄陰者義何所趣？獨處興意念想，若己若彼身體相近弄陰，是弄義也。"（《大正藏》卷二十四第861页）

【评说】"若己若彼身体相近弄阴，是弄义也"，比丘不得自己或与他人互相手淫。

【原文】佛遊釋羈瘦迦惟羅越那拘陀園。爾時尊者迦留陀夷當五日直，有諸長者婦女來至園中諸房間觀。時尊者迦留陀夷手執鑰牡在門外立，呼言："諸姊來前，入此園遊觀，中有浴池泉源。"時諸婦女即入園遊觀，開諸房戶使入觀看。歷陰室內，捉諸婦女抱嗚捻控身體。諸婦女或欲從者、或不從者。其不從者出語諸比丘："常無畏處，安隱處而更大有恐畏。"諸比丘問："有何恐畏？"即以所見事具白諸比丘。諸比丘不知當何報，往詣世尊具白此事。世尊知而問尊者優陀夷："審為此事耶？"時優陀夷內懷慚愧外則恥眾，偏袒右肩右膝著地合掌向佛，白世尊言："審爾。世尊！"世尊告曰："云何我前不為癡人無數方便說婬不淨，向婬念婬、婬意熾盛婬之惡露。云何憂陀夷！我前不向憂填王說婬不淨耶？王憂填問我：'瞿曇！此諸苾芻年少端正，新來入法鼻奈，諸根善具眼鼻充澤、皮濡如桃花，安詳不犯他婦女，盡命淨修梵行。'爾時我語王：'諸比丘其像母者當呼言母，其像姊妹者當呼言姊妹，像女者亦當呼言女。以是義理故，大王！使諸比丘年少端正者，乃至不犯女色，盡形命得修梵行。'王復問：'世尊！人心多想。設使我等像母言母，乃至像女言女，心故走世法。頗更有餘義，使諸年少比丘盡命淨修梵行不？'世尊告曰：'我以語諸比丘，大王！諸比丘當觀此身，從足拇指上至髮際，觀種種惡露不淨。此身中有髮毛爪齒塵垢、皮肉血筋脈骨髓、心肝脾腎肺腸胃腹、屎溺肪膏膽涕唾涎腦膜。以是義故，大王！使諸年少比丘盡命得修梵行。'王復問：'世尊！此心多想。說使我等觀此惡露，故謂是淨，頗更有餘義，使諸年少比丘盡命得修梵行不？'世尊告曰：

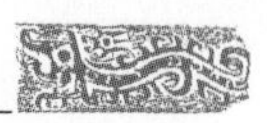

‘我前以說，大王！諸比丘當閉諸根門，守念不忘、意不分散。設眼見色心不染著，設眼見色有染著者，心念無明憂惱不善之法使不近者，則守念眼根。如是耳鼻舌身意法無有染著，假有染著意，心念無明憂惱不善之法，使不近者則守念意根。以是義故，大王！使諸年少比丘盡命得修梵行。’王白世尊：‘儻有此義，諸年少比丘盡命得修梵行。若我入宮裏時不護身念根，意不端一則心走向婬意世法。若護身念根，意端一心無分散，不向婬世法。是故世尊！可奇可特。誰聞沙門瞿曇此語，能不具諸根？我今自歸佛、歸法、歸比丘僧。願世尊聽為優婆塞，盡命不殺生，受三自歸。’”爾時世尊告優陀夷：“此世人常能爾，癡人而不防此。像母者當言母，乃至女亦如是。”爾時世尊以無數方便誨責優陀夷，集和合僧，備十功德，為比丘結戒：“若比丘婬意熾盛，手摸女人，若執手捉臂捉髮及諸身體腕節，摩扠把持，犯者，僧伽婆施沙。”(《大正藏》卷二十四第861-862页)

【评说】应该把异性视作自己的母亲、女儿，若比丘有淫意按触女子手臂、头发、身体关节等犯僧伽婆施沙。

【原文】時尊者優波離問佛：“把持女人幾處，是僧伽婆施沙?”世尊告曰：“若比丘以婬意熾盛，從堂上抱女子著象上，僧伽婆施沙。若象上抱下著馬上、馬上抱著車上、車上抱著輿上、輿上抱著床上、床上抱著繩床上、繩床上抱著机上、机上抱著地，若復從地抱展轉還至堂上者，僧伽婆施沙。除其母姊妹、病人，無染著意者，不犯戒。”(《大正藏》卷二十四第862页)

【评说】若比丘有淫意接触异性得僧伽伐施沙，没有淫心接触自己的母亲姐妹和其他女性不犯戒。

卷　第　四

【提要】佛陀为诸比丘说十三僧残法。

【原文】時世尊從臥起，脊痛間結跏趺坐。時世尊告尊者摩訶目犍連：“汝向為諸苾芻說無聞之聞法耶?”答：“唯然世尊。”時世尊歎目揵連：“善哉善哉！目連！汝數數與諸比丘說法，莫使斷絕。”是時世尊告諸比丘：“奉持無聞之聞法誦習，為眾生故演此句義，諸天世人得聞此法。”時世尊以達貳苾芻故，告諸比丘：“此釋種長者造作堂舍，量度尺寸不失其法，門正向東。世人尚爾，況汝達貳於吾法中所不許而作瓦舍?”世尊因此事，備十功德，為沙門結戒：“若比丘自用如達貳作瓦舍者，僧伽婆施沙。自為自作主，當有限量。彼舍限量者，長十二肘，是如來舒手(右指盡兩端)廣七肘。於其間呼持法比丘，持法比丘當以法量，不以婬怒癡量。若以婬怒癡量者，不得作舍。比丘自求索作舍，自為自作主，又不呼持法比丘，過限量者，僧伽婆施沙。”(上“自為”已下是戒語，非《鼻奈經》)(《大正藏》卷二十四第866页)

【评说】经文记载了佛陀背痛之事。

卷　第　五

【提要】佛陀为诸比丘说十三僧残法。

【原文】爾時世尊從靜室起，出至外堂，床上布尼師壇結跏趺坐。時五百比丘遙見如來於堂上結跏趺坐，內懷慚愧外則恥眾，前行詣如來。如來亦見五百比丘來，顧語阿難：“若我不與語者，沸血當從面孔出。”時如來以大悲意欲度彼人，便與共語：“善來比丘！如來難遇，時時乃有。雖如來出世，聞法亦難。欲求滅度亦復難得。欲入泥洹當行此法，癡緣行生、行緣識生、識緣名色生、名色緣六入生、六入緣更生、更緣痛生、痛緣愛生、愛緣受生、受緣有生、有緣生生、生緣老病死生、老病死緣憂悲苦惱生，如是則成五陰苦。癡不覺行、行不覺識、識不覺名色、名色不覺六入、六入不覺更、更不覺痛、痛不覺愛、愛不覺受、受不覺有、有不覺生、生不覺老病死、老病死不覺憂悲苦惱，成五陰病。”說是十二緣法時，五百比丘得阿羅漢道，八十百千天女得法眼淨。爾時世尊，備十功德，為沙門結戒：“若比丘有壞亂和合僧，僧伽婆尸沙。調達犯此，無救入地獄。”(《大正藏》卷二十四第 869-870 页)

【评说】若比丘破坏僧团的团结，得僧伽婆尸沙，可见佛门有严格的僧团管理制度。

【原文】佛世尊遊王舍城耆闍崛山金毘羅閱叉所住處，有大石室。爾時調達欲害世尊，以四千兩金雇四力人，共此四人上耆闍崛山，抱大石當石室上立，伺如來出。時佛出石室將經行，調達共此四人山上下石磓如來。時金毘羅閱叉在世尊後，仰視大石來下，兩手接之以擲南山。彼時此石碎散，有小叚縱廣七十步，迸來向世尊。時如來為眾生故，現宿對有報，即坐三昧飛昇虛空，石亦逐後，眾生盡見；南西北方，石皆逐後。時如來入大海水中，石亦逐後。時如來昇須彌頂，石亦隨之。時如來上四王尼耶山上天宮，石亦隨之。時如來上三十三天、焰魔、兜率、涅磨羅那提、波羅尼蜜婆舍跋提、梵伽夷、梵、福婁醯陀、波栗多婆、阿婆嘬羅、阿男斃弗如、鉢羞多、毘頗羅宿呵、宿呵阿施那、宿呵訖栗那、阿迦尼吒天，石亦隨後。時世尊以神足力還石室戶。此石磓世尊右足趺，破脚血流。此調達及四力士為無救罪。時世尊患脚疼痛，自力說偈曰：

“非空非海中，　非入山石間，
無有地方所，　得脫宿罪殃。”(《大正藏》卷二十四第 870 页)

【评说】本段经文记载了佛陀脚被石头碰伤，皮破血流。

【原文】時阿難將一比丘，即詣羅閱城，住大市街巷頭，告諸行人：“調達所作行、身口意所為者，莫呼佛法僧教，調達自有親信弟子。”時阿闍世大子其左右傍臣事親調達者，聞說調達惡名，還相謂言：“沙門瞿曇甚為憎嫉，謗賢調達。調達豈有身口過耶？”時調達亦聞此聲，“沙門瞿曇遣信入羅閱城，住大市道頭，作是唱言：‘若調達信行、身口意所為，莫謂佛法僧教。調達自有親信弟子。’”時調達加瞋意熾盛，往詣阿闍世大子所，語作是言：“卿自殺父，我殺沙門瞿曇。汝作摩竭大王，我當作佛。於摩竭界裏，新王、新佛不亦快耶。”王聞是語歡喜。時王頻婆娑羅乘羽寶車，詣後園觀。時阿闍世大子腰帶利劍，自匿在門間待父王。王竟日戲駕駟馬車還宮，適入門時，大子以劍遙擲馬，去駚竟不中。王時大子便走四人逐得四人，問曰：“大子欲何所為？”大子答言：“我欲殺王。”四人復問：“伴黨是誰？”“是賢調達及四弟子。”時四人議曰：“若實爾者，當盡取沙門釋子殺。”或復議曰：“置沙門釋子，但取調達、將從殺。”復有議曰：“亦莫殺沙門釋子，亦莫殺調達將從。何以故？此王頻婆娑羅吉祥良善，繫牢獄應死者常赦宥之，況當殺沙門釋子及調達將從耶？旦往白王，王自當處斷，我等何為於此自作怨咎？”即往白王。王於明日出殿上坐，遣信往呼大子阿闍世。大子至，即問：“童子！子欲何為？”“我欲殺王。”“汝何以弑吾？”大子言：“王有鳴鼓、我無鳴鼓，王有曲蓋、我無曲蓋，王有鹵簿、我無鹵簿。”王告大子：“汝代我處，鳴鼓、曲蓋、鹵簿盡隨汝後。”時鳴鼓、曲蓋、鹵簿即隨大

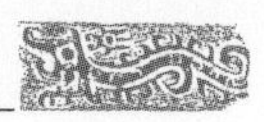

子後。時大子佞諂傍臣便作是語："若審爾者，大子就位。就位已，取父王弑，一以自由。"時大子可其所白，即遣旃陀羅往收父王閉著獄中，即往收王繫獄。王素仁慈於民，數千萬人送食餉王。阿闍世問傍臣："父王故活耶？"答言："故活。""何由活？"答："人民送食來餉故活。"王勅莫使人得前。時諸夫人送食往餉。阿闍世問："父王故活耶？"答言："活。"復勅門家莫令夫人得前。時第一夫人以飲食塗身，外著衣裳不令現，入見王，使王就身上食。王復問："父王故活耶？"答言："活。"勅莫令夫人入。所繫獄門向耆闍崛山，遙見世尊與苾芻僧舍利弗、目揵連、阿那崙陀、難提、金鞞羅，上山下山。王得道迹，見苾芻僧歡喜，無有飢渴想。王阿闍世問傍臣："父王猶活乎？"答言："王活。"王問傍臣："以何故活？"傍臣嫉妬答言："日向如來謁拜，以是故活。"王告曰："汝促往築高牆障獄前，莫令見耆闍崛山。"即往築令不見。諸去來現在佛常法，若欲入城有諸瑞應，象鳴鼻面舉馬亦皆鳴牛吼，梟雁鴛鴦孔雀鸚鵡、白鵠千秋鶴盡皆和鳴，箜篌箏鼓琵琶筑笛不鼓自鳴。諸長者庫藏金銀水精瑠璃珊瑚虎珀車渠馬瑙，不觸自作聲。盲者得目、聾者能聽、瞎跛躄瘻諸苦痛者皆得休息，伏藏自發。世尊入城有此瑞應。時王頻婆娑羅知佛入城，踊躍歡喜。於獄孔隙瞻視世尊及比丘僧。王得道迹，見世尊除飢渴想。時王阿闍世問諸傍臣："父王猶活耶？"答言："故活。"問："以何故活？"諸臣嫉妬答王言："父王於獄孔隙瞻視世尊入城，使其活耳。""卿往以利劍削足下，勿令得行，重加桎梏。"即往削足，重加桎鎖。王日羸瘦。(《大正藏》卷二十四第870-871页)

【评说】佛法可使盲人看得见、耳朵聋的听到声音、患病痛的暂时忘却病痛。

【原文】時阿闍世入宮與夫人共食。阿闍世有幼子，在外鬪雞戲。王阿闍世問夫人："幼子所在？"答："在外鬪雞戲。"王語夫人："呼來共食。"時幼子即抱雞入而不肯食。王問："何故不食？""若此雞不食，我終不食。"時阿闍世語夫人言："奈此幼子何？我今大王欲令共雞食！"夫人答言："王何所嫌？或有人以兒故食雞肉。"王聽夫人所白，憶本父王執辛苦不。王問夫人："有何辛苦？"夫人答王："王小時患左手母指，晝夜患痛不得眠寐。時父王抱王膝上，取王痛指含著口中，指得暖氣王得小睡。時指膿潰於王口裏，王作是念：'若我出指去膿，或能疼痛。'即便咽膿而不出指。汝父有是辛苦，不揚於外。願王見原，莫殺王。"王聞是語，默然不言。時夫人謂呼以原，即出堂戶唱言："原王命。"展轉遍城內，至獄數千萬人，皆悉歡喜稱善稱善，皆奔走獄所："王已得脫。王已得脫。"王聞是語已："我子兇惡，無孝順心。知當更加何事，固不原我。"即從床上自投于地，王即命終。時王阿闍世弑父得無救罪。(《大正藏》卷二十四第871页)

【评说】经文记载了国王口含阿闍世有脓之手使脓流出痛减，此法类似于切开排脓。

卷第六

【提要】佛陀为诸比丘说二不定法、三十舍堕法。

【原文】佛世尊遊舍衛國祇樹給孤獨園。時尊者迦留陀夷數至浮帶優婆夷舍，無人屏猥處共坐。時浮多優婆夷欲為不淨行，共一處坐。時迦留陀夷可其意，復恐犯戒而不從之。時比舍長者見，還私相語："此沙門釋子自稱歎我精進無疇匹。今與婦女在屏猥處坐，必當有以。"諸頭陀比丘往具白世尊。世尊知而問優陀夷："審為此事不？"優陀夷白佛："審爾。世尊！"世尊因此事，集和合僧，備十功德，佛與沙門結戒："若比丘與婦女屏猥處坐，受婦女語，

說棄捐、說僧決斷、說貝逸提。比丘坐聽此三法:棄捐、僧決斷、捨。墮此者,阿尼竭。"(《大正藏》卷二十四第874页)

【评说】任何比丘私下独自与女子坐在一起,虽然没有发生性行为,但和女子进行交谈,根据发生情况的不同可犯波罗夷、僧伽伐尸沙、波逸提。

卷 第 七

【提要】佛陀为诸比丘说九十堕法。

【原文】佛世尊遊舍衛國祇樹給孤獨園。時六群比丘種類罵諸比丘。諸比丘往具白世尊。世尊告曰:"若比丘種類相罵者,貝夜提。"

佛世尊遊舍衛國祇樹給孤獨園。時六群比丘常與十七群比丘共諍。此間聞語,便往告彼;彼間聞語,便來告此。諸比丘聞,往白世尊。世尊告曰:"若比丘調戲兩舌鬪亂彼此者,貝夜提。"

佛世尊遊拘舍彌瞿師羅園。彼拘舍彌比丘喜鬪繫閉,坐衆耆老事以得解。六群比丘還揚舉本事:"諸君以何事諍不使我等斷?"諸比丘聞六群比丘事解還揚舉,往具白世尊。世尊告曰:"若比丘諍,如法事止,還揚舉者,貝夜提。"(《大正藏》卷二十四第879页)

【评说】佛陀规定比丘不得辱骂他人、不得离间他人、不得与他人争讼,这是对比丘口业的约束。

【原文】佛世尊遊舍衛國祇樹給孤獨園。有眾多比丘於講堂前夜敷坐具,或禪或臥。迦留陀夷從後至,亦敷坐具臥。時迦留陀夷詐囈喘,喘息麁惡,如厭喚呼、手脚煩擾。諸坐禪比丘不住,即皆收坐具避去。諸十二法比丘聞,往白世尊。世尊告曰:"若比丘於房中先敷臥具,若後有來強敷坐具,若不喜我者,自當出去。'及煩擾者,墮。"(《大正藏》卷二十四第880页)

【评说】文中记载了迦留陀夷假装说梦话、大声喘息、手舞足蹈,扰乱他人禅坐。

【原文】佛世尊遊王舍城迦蘭陀竹園所。當於爾時,人民飢饉,乞求難得。諸長者或請一比丘、或請兩比丘,其不請往者或四或五。諸長者見,自相謂言:"此沙門釋子不知厭足、無有慚愧。其請一者,五三自往。"十二法比丘聞,往白世尊。世尊告曰:"若比丘不請強往者,墮。或時應往、或病、或執僧事、作衣,此應食。"(《大正藏》卷二十四第882页)

【评说】佛陀规定比丘不受请不得去俗家进食,可见佛门也尊重世俗的礼仪。

【原文】佛遊舍衛國祇樹給孤獨園。拘薩羅界有一長者起招提僧舍,其有客比丘得一日食。時尊者舍利弗遇病,從拘薩羅至舍衛國,過此僧舍住三宿食。時舍利弗便發去,至舍衛國祇樹給孤獨園。便懷狐疑:"我不過食招提僧食耶?"往自世尊。世尊告曰:"若比丘無病,得一宿住食,若過食者,墮。"(《大正藏》卷二十四第882页)

【评说】佛陀规定比丘在借宿处只得进食一次,患病者超过规定的次数不犯戒。

【原文】佛世尊遊舍衛國祇樹給孤獨園。眾多比丘從舍衛國詣拘薩羅界。時跋難陀弟

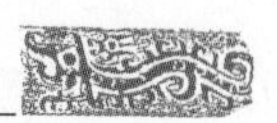

子欲與諸比丘伴至拘薩羅，來辭跋難陀："今比丘去，弟子欲共行。"跋難陀以前恐故，即語："卿少住食。"弟子對："先以食。"跋難陀語："知卿已食，意欲使卿更食去。"言語留連，諸比丘已去。跋難陀弟子後去不及，伴為賊所劫，即往具白世尊。世尊告曰："若比丘，以知比丘食，強勸使食，犯者墮。"(《大正藏》卷二十四第 883 页)

【评说】佛陀规定不可劝已用餐的比丘再进食，可见已经认识到过度饮食的危害。

卷 第 八

【提要】佛陀为诸比丘说九十堕法。

【原文】佛世尊遊舍衛國祇樹給孤獨園。爾時世尊未結過中食戒。尊者迦留陀夷日下晡，著衣持鉢入舍衛殯陀跋陀。天陰夜黑厚雲，掣電霹靂光亘然明。有一妊娠婦女出外汲水，尊者迦留陀夷至門欲入分衛，電光中見迦留陀夷，大驚怖懼，便失聲言："毘舍支(毘舍支，鬼也)。"迦留陀夷答："我是沙門，非鬼。"婦人答："若沙門者，不殺汝父、不害汝母，而墮我娠。"時此婦人往語十二法比丘，十二法比丘往白世尊。世尊告曰："若比丘日過中食者，墮。"時尊者婆特婆梨聞世尊結過中食戒，便作是語："二食中最好最妙無過暮食，而沙門瞿曇斷我此食。"諸比丘聞，往白世尊。世尊告曰："此著味來日久，不但今日。聽我說。往昔無數劫時，劫盡天地融爛。後此地有肥甚甘美肥，如弱石蜜。有一阿婆最羅天子來下此地，以指嘗地肥甚甘美，意愛樂憙還上天上，語諸天子，將諸天子來下，教使嘗此地肥。至三日，身重不復能飛。地肥漸沒，地生鹵土曝。後漸自然粳米出而食之。爾時此人亦著味，今復著味。"(《大正藏》卷二十四第 884 页)

【评说】因迦留陀夷日落时外出乞食，一孕妇受惊吓而堕胎，因此佛陀规定比丘过午不食。

【原文】佛遊舍衛國祇樹給孤獨園。尊者畢陵淚跋昔患目痛，諸長者婆羅門送酥油蜜黑石蜜及諸生食，諸弟子常停食經宿而食。時十二法比丘見，往白世尊。世尊告曰："若比丘無病，停食經宿而食者，墮。"(《大正藏》卷二十四第 884-885 页)

【评说】佛陀规定比丘不得食用宿食，说明佛陀很注意饮食卫生。

经文记载了尊者毕陵泪跋患目痛之事。

【原文】佛世尊遊舍衛國祇樹給孤獨園。時六群比丘所至村落，見酪乳酥魚肉脯輒乞自入。諸長者見，自相謂言："此沙門釋子太乞魚脯用為?"往白十二法比丘，十二法比丘往白世尊。世尊集和合僧，備十功德，佛為沙門結戒："若苾芻知彼村落有好酥乳酪出魚肉脯，若比丘無病往彼乞者，波逸提。"(《大正藏》卷二十四第 885 页)

【评说】佛陀规定比丘不得故意乞要酥、乳酪、鱼、肉脯等美食。

【原文】對未畢日，無有聞佛及比丘僧食馬麥者。有天魔波旬化作比丘僧，擔囊盛乾餅石蜜，摸持九百葉餅於街巷間行。諸長者問諸比丘："從何所來?"諸苾芻答："從鞞羅然來。""佛及比丘僧無所乏婆?"化比丘答："飲食豐饒不能食盡，今送餘至舍衛。"往對償畢，其時十六大國皆聞佛及比丘僧在鞞羅然三月食馬麥。諸富長者婆羅門積財一億，及入海導師車馬駱駝載負種種供具，往迎世尊及苾芻僧。餘有七日當新歲，佛知而問阿難："新歲餘有幾日？"阿難白佛："餘有七日。"佛語阿難："將二比丘入鞞羅然邑，語阿耆達兜婆羅門：佛已受卿請九十日，今竟，欲普人間分衛。'"時比丘白佛："阿耆達兜意不一飯佛，何以故告別？"世尊告曰："雖不設飯，交是請主，法應當別。"時尊者阿難承佛教，將二比丘入鞞羅然，住阿耆達兜門，語守門者："汝往白，阿難在外欲得相見。"時阿耆達兜在中庭，沐頭被白氎衣踞繩床上。時守門者即白，答語："使入。"阿難即入，徐徐就坐。默然須臾，婆羅門問："以何事來？"阿難報言："世尊語：婆羅門！已受卿請九十日。今欲入人間普分衛。"婆羅門問："云何阿難！瞿曇於此夏坐耶？"阿難答："卿前請夏坐而忘耶？"婆羅門問："九十日中云何得食？"阿難答："大困大厄，世尊及比丘僧三月食馬麥。"時婆羅門憶請佛及比丘僧辦夏坐具，勑守門者莫令人來。阿耆達兜婆羅門復作是念："四方遠近皆當聞我為此惡事。阿耆達兜請佛比丘僧無有供養。"復語阿難："可留瞿曇沙門得懺悔不？"阿難答曰："不得留。"時阿耆達兜愁憂懊惱，自投于地。時親里眾以水灑而起坐，親里語阿耆達兜言："汝莫愁憂。我等當詣瞿曇沙門所，與汝悔過。若不住者，持此種種飲食，使人舁往，當隨後行。住處有乏，當以供養。"時阿難與婆羅門及親里眾，詣世尊所悔過。世尊遙見來："若我不住者，沸血當從面孔出。"以大慈悲更住七日，前所辦夏坐四月飲食盡舁來，豐饒盈溢。時跋嗜(邵脂反)人民聞佛當來六十日，普行分衛各辦供具以待如來。時世尊於鞞羅然具補納衣，一日衣竟，著衣持鉢詣跋嗜國。阿耆達亦載飲食隨如來後，有所乏者即供足之。知如來所投頓，輒在前供辦，並作是語："我今日、我明日請佛。"時跋嗜人民聞阿耆達載飲食隨如來後，"此必妨我不得飯佛。"即集會自作限制："其作食飯佛者作小食，復作蜜漿，勿聽婆羅門得作飯食。其有見阿耆達者，當罵言：'惡婆羅門！將佛及比丘僧九十日與馬麥食。今復載飯食妨他耶？'"時婆羅門愁悶在一面立，看諸人民供具少者，輒供足之。唯見無豆鬻，即以胡麻子、蘇子、豆擣阿摩勒、鞞醯勒、蓽茇、薑作鬻，奉上世尊。世尊告曰："分與比丘僧。"比丘僧不受："世尊不許當食此鬻。"時婆羅門來白世尊："諸比丘不受此鬻。"世尊告諸比丘："從今以往，有病無病，常服此鬻。有五事：益於身體，除飢不渴，無風寒病，腸胃通利，生食病熟。"阿耆達復作是念："我夏四月辦種種飲食載飲食來，復不得飯佛及比丘僧。我今當如祭神法布食著地，使諸比丘脚履上過，則為已食。"世尊告曰："此非脚所履物，此是口所食具。"世尊與婆羅門說法，說法已婆羅門即還去。(《大正藏》卷二十四第886-887页)

【评说】"从今以往，有病无病，常服此鬻。有五事：益于身体，除饥不渴，无风寒病，肠胃通利，生食病熟"，食用胡麻子、苏子、阿摩勒、鞞醯勒、荜茇、姜等煮的粥，可以强健身体、消除饥渴、祛风寒、通利脾胃，具有良好的保养功效，所以无论疾病与否都应该常服。

卷第九

【提要】佛陀为诸比丘说九十堕法。

【原文】佛世尊遊舍衛國祇樹給孤獨園。時闡怒比丘故習惡見，不親近比丘僧，與六群比丘為伴，受六群教。諸比丘見，往白世尊。世尊告曰："若比丘習惡見，已擯出，若與坐臥、言語者，墮。"(《大正藏》卷二十四第888页)

【评说】比丘不得与被逐出佛门的僧人坐在一起、说话，佛陀的规定与中国传统"近朱者赤，近墨者黑"的认识吻合。

【原文】佛世尊遊舍衛國祇樹給孤獨園。王波斯匿别作浴室,問諸阿逸:“今日應浴不?”諸比丘答曰:“今日應浴。”王語比丘:“於我浴室浴。”諸比丘或早食時浴、或食後浴、或夜浴。波斯匿王夜來欲浴,諸比丘洗,王不得浴。竟夜欲曉,方乃得浴。王便作是念:“我不見如來即還城者,非是我宜。”時王波斯匿即詣佛所,頭面作禮在一面坐。佛知而問王:“時猶未曉,王從何來?”王具白世尊。時佛為王說種種法,默然住。王聞說法已,即從坐起,頭面禮足而去。世尊見王去不久,集和合僧,備十功德,世尊與沙門結戒:“若比丘半月一浴,過者貝逸提。此應時春後一月、半歲前一月,此應得浴。除其熱風雨、僧作、著路行,此常得浴。”(《大正藏》卷二十四第889页)

【评说】佛陀规定,比丘应半月洗一次澡,若天气热、有风雨、劳作后、行路后可以视情况及时沐浴。

【原文】佛世尊遊鞞舍梨獼猴江石室所。當於爾時鞞舍梨諸童子等在城門裏而射,筈筈相拄。時尊者迦留陀夷平旦著衣持鉢入鞞舍梨分衛,遙見諸童子共射筈筈相續,即往詣射所,語童子言:“汝等共射雖為奇特,不如我工。”諸童子即授弓箭。迦留陀夷問:“欲使我射何等物?”當於爾時有一鵄在上飛,諸童子言:“仰射此鳥。”迦留陀夷即以四角叉箭射鵄,叉箭叉鵄令住空不得飛。童子復言:“不殺此鳥,何以為工巧?”迦留陀夷問:“欲射何處?”童子言:“射右眼。”即射右眼,鳥墮地死。諸童子往白世尊。世尊告曰:“若比丘斷眾生命者,墮。”(佛及洴沙王、迦留陀夷三人,無比射也)

佛世尊遊舍衛國祇樹給孤獨園。六群比丘常與十七群比丘共諍,二群共著道行。六群比丘語十七群比丘言:“汝等前行蹈殺虫,犯貝逸提。可時來向我悔過。”時此十七群比丘即向悔過。諸十二法比丘聞,往白世尊。世尊告曰:“若比丘不殺虫,證言殺虫者,墮。”(《大正藏》卷二十四第889页)

【评说】佛陀规定,比丘不得杀害任何生命,这是不杀生的根本大戒。

【原文】佛世尊遊舍衛國祇樹給孤獨園。諸比丘在靜室坐禪,時天甚熱,各各欲睡。諸比丘以指相挃,驚禪比丘,覺欠,復以指挃口中。諸十二法比丘往白世尊。世尊告曰:“若比丘禪,以指挃驚,覺欠,復以指挃口中者,墮。”

佛世尊遊舍衛國祇樹給孤獨園。時諸比丘在靜室坐禪,時天甚熱,各各欲睡。諸比丘以水相灑,驚禪比丘。比丘往白世尊。世尊告曰:“若比丘,不得以水相灑驚禪者,墮。”(《大正藏》卷二十四第889页)

【评说】佛陀规定,不得惊吓禅修中的比丘。

【原文】佛世尊遊王舍城迦蘭陀竹園所。爾時尊者大目揵連將羅閱城內十餘童子為道,集諸年少沙彌七八十人,年未滿二十,次第授具足戒。竹園門外諸沙彌少氣多飢,喚呼索食。世尊知而問阿難:“喚呼涕泣者誰?”阿難白佛:“尊者目揵連在外授諸沙彌七八十人具足戒。飢不得食,是以喚呼。”世尊知而問目揵連:“年未滿二十,汝授具足戒耶?”答:“審爾。世尊!”世尊告曰:“年未滿二十者,不耐寒熱飢渴,亦不堪行道。年滿二十者,耐寒熱飢渴,復能行道。若苾芻沙彌年未滿二十授具足戒者,墮。若授具足戒則非得戒,授者諸沙門犯慚愧罪。”(《大正藏》卷二十四第890-891页)

【评说】佛陀规定年龄未满二十岁不得受具足戒。具足戒，指比丘、比丘尼受持的戒律，因为这些戒律与十戒相比，戒品具足，所以称具足戒。

【原文】佛世尊遊王舍城耆闍崛山。時六群比丘於大眾中高聲大喚擾亂眾僧。十二法比丘聞，往白世尊。世尊告曰："若比丘，不得高聲大喚擾亂人。若擾亂者，墮。"(《大正藏》卷二十四第891页)

【评说】佛陀规定，比丘不得大声喧哗以免打扰他人。

【原文】佛世尊遊舍衛國祇樹給孤獨園。時尊者海從拘薩羅至嚵祇多國。去嚵祇多國不遠，有龍名阿末提吐，於中住。凶惡暴虐，人不得到其處，象馬駝牛驢皆不得到，鳥亦不得在上飛。時尊者嚵偈姤平旦著衣持鉢入嚵祇多國分衛。聞去城不遠，有龍名阿末提吐，兇惡暴虐，人不得到其處，象馬駝牛驢皆不得到其處，鳥亦不得在上飛。分衛已還出城，舉衣鉢洗足舉坐布著肩上，往詣龍所。樹下先三震，拂布尼師檀，結加趺坐。阿末提吐龍聞袈裟臭，即大瞋恚來。尊者海即入三昧。時龍放雷雨霹靂，尊者嚵偈化雨霹靂成優鉢羅、鉢曇摩、拘勿陀、分陀利。時龍復雨蛇蠆黿鼉，尊者嚵偈化蛇作青蓮傳飾，化蠆成麕蔔鬘，化黿鼉為百葉華鬘。龍復雨擲牟刀戟，海化成甘蔗石蜜蒲萄，取而食之。時龍便作是念："此必大神人，欲度我，故來坐此耳。"時龍心開意解，不懷瞋恚，捨形化作婆羅門，來至海前，頭面禮足叉手白言："我歸於君。"海答言："汝莫歸我，如我歸佛歸法歸比丘僧，汝當從我。"時龍叉手受教，"正爾歸佛歸法歸比丘僧，聽為優婆塞，從今日始盡命不殺生。"時國界人民聞海降此惡龍，長者婆羅門聞爭來供養。比丘僧嚵偈漸來至舍衛國祇樹給孤獨園。有一優婆夷，聞嚵偈來到，別請一日供養。平旦嚵偈著衣持鉢至此優婆夷家。是優婆夷見坐已定，頭面禮足，行清淨水，自手斟酌布種種食。海語優婆夷言："大妹！行來渴，有漿水不?"優婆夷便作是念："若當與黑石蜜蒲萄漿苦酒漿者，恐發腹內風。"即盛酒似水、亦如水味。時嚵偈不味而飲。優婆夷行水訖，在前聽法。嚵偈說法，說法已便去。至祇桓兩門間，酒氣始徹醉不能前，臥於路側，三衣鉢鉢囊錫杖各在一處。佛知而告阿難曰："汝著衣來，共出祇桓觀。"時世尊將阿難出祇桓門，遙見嚵偈醉臥路側，三衣鉢鉢囊錫杖各在一處。世尊知而問阿難曰："此是何人?"阿難白佛："尊者嚵偈。"世尊告阿難曰："汝還祇桓，告諸比丘盡來會此。"時阿難敬承佛教，即入祇桓請諸苾芻，將至門外。時世尊告諸苾芻："云何比丘！頗見聞知嚵偈比丘降惡龍不?"見者言見，聞者言聞。世尊告曰："云何比丘！如今此人使降一蝦蟇能不？而降惡龍?"諸比丘對："不能。世尊。"世尊告曰："如是比丘！此飲酒之大失。諸苾芻！從今已往不得飲酒嘗酒。飲酒嘗酒者，墮。漿有八種：蒲萄漿、甘蔗漿、柿漿、梨漿、榛漿、煮麥漿、麴漿(苦酒)、華漿。取要言之，其漿似酒、亦如酒味，飲而醉者，世尊曰皆不得飲。其漿似酒、亦如酒味、飲而不醉者，世尊曰得飲。其漿不似酒味、不似酒，飲而醉者，世尊曰亦不得飲。其漿不似酒、亦不如酒味，飲而不醉者，世尊曰得飲。"(八漿皆中前飲，其中有中後得飲者)(《大正藏》卷二十四第891-892页)

【评说】"若当与黑石蜜蒲萄浆苦酒浆者，恐发腹内风"，佛陀时代认识到黑石蜜、葡萄汁、苦酒浆可能引发一种疾病：腹内风。

佛陀时代常见的饮品有：葡萄浆、甘蔗浆、柿浆、梨浆、榇浆、煮麦浆、苦酒、花浆，可以分为四类，颜色像酒，有酒味，饮后令人醉，不可饮；颜色像酒有酒味，饮后不醉，可饮；颜色不像

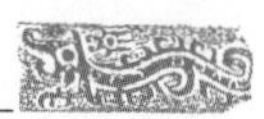

酒，无酒味，饮后令人醉，不可饮；颜色不像酒，无酒味，饮后不醉，可饮。可见佛陀禁酒是为了不让出家人神志迷乱，影响修行。

卷第十

【提要】佛陀为诸比丘说九十堕法、悔过法、众学法。

【原文】佛世尊遊舍衛國祇樹給孤獨園。時六群比丘自恃王家子，雞未鳴入宮裏。諸長者見，自相謂言："此沙門釋子自恃王家子，雞未鳴入宮。"十二法比丘聞，往白世尊。世尊告曰："若比丘，天未明未藏舉寶、王未著衣服，過城門閾，除官急呼，犯者墮。有十事不得入王家：若比丘入宮，王第一夫人出，笑向沙門作禮，比丘亦笑向。王見便生惡念：'此沙門必與我婦通。'此初不可入王家。或時王與夫人共宿，後忘與宿而夫人有娠。苾芻入宮，王便生惡心：'此沙門數來入宮，必當與我婦通。'此比丘第二不得入王家。或時王家失珍寶，比丘入宮，王便生惡心：'此沙門數數入宮，或能偷珍寶去。'此比丘第三不可入王家。或時王謀議欲殺太子及諸宗親，王未有教而事漏泄。比丘入宮、王便生惡念：'更無餘人，正此比丘傳漏此事。'此比丘第四不可入王家。或時太子欲謀殺王，比丘入宮，與太子坐起言語。王便生惡念：'此比丘數至太子所，必當與共同謀。'此比丘第五不得入王家。或時王欲殺大臣，王未有教而聲漏出。比丘入宮，王便生惡念：'更無餘人，此必比丘傳漏此語。'此比丘第六不得入王家。或時王欲以賤人作大臣，王未有教而聲漏出。比丘入宮，王便生惡念：'此比丘傳漏此語。'此比丘第七不得入王家。或時王欲攻伐他國，非人閱叉傳此語。比丘入宮，王便生惡念：'此必比丘傳漏此語。'此比丘第八不得入王家。或時王左右大臣或不喜見比丘，比丘入宮，大臣不喜見。是比丘第九不得入王家。或比丘數數入宮，留宿不得出，妨不得坐禪誦經稟受。此比丘第十不得入王家。"(《大正藏》卷二十四第 893 页)

【评说】佛陀规定，比丘不得出入王宫，以防止惹出事端扰乱修行。

【原文】佛世尊遊舍衛國祇樹給孤獨園。爾時年旱穀貴，乞求難得，諸比丘顏色憔悴。瞿曇彌提恕比丘尼廣有知識，所索從意，諸長者不逆。見諸比丘顏色憔悴，所得飯食盡施比丘而自餓不食。連三四日不食，平旦欲來入城，至城門頭懸臥路側。有一優婆塞遙見，即入家遣一婢使："汝往扶彼比丘尼來"。時婢使即往扶比丘尼，將來至舍，即煮粥飯比丘尼。優婆塞問："阿姨！有何患苦，於路側臥？"時比丘尼具說此事。諸長者聞，自相謂言："此沙門釋子不知厭足，乃使提恕比丘尼不食三四日，甚為苦哉。"十二法比丘聞，往白世尊。世尊告曰："若比丘，不病入邑落，從非親里比丘尼自手取食飯。此比丘當向善比丘悔過：'我為可恥，如法悔過。'此悔過法。"(《大正藏》卷二十四第 894 页)

【评说】"尔时年旱谷贵，乞求难得，诸比丘颜色憔悴"，缺少食物营养不良使人面容憔悴。

【原文】佛世尊遊舍衛國祇樹給孤獨園。時六群比丘不靜寂行入室，世尊見而告曰："當靜寂行入室。不靜寂行者，不應戒行。"彼六群比丘不靜寂入室坐，世尊見而告曰："當靜寂入室坐。不靜寂入室坐者，不應戒行。"彼六群比丘不諦視行入室，世尊見而告曰："當諦視行入室。不諦視者，不應戒行。"彼六群比丘不諦視入室坐，世尊見而告曰："當諦視入室坐。不諦視坐者，不應戒行。"彼六群比丘大張目行入室，世尊見而告曰："不得大張目行入室。若張目行入室者，不應戒行。”彼六群比丘大張目入室坐，世尊見而告曰：“不得大張目入室坐。大張目入室坐者，不應戒行。”彼六群比丘呵叱人行入室，世尊見而告曰：“不得呵叱人行入室。呵叱人行入室者，不應戒行。”（仰頭與呵叱意同也）彼六群比丘呵叱人行入室坐，世尊見而告曰：“不得呵叱人入室坐。呵叱人入室坐者，不應戒行（似自大也）。”彼六群比丘喚呼行入室，世尊見而告曰：“不得喚呼行入室。喚呼行入室者，不應戒行。”彼六群比丘喚呼入室坐，世尊見而告曰：“不得喚呼入室坐。喚呼入室坐者，不應戒行。”彼六群比丘高聲大呼行入室，世尊見而告曰：“不得高聲大呼行入室。高聲大呼行入室者，不應戒行。”（多戒一對）彼六群比丘高聲大喚入室坐，世尊見而告曰：“不得高聲大喚入室坐。高聲大喚入室坐者，不應戒行。”彼六群比丘蹲行入室，世尊見而告曰：“不得蹲行入室。蹲行入室者，不應戒行。”彼六群比丘蹲行入室坐，世尊見而告曰：“不得蹲行入室坐。蹲行入室坐者，不應戒行。”

彼六群比丘三衣覆頭行入室，世尊見而告曰：“不得三衣覆頭行入室。三衣覆頭行入室者，不應戒行。”彼六群比丘三衣覆頭行入室坐，世尊見而告曰：“不得三衣覆頭行入室坐。三衣覆頭行入室坐者，不應戒行。”彼六群比丘三衣纏頭行入室，世尊見而告曰：“不得三衣纏頭行入室。三衣纏頭行入室者，不應戒行。”彼六群比丘三衣纏頭入室坐。世尊見而告曰：“不得三衣纏頭入室坐。三衣纏頭入室坐者，不應戒行。”彼六群比丘著三衣，開臆現胸行入室。世尊見而告曰：“不得開臆現胸行入室。開臆現胸行入室者，不應戒行。”彼六群比丘著三衣，開臆現胸入室坐。世尊見而告曰：“不得開臆現胸入室坐。開臆現胸入室坐者，不應戒行。”彼六群比丘垂三衣覆足行入室，世尊見而告曰：“不得垂三衣覆足行入室。垂三衣覆足行入室者，不應戒行。”彼六群比丘垂三衣覆足入室坐。世尊見而告曰：“不得垂三衣覆足入室坐，垂三衣覆足入室坐者，不應戒行。”彼六群比丘著三衣，左右抄著臂上行入室。世尊見而告曰：“不得著三衣，左右抄著臂上行入室。左右抄著臂上行入室者，不應戒行。”彼六群比丘著三衣，左右抄著臂上入室坐。世尊見而告曰：“不得著三衣，左右抄著臂上入室坐。左右抄著臂上入室坐者，不應戒行。”彼六群比丘反抄三衣著左肩上行入室。世尊見而告曰：“不得反抄三衣著左肩上行入室。反抄三衣著左肩上行入室者，不應戒行。”彼六群比丘反抄三衣著左肩上入室坐。世尊見而告曰：“不得反抄三衣著左肩上入室坐。著左肩上入室坐者，不應戒行。”（少戒右也）彼六群比丘三衣內掉左右臂行入室。世尊見而告曰：“不得三衣內掉左右臂行入室。掉左右臂行入室者，不應戒行。”彼六群比丘三衣內掉左右臂入室坐。世尊見而告曰：“不得三衣內掉左右臂入室坐。掉左右臂入室坐者，不應戒行。”

彼六群比丘搖手行入室。世尊見而告曰：“不得搖手行入室。搖手行入室者，不應戒行。”彼六群比丘搖手入室坐。世尊見而告曰：“不得搖手入室坐。搖手入室坐者，不應戒行。”（多戒）彼六群比丘搖肘行入室。世尊見而告曰：“不得搖肘行入室。搖肘行入室者，不應戒行。”彼六群比丘搖肘入室坐。世尊見而告曰：“不得搖肘入室坐。搖肘入室坐者，不應戒行。”（多戒）彼六群比丘搖肩行入室。世尊見而告曰：“不得搖肩行入室。搖肩行入室者，不應戒行。”彼六群比丘搖肩行入室坐。世尊見而告曰：“不得搖肩入室坐。搖肩入室坐者，不應戒行。”彼六群比丘搖頭行入室。世尊見而告曰：“不得搖頭行入室。搖頭行入室者，不應戒行。”彼六群比丘搖頭入室坐。世尊見而告曰：“不得搖頭入室坐。搖頭入室坐者，不應戒行。”彼六群比丘搖身行入室。世尊見而告曰：“不得搖身行入室。搖身行入室者，不應戒行。”彼六群比丘搖身入室坐。世尊見而告曰：“不得搖身入室坐。搖身入室坐者，不應戒行。”彼六群比丘携手行入室。世尊見而告曰：“不得携手行入室。携手行入室者，不應戒

行。”彼六群比丘携手入室坐。世尊見而告曰：“不得携手入室坐。携手入室坐者，不應戒行。”(連臂斷道輿車馬於上度)彼六群比丘翹一脚跳行入室。世尊見而告曰：“不得翹一脚行入室。翹一脚行入室者，不應戒行。”彼六群比丘翹一脚入室坐。世尊見而告曰：“不得翹一脚入室坐。翹一脚入室坐者，不應戒行。”彼六群比丘雙脚跳行入室。世尊見而告曰：“不得雙脚跳行入室雙脚跳行入室者，不應戒行。”(多戒)彼六群比丘雙脚跳入室坐。世尊見而告曰：“不得雙脚跳入室坐。雙脚跳入室坐者，不應戒行。”(《大正藏》卷二十四第 895-896 页)

【评说】佛陀规定，比丘、比丘尼应注意自己的仪态，大声喧哗、目光四处打量、边说话边进房间、摇晃着进房间、跳行进房间等行为都是犯戒的。

【原文】佛遊舍衛國祇樹給孤獨園。有一長者請佛及比丘僧。佛及比丘僧坐定，自手行水，布種種飲食，長者婦女盡來行食。時六群比丘仰視長者婦女，飲食漏落不入鉢中。諸長者見，自相謂言：“云何沙門視婦女顏色，飲食不入鉢中?”十二法比丘往白世尊。世尊告曰：“當用意端視受食。不用意端視受食者，不應戒行。”彼六群比丘不用意端視受羹菜。世尊告曰：“當用意端視受羹菜。不用意者，不應戒行。”彼六群比丘溢鉢受飯。世尊告曰：“當平鉢受飯。溢受飯者，不應戒行。”彼六群比丘挑飯中食。世尊見而告曰：“不得偏飯中食。偏飯中食者，不應戒行。”彼六群比丘捻鉢大指入飯中食。世尊告曰：“不得捻鉢大指入飯中食。捻鉢大指入飯中食者，不應戒行。”彼六群比丘揣飯食。世尊告曰：“不得揣飯食。揣飯者，不應戒行。”彼六群比丘處處撮飯食。世尊見而告曰：“不得處處撮飯食。處處撮飯食者，不應戒行。”彼六群比丘縮鼻食。世尊見而告曰：“不得縮鼻食。縮鼻食者，不應戒行。”彼六群比丘震手食。世尊見而告曰：“不得振手食。振手食者，不應戒行。”彼六群比丘噏飯食。世尊見而告曰：“不得噏飯食。噏飯食者，不應戒行。”彼六群比丘舐手食。世尊見而告曰：“不得舐手食。舐手食者，不應戒行。”彼六群比丘曲指拉鉢舐食。世尊見而告曰：“不得曲指拉鉢舐食。曲指拉鉢舐食者，不應戒行。”彼六群比丘吐舌食。世尊見而告曰：“不得吐舌食。吐舌食者，不應戒行。”彼六群比丘不嚼飯而吞。世尊見而告曰：“不得不嚼飯而吞。不嚼飯而吞者，不應戒行。”彼六群比丘捻鉢大指污膩而以取漿。世尊見而告曰：“不得大指污膩而以取漿。大指污膩而以取漿者，不應戒行。”彼六群比丘大揣飯掌按內口中。世尊見而告曰：“不得大揣飯掌案內口中。大揣飯掌案內口中者，不應戒行。”彼六群比丘揣飯過四指本食。世尊告曰：“不得揣食過四指本。過四指本者，不應戒行。”彼六群比丘大張口食。世尊見而告曰：“不得大張口食。大張口食者，不應戒行。”彼六群比丘揣飯未至大張口待。世尊見而告曰：“揣飯未至不得大張口待。大張口待者，不應戒行。”彼六群比丘含飯語。世尊見而告曰：“不得含飯語。含飯語者，不應戒行。”彼六群比丘不病請羹飯。世尊見而告曰：“不病不得請羹飯。請羹飯者，不應戒行。”彼六群比丘以飯覆羹上更索羹。世尊見而告曰：“不得以飯覆羹上更索羹。飯覆羹上更索羹者，不應戒行。”彼六群比丘左右顧視比坐鉢飯多少。世尊見而告曰：“不得左右顧視比坐鉢飯多少。左右顧視比坐鉢飯多少者，不應戒行。”彼六群比丘不視鉢而食。世尊見而告曰：“不得不視鉢而食。不視鉢而食者，不應戒行。”彼六群比丘擇人受食。世尊見而告曰：“不得擇人受。擇人受者，不應戒行。”彼六群比丘澡鉢餘食不語施主而棄。世尊見而告曰：“澡鉢餘食，主人不聽不棄。棄者，不應戒行。”(《大正藏》卷二十四第 896-897 页)

【评说】佛门有严格的饮食礼仪：应专心吃饭、不得多盛饭以防溢出钵外、羹饭应一起食用、应细嚼慢咽、不大口吃饭、不张口待饭、不得口中含饭而语、不得环顾四周他人的钵、比较饭的多少、不得乱扔食物。在佛教看来，进食不仅是生理的需要，更是一种重要的修行方式。

舍利弗请问经

附东晋录　制译

【提要】佛陀在罗阅祇为一千二百五十弟子说饮食、饮酒等方面的戒律。

【原文】舍利弗白佛言："云何世尊為諸比丘所說戒律，或開或閉？如為忽起長者設供，斷諸比丘不聽朝食；如為社人請，復聽食飯糗魚肉；如為頻富村人請，復不聽食飯但食薄粥；如為頻婆娑羅王請，復聽飽食飯食；如為闡陀師利請，復聽多家數數食，皆不得飽。諸如此語，後世比丘、比丘尼、優婆塞、優婆夷云何奉持？"

佛言："如我言者，是名隨時。在此時中應行此語，在彼時中應行彼語，以利行故皆應奉持。"（《大正藏》卷二十四第900页）

【评说】佛陀认为戒律在不同的时间和环境下可以相应调整，制定戒律的目的是为了更好地修行。

【原文】佛言："摩訶僧祇其味純正，其餘部中如被添甘露。諸天飲之，但飲甘露、棄於水去；人間飲之，水露俱進，或時消疾或時結病。其讀誦者亦復如是，多智慧人能取能捨；諸愚癡人不能分别。"（《大正藏》卷二十四第900页）

【评说】佛陀认为不同的经典适合不同的人，聪慧的人能取其精华，去其糟粕，愚蠢的人无法分辨。

【原文】舍利弗言："云何世尊常言諸比丘不得以鉢布地，當擎以淨物。若無淨物，當以草葉木葉。君輸柯比丘，與其眷屬受日難王請，行淨板擎鉢。云何世尊而罵之，言：'是惡魔行、非行法者。'"

"我言，以清淨物，不受染。若淨無者，乃用草木之葉，一用即棄。不得用木皮木肉，以其體中本有膠故。若膠若漆，以受塵故。若已枯燥，本是有故，濕熱更流故。"（《大正藏》卷二十四第901页）

【评说】佛陀时代对植物的认知相当细致，已观察到某些植物含有胶质，会吸附灰尘，故不能用其制作容器。

【原文】舍利弗白佛言："云何世尊說遮道法，不得飲酒如葶藶子，是名破戒開放逸門。云何迦蘭陀竹園精舍，有一比丘疾病經年，危篤將死。時優波離問言：'汝須何藥？我為汝覓。天上人間乃至十方，是所應用我皆為取。'答曰：'我所須藥是違毘尼，故我不覓，以至於此。寧盡身命無容犯律。'優波離言：'汝藥是何？'答曰：'師言須酒五升。'優波離曰：'若為病開，如來所許。'為乞得酒，服已消差。差已懷慚，猶謂犯律，往至佛所慇懃悔過。佛為說法，聞已歡喜得羅漢道。"

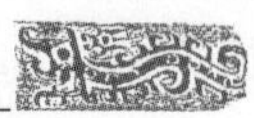

佛言:“酒有多失,開放逸門。飲如葶藶子,犯罪已積。若消病、若非先所斷。”(《大正藏》卷二十四第901页)

【评说】为治疗疾病而服酒不犯戒。葶苈子,辛、苦、寒,归肺、心、肝、胃、膀胱经,主治痰涎壅肺之咳喘痰多。查历代文献未见服用后令人醉的记载。

【原文】往昔燈明佛時,我行菩薩道。遇一村落,人多癘病,死者縱横。我採眾藥隨宜救濟,皆得除愈。其中一人名曰不戴(吳音),是梵志學,自負多能,不肯信服,臨欲終時方復求我。我語之云:“汝先可治,與藥不取;今將氣盡,方復有求,如汝即時非藥能治。”不戴曰:“我今不能復判優劣,願未來世共決勝負。我若負者當殺身,求生為汝弟子。汝若不如,為我走使。”時我報云:“善哉善哉!”故今生此土與我相值,臨終善熟共契所會。發言失據恥其眷屬,投水自害。身雖死亡,心發善故,生我法中,有勝進故我不救也。(《大正藏》卷二十四第901页)

【评说】佛陀指出疾病必须及时治疗,所以治疗所用药物虽对症,但延误了最佳治疗时间仍然会丧命。

【原文】佛言:“時食淨者,是即福田、是即出家、是即僧伽、是即天人良友、是即天人導師。其不淨者,猶為破戒,是大劫盜,是即餓鬼、為罪窟宅。非時索者,以時非時非時輒與。是典食者,是名退道、是名惡魔、是名三惡道、是名破器、是癲病人,壞善果故,偷乞自活。是故諸婆羅門不非時食,外道梵志亦不邪食,況我弟子知法行法而當爾耶?”(《大正藏》卷二十四第902页)

【评说】佛陀时代已观察到患癫病后的一个症状:进食多。

【原文】舍利弗復白佛言:“如來宗親多有出家,為自發心?為佛神力耶?”

佛言:“諸釋憍慢著樂,何能願樂?特是父王宣勒,宗室生二子者,一人隨我。阿那律久積善根深樂正法,携率釋子跋提難提、金毘羅、難陀、跋難陀、阿難陀、提婆達多、優波離,澡浴清淨來至我所欲求出家。時有上座名毘羅茶,别度阿難、阿難陀。次一上座名婆修羅,别度提婆達多、跋難陀。唯阿難修不忘禪,宿習總持,於少時中得佛覺三昧,積百萬川水攬以為雨,雨水奔流入于大海。阿難手從海中取以分别,色味不雜,還置本源,無有漏失。”(《大正藏》卷二十四第902页)

【评说】释迦族人因为骄慢、贪图享受,不愿出家修行。佛陀据此说明人无贵贱,具有相同的劣根性,再次揭示种姓制度的荒谬。

优波离问佛经

宋元嘉年求那跋摩　译

【提要】佛陀舍卫祇树给孤独园为优婆离等说终身须遵守的戒律。

【原文】弄失精,犯三事:故弄失,僧伽婆尸沙;故弄不失,土羅遮;方便,突吉羅。不犯

者，夢中、若不欲、狂、先作。(《大正藏》卷二十四第903页)

【评说】梦中、没有欲望、精神异常等原因造成的射精不犯戒。

【原文】自歎供養，犯三事，向母人自歎供養，僧伽婆尸沙；向不成男自歎供養，土羅遮；向畜生自歎供養，突吉羅。不犯者，說衣食床座、病緣藥具供給、狂、先作。(《大正藏》卷二十四第903-904页)

【评说】佛陀规定，除了衣、食、住、药等资生物外，比丘不可与他人谈论物质供养。

【原文】知尼歎飯食，犯二事：當食而受突吉羅，口口波逸提。不犯者，舊檀越、六法尼、沙彌尼、除五種食一切不犯、狂、先作。(曇摩羅叉云，五種食者，麨、飯、魚、肉、煮麥飯也)(《大正藏》卷二十四第906页)

【评说】可以食用的五种食物：麨、饭、鱼、肉、煮麦饭，此处经文中未禁肉食。

【原文】知水蟲飲，犯二事：方便飲突吉羅，飲已波逸提。不犯者，知飲水蟲不死而、狂、先作。(《大正藏》卷二十四第906页)

【评说】佛陀规定，不能饮用有虫的水，虽是禁杀生的要求，但从饮水卫生角度来看也颇有道理。

【原文】澡鉢水有飯瀉家內，突吉羅。不犯者，不故、不念、不知、病撩去、若破瀉外、急事、狂、先作。(《大正藏》卷二十四第909页)

【评说】佛陀规定，为了保持环境卫生，清洗食钵以后的脏水不能随意泼洒。

佛说犯戒罪报轻重经

后汉安息三藏安世高　译

【提要】佛陀在王舍卫迦兰陀竹园为目连等弟子说出家人违反戒律的业报。

【原文】爾時尊者目連即說偈言：

“因緣輕慢故，　命終墮惡道；
因緣修善者，　於此生天上。
緣斯修福業，　離惡得解脫；
不善觀因緣，　身壞入惡道。
苾芻謹慎樂，　放逸多憂譴，
變諍小致大，　積惡入火坋。
持戒福致喜，　破戒有懼心，
永斷三界漏，　爾乃得涅槃。
戒德可恃怙，　福報常隨己，
見法為人長，　眾遠三惡道。

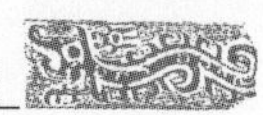

戒慎除恐畏，　福德三界尊，
鬼龍蛇毒害，　不犯持戒人。
神仙五通人，　造世諸呪術，
為諸慚愧者，　斷諸無慚愧。
如來制禁戒，　半月半月說，
已說戒利益，　稽首禮諸佛。”(《大正藏》卷二十四第 910-911 页)

【评说】目连指出修行者必须谨小慎微，严守戒律，多行善事，这样才能消除迷惑，获得解脱。

【提要】佛陀在王舍城迦兰陀竹园为目连等说比丘违反戒律的报应。

【原文】爾時目連即說頌曰：

“因緣輕慢故，　命緣墮惡道；
因緣修善故，　於此生天上。
因斯修善業，　離惡得解脫，
不善觀因緣，　身壞入惡道。”(《大正藏》卷二十四第 911 页)

【评说】目连指出要修善业、禁恶业，明察十二因缘，才能得解脱。

佛说目连所问经

西天译经三藏朝散大夫试鸿胪少卿傅教大师臣法天奉　译

【提要】佛陀在王舍城竹林精舍为大目犍连等弟子说犯戒的报应。

【原文】彼時尊者大目犍連即從坐起，白佛言：“世尊！若有苾芻、苾芻尼迷醉犯戒，無慚無愧，輕慢律儀，行非法行。世尊！彼等云何而得其福？”

世尊告言尊者大目犍連：“若有苾芻、苾芻尼迷醉犯戒，無慚無愧，輕慢律儀，行非法行。彼人命終生地獄中，壽等四大王天五百年，計人間歲數九百萬歲。”(《大正藏》卷二十四第 911 页)

【评说】此处经文中所述的“迷醉”是指没有掌握佛法而沉迷于错误的见识和行为中，非指醉酒。

佛说迦叶禁戒经

宋居士沮渠京声　译

【提要】佛陀在舍卫国祇树给孤独园为摩诃比丘等弟子说比丘在日常修行生活中不应做的事。

【原文】是時佛語摩訶迦葉比丘言：“比丘有二事，身墮地獄中：一者言是我所，二者求人欲得供養。比丘復有二事：一者反聽外道，二者多欲積衣被袈裟鉢。比丘復有二事：一者與白衣厚善,二者見好持戒沙門反嫉之。比丘復有二事,墮鑊湯中:一者常念愛欲,二者憙交結知友。比丘復有二事:一者自有過不肯悔,二者反念他人惡。比丘復有二事,當墮泥犁中:一者誹謗經道,二者毀傷經戒。比丘復有二事:一者於都犯戒,二者於法中無所得。比丘復有二事悔:一者強披法衣袈裟,二者身不持戒、不承事持戒沙門。比丘復有二事,實難愈:一者心邪亂,二者止人作菩薩道。"(《大正藏》卷二十四第 912 页)

【评说】比丘不可多结交志趣相同的朋友,与儒家"君子不党"之说暗合。

【原文】佛語迦葉:"沙門何故正字沙門?有四事為沙門:一者形容被服像類沙門,二者外如沙門內懷諛諂,三者但欲求索承事名譽自用貢高,四者行戒不犯是為真沙門。何等為形容被服者?除鬚髮、被法衣、持應器,心不自政,但欲作惡、喜學邪道,是為外被服像類沙門。內諛諂者,安徐而行徐出徐入,外衣食麁惡、內欲甘美,外居山間草苗為廬、內無信意,自寬賈若、內嫉忠直,從因緣多索財物,成其承名,是為諛諂不持戒。不持戒者,但欲令人稱譽,諛諂屏處欲令人稱譽,不自剋責趣求度脫,但有諛諂之態,是為不持戒。何等為真沙門?持戒行道,不惜壽命捐棄身體,不索萬物不求供養。若有苾芻守空行者,常觀淨法本無瑕穢,自作慧行不從他人得,於佛法中得泥洹,是為真沙門。"(《大正藏》卷二十四第 912 页)

【评说】出家修行者言行内外必须一致,人前人后一样。

【原文】佛語迦葉:"欲求道,當於是真沙門,莫效承名沙門、諂諛沙門。譬如貧人稱名大富,但有富名內無所有。"佛問迦葉:"是人應有不?"迦葉言:"不應。"佛言:"如是。雖有沙門名者,不行沙門法,如貧人稱大富。譬如有人為水所沒漂,反渴欲死。沙門雖多諷誦、高才智慧,不去情欲,為是情欲飢渴欲死,坐是入泥犁、禽獸、薜荔中。譬如賢醫師,滿一器藥,不能自愈其病;雖多諷經,不持戒。譬如摩尼珠墮不淨中;雖多諷經,不持戒。譬如死人著金銀珍寶,身不持戒,反著袈裟像類沙門。譬如長者子被服莊飾,著好新衣中外潔淨。多諷經、不持戒,如是。"(《大正藏》卷二十四第 912 页)

【评说】佛陀认为虽然聪明地通达了佛家经典,善言如舌上绽花,但内心充满情欲,也不是真正的修行人。

"譬如贤医师,满一器药,不能自愈其病",医生拥有充足的药物不一定能治好自己的病,此说与中国"医不自医"暗合。

【原文】是時佛說:"禁戒無瑕穢亦無所著。戒者無諸瞋恚,安定就度世道,如是為持戒。不愛身形、不愛壽命、亦不樂於五道,悉曉了入於佛道中,是為持戒。亦不在中、亦不在邊、不著亦不轉,譬如虛空中風,是為持戒。是乃名為無種人有定心,亦無所著亦無我,為天人相。而曉是者,是為淨持戒、不轉於禁戒、不自貢高、常欲守道持戒。如是無有而過者耶?無有是人信於空者,隨佛所行不染污,從世間冥中入照入明,適無所住立,亦莫於三界。是戒法。"(《大正藏》卷二十四第 912 页)

【评说】佛陀指出真正的守戒者应该是没有嗔心、不过分爱护身体、不贪图寿命长短,也不执著于五道。五道分别指资粮道、加行道、见道、修道、无学道。资粮道,指从最初开始接触佛法,一直到进入小资粮道、中资粮道、大资粮道的这段期间;加行道,又称方便道,即为断除烦恼而预备加攻用行的修行之道,修此方便加行,能引后无间道而趋向涅槃之道;见道,指

 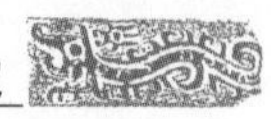

最初生起断除烦恼的智慧，从而照见佛性之理，以无漏智现观四谛；修道，指悟彻本源持之以恒为菩萨正修行；无学道指尽证真谛之理，解脱一切烦恼，学道圆满，而不更修学胜果之道。

大比丘三千威仪

后汉安息国三藏安世高　译

【提要】本经介绍了在家弟子、出家弟子的区别，戒律与世间律法的区别以及修行者的衣食住行等方面的具体戒律。

卷　上

【原文】佛弟子者，有二種：一者在家，二者出家。在家者，初受五戒為本，遮三惡趣、求人天福。以未能永捨家眷屬緣累故，更加三戒助前五戒，一日一夜種未來世永出因緣。出家者，行有始終，上中下業。下出家者，先以十戒為本，盡形受持；雖捨家眷屬因緣執作，於俗人等是出家，於具戒者故是在家，是名下出家。其中出家者，次應捨執作緣務，具受八萬四千向道因緣；雖捨作業緣務，身口行意業未能具足清淨，心結猶存未得出要，上及不足、下比有餘，是名中出家。上出家者，根心猛利，次應捨結使纏縛。捨結使纏縛者，要得禪定慧力。得禪定慧力，心得解脫。得解脫者，名淨身口意業，出於緣務煩惱之家，永處閑靜清涼之室，是名上出家。

中出家者，始受具戒，沙門儀法未能周悉，要須依止長宿有德行者。是以優波離問佛："成就幾法盡令不依止耶？"佛答："凡成就二十五法，不依止。"廣而言之二十五法，取要言之，但能知二部戒為本，今但成就十法。(《大正藏》卷二十四第 912-913 页)

【评说】佛弟子中的出家人分为上、中、下等，下等者信守十戒，中等者比下等者更为精进，但身口意仍未完全清净，上等者在身口意清净基础上进行禅定修行。

【原文】一者，不知廣利二部戒共議。共議者，當一篇中，或同或異，或僧戒中輕、尼戒中重，或尼戒中輕、僧戒中重，或前篇中有、或後篇中無，或戒本中有、或餘戒中無，或餘戒中無或餘戒中有、或戒本中無。如是等戒不知分部，是名不知戒。

二者，不知是罪非罪。或是佛法罪非世界罪，或世界罪非佛法罪，或亦佛法罪亦世界罪，或非佛法罪非世界罪。佛法罪非世界罪者，制戒後長財離衣等是。世界罪非佛法罪，未制戒前殺盜等是。亦佛法罪亦世界罪者，制戒前制戒後犯婬欺戒等是。或非佛法罪非世界罪，制戒前殺草木等是。若比丘觸食夜食、比丘失食宿，觀能作此三事：若食此食，是罪。若可信人共食宿食，是非罪。如是等事不知，是名不知是罪非罪。

三者，不知輕不知重。不知輕者，如與戒沙彌一犯婬戒，極慚愧，死不更犯，終身易位，不受人請。眾中慨惻："願聽我為比丘、終身勸化作福。"如是人等，現世雖不得道種，將來世受罪輕微，是名不知輕。不知重者，如掐樹葉比丘，迦葉佛時墮龍中，至今受報未盡。不知犯輕戒而罪重，是名不知重。

四者，不知有殘無殘罪。如盜一人五錢，後還主；如殺旃陀羅等，是不知無殘罪中有殘，是名不知有殘。不知無殘者，如三十事中，親厚意中索好衣，衣主還索，若不還，五錢以上犯波羅夷。不知如是比丘中有殘無殘，是名不知無殘。

五者，不知一制者，有戒始終不開，或有一因緣一開，是名不知一制。

六者，不知二制。或有戒二三因緣合為一戒，或有因緣二開乃至六開，是名不知二制。

七者，不知偏制。是名淨國不受食，如事外國不洗大小行便，如寒雪國聽著複衣，如是比不犯、餘國便犯，是為不知偏制。

八者不知一切制。如殺等無國不遮，是名不知一切制。

九者，不知布薩羯磨。布薩者，秦言淨住，義言長養比丘和合。若作百一羯磨而不知和合，是名不知布薩。

十者，不知請歲羯磨。請歲者，求人出己之過，若見聞疑語我。若五人以上作百一羯磨，廣自恣要差二人。所以二人者，僧自恣竟自相向出罪，不得求餘人自恣，餘人僧不差故。二三四人三語自恣，一人心念口言。若不知是者，名不知請歲。(《大正藏》卷二十四第 913 页)

【评说】佛家戒律的要求与世间律法虽有相合之处，但高于世间律法。有任何时候都必须信守的戒律，也有在一定条件下可以灵活变化的律法。

【原文】已得離依止、復得度人、徒眾使得，次應淨身口淨衣食。淨身者，洗大小便、剪十指爪。淨口者，嚼楊枝漱口刮舌。若不洗大小便，得突吉羅罪，亦不得僧淨坐具上坐及禮三寶，設禮無福德。若不嚼楊枝，若食若服藥若飲，得三突吉羅罪。若不淨衣向聚落，得突吉羅罪。淨食者，非大僧觸，非是不可信人共食宿，非是不淨器者，非不澡豆洗鉢器，不用木器及以內食，亦不自種作及販賣得，如是等是淨衣。所以淨衣者，踞坐。食者，佛始成道，食糜家女糜竟，自念："若有出家弟子者，云何坐？云何食？"觀諸佛法，皆著淨衣偏踞坐、食一坐食。"我弟子法亦如是。"所以著淨衣者，欲作限礙，能防眾戒故。所以踞坐，為淨衣故，亦反俗法，亦為草坐食易故。因踞坐不如法，得九突吉羅罪：一者脚前却、二者闊脚、三者搖動、四者竪立、五者交、六者垂三衣覆足、七翹、八累脚、九累髀，盡皆犯突吉羅。因不踞坐，得三突吉羅罪。所以坐受香者，達波國有比丘住處，婦女行香觸比丘手，因起欲心即時罷道。師問所以，即說因緣。因是白佛，佛即制戒：若立受香者，得突吉羅罪。所以不得數數食一食者，若作若乞及以盪器，即妨半日之功，亦長婬怒癡結，復不異於俗人，是以一食。(《大正藏》卷二十四第 914 页)

【评说】佛家注重出家修行者自身身、口、衣的清洁卫生，要求用杨枝清洁口腔，经常修剪指甲，大小便后要清洗，食后清洗食钵，僧衣保持整洁。

【原文】十三事中，有三事不應懺。何等三？抱持匿地不應懺、不真相助不應懺、婬戲檀越婦女及青衣不應懺，是為三不應懺。其餘十事皆應懺。若犯過一日即悔，應作三日懺。若過三日不悔，應作七日懺。過七日不悔，應作十五日懺。若過十五日不悔，應作三十日懺。若過三十日不悔，當更受戒；不者非沙門。若欲懺者，當得二十人，不滿二十人不應懺。(言過三十日更受戒者，律無此文，竟不知出何典)

三十事皆應懺，當滿七人比丘，少一人不應懺。若犯一日即悔，應作三日懺。若過三日不悔，應作七日懺。若過七日不悔，應作十五日懺。若過十五日不悔，應作三十日懺。若過

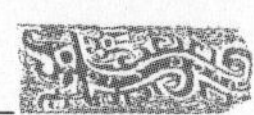

三十日不悔者，當作九十日懺。

九十事皆應懺，若犯過一日即悔，應作三日懺。過三日不悔，應作七日懺。過七日不悔，應作十五日懺。過十五日不悔，應作三十日懺。過三十日不悔，應作九十日懺。若懺，當滿四人。（《大正藏》卷二十四第914-915页）

【评说】根据所犯戒律不同分别进行不同的当众忏悔，分为三日、七日、十五日、三十日、九十日忏，参与的修道人也有二十、七、四人之分。

【原文】復有四事應行：一者舍屋敗、二者無檀越、三者饒蚊虻毒虫、四者國君嫉妒道。（《大正藏》卷二十四第915页）

【评说】修行者修行应当离开败坏的屋子、毒虫蚊子出没、没有在家居士和领导者不信佛法的地方。

【原文】用楊枝有五事：一者斷當如度、二者破當如法、三者嚼頭不得過三分、四者踈齒當中三嚙、五者當汁澡自用。（《大正藏》卷二十四第915页）

【评说】佛陀对修行者漱口所用杨枝的长短、如何剖取、嚼咬程度等都有一定要求。

【原文】刮舌有五事：一者不得過三返、二者舌上血出當止、三者不得大振手污僧伽梨若足、四者棄楊枝莫當人道、五者常當著屏處。（《大正藏》卷二十四第915页）

【评说】佛陀要求采用杨枝清理食苔，应在隐秘处刮舌，舌上出血不能再刮，废弃杨枝不能乱扔。

【原文】復有五事：一者不得取非物著非處；二者舍後還不得過用摩摩德水澡手；三者不得妄用眾家手巾；四者不得於眾家井上澡足；五者不得妄取眾家一切人物，有所取當報主。（《大正藏》卷二十四第916页）

【评说】佛陀要求出家修行者注意个人卫生，毛巾专用；注意环境卫生，不在井台上洗足。

【原文】復有五事：一者不得瞋恚撾罵畜生；二者不得惡口罵人作畜生；三者不得坐臥令使有畫床上；四者不得花香脂粉自著身上；五者不得歌詠作唱伎，若有音樂不得觀聽。（《大正藏》卷二十四第916页）

【评说】佛陀要求出家修行者保护动物，不得打骂畜生；不得骂人是畜生；不得坐卧在华美的床上；不得用脂粉化妆；不得歌咏吟唱；不得观听音乐。

【原文】飯時有五事：一者比丘以飯不得言："我知何時當死？但復自飽飯來。"二者比丘飯已，飽人復持飯來與，比丘不得受。三者比丘飯有餘，不得持擲人，亦不得以擲草上。四者飯有餘，當持瀉淨地。五者人有少所餘，請比丘去飯，不應住行應請飯。（《大正藏》卷二十四第916页）

【评说】佛陀要求出家修行者注意饮食卫生，进餐时不能说话。与孔子"食不语"暗合。

【原文】澡鉢有五事:一者當用澡豆若皂莢、二者不得於淨地、三者不得向塔比丘僧若三師、四者不得跳擲棄水、五者不得以污巾拭中外。各當有常巾,手摩燥為善。急欲出會時,當著日中使燥向火。(《大正藏》卷二十四第916页)

【评说】佛陀要求出家修行者用皂荚等清洁食具,不随处倾倒污水,用干净布巾擦干食具。

【原文】復有五事:一者不得與女人連席坐;二者若賢明醫師不得從問諸藥諸事;三者不得與世人諍語;四者母人與比丘對坐,不得妄說不急事;五者設見因緣不可意,即當起去。(《大正藏》卷二十四第916页)

【评说】佛陀规定若有娴熟掌握医药知识的医生在,出家修行者不应该和他讨论与疾病治疗相关的问题。

【原文】有七事不應往:一者不得妄往候事;二者不得事事往到;三者不得強往從請事;四者設往不得為說諸藥事;五者若呼比丘問世間事、若難異經;六者呼比丘教相星宿、視歲善惡;七者比國起兵,欲呼比丘宜軍事。如賢者不應往。(《大正藏》卷二十四第917页)

【评说】佛陀规定出家人不应赴他人之邀谈论医药事务、观星相卜吉凶、参与军务。

【原文】復有五事:一者相牽連臂;二者同小床;三者人知少所經,欲來難比丘;四者說經人不聽;五者人病酒。皆不應為說法。(《大正藏》卷二十四第917页)

【评说】佛陀要求弟子不为醉酒者论说佛法。

【原文】欲坐禪復有五事:一者當隨時、二者當得安床、三者當得端坐、四者當得閑處、五者當得善知識。

復有五事:一者當得好善檀越、二者當有善意、三者當有善藥、四者當能服藥、五者當得助爾乃得猗。(《大正藏》卷二十四第917页)

【评说】佛陀认为坐禅需要一定的条件,其中安静的场所、有成就的先行者的指导和必要的医药支持是必不可少的。

【原文】有五事應相入室:一者問訊、二者病瘦往瞻視、三者問經、四者有所借、五者眾人使往呼。(《大正藏》卷二十四第917页)

【评说】"病瘦往瞻視",修行者有疾病应及时看护,体现了佛家对疾病持积极治疗的态度。

【原文】出户復有五事:一者不得教買某來我欲飯之;二者不得持菓蓏與沙彌,汝持授我,我欲食之;三者不得調謔臥人床上;四者不得唾人淨地;五者人如法呵之,不得怒去。是為恭敬。(《大正藏》卷二十四第917页)

【评说】"不得唾人净地",佛陀要求弟子注意环境卫生,不得随地唾吐。

【原文】復有五事當報:一者沐浴剃頭;二者澡洗;三者出行、若近讀;四者若作眾事;五

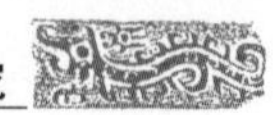

者病瘦服藥，有弟子事師二十事。（《大正藏》卷二十四第 918 页）

【评说】“一者沐浴剃头；二者洗澡”，佛陀要求弟子注意个人卫生，经常沐浴剃头。“五者病瘦服药”，得病后应及时治疗。

【原文】入浴室有二十五事：一者當低頭入，不得上向；二者當隨次踞，勿當日前；三者不得讀經狂語；四者日達嚫，不得以水洗；五者不得取日水用；六者不得持水澆火；七者不得呵火多少；八者不得多用人水；九者不得於中浣手巾衣；十者浴已即出去；十一者和上阿闍梨在中不得入；十二者三師浴，當入迴之；十三者三師浴，當持衣住外待；十四者已出易衣，當取浴布浣之；十五者自入浴當報；十六者入當著麻油；十七者當用土；十八者用澡豆；十九者當用灰；二十者當用湯已乃用水；二十一者當多少誦經；二十二者當持水澡浴處；二十三者不得住上座前；二十四者設無日當達嚫禮越主；二十五者出不得當風住，急入室。（《大正藏》卷二十四第 918 页）

【评说】佛陀时代洗浴已有一定的操作流程，进入浴室须注意节约用水，采用澡豆、灰等清除身体上的污垢，浴后用麻油涂摩身体。

【原文】入溫室有二十五事：一者當隨次坐；二者各自讀經；三者當思维念道；四者不得妄起至上座前；五者不得與下座共說世事；六者聞揵槌聲當先禮佛；七者當禮比丘僧；八者不得至上座處坐；九者不得左右顧視語；十者不得唾污淨地；十一者不得呵叱下座；十二者不得呵人火；十三者不得數起出入；十四者行不得使足有聲；十五者出當牽戶反閉之；十六者設戶已閉當彈指；十七者不得大排戶使有聲；十八者已彈指安心讀經；十九者自讀經，不得中語；二十者人讀經，不得妄語；二十一者讀經未竟，不得數起，使床有聲亂人意；二十二者讀經未竟，不得先去臥；二十三者達嚫未已，不得便開戶去；二十四者當禮佛；二十五者當禮上座。（《大正藏》卷二十四第 919 页）

【评说】佛陀要求弟子注意环境卫生，洗浴时不得随意唾吐。

卷　下

【原文】譬身若一處為虫所食瘡、若痛若痒、從是不安隱、不致慧者道。從上至竟依、護內外洗淨、是為除貪亦少欲、使致賢者清淨。是為依事。（《大正藏》卷二十四第 920 页）

【评说】佛陀时代已观察到人体被虫叮咬后会溃烂、瘙痒难忍。

【原文】賢者比丘不應畜七種藥：一者辟穀藥、二者消穀藥、三者吐下藥、四者強中藥、五者服食藥、六者毒藥、七者兵瘡藥。無有病，一切不應服藥，亦不得與他人使服，墮罪。（《大正藏》卷二十四第 920 页）

【评说】佛陀认为没有疾病不可服药，也不能让其他没病的人服药。佛陀时代的药按作用分为辟谷、消谷、吐下、强中、服食、毒、兵疮药等。

【原文】復有五事：一者人來授物，手近當更澡手；二者不得持上著鉢中；三者若見不可意不應食，亦不得使左右人知；四者食中不得唾上座前；五者不應飯而飯之，墮罪。

復有五事：一者不得以手摩拉面目、二者左手已污不得近右手、三者若手已污不得獲鉢水、四者不得已污手正袈裟、五者不得持手巾拭膩手。（《大正藏》卷二十四第921页）

【评说】佛陀要求弟子进食前先洗手；进食中不得随意唾吐；不得用脏手擦拭脸，整理衣服、取水钵；用手巾擦脏手。

【原文】飯食上澡漱有五事：一者不得捼手杯上、二者不得手指挑撩口中、三者不得涕鼻大唾鉢中、四者漱口不得令有飯吐鉢中、五者不得大奮手污濺左右人。（《大正藏》卷二十四第921页）

【评说】佛陀规定进食时不能将手按在杯上，也不能弄脏周围人，不得用手指挑饭，不得让鼻涕落入钵中，漱口时不得将食物残渣吐入钵中。

【原文】飯上有十事，左右顧視無不有罪：一者當視上座受案未；二者當視上座前具未；三者視下座亦爾；四者人皆飯，當復視之，上座前少，何等有盡者為呼益；五者視下座亦爾；六者飯未已，當復中止視，上座欲得何等；七者視下座亦爾；八者當視上座已未，設自先已，以手持前所有，不得坐視人；九者視下座亦爾；十者不得先取案，當排之、當持待人。（《大正藏》卷二十四第921页）

【评说】佛陀主张进餐时注意一定的礼仪，不能东张西望，要安心用餐。

【原文】比丘持賓揵澡槃有二十五事：一者手不淨不得攫上飾手；二者手不淨不得攫上蓋；三者手不淨不得攫前口；四者手不淨不得使益水；五者手不淨不得攫前頸；六者當從下捧腹；七者水少但當小洗手使淨；八者當出益水、還入善澆；九者欲益澡水，當先澆水三洗令淨；十者欲著水，當三倒易水滿持入；十一者欲持入，不得當道住；十二者安著屏處；十三者下常當使有枝；十四者安正上蓋；十五者當宿盛水令滿；十六者持澡槃不得曳有聲；十七者不得使上邊污；十八者不得使中有飯；十九者棄不淨水；二十者棄水不得遠，手徐徐瀉之；二十一者澡槃當先澡內外使澡淨；二十二者持澡槃手不淨，不得中止持漱口；二十三者持澡槃手污，不得攫賓揵上拭若口；二十四者不得取竈下水用澡賓揵；二十五者中外各當三更水澡乃得持入。欲持賓揵著槃中，不得大投使有聲。（《大正藏》卷二十四第921页）

【评说】佛陀规定盆浴时应洁净双手和浴盆后才能沐浴。

【原文】當用手巾有五事：一者當拭上下頭；二者當用一頭拭手，以一頭拭面目；三者不得持拭鼻；四者以用拭膩污當即浣之；五者不得拭身體，若澡浴各當自有巾。（《大正藏》卷二十四第921页）

【评说】佛陀强调个人卫生，规定手巾自用，只能擦拭脸部、手部，不能擦鼻和身体，用脏后随即清洗。沐浴时还应使用其他毛巾，不可和手巾混用。

【原文】比丘僧有七人，不應作摩波利及直日：一者年老不任事、二者病疹瘡不淨潔、三者久病羸極、四者眾人共使養病、五者上座日、六者摩摩德、七者直歲。是七人皆不應作，若有强揵，如反不欲作者，不應訶問。自是後世珍寶藏也。（《大正藏》卷二十四第921-922页）

【评说】佛陀认为弟子患疥疮病、久病体虚等情况下不应处理僧众事物。

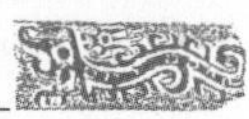

【原文】復有十五德：一者欲有所作，當白報眾人。二者不得割奪眾物獨匿自入。三者不得持眾人物私意饒益親厚。四者不得斷取眾家物以匿施用作名字。五者當數護理眾家臥具。六者若有病痛當占視，隨所思持與之。七者當恭敬瞻視比丘僧。八者為比丘僧作飯食當令淨潔。九者當隨婆羅門意。十者譬如事鬼神無有異。十一者不得自瞋喜。十二者欲行清淨，不得露身於竈下作事。十三者日暮常當自起按行門戶，視諸比丘戶皆閉不？設見異人，不得即呵，問言："卿為是沙門？"許當復待明日。十四者不得掃寒著熱。十五者不得掃熱著寒。是為十五事。（《大正藏》卷二十四第 922 页）

【评说】"为比丘僧做饭食当令洁净"，佛陀强调食物卫生，强调事物加工时的清洁卫生。

【原文】有七事以待新至比丘：一者來至即當問消息；二者當為次座上下；三者當給與房室；四者當給臥具被枕；五者當給與燈火；六者當語苾芻僧教令；七者當語國土習俗。（《大正藏》卷二十四第 922 页）

【评说】佛陀要求弟子对新来修行者要告知当地的风俗、安排好食宿，这样有利于僧众和睦。

【原文】買肉有五事：一者設見肉完，未斷不應便買；二者人已斷，餘乃應買；三者設見肉少，不得盡買；四者若肉少，不得妄增錢取；五者設肉已盡，不得言當多買。（《大正藏》卷二十四第 922 页）

【评说】此处肉不知何解，若为动物肉，则与食素宗旨相背。

【原文】擇菜有五事：一者當去根，二者當令等，三者不得令青黃合，四者當使澡淨，五者皆當令向火知之乃得布用。（《大正藏》卷二十四第 923 页）

【评说】佛陀认为炊煮蔬菜前应择去根和黄叶。

【原文】教人澡案一切食具有五事：一者皆當三易水使淨，二者拭使淨，三者布案使相去二尺，四者皆當案正下橙令堅，五者不得令污比丘僧衣。（《大正藏》卷二十四第 923 页）

【评说】佛陀规定应注意反复用水清洗食具。

【原文】摩摩德有十五德：一者用佛故；二者用法故；三者用比丘僧故；四者用和上阿闍梨故；五者用我棄家作沙門故；六者用作主人，耐忍四遠故；七者當待四遠故；八者眾中人有過，不得於前言當擅罰之；九者眾中一人有過，眾人欲罰，當下座請之，不得獨匿；十者當有德；十一者當能致檀越；十二者四遠比丘來，衣被破壞，當為乞匃補納之；十三者飯食一切當共用；十四者占視病瘦當等；十五者聞外有病比丘，當往看視之。（《大正藏》卷二十四第 924 页）

【评说】"占视病瘦当等……闻外有病比丘，当往看视之"，指主动照顾患病体弱者。

【原文】萬物何因緣生？有五事：一者四時五行，二者種性，三者自然，四者施與，五者功德。直歲以是五事，會當得佛。（《大正藏》卷二十四第 924 页）

【评说】佛家认为万物存在的条件有五种：气候、种族、自然界、有人布施、自已的功德。

【原文】從是五德：一者後世在所從生，若有被病著床，當有自然持神藥往瞻視護汝。二者後世若在厄難處，無所聞知，當有自然呼者。三者後世若在無穀水漿之處，當有自然持香甘美食往與之。四者後世若在不安隱處地飢渴，當有自然持甘露與之。五者已受是福，後世會當得道神足。（《大正藏》卷二十四第924页）

【评说】"若有被病著床，当有自然持神药往瞻视护汝"，佛家对疾病持积极治疗的态度。

【原文】陰起有十事、五事有罪、五事無罪：一者見色起；二者聞因緣起；三者思念女人端正；四者思念故宿因緣；五者手持起，有罪。無罪：一者謂臥臏申；二者常習；三者臥頻申；四者體有瘡手把近；五者欲行小便逼捉不得，陰起無罪。（《大正藏》卷二十四第925页）

【评说】佛陀时代已观察到男子生殖器勃起与睡梦中、小便急、身体有疮病等生理和看见美色或思恋女子等心理原因密切相关。

【原文】從八月十六日至臘月十五日為一時，百二十日屬冬。從臘月十六日至四月十五日為一時，百二十日屬春。從四月十六日至八月十五日為一時，百二十日屬夏，為長歲盡。從八月十六日至臘月十五日即屬冬。作沙門不更夏，雖得鉢炁蘭不得歲。或有十五日得歲者，或十六日得歲者沙門。（《大正藏》卷二十四第925页）

【评说】此段经文对一年四季作了划分：八月十六至十二月十五日，共120天属冬；十二月十六日至四月十五日，共120日为春；四月十六日至八月十五日，共120日为夏。

沙弥十戒法并威仪

失譯附東晉錄

【提要】佛陀为沙弥制定了十戒。沙弥，指在佛教僧团中已受十戒，未受具足戒，年龄在七岁以上，未满二十岁出家的男子。

【原文】盡形壽不殺生，持沙彌戒。

盡形壽不盗，持沙彌戒。

盡形壽不婬，持沙彌戒。

盡形壽不妄語，持沙彌戒。

盡形壽不飲酒，持沙彌戒。

盡形壽不著香華鬘不香塗身，持沙彌戒。

盡形壽不歌舞倡妓不往觀聽，持沙彌戒。

盡形壽不坐高廣大床，持沙彌戒。

盡形壽不非時食，持沙彌戒。

盡形壽不捉持生像金銀寶物，持沙彌戒。（《大正藏》卷二十四第926页）

【评说】沙弥十戒为不杀生、不偷盗、不淫、邪不妄语、不饮酒、不香花香水涂身、不欢听歌舞、不坐高大好床、不非时食、不捉金钱珍宝。

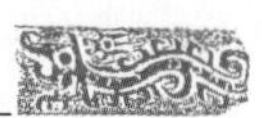

【原文】沙彌之戒,盡形壽不得殘殺傷害人物。當念所生及師友恩,精進行道欲度父母。慎無慍訟,推直於人,引曲向己。蠉飛蠕動蚑行之類,無所剋傷,施恩濟乏使其得安。心念為人,言無及殺,見殺不食、聞聲不食、疑殺不食。若見殺時,當起慈心,誓吾得道國無殺者。草木不用,慎無毁傷。有犯斯戒,非沙彌也。(《大正藏》卷二十四第 926 页)

【评说】佛陀规定沙弥不得杀害一切有情(指人类、畜生等有情识之生命)的生命。

【原文】沙彌之戒,盡形壽不得偷盜。圭合銖兩一無欺人,心存于義口不教取。販賣僕使奴婢、借賃僮客、或有惠施,一不得取。無服飾珍玩、高床幃帳,衣趣蔽形無以文綵。食趣支命,不得嗜味。無得貯畜穀糧、藏積穢寶,人與不受、受則不留轉濟窮乏。常為人說不貪之德,寧就斷手不取非財。有犯斯戒,非沙彌也。(《大正藏》卷二十四第 926 页)

【评说】佛陀规定沙弥不得偷盗,不得积蓄财物。

【原文】沙彌之戒,盡形壽不得取婦畜養繼嗣。防遠女色禁閉六情,莫覩美色。目不瞻眄、心無念婬、口無言調。華香脂粉無以近身,好聲邪色一無視聽。寧破骨碎心焚燒身體,不得為婬。雖婬泆而生垢穢,不如貞潔而死。有犯斯戒,非沙彌也。(《大正藏》卷二十四第 926 页)

【评说】佛陀规定沙弥不得娶妻或领养嗣子,不得有其他淫行。

【原文】沙彌之戒,盡形壽誠信為本,不得兩舌、惡罵、妄言、綺語。前譽後毁、證人入罪,徐言持政無宣人短,為人說法思合議理,見有諍者兩說和善。夫士處世,斧在口中,所以斬身由其惡言。不慎言者,非沙彌也。(《大正藏》卷二十四第 926 页)

【评说】佛陀规定沙弥不得妄语(指见言不见,不见言见,以虚为实,或未得道,自谓得道,未断惑,却谓得道)、两舌(指搬弄是非)、绮语(指夸夸其谈或谈说谣言)、恶骂(即恶口,指言语粗俗或不避忌讳,说人隐恶)。

【原文】"沙彌之戒,盡形壽不得飲酒。無得嘗酒、無得嗅酒、亦無粥酒、無以酒飲人、無飲藥酒、無止酒舍。酒為毒水,眾失之原,殘賢毁聖招致禍殃。四等枯朽去福就罪,靡不由之。寧飲洋銅,慎無犯酒。有犯斯戒,非沙彌也。(《大正藏》卷二十四第 926 页)

【评说】佛家认为酒是有毒的,会使人丧失理智,所以规定沙弥不得饮酒、尝酒、嗅酒,以及出入酒店。

【原文】沙彌之戒,盡形壽不得習弄兵仗手執利器、畜養六畜籠繫飛鳥、車輿騎乘快心恣意、馳騁遊獵彈射禽獸。無得放火焚燒山林傷害眾生、無得破決湖池堰塞派瀆、鉤釣魚網殘害水性。有犯斯戒,非沙彌也。(《大正藏》卷二十四第 926 页)

【评说】佛陀规定沙弥不得玩弄兵器、蓄养动物、打猎、钓鱼、焚烧山林。

【原文】沙彌之戒,盡形壽不得習弄碁局摴蒲博塞,諍於勝負弄舞調戲,吟咏歌音手執樂器,琴瑟箜篌箏笛竽笙以亂道意。無得墾掘山澤耕犁田畝,修治園圃種殖五穀,船車賈作於市販買,與百姓諍利。有犯斯戒,非沙彌也。(《大正藏》卷二十四第 926-927 页)

【评说】佛陀规定沙弥不得下棋、赌博、使用乐器、吟唱，耕种土地，从事商业。

【原文】沙彌之戒，盡形壽不得學習奇技巫醫蠱道、時日卜筮占相吉凶、仰觀曆數推步盈虛、日月薄蝕星宿變怪、山崩地動風雨旱澇、歲熟不熟有疫無疫，一不得知。不得論說國家政事平量優劣、出軍行師攻伐勝負。有犯斯戒，非沙彌也。(《大正藏》卷二十四第 927 页)

【评说】佛陀规定沙弥不得学习咒术、卜相、巫医之术。

【原文】沙彌之戒，盡形壽男女有別，居不同寺跡不相尋。無同船車俱載、逢無道談，若持異物無察視之，遠嫌避疑。無書往來，假借裁割浣濯衣服及所乞求。彼若惠己，亦不宜受。若欲往時必須耆年，慎無獨行、無止坐宿。有犯斯戒，非沙彌也。(《大正藏》卷二十四第 927 页)

【评说】佛陀规定沙弥应该注意男女有别，不和异性接触。

【原文】沙彌之戒，盡形壽非賢不友、非聖不宗。不孝之子、屠兒獵者、偷盜嗜酒之徒，志趣邪僻、履行凶嶮，不得交遊，往來之藝濁虧損道行。法服應器常與身俱，非時不食、非法不言。食則無語、臥則無談。精勤思義，溫故知新。坐則禪思、起則諷誦。戒行如是，真佛弟子。(說戒已竟，次說威儀)(《大正藏》卷二十四第 927 页)

【评说】佛陀规定沙弥应与善知识交往，不可与不孝之子、屠夫、猎人、偷盗、嗜酒之人交往。

【原文】師教沙彌有五事：一者當敬大沙門；二者不得呼大沙門名字；三者大沙門說戒經時不得盜聽；四者不得求大沙門長短；五者大沙門誤失時不得轉行說。是為沙彌威儀。(《大正藏》卷二十四第 927 页)

【评说】佛陀规定沙弥不可直呼大和尚等善知识之名。

【原文】沙彌事和上有十事：一者當早起；二者欲入戶當先三彈指；三者具楊枝澡水；四者當授袈裟却授履；五者當掃地益澡水；六者當襞被枕拂拭床席；七者師出未還不得捨房中去，師還當逆取袈裟內襞之；八者若有過，和上阿闍梨教誡，不得還逆語；九者當低頭受師語去，當思念行之；十者出戶當還牽戶閉之。是為事和上法。(《大正藏》卷二十四第 927 页)

【评说】佛陀规定沙弥服侍师长应早起，入门禀报，准备好杨枝澡水、法衣，打扫整理房间，不违背师长教诲。

【原文】教沙彌事阿闍梨有五事：一者視阿闍梨一切當如視我；二者不得調戲；三者設呵罵汝，不得還語；四者若使汝出不淨器，不得唾惡怒；五者暮當按摩之。是為事阿闍梨法也。(《大正藏》卷二十四第 927 页)

【评说】佛陀规定沙弥不得和阿阇梨(轨范师)开玩笑，不得回嘴，应主动为其按摩。

【原文】沙彌澡鉢有七事：一者鉢中有餘飯，不得便取棄之；二者欲棄中飯當著淨地；三者當用澡豆若草葉；四者澡鉢不得於淨地當人道中；五者澡鉢當使下有枝；六者當更益淨水，不得遠棄污湔人；七者欲棄鉢中水，當去地四寸，不得使有高下。(《大正藏》卷二十四第

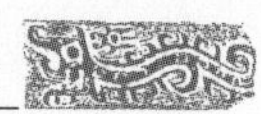

929 页）

【评说】佛陀规定沙弥应注意食具整洁。清洗食具时不应随便抛弃食物，用澡豆清洗后的污水不可随处倾倒，用净水漂洗干净。

【原文】復有五事：一者不得調譺；二者不得破中瓫瓮；三者用水不得大費；四者不得潘中澡豆麻油；五者當疾出去不得止中浣衣。（《大正藏》卷二十四第 929 页）

【评说】佛陀规定沙弥沐浴时注意节约用水。

【原文】沙彌至舍後行，有十事：一者欲大小便即當行；二者行不得左右顧視；三者至當三彈指；四者不得迫促中人使出；五者已至上復三彈指；六者不得大咽；七者不得低頭視陰；八者不得弄上灰土；九者不得持水澆壁；十者已還當澡手，未澡手不應持物。（《大正藏》卷二十四第 929 页）

【评说】佛陀时代已认识到强忍大小便的害处，要求有便意即刻排出。

【原文】給師所須，有五事：一者當得楊枝；二者當得澡豆；三者不得宿水；四者當更汲；五者手巾用應浣淨。（《大正藏》卷二十四第 930 页）

【评说】佛陀要求注意饮水卫生，不饮隔夜水。

【原文】沙彌洗鉢，有五事：一者當得牛糞灰；二者當得澡豆；三者去地七寸；四者不得有聲，三易水，欲捐水不得灑地；五者當令燥。（《大正藏》卷二十四第 930 页）

【评说】古印度用牛粪灰、澡豆擦洗食具，然后用水清洗。

【原文】凡所施行不得自用，有十八事：一者出入行來當先白師；二者若欲宿行當先白師；三者若作新法衣當先白師；四者若欲著新法衣當先白師從受；五者若欲浣法衣裳當先白師；六者若欲剃頭先當白師；七者若疾病服藥當先白師；八者若作眾僧事當先白師去；九者若欲私有具紙筆之輩當先白師；十者若諷起經唄當先白師；十一者若人以物惠施，先白師已受取；十二者已物惠施人，當先白師，師聽然後與；十三者人從己假借，一一當先白師，師聽然後有與；十四者己欲從人假借，皆當白師，師聽得去；十五者欲白之儀，先整衣服稽首為禮；十六者若其聽或不聽，皆當恭敬稽首作禮；十七者陳所欲知；十八者不得有恨意有所應辭報。（《大正藏》卷二十四第 931 页）

【评说】“若疾病服药当先白师”，佛陀要求沙弥服药前应听从师长的指导，强调用药安全。

【原文】又誦經行有十事，房室中常法，一者寢息各異不相涉入；二者受經句讀；三者論經義；四者問訊疾病；五者或為便往；六者不得說不急之事；七者不得示人之非；八者不得轉相評論；九者借取與必分明；十者無違期約以失道信。（《大正藏》卷二十四第 932 页）

【评说】“四者问讯疾病”，应主动询问其他患病修行人的情况，体现佛陀对疾病积极治疗的态度。

沙弥威仪经

宋罽宾三藏求那跋摩　译

【提要】经文规定了沙弥应该信守的戒律，沙弥，指已受十戒，未受具足戒，年龄在七岁以上、未满二十岁出家的男性。具足戒是比丘、比丘尼受持的戒律，与十戒相比戒品具足，要求更高。

【原文】師教沙彌有五事：一者當敬大沙門；二者不得喚大沙門字；三者大沙門說戒經不得盜聽；四者不得求大苾芻長短；五者大苾芻誤時不得轉行說。是為威儀法。

當教行五事：一者不得於屏處罵大苾芻。二者不得輕易大苾芻，於前戲笑、効其語言形相行步。三者見大苾芻過，則當起住若讀經；若飯時者、作眾事，不應起。四者行與大苾芻相逢，當止住下道避之。五者若調戲，若見大苾芻，即當止謝言不及。是為施行所應爾。（《大正藏》卷二十四第 932 页）

【评说】佛陀强调，不得叫大比丘的名字，不得议论大比丘长短。

【原文】汲水有十事：一者手不淨不得便用汲水，當先澡手；二者不得大投罐井中使有聲；三者當徐徐下罐，不得大挑擊左右著使有聲；四者不得使繩頭還入井中；五者不得持履伏井欄上；六者不得持罐水入著釜中；七者不得持罐置地；八者當洗澡器令淨；九者舉水入當徐徐行；十者著屏處，不得妨人道中。（《大正藏》卷二十四第 934 页）

【评说】佛陀强调，打水前首先要清洗双手，这样可以保持所汲水的清洁。

沙弥尼戒经

在　后　汉　录

【提要】本经介绍了沙弥尼的基本十戒（包括不得杀生、盗窃、淫妷、两舌恶言、饮酒、持香华自熏、坐金银高、听歌舞音乐声拍手鼓、集聚珍宝、食不失时）。沙弥尼，指未满二十岁出家且受过沙弥十戒的女子。

【原文】沙彌尼戒：不得婬泆。何謂不得？一心清潔，身不婬泆，口不說婬，心不念婬。執己鮮明，如虛空風無所倚著。身不行婬，目不婬視，耳不婬聽，鼻不婬香，口不婬言，心不存欲。觀身四大本無所有，計地、水、火、風，無我、無人、無壽、無命，何所婬泆，何所著乎？志空無相願。是為沙彌尼戒也。（《大正藏》卷二十四第 937 页）

【评说】佛陀强调，沙弥尼不能有淫邪的念头、言语和行为。

【原文】沙彌尼戒：不得兩舌惡言。言語安詳，不見莫言見、不聞莫言聞。見惡不傳、聞惡不宣，惡言直避，常行四等。無有非言，言輒說道。不得論說俗事，不講王者臣吏賊事，常歎經法菩薩正戒。志于大乘，不為小學，行四等心。是為沙彌尼戒也。（《大正藏》卷二十四

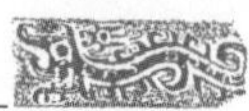

第 937 页）

【评说】佛陀强调，沙弥尼不可妄语、两舌、恶言论说俗事。

【原文】沙彌尼戒：不得飲酒。不得嗜酒，不得嘗酒。酒有三十六失，失道、破家、危身、喪命，皆悉由之。牽東引西，持南著北；不能諷經，不敬三尊；輕易師友，不孝父母；心閉意塞，世世愚癡；不值大道，其心無識，故不飲酒。欲離五陰、五欲、五蓋，得五神通，得度五道。是為沙彌尼戒也。（《大正藏》卷二十四第 937 页）

【评说】佛陀强调，沙弥尼不得饮酒，也不得尝酒味。

【原文】沙彌尼戒：不得持香華自熏飾，衣被履屨不得五色，不得以眾寶自瓔珞，不得著錦繡綾羅綺縠。不得綺視，當著麁服，青、黑、木蘭，及泥洹裹衣，低頭而行。欲除六衰，以戒為香。求誦深法以為真寶，三十二相以為瓔珞，得殖眾好以為被服，願六神通無礙，六度導人。是為沙彌尼戒也。（《大正藏》卷二十四第 937 页）

【评说】佛陀强调，沙弥尼不得使用香水、锦衣。

【原文】沙彌尼戒：不得坐金銀高床。綺繡錦被，寶綩綖，不得念之。不得教求索好床榻席、五色畫扇、上好氀拂。不得著臂釧指鐶。直信、戒、慚、愧、施、博聞、智慧，一心精專。常求三昧以為床榻，心不動搖；眾慧自然以為坐具，七覺不轉志于道心。是為沙彌尼戒也。（《大正藏》卷二十四第 937 页）

【评说】佛陀强调，沙弥尼不得使用高大好床、好被服和饰品。

【原文】沙彌尼戒：不得聽歌舞音樂聲拍手鼓節。不得自為亦不教人。常自修身，順行正法，不為邪行，一心歸佛，誦經行正以為法樂，不為俗樂。聽經思维深入大義。自不有疾，不得乘車馬象。當念輕舉、八不思議神通之達，以為車乘，度脫八難。是為沙彌尼戒也。（《大正藏》卷二十四第 937 页）

【评说】佛陀强调，沙弥尼不得观看观听歌舞音乐、拍手应和，也不能教别人这样做。

【原文】沙彌尼戒：不得積聚珍寶。不得手取，不得教人。常自專精，以道為寶，以經為上，以義為妙，解空無相無願為本。至於三脫，不求貪欲。欲離九惱，住道甚久，無窮無極，無有邊際，亦無所住。是為沙彌尼戒也。（《大正藏》卷二十四第 937 页）

【评说】佛陀强调，沙弥尼不应集聚珠宝。

【原文】沙彌尼戒：食不失時。常以時食不得失度，過日中後不得復食，雖有甘美無極之味，終不復食。亦不教人犯，心亦不念。假使無上自然食來，亦不得食也。若長者國王過日中後，亦不服食，終死不犯。常思禪定，一切飲食雖有所食，裁自支命。欲令一切解深達願，得十種力以為飲食。是為沙彌尼戒也。（《大正藏》卷二十四第 937 页）

【评说】饮食只是为了维持生命，佛陀强调，沙弥尼应该过午不食。

沙弥尼离戒文(沙弥尼戒经)

东 晋 失 译

【提要】本经记载了沙弥尼必须信守的十条基本戒律,沙弥离又作沙弥尼,未满二十岁出家的女子,受过沙弥十戒后称为沙弥尼。

【原文】用何等故作沙彌離?用歸命佛、歸命法、歸命苾芻僧故。用剃頭、被袈裟故。幾戒?沙彌離有十戒。

一、盡形壽不得殺生,不得教人殺生。

二、盡形壽不得盜,不得教人盜。

三、盡形壽不得婬,不得教人婬。

四、盡形壽不得嫁,不得教人嫁。

五、盡形壽不得妄語,不得教人妄語。

六、盡形壽不得歌舞,不得教人歌舞,不得彈箏吹笛。

七、盡形壽不得著香華脂粉,不得教人著脂粉。

八、盡形壽不得於高好刻鏤床上臥,不得教人作好床臥。

九、盡形壽不得飲酒,不得教人飲酒。

十、盡形壽過日中不得復食,不得教人食。(《大正藏》卷二十四第 938 页)

【评说】佛陀强调,沙弥尼十戒包括不杀生、不盗、不淫、不嫁人也不教人嫁、不妄语、不歌舞(不教人歌舞)弹琴吹笛、不用香水脂粉(亦不教人用)、不卧高大好床、不饮酒、过午不食。

【原文】不得於避處裸形自弄身體。(《大正藏》卷二十四第 938 页)

【评说】佛陀强调,沙弥尼不可在僻静处抚摸自己身体。

【原文】不得照鏡摩拭面目畫眉。(《大正藏》卷二十四第 938 页)

【评说】沙弥尼不得化妆。

【原文】夜臥有五事:當頭輪佛;當傴臥不得申脚;不得仰向頻申;不得袒裸自露;不得手近不淨處。(《大正藏》卷二十四第 939 页)

【评说】佛陀强调,沙弥尼夜卧时不得暴露形体,不得将手放置在外阴部。

【原文】入浴室有五事:不得與優婆夷共洗;不得與婢使共洗;不得與小兒共洗;不得取他成事水;不得自視形體隱處。(《大正藏》卷二十四第 939 页)

【评说】佛陀强调,沙弥尼不得和优婆夷(在家修行的女性)、仆人、小孩一起沐浴;浴水专用;浴时不得察看自己身体隐秘处。

【原文】朝起有五事:先當清淨却著法衣;先禮經像;却禮師僧;去六尺問訊;却行出戶。

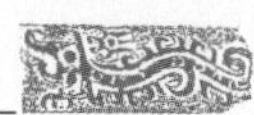

(《大正藏》卷二十四第 939 页)

【评说】佛陀强调,沙弥尼晨起应当注意仪表整洁。

佛說优婆塞五戒相经

宋元嘉年求那跋摩　译

【提要】佛陀在迦维罗卫国为净饭王说优婆塞(在家修行的男子)应信守的五戒(不杀生、不偷盗、不淫邪、不妄语、不饮酒)。

【原文】佛告諸苾芻:"犯殺有三種奪人命:一者,自作;二者,教人;三者,遣使。自作者,自身作奪他命;教人者,教語他人言:'捉是人,繫縛奪命。'遣使者,語他人言:'汝識某甲不?汝捉是人,繫縛奪命。'是使隨語奪彼命時,優婆塞犯不可悔罪。"(《大正藏》卷二十四第940 页)

【评说】佛陀认为犯杀戒有两种形式:自己动手杀人;教唆他人杀人。

【原文】復有三種奪人命:一者,用內色;二者,用非內色;三者,用內非內色。內色者,優婆塞用手打他,若用足及餘身分,作如是念:"令彼因死!"彼因死者,是犯不可悔罪;若不即死,後因是死,亦犯不可悔;若不即死,後不因死,是中罪可悔。用不內色者,若人以木、瓦、石、刀稍、弓箭、白鑞、叚鉛、錫叚,遙擲彼人,作是念:"令彼因死!"彼因死者,犯不可悔罪;若不即死,後因是死,亦犯不可悔;若不即死,後不因死,是中罪可悔。用內非內色者,若以手捉木、瓦、石、刀稍、弓箭、白鑞、叚鉛、錫叚、木叚打他,作如是念:"令彼因死!"彼因死者,是罪不可悔;若不即死,後因是死,亦犯不可悔;若不即死,後不因死,是中罪可悔。(《大正藏》卷二十四第 940 页)

【评说】夺人性命有三种方式:用内色、用非内色、用内非内色。用内色指用手击打,致人死亡;用非内色,指抛掷各种器具,致人死亡;用内非内色,手执器具致人死亡。

【原文】毘陀羅者,若優婆塞以二十九日,求全身死人,召鬼呪尸令起,水洗著衣令手捉刀,若心念口說:"我為某甲故,作此毘陀羅!"即讀呪術,若所欲害人死者,犯不可悔;若前人入諸三昧,或天神所護,或大呪師所救解,不成害,犯中可悔。是名毘陀羅殺也。

半毘陀羅者,若優婆塞二十九日作鐵車,作鐵車已,作鐵人,召鬼呪鐵人令起,水洗、著衣,令鐵人手捉刀,若心念口說:"我為某甲讀是呪!"若是人死者,犯不可悔罪;若前人入諸三昧,諸天神所護,若呪師所救解,不成死者,是中罪可悔。是名半毘陀羅殺。

斷命者,二十九日牛屎塗地,以酒食著中,然火已尋便著水中,若心念口說,讀呪術,言:"如火水中滅。若火滅時,彼命隨滅。"又復二十九日,牛屎塗地,酒食著中,畫作所欲殺人像。作像已,尋還撥滅,心念口說,讀呪術,言:"如此像滅,彼命亦滅。若像滅時,彼命隨滅。"又復二十九日,牛屎塗地,酒食著中,以針刺衣角頭,尋還拔出,心念口說讀呪術,言:"如此針出,彼命隨出。"是名斷命。若用種種呪死者,犯不可悔罪;若不死者是中罪可悔。(《大正藏》卷二十四第 940 页)

【评说】本段经文是古印度用各种咒术致人死亡的记载。

【原文】又復墮胎者，與有胎女人吐下藥，及灌一切處藥，若針血脈，乃至出眼淚藥，作是念："以是因緣令女人死。"死者，犯不可悔罪；若不即死，後因是死，亦犯不可悔罪；若不即死，後不因死，是中罪可悔。若為殺母故墮胎，若母死者，犯不可悔；若胎死者，是罪可悔；若俱死者，是罪不可悔；若俱不死者，是中罪可悔。若為殺胎故，作墮胎法，若胎死者，犯不可悔；若胎不死者，是中罪可悔；若母死者，是中罪可悔；俱死者，是犯不可悔。是名墮胎殺法。(《大正藏》卷二十四第940页)

【评说】古印度已采用下药、针血脉、出眼泪、灌药等多种方法堕胎，当时已观察到堕胎不当会导致孕妇死亡的恶果。

【原文】善戒人者，如來四眾是也。若到諸善人所，如是言："汝持善戒有福德人。若死，便受天福。何不自奪命?"是人因是自殺死者，犯不可悔罪；若不自殺者，中罪可悔。若善戒人作是念："我何以受他語自殺!"若不死者，是罪可悔。若教他死已，心生悔言："我不是！何以教此善人死?"還往語言："汝善戒人，隨壽命住，福德益多故，受福益多，莫自奪命。"若不因死者，是中罪可悔。(《大正藏》卷二十四第941页)

【评说】佛陀认为不可为了追求死后升天劝人自杀。

【原文】又一人被截手足，置著城塹中，又眾女人來入城中，聞是啼哭聲，便往就觀，共相謂言："若有能與是人藥漿飲，使得時死，則不久受苦!"中有愚直女人，便與藥漿，即死。諸女言："汝犯戒，不可悔!"即白佛。佛言："汝與藥漿時死者，犯戒不可悔。"(《大正藏》卷二十四第941页)

【评说】佛陀认为，为了减少他人苦痛采用毒药致其死亡是犯戒行为。

【原文】若人懷畜生胎，墮此胎者，犯小可悔罪；若畜生懷人胎者，墮此胎死者，犯不可悔。(《大正藏》卷二十四第941页)

【评说】人怀畜生胎、畜生怀人胎似可理解为异常胚胎。

【原文】有居士起新舍，在屋上住，手中失梁，墮木師頭上，即死。居士生疑："是罪為可悔不?"問佛，佛言："無罪。"屋上梁，人力少不禁故，梁墮木師頭上，殺木師。居士即生疑。佛言："無罪。從今日作好用心，勿令殺人!"

又一居士屋上作，見泥中有蠍，怖畏跳下，墮木師上，即死。居士生疑。佛言："無罪。從今日好用心作，勿令殺人!"

又一居士，日暮入嶮道值賊，賊欲取之，捨賊而走，墮岸下織衣人上，織師即死。居士即生疑。佛言："無罪。"

又一居士山上推石，石下殺人，生疑。佛言："無罪。若欲推石時，當先唱：'石下!'令人知。"(《大正藏》卷二十四第941页)

【评说】本段经文记载了各种意外致人死亡的案例。

【原文】又一人病癰瘡未熟，居士為破而死，即生疑。佛言："癰瘡未熟，若破者人死，是中罪可悔；若破熟癰瘡死者，無罪。"(《大正藏》卷二十四第941页)

【评说】佛陀时代已观察到痈疽未成熟而过早切开可致人死亡。

【原文】又一小兒喜笑，居士捉擊攊，令大笑故，便死。居士生疑。佛言："戲笑故，不犯殺罪。從今不應復擊攊人令笑。"(《大正藏》卷二十四第941页)

【评说】佛陀时代已认识到大笑过度可致人死亡。

【原文】盜戒第二

佛告諸苾芻：優婆塞以三種取他重物，犯不可悔：一者，用心；二者，用身；三者，離本處。用心者，發心思维欲為偷盜；用身者，用身分等取他物；離本處者，隨物在處，舉著餘處。(《大正藏》卷二十四第941页)

【评说】佛陀认为存心夺取、凭自己身份地位取得或未经允许将一物从一处移到另一处都是偷盗行为。

【原文】婬戒第三

佛告諸苾芻：優婆塞不應生欲想、欲覺，尚不應生心，何況起欲、恚、癡、結縛根本不淨惡業。是中犯邪婬有四處：男、女、黃門、二根。女者，人女、非人女、畜生女。男者，人男、非人男、畜生男。黃門、二根亦同於上類。(《大正藏》卷二十四第942-943页)

【评说】佛陀规定在家修行者不能与男性、女性、先天男性生殖器缺失和先天阴阳人(同时拥有男女生殖器)发生各种形式的性行为。此种男性包括雄性动物，女性包括雌性动物。

【原文】若優婆塞婢使已配嫁有主，於中行邪婬者，犯不可悔；餘輕犯如上說。

三處者，口處、大便、小便處，除是三處，餘處行欲皆可悔。(《大正藏》卷二十四第943页)

【评说】古印度男女间已有口交、肛交行为。

【原文】若優婆塞有男子僮使人等，共彼行婬二處，犯不可悔罪；餘輕犯罪同上說。(《大正藏》卷二十四第943页)

【评说】古印度已有同性间的性行为。

【原文】若人死乃至畜生死者，身根未壞，共彼行邪婬，女者三處犯不可悔；輕犯同上說。(《大正藏》卷二十四第943页)

【评说】古印度已有奸尸(人或动物尸体)的行为。

【原文】酒戒第五

長老莎伽陀能降惡龍，折伏令善，諸人及鳥獸得到龍宮，秋穀熟時不復破傷。因長老伽莎陀名聲流布，諸人皆作食傳請之。是中有一貧女人信敬，請長老莎伽陀，莎伽陀默然受已，是女人為辦名酥乳糜，受而食之。女人思维："是沙門噉是名酥乳糜或當冷發。"便取似水色酒持與。是莎伽陀不看飲。飲已，為說法便去，過向寺中。爾時間酒勢便發，近寺門邊倒地，僧伽梨衣等、漉水囊、鉢、杖、油囊、革屣、鍼筒各在一處，身在一處，醉無所覺。

爾時佛與阿難遊行到是處，佛見是苾芻，知而故問："阿難！此是何人?"答言："世尊！此是長老莎伽陀。"佛即語阿難，是處為我敷座床，辦水，集僧。阿難受教，即敷座床，辦水集僧已，往白佛言："世尊！我已敷床，辦水，集僧。"佛自知時，佛即洗足坐，問諸比丘："曾見聞有龍，名菴婆羅提陀，兇暴惡害，先無有人到其住處，象、馬、牛、羊、驢、騾、駱駝無能到者，乃至諸鳥無敢過上，秋穀熟時，破滅諸穀。善男子！莎伽陀能折伏令善，今諸人及鳥獸得到泉上。"(《大正藏》卷二十四第 943-944 页)

【评说】佛陀时代已有一种酒，外观似水，无酒味，饮后可使人醉倒，神志不清。

【原文】是時眾中有見者言："見，世尊！"聞者言："聞，世尊！"佛語比丘："於汝意云何，此善男子莎伽陀，今能折伏蝦蟇不?"答言："不能。世尊！"佛言："聖人飲酒尚如是失，何況俗凡夫如是過罪！若過是罪，皆由飲酒故。從今日若言我是佛弟子者，不得飲酒，乃至小草頭一滴，亦不得飲。"

佛種種呵責飲酒過失已，告諸比丘："優婆塞不得飲酒者，有二種，穀酒、木酒。木酒者，或用根莖葉花果，用種種子、諸藥草雜作酒，酒色、酒香、酒味，飲能醉人，是名為酒。若優婆塞嘗咽者，亦名為飲，犯罪。若飲穀酒，咽咽犯罪；若飲酢酒，隨咽咽犯；若飲甜酒，隨咽咽犯。若噉麴能醉者，隨咽咽犯；若噉酒糟，隨咽咽犯；若飲酒澱，隨咽咽犯；若飲似酒色、酒香、酒味，能令人醉者，隨咽咽犯。若但作酒色，無酒香、無酒味，不能醉人及餘，飲皆不犯。"(《大正藏》卷二十四第 944 页)

【评说】佛陀规定在家的修行者不能饮酒和食用酒糟，他将酒分谷酒和木酒，木酒指用植物根茎、叶、花、果、种子、药草酿制，有酒香、酒味，饮后能令人沉醉。

佛说戒消灾经

吴月支优婆塞支谦　译

【提要】佛陀在舍卫国时，大姓子、噉人鬼妇和四百九十八人皈依佛陀。

【原文】爾時有一縣，皆奉行佛五戒、十善，一縣界無釀酒者。中有大姓家子，欲遠賈販，臨行父母語其子言："汝勤持五戒，奉行十善，慎莫飲酒，犯佛重戒。"受教而行。往到他國，見故同學、親友相得歡喜。將歸，出蒲萄酒，欲共飲之。辭曰："吾國土奉佛五戒，無敢犯者，飲酒後生為人愚癡，不值見佛。且辭親行，父母相誡，以酒蒸仍違教犯戒，罪莫大也。知識區區，別久會同，心雖悅喜，不宜使吾犯戒，違親教也。"(《大正藏》卷二十四第 944 页)

【评说】蒲萄酒，即葡萄酒，佛陀时代已广泛饮用。

大爱道比丘尼经

附　北　凉　录

【提要】佛陀在迦维罗卫释氏精庐经阿难劝说后接受姨母大爱道出家修行，并规定了比丘尼的十戒。

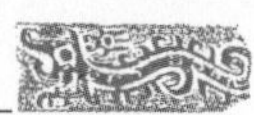

卷　上

【原文】佛告阿難:"假使母人欲作沙門者,有八敬之法不得踰越,當盡形壽學而持之,自紀信解專心行之,譬如防水善治堤塘勿令漏泆。其已能如是者,可得入我法律戒中也。

何謂為八敬?一者比丘持大戒,母人比丘尼當從受正法,不得戲故輕慢之,調欺咳笑說不急之事用自歡樂也。

二者比丘持大戒,半月以上比丘尼當禮事之。不得故言新沙門勞精進乎,今日寒熱乃爾耶?設有是語者,便為亂新學比丘意。常自恭敬謹勑自修,勸樂新學遠離防欲,憺然自守。

三者比丘、比丘尼不得相與並居同止。設相與並居同止者,為不清淨、為欲所纏,不免罪根。堅當自制明斷欲情,憺然自守。

四者三月止一處自相撿挍,所聞所見當自省察。若邪語受而不報,聞若不聞、見若不見,亦無往反之緣。憺而自守。

五者比丘尼不得訟問自了。設比丘以所聞所見,若比丘有所聞見訟問比丘尼,比丘尼即當自省過惡,不得高聲大語自現其欲態也。當自撿挍,憺而自守。

六者比丘尼有庶幾於道法者,得問比丘僧經律之事,但得說般若波羅蜜,不得共說世間不急之事也。設說不急之事者,知是人非為道也,是為世間放逸之人耳。深自省察,憺而自守。

七者比丘尼自未得道,若犯法律之戒,當半月詣眾僧中自首過懺悔,以棄憍慢之態。今復如是自恥慚愧深自省察,憺而自守。

八者比丘尼雖百歲持大戒,當處新受大戒比丘下坐,當以謙敬為作禮。

是為八敬之法。我教女人,當自束修不得踰越,當以盡壽學而行之。假令大愛道審能持此八敬法者,聽為沙門。"(《大正藏》卷二十四第946页)

【评说】佛陀规定女性谨守八敬法始能出家。八敬法分别指:比丘尼礼敬比丘、比丘尼半月请教比丘一次、比丘尼不得与比丘共居一处、比丘尼三月互相检讨一次、比丘尼间有争论应报告比丘、比丘尼只可向比丘请教经、律(不可请教俗世事务)、比丘尼犯戒应半月向比丘众自首忏悔、比丘尼虽年过百岁受大戒仍应顶礼新受戒比丘。

【原文】爾時佛便授大愛道十戒為沙彌尼。"沙彌尼奉戒者,斷之根也。不得殺生,禽獸蟲蛾斫樹生折草華,終無害心。不得盜不得偷,不得貪人財物、或娛色欲、軟細語言令人迷亂。貪得布施以為家業,此利墮貪盜之中。苾芻尼當慎莫豫也。"

爾時大愛道便受十戒為沙彌尼。"何等為十戒?為賢者道。當以慈心不起毒意,盡形壽不得殘殺群生傷害人物,常念所生當慈念之。精進行道,欲度父母及一切人,慎無濫訟求直害彼。蜎飛蠕動蚑行之類,一不得傷害。恒欲濟生慈心於道,及見殺者為其墮淚,聞聲不食,常當悲哀之。自誓婬欲之根,乃致是哉乎。作是、得是、不與他人。有犯斯戒,非沙彌尼也。

二者盡形壽不得偷盜、不得貪財。買賤賣貴圭合銖兩,一不得欺人。心存于道,靜志自守。口不教人買使奴婢借倩僮客,或人惠施財寶及男子衣被,一不得取。若受者,為不清淨,是為勃亂。不得服飾衣珍寶之衣,不得著珠環瓔珞,不得坐高床幃帳之中。若有此想,為不清淨。衣取蓋形,莫用文采。飯取充口,立其四大,莫著味、積穢惡寶、人與莫受,惡從何得前耶。若設受者，為不清淨。為人說經前，歎罪惡地獄之患。賢者當知，天上之福不可稱量，違說世間生死之事也。若設布施者，寧就斬手不取非財也，寂然自守堅離色欲。有犯斯戒，非沙彌尼也。

三者沙彌尼盡形壽不得婬。不得畜夫婿、不得思夫婿、不得念夫婿，房遠男子禁閉情態、心無存婬、口無言調、華香脂粉無以近身。常念欲態垢濁不淨，自念婬惡萬事百端，寧破骨碎心焚燒身體死死無婬。非婬泆而生，不如守貞潔而死。婬泆之態，譬如須彌山，溺在海中無有出期。婬泆之欲，沒在泥犁中，甚於須彌山。有犯斯戒，非沙彌尼也。

四者沙彌尼盡形壽至誠有信。心直為本，口無二言，不得兩舌說道姦非，不得惡罵詈中傷他人，妄言綺語前譽後毀、證入人罪。不得誹謗於他人，是不是好不好。徐語惟正乃宣，不正無宣也。若人說法一心聽之，思念要義意以為慶。大士處世，斧在口中，所以殺身皆由惡言。恣心快語乃致禍患，撿身口意災當何緣？智者所達，自守節一心。有犯斯戒，非沙彌尼也。

五者沙彌尼盡形壽不得飲酒。不得甞酒、不得嗅酒、不得粥酒、以酒飲人。不得言有欺藥酒、不得至酒家、不得與酒客共語言。夫酒為毒藥、酒為毒水、酒為毒氣，眾失之原眾惡之本，殘賢毀聖敗亂道德，輕毀致災立禍根本。四大枯朽，去福就禍靡不更之。寧飲烊銅，不飲酒味。所以者何？酒令人失志迷亂顛狂，令人不覺入泥犁中，是故防酒耳。有犯斯戒，非沙彌尼也。

六者沙彌尼盡形壽不得乘車馬輿、快心恣意可口罵詈、呪咀自可。不得戲故五歲男兒，不得引掌觸雄畜生，不得搥捶雄畜生，不得摸弒雄畜生陰。靜志自守思念經道，常以空寂為娛樂。一切群生無快死者，欲買其肉，五肉不得食。常自慚愧惡露不淨，懺悔慈心無所傷害。有犯斯戒，非沙彌尼也。

七者沙彌尼盡形壽不得采畫。不得金縷繡，不作織成衣與他人，不得坐高床上低帷而坐，不得照鏡自現其形相好不好，不得施床襜衣，不得倨床而吟，不得大笑而語。不得高聲大語，語時當軟聲。不得彈琴手執樂器，不得歌舞自搖身體，不得顧視而行，不得邪視而行，不得市買百姓、諍欲利害使人誹謗。有犯斯戒，非沙彌尼也。

八者沙彌尼盡形壽不得學習巫師，不得作醫蠱飲人，不得說道日好日不好、占視吉凶仰觀歷數、推布盈虛日月薄蝕、星宿變殞山崩地動、風雨水旱占歲寒熱。有多病疾一不得知。不得論說國家政事，某國強某國弱、某國人健某國人劣，可出軍行師攻伐勝負、可得財利以為家業。不得道說某家富樂某家貧苦，不得相人某相富某相貧，不得行伐生樹自治屋室。不得自手折生華以散佛上，若人持華來上佛應受，當為三反呪願。當愍傷於人，此華化華耳不得久立，一切人亦復如化，皆從女人生形而不久立、坐之苦痛。生老病死更相哭弔，憂惱意亂，善神日遠、邪鬼復嬈，身當復死。是以如化而不久立。有犯斯者，非沙彌尼也。

九者沙彌尼盡形壽男女各別不得同室而止，行迹不與男子迹相尋。不得與男子同舟車而載，不得與男子衣同色，不得與男子同席而坐，不得與男子同器而食，不得與男子染作采色，不得與男子裁割作衣，不得與男子浣濯衣服，不得從男子有所求乞。若男子進貢好物，當重察觀之，當遠嫌避疑慎所思名。不得書疏往來，假借倩人使。若有布施，亦不宜受。若欲行者必須年耆，慎莫獨行。行必有所視視，設見色為不清淨。不得別行獨止一室而宿也。有犯斯戒，非沙彌尼也。

十者沙彌尼盡形壽身不犯惡。口不犯惡、心不犯惡，言行相應。非賢不友、非聖不宗。

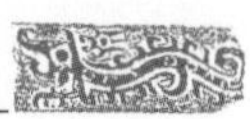

何以故非賢不友也？夫賢者心無起滅故。何以故非聖不宗也？夫聖無縛著之色，滅斷種姓貪垢已盡故。不宗不孝之子、屠兒賊寇嗜酒之徒，志趣邪冥履行凶危，慎莫交遊往來，往來者與之滓濁毀損道行。堅當自持。無大笑戲調，不得犇走著長者前，不得仰頭而行，不得數與國王相見。若道街里有伎樂，不得攀垣牆視之、不得倚壁而視。不得交脚而坐，不得展脚而坐，不得伏坐上而語。常當自羞恥女人惡露。有犯斯戒，非沙彌尼也。”(《大正藏》卷二十四第 947-948 页)

【评说】沙弥尼十戒分别是：不得杀生，包括一切有情生命；不得偷盗、贪财，不得贪图华美衣饰、高大广床、饮食供养；不得邪淫，不可思念、畜养夫婿，远离男性；不可两舌、恶语、妄言、绮语；不得饮酒也不可让他人饮酒，不可出入酒家；不得乘坐车马、詈骂他人，不可和 5 岁以上男子戏笑，不可接触雄性动物；不可为他人制作衣物、不得因为美丑照镜，不可高声说话，不可弹琴舞蹈，步行时不可顾视四周，不可讨价还价；不可以巫术为人治病，不可为人占卜吉凶相面，不可妄议国事；不可与男子同住、同车、衣同色、同坐，不可为男子制衣、洗衣；心、口、意不犯恶，不与品行差的人交往，不观伎乐，不攀墙而视，不交脚而坐，不展脚而坐。

“夫酒为毒药、酒为毒水、酒为毒气，众失之原众恶之本，残贤毁圣败乱道德，轻毁致灾立祸根本。四大枯朽，去福就祸靡不更之”，佛陀指出饮酒的害处：使人迷失自己，干出败坏道德的事。

【原文】佛告比丘尼裘曇彌：“汝行十戒如法者，有大戒名具足，真諦行之疾得作佛。凡有五百要事。若且復行十事可得道場，若不能行者不得至，終不能得是大具足戒也。”

爾時裘曇彌見佛說是語，大歡喜，前以頭面著地，稽首禮佛足下，却長跪叉手白佛言：“受恩。使復受十戒之慧。”佛告沙彌尼：“已作沙彌尼，依其法律奉行十事，可疾得入。何等十？一者常有慈心，内外清白無傷害意。二者思念布施，無愛慳惜，不畜餘遺，無竊盜意。三者常自淨潔，靜志自守，無婬邪垢。四者常當至誠，口無異言。五者常當自清淨，終離蜜酒，無醉亂意。六者常自守志，無惡口駡人。七者常謙卑，無貢高坐珍寶高床。八者常持齋，日中乃食。九者常持等心，無嫉妬意。十者當觀菩薩及諸師如視佛想，心常柔軟無瞋怒意。是為沙彌尼十事法律也。”(《大正藏》卷二十四第 948 页)

【评说】比丘尼应该奉行的十件事：有慈悲心；经常布施不吝惜；无邪念，精神内守；正直，心口如一；戒酒，清静；不恶意辱骂他人；不坐珍宝高床；常持斋，日中乃食；没有嫉妒心；没有嗔怒心；视众生如佛陀。

【原文】沙彌尼復有十事法。何謂為十？一者當敬佛，至心無邪，持頭腦著地，常自懺悔宿世罪行惡。二者常敬法，心存於道，慈孝於經。三者常敬於僧，心平不廢，至誠有信。四者晝夜事師，心不懈惓如事佛。五者視一切眾生，心皆平等，如自視其師。六者還自視諸沙彌尼，心敬愛之如視父母。七者視一切悉以等心，如視兄弟姊妹。八者視一切畜獸，心愍傷敬愛，如視夫主兒子。九者視一切置心樹草木芭蕉，敬之視之無厭，如視身。十者當念十方天下蠕動蚑行勤苦不可言。是為沙彌尼十事法律也。(《大正藏》卷二十四第 948 页)

【评说】比丘尼还应奉行的十件事：敬重佛、敬重法、礼敬僧人、尽心服侍师长、视众生平等、敬爱其他沙弥尼、看待其他人都像看待自己的兄弟姐妹一样、对畜兽心怀悲悯、如对待人一样对待草木植物、爱一切生命形式。

【原文】“沙彌尼事師,有十事。何等為十?一者當敬於師,常附近之,如法律行。二者當如師教,常當和順。三者常當早起、勿後師起,自敬其心勿令師呼。四者常誠信於師,心直有實。五者慈孝於師,心存左右不去食息。六者若行國中見怪異之事,當啟語師,問其變異。七者從師受經,當端心至實,身心口意無差特如毛髮。八者師設使行所至到,當疾去、疾來還。設有人問:‘沙彌尼!汝師在不?’當默然而去,不當共相應和也。九者設有過惡,尋當疾向師首過言無狀。十者一切當信向師,若聞人說師,即當呵之。是為沙彌尼十事法律,行之得道。”(《大正藏》卷二十四第948页)

【评说】比丘尼和师长相处应该遵守的十件事:礼敬师长、遵从师长教导、起床要比师长早、对师长诚信、对师长慈孝、讲自己所见所闻的怪异事汇报给师长、跟从师长潜心修习经文、不向他人透露师长的踪迹、及时跟师长承认自己的过错、要对师长无比信任。

卷　下

【原文】佛言:“阿難!是法律大重,甚難甚難,能持者自然成男子身,可得作佛。”

賢者阿難即出語大愛道比丘尼:“佛說:‘法律大重,甚難甚難。持之疾得作男子,可得作佛。’”大愛道歡喜,即禮阿難而去。

佛告比丘尼:“出家求道滅斷陽欲,陰氣已盡。既隆勸進建立大乘,修恂道德精修佛戒,行如佛行、住如佛住、視如佛視,無以虛危;捐除俗綱正修進度,可勉女身受金剛志,作福一日受無量德。無以綺飾幽妙之姿,育養媚色迷惑丈夫,自纏入罪十死有餘。不念道法專作罪根,思之思之慎莫復婬,積功累德可得全身。是為比丘尼立德之本法也。

比丘尼以捨家立法,當如法行,如法立德、如法立志、如法立行,却情欲態心常良潔,滅除妖惑,入深微妙之法,及大法。若能自分別本能之原,一切絕滅與色永然。是為比丘尼立法之本也。

比丘尼以捨家立志除去惡露,常自慚愧羞恥罪患受女人身,不得縱意迷惑於眾,欲破敗道意,展轉生死與罪相值。自省態惡無過是患,因拔罪根求金剛體,終離女身求鮮潔志。是故捨家行作沙門,斷諸惡論遠離罪患。是為比丘尼立德之本也。”(《大正藏》卷二十四第950页)

【评说】佛陀强调女子出家“要灭断阳欲”“却情欲态心常良洁”。经文中“常自惭愧羞耻罪患受女人身”一说或可看出佛陀时代对女子的歧视。

【原文】比丘尼已受具足戒,有三事。何謂為三?一者自念惡露不淨潔。二者自念多欲,妖惑一切人皆令意亂。三者自念多恣態,嬈亂正法皆令敗壞;自謂姝好天下無雙,不知罪至欲來纏身。是為比丘尼觀欲之本也。(《大正藏》卷二十四第950页)

【评说】佛陀时代认为女子具有的身心特点是:恶露不净洁(月经、白带等)、性欲较重、注重容颜。

【原文】比丘尼若受檀越請食,當如法行、當如法食,有三事。一者不得與比丘僧共會坐而食;二者不得與優婆塞共會坐食;三者不得貪持食用啖年少優婆塞也。是為比丘尼食法也。(《大正藏》卷二十四第950页)

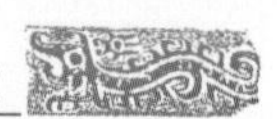

【评说】“不得贪持食用啖年少优婆塞也”，不可过度食用年轻的优婆塞（在家修行男子）提供的食物，意在减少与异性接触，坚定修行的信心。

【原文】比丘尼若詣檀越家，當大小更相撿挍行，當低頭直去，不得在右顧視戲笑直行也。若於道上見大比丘、若沙彌，平等觀之，當直作禮而去，不得與相視顏色。若視顏色者，心為不淨。亦不得問訊起居、欲至何所。設相問訊者，必有情態起。何以故？用心意識想故。雖不得交，其心亂矣。正爾為兩墮已。若有犯者，非賢者比丘尼也。（《大正藏》卷二十四第 950 页）

【评说】佛陀认为与异性“相视颜色”（互相打量容颜）“问讯起居”（询问日常生活起居），“必有情态起。何以故？用心意识想故。虽不得交，其心乱矣”，性欲泛起，扰乱修行，应禁止。

【原文】比丘尼若受檀越請食，當如法食。若時到當食，上坐當令下坐皆起，呼檀越來各布香訖，三偈禮佛訖還坐。檀越下手巾竟下食訖，悉平等，乃呪願達嚫而食。食不得有聲、不得左右顧視也。不得含飯而戲笑，亦無含飯而語。犯者，非賢者比丘尼也。（《大正藏》卷二十四第 950-951 页）

【评说】“食不得有声、不得左右顾视也。不得含饭而戏笑，亦无含饭而语”，体现了良好的进食卫生习惯。

【原文】比丘尼受檀越食訖，還歸入室靜修厥德，學六度無極。共相撿勅，絕欲情態無有沾污，意在空寂無餘結縛，志淨如是可疾得道。若無請者，自頭其食亦無驚怪。今日無食，非道不言、非時不食。過日中後，無得行來經於街里，過中之後一不得復食。深密在室經行如法。有犯斯者，非賢者比丘尼也。（《大正藏》卷二十四第 951 页）

【评说】“绝欲情态无有沾污”，佛陀认为女子出家修行必须断绝情欲。

【原文】比丘尼入室，有十三事法。何等為十三事法？一者常當自念惡露不淨，迷惑於人純纏罪根，不能自勉。二者常當自念過惡，不能自還。三者常當自念罪原深，不能自出。四者常當自念，多婬欲態，不能自淨。五者常當自念，婬欲乃亂清淨道志，不能自拔。六者常當自念，破壞道意，不能遠離。七者常當自念，心如水中船，多欲載人，忽然沒水中，盡亡其人，不能自全。八者常當自念，口舌丹赤迷惑人心，心亂意惑目無所見。九者常當自念，身體是錦綵之囊，用盛臭屎，表甚姝好；其人利之近之必污，不淨流出臭不可當。十者常當自念，態惡妖治姿。則貢高自快欲動人心。十一者常當自念弱態，欲令人哀之，不能自止。十二者常當自念，受女人形為欲態自纏，不能自免。十三者常當自念恃怙，惡露不淨，不能自解。是為入室十三者。匿事真為極大罪。若有勇猛鯨戾女人，自觀態欲無離此患，深思見諦能斷態欲。自拔為道行如戒行，依按法律禮節安詳，言如威儀，可疾得作男子身，宿識故存。復加勸助，滅諸思想，可得須陀洹。亦可得斯陀含、阿那含、阿難漢、辟支佛道。若不取證，無數劫中當成作佛。（《大正藏》卷二十四第 951 页）

【评说】佛陀认为修行需要从十三方面着手，其中恶露不净（月经、白带等）、欲望重、外貌容易影响他人是女性所特有。

【原文】比丘尼入室，有四事法。何等為四？一者當直低頭而前，不得左右顧視有所比像。二者不得欬唾室中淨地及四壁。三者不得却踞所止床、不得傍臥床上、不得伏床上、不得偃臥床上。四者不得背所止床立、不得背經像立、不得背火立。是為比丘尼入室四事。諦自挍計，可得自然。若犯斯者，非賢者比丘尼也。(《大正藏》卷二十四第951页)

【评说】“不得欬唾室中净地及四壁”，不得在房间地上和壁上随意唾吐，体现了良好的卫生习惯。

【原文】阿難復問佛言：“如是大愛道裘曇彌、志性比丘尼，為應在山中樹下、若石窟中止不也？應在丘澤塚間人中私寺止不乎？應受檀越請歸食不？應療救勞一切人病不？願佛一一解說其大要，使立生死之本，令後世當來悉皆聞知成立大法，如佛在時莫不得度。”

佛告阿難：“亦有二因緣。諦聽諦聽，我當具為汝說之，善持內著心中。若比丘尼倚來在我法中，因不能自還，若居山中樹下，樹即枯死。若居石窟中，舉石燋旱、樹木枯燥、禽獸飢餓、水泉竭盡，眾魔亂矣。若居丘澤，草木園果悉閉不生。若居塚中，死人更相刻校，天地為動。若居人中，國土不安，賊寇摃出、兵不息甲，人民呼嗟皆有飢色。若居私寺，使諸沙門迷惑於色，貪著財寶飲酒啖肉，身衣繒綵欲令身好，綺行雅步亡失經道，轉相誹謗更相愁惱。若受檀越請食，檀越不得福德，便多疾病錢財消散、若勞人病，鬼神更興、災禍日增。何以故？用是兩罪相向故，疾者當何從得愈也？是故裘曇彌、志性比丘尼等，入我法中却五百歲壽。如是，阿難！女人過患如是，汝諦奉持。”

阿難復更長跪叉手白佛言：“甚可怪之怪哉。何以故？比丘尼罪乃如是乎？”

佛語阿難：“此是我小說耳。女人凡有八萬四千匿態，迷惑清淨道士，使墮泥犁中，動有劫數不能自免。然外態有八十四，亂清淨道士，迷憒惑欲亡失經道。夫為女人所惑者，皆是泥犁、薜荔、禽獸、地獄也。”

爾時阿難聞佛說是語，大驚怪恐怖，不如是何言，低頭不樂淚下如雨，不能復自動搖。佛告阿難：“莫恐怖也。我當具為若說之，使汝開解得至泥洹。”

佛告阿難：“若比丘尼居山中樹下，樹為枯死者，用女人多恣態，嫈嫇細視丹脣赤口，坐樹下亦不念道，但念身好、欲惑他人，壞人善心，令其顛狂亡失道德。用是故，樹死不生。比丘尼若居山窟中，舉山燋旱、樹木枯燥、禽獸飢餓、水泉竭盡者，用女人多欲態，愚惑自癡不念思道，但念婬欲之事心不自安，嗟歎涕泣劇於念道，外說經中義、內有情欲之心。有人嗟歎者，是愚者所見也。夫智者深知此女人不念大道也，但念他男子耳，是故致乾旱水泉竭盡不生。比丘尼若居澤中，澤中禽獸更相噉食，荊棘百草悉枯不生。何以故？用女人多恣態專行妖惑，思念臥起之原本末，其心意起永不見道亡失本業，從欲致結，毒意一起目無所見，諸魔悉作皆為震動。用是之故，並令荊棘草木枯死不生。比丘尼若居塚間，塚中死人悉坐榜笞丘墓柏，柏皆便枯死。何以故？用女人多恣態，靜不念道但念色欲。婬泆之心婬態一起，天地悉動，鬼神百獸悉為恐懼。用是故，丘墓松柏死不生。比丘尼若居人間，國中不安，蝗蟲數出、賊寇數起、兵甲不息，人民呼嗟皆有飢色。何以故？用女人多恣態，貪著色欲婬泆之垢，欲令人敬、都不念道，但念男子相好不好、某男子健某男子不健。晝則談笑，暮則思臥起之事。用是故，令人民窮困不安隱。比丘尼若居私寺，使諸沙門迷惑於色，貪著財寶飲酒噉肉，身衣繒綵欲令身好，綺行雅步亡失經道，轉相誹謗更相愁惱。何以故？用女人多恣態，亦不讀經行道，但作細軟音聲迷惑丈夫使令心動，未得道者其心亂矣。更相占視覩其惡露，劇於洞視悉

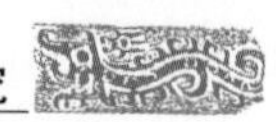

見所有,其心歡喜計利一時,即墮生死,十五劫中當作黄門。用是使比丘相憎耳。比丘尼若受檀越請食,檀越不得其福,錢財日盡又多疾病。何以故?用是女人多恣態,亦不如法食,但作恣則欲令人觀。亦不以食為味,但相他人男子中婿不中婿也。如是檀越欲作福施,更合大罪。所以者何?用此比丘尼心意,亦不用法來食,而但持婬泆意來食耳。用是故,使檀越不得安隱也。比丘尼若行勞疾,病者不愈,鬼神更興災禍日增。何以故?用女人多恣態,不能自端心,焉能端他人心?尚不能自度,焉能度人身?自在罪中,焉能脱他人罪也。何以故?用多欲有所希望故。用是故,不能愈人病,令鬼神亂。"(《大正藏》卷二十四第952-953页)

【评说】"若居山中树下,树即枯死""若居丘泽,草木园果悉闭不生""若居人中,国土不安",经文中的说法形象地反映了佛陀时代对女子的歧视。

【原文】阿難復叉手長跪前白佛言:"何等為八十四態?令人不得道也。願佛加威神解說、威德現敬,使眾人開解信樂其義,終日習聞令脱罪患,使得正真即皆歡喜,及後當來皆使開解。"

佛言:"阿難!諦聽,善思念之,內著心中,我當具為若說之。如是阿難!諦受奉持之,為當來過去今現在比丘尼布說其要,使奉持之。行如是法者,疾令人得道。"

佛言:"女人八十四態者,迷惑於人使不得道。何等為八十四態?女人憙摩眉目自莊,是為一態。女人憙梳頭剃髁,是為二態。女人憙傅脂粉迷惑丈夫,是為三態。女人憙嫈嫇細視,是為四態。女人憙丹脣赤口,是為五態。女人憙耳中著珠璣,是為六態。女人頸下憙著瓔珞金珠,是為七態。女人憙著珠寶繒綵之衣,是為八態。女人憙著糸履,是九態。女人憙掉兩臂行,是十態。女人憙邪視,是十一態。女人憙盜視,是十二態。女人欲視男子,見之復却縮,是十三態。女人見男子去,復在後視之,是十四態。女人欲見男子,見之復低頭不語,是十五態。女人行喜搖頭搖身,是十六態。女人坐憙搖頭搖身,是十七態。女人坐,低頭摩手爪,是十八態。女人坐,憙含笑語,是十九態。女人憙細軟聲語,是二十態。女人憙捫兩眉,是二十一態。女人坐,憙大聲呵狗,是二十二態。女人設見男子來,外大瞋恚、內自憙歡,是二十三態。女人貢高自可、憎妬他人,是二十四態。女人欲得夫婿,適見陽瞋怒,是二十五態。女人見夫婿陽瞋恚之,設去復愁憂心悔,是二十六態。女人見男子來共語,陽瞋怒罵詈、內心歡憙,是二十七態。女人設見男子去,口誹謗之、其心甚哀,是二十八態。女人輕口憙罵詈疾快遂非,是二十九態。女人憙歡縱攅非他自,是為三十態。女人慢易孤弱以力勝人,是三十一態。女人威勢迫脅語欲得勝,是三十二態。女人借不念還、貸不念償,是三十三態。女人憙曲人自直、惡人自善,是三十四態。女人怒憙無常、愚人自賢,是三十五態。女人以賢自著、惡與他人,是三十六態。女人以功自與、專己自可名他人功,是三十七態。女人己勞自怨、他勞歡憙,是三十八態。女人以實為虛,憙說人過,是三十九態。女人憙以富憍人、以貴欸人,是四十態。女人以貧妬富、以賤詘貴,是四十一態。女人憙讒人自媚、以德自顯,是四十二態。女人憙敗人成功、破壞道德,是四十三態。女人憙私亂妖迷正道,是四十四態。女人憙陰懷嫉妬激厲謗勃,是四十五態。女人論評誹議、推負與人,是四十六態。女人又巨說謗正道清淨之士欲令壞亂,是四十七態。女人憙持人長短迷亂丈夫,是四十八態。女人憙要人自誓、施人望報。是四十九態。女人憙與人施追悔責人毀呰高才,是五十態。女人憙自怨訴、罵詈蟲畜,是五十一態。女人憙作妖媚蠱道厭人,是五十二態。女人憎人勝己欲令早死,是五十三態。女人憙持毒藥酖餌中人,心不平等,是五十四態。女人憙追念舊惡常在心懷,是五十五態。女人憙自用，不受他人諫，諛諂慌悷自可，是五十六態。女人憙疏內親外，伏匿之事發露於隣落，是五十七態。女人憙自健煩苛輕躁，不由丈夫，是五十八態。女人憙自憍，摀捶無理、自瞋自憙，欲令人畏之，是五十九態。女人憙貪欲之行，威設自由，欲作正法違戾丈夫，是六十態。女人憙貪婬心懷嫉妬，多疑少信怨憎凘地，是六十一態。女人憙惟怒蹲踞無禮自謂是法，是六十二態。女人憙醜言惡語不避親屬，是六十三態。女人憙憍踺自恣，輕易老小無有上下，是六十四態。女人憙自可，惡態醜懟言語無次，是六十五態。女人憙好嗤笑不避禁法，是六十六態。女人憙禁固丈夫不得與人言語戲調，是六十七態。女人憙繚戾自用，輕毀丈夫言不遜慎，是六十八態。女人憙危人自安以為歡憙，是六十九態。女人憙咀賴弊惡毀傷賢士，諂詭姿則惑亂道德，是七十態。女人憙詭黠諛諂謂人不覺，是七十一態。女人憙貪者得惡亡，得便歡憙；亡便愁惱，呼嗟怨天語言嘐口，是七十二態。女人憙罵詈風雨向竈呪咀，惡生好殺無有慈心，是七十三態。女人憙教人墮胎不欲令生，是七十四態。女人憙孔穴竊視，相人長短、有錢財不？是七十五態。女人憙調戲必固迷誤人意，是七十六態。女人憙擿燒丈夫，令意迴轉不能自還，是七十八態。女人憙刳胎剖形視其惡露，是七十九態。女人憙笑盲聾喑瘂蹇躄，自快惡他人，是八十態。女人憙教人去婦欲令窮困，是八十一態。女人憙教人相摀捶合禍證受，是八十二態。女人憙教人作惡鬪訟，相言縣官牢獄繫閉，是八十三態。女人憙倡禍導非，大笑顛狂，人見便欲得，以猗狂勃強奪人物，令人呼嗟言：'女人甚可畏也。'是為八十四態，明當知之。女人能除此八十四態者，無不得度、無不得道、無不得佛也。"(《大正藏》卷二十四第953-955页)

【评说】经文记载了女子外显的八十四种特征：描画眉目；梳理头发；涂抹脂粉；显露娇羞的样子；涂抹口红；佩戴金银首饰；穿着华丽的衣裳；穿好的鞋子；走路扭扭捏捏；漏出淫邪的眼光；喜欢偷偷窥视男子；想见男子，见到了又退缩不敢正视；目光追寻着已经走开的男子；想见男子，见到了又娇羞不说话；喜欢身体扭动、摇头；低头摩指甲；笑脸盈盈而坐；温声软语；喜欢皱眉头；大声呵斥牲畜；看见男子，表里不一，内心欢喜，佯装瞋恚；贡高我慢，憎嫉他人；想要夫婿，佯装瞋怒；对夫婿佯装瞋怒，如果夫婿离开，又独自懊悔；有男子搭讪，内心欢喜，佯装瞋怒骂詈；如果男子离开，口上诽谤，内心悲伤；喜欢说三道四，搬弄是非；慢待孤弱之人，以势压人；胁迫他人，喜欢争强好胜；不及时归还借的东西，偿还贷的东西；打击他人，抬高自己；喜怒无常；自恋，轻视他人；喜欢居功自傲；好逸恶劳；曲意评判他人过错；嫌贫爱富又仇视高贵者；谗言迷惑伤人，显示自己的功德；破坏道德；混乱正道；嫉妒心强；推卸责任；诽谤清净之人；在丈夫面前说别人长短；施恩望报；喜欢诋毁他人；自怨自艾，骂詈虫畜；妖媚蛊惑；诅咒他人早死；想要以毒药害人；心怀旧恶；刚愎自用；对外人好却疏远亲人；暴躁不已；自嗔自喜；贪欲深，违逆丈夫；贪淫心怀嫉妒，多疑少信；不懂礼仪，举止粗鲁；丑言恶语不避亲属；骄纵自恣，长幼不分；喜欢自我肯定，丑态百出，语无伦次；喜欢嬉笑不顾违禁；禁锢丈夫不能和别人调笑；出言粗鲁，诋毁丈夫；诋毁贤人；喜欢谄媚；怨天尤人，得到想得到的就欢喜，没有得到就忧愁烦恼；少慈悲心，好恶杀生；教唆他人堕胎；偷窥他人，打量别人外貌美丑、财富多少；调戏迷惑误导别人；察看他人的恶露（月经、白带等）；嘲笑残障人；教唆他人休妻变穷困；教唆他人捶打别人、攻击别人；大笑癫狂，抢夺别人的东西，对他人有淫邪之念。此处将个别女子的负面特性引申为所有女性的特点，纯属以偏概全，应舍弃之。

 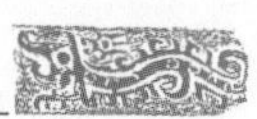

佛说苾蒭五法经

西天译经三藏朝散大夫试鸿胪少卿传教大师臣法天奉诏　译

【提要】佛陀在舍卫国为比丘众说五种法、五正念、五依止正念。

【原文】苾蒭！此五依止、正念、報應等，當知阿鉢帝。知何等阿鉢帝？當知五阿鉢帝。何等為五？謂波羅夷、僧伽婆尸沙、波逸提戒，當知各四種說，五知阿鉢帝。如是知阿鉢帝。復次知非阿鉢帝。云何知非阿鉢帝相？常行非阿鉢帝，如是知非阿鉢帝。復次知輕阿鉢帝。云何知輕阿鉢帝？謂行深怖輕阿鉢帝。云何行？謂行四波羅夷法輕阿鉢帝、行十三僧伽婆尸沙法輕阿鉢帝、行三十捨墮波逸提法輕阿鉢帝、行九十二波逸提法輕阿鉢帝、行九十二波逸提法清淨，各四說輕阿鉢帝，其餘五十戒法輕阿鉢帝。如是所行，得輕阿鉢帝。如是知輕阿鉢帝。次知重阿鉢帝。云何知重阿鉢帝？所行之行得重阿鉢帝，其餘行五十戒法重阿鉢帝各四說，九十二波逸提法重阿鉢帝所行清淨；九十二波逸提法清淨，三十捨墮波逸提法重阿鉢帝所行清淨；三十捨墮波逸提法清淨，十三僧伽婆尸沙法重阿鉢帝所行清淨；十三僧伽婆尸沙法清淨，四波羅夷法重阿鉢帝。如是所行之行得重阿鉢帝。如是知重阿鉢帝。是五年、是滿五年、是五年餘，如是得信依止。

復次知波羅提木叉。云何知波羅提木叉？此是波羅提木叉，思维見前行住坐臥，過去見在身口意等，觀察妙行，如是知波羅提木叉。次知說波羅提木叉。云何知說波羅提木叉？有七波羅提木叉。何等為七？當云何說？說四波羅夷法，餘所聞。當說此第一說波羅提木叉。次說四波羅夷法、十三僧伽婆尸沙法，餘所聞。當說此第二說波羅提木叉。次說四波羅夷法、十三僧伽婆尸沙法、三十捨墮波逸提法，餘所聞。當說此第三說波羅提木叉。次說四波羅夷法、十三僧伽婆尸沙法、三十捨墮波逸提法、九十二波逸提法清淨，餘所聞。當說此第四說波羅提木叉。次說四波羅夷法、十三僧伽婆尸沙法、三十捨墮波逸提法、九十二波逸提法清淨，各四法解說，其餘所聞。當說此第五說波羅提木叉。次說四波羅夷法、十三僧伽婆尸沙法、三十捨墮波逸提法、九十二波逸提法等清淨，各四說，五十戒法，餘所聞。當說此第六說波羅提木叉。次一一廣說。此是第七說波羅提木叉。如是說波羅提木叉、如是知說波羅提木叉、知結界。(《大正藏》卷二十四第 955-956 页)

【评说】戒律分为波罗提木叉法、波罗夷法、十三僧迦婆罗沙法、三十舍堕波逸提法、九十二波逸提法。

佛说苾蒭迦尸迦十法经

西天译经三藏朝散大夫试鸿胪少卿传教大师臣法天奉诏　译

【提要】佛陀在舍卫国为比丘众说比丘当具十种法。

【原文】爾時如來告苾蒭眾言："苾蒭當具足十種法，得度人出家受戒為苾蒭，得一生不依止住、得與他人為依止。何等為十？一者得慚愧樂戒；二者得多聞法；三者得毘奈邪多聞；

四者得力正行，犯生戒，依法依毘奈邪正行；五者得力正行，犯生罪邪行邪見，依法依毘奈邪正行；六者得力正行，看病安住；七者得力正行，愛樂定法及毘奈邪法，自說令他說；八者得力正行，說身行戒。九者得力正行，說出家梵行戒。十者得十年、得十年滿、得十年餘。苾芻！此十種法當具足住。

云何苾芻得慚愧樂戒？謂此苾芻如是得：云何我未得阿鉢底、不速疾得阿鉢底，如法如毘奈邪作為苾芻？是為得慚愧樂戒。

云何苾芻得多聞知法？謂此苾芻得法藏所說、得多聞說，為得知法力，周四聖諦廣略解說。苾芻！是為得多聞知法。

云何苾芻得多聞知毘奈邪？此苾芻所說二毘奈邪說者，周二別解脱廣念誦，於行住坐臥口念心思、微細觀察。苾芻！是為得多聞知毘奈邪。

云何苾芻得力正行，犯生戒依法依毘奈邪正行？謂苾芻知阿鉢底、知非阿鉢底，知輕阿鉢底、知重阿鉢帝，知因業阿鉢底、知非因業阿鉢底，知中阿鉢底、知前阿鉢底、知後阿鉢底，知已起阿鉢底、知未起阿鉢帝。阿鉢底起已，一一能知。苾芻！是為得力正行，依法依毘奈邪正行。

云何苾芻得力正行，犯生罪邪行邪見，依法依毘奈邪正行？苾芻！此得力正行，謂周緣生廣略解說，所謂無明緣行、行緣識、識緣名色、名色緣六入、六入緣觸、觸緣受、受緣愛、愛緣取、取緣有、有緣生、生緣老死憂悲苦惱，如是得此一大苦蘊集。此無明滅則行滅、行滅則識滅、識滅則名色滅、名色滅則六入滅、六入滅則觸滅、觸滅則受滅、受滅則愛滅、愛滅則取滅、取滅則有滅、有滅則生滅、生滅則老死憂悲苦惱滅，此如是滅則得一大苦蘊滅。苾芻！是為得力正行，生罪邪行邪見，依法依毘奈邪正行。

云何苾芻得力正行，看承病安住？苾芻！此得力正行看承病安住，謂隨其病疾而與湯藥，滿自住房而不嫌厭。苾芻！是為得力正行看承病安住。”（《大正藏》卷二十四第956-957页）

【评说】“此得力正行看承病安住，谓随其病疾而与汤药”，佛陀规定比丘必须照料其他患病比丘，并根据疾病特点为他们提供药物。

佛说目连问戒律中五百轻重事

失译人名今附东晋　录

【提要】佛陀在王舍城迦兰陀竹园为目连说比丘修行时衣、食、住、行和与他人交往的规定。

问佛事品第二

【原文】問：“久負佛物云何償？”“若直償本物，以佛不出入故，故不加償。雖爾故入地獄。昔佛般泥洹後，一比丘精進聰明。有一婆羅門見比丘精進聰明，持女施比丘，作比丘尼。比丘即受。其女端正，比丘後生染意，便共生活，用佛法僧物，各一十萬錢用衣食之。而此比丘極大聰明，能說法使人得四道果。自思维罪大深重，便欲償之。即詣沙佉國乞，大得錢物。還

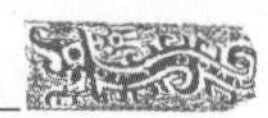

欲償之,道路山中為七步蛇所螫。比丘知七步當死,六步裏便向弟子處分償物,遣還本國,言:'汝償物已還,我住此待汝。'弟子償物訖還報之,即起七步便死,墮阿鼻地獄中。初入溫暖未至苦熱,謂是溫室,便大舉聲經唄呪願。獄中諸罪人鬼聞經唄者,無數千人得度。獄卒大瞋,便舉鐵杈打之。命終生三十三天。以此驗知,負佛法僧物不可不償。雖復受罪,故得時出矣。"

問:"佛物出與人,取子自用,有罪不?"答:"與佛物同,體俱犯重。合子與佛,猶故無福,以壞法身而為形故。"(《大正藏》卷二十四第972-973页)

【评说】记载了比丘被毒蛇七步蛇咬伤后,在七步之内死去。

【原文】問:"佛牆得持物倚不?"答:"不得。犯墮。昔有一比丘,欲入寺禮佛。有一婆羅門知相,相比丘有天子相,便語比丘言:'我有一女,嫁與比丘。'比丘言:'須我禮佛還。'比丘便持錫杖倚佛圖牆,入寺禮塔已還出,婆羅門便不復與語。比丘問:'故與我女不?'婆羅門言:'不與。'比丘問:'向言與,爾何以不與?'婆羅門言:'向見比丘有大貴相故與,今無復此相是故不與。所以爾者,消功德故。'是以佛塔及牆壁,不可持物倚。既犯戒,又消其無量功德。"(《大正藏》卷二十四第973页)

【评说】佛陀时代已经有擅长相面的人。

问岁坐事品第五

【原文】問:"夏中若三寶事、若疾病、種種事難,得移坐不?"答:"得。坐初當白眾,眾中受三十九日法。三十九日法已,有一事便出界三十九日。三十九日滿得還,好。若不得還,亦可於彼處受歲無犯。若坐初不受,臨行時受亦得。若坐已滿三十九日者,有事便出界,不須復受。若事不得還,亦可於彼處受歲。"(《大正藏》卷二十四第975页)

【评说】结夏时,比丘安居一处,不得离开,但患病后可以移往他处,反映了佛陀对疾病持积极治疗的态度。

问受施事品第八

【原文】問:"比丘不病稱有患苦,求索好食。既得食之,犯何事?"答:"犯重。"(《大正藏》卷二十四第977页)

【评说】佛陀认为,比丘患病后可以食用营养较好的食物。

问疾病事品第九

【原文】問:"比丘病時得離鉢食不?"答:"重病得,小小輕者皆不得。"(《大正藏》卷二十四第977页)

【评说】佛陀注重照料患病比丘,疾病严重者可以改变就餐方式。

【原文】問:"病人須酒一二升下藥,可與不?"答:"若師言必差,聽和藥服,不得空服。"(《大正藏》卷二十四第977页)

【评说】佛陀禁酒，但治疗需要时可服用。

问杂事品第十三

【原文】問："得酤酒家乞食乞財不？無事得空語不？"答："酤酒門一切不得入，若入者犯墮。若更有餘門得入。若請比丘會，當問：'能受一日戒不？'答言：'能。'與受戒，得往。若不能受戒，但能一日不酤酒，得往。屠家亦爾。"(《大正藏》卷二十四第979页)

【评说】佛陀强调饮酒的害处，不但禁止饮酒，连售酒的店家也不能进入。

【原文】問："都不用楊枝，有犯不？"答："犯墮。"

問："未曉，得楊枝不？"答："明星出後得，用犯墮。"

問："中食後口得用楊枝不？"答："得用，若不用純灰皂莢。計都不用，犯墮。過中亦犯墮。中後除藥，一切草木有形之味不得入口，犯墮。"

問："若無楊枝，口得用一切餘木不？"答："盡得。"(《大正藏》卷二十四第979-980页)

【评说】佛陀强调个人卫生，规定不使用杨枝等清洁口腔是犯戒的行为。

【原文】問："合藥施人而不知裁節，服者死。犯事不？"答："好心與無犯，惡心與犯重。"(《大正藏》卷二十四第980页)

【评说】佛陀时代已有药物剂量不当致人死亡的记载。

【原文】問："二男欲口戲擬便止，犯何事？"答："犯墮。成者犯決斷。"(《大正藏》卷二十四第980页)

【评说】佛陀时代已有男子间异常性行为的记载。

【原文】問："妹姊無兒息，語苾芻：'教我方術。'苾芻即教。犯何事？"答："犯決斷。"(《大正藏》卷二十四第980页)

【评说】佛陀时代已采用方术治疗不孕。

【原文】問："聚落中看白衣合畜生，犯何事？"答："知非法故看犯墮，不知不犯。內起婬心、口有染污言，犯決斷。"(《大正藏》卷二十四第980页)

【评说】佛陀时代已有人畜交合的变态性行为。

梵网经卢舍那佛说菩萨心地戒品

后秦龟兹国三藏鸠摩罗什　译

【提要】佛陀在摩醯首罗天王宫时接送大众至莲花台藏紫金刚光明宫中，听卢舍那佛讲十发趣、十长养、十金刚、十地名相和大乘戒律。

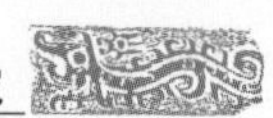

第 十 卷 上

【原文】 爾時盧舍那佛言:"千佛諦聽！汝先言云何義者? 發趣中,若佛子！捨心者,一切捨。國土城邑田宅、金銀明珠、男女己身有為諸物,一切捨,無為無相。我人知見假會合成,主者造作我見,十二因緣無合無散無受者。十二入、十八界、五陰,一切一合相,無我我所相。假成諸法,若内一切法外一切法,不捨不受。菩薩爾時名如假,會觀現前故,捨心入空三昧。"(《大正藏》卷二十四第 998 页)

【评说】 佛陀认为,体认万物皆是一定条件下的假令合成,都无我无所相,应予舍弃。

【原文】 若佛子！忍心者,有無相慧體性,一切空空忍、一切處忍,名無生行忍,一切處得名如苦忍。無量行一一名忍,無受無打、無刀杖瞋心,皆如如。無一一諦一相、無無相,有無有相,非非心相、緣無緣相,立住動止、我人縛解,一切法如,忍相不可得。(《大正藏》卷二十四第 998 页)

【评说】 佛陀认为,忍心是无瞋心,面对一切辱骂、击打都能忍受。

【原文】 若佛子！定心者,寂滅無相。無相人爾時入内空,值道心眾生,不道緣不見無相,無量行無量心三昧。凡夫聖人無不入三昧,體性相應一切,以定力故。我人作者受者,一切縛見性是障因緣,散風動心,不寂而滅空空,八倒無緣。假靜慧觀,一切假會念念滅,受一切三界果罪性,皆由定滅而生一切善。(《大正藏》卷二十四第 998 页)

【评说】 佛陀认为,定心是空有不滞,不执着有,也不执着空,就是定。

【原文】 若佛子！喜心者,見他人得樂常生喜悅。及一切物假空照寂,而不入有為、不無寂然。大樂無合,有受而化、有法而見。玄假法性,平等一觀心心行。多聞一切佛行功德、無相喜智,心心生念而靜照,樂心緣一切法。(《大正藏》卷二十四第 998 页)

【评说】 佛陀认为,喜心是喜他人所喜,因他人的欢乐而欢乐。

【原文】 若佛子！好語心者,入體性愛語三昧,第一義諦法語義語。一切實語者皆順一語,調和一切眾生心無瞋無諍,一切法空智無緣,常生愛心行順佛意,亦順一切他人。以聖法語教諸眾生,常行如心發起善根。(《大正藏》卷二十四第 999 页)

【评说】 佛陀认为,好语心是教诫他人时要善用别人能接受的表达方式,值得我们在人际交往时效法。

梵网经菩萨戒序

【原文】 諸佛子等！合掌至心聽。我今欲說諸佛大戒序。眾集,默然聽。自知有罪當懺悔,懺悔即安樂,不懺悔罪益深。無罪者默然,默然故,當知眾清淨。諸大德優婆塞、優婆夷等諦聽。佛滅度後於像法中,應當尊敬波羅提木叉,波羅提木叉者即是此戒。持此戒時如暗遇明、如貧得寶、如病得差、如囚繫出獄、如遠行者得歸。當知此則是眾等大師,若佛住世無異此也。怖心難生、善心難發，故經云："勿輕小罪以為無殃，水滴雖微漸盈大器。刹那造罪殃墮無間，一失人身萬劫不復。壯色不停猶如奔馬，人命無常過於山水，今日雖存明亦難保。眾等各各一心勤修精進，慎勿懈怠懶惰睡眠縱意，夜即攝心存念三寶。莫以空過徒設疲勞，後代深悔。"眾等各各一心謹依此戒，如法修行，應當學。(《大正藏》卷二十四第1003页)

【评说】摄心正念，不放纵，不懒惰，不耽于睡眠，坚持不懈精进修行，才能超越生死。

"一失人身万劫不复……人命无常过于山水……"，生命短暂必须抓紧时间修行，也说明身体是修行的基础，应注意健康问题。

"勿轻小罪以为无殃，水滴虽微渐盈大器"，强调小错也不可犯，与中国儒家之"勿以恶小而为之"相合。

第 十 卷 下

【原文】佛言："佛子！若自殺、教人殺、方便讚歎殺、見作隨喜乃至呪殺。殺因、殺緣、殺法、殺業，乃至一切有命者不得故殺。是菩薩應起常住慈悲心、孝順心，方便救護一切眾生，而自恣心快意殺生者，是菩薩波羅夷罪。"(《大正藏》卷二十四第1004页)

【评说】佛陀认为，自杀、指使别人杀戮、赞叹杀戮、帮助别人杀戮或者采用呪禁伤害别人或动物的生命都是不允许的。

【原文】若佛子！自盜、教人盜、方便盜，盜因、盜緣、盜法、盜業，呪盜乃至鬼神有主、劫賊物，一切財物，一針一草不得故盜。而菩薩應生佛性孝順慈悲心，常助一切人生福生樂，而反更盜人財物者，是菩薩波羅夷罪。(《大正藏》卷二十四第1004页)

【评说】佛陀认为，未经允许私自夺取别人的财物，属于偷盗的行为。自盗、指使他人偷盗、采用咒禁偷盗他人财物，即使是贼人的财物也是犯戒的行为。

【原文】若佛子！自婬、教人婬，乃至一切女人不得故婬。婬因、婬緣、婬法、婬業，乃至畜生女、諸天鬼神女，及非道行婬。而菩薩應生孝順心，救度一切眾生，淨法與人，而反更起一切人婬，不擇畜生，乃至母女姊妹六親行婬，無慈悲心者，是菩薩波羅夷罪。

若佛子！自妄語、教人妄語、方便妄語，妄語因、妄語緣、妄語法、妄語業，乃至不見言見、見言不見，身心妄語。而菩薩常生正語正見，亦生一切眾生正語正見，而反更起一切眾生邪語、邪見、邪業者，是菩薩波羅夷罪。(《大正藏》卷二十四第1004页)

【评说】佛陀认为，自己或教唆他人与自己的母亲、女儿、姐妹或其他女性发生不正当的性行为，是犯罪的行为，与雌性动物，其他雌性生命形式发生性行为或异常性交方式也是犯戒的行为。

【原文】若佛子！自酤酒、教人酤酒，酤酒因、酤酒緣、酤酒法、酤酒業，一切酒不得酤，是酒起罪因緣。而菩薩應生一切眾生明達之慧，而反更生一切眾生顛倒之心者，是菩薩波羅夷罪。(《大正藏》卷二十四第1004页)

【评说】佛陀认为，自己或教唆他人买卖、酿造酒都是犯戒的行为。

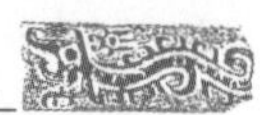

【原文】若佛子！自說出家在家菩薩比丘、比丘尼罪過，教人說罪過，罪過因、罪過緣、罪過法、罪過業。而菩薩聞外道惡人及二乘惡人說佛法中非法非律，常生悲心教化是惡人輩，令生大乘善信，而菩薩反更自說佛法中罪過者，是菩薩波羅夷罪。（《大正藏》卷二十四第1004页）

【评说】佛陀强调，不可评论出家或在家修行人的过错。

【原文】若佛子！自讚毀他亦教人自讚毀他，毀他因、毀他緣、毀他法、毀他業。而菩薩應代一切眾生受加毀辱，惡事自向己、好事與他人，若自揚己德、隱他人好事，令他人受毀者，是菩薩波羅夷罪。（《大正藏》卷二十四第1004页）

【评说】佛陀强调，自誉毁他或教唆他人自誉毁他是犯戒的行为。应主动誉扬他人好事，主动承担责任。

【原文】若佛子！自慳、教人慳，慳因、慳緣、慳法、慳業。而菩薩見一切貧窮人來乞者，隨前人所須一切給與。而菩薩以惡心瞋心，乃至不施一錢一針一草，有求法者不為說一句一偈一微塵許法，而反更罵辱者，是菩薩波羅夷罪。（《大正藏》卷二十四第1004-1005页）

【评说】佛陀强调，吝惜财物、佛法，不主动布施是犯戒的行为。

【原文】若佛子！自瞋、教人瞋，瞋因、瞋緣、瞋法、瞋業。而菩薩應生一切眾生中善根無諍之事，常生悲心。而反更於一切眾生中，乃至於非眾生中，以惡口罵辱加以手打，及以刀杖意猶不息，前人求悔善言懺謝，猶瞋不解者，是菩薩波羅夷罪。（《大正藏》卷二十四第1005页）

【评说】佛陀强调，心怀瞋恨，自己或教唆他人用言语、工具攻击他人，甚至不接受别人道歉是犯戒的行为。

【原文】若佛子！故飲酒而生酒過失無量。若自身手過酒器與人飲酒者，五百世無手，何況自飲。不得教一切人飲，及一切眾生飲酒，況自飲酒。若故自飲、教人飲者，犯輕垢罪。（《大正藏》卷二十四第1005页）

【评说】佛陀强调，不可自己或教唆他人饮酒，甚至递送酒器给他人也是犯戒的行为。

【原文】若佛子！故食肉。一切肉不得食，斷大慈悲性種子，一切眾生見而捨去，是故一切菩薩不得食一切眾生肉，食肉得無量罪。若故食者，犯輕垢罪。（《大正藏》卷二十四第1005页）

【评说】佛陀强调，不可食肉，食肉是犯戒的行为。

【原文】若佛子！不得食五辛：大蒜、革葱、慈葱、蘭葱、興蕖。是五種，一切食中不得食。若故食者，犯輕垢罪。（《大正藏》卷二十四第1005页）

【评说】佛陀强调，不可食五种辛辣的食物：大蒜、革葱（即是薤、山葱、革山葱）、慈葱（即是葱、胡葱、春葱）、兰葱（即是韭、小蒜、家葱、野生）、兴蕖（即是蒠蕻、阿魏药、殑渠卢、形具）。

【原文】若佛子！見一切眾生犯八戒、五戒、十戒，毀禁、七逆八難一切犯戒罪，應教懺悔。而菩薩不教懺悔，共住同僧利養，而共布薩同一眾住說戒，而不舉其罪教悔過者，犯輕垢罪。(《大正藏》卷二十四第1005页)

【评说】佛陀认为，见他人犯戒要主动教诫。

【原文】若佛子！見大乘法師、大乘同學、同見同行，來入僧坊舍宅城邑。若百里千里來者，即起迎來送去、禮拜供養。日日三時供養，日食三兩金，百味飲食床座醫藥供事法師，一切所須盡給與之。常請法師三時說法，日日三時禮拜，不生瞋心、患惱之心，為法滅身請法不懈。若不爾者，犯輕垢罪。(《大正藏》卷二十四第1005页)

【评说】佛陀认为，应该礼敬服侍善知识或同道。"百味饮食床座医药供事法师"，食、住、药是修行的必要物质基础。

【原文】若佛子！一切處有講毘尼經律，大宅舍中講法處，是新學菩薩應持經律卷至法師所聽受諮問。若山林樹下、僧地房中，一切說法處悉至聽受。若不至彼聽受者，犯輕垢罪。(《大正藏》卷二十四第1005页)

【评说】佛陀认为，应该主动听从善知识教导。

【原文】若佛子！心背大乘，常住經律言非佛說，而受持二乘聲聞、外道惡見、一切禁戒邪見經律者，犯輕垢罪。(《大正藏》卷二十四第1005页)

【评说】佛陀认为，不遵从佛说，拘泥于经律、文字是犯戒行为。

【原文】若佛子！見一切疾病人，常應供養如佛無異，八福田中看病福田第一福田。若父母師僧弟子疾病，諸根不具、百種病苦惱，皆養令差。而菩薩以惡心瞋恨，不至僧房中，城邑曠野山林道路中，見病不救者，犯輕垢罪。(《大正藏》卷二十四第1005页)

【评说】"八福田中看病福田第一福田"，佛陀认为，照料病人有很大的福报，所以应主动照顾病患者。

【原文】若佛子！不得畜一切刀杖弓箭鉾斧鬪戰之具，及惡網羅殺生之器，一切不得畜。而菩薩乃至殺父母尚不加報，況餘一切生。若故畜一切刀杖者，犯輕垢罪。如是十戒，應當學敬心奉持。下六品中當廣明。(《大正藏》卷二十四第1005页)

【评说】佛陀认为，不可保留一切杀生工具。

【原文】佛言：佛子！不得為利養惡心故，通國使命軍陣合會，興師相伐殺無量眾生。而菩薩不得入軍中往來，況故作國賊。若故作者，犯輕垢罪。(《大正藏》卷二十四第1005页)

【评说】佛陀认为，信仰佛法者不可在军队中出入。

【原文】若佛子！故販賣良人奴婢六畜，市易棺材板木盛死之具，尚不自作況教人作。若故作者，犯輕垢罪。(《大正藏》卷二十四第1005-1006页)

【评说】佛陀认为，不可贩卖人口、贩卖棺材等殓死用品，也不可指使他人从事此种职业。

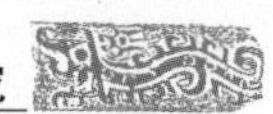

【原文】若佛子！以惡心故，無事謗他良人善人法師師僧國王貴人，言犯七逆十重。於父母兄弟六親中應生孝順心慈悲心，而反更加於逆害墮不如意處者，犯輕垢罪。（《大正藏》卷二十四第1006页）

【评说】佛陀认为，不可诽谤他人。

【原文】若佛子！以惡心故放大火燒山林曠野。四月乃至九月，放火若燒他人家屋宅城邑僧房田木及鬼神官物，一切有主物不得故燒。若故燒者，犯輕垢罪。（《大正藏》卷二十四第1006页）

【评说】农历四月至九月不可毁烧山林，可见佛陀时代注重保护森林。

【原文】若佛子！自佛弟子及外道人、六親、一切善知識，應一一教受持大乘經律，應教解義理，使發菩提心、十發心、十長養心、十金剛心。三十心中，一一解其次第法用。而菩薩以惡心瞋心，橫教他二乘聲聞經律、外道邪見論等，犯輕垢罪。（《大正藏》卷二十四第1006页）

【评说】经文中主张研习大乘经典。大，含有广大、崇高、无量之含义；乘，运载、运乘之含义。大乘佛教谓之将无量无边众生从生、老、病、死的苦难中度化到西方极乐世界，故名“大乘”。“大乘”强调自利、利他，利益一切众生，提倡以“六度”为主的“菩萨行”修行。

【原文】若佛子！應好心先學大乘威儀經律，廣開解義味。見後新學菩薩有從百里千里來求大乘經律，應如法為說一切苦行，若燒身燒臂燒指。若不燒身臂指供養諸佛，非出家菩薩。乃至餓虎狼師子一切餓鬼，悉應捨身肉手足而供養之，後一一次第為說正法，使心開意解。而菩薩為利養故應答不答、倒說經律文字無前無後、謗三寶說者，犯輕垢罪。（《大正藏》卷二十四第1006页）

【评说】烧身、烧臂、烧指供养佛陀是伤害生命的行为，不应提倡。

【原文】若佛子！自為飲食錢物利養名譽故，親近國王王子大臣百官，恃作形勢，乞索打拍牽挽，橫取錢物一切求利，名為惡求。多求、教他人求，都無慈心無孝順心者，犯輕垢罪。（《大正藏》卷二十四第1006页）

【评说】佛陀认为，不可为供养而结交官府。

【原文】若佛子！學誦戒者，日夜六時持菩薩戒，解其義理佛性之性。而菩薩不解一句一偈戒律因緣，詐言能解者，即為自欺誑亦欺誑他人。一一不解一切法，而為他人作師授戒者，犯輕垢罪。（《大正藏》卷二十四第1006页）

【评说】佛陀认为，不理解佛家戒律而妄言能解，是犯戒的行为。

【原文】若佛子！以慈心故行放生業，一切男子是我父、一切女人是我母，我生生無不從之受生，故六道眾生皆是我父母。而殺而食者，即殺我父母，亦殺我故身。一切地水是我先身，一切火風是我本體，故常行放生。生生受生常住之法，教人放生。若見世人殺畜生時，應方便救護解其苦難，常教化講說菩薩戒救度眾生。若父母兄弟死亡之日，應請法師講菩薩戒經福資亡者,得見諸佛生人天上。若不爾者,犯輕垢罪。如是十戒,應當學敬心奉持,如滅罪品中廣明一一戒相。(《大正藏》卷二十四第 1006 页)

【评说】佛陀强调,不可杀害生命,包括还要经常放生。放生的狭义单指人命;广义则指一切人命与禽兽。

【原文】佛言:佛子!不得以瞋報瞋、以打報打。若殺父母兄弟六親,不得加報。若國主為他人殺者,亦不得加報。殺生報生不順孝道。尚不畜奴婢打拍罵辱,日日起三業口罪無量,況故作七逆之罪。而出家菩薩無慈報讎,乃至六親中故報者,犯輕垢罪。(《大正藏》卷二十四第 1006 页)

【评说】佛陀强调,不可以嗔报嗔。

【原文】若佛子!初始出家未有所解,而自恃聰明有智、或恃高貴年宿、或恃大姓高門大解大福饒財七寶,以此憍慢而不諮受先學法師經律。其法師者,或小姓年少、卑門貧窮、諸根不具,而實有德一切經律盡解。而新學菩薩不得觀法師種姓,而不來諮受法師第一義諦者,犯輕垢罪。(《大正藏》卷二十四第 1006 页)

【评说】佛陀强调,轻视前辈,不虚心向善知识请教是犯戒的行为。

【原文】若佛子!佛滅度後,欲心好心受菩薩戒時,於佛菩薩形像前自誓受戒,當七日佛前懺悔,得見好相便得戒。若不得好相,應二七三七乃至一年,要得好相。得好相已,便得佛菩薩形像前受戒。若不得好相,雖佛像前受戒,不得戒。若現前先受菩薩戒,法師前受戒時,不須要見好相。何以故?以是法師師師相授故,不須好相。是以法師前受戒即得戒,以生重心故便得戒。若千里內無能授戒師,得佛菩薩形像前受戒,而要見好相。若法師自倚解經律大乘學戒,與國王太子百官以為善友。而新學菩薩來問若經義律義,輕心惡心慢心,不一一好答問者,犯輕垢罪。(《大正藏》卷二十四第 1006 页)

【评说】若限于条件无法师授戒,可以在佛像前自誓受戒,但需要忏悔七天或更长的时间,直到出现好的征兆。

【原文】若佛子!佛滅後,為說法主、為僧房主、教化主、坐禪主、行來主,應生慈心善和鬪訟,善守三寶物,莫無度用如自己有。而反亂眾鬪諍、恣心用三寶物者,犯輕垢罪。(《大正藏》卷二十四第 1006-1007 页)

【评说】佛陀强调,滥用弘法财物犯戒。

【原文】若佛子!先在僧房中住,後見客菩薩比丘來入僧房舍宅城邑國王宅舍中,乃至夏坐安居處及大會中。先住僧應迎來送去,飲食供養房舍臥具,繩床事事給與。若無物,應賣自身及以男女供給,所須悉以與之。若有檀越來請眾僧,客僧有利養分,僧房主應次第差客僧受請。而先住僧獨受請不差客僧,僧房主得無量罪。畜生無異,非沙門、非釋種姓。若故作者,犯輕垢罪。(《大正藏》卷二十四第 1007 页)

【评说】佛陀强调,应该主动关心后来的出家人,尽力满足他们的资生物资需要。

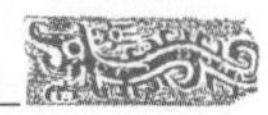

【原文】若佛子！一切不得受別請利養入己，而此利養屬十方僧。而別受請，即取十方僧物入己。八福田諸佛聖人，一一師僧父母病人物。自己用故，犯輕垢罪。(《大正藏》卷二十四第1007页)

【评说】佛陀强调，不可将他人供养据为已有，应提供给其他僧人使用。

【原文】若佛子！以惡心故、為利養故，販賣男女色，自手作食、自磨自舂，占相男女，解夢吉凶，是男是女，呪術工巧調鷹方法，和合百種毒藥千種毒藥、蛇毒生金銀蠱毒，都無慈心。若故作者，犯輕垢罪。(《大正藏》卷二十四第1007页)

【评说】佛陀强调，出家人不可从事占卜、解梦、咒禁、调制毒药(包括蛇毒、金银蛊毒)等事。可见佛陀时代已广泛使用毒药。

【原文】若佛子！以惡心故，自身謗三寶，詐現親附，口便說空、行在有中，為白衣通致男女交會婬色縛著。於六齋日、年三長齋月，作殺生、劫盜、破齋犯戒者，犯輕垢罪。如是十戒，應當學，敬心奉持。制戒品中廣解。(《大正藏》卷二十四第1007页)

【评说】佛陀强调，不可为未出家的男女之间发生淫行提供方便。

【原文】佛言："佛子！佛滅度後於惡世中，若見外道一切惡人劫賊賣佛菩薩父母形像、販賣經律、販賣比丘、比丘尼，亦賣發心菩薩道人，或為官使、與一切人作奴婢者。而菩薩見是事已，應生慈心，方便救護，處處教化。取物贖佛菩薩形像，及比丘、比丘尼、發心菩薩、一切經律。若不贖者，犯輕垢罪。"(《大正藏》卷二十四第1007页)

【评说】佛陀强调，不可贩卖人口、佛像和佛经。

【原文】若佛子！不得畜刀仗弓箭、販賣輕秤小斗、因官形勢取人財物、害心繫縛破壞成功、長養猫狸猪狗。若故作者，犯輕垢罪。(《大正藏》卷二十四第1007页)

【评说】佛陀强调，不得保存杀生工具和假的斗量工具、饲养猫狗等动物。

【原文】若佛子！以惡心故觀一切男女等鬬，軍陣兵將劫賊等鬬，亦不得聽吹貝鼓角琴瑟箏笛箜篌歌叫伎樂之聲，不得摴蒱圍碁波羅賽戲彈碁六博拍毬擲石投壺八道行城，爪鏡蓍草楊枝鉢盂髑髏而作卜筮，不得作盜賊使命，一一不得作。若故作者，犯輕垢罪。(《大正藏》卷二十四第1007页)

【评说】佛陀强调，不得观看斗殴、军队战斗，不得观赏各种戏剧和进行棋、球等娱乐活动。

【原文】若佛子！常應發一切願，孝順父母師僧三寶。願得好師同學善友知識，常教我大乘經律、十發趣、十長養、十金剛、十地，使我開解，如法修行堅持佛戒。寧捨身命，念念不去心。若一切菩薩不發是願者，犯輕垢罪。(《大正藏》卷二十四第1007页)

【评说】佛陀强调，应该孝顺父母和师长。

【原文】若佛子！常應二時頭陀，冬夏坐禪、結夏安居。常用楊枝澡豆、三衣瓶鉢坐具錫杖、香爐漉水囊、手巾刀子、火燧鑷子、繩床、經律、佛像菩薩形像。而菩薩行頭陀時及遊方時,行來百里千里,此十八種物常隨其身。頭陀者從正月十五日至三月十五日,八月十五日至十月十五日。是二時中,此十八種物常隨其身如鳥二翼。若布薩日,新學菩薩半月半月布薩誦十重四十八輕戒。時於諸佛菩薩形像前,一人布薩即一人誦。若二人三人乃至百千人,亦一人誦。誦者高座,聽者下坐。各各披九條、七條、五條袈裟。結夏安居一一如法。若頭陀時,莫入難處,若國難惡王、土地高下草木深邃、師子虎狼水火風難、及以劫賊道路毒蛇,一切難處悉不得入。若頭陀行道乃至夏坐安居,是諸難處悉不得入。若故入者,犯輕垢罪。(《大正藏》卷二十四第 1008 页)

【评说】“常用杨枝澡豆”,可见佛陀时代注重个人卫生。

【原文】佛言:“佛子! 與人受戒時,不得蕑擇。一切國王王子大臣百官、比丘、比丘尼、信男信女婬男婬女、十八梵天、六欲天子、無根二根、黄門奴婢、一切鬼神盡得受戒。應教身所著袈裟,皆使壞色與道相應,皆染使青黄赤黑紫色一切染衣,乃至臥具盡以壞色,身所著衣一切染色。若一切國土中國人所著衣服,比丘皆應與其俗服有異。若欲受戒時,師應問言:‘汝現身不作七逆罪耶?’菩薩法師不得與七逆人現身受戒。七逆者,出佛身血、殺父、殺母、殺和上、殺阿闍梨、破羯磨轉法輪僧、殺聖人。若具七遮,即現身不得戒,餘一切人盡得受戒。出家人法,不向國王禮拜、不向父母禮拜,六親不敬、鬼神不禮,但解師語。有百里千里來求法者,而菩薩法師以惡心而不即與授一切眾生戒者,犯輕垢罪。”(《大正藏》卷二十四第 1008 页)

【评说】所有人都可以信受佛法,强调众生平等。

【原文】若佛子! 教化人起信心時,菩薩與他人作教誡法師者,見欲受戒人,應教請二師:和上、阿闍梨。二師應問言:“汝有七遮罪不?”若現身有七遮,師不應與受戒,無七遮者得受。若有犯十戒者,應教懺悔。在佛菩薩形像前,日夜六時誦十重四十八輕戒。若到禮三世千佛得見好相,若一七日二三七日乃至一年,要見好相。好相者,佛來摩頂,見光見華種種異相,便得滅罪。若無好相,雖懺無益。是人現身亦不得戒,而得增受戒。若犯四十八輕戒者,對首懺罪滅,不同七遮。而教誡師於是法中一一好解。若不解大乘經律若輕若重是非之相,不解第一義諦習種性、長養性、不可壞性、道種性、正性,其中多少觀行出入十禪支一切行法,一一不得此法中意。而菩薩為利養故、為名聞故,惡求多求貪利弟子,而詐現解一切經律,為供養故,是自欺詐亦欺詐他人。故與人受戒者,犯輕垢罪。(《大正藏》卷二十四第 1008-1009 页)

【评说】“要见好相。好相者,佛来摩顶,见光见华种种异相”,好相,指佛陀所具有的三十二种“相”(不同凡俗的显著特征)和八十种“好”(不同凡俗的细微特征)。

菩萨璎珞本业经

姚秦凉州沙门竺佛念　译

【提要】佛陀在金刚寂灭道场为诸佛菩萨、天人等说要达到璎珞佛所行道,应当先正三业、习三宝教、信因果。

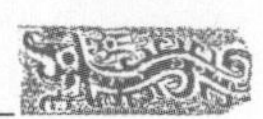

卷　上

集众品第一

【原文】"佛子！有十不可悔戒，應受應持。一、不殺人，乃至二十八天諸佛菩薩。二、不盜，乃至草葉。三、不淫，乃至非人。四、不妄語，乃至非人。五、不說出家在家菩薩罪過。六、不沽酒。七、不自贊毀他。八、不慳。九、不瞋，乃至非人。十、不謗三寶。若破十戒，不可悔過，入波羅夷。十劫中一日受罪八萬四千，滅八萬四千生，故不可破。是故佛子！失發心住，乃至二住三位、十地一切皆失。是故此戒是一切佛、一切菩薩行之根本。若一切佛、一切菩薩，不由此十戒法門得賢聖果者，無有是處。是初住相習種性中第一人，如是下九人法行漸漸增廣，乃至九住、十行、十向、十地、無垢地，亦漸增廣不可思議行。佛子！吾今略說，如海一渧。"(《大正藏》卷二十四第1012页)

【评说】佛陀规定了不可违反的十条戒律：不杀生、不盗、不淫、不妄语、不说修行者的过失、不买酒、不自赞毁他、不吝啬、不动瞋心。

【原文】佛子！二、修習無量善行，所謂四念處，觀身、受、心、法若四皆空，四倒則無。不壞假名，一切法故。皆如幻化者，五陰色識受想行、六大識空、四大一切法，無自相、無他相，如虛空故。"(《大正藏》卷二十四第1013页)

【评说】佛陀指出修行者要从四念处出发，了悟四大皆空的道理，无我也无我所。

受十善戒经

后汉失译人名

十恶业品第一

【原文】佛告舍利弗："惡口、妄語、兩舌、綺語、讚邪見者，此人不為一人作賊，普為一切諸天、世人作大劫賊。譬如群賊威力自在，燒破一城，殺害一切及四天下一切人民。此人所得罪報，為多少耶？"

舍利弗白佛言："世尊！此人所得罪，如須彌山不可稱量。"

佛告舍利弗："此人雖復獲大罪報，不如妄語、惡口、兩舌、綺語、讚歎邪見，須臾所造獲大重報，身壞命終墮大地獄，經無量劫受苦無窮，百千諸佛不能得救。諸佛觀此謗法罪人，與十方界地獄俱生地獄俱滅，是故智者當攝身口！"(《大正藏》卷二十四第1028页)

【评说】佛陀讲诉了恶口、妄语、两舌、绮语、赞叹邪见(不正确的认知)的业报。恶口，言语粗俗或不必忌讳，说人隐恶；妄语，见言不见，不见言见，以虚为实，或未得道，自谓得道，未断惑，却谓得道；两舌，指搬弄是非，斗构两头；绮语，指夸夸其谈或谈说谣言。

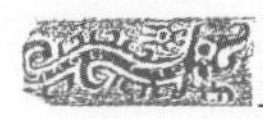

佛说菩萨内戒经

宋北印度三藏求那跋摩　译

【提要】佛陀为文殊师利说受尸四十七戒，强调“戒内不戒外”。

【原文】佛言：“當先三自歸三尊，當言：‘某自歸佛、自歸法、自歸苾芻僧、自歸菩薩、自歸摩訶薩、自歸文殊師利菩薩、自歸摩訶般若波羅蜜。’某身作惡、口言惡、意念惡，不知故作，後不復作。菩薩道十萬劫常行四等心，某從十萬劫以來，身作惡、口言惡、意念惡，不知故作，後不復作。某先世時，不行菩薩道，今這行菩薩道。以棄惡故，從今以往晝夜作善，不敢復犯諸惡。”（《大正藏》卷二十四第1028页）

【评说】佛陀要求弟子首先皈依佛、法、僧，发行诸善、不行诸恶的大愿。

【原文】波藍質兜波初發意菩薩，當行六波羅蜜。何謂六？第一檀波羅蜜：布施意行；第二尸波羅蜜：持戒意行；第三羼提波羅蜜：忍辱意行；第四惟逮波羅蜜：精進意行；第五禪波羅蜜：一心意行；第六般若波羅蜜：智慧意行。若見人分檀布施，政心代其歡喜；若見人持戒，政心代其歡喜；若見人忍辱，政心代其歡喜；若見人精進，政心代其歡喜；若見人坐禪，政心代其歡喜；若見人智慧說經，政心代其歡喜。（《大正藏》卷二十四第1028-1029页）

【评说】佛陀要求弟子皈依后修行六波罗蜜（菩萨欲成佛道应当修行的六种行持），六波罗蜜分别是檀波罗蜜、尸波罗蜜、羼提波罗蜜、惟逮波羅蜜、禅波罗蜜、般若波罗蜜，还要赞叹修行六波罗蜜的其他人。檀波罗蜜即布施波罗蜜，佛教认为布施可增长善根功德，是对治悭贪的有效方法，包括财布施、无畏布施、法布施；尸波罗蜜即持戒波罗蜜，指以十善业、八戒斋、五戒等律法为依据来护持自己的行为和念头；羼提波罗蜜即忍辱波罗蜜，指内心能安忍外所辱境；惟逮波羅蜜即精进波罗蜜，指对于求自度的菩萨来说就是不懈怠，不放下行持；禅波罗蜜即禅定波罗蜜，得一切不善根寂静，不住于寂静；般若波罗蜜即智慧波罗蜜，指佛之实智对于方便之权智。

【原文】菩薩入松寺有五事：入松寺，不得著蓌入松寺；不得持繖蓋入松寺；當禮佛，繞塔三匝，入松寺；若見不淨污穢當掃棄，入松寺；見諸沙門皆當作禮。（《大正藏》卷二十四第1029页）

【评说】佛陀注重环境整洁，要求弟子主动打扫卫生。

【原文】第一時

南無佛！今受尸四十七戒。何謂四十七？

一者，菩薩不得殺生，身、口、意不得念殺生，念殺生者不得為菩薩也。

二者，菩薩不得盜他人財物。

三者，菩薩不得婬泆他人婦女。

四者，菩薩不欺怠人。

五者，菩薩不得飲酒。

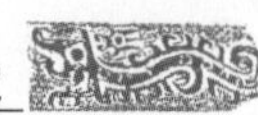

六者,菩薩不得兩舌。

七者,菩薩不得惡口。

八者,菩薩不得妄言。

九者,菩薩不得綺語。

十者,菩薩不得嫉妬。

十一,者菩薩不得瞋恚。

十二者,菩薩不得癡疑。

十三者,菩薩不得信邪魔道。

十四者,菩薩不得持惡行教人。

十五者,菩薩當廣方便益布施。

十六者,菩薩不得慳貪。

十七者,菩薩不得貪利他人財物。

十八者,菩薩不得邪心賊害人。

十九者,菩薩不得讒擊人。

二十者,菩薩不得撾捶人。

二十一者,菩薩不得掠取良民作奴婢。

二十二者,菩薩不得販賣奴婢。

二十三者,菩薩不得賣妻子與人。

二十四者,菩薩不得男女更相婬戲。

二十五者,菩薩不得至博戲婬女舍。

二十六者,菩薩不得至黃門家。

二十七者,菩薩不得相欺詐。

二十八者,菩薩不得持重稱侵人。

二十九者,菩薩不得持輕稱欺人。

三十者菩,薩不得持大斗侵人。

三十一者,菩薩不得持小斗欺人。

三十二者,菩薩不得持長尺侵人。

三十三者,菩薩不得持短尺欺人。

三十四者,菩薩不得斷棄牛馬五陰。

三十五者,菩薩不得賣牛馬。

三十六者,菩薩不得賣象駝。

三十七者,菩薩不得賣騾驢。

三十八者,菩薩不得賣猪羊。

三十九者,菩薩不得賣雞犬畜生。

四十者,菩薩不得賣經法。

四十一者,菩薩不得至邪魔道家。

四十二者,菩薩不得至擔死人種家。

四十三者,菩薩不得入死喪家。

四十四者,菩薩不得入酒舍。

四十五者,菩薩不得入羹飯舍。

四十六者,菩薩得人飯時心念言:"我何時當布施與人,令飽滿如我今日。"

四十七者,菩薩相見心當歡喜,如見父母兄弟,見他人亦爾,無有異。若見人作菩薩道行,當等心視之,不得言某人善、某人惡。(《大正藏》卷二十四第 1029 页)

【评说】受尸四十七戒是关于身、口、意的戒律,与十善有重复。其中不得谗击人、不得挝捶人、不得掠取良民作奴婢、不得卖妻子与人、不得断弃牛马五阴、不得卖动物(牛马、象驼、骡驴、猪羊、鸡犬等)为不杀生;不得盗他人财物为不盗;不得淫泆他人妇女、不得男女更相淫戏、不得至博戏淫女舍、不得至黄门家为不淫;不得饮酒、不得入酒舍为不酒,违反这些戒律是身业不善。两舌、恶口、妄言、绮语是语业不善。广方便益布施、接受布施时心怀感恩、有效法布施之心、不得悭贪、不得贪利他人财物、不得持重秤侵人、不得持轻秤欺人、不得持大斗侵人、不得持小斗欺人、不得持长尺侵人、不得持短尺欺人为不贪;不欺怠人、不得邪心贼害人、不互相欺诈、彼此之间视如父母兄弟为不瞋;不得持恶行教人、不得卖经书、不得至邪魔外道家、不得至担死人种家、不得入死丧家、不得入羹饭舍(饭店)为不痴。

【原文】何謂身二十因緣?三事身所作。何謂三?殺、盜、婬。身自不殺,不得教人殺;身自不盜,不得教人盜;身自不淫,不得教人淫。四事口所作。何謂四?兩舌、惡口、妄言、綺語。口自不兩舌,不得教人兩舌;自不惡口,不得教人惡口;自不妄言,不得教人妄言;自不綺語,不得教人綺語。三事意所作。何謂三?嫉妬、瞋恚、癡疑。意自不嫉妬,不得教人嫉妬;意自不瞋恚,不得教人瞋恚;意自不癡疑,不得教人癡疑。身、口、意不得犯是十事,不得教人犯。是為身、口、意法二十種因緣。(《大正藏》卷二十四第 1030 页)

【评说】身不行杀、盗、淫,也不教别人行;口不可两舌、恶口、妄言、绮语,也不教人言;意不嫉妒、瞋恚、痴疑,也不教人。即在身、口、意上自己不犯十恶,也不教人犯。

【原文】"南無佛!今受四禪法。何謂禪法?菩薩坐禪一心念佛,佛空、無所有,意便止。復念貪婬五所欲,已無貪婬五所欲,便得一禪;菩薩坐禪一心念法,法亦空、無所有,意便無瞋恚痛痒,已無瞋恚痛痒,如是便得二禪;菩薩坐禪一心念摩訶般若波羅蜜,亦空無所有,意便無愚癡,如是便得三禪;菩薩已得三禪,諸惡已盡,無所復念,意清淨不動不搖,便得四禪。一心不復轉,自然得五旬,是為菩薩行禪法。"(《大正藏》卷二十四第 1030 页)

【评说】此段经文对四禅的划分与其他佛经不同:禅坐时一心念佛,渐渐佛也消失,散乱的意识停止,没有了贪、淫欲望,就达到了一禅;在一禅的基础上一心念法,渐渐法也消失了,没有了瞋恚痛痒的感受,达到二禅的境界;在二禅的基础上观想甚深超越生死苦厄的佛法,渐渐到空无所有,没有了痴心,便是三禅;在三禅基础上无挂碍,如如不动便达到了四禅。

【原文】"南無佛!今受般若三昧法。何謂三昧法?菩薩三昧,慈哀念一切十方諸天、人民、父母、兄弟、妻子、怨家、債主、泥犁、薜荔、畜生,諸在厄難勤苦及人非人、薩惒薩,皆欲令解脫勤苦,得出生人道,奉行六波羅蜜、阿耨多羅三耶三菩心,是為菩薩三昧法。"(《大正藏》卷二十四第 1030 页)

【评说】此段经文认为慈心哀念天下一切众生,发心让他们脱离苦难,可以获得人身,同时修行六波罗蜜(布施、持戒、精进、安忍、禅定、般若),发心获得无上正等觉,是般若三昧法。

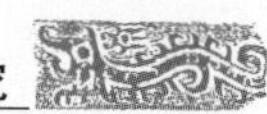

与通常般若三昧法含义不同，应称作菩萨三昧。

【原文】第六時

“南無佛，南無菩薩，南無摩訶薩！今受三昧法，如菩薩摩訶薩。今我持心，所作當如虛空，今持虛空作平，是故行菩薩道，持心視天下萬民如一，當如視父母兄弟妻子無異，當等心視之。今我歡喜為十方天下人民作善，是為文殊師利菩薩三昧。持是三昧戒具者，文殊師利菩薩當來與共語：‘持是三昧戒具者，是為諸菩薩中最尊。’是為文殊師利菩薩三昧菩薩摩訶薩。

文殊師利三昧菩薩坐欲起時，叉手念腹中所願言：‘我是菩薩摩訶薩，文殊師利菩薩我所作分檀布施用，是故我得菩薩道。若人從菩薩求目，菩薩當以目與之；若人從求身，菩薩以身與之；若人求財物，菩薩當以財物與之！’常當念言：‘我是菩薩，文殊師利亦是菩薩，今我當諦持是身與不妄。菩薩常當念使十方天下人民安隱富樂，如使十方人民勤苦，我當念令安隱富樂解脫。菩薩當諦持身法，行菩薩道，菩薩當急欲作沙門，當持禪波羅蜜，我急當至阿彌陀佛所，我持是三昧，急欲與水精、琉璃、金銀共會相娛樂。’文殊師利菩薩惒闍名阿提波羅，阿祇名阿提調。”(《大正藏》卷二十四第 1030-1031 页)

【评说】为天下人做善行、让人民安隐富乐，是文殊师利菩萨三昧。

【原文】第八時

“南無佛，南無法，南無比丘僧，南無諸菩薩，南無摩訶薩，南無文殊師利菩薩！我自念命前世時已行菩薩道，自念我已奉事三百億佛，自念我前世為菩薩時，常以慈悲喜護之心愍傷一切人、非人及蜎蜚蠕動之類，恒為之感痛，我常以經道勸勵開導之，使得入正法，遠去惡為善。耳不受善惡之聲，眼不視好醜之色，鼻不嗅臭香之氣，口不嚐味味之味，身不求麁細之飾，意不求可欲之欲，我自斷六。

我自斷三，六事不得起：耳得定，不聞善惡之聲；眼得定，不視好醜之色；鼻得定，不嗅臭香之氣；口得定，不貪著五味；身得定，不知寒溫之痛痒；意得定，無復往來之思想。身行檀波羅蜜，但欲布施；眼為尸波羅蜜，但欲持戒；耳為羼提波羅蜜，但欲忍辱；鼻為惟逮波羅蜜，但欲精進；口為禪波羅蜜，但欲一心；意為般若波羅蜜，但欲智慧。我常以是六事救濟施惠一切，我今來生復得見佛經戒，復得奉事三尊。我今當復以六事教化一切，廣利法門，開導眾人，使成大道，為一切人非人作唱導。”(《大正藏》卷二十四第 1031 页)

【评说】佛家强调眼、耳、鼻、舌、身、意的修行，眼不视美丑之色，耳不听善恶之声，鼻不嗅臭香之味，舌(口)不贪著各种味道，身不察觉寒热和痛痒，意没有忙乱的思绪。此说与道家“致虚极，守静笃”“是以圣人为腹不为目”有相似之处。

【原文】第九時

“南無佛，南無法，南無比丘僧，南無諸菩薩，南無摩訶薩，南無文殊師利菩薩！菩薩道甚難，我以身命救濟一切眾生無所愛惜。菩薩不作罪，亦不畏罪，宿命到來、怨家債主至，菩薩歡喜畢罪，亦不怖懅。菩薩持法如法，持戒如戒，菩薩以信故得作佛。菩薩博讀眾經，悉入諸道，順化眾生。菩薩常行慈心，言語儒軟，不中傷人意。菩薩與妻子並居，如養怨家，常護其意。菩薩視女人如虎狼師子如毒蛇，菩薩不畏；愛欲不能動菩薩意，菩薩捨欲故，愛欲不能得沾污菩薩清淨之行。如蓮華不於高山、陸地生也，菩薩於愛欲中生，如蓮華雖淤泥中生，不為泥塗所污也。菩薩戒內不戒外也，外行如地，內戒如水，水以清淨濡軟為行，地以多容多受為功德也。一切百草、樹木皆從地得生長，一切萬物皆從水得生活，是故菩薩功德如地如水。菩薩山居獨處，亦不恐懼。菩薩雖居家畜養妻子，常如獨處，恬然安定，無復痛痒思想之念。以故菩薩功德尊大、巍巍堂堂，無端無底、無邊無限，功德難稱難量，是為菩薩十時之戒。”（《大正藏》卷二十四第1031-1032页）

【评说】“一切万物皆从水得生活”，佛陀时代已认识到生物的存活离不开水。“菩萨戒内不戒外也”，佛家强调内心的修持，是真正的信受戒律，而不是外在的遵守戒律的行为。“菩萨视女人如虎狼师子如毒蛇，菩萨不畏”，真正有修行的人，虽认识到欲望的危害，但能正确面对，不恐惧与异性的交往。

【原文】“菩薩常行四等心，平等無異，已信功德便得一住，已得一住便得二住，已得二住便得三住，已得三住便得四住，已得四住便得五住，已得五住便得六住，已得六住便得七住，已得七住便得八住，已得八住便得九住，已得九住便得十住，已得十住便得作佛，便度一切眾生，是為菩薩積累功德自致得道。其有人隨我諷誦是經者，既却諸惡，得佛疾也。見者、聞者一時歡喜者，既却己身無央數之罪，令得十住信心，以致得道。常當以月十五日，一日一夜誦讀是經，其福蓋於三界中；莫作限礙縛著之行，是則遠離功德，不為菩薩道也。”（《大正藏》卷二十四第1032页）

【评说】佛家强调四平等心的修行，四平等心即是四无量心，即为令无量众生离苦得乐而起的慈心、悲心、喜心、舍心四种心。慈心指以深刻、亲切之有情待人，慈悯众生，深心愿给予众生快乐、幸福；悲心指为能感同身受地体察他人的痛苦，深切同情、怜悯，愿为其拔除痛苦；喜心指对众生所在善事随喜功德以促成，劝进行者；舍心指舍弃怨亲分别和自己的财物身命，也包括舍弃烦恼及过分的慈悲喜乐等，保持平静空寂的心境。

【原文】第十時

“南無佛，南無法，南無比丘僧，南無諸菩薩，南無檀那鳩溜菩薩，南無文殊師利菩薩！菩薩常慈心愍念一切人民，見貧者、富者、豪者、貴者、卑賤者，強健、羸瘦、怯弱者，心常念之，欲使齊等。常願使十方平如水，無山坑，人民貧富等等無異，壽命長短等等無異，豪貴卑賤等等無異，求道同心，常願俱發大乘之業，一切人非人，皆發無上正真之道，悉有智慧，悉行布施，無有慳貪，悉持經戒，悉能忍辱，皆能精進，一心入定，見化三昧皆有漚惒拘舍羅。見迷惑者，願使之疾見正道；陰冥者，得覩光明。疾者，皆使除愈；強健，各現色力。陸行，願使人、馬、車牛肥壯，人手足，筋力強健，財物安隱；船行者，東西南北、上水下水各得其願，船車安隱，帆行絛利。賈市百倍千倍萬倍，住止得處，賣買便利，貴賤各得所願。居家者，妻子、父母、公嫗皆使安隱，水火、盜賊、疾病、縣官無有。居官者，常得安隱，慈心愛育人民，家人富饒，無有貧窮、憂厄、苦劇者。是為菩薩十一時戒平等之行。善男子、善女人聞是歡喜，皆得阿惟越致。諸天神、地神、山神皆來侍衛帶持是經者，一切災害不敢干犯，是為菩薩已得神通。”（《大正藏》卷二十四第1032页）

【评说】此段经文中所述的“慈心愍念一切人民”，已包含慈悲喜舍四平等心。

【原文】第十一時

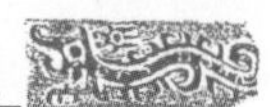

"南無佛,南無法,南無比丘僧,南無諸菩薩摩訶薩,南無文殊師利菩薩!菩薩從一數、二隨、三止、四觀、五還、六淨以次得道,得須陀洹,得斯陀含、阿那含,得阿羅漢、辟支佛,皆不於中住;得佛道,現三十二相、八十種好紫金色,十種力、四無所畏、十八法不共、八種大音聲,亦不於中住。菩薩發大乘之業,以僧那僧涅度脫一切人非人,以波羅蜜示現眾人,以慈悲喜捨救濟眾人,菩薩以儒軟伏諸剛強,菩薩以漚恝拘舍羅和合眾人,菩薩以謙恭慈仁安慰眾人,菩薩以和悅歡喜降伏諸惡逆,菩薩以道力度諸愚癡,菩薩以貞潔度諸愛欲,菩薩以大慈愍念眾生,菩薩以省約絕諸財寶,菩薩以清淨斷諸醉酒,菩薩以訥言正心口忍辱,菩薩以經行立於精進,菩薩以少食絕於睡臥,菩薩以無欲輕身強健,菩薩以無瞋怒養於道德,菩薩以無嫉妒合聚眾人,菩薩以功德歸流一切人非人,是為菩薩十二時戒平等之行,救濟一切眾生,是為飛行菩薩功德具足。"(《大正藏》卷二十四第1032页)

【评说】佛家的修行步骤依次为一数、二随、三止、四观、五还、六净。一数,数指数息,数息就是听自己的呼吸,计算其次数。数分为修数和证数两种,修数是指学者入坐后,应先调和气息,不涩不滑,极其安详,徐徐而数,从一数至十,或数入息,或数出息,听各人的便,但不应出入都数。心注在数,勿令驰散,若数不到十,心忽他想,应该赶速收回,从一重新数起,这叫"修数";证数是指数息日久,渐渐纯熟,从一到十,自然不乱,出息入息,极其轻微,这时觉得用不着数,这叫"证数"。二随,随也有修随和证随两种,修随是指舍掉前面数法,一心跟随息的出入,心随于息,息也随于心,心息相依,绵绵密密,这叫"修随";证随是指心既渐细,觉息的长短可以遍身毛孔出入,意境寂然凝静,这叫"证随"。三止,止有修止和证止两种,修止是指不去随息,把一个心,若有意,若无意,止于鼻端,这叫作"修止";修止以后,忽然觉得身心好像没有,泯然入定,这叫"证止"。四观,观有修观和证观两种,修观是指这时于定心中细细审视,微细的息出息入,如空中的风,了无实在,这叫"修观";如是观久,心眼开明,彻见息的出入已周遍全身毛孔,这叫"证观"。五还,还有修还和证还两种,修还是指我们既然用心来观照这息,就有能观的心智,所观的息境。境与智对立,是相对的,不是绝对的,应该还归于心的本源,这叫"修还"。这能观的心智是从心生,既从心生,应随心灭,一生一灭,本是幻妄,不是实在。须知心的生灭,好比水上起波,波不是水,波平方见得水的真面目;心的生灭,一如波浪,不是真心,应观真心本自不生,不生故不有,不有故即空,空故无观心,无观心也就没有观境,境智双亡,这叫"证还"。六净,修净也有修净和证净两种,修净是指一心清净,不起分别,这叫作"修净"。证净指心如止水,妄想全无,真心显露,也不是妄想以外另有个真心,要知返妄就是真,犹如波平就是水一样,这叫"证净"。作为发了大乘之心的菩萨,"以贞洁度诸爱欲""以清净断诸醉酒""以少食绝于睡卧""以无欲轻身强健",通过这些具体的行为来教导、救拔众生,减缓众生身心痛苦。

【原文】"有善心、好意樂聞是經,諷誦讀是者,是為十住阿惟顏。菩薩入水不沈,入火不燒,索頭與頭,索眼與眼,索耳與耳,匃鼻與鼻,投身虎口,不惜身命,是為菩薩大士尊貴功德,難稱難量,無端無底,無端無限,不可度量。各尊承世尊經戒,以自衛身行,與是經合者,舉厝得所,善加精進,善遠諸惡,莫犯是,犯是者非為菩薩也。是為菩薩具足正戒,一生補處,旦暮朝晡,當得作佛,光明相好皆已照現,是為功德成滿,諸善已現,威神具悉,一切皆敬,伏無敢當菩薩者。"(《大正藏》卷二十四第1032页)

【评说】"有善心,好意乐闻是经,讽诵读是者",指对佛家经文的学习和诵读。

优婆塞戒经

北凉中印度三藏昙无谶　译

【提要】佛陀在舍卫国祇树林中阿那邠坻精舍为众弟子说菩提心、悲、解脱、发愿、戒(自利利他和自他庄严)、摄取、受戒、六般若蜜。

卷　第　一

集会品第一

【原文】善男子！有諸眾生受行外道，不樂外典顛倒說故，發菩提心；或有眾生住寂靜處，內善因緣，發菩提心；或有眾生觀生死過，發菩提心；或有眾生，見惡、聞惡，發菩提心；或有眾生深知自身貪欲、瞋恚、愚癡、慳嫉，為呵責故發菩提心；或有眾生見諸外道五通神仙，發菩提心；或有眾生欲知世間有邊無邊故，發菩提心；或有眾生見聞如來不思議故，發菩提心；或有眾生生憐愍故，發菩提心；或有眾生愛眾生故，發菩提心。(《大正藏》卷二十四第1034页)

【评说】佛陀指出不喜欢外典(非佛教典籍)颠倒的学说；或住在寂静的地方，生出好的因缘；或看过了生死；或看到过恶、听见过恶；或深知自身贪欲、瞋恚、愚痴、悭嫉，因而自我呵责；或看见外道五通神仙(五通，即天眼通、天耳通、他心通、宿命通、身如意通，是特殊的心身状态)；或想知道世界有无边界的欲望；或觉得见到如来不可思议；或心生怜悯等都是发菩提心的原因。菩提心是指本体就是利益一切众生、让他们获得如来正等觉果位的希求心。

优婆塞戒经发菩提心品第二

【原文】善生言：世尊！眾生云何發菩提心？

善男子！為二事故發菩提心：一者、增長壽命，二者、增長財物。復有二事：一者、為不斷絕菩薩種姓，二者、為斷眾生罪苦煩惱。復有二事：一者、自觀無量世中受大苦惱，不得利益；二者、雖有無量恒沙諸佛，悉皆不能度脫我身，我當自度。復有二事：一者、作諸善業，二者、作已不失。復有二事：一者、為勝一切人天果報，二者、為勝一切二乘果報。復有二事：一者、為求菩提之道受大苦惱；二者、為得無量大利益事。復有二事：一者、過去、未來恒沙諸佛皆如我身，二者、深觀菩提是可得法，是故發心。復有二事：一者、觀六住人雖有轉心，猶勝一切聲聞、緣覺；二者、勤心求索無上果故。復有二事：一者、欲令一切眾生悉得解脫，二者、欲令眾生解脫、勝外道等所得果報。復有二事：一者、不捨一切眾生，二者、捨離一切煩惱。復有二事：一者、為斷眾生現在苦惱，二者、為遮眾生未來苦惱。復有二事：一者、為斷智慧障礙，二者、為斷眾生身障。(《大正藏》卷二十四第1035页)

【评说】佛陀指出发菩提心的原因是增长寿命；增长财物；不断绝菩萨种姓；断绝众生罪苦烦恼；明白自我在无量劫以来，因为没有发菩提心，烦恼无尽而不得真正解脱；明白自我精

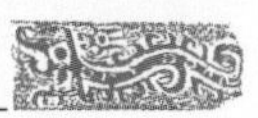

进才能解脱自己；作各种善业；作已不失；为超越人、天人的一切果报；为超越声闻、缘觉的果报；为求菩提之道；为得到无穷大利益事；我与过去诸佛、未来诸佛从因地看，发心修行完全相同；佛法是可修、可证，谁修谁证，谁证谁得，谁得谁悟；观察住六度万行的修行者，虽然有退转心，仍然为声闻、缘觉所不能所比；勇猛精进，修行最上道；让一切众生离苦得乐、脱离生死；让众生解脱，修善得福超越外道的人天福报；直至成佛也不舍离众生；虽身无常，处于烦恼之中，却不被其染著，而求得解脱；断众生现在苦恼；消除众生未来苦恼；断智慧障碍；断众生身障。

【原文】善男子！發菩提心有五事：一者、親近善友，二者、斷瞋恚心，三者、隨師教誨，四者、生憐愍心，五者、勤修精進。復有五事：一者、不見他過，二者、雖見他過而心不悔，三者、得善法已不生憍慢，四者、見他善業不生妬心，五者、觀諸眾生如一子想。（《大正藏》卷二十四第1035页）

【评说】发菩提心带来的益处：亲近善友、断瞋恚心、随师教诲、生怜悯心、勤修精进、不见他过、虽见他过而心不悔、得善法不生骄慢、见他善业不生嫉妒心、平等对待众生。

【原文】善男子！有智之人發菩提心已，即能破壞惡業等果如須彌山。有智之人，為三事故發菩提心：一者、見惡世中五濁眾生，二者、見於如來有不可思議神通道力，三者、聞佛如來八種妙聲。復有二事：一者、了了自知己身有苦，二者、知眾生苦如己受苦，為斷彼苦，如己無異。（《大正藏》卷二十四第1035页）

【评说】佛陀又补充了发菩提心的原因还有：看到恶世中五浊众生，看见如来有不可思议神通道力，听见佛如来八种妙声，知道自身苦难、知道众生和自己一样受苦。

优婆塞戒经悲品第三

【原文】善男子！智者深見一切眾生沈沒生死苦惱大海，為欲拔濟，是故生悲。又見眾生未有十力、四無所畏、大悲、三念，我當云何令彼具足？是故生悲。又見眾生雖多怨毒，亦作親想，是故生悲。又見眾生迷於正路，無有示導，是故生悲。又見眾生臥五欲泥而不能出，猶故放逸，是故生悲。又見眾生常為財物、妻子纏縛，不能捨離，是故生悲。又見眾生以色命故而生憍慢，是故生悲。又見眾生為惡知識之所誑惑，故生親想，如六師等，是故生悲。又見眾生墮生有界，受諸苦惱，猶故樂著，是故生悲。又見眾生造身、口、意不善惡業，多受苦果，猶故樂著，是故生悲。又見眾生渴求五欲，如渴飲醎水，是故生悲。又見眾生雖欲求樂，不造樂因；雖不樂苦，喜造苦因；欲受天樂，不具足戒，是故生悲。又見眾生於無我我所生我我所想，是故生悲。又見眾生無定有性，流轉五有，是故生悲。又見眾生畏生老死，而更造作生老死業，是故生悲。又見眾生受身心苦而更造業，是故生悲。又見眾生愛別離苦而不斷愛，是故生悲。又見眾生處無明闇，不知熾然智慧燈明，是故生悲。又見眾生為煩惱火之所燒然，而不能求三昧定水，是故生悲。又見眾生為五欲樂造無量惡，是故生悲。又見眾生知五欲苦，求之不息，譬如飢者食於毒飯，是故生悲。又見眾生處在惡世，遭值虐王，多受苦惱，猶故放逸，是故生悲。又見眾生流轉八苦，不知斷除如是苦因，是故生悲。又見眾生飢渴、寒熱，不得自在，是故生悲。又見眾生毀犯禁戒，當受地獄、餓鬼、畜生，是故生悲。又見眾生色、力、壽命、安隱、辯才，不得自在，是故生悲。（《大正藏》卷二十四第1036页）

【评说】佛陀将人生的苦难分为属于生理性的饥渴、寒热之苦和因处于无明之中而贪求五欲的心理之苦。

“饥者食于毒饭”，佛陀时代已认识到某种食物可能有毒。

【原文】善男子！未得道時，作如是觀，是名為悲；若得道已，即名大悲。何以故？未得道時，雖作是觀，觀皆有邊，眾生亦爾；既得道已，觀及眾生皆悉無邊，是故得名為大悲也。未得道時，悲心動轉，是故名悲；既得道已，無有動轉，故名大悲。未得道時，未能救濟諸眾生故，故名為悲；既得道已，能大救濟，故名大悲。未得道時，不共慧行，是故名悲；既得道已，與慧共行，故名大悲。（《大正藏》卷二十四第1036页）

【评说】区分了悲和大悲，大悲指对一切众生的悲心，范围无限。

【原文】善男子！菩薩有二種：一者、出家，二者、在家。出家修悲，是不為難；在家修悲，是乃為難。何以故？在家之人多有惡因緣故。善男子！在家之人若不修悲，則不能得優婆塞戒，若修悲已，即便獲得。善男子！出家之人，唯能具足五波羅蜜，不能具足檀波羅蜜，在家之人則能具足。何以故？一切時中一切施故。是故在家應先修悲，若修悲已，當知是人能具戒、忍、進、定、智慧。若修悲心，難施能施、難忍能忍、難作能作，以是義故，一切善法悲為根本。（《大正藏》卷二十四第1036页）

【评说】佛陀认为在家修行者必须先修悲心。

优婆塞戒经解脱品第四

【原文】不也。善男子！何以故？有人雖於無量世中以無量財施無量人，亦不能得解脱分法；有人於一時中以一把麨施一乞兒，能得如見解脱分法。有人乃於無量佛所受持禁戒，亦不能得解脱分法；有人一日一夜受持八戒而能獲得解脱分法。有人於無量世無量佛所受持讀誦十二部經，亦不能得解脱分法；有人唯讀一四句偈，而能獲得解脱分法。何以故？一切眾生心不同故。善男子！若人不能一心觀察生死過咎、涅槃安樂，如是之人，雖復惠施、持戒、多聞，終不能得解脱分法。若能厭患生死過咎、深見涅槃功德安樂，如是之人，雖復少施、少戒、少聞，即能獲得解脱分法。（《大正藏》卷二十四第1036-1037页）

【评说】只有一心参悟生死才能获得解脱，布施、持戒、多闻（听从他人教化）不一定能得解脱。可见佛陀重视内在实修。

【原文】善男子！夫菩提者，有四種子：一者、不貪財物，二者、不惜身命，三者、修行忍辱，四者、憐愍眾生。善男子！增長如是菩提種子，復有五事：一者、於己身中不生輕想，言我不能得阿耨多羅三藐三菩提；二者、自身受苦，心不厭悔；三者、勤行精進，不休不息；四者、救濟眾生無量苦惱；五者、常讚三寶微妙功德。有智之人修菩提時，常當修集如是五事。增長熾然菩提種子，復有六事：所謂檀波羅蜜，乃至般若波羅蜜。是六種事，因一事增，謂不放逸；菩薩放逸，不能增長如是六事，若不放逸，則能增長。善男子！菩薩求於菩提之時，復有四事：一者、親近善友，二者、心堅難壞，三者、能行難行，四者、憐愍眾生。復有四事：一者、見他得利心生歡喜，二者、常樂稱讚他人功德，三者、常樂修集六念處法，四者、勤說生死所有過咎。

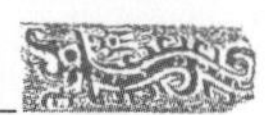

善男子！若有說言，離是八法得菩提者，無有是處。

善男子！若有菩薩初發無上菩提心時，即得名為無上福田，如是菩薩出勝一切世間之事及諸眾生。(《大正藏》卷二十四第1037页)

【评说】不贪财物、不惜身命、修行忍辱、怜悯众生、亲近善友、心坚难坏、能行难行、见他得利心生欢喜、常乐称颂他人功德、常乐修集六念处法、勤说生死所有过咎等是获得解脱的前提条件。

【原文】善男子！菩薩有二種：一者、在家，二者、出家。出家菩薩得解脱分法，是不為難；在家得者，是乃為難。何以故？在家之人，多惡因緣所纏遶故。(《大正藏》卷二十四第1038页)

【评说】在家修行者不容易得到解脱，因为有许多恶因缘影响修行。

优婆塞戒经三种菩提品第五

【原文】佛言：善男子！菩提有三種：一者、從聞而得，二者、從思维得，三者、從修而得。聲聞之人從聞得故，不名為佛；辟支佛人從思维已少分覺故，名辟支佛；如來無師，不依聞、思，從修而得覺悟一切，是故名佛。善男子！了知法性，故名為佛。法性二種：一者、總相，二者、别相。聲聞之人，總相知故不名為佛；辟支佛人同知總相，不從聞故，名辟支佛，不名為佛；如來世尊，總相、别相一切覺了，不依聞、思，無師獨悟，從修而得，故名為佛。善男子！如來世尊緣智具足，聲聞、緣覺雖知四諦，緣智不具，以是義故，不得名佛；如來世尊緣智具足，故得名佛。(《大正藏》卷二十四第1038页)

【评说】获得解脱有三种方式：从闻而得、从思维得和从修而得。

【原文】善男子！如恒河水，三獸俱渡，兔、馬、香象。兔不至底，浮水而過；馬或至底，或不至底；象則盡底。恒河水者，即是十二因緣河也。聲聞渡時，猶如彼兔；緣覺渡時，猶如彼馬；如來渡時，猶如香象，是故如來得名為佛。聲聞、緣覺雖斷煩惱，不斷習氣，如來能拔一切煩惱、習氣根原，故名為佛。善男子！疑有二種：一、煩惱疑，二、無記疑。二乘之人斷煩惱疑，不斷無記；如來悉斷如是二疑，是故名佛。(《大正藏》卷二十四第1038页)

【评说】声闻(指听闻佛陀声教而证悟之出家弟子)、缘觉(指独自悟道的修行者，声闻与缘觉，称为二乘)获得解脱者，清除了烦恼，但仍有习气存在。

卷　第　二

发愿品第七

【原文】善生言："世尊！是三十二相業誰能作耶？佛言：善男子！智者能作。

世尊！云何名智者？"

"善男子！若能善發無上大願，是名智者。菩薩摩訶薩發菩提心已，身、口、意等所作善業，願為眾生；將來得果，一切共之。菩薩摩訶薩常親近佛、聲聞、緣覺、善知識等，供養恭敬，諮問深法，受持不失。作是願言：'我今親近諸佛、聲聞、緣覺、善友，寧無量世受大苦惱，不於菩提生退轉心！衆生若以惡心打駡毁辱我身，願我因是更增慈心，不生惡念！願我後生，在在處處不受女身、無根、二根、奴婢之身！復願令我身有自在力為他給使，不令他人有自在力而驅使我！願令我身諸根具足，遠離惡友，不生惡國邊裔之處，常生豪姓，色力殊特，財寶自在！得好念心、自在之心，心得勇健！凡有所說，聞者樂受，離諸障礙！無有放逸，離身、口、意一切惡業，常為衆生作大利益！為利衆生，不貪身命，不為身命而造惡業！利衆生時，莫求恩報！常樂受持十二部經，既受持已，轉教他人！能壞衆生惡見、惡業，一切世事所不能勝；既得勝已，復以轉教！善治衆生身、心重病，見離壞者能令和合，見怖畏者為作救護，護已為說種種之法，令彼聞已心得調伏！見飢施身，令得飽滿，願彼不生貪惡之心；當噉我時，如食草木！常樂供養師長、父母、善友、宿德，於怨親中其心等一！常修六念及無我想，十二因緣！無三寶處，樂在寂靜，修集慈悲！一切衆生若見我身，聞觸之者，遠離煩惱！'菩薩雖知除菩提已不求餘果，為衆生故，求以弘利。"(《大正藏》卷二十四第1040页)

【评说】本段经文记载了佛陀对无根、二根之人的认识，无根指男子先天畸形无生殖器，二根指阴阳人，即先天具有两种生殖器。

"善治众生身、心重病，见离坏者能令和合，见怖畏者为作救护，护已为说种种之法，令彼闻已心得调伏"，佛陀认为超越生死，获得解脱者即佛，应该为众生解除心身痛苦。

优婆塞戒经名义菩萨品第八

【原文】善生言："世尊！如佛所說菩薩二種：一者、假名菩薩，二者、實義菩薩。云何名為假名菩薩？"

善男子！衆生若發菩提心已，樂受外術及其典籍，持諷誦讀，即以此法教化衆生。為自身命殺害他命，不樂修悲。樂於生死，常造諸業受生死樂。無有信心，於三寶所生疑網心。護惜身命，不能忍辱。語言麁穬，悔恨放逸。於己身所生自輕想，我不能得無上菩提。於煩惱中生恐怖想，亦不勤修壞結方便。常生慳貪、嫉妬、瞋心，親近惡友，懈怠、亂心，樂處無明。不信六度，不樂修福，不觀生死，常樂受持他人惡語，是名假名菩薩。(《大正藏》卷二十四第1041页)

【评说】虽然有超越生死获得解脱的愿望，没有精进修行的毅力，却精研非佛教经典来教化他人；没有慈悲心、杀生害命、语言粗鄙、行为放逐者都是假菩萨。

【原文】善男子！復有衆生發菩提心，欲得阿耨多羅三藐三菩提，聞無量劫苦行修道然後乃得，聞已生悔。雖修行道，心不真實，無有慚愧，不生憐愍。樂奉外道，殺羊祀天。雖有微信，心不堅固。為五欲樂造種種惡，猗色、命、財生大憍慢，所作顛倒，不能利益。為生死樂而行布施，為生天樂受持禁戒，雖修禪定為命增長，是名假名菩薩。(《大正藏》卷二十四第1041页)

【评说】虽然修行但心存疑惑，没有惭愧、悲悯心，侍奉外道，为满足欲望，造各种恶业，禅定只是为了延长寿命，有这些行为的人都是假菩萨。

【原文】實義菩薩者，能聽深義，樂近善友，樂供養師、父母、善友，樂聽如來十二部經，受持、讀誦、書寫、思義。為法因緣不惜身命、妻子、財物，其心堅固。憐愍一切，口言柔濡，先語、實語，無有惡語及兩舌語。於自身所不生輕想。舒手惠施，無有禁固。常樂修磨利智慧

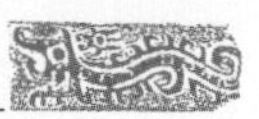

刀，雖習外典，為破邪見、出勝邪見，善知方便調伏眾生。於大眾所不生恐怖，常教眾生菩提易得，能令聞者不生怖心。勤修精進，輕賤煩惱，令彼煩惱不得自在。心不放逸，常修忍辱。為涅槃果持戒、精進。願為眾生趨走給使，令彼安隱歡娛受樂；為他受苦，心不生悔。見退菩提，心生憐愍。能救一切種種苦惱，能觀生死所有過罪，能具無上六波羅蜜。所作世事，勝諸眾生。信心堅固，修集慈悲，亦不悕求慈悲果報，於怨親中其心無二。施時平等，捨身亦爾，知無常相，不惜身命。以四攝法攝取眾生。知世諦故，隨眾生語。為諸眾生受苦之時，其心不動如須彌山。雖見眾生多作諸惡，有少善者，心終不忘。於三寶所不生疑心，樂為供養。若少財時，先給貧窮，後施福田；先為貧苦，後為富者。樂讚人善，為開涅槃。所有伎藝，欲令人學；見學勝己，生歡喜心。不念自利，常念利他。身、口、意業所作諸善，終不自為，恒為他人，是名實義菩薩。（《大正藏》卷二十四第 1041 页）

【评说】乐听佛法、供养上师、父母、善友、悲悯一切、信念坚定、精进修行、持守戒律、乐于教化他人，学习外典（非佛教典籍）只是为了善巧调伏他人，具有这些行为的人才是实义菩萨。

优婆塞戒经义菩萨心坚固品第九

【原文】善男子！菩薩摩訶薩修苦行時，先自誡心。善男子！我念往昔行菩薩道時，先從外道受苦行法，至心奉行，心無退轉。無量世中以灰塗身，唯食胡麻、小豆、粳米、粟米、床等，日各一粒；荊棘惡刺、椓木、地石以為臥具；牛屎、牛尿以為病藥。盛夏之月，五熱炙身；孟冬之節，凍冰餵體。或受草食、根食、莖食、葉食、果食、土食、風食，作如是等諸苦行時，自身他身俱無利益。雖爾，猶故心無退轉，出勝一切外道苦行。善男子！我於往昔為四事故，捨棄身命：一者、為破眾生諸煩惱故，二者、為令眾生受安樂故，三者、為自除壞貪著身故，四者、為報父母生養恩故。菩薩若能不惜身命，即自定知是義菩薩。（《大正藏》卷二十四第1041 页）

【评说】胡麻、小豆、粳米、粟米是佛陀时代的粮食品种；“牛屎、牛尿以为病药”，佛陀时代或以牛屎、牛尿治疗疾病。

【原文】善男子！若諸外道化眾生時，或以惡語、鞭打、罵辱、擯之令出，然後調伏。菩薩不爾，化眾生時，無麁惡語、瞋語、綺語、唯有濡語、真實之語，眾生聞已，如青蓮遇月，赤蓮遇日。善男子！菩薩施時，財物雖少，見多乞求，不生厭心，是名菩薩不可思議。菩薩教化盲、聾、瘖、瘂，愚癡邊地惡眾生時，心無疲厭，是名菩薩不可思議。（《大正藏》卷二十四第 1042 页）

【评说】佛陀主张对盲、聋、瘖、痖和愚痴之人也应善加教化。

优婆塞戒经自利利他品第十

【原文】善男子！菩薩摩訶薩具足一法，則能兼利，謂不放逸。復有二法能自他利：一者多聞，二者思维。復有三法能自他利：一者憐愍眾生，二者勤行精進，三者具足念心。復有四法能自他利：謂四威儀。復有五法能自他利：一者信根，二者持戒，三者多聞，四者布施，五者智慧。復有六法能自他利：所謂六念。復有七法能自他利：謂壞七慢。（《大正藏》卷二十四第 1043 页）

【评说】佛陀认为多闻（听从他人教化）、思维有利于自身及他人，值得效法。

【原文】善男子！菩薩二種：一者樂近善友，二者不樂。樂善友者，能自他利；不樂近者，則不能得自他兼利。善男子！樂近善友復有二種：一樂供養，二不樂供養。樂供養者，能自他利；不樂供養，不能兼利。樂供養者，復有二種：一能聽法，二不能聽。至心聽者，能自他利；不至心聽，則無兼利。至心聽法，復有二種：一者能問，二不能問。能問義者，能自他利，不能問者，則不能得自利他利。能問義者，復有二種：一至心持，二不能持。至心持者，能自他利；不至心者，則不能得自利他利。至心持者，復有二種：一者思维，二不思维。能思维者，能利自他；不思维者，則不得名自利他利。能思维者，復有二種：一者解義，二不解義。能解義者，能自他利；不解義者，則不得名能自他利。解義之人，復有二種：一、如法住，二、不如法住。如法住者，能自他利；不如法住者，則不得名自利他利。如法住者，復有二種：一者具足八智，二者不能具足。何等八智？一者法智，二者義智，三者時智，四者知足智，五者自他智，六者眾智，七者根智，八上下智。是人具足如是八智，凡有所說具十六事：一者、時說，二、至心說，三、次第說，四、和合說，五、隨義說，六、喜樂說，七、隨意說，八、不輕眾說，九、不呵眾說，十、如法說，十一、自他利說，十二、不散亂說，十三、合義說，十四、真正說，十五、說已不生憍慢，十六、說已不求世報。如是之人能從他聽，從他聽時具十六事：一者、時聽，二者、樂聽，三者、至心聽，四者、恭敬聽，五者、不求過聽，六者、不為論議聽，七者、不為勝聽，八者、聽時不輕說者，九者、聽時不輕於法，十者、聽時終不自輕，十一、聽時遠離五蓋，十二、聽時為受持讀，十三、聽時為除五欲，十四、聽時為具信心，十五、聽時為調眾生，十六、聽時為斷聞根。善男子！具八智者能說能聽，如是之人能自他利；不具足者，則不得名自利利他。（《大正藏》卷二十四第 1043 页）

【评说】具有法智、义智、知足智、自他智、众智、根智、上下智等八种思维能力，与人交流时有时说、至心说、次第说、和合说、随义说、喜乐说、随意说、不经众说、不呵众说、如法说、自他利说、不散乱说、合义说、真正说、说已不生骄慢、说已不求世报等十六种能力，同时在听从他人说话时有时听、乐听、至心听、恭敬听、不求过听、不为议论听、不为胜听、听时不轻说、听时不轻于法、听时终不自轻、听时远离五盖、听时为受持读、听时为除五欲、听时为具信心、听时为调众生、听时为断闻根等十六种特点能够自利利他。

【原文】善男子！譬如樹林，凡有四種：一者、易伐難出，二者、難伐易出，三者、易伐易出，四者、難伐難出。在家之人亦有四種：一者、易調難出，二者、難調易出，三者、易調易出，四者、難調難出。如是四人分為三種：一者、呵責已調，二者、濡語而調，三者、呵責、濡語使得調伏。復有二種：一者、自能調伏不假他人，二者、自若不能請他令調。復有二種：一者、施調，二者、呪調。是調伏法，復有二時：一者、喜時，二者、苦時。為是四人說正法時，有二方便：一者、善知世事，二者、為其給使。善男子！菩薩若知是二方便，則能兼利，若不知者，則不能得自利他利。（《大正藏》卷二十四第 1043-1044 页）

【评说】佛陀认为，调伏他人要因时因地而宜，灵活施治。

【原文】菩薩摩訶薩應護一切眾生之心，若不護者，則不能調一切眾生。菩薩亦應擁護自身，若不護身，亦不能得調伏眾生。菩薩不為貪身、命、財，護身、命、財，皆為調伏諸眾生故。菩薩摩訶薩先自除惡，後教人除，若不自除，能教他除，無有是處！是故菩薩先應自施、持戒、知足、勤行精進，然後化人。菩薩若不自行法行，則不能得教化眾生。（《大正藏》卷二

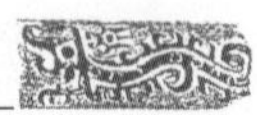

十四第 1044 页)

【评说】佛陀主张应该先精进修行、持守戒律、消除自己的恶行,然后才能教化他人。

优婆塞戒经自他庄严品第十一

【原文】善生言:"世尊!菩薩摩訶薩具足幾法能自他利?"

"善男子!具足八法,能自他利。何等為八?一者、壽命長遠,二者、具上妙色,三者、身具大力,四者、具好種姓,五者、多饒財寶,六者、具男子身,七者、言語辯了,八者、無大眾畏。"(《大正藏》卷二十四第 1044 页)

【评说】佛陀认为"寿命长远""具上妙色"者容易达到自利利他的效果,也就是心身健康寿命长的人教化能力强。

【原文】善男子!菩薩具足如是八法,若聞譏毀,心能堪忍;若聞讚歎,反生慚愧。修行道時,歡喜自慶,不生憍慢。能調惡人,見離壞眾,能令和合。揚人善事,隱他過咎,人所慚恥處,終不宣說,聞他祕事,不向餘說。不為世事而作呪誓。少恩加己,思欲大報;於己怨者,恒生善心。怨親等苦,先救怨者。見有罵者,反生憐愍;見他偷時,默然不動;見來打者,生於悲心。視諸眾生,猶如父母。寧喪身命,終不虛言。何以故?知果報故。於諸煩惱應生怨想,於善法中生親舊想。若於外法生於貪心,尋能觀察貪之過咎,一切煩惱,亦復如是。雖復久與惡人同處,終不於中生親善想;雖與善人不同居止,終不於彼而生遠想。雖復供養父母、師長,終不為是而作惡事。乏財之時,見有求者,不生惡想。雖不親近凶惡之人,而其內心常生憐愍,惡來加已,以善報之。自受樂時,不輕他人;見他受苦,不生歡喜。身業清淨,持四威儀,即以是法用化眾生。口業清淨,誦讀如來十二部經,即以是法用化眾生。意業清淨,修四無量,亦以是法開化眾生。假身受苦,令他受樂,甘樂為之。世間之事,雖無利益,為眾生故而亦學之,所學之事,世中最勝,雖得通達,心無憍慢,以己所知勤用化人,欲令此事逕世不絕。於親友中不令作惡,樂以上八法教化眾生。說因說果,無有錯謬。愛別離時,心不生惱,觀無常故。受樂受時,心不耽荒,觀苦、無常。善男子!菩薩具足如上八法,則能施作如是等事。(《大正藏》卷二十四第 1045 页)

【评说】听到别人讥毁能忍,听到赞叹心生惭愧;宣扬别人的善事,不言说他人过失;保守他人隐秘;知恩大报;平等对待亲人和怨家;视众生如父母;身口意清净,佛陀对人的这些道德要求今时仍须遵照执行。

优婆塞戒经二庄严品第十二

【原文】善男子!菩薩具足二種莊嚴,則有七相。何等為七?一者,自知罪過,二者,不說他過,三者,樂瞻病人,四者,樂施貧人,五者,獲菩提心,六者,心不放逸,七者,一切時中常至心修六波羅蜜。善男子!復有七相。何等為七?一者,樂化怨讎;二者,化時不厭;三者,要令成熟解脫;四者,盡己所知世語、世事,以化眾生心不貪著;五者,能忍一切惡事;六者,終不宣說他人所不喜事;七者,見破戒者及弊惡人,心不瞋恚,常生憐愍。善男子!菩薩摩訶薩知是七相,則能自利及利益他。(《大正藏》卷二十四第 1045-1046 页)

【评说】乐瞻病人、乐施贫人,佛陀强调对病人、贫人的照顾和关怀。

卷 第 三

摄取品第十三

【原文】善生言:世尊！菩薩具足二莊嚴已,云何得畜徒眾弟子?

善男子！應以四攝而攝取之,令離諸惡,增諸善法,至心教詔,猶如一子。不求恩報,不為名稱,不為利養,不求自樂。善男子！菩薩若無如是等事畜弟子者,名弊惡人,假名菩薩,非義菩薩;名旃陀羅,臭穢不淨,破壞佛法,是人不為十方諸佛之所憐念。

善男子！菩薩若能隨時教戒,所言時者,貪、恚、癡時。起貪結時,當為種種說對治法令得除貪;餘二亦爾。次當教學十二部經,禪定、三昧,分別深義,調其身心,令修六念、不放逸法,瞻養病苦不生厭心,能忍惡口誹謗罵辱,苦加身心亦當堪忍,設其有苦能為救解,除其弊惡疑網之心,善知利根、中根、鈍根,教鈍根人令生信心,中根之人能令純淑,利根之人令得解脫。若能如是勤教詔者,名義菩薩,是名善人,分陀利花,人中香象,調御丈夫,名大船師。善男子！寧受惡戒,一日中斷無量命根,終不養畜弊惡弟子不能調伏。何以故?善男子！是惡律儀殃齊自身,畜惡弟子不能教誨,乃令無量眾生作惡,能謗無量善妙之法,破和合僧,令多眾生作五無間,是故劇於惡律儀罪。(《大正藏》卷二十四第 1046 页)

【评说】佛陀认为,不是为了贪图名利、报答、自己快乐的人才可以拥有弟子,在弟子出现各种烦恼和问题时,还应该指导他们解决的方法。

【原文】善男子！出家菩薩若有在家弟子,亦當先教不放逸法。不放逸者,即是法行;供養父母、諸師和上、耆舊有德,施於安樂;至心受戒,不妄毀犯;受寄不抵;見恚能忍;惡口、惡語及無義語,終不為之;憐愍眾生,於諸國王、長者、大臣,恒生恭敬怖畏之心;能自調伏妻子眷屬,分別怨親,不輕眾生;除去憍慢,不親惡友;節食、除貪、少欲、知足;鬪諍之處,身不往中,乃至戲笑不說惡語,是則名為不放逸法。出家菩薩若畜在家弟子,先當教造不放逸法。受苦樂時,常當共俱。設在窮乏有所須者,六物之外有不應惜。病時當為求覓所須,瞻病之時不應生厭。若自無物,應四出求;求不能得,貸三寶物,差已依俗十倍償之,如波斯匿王國之正法。若不能償,復當教言:'汝今多負三寶之物,不能得償,應當勤修得須陀洹果至阿羅漢果。若能至心發菩提心,若教千人於佛法中生清淨信,若壞一人慇重邪見。'出家菩薩能教在家如是等事,是師弟子二人俱得無量利益。

善男子！在家菩薩若畜在家弟子,亦當先教不放逸法。不放逸者,供養父母、師長、和上、耆舊、有德,復當供給兄弟、妻子、親友、眷屬、欲行之人及遠至者,所有僮僕作使之人,先給飲食,然後自用。又復教令信向三寶,苦樂共俱,終不偏獨,隨時賞賜,不令飢寒,終不打罵鞭撻苦楚,應當軟言敦諭教詔。設有病者,應當瞻療,隨所乏少,當為求索。世間之事,悉以教之,婚姻求對無求卑下。教以如來五部經典,見離壞者,能為和合,既和合已,令增善心。一切出家內外諸道,隨意供養,終不選擇。何以故?先以施攝,後當調故,以六和敬而教詔之。若求財物、商賈、農作、奉事王者,常當至心如法而作。既得財已,如法守護。樂為福德,見他作時心生歡喜,是則名為不放逸法。在家菩薩若能教誨在家菩薩如是事者,是師弟子二人俱得無量利益。(《大正藏》卷二十四第 1046-1047 页)

【评说】佛陀认为,出家人首先要教育在家弟子谨行不放逸法:供养父母、师长,严守戒

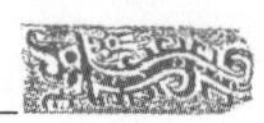

律，忍受恚言，不出恶语，平等待人，家庭和谐；其次要和弟子共苦，救济贫穷的弟子；"病时当为求觅所须，瞻病之时不应生厌"，弟子生病时为他们寻医觅药，尽心照料无怨言。

【原文】善男子！在家菩薩若得自在，為大國主，擁護民庶猶如一子。教離諸惡，修行善法。見作惡者，擿打罵辱，終不斷命。財物六分，稅取其一。見瞋惡者，教修忍辱及不放逸。經言柔軟，又能分别善惡之人，見有罪者，忍而不問。隨有財物，常行慧施。任力讀誦五部經典，善能守護身命財物，能化眾生不令作惡。見貧窮者，生大憐愍，自於國土常修知足，惡人讒謗終不信受，不以非法求覓財物。如法護國，遠七種惡：一者、不樂樗蒲圍碁六博，二者、不樂射獵，三者、不樂飲酒，四者、不樂欲心，五者、不樂惡口，六者、不樂兩舌，七者、不樂非法取財。常樂供養出家之人，能令國人常於王所生父母想，信因信果，見有勝己不生嫉妬，見己勝他不生憍慢，知恩報恩，小恩大報。能伏諸根，淨於三業。讚歎善人，呵責惡人，先意發言，言則柔軟。自無力勢，如法屬他，取他國時，不舉四兵。眾生恐怖，能為救解，常以四攝而攝取之。善能分别種種法相，不受法者，軟言調之。(《大正藏》卷二十四第 1047 页)

【评说】在家之人应不饮酒，欲望不能过甚，不口出恶言、挑拨离间，不能非法获得钱财，这些行为准则今天仍应遵照执行。

优婆塞戒经受戒品第十四

【原文】善生言：世尊！在家菩薩云何得受優婆塞戒？

善男子！在家菩薩若欲受持優婆塞戒，先當次第供養六方：東方、南方、西方、北方、下方、上方。言東方者，即是父母，若人有能供養父母衣服、飲食、臥具、湯藥、房舍、財寶，恭敬、禮拜、讚歎、尊重，是人則能供養東方。父母還以五事報之：一者、至心愛念，二者、終不欺誑，三者、捨財與之，四者、為娉上族，五者、教以世事。

言南方者，即是師長，若有人能供養師長衣服、飲食、臥具、湯藥，尊重、讚歎、恭敬禮拜，早起晚臥，受行善教，是人則能供養南方。是師復以五事報之：一者、速教不令失時，二者、盡教不令不盡，三者、勝己不生妬嫉，四者、將付嚴師善友，五者、臨終捨財與之。

言西方者，即是妻子，若有人能供給妻子衣服、飲食、臥具、湯藥、瓔珞、服飾、嚴身之具，是人則是供養西方。妻子復以十四事報之：一者、所作盡心營之，二者、常作終不懈慢，三者、所作必令終竟，四者、疾作不令失時，五者、常為瞻視賓客，六者、淨其房舍臥具，七者、愛敬言則柔軟，八者、僮使軟言教詔，九者、善能守護財物，十者、晨起夜寐，十一者、能設淨食，十二者、能忍教誨，十三者、能覆惡事，十四者、能瞻病苦。

言北方者，即善知識，若有人能供施善友，任力與之，恭敬軟言，禮拜讚歎，是人則能供養北方。是善知識復以四事而還報之：一者、教修善法，二者、令離惡法，三者、有恐怖時能為救解，四者、放逸之時能令除捨。

言下方者，即是奴婢，若有人能供給奴婢衣服、飲食、病瘦、醫藥，不罵不打，是人則能供給下方。奴婢復以十事報之：一者、不作罪過，二者、不待教作，三者、作必令竟，四者、疾作不令失時，五者、主雖貧窮終不捨離，六者、早起，七者、守物，八者、少恩多報，九者、至心敬念，十者、善覆惡事。

言上方者，即是沙門、婆羅門等，若有供養沙門、婆羅門衣服、飲食、房舍、臥具、病痛醫藥，怖時能救，饉世施食，聞惡能遮，禮拜恭敬，尊重讚歎，是人則能供養上方。是出家人以五種事報：一者、教令生信，二者、教生智慧，三者、教令行施，四者、教令持戒，五者、教令多聞。（《大正藏》卷二十四第 1047 页）

【评说】佛陀讲授了如何处理和父母、师长、妻子、有德行的人、奴婢、出家人的关系，其中心思想是物质上尽可能满足他们的日常需要，诚恳相待，在他们患病时及时寻医问药，照顾他们的日常起居。

【原文】善男子！若人欲受優婆塞戒，增長財命，先當諮啟所生父母。父母若聽，次報妻子，奴婢僮僕。此輩若聽，次白國主。國主聽已，誰有出家發菩提心者，便往其所頭面作禮，軟言問訊，作如是言："大德！我是丈夫，具男子身，欲受菩薩優婆塞戒，惟願大德慜憐故聽受！"是時比丘應作是言："汝之父母、妻子、奴婢、國主、聽不？"若言聽者，復應問言："汝不曾負佛法僧物及他物也？"若言不負，復應問言："汝今身中將無內外身心病也？"若言無者，復應問言："汝不於比丘、比丘尼所作非法耶？"若言不作，復應問言："汝將不作五逆罪耶？"若言不作，復應問言："汝將不作盜法人不？"若言不作，復應問言："汝非二根、無根人，壞八戒齋，父母師病不棄去耶？將不殺發菩提心人，盜現前僧物，兩舌惡口，於母、姊妹作非法耶？不於大眾作妄語乎？"若言無者，復應語言："善男子！優婆塞戒極為甚難！何以故？是戒能為沙彌十戒、大比丘戒及菩薩戒，乃至阿耨多羅三藐三菩提而作根本。至心受持優婆塞戒，則能獲得如是等戒無量利益。若有毀破如是戒者，則於無量無邊世中處三惡道，受大苦惱。汝今欲得無量利益，能至心受不？"若言能者，復應語言："優婆塞戒極為甚難！若歸佛已，寧捨身命終不依於自在天等；若歸法已，寧捨身命終不依於外道典籍；若歸僧已，寧捨身命終不依於外道邪眾。汝能如是至心歸依於三寶不？"若言能者，復應語言："善男子！優婆塞戒極為甚難！若人歸依於三寶者，是人則為施諸眾生無怖畏已；若人能施無怖畏者，是人則得優婆塞戒乃至阿耨多羅三藐三菩提，汝能如是施諸眾生無怖畏不？"若言能者，復應語言："人有五事現在不能增長財命：何等為五？一者、樂殺，二者、樂盜，三者、邪婬，四者、妄語，五者、飲酒。一切眾生因殺生故，現在獲得惡色、惡力、惡名、短命、財物耗減，眷屬分離，賢聖呵責，人不信用，他人作罪橫羅其殃，是名現在惡業之果。捨此身已，當墮地獄，多受苦惱飢渴長命，惡色、惡力、惡名等事，是名後世惡業之果。若得人身，復受惡色、短命、貧窮。是一惡人因緣力故，令外一切五穀果蓏悉皆減少，是人殃流，及一天下。若人樂偷，是人亦得惡色、惡力、惡名、短命、財物耗減，眷屬分離，他人失物於己生疑，雖親附人人不見信，常為賢聖之所呵責，是名現在惡業之果。捨此身已，墮於地獄，受得惡色、惡力、惡名、飢渴、苦惱、壽命長遠，是名後世惡業之果。若得人身，貧於財物，雖得隨失，不為父母、兄弟、妻子之所愛念，身常受苦，心懷愁惱。是一惡人因緣力故，一切人民凡所食噉，不得色力，是人惡果殃流萬姓。善男子！若復有人，樂於妄語，是人現得惡口、惡色，所言雖實，人不信受，眾皆憎惡，不喜見之，是名現世惡業之報。捨此身已，入於地獄，受大苦楚，飢渴熱惱，是名後世惡業之報。若得人身，口不具足，所說雖實，人不信受，見者不樂，雖說正法，人不樂聞。是一惡人因緣力故，外物一切資產減少。善男子！若復有人樂飲酒者，是人現世喜失財物，身心多病，常樂鬪諍，惡名遠聞，喪失智慧，心無慚愧，得惡色力，常為一切之所呵責，人不樂見，不能修善，是名飲酒現在惡報。捨此身已，處在地獄，受飢渴等無量苦惱，是名後世惡業之果。若得人身，心常狂亂，不能繫念思维善法。是一惡人因緣力故，一切外物資產臭爛。善男子！若復有人，樂為邪婬，是人不能護自他身，一切眾生見皆生疑，所作之事，妄語在先，於一切時常受苦惱，心常散亂，不能

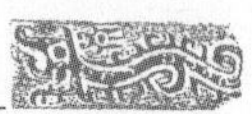

修善，喜失財物，所有妻子心不戀慕，壽命短促，是名邪婬現在惡果。捨此身已，處在地獄，受惡色力，飢渴長命，無量苦惱，是名後世惡業果報。若得人身，惡色、惡口，人不喜見，不能守護妻妾男女。是一惡人因緣力故，一切外物不得自在。善男子！是五惡法，汝今真實能遠離不?"若言能者，復應語言："善男子！受優婆塞戒，有四事法所不應作！何等為四？無貪因緣不應虛妄，為瞋恚、癡、恐怖因緣，不應虛妄；是四惡法汝能離不?"若言能者，復應語言："善男子！受優婆塞戒，有五處所所不應遊：屠兒、婬女、酒肆、國王、旃陀羅舍，如是五處，汝能離不?"若言能者，復應語言："善男子！受優婆塞戒，復有五事所不應作：一者、不賣生命，二者、不賣刀劍，三者、不賣毒藥，四者、不得沽酒，五者、不得壓油；如事五事，汝能離不?"若言能者，復應語言："善男子！受優婆塞戒，復有三事所不應為：一者、不作羅網，二者、不作藍染，三者、不作釀皮；如是三事，汝能離不?"若言能者，復應語言："善男子！受優婆塞戒，復有二事所不應為：一者、摴蒱圍碁六博，二者、種種歌舞伎樂；如是二事，汝能離不?"若言能者，復應語言："善男子！受優婆塞戒，有四種人不應親近：一者、碁博，二者、飲酒，三者、欺誑，四者、喜酤酒；如是四人，汝能離不?"若言能者，復應語言："善男子！受優婆塞戒，有法放逸所不應作。何等放逸？寒時、熱時、飢時、渴時、多食飽時，清旦、暮時、懅時，作時，初欲作時，失時、得時，怖時、喜時，賊難穀貴，病苦、壯少、年衰老時，富時、貧時，為命求財時；如是時中不修善法，汝能離不?"若言能者，復應語言："善男子！受優婆塞戒，先學世事，既學通達，如法求財，若得財物，應作四分：一分應供養父母、已身、妻子、眷屬，二分應作如法販博，留餘一分藏積擬用；如是四事，汝能作不?"若言能者，復應語言："善男子！財物不應寄付四處：一者、老人，二者、遠處，三者、惡人，四者、大力；如是四處不應寄付，汝能離不?"若言能者，復應語言："善男子！受優婆塞戒，有四惡人常應離之：一者、樂說他過，二者、樂說邪見，三者、口軟心惡，四者、少作多說；是四惡人汝能離不?"若言能者，應令是人滿六月日，親近承事出家智者，智者復應至心觀其身四威儀。(《大正藏》卷二十四第 1047-1049 页)

【评说】佛陀指出想接受居士戒者必须获得父母、妻子、奴仆和国王的同意，除此以外，还要"将无内外身心病"，即还必须身心健康才能受戒。

"一者、乐杀，二者、乐盗，三者、邪淫，四者、妄语，五者、饮酒"，杀生、偷盗、淫邪、妄语、饮酒是影响健康的原因。

"若复有人乐饮酒者，是人现世喜失财物，身心多病，常乐斗诤，恶名远闻，丧失智慧，心无惭愧，得恶色力，常为一切之所呵责，人不乐见，不能修善，是名饮酒现在恶报"，经常丢失财物、容易患疾病、喜欢与人争斗、丧失智慧、心无惭愧之念、不能修善缘、人人远离、恶名远播是饮酒的害处。

"一者、不卖生命，二者、不卖刀剑，三者、不卖毒药，四者、不得沽酒，五者、不得压油"，贩卖人口、贩卖兵器、贩卖毒药、贩卖酒、压油贩卖是居士不应从事的职业。

【原文】既授戒已，復作是言：優婆塞者有六重法。善男子！優婆塞受持戒已，雖為天女乃至蟻子，悉不應殺。若受戒已，若口教殺、若身自殺，是人即失優婆塞戒，是人尚不能得煖法，況須陀洹至阿那含？是名破戒優婆塞、臭優婆塞、旃陀羅優婆塞、垢優婆塞、結優婆塞，是名初重。優婆塞戒，雖為身命，不得偷盜乃至一錢，若破是戒，是人即失優婆塞戒，是人尚不能得煖法，況須陀洹至阿那含？是名破戒優婆塞，臭、旃陀羅、垢、結優婆塞，是名二重。優婆塞戒，雖為身命，不得虛說我得不淨觀至阿那含。若破是戒，是人即失優婆塞戒，是人尚不能得煖法，況須陀洹至阿那含？是名破戒優婆塞，臭、旃陀羅、垢、結優婆塞，是名三重。優婆塞戒，雖為身命，不得邪婬。若破是戒，是人即失優婆塞戒，是人尚不能得煖法，況須陀洹至阿那含？是名破戒優婆塞，臭、旃陀羅、垢、結優婆塞，是名四重。優婆塞戒，雖為身命，不得宣說比丘、比丘尼、優婆塞、優婆夷所有過罪。若破是戒，是人即失優婆塞戒，是人尚不能得煖法，況須陀洹至阿那含？是名破戒優婆塞，臭、旃陀羅，垢、結優婆塞，是名五重。優婆塞戒，雖為身命，不得酤酒，若破是戒，是人即失優婆塞戒，是人尚不能得煖法，況須陀洹至阿那含？是名破戒優婆塞，臭、旃陀羅、垢、結優婆塞，是名六重。（《大正藏》卷二十四第 1049 页）

【评说】优婆塞戒包括不杀、不偷盗、不邪淫、不宜说在家、出家人的过失、不买卖酒并且不饮酒。

卷 第 四

六波罗蜜品第十八

【原文】善男子！或有說言：離戒無忍，離智無定，是故說有四波羅蜜。若能忍惡不還報者，即名為戒；若修禪定心不放逸，即是智慧；是故戒即是忍，慧即是定。離慧無定，離定無慧，是故慧即是定，定即是慧。離戒無進，離進無戒，是故戒即精進，精進即戒。離施無進，離進無施，是故施即精進，精進即施。故知無有六波羅蜜者。是義不然！何以故？智慧是因，布施是果；精進是因，持戒是果；三昧是因，忍辱是果。然因與果，不得為一，是故應有六波羅蜜。若有說言：戒即是忍，忍即是戒。是義不然！何以故？戒從他得，忍不如是；有不受戒而能忍惡，為眾修善忍無數苦，無量世中代諸眾生受大苦惱，心不悔退，是故離戒應有忍辱。善男子！三昧即是舍摩他也，智慧即是毘婆舍那；舍摩他名緣一不亂，毘婆舍那名能分別；是故我於十二部經說定、慧異，當知定有六波羅蜜。如來所以最初先說檀波羅蜜，為調眾生。施時離貪，是故次說尸波羅蜜。施時能忍捨離之心，是故次說忍波羅蜜。施時心樂，不觀時節，是故次說進波羅蜜。施時心一，無有亂相，是故次說定波羅蜜。施時不為受生死樂，是故次說智波羅蜜。（《大正藏》卷二十四第 1053 页）

【评说】佛陀认为戒是忍，慧即是宝，离戒无忍，离智无定，离慧无定，离定无慧，三昧即是舍摩他，智慧就是毘婆舍那。

优婆塞戒经杂品第十九

【原文】善男子！施有四累：一、慳貪心，二、不修施，三、輕小物，四、求世報。如是四累，二法能壞：一、修無我，二、修無常。善男子！若欲樂施，當破五事：一者、瞋心，二者、慳心，三者、妬心，四者、惜身命，五者、不信因果；破是五事，常樂布施。樂施之人，獲得五事：一者、終不遠離一切聖人，二者、一切眾生樂見、樂聞，三者、入大眾時不生怖畏，四者、得好名稱，五者、莊嚴菩提。

善男子！菩薩之人名一切施，云何名為一切施也？善男子！菩薩摩訶薩如法求物，持以布施，名一切施；恒以淨心施於受者，名一切施；少物能施，名一切施；所愛之物，破慳能捨，名一切施；施不求報，名一切施；施時不觀田以非田，名一切施；怨親等施，名一切施。菩薩施財，凡有二種：一者、眾生，二者、非眾生，於是二中乃至自身都不悋惜，名一切施；菩薩布施，

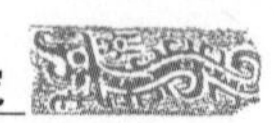

由憐愍心，名一切施；欲施、施時、施已不悔，名一切施。或時設以不淨物施，為令前人生喜心故。酒、毒、刀、杖、枷鎖等物，若得自在、若不自在，終不以施；不施病人不淨食藥；不劫他物乃至一錢持以布施。菩薩施時雖得自在，終不罵打令諸僕使生瞋苦惱。如法財施，不求現在後世果報。施已常觀煩惱罪過，深觀涅槃功德微妙，除菩提已更無所求。施貧窮時，起悲愍心；施福田時，生喜敬心；施親友時，不生放捨心。若見乞者，則知所須隨相給與，不令發言。何以故？不待求施，得無量果。(《大正藏》卷二十四第 1054-1055 页)

【评说】"不施病人不净食药"，不能让病人食用不干净的食物和药物，强调了病人的进食和用药卫生原则。

【原文】善男子！若無財物，見他施已心不喜信，疑於福田，是名貧窮。若多財寶，自在無礙，有良福田，內無信心，不能奉施，亦名貧窮。是故智者，隨有多少，任力施與，除布施已，無有能得人天之樂至無上樂。是故我於契經中說：智者自觀餘一揣食，自食則生，施他則死，猶應施與，況復多耶！善男子！智者當觀財是無常，是無常故，於無量世失壞秏減，不得利益；雖是無常，而能施作無量利益，云何慳惜不布施也？智者復觀世間，若有持戒、多聞，持戒、多聞因緣力故，乃至獲得阿羅漢果，雖得是果，不能遮斷飢渴等苦。若阿羅漢難得房舍、衣服、飲食、臥具、病藥，皆由先世不施因緣。破戒之人若樂行施，是人雖墮餓鬼、畜生，常得飽滿，無所乏少。善男子！除布施已，不得二果：一者、自在，二者、解脫。若持戒人，雖得生天，不修施故，不得上食，微妙瓔珞。若人欲求世間之樂及無上樂，應當樂施。智者當觀生死無邊，受樂亦爾，是故應為斷生死施，不求受樂。復作是觀：雖復富有四天下地，受無量樂，猶不知足，是故我應為無上樂而行布施，不為人天。何以故？無常故，有邊故。(《大正藏》卷二十四第 1056 页)

【评说】佛陀认为财物也是无常的不可能永久存在，所以应该布施于他人。

【原文】汝意若謂：五陰作業，成已便過，是身猶在，業無所依，業若無依，便是無業，捨是身已，云何得報？是義不然。何以故？一切過業，待體待時。譬如橘子因橘而生，從酢而甜。人為橘故種殖是子，是子、根、莖、葉、花、生果，皆悉不酢，時到果熱酢味則發；如是酢味非本無今有，亦非無緣，乃是過去本果因緣。身、口、意業，亦復如是。若言是業住何處者，是業住於過去世中，待時、待器、得受果報。如人服藥，經於時節，藥雖銷滅，時到則發好力、好色；身、口、意業，亦復如是，雖復過滅，時到則受。譬如小兒初所學事，雖念念滅，無有住處，然至百年亦亦不亡失；是過去業亦復如是，雖無住處，時到自受。是故言：非陰作陰受，亦復不得非陰受也。若能了了通達是事，是人則能獲無上果。(《大正藏》卷二十四第 1057-1058 页)

【评说】"如人服药，经于时节，药虽消减，时到则发好力、好色"，佛陀已观察到服药物后，需要经过一段时间后才能发挥作用。

卷第五

杂品之余

【原文】若有說言：離於布施得善果者，無有是處。離財得施，離受有施，不離慳惜成布施者，亦無是處。若不求施，若乏時施，少求多施，求惡施好，教他索施，自往行施，當知是人未來之世多獲寶藏,非寶之物悉變成寶。為戲笑施,非福田施,不信因果施,如是布施,不名為施。若人偏為良福田施,不樂常施,是人未來得果報時,不樂惠施。若人施已,生於悔心,若劫他物持以布施,是人未來雖得財物,常秏不集。若惱眷屬得物以施,是人未來雖得大報,身常病苦。若先不能供養父母,惱其妻子,奴婢困苦而布施者,是名惡人,是假名施,不名義施。如是施者,名無憐愍,不知恩報,是人未來雖得財寶,常失不集,不能出用,身多病苦。若人如法以財布施,是人未來得無量福,有財能用。若有不以如法財施,是人未來雖得果報,恒賴他得,他若喪沒,尋便貧窮。有智之人,深觀人天轉輪王樂,雖復微妙,皆是無常,是故施時不為人天。(《大正藏》卷二十四第 1059 页)

【评说】佛陀认为没有满足父母、妻子的基本生活需求而行布施,是不适宜的,是假布施,提醒大家布施要量力而行。

【原文】若說殺生祀祠得福,是義不然!何以故?不見世人種伊蘭子生栴檀樹,斷眾生命而得福德!若欲祀者,應用香、花、乳、酪、酥、藥。為亡追福,則有三時:春時二月,夏時五月,秋時九月。(《大正藏》卷二十四第 1059 页)

【评说】佛陀反对宰杀动物祭祀,主张用香、花、乳、酪、酥和药物作祭品。

【原文】若人以房舍、臥具、湯藥、園林、池井、牛、羊、象、馬、種種資生布施於他,施已命終,是人福德隨所施物,任用久近,福德常生。是福追人,如影隨形。或有說言:終已便失。是義不然!何以故?物壞不用,二時中失,非命盡失。若出家人效在家人歲節之日棄飲食者,隨世法故,非真實也;亦信世法、出世法故。若能隨家所有好惡常樂施者,名一切施。若以身分及以妻子、所重之物施於人者,是則名為不思議施。若有惡人,毀戒,怨家,不知恩義,不信因果,強乞索者,大勢力人,健罵詈者,得已瞋恚,詐現好相,大富貴者,施如是等十一種人名不思議。善男子!一切布施,有三根本:施於貧窮,以憐愍故;施於怨家,不求報故,施福德人,心喜敬故。(《大正藏》卷二十四第 1059-1060 页)

【评说】药物是维护生命的必需物品,也是布施品之一。

【原文】善男子!智有三種:一者、能捨外物,二者、捨內外物,三者、施內外已兼化眾生。云何教化?見貧窮者,先當語言:"汝能歸依於三寶不?受齋戒不?"若言能者,先授三歸及以齋戒,後則施物。若言不能,復應語言:"若不能者,汝能隨我說一切法無常、無我、涅槃寂滅不?"若言能者,復當教之,教已便施。若言我今能說二事,唯不能說諸法無我,復應語言:"汝若不能說諸法無我,能說諸法是無性不?"若言能者,教已便施。若能如是先教後施,名大施主。善男子!若能如是教化眾生及諸怨親,無所選擇,名大施主。善男子!智者若有財寶物時,應當如是修行布施。如其無財,復當轉教餘有財者,令作是施。若餘施主先知此法不須教者,應以身力往佐助之。(《大正藏》卷二十四第 1060 页)

【评说】佛陀认为先教化然后再布施效果更佳。

【原文】若窮無物,應誦醫方,種種呪術,求錢湯藥,須者施之。至心瞻病,將養療治。勸有財者和合諸藥,若丸、若散、若種種湯。既了醫方,遍行看病,案方診視,知病所在,隨其病處而為療治。療治病時,善知方便,雖處不淨,不生厭心。病增知增,損時知損,復能善知如

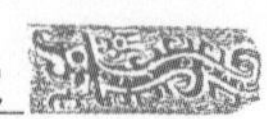

是食、藥能增病苦，知如是食、藥能除病苦。病者若求增病食藥；應當方便隨宜喻語，不得言無；若言無者，或增苦劇。若知定死，亦不言死，但當教令歸依三寶，念佛法僧，勤修供養。為說病苦皆是往世不善因緣，獲是苦報，今當懺悔。病者聞已，或生瞋恚，惡口罵詈，默不報之，亦不捨棄。雖復瞻養，慎無責恩，差已猶看，恐後勞復。若見平復如本健時，心應生喜，不求恩報。如其死已，當為殯葬。說法慰喻知識、眷屬。無以增病食藥施人，若病差已，喜心施物便可受之，受已轉施餘窮乏者。若能如是瞻養治病，當知是人是大施主，真求無上菩提之道。(《大正藏》卷二十四第 1060 页)

【评说】本段经文详细叙说了医者如何处理病人的原则。首先要求医者掌握各种医药知识和技术，细心照料病人，募集资金配制各种药物；其次诊病时不生厌恶之心，根据疾病的变化随时调整治疗方案和药物，“无以增病食药施人”，不能让病人服用会导致病情加重的食物和药物。“若知定死，亦不言死，但当教令归依三宝，念佛法僧，勤修供养。为说病苦皆是往世不善因缘，获是苦报，今当忏悔”，则是临终关怀的内容，让病人理解生死的实质，从容面对死亡。

【原文】善男子！有智之人求菩提時，設多財寶，亦當讀誦如是醫方，作瞻病舍，具病所須，飲食、湯藥以供給之。道路凹迮，平治令寬；除去刺石糞穢、不淨，嶮處所須，若板、若梯、若椽、若索，悉皆施之。曠路作井，種果樹林，修治泉潢。無樹木處，為畜竪柱。負擔息處，為作基埵。造立客舍，具諸所須，瓶盆、燭燈、床臥、敷具。臭穢流處，為作橋隥。津濟渡頭，施橋船栰。不能渡者，自往渡之。老小羸瘦無筋力者，自手携將而令得過。路次作塔，種花果樹。見怖畏者，輒為救藏，以物善語，誘喻捕者。若見行者次至嶮處，輒前扶接，令得過嶮。若見失土破亡之人，隨宜給與，善言慰喻。遠行疲極，當為洗浴，按摩手足，施以床座，若無床座，以草為敷。熱時以扇衣裳作蔭，寒時施火衣服溫暖，若自為之，若教人為。販賣市易，教令依平，無貪小利，共相中欺。見行路者，示道非道。道者所謂多饒水草，無有賊盜；宣說非道，多諸患難。見人韡量、衣裳、鉢盂杇故壞者，即為縫補浣染熏治。有患鼠、蛇、壁蝨、毒虫，能為除遣。施人如意，擿抓耳鉤，縫治浣濯，招提僧物，謂坐臥具，廁上安置淨水、澡豆、淨灰土等。若自造作衣服、鉢器，先奉上佛，并令父母、師長、和上，先一受用，然後自服；若上佛者，以花、香瞶。凡所食噉，要先施於沙門、梵志，然後自食。見遠至者，濡言問訊，施以淨水洗浴身體，與油塗足，香花、楊枝、澡豆、灰土、香油、香水、蜜毘鉢羅舍勒、小衣、作塗油者，洗已、復以種種香花、丸藥、散藥、飲食、漿水、隨所須施。復施剃刀、漉水囊等、針縷、衣納、紙、筆、墨等，若不能常，隨齋日施。若見盲者，自前捉手，施杖示道。若見有苦，亡失財物，父母喪沒，當以財給，善語說法，慰喻勸諫，善說煩惱、福德二果。善男子！若能修集如是施者，名淨施主。(《大正藏》卷二十四第 1060-1061 页)

【评说】佛陀要求有财力者提供的布施，内容众多，包含衣、食、住、行、医药等各个方面，与现代慈善事业的内容基本吻合。

卷 第 六

五戒品第二十二

【原文】善男子！有五善法圍遶是戒，常得增長，如恒河水。何等為五？一者、慈，二者、悲，三者、喜，四者、忍，五者、信。若人能破慇重邪見，心無疑網，則具正念，莊嚴清淨，根本清淨，離惡覺觀。善男子！若人能遠五惡事者，是名受戒，遠離一切身、口、意惡。若有說言：離五戒已度生死者。無有是處。善男子！若人欲度生死大海，應當至心受持五戒。是五戒中、四於後世成無作戒，唯愛難斷故不得成；以是因緣，婬欲纏綿，應當至心慎無放逸！若有說言：更有無量極重之法，過去諸佛何緣不制，而制於酒？善男子！因於飲酒，慚愧心壞，於三惡道不生怖畏，以是因緣，則不能受其餘四戒，是故過去諸佛如來制不聽飲。若有說言：如來已說酒多過失，何故不在五戒初說？是義不然！何以故？如是酒戒，名為遮重，不為性重；如來先制性重之戒，後制遮重。（《大正藏》卷二十四第 1064 页）

【评说】佛陀认为饮酒会影响修行。

【原文】若優婆塞不能習學如是所說，輕慢比丘，為求過失而往聽法，無信敬心，奉事外道，見其功德，深信日、月、五星、諸宿，是優婆塞不名堅固如法住也。若優婆塞雖不自作五惡之業，教人作者，是優婆塞非如法住也。（《大正藏》卷二十四第 1064 页）

【评说】佛陀认为，自己虽不违戒，但让他人做违戒的事也是犯戒。

优婆塞戒经业品第二十四之一

【原文】邪婬亦三：若為自樂行非梵行，是名從貪；婬怨眷屬，是名從瞋；於所生母作非梵行，是名從癡。（《大正藏》卷二十四第 1067-1068 页）

【评说】佛陀时代已有与生母乱伦的行为。

【原文】若發惡心奪取他物，是人亦得作無作罪。若數時取，若寄時取，因市易取，亦得偷罪。若自不取、不貪、不用，教他令取，是人亦得作無作罪。若欲偷金，取時得銀，出外識已，還置本處，是人不得偷盜之罪。若欲偷金，得已即念無常之想，心生悔恨，欲還本主而復畏之，設餘方便還所偷物，雖離本處，不得偷罪。奴僕財產，先悉生意與主同共，後生貪想輒取主物，取已生疑而便藏避，復思是物同共無異，雖離本處，不得偷罪。若人行路為賊所剝，既至村落，村主問言："汝失何物？我當償之。"若說過所失，取他物者，是得偷罪。若有發心，施他二衣，受者取一，云不須二，輒還留者，是得偷罪。若人發心，欲以房舍、臥具、醫藥、資生所須施一比丘，未與之間，更聞他方有大德來，輒迴施之，是得偷罪。若取命過比丘財物，誰邊得罪？若羯磨已，從羯磨僧得；若未羯磨，從十方僧得；若臨終時，隨所與處，因之得罪。若偷佛物，從守塔人主邊得罪。若暴水漂財物、穀米、果蓏、衣服、資生之物，取不得罪。（《大正藏》卷二十四第 1068-1069 页）

【评说】本段经文讲述了偷盗罪，答应布施于人然后又反悔重新布施其他人属于偷盗罪，佛陀的本意是强调言而守信，平等布施。

【原文】或有說言：一切微塵次第而住，亦念念滅，滅已無住，若無住者，尚無有作，況有無作？是義不然！何以故？世間之法，有因有果，無因無果。如面水、鏡則有像現，離面無像。作亦如是，從身有作，從是作法則出無作，如面水、鏡則有像現。譬如有人，發惡心故則惡色現，發善心故則善色現，作以無作，亦復如是。若因善業得善妙色，若因惡業得麁惡色，作以無作，亦復如是。若以念念常滅無有作無作者，如先所說燈、河等喻，雖念念滅，以二諦

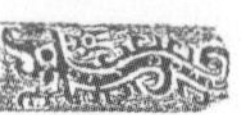

故,說作無作。微塵雖復次第不住,亦復不破世諦法也;正以微塵次第得名。

父母、羅漢,其有殺者,得無量罪;父母羅漢及以他人,陰、界、入等等無差別,所以得重,以是福田,報恩田故。如說二字不得一時,然此二字終不和合,義不可說,雖念念滅,亦名妄語,不破世諦。猶如射箭,雖念念滅,因於身業微塵力故,到不到處;作以無作,亦復如是。如舞獨樂,雖念念滅,因於身業微塵力故而能動轉;作以無作,亦復如是。如旋火輪,雖念念滅,因於身業微塵力故,火得圓匝。初發心異,方便心異,作時心異,說時心異,眾緣和合故得名作,以作因緣生於無作;如威儀異,其心亦異,不可得壞,故名無作。從此作法得無作已,心雖在善、不善、無記,所作諸業無有漏失,故名無作。若身作善,口作不善,當知是人,獲得雜果。若身善業有作無作,口不善業唯有有作無有無作,當知是人唯得善果,不得惡果。是故經中說七種業有作無作。如人重病,要須眾藥和合治之,若少一種,則不能治。何以故?其病重故。一切眾生亦復如是,具諸惡故,要須眾戒然後治之,若少一戒,則不能治。(《大正藏》卷二十四第 1069 页)

【评说】佛陀强调遵守各种戒律的重要性,因为人的烦恼众多需要综合治疗。"如人重病,要须众药和合治之,若少一种,则不能治",佛陀时代已经认识到危重疾病需要综合治疗。

卷 第 七

业品第二十四之余

【原文】善男子!眾生作罪,凡有二種:一者、惡戒,二者、無戒。惡戒之人,雖殺一羊,及不殺時,常得殺罪。何以故?先發誓故。無戒之人,雖殺千口,殺時得罪,不殺不得。何以故?不發誓故。是故一切善不善法,心為根本。因根本故,說諸比丘犯有二種:一者、身犯,二者、口犯;無心犯也。如是戒者,時不具足,支不具足,則不得戒。譬如鑽火,有燧、有力、有乾糞草,然後得火,若少一法,則不得火,戒法亦爾。如是戒者,若得、若捨、若持、若毀,皆隨於心。如來了了知諸法性,是故制之。若復有人,因於善業思维力故,不造諸惡,名如法戒;若從他得,名為受戒。若離戒受有功德者,一切惡獸——師子、虎、狼——應得功德,然實不得。以是因緣,受善戒者得無量福,受惡戒者得無量罪。是故經中說惡律儀:一者、畜羊,二者、畜雞,三者、畜猪,四者、釣魚,五者、網魚,六者、殺牛,七者、獄卒,八、畜獵狗,九、作長攔,十、作獵師,十一、呪龍,十二、殺人,十三、作賊,十四、兩舌,十五、以苦鞭撻、枷鎖、押額、鐵釘、燒炙加人。國王、大臣、受寄抵謾不知恩者,惡性惡心大惡村主典稅物者,毀戒比丘心無慚悔,如是之人,皆無戒也;雖復不名不善業道,而得大罪。何以故?盡壽作故。如是等事,若不立誓,不從人受,則不成就。如是惡戒四時中捨:一者、得二根時,二者、捨壽命時,三者、受善戒時,四者、斷欲結時。

或有說言:如善戒具足,惡戒亦爾。是義不然!何以故?惡戒易得故,一因緣得故,所謂立誓。善戒不爾,有五方便,所謂五根,是故難得;以難得故,要須具足。(《大正藏》卷二十四第 1069-1070 页)

【评说】佛陀认为言行是人的精神意识决定的,发誓信守戒律,违反戒律然后停止再犯仍然是犯戒,如果没有发誓,停止犯戒的行为就不是犯戒。

【原文】善男子！我涅槃後，有諸弟子，當作是說：若以異想異名殺父母不得逆罪；即曇無德。或復說言：雖以異想殺於父母，故得逆罪；即彌沙塞。或復有說：異想異名殺於父母，俱得逆罪；即薩婆多。何以故？世間真實，是可信故，父母真實，想亦不轉，惡心殺之，即得逆罪。實是父母，無父母想，不發惡心，父母雖死，不得逆罪。何以故？具足四事，乃得逆罪：一者、實是父母作父母想，二者、惡心，三者、捨心，四者、作眾生想。具是四事，逆罪成就；若不具者，則不成就。若為憐愍故，若為恭敬故，若為受法故，若為怖畏故，若為名稱故，授與死具，雖不手殺，亦得逆罪。若為他使令殺父母，啼哭憂愁而為之者，如是罪相，初中後輕。欲殺父母，誤中他人，不得逆罪。欲殺他人，誤中父母，亦復如是。欲殺母時，誤殺相似，殺已藏刀，復中母身，不得逆罪。母有異見，兒有異殺，但得殺罪，不得逆罪。是五逆罪，殺父則輕，殺母則重，殺羅漢重於殺母，出佛身血重殺羅漢，破僧復重出佛身血。（《大正藏》卷二十四第1070页）

【评说】经文解释了五逆罪包括杀父、杀母、杀罗汉、杀僧、出佛身血。“世间真实，是可信故”，佛陀要求人们遵守现实生活中的伦理道德。

【原文】或復說言：佛法滅時便失戒者。是義不然！何以故？受已不失，未受不得。斷身、口、意惡，故名戒戒；根本四禪，四未到禪，是名定戒；根本四禪，初禪未到，名無漏戒。捨身後世更不作惡，名無作戒。守攝諸根，修正念心，見聞覺知，色聲香味觸法不生放逸，名攝根戒。何因緣故得名為戒？戒者名制，能制一切不善之法，故得名制。又復戒者，名曰迮隘，雖有惡法，性不能容，故名迫迮。又復戒者，名曰清涼，遮煩惱熱不令得入，是故名涼。又復戒者名上，能上天上、至無上道，是故名上。又復戒者名學，學調伏心智慧諸根，是故名學。（《大正藏》卷二十四第1071页）

【评说】“戒者名制，能制一切不善之法”，佛陀认为戒律是为了制止不善的行为、语言和意识；“戒者，名曰迮隘，虽有恶法，性不能容，故名迫迮”，迮隘，狭隘貌，紧靠貌，戒是用来约束言行、意识不让其产生恶行；“戒者，名曰清凉，遮烦恼热不令得入”，戒是为了清除人的烦恼；“戒者名学，学调伏心智慧诸根”，戒是为了调摄心身。此段经文是对制戒缘由的最佳阐述。

【原文】善男子！因十業道，眾生壽命有增有減：減者，壽命十年，增者，至無量年。北欝單曰定壽千年，此壽百年，東西二方二百五十；此壽無量，彼亦無量。四天王壽人數九百萬歲，命亦不定，如三天下。三十三天壽千八百萬歲，命亦不定。焰摩天上壽三千六百萬歲，命亦不定。兜率天壽七千二百萬歲，除後身菩薩，餘一切命皆亦不定。化樂天壽萬四千四百萬歲，命亦不定。他化自在天壽二萬八千八百萬歲，命亦不定。他化自在天上一年，即熱地獄一日一夜；如是三十日為一月，十二月為一歲，彼地獄壽命二萬八千八百萬歲，命亦不定。化樂天上一年，即是大聲地獄一日一夜；如是三十日為一月，十二月為一歲，彼獄壽命萬四千四百萬歲，命亦不定。兜率天一年，即是小聲地獄一日一夜；如是三十日為一月，十二月為一歲，彼地獄壽命七千二百萬歲，命亦不定。焰天一年，即眾合地獄一日一夜；如是三十日為一月，十二月為一歲，彼地獄壽命三千六百萬歲，命亦不定。三十三天一年，即是黑繩地獄一日一夜；如是三十日為一月，十二月為一歲，彼地獄壽命一千八百萬歲，命亦不定。四天王上一年，即是活地獄中一日一夜；如是三十日為一月，十二月為一歲，彼地獄壽命九百萬歲，命亦不定。阿鼻地獄壽命一劫，大熱地獄壽命半劫，唯此二處，壽命決定。人中五百年，是餓鬼中一日一夜；如是三十日為一

 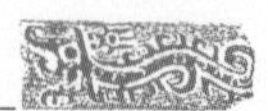

月，十二月為一歲，彼鬼壽命萬五千歲，命亦不定。畜生道中，除難陀婆難陀，其餘一切命亦不定。阿鼻地獄一年，即是非想非非想處一日一夜；如是三十日為一月，十二月為一歲，彼天壽命八萬大劫；無所有處六萬劫，識處四萬劫，空處二萬劫。(《大正藏》卷二十四第 1071-1072 页)

【评说】本段经文是关于佛陀的寿命观的记载。阎浮提人寿百岁，北郁单人寿千年，瞿耶尼、弗于逮人寿二百五十岁；四王天寿九百万岁；三十三天寿一千八百万岁；焰摩天寿三千六百万岁；兜率天寿七千二百万岁；化乐天寿一万四千四百万岁；他化自在天寿二万八千八百万岁；热地狱寿二万八千八百万岁；大声地狱一万四千四百万岁；小声地狱寿七千七百万岁；众合地狱三千六百万岁；黑绳地狱一千八百万岁；活地狱寿九百万岁；非想非非想处寿八万大劫，无所有处寿六万劫，识处四万劫，空处二万劫。

优婆塞戒经羼提波罗蜜品第二十五

【原文】善男子！若欲修忍，是人應當先破憍慢、瞋心、癡心，不觀我及我所相、種性常相，若人能作如是等觀，當知是人能修忍辱；如是修已，心得歡喜。有智之人，若遇惡罵，當作是念："是罵詈字，不一時生，初字出時後字未生，後字生已初字復滅，若不一時，云何是罵？直是風聲，我云何瞋？我今此身五陰和合，四陰不現，則不可罵，色陰十分和合而有，如是和合，念念不停，若不停住，誰當受罵？然彼罵者，即是風氣。風亦二種：有內、有外，我於外風都不生瞋，云何於內而生瞋也？世間罵者，亦有二種：一者、實，二者、虛。若說實者，實何所瞋！若說虛者，虛自得罵，無豫我事，我何緣瞋！若我瞋者，我自作惡。何以故？因瞋恚故生三惡道。若我於彼三惡道中受苦惱者，則為自作自受苦報，是故說言一切善惡皆因我身。"(《大正藏》卷二十四第 1073 页)

【评说】佛陀指导弟子面对恶骂加以解构：骂声前面的字出来了，后面的字未出，后面的字出来，前面的字已经消失，怎么能构成恶骂呢？

【原文】善男子！若有智人樂修忍辱，是人常得顏色和悅，好樂喜戲，人見歡喜，覩之無厭，於受化者，心不貪著。智人見怨以惡來加，當發善願，願彼怨者未來之世為我父母、兄弟、親戚，莫於我所生憎怨想。復當觀察：若人形殘，顏色醜惡，諸根不具，乏於財物，當知皆從瞋因緣得，我今云何不修忍辱？以是因緣，智者應當深修忍德。(《大正藏》卷二十四第 1073 页)

【评说】看见别人怨恶相加，应将对方视作自己未来的父母、兄弟、亲戚，怎么会心生憎怨呢？同时观察到对方容貌丑恶、生活贫困就是瞋恨所致，怎么能不修行忍辱呢？

优婆塞戒经禅波罗蜜品第二十七

【原文】善生言：世尊！菩薩摩訶薩修禪波羅蜜，云何禪定？

善男子！禪定即戒、慈、悲、喜、捨，遠離諸結，修集善法，是名禪定。善男子！若離禪定，尚不能得一切世事，況出世事？是故應當至心修集。(《大正藏》卷二十四第 1074 页)

【评说】佛陀此处给禅定的定义为"戒、慈、悲、喜、舍，远离诸结，修集善法"，与以往对禅定的定义不同，包含了几乎所有的佛教修行内容，狭义的禅定也在其中。

优婆塞戒经般若波罗蜜品第二十八

【原文】善生言："世尊！菩薩云何修淨般若波羅蜜？"

善男子！若有菩薩持戒精進，多聞正命，修於忍辱，憐愍眾生，心多慚愧，遠離嫉妬，真實了知諸善方便；為眾受苦，不生悔退，樂行惠施，能調眾生，善知所犯輕重之相，勸勸眾生施作福業；知字知義，心無憍慢，親近善友，能自利益及利益他；恭敬三寶、諸師、和上、長老有德，於身菩提不生輕想，能觀菩提深妙功德；知善惡相，知世出世一切聲論，知因知果，知初方便及以根本，當知是人能得智慧。如是智慧有三種：一、從聞生，二、從思生，三、從修生。從字得義，名從聞生；思维得義，名從思生；從修得義，名從修生。能讀如來十二部經，能除疑網，能讀一切世論世事，能善分別邪正之道，是名智慧。能善分別十二部經，陰、界、入等因果字義，毘婆舍那、舍摩他相，上中下相，善、惡、無記及四顛倒，見道、修道，能善分別如是等事，是名智慧。(《大正藏》卷二十四第 1075 页)

【评说】佛陀主张在家人持戒精进修行，修忍辱、慈悲、乐行惠施、心无骄慢，恭敬佛法僧和师长，掌握世法、出世法的知识，是获得智慧的前提条件。

【原文】善男子！有智之人，求於十力、四無所畏、大悲、三念處，常親近佛及佛弟子。世無佛法，樂在外道出家修學，雖處邪道，樂求正要，常修慈、悲、喜、捨之心及五通道。得五通已，觀不淨想及無常想，能說有為多諸過罪。為正語故，教諸眾生令學聲論，能令眾生離身心病，樂以世事教於他人，所作事業無能勝者，所謂呪方，種種醫藥。能善求財，得已能護，用以道理，如法惠施。雖知一切，不生憍慢，得大功德，不生知足，能教眾生信、施、持戒、多聞、智慧。知善、不善、無記方便，善知學行因緣次第，知菩提道及道莊嚴，知諸眾生上中下根，知外聲論心不存著，知眾生時隨宜調伏，知眾生世及國土世，知從具足六波羅蜜。(《大正藏》卷二十四第 1075 页)

【评说】佛陀主张在家修行人要修习慈悲喜舍，获得五通（天眼通、天耳通、他心通、宿命通、如意身通），观不净作无常想，帮助其他人解除心身疾病，乐意教授别人医药和咒术。可见医方明是佛教的重要组成部分。

菩萨藏经

梁扶南三藏僧伽婆罗　译

【提要】佛陀在舍卫国祇树给孤独国为舍利弗等弟子解说忏悔、随喜功德、劝请聚、回向功德聚。

【原文】佛告舍利弗言："人欲學三藐三菩提，或聲聞乘人，或緣覺乘人，或大乘人，或餘眾生，應誦十方十世界十佛名號，然十千燈，若酥、若油、香及磨香，亦隨燈數，種種花、種種果、種種葉，作大供養，行大布施。盛十頻伽水，盛十坩水，沐浴清淨，以香熏身，著新淨衣，更洗手足，兩手各持十枚蓮華，應當菜食，給使、僕人皆令淨潔。"(《大正藏》卷二十四第1087 页)

【评说】佛陀叙说了供养的物品，"落"也是其中的一种，说明佛陀对疾病持积极治疗的态度。"沐浴清净，以香薰身，著新净衣，更洗手足"，是佛陀提倡的卫生观。

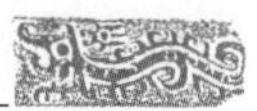

佛说舍利弗悔过经

后汉安息国三藏安世高　译

【提要】佛陀在罗阅祇耆阇崛山中为舍利弗等弟子解说如何为前世的恶行悔过。

【原文】佛語舍利弗:“若有善男子、善女人,意不欲入泥犁、禽獸、薜荔中者,諸所作過皆當悔過之,不當覆藏,受戒以後不當復作惡。不欲生邊地無佛處、無經處、無比丘僧處、無義理處、善惡處者,皆當悔過,不當覆藏。意不欲愚癡聾盲瘖瘂、不欲生屠生漁獵獄吏更生貧家,皆當悔過,不當覆藏。女人欲求男子者,皆當悔過。欲得須陀洹道不復入泥犁薜荔中者,皆當悔過。欲得斯陀含道上天作人、欲得阿那含道上二十四天、欲得阿羅漢泥洹去者,欲於世間得阿羅漢道者、欲得辟支佛道者、欲知去來之事者,皆當悔過,不當覆藏。”(《大正藏》卷二十四第1090页)

【评说】“意不欲愚痴聋盲瘖症”,反映了佛陀时代人们追求躯体健康的美好愿望。“女人欲求男子者,皆当悔过”,女子的性欲影响解脱,此说反映了古印度社会轻视女子的习俗。

大乘三聚忏悔经

隋开皇年阇那崛多共笈多等于大兴善寺　译

【提要】佛陀在毘舍梨大光明林为婆伽婆等弟子解说如何忏悔发露,随喜一切众生善报、劝请和合善报回向。

【原文】“舍利弗!於意云何?如是隨喜和合福聚,得幾功德有大利益?舍利弗!若此三千大千世界所有眾生眾生所攝,彼等一切成阿羅漢。若有善男子、善女人,供養彼等恭敬奉事,給施衣服飲食湯藥床敷等事,乃至命終。彼所得福寧為多不?”

舍利弗言:“甚多。世尊!”

佛言:“舍利弗!且置三千大千世界諸眾生等眾生所攝。若復東方如恒河沙諸世界中所有眾生眾生所攝者,彼等皆得成阿羅漢。若有善男子、善女人,乃至盡命供養供給乃至湯藥。是等諸事,舍利弗!於汝意云何?彼所得福寧為多不?”

……

“舍利弗!若有得聞如此所說第一之道,聞已信受隨教行者,彼則當得無量福聚。舍利弗!若善男子、善女人等聞於如是三聚法本,受持讀誦能解其義為他廣說,彼則當得多福德聚,不可思議不可稱量。舍利弗!汝今當觀如是無量神通福聚。舍利弗!於汝意云何?於此三千大千世界所有眾生眾生所攝,皆令彼等悉得人身,得人身已成辟支佛。若善男子、善女人等,盡形供養飲食衣服床臥湯藥種種諸事,彼涅槃後起舍利塔高十由旬、縱廣正等滿七由旬,妙色莊嚴端正可喜,金銀琉璃頗梨真珠馬瑙虎珀眾寶所成,又復供養彼諸塔廟,以天音樂散妙華鬘燒香塗香繒幡幢蓋而以供養。彼所得福寧為多不?”(《大正藏》卷二十四第1093-1094页)

【评说】“若有善男子、善女人,供养彼等恭敬奉事,给施衣服饮食汤药床敷等事”,佛陀认为衣、食、住、药是维持修行生活的必要物资,可见佛陀对疾病持积极治疗的态度。

佛说净业障经

失译人名今附秦　录

【提要】 佛陀在毘舍离庵罗树国借无垢光受咒禁药草之惑犯淫戒的经历为众弟子说如何消除业障。

【原文】 一時佛住毘舍離菴羅樹園，與大比丘眾五百人俱，菩薩摩訶薩三萬二千，其名曰壞魔菩薩、神通遊戲光焰菩薩、蓮花身菩薩、放光王菩薩、常調身菩薩、滿眾願菩薩、寶莊嚴堅意菩薩、雜華眼菩薩、淨音聲王菩薩、光照明菩薩、妙真金菩薩、降伏一切諸根境界菩薩、大雷音菩薩、如意光積菩薩、文殊師利法王子，如是等三萬二千菩薩而為上首。

爾時有一比丘名無垢光，入毘舍離城次第乞食，以不知故入婬女家。時無垢光入其家已，是時婬女於無垢光起染污心，作是思维："我今必當與此比丘共行欲法。若不從我，我將殞命。"作是念已即便閉門，語比丘言："願與尊者共行欲事。若不從我，我當必死。"時無垢光語婬女言："且止。大姊！我今不應犯如此事。所以者何？佛所制戒我應奉行，寧捨身命不毀此戒。"

爾時婬女復更思维："我今當以呪術藥草令此比丘共為欲事。"語比丘言："我今不能令汝退轉毀犯禁戒，但當受我所施之食。"而入舍內，便呪其食投比丘鉢。呪術力故，令此比丘便失正念，起於欲心展轉增盛。爾時婬女見此比丘顏色變異，即前牽手共為欲事。是時比丘與彼婬女共相愛樂行婬欲已，持所乞食還詣精舍。到精舍已，生大憂悔舉體煩熱："咄哉！何為破大戒身？我今不應受他信施，我今則是破戒之人當墮地獄。"時無垢光向諸比丘同梵行者說如是言："我今破戒，非是沙門，必趣地獄。"時諸比丘問無垢光："有何因緣而破此戒？"時無垢光具說上事。時諸同學語無垢光："仁者當知，此有菩薩摩訶薩名文殊師利，得無生法忍，善能除滅破戒之罪，亦令眾生離諸蓋纏。我今與汝共詣文殊師利菩薩摩訶薩所，除汝憂悔。"

時無垢光猶故未食，與諸比丘詣文殊師利法王子所。到已問訊供養恭敬，即以上事具白文殊師利。文殊師利語無垢光："汝今且食。食已當共詣如來所問如此事。如佛所說，當共受持。"(《大正藏》卷二十四第 1095 页)

【评说】 佛陀时代已有用药草咒禁使人迷乱的不端行为。

【原文】 佛告文殊師利："夫障礙者，貪欲是障礙、瞋恚是障礙、愚癡是障礙。布施是障礙、持戒是障礙、忍辱是障礙、精進是障礙、禪定是障礙、智慧是障礙。佛想是障礙、法想是障礙、僧想是障礙。空想是障礙、無相想是障礙、無作想是障礙。無行想是障礙、不生想是障礙。文殊師利！取要言之，若於諸法有縛有解，當知如是皆是障礙。"

爾時文殊師利法王子白佛言："世尊！云何布施、持戒、忍辱、精進、禪定、智慧是障礙法？"

佛告文殊師利法王子："一切諸法性無障礙，而諸凡夫愚小無智自生分別，於布施、持戒、忍辱、精進、禪定、智慧而作障礙。所以者何？文殊師利！凡愚之人行布施時，於慳眾生不生恭敬，以不恭敬便生瞋心，以瞋心故墮大地獄。身自持戒，見犯戒者而生輕慢，說其過惡令他聞之生不恭敬，以不恭敬故墮於惡趣。自修忍辱，以忍辱故而生高心：'我是忍辱，餘人麁惡。'以是忍故而生放逸，當知即是眾罪之本。自行精進，於懈怠者生如是念：'如此愚人，不應食他信施供養，乃至不應受一飲水。'常於己身而起貢高、卑下他人，當知是輩愚小無智。

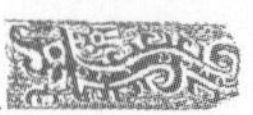

自行禪定,見亂想者發如是念:‘我常修定,其餘比丘多諸亂心說於邪論。如此之人去道尚遠,何能得佛?’作是念時,隨所起念,一念一劫還受生死,受生死已甫當更修菩提之道。自恃多聞,於無名法以不真智妄生分別,見有所得起大憍慢:‘我說是輩是大愚癡無智之人,諸覺所覆非是大人。’雖復志求大乘之道,作如是言:‘我當於世為最為勝。’而於聲聞小乘之人不生恭敬,輕慢惡賤說其過罪,以其惡心說麁語故而墮惡趣。”

爾時文殊師利法王子白佛言:“世尊!菩薩不應於佛法中妄宣人惡。”

佛言:“如是如是。文殊師利!於意云何?菩薩豈不於諸眾生常起慈心憐愍愛念,不以惡眼而視之耶?”

文殊師利言:“如是。世尊。”(《大正藏》卷二十四第1097页)

【评说】佛陀认为如果不改变认知,即使具有布施、持戒、忍辱、精进、禅定、智慧的修行,仍然会有障碍。修行人在布施时不恭敬;自身守戒,对犯戒的人轻慢;自恃忍辱,轻视他人;自己精进修行,轻视懈怠的人;贡高傲慢,轻视他人;禅定有成,轻视乱想的人;自恃多闻,生傲慢心;自大轻视声闻乘人。如果出现以上行为说明这些人在学习佛法的过程中妄宣人恶,起了分别心。

【原文】“復次文殊師利!於意云何?菩薩豈當於一眾生不以聲聞、緣覺、大乘而度脫耶?”“不也。世尊。菩薩未曾捨一眾生而不度脫,常於一切起平等心。”

佛告文殊師利:“譬如良醫等療眾病,國王大臣長者居士及諸貧民,常作是念:‘云何能令眾生免苦得離諸病?’文殊師利!菩薩亦爾,常於眾生起大悲心發平等意:‘云何當令一切眾生受行佛法使不斷絕?’又如良醫所有醫方經書呪術不斷絕時,心生歡喜踊躍無量。文殊師利!菩薩亦爾,諸佛種性不斷絕時,心生歡喜亦復如是。文殊師利!一切眾生不盡如醫能治眾病,設有能者是亦難得。文殊師利!菩薩亦爾,不盡如佛起菩提心而自莊嚴,設有能者是亦難得。又如良醫於諸醫方經書祕術,不應懈怠以修醫法。文殊師利!菩薩亦爾,不應懈怠如羸病人發菩提心。文殊師利!自然無師是為難得,不從他知是亦難得,妙勝之心是亦難得,修行佛法是亦難得。”(《大正藏》卷二十四第1097-1098页)

【评说】“良医于诸医方经书秘术,不应懈怠以修医法”,佛陀主张为医者虽然拥有医方秘术,仍然需要不懈学习。

【原文】爾時文殊師利法王子白佛言:“世尊!云何菩薩於一切法心無障礙逮得清淨?”

佛告文殊師利法王子言:“若有菩薩觀於貪欲是一切法、瞋恚愚癡是一切法,是則名為淨諸業障。

復次文殊師利!若有菩薩於諸五欲不生愛樂亦不放捨,觀欲實性即是佛法,是則名為淨諸業障。

復次文殊師利!若有菩薩而於五蓋以求菩提,如是觀時不得五蓋及與菩提,是則名為淨諸業障。

復次文殊師利!若有菩薩觀九惱法即是慈心,思维觀察九惱法時不得他人及與己身,名最上慈,以於諸法無所得故。菩薩觀忍亦復如是,是則名為淨諸業障。

復次文殊師利!若有菩薩觀於犯戒即是不犯、觀非毘尼即是毘尼、觀於繫縛即是解脫、觀於生死即涅槃界,是則名為淨諸業障。

復次文殊師利！若有菩薩觀貪欲界即涅槃界，瞋恚、愚癡亦復如是，是則名為淨諸業障。

復次文殊師利！若有菩薩觀一切法即是佛法，是則名為淨諸業障。

復次文殊師利！若有菩薩觀一切法無有體相亦無根本，是則名為淨諸業障。

復次文殊師利！若有菩薩觀慳及施不作二想、持戒毀戒不作二想、瞋恚忍辱不作二想、懈怠精進不作二想、亂心禪定不作二想、愚癡智慧不作二想，是則名為淨諸業障。

復次文殊師利！若有菩薩觀諸煩惱即是佛法，是則名為淨諸業障。”（《大正藏》卷二十四第 1098 页）

【评说】佛陀认为慳吝布施不作二想、持戒毁戒不作二想、瞋恚忍辱不作二想、懈怠精进不作二想、乱心禅定不作二想、愚痴智慧不作二想，就可以消除业障。

【原文】爾時文殊師利法王子白佛言：“世尊！云何菩薩觀諸煩惱即是佛法？”

佛告文殊師利：“於意云何？汝頗見法能還與法作繫縛不？”答言：“不也。世尊！”“文殊師利！於意云何！頗見有法能為諸法作解脫不？”“不也。世尊！”“文殊師利！云何菩薩得無生忍？”文殊師利言：“一切煩惱即無生忍。所以者何？一切煩惱同虛空性。以是義故，我觀諸法無智無斷、無證無修，而諸凡夫障礙所蔽無有佛法，見有斷結修佛法故。”（《大正藏》卷二十四第 1098 页）

【评说】佛陀认为，一切烦恼之本性也是空，不应执空为有。

【原文】爾時世尊讚文殊師利法王子言：“善哉善哉！文殊師利！善能解說無盡之法。文殊師利！過去久遠無量無邊不可思議阿僧祇劫，爾時有佛號日無垢光如來、應供、正遍知、明行足、善逝、世間解、無上士、調御丈夫、天人師、佛、世尊，出現於世。文殊師利！日無垢光如來壽九十劫，國名眾香。彼佛世界多諸眾生好樂小法，少能修習無上大乘。彼佛世尊般涅槃後，法住千歲分布舍利，如我滅後等無差別。時有比丘名曰勇施，慚愧樂學善修戒身，多聞智慧顏貌端正，成就第一清淨妙色。爾時勇施著衣持鉢入難勝城，次行乞食到長者舍，其家有女容貌端正未適夫主。時長者女見勇施已生愛染心，作如是念：‘我若不得勇施苾芻以為夫者，當自殞命。’初不向人說如此念，欲心內結遂以成病。爾時勇施乞食得已還詣精舍。而於後時女父命終，爾時其母而問女言：‘汝何因緣而致斯病？’女時默然遂不飲食。爾時女母密遣餘女，先來親善同苦樂者，而往問言：‘以何因緣而致斯病？’時女答言：‘我於先時見一比丘顏貌端正，便生欲心以致斯病。若得從意我病則愈，若不得者便當殞命。’是時餘女聞此事已，還向其母具說上事。其母聞已作是思維：‘今我此女病患如是，若使不得勇施比丘，當作何計？’復作是念：‘我今當請勇施比丘數至我家，當使此女從受經法。’

爾時勇施而於異時入城乞食，復至其家。見長者女身體羸瘦，而問之言：‘此女何緣而有此病？’時母答言：‘而我此女好聽經法。我常固遮不遂其意，以致斯病。’爾時勇施語其母言：‘莫遮此女使不聽法。’母還報言：‘尊者！若能教授此女經法，我當聽之。’爾時勇施即便許可。其母語言：‘從今已往常至我家。’答言：‘可。’爾時長者女聞是語已心大歡喜：‘我今當作種種方便，令此比丘於我生著。’時長者女語勇施言：‘唯願尊者！哀愍我故常至我舍。’爾時勇施默然許可，即受其食還詣精舍。

爾時其母語其女言：‘從今已往好自莊嚴，以好栴檀種種雜香以塗其身，更著新好上妙衣服。如是莊嚴可得從意。’其後勇施數到其家轉相親厚，數相見故便失正念而生欲心，即與彼

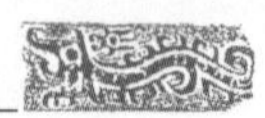

女共行婬法，心遂耽著往來頻數。時彼女夫見此比丘往來頻數，心生疑恚，即設方便欲斷其命。勇施比丘聞是事已，即作是念：‘當以毒藥持與彼女令斷夫命。’爾時勇施即以毒藥持與彼女，而語之言：‘若必念我，可持此藥以殺汝夫。’時長者女即以毒藥和著食中，勅其婢使：‘持此飯食以飯我夫。’夫食飯已即便命終。”（《大正藏》卷二十四第1098-1099页）

【评说】本段经文是关于故意将毒药混入食物中的记载。

“不得勇施比丘以为夫者，当自殒命……欲心内结遂以成病”，女子思慕男子不得而致病，即所谓“相思病”。

“勇施数到其家转相亲厚，数相见故便失正念而生欲心，即与彼女共行淫法”，长期修行的比丘仍会被美色迷惑，犯了淫戒，可见修行是相当不容易的一件事。

善恭敬经

隋天竺三藏阇那崛多　译

【提要】佛陀为长老阿难等弟子说弟子应如何侍奉依止师。

【原文】“若有比丘從他受法，彼等比丘於彼師邊，應起尊貴敬重之心。欲受法時，當在師前不得輕笑，不得露齒，不得交足，不得視足，不得動足，不得踔脚，足踝齊整，勿令高下。於彼師前勿昇高座；師不發問，不得輒言；凡有所使，勿得違命。勿視師面，離師三肘，命坐即坐，勿得違教。安坐已訖，於彼師所應起慈心。若有弟子欲受法時，長跪師前，先誦所得。誦已有疑，先應諮白；若見聽許，然後請決。

是時學者既受法已，右膝著地，兩手捧足，一心頂禮師所住處。地若平正，即應設敬；若地偏隘，即還却立，乃至師過至彼平所，即便請法。若至平處，禮師足已，却縮而行，至十肘地。遙禮師已，隨意歸還。又復弟子應作是念：‘師在我後，觀我是非，不應放逸。我若即來，尋至師前，請決所疑，是即為善。儻不得來，應當知時。’一日三時應參進止，若三時間不參進止，是師應當如法治之。

又復弟子若參師時，至彼師所，若不見師，應持土塊或木或草以為記驗。若當見師在房室內，是時學者應起至心，遶房三匝，向師頂禮爾乃方還。若不見師，眾務皆止，不得為也，除大小便。

又復弟子於其師所不得麁言，師所呵責，不應反報。師坐臥床，應先敷拭，令無塵污、虫蟻之屬。若師坐臥乃至師起，應修誦業。時彼學者至日東方便到師所，善知時已，數往師邊，諮問所須，我作何事。當白師言：‘入聚落不？’若師欲得入聚落時，師所袈裟當須前奉，先應洗手。若洗手訖，應持己衣，還拭己手。至彼師所，身心安住，兩手捧衣，長跪而授，如法敬奉，處所安住。然後奉水，令洗手面，先奉內衣，著身體者，爾乃更當奉餘衣服常所用者，向於師所應作如是恭敬之心。

又復弟子在於師前不得涕唾，若行寺內恭敬師故，勿以袈裟覆於肩髆，不得籠頭。師經行處，應常掃拭。天時若熱，日別三時以扇扇師，三度授水，授令洗浴，又復三時應獻冷飲，應當知時，為師乞食。師所營事，應盡身力而營助之，取師應器，洗治令淨。若師與洗，先洗師器乃及己鉢。若與應洗，如不與者，不應再索。何以故？有因緣故。阿難！有諸比丘當作是念：

'如來往昔鉢無人洗,彼等學佛應當自役。'雖然如來許彼,天若熱時,應具冷水;天若寒者,應備暖水;凡所須者,皆應盡備。親在師前,勿嚼楊枝;於他人處,勿說師過;若遙見師,尋起迎接。

阿難!凡有師者,隨在誰邊學四句偈,或聽、或讀、或問、或諮一四句等,是即為師。時彼學者於其師所,常起恭敬尊重之心,若不如是,名不敬者,亦不名住正行之者。若於他邊說師過者,彼人不得取我為師。何以故?阿難!彼無敬心,不愛佛故;彼無行人,況愛法者;彼無敬人,當不愛法,彼大惡人亦不愛僧,不入僧數。何以故?彼愚癡人不行正行。阿難!佛所言說皆為行者。"(《大正藏》卷二十四第1101-1102页)

【评说】佛陀解说了弟子如何在衣、食、住、行等方面侍奉依止师。其中随天气变化准备不同温度的饮用水,天热时多次洗浴,杨枝清洁口腔都是佛陀提倡的良好的卫生习惯。依止师指自己能够完全相信,能将自己的法身慧命完全托付的人,愿意用身口意去供养的人。

佛说正恭敬经

元魏天竺三藏佛陀扇多　译

【提要】佛陀在舍卫国祇树给孤独国为弟子说如何礼教法师。

【原文】佛告阿難:"樂敬法善男子、善女人,若欲讀誦請問,往至經法應當和上阿闍梨所。至其所已,應問和上阿闍梨如來正法,隨心所樂。當知和上阿闍梨心所知法,先應諮請聽問以不?師若聽者,然後乃問。雖復歲數若十、二十,為樂法故應往諮請及受依止。何以故?如來法中雖聽五歲比丘得離依止,然彼人以初敬為法求樂法故。何以故?是人為欲成就自德行故。阿難!彼阿闍梨者,應如是與依止,或言:'可。'或言:'如是。'或言:'爾。'或言:'利。'或言:'教誨。'或言:'謹慎行莫放逸,如法端正修行。'作如是與依止。苾芻成就如是等法,可與依止,彼得名為成就依止。假使百歲比丘不能通達如是等句,彼人應受依止,況能與他作依止師?若使無歲比丘成就如是等法,沙門密語即得名為以受依止。假使百歲,自不達如是等法諸句律者,彼應受依止。"(《大正藏》卷二十四第1102-1103页)

【评说】佛陀除了要求弟子礼敬年龄大的比丘,还要求礼敬见识高、有修行的出家人,依止其人学习。

【原文】"是中誦經比丘,應於阿闍梨所作敬重心,及正恭敬彼讀誦受經者。在阿闍梨前不得露齒、不得瞻足、不得動足、不得壘足、不得踔足、不得弄足、不得高座處坐,師不借問亦不得語,不得違師語,不得一向瞻相師面。住在師前三肘而立,師聽坐即坐,坐已於師所起慈悲心。彼誦經者應先誦熟,熟者誦已,從師受經任意多少。隨諸法門中若有疑者,先應諮請聽問以不?師若聽可,然後當問。彼受經已,右膝著地,兩手接禮師足。若地處惡者,隨所有道却退而行,當至平處。若地處先平,彼應禮師足然後當行。行至十肘復更作禮,然後隨道而行。彼應作如是念:'阿闍梨常逐我後,我不能遠離阿闍梨。'彼應知時,日三時到阿闍梨所。若不到者,應如法治。若到而不見阿闍梨者,彼應若草若木若杖若土塊若石令作記識。若阿闍梨在房宴坐者,彼應旋房禮敬然後當行。若有所作不問師,亦不得作,除大小便。不得向師作麁獷惡語,不得重循師語。隨師所坐之處,若繩床若木床,皆不得坐。彼床若壞,即

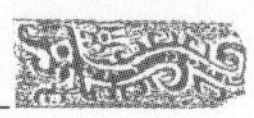

應治之。彼應晨朝時往、知時往，不得非時往彼。往已應問阿闍梨：‘當何所須及何所作？為入聚落不？’若言入，阿闍梨所有衣被，應洗手自衣拭手，兩手捉師衣已著淨處，先與師淨水洗手，然後授衣與師，於後安陀會拂塵與之，或覆身衣或雨衣。或所須餘衣資用之者。

彼應如是敬，不得阿闍梨前唏唾，若寺內若寺東西不得左右反抄衣，不得纏頭隨師所居。有經行處掃灑令淨，日三時拂扇，三時洗浴，三時諮問、取水，為師乞食。若師有所作者，彼應用力作之。若食竟，應從師索鉢洗之。若與，先洗師鉢，然後自洗己鉢。師若不與，不得重索。何以故？阿難！未來有如是比丘，作是念言：‘如來等正覺鉢無有洗者。’彼學我故，自欲洗之。如來聽如是等人，夏取清涼、冬取溫煖，隨所須者皆應得取。不得師前嚼楊枝，不得說師若好若惡，若遙見師應起迎接。阿難！若從讀誦諮請一四句偈，是名阿闍梨。是故彼應恭敬阿闍梨。阿難！若不如是敬阿闍梨者，以不敬故住不正行。說師過惡者，彼不說我以為世尊。何以故？阿難！彼人不重佛、不敬法、不在僧數。何以故？阿難！如是癡人，不得名為住正行中。阿難！住正行者，我為彼人說佛法耳。”（《大正藏》卷二十四第 1103 页）

【评说】佛陀为弟子如何礼教老师作出了规定：不露齿，不瞻足，不动足，不坐足，不踔足，不弄足，不高座处坐，老师不问弟子不可说话，不能违背老师的话，不能一直盯着老师看，在老师面前三肘而立，老师坐才能坐。不能随意和老师说话，不能坐在老师坐的位置上，不能在老师面前吐唾沫，在老师面前不能缠头，食毕，应该先洗老师的碗，再洗自己的碗，不能在老师面前嚼杨枝清洁口腔，不能议论老师的好坏，看见老师在远处应立即起身相迎。

“夏取清凉，冬取温”，说明佛陀主张应顺应自然变化调整起居环境。

佛说大乘戒经

西天译经三藏朝散大夫试鸿胪卿传法大师臣施护奉诏 译

【提要】佛陀在舍卫国祇树给孤独国为弟子说守持戒律的重要性。

【原文】爾時世尊告苾芻言：“有破壞戒行壽命者、有斷滅善根者，出家難值，發精進心，堅固守護。若諸苾芻等，於佛法中求解脫者，遠離一切諸惡苦惱，如佛所說，寧捨身命而趣無常，不得縱心犯其戒律。若人捨命只壞一生，若復破戒，令百萬生沈淪惡道。若人持戒當得見佛。戒為最上莊嚴，戒為最上妙香，戒為歡喜勝因。戒體清淨，如清冷水，能除熱惱。戒法最大，世間呪法，龍蛇之毒而不能侵。持戒得名聞，持戒獲安樂，如是命終時，復得生天上。”

佛言：“苾芻！若犯律儀，譬如盲人，不見眾色，亦如無足，不能行道，遠離涅槃，不到彼岸。若持戒人成就一切法寶，譬如賢瓶，圓滿堅固，能盛一切珍寶。如是破損，珍寶散失；若破律儀，則捨一切善法。先曾犯戒，而後心欲求涅盤，如去眼、耳，對鏡照面，何所堪能！”

佛言：“苾芻！女人無信，不可親近；王恩雖勝，不可恃怙；水沫無實，不可撮摩；富貴無常，不可久住；色相如花，須臾變異；壽如熟菓，不可久停，如急流渡船、如朽屋暫住；寧食毒藥，不得飲酒；寧入大火，不得嗜慾！”（《大正藏》卷二十四第 1104 页）

【评说】佛陀强调守持戒律的重要性，他认为违反了戒律就无法得到涅槃。

“女人无信，不可亲近”，反映了当时社会鄙视女性的陋习。“宁食毒药，不得饮酒”，强调了饮酒的危害。

佛说八种长养功德经

西天译经三藏朝散大夫试鸿胪卿传梵大师赐紫沙门臣法护等奉诏　译

【提要】佛陀强调信守八戒的重要性。

【原文】歸命一切佛！惟願一切佛、菩薩眾攝受於我！即說伽陀頌曰：

“我今歸命勝菩提，　最上清淨佛法眾，
我發廣大菩提心，　自他利益皆成就。
懺除一切不善業，　隨喜無邊眾福蘊，
先當不食一日中，　後修八眾長養法。”

當知八種長養法者，所謂八戒，弟子應於阿闍梨前二三重復。說是伽陀已，次復當稱己之名字：“我名某甲，惟願阿闍梨攝受於我。我從今時發淨信心，乃至坐菩提場，成等正覺。誓歸依佛，二足勝尊；誓歸依法，離欲勝尊；誓歸依僧，調伏勝尊。如是三寶是所歸趣。我某甲淨信優婆塞，惟願阿闍梨憶持護念我。從今日今時發起淨心，乃至過是夜分，訖於明旦日初出時，於其中間奉持八戒。所謂：一、不殺生，二、不偷盜，三、不非梵行，四、不妄語，五、不飲酒，六、不非時食，七、不花鬘莊嚴其身及歌舞戲等，八、不坐臥高廣大床。我今捨離如是等事，誓願不捨清淨禁戒八種功德。”二三重復作如是說。又言：“我持戒行，莊嚴其心，令心喜悅，廣修一切相應勝行，求成佛果，究竟圓滿。”又說伽陀曰：

“我發無二最上心，　為諸眾生不請友，
勝菩提行善所行，　成佛世間廣利益。
願我乘是善業故，　此世不久成正覺，
說法饒益於世間，　解說眾生三有苦。”（《大正藏》卷二十四第1104页）

【评说】佛陀强调修行者应该在过午不食的基础上奉守八戒：不杀生、不偷盗、不非梵行、不妄语、不饮酒、不非时食、不花鬘庄严其身及歌舞戏等、不坐卧高广大床。

菩萨戒羯磨文（出《瑜伽论·本地分》中菩萨地）弥勒菩萨说

沙门玄奘奉诏　译

受戒羯磨第一

【提要】本经解说了四种他胜处法。

【原文】若諸菩薩住戒律儀，有其四種他勝處法。何等為四？若諸菩薩為欲貪求利養恭敬自讚毀他，是名第一他勝處法。若諸菩薩現有資財，性慳財故，有苦有貧無依無怙正求財者來現在前，不起哀憐而修惠捨，正求法者來現在前，性慳法故，雖現有法而不給施，是名第

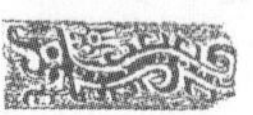

二他勝處法。若諸菩薩長養如是種類忿纏，由是因緣，不唯發起麁言便息，由忿蔽故加以手足塊石刀杖捶打傷害損惱有情，內懷猛利忿恨意樂；有所違犯他來諫謝，不受不忍不捨怨結，是名第三他勝處法。若諸菩薩謗菩薩藏，愛樂宣說開示建立像似正法，於像似法或自信解或隨他轉，是名第四他勝處法。如是名為菩薩四種他勝處法。菩薩於四他勝處法，隨犯一種況犯一切，不復堪能於現法中增長攝受菩薩廣大菩提資糧，不復堪能於現法中意樂清淨，是即名為相似菩薩非真菩薩。菩薩若用軟中品纏毀犯四種他勝處法，不捨菩薩淨戒律儀；上品纏犯即名為捨。若諸菩薩毀犯四種他勝處法，數數現行都無慚愧、深生愛樂見是功德，當知說名上品纏犯，非諸菩薩。暫一現行他勝處法，便捨菩薩淨戒律儀。如諸苾芻犯他勝法，即便棄捨別解脫戒。若諸菩薩由此毀犯，棄捨菩薩淨戒律儀，於現法中堪任更受；非不堪任，如苾芻住別解脫戒犯他勝法，於現法中不任更受。

如是菩薩所受淨戒，於餘一切所受淨戒，最勝無上無量無邊，大功德藏之所隨逐。第一最上善心意樂之所發起，普能除滅於一切有情一切種惡行。一切別解脫律儀，於此菩薩律儀戒，百分不及一、千分不及一，數分、計分、算分、喻分乃至鄔波尼殺曇分亦不及一，攝受一切大功德故。(《大正藏》卷二十四第 1105 页)

【评说】佛陀强调，出家修行之人应守持戒律，严禁四种行为：自赞毁他；不给施财物正法；内怀忿恨、损恼有情；宣说已说、妄言已得信解。

菩萨戒本(出〈地持戒品〉中)慈氏菩萨说

北凉天竺三藏昙无谶于姑臧　译

【提要】本经解说了四波罗夷法、众多突吉罗法。

【原文】諸大士！此四波羅夷法，是菩薩摩得勒伽，和合說。

若菩薩，為貪利故，自歎己德，毀呰他人，是名第一波羅夷處法。

若菩薩，自有財物，性慳惜故，貧苦眾生，無所依怙，來求索者，不起悲心，給施所求；有欲聞法，悋惜不說，是名第二波羅夷處法。

若菩薩，瞋恚，出麁惡言，意猶不息，復以手打，或加杖、石，殘害恐怖，瞋恨增上；犯者求悔，不受其懺，結恨不捨，是名第三波羅夷處法。

若菩薩，謗菩薩藏，說相似法，熾然建立於相似法，若心自解，或從他受，是名第四波羅夷處法。

諸大士！已說四波羅夷法。若菩薩，起增上煩惱，犯一一犯，失菩薩戒，應當更受。(《大正藏》卷二十四第 1107 页)

【评说】佛陀强调，贪求利养，誉己毁他；吝惜不施财物、正法；口出粗言、毁伤他人；诽谤佛法，自言已得解脱，这四种行为都违反了四波罗夷法。

【原文】諸大士！此菩薩眾多突吉羅法，是菩薩摩得勒伽，和合說。

若菩薩，住律儀戒，於一日一夜中，若佛在世，若佛塔廟，若法，若經卷，若菩薩修多羅藏，若菩薩摩得勒伽藏，若比丘僧，若十方世界大菩薩眾；若不少多供養，乃至一禮，乃至不以一偈，讚歎三寶功德，乃至不能一念淨心者，是名為犯眾多犯；若不恭敬，若懶墮，若懈怠犯，是犯染污起；若忘誤，犯非染污起。不犯者：入淨心地菩薩，如得不壞淨比丘，常法供養佛法僧寶。（《大正藏》卷二十四第1107页）

【评说】佛陀强调，出家人不供养、不赞叹佛菩萨是违反了众多突吉罗法（戒律的罪名）。

【原文】若菩薩，多欲不知足，貪著財物，是名為犯眾多犯，是犯染污起。不犯者：為斷彼故，起欲方便，攝受對治；性利煩惱，更數數起。（《大正藏》卷二十四第1107页）

【评说】佛陀强调，出家人贪著财物（摄受对治除外）是违反了众多突吉罗法。

【原文】若菩薩，見上座有德，應敬同法者。憍慢、瞋恨，不起恭敬，不讓其座；問訊、請法，悉不酬答，是名為犯眾多犯，是犯染污起。若懶墮懈怠，若無記心，若忘誤，犯非染污起。不犯者：若重病，若亂心，若眠作覺想，問訊請法，悉不答者，是名不犯。若上座說法，及決定論時；若自說法，若聽法，若自決定論時；若說法眾中，若決定論眾中，不禮不犯。若護說者心；若以方便令彼調伏，捨離不善，修習善法；若護僧制；若護多人意。（《大正藏》卷二十四第1107页）

【评说】佛陀强调，出家人骄慢、瞋恨、不礼教其他修行者是违反了众多突吉罗法，患重病、神志不清除外，出现这样的情况不犯戒。

【原文】若菩薩，檀越來請，若至自舍，若至寺內，若至餘家，若施衣、食、種種眾具，菩薩以瞋慢心，不受、不往，是名為犯眾多犯，是犯染污起。不犯者：若病，若無力，若狂；若遠處，若道路恐怖難；若知不受，令彼調伏，捨惡住善；若先受請；若修善法不欲暫廢，為欲得聞未曾有法，饒益之義，及決定論；若知請者，為欺惱故；若護多人，嫌恨心故；若護僧制。（《大正藏》卷二十四第1107页）

【评说】佛陀强调，出家人因瞋慢不接受施主所施衣物等供养是违反了众多突吉罗法，患病、无力、神志不清除外。

【原文】若菩薩，有壇越以金、銀、真珠、摩尼、琉璃，種種寶物，奉施菩薩；菩薩以瞋慢心，違逆不受，是名為犯眾多犯，是犯染污起。捨眾生故。若懶墮懈怠，犯非染污起。不犯者：若狂；若知受已，必生貪著；若知受已，施主生悔；若知受已，施主生惑；若知受已，施主貧惱；若知是物，是三寶許；若知是物，是劫盜得；若知受已，多得苦惱，所謂殺、縛、讁、罰、奪財、呵責。（《大正藏》卷二十四第1107页）

【评说】佛陀强调，出家人因瞋慢心不接受施主供养的宝物是违反了众多突吉罗法，神志不清、担心接受会引起自己贪著和导致施主疑惑贫穷或财物是劫盗所得除外。

【原文】若菩薩，眾生往至其所，欲得聞法；若菩薩，瞋恨性嫉，不為說者，是名為犯眾多犯，是犯染污起。若懶墮懈怠，犯非染污起。不犯者：若外道求短；若重病，若狂；若知不說，令彼調伏；若所修法，未善通利；若知前人，不能敬順；威儀不整；若彼鈍根，聞深妙法，生怖畏心；若知聞已，增長邪見；若知聞已，毀呰退沒；若彼聞已，向惡人說。

若菩薩，於凶惡犯戒眾生，以瞋恨心，若自捨，若遮他令捨，不教化者，是名為犯眾多犯，

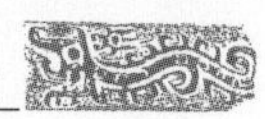

是犯染污起。若懶墮懈怠，若忘遮他，犯非染污起。何以故？菩薩於惡人所起慈悲心，深於善人。不犯者：若狂；若知不說，令彼調伏，如前說；若護他心；若護僧制。（《大正藏》卷二十四第1107页）

【评说】佛陀强调，出家人因瞋恨不为人讲说佛法违反了众多突吉罗法，重病、神志不清或求法者态度不庄重除外；因瞋恨心不教化他人违反了众多突吉罗法，神志不清、保护僧制除外。

【原文】若菩薩，身口諂曲，若現相，若毀呰，若因利求利，住邪命法，無慚愧心，不能捨離，是名為犯眾多犯，是犯染污起。不犯者：若斷彼故，起欲方便，煩惱增上，更數數起。

若菩薩，掉動，心不樂靜，高聲嬉戲，令他喜樂，作是因緣，是名為犯眾多犯，是犯染污起。若忘誤，犯非染污起。不犯者：為斷彼故，起欲方便，如前說。又，不犯者：他起慊恨，欲令止故；若他愁憂，欲令息故；若他性好戲，為攝彼故，欲斷彼故，為將護故；若他疑菩薩，慊恨違背，和顏戲笑，現心淨故。（《大正藏》卷二十四第1108页）

【评说】佛陀强调，出家人因无惭愧心，谄曲他人；高声嬉戏，使他人喜乐皆违反了众多突吉罗法，为使他人止恨、清除忧愁除外。

【原文】若菩薩，作如是見，如是說言："菩薩不應樂涅槃，應背涅槃；不應怖畏煩惱，不應一向厭離。何以故？菩薩應於三阿僧祇劫，久受生死，求大菩提。"作如是說者，是名為犯眾多犯，是犯染污起。何以故？聲聞深樂涅槃，畏厭煩惱，百千萬倍，不及菩薩深樂涅槃，畏厭煩惱。謂諸聲聞但為自利，菩薩不爾，普為眾生。彼習不染污心，勝阿羅漢；成就有漏，離諸煩惱。（《大正藏》卷二十四第1108页）

【评说】佛陀强调，出家人主张不乐涅槃、不畏烦恼、不厌离是违反了众多突吉罗法。

【原文】若菩薩，不護不信之言，不護譏毀，亦不除滅。若實有過惡不除滅者，是名為犯眾多犯，是犯染污起。實無過惡而不除滅，非染污起。不犯者：若外道誹謗，及餘惡人；若出家乞食，修善因緣，生他譏毀；若前人若瞋、若狂，而生譏毀。（《大正藏》卷二十四第1108页）

【评说】佛陀强调，出家人面对不信、讥毁之言不解释是违反了众多突吉罗法，外道诽谤、他人嗔狂所言除外。

【原文】若菩薩，觀眾生應以苦切之言，方便利益；恐其憂惱而不為者，是名為犯眾多犯，是犯非染污起。不犯者：觀彼現在少所利益，多起憂惱。（《大正藏》卷二十四第1108页）

【评说】佛陀强调，出家人担心他人忧恼不以苦切之言说法是违反了众多突吉罗法，听法者忧愁过多时除外。

【原文】若菩薩，罵者報罵，瞋者報瞋，打者報打，毀者報毀，是名為犯眾多犯，是犯染污起。（《大正藏》卷二十四第1108页）

【评说】佛陀强调，出家人以骂报骂、以瞋报瞋、以打报打、以毁报毁是违反了众多突吉罗法。

【原文】若菩薩,侵犯他人,或雖不犯,令他疑者,即應懺謝,嫌恨輕慢,不如法懺謝,是名為犯眾多犯,是犯染污起,若懶墮懈怠,犯非染污起。不犯者:若以方便令彼調伏;若彼欲令作不淨業然後受者,不謝無罪。若知彼人性好鬪訟,若悔謝者,增其瞋怒;若知彼和忍,無嫌恨心,恐彼慚恥,不謝無罪。

若菩薩,他人來犯,如法悔謝,以嫌恨心,欲惱彼故,不受其懺,是名為犯眾多犯,是犯染污起。若不嫌恨,性不受懺,是犯非染污起。不犯者:若以方便令彼調伏,如前說。若彼不如法悔,其心不平,不受其懺,無罪。

若菩薩,於他起嫌恨心,執持不捨,是名為犯眾多犯,是犯染污起。不犯者:為斷彼故,起欲方便,如前說。(《大正藏》卷二十四第1108页)

【评说】佛陀强调,出家人侵犯他人或令他人疑惑,不忏悔道歉或不如法道歉;不接受别人的忏悔;对他人有嫌恨心皆违反了众多突吉罗法,为了教化他人、或他人不如法忏悔除外。

【原文】若菩薩,為貪奉事,畜養眷屬者,是名為犯眾多犯,是犯染污起。不犯者:無貪心畜。

若菩薩,懶墮懈怠,耽樂睡眠,若非時,不知量,是名為犯眾多犯,是犯染污起。不犯者:若病,若無力,若遠行疲極;若為斷彼故,起欲方便,如前說。

若菩薩,以染污心,論說世事經時者,是名為犯眾多犯,是犯染污起。若忘誤經時,犯非染污起。不犯者:見他聚話,護彼意故,須臾暫聽;若暫答他問未曾聞事。(《大正藏》卷二十四第1108页)

【评说】佛陀强调,出家人为贪求侍奉蓄养眷属(没有这种念头除外);懈怠,睡眠过多(患病、远行疲劳除外);论说俗世事务(为照顾他人除外)皆违反了众多突吉罗法。

【原文】若菩薩,欲求定心,嫌恨憍慢,不受師教,是名為犯眾多犯,是犯染污起。若懶墮懈怠,犯非染污起。不犯者:若病,若無力;若知彼人作顛倒說;若自多聞有力;若先已受法。

若菩薩,起五蓋心,不開覺者,是名為犯眾多犯,是犯染污起。不犯者:為斷彼故,起欲方便,如前說。

若菩薩,見味禪以為功德,是名為犯眾多犯,是犯染污起。不犯者:為斷彼故,起欲方便,如前說。(《大正藏》卷二十四第1108页)

【评说】佛陀强调,出家人不听从教导(患病、无力、他人教导有误除外);有五盖心;把坐禅视作功德皆违反了众多突吉罗法。

【原文】若菩薩,如是見,如是說言:"菩薩不應聽聲聞經法,不應受,不應學。菩薩何用聲聞法為?"是名為犯眾多犯,是犯染污起。何以故?菩薩尚聽外道異論,況復佛語?不犯者:專學菩薩藏,未能周及。

若菩薩,於菩薩藏不作方便,棄捨不學,一向修習聲聞經法,是名為犯眾多犯,是犯非染污起。

若菩薩,於佛所說,棄捨不學,反習外道邪論、世俗經典,是名為犯眾多犯,是犯染污起。不犯者:若上聰明,能速受學;若久學不忘;若思維知義;若於佛法具足觀察,得不動智;若於日日常以二分受學佛經,一分外典;是名不犯。如是菩薩善於世典、外道邪論,愛樂不捨,不

 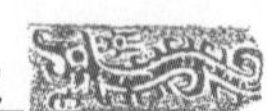

作毒想，是名為犯眾多犯，是犯染污起。

若菩薩，聞菩薩法藏甚深義，真實義，諸佛菩薩無量神力，誹謗不受，言："非利益，非如來說，是亦不能安樂眾生。"是名為犯眾多犯，是犯染污起。或自心不正思维故謗，或隨順他故謗。是菩薩聞第一甚深義，不生解心。是菩薩，應起信心，不諂曲心，作是學："我大不是、盲無慧目；如來慧眼，如是隨順說；如來有餘說，云何起謗?"是菩薩，自處無知處。如是如來現知見法，正觀，正向，不犯，非不解謗。(《大正藏》卷二十四第1108-1109页)

【评说】佛陀强调，出家人不听闻、受、学声闻经法(专学菩萨藏除外)；修习声闻经法、不学菩萨藏；不学佛法，反学外道邪说、世俗知识(合理安排者除外)；诽谤菩萨藏皆违反了众多突吉罗法。

【原文】若菩薩，以貪、恚心，自歎己德，毀呰他人，是名為犯眾多犯，是犯染污起。不犯者：若輕毀外道，稱揚佛法；若以方便令彼調伏，如前說。又不犯者：令不信者信，信者增廣。(《大正藏》卷二十四第1109页)

【评说】佛陀强调，出家人自叹己德，毁訾他人是违反了众多突吉罗法，毁外道、宣扬佛法除外。

【原文】若菩薩，聞說法處，若決定論處，以憍慢心、瞋恨心，不往聽者，是名為犯眾多犯，是犯染污起。若懶墮懈怠，犯非染污起。不犯者：若不解，若病，若無力，若彼顛倒說法，若護說者心；若數數聞，已受持，已知義；若多聞，若聞持，若如說行；若修禪定不欲暫廢；若鈍根，難悟、難受、難持；不往者，皆不犯。

若菩薩，輕說法者，不生恭敬，嗤笑、毀呰，但著文字，不依實義，是名為犯眾多犯，是犯染污起。(《大正藏》卷二十四第1109页)

【评说】佛陀强调，出家人有说法处不去听法、于法不恭敬、不实修皆违反了众多突吉罗法，已听过、患病、修禅定、钝根者除外。

【原文】若菩薩，住律儀戒，見眾生所作，以瞋恨心，不與同事，所謂：思量諸事，若行路，若如法興利，若田業，若牧牛，若和諍，若吉會，若福業。不與同者，是名為犯眾多犯，是犯染污起。若懶墮懈怠，犯非染污起。不犯者：若病，若無力；若彼自能辦，若彼自有多伴，若彼所作事非法，非義；若以方便令彼調伏，如前說；若先許他，若彼有怨；若自修善業不欲暫廢，若性闇鈍，若護多人意，若護僧制；不與同者，皆不犯。(《大正藏》卷二十四第1109页)

【评说】佛陀强调，出家人以瞋恨心不与他人共作事是违反了众多突吉罗法，患病、已在做事、他人所作事非法除外。

【原文】若菩薩，見羸病人，以瞋恨心，不往瞻視，是名為犯眾多犯，是犯染污起。若懶墮懈怠，犯非染污起。不犯者：若自病，若無力，若教有力隨順病者；若知彼人自有眷屬，若彼有力，自能經理；若病數發，若長病；若修勝業不欲暫廢；若闇鈍，難悟、難受、難持，難緣中住；若先看他病。如病，窮苦亦爾。(《大正藏》卷二十四第1109页)

【评说】佛陀强调，出家人不瞻视病人、穷苦人是违反了众多突吉罗法，患病、他人已有眷属照顾等除外。

【原文】若菩薩，見衆生造今世後世惡業，以嫌恨心，不為正說，是名為犯衆多犯，是犯染污起。不犯者：若自無智，若無力，若使有力者說；若彼自有力，若彼自有善知識；若以方便令彼調伏，如前說；若為正說，於我憎恨；若出惡言，若顛倒受，若無愛敬，若復彼人性弊憹戾。（《大正藏》卷二十四第 1109 页）

【评说】佛陀强调，出家人见他人造恶业不劝说是违反了众多突吉罗法，无能力劝说除外。

【原文】若菩薩，受他恩惠，以嫌恨心，不以答謝，若等、若增酬報彼者，是名為犯衆多犯，是犯染污起。若懶墮懈怠，犯非染污起。不犯者：若作方便而無力，若以方便令彼調伏，如前說；若欲報恩而彼不受。（《大正藏》卷二十四第 1109 页）

【评说】佛陀强调，出家人受人恩惠，不报答、感谢是违反了众多突吉罗法，无能力者除外。

【原文】若菩薩，見諸衆生，有親屬難、財物難，以嫌恨心，不為開解，除其憂惱，是名為犯衆多犯，是犯染污起。若懶墮懈怠，犯非染污起。不犯者：如前不同事中說。（《大正藏》卷二十四第 1109 页）

【评说】佛陀强调，出家人见他人亲属、财物受损不开导劝解是违反了众多突吉罗法，无能力者除外。

【原文】若菩薩，有求飲食、衣服，以瞋恨心，不能給施，是名為犯衆多犯，是犯染污起。若懶墮懈怠，犯非染污起。不犯者：若自無，若求非法物，若不益彼物；若以方便令彼調伏，如前說；若彼犯王法，護王意故；若護僧制。（《大正藏》卷二十四第 1109 页）

【评说】佛陀强调，出家人不给施他人饮食、衣服是违反了众多突吉罗法，自己也没有的除外。

【原文】若菩薩，攝受徒衆，以瞋恨心，不如法教授，不能隨時從婆羅門、居士所，求衣、食、臥具、醫藥、房舍，隨時供給，是名為犯衆多犯，是犯染污起。若懶墮懈怠放逸，犯非染污起。不犯者：若以方便令彼調伏，如前說；若護僧制，若病，若無力，若使有力者說；若彼有力，多知識大德，自求衆具；若曾受教，自已知法；若外道竊法，不能調伏。（《大正藏》卷二十四第 1109 页）

【评说】佛陀强调，出家人不如法教授、供给衣、食、住、药给徒众是违反了众多突吉罗法，患病、无能力、保护僧制等除外。

【原文】若菩薩，以嫌恨心，不隨他者，是名為犯衆多犯，是犯染污起。若懶墮懈怠，犯非染污起。不犯者：若彼欲為不如法事；若病、若無力，若護僧制；若彼雖如法，能令多人起非法事；若伏外道故，若以方便令彼調伏。（《大正藏》卷二十四第 1109 页）

【评说】佛陀强调，出家人因嫌恨心、不听随他人是违反了众多突吉罗法，患病、他人行非法事除外。

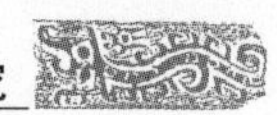

【原文】若菩薩,知他眾生有實功德,以嫌恨心,不向人說,亦不讚歎;有讚歎者,不唱善哉;是名為犯眾多犯,是犯染污起。若懶墮懈怠放逸,犯非染污起。不犯者:知彼少欲,護彼意故;若病,若無力;若以方便令彼調伏;若護僧制;若令彼人起煩惱,起溢喜,起慢,起非義,除此諸患故;若實功德,似非功德;若實善說,似非實說;若為摧伏外道邪見;若待說竟。(《大正藏》卷二十四第1109页)

【评说】佛陀强调,出家人因嫌恨心不赞叹他人功德是违反了众多突吉罗法,患病、知道他人少欲不想让人赞叹等除外。

【原文】若菩薩,見有眾生應呵責者,應折伏者,應罰黜者,以染污心,不呵責;若呵責,不折伏;若折伏,不罰黜;是名為犯眾多犯,是犯染污起。若懶墮懈怠放逸,犯非染污起。不犯者:彼不可治,不可與語,難可教誨,多起慊恨;若觀時;若恐因彼起鬬諍相違,若相言訟;若僧諍,若壞僧;若彼不諂曲,有慚愧心,漸自改悔。(《大正藏》卷二十四第1109-1110页)

【评说】佛陀强调,出家人不呵责他人的差错是违反了众多突吉罗法,他人不可教诲除外。

【原文】若菩薩,成就種種神力,應恐怖者,而恐怖之;應引接者,而引接之;欲令眾生消信施故。不以神力恐怖,引接者,是名為犯眾多犯,是犯非染污起。不犯者:若彼眾生更起染著,外道謗聖,成就邪見,一切不犯。若彼發狂,若增苦受。(《大正藏》卷二十四第1110页)

【评说】佛陀强调,出家人不以自己德行教化众生是违反了众多突吉罗法,外道诽谤、会给他人增加苦恼除外。

菩萨戒本(出《瑜伽论·本事分》中菩萨地)弥勒菩萨说

沙门玄奘奉诏 译

【提要】本经解说四种他胜处法。

【原文】若諸菩薩已受菩薩所受淨戒,應自數數專諦思维,此是菩薩正所應作,此非菩薩正所應作。既思维已,然後為成正所作業,當勤修學。又應專勵聽聞菩薩素呾纜藏,及以菩薩摩呾理迦,隨其所聞,當勤修學。

若諸菩薩住戒律儀,有其四種他勝處法。何等為四?

若諸菩薩為欲貪求利養恭敬,自讚毀他,是名第一他勝處法。

若諸菩薩現有資財,性慳財故,有苦有貧無依無怙正求財者,來現在前,不起哀憐而修惠捨。正求法者來現在前,性慳法故,雖現有法而不捨施,是名第二他勝處法。

若諸菩薩長養如是種類忿纏,由是因緣,不唯發起麁言便息,由忿蔽故,加以手足塊石刀杖,捶打傷害損惱有情,內懷猛利忿恨意樂,有所違犯。他來諫謝,不受不忍、不捨怨結,是名第三他勝處法。

若諸菩薩謗菩薩藏,愛樂宣說開示建立像似正法,於像似法,或自信解,或隨他轉,是名第四他勝處法。

菩薩於四他勝處法，隨犯一種，況犯一切，不復堪能於現法中，增長攝受菩薩廣大菩提資糧，不復堪能於現法中，意樂清淨。是即名為相似菩薩，非真菩薩。（《大正藏》卷二十四第1110页）

【评说】四种他胜处法分别为：为欲贪求利养恭敬，自赞毁他；贪著财物，不施舍财物给贫穷者；内怀忿恨、损恼有情；诽谤菩萨藏，宣说已说，妄言已得信解。

【原文】若諸菩薩由此毁犯，棄捨菩薩淨戒律儀，於現法中堪任更受，非不堪任。如苾芻住别解脱戒，犯他勝法，於現法中不任更受。

如是菩薩安住菩薩淨戒律儀，於有違犯及無違犯，是染非染，軟中上品，應當了知。

若諸菩薩安住菩薩淨戒律儀，於日日中，若於如來，或為如來造制多所；若於正法，或為正法造經卷所，謂諸菩薩素呾纜藏，摩呾理迦；若於僧伽，謂十方界已入大地諸菩薩眾，若不以其或少或多諸供養具而為供養，下至以身一拜禮敬，下至以語一四句頌讚佛法僧真實功德；下至以心一清淨信隨念三寶真實功德；空度日夜，是名有犯，有所違越。若不恭敬嬾墮懈怠而違犯者，是染違犯。若誤失念而違犯者，非染違犯。無違犯者：謂心狂亂；若已證入淨意樂地，常無違犯。由得清淨意樂菩薩，譬如已得證淨苾芻，恒時法爾於佛法僧，以勝供具承事供養。（《大正藏》卷二十四第1110页）

【评说】佛陀认为，对戒律懈怠、不恭敬是故意违反戒律的行为。

【原文】若諸菩薩安住菩薩淨戒律儀，有其大欲而無喜足，於諸利養及以恭敬生著不捨，是名有犯，有所違越，是染違犯。無違犯者：謂為斷彼生起樂欲，發勤精進，攝彼對治，雖勤遮遏，而為猛利性惑所蔽，數起現行。（《大正藏》卷二十四第1110页）

【评说】佛陀认为，口说守戒，但对衣、食、住、药等供养之物心生执著，仍然是违反戒律的行为。

【原文】若諸菩薩安住菩薩淨戒律儀，見諸耆長，有德可敬同法者來，憍慢所制，懷嫌恨心，懷恚惱心，不起承迎，不推勝座。若有他來語言談論、慶慰、請問，憍慢所制，懷嫌恨心，懷恚惱心，不稱正理，發言酬對，是名有犯，有所違越，是染違犯。非憍慢制，無嫌恨心，無恚惱心，但由嬾墮、懈怠、忘念、無記之心，是名有犯，有所違越，非染違犯。無違犯者：謂遭重病；或心狂亂；或自睡眠他生覺想而來親附，語言談論、慶慰、請問；或自為他宣說諸法論義決擇；或復與餘談論慶慰；或他說法論義決擇屬耳而聽；或有違犯說正法者，為欲將護說法者心；或欲方便調彼伏彼，出不善處，安立善處；或護僧制；或為將護多有情心而不酬對，皆無違犯。（《大正藏》卷二十四第1110-1111页）

【评说】佛陀认为，有修行之人来访，不恭敬承迎，是违反戒律的行为，但重病、神志不清、睡眠等情况除外。

【原文】若諸菩薩安住菩薩淨戒律儀，他來延請，或往居家，或往餘寺，奉施飲食及衣服等諸資生具，憍慢所制，懷嫌恨心，懷恚惱心，不至其所，不受所請，是名有犯，有所違越，是染違犯。若由嬾墮、懈怠、忘念、無記之心，不至其所，不受所請，是名有犯，有所違越，非染違犯。無違犯者：或有疾病；或無氣力；或心狂亂；或處懸遠；或道有怖；或欲方便調彼伏彼，出不善

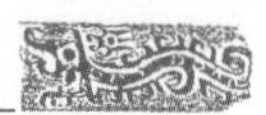

處，安立善處；或餘先請；或為無間修諸善法，欲護善品令無暫廢；或為引攝未曾有義；或為所聞法義無退；如為所聞法義無退，論義決擇當知亦爾；或復知彼懷損惱心，詐來延請；或為護他多嫌恨心；或護僧制；不至其所，不受所請，皆無違犯。（《大正藏》卷二十四第 1111 页）

【评说】佛陀认为，不接受他人延请供养，是违反戒律的行为，患病、无力、神志不清、路途遥远、路途不安全等除外。

【原文】若諸菩薩安住菩薩淨戒律儀，他持種種生色、可染、末尼、真珠、琉璃等寶，及持種種眾多上妙財利供具，慇懃奉施，由嫌恨心，或恚惱心，違拒不受，是名有犯，有所違越，是染違犯；捨有情故。若由嬾墮、懈怠、忘念、無記之心，違拒不受，是名有犯，有所違越，非染違犯。無違犯者：或心狂亂；或觀受已心生染著；或觀後時彼定追悔；或復知彼於施迷亂；或知施主隨捨隨受；由是因緣定當貧匱；或知此物是僧伽物、窣堵波物；或知此物劫盜他得；或知此物由是因緣多生過患；或殺或縛、或罰或黜、或嫌或責，違拒不受，皆無違犯。（《大正藏》卷二十四第 1111 页）

【评说】佛陀认为，不接受种种珍贵供养是犯戒的行为，但神志不清、担心自己贪染、馈赠者反悔或馈赠后贫穷、盗窃所得等除外。

【原文】若諸菩薩安住菩薩淨戒律儀，他來求法，懷嫌恨心，懷恚惱心，嫉妬變異，不施其法，是名有犯，有所違越，是染違犯。若由嬾墮、懈怠、忘念、無記之心，不施其法，是名有犯，有所違越，非染違犯。無違犯者：謂諸外道伺求過短；或有重病；或心狂亂；或欲方便調彼伏彼，出不善處安立善處；或於是法未善通利；或復見彼不生恭敬，無有羞愧，以惡威儀而來聽受；或復知彼是鈍根性，於廣法教，得法究竟，深生怖畏，當生邪見，增長邪執，衰損惱壞；或復知彼法至其手，轉布非人；而不施與，皆無違犯。（《大正藏》卷二十四第 1111 页）

【评说】佛陀认为，他人求法，不愿施法是犯戒的行为，但求法之人为外道、自己重病、神志不清、未通达所求法、求法者态度有问题等除外。

【原文】若諸菩薩安住菩薩淨戒律儀，於諸暴惡犯戒有情，懷嫌恨心，懷恚惱心，由彼暴惡犯戒為緣，方便棄捨，不作饒益，是名有犯，有所違越，是染違犯。若由嬾墮、懈怠、棄捨，由忘念故，不作饒益，是名有犯，有所違越，非染違犯。何以故？非諸菩薩於淨持戒身語意業，寂靜現行諸有情所，起憐愍心欲作饒益。如於暴惡犯戒有情，於諸苦因而現轉者。無違犯者：謂心狂亂；或欲方便調彼伏彼，廣說如前；或為將護多有情心；或護僧制；方便棄捨，不作饒益，皆無違犯。（《大正藏》卷二十四第 1111 页）

【评说】佛陀认为，不肯对有暴恶行为损害生命的人进行教化是犯戒的行为，但神志不清、为了维护僧制等除外。

【原文】若諸菩薩安住菩薩淨戒律儀，如薄伽梵於別解脫毘奈耶中，將護他故，建立遮罪，制諸聲聞令不造作，諸有情類，未淨信者令生淨信，已淨信者令倍增長。於中菩薩與諸聲聞應等修學，無有差別。何以故？以諸聲聞自利為勝，尚不棄捨將護他行，為令有情未信者信，信者增長，學所學處，何況菩薩利他為勝。（《大正藏》卷二十四第 1111 页）

【评说】如来建立遮罪戒律的目的是为了让修行者建立信心，认真修行。

【原文】若諸菩薩安住菩薩淨戒律儀，如薄伽梵於别解脱毘奈耶中，為令聲聞少事少業少希望住，建立遮罪，制諸聲聞令不造作；於中菩薩與諸聲聞，不應等學。何以故？以諸聲聞自利為勝，不顧利他，於利他中少事少業少希望住，可名為妙；非諸菩薩利他為勝，不顧自利，於利他中少事少業少希望住得名為妙。(《大正藏》卷二十四第 1111 页)

【评说】如来建立遮罪戒律是为了让修行人不但自利还要有利他心。

【原文】如是菩薩為利他故，從非親里長者居士婆羅門等，及恣施家，應求百千種種衣服，觀彼有情有力無力，隨其所施如應而受，如說求衣，求鉢亦爾。如求衣、鉢，如是自求種種絲縷，令非親里為織作衣。為利他故，應蓄種種憍奢耶衣，諸坐臥具，事各至百，生色可染百千拘胝，復過是數，亦應取積。如是等中少事少業少希望住制止遮罪，菩薩不與聲聞共學。安住淨戒律儀菩薩，於利他中，懷嫌恨心，懷恚惱心，少事少業少希望住，是名有犯，有所違越，是染違犯。若由嬾墮、懈怠、忘念、無記之心，少事少業少希望住，是名有犯，有所違越，非染違犯。(《大正藏》卷二十四第 1111-1112 页)

【评说】佛陀认为，修行者为利他，从非亲属中求取衣钵等不是犯戒的行为。

【原文】若諸菩薩安住菩薩淨戒律儀，善權方便，為利他故，於諸性罪少分現行，由是因緣，於菩薩戒無所違犯，生多功德。謂如菩薩，見惡劫賊為貪財故，欲殺多生，或復欲害大德聲聞、獨覺、菩薩，或復欲造多無間業。見是事已，發心思维："我若斷彼惡眾生命，墮那落迦，如其不斷，無間業成當受大苦，我寧殺彼墮那落迦，終不令其受無間苦。"如是菩薩意樂思维，於彼眾生，或以善心，或無記心，知此事已，為當來故，深生慚愧，以憐愍心而斷彼命。由是因緣，於菩薩戒無所違犯，生多功德。(《大正藏》卷二十四第 1112 页)

【评说】佛陀认为，为了换救他人性命、为了让作恶人少犯大罪，而杀恶人的行为不是故意犯戒。

【原文】又如菩薩，見有增上增上宰官，上品暴惡，於諸有情無有慈愍，專行逼惱。菩薩見已，起憐愍心，發生利益安樂意樂，隨力所能，若廢若黜增上等位。由是因緣，於菩薩戒無所違犯，生多功德。

又如菩薩，見劫盜賊，奪他財物，若僧伽物，窣堵波物，取多物已，執為己有，縱情受用。菩薩見已，起憐愍心，於彼有情發生利益安樂意樂，隨力所能，逼而奪取，勿令受用如是財故，當受長夜無義無利，由此因緣，所奪財寶，若僧伽物還復僧伽，窣堵波物還窣堵波，若有情物還復有情。

又見眾生，或園林主，取僧伽物，窣堵波物，言是己有，縱情受用。菩薩見已，思擇彼惡，起憐愍心，勿令因此邪受用業，當受長夜無義無利，隨力所能，廢其所主。菩薩如是雖不與取，而無違犯，生多功德。

又如菩薩，處在居家，見有女色，現無繫屬，習婬欲法，繼心菩薩，求非梵行。菩薩見已，作意思维，勿令心恚，多生非福，若隨其欲，便得自在，方便安處，令種善根，亦當令其捨不善業。住慈愍心，行非梵行。雖習如是穢染之法，而無所犯，多生功德。出家菩薩，為護聲聞聖所教誡，令不壞滅，一切不應行非梵行。

又如菩薩，為多有情解脱命難、囹圄縛難、刖手足難、劓鼻刵耳剜眼等難，雖諸菩薩為自

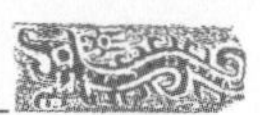

命難，亦不正知說於妄語，然為救脫彼有情故，知而思擇，故說妄語。以要言之，菩薩唯觀有情義利，非無義利，自無染心，唯為饒益諸有情故，覆想正知而說異語，說是語時，於菩薩戒無所違犯，生多功德。

又如菩薩，見諸有情，為惡友朋之所攝受，親愛不捨。菩薩見已，起憐愍心，發生利益安樂意樂，隨能隨力說離間語，令離惡友，捨相親愛，勿令有情，由近惡友，當受長夜無義無利。菩薩如是以饒益心，說離間語，乖離他愛，無所違犯，生多功德。

又如菩薩，見諸有情，為行越路非理而行，出麁惡語，猛利訶擯，方便令其出不善處安立善處。菩薩如是以饒益心，於諸有情，出麁惡語，無所違犯，生多功德。

又如菩薩，見諸有情，信樂倡伎吟詠歌諷，或有信樂王賊飲食、淫蕩街衢無義之論。菩薩於中皆悉善巧，於彼有情起憐愍心，發生利益安樂意樂，現前為作綺語相應種種倡伎吟詠歌諷、王賊飲食淫衢等論，令彼有情歡喜引攝，自在隨屬，方便獎導，出不善處安立善處。菩薩如是現行綺語，無所違犯，生多功德。（《大正藏》卷二十四第 1112 页）

【评说】废黜（推翻）残暴无良身居高位之人、从盗贼处夺取僧伽物（僧用公有物）、窣堵波物（佛塔之物）、将他人财物归还原主、未经允许将别人私自占用僧伽物和窣堵波物归还原主不是犯戒的行为；允许有淫欲行为的人学习佛法不违戒；为了抢救他人性命和躯体安全，虽妄语不违戒；为了让人脱离恶友说离间语不犯戒；为了让人脱离险恶处，出粗语不犯戒；为了让人摆脱世俗享受而说绮语不犯戒。

【原文】若諸菩薩安住菩薩淨戒律儀，生起詭詐虛談現相，方便研求假利求利，味邪命法無有羞恥，堅持不捨，是名有犯，有所違越，是染違犯。無違犯者：若為除遣生起樂欲，發勤精進，煩惱熾盛，蔽抑其心，時時現起。（《大正藏》卷二十四第 1112 页）

【评说】佛陀认为，诡诈贪求名利为犯戒。

【原文】若諸菩薩安住菩薩淨戒律儀，為掉所動，心不寂靜，不樂寂靜，高聲嬉戲，諠譁紛聒，輕躁騰躍，望他歡笑，如此諸緣，是名有犯，有所違越，是染違犯。若忘念起，非染違犯。無違犯者：若為除遣生起欲樂，廣說如前；若欲方便解他所生嫌恨令息；若欲遣他所生愁惱；若他性好如上諸事，方便攝受，敬順將護，隨彼而轉；若他有情猜阻菩薩，內懷嫌恨惡謀憎背，外現歡顏，表內清淨；如是一切，皆無違犯。（《大正藏》卷二十四第 1112 页）

【评说】佛陀认为，高声嬉戏为犯戒，如为了消减他人愁恼、怒恨等除外。

【原文】若諸菩薩安住菩薩淨戒律儀，起如是見，立如是論：菩薩不應忻樂涅槃，應於涅槃而生厭背；於諸煩惱及隨煩惱，不應怖畏而求斷滅，不應一向心生厭離；以諸菩薩三無數劫，流轉生死求大菩提。若作此說，是名有犯，有所違越，是染違犯。何以故？如諸聲聞，於其涅槃忻樂親近，於諸煩惱及隨煩惱深心厭離；如是菩薩於大涅槃忻樂親近，於諸煩惱及隨煩惱深心厭離，其倍過彼百千俱胝。以諸聲聞唯為一身，證得義利勤修正行；菩薩普為一切有情，證得義利勤修正行。是故菩薩當勤修集無雜染心，於有漏事隨順而行，成就勝出諸阿羅漢無雜染法。（《大正藏》卷二十四第 1112 页）

【评说】佛陀认为，主张应舍离涅槃，不应断灭烦恼，为犯戒。

【原文】若諸菩薩安住菩薩淨戒律儀，於自能發不信重言，所謂惡聲惡稱惡譽，不護不雪。其事若實而不避護，是名有犯，有所違越，是染違犯。若事不實而不清雪，是名有犯，有所違越，非染違犯。無違犯者：若他外道；若他憎嫉；若自出家因行乞行，因修善行，謗聲流布；若忿蔽者；若心倒者；謗聲流布，皆無違犯。（《大正藏》卷二十四第 1112-1113 页）

【评说】佛陀认为，面对恶声恶称恶誉与事实不符不护不雪（不说明澄清）犯戒。

【原文】若諸菩薩安住菩薩淨戒律儀，見諸有情，應以種種辛楚加行，猛利加行，而得義利，護其憂惱而不現行；是名有犯，有所違越，非染違犯。無違犯者：觀由此緣，於現法中少得義利，多生憂惱。（《大正藏》卷二十四第 1113 页）

【评说】佛陀认为，不严格要求他人精励修行犯戒。

【原文】若諸菩薩安住菩薩淨戒律儀，他罵報罵；他瞋報瞋；他打報打；他弄報弄；是名有犯，有所違越，是染違犯。（《大正藏》卷二十四第 1113 页）

【评说】佛陀认为，以骂报骂、以瞋报瞋、以打报打，犯戒。

【原文】若諸菩薩安住菩薩淨戒律儀，於他有情有所侵犯；或自不為，彼疑侵犯；由嫌嫉心，由慢所執，不如理謝而生輕捨；是名有犯，有所違越，是染違犯。若由懶墮、懈怠、放逸、不謝輕捨，是名有犯，有所違越，非染違犯。無違犯者：若欲方便調彼伏彼，出不善處安立善處；若是外道；若彼希望，要因現行非法有罪，方受悔謝；若彼有情性好鬪諍，因悔謝時倍增憤怒；若復知彼為性堪忍，體無嫌恨；若必了他因謝侵犯，深生羞恥，而不悔謝；皆無違犯。（《大正藏》卷二十四第 1113 页）

【评说】佛陀认为，侵犯他人或对方误会自己侵犯但不解释犯戒。

【原文】若諸菩薩安住菩薩淨戒律儀，他所侵犯，彼還如法平等悔謝，懷嫌恨心，欲損惱彼，不受其謝，是名有犯，有所違越，是染違犯。雖復於彼無嫌恨心，不欲損惱，然由稟性不能堪忍，故不受謝，亦名有犯，有所違越，是染違犯。無違犯者：若欲方便調彼伏彼，廣說一切，如前應知。若不如法不平等謝，不受彼謝，亦無違犯。

若諸菩薩安住菩薩淨戒律儀，於他懷忿，相續堅持，生已不捨，是名有犯，有所違越，是染違犯。無違犯者：為斷彼故，生起樂欲，廣說如前。（《大正藏》卷二十四第 1113 页）

【评说】佛陀认为，不接受他人的忏悔犯戒，牢记对他人的愤恨犯戒。

【原文】若諸菩薩安住菩薩淨戒律儀，貪著供事增上力故，以愛染心管御徒眾，是名有犯，有所違越，是染違犯。無違犯者：不貪供侍，無愛染心管御徒眾。（《大正藏》卷二十四第 1113 页）

【评说】佛陀认为，贪图徒众服侍犯戒。

【原文】若諸菩薩安住菩薩淨戒律儀，嬾墮懈怠，耽睡眠樂臥樂倚樂，非時非量，是名有犯，有所違越，是染違犯。無違犯者：若遭疾病；若無氣力，行路疲弊；若為斷彼生起樂欲，廣說一切，如前應知。（《大正藏》卷二十四第 1113 页）

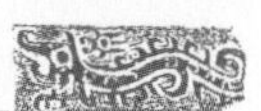

【评说】佛陀认为，贪耽睡眠犯戒，患病、无力、过度疲乏等导致睡眠增多除外。

【原文】若諸菩薩安住菩薩淨戒律儀，懷愛染心，談說世事，虛棄時日，是名有犯，有所違越，是染違犯。若由忘念虛棄時日，是名有犯，有所違越，非染違犯。無違犯者：見他談說，護彼意故，安住正念須臾而聽；若事希奇，或暫問他，或答他問，無所違犯。（《大正藏》卷二十四第1113页）

【评说】佛陀认为，过分热衷世间事犯戒。

【原文】若諸菩薩安住菩薩淨戒律儀，為令心住，欲定其心，心懷嫌恨，憍慢所持，不詣師所求請教授，是名有犯，有所違越，是染違犯。嬾墮懈怠而不請者，非染違犯。無違犯者：若遇疾病；若無氣力；若知其師顛倒教授；若自多聞，自有智力，能令心定；若先已得所應教授；而不請者，無所違犯。（《大正藏》卷二十四第1113页）

【评说】佛陀认为，不向师长请教定心的方法犯戒，患病、无力、已掌握方法、师长方法错误等除外。

【原文】若諸菩薩安住菩薩淨戒律儀，起貪欲蓋，忍受不捨，是名有犯，有所違越，是染違犯。無違犯者：若為斷彼生起樂欲，發勤精進，煩惱猛利，蔽抑心故，時時現行。如貪欲蓋，如是瞋恚、惛沈、睡眠、掉舉、惡作及與疑蓋，當知亦爾。（《大正藏》卷二十四第1113页）

【评说】佛陀认为，修行时出现了贪欲的障碍强行克制而不对治犯戒。

【原文】若諸菩薩安住菩薩淨戒律儀，貪味靜慮，於味靜慮見為功德，是名有犯，有所違越，是染違犯。無違犯者：若為斷彼生起樂欲，廣說如前。（《大正藏》卷二十四第1113页）

【评说】佛陀认为，贪图静虑（坐禅的安宁状态）犯戒。

【原文】若諸菩薩安住菩薩淨戒律儀，起如是見，立如是論：菩薩不應聽聲聞乘相應法教；不應受持；不應修學；菩薩何用於聲聞乘相應法教，聽聞受持，精勤修學？是名有犯，有所違越，是染違犯。何以故？菩薩尚於外道書論精勤研究，況於佛語。無違犯者：為令一向習小法者，捨彼欲故，作如是說。（《大正藏》卷二十四第1113页）

【评说】佛陀认为，不应学习修习声闻藏犯戒，一向修习声闻藏者除外。

声闻藏，指释尊为声闻所说之四谛、十二因缘等教说。

【原文】若諸菩薩安住菩薩淨戒律儀，於菩薩藏未精研究，於菩薩藏一切棄捨，於聲聞藏一向修學，是名有犯，有所違越，非染違犯。

若諸菩薩安住菩薩淨戒律儀，現有佛教，於佛教中未精研究，於異道論及諸外論精勤修學，是名有犯，有所違越，是染違犯。無違犯者：若上聰敏；若能速受；若經久時能不忘失；若於其義能思能達；若於佛教如理觀察，成就俱行無動覺者，於日日中，常以二分修學佛語，一分學外，則無違犯。（《大正藏》卷二十四第1113页）

【评说】佛陀认为，不研究菩萨藏，只修习声闻藏犯戒，不修行佛法而精勤修学外道犯戒，如有超人智慧，快速领受佛法而不忘却，合理安排内外典学习时间除外。

菩萨藏，为菩萨所说之六度等教法。

【原文】若諸菩薩安住菩薩淨戒律儀，越菩薩法，於異道論及諸外論研求善巧，深心寶翫，愛樂耽味，非如辛藥而習近之，是名有犯，有所違越，是染違犯。（《大正藏》卷二十四第1113页）

【评说】佛陀认为，超越菩萨法的范围与外界讨论，犯戒。“非如辛药而习近之”，是佛陀时代对药物性味的认识。

【原文】若諸菩薩安住菩薩淨戒律儀，聞菩薩藏，於甚深處最勝甚深真實法義，諸佛菩薩難思神力，不生信解，憎背毀謗；不能引義，不能引法，非如來說，不能利益安樂有情，是名有犯，有所違越，是染違犯。如是毀謗，或由自內非理作意；或隨順他而作是說。（《大正藏》卷二十四第1114页）

【评说】佛陀认为，对菩萨藏不理解，有毁谤之言犯戒。

【原文】若諸菩薩安住菩薩淨戒律儀，若聞甚深最甚深處，心不信解。菩薩爾時應強信受，應無諂曲，應如是學，我為非善，盲無慧目，於如來眼隨所宣說，於諸如來密意語言而生誹謗。菩薩如是自處無知，仰推如來，於諸佛法無不現知，等隨觀見，如是正行，無所違犯。雖無信解，然不誹謗。（《大正藏》卷二十四第1114页）

【评说】佛陀认为，对佛法不甚理解，仍应信受、不诽谤。

【原文】若諸菩薩安住菩薩淨戒律儀，於他人所，有染愛心，有瞋恚心，自讚毀他，是名有犯，有所違越，是染違犯。無違犯者：若為摧伏諸惡外道；若為住持如來聖教；若為方便調彼伏彼，廣說如前；或欲令其未淨信者發生淨信，已淨信者倍復增長。（《大正藏》卷二十四第1114页）

【评说】佛陀认为，自誉毁他犯戒，若为了降伏外道、弘扬佛法、方便教导等除外。

【原文】若諸菩薩安住菩薩淨戒律儀，聞說正法論義決擇，憍慢所制，懷嫌恨心，懷恚惱心，而不往聽；是名有犯，有所違越，是染違犯。若為懶墮懈怠所蔽，而不往聽，非染違犯。無違犯者：若不覺知；若有疾病；若無氣力；若知倒說；若為護彼說法者心；若正了知彼所說義，是數所聞所持所了；若已多聞，具足聞持，其聞積集；若欲無間於境住心；若勤引發菩薩勝定；若自了知上品愚鈍，其慧鈍濁，於所聞法難受難持，難於所緣攝心令定；不往聽者，皆無違犯。

若諸菩薩安住菩薩淨戒律儀，於說法師，故思輕毀，不深恭敬，嗤笑調弄，但依於文，不依於義，是名有犯，有所違越，是染違犯。（《大正藏》卷二十四第1114页）

【评说】佛陀认为，不去听他人说法犯戒，不认真听法犯戒，拘泥文字，不依从法义犯戒，患病等情况除外。

【原文】若諸菩薩安住菩薩淨戒律儀，於諸有情所應作事，懷嫌恨心，懷恚惱心，不為助伴。謂於能辦所應作事，或於道路若往若來；或於正說事業加行；或於掌護所有財寶；或於和好乖離諍訟；或於吉會；或於福業；不為助伴，是名有犯，有所違越，是染違犯。若為嬾墮懈怠

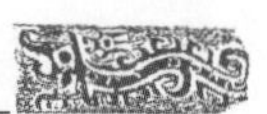

所蔽，不為助伴，非染違犯。無違犯者：若有疹疾；若無氣力；若了知彼自能成辦；若知求者自有依怙；若知所作能引非義能引非法；若欲方便調彼伏彼，廣說如前；若先許餘為作助伴；若轉請他有力者助；若於善品正勤修習不欲暫廢；若性愚鈍，於所聞法難受難持，如前廣說；若為將護多有情意；若護僧制，不為助伴，皆無違犯。（《大正藏》卷二十四第 1114 页）

【评说】佛陀认为，不为别人的正常事务提供帮助为犯戒。自己患病、能力不足、对方有能力完成、已有足够支持等除外。

【原文】若諸菩薩安住菩薩淨戒律儀，見諸有情，遭重疾病，懷嫌恨心，懷恚惱心，不往供事，是名有犯，有所違越，是染違犯。若為嬾墮懈怠所蔽，不往供事，非染違犯。無違犯者：若自有病；若無氣力；若轉請他有力隨順令往供事；若知病者有依有怙；若知病者自有勢力，能自供事；若了知彼長病所觸，堪自支持；若為勤修廣大無上殊勝善品；若欲護持所修善品令無間缺；若自了知上品愚鈍，其慧鈍濁，於所聞法難受難持，難於所緣攝心令定；若先許餘為作供事。如於病者，於有苦者為作助伴欲除其苦，當知亦爾。（《大正藏》卷二十四第 1114 页）

【评说】佛陀认为，不为重病者提供看护和帮助为犯戒，如对方已有足够照顾、已为对方转请更有能力者、自己有病等除外。

【原文】若諸菩薩安住菩薩淨戒律儀，見諸有情，為求現法、後法事故，廣行非理，懷嫌恨心，懷恚惱心，不為宣說如實正理，是名有犯，有所違越，是染違犯。若由嬾墮懈怠所蔽，不為宣說，非染違犯。無違犯者：若自無知；若無氣力；若轉請他有力者說；若即彼人自有智力；若彼有餘善友攝受；若欲方便調彼伏彼，廣說如前；若知為說如實正理，起嫌恨心，若發惡言；若顛倒受；若無愛敬；若復知彼性弊𢤱戾，不為宣說，皆無違犯。（《大正藏》卷二十四第 1114 页）

【评说】佛陀认为，不肯为求法者宣说佛法犯戒，如自己不懂、无力量、为了方便教化或对方有内省力、已有善知识教化等除外。

【原文】若諸菩薩安住菩薩淨戒律儀，於先有恩諸有情所，不知恩惠，不了恩惠，懷嫌恨心，不欲現前如應酬報，是名有犯，有所違越，是染違犯。若為懶墮懈怠所蔽，不現酬報，非染違犯。無違犯者：勤加功用，無力無能不獲酬報；若欲方便調彼伏彼，廣說如前；若欲報恩而彼不受，皆無違犯。（《大正藏》卷二十四第 1114 页）

【评说】佛陀认为，受人恩惠却不肯回报犯戒，如正在勤进修行、为了方便教化、他人不愿接受等除外。

【原文】若諸菩薩安住菩薩淨戒律儀，見諸有情墮在喪失財寶眷屬祿位難處，多生愁惱，懷嫌恨心，不往開解，是名有犯，有所違越，是染違犯。若為嬾墮懈怠所蔽，不往開解，非染違犯。無違犯者：應知如前，於他事業，不為助伴。（《大正藏》卷二十四第 1114 页）

【评说】佛陀认为，他人丧失亲人职位财宝时不加劝导为犯戒。

【原文】若諸菩薩安住菩薩淨戒律儀，有飲食等資生眾具，見有求者正來悕求飲食等事，懷嫌恨心，懷恚惱心，而不給施，是名有犯，有所違越，是染違犯。若由嬾墮懈怠放逸，不能施與，非染違犯。無違犯者：若現無有可施財物；若彼希求不如法物，所不宜物；若欲方便調彼伏彼，廣說如前；若來求者王所不宜，將護王意；若護僧制；而不惠施，皆無違犯。（《大正藏》卷二十四第 1114-1115 页）

【评说】佛陀认为，不肯施舍资生物资为犯戒，如无物资可施、所求之物不如法、维护僧制等除外。

【原文】若諸菩薩安住菩薩淨戒律儀，攝受徒眾，懷嫌恨心，而不隨時無倒教授、無倒教誡；知眾匱乏，而不為彼從清淨信長者居士婆羅門等，如法追求衣服飲食諸坐臥具，病緣醫藥資身什物，隨時供給，是名有犯，有所違越，是染違犯。若由嬾墮懈怠放逸，不往教授，不往教誡，不為追求如法眾具，非染違犯。無違犯者：若欲方便調彼伏彼，廣說如前；若護僧制；若有疹疾；若無氣力不任加行；若轉請餘有勢力者；若知徒眾世所共知有大福德，各自有力求衣服等資身眾具；若隨所應教授教誡，皆已無倒教授教誡；若知眾內，有本外道，為竊法故來入眾中，無所堪能不可調伏，皆無違犯。（《大正藏》卷二十四第 1115 页）

【评说】佛陀认为，不教导弟子，不为弟子提供衣、食、住、药等物资是犯戒行为，如自己有病力衰而转请有力者、弟子有能力获取物资、求法人中有外道等不算犯戒。

【原文】若諸菩薩安住菩薩淨戒律儀，懷嫌恨心，於他有情，不隨心轉，是名有犯，有所違越，是染違犯。若由嬾墮懈怠放逸，不隨其轉，非染違犯。無違犯者：若彼所愛非彼所宜；若有疾病；若無氣力不任加行；若護僧制；若彼所愛雖彼所宜，而於眾多非宜非愛；若為降伏諸惡外道；若欲方便調彼伏彼，廣說如前；不隨心轉，皆無違犯。（《大正藏》卷二十四第 1115 页）

【评说】佛陀认为，不随从他人的行为犯戒，但若自己患病、无力或为了维护僧制、降伏外道或对方想要的事物并不适应他等都不是犯戒的行为。

【原文】若諸菩薩安住菩薩淨戒律儀，懷嫌恨心，他實有德不欲顯揚；他實有譽不欲稱美；他實妙說不讚善哉；是名有犯，有所違越，是染違犯。若由嬾墮懈怠放逸，不顯揚等，非染違犯。無違犯者：若知其人性好少欲，將護彼意；若有疾病；若無氣力；若欲方便調彼伏彼，廣說如前；若護僧制；若知由此顯揚等緣，起彼雜染憍舉無義，為遮此過；若知彼德雖似功德而非實德；若知彼譽雖似善譽而非實譽；若知彼說雖似妙說而實非妙；若為降伏諸惡外道；若為侍他言論究竟，不顯揚等，皆無違犯。（《大正藏》卷二十四第 1115 页）

【评说】佛陀认为，不显扬他人德行犯戒，若对方性好少欲不愿他人宣扬、自己患病无力气、维护僧制、显扬后会引起对方骄慢心等则不犯戒。

【原文】若諸菩薩安住菩薩淨戒律儀，見諸有情應可訶責，應可治罰，應可驅擯，懷染污心，而不訶責；或雖訶責，而不治罰，如法教誡；或雖治罰如法教誡，而不驅擯，是名有犯，有所違越，是染違犯。若由嬾墮懈怠放逸，而不訶責乃至驅擯，非染違犯。無違犯者：若了知彼不可療治，不可與語，喜出麁言，多生嫌恨，故應棄捨；若觀待時；若觀因此鬪訟諍競；若觀因此令僧諠雜；令僧破壞；知彼有情不懷諂曲，成就增上猛利慚愧，疾疾還淨；而不訶責乃至驅擯，皆無違犯。（《大正藏》卷二十四第 1115 页）

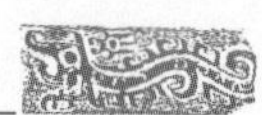

【评说】佛陀认为，他人有错，不苛责、不处罚是犯戒的行为，对方已不可悔改、时机未到，或因等待时机导致争斗，影响僧团团结都不为犯戒。

【原文】若諸菩薩安住菩薩淨戒律儀，具足成就種種神通變現威力，於諸有情應恐怖者能恐怖之，應引攝者能引攝之；避信施故，不現神通恐怖引攝，是名有犯，有所違越，非染違犯。無違犯者：若知此中諸有情類，多著僻執，是惡外道，誹謗賢聖，成就邪見，不現神通恐怖引攝，無有違犯。(《大正藏》卷二十四第1115页)

【评说】佛陀认为，有神通而不借此引导他人，是犯戒的行为，对方偏执外道除外。

菩萨受斋经

西晋居士聂道真　译

【提要】本经佛陀解说十念和斋时戒。

【原文】佛告須菩提："菩薩有十念，當護之。何等十念？當念過去佛，是菩薩法；當念未來佛，是菩薩法；當念一切十方現在佛，是菩薩法；當念尸波羅蜜持戒，是菩薩法；當念禪波羅蜜，是菩薩法；當念漚惒拘舍羅，是菩薩法；當念般若波羅蜜，是菩薩法；當念禪三昧六萬菩薩在阿彌陀佛所，是菩薩法；當念過去、當來、今現和上阿闍梨，是菩薩法。是為十念。若有發意求菩薩道者禪，日當思维，是為十事，不念為污行。"(《大正藏》卷二十四第1116页)

【评说】十念为念过去、未来、一切十方现在佛、禅波罗蜜(坐禅)、沤惒拘舍罗(善巧方便)、般若波罗蜜多、念禅三昧、过去、现在、未来和尚。

【原文】菩薩齋日有十戒：第一，菩薩齋日不得著脂粉、花香。第二，菩薩齋日不得歌舞、捶鼓、伎樂、莊飾。第三，菩薩齋日不得臥高床上。第四，菩薩齋日過中以後不得復食。第五，菩薩齋日不得持錢、刀、金銀、珍寶。第六，菩薩齋日不乘車、牛、馬。第七，菩薩齋日不得捶兒子、奴婢、畜生。第八，菩薩皆持是齋，從分檀布施得福，我是菩薩，如我念在泥犁中人、薜荔中人、畜生中人，令得解脱，出生為人，從是分檀布施，當至須訶摩持拘樓檀阿彌陀佛前，受得三昧禪，是為菩薩解齋法。菩薩齋日去臥時，於佛前叉手言："今日一切十方其有持齋戒者，某助安無量；今日其有持戒者，某助安無量；今日其有忍辱者，念天下人民者，某助安無量；今日其有精進者，某助安無量；今日其有智慧說經者，某助安無量，持是代勸助歡喜福施，與歸流十方一切人、非人薩惒薩所在勤苦厄難之處，皆令得福，解脱憂苦出生為人，安隱富樂無極。"是菩薩齋日，不得見掃除。第九，菩薩齋日不得飲食盡器中。第十，菩薩齋日不得與女人相形笑，共坐席，女人亦爾。是為十戒，不得犯，不得教人犯，亦不得勸勉人犯。

菩薩解齋法言："南無佛，南無法，南無比丘僧！某若干日、若干夜，持菩薩齋。從分檀布施，當得檀波羅蜜；如我持戒，當得尸波羅蜜；如我念十方天下人令得安隱，當得羼提波羅蜜；如我受蒴，當得惟逮波羅蜜；如我坐禪，當得禪波羅蜜，是為漚惒拘舍羅，如摩訶般若波羅蜜。"如諸菩薩六萬菩薩法齋，日夜一分禪、一分讀經、一分臥，是為菩薩齋日法。正月十四日受，十七日解；四月八日受，十五日解；七月一日受，十六日解；九月十四日受，十六日解。

(《大正藏》卷二十四第1116页)

【评说】斋日十戒分别是不著脂粉、花香，不欣赏歌舞、敲鼓、赏玩伎乐、打扮自己，不卧高床上，过午不食，不手拿钱、刀、金银、珍宝，不乘车、牛、马，不打骂儿子、奴婢、畜生，不能见扫除，斋日时不能把器物中的食物全吃完，不能和女人戏笑、坐在一起，女子也不能和男人戏笑、坐在一起。

优婆塞五戒威仪经

宋罽宾三藏求那跋摩　译

【提要】本经解说在家修行居士的戒律。

【原文】諸大德！一心諦聽諦聽，善思念之。我今欲說三世諸佛菩薩成就利益一切眾生功德戒。如是住菩薩戒者，有四波羅夷法。何等為四？若菩薩為利養故自讚毀他，是名菩薩波羅夷。若菩薩多饒財物，貧苦之人來從乞索，菩薩慳貪無有慈心，乃至不施一錢之物，有求法者乃至不為說於一偈，是名菩薩波羅夷。若菩薩瞋，於前人惡言罵辱，加以手打及以杖石意猶不息，前人求悔善言懺謝，菩薩猶瞋憤結不解，是名菩薩波羅夷。若菩薩自謗菩薩法藏，若見人謗善可其言，既自不信反助他言，若心自解或從他受，是名菩薩波羅夷。如是菩薩四波羅夷，菩薩於中不應犯一，何況具犯！若有犯者，不名菩薩。現身不能莊嚴菩提，亦復不能令心寂靜，是似菩薩非實菩薩。犯有三種：有軟、中、上。若軟、中心犯，是不名失。若是增上心犯，是名為失。何者是上？若犯上四，數數樂犯，心無慚恥、不自悔責，是名上犯。菩薩雖犯於上四事，不即永失。如比丘犯四即為永棄。菩薩不爾。何以故？比丘犯四更無受路。菩薩雖犯，脫可更受，是故不同。略有二事失菩薩戒，一捨菩提願、二增上惡心。除是二事，若捨此身戒終不失。從是以後生生之處常有此戒，若不憶念，更遇善友而更受者，不名新得。如是菩薩戒者，應當識知犯不犯事輕重之相、軟中上異。(《大正藏》卷二十四第1116-1117页)

【评说】居士戒最主要的戒律(四波罗夷法)分别是因为贪求利养而自赞毁他；吝啬、不肯布施，有求法者至但不为其说法，甚至连一个偈言也不说；在其他人面前恶言骂辱他人，并用手和杖石击打；诽谤菩萨法藏。

【原文】如是住菩薩戒者，日應供養諸佛若塔若像，次供養法若行法人及菩薩藏大乘經典，供養眾僧及十方土住於大地諸菩薩等。於日夜中供養三寶，隨其力能，乃至一念一禮一四句誦信心供養，勿令有廢。若不恭敬慢墮心者，犯重垢罪。若忘誤者，犯輕垢罪。不犯者，若病若狂，若有淨心逮菩薩地、如須陀洹得不壞淨心，常能供養三寶不絕，是名不犯。菩薩不知厭足，貪著利養不制心者，犯重垢罪。不犯者，雖貪利養常生悔心："我當精進斷除是意。"極自制御貪心猶起、若取小利助斷大貪，是名不犯。(《大正藏》卷二十四第1117页)

【评说】日夜供养佛法僧(包括佛像、佛塔、佛经)时态度不恭敬犯重垢罪(重罪)，若偶尔遗忘是轻垢罪(为重罪的对称，其罪虽轻，但是污黩清净之行，所以称轻垢罪)，贪着供养不调心是重垢罪，虽贪供养但加克制是轻垢罪；若患病、癫狂、虽然贪着供养但时常有懊悔心并自我克制精进改正属于不犯。

【原文】菩薩，見上座尊長耆宿德同師同學，生憍慢心及瞋惡心，不起承迎禮拜避座，設有言語餘談不聽，若有所問不如實答者，犯重垢罪。若無慢瞋恚癡之意，直以懶惰無記散心，犯輕垢罪。不犯者，若病若狂若時睡眠，若聽法說法，若先共他人語，若為調伏滅惡增善，若有僧限護多人意，是名不犯。（《大正藏》卷二十四第1117页）

【评说】见到修行长者或同辈人，不恭敬对答，犯重垢罪，无不恭敬之心，只是懒散犯轻垢罪；若患病、癫狂、正在和他人说话、增善灭恶等属于不犯。

【原文】菩薩，檀越來請，若於自舍、若僧寺內給施所須，菩薩憍慢瞋恚輕賤不往受者，犯重垢罪。若懶惰不往，犯輕垢罪。不犯者，若病若狂，若遠若道嶮難，若為調伏滅惡增善，若失受請，若為修善，若聽未聞，若知請主欲相惱故，若有僧限護多人意，是名不犯。（《大正藏》卷二十四第1117页）

【评说】不恭敬接受布施，犯重垢罪；无不恭敬之心，只是懒散犯轻垢罪；若患病、癫狂、道路遥远险峻、增善灭恶等属于不犯。

【原文】菩薩，從他人邊得金銀琉璃種種雜寶所須之物，及地中伏藏無主財物，皆應取之，念當轉施。若惡心瞋故不取者，犯重垢罪。若作是心："我不與人。"而作因緣，若懶惰心，犯輕垢罪。不犯者，若是狂心，若為調伏滅惡增善，若知受已必生愛著，若知施已生悔，若知施主施故發狂，若慮施主施已窮苦，若知施物三寶所有，若知施物劫盜所得，若知受已多得苦惱，所謂王難、賊盜、死亡、繫閉、惡聲流布、擯令出境界，是名不犯。（《大正藏》卷二十四第1117页）

【评说】不接受施主布施的珍宝，或接受后不转施他人，犯重垢罪；只是懒散犯轻垢罪；若癫狂、为了增善灭恶、知道自己接受会心生贪爱、施主会因布施而贫穷、布施之物是非法所得等属于不犯。

【原文】菩薩，他來求法，以瞋惡心憎嫉他故不與說者，犯重垢罪。若懶惰心不與說者，犯輕垢罪。不犯者，若外道求法慮還譏刺，若病若狂，若為調伏滅惡增善，若知前人不解其義，若前人不敬不如法事，若前人鈍根不解深法恐生邪見，若知聞已破失本心壞滅正法，若知聞已必向非器宣說其事，是名不犯。（《大正藏》卷二十四第1117页）

【评说】他人求法因嗔恶心憎嫉而不讲法给他人听，犯重垢罪；若因懒惰心不给他人讲法，犯轻垢罪；若是外道求法想要反过来讥讽佛法、患病、癫狂、为了帮助对方增善灭恶、知他人不解佛法不敬佛法等属于不犯。

【原文】菩薩，見惡眾生犯戒毀禁作眾罪行，菩薩自知能化為善，若惡心瞋心捨不教者，犯重垢罪。何以故？菩薩不於身口意淨持戒人邊起於悲心。若見惡人犯戒毀禁作眾罪行，極生悲心，是故有犯。不犯者，若狂，若為調伏滅惡增善，若有僧限護多人意，是名不犯。（《大正藏》卷二十四第1117页）

【评说】不教化犯戒的众生，犯重垢罪；若癫狂、为了帮助对方增善灭恶、因为僧人身份的限制、保护更多人的利益等属于不犯。

【原文】如佛所制，聲聞之人應少欲作、少因緣事。菩薩不爾。何以故？順求自利、不為他人，是聲聞好。菩薩若爾則不名菩薩。為他人故，所可受衣乃至百千，從非親里婆羅門居士盡力所求。如衣，鉢亦如是。為他人故，及應乞縷教織師織、畜憍奢耶衣、受取金銀乃至百千，如是之事與聲聞異。若菩薩本為衆生，而瞋惡心少作、少因緣事，放捨衆生獨居其所者，犯重垢罪。若懶惰心，少欲少事居其所者，犯輕垢罪。（《大正藏》卷二十四第 1117 页）

【评说】本该心系众生，却放舍众生独居其所，犯重垢罪；若因为懒惰心，少欲少事居其所，犯轻垢罪。

【原文】菩薩有五非法：一諂、二華、三相、四以利求利、五邪命。有此五事，以不為愧不制不息者，犯重垢罪。不犯者，覺是非法常欲制之，是名不犯。（《大正藏》卷二十四第 1117 页）

【评说】有五非法却不惭愧、不克制、不停止，犯重垢罪；悔过并克制属于不犯。

【原文】菩薩，戲笑散亂高聲唱說，作非威儀令他人笑。為衆所輕者，犯重垢罪。若是宿習忘誤作者，犯輕垢罪。不犯者，覺是非法常欲制之，若外人瞋恚欲調伏故，若人苦惱為令釋故，若欲攝取戲笑故，若二人共諍為和合故，是名不犯。（《大正藏》卷二十四第 1117-1118 页）

【评说】嬉笑散乱高声唱说，让众生轻视，犯重垢罪；若是有这种习惯忘记更正的，犯轻垢罪；觉得不合适并且有所克制、因为他人嗔恚引诱自己这样做、为减轻他人苦恼而嬉笑等属于不犯。

【原文】菩薩，如是見、如是語："菩薩不應樂於涅槃，應背涅槃，不應畏煩惱、不應滅煩惱。何以故？菩薩三阿僧祇往來生死故。"如是語者，犯重垢罪。何以故？如菩薩樂於涅槃、畏於煩惱，比於聲聞千萬倍不可為喻。何以故？聲聞之人順自為己，菩薩常為一切衆故。菩薩雖處有漏，於滅煩惱而得自在，過於羅漢處無漏者上。若菩薩起身口業應自防護，莫使他人慢惰罪。若故不自護使他惰罪者，犯重垢罪。若不作意自護，放散所作生他罪者，犯輕垢罪。不犯者，若外道，若隨出家如法所作，若值多瞋惡人，是名不犯。（《大正藏》卷二十四第 1118 页）

【评说】乐于涅槃，畏烦恼，减烦恼，犯重垢罪；若因为不自护使他人犯慢惰罪，犯重垢罪；如果不是故意的，犯轻垢罪；若外道、若碰到容易犯嗔戒的恶人等属于不犯。

【原文】菩薩，見前衆生須加杖痛然後有利，自護不治者，犯輕垢罪。不犯者，若利少苦多，是名不犯。（《大正藏》卷二十四第 1118 页）

【评说】众生有罪不加以纠治犯轻垢罪；若利少苦多属于不犯。

【原文】菩薩，以罵報罵、以瞋報瞋、以打報打、以牽挽者，犯重垢罪。（《大正藏》卷二十四第 1118 页）

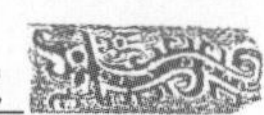

【评说】以骂报骂，以瞋报瞋，以打报打，犯重垢罪。

【原文】菩薩，與他共鬪及共相嫌，惡心瞋心、若憍慢心，不如法悔者，犯重垢罪。若懶惰放逸一不求悔者，犯輕垢罪。不犯者，若為調伏滅惡增善，若彼外道要作非法，若彼憙鬪怨更增上，若知彼人終不受悔，若向彼悔起彼重慢，是名不犯。(《大正藏》卷二十四第 1118 页)

【评说】与他人争斗、嫌恶不知悔过，犯重垢罪；只是懒惰而不知悔过，犯轻垢罪；若为了增善灭恶、知道他人不受悔过等属于不犯。

【原文】菩薩，共他嫌恨，他如法求悔，菩薩惡心不受，為惱他者，犯重垢罪。若無瞋心，不受他悔，犯輕垢罪。不犯者，若為調伏滅惡增善，若惡非法，是名不犯。(《大正藏》卷二十四第 1118 页)

【评说】嫌恨他人、不如法悔，犯重垢罪；如果没有瞋心，犯轻垢罪；若为了增善灭恶、若恶非法等属于不犯。

【原文】菩薩，瞋他受者瞋事不休息者，犯重垢罪。不犯者，若常制之瞋心猶起，是名不犯。(《大正藏》卷二十四第 1118 页)

【评说】经常瞋怒他人或者对事情瞋怒，犯重垢罪；克制瞋心，瞋心犹起属于不犯。

【原文】菩薩，受畜徒眾，但為給事及與衣食，是名犯。(《大正藏》卷二十四第 1118 页)

【评说】蓄养徒众，只是为了得到他们的服侍和供给衣食，犯重垢罪。

【原文】菩薩，起懶惰意，樂於非時食，貪著睡眠若倚若臥者，犯重垢罪。不犯者，若病若狂無巧便，若道路行極，若常制之，是名不犯。(《大正藏》卷二十四第 1118 页)

【评说】经常在不应该用餐的时候进食，贪著睡眠若倚若卧，犯重垢罪；如果因为患病、癫狂、行路劳累等属于不犯。

【原文】菩薩，以染著心談說世樂事者，犯重垢罪。若忘誤說，犯輕垢罪。不犯者，若有人問正心少說，若談異聞，若談論法事，是名不犯。(《大正藏》卷二十四第 1118 页)

【评说】以染著心谈说世间乐事，犯重垢罪；如果因忘记口误而说，犯轻垢罪；如果是有人问到仅说几句、谈异闻、谈论法事等属于不犯。

【原文】菩薩，樂欲坐禪，知他有法，以瞋慢心不能下意從他求受法者，犯重垢罪。若懶惰心不求受者，犯輕垢罪。不犯者，若病若無巧便，若知彼人不順法教，若自有巧便多聞攝其心者，是名不犯。(《大正藏》卷二十四第 1118 页)

【评说】耽于坐禅的感受，因为瞋慢心从他人处求法，犯重垢罪；如果是懒惰不求受，犯轻垢罪；如果是患病、知道他人不顺法教等属于不犯。

【原文】菩薩，起欲界欲，不觀對治疾除滅者，犯重垢罪。不犯者，常勤欲滅欲心猶起，是名不犯。如欲，餘蓋亦爾。若菩薩貪味於禪著功德者，犯重垢罪。不犯者，常欲捨著著心猶

起，是名不犯。(《大正藏》卷二十四第 1118 页)

【评说】不采取对治法消除自己的欲望，犯重垢罪；贪恋坐禅的好处，犯重垢罪；有所克制但还是有贪著心属于不犯。

【原文】菩薩，如是見、如是語："菩薩不應聽受誦學聲聞法藏。菩薩之人用學是為?"作是語者，犯重垢罪。何以故? 菩薩於外道書尚應當學，何況佛語! 不犯者，為欲調伏聲聞入大乘故，是名不犯。(《大正藏》卷二十四第 1118 页)

【评说】不听受诵学声闻法藏，犯重垢罪；因为让声闻入大乘属于不犯。

【原文】菩薩法藏一向捨置，貪學讀誦聲聞經者，犯輕垢罪。(《大正藏》卷二十四第 1118 页)

【评说】贪学读诵声闻经，犯轻垢罪。

【原文】菩薩，有佛經藏不能勤學，乃更勤學外道俗典，犯重垢罪。不犯者，若極根利一聞能持，同佛語者取用助化，以彼妙辭助明佛法，於佛法於佛經義意不傾動，是名不犯。(《大正藏》卷二十四第 1118 页)

【评说】不勤学佛经藏，却勤学外道俗典，犯重垢罪；如果是用外道俗典帮助理解佛法，又不擅自改动佛法经意属于不犯。

【原文】菩薩，欲學外道經典，應如上學。若於中受樂生著心，不如服苦藥者，犯重垢罪。(《大正藏》卷二十四第 1118 页)

【评说】欲学外道经典，犯重垢罪。"不如服苦药者"，反映了佛陀时代已有药苦的认识。

【原文】菩薩，若聞菩薩法藏，甚深祕密第一實義不思議事，純是諸佛菩薩境界，於此義中生誣謗心言："此義無益，非佛所說，不能祐利一切眾生。"作是謗者，犯重垢罪。不犯者，若思维定義，若方便說，是名不犯。(《大正藏》卷二十四第 1118 页)

【评说】诽谤菩萨法藏，犯重垢罪；因为没有打破自己的思维定式而说属于不犯。

【原文】菩薩，聞於甚深義時若不生信，以不諂心為生信故應作是念："我不應爾。我如盲者無有慧眼。佛口所說我云何謗?"如是菩薩自憤由癡，是佛境界非我所及，若能如是是為正行。若意不解不生誹謗，是名不犯。

菩薩，為飲食故，以瞋恶心自讚毀他，犯重垢罪。不犯者，若為伏外道，若伏憍慢增長佛法，若為不信者信、已信者增，是名不犯。(《大正藏》卷二十四第 1118 页)

【评说】因为贪图饮食，以瞋恶心自赞毁他，犯重垢罪；如果是因为弘扬佛法属于不犯。

【原文】菩薩，有說法家、若說毘尼處、大法會處，瞋嫉慢心不往聽者，犯重垢罪。若懶惰心不往聽者，犯輕垢罪。不犯者，若自不聞又無人喚，若病若無巧便，若知彼說法不順義理，若知說者於己有難，若知彼說更無異聞，若得總持自多聞，若勤修善根，是名不犯。(《大正藏》卷二十四第 1118 页)

【评说】因为瞋嫉慢心不去听他人说法，犯重垢罪；如果是因为懒惰心不去听法，犯轻垢罪；因为没有听闻也没有人召唤去听法、患病、讲法的人不顺义理等属于不犯。

【原文】菩薩，有人來倩，我有事緣當為營辦，所謂共去共還營佐眾事，有所營了守護財物，和合鬪訟經辦飲食，修福德業。若一二事不為作者，犯重垢罪。若懶惰不為，犯輕垢罪。不犯者，若病若無巧便，若自有事，若彼能辦，若不相倩，若無益事，若為調伏滅惡增善，若無他倩，若報他作勤修善根，若自闇鈍恐失業次，若有僧限護多人意，是名不犯。（《大正藏》卷二十四第1118-1119页）

【评说】有人请去，但不尽力辅佐，犯重垢罪；若因为懒惰的原因，犯轻垢罪；若生病、无能力、有事或邀请者有能力等属于不犯。

【原文】若菩薩，見病眾生，以惡心瞋心不瞻養者，犯重垢罪。若懶惰不養，犯輕垢罪。不犯者，若自有病，若無巧便，若倩他看，若彼病者自有屬眷，若知病者能自經給，若久病，若人猶能起止，若欲勤修增上善根，若極自闇鈍恐失黨次，若失看病如病餘，貧窮苦惱亦復如是，是名不犯。（《大正藏》卷二十四第1119页）

【评说】因嗔心不为有病的人提供瞻养，犯重垢罪；若因为懒惰的原因，犯轻垢罪；如果自己生病、生病的人已经有人照顾、生病的人能够自我照顾等属于不犯。

【原文】菩薩，見前眾生應有利宜，無有方便而能發起。菩薩惡心瞋心不教示者，犯重垢罪。若懶惰不教，犯輕垢罪。不犯者，若無方便，若使他教，若彼自有善知識，若為調伏滅惡增善，若示彼方便更瞋反戾，無有敬愛心彊得自用，是名不犯。（《大正藏》卷二十四第1119页）

【评说】不教化众生，犯重垢罪；若因为懒惰不教化，犯轻垢罪；因为自己不方便、已经有他人教化、为了帮助对方增善灭恶等属于不犯。

【原文】菩薩，眾生給施所須，應念其恩。若惡心瞋心不念恩報恩者，犯重垢罪。若懶惰不報，犯輕垢罪。不犯者，若自無力，若無巧便，若為調伏滅惡增善，若欲念報施主不受，是名不犯。（《大正藏》卷二十四第1119页）

【评说】接受布施，不念恩报恩，犯重垢罪；如果因为懒惰不报恩，犯轻垢罪；如果因为没有能力、为了帮助对方增善灭恶、考虑施主不接受等属于不犯。

【原文】菩薩，見人親里死亡，若亡失財物種種憂苦。若惡心瞋心不往慰喻者，犯重垢罪。不犯者，如前倩菩薩中說。（《大正藏》卷二十四第1119页）

【评说】他人丧失亲人财物，因为嗔恶心不加劝慰，犯重垢罪。

【原文】菩薩，有人從索飲食，所須不與者，犯重垢罪。不犯者，若自無物，若索不淨物，若為調伏滅惡增善，若王所制，若護僧限，是名不犯。（《大正藏》卷二十四第1119页）

【评说】有人索取饮食不给，犯重垢罪；如没有食物、他人索取的是违反戒律的食物、不给是为了帮助对方增善灭恶等属于不犯。

【原文】菩薩,弟子應隨時教誨。若弟子有乏,應從篤信人邊勸索供給。若惡心瞋心不教誨、不供給者,犯重垢罪。若懶惰心不教供給,犯輕垢罪。不犯者,若為調伏滅惡增善,若護僧限,若病若無巧便,若倩人教,若弟子福德能致供養,若弟子本是外道無好善心,是名不犯。(《大正藏》卷二十四第1119页)

【评说】不教诲、不供给弟子资生物资,犯重垢罪;如果是因为懒惰心没有供给,犯轻垢罪;如果是为了帮助弟子增善灭恶、生病、无能力、请他人教导、弟子自己能获得供养、弟子外道无善心等属于不犯。

【原文】菩薩,以瞋心惡心不護他意者,犯重垢罪。若懶惰放逸不護他意,犯輕垢罪。不犯者,若非法事,若病,若有僧限護多人意,若外道,若為調伏滅惡增善,是名不犯。(《大正藏》卷二十四第1119页)

【评说】因为嗔恶心不护佑他人的意愿,犯重垢罪;因为懒惰放逸的原因,犯轻垢罪;为了帮助他人增善灭恶等属于不犯。

【原文】菩薩,見他德行不能稱讚,以惡心瞋心隱藏他善者,犯重垢罪。若懶惰放逸不稱他善,犯輕垢罪。不犯者,若知彼人不樂讚歎,若病若無巧便,若為調伏滅惡增善,護僧限,若知聞讚更生憍慢,若彼無實德,若言似善實無善義,若為外道,若讚時未到,是名不犯。(《大正藏》卷二十四第1119页)

【评说】不称赞他人的德行,因为嗔恶心遮掩他人善行,犯重垢罪;因为懒惰的原因,犯轻垢罪;如果知道对方不喜欢被称赞、生病、无能力、帮助对方增善灭恶等属于不犯。

【原文】菩薩,為多人頭首,見諸眷屬不如法事應呵應擯。若瞋心惡心捨不呵治者,犯重垢罪。若懶惰放逸不教呵者,犯輕垢罪。不犯者,若知彼人惡性健瞋不受教呵,若待時教呵,若畏破僧,若知彼質直宿習少羞喜數犯悔,是名不犯。(《大正藏》卷二十四第1119页)

【评说】身为首领,见他人有错,不呵责,犯重垢罪;因为懒惰的原因,不主动呵责犯轻垢罪;如果知道对方易嗔恶不易教导、等待时机教导等属于不犯。

【原文】菩薩,有神通變化,應為眾生隨時變現,或方便恐怖令生信心。若畏信施不現變化者,犯輕垢罪。不犯者,若人深著惡法邪見,若是外道,若罵賢聖,若著邪見,若狂若病,是名不犯。(《大正藏》卷二十四第1119页)

【评说】有神通变化,不为众生变现而令其产生信心,犯轻垢罪;若他人深著恶法邪见、外道、癫狂、生病等属于不犯。

【原文】欲為菩薩優婆塞,放逸五戒威儀者,若無師從受處,爾時受者若無師,應向佛像前自誓受。菩薩優婆塞威儀應如是作禮,偏袒右肩胡跪合掌,應如是言:"我某甲白十方佛及住大地諸菩薩等,今於諸佛前欲受一切戒,學一切菩薩戒、優婆塞五戒威儀,攝一切善法菩薩戒,為利眾生戒。是戒過去諸菩薩已學,未來諸菩薩當學,現在諸菩薩今學,我亦如是學。"第二第三亦如是說竟。其餘諸事應如前廣說。(《大正藏》卷二十四第1119页)

【评说】居士若无上师授菩萨戒可在佛像前自受。

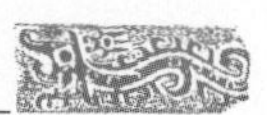

【原文】離欲優婆塞具行五戒，遠離身四惡：一者殺、二者盜、三者婬、四者飲酒。遠離口五惡：一者妄語、二者惡口、三者兩舌、四者無義語、五者綺語。遠離五邪命：一者賣肉、二者沽酒、三者賣毒、四者賣眾生、五者賣兵仗。遠離嚴飾五事：一者香、二者花、三者瓔珞、四者香油塗身、五者香熏衣。遠離放逸五事：一者歌、二者舞、三者作樂、四者嚴飾樂器、五者不往觀聽。此五戒隨力所堪，若能終身具持五為上；若不能，隨持多少年月日夜，乃至須臾亦得暫持。不但如持全念。佛臨涅槃勅四大聲聞及六應真："吾滅度後，如是真法之中，若出家二眾淨持禁戒，及在家二眾隨力多少，心次近持上戒者，若造房舍床褥衣服飲食，一切順道資生之具，施四方僧及諸賢聖。汝等盡應受請；若不受者得罪。"以此觀之，賢聖不遠感至則應。若作功德，先當竭力受持上戒，然後至心請四方僧及諸賢聖。若不能終身，至一日一夕者善。若不能者，設供之時便受，罷便止。此諸賢聖皆來受請，若有所犯即如法悔。此一切菩薩犯，當突吉羅罪。當向大小乘人能解說、能受悔者如法懺悔。(《大正藏》卷二十四第 1119-1120 页)

【评说】居士五戒中远离身四恶：杀、盗、淫、饮酒；口五恶：妄语、恶口、两舌、无义语、绮语；远离五邪命（不正当职业）：卖肉、沽酒、出卖毒物、贩卖众生（人及动物）、卖兵仗（兵器）；远离五种衣饰装扮：香、花、璎珞、香油涂身、香熏衣；远离放逸五事：歌、舞、作乐、乐器、不观听（歌舞、作乐）。

【原文】長老一心念！比丘某甲，優婆塞五戒威儀者，何緣而生日滿後不死，不墮地獄中間。白十方佛及大迦葉，皆當善聽。某甲竪標如是。三白已訖，捉標竪樹竟，復作如是白："十方諸佛、四方淨行大德悉為證知，某不欺誑於諸天，不到彼岸。今齎法床及如法杖，悉皆具足。今以結坐，一切行蘭若比丘亦皆結坐。"如是三白，作禮六拜，合掌一心如是念："念十方諸佛及大迦葉！比丘某甲，優婆塞某甲，眾念成就。今解坐向餘處還結。"若欲捉繩床時，應作四念。第一念者，念我身中皆是無常，應當苦之。二者苦身修習空智自至，宜當修之。三者當起忍心，莫生瞋怒。四生歡喜心，若生歡喜心疾至菩提。作此念已，向彼放牛虎狼、大聲小聲、婬聲及迫迮，悉皆遠離。離此聲已安心端念。欲去諸塵時，當作二念言："一者令我身中得安隱定，不生疲極疾到菩提。二者當得閑靜心無錯亂，六識安隱得滅盡定。"安詳放床，立住禮佛乃至十拜。立住合掌便作三念：一者念佛、二者念戒、三者念禪定。作此念已，便向繩床安詳而坐。復作六念：一者念諸佛護念我念成就。二者念我戒身清淨，戒者謂波羅提木叉，念者是名不犯。從序至偈四事思得至於十三，念此十三，成就二不定，三十、九十四波羅提舍尼、眾多學法、七滅諍法，從上至下皆應實念。三者念報父母師僧之恩。四者念五欲皆是無常，大患之根本，昏綱之元首。五者念地獄之苦惱，當勤修善遠離此苦。我已出家，宜應謹慎棄惡修善。六者念慧，若我有慧則應憶持，慧具足無事不辦者，得無上道。六念具足安心而坐。依禪法觀。

優婆塞若欲移時，當作三念："一者念我行時，地上蠢蠢多有虫蟻，我若誤殺時得何罪、死者生天。二者當念如法行，如法仰手捉杖在身，威儀齊整安詳而行。三者行不反顧，亦不搖頭動手。是名三念成就。"(《大正藏》卷二十四第 1120-1121 页)

【评说】"当得闲静无心错乱，六识安隐得灭尽定"，安静少欲则精神安泰，心身安康易于坐禅得定。

【原文】如法行來優婆塞,威儀篤信持食來時,當淨受之。受得訖已結加趺坐,復作四念:一者念我身中有八萬戶虫,虫得此食即皆安隱。二者念我得食當少食之,若少食者令我身輕,若身輕眾欲亦少,若欲少者疾至菩提。三者我不為美故,但為活命者,諸善成就;善若成就,成無上智。四者我食時,十方餓者悉令飽滿,皆悉奉行。(《大正藏》卷二十四第1121页)

【评说】佛教认为饮食是为了维持生命,"若少食者令我身轻,若身轻众欲亦少,若欲少者疾至菩提",节制饮食则身体轻便,身体轻便则欲望少,欲望少则易得解脱。

净心诫观法

终南山沙门释道宣　撰

【提要】净心诫观法共有三十篇,每篇均有独立的"净心思想"和相应的的"对治次第",从因果业报、财色过患、禅观实践、持戒破戒、修行胜因、世出世法、真伪善恶、自利利他等方面阐述"净心思想"。

净心诫观法五字释名法篇第一

【原文】淨心者,於汝現行煩惱諸部過患,教修對治,令汝即時隨分解脫。垢染漸滅,心轉明淨,發生定慧,起於大乘清淨信心,趣向菩提種性住處。以今微因後感當果,是故教汝察病對治,興隆功業,修入信境,成決定根力。其三賢十聖、無垢妙覺、四十二地空宗真理,唯可知聞影像麁相,下地凡夫力所未及,亦未能行。今唯使汝淨除業鏡客塵曀等,見汝身中少分佛性。汝可飲服般若甘露,洗蕩蓋纏漸顯淨心,心若清淨令眾生界淨,眾生既淨則佛土淨。始除煩惱令戒清淨,戒既完具定復清淨,以戒定淨令智慧淨,智既淨已顯自身源,有此義故名為淨心。已下諸篇,治過雖別,同名淨心。誡者,令汝識知對治初門,先除麁染根本惡業,知病知藥守心慎口,勵己修道離過患故名誡。觀者,察義,觀察此誡與佛法相應不相應,及障道過患,名字句偈審諦思量,如實解心得誡本意。又能隨順止觀二門,此二法者定始慧初,生長一切禪支道品,故名觀。法者,即此誡文首軸次第,慇懃曉示,欲使禁斷煩惱止諸惡業,加行勝進住不退心,故名為法。(《大正藏》卷四十五第819页)

【评说】本段经文为净心诫观法的开篇,概述了净心、诫、观、法的含义。"是故教汝察病对治""知病知药守心慎口",强调察病对治。

诫观序宗法第二

【原文】夫欲修道,於三業中先斷財色二種。若不貪財即無諂諍,若不貪色即無熱惱。經云:背捨離欲,順菩提分。當修身觀,精勤一心除世貪愛,制伏垢惱令心清淨,以斷財色成無漏善根,薰本識中成無貪種子,漸盡惑染入賢聖位。今見解法人等,仍貪財色長養結使,與諸漏相應,惡業繫縛墜三惡道。經云:既非道人,又非白衣,無所名也。多求利故,專習脣吻、莊補華綺,戲論諍訟、遞相謗嫉,三毒轉疆、煩惱增長,沈淪苦海,知而故犯,無解脫時,千佛出世不見不聞。以是因緣,地獄罪畢受惡龍身,為盜佛衣食,破戒瞋垢所得惡果。如《盲龍經》

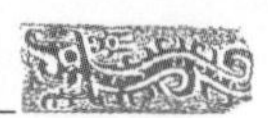

說:即知解義,不救業苦。汝宜依誡如說修行,隨病對治隨分解脫,不可口言而得清淨。三毒五結,何者偏重,先治重者,輕即自差,披戒定鎧,摧心魔賊。一切苦因果,財色為本;一切樂因果,戒定為本。然此因果悉在衆生心微塵中,何故不禁餘過先誡財色?大乘經云:八萬四千障道罪業,悉因財色以為根本。何以故?十方衆生無始已來,為財相殺者過微塵數,為色相殺者數復過是。道俗二流為於財色,今現有一百二十六大地獄中,受千萬種苦,經無量劫始入畜生餓鬼。緇素二人同為財色之所傷害,初持後犯,能免者稀。若有斷者名菩薩行、名真持戒、名為賢士、名佛弟子。財色二事相欲似輕,感罪尤重,河沙誑惑由財色起,此之二過能壞君臣師徒夫婦等,亦壞內外親族朋友知識。若離財色更無世間,人天脫苦聖凡同讚,諸漏滅盡進至佛果,為此先誡財色二種。因色生憍,因財生恪,憍而且恪,雖有餘德亦不足觀。先斷財色,使功行成立,後聽經論,即是入道次第也。言逆行疾,故名淨心……(《大正藏》卷四十五第819页)

【评说】修身观可以令心清净、断绝财色,虽然学法但仍然贪求利益,不得解脱。“三毒五结”中的“三毒”即贪、嗔、痴,“五结”指贪、恚、慢、嫉、悭,“三毒五结”令众生烦恼,不得解脱。根据“三毒五结”的轻重来决定治疗的缓急。财色是影响修炼的第一大障碍,“因色生骄,因财生悋”,所以应先断财色。

诫观五停心观法第三

【原文】五妄想者,如除刺樹先斷其根,故修五停觀息五過,止不令起,故名停心觀。因修此觀現惱不行,得小解脫;所由之處,戒定調柔漸證神通,名大解脫;十障滅盡,名真解脫。莫不因今五停觀法,如是修入名為淨心。偈曰:

自知欲情多,　一向觀不淨,
背捨得解脫,　欲竭即得定;
若當逐講論,　念欲轉熾盛,
是即非對治,　下道入險徑。
自知瞋恚多,　一向修慈悲,
毒火得清涼,　成就善律儀;
若當逐講論,　非治徒勞疲,
貪瞋更增長,　重被煩惱羈。
自知愚癡多,　諦觀十二因,
始悟輪迴苦,　了知無我人;
若當逐講論,　見諍終日喧,
放本求枝葉,　不能拔斷根。
自知我慢多,　諦觀十八界,
方得無人解,　吾我病即差;
若當逐講論,　反益三塗債,
計我常求勝,　名利自杻械。
自知亂想多,　常數出入息,
覺觀漸得成,　加我戒定力;
若當逐講論,　喧塵未能息,

遞互相是非，　何時滅事識。(《大正藏》卷四十五第820页)

【评说】本段经文阐述了佛家对治法："自知欲情多，一向观不净"，欲望过重者，用观不净对治；"自知瞋恚多，一向修慈悲"，嗔心重者，用慈悲心对治；"自知愚痴多，谛观十二因，始悟轮回苦，了知无我人"，愚蠢痴念多者，用观想十二缘起对治，领悟无我无我所；"自知我慢多，谛观十八界，方得无人解，吾我病即差"，贡高我慢者，观想十八界对治；"自知乱想多，常数出入息"，忘念多者，采用数出入息对治。不净观、慈悲观、因缘观、念佛观、界分别观通称五停观。

【原文】何故令修五停觀法止逐講論？有二要法：一者佛教次第入道，對治麤重煩惱。二者見解法義人，知而故犯，不畏佛戒，不修威儀，五篇淨戒悉皆破盡。見他持戒復起憎謗，唯貪財色。瞋惱鬪諍，慳嫉憍慢，無漸無愧，身壞命終，必墮地獄畜生餓鬼，經歷多劫。當觀此事，現前驗知，故修五停，止過起道，順佛教故，名為淨心。偈曰：

貪如豺狼性，　瞋如惡龍心，
壞法故毀禁，　污戒犯姦淫。
識法望除毒，　反更作罪深，
造業心無悔，　命過就刀林。
墮大無間獄，　佛性歷劫沈，
如職除名罰，　失勢不堪任。
云何破戒口？　噉人食憍恣；
云何破戒手？　受人財物施；
云何破戒身？　坐臥好床褥；
云何破戒業？　受他禮己足；
云何破戒行？　默受稱揚讚。
若犯此五事，　諸天共悲歎。(《大正藏》卷四十五第820页)

【评说】本段经文讲述了修五停观止逐讲论的方法有两种：佛门次第入道对治烦恼、严守戒律。破坏戒律的行为，分别为破口戒，骄恣接受食用他人食物；破手戒，接受他人财物布施；破身戒，睡高床软枕；破业戒，接受他人礼品；破行戒，默默接受他人赞扬。

【原文】佛教新受戒者五年學律，然後學經。律有五部：一、《四分》，二、《五分》，三、《十誦》，四、《僧祇》，五、《解脱》。此五部律同一毘尼大藏，文相廣博卒難悉識。今欲知者財色為宗，能斷財色，即名奉律。禁戒清淨，發生定慧，成就聖道，知律綱要故名淨心。偈曰：

五部戒律中，　宗要斷財色，
修禪觀不淨，　對治自忍抑。
林野歎死屍，　內心懷悲惻，
我身會當然，　貪熱即時息。
三毒甚強盛，　摧之用智力。
衣求破弊衣，　食即一坐食。
常行平等心，　淨意恒質直。
若不能如此，　袈裟覆荊棘。(《大正藏》卷四十五第821页)

【评说】律法的目的是为了净心，所以首先断财色，修禅观种种不净，采取对治的方法，要控制自己的欲望；在树林里、野地里看到死尸，要心怀悲悯；穿衣只求蔽体，日中一食；以平等心对待每个人，意念清净，没有分别心。

【原文】聖教萬差，為根性不同，病藥眾多愚者致惑，雖用功力非正對治，妄貪名利更增塵垢，是以先修五停後學講論，知道次第，名為淨心。偈曰：

世人習多聞，　未曾行一分，
妄情取妄法，　諍競起紛紜。
入道依次第，　戒定自資薰，
淨命如迦葉，　勿得同六群。（《大正藏》卷四十五第821页）

【评说】佛家对治法首先要修五停而后学讲论，知道这样的顺序，也叫作净心。"病药众多愚者致惑，虽用功力非正对治，妄贪名利更增尘垢"，消除烦恼的方法众多，但一定要采用对治法，不然非但无效，反而增加了烦恼。

诫观末法中校量心行法第四

【原文】凡夫解義皆因聽學，為知法人，身犯四重，畜八不淨財，食噉俗饌，無羞無恥，知而故犯，不畏後世，是故令汝校量心行，先淨禁戒後方聽經，汝用五誡得名淨心。古者大德講《華嚴經》唯一卷疏，於後法師作三卷疏，今時講者〈十地〉一品出十卷疏，各逞功能競顯華詞，文字浩博寄心無所。然文者當體即義，何須人語？今時愚人竟求於名不求於法，法尚不可著，何況著文字，法離文字，言語斷故。《大集經》云："經文是一，講者異說。"各恃己見壞亂正法，天神瞋故三災俱起。以是因緣佛法淡薄，如一斛水解一升酪，看似酪色，食即無味。諦思講論，人情測佛，佛智境界，豈人能測？如是審察，名為淨心。偈曰：

敷演說法師，　二種陞高座，
一者福無量，　二者離罪過。
慈心成就人，　法施勝財貨，
瞋垢是非他，　棘刺上坐臥。
有漏為基堵，　無明作根本，
解經不除毒，　法師自傷損。
賊心求名利，　忽忽未思忖，
嬰孩欲登梯，　先須戒足隱。
學士聰明者，　舉動多輕躁，
或有錯解義，　邪見復顛倒。
是故定治動，　七覺中法要，
定慧平等修，　種智得微妙。
世尊在世時，　唯教修出離，
習善莫生足，　少惡即遠避。
念念觀無常，　勤修真對治，
寂慮學禪那，　何須著文字。（《大正藏》卷四十五第821页）

【评说】修习佛法要先守戒再听经，"法离文字，言语断故"，但学习佛法不能仅从文字着手。

【原文】何因世尊在世時，悉得聖道及生天中？依次而學，不越毘尼，入道有方。五年習戒，夜則修定攝心守境，安處林野不畜餘食，少欲慚愧，一心諦觀無常不淨，離諸調戲意不散亂。舉動進止恒令淨潔，無惡姿容，先意問訊，以是善緣悉得道迹。汝能一心依此學者，名為淨心。偈曰：

正法證道時，　淨法調眾生，
隨事秉羯磨，　除垢獲三明。
像法盡至末，　羯磨廢不行，
雖復似和合，　集則起鬪諍。
凡是諸經律，　甘露亦毒藥，
解服百疹瘳，　不消病發作。
知法不向心，　解經行轉薄，
棄捨戒定業，　文字處起著。
所以韻句撰，　讀時心歡樂，
靜坐好思量，　觀察自忖度。
何緣重頌偈？　文少義廣博。
依戒益汝身，　信受勿疑惡。
或見他毀罵，　輕賤心漠漠，
此約大乘教，　與理不違錯。（《大正藏》卷四十五第821页）

【评说】经文记载了佛陀通过修行得道的方式：五年间修习戒律，夜间修定摄心守静，安处山林，不贮存多余的食物，恬淡少欲，专心参悟“无常”“不净”，凝神定志，心无散乱。

诫观世相如梦修出世善根法第六

【原文】云何方便能令眾生離苦出世？但愚人貪愛，我即不貪。何者是名世愚貪愛？所謂官榮封賞、車馬庫藏、臺觀園林、采女音樂、上服美饌、遊戲射獵、宴會倡伎、嫁娶賓席、恃怙族姓、追朋逐勢、三軍列陣、前鋒精銳、謀策將略、果毅傷殺、平殄除蕩、快意適情、攻城破柵、收縛簿斂、刀筆豪俠、意志建立、俗藝醫方、工巧居積、攝斂奠祭。以要言之，如此眾多世務，無量殺害、飲酒噉肉、鬪諍勝負、怨讎熱惱、悲喜安危、吉凶禍福，能於此中悉捨離者，名真修道出世人也。眾生迷倒，於此世事謂是真法，不知無數劫來生死大苦，身壞命終墮三惡道，恒河沙劫受大燒煮。雖遭此苦，仍於生死貪著無厭，迭相承習迷惑塵境，皆由未值善導未聞正法。汝今既聞，如聞修學，名為淨心。（《大正藏》卷四十五第822页）

【评说】世人贪爱不舍的东西，例如官位荣耀、皇家封赏、宝马香车、库藏珍宝、园林观景、歌女音乐、锦衣玉食、游戏射猎、宴会倡伎、嫁娶的宴席、父母家族、朋友利益、快意沙场、江湖游侠、艺人的才能、医生的技能、工匠的手艺等，归纳起来无非是无尽的杀害、喝酒吃肉、好胜争斗、怨恨、愁恨、烦恼、悲伤、喜乐安危、吉凶祸福。

诫观破戒僧尼不修出世法第七

【原文】僧尼破戒者，所謂畜養奴婢僮僕牛驢車乘田宅、種植園林華果、金銀粟白、屏風

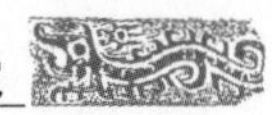

氈被、好枕細席、箱匱盆瓮、銅器盤椀、上好三衣、牙床坐褥、房舍退屋、厨庫碓磨、脂麵藥酒、雜鮭醬酢異種口味，王公貴重多人顧識、生緣富貴、數過親舊、餉送吊問、申訴衙府，身為眾首門徒彊盛、講說相難，好喜音樂，常居一寺評量僧事、迭相擯罰，借問旱潦、豐儉、盜賊、水火、毒獸之事，經過酒店、市纏、屠膾、獵射之家，親友、婦女、琴瑟、詩賦、圍碁、雙陸，讀外書典，高語大笑，嫌恨諍竞，飲酒食肉，綾羅衣服五色鮮明，勤剃鬚髮、爪利如鋒，畜八不淨、財寶富足，於此等事貪求愛著，積聚不離，名真破戒。經云："此等比丘名秃居士、名披袈裟賊、名秃獵師、名三塗人、名無羞人、名一闡提、名謗三寶、名害一切檀越眼目、名生死種子、名障聖道。遠離此等十種惡名即為淨心。"偈曰：

可怪凡夫人，　積聚貪瞋癡，
破戒無羞恥，　輕賤木叉珍。
追求忙如火，　種植涉艱辛，
教他多布施，　自捨若抽筋。
傲慢善知識，　恃怙膿血身，
放逸著五欲，　何時出苦津。
衣貪五色服，　食貪常飽肚，
捨靜入憒閙，　經戒未曾覩。
拔草復掘地，　溉灌治園圃，
生業過俗人，　瓮匱居三五。
唯憂財不足，　鎖門牢閉戶，
高聲大語笑，　諂慢心未普。
毀犯四重禁，　觝突兇如虎，
身壞永沈淪，　罪畢生夷虜。
可念眾生狂，　癡暗無慧光，
但貪目前利，　不見當來殃。
出家望靜樂，　返為馳逐忙，
抱財忽命終，　道俗竟分張。
惡性如蛇蝎，　惡貪如豺狼，
剃頭無實德，　高容返自傷。
隱罪求名聞，　不畏利養瘡，
白衣修戒施，　壽盡生天堂。
沙門倒慳惜，　不觀空無常，
唯知造惡業，　觸事皆面牆。
破戒違經律，　無慚故覆藏，
我作還我受，　三塗遣誰當。
雖無我人法，　善惡亦不亡，
三界輪迴苦，　六道生死長。
如是諸惡過，　謹慎好思量，
願斷相續因，　持心如金剛。
定水洗煩惱，　戒城自遮防，

德如螺髻梵，　去處見西方。(《大正藏》卷四十五第822页)

【评说】本段论述僧人破戒的行为：蓄养奴婢僮仆、拥有牛驴车乘田宅、种植园林、结交王公贵族、过度涉足红尘俗事、读外书典、高语大笑、嫌恨诤竞、饮酒食肉、绫罗衣服五色鲜明、畜八不净(置买田宅、种植根栽、贮聚谷粟、畜养奴婢、畜养群畜、藏积金银钱宝、藏积象牙刻镂等物、藏积铜铁釜镬)、财宝富足。

诫观外现威仪内起邪命法第八

【原文】邪命者，所謂淨治住處，嚴飾道場，羅列旛華及諸道具，數為洗刷，常帶袈裟，覆膊靴履，威儀齊整，緩行直進，下聲軟語，或復靜默閉目低頭，衣鉢隨身執着律相。然其內心常求名利，望他請喚恭敬尊重，進戒度人強為師首，處在徒眾希他依止，設解經律問時生難。性多嫌恨惡眼視人，少見侵觸不受其懺，口若發言喜說機刺，嫉他得利如火燒心，情塵意垢曾未除遣，雖坐繩床起惡覺觀，攀緣亂想念世欲事，令夜惡夢漏失不淨。(《大正藏》卷四十五第823页)

【评说】"情尘意垢曾未除遣，虽坐绳床起恶觉观，攀缘乱想念世欲事，令夜恶梦漏失不净"，记载了男子观想时妄念不息，想入非非，出现梦遗的现象。

诫观取相恃善诳佛法第九

【原文】經云：何者苾芻名為誑佛？若言我修慈悲彼人瞋恚，我能布施某甲慳貪，我具淨戒彼人犯戒，我勤精進彼人懈怠，我有智慧彼人太愚，我今樂靜彼染憒閙，我修威儀彼人輕躁，我如法住彼不如法。或恃隱山絕粒，納衣一食、常坐不臥、塚間樹下，或講經律善解法相，我有如是福德智慧。取此相者即名我見、眾生見、壽者見，堅執是相名為誑佛。何者修道名不誑佛？若人修空、無相、無願三解脫門亦不生著，唯觀世諦虛妄顛倒，如幻如夢無有一實。成此觀門修戒定慧，精進不恃己能輕他無德，柔和質直謙下無諍，以此善根迴向無上菩提，如是離相修者名不誑佛。不誑佛故得平等法，法眼明朗能淨智障，不著空有，名為淨心。偈曰：

八萬四千法，　對治多種病，
是名大方便，　成就善巧行。
執相名誑佛，　著我起見諍，
苾芻自沈溺，　不能到究竟。
故修三脫門，　法空資慧命，
深觀緣集故，　證智更歡慶。(《大正藏》卷四十五第823页)

【评说】本经具体阐释了"诳佛"的概念，即尊己贬人的行为，执着于外显的修行方式；又阐释了"不诳佛"的概念，即"修空、无相、无愿"，领悟无我、无我所，平等待人，这样的修行称为"不诳佛"。"不诳佛"可净心。

诫观女人十恶如实厌离解脱法第十一

【原文】女人十惡者，具說難窮，今略言之，令生厭離。一者貪婬無量無厭。經云："十方國土有女人處即有地獄。"一切障道此為是苦。女人欲男，如海吞流，百千萬劫，畢竟不滿，得一望一，心意狂亂，見可意男悉願與交，猶火納薪多益多熾，晝夜行坐無忘欲時。受五道身皆女形攝，先際已來女根未轉，徹窮劫世不免女身，故名貪欲無厭。二者嫉妬心如毒蛇。家有

婦類悉生憎垢，口似相親心如冤家，若同夫婿更相規命。或作符厭、解奏毒藥，或雇人殺害、或截支節、或毀面目，或削衣食、鞭打罵辱，方便除他欲得獨立，故名嫉妬。三者諂曲詐親。凡見人時未語先笑，口云憶念心懷嫌恨。對於夫婿，思他男子，願夫遠行、或願早死，或與外人多種謀計，及見夫時諂媚附近，身向心背，名為詐親。四者放逸。但念綵衣裝粉釵釧，修治面目望他愛念，耽著五慾不避親疎，不畏後世畜生餓鬼，名為放逸。五者口多惡業。出言虛誑實情難得，凡所論說虛多實少，喜道鄙弊穢惡之語，母女姊妹不相避忌，兩舌鬪亂傳送消息，數作呪誓不畏殃報，屏罵尊長窮逐諍訟，是名口多惡業。六者厭背夫主。若見端正男子，無羞追逐，或遣信逼、或自身往，坐臥不安休廢生業，或結成病、或時託病，屏處飲噉，人前不飡。夫婿辛苦勤勞得財，割減偷竊供給傍夫，共作謀計規欲殺害。見夫即瞋冤家無異，是名厭背夫主。七者一切女人多懷諂曲實情難得。所以女人姦險，性器難量，雖與對面共言，心隔千里之外，皆為貪求世利，性逐澆浮。言是返引為非，指虛翻將為實，顛倒常理每事多端，向背有無情隨冷熱，或憑勢要、或黨親知，或因財色相誣、或諍名位而起謗，是以口如脂膏，心若錐刀。八者貪財不顧恩義。父母養育劬勞難報，及嫁得夫棄忘恩德，規父母物潤益夫家，多得便喜，不稱便恨，父母飢寒無心供給，是名貪財不顧恩義。九者慾火燒心。不恥父母，不懼刀杖，或未嫁妊身、或奔逐他逃，或拘引他人向家造過，恥辱父母，敗亂宗親。出嫁已後復叛夫婿，夫亡未幾更思後嫁，男女成人猶棄改出，心迷欲醉不避羞恥，女人過患窮劫難盡，故名欲火燒心。十者女身臭惡不淨常流。春夏熱時，虫血雜下，經云："女根之中二萬婬虫，形如臂釧，細若秋毫，腥臊臭穢。私墮胎孕，懷妊產生污穢狼藉，善神見聞悉皆捨去，惡鬼魍魎數來侵擾。"如是鄙弊，愚人猶貪，棄捨念處，破佛淨戒，死入獄中、畜生、餓鬼，長劫受苦無解脫時。是名女人十種惡業，能觀能遠，名為淨心。偈曰：

四百四種病，　宿食為根本，
三塗八難苦，　女人為根本。
生死無數劫，　貪愛為根本，
賢聖解脫樂，　離欲為根本。
四蛇成身界，　顛倒想為心，
膿血遍九竅，　淨想起貪婬。
順情稱快樂，　不信墮刀林，
報生猪狗道，　由前貪愛深。
一切女人性，　少實多諂曲，
不念臭穢身，　坐臥思念欲。
邪視他男子，　情喜相逼觸，
百千萬億劫，　畢竟不滿足。
不羞慚父母，　敗損諸親族，
男少女多者，　家衰數被辱。
女具十惡業，　死入鐵床獄，
大鍤刺女根，　苦痛大嘷哭。
地獄罪畢已，　轉入母猪腹，
噉糞居圊廁，　臭泥生溷虫，
復被屠割苦，　累劫罪難終。

從畜入餓鬼，　穢食恒不充，
支節皆火然，　骸骨不消融。
貪欲暫時樂，　受報苦無窮。(《大正藏》卷四十五第824页)

【评说】"四百四种病，宿食为根本"，佛陀时代已认识到日常起居和饮食失调是导致疾病的主要原因。

经文中还记载了女性的十恶，十恶指女性的不良品行：贪淫；嫉妒心；谄媚他人，欺骗亲人；精心装扮引诱他人；口上恶业多；有丈夫的女人对其他男人心生爱欲；奸诈险恶欺骗他人；贪财不顾道德恩义；生活作风不检点，不守妇道；经常因为淫欲而有生理反应。在十恶之外的私下堕胎也是极大的罪恶。

诫观檀越四事从苦缘起出生法第十二

【原文】損害生命名苦業，筋骨斯盡名苦緣。經云：食者從耕種鋤刈、收治、颺簸、窖藏、運輂、舂磨、炊爨、蒸煮、聊設、供給、奉送，又種菜造牆，溉灌田園，營為醬酢。計一鉢食出一鉢汗，汗在皮肉即是其血，一食工力出於作者一鉢之血，況復一生凡受幾食？始從耕種乃至入口，傷殺無數雜類小虫，是以佛戒日受一食，支持性命寄過一生。衣服者養蠶殺繭、取桑、織絡、染浣、裁縫，眾緣調度無量辛苦。計上下衣資，凡殺幾蠶出幾氣力，蠶繭入湯受幾痛苦，是故佛教著糞掃衣，障弊陋質冀得修道。房舍者從起立牆壁、穿坑掘地傷殺土虫，斫伐材木傷林樹虫，造塼瓦時殺泥水虫，放火陶冶殺柴草虫。作人苦力，施主費財，飲食眾緣，勞損甚大始成一房，是故行者依於塚樹草蓐自安。念食是苦節身而食，念衣殺命著糞掃衣，念房舍臥具從苦緣生，志樂頭陀三月一移，念四事難消少欲知足。經云：受檀越食如飢饉世食子肉想，受施主衣如熱鐵纏身，入房舍時如入鐵鑵，受床坐時如熱鐵床，寧破此身猶如微塵，不以破戒之身受人供給。三塗苦報皆為愛衣貪食樂好房舍，若破戒因緣還償施主，或作奴婢鞭打驅策、或受畜生形披毛帶角，生償筋骨死還皮肉，負重力盡起而復倒，虛受信施樂不足言，及償施主苦過萬倍。是故教汝知慚知愧，慎護後世，莫破戒受施，名為淨心。偈曰：

智者不貪食，　貪食者無智，
不念出糞苦，　唯取人食利。
自嗽腦中涎，　上盛向下棄，
慧命斷四食，　行者不貪嗜。
苾芻不樂靜，　貪利受道具，
追求心散亂，　忽忽緣諸務。
得一更望一，　心規恒不住，
宜應愧施主，　臭身裹破絮。
勸觀三脫門，　離相自調御，
少欲學知足，　可依釋子賦。(《大正藏》卷四十五第824页)

【评说】佛陀认为耕种杀虫、蚕茧织丝杀虫、掘地穿坑起墙杀虫、斫伐材木杀虫、造砖瓦杀泥水虫、陶冶杀柴草虫，都是"损害生命名苦业"，所以应该少欲、少食、节衣，知道羞愧，不破戒，才是净心。

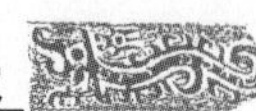

诫观八风力大智者不动法第十四

【原文】何者為八？一利，二衰，三毀，四譽，五稱，六譏，七苦，八樂。一切眾生為八所動不自安心，故名八風。何者動相？得利便悅，衰惱便憂，毀辱即瞋，譽談即喜，逢苦懷慼，遇樂生逸，稱讚情歡，譏刺抱恨。此之八法能令癡凡動搖不安，毀譽聲一，妄起二業，造三塗因，報四趣果，波浪五道，成就十纏，永處樊籠，何時解脫？然十界者緣和故生，性空故滅，體解生滅即無嫌恨，恨風不起，罪火不然，火不熾然，心得清涼，無諸熱惱，以無熱惱故，名為淨心。偈曰：

愚人貪美食，　憎惡腹內屎，
見生竟愛染，　薄賤老病死。
毀譽同響聲，　瞋喜更互起，
取相心高下，　不識平等理。
癡惑著音聲，　凡夫共如此，
死生糞與食，　經文遣相比。
耳被虛聲誑，　神仙墮崖死，
智者解真空，　視聽不相似。(《大正藏》卷四十五第825页)

【评说】八风分别指利、衰、毁、称、讥、苦、乐，八风动相指人得利便悦（得到好处则喜悦）、衰恼便忧（受到损害则忧愁）、毁辱即瞋（受到诋毁则起瞋心）、誉谈即喜（有荣誉则开心）、逢苦怀戚（碰到困苦则忧伤）、遇乐生逸（开心顺利则放逸）、称赞情欢（受到称赞则欢乐）、讥刺抱恨（受到讽刺则怀恨在心），能使凡人动摇不安。

诫观身心相苦恼过患法第十五

【原文】身相者，六道異類陰大假成，感現前果酬過去因，故名身相。身相有八萬四千種形，依正二報各各差別。一人遍受爾許種身，已經無量阿僧祇劫，今誡觀身，唯及人道。一人有九萬九千毛孔，八百種風出入其中，八萬戶虫遍身充滿，四百四病更互發動，三百六十骨節迭相依持，百一十苦無時不受，三十六種不淨膿血合成陰身，九孔漏瘡穢物流出，如上苦業始成一人，賢聖捨離如除惡病，故名觀身。心相者，一念之間九十剎那，生住異滅猶如電光，塵起識生貪境招報。經云：貪欲心有二萬一千，瞋恚心有二萬一千，愚癡心有二萬一千，等分心有二萬一千，合有八萬四千塵勞。一百八種煩惱，五百四十種受，有九十八種使。故名觀心。若入安般觀法，心所漸息，乃至九次第定，還歸一真清淨心中，此清淨心名為佛性，名真常法身、無心之心、無相之相，如是觀察，名為淨心。偈曰：

廢緣託淨境，　正命自養身，
諦觀虛空心，　隨分得解脫。
貪瞋若欲起，　觀空以止遏，
河沙煩惱根，　定力能斷割。
專定不修智，　小乘非大慧，
雖復苦身行，　徒自歷年歲。
定慧平等修，　方知佛性體，
直至大涅槃，　何況世間諦。(《大正藏》卷四十五第825页)

【评说】本经记载了佛家对人体的认识，基本构架包括身相和心相，身相由九万九千毛孔、八百种风、八万户虫、三百六十骨节等构成，躯体的疾病有四百零四种。心相由思维等构成，人的思维快如电光，贪、嗔、痴的表现众多，可细分八万四千种，所有人都有一百零八种烦恼、五百四十种受（受即指眼、耳、鼻、舌、身、意等六根与色、声、香、味、触、法等六尘相接而引起的生理、情绪乃至伦理学方面的种种感受），九十八种使（使，即结使，指系缚众生不得解脱的烦恼）。

诫观诈善扬名口清心浊法第十六

【原文】聖賢密行內智外愚，凡夫狂癡內愚外智，未有戒定現戒定相，彰揚善名招引利養，隱匿垢過外顯清白，常向道俗說己功德。經云："此是無刀大賊，罪於劫掠，誑詐犯重墮三惡道。"詐善之人具足五業：一者天神不護，證知缺戒受施。二者五千大鬼常遮其前，唱言大賊，掃其脚迹。三者或於現世得大衰惱。四者常不值佛，生邪見家。五者自欺亦欺誑他，自受苦報施主無果，是為五業。是以誡汝，推直於人，引曲向已，祕善陰德似不能言。何以故？善如金玉不用他知，惡如糞土不須藏覆，糞土之法貴在早除，細貨寶物默然牢掌。知足之性不求好名，少欲寂靜寧懼惡響，計我之人欲得名利。察身無我，名利安在？名利俱空，離我即實，滅於空實，正入平等，能捨名利，是為淨心。欲得淨土當淨其心，隨汝心淨即佛土淨，名為淨心。偈曰：

出家行非法，　感得多衰惱，
危苦隨念豐，　安樂稱情少。
天神不愛護，　魔事數來擾，
死時懷恐懼，　長劫墮惡道。
善德深密藏，　其猶摩尼寶，
過惡悉除滅，　理同苗邊草。
真行不求名，　戒定內明了，
詐善覆藏惡，　佛法中非好。
諦觀此誡文，　繫意開懷抱，
一切障道因，　懺悔更莫造。（《大正藏》卷四十五第 826 页）

【评说】诈善之人指内愚外智，没有守戒装作守戒，宣扬自己的善名只为了名利，隐藏自己的过失、显示自己的清白，总宣扬自己的功德。本段经文告诉我们为人处世应当"推直于人，引曲向己"，即不呵责他人，多审查自己。

"知足之性不求好名，少欲寂静宁惧恶响"，少欲知足，不贪求名声，破除了我执，"察身无我"，就达到了净心的目的。

诫观烦恼结使法第十八

【原文】一切生死障道苦業皆因結使，如《毘曇》說，今略況言，令息覺觀。結有十結，使通三界九十八種，今恐文繁，少分喻說。結使者，阿梨邪藏染分種子名之為結；受六道果報名之為使。使業發生增有漏種，如賊居險潛伏聚集，名之為結；持仗劫害掠人財寶，名之為使。貪瞋性習依真潛伏，還緣起發，能劫戒財，取著諸塵害於智寶，刹那相續追求如使。無對名結，外觀名使；止慮名結，攀緣名使；繫念名結，役心名使。為有結使愛恚互生，由愛恚故成取捨業，妄取捨故癡翳轉厚，故障其慧眼。慧眼未開名無明闇，闇心緣事，與顛倒相應，抱真常

性愛生死苦，生死流浪，迷失正道。未見正道名為迷惑，無常常想，無樂樂想，無我見我，無淨見淨，如是狂錯皆因結使。如是結使造顛倒業，欲斷結使即修五停觀法以對治之，安般守意入三脫門，觀空離相結使斷除，身心寂靜，故不起煩惱。煩惱滅處名真解脫，解脫者則大涅槃，欲起染心當自挫辱，挫不令散，名為淨心。偈曰：

佛於波羅奈，　三轉厭離行，
授與四諦法，　為治煩惱病。
永斷生死根，　成就智慧命，
修禪斷結使，　照理心懸鏡。
調心唯柔軟，　持戒須彌硬，
戒淨不悔恨，　布薩心喜慶。
煩惱生結使，　結使長煩惱，
唯有禪定力，　摧之如腐草。
結使妄取捨，　瞖厚障見道，
故修五停觀，　淨心內明了。（《大正藏》卷四十五第 826 页）

【评说】本段经文解说结使的含义，结，指有邪恶种子、造业、刻意的想法、执念某人某事物等；使，指受六道果报、抢劫他人财宝、有贪嗔性、只看表象不看内在、攀缘、奴役内心等。“结”“使”二字常合用，指烦恼，“结”偏重于因，“使”偏重于果。

诫观十八界假缘生法第十九

【原文】何名十八界？身有六根，謂眼耳鼻舌身意；外有六塵，謂色聲香味觸法；中間生六識；三六假合名十八界。云何名根？能生諸業長養任持，故名根。云何名塵？坌污淨心觸身成垢，故名塵。云何名識？能了前境妄起分別，名為識。然此根塵互相涉入，名十二入，假緣生起無真實性。眾生不達，謂內外入有常樂我淨，貪心熱惱堅著執取，迷惑昏謬不信聖道，順情生貪，違意起瞋，以此貪瞋增長結使，此名凡夫以十八界。學人十八界者，著三十二相名貪色，願聞說法名貪聲，願上香供養名貪香，願證大乘理教諸法實相名貪味，願得清淨法身名貪觸，願成一切智名貪法。於此緣修之中有善貪瞋癡，進求上地名貪，背捨劣行名瞋，情有向背名癡，見身證道名慢，故云學人十八界。義名智障，非有煩惱，非無煩惱。能知二種根塵，而熾然修入平等大道無為法中，故名淨心。偈曰：

塵境雖如幻，　見色起慈悲，
發意離諂慢，　不失四威儀。
六塵行坌污，　亦是行者師，
除病不除法，　七覺分修持。
雖觀文字空，　要須遍讀經，
廣尋聖者義，　般若漸得成。
雖觀根塵空，　和敬護人情，
戒儀須具足，　修德慎惡名。
雖觀諸行空，　對塵修五停，
貪癡結使斷，　寂滅心安寧。
雖觀三界空，　擇惡善須歸，

修行擇覺分，　離垢識是非。
雖知三諦空，　知諦義窮微，
常依二諦說，　與理不相違。
十八界雖妄，　出生於珍寶，
觀解緣和義，　不生亦不老。
七地大菩薩，　不名無煩惱，
金剛心滅後，　然證無為道。（《大正藏》卷四十五第 827 页）

【评说】本段经文解说了十八界的含义：包括六根、六尘、六识，六根为眼、耳、鼻、舌、身、意，六尘为色、声、香、味、触、法，六识为眼识、耳识、鼻识、舌识、身识、意识。凡夫十八界为六根与六尘接触，认伪作真，不明白无真实性的道理、贪心、烦恼、固执、迷惑不相信圣道、贪嗔之性徒增烦恼违反心意则生瞋心；修行人十八界为贪求三十二相、贪求闻听佛法、贪求点香供养、贪求得到大乘佛法的各种境界、贪求得到清净法身、贪求获得智慧，以及因为这样修行而产生贪嗔痴念。

诫观修习安那般那假相观法第二十

【原文】夫坐禪要法當有十種：

一者、先託靜處，遠於水火、禽獸、音樂、八難土境，令心安隱。二者、厚敷草蓐，中高邊下。三者、緩帶衣裳，節食少飲。四者、結加趺坐，左手壓右手，閉目合口齒不相嚙，端身平視。五者、年少腹飽當數出息，年老腹飢當數入息。六者、當觀出息去鼻遠近，入到何處，即知氣色初麁後細，下至氣海上衝於頂。七者、從第一息數至第十，若未至十，緣於異想，還攝取心，更從一數。八者、手掌之內置一明珠，繫念觀珠，心心相續光明即現。九者、如五停觀對治現行，五種煩惱隨起隨治，隨分解脫煩惱不行，令戒清淨，以戒清淨故，諸天歡喜善神衛護。十者、以修定故，舉動審諦心不卒暴，謙下柔和忍辱無諍，以是功德增長智慧，臨命終時他方菩薩來迎，神識不遭苦患，諸天世人所共稱讚，生於淨土，見佛聞法，永離三塗，受解脫樂。自餘諸法如經所說，汝當受行成戒定根，根性明利，名為淨心。（《大正藏》卷四十五第 827 页）

【评说】本段经文详细解说了坐禅的方法，第一，确定周围环境安静，远离各种危险；第二，铺设中间厚旁边薄的草褥；第三，衣裳宽松，节食少欲；第四，跏趺坐，左手放在右手上，闭目合口，牙齿不互相碰撞，身体端正目光平视；第五，年纪轻饱腹者应当数出息，年纪大饥饿者应当数入息；第六，观察出息离开鼻子的远近，气到什么地方，就知道气开始粗后来细，下至气海上冲于顶；第七，从第一息数至第十，因为异想，没有数到十，收摄心身，重新从一开始数；第八，手掌之内置一明珠，将心念专注集中在这颗明珠上；第九，五停观对治随时出现的烦恼，清净守戒；第十，按以上步骤修定，可以增长功德智慧。

诫观善恶相资法第二十一

【原文】夫善者是諸惡之師，惡者是萬善之資。經云："眾生能度佛，佛復度眾生。"何以故？一切諸佛皆因眾生而成佛道。經云："高原陸地不生蓮華，淤泥之中出生華耳。"又一切眾生皆因於佛而得解脫。（《大正藏》卷四十五第 828 页）

【评说】"众生能度佛，佛复度众生""一切诸佛皆因众生而成佛道"，阐明了佛家"一切众

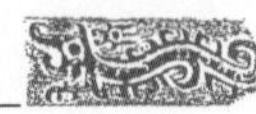

生，皆有佛性，有佛性者，皆得成佛”的思想。

诫观六道众生善恶因果法第二十二

【原文】造因感果數若恒沙，今略言之一十八種：一者麁因果，二細因果，三大因果，四小因果，五輕因果，六重因果，七明因果，八闇因果，九香因果，十臭因果，十一延因果，十二促因果，十三愚因果，十四智因果，十五凡因果，十六聖因果，十七真因果，十八妄因果。先舉現果後出其因。麁果者，地獄畜生餓鬼等故。細果者，無色界四陰身故。大果者，色界梵天及大龍金翅鳥摩竭魚等三由旬者，節級乃至八萬四千由旬，及阿鼻地獄身等，善惡報差大果所攝。小果者，下至翾飛蠕動如小微塵，但動不能行故。輕果者，諸天報身輕舉飛行故，五通諸仙、緊疾、夜叉、鬼神等故。重果者，如鐵圍山中大蟒大獸大海盲龍身，重如山故。明果者，人天中有日月光火珠身光等故。闇果者，如八大地獄，但聞忍苦聲目不見故。香果者，上界諸天毛孔之中皆出妙香，聞者心悅，及依報處宮殿等香故。臭果者，畜生餓鬼不淨業鬼，人中臭物無可比故。延果者，非非想天壽命八萬劫故。促果者，如蝎蠓等生，生竟即死，不得暫停故。愚果者，凡夫鬼畜等故。智果者，眾生中為導師故。凡果者，人天中未發道心故。聖果者，阿那含已下及人天中五淨居處故。真果者，三乘學人漏未盡故。妄果者，四大五陰身心緣集故。此等是六道中正果。何故名因？今次第相對說。麁因者，四重八禁五逆十惡，謗大乘正法、一切賢聖，用三寶財物，殺發菩提心眾生，破塔燒寺故。細因者，修禪定業，外道邪命梵行故。大因者，修四無量心善因故，破三聚淨戒惡因故。小因者，始脫地獄入畜生道故。輕因者，淨修梵行，十善業緣故。重因者，損害三寶，一闡提行者故。明因者，施燈明燭火照佛形像，同十善道故。闇因者，毀他眼目，盜塔燈明，點滅經字，破人善業，污佛戒故。香因者，造旃檀塔廟香木形像，香水灌像沐浴洗僧香華供養故。臭因者，觸僧淨食噉辛入寺，畜養猪雞，十惡業故。延因者，修不殺戒及四空定邪正二業故。促因者，殺生餘業故。愚因者，不信正法故。智因者，受持經律熏修般若故。凡因者，無明癡愛貪五欲故。聖因者，戒定慧故。真因者，本性清淨故。盲因者，諸根對塵生識故。論六道因果唯佛知盡，今說少分為除疑網，深信因果。汝可思量種諸善根收納善果，所行之善皆迴向無上菩提成解脫分善，不取六道有漏善，如是修習諦知因果無漏，名為淨心。偈曰：

可愍罪眾生，　墮在無底坑，
不知因果義，　冥冥暗中行。
抱真未覺識，　有眼猶名盲，
真樂無心趣，　妄色共相諍。
今為除疑網，　略指因果業，
若能決定信，　近三僧祇劫。
以信因果故，　常聞大乘法，
應趣種性地，　勇猛心勿怯。（《大正藏》卷四十五第 828 页）

【评说】解说了十八种因果缘由：粗因果，细因果，大因果，小因果，轻因果，重因果，明因果，暗因果，香因果，臭因果，延因果，促因果，愚因果，智因果，凡因果，圣因果，真因果，妄因果。

有因必有果，因果报应不爽。粗因为犯四重八禁五逆十恶包括诽谤佛法、圣贤、杀发菩提心的众生、破坏佛塔、焚烧寺庙，相应的粗果为地狱、畜生、饿鬼；细因为修习禅定、外道改为清净行，相应的细果为无色界四阴身；大因为修习无量善心、严守戒律，相应的大果为根据善恶报差决定入天界或地狱；小因为刚脱离地狱入畜生道，相应小果为飞虫微尘，能动不能行；轻因为修习梵行、十善业，相应轻果为能飞行，通诸仙、紧疾、夜叉、鬼神；重因为损害三宝、不能成佛，相应重果为如被铁围困，身如重山；明因为布施灯明烛火照亮佛像，相应明果为拥有日月光火珠天光；暗因为损害他人眼睛、盗取佛塔中的灯光、破坏他人善业、侮辱佛戒，相应暗果为入八大地狱、失明、只能听见忍苦声；香因为造檀香木像、香水清洗佛像、沐浴后用香供奉佛像，相应香果为升到天界上毛孔溢出香味，让闻到的人心旷神怡；臭因为触动僧人干净的食物、食辛辣入寺庙、蓄养猪鸡、造十恶业，相应臭果为畜生饿鬼、不净业鬼、托生为人浑身臭恶；延因为修不杀戒，相应延果为升非非想天寿命八万劫；促因为杀生，相应促果为如蝎蠓等类生即死，只能生存片刻；愚因为不信正法，相应愚果为凡夫鬼畜；智因为受持经律修般若，相应智果为众生中作导师；凡因为无明痴爱欲望强烈，相应凡果为未发道心；圣因为戒定慧，相应圣果为居处清净；真因为本性清净，相应真果为修行三乘未完全解脱；妄因为六根对六尘生六识，相应妄果为仍处生死轮回中。

诫观行者善护戒财尘贼止劫法第二十三

【原文】一切眾生從無始來受生死苦，迷失聖道，障於常住清淨法身，唯因識心貪取塵境。譬如家貧，智者教業，隨教修業，漸多財寶；有六惡賊夜來劫奪，持仗扣門臨欲危害，財主即便牢下關鑰，牆高塹深，遂免劫失，身安財固，無眾苦惱。貧喻闡提身無一善；智者教業喻佛經律；漸多財寶喻集福智；六賊喻六塵，夜喻無明；劫喻貪愛；持仗扣門喻根對於塵；牢下關鑰喻修道人堅住四念及五停觀；牆高喻善知識及毘尼正法；塹深喻深心弘誓不犯律禁；免劫者喻全梵行、戒無缺無漏、諸佛歡喜，聖凡同讚；身安喻生善道人天淨土，及大涅槃安隱快樂；財固喻持戒守心，行不退菩提，諸波羅蜜增長不失。法喻並顯，汝宜知之。比丘破戒墮三惡道沈溺苦海者，皆由無善知識方便勸導，又不修習四念處法、五停觀法等，汝可依戒順此教授，煩惱魔賊不能得便，是故守心禁勒根門，幻惑塵賊莫令前入，繫意觀空離我、我所，如是修行名為淨心。偈曰：

六塵如狂賊，　貪塵聲與色，
妄情同惡馬，　牢加禪轡勒。
欲入佛法海，　堅修戒定德，
當住三空門，　心淨樂靜默。（《大正藏》卷四十五第829页）

【评说】"比丘破戒堕三恶道沈溺苦海者，皆由无善知识方便劝导，又不修习四念处法、五停观法等，汝可依戒顺此教授，烦恼魔贼不能得便，是故守心禁勒根门，幻惑尘贼莫令前入，系意观空离我、我所，如是修行名为净心"，既没有拥有正确的认知之士的教导，又不精勤修行，就只能在苦海中沉溺，不得解脱。

诫观世谛第一义谛法第二十四

【原文】世諦者，恃怙宗望、公卿爵祿、籍曹婚姻、文武伎藝、墓陵碑績、爭勳競封、取着空名。或為財色不惜軀命，輕身為惡更相殺戮，譽歎弓馬驕勇前鋒，自謂丈夫猛略身手。或侵妻奪職傷殺於人，枉法受求苦毒非理，噉食生命，耳貪絲竹晝夜放蕩，不避親疎飲酒醉亂，鬬打惡罵迭相是非。或大怨讎，或逐財色不慮艱阻，喜著色衣，食無時節，愛養臭穢膿血之身，

 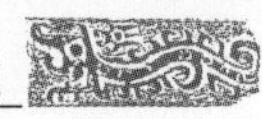

不覺刹那念念生滅，老病既至身壞命終，膖脹臭爛虫出獸噉，神魂受報生三惡道，百千萬劫無解脫時，是名世諦。第一義諦者，非貪上來虛妄等事，隨順菩提至無為道，不同世間生死出沒，待對緣修，非色至識，非眼至意，非念工夫見聞覺知，非名句味，清淨平等猶如虛空，湛然凝寂是名第一義諦。能觀世諦如幻化，諂誑癡凡，無有實性，畢竟於真常道中作此解脫，故名為淨心。偈曰：

世法誑癡人，　謂實起貪瞋，
若知無自性，　慧性入童真。
凡夫歷生死，　因愛取諸塵，
若覺根塵空，　性本是法身。
貪愛名世諦，　輪迴十二緣，
除貪即出世，　此句佛親宣。
第一義諦者，　離相絕音聲，
所言平等者，　假名平等名。
寄言以表諦，　故說一切經，
方知陰法空，　對治滅心形。（《大正藏》卷四十五第829页）

【评说】佛陀时代已认识到扰乱人心身健康的行为分别是：因财色不爱惜身体，更有作恶杀人，食饮无节，日夜放浪形骸，贪恋声乐，不避亲疏饮酒乱性等行为。

诫观晚出家人心行法第二十五

【原文】夫晚出家者有十種罪過：一者健鬪，世言竭斗，俗氣成性，我心自在，意凌徒眾，不受呵責。二者喜見他短，自謂精誠，所作事業未必合道，短知短見未解作解，言說常多綺語所攝。三者見師僧過起嫌恨心，燒滅功德修三惡道。四者輕慢他人自謂丈夫，身心剛強不從折伏。五者舉動造次威儀不整，高語大笑無所畏忌。六者喜好瓶鉢衣服鮮華，心無實德貪求利養。七者心想散亂憶俗時事，增長煩惱不能如法對治。八者笑他破戒自謂清淨，拘著相貌不達真理；專愚執見諍論取勝，未具五德畜養沙彌，唯貪其力無心教授。九者不攝諸根身疲神倦，放縱睡眠不念明相，夜數惡夢諸天不護。十者刱入佛法莫沾道味，憂慮疑惑情思還俗，嫌薄三寶反懷悔恨，既自還俗憎出家人，輕賤行者成闡提業。此之十惡過患，是地獄畜生餓鬼正因，汝當省察，名為淨心。偈曰：

俗氣力方強，　三毒至猛盛，
年晚始入道，　猶守本時性。
不解將護他，　造次強是正，
自謂最精鍊，　七支未必淨。
喧喧逐講論，　不肯修戒定，
已說十種過，　若犯須除屏。
身無一德行，　沙彌度三兩，
有過不肯呵，　犯罪不與杖。
破齋犯僧前，　污戒惡名響，
人天漸漸希，　三塗轉增長。
唯教作福法，　無軌令人倣，

自身如小兒，　況能調剛強。
處眾好鬪諍，　恒懷瞋恨想，
四輩不恭敬，　眷屬寧欽仰。

告慈忍已前二十五篇，對治諸垢煩惱業淨汝身心，心既淨矣名自利行。今更為汝略說大乘利他之行。汝可順菩薩道自他俱利，名為淨心。自除垢染名真淨心，自利利他名廣大淨心。偈曰：

如鳥欲遊空，　長力養毛翅，
菩薩欲利他，　養德自先利。
三慧隨分明，　然可授人智，
淨心功行立，　彼此俱對治。（《大正藏》卷四十五第 829-830 页）

【评说】年纪很大后才出家修行的人有十种过失：以世俗为常态，不接受呵责；自以为精诚，总看他人短处，多绮语；多嫌恨心；轻慢他人，不接受调伏；举动造次威仪不整，高语大笑无所畏忌；心无功德贪求利养；烦恼不能如法对治；所做不合真理，固执己见；不自我摄神修行；轻贱其他修行人。

诫观教化众生法第二十七

【原文】既發道心，宜修萬德，宗旨綱要不過二種：一者自利、二者利他。自利之行略已宣說，利他之法今亦少言。先垂慈悲念三界苦，且就人道化益眾生，愛言軟語令其調順，識信因果歸依三寶，量其根性利鈍廣狹，授與諸乘階梯正法。人乘天乘三界果報，雖是有漏堪受道化，從人天中引入三乘無漏之境。或有眾生我慢放逸、貪瞋熾盛、不敬三寶、謗無因果，定知此業必墮地獄畜生餓鬼，即用方便善巧之譚，悅可其心令意歡喜，然後誘化示人天道，教修十善五戒六齋，使離三塗得人天果。若被罵打灰土坌散、毀辱憎賤、悉能忍受不生退悔，彼人知已，迴心慚愧受其教化。或復出家求無上道，學二乘者為說四諦十二因緣，令生厭悔知有為過。四諦者，苦集滅道是名四諦，如實解了是名諦。苦者是果，集者是因。何故先果後因？苦有三種：苦苦、壞苦，此二麁惡眾生目驗，能起厭心；行苦一門智人能解。此三苦者遍十方界，故先說苦。苦從集生，教斷集因者，根本十惡及有漏十善。滅者，生死永盡，證解脫樂。知此滅度云何可得，故須修道。道者，戒定慧等，從五停觀起，乃至三十七品、六波羅蜜。故名知苦、斷集、證滅、修道。十二因緣者：暗心無知，如盲人夜行曠野失於正道，故曰無明。貪染世法名為行。虛妄知見，故名識。識神入胎向受生處，與不淨合，故曰名色。現陰成根，通識來往，故名六入。根塵相對故名觸。觸生違順愛恚事成，故名為受。於順情中貪染心熱，故名為愛。愛之不捨，故名為取。取已屬身成有漏業，故名為有；有業既定感後果報，故名為生。生命不住，故名為老死。老死復生終而復始，千萬億劫捨身受身，故名輪迴十二因緣。次教十善對治十惡，人間短壽殺生餘報，欲得長命，慈心勿殺。人間多病，食噉肉血、鞭打他人二種餘報，欲得康強，斷食肉血，勿行楚撻。人間貧窮，偷盜餘報，欲得大富，竭情布施斷除貪悋。人間卑賤，憍慢餘報，欲得尊貴，當勤恭敬。人間醜陋，瞋怒餘報，欲得端正，忍前毀辱。人間愚蒙，飲酒餘報，欲得智明，讀誦大乘。人間貪婬鬼畜餘報，欲得梵行，常觀欲過禁斷婬泆。人間惡性，龍蛇餘報，欲得調柔，和顏離諍，伏心遠離，有過思悔，每自呵責。人間邪見，謗法餘報，欲得正法，近善知識。此是十種正對治行。（《大正藏》卷四十五第 830 页）

 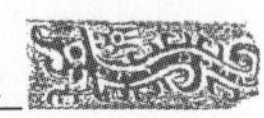

【评说】修行人要自利利他，其中利他的方法为“先垂慈悲念三界苦，且就人道化益众生，爱言软语令其调顺，识信因果归依三宝，量其根性利钝广狭，授与诸乘阶梯正法”，即以慈悲心感同身受，用温柔的语言感化他人，根据对象的性格特征因人施教。

世人短命的原因是“人间短寿杀生余报”即杀生所造业报，所以欲得长寿，“慈心勿杀”，不能杀生。

应用十善法对治十恶：用不杀生对治短寿、用断食血肉对治多病、用竭情布施对治贪吝贫穷、用恭敬对治卑贱、用端正品格忍辱对治丑陋、用读诵大乘对治愚蒙、用禁淫对治贪淫、用调柔思过自我反省对治恶性、用知识正法对治邪见。

诫观佛性不一二非有无含中道不着中法第二十八

【原文】既發道心復自他利，須知眾生同有佛性，略說十種，廣在諸經：一者生死煩惱從真性起，喻如大水本淨湛然，為因風故遂生波動，後因大寒乃結成氷。眾生佛性本淨有水，由覺觀風波浪生死，貪愛堅固成煩惱氷。欲顯佛性者，慧火融氷，禪定息波，氷液波止，水即清淨，佛性影現。二者如金在鑛麁弊無堪，於後融銷，金始顯現，寶中最上，無能嫌者。眾生佛性在煩惱鑛，戒定慧火練出真性，法界之中最上無比。三者如牛未產，乳血和雜，緣成始停構取煎煖，乃生醍醐明淨，隨器變色不守自性。眾生佛性為煩惱合如雜血乳，假緣修治漸至佛果，發起神通隨眾生變，同類救苦不守自性。四者喻如一人行千萬里，經多屋宿，屋雖多種，人是一人。屋喻五陰，人喻佛性，眾生佛性，經五道陰，陰雖差別，佛性是一。人別屋別，故名不一；人常一人，故名不二。氷凍未融，水即非有；氷消即水，故名非無。佛性道理，不一不二，非有非無。五者四諦、十二因緣、四等、六度、三十七品，道諦所攝，名為佛性。六者四親近法名為佛性。一親近善知識，二親近正法，三親近靜思，四親近如說修。離此四法得成佛者無有是處。七者佛性非邊，中道是也。眾生五陰託佛性起，故名非斷；生滅如幻，名為非常。人依五陰乃得修道，陰藉神持方能存立。八者離真妄者名為佛性。立真辯妄，對妄表真，若滅妄法，真名不生。佛性清淨，智不能知，識不能識。九者能說之法顯於無說，無說之空亦不可取，故名佛性。十者空平寂靜與有亂俱行，體離於形名，常顯名色，是為十性。無礙之智與癡凡一如，如真解脫本從凡起，雖有此喻，佛性之義唯佛能知，略說十種，廣恐文繁汝能觀解，名真淨心。偈曰：

一切諸眾生，　平等有佛性，
佛性雜煩惱，　塵染未清淨。
戒定除客塵，　即離生死徑，
性隱名生死，　性顯名賢聖。
五陰雖流轉，　佛性本來定，
欲知佛性者，　勵己修八正。
初發道意走覓道，　心邪曲見未正直，
江南江北求菩提，　菩提共行不相識。
身外覓訪既疲勞，　一處靜思頓止息，
忽然醒悟覺少分，　乃知菩提身中匿。
解煩惱性空如幻，　未死不久自窮極，
涅槃生死同一如，　道理不二亦不即。

若能明了根塵法，　長養無礙神通翼，
觀察五陰假緣生，　自性本來包十方。(《大正藏》卷四十五第832页)

【评说】佛陀从十个方面强调众生都具有佛性。生死烦恼与生俱来，用心修行可清净，可得智慧，可现佛性；守戒修行可现佛性；假缘修治渐至佛果；众生平等，众生皆有佛性；四谛、十二因缘、四等、六度、三十七品，依道谛修行可现佛性；亲近菩萨可现佛性；不虚妄是佛性；没有分辨心是佛性；能说佛法显佛性；内心平静无散乱念想也是佛性。

“人依五阴乃得修道，阴藉神持方能存立”，经文指出躯体是修行的基础，躯体凭借神识的作用才能存在。

诫观智差别福田不等法第二十九

【原文】是故汝當一心精進，求佛智慧。若以飲食、衣服、臥具、湯藥，施一世界凡夫眾生，不及布施一須陀洹，布施世界須陀洹不及一斯陀含，乃至節級不及一辟支佛，不如供養一種性菩薩，節級乃至不如初地聖人，二地三地四五六七八九十地，布施此諸三賢十聖，滿足一劫，不及供養如來一食果報。何以故？如來有大智慧故，消諸天世人供養恭敬，智慧多故，消於多供。無一智慧，地上水葉尚不得消，何況人食？汝當領解誡之本意，修習淨戒莫令缺犯。以戒淨故易得禪定，定心清淨發生智慧，福德具足成五分法身一切種智。(《大正藏》卷四十五第832页)

【评说】“以戒净故易得禅定，定心清净发生智慧，福德具足成五分法身一切种智”，佛陀认为守戒容易得到禅定之境。

诫观内行密修嘱付殷勤受持法第三十

【原文】告慈忍：父母七生，師僧累劫，義深恩重，愚者莫知。汝始入道，方復別師，旦暮念汝，汝思吾否？彼若依止得好人，日夜有宜，如無善匠，心何所寄？汝既出家受如來戒，失意之間，長劫受苦。今時末法，眾生心薄，背恩絕義，易厭師僧。樂獨遊居，適情自在，恐不如法，墮於惡道。無那纏懷，撰製斯誡，略述近標表宣人事。諸餘部帙，大家共知，當道經論，汝應自有。大乘要義，率土咸同，更欲顯示，恐卷軸繁滋。直洗汝心，猶過千句，汝可如渴得水，隨飲莫齘，靜處披讀，何勞他見？我之微意，汝未能知，縱使世人亦不諳悉，唯有天眼者，證知我心。汝可依行，終不謟誤。何故靜尋不令人看？唯聖與聖，物以群分，愚智別類，方以類聚。今時學者，意見差殊，迭相是非，破他自譽，讚己毀人，邪情怪笑、無急之語，競共書持。要切之言，賤而輕薄。欲得廣知，不欲廣行；願多達解，眾中獨出。規貪虛響，聰明聲息；背捨身心，野偷名利。三塗即至，終無免期。經云：譬如一日挑千人眼，如是日日挑多眼睛，此人實行罪重於前。為此避護，唯汝自知，非是誡中多有過失。世有難語、並語、壞彼語、華綺語、越理語、衰語、番語、牒語、迷人語、惱亂語、差悶語，今時後生，專學此語，在前解者，欺未解者，直習戲論，何關修道？口勞神疲，心無一潤，煩惱更增，吾我轉大。一生勤苦，損功無福，意在名利，未詳淨心，假名得利，何由可消？如大猛火，難受難近。又復如法語、易解語、身心語、戒律語、要切語、離罪語、治障道語、入理語、成就語，若見如是等語，即拍手大笑，眼不欲視，何況受持？汝當緩尋，字字思量，一字之中含無量義，若直讀之，少時即遍，依誡起行，一生不徹。貴在快行，不在快讀，手執眼看，宜應垂淚，生難遭想，如見世尊。何以故？宣揚勸發，順聖道故；教汝淨心，趣菩提故。凡經論誡義有二種：一者順理。如來祕藏空平等法，泯

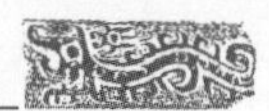

相入真，冲玄密境，補處莫知，二乘不測，是名順理。二者文義易解，讀時滑利，或作偈頌，美妙悅心，名為順情。相欲似淺，因斯入深，廢見皆是，立見悉非。譬如大海初入沒踝，漸進無涯底不可得。如七日嬰兒，未消上饌；庸野田人，豈乘輦輿。未食便餐，必被噎塞；非乘強乘，智者呵責。但佛法大海，無智莫入，寶臺千仞，非階莫升；始入道門，未修戒定，越學空宗，佛不隨喜。積世鄙夫，輒持國璽，王若見者，必當重罰；要從五停，除惱證聖。今此誡者體無華巧，愍汝情深，指事約勒，又恨冒沾師首，愚於教訓。故遣苦切入心之語，如對面言，成汝道行。既自知已，轉教同學，及餘智者。吾甚疾劣，宿不保安，儻不見汝，此當遺囑。旨不殷勤，如誡淨心。(《大正藏》卷四十五第 833 页)

【评说】“欲得广知，不欲广行……规贪虚响，聪明声息；背舍身心，野偷名利……口劳神疲，心无一润，烦恼更增，吾我转大”，只贪图掌握知识，不肯付诸行动，不重视心身和谐，只贪图名利，这些都是人的弊病，古今中外莫不如此。